中华医学百科全书

临床医学

普通外科学

国家出版基金项目
NATIONAL PUBLICATION FOUNDATION

中国协和医科大学出版社

图书在版编目 (CIP) 数据

普通外科学／赵玉沛主编 . —北京：中国协和医科大学出版社，2017.6
（中华医学百科全书）
ISBN 978-7-5679-0684-6

Ⅰ . ①普… Ⅱ . ①赵… Ⅲ . ①外科学 Ⅳ . ① R6
中国版本图书馆 CIP 数据核字 (2017) 第 102705 号

中华医学百科全书·普通外科学

主　　编：赵玉沛

编　　审：陈　懿　张之生

责任编辑：于　岚

出版发行：中国协和医科大学出版社
　　　　　（北京东单三条九号　邮编 100730　电话 010-6526 0431）

网　　址：www.pumcp.com

经　　销：新华书店总店北京发行所

印　　刷：北京雅昌艺术印刷有限公司

开　　本：889×1230　1/16 开

印　　张：54.5

字　　数：1500 千字

版　　次：2017 年 6 月第 1 版

印　　次：2017 年 6 月第 1 次印刷

定　　价：585.00 元

ISBN 978-7-5679-0684-6

《中华医学百科全书》编纂委员会

总顾问　吴阶平　韩启德　桑国卫

总指导　陈　竺

总主编　刘德培

副总主编　曹雪涛　李立明　曾益新

编纂委员（以姓氏笔画为序）

许 媛	许腊英	那彦群	阮长耿	阮时宝	孙 宁	孙 光
孙 皎	孙 锟	孙长颢	孙少宣	孙立忠	孙则禹	孙秀梅
孙建中	孙建方	孙贵范	孙海晨	孙景工	孙颖浩	孙慕义
严世芸	苏 川	苏 旭	苏荣扎布	杜元灏	杜文东	杜治政
杜惠兰	李 龙	李 飞	李 东	李 宁	李 刚	李 丽
李 波	李 勇	李 桦	李 鲁	李 磊	李 燕	李 冀
李大魁	李云庆	李太生	李日庆	李玉珍	李世荣	李立明
李永哲	李志平	李连达	李灿东	李君文	李劲松	李其忠
李若瑜	李松林	李泽坚	李宝馨	李建勇	李映兰	李莹辉
李继承	李森恺	李曙光	杨 凯	杨 恬	杨 健	杨化新
杨文英	杨世民	杨世林	杨伟文	杨克敌	杨国山	杨宝峰
杨炳友	杨晓明	杨跃进	杨腊虎	杨瑞馥	杨慧霞	励建安
连建伟	肖 波	肖 南	肖永庆	肖海峰	肖培根	肖鲁伟
吴 东	吴 江	吴 明	吴 信	吴令英	吴立玲	吴欣娟
吴勉华	吴爱勤	吴群红	吴德沛	邱建华	邱贵兴	邱海波
邱蔚六	何 维	何 勤	何方方	何绍衡	何春涤	何裕民
余争平	余新忠	狄 文	冷希圣	汪 海	汪受传	沈 岩
沈 岳	沈 敏	沈 铿	沈卫峰	沈心亮	沈华浩	沈俊良
宋国维	张 泓	张 学	张 亮	张 强	张 霆	张 澍
张大庆	张为远	张世民	张志愿	张丽霞	张伯礼	张宏誉
张劲松	张奉春	张宝仁	张宇鹏	张建中	张建宁	张承芬
张琴明	张富强	张新庆	张潍平	张德芹	张燕生	陆 华
陆付耳	陆伟跃	陆静波	阿不都热依木·卡地尔		陈 文	陈 杰
陈 实	陈 洪	陈 琪	陈 楠	陈 薇	陈士林	陈大为
陈文祥	陈代杰	陈红风	陈尧忠	陈志南	陈志强	陈规化
陈国良	陈佩仪	陈家旭	陈智轩	陈锦秀	陈誉华	邵 蓉
邵荣光	武志昂	其仁旺其格	范 明	范炳华	林三仁	林久祥
林子强	林江涛	林曙光	杭太俊	欧阳靖宇	尚 红	果德安
明根巴雅尔	易定华	易著文	罗 力	罗 毅	罗小平	罗长坤
罗永昌	罗颂平	帕尔哈提·克力木		帕塔尔·买合木提·吐尔根		
图门巴雅尔	岳建民	金 玉	金 奇	金少鸿	金伯泉	金季玲
金征宇	金银龙	金惠铭	郁 琦	周 兵	周 林	周永学
周光炎	周灿全	周良辅	周纯武	周学东	周宗灿	周定标
周宜开	周建平	周建新	周荣斌	周福成	郑一宁	郑家伟
郑志忠	郑金福	郑法雷	郑建全	郑洪新	郎景和	房 敏
孟 群	孟庆跃	孟静岩	赵 平	赵 群	赵子琴	赵中振

赵文海	赵玉沛	赵正言	赵永强	赵志河	赵彤言	赵明杰
赵明辉	赵耐青	赵继宗	赵铱民	郝 模	郝小江	郝传明
郝晓柯	胡 志	胡大一	胡文东	胡向军	胡国华	胡昌勤
胡晓峰	胡盛寿	胡德瑜	柯 杨	查 干	柏树令	柳长华
钟翠平	钟赣生	香多·李先加		段 涛	段金廒	段俊国
侯一平	侯金林	侯春林	俞光岩	俞梦孙	俞景茂	饶克勤
姜小鹰	姜玉新	姜廷良	姜国华	姜柏生	姜德友	洪 两
洪 震	洪秀华	洪建国	祝庆余	祝㼆晨	姚永杰	姚祝军
秦 川	袁文俊	袁永贵	都晓伟	晋红中	栗占国	贾 波
贾建平	贾继东	夏照帆	夏慧敏	柴光军	柴家科	钱传云
钱忠直	钱家鸣	钱焕文	倪 鑫	倪 健	徐 军	徐 晨
徐永健	徐志云	徐志凯	徐克前	徐金华	徐建国	徐勇勇
徐桂华	凌文华	高 妍	高 晞	高志贤	高志强	高学敏
高金明	高健生	高树中	高思华	高润霖	郭 岩	郭小朝
郭长江	郭巧生	郭宝林	郭海英	唐 强	唐朝枢	唐德才
诸欣平	谈 勇	谈献和	陶·苏和	陶广正	陶永华	陶芳标
陶建生	黄 峻	黄 烽	黄人健	黄叶莉	黄宇光	黄国宁
黄国英	黄跃生	黄璐琦	萧树东	梅长林	曹 佳	曹广文
曹务春	曹建平	曹洪欣	曹济民	曹雪涛	曹德英	龚千锋
龚守良	龚非力	袭著革	常耀明	崔 蒙	崔丽英	庚石山
康 健	康廷国	康宏向	章友康	章锦才	章静波	梁显泉
梁铭会	梁繁荣	谌贻璞	屠鹏飞	隆 云	绳 宇	巢永烈
彭 成	彭 勇	彭明婷	彭晓忠	彭瑞云	彭毅志	
斯拉甫·艾白		葛 坚	葛立宏	董方田	蒋力生	蒋建东
蒋建利	蒋澄宇	韩晶岩	韩德民	惠延年	粟晓黎	程 伟
程天民	程训佳	童培建	曾 苏	曾小峰	曾正陪	曾学思
曾益新	谢 宁	谢立信	蒲传强	赖西南	赖新生	詹启敏
詹思延	鲍春德	窦科峰	窦德强	赫 捷	蔡 威	裴国献
裴晓方	裴晓华	管柏林	廖品正	谭仁祥	谭先杰	翟所迪
熊大经	熊鸿燕	樊飞跃	樊巧玲	樊代明	樊立华	樊明文
黎源倩	颜 虹	潘国宗	潘柏申	潘桂娟	薛社普	薛博瑜
魏光辉	魏丽惠	藤光生				

《中华医学百科全书》学术委员会

主任委员　巴德年

副主任委员（以姓氏笔画为序）

汤钊猷　　吴孟超　　陈可冀　　贺福初

学术委员（以姓氏笔画为序）

丁鸿才	于是凤	于润江	于德泉	马　遂	王　宪	王大章
王文吉	王之虹	王正敏	王声湧	王近中	王邦康	王晓仪
王政国	王海燕	王鸿利	王琳芳	王锋鹏	王满恩	王模堂
王澍寰	王德文	王翰章	乌正赉	毛秉智	尹昭云	巴德年
邓伟吾	石一复	石中瑗	石四箴	石学敏	平其能	卢世璧
卢光琇	史俊南	皮　昕	吕　军	吕传真	朱　预	朱大年
朱元珏	朱家恺	朱晓东	仲剑平	刘　正	刘　耀	刘又宁
刘宝林（口腔）		刘宝林（公共卫生）		刘桂昌	刘敏如	刘景昌
刘新光	刘嘉瀛	刘镇宇	刘德培	江世忠	闫剑群	汤　光
汤钊猷	阮金秀	孙　燕	孙汉董	孙曼霁	纪宝华	严隽陶
苏　志	苏荣扎布	杜乐勋	李亚洁	李传胪	李仲智	李连达
李若新	李济仁	李钟铎	李舜伟	李巍然	杨　莘	杨圣辉
杨宠莹	杨瑞馥	肖文彬	肖承悰	肖培根	吴　坤	吴　蓬
吴乐山	吴永佩	吴在德	吴军正	吴观陵	吴希如	吴孟超
吴咸中	邱蔚六	何大澄	余森海	谷华运	邹学贤	汪　华
汪仕良	张乃峥	张习坦	张月琴	张世臣	张丽霞	张伯礼
张金哲	张学文	张学军	张承绪	张洪君	张致平	张博学
张朝武	张蕴惠	陆士新	陆道培	陈子江	陈文亮	陈世谦
陈可冀	陈立典	陈宁庆	陈尧忠	陈在嘉	陈君石	陈育德
陈治清	陈洪铎	陈家伟	陈家伦	陈寅卿	邵铭熙	范乐明
范茂槐	欧阳惠卿	罗才贵	罗成基	罗启芳	罗爱伦	罗慰慈
季成叶	金义成	金水高	金惠铭	周　俊	周仲瑛	周荣汉
赵云凤	胡永华	钟世镇	钟南山	段富津	侯云德	侯惠民
俞永新	俞梦孙	施侣元	姜世忠	姜庆五	恽榴红	姚天爵
姚新生	贺福初	秦伯益	贾继东	贾福星	顾美仪	顾觉奋
顾景范	夏惠明	徐文严	翁心植	栾文明	郭　定	郭子光
郭天文	唐由之	唐福林	涂永强	黄洁夫	黄璐琦	曹仁发
曹采方	曹谊林	龚幼龙	龚锦涵	盛志勇	康广盛	章魁华

梁文权　　梁德荣　　彭名炜　　董　怡　　温　海　　程元荣　　程书钧

程伯基　　傅民魁　　曾长青　　曾宪英　　裘雪友　　甄永苏　　褚新奇

蔡年生　　廖万清　　樊明文　　黎介寿　　薛　森　　戴行锷　　戴宝珍

戴尅戎

《中华医学百科全书》工作委员会

外科学

总主编

赵玉沛　　北京协和医院

本卷编委会

主　编

赵玉沛　　北京协和医院

执行主编

冷希圣　　北京大学人民医院

学术委员

吴在德　　华中科技大学同济医学院附属同济医院

钟剑平　　第二军医大学附属长海医院

副主编

李　宁　　南京总医院

陈规划　　中山大学附属第三医院

窦科峰　　第四军医大学第一附属医院

编　委（以姓氏笔画为序）

王振军　　首都医科大学附属北京朝阳医院

王深明　　中山大学附属第一医院

卢实春　　中国人民解放军总医院

任建安　　南京总医院

刘昌伟　　北京协和医院

杜　斌　　北京协和医院

李　宁　　南京总医院

李世拥　　陆军总医院

李乐平　　山东大学附属省立医院

李宗芳　　西安交通大学医学院第二附属医院

前　言

　　《中华医学百科全书》终于和读者朋友们见面了！

　　古往今来，凡政通人和、国泰民安之时代，国之重器皆为科技、文化领域的鸿篇巨制。唐代《艺文类聚》、宋代《太平御览》、明代《永乐大典》、清代《古今图书集成》等，无不彰显盛世之辉煌。新中国成立后，国家先后组织编纂了《中国大百科全书》第一版、第二版，成为我国科学文化事业繁荣发达的重要标志。医学的发展，从大医学、大卫生、大健康角度，集自然科学、人文社会科学和艺术之大成，是人类社会文明与进步的集中体现。随着经济社会快速发展，医药卫生领域科技日新月异，知识大幅更新。广大读者对医药卫生领域的知识文化需求日益增长，因此，编纂一部医药卫生领域的专业性百科全书，进一步规范医学基本概念，整理医学核心体系，传播精准医学知识，促进医学发展和人类健康的任务迫在眉睫。在党中央、国务院的亲切关怀以及国家各有关部门的大力支持下，《中华医学百科全书》应运而生。

　　作为当代中华民族"盛世修典"的重要工程之一，《中华医学百科全书》肩负着全面总结国内外医药卫生领域经典理论、先进知识，回顾展现我国卫生事业取得的辉煌成就，弘扬中华文明传统医药璀璨历史文化的使命。《中华医学百科全书》将成为我国科技文化发展水平的重要标志、医药卫生领域知识技术的最高"检阅"、服务千家万户的国家健康数据库和医药卫生各学科领域走向整合的平台。

　　肩此重任，《中华医学百科全书》的编纂力求做到两个符合：一是符合社会发展趋势。全面贯彻以人为本的科学发展观指导思想，通过普及医学知识，增强人民群众健康意识，提高人民群众健康水平，促进社会主义和谐社会构建；二是符合医学发展趋势。遵循先进的国际医学理念，以"战略前移、重心下移、模式转变、系统整合"的人口与健康科技发展战略为指导。同时，《中华医学百科全书》的编纂力求做到两个体现：一是体现科学思维模式的深刻变革，即学科交叉渗透/知识系统整合；二是体现继承发展与时俱进的精神，准确把握学科现有基础理论、基本知识、基本技能以及经典理论知识与科学思维精髓，深刻领悟学科当前面临的交叉渗透与整合转化，敏锐洞察学科未来的发展趋势与突破方向。

　　作为未来权威著作的"基准点"和"金标准"，《中华医学百科全书》编纂过程中，制定了严格的主编、编者遴选原则，聘请了一批在学界有相当威望、具有较高学术造诣和较强组织协调能力的专家教授（包括多位两院院士）担任大类主编和学科卷主编，确保全书的科学性与权威性。另外，还借鉴了已有百科全书的编写经验。鉴于《中华医学百科全书》的编纂过程本身带有科学研究性质，还聘请了若干科研院所的科研管理专家作为特约编审，站在科研管理的高度为全书的顺利编纂保驾护航。除了编者、编审队伍外，还制订了详尽的质量保证计划。编纂委员会和工作委员会秉持质量源于设计的理念，共同制订了一系列配套的质量控制规范性文件，建立了一套切实可行、行之有效、效率最优的编纂质量管理方案和各种情况下的处理原则及预案。

《中华医学百科全书》的编纂实行主编负责制，在统一思想下进行系统规划，保证良好的全程质量策划、质量控制、质量保证。在编写过程中，统筹协调学科内各编委、卷内条目以及学科间编委、卷间条目，努力做到科学布局、合理分工、层次分明、逻辑严谨、详略有方。在内容编排上，务求做到"全准精新"。形式"全"：学科"全"，册内条目"全"，全面展现学科面貌；内涵"全"：知识结构"全"，多方位进行条目阐释；联系整合"全"：多角度编制知识网。数据"准"：基于权威文献，引用准确数据，表述权威观点；把握"准"：审慎洞察知识内涵，准确把握取舍详略。内容"精"："一语天然万古新，豪华落尽见真淳。"内容丰富而精炼，文字简洁而规范；逻辑"精"："片言可以明百意，坐驰可以役万里。"严密说理，科学分析。知识"新"：以最新的知识积累体现时代气息；见解"新"：体现出学术水平，具有科学性、启发性和先进性。

《中华医学百科全书》之"中华"二字，意在中华之文明、中华之血脉、中华之视角，而不仅限于中华之地域。在文明交织的国际化浪潮下，中华医学汲取人类文明成果，正不断开拓视野，敞开胸怀，海纳百川般融入，润物无声状拓展。《中华医学百科全书》秉承了这样的胸襟怀抱，广泛吸收国内外华裔专家加入，力求以中华文明为纽带，牵系起所有华人专家的力量，展现出现今时代下中华医学文明之全貌。《中华医学百科全书》作为由中国政府主导，参与编纂学者多、分卷学科设置全、未来受益人口广的国家重点出版工程，得到了联合国教科文等组织的高度关注，对于中华医学的全球共享和人类的健康保健，都具有深远意义。

《中华医学百科全书》分基础医学、临床医学、中医药学、公共卫生学、军事与特种医学和药学六大类，共计144卷。由中国医学科学院/北京协和医学院牵头，联合军事医学科学院、中国中医科学院和中国疾病预防控制中心，带动全国知名院校、科研单位和医院，有多位院士和海内外数千位优秀专家参加。国内知名的医学和百科编审汇集中国协和医科大学出版社，并培养了一批热爱百科事业的中青年编辑。

回览编纂历程，犹然历历在目。几年来，《中华医学百科全书》编纂团队呕心沥血，孜孜矻矻。组织协调坚定有力，条目撰写字斟句酌，学术审查一丝不苟，手书长卷撼人心魂……在此，谨向全国医学各学科、各领域、各部门的专家、学者的积极参与以及国家各有关部门、医药卫生领域相关单位的大力支持致以崇高的敬意和衷心的感谢！

《中华医学百科全书》的编纂是一项泽被后世的创举，其牵涉医学科学众多学科及学科间交叉，有着一定的复杂性；需要体现在当前医学整合转型的新形式，有着相当的创新性；作为一项国家出版工程，有着毋庸置疑的严肃性。《中华医学百科全书》开创性和挑战性都非常强。由于编纂工作浩繁，难免存在差错与疏漏，敬请广大读者给予批评指正，以便在今后的编纂工作中不断改进和完善。

刘德培

凡　例

一、《中华医学百科全书》（以下简称《全书》）按基础医学类、临床医学类、中医药学类、公共卫生类、军事与特种医学类、药学类的不同学科分卷出版。一学科辑成一卷或数卷。

二、《全书》基本结构单元为条目，主要供读者查检，亦可系统阅读。条目标题有些是一个词，例如"疖"；有些是词组，例如"急性化脓性腱鞘炎"。

三、由于学科内容有交叉，会在不同卷设有少量同名条目。例如《普通外科学》《骨科学》都设有"多发伤"条目。其释文会根据不同学科的视角不同各有侧重。

四、条目标题上方加注汉语拼音，条目标题后附相应的外文。例如：

wújūnshù
无菌术（asepsis）

五、本卷条目按学科知识体系顺序排列。为便于读者了解学科概貌，卷首条目分类目录中条目标题按阶梯式排列，例如：

创伤 ……………………………………………………………………

　开放伤 ………………………………………………………………

　　擦伤 ………………………………………………………………

　　撕裂伤 ……………………………………………………………

　　刺伤 ………………………………………………………………

　　切割伤 ……………………………………………………………

　闭合伤 ………………………………………………………………

　　挫伤 ………………………………………………………………

　　挤压伤 ……………………………………………………………

六、各学科都有一篇介绍本学科的概观性条目，一般作为本学科卷的首条。介绍学科大类的概观性条目，列在本大类中基础性学科卷的学科概观性条目之前。

七、条目之中设立参见系统，体现相关条目内容的联系。一个条目的内容涉及其他条目，需要其他条目的释文作为补充的，设为"参见"。所参见的本卷条目的标题在本条目释文中出现的，用蓝色楷体字印刷；所参见的本卷条目的标题未在本条目释文中出现的，在括号内用蓝色楷体字印刷该标题，另加"见"字；参见其他卷条目的，注明参见条所属学科卷名，如"参见□□□卷"或"参见□□□卷□□□□"。

八、《全书》医学名词以全国科学技术名词审定委员会审定公布的为标准。同一概念或疾病在不同学科有不同命名的，以主科所定名词为准。字数较多，释文中拟用简称的名词，每个条目中第一次出现时使用全称，并括注简称，例如：甲型病毒性肝炎（简称甲肝）。个别众所周知的名词直接使用简称、缩写，例如：B超。药物名称参照《中华人民共和国药典》2015年版和《国家基本药物目录》2012年版。

九、《全书》量和单位的使用以国家标准 GB 3100~3102—1993《量和单位》为准。援引古籍或外文时维持原有单位不变。必要时括注与法定计量单位的换算。

十、《全书》数字用法以国家标准 GB/T 15835—2011《出版物上数字用法》为准。

十一、正文之后设有内容索引和条目标题索引。内容索引供读者按照汉语拼音字母顺序查检条目和条目之中隐含的知识主题。条目标题索引分为条目标题汉字笔画索引和条目外文标题索引，条目标题汉字笔画索引供读者按照汉字笔画顺序查检条目，条目外文标题索引供读者按照外文字母顺序查检条目。

十二、部分学科卷根据需要设有附录，列载本学科有关的重要文献资料。

目　录

wàikēxué

外科学（surgery） 在医学发展中自然形成的一个分支学科，是医学科学的一个重要组成部分。英文称外科为 surgery，来自拉丁文 chirurgia，其字源是希腊文 cheir（手）和 ergon（工作），把动手的工作看作是外科的特点，强调了当时外科依靠动手（换药、手术和手法等）来治疗疾病，以区别于通过药物治疗疾病的内科。在古老的外科中，手术突出的是技巧，而现代外科中，手术是科学，除了技巧之外，还包括了一整套外科相关的基础理论，包括病因、发病机制、诊断、治疗、病理和预后等。随着科学和医学的发展，外科学在理论基础、临床实践及诊治方法上都取得了极大的进步，外科工作的范围不断变化，且与医学中的多个分科存在交叉，因而很难给外科提出确切的定义或规定范围。

简史 包括古代外科学和现代外科学。

古代外科学 医学的演进与社会、文化、科学和哲学的发展密切相关。古代文化中心在埃及、巴比伦、印度和中国，古代医学就是在这几个国家发源的。

中国传统医学史上外科开始很早。早在旧石器时代，祖先们就已经开始使用人工制造的器具砭石治疗伤病。公元前 14 世纪商代，在殷墟出土甲骨文中就有外科疾病"疥"、"疮"二字的记载，至周代（公元前 1066～前 481），外伤科已独立成为一科，称为疡科，主治未溃肿物、已溃疮疡、刀枪剑伤及骨伤等人体外部疾病。《史记》中有扁鹊抢救尸厥获愈，且有用毒酒作麻醉进行外科手术的记载。名著《五十二病方》中强调预防破伤风，并开始用疝带和疝罩治疗腹股沟疝。东汉末著名医学家华佗发明了酒服麻沸散进行死骨剔除和剖腹术等疗法；张仲景对肠痈（阑尾炎）、肺痈（肺脓肿）等进行了描述，并创用了人工呼吸法急救自缢以及灌肠术。公元 190 年，《难经》对人体解剖就有较详细的描述。499 年，《刘涓子鬼遗方》中记载了使用脓肿切开引流术治疗金创、痈疽等化脓性感染。1045 年，《五脏图》绘制完成。明代，王肯堂将川乌、草乌、南星、半夏和川椒制成糊剂用于体表手术，开创了药物局部麻醉了先例。1337 年，危亦林首创"悬吊复位法"治疗脊柱骨折，比西方人早 600 多年。1554 年，薛铠创用烧灼断脐法预防婴儿破伤风。1604 年，申斗垣提出对筋瘤"以利刀去之"，对血瘤"以利刀割之……不再生"，此观点与现代肿瘤外科原则一致。1797 年，王清任撰写《医林改错》，对前人解剖中的错误进行了纠正，进一步促进了中国古代外科学的发展。以上简短的叙述和举例，足以说明中国传统医学中外科学具有悠久的历史，不但有丰富的经验，且有相当的科学内容，而疗效确实，方法简便，适合当时广大人民的需要。

在西方古代，希腊人吸取埃及和亚洲文化，成为后来罗马及欧洲医学的发展基础。在欧洲有关医学的记载可见于希波克拉底（Hippocrates）的著作中，其中也包含关于医德的"希波克拉底誓言（The hippocratic oath）"。塞尔苏斯（Celsus）在公元 1 世纪、盖伦（Galen）在公元 2 世纪用拉丁文写医书，开始持续 1500 年用拉丁文作为欧洲医学公用语言的传统，这就是现在外文医学词汇多来自拉丁文的原因。在 5～15 世纪漫长的中世纪时代，欧洲文化受宗教统治，陷入黑暗时期，医学完全受教会控制，除开始建立医学校外，医学本身发展甚少。据记载，在希腊、罗马时，外科曾成为一个专业，但后来停滞不前。中世纪的黑暗和保守终被 14 世纪开始的文艺复兴所冲破。随着科学技术的进步，医学逐渐从玄学、经验转向科学，逐步带动了从基础医学到临床医学的发展，其中解剖学的发展为医学尤其是外科学的发展奠定了坚实的基础。1543 年，比利时解剖学家维萨里（Vesalius）著《人体结构》一书，构成了近代人体解剖学的基础。1761 年，意大利解剖学家莫尔加尼（Morgagni）出版了《以解剖学来研究疾病的部位和原因》一书，被誉为 18 世纪最伟大的医学成就之一。把病理检查应用到外科学的是英国解剖学家和外科医师亨特（J. Hunter），他同时也是实验外科的开拓者，使得外科不再仅是一种治疗手段，而开始立足于生理学和病理学，成为医学科学的一个分支。

现代外科学 进入 19 世纪，随着现代工业和科学技术的崛起，西方外科学迎来了重要的发展时期。英王乔治三世在 1800 年特许成立伦敦皇家外科学院；1843 年维多利亚女王特许改为英国皇家外科学院。1880 年，美国外科协会成立。这些变化体现了当时欧美外科医生地位的提升。19 世纪，对人体器官结构解剖的认识进一步得到了完善，并先后解决了麻醉、止血、输血及术后感染等问题，为现代外科学奠定了基础。①解剖：在以前对人体解剖认识的基础上，1811 年，贝尔（Bell）发表《脑的解剖新论》；1832 年，库珀（Cooper）出版了《甲状腺解剖学》等。1859 年，英国解剖学家、外科医师格雷（H. Gray）创作《描述和外科的解剖学》，作为医学教科书一直沿用至今。②麻醉：手术疼痛曾是妨碍外科发展的重要因素之一。1800 年戴维（Davy）发现了笑气的麻醉作用。1846 年美国麻省总医院莫顿（Morton）首次成功为手术患者得进行了乙醚麻醉。1847 年，爱丁堡辛普森（Simpson）用氯仿进行麻醉获得成功，次年中国第一次试用氯仿麻醉法。1874 年，奥尔（Ore）应用水合氯醛进行了静脉麻醉。1887 年德国施莱希（Schleich）首先使用可卡因作局部浸润麻醉，但由于其毒性高，不久即由普鲁卡因所代替，至今普鲁卡因仍为安全有效的局部麻醉药。至此，外科进入了一个崭新的时代。③止血和输血：大出血是造成手术创伤和死亡的另外一个重要原因。1872 年英国韦尔斯（Wells）介绍止血钳，1873 年德国埃斯马赫（Esmarch）在截肢时倡用止血带，他们是解决手术出血的创始者。1908 年，普林格尔（Pringle）创用以示指和拇指捏紧肝十二指肠韧带控制肝手术中出血，术中控制出血和止血技术逐步完善。输血可以挽救患者的生命。1665 年，洛厄（Lower）进行了从犬到犬的输血试验；1667 年丹尼斯（Denis）首次在人体进行输血试验。至 1901 年美国兰德施泰纳（Landsteiner）发现血型后输血安全性才得以保证；1915 年德国莱维松（Lewisohn）提出混加枸橼酸钠溶液抗凝，使间接输血法成为可能。自此，血库开始建立，输血变得方便易行。④术后感染：感染是 100 多年前外科医生所面临的最大难题之一，当时截肢手术死亡率高达 40%～50%。

1846 年匈牙利泽梅尔维斯（Semmelweis）首先提出了在检查产妇前用漂白粉水将手洗净，遂使他所治疗的产妇死亡率自 10% 降至 1%，这是抗菌技术的开端。英国李斯特（Lister）是公认的抗菌外科创始人。他采用的抗菌剂是苯酚溶液，用以冲洗手术器械和喷洒手术室，使他所施行的截肢手术的死亡率自 40% 降至 15%，从而奠定了抗菌术的基本原则。1877 年德国医生贝格曼（Bergmann）创用了蒸汽灭菌法对布单、敷料、手术器械等进行灭菌，使抗菌提升至灭菌，在现代外科学中建立了无菌术。1889 年德国弗布林格（Furbringer）提出了手臂消毒法，1890 年美国霍尔斯特德（Halsted）倡议戴橡皮手套，这样就使无菌术臻于完善。1929 年，英国弗莱明（Fleming）发现了青霉素，1935 年德国多马克（Domagk）提倡应用百浪多息（磺胺类），使预防和治疗术后感染提高到一个新的水平。

20 世纪中期以后，外科学开始进入高速发展阶段。50 年代初期，低温麻醉和体外循环的研究成功，为心脏直视手术开辟了发展道路；60 年代开始，由于显微外科技术的进展，推动了创伤、整形和移植外科的前进；70～80 年代后，现代外科微创理念和技术的快速发展改变了传统外科痛苦大、创伤重的缺点。近来，第三代机器人手术操作系统（robotic surgical system）问世，具有精确性高、灵活性好的特点，将微创外科提升到了一个更高的层次，目前已在国内外部分大医院中得到应用，取得了一定效果。

范畴 包括按疾病分类和按专业分科等。

按疾病分类 按病因分类，

外科疾病大致可分为五类。①损伤：由暴力或其他致伤因子引起的人体组织破坏，例如内脏破裂、骨折、烧伤等，多需要手术或其他外科处理，以修复组织和恢复功能。损伤的致伤因素可包括机械因素、物理因素、化学因素、生物因素等，各种致伤因素所致的损伤各有其特殊性，必须根据其特点进行救治。损伤后机体可发生全身及局部反应，均属防御性反应或称应激反应，这些反应有利于机体对抗致伤因子的有害作用，维持内环境的稳定和促进机体的康复；但如反应过于强烈，对机体也会造成有害的影响。损伤的愈合主要取决于损伤的程度和组织本身的再生能力，但也受多种因素的影响，如抑制损伤性炎症，如抗癌药、类固醇、放射线等；破坏或抑制细胞增生，如感染、缺血等；干扰胶原纤维形成，如感染、贫血或低蛋白血症、维生素缺乏、肝功低下等；抑制伤口收缩，如糖尿病。对于损伤的处理应把保存伤员生命放在首位；尽可能保存或修复损伤的组织与器官，并恢复其功能；积极防治全身与局部各种并发症。②感染：致病的微生物或寄生虫侵袭人体，导致组织、器官的损害、破坏，发生坏死和脓肿，这类局限的感染病灶适宜于手术治疗，例如坏疽阑尾的切除、肝脓肿的切开引流等。外科感染的特点可表现为：常发生在创伤和手术之后，与体表皮肤和黏膜完整性的破坏紧密关联；常由一种以上病原微生物引起，且多为内源性条件致病菌；大多不能自愈或单靠抗菌药物治愈，常需进行外科处理，如引流、清创、切除，否则将继续发展，严重时危及患者生命；除了发生于创伤或疾病的原发部位之外，还可作为并发症发生于原发部位以外的其他组织或器官。感染可按照感染部位、发生感染的场所、病原微生物的来源及种类等进行分类，如按照病原微生物的种类可分为，耐甲氧西林金黄色葡萄球菌（MRSA）感染，厌氧菌感染，混合性（需氧菌加厌氧菌）感染，进行性细菌协同性感染，真菌感染，病毒感染，原虫感染等。它的发生发展主要取决于三个因素：病原微生物，机体防御功能和环境。治疗外科感染的原则，是消除感染病因和毒性物质（脓液、坏死组织等），增强人体的抗感染和修复能力。较轻或范围较小的浅部感染可用外用药、热敷和手术等治疗；感染较重或范围较大者，同时内服或注射各种药物。深部感染一般根据疾病种类做治疗。全身性感染更需积极进行全身疗法，必要时应做手术。③肿瘤：是机体中正常细胞在不同的始动与促进因素长期作用下，所产生的增生与异常分化所形成的新生物，是一种细胞遗传性疾病。新生物一旦形成后，不同病因消除而停止增生。它不受机体生理调节，而是破坏正常组织与器官。根据肿瘤对人体的影响，可分为良性与恶性，恶性者可转移到其他部位。肿瘤的病因，主要包括致癌因素与促癌因素两大类。肿瘤在诊断方法与步骤方面除一般病史与体检、实验室诊断外，还包括各种影像诊断方法、肿瘤的标记与分子诊断、内镜检查以及病理学检查等。机体绝大多数的肿瘤需要手术处理。良性肿瘤切除有良好的疗效；对恶性肿瘤，手术能达到根治、延长生存时间或者缓解症状的效果，恶性肿瘤的手术须严格遵循一般外科学原则，

无菌操作，减少组织损伤及注意出血止血等基本操作。肿瘤的治疗还应进行放疗或化疗等综合治疗，并且应终身随访。④畸形：从形态学来看，是由于形态结构的过度形成和部分正常形成被抑制或缺少以及部位变动而重新组配产生的，可包括先天性畸形，在胎儿发育过程中存在着某种缺陷，因而生育了患有身体某些部位非正常形态和生理功能的畸形婴儿，通常表现在一些体表外露部位的畸形，如唇裂腭裂、尿道上裂尿道下裂、肛管直肠闭锁等，均需施行手术治疗；创伤性畸形，由机械性、化学性、高热、低温等因素所致的组织和器官的各类创伤后畸形和功能障碍，如烧伤后瘢痕挛缩，也多需手术整复，以恢复功能和改善外观；感染性畸形，某些细菌性感染，可造成大块组织坏死，其遗留的组织畸形和缺损往往都需要进行修复，如严重的皮肤和皮下组织感染，治愈后造成皮肤及深组织的瘢痕挛缩，导致畸形和功能障碍，结核、麻风、梅毒、坏疽性口炎（走马疳）亦可引致各种后遗畸形，一些地方病如丝虫病，可并发阴茎阴囊和下肢象皮肿、乳糜尿，也均多需手术治疗。⑤其他性质的疾病：常见的有器官梗阻如肠梗阻、尿路梗阻等；血液循环障碍如下肢静脉曲张、门静脉高压症等；结石形成如胆石症、尿路结石等；内分泌功能失常如甲状腺功能亢进症等，也常需手术治疗予以纠正。

需要强调的是外科学与内科学的范畴是相对的。外科疾病不一定都需要手术治疗，而内科疾病发展到一定阶段也可能需要手术治疗。随着医学科学的发展和诊疗方法的改进，外科学的范畴

将会不断地更新变化。

按专业分科　随着现代外科学在广度和深度方面的迅速发展，一个外科医生已不可能掌握外科学的全部知识和技能，外科向专业化发展已成为必然。分科的方法有很多，按人体的部位，可分为头颈外科、腹部外科、胸心外科；按人体的系统，可分为骨科、泌尿外科、脑神经外科、血管外科等；按患者年龄的特点，可分为小儿外科、老年外科；按手术的方式，可分为整复外科、显微外科、移植外科；还有的是按疾病的性质，可分为肿瘤外科、急症外科等。有些原属于外科的学科如妇产、口腔、眼、耳鼻喉等专业随着自身不断发展而脱离了外科，成立了自己的专科。

（赵玉沛）

pǔtōng wàikēxué
普通外科学（general surgery）

以腹部外科为基础，以手术为主要方法治疗肝、胆道、胰腺、胃肠、肛肠、血管、甲状腺和乳腺等脏器疾病的临床学科。它是现代外科领域中各分支学科之母，也是外科系统中最大的专科。

普通外科是历史最悠久的外科分支　疾病的历史和人类的历史一样久远，疾病的外科治疗同样是古老的。在古代，人们对于自身结构的了解主要是基于动物解剖之上，而缺乏精细、深刻的了解。真正的人类尸体解剖只是有时用来确定死亡原因，未能将之应用到医学中。由于缺乏系统的解剖学知识，对出现的疼痛、出血和感染问题也没有有效的解决办法，这一阶段是普通外科经验认识的积累时期。进入文艺复兴时期后，随着人体解剖学和器官组织病理学的诞生与发展，特别是进入19世纪后半期，由于先

后成功地解决了麻醉、消毒、止血、输血、抗感染等关键性技术难题，困惑外科医师多年的手术禁区获得了突破，外科手术发生了革命性的变化。手术部位由体表进入体内，手术范围由局部扩展至器官或器官以外，带动了外科领域各个分支的整体发展与提高，逐渐出现了骨科、胸外科、神经外科、泌尿外科等专科，而原来传统外科中腹部疾病、头颈和乳腺疾病为主的手术治疗成为现代医学中的普通外科学。

科技的进步推动了普通外科的发展 20 世纪中期即第二次世界大战后，随着现代科技的发展和实验手段的进步，普通外科的目的并不只是搬掉巨大肿瘤的惊人之举，而在于消除疾病、恢复人体的生理功能。重危医学的兴起，外科重症监护治疗室的普及，重视普通外科患者的代谢生理变化和营养支持，更成为外科日常工作的核心内容之一。许多普通外科医生重视对患者发病机制和手术对患者的生理功能的干扰的阐述，从而使外科医生从最初的手术匠变成了"拿手术刀的外科理论家"，创造了一批更符合人体生理功能的手术方式和治疗手段，改善了疾病的治疗效果，从而使普通外科出现了第二次飞跃。

20 世纪 70 年代后半期，随着微电子技术的发展、计算机信息处理和实时成像、三维结构重建技术、生物工程技术的应用、各种纤维光束内镜的出现，加之核医学以及影像医学，如计算机体层扫描（computed tomography, CT）、磁共振成像（magnetic resonance imaging, MRI）、正电子发射体层现象计算机体层扫描（positron emission tomography-computed tomography, PET-CT）的迅速发展，大大提高了外科疾病的诊治水平，使普通外科学又发生了一次飞跃。腹腔镜技术的出现则推动了普通外科微创理念和微创技术的发展，引起了外科学的革命性变革，使得不开腹的腹腔外科由幻想变为现实。1987 年法国医生菲利普·莫略特（Phillip Mouret）首次在腹腔镜下完成了首例胆囊切除术，奠定了腹腔镜外科的基础。目前几乎普通外科的所有手术均可以用腹腔镜技术完成，更重要的是随着腹腔镜的推广，围术期的微创理念在普通外科领域获得了极大的应用与推广。微创理念不仅是腹壁没有切口，而是通过充分的术前准备、精准的麻醉控制、精细的手术操作和精心的术后护理等一列措施使得患者以最小的创伤获得最佳的治疗效果，并快速康复。

21 世纪普通外科发展的趋势 普通外科可能在肿瘤的基因诊断与治疗、器官克隆与移植、修复外科与微创外科等方面有飞速发展。

生物工程技术对医学正在起着更新的影响，而医学分子生物学的发展，特别是对基因的研究，已深入到外科领域。器官移植是挽救器官严重受损患者生命的主要手段，肝移植的先驱者斯塔兹（Starzl）曾预言，移植外科在 21 世纪将会垄断整个外科手术室。由于捐献的器官极为有限，而且费用是十分昂贵，不能满足患者的需求，所以移植器官的来源大多数可能会来自通过基因工程改造的猪或其他动物。许多发达国家和大公司已投巨资发展"器官移植用转基因猪项目"，科学家们将建立这种转基因猪的生产基地——器官农场，作为此项研究的最终目标。

普通外科将充分利用高科技的成果和基础医学的进步，不断涌现出新的诊断和治疗方法。在诊断方面，超声波技术将可能代替 X 射线，并不断出现新的更先进的方法。生物技术将提供多样化的检验产品。各种内镜和导管技术将深入到腹腔各个脏器和部位，获得精确诊断。电子计算机等人工智能技术将发挥重要作用。诊断学的最大突破可能是通过个体基因的分析检查出与遗传因素有关的疾病，提供可靠的预测。从而极大的提高普通外科术前的诊断水平，降低手术风险。

利用高清的图像系统及微型器械将传统手术操作的创伤减少到最小程度。微创技术将作为一种技术被应用到各个专业里，在普通外科领域中将被普遍应用。随着未来科学技术的发展，传统的外科操作将可能被微创的、准确细致的器械操作所替代，如虚拟技术和三维立体可视技术的应用，电脑机器人手术无疑将成为微创外科发展的重要阶段，它主要是通过手术者操纵电脑来遥控机器人做手术，外科医生可以完全不接触患者，使手术更为准确并确保无误。21 世纪的普通外科特点之一就是"微创"，使微创外科融合为普通外科的传统手术技术。新一代的宽频因特网使远程诊断迈向远程手术成为可能，人们可以为远在千里之外的患者进行手术治疗。

专业化与多学科协作是普通外科发展的方向：随着现代外科学在广度和深度方面的迅速发展，现在任何一个外科医生已不可能掌握外科的全部知识和技能，为继续提高水平，就必须有所分工。因此，普通外科分为若干专科，如胰腺外科、胃肠外科、肝胆外科、甲状腺外科、乳腺外科等。随着专科医生在本专业领域的深入，对其他专业的了解就会显得不足，与此同时当代民众对医疗服务的要求不断提高。为了适应民众对高质量医疗服务的要求，同时也不断推动普通外科学的发展，以疾病为中心的多学科协作模式（multi-disciplinary team，MDT）应运而生。以胰腺癌为例，一个完善的胰腺癌诊治方案往往需要普通外科、肿瘤科、放疗科、消化科、病理科、影像科等多个学科的参与，多科专家在诊断、治疗、随访等各阶段的通力合作保证了患者在整个就诊过程中获得了最佳治疗。多学科协作模式能够打破以往的以治疗手段分科的体制，建立以病种分类的新体系，通过各学科的交叉协作，可以最大限度地发挥医院的学科优势，为患者提供最优化的治疗方案，带来最好的治疗效果。

随着卫生水平的提高，原来常见的普通外科疾病（胆道蛔虫症、肝内胆管结石等）发病率逐渐下降；一些常见的消化道疾病（消化性溃疡、胰腺炎）通过药物或内镜的应用，在内科就可获得治愈，已较少需要外科的干预。与此同时，随着外科技术和理念的更新，一些原本不属于普通外科领域的疾病，开始由外科治疗，并取得一定治疗效果。如 2 型糖尿病患者接受胃旁路手术可以摆脱对降糖药和胰岛素的依赖；而肝移植术的进步使得先天性胆管闭锁和终末期肝硬化的患者获得了新的治疗机会。这要求每一名普通外科医师需要终身学习，以每 5 年一倍速度累积知识与经验。否则没有终身学习，知识和技术就很快落后。

普通外科学经历了一段漫长的发展过程，人们对普通外科的认识经历了从实践到理论，然后又从理论到实践的过程，是一个逐步提高的过程，每一个阶段的发展都是由各个阶段的生产和科学技术的发展决定的，21 世纪的将来也不例外。与此同时，外科医师的成长需要遵循从通才到专才的过程，学科专业化的发展带来对疾病诊治越来越精细的同时，也使得医学生的培养出现了基础理论不扎实、基本技术不过关的问题。普通外科是外科领域中极为重要的专业，普通外科重症多、急症多、病种繁杂，其临床症状各异，体征多变，在诊断上也比较复杂，各个专科医生必须经过普通外科的训练，培养其全面扎实的外科理论和基础，才能成长为合格的专科医师。普通外科是外科人才的培养基地，也因此被称为基本外科。

（赵玉沛）

wújūnshù

无菌术（asepsis）　在特定的场所或部位创造和维持无微生物的环境或者状态的方法以及相关的理论、原则和管理制度。无菌术可以应用于临床医学、基础研究和食品卫生等领域，在临床医学中是预防医院内感染的必要措施。其中"菌"是一个包括细菌、病毒、支原体、衣原体和寄生虫等所有微生物的广义的概念，并不是单纯指细菌。

在无菌术建立前的欧洲，外科手术后感染导致死亡的概率非常高。直到 19 世纪中叶之后，医生通过术前洗手和消毒手术器械显著降低了术后死亡率；同时科学家发现了广泛存在于外界环境和人体内的微生物；随后进一步用实验证实了某些环境中广泛存在病原微生物是导致外科手术后感染致死的原因；最终认识到医疗场所内进行的各种手术、换药、注射和穿刺等医疗过程都存在沾染致病微生物从而导致感染的可能性，通过防止这些微生物污染手术切口，可以降低切口感染率以及与此相关的手术死亡率。不久以高压蒸汽灭菌法为代表的物理或者其他化学的消灭致病微生物的方法的相继建立，创造出了无致病微生物的手术区域和环境，标志着现代外科无菌技术的开始。此后，在医疗实践中又相继建立和完善了无菌操作的理论和技术，制定了手术室等医疗场所的无菌原则和管理制度，保证在医疗活动中的特定时间和空间内维持无致病微生物的状态，减少或者避免发生致病微生物传播，降低相关感染的发生。

临床医学中无菌术既包括应用高温、射线和化学制剂的消毒法、灭菌法、手术人员和患者及手术室手术区域的准备等一系列的方法，又涵盖了手术中无菌原则和手术室管理规则等一系列的理论和制度。方法和制度的有机结合保证了有预防感染要求的医疗活动在无菌的环境中开始和进行，并维持无菌的状态直到结束。病原微生物学的不断发展，阐明了各种病原微生物的生物学特性、感染传播途径和致病机制，为无菌术中各种技术方法的建立提供理论基础。临床医学进入循证医学的时代，更似传统继承的无菌术的各种理论、原则和管理制度，也需要接受循证医学的科学检验，获得更加科学的继承和发展。无菌术虽然在 19 世纪就已经建立并基本完善，但是仍在继续发展，例如：新的快速并极少皮肤损伤的医生手臂和患者手术区域的消毒方法，快速有效杀灭乙型肝炎病毒等顽固病原微生物的方法，无菌手术间和无菌病房的建立、维护和管理等。由于致病微生物的广泛存在，无菌术已经渗透入临床医疗活动的几乎每一个环节，成为预防感染的最基本而又必要的措施之一；其中一些消毒的方法和原则已经进入日常生活中，并且这种趋势仍在继续加速发展。无菌术已经并将继续为提高人类的健康水平做出重要贡献。

(窦科峰　周景师)

mièjūnfǎ

灭菌法（Sterilization）

用物理或化学技术消灭医疗物品内活微生物的无菌术。要求能消灭所有致病和非致病微生物包括细菌芽胞，而相对应的消毒法（disinfection）仅要求能完全消灭致病微生物，不必要完全清除细菌芽胞或者非致病微生物。1877 年发明高压蒸汽灭菌法，标志现代外科学无菌术的建立。高温、紫外线、放射线等物理方法和碘剂、戊二醛、环氧乙烷、次氯酸等化学制剂可使蛋白质变性、酶失活、生物膜结构和核糖核酸等遗传物质破坏，可清除包括细菌芽胞、真菌和病毒等所有病原微生物和非病原微生物，达到无菌法的要求，其中高温灭菌应用最普遍。多数化学制剂仅能清除致病微生物等相对脆弱的微生物，只能达到消毒目的，而不适于要求更加严格的灭菌法。各种方法的特点决定了其各自的适用范围。由于客观条件的限制，任何灭菌法达到的无微生物的结果均不是绝对的，其效果可以通过物品中活微生物的概率降低到某个可接受的水平来表示。临床实践中一般采用化学指示剂和微生物指示剂对灭菌过程和效果进行监测。

高压蒸汽灭菌法　以高温饱和水蒸气完全置换物品内部的空气，杀灭微生物效果可靠，是应用最普遍的灭菌法。可分为下排气式和预真空式两类。①下排气式高压蒸汽灭菌法：从灭菌器上部通入水蒸气，将冷空气从下部驱赶出去，然后密闭容器，升温增压，饱和水蒸气的压力在 104.0~137.3kPa 时，温度升高到 121~126℃，维持 30 分钟，可以杀灭各种微生物。灭菌结束后，灭菌器内蒸汽自然冷却排出，余热可使灭菌物品干燥。②预真空式高压蒸汽灭菌法：先用压力达 107.88kPa 的蒸汽预热，然后以真空机抽出空气，使灭菌器内接近真空，再充入蒸汽，如此反复 3~4 次，排净原存在于待灭菌物品周围的空气。最终使灭菌器内蒸汽压力升高到 182.41~199.08kPa，温度达到 132~134℃，4~6 分钟即可灭菌。采用程序自动控制，完成全部过程仅需 20~30 分钟，节省时间，且对温度、压力有精确的监测和调节，与下排气式相比，有明显的优势。高压蒸汽灭菌法多用于金属器械、布类、搪瓷和药物等耐高温的物品灭菌。手术用品采用此法灭菌注意事项：物品须经过刷洗或过滤等机械清洁过程，无污垢；灭菌物品包装不能过大，长、宽、高不宜超过 55cm、30cm、30cm，排列不能过紧，以保证所有物品均能与蒸汽充分接触；包装内预置化学指示剂或生物指示剂，对灭菌过程和结果进行监控，以保证灭菌效果确实；瓶装液体灭菌时用纱布扎瓶口或用针头排气，防止破损；易燃、易爆物品禁用此法灭菌；物品灭菌后应注明有效日期，一般可保持包装内无菌 2 周。

煮沸灭菌法　用持续煮沸的水或溶液浸泡物品，是最简单有效的消毒方法，达到灭菌要求需要延长煮沸时间、加入化学制剂或提高压力。浸泡器械或物品的沸水，或溶液温度为 100℃时，持续 15~20 分钟，可以消灭一般细菌，但对芽胞菌需要延长到 1 小时才能被杀死。用 2% 碳酸氢钠溶液煮沸，可提高沸点到 105℃，灭菌时间缩短到 10 分钟，并有防止金属生锈的作用。用压力锅煮沸灭菌，可使压力达到 127.5kPa，温度升高到 124℃，10 分钟即可达到灭菌的效果。煮沸灭菌法可用于金属、玻璃和橡胶等物品，使用中注意事项：灭菌时间从水或溶液沸腾开始计算，应保持沸腾状态，否则重新从再次沸腾开始计时；一般物品待沸腾后加入，玻璃制品则从冷水时加入以防止炸裂；所有物品必须始终完全浸入水或溶液中；由于海拔增加，沸腾温度降低，故在无压力锅的情况下，为达到相同的灭菌效果，海拔高度每增加 300m，灭菌时间应延长 2 分钟。

火烧灭菌法　在金属或搪瓷容器内，以点燃 95% 乙醇（酒精）的火焰烧烤金属器械，达到灭菌的目的。因其可使锐利器械变钝并失去原有的光泽，故火烧法仅在特殊情况下才用于金属物品的灭菌。

紫外线灭菌法　利用光谱位于紫色可见光以外、波长为 210~328nm 的低能量、低穿透力的电磁波，即紫外线照射物体，可以使蛋白质、核酸等分子变性，杀灭微生物。其最常用、效应最强的波段为 250~270nm，由于能量有限，仅能杀灭直接照射到的微生物，消毒时每平方米的照射剂量应超过 1000Ws，灭菌时每平方米的照射剂量应超过 6000Ws。常用于房间空气和物品表面的消毒或灭菌。使用中注意事项：空气或者物品表面需清洁无灰尘；避免直接照射人体引起损伤；保证足够的照射时间以达到所需的照射剂量；紫外线灯照射强度会逐渐降低，需要定期监测。

放射线灭菌法　利用 γ 射线或 X 线破坏蛋白质、核酸的性质来杀灭微生物。用于不耐热物品的灭菌，如化学药物、缝线、导管等，同时放置放射性剂量计进行剂量监测。

化学灭菌法　见抗菌法。

众多各具特性的物理和化学的灭菌法丰富了医疗需要的选择余地，但是仍远没有达到完美的程度。在效率、经济、无害、普及、便利和监测等各个方面灭菌术均还有广阔的发展空间。

（窦科峰　周景师）

kàngjūnfǎ

抗菌法（antisepsis）　用化学制剂，以涂洒、浸泡或熏蒸方式杀灭病原微生物的无菌术。又称化学灭菌法（chemical sterilization）。抗菌法常用于不耐高温的手术器械、腔镜、内镜、导管和塑料橡胶等物品的灭菌或消毒，还用于手术人员手和前臂皮肤的消毒以及患者手术区域皮肤的术前准备，同时手术室地面、台面和仪器设备的消毒也常用抗菌法。

按使用方式分类　按照化学制剂的使用方式可将抗菌法分为涂擦法、浸泡法和熏蒸法。①涂擦法：是将化学制剂直接涂擦于皮肤或器械和物体表面，保持一定的时间，通过药剂的灭菌作用杀灭表面的病原微生物。用于手术人员手和前臂皮肤消毒，患者手术部位的皮肤消毒，以及手术室地面、台面和仪器设备表面的抗菌处理。②浸泡法和熏蒸法：是在特定的容器内，将待灭菌或消毒物品完全浸泡入液体消毒药剂内或置于消毒药剂的蒸汽内，通过使液体或气体药剂与物品充分作用一定时间达到杀灭病原微生物的目的。不耐高温物理灭菌法的手术器械，特别是腔镜、内镜器械和导管以及塑料和橡胶等有机器械和物品常用浸泡法或熏蒸法灭菌或消毒，肝炎病毒、梭状芽胞杆菌和气性坏疽等特殊病原微生物感染的手术器械和物品通常也须以浸泡法杀灭这些特殊病原。

按杀菌机制分类　可将抗菌法常用化学制剂分为六类，分别有各自的特性和应用范围以及注意事项。

醇类　通过使生物的蛋白质变性杀灭病原微生物，常用浓度为70%的乙醇（酒精），其杀菌作用强且快速，1~2分钟即可使细菌死亡，对无破损的皮肤刺激性小，过敏反应少，基本无毒，是临床最常用的皮肤消毒剂之一。

碘剂类　通过溶液内的具有广谱杀菌能力的游离碘分子杀灭微生物。碘酊又称碘酒，由碘和碘化钾溶于乙醇内制成，具有快速高效杀灭一切微生物的能力，并能渗入毛孔杀灭皮肤深处微生物，2%碘酊是患者手术区域皮肤术前准备的常用灭菌剂，但碘酊刺激性强，消毒后应以70%乙醇涂抹两次脱碘，且不能用于黏膜和颜面、会阴等部位以及破损部位的皮肤。聚维酮碘是碘与聚维酮或聚乙二醇等的结合物，也称碘附（碘伏），一般用含碘量小于1%的碘附，即具有快速高效的灭菌能力，并能通过缓慢和持续释放游离碘而使灭菌作用保持数小时。碘附刺激性小，稀释后可用于黏膜和破损部位皮肤的消毒，是替代碘酊的新一代碘类制剂。碘剂使用中如果涂抹皮肤面积大，可能导致碘剂吸收过量，损害甲状腺和肾功能，有这两种器官疾病的患者以及孕妇和婴儿不宜应用。有少数患者对碘剂过敏，也不能应用。

表面活性剂类　通过降低油和水表面张力的机制而具有去油污和清洁作用，抗菌法中主要应用阳离子活性剂，可通过破坏微生物膜结构和使蛋白质变性等机制杀灭细菌，常用的有苯扎溴铵溶液（新洁尔灭）和氯己定溶液（洗必泰），这类消毒剂可迅速杀灭除细菌芽胞和结核杆菌等耐受力强的细菌外的大多数病原微生物，几乎无刺激性和过敏反应，对器械也几乎无损害，可用于黏膜和会阴、面部皮肤以及婴儿皮肤的消毒，也可用于破损和感染皮肤伤口的冲洗。由于这类化学制剂兼有去油污和清洁作用，对少量血液、体液或油脂污染的皮肤和物体表面的杀菌作用几乎不受影响。肥皂是阴离子表面活性剂，残留肥皂液对阳离子表面活性剂的杀菌作用影响很大，使用前应彻底冲净肥皂液残留。目前新型消毒剂常以该类药剂与醇类等其他种类抗菌剂联合应用，通过其增加生物膜通透性的作用增强灭菌效果。

氧化剂类　可通过其强氧化作用使所有微生物的蛋白质和核酸等变性而死亡，灭菌快速而高效，常用的有次氯酸、过氧乙酸和高锰酸钾等。由于刺激性强，对人体毒性很大，氧化剂类一般不能直接用于皮肤和黏膜等人体消毒。由于对器械和物品也有一定腐蚀作用，一般仅用于感染肝炎病毒等特殊病原微生物情况下器械和物品的灭菌。

烷化剂类　通过使微生物的

蛋白质和核酸烷基化失活而杀灭病原微生物，常用的有甲醛、邻苯二甲醛和戊二醛，以及环氧乙烷，该类制剂可消灭包括细菌芽胞在内的所有微生物，除甲醛外其他几种抗菌剂的蒸汽穿透力强，可深入物品内部，灭菌作用强，腐蚀性较弱，这类药剂的熏蒸法特别适合腔镜、内镜等娇贵器械物品的灭菌。但其气体多对人体皮肤和黏膜具有较强刺激性，消毒后会遗留少量化学制剂残留在物体表面，对人体有毒性和潜在致癌作用。应用该类化学制剂的抗菌法对操作环境也有较高要求，一般需用特制的容器熏蒸消毒物品，操作人员则须加以防护。

酚类　包括苯酚、甲酚、卤代苯酚等，通过破坏微生物膜和使蛋白质变性而起到杀菌作用。煤酚皂液（来苏儿）的主要成分是甲酚及其异构体，曾普遍用于消毒医疗环境和污染物品，但其具有刺激性和气味，特别是直接接触对人体有很强的毒性作用，已经逐渐被其他抗菌法所取代。

按杀菌能力分类　可将上述抗菌化学制剂分为高效、中效和低效消毒剂。①高效消毒剂：能杀灭包括细菌芽胞在内的一切微生物，又称灭菌剂，如碘剂类的聚维酮碘，氧化剂类的次氯酸、过氧乙酸，以及烷化剂类的甲醛、戊二醛和环氧乙烷等。②中效消毒剂：则不能杀死细菌芽胞，只能杀灭除此之外的其他微生物，如醇类的70%乙醇和酚类消毒剂。③低效消毒剂：作用最弱，除不能杀灭细菌芽胞外，对耐受力较强的微生物如结核杆菌和亲水病毒也无效，只能杀灭其他多数致病微生物，常用的有表面活性剂类的苯扎溴铵和氯己定溶液。

理想的可直接用于人体的抗菌化学制剂除能迅速杀灭各种微生物外，还应具备以下条件：①对皮肤、黏膜或损伤的组织无刺激、无损害。②无过敏反应。③对人体无毒性作用。④杀菌效力能深入毛孔等皮肤深部有菌处，并保持一定的时间。尚无一种抗菌化学制剂能同时具备上述所有条件，每种化学制剂均有不同的特性，可用于一种或几种有抗菌需求的情况，但一般应用范围均较窄。由于手术器械或物品消毒后最终还是会直接或间接接触人体，所以也应尽量选用最接近上述条件的化学制剂，同时还应注意抗菌法对器械物品的腐蚀作用和尽量减少环境污染。临床工作中，首先应根据需要灭菌或消毒的对象选择适合的抗菌化学制剂和抗菌法；然后根据消灭微生物程度的要求选用灭菌剂或者中效、低效消毒剂；此外还应考虑到残留化学制剂对人体的刺激性和毒性作用；最后还应兼顾经济和环保的要求。抗菌法的临床应用中还应注意以下几点：①灭菌或消毒前手术人员和患者的皮肤以及物品应先进行清洁，保证无污垢。②应保证消毒部位的皮肤或物品所有表面与化学制剂的充分接触和足够的灭菌时间。③手术器械或物品使用前应用无菌水冲洗尽量减少消毒剂残留。④抗菌化学制剂的纯度、浓度和灭菌效果均应定期监测，及时调整和更换。

（窦科峰　周景师）

shǒushùshì shùqián zhǔnbèi
手术室术前准备（preoperative preparation of operating room）为减少手术患者微生物感染概率，进行的手术室日常清洁和人员管理等工作。患者接受手术时暴露于手术室的区域环境中，由于存在手术切口，带菌微粒可直接沾

染伤口，造成手术部位感染的风险，所以保持手术室环境清洁、尽可能减少微生物数量是防止手术部位感染的重要工作。经过日常清洁的手术室清洁状态可被大量的人员流动和对患者的手术操作所破坏。虽然数倍于患者数量的医护人员在手术室穿行，会产生一定数量微生物微粒，但手术室最大的微生物污染源仍是患者，而且手术室通常每天有大量的手术患者通过，来自不同患者的带有微生物的血液、体液、排泄物、污染和感染物等可能污染手术室台面、地面、器械、物体和空气，增加后续手术患者微生物感染概率。在特殊已知微生物感染手术后，手术室必须严格按照特定的污染清洁程序准备后才可接受新患者手术。

手术室术前准备主要包括手术室日常清洁与人员管理和污染手术清洁两方面内容。①手术室日常清洁与人员管理的内容包括：严格限制进入手术室的人数，参观手术尽量以直播视频的方式进行；禁止无关人员和呼吸道感染人员进入手术室清洁区；进入手术室的人员按照规定着装，清洁区内人员必须穿消毒洗手衣裤，换消毒鞋或戴全包鞋套，戴口罩遮住口、鼻；患者进入手术室尽量少带入病房内的物品，少穿病房内的衣服；避免无必要的说话和人员走动以降低空气中带菌微粒数量；连续多个患者手术时先安排无菌手术，后做可能污染或污染手术，最后做感染手术；每次手术完毕和每天工作结束后，彻底清洁地面、台面和仪器，尤其应擦净血迹，清除污染物；空气消毒或净化，超滤层流法已经逐步推广替代紫外线照射和药物熏蒸法；每周或定期大扫除，消

毒和维护保养净化系统的设备设施，并行地面、台面和空气微生物培养或空气洁净度检测，不达标时须关闭手术室，重新清洁和检测。②污染手术清洁：依不同病原微生物来源分别制定清洁程序。手术间门口铺消毒液浸泡的地毯，减少病原微生物向手术间外的扩散。乙型肝炎病毒携带患者手术术后地面和台面用 0.1% 次氯酸溶液涂洒，作用 30 分钟后擦拭以消灭顽固的乙型肝炎病毒。铜绿假单胞菌感染手术后，先每立方米空间用 20% 过氧乙酸 3.75ml 或 80% 乳酸 0.12ml 加热的蒸汽熏蒸 1 小时或 2 小时进行空气消毒，再用 0.1% 苯扎溴铵溶液擦洗地面、台面和所有物体表面，然后换气 1 小时。破伤风和气性坏疽手术后，须封闭手术间，每立方米空气用 40% 甲醛溶液 2ml 和高锰酸钾 1g 混合的蒸汽熏蒸 12 小时后再换气。

(窦科峰　周景师)

手术器械处理保管

shǒushù qìxiè chǔlǐ bǎoguǎn

手术器械处理保管（disposal and storage of surgical instruments）　为减少手术患者微生物感染概率，对手术器械进行的清洁、灭菌、丢弃和保管等工作。手术器械直接接触手术部位，其清洁无菌和性能良好是患者安全和手术疗效的重要保障，而手术后器械可能沾染患者的血液、体液、油脂和组织等污物，并可能携带各种病原微生物，必须严格按照规定处置，以免造成医源性病原扩散。可重复使用的手术器械，须经过清洁、灭菌处理，并要进行暂时的保管，才可再次用于手术。不再继续使用的手术器械，在手术后须按照医疗废物处理。缝针、刀片等锋利器械须存放在特制的硬壁容器内，以防伤

人，其他器械应放入有医疗废物标记的垃圾袋内，置于医疗垃圾的指定收集地点，集中进行无害化处理，不能随意丢弃。特殊感染的患者手术后器械须经过特殊处理程序后，才能按照普通器械或医疗废物处理。

可重复使用的手术器械，要按照程序进行清洁、灭菌、保管。一般手术后，手术器械要用洗涤剂刷洗或者超声清洗器洗净手术中沾染的血液、体液、油脂和组织，对有齿槽和轴节的器械要特别注意清除这些部位的污物，再用清水冲洗干净、擦干、晾干或烤箱烘干，进行例行保养。再次使用前应打包进行高压蒸汽灭菌。锋利器械或其他不耐热器械以其他方式灭菌，灭菌后应严格保持无菌包装，并根据灭菌方法在器械包外标注有效期，在灭菌有效期内应置于专用无菌器械间内，由专人保管，保持无菌包装完整，超过灭菌有效期后应再次灭菌后才可使用。腔镜和内镜类手术器械要按照器械的特殊说明清洁、保养。这类器械多有孔道，应用含酶洗涤液反复冲洗、抽吸，直至无碎渣流出，然后用清水冲洗干净，检查孔道通畅性，并进行渗漏检查，压缩空气吹干，垂直悬挂备用。再次使用前多用消毒剂浸泡或者熏蒸等化学方法处理，如 2% 戊二醛浸泡 10 小时或环氧乙烷气体熏蒸 6 小时，一些新型消毒剂可显著缩短消毒时间。消毒后应在有效时间内使用，超过有效时间应视为有"菌"。化学消毒法手术器械使用前应用灭菌水冲净化学消毒剂后才可使用。

污染手术后手术器械应根据患者感染病原微生物的种类增加相应处理程序。一般明确细菌感染或结核杆菌感染患者手术后器

械应先浸泡于 0.1% 苯扎溴铵溶液或 0.05% 氯己定溶液内 2 小时；破伤风和气性坏疽等特殊感染患者手术后器械浸泡时间应延长至 4 小时；肝炎病毒感染患者手术后器械应先用 0.2% 过氧乙酸溶液或 2% 戊二醛溶液浸泡 1 小时，然后才可按照普通手术器械处理。

(窦科峰　周景师)

手术人员术前准备

shǒushùrényuán shùqián zhǔnbèi

手术人员术前准备（preoperative preparation of surgical personnel）　手术人员通过术前一般准备、手和前臂消毒、穿无菌手术衣和戴无菌手套保证接触手术区域的部位无菌，并保证该无菌状态维持到手术结束。手术人员术前准备措施出现前，手术人员曾是切口感染和手术相关感染微生物的主要来源，在 19 世纪末，建立手和前臂消毒法加上橡胶手套的推广显著降低了切口感染率。现代外科手术人员术前准备包括一般准备、手和前臂消毒法、穿无菌手术衣和戴无菌手套法，既可保证手术区域无菌，又可起到避免危险暴露、保护手术人员自身安全的作用。

术前一般准备　包括有上呼吸道感染或皮肤感染者不参加手术，不进入手术室；进入手术室换洗手衣裤，衣服下摆扎于裤内，衣袖挽至上臂中上 1/3 处以上，换消毒鞋或戴鞋套，戴口罩和帽子遮住头发口鼻；剪短并锉平指甲，取下手表。

手和前臂消毒法　先用肥皂刷洗三遍共 10 分钟，后在 70% 乙醇、0.1% 苯扎溴铵或 0.1% 氯己定溶液内浸泡 5 分钟，由于该法繁琐、耗时且对手术人员的皮肤伤害较大，现已少用。如今手和前臂消毒改进的方法很多，也出现很多种消毒剂，程序简化，准

备时间明显缩短，对手术人员的皮肤保护更好。常用的方法只需用清洁剂洗手和前臂的皮肤即可清除皮肤上的污垢和油脂，而不必用刷子；清水冲净清洁剂后擦干皮肤，防止清洁剂或水降低消毒剂效果；最后涂抹高效消毒剂即可，总耗时一般不超过3分钟。手术人员皮肤消毒范围则保持不变，仍是包括手、前臂和肘部至上臂中下1/3的皮肤（图1）。

穿无菌手术衣和戴无菌橡胶手套　手和前臂消毒法仅能消灭

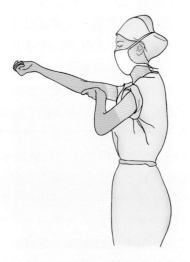

图1　手和前臂消毒范围

皮肤表面的微生物，在手术进行中皮肤和毛孔深处的微生物会逐渐向表面移动，手术人员持续脱落的皮屑也可能污染手术切口，因此有必要穿无菌手术衣、戴无菌橡胶手套，隔离手术人员皮肤与手术无菌区，同时也起到保护手术人员、防止被微生物污染的作用。穿无菌手术衣的方法是抓取无菌手术衣，面向无菌区，提起衣领两端抖开，避免触碰有菌区和有菌物体（图2a）。轻轻向上抛起手术衣，双手顺势向前平伸插入袖管（图2b）。由巡回护士在背后协助穿好并系上背后衣带，全包式无菌手术衣还要与已戴好无菌手套的手术人员相互配合系好衣带（图2c）。无菌手套包装时腕部向外反折，戴无菌手套的要点是手术人员消毒过的皮肤仅接触手套内表面，而手套的无菌外表面仅与其外表面和其他无菌物体接触，以保证与无菌区接触的手套外表面的无菌状态。手术衣湿透或手套破损应立即更换，连台手术时应重复手和前臂的消毒程序。

（窦科峰　周景师）

huànzhě shǒushùqūyù shùqián zhǔnbèi

患者手术区域术前准备（preoperative preparation of patient's surgical site）　手术前对患者拟做切口部位的皮肤和皮肤附属物的清洁和消毒处理，目的是消灭该部位微生物，使其达到无菌要求，是预防切口感染的重要环节。手术切口的微生物感染源主要来自切口周围皮肤和毛发内的细菌。择期手术拟做切口部位皮肤有破损或感染的，应待感染控制或破损愈合后再安排手术。病情允许的情况下，手术前一天应让患者沐浴和更换干净的衣裤，尤应注意清除拟做切口部位皮肤上的油脂或胶布残迹。拟做脐周切口的要清除脐内污垢。不影响手术操作的细小毛发不需处理，由于手术前一天剃毛反会招致更高的切口感染率，故切口部位过长毛发的剃除应安排在接近手术开始时，可用安全剃刀或剃毛剂，勿损伤皮肤。上述皮肤清洁处理可减少切口周围皮肤的细菌数量，手术前还需用消毒剂涂擦皮肤以消灭全部微生物，达到无菌的要求。常用2%碘酊或者0.5%聚维酮碘

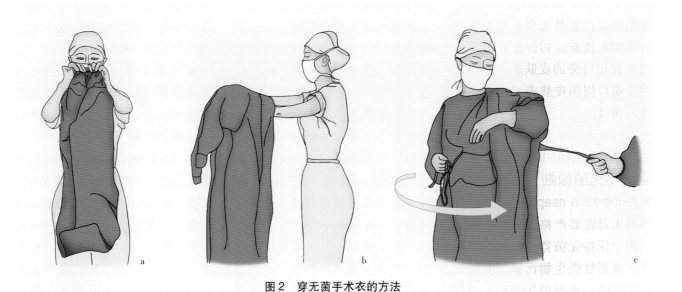

图2　穿无菌手术衣的方法

（碘伏）作为皮肤消毒剂，前者可用于正常躯干和四肢皮肤消毒，涂擦一次，待干后需再用70%乙醇涂擦两次脱碘；后者刺激性小，作用较持久，可用于婴儿皮肤，或成年人面部、会阴部皮肤和黏膜的消毒。0.05%的氯己定溶液或0.25%苯扎溴铵溶液刺激性更轻，可用于破损皮肤或黏膜的消毒。涂擦消毒液应以切口为中心，将此处作为最清洁的部位，由中心向外周进行，已经涂擦过外周的消毒纱布，不能再返回更清洁的中心部位涂擦，感染伤口和肛门手术的消毒液涂擦顺序与此相反。皮肤涂擦消毒剂的范围应达到距切口15cm以上，并应考虑到手术切口可能有延长的可能，预先留足余量。为防止手术中无菌切口的外源性沾染，涂擦消毒剂后应铺无菌布巾（单），只显露手术切口所必需的最小范围皮肤。小手术可以仅铺一层洞巾，其他手术要求除切口周围皮肤外，最少铺两层无菌布单，铺好的无菌布单只能从手术区向外移动，不能从外向内移动，较大手术要铺无菌大布单，头端盖过麻醉架，足端和身体两侧要盖过手术床平面以下30cm。目前多用无菌黏性塑料贴膜代替厚无菌敷料覆盖切口周围的皮肤，切开皮肤后贴膜仍粘在切口旁的皮肤表面，防止术中切口周围皮肤内移出的细菌进入伤口。

（窦科峰　周景师）

shǒushùzhōng wújūnyuánzé

手术中无菌原则（principles of intraoperative asepsis）

参加手术的人员需要严格遵守的，手术过程中保持无菌器械、用品和手术区域不被微生物污染，防止伤口感染的一系列操作规则。虽然手术器械、用品已经过灭菌或者消毒；手术人员已经过手臂刷洗和消毒，穿戴了无菌手术衣和手套；患者手术区域经过去毛发和消毒处理，并铺盖了无菌敷料单，但手术是一个动态变化的过程，仍然存在无菌状态被破坏，出现微生物污染，甚至引起伤口感染的可能。必须按照严格区分无菌和有菌的原则，即所有物品不能确认无菌即认为是有菌的，并按照无菌物品接触无菌物品仍然都保持无菌状态，而无菌物品接触有菌物品后都变为有菌物品的道理来约束所有操作行为，最大限度地保障手术区域的无菌状态，将切口被微生物污染甚至由此导致感染的概率降至最低。这些原则不仅应用于手术操作，还适于穿刺、换药等其他要求在动态过程中保持无菌状态的操作过程。具体的无菌操作规则包括无菌区域界定、无菌区操作规范、器械物品的无菌操作、避免污染的措施和有菌区人员规范。

无菌区域界定　手术人员在穿戴好无菌手术衣和手套之后，无菌区域在肩以下、脐以上，两侧腋中线以前的胸前范围，包括双手、肘关节以及其远端的前臂，其余区域均认为是有菌区，该无菌区应该在手术中始终保持无菌，即不接触有菌区或者有菌物品。手术台、器械台平面以上的手术区域为无菌区，无菌物品掉至该平面以下即为污染，不能继续使用。

无菌区操作规范　进入手术台和器械台无菌区域的手术人员应平静呼吸，减少讲话，避免大声喊话、咳嗽和喷嚏时过强的气流穿过口罩，携带口腔和呼吸道内微生物污染无菌区域，无法避免时应扭头，向背后地面方向咳嗽或打喷嚏。手术人员需要拿取或传递器械物品时，不可随意伸手臂超越无菌区，更不能在背后进行，必要时可在手臂下进行，但不能低于手术床平面。手术过程中，同侧手术人员如需调换位置，应由一人后退一步并转身与另一人背靠背进行换位，待另一人换好位置后，再转身面对手术台换入新位置，换位时保持手臂在胸前，保证各自无菌区域不被污染。对侧手术人员如需调换位置，应该面对无菌的手术台和器械台，从无菌端绕到对侧，不能从有菌端调换位置。

器械物品的无菌操作　手术器械、敷料、盆、碗等无菌物品不能超出无菌器械台边缘摆放。手术中暂时不用的器械物品应保持无菌包装，或在器械车上以无菌敷料覆盖，避免接触空气尘埃，导致微生物污染。缝针、针头等尖锐器械应该妥善保管，防止刺透无菌敷料或刺伤参加手术人员，或刺入有菌区域造成微生物污染。手术开始后，已经置于手术台和器械台上的器械物品仅限于本台手术使用，各手术台上的物品不能交互使用，已经取出的无菌物品，例如器械、手套、手术衣、敷料、注射器、导管等不能放回原无菌容器或包装内，手术后未经再次灭菌不得继续使用。

避免污染的措施　由于手术无菌的重要性，应采取"疑菌从有"的原则，一旦怀疑手术人员、手术器械、物品被污染，但不能确定时，必须按照已经有菌处置，立即更正或停止使用并更换手套、无菌器械和物品。覆盖器械台和患者的无菌敷料湿透，有可能因此受到来自器械台和患者的微生物污染，所以湿透的敷料和与其接触的物品均应视为有菌，须立即更换或加盖干无菌敷料。手术中手套破损，胸前和肘部及其远端前壁手术衣袖浸透或者接触有菌物品应视为无菌状态被破坏，应更换无菌手套、手术衣或加套无菌袖套、围裙。因切口周围皮肤仅能做表面消毒处理，皮肤深处的汗腺、皮脂腺等内部常存的细菌仍然可能随时迁移到皮肤表面，增加切口污染和感染概率，所以做皮肤切口或缝合皮肤之前应用消毒液再次消毒切口周围皮肤，手术中用皮肤贴膜或无菌敷料保护切口，减少细菌污染切口的机会。胃肠道器官等空腔脏器内存在微生物，切开空腔脏器前应先用无菌敷料保护切口及周围组织和脏器，用于切开或接触空腔脏器的器械和物品应认为有菌，需单独存放，避免再次进入无菌区，以防止和减少污染。体内异物是微生物最容易滋生的部位，手术开始前和结束前必须清点、核对器械和敷料，检查手术区域，确定无异物残留体腔内才能关闭切口，以免产生严重后果。血管支架、人工血管、止血粉或止血膜等需留置体内的物品，须尽量保持高度无菌状态，不能用手直接拿取，应尽量采取无接触传递和器械操作。调整手术灯角度最好由手术人员自己用无菌手柄来操作完成，减少手术台下有菌人员手臂横过手术无菌区上方，造成污染的机会。同一手术间，应先做无菌手术，再做污染手术，减少无菌手术被污染的机会。

有菌区人员规范 限制参观手术人数，参观手术者不能距离手术人员或手术台太近，保持30cm以上距离，不能进入无菌区域上方，不能随意进入其他手术间。参观污染手术后，不得再次进入无菌手术间。手术间地面、台面一旦被血液、体液污染，应

立即用消毒剂按照清理污染程序处理，减少微生物接触手术人员或污染空气的可能性。手术进行中，除空气过滤换气外不能开窗通风或者使用风扇、空调直接吹向手术台，避免不必要的人员走动，以免扬起尘埃，污染手术室内空气，增加污染机会。

（窦科峰 周景师）

shǒushùshì guǎnlǐ

手术室管理（management of operating room） 依托手术室提供的场所、环境和医疗资源，外科医生、麻醉师、护士和其他相关人员，按照严格的医疗规程和科学的管理制度协调工作，以达到安全、高效地对患者实施手术治疗或诊断目标的协调活动。如何保障患者及时、安全和高效地接受手术治疗并获得最好的疗效是手术室管理的核心问题。手术室管理包括以下内容：

手术室设计建设 首先应根据医院的等级、规模、患者来源和医院的功能任务来设置和设计相应规模、数量和具备相当仪器设备的手术室。手术室应能与相关科室，如外科临床科室、重症监护病房、输血科、病理科、消毒供应中心等迅速联通，并可方便地配置供电、供水、中心供氧和负压吸引。手术间数量应根据手术科室住院床位数和手术量科学计算，满足手术患者需求。手术室建设应满足感染防控的要求，布局合理，分设污染通道和清洁通道，手术间的大小合理，地面墙面和拐角光滑、无缝且耐消毒；空调和空气净化多采用超滤层流法以有效维持温度、湿度和空气洁净度；手术间内仪器和物品柜等布局合理。

人员编制 手术室护士人数应与手术台相当，护士人数与手

术台数量比例为（2.5~3）∶1。手术室护士的素质也是管理的重要内容，一般根据医院等级对手术室护士长和普通护士的职称和资质有相应的要求，且要定期进行考核，并实行继续教育制度。其他清洁工、消毒员等也需培训后上岗。在医院层面，手术室开展工作的外科医生、麻醉医生的人数和资质也有相应的管理要求，手术分级制度要求具有相应资格的医生开展相应的手术或麻醉操作。

规章制度 科学制定各种情况下手术室工作的程序以及合适的标准，并落实为管理制度，这是现代手术室建设运行的一个重要方面，包括规章制度的建立和执行两方面内容。由于手术室工作的每一个环节都会直接或间接影响到患者的安全，所以每个手术室都有数量众多的规章制度，例如：更衣制度、接送患者制度、手术参观人员管理制度、查对制度、术前访视制度、手术护理记录制度、输血核对制度、器械敷料清点制度、交接班制度、手和前臂消毒方法及规则、手术室工作制度、按照人员工作分工的不同制定各自的岗位责任制度、手术室感染管理制度、消毒隔离卫生制度、药品管理制度、仪器保管制度、器械物品外借制度和特殊感染手术处理规范等。严密的规章制度须在手术室日常工作中严格执行才可真正起到保护患者安全的作用，科学监督、严格奖惩是规章制度贯彻执行的有力保障。

设备管理 现代外科技术迅速发展，除了手术床、手术灯和电刀等常规设备，腔镜、内镜、激光、超声和介入放射等新仪器设备也不断推陈出新，进入手术

室。各种设备均需要操作和维护。应组织相关人员学习或培训新设备的原理和操作规程，明确其应用范围，针对每一种设备制定出本手术室的使用规范，包括设备的合理布局、操作方法和注意事项、消毒方法与时限、故障处理方法、使用登记方法和用后维护保养程序等。严格按照使用规范操作设备，使所有手术室设备能物尽其用，提高手术室开展手术的水平，提高患者手术安全性、效率和疗效。

感染防控 保证手术患者安全最重要的环节，无菌手术后手术部位感染率是衡量手术室管理水平甚至整个医院医疗安全水平的重要指标之一。手术室设计建设、人员素质、无菌操作技术、手和前臂消毒、手术中无菌原则的贯彻、手术室日常清洁和人员管理以及污染手术清洁等手术室日常工作，以及各种相关规章制度的建设和执行等众多方面都与感染防控密切相关。手术室还应与临床科室等相关部门协调工作，共同实施手术部位感染的预防措施，包括合理使用抗生素、围术期有效控制血糖等，将手术部位感染率降至最低。加强手术室工作人员的防护，保障医务人员职业安全；严格医疗废物，尤其是感染性医疗垃圾的管理，防止医源性病原微生物传播是感染防控的另一个重要方面。

质量监督 手术室管理的反馈和监控手段。手术室应建立档案管理制度，采集和记录与医疗质量有关的医疗过程中关键环节的数据，有条件的应做成数据库，定期进行质量分析或实施质量考核。医院应建立并加强对手术相关不良反应病例的报告和调查分析制度，及时寻找原因，制定改

进措施。

除以上手术室管理的主要内容外，手术室文化建设的重要性也越来越受到重视。创建人文关怀与和谐环境，改善外科医生、麻醉师、护士和其他工作人员之间的关系，创造手术室内严肃而又愉快的健康工作氛围，使所有人员情绪稳定，提高工作效率，是保障患者安全、高效地接受手术治疗的重要课题。

(窦科峰 周景师)

wéishùqī chǔlǐ

围术期处理（management of perioperation） 以手术为中心，包括手术前、手术中、手术后进行的各项处理措施。具体内容包括患者的机体与心理的准备、手术方案的选择、特殊情况的处理、手术中的监护，手术后并发症的预防及处理等，即术前准备、术中保障、术后处理三个部分。一名称职的外科医生，应该熟练掌握手术技能以及系统的围术期处理知识。只有重视围术期的处理，才能保证患者安全、提高疗效，使患者早日康复。否则，很可能会出现手术成功而治疗失败的结局。

(陈孝平)

shǒushùqián zhǔnbèi

手术前准备（preoperative preparation） 针对患者的术前各项检查结果及预期施行手术的方式，采取的相应措施，尽可能使患者具有良好的心理准备和机体条件，以便更安全地耐受手术。术前准备与疾病的轻重缓急、手术范围的大小有关系密切。

手术前一般准备（preoperative general preparation） 手术前对患者的全身情况加以了解，同时主要从心理与生理两方面实施干预，使其达到耐受手术的要求。

心理准备 使患者及其家属在心理上接受手术的相应准备措施，具体包括从关怀出发，就病情、施行手术的必要性、可能的效果、手术的风险、可能发生的并发症、术后恢复及预后等，以恰当的言语和安慰的口气，向患者及家属介绍解释，获得他们的信任和理解，并签署手术同意书等知情同意书。

生理准备 使患者在生理上达到耐受手术的相应准备措施，具体包括以下几个方面。①适应性锻炼：患者要练习在床上大小便；教会患者正确的咳痰方法等。②输血和补液：大手术前应进行血型鉴定及交叉配血试验，备好一定数量的血制品。如有水电解质、酸碱平衡失调和贫血者，均应及时予以纠正。营养不足者应加强饮食或从静脉补充。③预防感染：术前应采取措施提高患者体质，患者术前不应与患感染者接触；对于操作时间长、涉及感染病灶、替代物植入或器官移植等存在术后感染风险的手术可预防性使用抗生素。④胃肠道准备：涉及胃肠道手术患者，术前3天开始进流食。其他手术，都应在术前12小时开始禁食、术前4小时开始禁水，以防因手术中呕吐而引起窒息或吸入性肺炎。必要时应置胃管行胃肠减压。一般手术应在术前一天普通灌肠；结肠或直肠手术应行清洁灌肠，并于术前三天开始口服肠道制菌药物。⑤其他：患者如体温持续升高或妇女月经来潮应延期手术；患者进手术室前应排净尿液；手术时间长或是盆腔、直肠手术应留置导尿管；同时应取下患者的活动义齿，以免脱落。

手术前特殊准备（preoperative special preparation） 对于手

术前存在某些情况可能影响手术耐受的患者，除一般准备外，还需根据患者的具体情况，针对性地进行相应干预的一些措施。具体有以下方面。

营养不良 低蛋白血症、贫血等常常是营养不良的表现，可显著增加术后感染及死亡率。因此，术前应及时加以纠正。可补充高蛋白饮食，必要时可输入全血、血浆或人血白蛋白。

高血压 患者血压在160/100mmHg（21.3/13.3kPa）以下，可不做特殊准备。血压过高者，麻醉诱导和手术应激可导致脑血管意外或充血性心力衰竭，因此术前应适当用药物控制血压，使其维持在一定水平，但并不要求降至正常范围。

心脏疾病 如患有心脏疾病，患者手术的死亡率是无心脏病者的数倍。手术前准备包括：①长期低盐饮食和利尿、水电解质平衡代谢紊乱者，术前及时纠正。②贫血患者携氧能力差，对心肌供氧减少，术前应输血纠正。③有心律失常者依情况不同区别对待，如偶发室性期外收缩，一般不需处理；如为房颤伴心室率增快者，或为老年冠心病出现心动过缓者，应进行相应的内科治疗，控制心率。④急性心肌梗死的患者发病后6个月内不宜行择期手术。6个月以上如无心绞痛发作，可在全面监测下进行手术。心力衰竭者应在心力衰竭控制3~4周后再施行手术。

呼吸功能障碍 术前呼吸功能不全的患者多表现为活动后呼吸困难，多存在肺气肿或哮喘，术后肺部并发症发生率增加。术前准备包括：①术前两周停止吸烟，鼓励深呼吸和咳嗽，增强吸气功能。②使用支气管扩张剂或异丙基肾上腺素雾化吸入等方法增加肺活量，该方法对阻塞性肺功能不全作用较好。③哮喘经常发作的患者，可口服地塞米松等药物，以减轻支气管黏膜水肿。④麻醉前给药量要适量，以避免抑制呼吸。如需使用阿托品也要适量，以免导致痰的稠度增加。

肝疾病 肝炎及肝硬化最常见，术前应作肝功能检查，以了解有无肝疾病。肝功能轻度损害，一般不影响手术耐受力；肝功能损害较严重者，不宜马上进行手术，须进行严格的非手术治疗后方可手术。多数肝功能不良者通过规范的护肝治疗后，均可得到改善。一般可给高糖、高蛋白饮食，还可输注人血白蛋白、新鲜血液以及多种维生素（如维生素B、C、K等）；如有胸腔积液、腹水，应限制钠盐摄入，同时使用利尿剂。

肾病 手术及麻醉可能会影响肾功能，术前应常规行肾功能检查。依据24小时内肌酐廓清率和血尿素氮测定值可将肾功能损害分为轻、中、重。轻、中度损害者，经相应的非手术治疗，均能较好恢复；重度损害者须行透析治疗，肾功能好转后才能施行手术。

糖尿病 患有糖尿病者对手术的耐受性较差，术前应进行血糖控制，同时纠正水电解质代谢失调和酸中毒，改善全身营养状况。如有感染可能者，术前应常规使用抗生素。如进行大手术，患者术前的血糖应调整到轻度升高的状态（5.6~11.3mmol/L），尿糖为+~++。如患者术前正在服用降糖药或注射长效胰岛素，应改用普通胰岛素皮下注射，每4~6小时1次，控制血糖水平。

（陈孝平）

jízhěn shǒushù

急诊手术（emergency operation） 需要在最短时间内进行必要的准备，然后迅速实施的手术。除特别紧急的情况，如呼吸道梗阻，心搏骤停、脑疝及大出血等外，仍应争取时间完成必要的准备。首先在不延误病情发展的前提下，进行必要的检查，尽量做出正确的估计，制订出较为切合实际的手术方案。同时要立即建立通畅的静脉通道，补充适量的液体和血液，如为不能控制的大出血，应在快速输血的同时进行手术止血。伴有中毒性休克的患者，术前即应开始抗感染治疗，同时要纠正水、电解质紊乱，迅速扩容改善微循环的灌注，必要时辅助以升压药及利尿药，待休克情况有所改善时，再行手术治疗。在呼吸道窒息、体内大血管破裂等病情十分危急的情况下，为了抢救患者生命，必须分秒必争地进行紧急手术。

（陈孝平）

xiànqī shǒushù

限期手术（limited operation） 手术时间在一定的限度可以选择，但是不宜过久延迟的手术。应在规定的时间内完成必要的检查，明确诊断，做好术前准备，例如各种恶性肿瘤的根治术、针对甲状腺功能亢进症已服用碘剂行术前准备的甲状腺切除术等。

（陈孝平）

zéqī shǒushù

择期手术（selective operation） 在一段不太长的时间内，手术迟或早，不致影响治疗效果，容许术前充分准备，达到一定的标准条件，再选择最有利的时机施行的手术。如甲状腺腺瘤、疝修补、畸形的矫正等，一般不受时间限制，在手术前可对患者进行全面检查，选择最佳的麻醉和手术方案，患者在思想上和物质上也可作充分的准备，还有个别患者大部分指标符合，但个别的可调整条件不达标，所以需要经过治疗纠正以达到标准才可以手术，也可以理解为择期手术，就是选择符合手术条件的时期进行手术，可以减少手术风险，促进术后恢复。

（陈孝平）

shǒushùhòu chǔlǐ

手术后处理（postoperative management）

针对麻醉剂的残余作用以及手术创伤造成的影响，防止可能发生的并发症，使患者尽快地恢复生理功能，早日康复所采取的综合治疗措施。手术后的一般处理包括：①患者术后床边应安装好输液架、胃肠减压器、氧气瓶及引流瓶等。少数患者尚需要准备气管切开包和吸痰器，以及专科所需的急救药品和器材。②患者卧床期间，应保持床铺和被褥的整洁。加强口腔护理，协助患者勤翻身，咳嗽和活动四肢，减少并发症的发生。保证患者进食和饮水，协助并及时处理患者的大小便。③严密观察病情的变化。重危患者和主要脏器手术后，应保持病室的安静，按时观察和记录生命体征的变化。接好各种管道，并保证其通畅，准确记录出入量及其性质。

（陈孝平）

shǒushùhòu tǐwèi

手术后体位（postoperative body posture）

术后患者体位的安置。应根据麻醉及患者的全身状况、术式、疾病的性质等选择体位，多选用卧位，尽量使患者处于舒适的状态，应使患者气道通畅，同时注意保护各种体腔引流管，有利于患者适当活动。全身麻醉尚未清醒者，应平卧、头转向一侧，使口腔内分泌物或呕吐物易于流出。蛛网膜下腔麻醉患者，应平卧或头低卧位12小时，以防止因脑脊液外渗导致头痛。施行颅脑手术后，如无休克或昏迷，可取15°～30°头高脚低斜坡卧位。施行了颈、胸手术后，多采用高半坐卧位式，以利于呼吸及有效引流。腹部手术后，多取低半坐位卧式或斜坡卧位，以减少腹壁张力及疼痛。脊柱或臀部手术后，可采用俯卧或仰卧位。腹腔内有污染的患者，应尽早改为半坐位或头高脚低位。肥胖患者可取侧卧位，以利于呼吸和静脉回流。

（陈孝平）

shǒushùhòu jiānhù

手术后监护（postoperative care）

为手术后及时了解机体功能及病情变化所采取的各项监测及护理措施。最基本的包括以下几个方面。

生命体征监测 每30～60分钟测量记录1次血压、脉搏、呼吸频率，直至基本情况平稳。如病情不能稳定应送入重症监护室，持续进行心电监测，随时观察心率、血压、血氧分压、呼吸频率等生理指标变化。如有气管插管应及时吸痰。

中心静脉压监测 时间较长的大手术在术后早期应监测中心静脉压。患者如有心肺功能不良，可采用Swan-Ganz导管监测肺动脉压、肺动脉楔压以及混合静脉血氧分压等。

体液平衡监测 对于较大的手术，术后应详细记录液体入量、失血量、尿量、各种引流液量，以评估体液平衡情况并指导补液。病情危重的患者，应观察每小时的尿量。

其他监测项目 应根据不同病种以及手术情况而定。如颅脑手术应监测颅内压以及苏醒程度；胰腺手术需定时测血糖；血管疾病的患者术后应监测末梢循环状况等。

（陈孝平）

shǒushùhòu huódòng

手术后活动（postoperative action）

患者手术后进行的相应的肢体运动及功能锻炼。原则上应该早期床上活动，争取短期下床活动。鼓励患者深呼吸，有利于增加肺活量，也可坐位时拍打患者背部，同时让患者用力咳嗽，有利于肺的膨胀。帮助患者活动四肢，改善机体血液循环，促进手术切口愈合，同时可以减少静脉血栓形成的发生率。另外，还有利于胃肠道蠕动和膀胱收缩功能的恢复，减少术后腹胀及尿潴留的发生，增加患者对治疗效果的信心。术后的活动应循序渐进，根据患者耐受程度，逐步增加活动量。首先可鼓励和协助患者在床上活动，术后1～3天，可酌情下床活动。

（陈孝平）

shǒushùhòu yǐnshí yǔ shūyè

手术后饮食与输液（postoperative food and transfusion）

患者手术后经口进食水及经静脉滴注补充水电解质及能量。非腹部手术可根据手术大小、麻醉方法等决定。中小手术，术后即可进食；手术范围较大，全身反应重者，需禁食2～4天后方可进食。腹部手术，特别是胃肠道手术后，一般应禁食2～4天，直至肠道蠕动恢复、肛门排气后，方可开始从流质饮食逐步过渡到普通饮食。如需禁食，可经静脉输液补充能量、水、电解质等。禁食期间，每天应由外周静脉补入一定数量的葡萄糖，盐水和电解质。成年人每天补液总量为2500～3500ml，其中等渗盐水不超过 500ml，其余液体由 5% 和 10% 的葡萄糖液补充。3 天后仍不能进食者，每天可静脉补钾 3~4g，如有大量额外丢失（如胃肠减压，呕吐，腹泻，肠瘘、胆瘘或胰瘘），应如数补入。术后有严重低蛋白血症者，可间断补入复方氨基酸，人体白蛋白和血浆，有利于手术创口愈合。

(陈孝平)

手术后引流物处理 (disposal of postoperative drain)

shǒushùhòu yǐnliúwù chǔlǐ

针对患者手术后相应引流物的管理及适时拔除。为了保证引流通畅，引流管物的位置必须合适，引流物一般置于体腔内，用以引流手术区域的血液、炎性渗液等，术后应经常检查引流管有无阻塞、脱出等情况。若引流液较黏稠，可行负压吸引防止堵塞。应仔细观察记录引流量和颜色的变化，换药应严格执行无菌操作。皮下等较表浅部位的乳胶片引流一般在术后 1~2 天拔出；烟卷引流多在术后 3 天左右拔出，放置过久易导致感染。如引流时间需超过 1 周者，均应使用橡胶管引流。胸腔引流管要接水封引流瓶，24 小时内引流量不超过 50ml，经证实肺膨胀良好者，可于 36~48 小时拔出；如为肺部手术，应延至 48~96 小时拔管。胃肠减压一般应在胃肠道功能恢复、肛门排气后拔出。导尿管因手术不同留管时间长短不等，少数可长达 1~2 周。留管期间应记录每天尿量，定时更换外接管和引流瓶，应防止尿管过早脱出。留置时间较长的导尿管，应用呋喃西林溶液冲洗膀胱，拔管前数日可先试夹管，每 4 小时开放 1 次，以促使膀胱功能的恢复。

(陈孝平)

手术后切口愈合 (postoperative wound healing)

shǒushùhòu qiēkǒu yùhé

患者手术后切口的痊愈。依据手术切口愈合的情况，可以分为三级：①甲级愈合，用"甲"代表，是指愈合优良，没有不良反应的初期愈合。②乙级愈合，用"乙"代表，是指切口处有炎症反应，如红肿、硬结、血肿、积液等，但是尚未化脓。③丙级愈合，用"丙"代表，是指切口化脓，需做切开引流者。

(陈孝平)

手术后缝线拆除 (postoperative removal of suture)

shǒushùhòu féngxiàn chāichú

术后缝线拆除的时间，可根据切口部位、局部血液供应等情况来决定。一般头、面、颈部术后 4~5 天拆线；下腹部、会阴部 6~7 天拆线；胸部、上腹部、背部、臀部 7~9 天拆线；四肢 10~12 天（近关节处还应适当延长）拆线；减张缝线 14 天拆线。青壮年患者可以适当缩短拆线时间，年老、营养不良患者拆线时间则应延迟，可先行间断拆线，1~2 天后再拆除剩余缝线。

(陈孝平)

手术后疼痛 (postoperative ache)

shǒushùhòu téngtòng

麻醉作用消失后出现的切口及手术区域的疼痛，以术后 24 小时内最为剧烈，2~3 天后逐渐减轻。胸部、腹腔及骨关节大手术后 60% 左右的患者可发生剧烈切口疼痛；头颈部、四肢及腹壁表浅手术后，仅有 15% 的患者疼痛较重。如有增加切口张力的动作，如咳嗽、翻身，都会加剧切口疼痛。如切口持续疼痛，或减轻后再度加重，切口可能存在血肿、炎症乃至形成脓肿，应仔细检查，

及时对症处理。处理原则：疼痛可使患者痛苦，另外还可影响各器官的生理功能，所以应该有效解除。首先指导患者在咳嗽、翻身等活动时用手按住伤口部位，以减少切口张力所致的疼痛。另外，术后可适量应用镇静、止痛类药物，均有较好效果。大手术后 1~2 天，常用哌替啶作肌肉或皮下注射（婴儿禁用），必要时间隔 4~6 小时重复使用。大中手术后早期也可使用镇痛泵。

(陈孝平)

手术后发热 (postoperative fever)

shǒushùhòu fārè

患者手术后体温的异常升高。中等以上的手术术后患者可有不同程度的发热，一般升幅在 1℃ 左右，一般无须特殊处理。如体温升高幅度过大，或发热持续不退，就应找原因。术后 24 小时以内的发热，多是由于代谢或内分泌异常、低血压、肺不张和输血反应等所致。术后 3~6 天的发热，要考虑存在感染的可能，如静脉导管相关性感染、长时间留置导尿管引起的尿路感染、切口或肺部感染等。如发热持续不退，切口无炎症反应，需考虑是否存在更为严重的并发症，如体腔内脓肿等。处理原则：应用退热药物或物理降温法对症处理，同时应综合分析引起发热的原因，行必要的检查，如胸部 X 线平片、B 超、CT、创口分泌液涂片和培养、血培养、尿液检查等，明确诊断，有效治疗。

(陈孝平)

手术后恶心呕吐 (postoperative nausea and vomitting)

shǒushùhòu ěxīn ǒutù

常见原因为麻醉反应，麻醉作用消失后即会停止。其他原因有：颅内压增高、尿毒症、糖尿病酸中

毒、低钾血症、低钠血症等。处理原则：首先可给予阿托品、奋乃静或氯丙嗪等镇静、镇吐药物等对症治疗，同时应尽早明确原因，进行针对性治疗，如有胃潴留应胃肠减压。

（陈孝平）

shǒushùhòu fùzhàng

手术后腹胀 （postoperative abdominal distention）

术后早期腹胀是由于术中刺激腹膜以及麻醉作用，使胃肠蠕动受到抑制所致。一旦胃肠道蠕动恢复即可自行缓解。如术后持续性腹胀且长时间未排气，则可能是由于腹膜炎或其他原因导致的肠麻痹；如伴有阵发性绞痛、肠鸣音亢进，多由于肠粘连或其他原因引起的机械性肠梗阻。严重腹胀可以使膈肌升高，影响呼吸功能，也可以使下腔静脉受压，影响血液回流，对胃肠吻合口和腹壁切口愈合也有影响，需及时处理。处理原则：持续胃肠减压，留置肛管以及高渗溶液低压灌肠等。如为非胃肠道手术，可以应用促进肠蠕动的药物。对于腹腔内存在严重感染，或机械性肠梗阻，常常需要再次手术。

（陈孝平）

shǒushùhòu ènì

手术后呃逆 （postoperative hiccough）

多是由于神经中枢或膈肌受到直接刺激引起的，多为暂时性，但有时则为顽固性。处理原则：早期发生者，可采用压迫眶上缘，短时间大量吸入二氧化碳，胃内负压吸引，给予镇静或解痉药物等措施。上腹部手术后，如果有顽固性呃逆，要警惕吻合口漏或十二指肠残端漏、膈下积液等可能。应行相应检查，明确诊断，及时处理。

（陈孝平）

shǒushùhòu niàozhūliú

手术后尿潴留 （postoperative retention of urine）

患者术后因出现排尿困难致使尿液潴留于膀胱。全身麻醉后排尿反射受到抑制、切口疼痛，以及不习惯在床上排尿等，均是常见原因。估计手术超过 3 小时术前应放置导尿管。术后 6～8 小时未排尿，或有尿少、尿频等，均提示尿潴留的发生，应及时处理。处理原则：可行下腹部热敷，轻柔按摩，可用止痛药抑制切口疼痛，必要时可协助患者坐于床沿或立起排尿。如无效，应行导尿。盆腔手术有损伤骶丛神经节的风险，导尿管至少放置 4 天。老年男性患者因考虑是否存在前列腺增生。

（陈孝平）

shǒushùhòu bìngfāzhèng

手术后并发症 （postoperative complications）

手术后由于麻醉及手术对机体造成的干扰、或原有疾病等因素引起的相应病症。应及时予以处理。大多数手术后并发症发生在手术后近期。术前应全面了解病情、全身情况、危险因素，并做好相应的准备有助于预防术后并发症的发生；术后对患者细致的观察能早期发现术后并发症。术后并发症分为两类：①各种手术后都可能发生的。②与某些特定手术相关的，如胃大部切除术后的反流性食管炎等。

（陈孝平）

shǒushùhòu chūxuè

手术后出血 （postoperative hemorrhage）

术中止血不完善、术后手术创面渗血、结扎线脱落等造成的术后出血。手术后出血可表现为早期出现失血性休克、中心静脉压降低至 0.49kPa （5cmH$_2$O）以下、每小时尿量小于 25ml，血常规显示血红蛋白持续下降，特

别补液后一度好转后又恶化者，均提示有术后出血。如果是腹部手术，可观察引流情况，如无引流应做腹腔穿刺，明确诊断。术后出血应以预防为主。一旦确诊为术后出血，经非手术治疗短期无效应紧急手术止血。

（陈孝平）

shǒushùhòu qiēkǒu gǎnrǎn

手术后切口感染 （postoperative infection of incisional wound）

术后由于细菌侵入、异物、局部组织血供不足、机体抵抗力下降等因素导致的切口感染性病变。表现为术后 3～4 天体温升高，切口疼痛未减轻反而加重，白细胞增多。手术切口局部出现红、肿、热和压痛或有波动感。如有疑问可行局部穿刺，或拆除部分缝线并撑开伤口观察，还应作分泌物涂片及细菌培养（包括需氧菌及厌氧菌），为有效使用抗生素提供依据。切口感染应着重预防，术中应严格遵守操作、手术轻柔精细、加强围术期的处理，增强患者机体抵抗力等。如已有早期炎症表现，应及时使用抗生素和局部理疗等控制感染；如已形成脓肿，应及时予切开引流，清洁创面，加强换药争取尽早愈合。

（陈孝平）

shǒushùhòu qiēkǒu lièkāi

手术后切口裂开 （postoperative disruption of wound）

多见于腹部及邻近关节部位手术。主要原因有：①营养不良导致组织愈合能力降低。②手术切口缝合技术有缺陷，如缝线过细、打结不牢、组织对合不整齐等。③体腔内压力突然增加，如剧烈咳嗽或严重腹胀时。④切口感染、积液等使伤口愈合不佳。切口裂开多发生在术后 1 周左右，常常表现为患者在突然用力后，自觉切口剧痛，

缝线断裂松开，切口处可有大量淡红色液体流出。

预防为主，具体措施包括：①对年老体弱发生该并发症可能性很大的患者，在逐层缝合腹壁切口的基础上，加一层减张缝合。②缝合切口时应在良好麻醉、腹壁松弛条件下，避免高张力下缝合。③处理腹胀要及时。④患者咳嗽时，最好平卧，以减轻横膈突然大幅度活动增加腹内压。⑤切口必要时加压包扎。如已经发生了切口裂开，应立即用无菌敷料覆盖，在手术室重新予以全层减张缝合，术后常规胃肠减压，加压包扎。

(陈孝平)

shǒushùhòu fèibùzhāng

手术后肺不张（postoperative pulmonary atelectasis） 常于胸、腹部大手术后，患者出现呼吸活动受到限制，气管内分泌物较多，堵塞支气管造成的肺不张。多见于老年人、长期吸烟和患有急、慢性呼吸道感染者。手术后早期发热、呼吸及心率增快等。颈部气管可移向患侧。胸部叩诊呈浊音，听诊有湿啰音、呼吸音减弱、消失。血气分析示动脉血氧分压下降，而二氧化碳分压则升高，X线检查有肺不张征象。如果发生感染，体温明显升高，白细胞和中性粒细胞增多。预防措施：①术前加强练习深呼吸。②术后应避免限制呼吸的固定或绑扎。③术前2周停止吸烟。④鼓励咳痰，应利用体位或药物有效排出支气管内分泌物。⑤及时吸除术后呕吐物或口腔分泌物，防止误吸。治疗方法：鼓励患者术后深吸气、适当翻身。帮助患者积极咳痰，保持呼吸道通畅。若痰液黏稠，可使用超声雾化器或口服氯化铵等。痰量过多者，可行吸痰，必要时可考虑作气管切开术。对有感染者，给予抗生素治疗。

(陈孝平)

shǒushùhòu niàolù gǎnrǎn

手术后尿路感染（postoperative urinary tract infection） 由于尿潴留或经尿道的器械操作引起的手术后尿路感染。尿路感染多首先在膀胱发生，可上行感染引起肾盂肾炎。急性膀胱炎可有尿频、尿急、尿痛，有时可出现排尿困难。常无明显全身症状，尿液检查可见较多的红细胞和白细胞。急性肾盂肾炎多见于女性，主要表现有畏寒、发热，肾区疼痛，血常规白细胞增多，中段尿可见大量白细胞和细菌。尿液培养大多数是革兰阴性肠源性细菌。术前排尿，防止尿潴留；术后在膀胱过度膨胀前设法排尿，积极处理尿潴留。如潴留尿量超过500ml时，应放置导尿管持续引流。操作应严格遵循无菌原则。尿路感染的治疗，主要是应用有效抗生素，维持充分的尿量，以及保证排尿通畅。

(陈孝平)

shǒushùhòu xiàzhī jìngmàixuèshuān xíngchéng

手术后下肢静脉血栓形成（postoperative lower extremity venous thrombosis） 由于各种原因导致的静脉壁损伤、血流缓慢和血液凝固性增高引起术后下肢深静脉内血栓的形成。其早期可引起急性肺栓塞，后期可使下肢深静脉功能不全，后果十分严重。起初可为小腿深静脉血栓，出现腓肠肌部位疼痛及压痛，部分患者可向上蔓延累及髂静脉和股静脉，出现下肢肿胀、皮肤发白，伴有浅静脉曲张、腘窝或股管部位有压痛。进而发展为下肢深、浅静脉广泛受累，表现为下肢青肿。如并发感染，可出现畏寒、发热、心率加快和白细胞增多。术中可用电流刺激腓肠肌收缩；术后应补充足够的水分以减轻血液浓缩、降低血液黏度，积极开展下肢运动促进下肢静脉回流等，必要时可行预防性抗凝治疗。已经发生血栓者应卧床休息，避免用力排便、咳嗽等，防止血栓脱落；应用溶栓剂（首选尿激酶，病史不超过3天者）及抗凝剂（肝素、华法林）。原发性髂-股静脉血栓形成、病程在72小时以内的患者，可手术或Fogarty导管行血栓摘除术。

(陈孝平)

shǒushùhòu gāngōngnéng yìcháng

手术后肝功能异常（postoperative liver disfunction） 全身麻醉下手术后1%患者可出现肝功能代谢异常。多发生在肝部分切除术、胰腺切除术、胆道手术等术后。临床表现多为一过性肝功能不良，严重者可出现肝衰竭。肝毒性药物、感染及脓毒血症、术中大量失血及休克造成肝缺血缺氧为常见原因。血清胆红素升高幅度不一，血清碱性磷酸酶亦较高，患者一般不发热。肝活检、超声波、CT扫描和MRI等检查对其诊断有一定的价值。这类患者可能出现肾衰竭，因此对肾功能也必须密切监测，并积极预防。一旦术后发生肝功能异常，应针对不同病因进行相应护肝及支持等治疗。

(陈孝平)

tǐyè suānjiǎnpínghéng shītiáo

体液酸碱平衡失调（body fluid and acid-base disturbance） 体液平衡包括水平衡、电解质平衡、渗透压平衡及酸碱平衡。其中人体内各种体液具有适宜的酸碱度即酸碱平衡，是维持正常生理活动的重要条件。正常情况下机体可通过一系列的调节作用，最后将多余的酸性或碱性物质排出体外，达到酸碱平衡。而在某些疾病状态下，机体内某些调节体液酸碱的功能发生异常，导致人体内体液酸碱度不能维持在适宜的水平，即导致酸碱平衡失调。酸碱度以 pH 表示，正常为 7.35~7.45。酸碱平衡失调可分为代谢性酸中毒、代谢性碱中毒、呼吸性酸中毒、呼吸性碱中毒四种。有时可同时存在两种以上的原发性酸碱平衡失调，称为混合性酸碱平衡失调。代谢性紊乱由 HCO_3^- 的增减引起。呼吸性紊乱由 $PaCO_2$ 高低引起。

代谢性酸中毒 HCO_3^- 减少，pH 降低，为代谢性酸中毒。主要见于严重腹泻等引起碱性体液直接丢失，或乳酸、酮症、水杨酸等酸中毒时使缓冲液丢失等。如严重烧伤和吸入性损伤可因休克、气道阻塞和肺部病变等引起缺氧。无氧代谢易致乳酸堆积，造成乳酸血症和乳酸酸中毒。

代谢性碱中毒 HCO_3^- 增多，pH 升高，为代谢性碱中毒。主要见于剧烈呕吐、盐皮质激素过多和有效循环血量不足引起的 H^+ 丢失过多，过量负荷、缺钾等也是常见原因。代谢性碱中毒也可为医源性，由静脉注射较多的碱性药物所致。即在代谢性酸中毒时采用碱性药物进行纠正引起。如大面积深度烧伤引起的游离血红蛋白和肌红蛋白尿，为防其在酸性尿中析出阻塞肾小管，用碱性药物碱化尿进行防治，使用不当时也易造成代谢性碱中毒。碱中毒常伴有低钾血症，应注意补钾。

呼吸性酸中毒 $PaCO_2$ 高，pH 降低，为呼吸性酸中毒。因通气不足所致，必伴缺氧。主要见于呼吸中枢抑制、呼吸肌麻痹、呼吸道阻塞、胸廓和肺部病变等引起的肺泡通气减弱。可分为急性和慢性两类。组织细胞缓冲是急性呼吸性酸中毒时机体的主要代偿方式，肾代偿是慢性呼吸性酸中毒时机体的主要代偿方式。通常有 $PaCO_2$ 增高，pH 将低。

呼吸性碱中毒 $PaCO_2$ 低，pH 升高，为呼吸性碱中毒。主要见于各种原因引起的肺通气过度。

(杨连粤)

tǐyè pínghéng

体液平衡（body fluid equilibrium）

体液中除水以外，还有溶质，其中最主要溶质是电解质以及葡萄糖、尿素等非电解质成分。正常情况下，人体体液中各种成分的容量及浓度均保持在适宜的水平即为体液平衡。体液平衡包含水平衡、电解质平衡、渗透压平衡及酸碱平衡等。成人体液中的水 2/3 在细胞内，1/3 在细胞外。细胞外液约 3/4 存在细胞的间隙里，称细胞间液（组织间液）；1/4 在血管内，是血浆的最主要组分。细胞间液分为功能性细胞间液和非功能性细胞间液。功能性细胞间液指能迅速和血管内液体或细胞内液进行交换，维持体液平衡的那部分液体，脑脊液、关节液及消化道分泌液等属非功能性细胞间液，构成第三间隙，在维持体内体液平衡上所起的作用很小。但在某些情况下如腹膜炎患者腹腔内大量渗液，亦会导致体液失衡。正常人体中的液体在各部位的分布相对恒定，它们之间不断进行交换，保持动态平衡。正常情况下，人体每天水的摄入量与排出量是相对稳定的。细胞内液和外液在各种组织中的含量有着显著差别，而血浆和组织间液则仅仅在蛋白质含量上存在一定的差别。因此，血浆的测定可比较准确地反映细胞外液的组成变化。但至今尚无测定细胞内液的简便方法，利用红细胞进行细胞内液分析，也并不能反映其他组织中的细胞内液情况。

(杨连粤)

shèntòuyā tiáojié

渗透压调节（osmotic regulation）

溶质在水中所产生的吸水能力（或张力）称为渗透压。渗透压高低调节与溶质的颗粒（分子或离子）数成正比，而与颗粒的电荷、大小无关。无机盐分子小，在水中又以离子状态存在，故颗粒数多，产生的渗透压大；葡萄糖分子虽中等大，但不能解离，产生的渗透压次之；蛋白质分子尽管能解离，不过分子太大，颗粒数少，产生的渗透压小。细胞内、外水的移行，基本上由细胞膜内、外渗透压的差异决定。细胞外液和细胞内液中所含离子成分不同，细胞外液主要的阳离子是 Na^+（142mmol/L），主要的阴离子是 Cl^-（103mmol/L）、HCO_3^-（24mmol/L）和蛋白质。细胞内液中，主要的阳离子是 K^+（150mmol/L）和 Mg^{2+}（20mmol/L），主要的阴离子是 HPO_4^{2-} 和蛋白质。细胞外液和细胞内液的渗透压相等，正常渗透压为 290~310mmol/L。保持渗透压的稳定，是维持细胞内、外液平衡的基本保证。水能通过细胞膜，在细胞膜两侧的渗透压可以借此保持相等状态。凡能影响细胞外液或内液的渗透压的任何情况，均将导致水向渗透压增高的一方流动，使两侧的渗透压恢复平衡。

体液及渗透压的稳定是由神经-内分泌系统调节的。体液的正常渗透压是通过下丘脑-垂体后叶-抗利尿激素系统来维持，而血容量的恢复则是通过肾素-醛固酮系统来调节。该两系统共同作用于肾，调节水、钠等电解质的吸收和排泄以达到维持体液平衡及渗透压稳定的目的。而血容量与渗透压相比对机体更重要，所以一旦有血容量骤减又有血浆渗透压降低时，低血容量对抗利尿激素（又称血管升压素）的促进分泌作用远远大于低渗透压对抗利尿激素分泌的抑制在作用，结果机体能够优先保持恢复血容量，使全身重要脏器的灌流和氧供得到保证。

当机体内发生水分丧失时，细胞外液的渗透压增高，由此刺激下丘脑-垂体-抗利尿激素系统，造成口渴，使机体主动增加饮水。抗利尿激素分泌增加使远曲小管和集合管上皮细胞对排出水分的再吸收增强，结果尿量减少，水分被保留在体内，最后使已升高的细胞外液渗透压降至正常。相反，当机体内水分增多时，细胞外液渗透压则降低，口渴反应被抑制，并且因抗利尿激素的分泌减少，使远曲小管和集合管上皮细胞对水分的再吸收减少，排出体内多余的水分，结果使已降低的细胞外液渗透压增至正常。机体抗利尿激素分泌的这种反应十分敏感，一旦血浆渗透压发生正常范围 2% 以上的波动改变时，抗利尿激素的分泌就有相应的变化，使机体最终保持水分的动态平衡。

另外，肾小球旁细胞分泌的肾素和肾上腺皮质分泌的醛固酮也参与体液平衡的调节。机体发生血容量减少和血压下降时，刺激肾素分泌增加，接着刺激肾上腺皮质分泌醛固酮增加，可使远曲小管对 Na^+ 的再吸收及 K^+、H^+ 的排泄增加。随着 Na^+ 再吸收的

增多，水的再吸收也增加，最后使已降低的细胞外液体量恢复正常。

（杨连粤）

róngliàng shītiáo
容量失调 （capacity imbalance）

在某些疾病状态下，导致机体内的等渗性体液的减少或增加只可引起细胞外液量的变化，而细胞内液量则无明显的改变。容量失调是体液平衡失调的一种。体液的容量与年龄、性别和体形有关。成年男性体液约占体重的 60%，女性占 55%，婴儿占 70%。体液容量的失调常伴随着细胞外液渗透压的改变，即细胞外液渗透微粒的浓度变化。因钠离子构成细胞外液渗透微粒的 90%，此时发生的容量失调就主要表现为低钠血症或高钠血症。细胞外液中其他离子的浓度变化也能产生各自的病理变化，但由于其渗透微粒的数量小，不会造成细胞外液渗透压的明显影响，仅仅造成细胞外液成分失调，如低钾或高钾血症，低钙或高钙血症，以及酸中毒或碱中毒。

在细胞外液中，水和钠的关系非常密切，所以机体一旦发生代谢紊乱，缺水和缺钠常同时存在。不同原因引起的水和钠的代谢紊乱，在缺水和失钠的程度上就会不同，水和钠既可按比例丧失，也可是缺水低于缺钠，或高于缺钠。这些不同缺失的形式所引起的病理生理变化以及临床表现各有不同。据此，水和钠代谢紊乱可分为等渗性脱水、低渗性脱水、高渗性脱水、水中毒。

（杨连粤）

děngshènxìng tuōshuǐ
等渗性脱水 （isotonic dehydration）
机体内水和钠成比例丧失，血清钠仍在正常范围，细胞外液

渗透压也可保持正常的病理状态。又称急性脱水或混合性脱水。但等渗性脱水可造成细胞外液量的迅速减少。由于是等渗性丧失液体，细胞外液的渗透压基本不变，细胞内液并不会代偿性地向细胞外间隙转移，细胞内液的量也一般不发生变化。但如果这样的体液丧失发生长时间的持续状态，细胞内液也将逐渐外移，随同细胞外液一起丧失，引起细胞脱水。这种脱水在外科患者最易发生。机体对等渗性脱水的代偿包括肾入球小动脉壁的压力感受器受到管内压力下降的刺激，以及肾小球滤过率下降所致的远曲小管液内 Na^+ 的减少，这些可引起肾素-醛固酮系统的兴奋，使醛固酮的分泌增加，促进远曲小管对钠的再吸收，随钠一同被再吸收的水量也有增加，从而代偿性地使细胞外液量回升。

病因 ①消化液的急性丧失，如肠外瘘、大量呕吐、胆道引流等。②体液丧失在感染区或软组织内，如腹腔内及腹膜后感染、肠梗阻、烧伤等。这些丧失的体液成分与细胞外液基本相同。

临床表现 患者不口渴，表现出恶心、厌食、乏力和少尿等，最明显是皮肤弹性降低和松弛、舌干燥、眼球凹陷。当体液在短期内丧失量超过体重的 5%，亦即丧失细胞外液的 25% 时，患者会出现脉搏细速、肢端湿冷及血压下降等血容量不足的临床表现。一旦体液丧失量达到体重的 6%~7% 时（相当于丧失细胞外液的 30%~35%），休克的表现则更严重。常伴发代谢性酸中毒。如果丧失的体液主要是胃液，将伴有 H^+ 的大量丧失，则合并发生代谢性碱中毒。

诊断 主要依靠病史及临床

表现。详细询问病史往往有大量的消化液或其他体液的丧失，明确失液或不能进食的时间及每天的失液量有多少；丧失的量越大，表现的症状就越明显。通过实验室检查可直接测定血清钠值和细胞外液量，以了解机体脱水和失钠的情况；并可发现有无血液浓缩及其浓缩的程度现，即表现为红细胞计数、血红蛋白量和血细胞比容等均有明显升高，尿比重增高，必要时可作动脉血气分析，以判断有无酸中毒或碱中毒存在。

治疗 等渗性脱水是腹部外科最常见的脱水类型，对原发病的治疗十分重要，首先及时消除病原，减少水和钠的继续丢失，脱水将很快等到纠正。其治疗原则是有针对性地纠正其细胞外液的减少，一般可用等渗盐水或平衡液尽快补充血容量。若伴有早期休克表现，已出现脉搏细速和血压下降等症状者，表示细胞外液的丧失量已达到体重的 5%，说明细胞外液严重不足，可先从静脉滴注平衡液或等渗生理盐水 3000ml（按体重 60kg 计算），使血容量得到尽快补充，注意在静脉快速输液时必须监测心脏功能，包括心率、中心静脉压的等。患者尚无血容量不足的表现时，可给上述用量的 1/3 ~ 1/2，即 1500~2000ml，补充脱水量，或按红细胞比积来计算需补液量。即：等渗盐水（L）= 红细胞比容上升值/正常值×体重（kg）×0.25。

（杨连粤）

dīshènxìng tuōshuǐ

低渗性脱水（hypotonic dehydration） 机体内水和钠同时缺失，但失钠多于失水，故血清钠低于正常范围，细胞外液呈低渗的病理状态。又称慢性脱水和继发性脱水。机体的代偿机制表现

为抗利尿激素的分泌减少，使水在肾小管内的再吸收减少，尿量排出增多，以提高细胞外液的渗透压。但反而会使细胞外液总量更为减少，于是细胞间液进入血液循环，以部分地补偿血容量。机体为避免循环血量的再减少，将不再顾及渗透压的维持，启动肾素-醛固酮系统，使肾减少排钠，增加 Cl^- 和水的再吸收。脱水使血容量下降，也会刺激垂体后叶分泌抗利尿激素，使水再吸收增加，出现少尿。如血容量继续减少，上述代偿功能无法维持血容量时，将出现休克。这种因大量失钠而致的休克，又称低钠性休克。

病因 ① 胃肠道消化液持续性丧失，如反复呕吐、慢性肠梗阻等。② 大创面的慢性渗液。③肾排出水和钠过多，如应用氢氯噻嗪、依他尼酸等利尿剂时，未注意补给适量的钠盐。

临床表现 常见症状有头晕、视觉模糊、软弱无力、脉搏细速，甚至神志不清、肌痉挛性疼痛、腱反射减弱、甚至昏迷等。根据缺钠的程度，低渗性脱水分为三度。①轻度缺钠：表现为乏力、头晕、手足麻木、口渴不明显。尿 Na^+ 减少。血清钠在 130 ~ 135mmol/L，缺氯化钠 0.5g/kg。②中度缺钠：除上述症状外，尚有恶心、呕吐、脉搏细速、血压不稳或下降、浅静脉萎陷、站立性晕倒。尿少，尿中几乎不含钠和氯。血清钠在 120~130mmol/L，缺氯化钠 0.5 ~ 0.75g/kg。③重度缺钠：患者神志不清、肌痉挛性抽搐、腱反射减弱或消失，出现木僵，甚至昏迷。常发生休克。血清钠在 120mmol/L 以下，缺氯化钠 0.75～1.25g/kg。

治疗 积极治疗病因外，首

先要补充血容量，针对缺钠多于缺水的特点，采用含盐溶液或高渗盐水静脉输注，以纠正体液的低渗状态和补充血容量。

轻度和中度缺钠 根据临床缺钠程度计算需要补钠和液体的量。一般可先补给需补充钠盐的一半和钠的日需要量。此外，还应给日需要液体量 2000ml，并根据脱水程度，再适当增加一些补液量。其余一半的钠，可在第二天补给。

重度缺钠 如已出现休克表现者，应先快速补充血容量，以改善微循环和机体重要组织器官的血液灌注。晶体液补充用量也要多，可先给 5% 氯化钠溶液 200~300ml，尽快纠正严重低血钠，恢复细胞外液量和渗透压，使水从水肿的细胞内外移。随后再根据病情继续给予静脉输注高渗盐水或等渗盐水。补液量可按氯化钠 1g 含 Na^+ 17mmol 折算。但高渗液的补充不能过快，一般以血钠每小时升高 0.5mmol/L 的速度为宜。补钠量可参照下列公式计算：补钠量（mmol/L）=（血钠正常值-血钠实测值）×体重（kg）×0.60（女性为 0.50）。当天应补给需补充钠盐量的一半和钠的日需要量。然后可测定血清钠再做进一步治疗时的参考。

缺钠伴有酸中毒 在补充血容量和钠盐后，由于机体的代偿调节功能，轻度的酸中毒常可得到纠正，一般不需要一开始就用碱性药物治疗。如经血气分析测定，酸中毒仍未完全纠正时，可静脉滴注 1.25% 碳酸氢钠溶液 100~200ml 或平衡盐液 200ml，以后视情况再决定是否继续补给。在尿量达到 40ml/h 后，应予补充钾盐。

（杨连粤）

gāoshènxìng tuōshuǐ

高渗性脱水 (hypertonic dehy-dration)

水和钠同时丧失，但失水多于失钠，故血清钠高于正常范围，细胞外液呈高渗的病理状态。又称原发性脱水。当失水多于失钠时，细胞外液渗透压增加，抗利尿激素分泌增多，肾小管对水的重吸收增加，尿量减少。醛固酮分泌增加，钠和水的再吸收增加，以维持血容量。如继续脱水，细胞外液渗透压进一步增高，细胞内液移向细胞外，最终结果是细胞内脱水的程度超过细胞外液脱水的程度。脑细胞脱水将引起脑功能障碍。

病因　①摄入水量不足，如外伤、昏迷、食管疾病的吞咽困难，不能进食，危重患者给水不足，鼻饲高渗饮食或输注大量高渗盐水溶液等。②水丧失过多，如高热、大量出汗、大面积烧伤、气管切开、胸腹手术时内脏长时间暴露、糖尿病昏迷等。

临床表现　脱水程度不同，症状也不同，一般将高渗性脱水分为三度。①轻度脱水：除有口渴外，多无其他症状。脱水量为体重的 2%~4%。②中度脱水：有极度口渴，伴乏力、尿少、尿比重高。唇舌干燥、皮肤弹性差、眼窝凹陷，常出现烦躁。脱水量为体重的 4%~6%。③重度脱水：除上述症状外，出现躁狂、幻觉、谵语、甚至昏迷等脑功能障碍的症状。脱水量约为体重的 6%。

诊断　根据病史及临床表现一般可做出诊断。实验室检查：①尿比重高。②血清钠升高，多在 150mmol/L 以上。③红细胞计数、血红蛋白、血细胞比容轻度升高。

治疗　首先去除病因，使患者不再失液。补充已丧失的液体。能口服尽量口服，不能口服可静脉输注 5% 葡萄糖或 0.45% 低氯化钠溶液（低渗盐水）。补充已丧失液体量的估算方法是根据临床表现估计脱水程度：轻度脱水的缺水量相当于体重的 2%~4%，补液量为 1000~1500ml；中度脱水的缺水量相当于体重的 4%~6%，补液量为 2500~3000ml；重度按血钠浓度计算：补水量（ml）=［血钠实测值（mmol/L）-血钠正常值（mmol/L）］×体重（kg）×4。补液时需注意，虽血 Na^+ 升高，但因脱水，使血液浓缩，实际上，体内总钠量还是减少的。故在补水同时应适当补钠，以纠正缺钠。如同时伴有缺钾，注意应在尿量超过 40ml/h 后补钾纠正，以免引起血钾过高。经过补液治疗后，酸中毒仍未得到纠正时，可给予碳酸氢钠溶液予以纠正。

（杨连粤）

shuǐzhòngdú

水中毒 (water intoxication)

人体摄入水总量超过排出量，以致水在体内潴留，导致机体血浆渗透压下降和循环血量增多的病理状态。又称稀释性低钠血症。

病因及发病机制　健康人饮水过多一般不会引起水中毒，但当机体出现严重肾病引起少尿或无尿，以及输低渗液过多过快，就会出现水中毒。体内水分潴留过多导致细胞内水含量过多造成机体细胞功能紊乱，同时引起体内电解质紊乱。水中毒可见于以下几种情况：①抗利尿激素（ADH）分泌过多，可见于恐惧、失血、休克、急性感染（如肺炎、中毒性痢疾等）、应用止痛剂（如吗啡、哌替啶）或手术等应激刺激。手术后 ADH 分泌增多的时间通常持续 12~36 小时，或更长。此外甲状腺功能低下的晚期发生黏液性水肿的患者也可发生。②肾功能障碍，急性肾衰竭的少尿无尿期，肾的稀释和浓缩功能都发生障碍，此时水分摄入过多，容易发生水中毒。③水、电解质紊乱，重度缺钠（低钠血症）或低渗性脱水的患者，细胞外液已处于低渗状态，机体通过代偿，肾小管对水、铀的回吸收已经增加，此时过多的水分摄入，可以发生水中毒。④肾排水功能不足，在急慢性肾功能不全少尿期，因肾排水功能急剧降低，如果入水量不加限制，则可引起水在体内潴留。⑤低渗性脱水晚期，由于胞外液低渗，细胞外液向细胞内转移，可造成细胞内水肿，如此时输入大量水分就可引起水中毒。

临床表现　①中枢神经系统症状。由于脑细胞水肿，颅内压增高，可出现视物模糊、疲乏、淡漠，对周围环境无兴趣，头痛、恶心、呕吐、嗜睡、抽搐和昏迷，此外还有呼吸、心跳减慢、视神经盘水肿，乃至惊厥、脑疝。②由于水潴留，体重增加，细胞外液容量增加可出现水肿。③可有唾液及泪液分泌增加。初期尿量增多，以后尿少甚至尿闭。重者可出现肺水肿。

预防与治疗　防治原发疾患，预防重于治疗。对有容易发生抗利尿激素分泌过多、急性肾功能不全的患者和慢性心功能不全的患者，需严格控制进水量。轻症患者在暂停给水后即可自行恢复；同时促进体内水分排出，减轻脑细胞水肿。对急性重症水中毒患者，除禁水外，还必须采用利尿剂促进水分排出，应立即静脉内输入 20% 甘露醇或 25% 山梨醇等渗透性利尿剂，同时给予呋塞米等强利尿剂，也可给 3%~5% 氯化钠溶液，迅速缓解体液的低渗状态和减轻脑细胞肿胀，但需密切注意心脏功能，因 Na^+ 过多可使细胞外液容量增大而加重心脏负荷。

（杨连粤）

电解质紊乱（electrolyte disturbance）

正常状态下，机体内电解质通过神经及体液的调节可维持动态平衡，而在某些病理状态下，调节电解质动态平衡的神经调节或体液调节出现障碍则导致了机体的电解质发生紊乱。人体内的细胞也像水中的单细胞生物一样是在液体环境之中的。和单细胞生物不同的是人体大量细胞拥挤在相对来说很少量的细胞外液中，这是进化的结果。但人具有精确的调节功能，能够不断更新并保持细胞外液化学成分、理化特性和容量方面的相对恒定，这就是对生命活动具有十分重要意义的内环境。内环境的稳定依赖电解质的平衡，电解质广泛分布在细胞内外，参与体内许多重要的功能和代谢活动，对正常生命活动的维持起着非常重要的作用。体内电解质的动态平衡是通过神经、体液的调节实现的。一旦电解质紊乱，则内环境稳定破坏，出现一系列病理生理变化。临床上常见的电解质代谢紊乱有低钠血症、高钠血症、低钾血症和高钾血症。

电解质代谢紊乱在临床上十分常见。许多器官系统的疾病，一些全身性的病理过程，都可以引起或伴有水和电解质代谢紊乱；外界环境的某些变化，某些医源性因素如药物使用不当，也常可导致水和电解质代谢紊乱。如果得不到及时的纠正，水和电解质代谢紊乱本身又可使全身各器官系统特别是心血管系统、神经系统的生理功能和机体的物质代谢发生相应的障碍，严重时常可导致死亡。因此，矫正水、电解质代谢紊乱是极为重要的。

（杨连粤）

低钠血症（hyponatremia）

血清钠浓度低于 130mmol/L 伴或不伴细胞外，容量改变的水、钠代谢障碍的病理状态。仅反映钠在血清中浓度的降低，并不一定表示体内总钠量的丢失，总体钠可以正常甚或稍有增加。临床上极为常见，特别在老年人中。主要症状为软弱乏力、恶心、呕吐、头痛、嗜睡、肌肉痛性痉挛、神经精神症状以及可逆性共济失调等。

病因 低钠血症主要是钠的丢失和耗损，或者是总体水相对增多，总的效应是血浆渗透压降低。失钠又常伴有失水，不管低钠血症的病因为何，机体有效血容量均减少，从而引起非渗透压性抗利尿激素（antidiuretic hormone，ADH）释放，以图增加肾小管对水的重吸收，以免血容量进一步缩减。然而这种保护机制更加重了血钠和血浆渗透压的降低，这种代偿机制发生于有效血容量缩减的早期，当血钠浓度<135mmol/L 时，ADH 释放则被抑制。正常时细胞内渗透压保持稳态平衡。当血浆钠浓度降低，细胞外液渗透压下降，细胞外液的水流向细胞内，使细胞肿胀，以致细胞功能受损甚至破坏，其中以脑细胞肿胀是低钠血症最为严重的临床表现。血容量减少如果得不到纠正，则可使血压下降，肾血流量减少，肾小球滤过率降低，可导致肾前性氮质血症。

临床表现 低钠血症的严重程度取决于血钠浓度和血钠浓度下降的速率。血钠浓度 125mmol/L 以上时，极少引起症状；血钠浓度为 125~130mmol/L 时，也只有胃肠道症状。血钠浓度小于 125mmol/L 时，易病发脑水肿，此时主要症状为软弱乏力、恶心、呕吐、头痛、嗜睡、肌肉痛性痉挛、神经精神症状和可逆性共济失调等。若脑水肿进一步加重，可出现脑疝、呼吸衰竭，甚至死亡。在低钠血症的早期，脑细胞对细胞内外渗透压不平衡有适应性调节。在 1~3 小时，脑中的细胞外液移入脑脊液，而后回到体循环；如低钠血症持续存在，脑细胞的适应调节是将细胞内的有机渗透溶质包括磷酸、肌酸、肌醇和氨基酸（如丙氨酸，氨基乙磺酸）丢掉以减轻细胞水肿。如果脑细胞这种适应调节衰竭，脑细胞水肿则随之而至。临床表现有抽搐、木僵、昏迷和颅内压升高等症状，严重可出现脑幕疝。如果低钠血症在 48 小时内发生，则有很大危险，可导致永久性神经系统受损。慢性低钠血症者，则有发生渗透性脱髓鞘的危险，特别在纠正低钠血症过分或过快时易于发生。除脑细胞水肿和颅高压临床表现外，由于血容量减少，可出现血压低、脉细速和循环衰竭，同时有失水的体征。总体钠正常的低钠血症则无脑水肿临床表现。

诊断 判断低钠血症是由于失钠、水过多和正常血容量性，可根据总体水、总体钠来鉴别。总体液量可根据体重和所测血清钠值计算，但必须知道患者发病前的体重。现有体液总量=（正常血清钠值/所测血清钠值）×正常体液总量。正常体液总量=患者病前体重（kg）×0.6。总体钠=总体液量×血钠浓度（mmol/L）。

治疗 低钠血症的治疗应根

据病因、低钠血症的类型、低钠血症发生的急慢及伴随症而采取不同处理方法，故强调低钠血症的治疗应个体化，但总的治疗措施包括：去除病因；纠正低钠血症；对症处理；治疗合并症。

急性低钠血症 指在 48 小时内发生的低钠血症。多见于接受低渗液体治疗的住院患者中，也有报道在大量清水（不含溶质）洗胃治疗农药中毒的患者。对这些患者应迅速治疗，否则会引发脑水肿，甚至死亡。治疗目标为每小时使血钠浓度升高 2mmol/L。可静脉滴注 3%氯化钠溶液，同时注射袢利尿药以加速水的排泄，使血钠浓度更快得到恢复。如果出现严重的中枢神经症状（如抽搐或昏迷等），可加快滴速，但应严密监测血清电解质变化。

慢性低钠血症 慢性无症状的低钠血症首先应寻找引起低钠血症病因，然后针对病因进行治疗。病因去除后有些患者低钠血症也随之解除。对病因暂时不能去除的患者，可采用限制水的摄入和抑制抗利尿激素（ADH）释放，或增加溶质摄入或水的排泄。慢性有症状的低钠血症的治疗措施为补充钠和袢利尿药增加自由水的排泄。

失钠性低钠血症 常见于胃肠道和肾脏丢失钠，此种情况同时有水丢失，但钠丢失多于水丢失，故引起失钠性低渗状态而导致血容量不足和末梢循环衰竭。这种情况因水和钠都丢失，因此，不会导致脑细胞内外渗透压不平衡，故无神经受损和颅高压症状。治疗主要是补钠。治疗实际上相当于低渗性脱水，轻度者只口服盐水或氯化钠片即可，同时饮水，使血容量得到恢复。严重者则静脉补充生理盐水或高渗盐水。应当注意的是此类患者不可单纯输注葡萄糖水，否则会加重低钠血症。如同时有缺钾，在补给时应遵循见尿补钾的原则。K^+ 进入细胞内，使细胞内钠流向细胞外液，有利于细胞外 Na^+ 的升高和血浆渗透压提高；为避免过多 Cl^- 输入，可在部分等渗液中加入 1/6M 乳酸钠或碳酸氢钠溶液，有利于同时存在的代谢性酸中毒的纠正；如果患者已发生循环衰竭，提示缺钠严重。此时除补给盐水外，应及时补给胶体溶液以扩容。

稀释性低钠血症 主要是肾脏排泄功能障碍和心、肝、肾功能受损而导致水钠在体内潴留，故治疗措施主要是限制水的摄入和利尿以排除水。症状轻者只需适当限制水摄入量即可。心、肝、肾患者稀释性低钠血症的发病机制牵涉多种因素，患者总体钠不减少，往往是过多，其总体水也过多，常有水肿、胸腔积液或腹水，但总体水大于总体钠。这类患者治疗比较困难。纠正低钠血症给予钠盐可加重水肿；纠正总体水过多用利尿药则可加重低钠血症，而过分限水患者不易接受。原则上每天摄入水量应少于每天尿量和不显性脱水量之和。可适当使用袢利尿药以增加水的排泄，因为袢利尿药可抑制 ADH 对集合管的作用，使水重吸收减少；但用过多袢利尿药可加重钠的丢失。这类患者除了限水外，同时也要限钠，一般每天氯化钠摄入量不超过 3g。

（杨连粤）

高钠血症 （hypernatremia）

血清钠浓度高于 150mmol/L 伴或不伴细胞外容量改变的水、钠代谢障碍的病理状态。可由摄入液体不足、水丧失过多或使用高渗性盐水所引起，有时也伴失钠，但失水程度大于失钠。常有细胞内水分减少，这是由于细胞外高渗透压可以将细胞内水吸出到细胞外；因此血容量下降开始时并不明显，但到晚期严重时则有血容量降低。

病因及发病机制 其主要病理生理是血容量减少，使血浆渗透压升高，细胞内水流至细胞外，引起细胞脱水，从而引起细胞功能障碍，特别是脑细胞脱水而引起中枢神经系统功能障碍，有明显的神经系统的临床表现，甚至导致死亡。因血容量降低而有血压下降，尿量减少和末梢循环障碍或衰竭。

临床表现 取决于血钠浓度升高的速度和程度，急性高钠血症比慢性高钠血症的症状更严重。主要临床表现为神经精神症状，包括嗜睡和昏迷等，很少发生肌肉激惹和抽搐。这些中枢神经方面的症状随高渗状态的程度和发展速度而异。高渗状态发生越快，中枢神经系统的症状也越突出。早期主要症状为口渴、尿量减少、软弱无力、恶心呕吐和体温升高；体征有脱水。晚期则出现脑细胞脱水的临床表现，如烦躁、易激惹或精神淡漠、嗜睡、抽搐或癫痫样发作和昏迷；体征有肌张力增高和肌腱反射亢进等，严重者因此而死亡。但由渴感中枢的渗透压阈值上调所引起的特发性高钠血症一般无明显临床表现。脱水过多所致的高钠血症常为失水多于失钠，其临床表现常被脱水所掩盖。

诊断 血清钠浓度大于 150mmol/L。

治疗 首先是尽可能去除病因或针对病因进行治疗。如脱水应立即让患者饮水即可纠正高钠血症。对于脱水过多性和钠排泄障碍所引起者则采取不同的方法治疗。

脱水过多性高钠血症 除病因治疗外，主要是纠正脱水，脱水量可按下列公式计算：男性：脱水量 = 0.6×体重×[1−(正常血钠浓度 mmol/L)/(患者所测得的血钠浓度)]。女性：脱水量 = 0.5×体重×[1−(正常血钠浓度 mmol/L)/(患者所测得的血钠浓度)]。此公式内的体重是指发病前原来的体重。计算所得的缺水量是粗略估计，不包括等渗液的欠缺、每天生理需要补充的液体（每天 2000~2500ml）和继续丢失的液体在内。如果不知道患者原来的体重，则可按下列公式计算所需补充的水量：

男性：所需补充水量 = 4×现有体重×欲降低的血钠浓度（mmol/L）。

女性：所需补充水量 = 3×现有体重×欲降低的血钠浓度（mmol/L）。

补充液体的溶液 首选等渗盐水与 5% 葡萄糖液，按 1/4 : 3/4 或 1 : 1 比例混合配制。葡萄糖进入体内后很快被代谢掉，故混合配制的溶液相当于低渗溶液。也可选用 0.45% 盐水或 5% 葡萄糖溶液。

补液途径 轻者可经口服补充，不能自饮者可经鼻胃管注入，此途径安全可靠。症状较重特别是有中枢神经系统临床表现者则需采取静脉途径。在采取静脉补液时应当注意的是：补液速度不宜过快，并密切监测血钠浓度，以每小时血钠浓度下降应以不超过 0.5mmol/L 为宜，否则会导致脑细胞渗透压不平衡而引起脑水肿。

钠排泄障碍所致的高钠血症

治疗主要是排除体内过多的钠，可输注 5% 葡萄糖液，同时用排钠利尿药以增加排钠，可用呋塞米（速尿）或依他尼酸钠（利尿酸钠）。这些利尿药排水作用强于排钠，故使用时必须同时补液。如果患者有肾衰竭，则可采用血液或腹膜透析治疗。透析液以含高渗葡萄糖为宜。同样应监测血钠下降速度，以免下降过快而引起脑水肿。

（杨连粤）

dījiǎxuèzhèng

低钾血症（hypokalemia） 血清钾浓度低于 3.5mmol/L 的钾代谢紊乱的病理状态。正常血清钾浓度为 3.5 ~ 5.5mmol/L，平均 4.2mmol/L。但血清钾浓度降低，并不一定表示体内缺钾，只能表示细胞外液中钾的浓度，同样而全身缺钾时，血清钾不一定降低。

病因 主要包括以下几种。

钾摄入减少 一般饮食含钾都比较丰富。故只要能正常进食，机体就不致缺钾。消化道梗阻、昏迷、手术后较长时间禁食的患者，不能进食。如果给这些患者静脉内输入营养时没有同时补钾或补钾不够，就可导致缺钾和低钾血症。

钾丢失过多 ①经胃肠道失钾：这是小儿失钾最重要的原因，常见于严重腹泻呕吐等伴有大量消化液丧失的患者。②经肾失钾：这是成年人失钾最重要的原因。③经皮肤失钾：汗液含钾只有 9mmol/L。在一般情况下，出汗不致引起低钾血症。但在高温环境中进行重体力劳动时，大量出汗亦可导致过量钾的丢失。

细胞外钾向细胞内转移 细胞外钾大量向细胞内转移时，可发生低钾血症。但此时机体的含钾总量并不因而减少。①低钾性

周期性麻痹：是一种家族性疾病，发作时细胞外钾向细胞内转移。②碱中毒：细胞内 H^+ 移至细胞外以起代偿作用，同时细胞外 K^+ 进入细胞。③过量胰岛素：用大剂量胰岛素治疗糖尿病酮症酸中毒时，可生低钾血症。

临床表现 和细胞内、外钾缺乏的严重程度相关，更主要的是取决于低血钾发生的速度。血清钾 < 2.5mmol/L 时，症状较严重。短时期内发生缺钾，症状出现迅速，甚至引起猝死。

神经肌肉系统 表现为神经、肌肉应激性减退。当血清钾 < 3.0mmol/L 时，可出现四肢肌肉软弱无力，肌无力常由双下肢开始，后延及双上肢，双侧对称，以近端较重；低于 2.5mmol/L 时，可出现软瘫，以四肢肌肉最为突出，腱反射迟钝或消失。当呼吸肌受累时则可引起呼吸困难。中枢神经系统表现症状为精神抑郁、倦怠、神志淡漠、嗜睡、神志不清、甚至昏迷等。

消化系统 缺钾可引起肠蠕动减弱，轻者有食欲减退、恶心、便秘，严重低血钾可引起腹胀、麻痹性肠梗阻。

心血管系统 低血钾时一般为心肌兴奋性增强，可出现心悸、心律失常。严重者可出现房室阻滞、室性心动过速及室颤，最后心脏停跳于收缩状态。此外还可引起心肌张力减低，心脏扩大，末梢血管扩张，血压下降等。

泌尿系统 长期低钾可引起缺钾性肾病和肾功能障碍，肾浓缩功能下降，出现多尿且比重低，尤其是夜尿增多。另外，缺钾后膀胱平滑肌张力减退，可出现尿潴留，患者常易合并肾盂肾炎。

酸碱平衡紊乱 低血钾可导致代谢性碱中毒。

诊断 主要根据病史和临床表现。血清钾测定 < 3.5mmol/L 时，出现症状即可做出诊断。但在缺水或酸中毒时，血清钾可不显示降低。做心电图检查多能较敏感地反映出低血钾情况。低钾时心电图的主要表现为 QT 间期延长，ST 段下降，T 波低平、增宽、双相、倒置或出现 U 波等。

治疗 一般采用口服钾。成年人预防剂量为 10% 氯化钾 30～40ml/d（1g 氯化钾含钾 13.4mmol）。氯化钾口服易有胃肠道反应，可用枸橼酸钾（1g 枸橼酸钾含钾 4.5mmol）。在不能口服或缺钾严重的患者使用静脉输注氯化钾。常用浓度为 5% 葡萄糖液 1.0L 中加入 10% 氯化钾 10～20ml，每克氯化钾必须均匀滴注 30～40min 以上，切勿静脉推注。补钾量视病情而定，见尿补钾。成年人禁食时正常需要补充氯化钾 3~4g/d；作为治疗剂量，则为 4~6g 或更多。

注意要点：①必须在尿量达 30ml/h 以上时，方考虑补钾。②酸中毒、血氯过高或肝功能损害者，可考虑应用谷氨酸钾。③静脉滴注的氯化钾浓度太高可刺激静脉引起疼痛，甚至静脉痉挛、静脉炎和血栓形成。④忌滴注速度过快，血清钾浓度突然增高可导致心搏骤停。⑤钾入细胞内的速度很慢，约 15 小时才达到细胞内、外平衡，而在细胞功能不全如缺氧、酸中毒等情况下，钾的平衡时间更长，约需 1 周或更长。所以纠正缺钾需历时数天，勿操之过急或中途停止补给。⑥钾同时有低血钙时，应注意补钙。⑦短期内大量补钾或长期补钾时，需定期观察，测定血清钾及心电图以免发生高血钾。

(杨连粤)

高钾血症（hyperkalemia） 血钾浓度高于 5.5mmol/L 的钾代谢紊乱的病理状态。高钾血症有急性与慢性两类，急性发生者为急症，应及时抢救，否则可能导致心搏骤停。

病因 ①肾排钾减少：急性肾衰竭少尿期或慢性肾衰竭晚期，肾上腺皮质激素不足，保钾利尿剂长期应用。②细胞内的钾移出：溶血，组织损伤，肿瘤或炎症细胞大量坏死，组织缺氧，休克，烧伤，肌肉过度挛缩及酸中毒等。③含钾药物输入过多。④输入库存血过多。⑤洋地黄中毒。

发病机制 体内的钾主要通过肾排出体外，因此肾衰竭是临床引起高钾血症的最主要原因。高钾血症常见于急性肾衰竭少尿期，在无尿情况下血钾将以每天 0.7mmol/L 的速度增长。慢性肾衰竭时尿量减少，血钾明显增高。醛固酮的功用主要是保钠排钾，且主要作用在肾远曲小管。由于肾上腺皮质激素减少，表现高血钾，不论任何原因使能量供应不足细胞分解代谢增强，细胞大量损伤及酸中毒的情况下都可致细胞内的钾大量游出，导致细胞外液高血钾。

临床表现 主要为心血管系统和神经肌肉系统。症状的严重性取决于血钾升高的程度和速度，有无其他血浆电解质和水代谢紊乱合并存在。

心血管症状 高钾使心肌受抑心肌张力减低，故有心动徐缓和心脏扩大、心音减弱，易发生心律失常但不发生心力衰竭；心电图有特征性改变且与血钾升高的程度相关，当血钾浓度大于 5.5mmol/L 时心电图，表现为 QT 间期缩短，T 波高尖对称基底狭窄而呈帐篷状；血钾浓度为 7~8mmol/L 时，P 波振幅降低 P-R 间期延长以至 P 波消失；血钾升至 9～10mmol/L 时，室内传导更为迟缓，QRS 波增，R 波振幅降低，S 波加深与 T 波直线相连融合；血钾 11mmol/L 时，QRS 波 ST 段和 T 波融合成双相曲折波形；至 12mmol/L 时，一部分心肌先被激动而恢复，另一部分尚未去极，此时极易引起折返运动而引起室性异位节律，表现为室性心动过速心室扑动和心室颤动，最后心脏停搏于舒张期。

神经肌肉症状 早期常有四肢及口周感觉麻木，极度疲乏，肌肉酸疼，肢体苍白湿冷；血钾浓度达 7mmol/L 时，四肢麻木软瘫，先为躯干后为四肢，最后影响到呼吸肌发生窒息。中枢神经系统可以表现为烦躁不安或神志不清。

其他症状 由于高钾血症引起乙酰胆碱释放增加，故可引起恶心呕吐和腹痛；所有高钾血症均有不同程度的氮质血症和代谢性酸中毒。

治疗 高钾血症起病急骤者应采取紧急措施，还应根据病情的轻重采取不同的治疗方法。急性严重的高钾血症的治疗原则：①对抗钾对心肌的毒性。②降低血钾。

轻中度高钾血症的治疗 采用低钾饮食，停止可导致血钾升高的药物，去除高钾血症的病因或治疗引起高钾血症的原因，应用阳离子交换树脂以减少肠道钾吸收和体内钾的排出。如聚苯乙烯磺酸钠树脂可口服，也可保留灌肠，但口服比灌肠效果好。同时服 20% 山梨醇 10～20ml。灌肠时可将 40g 树脂置于 200ml 20% 山梨醇液中做保留灌肠，保留

1小时后解出大便。

透析 为最快和最有效方法。可采用血液透析或腹膜透析，但后者疗效相对较差，且效果较慢。应用低钾或无钾透析液进行血液透析，可以使血钾几乎在透析开始后即下降，1~2小时后血钾几乎均可恢复到正常。腹透应用普通标准透析液在每小时交换2L情况下，约可交换出5mmol钾，连续透析36~48小时可以去除180~240mmol钾。

急救措施 ①静注钙剂（10%葡萄糖酸钙10~20ml），可重复使用，钙与钾有对抗作用，能缓解钾对心肌的毒性作用。②静脉注射5%碳酸氢钠溶液60~100ml，或11.2%乳酸钠溶液40~60ml，这种高渗碱性钠盐可扩充血容量，以稀释血清钾浓度。③用25%~50%葡萄糖100~200ml加胰岛素（每4g糖加1U正规胰岛素）作静脉滴注，当葡萄糖合成糖原时，将钾转入细胞内。④注射阿托品，对心脏传导阻滞有一定作用。⑤透析疗法：肾功能不全，经上述治疗后，血清钾仍不下降时可采用。⑥阳离子交换树脂：可从消化道携带走较多的钾离子。

（杨连粤）

低钙血症（hypocalcemia）

血清蛋白浓度正常时，血清钙浓度低于2.2mmol/L或血清Ca^{2+}浓度低于1mmol/L的钙代谢紊乱的病理状态。体内钙大部分以磷酸钙和碳酸钙的形式储存在骨骼中。血清钙浓度正常值为2.2~2.7mmol/L。低钙血症常发生在急性胰腺炎、坏死性筋膜炎、肾衰竭、胰瘘、小肠瘘和甲状旁腺受损的患者。因甲状旁腺功能不全，维持正常血钙的作用减弱或丧失

而发病。

成年人每天需钙量为0.5~1g，儿童、妊娠和哺乳期需钙量增多，摄入的钙主要在十二指肠和空肠上段吸收。决定钙吸收的因素是维生素D和机体对钙的需要量。因此，甲状旁腺功能减退，维生素D缺乏或代谢异常都可致低钙血症的发生。慢性肾衰竭时低血钙的发生主要是肾小球滤过率降低。急性胰腺炎时因胰腺炎症、坏死，释放的脂肪酸与钙结合形成钙皂从而导致低钙。

临床表现 低血钙时神经肌肉兴奋性增高，可出现口周和指（趾）尖麻木、手足抽搐、肌痉挛、腱反射亢进、惊厥，以及容易激动、情绪不稳、幻觉等精神症状。低钙血症患者可表现低钙击面征（Chvostek sign）和低钙束臂征（Trousseausign）阳性，但约1/3的患者可为阴性。严重者可引起窦性心动过速、心律不齐、房室传导阻滞，低血钙可使迷走神经兴奋性提高发生心脏停搏。低钙血症伴体内钙缺乏时，可引起骨质钙化障碍，小儿可出现佝偻病、囟门迟闭、骨骼畸形，成年人可表现骨质软化、纤维性骨炎、骨质疏松等；新生儿低血钙严重者可并发心力衰竭。

治疗 有症状和体征的低钙血症患者应予治疗。血钙下降的程度和速度决定纠正低钙血症的快慢。若总钙浓度小于7.5mg/dl（1.875mmol/L），无论有无症状均应进行治疗。低钙血症若症状明显，如伴手足抽搐、低血压、低钙击面征或低钙束臂征阳性、心电图示QT间期ST段延长伴或不伴心律失常等，应予立即处理。一般采用10%葡萄糖酸钙10ml（含Ca^{2+}90mg）稀释后静脉注射（大于10分钟），注射后立即起作

用。必要时可重复使用以控制症状。注射过程中应密切监测心率，尤其是使用洋地黄的患者，以防止严重心律失常的发生。若症状性低钙血症反复发作可在6~8小时静脉滴注10~15mg/kg的Ca^{2+}。氯化钙亦可使用，但对静脉刺激大。补钙浓度不应大于200mg/100ml，并需防止外渗后造成对静脉和软组织的刺激。若患者伴有低镁血症必须同时予以纠正。

慢性低钙血症首先要治疗其低钙血症病因，如低镁血症、维生素D缺乏等；另外可以给予口服钙和维生素D制剂。口服钙制剂包括葡萄糖酸钙、枸橼酸钙和碳酸钙，根据其低钙血症病因选择应用，一般每天可服1~2g，鱼肝油内富含维生素D，可以促进钙从肠道吸收，价廉，但作用较慢，一旦作用发生可持续较久，应经常监测血钙调整用量。活性维生素D_3包括25-(OH)D_3及1,25-(OH)$_2D_3$，作用较快，尤其是后者，用后1~3天开始生效，且作用时间短，使用较安全，每天使用0.25~1µg。非肾衰竭的慢性低钙血症也可在低盐饮食的基础上使用噻嗪类利尿剂以减少尿钙的排出。

（杨连粤）

低钙击面征（Chvostek sign）

轻叩人体外耳道前面神经时可引起一些人面肌发生非随意性收缩的体征。又称沃斯特克征。正常健康人仅有10%存在，低钙血症、隐匿型营养性维生素D缺乏性手足抽搐症的患者则常为阳性。

检查方法及结果判断 用叩诊槌或手指叩击面神经，位置在耳前2~3cm处，引起嘴角抽搐为阳性反应。嘴角抽搐分为+~++++。+是仅可察觉的嘴角抽动；++是

明显的嘴角抽搐；+++是面肌见轻微抽搐；++++是面肌明显抽搐。甲状旁腺功能减退可以诱发低钙击面征。

病因　包括以下几种。

甲状旁腺功能减退症　①甲状旁腺激素释放障碍：特发性（自身免疫性）甲状旁腺激素释放障碍；甲状旁腺基因突变；外科切除或损伤；肝豆状核变性（hepatolenticular degeneration, Wilson's disease）；功能性甲状旁腺激素释放障碍；低镁血症；术后暂时性甲状旁腺激素释放障碍。②甲状旁腺激素功能障碍（激素抵抗）。③假性甲状旁腺功能减退。

甲状旁腺激素功能正常或增高　①肾衰竭。②肠吸收不良。③急性或慢性胰腺炎。④成骨细胞性转移瘤。⑤维生素 D 缺乏或抵抗。

发病机制　原发性甲状旁腺功能减退症、靶器官功能障碍和其他因素。具体涉及细胞外液的钙扩散并沉积于骨骼过多、钙从肾排出过多、肠黏膜吸收钙量过少等环节。在原发性甲状旁腺功能减退症，钙从骨动员减少，肾重吸收钙减少，尿磷排出减少，同时 $1,25-(OH)_2D_3$ 生成减少，随之小肠钙吸收降低。最终结果是低钙血症和高磷血症。肾功能衰竭和急性磷负荷（在某些肿瘤化疗时可出现）也可引起低钙血症和高磷血症。在维生素 D 缺乏，低钙血症发生时伴血磷降低或正常。也可发生于急性胰腺炎和一些成骨细胞肿瘤转移的患者。

（杨连粤）

gāogàixuèzhèng

高钙血症（hypercalcemia）

血清蛋白浓度正常时，血清钙浓度高于 2.75mmol/L 或血清 Ca^{2+} 浓度高于 1.25mmol/L 的钙代谢紊乱的病理状态。血清钙大于 4.5mmol/L，可发生高钙血症危象，如严重脱水、高热、心律不齐、意识不清等，患者易死于心搏骤停、坏死性胰腺炎和肾衰竭等。高钙血症主要见于甲状旁腺功能亢进症，其次为肿瘤及服用过量维生素 D。症状有体重减轻，全身肌肉软弱无力、头痛、失眠、食欲减退、恶心、烦渴、多饮、多尿等。许多恶性肿瘤可并发高钙血症。高钙血症是血清离子钙浓度的异常升高。由于通常所测定的是总钙，而不是离子钙，因此，必须注意影响离子钙的因素。血清白蛋白浓度是临床上最重要的因素，因为白蛋白是血循环中主要的钙结合蛋白。

病因　①恶性肿瘤：约 20%的恶性肿瘤（如乳腺、肺、肾、甲状腺、前列腺癌）患者，特别在晚期，可发生高钙血症。这些恶性肿瘤可转移至骨骼。直接破坏骨组织，将骨钙释放出来，引起高钙血症。②原发性甲状旁腺功能亢进症：甲状旁腺激素分泌过多，导致骨组织吸收，从而将大量钙释放出来。使血钙增高。③维生素 D 或其他代谢产物进服过多：显著增加钙在肠道内的吸收，从而产生高钙血症。维生素 A 进服过多也可以通过增加骨吸收而产生高钙血症。④噻嗪类利尿药：其可使体液排出过多引起低血容量，使肾小管内钙再吸收增加，尿钙排出减少，导致高钙血症。⑤肾衰竭：在急性肾衰竭的少尿期，钙无法随尿排出而沉积在软组织中；这时，低钙血症所引起的甲状旁腺激素增加可产生骨吸收，从而导致高钙血症。⑥甲状腺功能亢进症：甲状腺素增多，机体代谢活性增高，骨转换速度加快，骨组织吸收也相应

增加，导致高钙血症。⑦肢端肥大症：其为垂体功能亢进的一种，有肠道钙吸收增加，也可发生高钙血症。⑧长期的制动：如石膏固定、截瘫，使肌肉作用于骨骼的应力显著减少。由于应力减少导致骨吸收增加，如果肾无法廓清钙，就会产生高钙血症。

临床表现　症状表现在消化、运动、神经、泌尿等系统。厌食、恶心、呕吐、便秘；乏力、肌肉疲劳、肌张力减低、烦渴、多尿；嗜睡，神志不清，甚至昏迷。病程长时，可以发生组织内钙沉积，如结膜、关节周围沉积及肾结石。

诊断　测定血钙可以明确诊断。但在做血钙测定时应了解血浆蛋白水平，因为血浆蛋白量的多少可以影响血浆钙。一旦高钙血症存在，可按下列程度作鉴别诊断。首先测血浆磷酸盐。①血浆磷酸盐增加，则测定碱性磷酸酶，若碱性磷酸酶正常，考虑恶性肿瘤、维生素 D 中毒；若碱性磷酸酶增加，考虑恶性肿瘤、甲状腺功能亢进症及肾衰竭。②血浆磷酸盐正常或减少，则应测尿钙。若尿钙增加，测定血浆甲状旁腺素。甲状旁腺素增加。考虑原发性甲状旁腺功能亢进症；甲状旁腺素正常或减少，考虑恶性肿瘤。若尿钙减少，考虑噻嗪类利尿药引起的高钙血症。

治疗　急性高钙血症发作时，可采用下列方法治疗：①静脉补液以增加细胞外容积，随后用袢利尿药，如依他尼酸钠、呋塞米，可增加尿钠排出，则尿钙排出亦相应增加。从而纠正高钙血症。但有肾功能不足、充血性心力衰竭的患者禁忌。②静脉磷酸盐治疗，使钙同磷酸盐结合，形成磷酸钙，并沉积在软组织中，这样，可以很快使血浆钙下降；但可以

引起肾衰竭，因此甚少应用。③降钙素及肾上腺皮质激素，降钙素可以抑制骨吸收，增加尿钙排出，但使用后在有些患者很快失效，在有些患者则效果不佳，皮质激素可以抑制肠钙吸收，并可以增强降钙素的作用。④细胞毒性药物，如光辉霉素，可使正在发生吸收的骨组织受到药物的直接毒性作用，因此对高钙血症有效。但可引起血小板减少症、出血及肾功能衰竭，应慎用。⑤二膦酸盐，可以抑制骨吸收，抑制肠道钙吸收，因此可纠正高钙血症。

高钙降低后，再针对病因治疗。慢性高钙血症病例，应该针对病因进行治疗此外应控制饮食中的钙含量。药物方面可以考虑：①口服二膦酸盐，但肾功能不全的患者禁用。②皮质激素治疗，对恶性肿瘤引起的高钙血症有效，但长期应用有副作用。

重度高钙血症指血钙在 3.75mmol/L（13.5mg/dl）以上，即高钙血症危象。不管有无症状均应紧急处理，治疗方法包括：①扩充血容量。②增加尿钙排泄。③减少骨的重吸收。④治疗原发性疾病。

（杨连粤）

dīměixuèzhèng
低镁血症（hypomagnesemia）

血浆镁低于 0.75mmol/L 镁代谢紊乱的病理状态。

病因 ①肠吸收障碍：严重腹泻吸收不良综合征、溃疡性结肠炎、肠道大部分切除术、肝硬化、胆道疾病、克罗恩病等。②醛固酮分泌增多：心力衰竭患者由于钠水潴留常伴有继发性醛固酮分泌增多，导致肠道镁吸收和肾小管镁重吸收减少。原发性醛固酮增多症表现有低镁血症。

③肾疾病：如慢性肾盂肾炎、肾小管酸中毒的部分病例伴有肾小管重吸收功能减退，以及急性肾功能不全多尿期。④甲状腺功能亢进症及甲状旁腺功能亢进症。⑤糖尿病酸中毒：由于尿镁显著增加可引起低镁血症，胰岛素治疗后，镁向细胞内转移，可加重低血镁。⑥一些药物的应用：如长期应用利尿剂、庆大霉素、免疫抑制剂，使肾排镁增加。

发病机制 镁主要经肠道吸收由肾排出，因此任何原因导致吸收不良和排出增加都可致低镁血症。吸收不良综合征是因肠内胰酶活性降低、胆盐减少及小肠壁病损等原因，造成肠道吸收障碍。下消化道的消化液中镁的浓度较高，因此溃疡性结肠炎，长期服泻剂均可致低镁血症。镁是体内许多酶系统的激活剂，广泛影响细胞内的代谢，因此缺镁可致贫血、代谢性酸中毒并常伴有低血钾和低血钙，治疗时不纠正缺镁很难获得良好的效果。

临床表现 包括以下几方面。

神经肌肉系统 手足搐搦最常见，大多是因合并甲状旁腺素分泌过少，或组织对甲状旁腺激素作用有抵抗力以及血钙过低而致。痉挛也常见，可以仅表现为单个或一小块肌肉痉挛，也可出现眼球震颤、抽搐、失语等，不少患者同时有精神障碍症状，包括性格改变、反应淡漠、抑郁，甚至谵妄等，应用 Mg^{2+} 及 Ca^{2+} 以后可以好转。由慢性酒精中毒引起者多有肌肉萎缩，少数严重低镁血症者可因肌肉能量代谢严重障碍而出现横纹肌溶解症，出现血肌酐明显上升，急性肾功能减退等表现。

心血管系统 心电图常见为 QT 延长、ST 段压低、T 波增宽呈

低而平，其他各种心律紊乱，包括室性心动过速、心室颤动，甚至心脏停搏等也常见。由于同时多会合并 K^+ 和 Ca^{2+} 的障碍，因此很难肯定那些是单纯性低镁引起。

其他 低镁可促使阻力血管收缩增强，另外，正常尿中镁可以抑制尿中钙盐结石形成，长期低镁者易发生尿路结石。

诊断 低镁血症的症状和体征很不典型有时很不明显，易被其原发病所掩盖。应注意引起镁缺乏的各种可能原因的询问和了解。缺镁早期常有恶心、呕吐、厌食、衰弱缺镁加重常发生神经肌肉及行为异常，如纤维颤动、震颤、共济失调、抽搐和强直、眼球震颤，反射亢进，易受声、光机械刺激而诱发。患者常有明显的痛性腕足痉挛，低钙击面征或低钙束臂征阳性，有时精神方面失常，失去定向力。

实验室检查 ①血清镁测定：血清镁<0.75mmol/L 时可诊断低镁血症，但它并不能作为反映体内镁缺乏的可靠指标。此外，血镁还受酸碱度、蛋白和多种因素的影响。②尿镁测定：如临床估计有缺镁而血镁正常者，应做尿镁测定。24 小时尿镁排出量低于 1.5mmol 可诊断为镁缺乏症。③组织细胞内镁的测定：可测红细胞镁和肌肉内的镁。后者比前者更准确反映体内镁的变化，但检查方法复杂。④静脉内镁负荷试验：在 12 小时内滴注 500ml 葡萄糖液其中含有 30mmol 硫酸镁，收集 24 小时尿液，测定尿镁排出量。若输入的镁>50％保留在体内为缺镁，<30％保留可排除缺镁。此试验不能应用在有肾功能不全、心脏传导阻滞或呼吸功能不全的患者。

心电图检查 低镁血症的患

者可显示 PR 及 QT 间期延长对 QRS 波增宽，T 波增宽、低平或倒置，偶尔出现 U 波。与低钾表现类似。

治疗 治疗原则：①控制原发疾病是防止镁盐过多丢失的根本方法。②补充镁盐，一般按每天 0.25mmol/kg 的剂量补镁。缺镁严重而肾功能正常者可增至每天 1mmol/kg。可为肌注或静脉滴注。低镁抽搐，给 10% 硫酸镁 0.5ml/kg 缓慢静点。完全补足体内缺镁需时较长，需解除症状后持续补镁 1~3 周，常给 50% 硫酸镁 5~10ml 肌注，或稀释后静脉滴注。

(杨连粤)

gāoměixuèzhèng
高镁血症 （hypermagnesemia）

血清镁浓度高于 1.25mmol/L 钠镁代谢紊乱的病理状态。高镁血症主要由机体内镁摄入过多或排出减少所致，常可导致肌无力、心律失常、尿潴留等症状。

病因 主要发生在肾功能不全时，但一般肾功能衰竭患者血镁大多仍能维持正常或正常偏高水平，且无高镁血症导致的症状。如果一时摄入过多或经其他途径进入体内过多，则可能出现明显高镁血症及症状。此外，早期烧伤、大面积损伤或外科应激反应、严重细胞外液不足及酸中毒时，亦可引起高镁血症。

临床表现 高镁血症易被忽视，临床表现与血清镁升高的幅度及速度均有关。短时间内迅速升高者临床症状较重。一般早期表现为食欲减退、恶心、呕吐、皮肤潮红、头痛、头晕等，常因缺乏特异性而忽视。当血清镁浓度达 5mmol/L，可出现神经-肌肉及循环系统的明显改变。

神经肌肉系统 血清镁离子升高可抑制神经-肌肉接头以及中枢神经乙酰胆碱的释放，故表现为呼吸肌无力和中枢抑制状态。且血清镁浓度与临床表现相关，当血清镁浓度>3mmol/L 时，腱反射减弱或消失；血清镁浓度 >4.8mmol/L 时，发生肌无力、四肢肌肉软瘫，呼吸衰竭乃至呼吸停止；血清镁浓度>6mmol/L 时，发生严重的中枢抑制，如昏睡、木僵、昏迷等。因此给镁时，速度不能太快，并将补镁量在 24 小时内较均匀地输入。

心血管系统 对心脏主要是自律性细胞的抑制作用，表现为窦性心动过缓、各种情况的传导阻滞及各种心律失常。对血管抑制交感神经节前纤维乙酰胆碱的释放，相应去甲肾上腺素释放减少，出现血管平滑肌舒张，皮肤潮红，血压下降。

诊断 当血清镁浓度 >1.25mmol/L 可直接诊断为高镁血症。患者出现食欲减退、恶心、皮肤潮红、头痛等非特异性症状，但易被忽略，一旦血清镁浓度 >2mmol/L，可能导致呼吸抑制和心脏停搏。此时检查 24 小时尿镁排除量对诊断病因有较大帮助。心电图检查出现传导阻滞和心动过缓。高镁血症的心电图表现为 PR 间期延长、QRS 增宽及 QT 间期延长。因高血镁常伴随高血钾，故可出现高尖 T 波。同时行 B 超检查及早发现肾脏器质性改变。

治疗 高镁血症的治疗主要包括对症处理、降低血镁浓度和治疗基础疾病三个方面：

对症处理 ①使用钙离子：由于钙对镁在药理上有拮抗作用，静脉注射 10% 葡萄糖酸钙 10~20ml 或 10% 氯化钙 5~10ml 常能缓解症状，注意要缓慢注射。②一般对症处理：如根据需要可

采用呼吸支持治疗、升压药治疗、抗心律失常治疗等。③胆碱酯酶抑制剂：高镁血症可使神经末梢释放乙酰胆碱减少，应用胆碱酯酶抑制剂可使乙酰胆碱破坏减少，从而减轻高镁血症引起的神经-肌肉接头兴奋性的降低。可试用的药物有新斯的明等。

降低血镁浓度 ①增加尿镁的排出：肾功能正常患者可适当补充生理盐水或葡萄糖液纠正脱水，增加肾小球滤过量，加速镁的排出。在补充血容量的基础上，使用利尿药可增加尿镁排出。可将噻嗪类利尿药和袢利尿药合用。但对于明显肾功能不全者来说，应用利尿药有时是无效的。②血液透析：肾功能不全时发生高镁血症是应用透析疗法的指征，因为肾功能不全时高镁血症，高钙血症常合并存在，这时应用钙治疗是不合适的。但注意透析时要使用无镁液。③严格控制镁的摄取：必须停用一切含镁药物。

治疗基础性疾病 注意纠正失水和酸中毒，一旦高镁血症诊断明确后，应积极寻找原因，若为医源性因素引起者。立即停止应用含镁药物或制剂。

(杨连粤)

dīlínxuèzhèng
低磷血症 （hypophosphatemia）

血清无机磷浓度低于 0.8mmol/L 的磷代谢紊乱的病理状态。磷为人体细胞内最丰富的阴离子，成年人体内含磷 600~700g，其中约 85% 贮于骨骼中，15% 在软组织，0.1% 在细胞外液。磷为细胞内的主要阴离子，在很多细胞功能中起到重要作用。它是三磷酸腺苷 （ATP） 中高能磷酸盐的来源，也是细胞膜上磷脂所必需的元素。直接影响多种酶反应、糖的分解及蛋白质功能。

血浆每分升（dl）约含磷14mg，其中8~9mg为脂质磷，微量为焦磷酸的阴离子，其余为无机磷酸盐。空腹时正常人血中无机磷酸盐为0.81~1.45mmol/L（2.5~4.5mg/dl），儿童数值稍高。血浆中约12%的磷与蛋白质结合，而游离的HPO_4^{2-}和Na_2HPO_4及游离的$H_2PO_4^-$分别组成其余的75%及10%。

病因 ①小肠吸收磷减少：见于饥饿、呕吐腹泻、$1,25-(OH)_2D_3$不足。人体每天摄入磷为1200~1500mg。由于饮食中摄取磷不足或肠吸收磷不足而致发生的低磷血症在临床上非常少见。钙三醇为影响小肠吸收磷酸盐的主要激素因子。磷酸盐吸收不良的一个主要原因为$1,25-(OH)_2D_3$乏，这可因饮食摄入维生素D不足，或因维生素D吸收不良，在老龄的实验动物肠磷吸收可减少达50%以上。②尿磷排泄增多：见于乙醇中毒、甲状旁腺功能亢进症、肾小管性酸中毒、代谢性酸中毒、糖尿病等。肾对磷的处理是视血清磷的水平及饮食中摄取磷的数量而定，血磷低于0.48mmol/L（1.5mg/dl）可出现低磷血症的症状。③磷向细胞内转移：见于应用促合成代谢的胰岛素、雄性激素及呼吸性碱中毒等。输入大量葡萄糖后可诱发低血磷症，原因为胰岛素释放后促使磷进入细胞内。

临床表现 低磷血症的发生率并不低，往往因无特异性的临床表现而常被忽略。低磷血症可有神经肌肉症状，如头晕、厌食、肌无力等。重症者可有抽搐、精神错乱、昏迷，甚至可因呼吸肌无力而危及生命。低磷血症的主要症状包括：中枢神经系统症状，如感觉异常、构音障碍、反射亢进、震颤、共济失调、昏迷。由于红细胞2,3-二磷酸甘油酸减低，红细胞寿命缩短，可表现球形红细胞增多症、溶血。乏力，肌肉软弱、肌肉疼痛，甚至瘫痪。骨软化病骨痛，X线平片上可见假骨折。白细胞吞噬功能障碍，易发生感染。血小板功能障碍，血小板聚集能力降低。

诊断 血清无机磷浓度<0.48mmol/L。最常引起低磷酸盐血症的原因是碱中毒（呼吸性及代谢性）。通常低磷血症可按下列程序鉴别：先排除碱中毒原因后，测定尿磷酸盐。若尿磷酸盐排泄增加，测定血浆钙。血浆钙增加，则考虑原发性甲状旁腺功能亢进症、异位甲状旁腺、恶性肿瘤；若血浆钙正常或减低，则考虑继发性甲状旁腺功能亢进症、佝偻病或骨软化症、低磷酸盐血性软骨病。尿磷酸盐排泄减少，应考虑饮食中磷酸盐摄入减少、抗酸药物治疗、胰岛素治疗等。

治疗 低磷酸盐血症可行静脉内补液及补磷酸盐纠正。常用的磷酸盐有磷酸二氢钾（KH_2PO_4）及磷酸氢二钠（Na_2HPO_4）的混合剂。若同时合并高钙血症，为防止异位钙化形成，静脉补给磷酸盐应减少。此外，静脉补给磷酸盐可引起下列并发症：低钙血症，异位钙化形成，医源性高钾血症及高钠血症等，同时应该针对引起低磷酸盐血症的原因进行治疗。对于无症状的低磷血症主要应治原发病，避免用与磷结合的氢氧化铝凝胶等药物。在治疗糖尿病酮中毒或胃肠道外静脉营养时，应注意适当补磷以防出现低血磷症。有明显的低血磷而尿磷仍在100mg/dl以下则可除外肾排磷增加而是由于肠道吸收不良或与磷向骨及细胞内转移有关。口服补磷可用复方磷酸盐液，肾功能不全时禁用。静脉补磷配方为磷酸氢二钠（$Na_2HPO_4 \cdot 12H_2O$），磷酸二氢钾（KH_2PO_4），加注射水，然后加入5%葡萄糖液中静脉点滴。

（杨连粤）

gāolínxuèzhèng
高磷血症（hyperphosphatemia）

血清无机磷浓度成年人高于1.61mmol/L，儿童高于1.90mmol/L的磷代谢紊乱的病理状态。是慢性肾脏病的常见并发症，是引起继发性甲状旁腺功能亢进症、钙磷乘积变化、维生素D代谢障碍、肾性骨病的重要因素，与冠状动脉、心瓣膜钙化等严重心血管并发症密切相关。

病因 正常人由于甲状旁腺激素、降钙素抑制肾小管再吸收磷，且两者在肠、骨、肾对钙磷代谢的调节中起拮抗作用，因此维持血磷在正常水平。但在肾功能衰竭排磷困难、甲状旁腺功能减退、细胞损伤后磷转移入血、维生素D过量和摄入过多等情况下可发生该症。①肾衰竭排磷困难：见于多种原因的肾小球滤过率减至30ml/min以下时，血磷潴留上升，常伴氮质血症或尿毒症与酸中毒。②甲状旁腺功能减退：尿磷重吸收增多，血磷常增高而血钙降低。③细胞损伤后磷转移入血：见于多种原因引起的细胞破损如高热、中毒等引起的代谢性酸中毒，常伴细胞分解代谢亢进与崩解，多种恶性肿瘤尤其是淋巴瘤，白血病化疗时由于细胞崩解而磷逸出至血循环。④维生素D过量：由于肠及肾小管吸收钙磷增加、骨动员钙磷入血可引致血磷和血钙升高。⑤摄入与肠道吸收过多：见于婴儿喂以牛乳时，由于牛乳中磷钙含量远较人乳为高（牛乳含磷940mg/L，钙

1220mg/L；人乳仅含磷 150mg/L 及钙 340mg/L），故婴儿血磷可达 2.3mmol/L。成年人口服磷酸钾或维生素 D 时亦因吸收过多而致病。

临床表现 ①继发性甲状旁腺功能亢进症：慢性肾病肾小球滤过率降低后，血磷增高，血钙离子降低，从而刺激甲状旁腺激素分泌，磷在肾小管再吸收减少，以降低血磷。如果肾功能不全加重时，血磷持续明显增高，甲状旁腺激素也相应更高。继发性甲状旁腺功能亢进症又加速骨盐溶解而释放更多的钙、磷，导致钙磷代谢紊乱的恶性循环。②肾性骨营养不良：包括高转化性骨病（甲状旁腺功能亢进性骨病）、低转化性骨病（骨软化和再生不良）和混合型骨病三种类型。这是慢性肾病及高磷血症所致的常见并发症。③血管钙化：高磷血症所导致心脑血管钙化，使心脑血管疾病发生率明显增加。

诊断 成年人血磷值超过 1.61mmol/L。

治疗 磷主要经胃肠道摄入，经肾代谢。高磷血症的治疗措施主要包括限制磷摄入和促进磷排出，对有严重甲状旁腺功能亢进症者，可考虑甲状旁腺切除加自体移植术治疗。

限制磷摄入 由于食物中磷主要存在于蛋白中，应予低蛋白饮食，同时配合使用复方酮酸制剂，蛋白摄入量将进一步降低，这样既限制了蛋白和磷的摄入，又不至于引起营养不良。

增加透析磷清除 对患者的充分透析是降低血磷水平的最有效的方法。如常规 3 次/周、4 小时/次的血透不能达到清除过高的血磷水平，可增加血透次数或加夜间血透以期降低血磷。若透析方法降磷也不理想，可口服磷结

合剂。每次血透能除去磷 32.5mmol（1.006g）；腹透每天能清除磷 9.9±0.7mmol。

磷结合剂 ①铝制剂：氢氧化铝凝胶可在肠道内和磷结合，但可致便秘，长期用药可致铝蓄积中毒。②钙制剂：碳酸钙：该药价廉，含钙成分高达 40%，疗效确切，易接受，但易致高钙血症及血管、关节周围钙化；醋酸钙：是碳酸钙的改良剂型，按每吸收钙量和结合磷的效果计算，醋酸钙大于碳酸钙 1 倍，但也可发生高钙血症。③镁制剂：醋酸镁口服可将血磷浓度长期控制在正常范围，也不会发生高镁血症，但大剂量镁盐可致腹泻。④盐酸司维拉姆：主要成分为多聚盐酸丙烯胺，在胃肠道形成凝胶而不被吸收，能降低肠道对维生素 A、维生素 D、维生素 E、维生素 K 的吸收。⑤镧制剂：是一类新型的磷结合剂，与磷结合力强，然后形成不被吸收的不溶性镧盐，无毒副作用，有很好的临床应用前景。镧制剂包括氯化镧、氢氧化镧、碳酸镧及聚苯乙烯磺酸镧。

（杨连粤）

suānjiǎnpínghéng

酸碱平衡（acid-base balance）

人体内的酸碱浓度（pH）保持在一个适宜的范围内即为酸碱平衡。人体各项生理活动和代谢过程都需要有一个适宜的体液环境，正常人体内保持着一定的 H^+ 浓度（44～36nmol/L），也就是保持着一定的 pH（人体血浆 pH 为 7.40±0.05），即保持酸碱平衡。只有保持酸碱平衡才能维持正常的生理和代谢功能。血 H^+ 浓度的改变将会造成细胞内 H^+ 浓度的改变，严重影响细胞的代谢。我们所说的 pH 实际上是指血液的 pH，能代表细胞外液的 H^+ 浓度。而细

胞内 pH 一般都稍低，并因细胞种类而不同。如红细胞的 pH 为 7.2，大多数细胞内的 pH 在 7.0 左右。但人体在生命活动过程中，会不断产生酸性物质，也产生碱性物质，由此使体内的 H^+ 浓度经常有所变动。

体内 H^+ 主要来自体内物质代谢过程，根据其来源和产生过程，可分为呼吸性 H^+ 和代谢性 H^+ 两类。二氧化碳是碳水化合物、脂肪、蛋白质等分解代谢的主要产物之一。一般正常人每天产生 15～20mol，是体内产生最多的酸性物质，可以通过呼吸由肺排出。CO_2 和水结合形成 H_2CO_3，从 H_2CO_3 释放出来的 H^+ 即为呼吸性 H^+，又称挥发酸。代谢性 H^+ 的来源有：碳水化合物的中间产物丙酮酸和乳酸，脂肪代谢的中间产物 β-羟丁酸、乙酰乙酸，含硫氨基酸氧化产生的硫酸，以及核酸和磷脂分解代谢产生的磷酸等。正常人每天产生的代谢性 H^+ 为 50～100mmol，远比每天产生的呼吸性 H^+ 为少。代谢性 H^+ 只能和它相应的酸根一起通过肾随尿排出体外。所以产生代谢性 H^+ 的硫酸、磷酸、酮体和乳酸等酸性物质属于非挥发酸或固定酸。

体内代谢还可产生一些碱性物质如 NH_3。天然食物一般在体内不产生碱性物质，但水果及蔬菜中均含有较多的有机酸盐，可在体内形成碱性物质。这样，人体既产生酸性代谢产物碳酸、乳酸和硫酸等，又产生碱性物质。因酸性物质能释放 H^+，使体液的 H^+ 浓度升高，碱性物质能结合 H^+，使体液的 H^+ 浓度降低。体液中 H^+ 浓度经常发生变动，甚至有时可发生较大的变动。为了使血中 H^+ 浓度仅在小范围内波动，人体将启动体液的缓冲系统、肺的

呼吸和肾的排泄来完成调节作用，使血液的 pH 保持在 7.35~7.45。

血液中的缓冲系统以 HCO_3^-/H_2CO_3 最重要。HCO_3^- 的平均正常值为 24mmol/L，H_2CO_3 的平均正常值为 1.2mmol/L，两者比值 $HCO_3^-/H_2CO_3 = 24/1.2 = 20:1$。只要 HCO_3^-/H_2CO_3 的比值保持为 20：1，即使 HCO_3^- 及 H_2CO_3 的绝对值有一定的变化，血浆的 pH 依然可保持在 7.40 左右。血浆内的碳酸浓度是由以物理状态溶解的 CO_2 及水生成碳酸的量来决定，但体液中 CO_2 主要是以物理溶解状态存在，而 H_2CO_3 量很微小。在这个缓冲对中，HCO_3^- 反映代谢性 H^+ 的过度或不足，受到肾的调节，称为代谢性成分，而 H_2CO_3 反映呼吸性 H^+ 的过量或不足，受呼吸的调节，称为呼吸性成分。如果肺和肾能有效地对 HCO_3^-/H_2CO_3 中两种成分的浓度进行调节，使代谢性成分和呼吸性成分的比值维持不变，则 pH 可以维持稳定。

从酸碱平衡的调节角度，肺的呼吸对酸碱平衡的调节作用主要是通过经肺呼出 CO_2，可使血中 $PaCO_2$ 下降，即调节了血中的 H_2CO_3。通过呼吸运动，肺每天排出 CO_2 的量 15~20mol，并保持肺泡气中的 $PaCO_2$ 和动脉血中的 $PaCO_2$ 在 4.67 ~ 6kPa（35 ~ 45mmHg）的正常范围内。血浆 pH 的改变，能使呼吸中枢的兴奋性随之改变。血浆 pH 降低或 H_2CO_3 增多，使呼吸中枢的兴奋性增加，呼吸增快、加深，CO_2 的排出增多；反之，血浆 pH 增高或 H_2CO_3 减少，则能抑制呼吸中枢的兴奋性，呼吸减慢、变浅，CO_2 的排出减少。因此，这种呼吸中枢兴奋性的改变可以影响呼吸运动的频率和深浅，调节 CO_2 排出

的速度，使血浆 H_2CO_3 能经常维持在一定的水平，也调整了血浆的 pH。在代谢性酸碱平衡失调时，由于机体发挥肺的呼吸代偿作用，临床上可经常观察到患者有明显的呼吸运动的变化。但在肺泡通气功能减退时，血液中的呼吸性成分 $PaCO_2$ 上升，H^+ 浓度增高，血液 pH 下降，将导致呼吸性酸中毒。通气过度时，血液中的 $PaCO_2$ 下降，呼吸性 H^+ 减少，血液 pH 上升，将引起呼吸性碱中毒。因此，一旦机体的呼吸功能失常，本身就会引起酸碱平衡的紊乱，也会影响其对酸碱平衡紊乱的代偿能力。

肾在酸碱平衡调节系统中起最重要的作用，肾主要是通过改变排出固定酸及保留碱性物质的量来调节平衡，维持血浆中 HCO_3^- 浓度正常，保持血浆 pH 稳定。但在发生酸碱平衡紊乱后的数小时内，肾并不能很快地发挥其调节酸碱平衡的作用，而只能逐渐发挥作用，在 4~5 天后作用达高峰，并持续下去。如果肾功能发生异常，则不仅可影响其对酸碱平衡的正常调节，而且本身也会造成酸碱平衡的紊乱。正常肾调节酸碱平衡的机制在于肾小管上皮细胞能排泌 H^+，重吸收 Na^+，并保留 HCO_3^-，以维持血浆 HCO_3^- 浓度的稳定。

肾对酸碱平衡的调节机制是 ①Na^+-H^+ 交换：肾小管上皮细胞内含有碳酸酐酶，能催化 CO_2 和水在细胞内结合生成 H_2CO_3，后者又离解为 H^+ 和 HCO_3^-；H^+ 由小管细胞分泌到小管液中，而 HCO_3^- 则留在细胞内。肾小管细胞内的 HCO_3^- 与从管腔液中吸收来的 Na^+ 结合为 $NaHCO_3$，再进入血浆。其中 Na^+ 是通过 Na^+ 泵的主动运转，而 HCO_3^- 则是被动吸收。②排 H^+、

HCO_3^- 重吸收：除 Na^+ 和细胞内的 HCO_3^- 结合成 $NaHCO_3$ 而再进入血浆外，在小管液中 H^+ 和 HCO_3^- 结合成 H_2CO_3。后者被近曲小管刷状缘内的碳酸酐酶迅速催化而生成 CO_2 和 H_2O。CO_2 弥散到肾小管细胞内，重新合成 H_2CO_3，其结果相当于滤液中 HCO_3^- 被重吸收到血液中。③产生 NH_3 与 H^+ 结合成 NH_4^+ 排出体外：分泌到小管液中的 H^+ 可被同时由小管细胞分泌的 NH_3 结合形成 NH_4^+，从尿中排出。结果是排出了代谢性 H^+，而重新生成的 HCO_3^- 再回入血液。NH_4^+ 的形成并无酸化尿的作用，因此，小管液 pH 不致进一步下降，可使肾小管细胞继续分泌 H^+。NH_4^+ 来自肾小管细胞中的谷氨酰胺酶与氨基酸所生成 NH_3 的和血液内的 NH_3。前者产量可有很大的变动，能在排出代谢性 H^+ 时起到重要的调节作用。代谢性 H^+ 的产量与排出量处于平衡状态，每天以 NH_4^+ 的形式排出的代谢性 H^+ 约占 60%，即 30 ~ 60mmol。因机体分泌 NH_3 与 H^+ 结合成 NH_4^+ 的潜力较大，在严重的代谢性酸中毒时，每天 NH_4^+ 的排出量可超过 400mmol。④尿被酸化而排 H^+：在远曲小管和集合管细胞处进行 Na^+-H^+ 交换时，由小管细胞分泌到小管液中的 H^+，被小管液中的弱酸根离子结合，从尿排出。正常人每天排出这样 H^+ 的量为 20~40mmol，约占每天产生的代谢性 H^+ 的 40%。

（杨连粤）

suānjiǎnpínghéng shītiáo

酸碱平衡失调（acid-base imbalance）

体液中相对适宜的酸碱度是人体组织、细胞进行正常生命活动的基本条件和保证。在生命代谢过程中，机体通过不断

食物摄取及产生酸性和碱性物质维持需要，但依靠体内的缓冲系统和肺、肾的调节，能使体液内的酸碱度始终维持在正常的范围之内。酸碱度以 pH 表示，正常范围为 7.35~7.45，平均值为 7.40。体液中 H^+ 摄入很少，主要是在代谢过程中内生而来。机体对酸碱负荷有相当完善的调节机制，主要包括缓冲、代偿和纠正作用。但如果摄取酸碱物质超量，或是调节功能发生障碍，则酸碱平衡状态将被破坏，形成不同类型的酸碱平衡失调。原发性的酸碱平衡失调可分为代谢性酸中毒、代谢性碱中毒、呼吸性酸中毒和呼吸性碱中毒四种，有时同时存在两种以上的原发性酸碱失调，即混合型酸碱平衡失调。

（杨连粤）

dàixièxìng suānzhòngdú

代谢性酸中毒 （metabolic acidosis）
细胞外液 H^+ 和（或）HCO_3^- 丢失所致血浆 HCO_3^- 减少、pH 降低的酸碱平衡失调，是最常见的一种酸碱平衡失调。

病因 主要包括以下几种。

酸性物质产生过多 ①乳酸酸中毒：可见于各种原因引起的缺氧，糖酵解过程加强，乳酸生成增加，导致血乳酸水平升高。这种酸中毒很常见。②酮症酸中毒：是机体脂肪大量动用的情况下，如糖尿病、饥饿、妊娠反应较长时间有呕吐症状者、酒精中毒呕吐并数日少进食物者，脂肪酸在肝内氧化加强，酮体生成增加并超过了肝外利用量，因而出现酮血症导致代谢性酸中毒。酮体包括丙酮、β-羟丁酸、乙酰乙酸，后两者是有机酸。

肾排酸保碱功能障碍 肾衰竭时，如果主要是由于肾小管功能障碍所引起时，则此时的代谢性酸中毒主要是因肾小管上皮细胞产 NH_3 及排 H^+ 减少所致。

发病机制 主要是 H^+ 产生过多、排出受阻，或者 HCO_3^- 丢失过多。常见于：①腹膜炎、休克、高热等酸性代谢废物产生过多，或长期不能进食，脂肪分解过多，酮体积累。②腹泻、肠瘘、胆瘘和胰瘘等，大量 HCO_3^- 由消化道中丢失。③急性肾衰竭，排 H^+ 和再吸收 HCO_3^- 受阻。

当体内 H^+ 升高后，除体液缓冲系统作用外，主要由肺和肾调节。当 HCO_3^- 减少时，H_2CO_3 相应增高，离解出 CO_2，使血 $PaCO_2$ 升高，刺激呼吸中枢，引起呼吸深快，CO_2 排出增加，血中 H_2CO_3 相应减少以代偿；肾通过排出 H^+、NH_4^+ 和回收 HCO_3^-，以提高血浆中 HCO_3^-/H_2CO_3 的比值，pH 仍属正常，称为代偿性代谢性酸中毒，若两者比值不能维持正常，pH 降至 7.35 以下则为失代偿性代谢性酸中毒。

临床表现 随病因表现而不同，轻者常被原发病掩盖。主要有：①呼吸深快，通气量增加，$PaCO_2$ 下降，可减轻 pH 下降幅度，有时呼气中带有酮味。②面部潮红、心率加快，血压常偏低，神志不清，甚至昏迷，患者常伴有严重缺水的症状。③心肌收缩力和周围血管对儿茶酚胺的敏感性降低，引起心律不齐和血管扩张，血压下降，急性肾功能不全和休克。④肌张力降低，腱反射减退和消失。⑤血液 pH、二氧化碳结合力（CO_2CP）、SB、BB、BE 均降低，血清 Cl^-、K^+ 可升高。尿液检查一般呈酸性反应。

治疗 积极防治引起代谢性酸中毒的原发病 纠正水、电解质紊乱，恢复有效循环血量，改善组织血液灌流状况，改善肾功能等。

给碱纠正代谢性酸中毒 轻型酸中毒无须给予碱性药物治疗，仅通过纠正水电解质失衡即可矫正。严重酸中毒危及生命，需要纠正。一般多用 $NaHCO_3$ 以补充 HCO_3^-，去缓冲 H^+。乳酸钠也可用，但肝功能不全或乳酸酸中毒禁用，因为乳酸钠经肝代谢方能生成 $NaHCO_3$。三羟甲基氨基甲烷（tris-hydroxymethyl aminomethane THAM 或 Tris）近来常用。它不含 Na^+、$NaHCO_3$ 或 CO_2。其分子结构式为 $(CH_2OH)_3CNH_2$，它是以其 OH^- 去中和 H^+ 的。1g $NaHCO_3$ 含有 11.9mmol 的 HCO_3^-，1g 乳酸钠相当于 9mmol 的 HCO_3^-，1gTHAM 相当于 8.2mmol 的 HCO_3^-。而 $NaHCO_3$ 溶液作用迅速、疗效确切、副作用小。

纠正代谢性酸中毒时补充碱量可用下式计算：补充碱（mmol）＝（正常 CO_2CP－测定 CO_2CP）×体重（kg）×0.2 或＝（正常 SB－测定 SB）×体重（kg）×0.2。

临床上可先补给计算量的 1/3~1/2，再结合临床及血液化验结果，调整补碱量。在纠正酸中毒时大量 K^+ 转移至细胞内，引起低血钾，要随时注意纠治低钾。

处理酸中毒时的高钾血症和患者失钾时的低钾血症 酸中毒常伴有高钾血症，在给碱纠正酸中毒时，H^+ 从细胞内移至细胞外不断被缓冲，K^+ 则从细胞外重新移向细胞内从而使血钾回降。但需注意，有的代谢性酸中毒患者因有失钾情况存在，虽有酸中毒但伴随着低血钾。纠正其酸中毒时血清钾浓度更会进一步下降引起严重甚至致命的低血钾。这种情况见于糖尿病患者渗透性利尿而失钾，腹泻患者失钾等。纠正其酸中毒时需要依据血清钾下降程度适当补钾。

严重肾衰竭引起的酸中毒，则需进行腹膜透析或血液透析方能纠正其水、电解质、酸碱平衡以及代谢产物潴留等紊乱。

（杨连粤）

dàixièxìng jiǎnzhòngdú

代谢性碱中毒 （metabolic alkalosis）

细胞外液碱增多或 H^+ 丢失所致血浆 HCO_3^- 增多，pH 趋于升高的酸碱平衡失调。可单独存在，亦可与呼吸性酸中毒混在一起。其主要的代偿机制是呼吸性 CO_2 潴留和肾排出碳酸氢盐与保留 H^+。代谢性碱中毒的症状有手指麻木、刺痛，腕足痉挛和心律失常。但常为原发病所掩盖。伴低钙者，可出现手足抽搐；伴低钾者，可出现多尿、多饮和麻痹；伴低容量者，可出现姿势性眩晕和肌肉无力。严重者，可出现神志模糊、反应迟钝、甚至谵妄。

病因 代碱的基本原因是失酸（H^+）或得碱（HCO_3^-）。

H^+ 丢失过多 如持续呕吐（幽门梗阻），持续胃肠减压等。

HCO_3^- 摄入过多 如消化性溃疡时大量服用碳酸氢钠。①利尿排氯过多：尿中 Cl^- 与 Na^+ 的丢失过多，形成低氯性碱中毒。当血浆 HCO_3^- 升高后，血 pH 升高，抑制呼吸中枢，呼吸变慢变浅，以保留 CO_2，使血液 H_2CO_3 增加以代偿。同时肾小管减少 H^+、NH_3 的生成，HCO_3^- 从尿排出增加，使得血浆中 HCO_3^-/H_2CO_3 的比值恢复 20:1。②缺钾：各种原因引起的血清钾减少，可引起血浆 $NaHCO_3$ 增多而发生代谢性碱中毒。③缺氯：由于 Cl^- 是肾小管中唯一的容易与 Na^+ 相继重吸收的阴离子，当原尿中 Cl^- 降低时，肾小管便加强 H^+、K^+ 的排出以换回 Na^+，HCO_3^- 的重

吸收增加，从而生成 $NaHCO_3$。因此低氯血症时由于失 H^+、K^+ 而 $NaHCO_3$ 重吸收有增加，故能导致代谢性碱中毒。

发病机制 包括以下几方面。

胃液大量丢失 可伴有 Cl^-、K^+ 的丢失和细胞外液容量减少，这些因素也与此时的代谢性碱中毒发生有关。低血 Cl^- 时，HCO_3^- 增多以补偿之，低血 K^+ 时由于离子转移而 H^+ 移入细胞内。细胞外液容量减少时，由于醛固酮分泌增多而促进 Na^+ 重吸收，促使 H^+ 和 K^+ 排出，这些均能引起代谢性碱中毒。

肾排出 H^+ 过多 主要是由于醛固酮分泌增加引起的。醛固酮能促进远曲小管和集合管排出 H^+ 及 K^+，而加强 Na^+ 的重吸收。H^+ 排出增多则由于 $H_2CO_3 \rightarrow H^+ + HCO_3^-$ 的反应，HCO_3^- 生成多，与 Na^+ 相伴而重吸收也增加，从而引起代谢性碱中毒，同时也伴有低钾血症。

碱性物质摄入过多 ①碳酸氢盐摄入过多：例如溃疡患者服用过量的碳酸氢钠，中和胃酸后导致肠内 $NaHCO_3$ 明显升高时，特别是肾功能有障碍的患者由于肾脏调节 HCO_3^- 的能力下降可导致碱中毒。②乳酸钠摄入过多：经肝代谢生成 HCO_3^-。见于纠正酸中毒时输乳酸钠溶液过量。③枸橼酸钠摄入过多：输血时多用枸橼酸钠抗凝。每 500mg 血液中有枸橼酸钠 16.8mmol，经肝代谢性可生成 HCO_3^-。故大量输血时可发生代谢性碱中毒。

血清 K^+ 下降 肾小管上皮细胞排 K^+ 相应减少而排 H^+ 增加，换回 Na^+、HCO_3^- 增加。此时的代谢性碱中毒，不像一般碱中毒时排碱性尿，它却排酸性尿，称为反常酸性尿。

呕吐失去 HCl 就是失 Cl^-，血浆及尿中 Cl^- 下降，通过上述原尿中 Cl^- 降低机制促使代谢性碱中毒发生。

临床表现 ①呼吸浅慢（保留 CO_2，使血 H_2CO_3 增高）。②精神症状：躁动、兴奋、谵语、嗜睡、严重时昏迷。③神经肌肉兴奋性降低，有肌无力，腱反射减退或消失等。④血液 pH 和 SB 均增高，CO_2CP、BB、BE 亦升高，血 K^+、Cl^- 可降低。

治疗 ①积极防治引起代谢性碱中毒的原发病，消除病因。②纠正低血钾症或低氯血症，如补充 KCl、NaCl、$CaCl_2$、NH_4Cl 等。其中 NH_4Cl 既能纠正碱中毒也能补充 Cl^-，不过肝功能障碍患者不宜使用，因 NH_4Cl 需经肝代谢。③纠正碱中毒，轻度碱中毒可使用等渗盐水静滴即可收效，盐水中 Cl^- 含量高于血清中 Cl^- 含量约 1/3，故能纠正低氯性碱中毒。重症碱中毒患者，可给予一定量酸性药物，如精氨酸、氯化铵等。

计算需补给的酸量可采用下列公式：需补给的酸量（mmol）=（实测 SB 或 CO_2CP-正常 SB 或 CO_2CP）×体重（kg）× 0.2。可使用碳酸酐酶抑制剂如乙酰唑胺以抑制肾小管上皮细胞中 H_2CO_3 的合成，从而减少 H^+ 的排出和 HCO_3^- 的重吸收。也可使用稀 HCl 以中和体液中过多的 $NaHCO_3$。约是 1mEq 的酸可降低血浆 HCO_3^- 5mEq/L 左右。醛固酮拮抗剂可以减少 H^+、K^+ 从肾排出，也有一定疗效。

（杨连粤）

hūxīxìng suānzhòngdú

呼吸性酸中毒 （respiratory acidosis）

以 CO_2 排出障碍或吸入过多所致血浆 HCO_3^- 升高，pH 趋

于降低的酸碱平衡失调。实际碳酸氢盐（actual bicarbonate，AB）大于标准碳酸氢盐（standard bicarbonate，SB）提示呼吸性酸中毒。呼吸性酸中毒的特点是体内 CO_2 蓄积及 pH 下降。

病因 ①呼吸中枢抑制：一些中枢神经系统的病变如延髓肿瘤、延髓型脊髓灰质炎、脑炎、脑膜炎、椎动脉栓塞或血栓形成、颅内压升高、颅脑外伤等时，呼吸中枢活动可受抑制，使通气减少而 CO_2 蓄积。此外，一些药物如麻醉剂、镇静剂（吗啡、巴比妥钠等）均有抑制呼吸的作用，剂量过大亦可引起通气不足。②呼吸神经、肌肉功能障碍：见于脊髓灰质炎、急性感染性多发性神经炎（吉兰－巴雷综合征，Guillain-Barré syndrome）肉毒中毒，重症肌无力，低钾血症或家族性周期性麻痹，高位脊髓损伤等。③胸廓异常：胸廓异常影响呼吸运动常见的有脊柱后、侧凸、连枷胸，关节强直性脊柱炎等。④气道阻塞：常见的有异物阻塞、喉头水肿和呕吐物的吸入等。⑤广泛性肺疾病是呼吸性酸中毒的最常见的原因。它包括慢性阻塞性肺疾病、支气管哮喘、严重间质性肺疾病等，这些病变均能严重妨碍肺泡通气。⑥CO_2吸入过多：吸入气中 CO_2 浓度过高，如坑道、坦克等空间狭小通风不良之环境中。此时肺泡通气量并不减少。在呼吸性酸中毒时，血中 H_2CO_3 增高，肺不能起代偿作用，主要由缓冲系统和肾排酸保碱来调节。

临床表现 主要有呼吸困难、换气不足、气促、发绀、胸闷、头痛等。随着酸中毒加重，可出现神志变化，有嗜睡、神志不清、谵妄、昏迷等。CO_2 过量积蓄、除

引起血压下降外，可出现突发心室颤动（由于 Na^+ 进入细胞内，K^+ 移出细胞内，出现急性高钾血症）。血气分析：急性或失代偿者血 pH 下降，$PaCO_2$ 增高，CO_2CP、BE、SB、BB 正常或稍增加；慢性呼酸或代偿者，pH 下降不明显，PCO_2 增高，CO_2 CP、BE、SB、BB 均有增加；血 K^+ 可升高。

急性呼吸性酸中毒 在呼吸器官有病时，有呼吸加深加快、发绀及心跳快等表现。若呼吸中枢因药物或 CO_2 蓄积受到抑制，则无呼吸加深加快的表现。在外科手术中若用气管内插管麻醉，可因通气不足而突然发生急性呼吸性酸中毒。由于酸中毒使 K^+ 向细胞外液转移过多过速，可出现急性高钾血症引发心室颤动或心脏停搏。

慢性呼吸性酸中毒 这类患者都有慢性肺部疾病经常咳嗽气短、面色发绀，呈桶状胸，红细胞增多，严重时可出现木僵或昏迷。如遇肺内感染或外科手术，则能发生急性呼吸性酸中毒。呼吸性酸中毒发生 6～18 小时，肾已显示明显的代偿功能，待到 5～7 天，肾的代偿功能即发挥至最大限度；回收大量的碳酸氢钠，使 pH 下降。

肺脑综合征 在肺气肿的晚期（慢性呼吸衰竭），因动脉血氧饱和度减低及 CO_2 积聚，能引起各种神经系统症状，称为肺脑综合征。其临床表现为：①头痛、呕吐、视盘水肿（颅内压增高）。②精神症状，如兴奋谵语、嗜睡、昏迷。③运动方面的症状，如震颤、抽搐、面神经瘫痪，或出现短暂的偏瘫。

诊断 呼吸功能受影响的病史，如呼吸道梗阻肺炎、肺不张、气胸以及呼吸困难、气促、乏力、

发绀、头痛、胸闷、谵妄、昏迷等。血气分析显示 $PaCO_2$ 升高及 pH 下降。

治疗 ①积极防治引起的呼吸性酸中毒的原发病。②改善肺泡通气，排出过多的 CO_2。根据情况可行气管切开，人工呼吸，解除支气管痉挛，祛痰，给氧等措施，给氧时氧浓度不能太高，以免抑制呼吸。人工呼吸要适度，因为呼吸性酸中毒时 $NaHCO_3/H_2CO_3$ 中 H_2CO_3 原发性升高，$NaHCO_3$ 呈代偿性继发性升高。如果通气过度则血浆 PCO_2 迅速下降，而 $NaHCO_3$ 仍在高水平，则患者转化为细胞外液碱中毒，脑脊液的情况也如此。可以引起低钾血症、血浆 Ca^{2+} 下降、中枢神经系统细胞外液碱中毒、昏迷甚至死亡。③一般不给碱性药物，除非 pH 下降甚剧，因碳酸氢钠的应用只能暂时减轻酸血症，不宜长时间应用。酸中毒严重时如患者昏迷、心律失常，可给三羟甲基氨基甲烷（THAM）治疗以中和过高的 H^+。$NaHCO_3$ 溶液亦可使用，不过必须保证在有充分的肺泡通气的条件下才可用。因为给 $NaHCO_3$ 纠正呼吸性酸中毒体液中过高的 H^+，能生成 CO_2，如不能充分排出，会使 CO_2 深度升高。

（杨连粤）

hūxīxìng jiǎnzhòngdú

呼吸性碱中毒（respiratory alkalosis） 肺通气过度所致血浆 H_2CO_3 浓度原发性减少 pH 趋于升高的酸碱平衡失调。

病因 ①精神性过度通气：这是呼吸性碱中毒的常见原因，但一般均不严重。严重者可以有头晕、感觉异常，偶尔有搐搦。常见于癔病发作。②代谢过程异常：甲状腺功能亢进症或发热时，通气可明显增加，超过了应排出

的 CO_2 量。可导致呼吸性碱中毒，但病情一般较轻微。③乏氧性缺氧：乏氧性缺氧时的通气过度是对缺氧的代偿，但同时可以造成 CO_2 排出过多而发生呼吸性碱中毒。常见于进入高原、高山或高空的人；胸廓及肺病变如肺炎、肺栓塞、气胸、肺淤血等引起胸廓、肺血管或肺组织传入神经受刺激而反射性通气增加的患者；此外，有些先天性心脏病患者，由于右至左分流增加而导致低张性低氧血症也能出现过度通气。这些均引起血浆 H_2CO_3 下降而出现呼吸性碱中毒。④中枢神经系统疾患：脑炎、脑膜炎、脑肿瘤、脑血管意外及颅脑损伤患者中有的呼吸中枢受到刺激而兴奋，出现通气过度。⑤水杨酸中毒：水杨酸能直接刺激呼吸中枢使其兴奋性升高，对正常刺激的敏感性也升高。因而出现过度通气。⑥革兰阴性杆菌败血症：革兰阴性杆菌进入血路而繁殖的患者，在体温血压还没有发生变化时即可出现明显的通气过度。$PaCO_2$ 有低至 17mmHg 者。此变化非常有助于诊断。⑦人工呼吸过度。⑧肝硬化：肝硬化有腹水及血 NH_3 升高者可出现过度通气。可能系 NH_3 对呼吸中枢的刺激作用引起的。当然，腹水上抬横隔也有刺激呼吸的作用，但是非肝硬化的腹水患者却无过度通气的反应。⑨代谢性酸中毒突然被纠正：如使用 $NaHCO_3$ 纠正代谢性酸中毒，细胞外液 HCO_3^- 浓度迅速升至正常，但通过血脑浆屏障很慢，12～24 小时，此时脑内仍为代谢性酸中毒，故过度通气仍持续存在。这就造成 H_2CO_3 过低的呼吸性碱中毒。⑩妊娠：有中等程度的通气增加，它超过 CO_2 产量，目前认为系黄体酮对呼吸中枢的刺激作用，一些合成的黄体酮制剂也有此作用。妊娠反应期因呕吐、饮食不足可发生酮症酸中毒，妊娠反应期过后则可发生呼吸性碱中毒，有时引起手足搐搦。

临床表现 患者可无症状，急性呼吸性碱中毒由于 $PaCO_2$ 减低，呼吸中枢受抑制，临床表现呼吸由深快转为快浅、短促，甚至间断叹息样呼吸，提示预后不良。由于组织缺氧，患者有头痛、头晕及精神症状。由于血清游离钙降低引起感觉异常，如口周和四肢麻木及针刺感，甚至搐搦、痉挛、低钙束臂征阳性。

诊断 实验室检查显示 pH 升高，$PaCO_2$、CO_2 CP 降低，SB、BE、BB 可下降或正常。

治疗 ①积极防治原发病。②降低患者的通气过度，如精神性通气过度可用镇静剂。③为提高血液 $PaCO_2$ 可用纸袋或长筒袋罩住口鼻，以增加呼吸道死腔，减少 CO_2 的呼出和丧失。也可吸入含 5% CO_2 的氧气，达到对症治疗的作用。④手足搐搦者可静脉适量补给钙剂（缓注 10%葡萄糖酸钙 10ml）以增加血浆 Ca^{2+}。

（杨连粤）

hùnhéxíng suānjiǎnpínghéng shītiáo

混合型酸碱平衡失调（mixed acid-base disturbance）

机体在某些病理状态下同时存在两种或两种以上的原发性酸碱平衡失调。这种混合型酸碱平衡紊乱的病理生理变化比较复杂，临床表现也可能不典型，给诊断带来较大的困难。混合型酸碱平衡紊乱可以有不同的组合形式，通常把两种酸中毒或两种碱中毒合并存在，使 pH 向同一方向移动的情况称为酸碱一致型或相加性酸碱平衡紊乱。如果是一个酸中毒与一种碱中毒合并存在，使 pH 向相反的方向移动时，称为酸碱混合型或相消性酸碱平衡紊乱。近来由于酸碱平衡理论的认识不断深入，检测技术的不断提高以及血气分析仪器的广泛使用，使有关酸碱测定不仅准确快速而且微量化，现已成为临床日常重要的诊疗手段。

混合型酸中毒 即呼吸性酸中毒和代谢性酸中毒合并存在。见于心搏骤停的患者或有严重肺水肿的患者，因组织灌流不足而发生乳酸性酸中毒，而通气功能障碍又引起 CO_2 在体内积聚而导致高碳酸血症。这种混合型酸中毒的血气分析特点是，反映代谢性成分的剩余碱负值增大，反映呼吸性成分的 $PaCO_2$ 升高，以致血浆 H^+ 浓度升高，pH 低于 7.0。治疗上，应首先使用呼吸机辅助通气以改善呼吸功能，并从静脉滴注碳酸氢钠改善乳酸性酸中毒。

混合型碱中毒 即呼吸性碱中毒和代谢性碱中毒合并存在。见于剧烈呕吐合并发热患者，非挥发酸大量丢失可引起代谢性碱中毒，发热引起呼吸过度可导致呼吸性碱中毒。这类患者的血气分析特点是：反映代谢性成分的碱剩余值增大，反映呼吸性成分的 $PaCO_2$ 降低，以致 HCO_3^- 升高，血 pH 明显升高。在治疗上首先应尽早消除病因，可静脉输注等渗盐水，严重时需用稀盐酸溶液静脉滴注。

代谢性酸中毒合并呼吸性碱中毒 这种混合型酸碱失调可见于革兰阴性菌脓毒症患者，由于严重感染影响组织灌流，造成组织缺氧，产生乳酸积聚，导致代谢性酸中毒，又因感染等因素使通气过度，以致发生呼吸性碱中毒。特点是反映代谢性成分的剩余碱负值增大，反映呼吸性成分

的 $PaCO_2$ 降低。在这两方面的影响下，pH 常在正常范围内。治疗上，积极控制全身性严重感染最为重要，解除病因就能纠正酸碱失调。

代谢性碱中毒合并呼吸性酸中毒　此型混合型酸碱失调在临床上比较常见，常见于严重肺部疾病或慢性肺源性心脏病的患者。这类患者都有不同程度的 CO_2 潴留，即存在呼吸性酸中毒，如果患者发生频繁呕吐，或多次使用碱化利尿剂，使体内 HCO_3^- 增多，则发生代谢性碱中毒。此型混合型酸碱失调血气分析的特点是，反映代谢性成分的剩余碱正值增大，反映呼吸性成分的 $PaCO_2$ 升高，pH 可能在正常范围之内。该病的治疗比较困难，对原发病进行治疗和改善通气功能后，一般可减轻症状。

代谢性酸中毒合并代谢性碱中毒　肾功能不全或糖尿病酸中毒的患者伴有严重呕吐或治疗上应用 HCO_3^- 过多，以致在代谢性酸中毒的基础上并发代谢性碱中毒。由于酸碱中毒的相互抵消作用，使反应酸碱平衡的各项指标如 pH、$PaCO_2$、剩余碱等变化不大。但其临床资料可为诊断提供很有价值的证据，因此诊断需依靠病史和其他辅助检查。如果此型的酸中毒形成与阴离子间隙增大有关，可通过仔细分析血浆内阴离子的组成来确定诊断。此时，阴离子间隙的增大将远远超出根据血浆内 HCO_3^- 变化而推断所得的数据。在治疗上应着重控制呕吐和限制碱性药物用量。对原发病的控制也很重要。

(杨连粤)

shūxuè

输血（blood transfusion）　通过输注血液的不同成分补充血容量、增加携氧能力、改善循环和凝血功能、提高血浆蛋白，增进机体免疫力的一种支持性与替代性的治疗方法。输血常用于外科手术中失血过多、严重贫血的患者。输血可以针对不同血液成分进行输注，视患者需要进行选择。常见的血液成分包括血细胞、血浆和血浆蛋白成分。其中血细胞有红细胞（浓缩红细胞、洗涤红细胞、冰冻红细胞、去白细胞的红细胞）、白细胞、血小板；血浆成分有新鲜冰冻血浆、冷沉淀。血浆蛋白成分有白蛋白、免疫球蛋白和浓缩凝血因子。

适应证　主要包括以下几种。

急性大量失血　主要是补充外伤、手术或其他各种原因导致的低血容量。补充的血容量和血制品种类应根据失血量、速度和患者的全身情况来决定。术中术后失血量的评估可通过定时观察手术野，及早发现是否存在弥散性血管内凝血（diffuse intravascular clotting，DIC），并通过吸引器吸血量和纱布吸血量综合考虑。同时要监测重要器官是否存在灌注和氧合不足，常规监测包括血压、心率、血氧饱和度、尿量和心电图，必要时采用超声心动图、混合静脉血氧饱和度及血气等特殊监测评估脏器灌注和氧合情况。

当失血量小于总血容量 10%（约 500ml）时，机体可通过自我代偿；当失血量为总血容量的 10%~20% 时，应根据患者的临床表现和严重程度以及血红蛋白的变化选择治疗方案。患者如表现为心率加快，体位性低血压，应输入适量晶体液、胶体液或血浆代用品；当失血量超过总血容量的 20% 时，除了心率、血压等不稳定外，往往伴有血红蛋白下降，这时还应适当输入浓缩红细胞。

根据 2000 年卫生部制定的输血指南建议：血红蛋白（Hb）> 100g/L 可以不输；Hb<70g/L，应考虑输；Hb 在 70~100g/L，根据患者的贫血程度、心肺代偿功能、有无代谢率增高以及年龄等因素决定是否输血。当失血量超过 50% 时，往往伴随着白蛋白、血小板和凝血因子的减少，而大量输血可引起稀释性凝血功能障碍，此时还应给予补充相应的成分。

当出现急性大量失血时，先通过晶体液和胶体液的输注维持足够的血管内容量和血压，直到满足上述输血指征时再输注足量的红细胞以维持器官灌注。当红细胞输注量大约相当于 2 倍血容量以上时，血小板计数可降至 $50 \times 10^9/L$ 以下。急性出血患者的血小板计数不可低于 $50 \times 10^9/L$，多发性创伤或中枢神经系统创伤患者，血小板计数应达到 $100 \times 10^9/L$，如血小板低于上述水平应考虑血小板的输注。

慢性贫血　由于慢性贫血发生缓慢，多数患者已建立充分的代偿机制，能够耐受较低水平血红蛋白。此时应积极寻找贫血的病因，针对病因进行治疗，输血并不是首先的选择。血红蛋白水平不是决定输血与否的最好指标，而要以缺氧症状为主。无明显缺氧症状的患者不应输血。慢性贫血输注红细胞的适应证为：①血红蛋白<60g/L，且伴有明显缺氧症状者。②贫血严重，虽无缺氧症状，但需要手术的患者或待产孕妇。

凝血功能异常　主要由血小板数目减少和/或血小板功能障碍，以及凝血因子异常所引起。凝血功能检查包括血小板计数、凝血酶原时间（prothrombin time，PT）或国际标准化比率（international normalized ratio，INR）、活化部分凝血激酶时间（activated partial thromboplastin time，APTT）、纤维蛋白原水平、血小板功能、血栓弹力图等。临床可根据检查结果给予成分输血进行相应的纠正。如新鲜冰冻血浆输注和冷沉淀输注可以预防和治疗因凝血功能异常所致的出血；补充纤维蛋白原或冷沉淀制剂用于纤维蛋白原缺乏；输注血小板可治疗血小板减少症或血小板功能障碍，但对于血栓性血小板减少性紫癜以及肝素引起的血小板减少症则应禁止血小板的输注。

重症感染　严重脓毒血症和化疗后导致严重骨髓抑制继发的难治性感染，因中性粒细胞低下和抗生素治疗效果不佳，可考虑输注浓缩白细胞。因输注白细胞有引起巨细胞病毒感染和肺部并发症等副作用，其使用受到限制。

低蛋白血症　慢性失血、烧伤、严重脓毒血症可导致白蛋白合成不足，可通过输注白蛋白治疗低蛋白血症。

输血方法　大体可分为全血输血、成分输血和自体输血。①全血输血：全血采集后主要针对红细胞进行保存，血小板、白细胞和各种凝血因子都发生不同程度破坏和丢失，因此全血补充的其实不是全部的血液成分。输入全血可增加循环负担，同时大量的抗原进入受血者体内产生相应抗体，导致输血不良反应或输血无效。现临床已不主张输注全血，一般在急性大量失血，且血源紧张的情况下可考虑输注，而且最好选用保存期短的全血（见全血输血）。②成分输血：是将血液中的各种有效成分，用物理或化学方法加以分离提纯，分别精制成高纯度和高浓度的血液成分

制剂，如红细胞、血小板、血浆等以代替输全血，然后根据临床需要输给患者。成分输血是目前临床常用的输血类型（见成分输血）。③自体输血：患者需要输血时，输入患者自己预先储存的血液或失血回收的血液。自体输血与异体输血相比，可以节约用血，弥补血源不足，可以避免同种免疫以及输血传播疾病，减少患者医疗经费开支，是今后输血工作发展的方向之一（见自体输血）。

并发症　输血可引起各种不良反应和并发症，严重者甚至可以危及生命。只要严格掌握输血适应证，遵守操作规程，大多数并发症是可以预防的。输血并发症包括发热反应、过敏反应、溶血反应、细菌污染反应、循环超负荷、急性肺损伤、免疫抑制、移植物抗宿主病、输血传播相关性疾病和大量输血的影响等。

注意事项　采血前做好严格筛查，阻断可能存在的疾病传播隐患。严格无菌操作，采输血器使用一次性合格产品，确保血制品贮存和运输过程在低温状态，保证血液及血制品质量，切断一切可能的污染环节，防止血源性疾病的传播。输血前必须进行血型鉴定，包括 ABO 血型和 Rh（D）血型。交叉配血试验的血样标本必须是输血前 3 天之内，输注全血、浓缩红细胞、洗涤红细胞、冰冻红细胞、浓缩白细胞、浓缩血小板、机采血小板，都应做交叉配血试验，输注血浆（普通血浆、新鲜冰冻血浆）也应做次侧配血试验。输血前必须认真核对患者和供血者姓名、血型和交叉配血单。检查输血袋有否渗漏，血液颜色是否异常及保存时间。不向血液内加入任何其他药物和溶液，以免发生溶血或凝血。

输血过程中应仔细观察患者，检查体温、脉搏、血压和尿液颜色。输血后仍应继续观察情况，及早发现迟发性的输血反应。

（陈规划　易慧敏）

quánxuè shūxuè

全血输血（whole blood transfusion）　血液从献血者体内抽出后加入抗凝剂保存，未经其他处理将全部血液成分输入患者体内的治疗方法。全血由血浆、红细胞、白细胞和血小板构成，血浆占全血容量的 55%。一般采集不超过 24 小时者称新鲜全血，采集超过 24 小时者称库存全血。全血在库存期内的成分可发生如下变化：①红细胞存活率逐渐降低（21 天后存活率约 70%），红细胞内的三磷酸腺苷（adenosine triphosphate，ATP）和 2,3 二磷酸甘油酸（2,3-diphosphoglycerate，2,3-DPG）亦逐渐下降，致血红蛋白对氧亲和力增加，减少了对组织的氧释放。②保存 12 小时后血小板大部分活性减低，24 小时后活性丧失。③中性粒细胞在周围血液内的生存期为 6~8 小时，保存 24 小时后功能丧失，白细胞的其他成分在 4 天后也大部分丧失功能。④凝血因子Ⅷ和因子Ⅴ很不稳定，凝血因子Ⅷ在全血内保存 24 小时后，活性显著下降，凝血因子Ⅴ的有效保存期为 5 天，相比之下，凝血因子Ⅱ、Ⅷ、Ⅸ、Ⅺ等其他凝血因子及纤维蛋白原、凝血酶原在库存血中能相对稳定地存在。⑤库存血随保存期的延长，pH 逐渐下降（21 天后降至 6.84），乳酸由原来的 200mg/L 增至 1500mg/L，钾离子升至 21mmol/L，氨离子由 500mg/L 升至 6800mg/L，丙酮酸含量亦增高，钙离子降低。输注全血可增加有效循环血容量及红细胞数，

从而增加心排血量，改善红细胞携氧；补充血浆蛋白，维持血浆渗透压；部分补充凝血因子、血小板（新鲜全血），提高凝血功能；补充各种抗体（新鲜全血），改善机体免疫功能。

适应证 ①主要用于急性大量血液丢失可能出现低血容量休克或存在持续活动性出血且估计失血量超过自身血容量30%的患者，也就是既需要补充红细胞，又需要补充血容量的患者，主要包括消化道大出血或创伤、手术等所致的急性大出血。②体外循环及血液透析患者。③危重的脓毒血症患者。④急性中毒（如一氧化碳中毒）。⑤全血细胞减少（如再生障碍性贫血、急性白血病、新生儿溶血病等）。⑥如为补充血小板和凝血因子，则应输注24小时内采集的新鲜全血，因库存血的主要剩余成分为红细胞和能维持血浆胶体渗透压的白蛋白。⑦用于新生儿溶血病换血疗法，经过换血可去除胆红素、抗体及抗体过敏的红细胞。⑧当受血者的红细胞和血容量同时存在严重不足，并缺乏红细胞成分、血浆代用品时。

操作方法 ①全血的保存温度是4℃，要求在输入体内后24小时内红细胞存活率不低于70%。②全血的保存期因所加入的不同抗凝剂而异，如加入枸橼酸-枸橼酸钠-葡萄糖保存液（ACD）或枸橼酸盐-磷酸盐-葡萄糖保存液（CPD）时保存期为21天，而CPD中加入腺嘌呤成为CPDA后可延长至35天。③输血前必须经过交叉配血试验，要求ABO血型符合，以避免溶血反应。④全血输注必须采用标准输血过滤器，输血速度依病情而定；大量快速输血时最好进行血液加温。

⑤输注剂量与用法：成年人（60kg体重）每输200ml全血约可提高血红蛋白5g/L或血细胞比容0.015；儿童按6ml/kg体重输入，大约可提高血红蛋白10g/L；新生儿溶血病采用全血进行换血治疗时需掌握出入平衡。

不良反应及注意事项 随着现代科学的发展，人们逐渐意识到由于人类血型十分复杂，滥输全血必然要带来免疫反应等种种弊端；而且，大量数据证实，80%以上的患者不需要全血，只需要输注血液中的一种或两种血液成分，全血输注由此导致容量超负荷和血液成分的浪费。因此，近年来已逐渐摒弃全血输血，代之以成分输血。全血输血的主要不良反应包括输血后循环超负荷、高钾血症、低钙血症、低体温、枸橼酸中毒、碱中毒、血管微栓塞，以及发热反应、溶血反应、过敏反应、细菌污染反应、输血相关急性肺损伤、输血相关移植物抗宿主病、输血传播相关性疾病、输血后免疫抑制等。输注新鲜全血时因尚未有乙肝表面抗原（HBsAg）和人类免疫缺陷病毒（HIV）抗体等传染病检测结果，传染肝炎、艾滋病及其他经血传播疾病的风险较大。故临床输注全血，尤其是新鲜全血，应持十分慎重的态度。

（陈规划　易慧敏）

chéngfèn shūxuè

成分输血（blood component transfusion） 将全血中的各种成分分离出来适当保存，然后依患者病情需要输入有关成分的治疗方法。成分输血因针对性强、疗效好、副作用小、节约血液资源等优点，已逐渐取代全血输血。

适应证 全血经过离心可以分为红细胞、白细胞、血小板和

血浆几部分，根据患者个体的实际病情决定输注哪种血液成分（见红细胞输注、血小板输注、血浆成分输注及冷沉淀输注），有时可能需要联合输注一种以上的血液成分。此外，严重血友病A有活动性出血时还应补充Ⅷ因子。

输注方法 ①在输注各种红细胞制品、浓缩白细胞、手工分离浓缩血小板等血液成分之前必须进行交叉配血试验，血浆、冷沉淀及机器单采浓缩血小板应ABO血型同型输注。②常温下，1单位浓缩红细胞通常应在4小时内输完。③浓缩血小板要求立即且快速输入。④血浆融化后应尽快一次输完，不可存放在10℃以上环境中超过2小时。⑤因凝血因子Ⅷ很不稳定，常温下衰变速度快，故冷沉淀及Ⅷ因子须在30分钟内输完。⑥应使用符合标准的输血器进行输血，输血前后应使用生理盐水冲洗输血管道。⑦输血速度应先慢后快，根据病情及心肺功能等调整输血速度，并严密观察有无输血相关的不良反应。

不良反应及注意事项 ①不良反应包括非溶血性发热反应、过敏反应、溶血反应、细菌污染反应、循环超负荷、输血相关急性肺损伤、输血相关移植物抗宿主病、输血传播相关性疾病、输血后免疫抑制及大量输血并发症（低钙血症、低体温、高钾血症、循环超负荷）等。②当患者合并脾大、严重感染（尤其是格兰阴性杆菌脓毒血症）及弥散性血管内凝血（DIC）或消耗性凝血障碍时，可不同程度影响血小板的输注效果，应加强治疗原发病。③大剂量输注冷沉淀时应警惕高纤维蛋白原引起的血栓栓塞。

（陈规划　易慧敏）

hóngxìbāo shūzhù

红细胞输注 （red cell transfusion）

通过静脉输入红细胞增加患者的血红蛋白（Hb）浓度来纠正贫血和提高其血液携氧能力的治疗方法。成熟红细胞的胞质中主要含有血红蛋白，它与氧气和二氧化碳结合完成人体的气体交换。红细胞输注能够纠正贫血，恢复和维持人体正常的组织供氧能力，可即时补充红细胞数，纠正缺氧状态，提高疗效，输注红细胞能够克服输注全血带来的不良效应，减少了血浆蛋白、白细胞、血小板等的输入，可使输血的不良反应明显减少。

适应证 ①急性失血的患者，在 Hb > 100g/L 时不需输注，Hb < 70g/L 时需要输注，Hb 在 70 ~ 100g/L，根据患者的贫血程度、心肺代偿功能、有无代谢率增高以及年龄等因素决定。②慢性贫血的患者 Hb < 60g/L 时需要输注红细胞。③对冠状动脉旁路搭桥术后的患者，在 Hb < 80g/L 时需要输注红细胞，在伴有左心室肥大、冠状血管再生不完全、低心排出量、难控制性心动过速或持续发热时需放宽输注指征。④心排出量不能代偿性增加且伴有脑血管疾病或年龄大于 65 岁的患者，在 Hb < 100g/L 时需要输注红细胞。⑤手术中对出血可以控制又没有附加危险因素的患者，其急性失血 < 25% 而经血液稀释有足够血容量者，可不需要输红细胞。如果氧供受损，特别是失血达到 40% 患者生命受到威胁时应输红细胞。

输注方法 ①红细胞置于 2 ~ 6℃ 冰箱保存，取出后应在 30 分钟内开始输注，4 小时内完成，如果室内温度升高，应在更短时间内输完。②当输注速度大于每分钟 100ml 时，可以考虑给红细胞加温，但应该使用专门的血液加温器。③输注红细胞前需做交叉配血试验，要求 ABO 血型及 Rh 血型相合。④输注过程中需要反复倾倒血袋，轻轻振摇混悬均匀。⑤禁止在红细胞中添加任何药物。

不良反应及注意事项 包括非溶血性发热反应、过敏反应、溶血性输血反应以及输血传播的疾病等，这些反应由免疫和非免疫的原因引起。采用去除白细胞的方法可以有效预防非溶血性发热性输血反应；有输血过敏反应史的患者在输血前服用抗组胺药物能够预防过敏反应，选择相合的 ABO 血型及 Rh 血型和输血前交叉配血能够预防溶血性输血反应。以扩充血容量、补铁、促进伤口愈合、营养等为目的者不输红细胞。

（陈规划　易慧敏）

nóngsuō hóngxìbāo shūzhù

浓缩红细胞输注 （concentrate red cell transfusion）

通过静脉输入浓缩红细胞增加患者的血红蛋白浓度来纠正贫血和提高其血液携氧能力的治疗方法。浓缩红细胞是早期的红细胞制品，与全血的主要区别是去除了全血中的大部分血浆，血红蛋白含量约为 20g/100ml，血细胞比容 0.55 ~ 0.75。浓缩红细胞具有与全血一样的携氧能力，其容量只有全血的 60%，可减少循环超负荷的风险，分离出血浆的同时，也将钾、氨、乳酸和枸橼酸盐移除，适用于有心、肝、肾疾病的患者输注，由于分离了大部分血浆，可减少由血浆引起的过敏、发热等反应，其分离出的血浆，可供临床应用或进一步加工成血浆蛋白制品。

适应证 ①所有血容量正常的各种慢性贫血患者。②外科手术前后输血，当患者的血红蛋白 < 100g/L，血细胞比容在 0.3 以下时。③短时间内大量失血，红细胞快速丢失，失血量在 20% ~ 40%，在积极止血和扩容的同时需输注浓缩红细胞。④心、肝、肾功能障碍的患者纠正贫血时，优先使用浓缩红细胞。⑤老年患者，儿科慢性贫血患者。⑥一氧化碳中毒者。⑦妊娠后期并发贫血需要输血者。

输注方法 ①取回的浓缩红细胞应尽快（最好是 4 小时内）输完。②输注的剂量、次数和速度主要取决于病情，在无失血的情况下，200ml 浓缩红细胞大约可提高血红蛋白 1g/L 或血细胞比容 0.03。③严禁向血袋内加任何药物，不可与除生理盐水以外的任何溶液混合输注，以免红细胞发生变形、凝集或溶血。④使用带有完整的 170 ~ 200μl 滤器、未使用过的无菌输液器输注。⑤选择较粗的针头及血管输注。⑥输注时选择双头输血器，一头连接血袋，一头接生理盐水，以备随时冲洗输血器和稀释浓缩红细胞。⑦对婴幼儿、年老体弱及心功能不全的患者，要严格控制输注红细胞的速度。

不良反应及注意事项 包括溶血性输血反应、非溶血性发热反应、过敏反应等，这些反应由免疫和非免疫的原因引起。浓缩红细胞制品内残存的白细胞、血小板与全血基本相同，因此发生同种免疫和非溶血性发热反应的概率也与全血相同。输注前需将血袋轻轻反复颠倒数次，使红细胞与添加剂混匀；由于浓缩红细胞血细胞比容太高，血液黏稠度增高，输血速度慢，可加入适量生理盐水后输注；一旦出现输血不良反应，立即停止输血，进行对症处理。

（陈规划　易慧敏）

xǐdí hóngxìbāo shūzhù

洗涤红细胞输注（washed red cell transfusion）

通过静脉输入洗涤红细胞增加患者的血红蛋白浓度来纠正贫血和提高其血液携氧能力的治疗方法。洗涤红细胞是全血经过离心去除血浆和白膜层，再经过3~6次生理盐水反复洗涤红细胞，移除98%以上的血浆，80%以上的血小板和白细胞，保留70%~80%的原红细胞。经过洗涤的红细胞，去除了大部分白细胞、血小板、血浆以及细胞碎屑、乳酸、钾、氨和微聚物，降低了输血反应的发生率。由于在洗涤过程中破坏了原来的密闭系统，故在4℃保存不超过24小时，一定程度上限制了其在临床上的应用。

适应证　①既往输注全血或血浆发生过敏反应，如荨麻疹、血管疼痛性水肿、过敏性休克的患者，特别是IgA抗原缺乏者。②曾经由于反复输血已产生白细胞或血小板抗体出现过非溶血性发热的患者。③自身免疫性溶血性贫血的患者，如先天性自身免疫性疾病和阵发性睡眠型血红蛋白尿需要输血的患者。④高钾血症及肝、肾功能障碍需输血的患者。⑤缺乏同型血时进行不同型红细胞相容性输注的患者，如AB型Rh（D）阴性患者在缺乏同型血时，若交叉配血时主侧配合，可选择A型、B型或O型Rh（D）阴性的洗涤红细胞输注。⑥新生儿溶血病患儿未达到换血指征时的成分输血。⑦免疫缺陷患儿接受各种血液成分输注可能引起移植物抗宿主反应者。

输注方法　①取回的洗涤红细胞应尽快输注完，不得超过24小时。②严禁向血袋内加任何药物，不可与除生理盐水以外的任何溶液混合输注，以免红细胞发生变形、凝集或溶血。③使用带有完整的170~200μl滤器、未使用过的无菌输液器输注。④选择较粗的针头及血管输注。⑤输注时选择双头输血器，一头连接血袋，一头接生理盐水，以备随时冲洗输血器和稀释浓缩红细胞。⑥对婴幼儿、年老体弱及心功能不全的患者，要严格控制输注红细胞的速度。

不良反应及注意事项　包括溶血性输血反应、非溶血性发热反应、过敏反应等，这些反应由免疫和非免疫的原因引起。由于大多数的单位采用开放式洗涤红细胞，发生污染的概率较高，要求在洗涤后尽快输注，最长不得超过24小时。制备洗涤红细胞成本较高，制备时间长，难以满足急救治疗的需要，由于洗涤红细胞依然残留一定量的白细胞及细胞破碎残留物，并不能起到预防HLA同种免疫和亲白细胞病毒感染的作用。

（陈规划　易慧敏）

bīngdòng hóngxìbāo shūzhù

冰冻红细胞输注（frozen red cell transfusion）

通过静脉输入冰冻红细胞增加患者的血红蛋白浓度来纠正贫血和提高其血液携氧能力的治疗方法。冰冻红细胞又称为冰冻解冻去甘油红细胞，是以甘油作为冰冻保护剂深低温冰冻保存，需要使用时再进行解冻、洗涤去甘油处理的特殊红细胞制品。这种深低温保存红细胞可达30年以上，并保持红细胞原有的三磷酸腺苷（ATP）和2,3-二磷酸甘油酸，有利于稀有血型红细胞的保存和应用。冰冻红细胞极少含有白细胞、血小板和血浆，可避免免疫性非溶血性输血反应。适用于保存稀有血型的红细胞及保存患者自身的红细胞。

适应证　①准备器官移植或者骨髓移植者，可以降低组织相容性抗原的同种免疫作用。②输血反应强阳性，对输注少白细胞的红细胞仍有发热的患者。③化疗后骨髓抑制的严重贫血者，可以作为首选，因为该成分血冰冻后对清除白细胞和血小板有效，可以减轻对白细胞和血小板的免疫反应。④符合洗涤红细胞和少白细胞的红细胞输注适应证的贫血患者。

输注方法　①取回的洗涤红细胞应尽快输注完毕，不得超过24小时。②严禁向血袋内加任何药物，不可与除生理盐水以外的任何溶液混合输注，以免红细胞发生变形、凝集或溶血。③使用带有完整的170~200μl滤器、未使用过的无菌输液器输注。④选择较粗的针头及血管输注。⑤输注时选择双头输血器，一头连接血袋，一头接生理盐水，以备随时冲洗输血器和稀释浓缩红细胞。⑥对婴幼儿、年老体弱及心功能不全的患者，要严格控制输注红细胞的速度。

不良反应及注意事项　包括非溶血性发热反应、过敏反应、溶血性输血反应等，这些反应由免疫和非免疫的原因引起。冰冻红细胞主要用于稀有血型的输血，其血源奇缺，输注时不可以浪费血液。

（陈规划　易慧敏）

báixìbāo shūzhù

白细胞输注（leukocyte transfusion）

通过以粒细胞为主的全白细胞输注降低患者体温并控制感染的治疗方法。虽然目前粒细胞动员提纯技术有所进步，但因其治疗效果有限，副作用多，临床运用较少。

适应证 对于粒细胞缺乏伴有严重感染经抗生素治疗无效的患者，白细胞输注有较好疗效，多用于治疗慢性肉芽肿合并严重感染的患者。其适应证包括：①粒细胞计数低至 $(0.2\sim0.5)\times10^9/L$。②存在明确细菌性感染、败血症或真菌感染，经 $24\sim48$ 小时抗感染治疗无效。③骨髓功能衰竭预计在 2~3 周恢复。

采集保存及输注方法 采集前联合应用皮质激素和集落刺激因子，能显著增加循环中性粒细胞数量，但所采集细胞中幼稚细胞比例增高，对其输注效果有一定影响。采集后的白细胞无有效保存方法，制备完成，给予 $15\sim30Gy$ 剂量 ^{60}Co 或 ^{137}Cs 照射后，需即刻输注。自然凋亡是白细胞在保存期间活性降低的重要因素，集落刺激因子可一定程度上降低白细胞体外凋亡治疗效果与粒细胞提升数量无明显关系。

不良反应及治疗 输注白细胞输血反应发生率高，并发症严重，增加人类白细胞抗原 HLA 同种免疫机会，费用昂贵。白细胞输注除过敏、溶血等一般输血反应外，不良反应还与粒细胞特异性抗原相关，包括非溶血性发热、输血相关急性肺损伤、移植物抗宿主病等。非溶血性发热主要表现为发热、寒战，可通过降低输注速度（低于 $1.0\times10^9/h$）来降低其发生率，排除其他引起发热情况后可给予解热镇痛药对症处理。输血相关急性肺损伤主要表现为呼吸困难，特别是在严重真菌感染患者合并使用两性霉素 B 时发生率更高，目前机制尚不明确，可能与含白细胞抗体的成分

有关。移植物抗宿主病及同种免疫反应为输注白细胞的潜在并发症，无有效的治疗方法，以预防为主，粒细胞制品输注前应常规予 $15\sim30Gy$ 剂量 ^{60}Co 或 ^{137}Cs 照射。此外，对白细胞供血者仍存在一定风险，如肝素、枸橼酸钠等抗凝药物的使用须筛查供血者凝血功能情况，皮质类固醇需注意其对胃病患者的影响，虽然暂无粒细胞集落刺激因子严重并发症的报道，但仍有部分患者出现头晕、关节肌肉酸痛等不良反应。

（陈规划 易慧敏）

xuèxiǎobǎn shūzhù

血小板输注（platelet transfusion） 通过静脉输入血小板改善血小板减少和（或）血小板无功能，从而维持正常凝血功能，减少出血或防止出血的治疗方法。血小板是血液中最小的细胞，在电子显微镜下像橄榄形或盘状，也有梭形或不规则形，无细胞核。血小板长 $1.5\sim4\mu m$，宽 $0.5\sim2\mu m$，主要作用是维持正常的凝血功能。对血小板减少症患者或血小板功能障碍患者，血小板输注具有预防和治疗出血的重要作用。虽然血小板在血管损伤后的止血过程中起着重要作用，但直到 1960 年血小板才能被采获和输注，这之前只能通过全血输注。

适应证 ①在外科和产科血小板功能正常的大出血患者中血小板计数 $<50\times10^9/L$ 时输注。②已知或怀疑存在血小板功能异常和微血管出血时，即使血小板计数正常也应输注。③血小板计数 $(50\sim100)\times10^9/L$，是否需要预防性输注血小板，应根据是否存在潜在的血小板功能异常、预计或正在发生的大出血，以及狭窄腔隙出血的危险因素来判断。④如在大出血患者中无法进行血

小板计数，当怀疑患者存在血小板减少症时亦应给予血小板输注。

输注方法 ①输注血小板前需做交叉配血试验，要求 ABO 血型相合。②血小板从输血科取回后，必须立即输注，输注时用常规输血滤器，不能使用微聚集纤维滤器。③输用时以患者可耐受的速度快速输注，一般 $60\sim100$ 滴/分钟。④如同时输注多种血液成分，应优先输注血小板。

不良反应及注意事项 ①非溶血性发热反应、过敏反应、溶血性输血反应、血小板输注后紫癜、血小板输注无效及细菌污染反应、输血相关急性肺损伤等，这些反应由免疫和非免疫的原因引起。②应尽量输入白细胞抗原抗体和血小板抗体相配合的供者的血小板，或尽可能使用 ABO 同型的血小板输注；采用去除白细胞的方法可降低输血相关急性肺损伤的发生率；进行血小板产品的细菌检测和采用血小板病原体灭活技术有助于杀灭血小板制品中污染的细菌及病原体，避免细菌污染反应；血小板 $20\sim24℃$ 震荡保存，严禁置于 $4℃$ 冰箱，严禁静置或剧烈振摇，以免血小板聚集、破坏；对血小板计数 $<50\times10^9/L$ 的患者，如进行经阴道分娩或通常出血不明显的手术操作可不予输注；如果血小板减少症是由血小板破坏增加引起者，如肝素引发的血小板减少症、特发性血小板减少性紫癜、血栓形成性血小板减少性紫癜，预防性输入血小板无效，不是血小板输注的指征。

（陈规划 易慧敏）

xuèjiāng chéngfèn shūzhù

血浆成分输注（plasma fraction transfusion） 输注全血经离心去除血细胞后的悬液或其制品用于

止血、补充凝血因子、提供血浆蛋白的治疗方法。根据所含凝血比例不同分为新鲜冰冻血浆（见新鲜冰冻血浆输注）、普通冰冻血浆、冷沉淀（见冷沉淀输注）。普通冰冻血浆一般是全血采血在8~24小时内，分离出的血浆于-18℃下冷冻而成，由于采血后存放时间较长，不稳定的Ⅴ、Ⅷ因子比新鲜冰冻血浆（fresh frozen plasma，FFP）明显减少。另一种冰冻血浆是FFP在1~6℃分离出冷沉淀后的血浆（cryoprecipitate reduced plasma），与普通冰冻血浆稍有差异，后者Ⅷ因子更为缺乏，同时纤维蛋白原和vW因子也明显减少。由于普通冰冻血浆和去冷沉淀等血浆差异不大，目前国际上将两者统称为冰冻血浆（frozen plasma，FP）。

适应证 主要包括：①无安全有效的浓缩凝血因子可替代的单凝血因子缺乏疾病。②各种原因引起的多凝血因子缺乏合并严重出血或弥散性血管内凝血（disseminated intravascular coagulation，DIC）。③大量输血造成血液稀释性凝血病变。④血栓性血小板减少性紫癜（thrombotic thrombocytopenic purpura，TTP）或溶血尿毒症综合征（hemolytic uremic syndrome，HUS）。⑤大手术后的出血和止血，如心脏外科、肝外科手术。⑥逆转华法林的抗凝作用。⑦某些疾病如高胆红素血症、自身免疫性疾病需换血疗法。⑧新生儿出血性疾病，或伴有出血倾向的新生儿近期需进行大手术。

不良反应 由于血浆富含有各种抗原、免疫球蛋白及凝血因子，可能出现过敏反应、溶血、血栓等不良反应，同时亦存在感染、肺损伤等输血相关性疾病。不良反应主要包括：①感染风险：常见为病毒感染，少有细菌、真菌及原虫感染，目前可检疫病毒有甲、乙、丙型肝炎病毒（HAV、HBV、HCV）、人类免疫缺陷病毒（HIV）等。②输血相关的免疫反应：为抗原抗体结合后产生的过敏反应、过敏性休克、溶血、输血相关性肺损伤。③物理化学反应：容量过剩、血制品制作或保存工艺过程中应用的化学物质，如柠檬酸、亚甲蓝等产生的毒性反应。

（陈规划　易慧敏）

xīnxiān bīngdòngxuèjiāng shūzhù

新鲜冰冻血浆输注（fresh frozen plasma infusion） 全血采集后约8小时内离心成血浆并于-30℃冷冻而成，使用时融化并于24小时内回输，以补充凝血因子的治疗措施。新鲜冰冻血浆（fresh frozen plasma，FFP）虽然使用了抗凝剂稀释，但是含有几乎所有的血浆蛋白成分，包括凝血因子、抗凝因子、急性期反应蛋白、免疫球蛋白以及白蛋白，其浓度与8小时内采集的全血相似。

适应证及临床应用 ①单一凝血因子缺乏，例如先天性血友病患者（因子Ⅷ、Ⅸ缺乏）。②多种凝血因子缺乏引起的出血或弥散性血管内凝血（DIC）。③血小板减少性紫癜（TTP）：患者体内缺乏金属蛋白酶导致血液中HMW-vWF因子过多，进而引起血小板过度激活最终消耗殆尽。FFP中含有金属蛋白酶，因此可治疗TTP，但血浆置换是治疗首选。④肝病患者凝血物质合成障碍。⑤手术或外伤大量失血导致凝血因子过度消耗。⑥新生儿出血病（haemorrhagic disease of the newborn，HDN）：由于早产、先天性肝疾病及母体怀孕期间服用抗凝或抗结核药物等原因导致。首选的治疗方法包括静脉应用维生素K及新鲜冰冻血浆（10~20ml/kg）。⑦逆转换华法林的抗凝作用：华法林通过抑制维生素K相关的凝血因子Ⅱ、Ⅶ、Ⅸ、Ⅹ的羧化作用而抑制其合成，FFP含有维生素K相关的凝血因子，在患者出血情况下可用于华法林引起的过度抗凝，但首选的治疗方法是直接输注凝血酶原复合物（主要含因子Ⅱ、Ⅶ、Ⅸ、Ⅹ）或维生素K。⑧口服香豆素类药物过量引起出血者。

FFP不应用于扩容，补充营养及治疗免疫缺陷疾病。DIC患者的凝血功能障碍应以纠正感染、中毒、血管损伤等原发病为主，FFP只是辅助治疗手段，而且没有出血的DIC患者，无论试验室PT的检查结果如何都不预防性使用FFP。

输注方法 ①优先选用ABO相同血型的血浆，若无与患者ABO相同血型的血浆，选用与受血者红细胞相合的血浆。②FFP的输注剂量一般为10~15ml/kg，大量失血时输血量往往超过常规剂量，具体输血量应根据临床情况而定。③按医嘱结合患者的情况严格掌握输注速度，一般5~10ml/min，但心功能不全、年老体弱和婴幼儿患者输注速度要慢，以防导致循环超负荷。

不良反应及注意事项 不良反应主要包括：①过敏。②心功能或肾功能不全的患者可能会出现容量超负荷。③输血相关的急性肺损伤。④感染经血液传播的病毒等。FFP解冻后若不能马上输注，应储存于4℃冰箱中，并于24小时内输注，避免凝血因子失活。

（陈规划　易慧敏）

lěngchéndiàn shūzhù

冷沉淀输注 (cryoprecipitation infusion) 通过静脉注入冷沉淀改善凝血功能，减少出血或防止出血的治疗方法。将新鲜冰冻血浆置4℃条件下融化，待其融化只剩少量冰渣时取出重新离心，移除上层血浆，剩下不易融解的白色沉淀物即为冷沉淀。冷沉淀主要含有五种成分：丰富的因子Ⅷ（浓度约为新鲜冰冻血浆中的10倍）、纤维蛋白原、血管性假血友病因子（vWF）、纤维结合蛋白（纤维黏连蛋白）及因子ⅩⅢ。融化后的冷沉淀物澄清淡黄或略带乳黄，允许有微量细小颗粒存在，如出现大块不溶物则不能输注。

适应证 ①先天性或获得性纤维蛋白原缺乏症：对严重创伤、烧伤、白血病和肝衰竭等所致的纤维蛋白缺乏，输注冷沉淀可明显改善预后。②先天性或获得性凝血因子Ⅷ缺乏症：由于冷沉淀中含有丰富的因子Ⅷ，故常用作因子Ⅷ浓缩剂的替代物。③血管性血友病（vWD）：血管性血友病表现为血浆中vWF缺乏或缺陷，因冷沉淀中含较高的因子Ⅷ和vWF，所以vWD替代治疗最理想的制剂是冷沉淀。④儿童及轻型成年人甲型血友病：甲型血友病的治疗主要是补充因子Ⅷ，冷沉淀是除因子Ⅷ浓缩剂外最有效制剂之一。⑤肿瘤手术等外科手术：冷沉淀中含有凝血因子和纤维黏连蛋白（Fn），Fn可在细胞表面形成坚固的网状结构，促进创面修复，术前、术中和术后输注或局部外用可减少术中出血量，伤口愈合快且平整。⑥严重感染及重症创伤。⑦低血容量性休克并发弥散性血管内凝血。

输注方法 ①应按ABO血型相容原则输注，不需做交叉配血。②输注前应在37℃水浴中10分钟内融化，整个融化必须不断轻轻摇动，避免局部温度过高。③由于冷沉淀中含有-不稳定Ⅷ因子，解冻后不宜存放，融化后的冷沉淀要尽快输用，且要以患者可以耐受的最快速度输入。④血友病及其他凝血因子缺乏患者需输注因子Ⅷ。⑤未能及时输用的冷沉淀不宜在室温下放置过久，应在4小时内尽快输用，不宜放4℃冰箱，也不宜再冰冻，因为因子Ⅷ最不稳定，很容易丧失活性。⑥融化后的冷沉淀可以一袋一袋地由静脉推注，如在注射器内加入少量枸橼酸钠溶液，可避免注射时发生凝集而堵塞针头；也可一袋一袋地快速滴注；还可将数袋冷沉淀逐一汇总，并通过冷沉淀袋的出口部位加入少量生理盐水（10~15ml）稀释后滴注。

不良反应 少数输注时可发生过敏反应及非溶血性发热反应，但症状轻微。由于纯度高、容积小，输注单位量较大也不会引起循环系统的负荷增加。冷沉淀往往需要多人份、大剂量使用，所以增大了经血传播疾病和白细胞系统同种免疫的发生频率。冷沉淀含有大量的纤维蛋白原，大剂量输注可以引起血浆纤维蛋白原浓度过高，在体内积蓄使肾功能受损。

（陈规划　易慧敏）

fúzhàoxuè shūzhù

辐照血输注 (irradiance blood infusion) 静脉输入经过一定剂量的放射线照射后，灭活具有免疫活性的淋巴细胞后的血液及血液制品的治疗方法。一般除新鲜冰冻血浆外，全血、各种红细胞制剂及浓缩血小板、单采血小板和新鲜血浆，都需要进行辐照处理，以灭活淋巴细胞。输注辐照血目的是预防输血后移植物抗宿主病（post-transfusion-graft-versus-host disease，PT-GVHD）。国外辐照血使用较多，日本可达95%，而在中国只是对骨髓移植等患者使用，其他尚未普遍开展。1999年北京血液中心率先正式向临床提供辐照血。卫生部在2000年新修订的血站基本标准中将血液辐照仪列为中心血站的必备设备。

适应证 1996年美国血库联合会标准委员会制定了必须接受辐照血的标准：①对胎儿进行子宫内输血。②有选择性的免疫功能不全或免疫损害的受血者。③献血者与受血者有血缘关系。④受血者曾接受过骨髓移植或外周血干细胞移植。⑤HLA配合或血小板配合的血小板受血者。

另日本输血学会、红十字会在1999年也制定了自己的血液辐照准则：①心血管外科手术。②癌切除外科手术。③先天性免疫缺陷。④造血干细胞移植。⑤胎儿。⑥新生儿。⑦因接受脏器移植免疫系统功能低下。⑧老年人。⑨大出血、严重外伤。另外还有一部分疾病如白血病、淋巴瘤、恶性肿瘤、早产儿等也需要输注辐照血。在中国尚未有统一的临床应用标准。

辐照方法 血液照射通过血液辐照仪来实现，并选择合适的照射剂量，各个国家照射剂量不同，美国FDA规定辐照仪中心位置照射剂量为25Gy，辐照场中最小照射剂量不低于15Gy；日本JSBT要求照射剂量在15~50Gy范围内，具体剂量根据血液制品不同而有所区别；欧洲学术委员会制定的照射剂量为25~40Gy，英国剂量为25~50Gy。中国一般的推荐剂量是15~30Gy的^{60}Co或

^{137}Cs 照射。

输注方法 辐照血输注速度与普通血液制品没有明显差异，起始速度宜慢，之后可根据病情调快输血速度，休克患者可再适当加快，年老、心肺疾病患者速度宜慢，血小板、冷沉淀等需快速输注。

不良反应及注意事项 使用辐照血同时也要不断警惕和评估血液制品的安全性。①辐照血可以避免发生输血后移植物抗宿主病以及其他的免疫反应，然而其同样为血液制品，也会发生输血后细菌污染反应、输血后循环超负荷等输血反应；也可引起输血性相关疾病的传播。由于血液在辐照后的一周内 K$^+$ 升高迅速，因此对不能耐受较高 K$^+$ 的新生儿、早产儿、肾功能不全患者以及大量输血的患者不适用，血液辐照后应立即使用，同时由于辐射剂量不足以将细菌及病毒灭活，且不能排除辐照引起细胞或微生物基因突变的可能，因此评估使用辐照血的安全性更为重要。②照射对于血液中红细胞的代谢及功能会产生一定影响，时间越长，更会加重损伤，因此美国 FDA 推荐辐照红细胞制品有效期为辐照后 28 天，FDA 推荐血小板保存期间 5 天内任何时间辐照，并可以储存到 5 天；粒细胞应在辐照后 24 小时内应用。日本辐照血保存时间同原制品相同，都为 21 天。

（陈规划 易慧敏）

xuèjiāngdànbái chéngfèn shūzhù

血浆蛋白成分输注 （plasma protein fractioninfusion）

将不同的具有特殊功能的血浆蛋白输注给患者以达到治疗相关疾病目的的治疗方法。正常人体血浆成分中蛋白质成分所占比例最多，达血浆溶质干重的 50% 以上，且成分复杂，主要有白蛋白、免疫球蛋白组成，也包含部分凝血因子、酶类以及激素等。目前常用的血浆蛋白成分输注治疗主要有白蛋白、免疫球蛋白以及凝血因子等。临床上不同血浆蛋白成分输注在多种疾病的治疗中具有非常重要的意义。其中输注凝血因子多是通过输注新鲜冰冻血浆或冷沉淀等方式进行，具体见相关条目。由于人血浆内的免疫球蛋白大多数存在于丙种球蛋白（γ-球蛋白）中，这里主要介绍白蛋白及丙种球蛋白输注。

适应证及禁忌证 白蛋白又称清蛋白，占血浆总蛋白的 40%~60%，由肝合成，血浆半衰期 15~20 天。具有维持血浆胶体渗透压、结合运输血浆小分子物质、调节激素作用活性、提供组织代谢原料等重要功能。白蛋白输注的适应证包括：①长期营养缺乏导致的低蛋白血症。②肝硬化大量腹水以及围术期支持治疗。③各种肿瘤、手术、外伤、烧伤、感染等外科病程的高分解代谢状态以及体液大量丢失所致的低蛋白血症。④脑部疾病引起的颅内压升高。⑤肾病综合征等内科疾病。⑥白蛋白水平严重下降并影响生理功能时。白蛋白输注的禁忌证包括：①对白蛋白有过敏史者。②高血压、心功能不全而无循环容量不足的患者。

丙种球蛋白是一类血浆蛋白的统称，主要由淋巴细胞合成，其本质是抗体，主要由 IgA、IgG、IgM、IgE、IgD 5 种组成，其中 IgG 在血浆中占比例最高，在被动免疫中起主要作用。丙种球蛋白的生产原料来源于健康人血浆和人胎盘血，属于血制品，其输注适应证主要有：①严重感染，规范针对性抗生素治疗效果不佳。②器官移植、造血干细胞移植等围术期的支持治疗。③其他各种疾病导致的免疫球蛋白水平和功能低下。④一些自身免疫性疾病通过注射免疫球蛋白也有一定疗效。对免疫球蛋白成分过敏者、抗体介导的自身免疫性疾病应慎用免疫球蛋白。

输注方法 白蛋白可依据患者病情静脉滴注，但对于老年及心功能不全的患者可采用适当稀释后输注或选用不同浓度（5%、10%、20%）的白蛋白制剂，并在输注后适当利尿治疗，治疗期间应依据中心静脉压等调整滴速。对重症感染和免疫球蛋白水平低下或功能异常的患者输注免疫球蛋白，一般可给予 200~400mg/d 的剂量，并依据感染控制情况和检验结果进一步补充或调整。

不良反应 白蛋白一般没有明显的不良反应，过敏发生概率很低。由于其会升高血浆胶体渗透压，过快输注可引起循环超负荷。由于创伤失血等原因造成的血浆胶体渗透压降低可以用血浆代用品纠正。免疫球蛋白输注的不良反应主要是过敏反应，也有感染丙型肝炎等血液传播性疾病的风险，长期输注可能引起抗抗体的产生而导致疗效降低。乙型肝炎免疫球蛋白、破伤风抗毒素等专门的抗毒素虽然也属于免疫球蛋白范畴，但习惯上不属于免疫球蛋白输注的范畴。

（陈规划 易慧敏）

zàoxuè shēngwùgōngchéngzhìpǐn

造血生物工程制品 （haematogenesis bioengineering products）

通过应用普通的或以基因工程、细胞工程、蛋白质工程、发酵工程等生物技术获得的微生物、细胞及各种动物或人源的组织和液体等生物材料制备的具有造血功能的生物制品，主要用于疾病的治疗。现广泛应用于临床的主要有以下几种。

粒细胞集落刺激因子（CSF） 一种多肽链的细胞生长因子，能够促进造血干细胞和造血祖细胞的增殖、分化、成熟及释放，而且对于内皮祖细胞、单核细胞以及树突状细胞等多种细胞具有生物学作用。重组人粒细胞集落刺激因子（rhG-CSF）是由植入人的 G-CSF 基因的大肠杆菌通过重组 DNA 技术制造，其与天然 G-CSF 具有相同的生物活性和氨基酸序列。20 世纪 80 年代，rhG-CSF 开始用于临床，1991 年在美国首先上市，现已获得广泛的临床应用。随着细胞生物学、分子生物学、循证医学、移植技术的迅速发展及临床应用经验的积累，rhG-CSF 已不仅局限于治疗肿瘤放化疗后引起的粒细胞减少症，在造血干细胞移植、急性白血病治疗、器官移植中中性粒细胞的恢复、免疫调节等方面也发挥了重要作用，而且与抗生素合用可预防或治疗感染。

促红细胞生成素（EPO） 由肾近曲小管产生的一种酸性糖蛋白，其相对分子质量约34kD，主要作用于骨髓造血细胞，与红细胞膜上特异的促红细胞生成素受体结合从而促进红系祖细胞增生、分化最终生成成熟的红细胞，促进血红蛋白合成。1983 年克隆出促红细胞生成素，1987 年合成重组人红细胞生成素（rh-EPO），到 1989 年很快应用于临床治疗肾性贫血。rh-EPO 的基因序列和 EPO 的基因序列大体相同，只是在其基础上增加了数个糖基。促红细胞生成素用于治疗肾性贫血、新生儿贫血、癌性贫血等，并能够提高肿瘤放射治疗以及化

学治疗的疗效，与粒细胞集落刺激因子配合使用可以产生协同作用，同时还具有促进血管生成、胚胎发育、组织保护、抗感染等作用。

血小板生成素（TPO） 又称巨核细胞生长形成因子，是一种由 332 个氨基酸组成的糖蛋白，主要由肝、肾分泌，TPO 是刺激巨核细胞生长及分化的内源性细胞因子，可以与巨核细胞中的特异性受体 MPL 结合，参与巨核细胞的增殖、分化、成熟及血小板生成的全过程。重组人血小板生成素（rh-TPO）是一种完全糖基化的蛋白，利用基因重组技术由中国仓鼠卵巢细胞产生，具有与 TPO 相同的氨基酸序列和结构，即具有 TPO 受体结合位点和富含糖基的羧基末端位点。血小板生成素应用于肿瘤化疗、放疗及干细胞移植后引起的血小板减少，还可应用于再生障碍性贫血、特发性血小板减少性紫癜、骨髓增生异常综合征等血液疾病引起的血小板减少症，也可应用于肝硬化引起的血小板减少等疾病的治疗。

（陈规划 易慧敏）

zìtǐ shūxuè

自体输血（autohemotransfusion） 将患者自己预先贮存的血液或术中失血回收后重新回输到体内，以达到输血治疗目的的治疗方法。属于外科输血的范畴。自体输血作为一种治疗方式已有近 200 年的历史。随着人们对输血相关疾病，特别是输血后肝炎和艾滋病的关注，异体输血的缺点逐渐被人们所认识，自身输血才越来越被患者和医务人员接受，特别是近几年来输血技术的发展，也推动了临床自体输血的发展。

适应证 ①在成年人，自体

输血一般适应于估计术中出血在 600ml 以上的手术，如骨科手术、心脏和大血管手术、大器官移植术等；清洁伤口引流的血液及无过度溶血者；失血量不能准确估计者；失血量估计已超过总血容量10%需输血的手术患者，如血气胸、肝脾破裂、宫外孕等急症手术；其他出血较多手术：颅内肿瘤、门脉高压分流术等。另外，不能输异体血或无其他替代血源者（如特殊血型——Rh 阴性、宗教信仰限制），有过严重输血反应病史者都可以实施自体式输血。②对于儿童，因其全身血容量基数小，即使少量的血液回输（50~100ml）也是有意义的。

禁忌证 自体输血不适应于以下几种情况：①恶性肿瘤手术，术野中有恶性肿瘤细胞污染者。②手术创面有感染或胃肠液、胆汁污染或细菌、粪便、羊水和消毒液污染，或出现严重溶血者。③胸腹腔开放性损伤超过 4 小时或在体腔中存留的血液超过 3 天，有溶血和被污染的危险者。④人类免疫缺陷病毒（HIV）感染者及乙肝患者因为操作者有被感染的危险，应慎重对待。⑤使用胶原止血物质的患者有导致血栓的可能，应慎用或禁用。

临床意义 只要严格掌握适应证及禁忌证，自体输血的临床意义包括：①可避免输血的疾病传播。②可避免输异体血导致的免疫功能降低，避免异体输血免疫作用所致的溶血、过敏反应及移植物抗宿主病。③多次采集自体血可刺激患者骨髓造血细胞再生，有利于患者术后恢复。④回收的血液中不仅红细胞内 ATP 和 2,3-二磷酸甘油酸含量高于库血，有较好的携氧能力，而且减少了输异体库存血所致的高钾、低钙

血症及代谢性酸中毒危险。⑤设备简单，节省时间，减少工作程序，可避免同种异体输血引起的差错事故，同时为无供血条件的地区开展外科手术创造了条件。⑥是临床节约血液资源一种行之有效的方法，能很好地缓解血液的供需矛盾。⑦能降低输血的费用，减轻患者的医疗负担。

输注方法 自体输血目前主要有三种应用形式：回收式自体输血、预存式自体输血、稀释式自体输血。

不良反应及注意事项 虽然自体输血有以上种种优点，但并非绝对安全，其有血液被污染的可能，亦有溶血等危险性。因此，自体输血仅适用于那些有可能需要输血的患者。而且采血对象及采血量应根据患者的耐受性和手术需要来综合考虑，患有贫血，严重心、肝、肺、肾疾病的患者，严重高血压，主动脉狭窄，癫痫发作活动期的患者，吸引回收创面有回收药物，恶性肿瘤的患者，菌血症或感染性发热的患者以及产科手术含有大量羊水的血液一般不宜采用自体输血。

（陈规划 易慧敏）

huíshōushì zìtǐ shūxuè

回收式自体输血 （reclaim auto-hemotransfusion）

在严格无菌操作下，采用先进的血液回收装置将患者手术中或体腔内的失血进行回收，并经过机器过滤、洗涤、浓缩，滤除血液中的组织碎块、血凝块、脂肪等，将血液中的有效成分（红细胞）再回输给患者的输血方法。

适应证 ①回收式自体输血适应于手术前后的出血。②出血量在 600ml 以上的外伤后出血。③预期出血较多的手术，如肝移植、心脏移植、心肺联合移植、

骨科全髋置换、脑动脉瘤手术、肝破裂、脾破裂、宫外孕大出血等。④不能输异体血的患者，如特殊血型，宗教信仰等。

禁忌证 见自体输血。

血液回收方式 ①非洗涤血液回输法：血液回收后经枸橼酸钠或肝素抗凝、过滤后，全血血液回输给患者的一种自身输血方式。此种方式设备简单，操作方便；血液回输迅速，回收率高，回输血液为含有血小板、血浆等的全血，不会导致稀释性血小板减少或凝血因子减少等情况。但却不能有效清除血中脂肪微粒、游离血红蛋白、钾离子、抗凝剂、激活的凝血因子等，理论上有导致高钾血症、急性肾衰竭、弥散性血管内凝血（DIC）等并发症的危险性。②洗涤红细胞血液回输法：将回收血液用肝素或抗凝血药物抗凝，过滤器过滤，回收血液达一定容积后离心，使红细胞与血浆分离，并用大量生理盐水洗涤红细胞后，将浓缩红细胞回输给患者。这种回输方式可获得血细胞比容达 0.55~0.60 的红细胞悬液，并能较彻底清除血液中的游离血红蛋白、钾离子、前凝血物质、抗凝剂等，还可有效清除脂肪微粒。

并发症及注意事项 由于血液回收过程会导致血小板损害，回收的血液经与体腔浆膜接触和洗涤处理等过程，使血小板聚集消耗和清除，同时会丢失血浆蛋白和凝血因子，因此大量回输经洗涤的回收血液有可能造成患者稀释性凝血功能障碍和凝血酶原时间、部分凝血活酶时间和凝血酶时间及出血时间轻度延长。尽管目前没有案例表明术中回输自体血液与血小板功能障碍和凝血功能障碍有明确的直接关系，人

们还是建议此种方式输血时同时补充血浆和血小板，并回收的血液体外时间不应超过 4 小时。

（陈规划 易慧敏）

yùcúnshì zìtǐ shūxuè

预存式自体输血 （pre-keep auto-hemotransfusion）

患者身体状态允许的情况下对其血液或血液成分进行有计划分阶段的采集并保存，当患者在择期手术或以后需要时再进行血液回输的输血方法。又称储存式自体输血（predeposit autologous transfusion，PAT）。稀有血型的患者在身体状态好时采集自身血液储存起来以备急需也属于预存式自体输血。

适应证及临床意义 根据美国血库（AABB）的标准规定只要患者血红蛋白浓度 ≥110g/L，血细胞比容 ≥0.33 者均可应用预存式自身输血。在中国预存式自体输血适于：①一般情况良好，外周血象及造血机制正常，符合采血条件和将来可能需要的输血患者。②患者采血前血红蛋白浓度男 ≥120g/L，女 ≥110g/L，红细胞比容>0.34。③有严重输血反应病史者。④稀有血型患者血常规指标可适当放宽。预存式自体输血可以提高输血的安全性，避免疾病经血液传播的危险；增加血液的供应，缓解血液供应紧张问题；减少输血免疫反应的危险；促进患者造血功能增强；无免疫抑制作用；稀释血液使微循环得到改善，有利于氧的释放。

采血方法 血液的采取一般取肘正中静脉进行，在采血时间上，成年人术前 1~3 周分次抽取，小儿应在术前 4 周或更早时间开始，对于预计出血量较大的患者采用"蛙跳"式采血方式，即总血量分几次采集，每两次采血时间间隔一定时间（一般为

5 天），一段时间后采集到所需要的血液总量；对于预计出血量小或需要备血量较小的患者可一次性采集够所需血量。在采血量上，通常成年人每次 200～400ml，预计出血量在 800ml 之内的，可一次性采集 2 单位血液；估计出血量在 1500ml 之内的可分两次采集 3～4 个单位血液；每次采血量不超过总血容量的 8%；最后一次采血成人应在手术 3 天前完成，儿童至少在术前 1 周终止采血。

禁忌证及注意事项 本输血方法禁用于：①有细菌感染正在给予抗生素治疗的患者。②不能耐受放血的疾病如严重主动脉狭窄，室性心律不齐；3 个月内发生过心肌梗死。③贫血的患者。④出、凝血功能障碍者。⑤血管不适宜 16G 针穿刺者。预存式自体输血需注意：①在血液的贮存过程中有可能发生细菌污染。②输注全血可使患者出现循环容量超负荷的情况。③多次采血亦有增加患者贫血的可能。④采血期间有可能发生患者头晕、心悸、血压降低、血管迷走神经增强等问题。因此建议在采血过程中口服铁剂有利于红细胞的生成，儿童应按 2mg/kg 补充铁剂，若患者因胃肠道不良反应而不能服用铁剂可给予促红细胞生成素（EPO）。

（陈规划 易慧敏）

xīshìshì zìtǐ shūxuè
稀释式自体输血 (attenuate auto-hemotransfusion)

在患者麻醉后，经静脉采集患者一定量的自身血液并在室温下保存备用，同时向患者输入一定比例的晶体液或胶体液，维持血容量，使血液适度稀释，之后根据术中失血情况，将其自身血再回输给患者的输血方法。是 20 世纪 60 年代发展起来的一项输血新技术。该输血方式中输注的晶体液或胶体液将血液适当稀释，降低血液的黏滞度，改善微循环，不影响组织供氧和血凝机制；血液稀释使血液的有形成分丢失减少；采集的自身血在体外仅贮存几个小时，血小板与凝血因子仍具有活力，将富含血小板与凝血因子的自身血于术后回输，可减少术后出血；无需交叉配血试验，可避免差错事故；稀释式自体输血方法简单，费用低，适应范围广，特别是对需要深低温麻醉、体外循环条件下实施心内手术的患者更有价值。

适应证 ①预计术中失血达 600～2000ml，术前血红蛋白（Hb）>110g/L，血细胞比容>0.35，血小板>100×10⁹/L，凝血酶原时间正常的患者。②心电图正常及心肌功能正常的患者。③无限制性（阻塞性）肺部疾病、肝硬化及肾疾病者。④特殊血型如 Rh 阴性血型。⑤患有恶性肿瘤或感染的患者，在没有术中失血不可回收等方面的限制时可应用该输血方式。⑥尤其适合术前 Hb 增高的体外循环手术的患者。⑦可能存在菌血症的患者，虽不宜应用预存式自体输血（细菌可在血内繁殖），但仍可选择本输血方式。故稀释式自体输血是应用在各类出血量大的手术中节省库血用量的有效方法。

禁忌证 虽然稀释式自体输血方法简单，适应范围广，但对以下情况仍要慎重。①心、肝、肾功能不全的疾病，如充血性心力衰竭、冠心病、严重高血压。②缺氧性疾病，如重度贫血、脓毒血症等。③有白蛋白合成障碍、血液凝固功能障碍的疾病。

输注方法 自体输血操作一般是在手术当天早上进行，虽然该操作对麻醉方式无特殊要求，但为了安全建议在全身麻醉下进行，术者从患者一侧静脉采血，同时从另一侧静脉输入 3～4 倍的电解质溶液及血浆增量剂，如电解质平衡代血浆、羟乙基淀粉氯化钠代血浆和右旋糖酐氯化钠代血浆。在这个过程中，要保持患者的血容量正常。采集的血液可保存于 4℃冰箱内，如果手术时间小于 4 小时，也可保存于室温条件下。取血量决定于患者的身体状况和估计术中可能的失血量，每次可采 800～1000ml，一般以血细胞比容不低于 25%，白蛋白 30g/L 以上，Hb 100g/L 左右为限，采血速度约为 200ml/5min。当手术中失血量超过 300ml，或虽出血量小但出现循环动态不稳定时，可开始输给自体血。先输最后采取的血，因为最先采取的血液，最富于红细胞和凝血因子，宜留在最后输入。

（陈规划 易慧敏）

xuèyè dàiyòngpǐn
血液代用品 (blood substitute)

人工合成的用于血源短缺时输注并代替血液某些成分及其功能的溶液。一般包含血浆代用品和红细胞代用品，狭义的血液代用品主要是指后者。目前，各种血浆代用品在临床上使用广泛，而红细胞代用品由于产品技术尚未完全成熟，国内临床上很少使用。

血浆代用品 人工合成的与血浆等渗的胶体溶液，多为高分子化学物质，用于暂时替代来源受限的血浆以维持血浆胶体渗透压和有效循环血容量。

由于急性外伤、烧伤、手术、疾病等导致短时间内大量失血或体液大量丢失，维持有效循环血容量的血浆胶体成分（如血浆清蛋白等）急剧减少，治疗时如仅输注生理盐水或平衡盐等晶体溶液不能提高胶体渗透压，扩容效果差。胶体溶液是指溶质分子直径1~100nm的溶液。按其来源可分为天然胶体和人工胶体，天然胶体液包括白蛋白、新鲜及冰冻血浆，其中白蛋白是血浆中产生胶体渗透压的主要物质。以人工胶体为主要成分的血浆代用品，其胶体渗透压与血浆相当，能替代后者扩充有效循环血容量、改善微循环，在手术、抢救低血容量性休克等治疗中应用广泛。

理想的血浆代用品应该具有以下特点：①无毒性和抗原性，不与机体产生反应，生物惰性好。②能在血管中暂时存留以维持血浆胶体渗透压，改善微循环。③较易被机体代谢，不蓄积在体内。④不改变血浆正常成分和治疗药物的作用，一定剂量内对凝血系统和脏器功能无明显影响。⑤性质稳定，方便贮存、运输。目前临床上常用的血浆代用品主要有右旋糖酐、羟乙基淀粉、明胶类注射液（如聚明胶肽）以及聚乙烯比咯烷酮。

右旋糖酐 又称葡聚糖。依据分子量的大小分为中分子量和低分子量右旋糖酐，前者分子量平均约70kD（Dextran 70，D70），临床常规使用浓度为6%的中分子右旋糖酐和0.9%生理盐水组成的混合配方溶液，血浆半衰期6~8小时，扩容作用约维持4小时。可完全替代治疗失血量占总血容量20%以内者而无须输血。不良反应和副作用主要有：①皮疹、血管神经性水肿等类变态反应，

发生率低于1%，过敏性休克等严重过敏反应罕见。②肾功能异常，特别是本身存在肾功能不全者更易发生。③凝血功能异常。④过量过快使用引起循环超负荷。因此中分子右旋糖酐不应用于有过敏史、肾功能不全、血小板功能异常者，对于心功能不全患者也应慎用。每天使用量一般不超过1000ml。低分子右旋糖酐平均分子量约40kD（Dextran 40，D40），临床使用10%低分子右旋糖酐与5%葡萄糖的混合配方，每日使用量同D70。相对于中分子右旋糖酐，D40的分子量小，血浆半衰期短，1.5~2小时。其胶体渗透压高，具有渗透性利尿的作用。此外还可应用其抗凝特性，改善微循环和组织灌注，预防器官功能障碍，也常用于显微外科手术。

羟乙基淀粉 是目前临床最常使用的血浆代用品。天然的支链淀粉易被血浆α-淀粉酶快速水解，而在C2、C6位置上用羟乙基团取代葡萄糖基则能延缓淀粉被水解的过程，延长其血浆半衰期。因此，影响羟乙基淀粉药物特性的主要指标除了相对分子量外，还有羟乙基的取代程度，也就是羟乙基取代的葡萄糖分子占总的葡萄糖分子的比例。通常用（平均分子量/取代程度）表示羟乙基淀粉的药理学特性。一般来说，平均分子量决定其扩容效力；取代程度决定羟乙基淀粉的血浆半衰期。临床常用的羟乙基淀粉制剂还混合一定的晶体组成等渗溶液。依据分子量和取代程度的

不同，可将羟乙基淀粉产品大致分为三代（表）。

不同代的羟乙基淀粉具有较大的药理学作用差异，由于第二代和第三代产品相对于第一代其扩容效果良好，在改善微循环、抗休克、抗机体炎症反应等方面具有优势，且各种副作用均较小，目前成为市场的主流，而第一代产品已很少使用。第二、三代羟乙基淀粉具有降低血液黏滞度、改善微循环和增加组织氧供、减轻炎症反应、防治休克等作用，也用于治疗毛细血管渗漏综合征（capillary leakage syndrome，CLS）、脑梗死、外周动脉阻塞等微循环障碍相关疾病，此外还用于治疗肝硬化大量腹水。

羟乙基淀粉的副作用同样在不同代的产品间具有差异，一般新一代分子量小、取代度低的产品各种副作用均低于老一代产品。其副作用主要有：①过敏反应，发生率很低，特别是第三代产品，其过敏的发生率仅为0.06%。②体内蓄积和肾功能损害，主要见于第一代的羟乙基淀粉，在第二、三代产品由于其分子量较小，容易被淀粉酶水解并由肾清除，该副作用已较少见。即使是一些肾功能治疗前已存在异常的患者，使用羟乙基淀粉也不会产生蓄积和加重肾功能障碍，但长期大量使用时仍应注意监测。③影响凝血功能，也主要见于第一代产品，目前对第二、三代产品的凝血功能影响作用存在争议，有学者认为其有影响，但多数学者认为治

表　羟乙基淀粉产品

产品代数	标号	平均分子量（kD）	取代度	半衰期	代表（商品名）	最大使用量
第一代	500/0.7	480~550	0.7	大于12小时	Lamasteril（1974）	现已少用
第二代	200/0.5	200	0.5	3~4小时	HAES（贺斯，1982）	1500ml/天
第三代	130/0.4	130	0.4	2小时	Voluven（万汶，2000）	2000ml/天

疗量时影响很小，没有意义，特别是第三代的产品，是目前公认的对凝血影响最小的人工胶体血浆代用品。临床对于需长期大量使用羟乙基淀粉的患者一般均定期监测凝血功能，可便于发现凝血异常。④干扰血浆淀粉酶，羟乙基淀粉可提高血浆淀粉酶浓度，有时会干扰胰腺疾病的诊断。由于上述药理特性，羟乙基淀粉禁用于循环液体过多（肺水肿）、心功能不全、颅内出血以及已知对其成分过敏的患者。

明胶类注射液　明胶是一种水溶性蛋白质混合物，目前常用的明胶类注射液主要有琥珀酰明胶和聚明胶肽，可由动物蛋白或植物蛋白提取制造，两者的平均分子量约为 35kD。临床使用的制剂也是与多种晶体离子溶液组成的等渗平衡液。由于分子量较小，扩容能力较羟乙基淀粉为低，半衰期 4~6 小时，在抢救过程中可能需要多次输注。由于其本身对凝血系统几乎没有影响，因此可以大剂量使用，使用量可远远高于羟乙基淀粉和右旋糖酐，但应保持红细胞压积（HCT）不低于 25%，年龄大、心肺功能储备不佳者不应低于 30%，同时避免因血液稀释导致的凝血功能异常。主要不良反应有：①过敏反应，明胶制剂多为来源于动物的异种蛋白，有报道称其过敏的发生率高于羟乙基淀粉和右旋糖酐。②影响凝血系统，主要是由于大量输注导致凝血因子稀释造成的。③体内蓄积，一般认为多见于肾功能异常的患者，在一定时间内仍可被体内蛋白酶水解代谢。禁用于心功能不全、肺水肿、肾功能不全、已知过敏的患者。

除了上述三种临床最常用的血浆代用品外，聚乙烯吡咯烷酮（polyvinylpyrrolidone，PVP）也被用于制备人工胶体血浆代用品，但目前相关的报道较少，也并没有广泛使用。

血液代用品　狭义的血液代用品是指能够携带氧气和二氧化碳、维持血液渗透压及酸碱平衡和扩充容量的人工制剂，即红细胞代用品，用于战伤、急性失血性休克、体外循环、离体器官保存和血源紧缺的情况下，代替红细胞输注而为机体提供有效的携氧物质。

理想的血液代用品应能在肺内高氧情况下迅速结合大量氧气，在组织低氧状况下特异性的而不是整个循环途中释放，有效地进行 O_2 和 CO_2 的交换；代谢和排出过程中不应该有组织损伤和影响器官功能的副作用；不造成血流动力学紊乱；产品稳定，易于生产等优点。

目前常见的血液代用品主要有全氟碳化合物、交联血红蛋白、聚合血红蛋白等，由于心血管并发症、肾功能异常等副作用，目前均没有得到广泛应用。目前的技术尚不能生产出理想的血液代用品。

（陈规划　易慧敏）

shūxuè bìngfāzhèng

输血并发症（complication of blood transfusion）　由输血产生的与治疗目的相悖的不良反应。输血并发症可分为输血反应与输血传播相关性疾病。

输血反应　患者因输血导致的与输血目的无关的任何不良反应。主要包括非溶血性输血发热反应、输血后过敏反应、输血后溶血反应、输血后细菌污染反应、输血后循环超负荷、输血相关性急性肺损伤、输血相关性移植物抗宿主病、输血后肝功能异常等。

应依据输血指标严格控制输血量，并定时检查凝血功能、血小板数量等，及时发现溶血等输血并发症的发生，尽快对症治疗。由于全血含有白细胞抗体、血浆蛋白抗体高易产生输血不良反应，并且输全血可引起循环负荷过重，并增加疾病传播的发生率，因此需要我们更新观念，提倡成分输血，成分输血可以根据患者不同需要，将经过物理和化学方法分离、纯化和浓缩的各种血液成分（细胞、血浆、血浆蛋白等）输给患者，有利于对血液的有效利用，减轻患者负担，减少输血并发症的发生率。为减少输血并发症的发生，采血及输血应严格无菌操作，采输血器应用一次性合格产品，确保血液及血制品贮存和运输过程在低温状态下，保证血液及血制品的质量，切断一切可能的污染环节；输血前交叉配血，并严格核对患者和供血者姓名、血袋号和配血报告有无错误，采用同型输血，防止溶血反应发生。

输血传播相关性疾病　病毒及细菌性疾病可通过血液传播，通过输血可能传播的疾病主要有输血后乙肝、输血后丙肝、艾滋病、巨细胞病毒感染、EB 病毒感染、梅毒、疟疾、弓形虫感染等。其中以输血后肝炎、疟疾最为常见。为减少因输血造成的各种疾病必须严格选择供血者，详细询问病史，对供血者应进行体格检查，对采集的血液标本进行灵敏而特异的方法进行检测，如 HBsAg、抗 HBc 以及抗 HIV 等，检测有肝炎及黄疸原因不明者暂不可献血，疟疾未经治疗或治愈未满 3 年者不应献血。血液制品应该在生产过程中采用有效的手段进行灭活病毒。采血、输血及血制品制备过程中严格按照无菌原则。鼓励自体输血，对于受血者建立良好的随访系统。

（陈规划　易慧敏）

fēiróngxuèxìng shūxuè fārè fǎnyìng

非溶血性输血发热反应

（non-haemolyticus blood transfusion pyrogenetic reaction）　输血前无发热，在输血中或输血后1小时内体温升高1℃以上，并排除其他导致急性体温升高的原因。其在红细胞及血小板输注过程中的发生率分别为 0.2%～6.8% 和 0%～37.5%。

发病机制　①热原反应：蛋白质、细菌的代谢产物或死菌等外源性致热原污染输血用具及制剂，导致发热。近来由于一次性输血器具的使用，致热原引起的发热反应逐渐减少。②免疫反应：受体血液中的白细胞凝集素及受体产生针对白细胞及血小板的抗体是发生免疫反应的主导因素，白细胞凝集素及抗体与供者的白细胞及血小板上的抗原结合反应，一方面可刺激供者白细胞释放致热原，另一方面由于抗原抗体的结合可引起受体血液中的补体激活从而引起发热。这一类患者主要见于反复输血者和经产妇。

临床表现　输血后体温升高达到或超过1℃，排除溶血、细菌污染、严重过敏等原因。恶寒、寒战是最常发生的症状，典型的临床症状通常表现为输血后5分钟出现面色潮红，30分钟出现自觉寒冷伴或不伴寒战、面色苍白，60分钟后出现发热，发病过程中可伴有恶心、头痛、心动过速、背痛，自限性纤维蛋白溶解等，但多数血压无变化。症状少则持续十几分钟，多则可能存在6～8小时。

诊断　目前非溶血性发热反应通常采用排除性诊断法，输血

中或输血后1小时内体温升高1℃以上，并排除其他原因导致者，可以诊断。其主要与细菌污染性输血反应及溶血性发热反应相鉴别，非溶血性发热反应经停止输血、对症处理后病情很快缓解，多数患者无低血压表现，而后两者属输血后严重的并发症，对症治疗效果欠佳。细菌污染性输血反应多有高热、休克、皮肤充血三大特征，治疗上须联合大剂量抗生素治疗。溶血性发热反应也有发热，但与输血量有关，重症患者可出现血红蛋白尿、毛细血管出血、少尿或无尿以及危及生命的休克等症状。但注意与轻度的溶血反应相鉴别。另外诊断过程中应排除药物反应、输液反应等与输血无关的其他因素所致的炎症反应。

治疗　应急处理措施：一旦发生输血发热反应，应立即停止输血，同时将受体血样与剩余血制品送检排除其他原因所致发热反应，可予解热镇痛药对症治疗，如阿司匹林。患者若存在血小板减少等相关疾病，可改对血小板凝血机制无影响的解热镇痛药治疗如对乙酰氨基酚。另外，必须给患者保暖，严重高热、寒战患者可予物理降温及哌替啶或异丙嗪等缓解寒战的药物治疗。

预防　①选用与HLA相合的供者血液成分：当受者血液中明确存在抗白细胞或血小板抗体时，应进行白细胞或血小板交叉配型试验，但目前欠缺简便、准确的试验方法。②输注去除白细胞的血液制品，去除90%或以上白细胞（白细胞含量少于 5×10^8/L）的血液可有效防止发热反应。③药物预防：在输血前用一些抗致热原性药物（阿司匹林），可有效防止发热反应的发生。目前对

于地塞米松及抗组胺药是否能防止这类反应，尚有争议。

（陈规划　易慧敏）

shūxuèhòu guòmǐn fǎnyìng

输血后过敏反应（post transfusion anaphylactic reaction）

输血后数分钟内发生的过敏反应。主要表现为面色潮红、咳嗽、皮肤荨麻疹等，严重者可出现呼吸困难、支气管痉挛甚至引起过敏性休克危及生命。人群中对血制品发生过敏反应的概率类似于对青霉素过敏反应的发生率，约为3%。研究显示输注血小板发生过敏反应的风险明显高于输注红细胞及血浆。

发病机制　①特应性变应原：受血者对普通特应性变应原（如血液中某些蛋白质）过敏，这种反应主要由IgE介导。②IgA相关性的过敏反应：发生这种反应的患者多数缺乏IgA（血清IgA水平<0.05mg/dl）或血清中存在特异性IgA抗体，也有部分患者血清IgA水平正常但存在主要针对IgA亚型或IgA同种异型的特异性抗体。IgA抗体通过与血制品中的IgA发生抗原抗体反应，促进血管活性物质释放（如肥大细胞释放组胺），活化补体等一系列免疫反应后引起全身反应。③受血者血液中存在针对其他免疫球蛋白的抗体。

临床表现　在输入几毫升血制品后，患者立即出现过敏反应为主的临床症状及体征。①皮肤：瘙痒、荨麻疹，严重者可出现血管性水肿。②呼吸系统：肺部听诊可闻及喘鸣音或哮鸣音，患者可表现为呼吸困难。③心血管系统：低血压、晕厥、心律不齐，可能引起过敏性休克。④消化系统：恶心、呕吐、胃肠道痉挛或者腹泻等。

诊断 ①血清 IgA 及抗体的检测：被动血凝实验可用于 IgA 抗体的检测，是美国及加拿大红十字会参考的实验室标准检测方法。但由于 IgA 抗体的检测费时且需要特殊实验室检测，对于在此类患者中大多数缺乏血清 IgA 的特点，因此推荐对受血者进行血清 IgA 水平筛查。②血清中其他免疫球蛋白、IgE 及特应性变应原的检测有助于诊断。

治疗 应急治疗措施包括：立即中止输血，生理盐水保持静脉输液通畅；使用抗组胺药物、糖皮质激素及肾上腺素等；必要时行气管插管、切开，防止窒息。

预防 过敏性输血反应可以通过以下措施避免。①抗组胺药物的使用：对有输血过敏反应史的患者，可以在输血前和输血后预防性使用抗组胺药物如苯海拉明、异丙嗪等。②输注去除 IgA 的血制品包括洗涤红细胞或冰冻红细胞或洗涤浓缩血小板：在给有输血后过敏史的患者输血时，对待输血制品进行检测以排除由于污染等可能引起相似临床症状的原因，同时对患者进行血清 IgA 水平测定。若患者血清缺乏 IgA 或水平较低，检测发现 IgA 抗体同时存在，此类患者可输注去除 IgA 的血制品。相反，可试着慢速输注一般血制品并注意观察患者反应。若患者血清 IgA 水平正常，又能排除其他原因引起的过敏反应，此类患者需终身输注去除 IgA 的血制品。③在可能出现 IgA 过敏反应的患者需要输注血浆及冷沉淀中的凝血因子时，应给予来自血清 IgA 阴性（血清 IgA 水平<0.05mg/dl）献血者的血制品。④对于血清中存在高浓度的 IgA 抗体或有严重输血后过敏反应的患者在输血前给予

以免疫球蛋白治疗，可减轻或抑制过敏反应。

（陈规划　易慧敏）

shūxuèhòu róngxuè fǎnyìng

输血后溶血反应（post transfusion hemolytic reaction）

输血后血管内外的红细胞由于免疫及非免疫因素而受到破坏引起的一系列反应，50% 以上输血致死的病例是由于溶血造成的。

病因及发病机制 按其发病因素可分为免疫性溶血反应及非免疫性溶血反应。临床上免疫性溶血反应常见，主要由血型不合所致，以补体介导的红细胞破坏为主。极少部分患者因血液中自身抗体破坏输入的异体红细胞引起，如自身免疫性贫血患者。非免疫性溶血反应较少见，主要见于输入有缺陷的红细胞（如过冷或过热），或在血制品中掺入低渗液体或对红细胞有损害的药物后造成的红细胞破坏。临床上所谓输血后溶血反应主要指免疫溶血性输血反应，因此按红细胞破坏的免疫机制分类，又可分为血管内溶血和血管外溶血。血管内溶血特征是红细胞在血管内被破坏，内容物（血红蛋白）被释放入血浆引起的一系列临床症状，补体的激活参与其中。血管外溶血主要是红细胞在组织中如在肝脾中被巨噬细胞吞噬而遭到破坏，造成血红蛋白代谢产物增多而引起的相应变化。同时，溶血反应按发病急缓又可以分为急性溶血性输血反应和迟发性溶血性输血反应。立即发生的溶血反应在输血后 24 小时内发生，可以为血管内溶血也可以为血管外溶血，重症患者多为血管内溶血。迟发反应一般在输血后几天发生，如镰状细胞性贫血患者在输注红细胞后 1 周左右出现背、腿或腹部疼痛，

发热，血红蛋白尿，常提示发生迟发性溶血性输血反应。

临床表现 主要与输血量、输血速度及输入的血型不合有关，轻者可表现为发热、恶寒、心动过速、腰痛，面部潮红，轻度低血压等，重症患者可出现血红蛋白尿、溶血性黄疸、心前区疼痛、毛细血管出血、少尿、无尿、危及生命的休克等症状。在全身麻醉的手术患者中仅表现为不明原因的术野渗血、低血压等。

诊断 抽取静脉血离心观察血浆由澄清黄色变为粉红色可证明存在溶血；将未输血液与患者输血前后血液重新进行血型鉴定及交叉配血试验，血型不合或有凝血可协助诊断；尿液检查提示血红蛋白尿，潜血阳性；进行细菌涂片和培养，排除细菌污染反应和其他非免疫因素造成的溶血。

治疗 ①抗休克：监测生命体征，建立静脉通道，晶体、胶体扩容增加有效循环血容量，输入新鲜同型红细胞并给予糖皮质激素予以缓解溶血性贫血，纠正电解质酸碱平衡紊乱。②保护肾功能：予以碳酸氢钠碱化尿液，促进血红蛋白结晶排出，防止堵塞肾小管。若休克纠正，尿量恢复，可给予利尿治疗加速游离血红蛋白排出，若致肾衰竭，应考虑透析治疗。③输血超过 200ml，出现弥散性血管内凝血，可考虑肝素治疗。④血浆置换：清除异形红细胞及产生的抗原抗体复合物。

预防 大多数情况下血型不合是由管理疏忽造成的，应杜绝在书写、核对等环节上出错，由专门训练的输血人员进行输血，对有输血史或妊娠史的患者应做不规则抗体筛选，尽量采用同型输血。

（陈规划　易慧敏）

shūxuèhòu xìjūnwūrǎn fǎnyìng

输血后细菌污染反应（post trans-fusion reaction of bacterial contami-nation） 患者输入受细菌污染的血液制品后，在输注 4 小时内出现寒战、高热、恶心、呕吐、呼吸困难、心动过速，甚至出现休克等全身性感染反应。受采血器具和贮存条件的限制，血液制品发生细菌污染的机会并不低。但随着低温保存、密闭式塑料输血器材的研究开发和推广应用，血液制品细菌污染的概率已大大降低。但一旦出现细菌污染反应，后果则非常严重。细菌污染占输血相关死亡率的 10% 以上，死亡率在 26%~41%。

病因 血液制品在采血或储存过程中被细菌污染的机会有很多，较常见的有：①献血者为无症状的菌血症者。②献血者皮肤消毒不彻底，穿刺处有细菌残留，或细菌存在于皮肤深层，常规皮肤消毒不能杀灭这些细菌。③采血环境空气消毒不达标，菌落数超标，细菌可通过针头进入血袋。④采血或输血器具消毒达不到要求或血袋有破损，或采血工作人员采血过程中无菌操作不严格。⑤血液采集后入库或出库过程中在室温条件下放置时间过久，或储血冰箱温度控制不严。

临床表现 多数急性起病，少数为延迟反应。绝大部分受血者在输血后 4 小时内出现寒战、发热、心率升高、血压下降。血常规检查发现白细胞明显增多。重型患者还可出现头胀、颜面潮红、烦躁不安、大汗淋漓、呼吸困难、恶心、呕吐、腹痛、腹泻、血压下降、脉搏细弱，甚至继发休克、弥散性血管内凝血（DIC）和急性肾衰竭而死亡。需要特别警惕的是，手术中出现的细菌污染反应，可能只有血压下降和创面渗血，无寒战、高热等表现。

诊断 受血者出现上述临床症状和体征，特别是检查发现血袋中血制品混浊，带有膜状物、絮状物；出现气泡、溶血、红细胞变紫红色和有凝块时，提示可能有细菌污染；确诊需结合以下实验室检查：①取血袋剩余血作直接涂片或离心沉渣染色镜检，如见细菌则可明确诊断。②对血袋的剩血、输血后患者的血液做细菌培养。

治疗 受血者可能出现细菌污染反应时应立即停止输血，观察血袋是否有絮状物及血液颜色，取血袋剩余血作直接涂片或离心沉渣染色镜检，并行细菌培养和药敏实验，为明确诊断和抗感染治疗提供依据。同时积极抗休克、抗感染治疗，保持静脉通道，使用广谱抗生素，或联合使用抗革兰阴性杆菌和抗革兰阳性球菌的几种抗生素，使用要早，剂量要大，要避免长期使用对肾有损伤的药物。待细菌培养和药敏结果出来，更改相应的有效抗生素。另外，积极防治 DIC 和急性肾衰竭等严重并发症。

预防 根据采血和储存血液可能受到污染的途径进行预防：①加强对献血者的筛查，对献血者的皮肤进行严格消毒。使用 2% 碘酊消毒后，再用 75% 乙醇（酒精）脱碘，比单纯乙醇（酒精）消毒杀菌效果更佳。②采血环境空气严格按照要求进行消毒。③采血工作人员严格遵守采血操作规程，加强无菌观念，采血前检查采血器具的消毒情况。④丢弃最初采集的部分血液。⑤限制血制品的保存时间或降低保存温度，输血前血制品外观检查。⑥采取新的工艺流程，减少和逐渐淘汰落后的方法，如手工法制备血小板等。

（陈规划 易慧敏）

shūxuèhòu xúnhuán chāofùhè

输血后循环超负荷（transfu-sion-associated circulatory over-load，TACO） 受血者由于快速或大量输血，在输血后 6 小时内出现急性呼吸窘迫、心动过速、血压升高、肺水肿等表现的严重输血并发症。在输血并发症中并不少见，发生率各家报道不一。输血者为老年心、肺功能不全者，婴幼儿或慢性贫血患者时，其发生率较高，为 1%~8%。

病因及发病机制 大量及快速输血是最主要原因。当大量或快速输血时，受血者体内循环血量急剧增加，血压升高，心脏前、后负荷增大。肺动脉压升高使得液体从毛细血管渗透至肺间质或肺泡，形成肺水肿。

临床表现 在某些高危患者，如老年人或幼儿，在输血后 1~2 小时即可出现呼吸困难、胸闷、发绀、咳嗽、咳血性泡沫状痰。多数患者出现头痛、心动过速和血压升高，这些虽无特异性，但较常见。另外，有的患者出现颈静脉怒张、双下肢水肿等心功能不全体征。

诊断和鉴别诊断 受血者在输血过程中或输血后 6 小时内，出现急性呼吸窘迫症状，心电监护提示心率加快、血压升高，肺部 X 线检查提示肺水肿则可基本诊断。如果中心静脉压和肺动脉楔压均升高，则可确诊。应与心力衰竭、休克和输血相关性急性肺损伤（TRALI）等鉴别。与 TRALI 有时鉴别较困难，前者血压一般下降，且补液升压效果较差，另外，TRALI 患者中心静脉压和肺动脉楔压一般正常或降低。

治疗　缓解呼吸窘迫症状和快速降压是最主要的治疗措施。其他措施包括立即停止输血输液；患者采取坐位、吸氧，缓解呼吸困难，必要时呼吸机辅助呼吸；应用利尿药降低循环血容量；出现心衰患者则应用强心限液治疗。

预防　该病很多时候是完全可以避免的，以下措施是一些行之有效的预防方法：①严格掌握输血适应证。②输血前明确受血者是否是该病的高危患者。③对高危患者应严格控制输血速度，一般控制在小于1ml/min。④有些高危患者输血前可考虑应用利尿剂。⑤严密监控心率、血压、中心静脉压、尿量、颈静脉充盈情况，根据中心静脉压高低调整输血、输液量和速度。

（陈规划　易慧敏）

shūxuè xiāngguānxìng jíxìng fèisǔnshāng

输血相关性急性肺损伤

（transfusion-related acute lung injury，TRALI）　在输血期间或输血后几小时内发生的以低氧血症和非心源性肺水肿为主要临床表现的呼吸窘迫综合征。TRALI发病率为输血患者中0.04%～0.1%，多数患者预后良好，低氧血症需气管插管的患者一般在48小时后可拔除气管插管，1～4天后胸部X线平片可恢复正常，少数可持续7天，无后遗症。尽管TRALI预后良好，但仍有5%～14%的病死率。

病因及发病机制　不论是什么因素引起的ALI，其主要病理变化是肺的微循环通透性增加，含蛋白的水肿液渗出到肺间质，引起肺弥散功能障碍，导致机体缺氧。研究显示，去白细胞袋装红细胞（PRBC）的液体可使肺微小血管的跨内皮细胞电离阻力

（transendothelial electrical resistance，TER）降低，并且增加内皮细胞内间隙，从而使内皮细胞的通透性增加；新鲜冰冻血浆（FFP）也可使TER降低，但作用没有前者快，降低幅度也较小；而袋装洗涤红细胞内的液体并不使TER发生明显改变。由此说明TRALI主要是与血浆成分有关。细胞和分子机制引起TRALI肺微血管通透性增高的机制有三个假说：①"抗粒细胞抗体"学说，认为供者（少数情况下是受者）血浆中存在抗粒细胞抗体，输血后由于抗原-抗体反应，导致肺微循环炎症反应。②"粒细胞激活"学说，认为血制品中存在脂肪和细胞因子等生物活性物质，在输注血液制品后激活肺微血管中的粒细胞，增加血管通透性。③"二次打击"学说，认为患者的状态（如脓毒血症、感染、应用细胞因子、外科手术等），或已输注的生物活性物质预激了受者的粒细胞，再输血时输入的抗体进一步激活已经预激的粒细胞，引起细胞因子释放，导致微血管损伤和渗漏。

临床表现　常为急性发病，在输血过程中或输血1～2小时后（部分患者可延迟至输血后6小时）出现突发性进行性呼吸窘迫，且不能用输血前原发性疾病解释。

TRALI最常见临床表现为呼吸急促、心动过速、低氧血症和发绀，部分患者伴有发热、烦躁、出汗和低血压，需气管插管的患者常存在咳嗽、气道压力增高、粉红色泡沫样痰等肺水肿表现；胸部听诊呼吸音低，后期可闻及管状呼吸音或湿啰音。胸部X线平片早期可无异常或间质浸润性改变，继而出现斑片状阴影，逐渐融合成大片状浸润阴影，其中可见支气管充气征，心影正常，

无肺血管充血表现。血嗜酸性粒细胞增多，伴中性粒细胞计数一过性下降。

诊断和鉴别诊断　TRALI的诊断主要依靠输血后出现急性肺损伤的临床表现，并且排除其他诱因导致的急性肺损伤。2005年美国国立心肺和血液研究所（NHLBI）TRALI工作组建议TRALI的诊断需满足以下原则：①肺动脉楔压≤18mmHg，或者无左房压升高的临床证据。②胸部X线正位片可见双侧肺浸润。③在呼吸空气的条件下，无论呼吸末正压（PEEP）水平如何，动脉$PaO_2/FiO_2 \leqslant 300mmHg$或者$SaO_2 \leqslant 90\%$。④输血前不存在ALI。⑤ALI症状和体征发生在输血和（或）血制品期间或输血和（或）血制品后6小时以内。NHLBI同时指出伴有其他引起ALI危险因素的患者，有可能也是TRALI；大量输血引起的ALI不属于疑似TRALI。TRALI的鉴别诊断包括：肺原发疾病、心脏原发疾病、输血相关的容量过负荷（TACO）、输血相关的细菌性脓毒症、严重的过敏反应以及其他因素引起的急性肺损伤等。

治疗　一旦发生输血相关性急性肺损伤，应立即停止输血。TRALI的治疗主要是支持治疗。72%的患者需要机械通气或加用呼吸末正压通气（PEEP），部分患者需要高浓度吸氧，有些严重病例甚至需要体外膜氧合，轻症患者可仅通过吸氧改善低氧，经治疗后48～96小时临床及病理生理学改变都将明显改善。TRALI的呼吸机治疗策略采用肺复张结合小潮气量的"肺保护性通气"策略，使$SaO_2 > 90\%$即可。有部分患者可出现低血压，必要时给予血管收缩药物维持重要脏器的灌

注。液体治疗时要注意对伴有液体容量过多的 TRALI 患者，或无法判断患者肺水肿是 TRALI 还是 TACO，需应用利尿剂，但对于不存在循环负荷过大的患者则没有必要给予利尿药。其他辅助治疗包括静脉滴注肾上腺皮质激素或（和）抗组胺药、肺泡表面活性剂等。糖皮质激素的疗效不确切，而且大多数患者支持治疗效果良好，故不推荐糖皮质激素的使用。另外，通过测量右心房压力或肺动脉楔压指导 TRALI 患者的输液治疗是有帮助的。一般情况下，大多数 TRALI 患者经过若干天的支持治疗可恢复肺功能，不会发生明显的肺纤维化或结构损害的改变。

（陈规划　易慧敏）

shūxuè xiāngguānxìng yízhíwù kàngsùzhǔbìng

输血相关性移植物抗宿主病

（transfusion associated graft versus host disease，TA-GVHD）免疫缺陷或免疫抑制状态的患者，输入含有免疫活性淋巴细胞的血液制品后，受者免疫系统不能识别免疫活性淋巴细胞，使其在体内增殖，进而攻击受者体内细胞和组织的一种输血并发症。其发病率较低，但死亡率却非常高（>90%）。

病因及发病机制　至今尚未完全阐明，受血者不能识别清除供者的免疫活性 T 淋巴细胞是其发生的主要机制。与其他各种类型的移植物抗宿主病一样，TA-GVHD 的发生发展也须同时具备三个条件：①移植物含有足够数量的免疫活性细胞，输入的免疫活性细胞数量与 TA-GVHD 的发病率和严重程度呈正相关。②供、受者之间的主要、次要组织相容性不一致，但须注意的是，两者的人类白细胞抗原 HLA 基因匹配

程度越高，如一级亲属间（父母与子女）HLA 的半相合状态，免疫活性细胞越容易植入受血者而对不相容的组织造成免疫攻击。③受血者的免疫功能低下，不能识别并清除外来的免疫活性淋巴细胞，大多发生于免疫缺陷或免疫抑制状态的患者，包括先天性和后天性两类，其中后者多为应用大剂量化疗、放疗或免疫抑制治疗所致。

临床表现　该病出现于输血后 4～30 天，多数在输血后 1～2 周。表现为免疫缺陷或免疫抑制状态的受血者输入含有免疫活性细胞的血液制品后，出现全身性的免疫异常，涉及皮肤、骨髓、肠和肝等多个组织器官的损害，临床表现多样而且复杂。主要有：①不规则高热。②皮肤改变。起病之初即可出现向心性皮疹和红疹，严重者发生全身红皮病、水疱形成和皮肤脱落。③消化道反应。一般在出现皮肤改变之后，患者多有恶心、呕吐和腹痛、腹泻，严重者可出现肝大、脾大和肝区疼痛，甚至肝衰竭。④骨髓抑制。表现为全血细胞减少、贫血、出血倾向，并可继发致命性的严重感染。

诊断和鉴别诊断　由于缺乏特异性的临床症状、体征，该病诊断困难，有时易出现误诊。患者输血后 1 个月内出现以下情况即可诊断：①皮疹。不表现为荨麻疹，而且此皮疹非药物过敏、感染等原因所引起。②腹泻。呈水样便，不能用感染、菌群失调等原因解释。③肝功能损害，甚至肝衰竭。不能以病毒性肝炎、药物性肝损害解释。④皮肤活检。皮肤基底层变性、液化，真皮与表皮交界处单核细胞与淋巴细胞浸润，嗜酸性细胞呈卫星状坏死。

⑤出现全血细胞减少等骨髓衰竭表现。另外，利用淋巴细胞的 HLA 抗原特异性或 DNA 多态性检测发现受血者体内存在供血者 T 淋巴细胞可确诊。如果供血和受血者性别不同，受血者体内有供血者 T 淋巴细胞的性染色体核型也可确诊。

预防　由于 TA-GVHD 目前尚无公认有效的治疗措施，应强调以预防为主，特别是对易感人群，应严格掌握输血指征、尽量采用自体输血或成分输血、避免亲属间输血、避免使用含有白细胞的血液制品或使用白细胞过滤器。光灭活、紫外线和辐照对预防TA-GVHD 均可起到作用，但其中仅放射线照射全血的细胞成分被美国食品药品管理局批准认可。

治疗　临床一旦确诊，则需及时应用大剂量肾上腺皮质激素、抗淋巴细胞和抗胸腺细胞球蛋白，联合多种免疫抑制剂如环孢素、环磷酰胺等。抗病毒药物和蛋白酶抑制剂可能也有一定作用。另外由于 TA-GVHD 患者直接死亡原因多为严重感染，应用粒细胞集落刺激因子有助改善预后。但总体上，TA-GVHD 治疗疗效差、病死率极高。

（陈规划　易慧敏）

shūxuèhòu gāngōngnéng yìcháng

输血后肝功能异常

（post transfusion liver dysfunction）　无肝功能异常的患者输血后出现转氨酶、胆红素较正常值增高等肝功能受损表现，常继发于输血后肝炎病毒感染、移植物抗宿主病等，其他常见于输血并发症。

病因及发病机制　导致肝功能异常的机制因继发疾病不同有所差异，多与病毒对肝细胞的破坏及免疫损伤相关。其中输血后肝炎病毒感染除病毒本身对细胞

的杀伤作用外，宿主的免疫因素、自身免疫反应、超敏反应以及病毒诱导的细胞凋亡均为引起肝细胞损伤的重要因素。移植物抗宿主病是由于所输血液中的免疫细胞识别宿主的同种异体组织相容性抗原后增殖分化，形成效应细胞对宿主组织器官造成损害。

临床表现 肝功能异常患者除部分因胆红素数值增高出现身目黄染、尿黄等典型表现外，多数患者常伴有乏力、消化道反应等非特异性表现，但因合并其他输血并发症而常被忽视，临床多通过测定肝功能明确诊断。因诱发肝功能异常基础病变不同，临床患者合并症状各有所异。①输血后移植物抗宿主病主要发生在免疫缺陷的受血者，患者常合并有球蛋白、淋巴细胞减少，临床上除一般肝炎表现外常伴有发热、皮疹、腹泻和骨髓抑制。②输血后肝炎的患者因不同病毒潜伏期不同，出现临床症状的时间各异，常伴有病毒学和血清学检测阳性。

诊断与鉴别诊断 这类疾病的诊断可以概括为输血后患者出现以转氨酶、胆红素等肝功能检查数值指标增高。主要与其他引起肝功能异常的情况相鉴别。①输血后溶血：有急慢性之分，发生在输入不相容红细胞或自身红细胞被抗体破坏受血者，临床上常伴有发热、寒战、腰背部疼痛，呼吸困难、肾功能不全等，实验室检查可见血红蛋白尿，可通过重复输血样本交叉配血、血型鉴定等加以明确；其他输血后引起溶血性黄疸的常见疾病还包括输血相关疟疾感染，血涂片见疟原虫可以明确。②病毒性肝炎：输血前即有肝功能异常伴有血清学或病毒学检查阳性易于鉴别，对于输血前为病毒携带者的患者，

可同过对比输血前后病毒定量等指标协助鉴别。③药物、酒精所致和自身免疫性疾病：通过既往病史、发病年龄等发病特点，必要时穿刺病理活检可以明确。

治疗 ①病因治疗：输血后病毒感染，如乙型病毒性肝炎可通过核苷类似物（如拉米夫定），免疫球蛋白抗病毒治疗，丙型病毒性肝炎可通过干扰素、利巴韦林抗病毒治疗；对于移植物抗宿主病，血制品输注前放射线 $15\sim30$ Gy 照射可有效预防其发生。②护肝治疗：可通过降酶、退黄、保护干细胞药物保守治疗，还可通过补充白蛋白、血浆等血制品，必要时可行血浆置换，人工肝等支持治疗，如出现严重肝衰竭可选择肝移植手术治疗。

（陈规划 易慧敏）

shūxuè chuánbō xiāngguānxìng jíbìng

输血传播相关性疾病（transmissible disease of blood transfusion） 受血者由于输注含有病原体的血液或血液制品而引起的疾病。如果输血后病原体存在于体内，受血者未出现相应临床症状或体征，仅为携带状态，则称为输血相关感染。广义的输血相关感染包括输血传播相关疾病和无症状的携带感染。输血相关传播疾病病原体种类丰富，目前发现有十余种，其中主要包括病毒、螺旋体及寄生虫等。输血传播相关性疾病发生率占输血患者的 $1/100$ 万 $\sim1/10$ 万不等，不同病原体感染率有所不同，其中输血相关性乙型病毒性肝炎相对较高，约为 $6/100$ 万，丙型病毒性肝炎约为 $2/100$ 万，获得性免疫缺陷综合征（艾滋病）约为 $1/100$ 万。

病因及发病机制 根据感染病原体的不同，发病机制有所不同，人类免疫缺陷病毒（HIV）

主要通过侵犯破坏 $CD4^+T$ 细胞，导致免疫功能受损；肝炎病毒除病毒本身对肝细胞破坏外，免疫性肝细胞损伤也不可忽视；疟原虫则是通过所寄生红细胞破裂、释放裂殖子及代谢产物引起相应表现；梅毒螺旋体主要通过免疫反应引起机体损伤。

临床表现 不同于其他输血并发症，输血传播相关性疾病均有一定时间的潜伏期。患者出现临床症状体征前已有病原学相关检查异常。因病原体的不同，患者临床表现各异，常见疾病临床表现有：①病毒感染：人类免疫缺陷病毒感染临床上表现为免疫缺陷导致严重感染、继发肿瘤和精神改变等全身性疾病。感染后潜伏期平均 $4\sim5$ 年，病毒窗口期平均为 $1\sim2$ 周，之后血液中可检测到抗 HIV 抗体阳性。病毒性肝炎以乙型、丙型、丁型最为常见。乙型肝炎病毒窗口期约为 2 个月，丙型为 3 周左右。输血传播性肝炎病毒感染表现为乏力、胃肠道反应、发热、肝肿大、转氨酶升高等非特异性表现，主要诊断依据为血清学及病毒学检查。输血相关人类嗜 T 淋巴细胞病毒主要与成人 T 细胞淋巴瘤白血病密切相关，同时也与热带痉挛性下肢瘫相关，后者主要发生在儿童时期感染的患者。该病毒窗口期平均为 2 个月，感染者血清抗体可持续终身，多数患者为无症状携带者。输血后肝炎病毒（TT 病毒）为 1997 年新发现的单链 RNA 病毒，在静脉注射或输血及血制品使用者中有较高检出率，在肝功能异常的捐血者中，此类病毒检出率高达 30% 以上。此外巨细胞病毒、EB 病毒等也可通过输血感染导致相应的临床症状，但发生率较低。②螺旋体感染：梅毒螺旋

体输血潜伏期平均为9~10周，感染后患者直接进入二期感染，表现为梅毒疹。在感染潜伏期初期，血清学检测为阴性，后转为阳性。③疟原虫感染：疟疾常通过输注浓缩红细胞和全血传播，不同疟疾潜伏期不同，因输血感染的疟原虫不能侵入患者肝进行裂体增殖以及受临床用药影响，输血感染疟疾症状及发作规律不典型。

诊断 此类疾病病种繁杂，临床表现各异，诊断主要依靠病原学或免疫血清学检查，根据各类病原体生物学特性，实验室检查的时间也有所不同，不可仅凭一次阴性检查就排除输血传播相关疾病。此外输血传播相关疾病的诊断还需注重患者输血前是否存在潜在感染，因此，输血前此类疾病的排查也至关重要。

预防和治疗 重在预防，严格筛选献血者，包括对献血者既往史、体格检查和严格全面的血液检验，特别是排除高危人群献血。中国目前规定有乙型肝炎表面抗原、丙型肝炎病毒、艾滋病病毒抗体、梅毒试验阳性患者应禁止献血。其次还应注意加强采血、制备血液制品的无菌技术，严格掌握输血适应证，加强医务工作人员自身防护，对血制品进行病毒灭活，以及推荐使用保存血等综合措施达到预防效果。输血后应定期检测相应病原学及进行血清学检查，必要时可作预防性治疗，如输血后24小时内肌内注射乙肝免疫球蛋白可达到预防乙肝病毒感染的效果。明确感染后针对病原体做相应治疗。

(陈规划 易慧敏)

dàliàng shūxuè bìngfāzhèng

大量输血并发症 (massive transfusion and complication) 机体输入大量的库存血产生的不同于常规输血的特殊并发症。主要有低体温、电解质及酸碱平衡紊乱、出血倾向、枸橼酸中毒、循环超负荷等症状。

低体温 大量快速输注冷藏血液导致的体温降低，是大量输注库存血的常见并发症。大量输注库存血可使受血者体温降低，并可诱发心律失常、心搏减弱、心搏出量降低以及心脏骤停。同时机体体温降低可导致氧解离曲线左移，增加血红蛋白与氧的亲和力，引起机体缺氧。低体温还可引起血小板凝血酶活性下降，导致机体凝血功能障碍。一般较慢的输血不需加温，若需快速大量输血，则需对血液制品进行加温，对患者输血肢体进行保暖。

电解质及酸碱平衡紊乱 库存血在保存期间，其中的血钾浓度及酸性代谢产物会随着时间的延长而增加。输入大量库存血的同时也输入了大量的酸性物质，如酮体、乳酸等，在肝肾短时间内不能充分代谢和排除这些酸性物质时，机体可出现严重的代谢性酸中毒；大量输血后也常常会引起碱中毒，pH7.48~7.50，这是因为血液抗凝剂中含有的枸橼酸钠在肝脏中转化成碳酸氢钠。碱中毒使氧离曲线左移，氧和血红蛋白亲和力增加，导致红细胞对氧的释放下降，引起组织缺氧。一般情况下，低温储存较久的血液细胞代谢几乎停止，当库存血进入人体后，血液温度升高，K+-Na+泵激活，血浆中的K+转移到细胞内，使血钾降低，同时体内醛固酮、抗利尿激素及皮质醇激素等增加，若患者无明显肾功能不全，肾脏保钠排钾功能增强，往往导致低钾血症。在大量输血过程中，要做血气分析，及时发现酸碱平衡失调及电解质紊乱，

及时根据血气分析结果做好处理。

出血倾向 大出血引起血小板和凝血因子丢失，输注大量库存血可引起稀释性血小板减少、凝血因子减少，且低体温和酸中毒可导致血小板功能损害和凝血因子酶活性降低。同时枸橼酸钠输入过多，可引起毛细血管张力降低，不能正常收缩，偶可引起出血。当大量失血、休克或输注大量库存血时，可激活纤维蛋白溶酶原而转变为纤维蛋白溶酶，使纤维蛋白溶解亢进，增加出血倾向。如手术患者则表现为手术野大量渗血不止，非手术部位、皮肤、穿刺部位出现淤点及淤斑。在大量输血时要注意保暖；及时复查血小板、凝血酶原时间(PT)、活化部分凝血活酶时间(APTT)及凝血因子等，若出现凝血功能障碍，及时输注新鲜全血、浓缩血小板或新鲜血浆及冷沉淀等，条件允许时可根据凝血因子缺乏情况进行补充。

枸橼酸中毒 大量输注库存血后，大量的枸橼酸钠进入体内，枸橼酸钠可与血中游离钙结合从而使血钙下降，一方面可导致凝血功能障碍，另一方面可使毛细血管张力减低，血管收缩不良和心肌收缩无力等。患者可表现为出血倾向、手足抽搐、心律失常、血压下降，甚至心脏骤停。心电图示ST段延长，T波或P波低平。若患者出现以上症状，立即给予10%氯化钙或10%葡萄糖酸钙10ml，并给予心电监护，监测心电图变化，并复查血浆钙离子水平，及时调整用量。

循环超负荷 机体输入库存血过快或短时间内输入过多的库存血，使循环血量急剧增加，心脏负荷过重而导致循环超负荷。属于大量输血的严重并发症，需

紧急处理。有高血压病史的患者，心脏功能较差，更易并发此症。患者表现为输血过程中或输血后突发心率加快、呼吸急促、发绀、咯血性泡沫痰，颈静脉怒张，肺内可闻及大量湿啰音。对于年龄较大或伴有心脏疾病患者，应严格控制输血总量和速率，同时密切观察患者病情变化，必要时采取半坐位输血及成分输血。一旦出现循环超负荷症状，应立即停止输血，吸氧，使用强心药和利尿药。

（陈规划　易慧敏）

shūxuèhòu miǎnyì yìzhì

输血后免疫抑制（post transfusion immune suppression）

异体输血通过改变淋巴细胞亚群，降低单核细胞、自然杀伤细胞免疫功能以及特异性抗体、供受体嵌合型白细胞形成等机制导致患者输血后免疫功能降低，从而潜在地增加术后肿瘤复发和感染概率，并可出现延长移植物存活时间等免疫系统抑制表现。

发病机制　主要通过非特异性免疫抑制和特异性免疫抑制两方面导致免疫功能降低。非特异性免疫抑制主要包括单核巨噬细胞和自然杀伤细胞免疫功能降低。单核巨噬细胞：输入异体血后患者单核巨噬细胞分泌前列腺素 E_2（PEG_2）增加，前列腺素 E_2 有强力的免疫抑制作用，可降低单核巨噬细胞 II 类抗原的表达及递呈功能，同时抑制白介素-2（IL-2）的产生（有免疫增强作用），降低靶细胞对 IL-2 的反应性。IL-2 主导细胞免疫（上调免疫反应），可促进细胞毒 T 细胞形成，自然杀伤细胞增生，以及对 B 淋巴细胞激活与增生，即体液免疫也至关重要。自然杀伤细胞（NK 细胞）：是体内一类重要的免疫调节细胞，它对 T 细胞、B 细胞、骨髓干细胞等均有调节作用，并通过释放细胞因子对机体免疫功能进行调节，其活性高低依赖 IL-2 水平，IL-2 可促进自然 NK 细胞的增殖，增强 NK 细胞杀伤功能或诱导新型杀伤细胞，如产生淋巴因子活化的杀伤细胞。IL-2 合成水平降低将影响 NK 细胞的活性。此外输血后特异性免疫淋巴细胞亚群比例的改变，T 抑制细胞数量增加、活性增强，淋巴细胞免疫应答减弱，也对自然杀伤细胞的激活有着重要的抑制作用。

特异性免疫抑制主要通过淋巴细胞亚群改变、封闭抗体产生、组织相容性复合物、供受体嵌合型白细胞等多种机制达到免疫抑制效果。①淋巴细胞亚群 T 辅助细胞/T 抑制细胞比值降低，输血后巨噬细胞功能降低，抑制淋巴细胞对有丝分裂原应答；T 辅助细胞减少，而 T 辅助细胞通过其分泌的细胞因子对特异性免疫包括 B 淋巴细胞激活、抗体产生，细胞毒 T 细胞激活以及非特异性免疫自然杀伤细胞活性、巨噬细胞活性等均有积极的上调作用。②在移植免疫中，多次输注异体血后，可诱导封闭抗体产生、组织相容性复合物、供受体嵌合型白细胞的产生，其对免疫排斥的抑制均可延长移植物存活时间。

临床表现　患者临床表现主要包括肿瘤复发、感染以及移植物存活时间延长。包括结肠癌、头颈部肿瘤、乳腺癌、肺癌等多种肿瘤中均有输血组较未输血组复发概率升高的现象；且围术期输血，术后细菌感染明显增加，这与输注血制品的种类和数量也有密切关系；在肾移植中输血可减少免疫排斥，延长移植物存活时间，但随着免疫抑制剂的不断完善进步，以及输血所带来的血液传播疾病等其他严重并发症，越来越多学者并不主张术前、术中大量输血。

诊断　临床上暂无可以全面反映免疫功能的检测指标。临床上输血后患者出现感染、肿瘤等免疫功能低下的表现，考虑可能与输血后免疫抑制有关，但目前无明确证据和检测指标，也无诊断标准。

预防　①避免不必要的输血，严格把握输血指征。②可选择去除白细胞的血液或血液制品，提倡成分输血避免全血输注。③输注红细胞时可选取洗涤红细胞或浓缩红细胞。④使用添加剂红细胞，添加 SAG-M（生理盐水、腺嘌呤、葡萄糖、甘露醇），可选择性去除 HLA-II 类耐受细胞，或选择自体血输注。

（陈规划　易慧敏）

wàikē xiūkè

外科休克（surgical shock）

在手术中或手术后发生的，即围术期的低灌注引起器官和（或）组织缺血缺氧，进一步导致器官功能障碍或衰竭，甚至死亡的临床综合征。

病因及发病机制　外科休克是根据休克病因进行的分类，包括失血性休克、创伤性休克、心源性休克、梗阻性休克、神经源性休克、感染性休克和过敏性休克等。根据休克病因进行分类虽然简单易行，但对于休克的病理生理学特征以及治疗原则并无特殊的提示意义。因此，包括外科休克在内的病因分类方法近年来已经很少使用。

目前主张根据病理生理学特征对休克进行分类，即低血容量性休克、心源性休克、分布性休克和心外梗阻性休克四种类型。围术期发生的休克即外科休克可以指上述四种休克类型中的任何一种。

分布性休克的特征性血流动力学改变为血管扩张。在低血容量性休克和心源性休克早期，外周血管代偿性收缩以维持组织灌注；但如果休克持续存在且代偿机制耗竭，病程晚期将表现为外周血管扩张。因此，无论何种类型的休克，只要基础病因未能及时纠正，一旦进入不可逆阶段，血管扩张均是共同的临床表现。休克时血液滞留在毛细血管和组织中，进而影响组织灌注。此时可有多种因素参与发病过程：①血管平滑肌细胞的超极化。血管平滑肌细胞的膜电位发生去极化时，钙通道被激活，引起胞质钙浓度升高，导致血管收缩。休克时，酸中毒及其伴随的ATP耗竭可使ATP依赖钾通道开放，血管平滑肌细胞内的钾外流，造成膜电位的超极化，引起持续性血管扩张。②毛细血管阻塞。循环中激活的中性粒细胞能够阻塞毛细血管，从而阻断血流。③脑缺血。脑缺血能够影响中枢血管调节功能，拮抗病程早期交感神经兴奋所引起的外周血管收缩。④一氧化氮增加。发生血管舒张性休克时，可诱导型一氧化氮合酶表达增加，内源性血管扩张剂一氧化氮的血浆浓度相应升高。动物试验显示，不可逆休克时应用一氧化氮合酶抑制剂能够改善血管反应性。但是，一氧化氮合酶抑制剂还具有抑制血小板聚集的作用，从而增加感染性休克时血管内凝血的风险，因此并不适用于临床。⑤产生自由基。铁依赖性氧自由基的生成也参与不可逆休克的发病过程。实验观察显

示，复苏时使用自由基清除剂能够改善微循环血流。⑥血管加压素缺乏。休克早期，血管加压素的血浆浓度异常升高，超过浓缩尿液所需的最大浓度。在如此高的浓度下，血管加压素发挥着重要的血管收缩作用，与其他血管收缩剂共同维持动脉血压水平。一旦休克进入不可逆阶段，垂体中血管加压素的储备耗竭，血浆中血管加压素迅速降解，造成血管加压素缺乏。临床试验提示，小剂量输注血管加压素可以改善很多休克患者的血压。

休克进入不可逆阶段后，毛细血管静水压升高使得血管内水渗漏到血管外，进入组织间隙。与此同时，受损组织产生的有毒物质和（或）局部中性粒细胞聚集可以破坏毛细血管壁，造成毛细血管通透性增加，从而引起组织水肿。同时，体液也可以潴留在细胞内。组织缺血能够影响Na^+-K^+-ATP酶的活性，减少钠向细胞外的主动运输，造成细胞内钠浓度升高，形成的渗透压梯度促进水进入到细胞内，引起细胞水肿。

诊断 休克类型的鉴别诊断对于外科休克的诊断与治疗至关重要。常见的临床表现与休克类型有关，通常包括低血压、尿量减少、心率加快、烦躁不安以及肢体发绀等。尽管存在一定的局限性和不准确性，但通常根据心

率、中心静脉压（或颈静脉充盈程度）以及肢端温度判断休克类型（表）。对于诊断困难的病例，可进行有创血流动力学监测如肺动脉导管或心脏超声检查。

治疗 根据病理生理学特征的不同，外科休克的治疗原则也不尽相同。低血容量性休克的治疗主要包括液体复苏和（或）止血；心源性休克可通过调整前负荷，应用强心药物进行治疗，必要时需要及时进行血管重建；治疗分布性休克时，强调在充分液体复苏的基础上应用升压药物，改善组织灌注和器官功能；梗阻性休克的治疗原则是在使用升压药物维持血压的同时，尽快解除梗阻（如大面积肺栓塞时需要溶栓或取栓治疗，张力性气胸时需要留置胸管，心包填塞时需要进行心包穿刺引流）。

需要注意外科患者的特点对于休克治疗可能造成的影响。对于大出血造成的低血容量性休克，应当强调尽快止血的重要性。如果暂时无法控制活动性出血，可进行控制性复苏，即维持相对较低的血压以减少出血的风险。对于大面积肺栓塞或急性冠脉综合征患者，需要注意手术部位出血对溶栓治疗的可能影响。如果围术期发生感染性休克，应当对外科感染的可能性以及引流是否充分进行及时评估。

（杜 斌）

表 不同休克类型的鉴别诊断

休克类型	心率	中心静脉压*	肢端温度
低血容量性	↑	↓	湿冷
心源性	↑或↓↓或↑↑	↑↑	湿冷
分布性	↑	↓或正常	温暖
心外梗阻性	↑	↑↑	湿冷

↑：升高；↑↑：显著升高；↓：降低；↓↓：显著降低；*或颈静脉充盈

dīxuèróngliàngxìng xiūkè

低血容量性休克 (hypovolemic shock)

各种原因引起的循环容量丢失而导致的有效循环血量与心排量减少、组织灌注不足、细胞代谢紊乱和功能受损的临床综合征。低血容量休克的循环容量丢失原因包括显性丢失和非显性丢失两种。显性丢失是指循环容量丢失至体外,失血是典型的显性丢失,如创伤、外科大手术时的失血、消化道溃疡、食管静脉曲张破裂及产后大出血等疾病引起的急性大失血等,也包括呕吐、腹泻、利尿等原因引起的容量丢失。非显性丢失是指循环容量丢失到循环系统之外,主要为循环容量的血管外渗出或循环容量进入体腔内以及其他方式的不显性容量丢失。

发病机制 有效循环容量丢失触发了机体各系统器官产生一系列的病理生理反应,以保存体液,维持灌注,保证心、脑等重要器官的血液供应。

低血容量导致交感神经-肾上腺轴兴奋,儿茶酚胺类激素释放增加并选择性的收缩皮肤、肌肉及内脏血管。其中动脉系统收缩使外周血管阻力升高以提升血压;毛细血管收缩导致毛细血管内静水压降低,促进组织间液回流;静脉血管收缩使回心血量增加;儿茶酚胺使心肌收缩力加强,心率增快,心排量增加。

低血容量兴奋肾素-血管紧张素Ⅱ-醛固酮系统,使醛固酮分泌增加,同时刺激压力感受器促使垂体后叶分泌抗利尿激素,从而加强肾小管对钠和水的重吸收,减少尿量,保存体液。

上述代偿反应可以维持循环功能的相对稳定,保证重要脏器的功能,但代偿机制使血压下降在休克病程中表现的相对迟钝和不敏感,导致若以血压下降作为判定休克的标准,必然会延误对休克的早期识别和治疗。另外,代偿机制以牺牲其他脏器的血供为代价,持续的肾脏缺血可以导致急性肾功能损害,肠道黏膜缺血可以诱发细菌、毒素易位。

组织细胞缺氧是休克的本质。休克时微循环严重障碍,组织低灌注和细胞缺氧,糖的有氧氧化受阻,无氧酵解增强,ATP 生成显著减少,乳酸生成显著增多并组织蓄积,导致乳酸性酸中毒,进而造成组织细胞和重要脏器不可逆损伤,直至发生多脏器功能衰竭。

经典分期 ①一期:血容量丢失 15%(750ml)以内,由于血管的代偿性收缩,血压尚可维持,无明显灌注不足表现。②二期:血容量丢失 15%~30%(750~1500ml),血管的代偿性收缩无法维持心输出量,出现心率、呼吸频率增快,但血压尚可维持,可出现尿量减少、毛细血管充盈时间延长等灌注不足表现。③三期:血容量丢失 30%~40%(1500~2000ml),收缩压降低,心率(>120 次/分)、呼吸频率进一步增快、存在明显灌注不足表现,如尿量减少。④四期:血容量丢失大于 40%(>2000ml),脉搏微弱,心率极度增快(>140 次/分),收缩压低于 70mmHg,出现明显脏器功能衰竭表现。

临床表现 ①头晕,烦躁不安或表情淡漠,严重者昏厥,甚至昏迷。②面色苍白,出冷汗,肢端湿冷。③脉搏细速,血压下降,呼吸急促,发绀。④尿少,甚至无尿。

诊断 传统的诊断主要依靠病史及临床表现。当存在体内外急性大量失血或体液丢失,或有液体(水)严重摄入不足史,同时存在如下表现:①口渴、兴奋、烦躁不安,进而出现神情淡漠,神志模糊甚至昏迷等。②脉搏细速,皮肤湿冷,体温下降。③表浅静脉萎陷,肤色苍白至发绀,呼吸浅快。④收缩压低于 90mmHg,或高血压者血压下降 20% 以上。⑤存在其他灌注不足表现如毛细血管充盈时间延长,尿量减少等,应考虑低血容量休克。⑥中心静脉压 < 5mmHg 和肺动脉楔压 < 8mmHg 有助于诊断低血容量休克。但是,人们已逐步认识到传统诊断标准的局限性。发现氧代谢与组织灌注指标,如血乳酸和碱剩余,对低血容量休克早期诊断有更重要参考价值。此外,休克复苏中每搏输出量、心排量、氧输送、氧耗、混合静脉血压饱和度等指标也具有一定临床意义。

鉴别诊断 心源性休克也可表现为相似的外周器官低灌注症状。可根据病史、颈静脉怒张、肺充血诊断心源性休克。感染性休克和过敏性休克是由于血管扩张所致相对容量不足,仅单独补液不能纠正低血压。

治疗 包括病因治疗、液体复苏和升压药物治疗等。

病因治疗 休克所导致的组织器官损害的程度与容量丢失量和持续时间直接相关。如果休克持续存在,组织缺氧不能缓解,休克将进一步加重,所以尽快纠正引起容量丢失的病因是治疗低血容量休克的基本措施。对于出血部位明确的失血性休克患者,早期手术止血非常必要;而对于存在失血性休克但无法确定出血部位的患者,进一步检查明确诊断很重要,因为只有明确诊断才能早期处理。即迅速查明原因,

开展针对性治疗。在积极纠正低血压的基础上，预后决定于基础疾病的诊治情况。

液体复苏 迅速补充血容量：短期内快速输入晶体液、胶体液或血液制品。由于5%的葡萄糖溶液很快分布到细胞内间隙，因此不推荐用于液体复苏治疗。①晶体液：液体复苏治疗过程中最常使用的晶体液为生理盐水和乳酸林格液。但复苏过程中若输入大量晶体则可引起血浆蛋白的稀释以及胶体渗透压的下降，同时出现组织水肿。另外，大量生理盐水输注亦可引起高氯性代谢性酸中毒。②胶体液：目前有很多胶体液可供选择，包括白蛋白、羟乙基淀粉、明胶和血浆。羟乙基淀粉是人工合成的胶体溶液，不同制剂的主要成分为不同分子量的支链淀粉。天然淀粉会被内源性的淀粉酶快速水解，而羟乙基化可以缓解这一过程，使其扩容效应能够维持较长时间。羟乙基淀粉在体内主要通过肾脏代谢，因此，使用时需要关注肾功能的影响。目前临床除了人工胶体外，还可以使用天然血浆白蛋白，但白蛋白价格昂贵，并有传播血源性疾病的潜在风险。③输血治疗：输血及输注血制品在低血容量休克中应用广泛。但是在补充血液、容量的同时，也应考虑到凝血因子的补充。同时也应该认识到输血也可能带来的一些不良反应甚至严重并发症。

升压药物治疗 低血容量休克的患者一般不常规使用血管活性药物，这类药物有进一步加重器官灌注不足和缺氧的风险，但当存在致命性低血压或者液体复苏充分仍存在低血压时可使用升压药物维持血压。

（杜　斌　翁　利）

gănrănxìng xiūkè

感染性休克 （septic shock）

由于全身性感染（sepsis）引起以组织器官灌注不足为主要表现的临床综合征。全身性感染是指继发于感染的一系列全身炎症反应，发展到组织灌注不足阶段则称为感染性休克，在血流动力学特点上属于分布性休克。Sepsis 这个词源自希腊语中的腐化，由希波克拉底首先提出，意指血液腐败的病症，因此被译为败血症。1914 年德国医生胡戈·肖特穆勒（Hugo Schottmueller）首先提出败血症是"微生物从人体门户侵入血液引起的疾病征象和状态"。目前认为，Sepsis 根据其严重程度分为全身性感染（sepsis）、严重全身性感染（severe sepsis）和感染性休克（septic shock）。后两者由于病理生理上学过程和治疗手段类似，常一并讨论。在美国，严重全身性感染和感染性休克为 ICU 患者主要的死因，其发病率也在呈不断上升的趋势，在过去的 40 年中已经由约 16.5 万人/年增长至超过 65 万人/年，并且以每年 1.5% 的速度增长。中国尚无完整的流行病学资料，但估计发病率和增长趋势与国外类似。患者中老年人多于年轻人，男性略多于女性。患病的危险因素包括：年龄小于 10 岁或者大于 70 岁；有慢性基础病（糖尿病、慢性心肺疾病、肝硬化、酗酒、恶性肿瘤）；免疫抑制；人工装置植入；3 个月内应用过抗生素及长期住院等。最常见的感染部位是呼吸道。常见的致病菌因感染部位不同而有所差别。

临床表现 ①全身性感染的表现：常不特异，包括发热、畏寒、寒战、乏力、恶心、呕吐、呼吸困难等。②组织灌注不足的表现：口干、烦躁、意识障碍、尿量减少、皮肤花斑、代谢性酸中毒等。③局部感染的表现：头颈部，头痛、颈抵抗、意识障碍、耳痛、脓涕、鼻窦压痛、咽痛及颈部淋巴结肿大等；肺，咳嗽、胸痛、脓痰和呼吸困难等；腹部，腹痛、恶心、呕吐、腹泻等，部分会出现腹膜炎体征；泌尿生殖系，下腹痛或腰痛、尿频、尿急、尿痛、阴道异常分泌物等；骨骼肌肉，局部肢体红肿热痛、关节肿痛、运动障碍等。

诊断 全身性感染的诊断与全身炎症反应综合征（systemic inflammatory response syndrome，SIRS）的概念是分不开的。1991 年 8 月美国胸科医师学会（American College of Chest Physicians，ACCP）和美国危重病医学学会（Society of Critical Care Medicine，SCCM）正式提出了 SIRS 的诊断标准：①体温 $> 38℃$ 或 $< 36℃$。②心率 > 90 次/分。③呼吸频率 > 20 次/分，或 $PaCO_2 < 32mmHg$。④血白细胞 $> 12 \times 10^9/L$，$< 4 \times 10^9/L$，或幼稚型细胞 $>10\%$。同时满足以上四条中的两条即可诊断 SIRS。当同时具有感染和 SIRS 的证据即可诊断全身性感染；在全身性感染的基础上出现组织氧供不足的表现即诊断严重全身性感染；感染性休克指在严重全身性感染的基础上合并有通过容量复苏无法纠正的低血压。诊断全身性感染还需要进行感染部位的评估，包括影像学评估和病原学检查。影像学评估主要用来筛查感染部位，绝大多数患者需要常规拍胸片；根据患者病史和临床表现决定其他检查，如腹平片、腹部 B 超或 CT 等检查。由于抗生素的使用会直接影响到细菌培养的阳性率，故病原学检查应尽快完成，最好在开始抗生素治疗以前采取标本。所有感染性休克的患者都应采取血培养，抽血过程要严格无菌操作，应抽血两份，且每个培养瓶至少抽血 10ml 以提高阳性率。肺炎的患者应采取下呼吸道标本，此外还应根据影像学和临床表现采取其他可以感染部位的体液或标本，如尿液，胸腔积液、腹水、脑脊液，关节穿刺液等。

治疗 包括循环支持，对因治疗和辅助治疗。

循环支持 感染性休克的患者应收入重症监护室（intensive care unit，ICU）进行严密的血流动力学监测，并立即开始循环支持治疗。应尽早放置动脉导管，中心静脉导管和尿管，有条件时也可以考虑肺动脉漂浮导管或动脉轮廓分析持续。输出量（PiC-CO）监测。初始复苏的目标包括：①中心静脉压（central venous pressure，CVP）8~12mmHg（机械通气的患者可达 12~15mmHg）。对放置肺动脉导管的患者应同时监测肺毛细血管楔压（pulmonary capillary wedge pressure，PCWP），并维持在 12~15mmHg。②平均动脉压（mean arterial pressure，MAP）≥65mmHg，对于既往病史明确的患者，应把目标设定为平时大多数时间的血压水平，并根据其他组织灌注指标随时调整血压目标。③尿量≥0.5ml/（kg·h）。④达到上述目标后，如果中心静脉血氧饱和度＜70%，可以通过输血维持血细胞比容＞0.3。在血压稳定的前提下，也可以给予多巴酚丁胺静脉泵入改善心肌收缩力。循环支持的主要手段包括液体复苏和血管活性药物的应用。

液体复苏 晶体液和胶体液都可用来进行液体复苏，常用的晶体和人工胶体（如羟乙基淀粉和明胶）在临床疗效上没有明显差别。液体复苏开始时可以进行容量负荷试验：采用胶体 300~500ml 或晶体 500~1000ml 在半小时内输注，观察心率、血压和 CVP 的变化。容量复苏有效的患者可以观察到血压显著上升（MAP 上升可超过 10mmHg）和（或）心率明显下降，同时 CVP 升高不应超过 5mmHg。由于感染性休克患者通常会出现严重的毛细血管渗漏，在复苏的第一个 24 小时中，无须通过液体平衡的量来评价循环容量和复苏效果。此时的患者常常需要数千甚至上万毫升的正平衡。

血管活性药物 在充分的容量复苏后仍不能达到满意的血压或患者出现危及生命的低血压时应考虑应用血管活性药物。常用药物有：①去甲肾上腺素。是 α 受体激动剂，有强缩血管作用，是感染性休克首选。由于去甲肾上腺素有严重的血管刺激性，必须经由中心静脉输注。②多巴胺。正性肌力作用、正性时相和缩血管作用，在不同的剂量范围起主导的作用有所不同。小剂量时可能增加尿量，但对肾没有保护作用。不能从外周静脉输注。③多巴酚丁胺。正性肌力、正性时相和扩血管作用，在感染性休克中应用较少。主要用在通过充分液体复苏后心输出量仍不满意的患者。由于多巴酚丁胺有扩血管作用，在患者低血压时应避免应用。

针对病因的治疗 包括感染灶的去除和针对性抗生素治疗。其中感染灶的去除尤为重要。每一个感染性休克的患者都应尽快明确感染部位，并尽可能去除感染灶。去除方式包括脓肿穿刺引流，坏死组织的清创，感染导管的去除（此时不能进行原位导管置换），腹腔感染的手术探查，如阑尾炎、消化道穿孔、肠坏死等的手术处理以及泌尿系梗阻的去除和脓液引流，呼吸道分泌物的引流，必要时可能需要反复支气管镜下吸痰治疗等。抗生素治疗开始越早越好，但如有可能应在抗生素开始前采取血培养和其他相应的病原学标本。住院患者一旦诊断感染性休克，应在 1 小时内开始抗生素治疗，这一治疗不应被检查和其他支持治疗所延误。早期经验性抗生素的选择应根据感染部位和当地的流行病学特点及细菌耐药情况综合考虑决定，但需选择相对广谱的抗生素。一旦获得培养结果，应根据药敏结果尽快将广谱抗生素降阶梯为窄谱的针对性抗生素治疗。在选用抗生素时应注意到抗生素的组织浓度和通透性，如抗生素对血脑屏障、血胰屏障的通透性。抗生素的疗程根据不同的感染部位、病原种类和疗效来决定，多数情况下为 7~10 天。铜绿假单胞菌、肠杆菌和嗜麦芽窄食单胞菌感染常推荐采用双药联合治疗。

辅助治疗 感染性休克的患者常伴有相对肾上腺皮质功能不全。故在需要应用血管活性药物的患者中，可应用静脉氢化可的松。患者血糖宜控制在 4~10mmol/L。在治疗早期可能需要每小时监测血糖并调整胰岛素用量，血糖稳定后可逐渐减少测血糖次数。

（杜　斌）

chuāngshāngxìng xiūkè

创伤性休克（traumatic shock）

机体遭受剧烈暴力打击导致重

要器官损伤或大出血，由于有效循环容量锐减以及创伤后的剧烈疼痛和恐惧等多种综合因素造成了机体代偿失调，最终出现组织器官灌注不足的临床综合征。失血是导致创伤性休克最主要的原因，但氧合障碍、机械性血管梗阻、神经系统功能障碍以及心功能障碍均可单独造成或加重创伤性休克。因此，创伤性休克较单纯的失血性休克的病因、病理更加复杂。创伤性休克在战争及和平时期均常见，其发生率与致伤物性质、损伤部位、失血程度及伤后处理是否及时相关。创伤性休克是对严重创伤患者生存的主要威胁之一，仅次于创伤性脑损伤成为创伤患者死亡的第二大原因。

病因及发病机制　在创伤早期，大量失血造成的低血容量休克是最主要原因，其他少见原因还包括：由心脏顿挫伤、心包填塞、瓣膜破裂、冠脉损伤引起的心源性休克；由张力性气胸引起的梗阻性休克；由脊髓损伤引起的神经源性休克；由脏器嵌顿或穿孔导致的感染性休克；空气栓塞或脂肪栓塞。创伤后期，由于组织创伤和再灌注损伤造成的全身炎症反应可进一步引起分布性休克，而大量循环炎症因子以及代谢性酸中毒还可导致心源性休克，此外微血管阻塞和血栓形成可加重组织低灌注状态。

创伤休克患者病理生理学改变的基础是大量失血，机体对此最初的代偿性生理反应是通过中枢和交感神经系统以及体液因素使心率增快、血管收缩和心室收缩增强以维持机体对组织器官的氧输送。如果休克继续发展，机体只能通过血流的重新分布为代价来维持脑、心等重要器官的灌注，此时如果有效止血并且充分复苏，休克常可逆转。若此阶段休克不能及时逆转，则会进入失代偿阶段，缺血细胞出现肿胀、坏死，进而发生毛细血管阻塞，微循环灌注障碍，此时即使出血已经控制，大血管恢复正常的血流，常由于组织器官缺血和再灌注损伤而出现多器官功能衰竭。如果患者有活动性出血而始终未能控制，则会出现以低体温、凝血功能障碍和代谢性酸中毒为特征的螺旋式恶化，同时患者的血管张力进行性减低、对液体和血管活性药物渐无反应、继而出现毛细血管渗漏综合征、弥漫性出血和微血栓形成、心肌收缩力下降，最终导致机体生理耗竭。值得注意的是，在出血未有效控制情况下，大容量液体复苏和提升血压可以导致持续出血、血液稀释和体温下降，进而造成氧输送不足、凝血功能障碍和低体温。创伤性休克从代偿期进入非代偿期实际上是外科和代谢急症，成功的休克逆转依靠对休克的早期诊断和对其病因的快速控制。

临床表现　主要包括两方面。

创伤部位或致伤因素相关的表现　尤其要注意非出血性病因的特征性临床表现。低血压、颈静脉充盈、心音遥远是急性心包填塞的典型三联征，但如果心包有活动性出血，可无颈静脉充盈。张力性气胸或血胸会表现为呼吸困难、低氧、一侧呼吸音消失、气管偏向健侧及血压下降。高位脊髓损伤除神经系统检查异常外，还有交感张力丧失的表现，如缺乏周围血管收缩表现、心率不增快，休克通常不严重。空腔脏器穿孔导致感染性休克时会有腹膜炎的表现和体征。

休克　心动过速、低血压、脉压差减小（<25mmHg）、脉搏细弱、肢端厥冷花斑、毛细血管充盈时间延长（>2秒）、意识淡漠或昏迷、少尿或无尿为休克的典型表现。但休克早期，有些机体代偿能力强的无基础疾病的年轻人，其生命体征可能正常，仅有口渴、冷汗、皮肤苍白、烦躁、易激惹或注意力不集中、呼吸急促等症状。而一些老年人，由于服用一些药物（如β受体阻断剂），掩盖了对创伤应有的代偿反应，应该提高警惕。

诊断与鉴别诊断　结合病史、临床表现及实验室检查不难做出创伤性休克的诊断：①明确而严重的创伤史和/或大量失血史。急性失血造成的低血容量是创伤性休克最主要的原因，因此失血部位的判断是诊断中非常关键的步骤。除可见的外部失血，胸腔、腹腔、腹膜后（常来自骨盆）的出血均可能是引起休克的失血源。应结合病史、致伤机制、体格检查及床旁超声或CT等辅助检查对可能的出血部位进行全面的排查。对于躯干创伤的患者采用床旁创伤超声重点评估能有助于快速发现心包、腹腔和盆腔内出血。根据创伤部位和程度对失血量进行估计也十分必要。例如单侧血性胸腔积液中的失血量>3L、血性腹水中的失血量>2~5L、骨盆骨折失血量>1.5~2L、股骨干单处骨折失血量>0.8~1L、胫骨骨折失血量>0.5L，5cm³的全层软组织损伤失血量>0.5L。结合失血量的估计、患者年龄及平时健康情况有助于评判休克发生的可能性。②心率增快、血压降低及肢端花斑、意识障碍、尿量减少等组织灌注不足的临床表现。③连续监测乳酸、碱剩余有助于早期诊断休克，并可成为判断病情严重程度及变化的依据。

需注意的是,失血不一定是导致创伤性休克的唯一原因,尤其在按照低血容量休克复苏效果不理想时,要高度警惕是否有其他导致休克的因素。创伤性休克原因的鉴别诊断如下:①低中心静脉压。包括失血、烧伤或挤压综合征引起的第三间隙液体丢失以及高位颈髓损伤导致的神经源性休克。②高中心静脉压。包括心包填塞、张力性气胸及心肌顿挫伤。③其他。包括药物、严重心肌梗死、膈肌破裂合并疝形成、脂肪或空气栓塞。

治疗 包括以下几方面。

初始治疗 一旦怀疑创伤性休克,立即开始下列治疗措施:①建立通畅的气道,注意进行颈椎保护并予以高流量吸氧。②尽快建立能快速输液的静脉通路,必要时中心静脉置管,同时进行血液配型。③开始液体复苏。④初步止血。⑤进行创伤的影像学评估,以尽快明确危及生命的损伤。

液体复苏 早期积极纠正低容量状态,维持足够的心脏前负荷,最大限度减少组织低灌注时间是改善创伤性休克患者预后的关键。

复苏液体种类 目前没有高质量的临床研究证实对于创伤性休克患者使用何种特定液体进行液体复苏能改善预后。使用胶体液还是晶体液在临床上也一直存在争议。研究证实,白蛋白会增加颅脑创伤患者的不良预后的风险。高张盐水作为复苏液体有争议,虽然有研究显示其能改善颅脑损伤患者的预后,但大的随机对照研究并不支持。

复苏策略 对于创伤所致的失血性休克,传统的液体复苏策略是充分复苏,即通过大量的液体输注,迅速恢复有效循环血容量,尽可能将血压恢复至正常水平。但近年的研究显示大量输液将血压维持至正常水平会增加失血量、过多扰乱机体内环境和代偿机制,反而减少存活率,从而提出限制性液体复苏,即主张在止血前采用低强度干预的策略,用尽可能少的液体将患者的组织灌注维持一个相对低的水平,在彻底止血后再予以充分复苏。但此策略不应使用在合并颅脑损伤的患者。此外,实施限制性液体复苏的前提是能马上进行紧急探查手术,采用充分复苏还是限制性液体复苏必须紧密结合临床实际。

血制品输注 失血量超过血容量30%时应输注血制品,以满足携氧和恢复凝血功能。急性失血时输注血制品的时机很难确定。通常认为,输注2升晶体后休克仍未改善应开始输注浓缩红细胞。严重创伤患者由于急性失血导致凝血因子大量丢失与消耗,加之大量输红细胞和晶体复苏以及低体温会增加凝血异常的风险,因此在液体复苏与补充血液丢失时,必须充分考虑凝血功能异常的纠正。一旦浓缩红细胞输注达6单位,就需补足新鲜冰冻血浆和血小板,但血液成分的最适比例目前无共识,不同创伤中心的输血方案不同。

病因治疗 对于出血部位明确的失血性休克患者应尽早采取外科止血措施。对于非出血休克患者,如张力性气胸应留置粗胸腔引流管,怀疑心包填塞者的胸部贯穿伤患者应行急诊开胸手术。需要注意的是,对创伤患者应采取损伤控制外科理论,即应用最简略的手术处理好最致命的创伤,如止血、修补穿孔,然后尽快转移至重症监护室(intensive care unit,ICU)进行进一步复苏、纠正凝血障碍、酸中毒和低体温,待患者生命体征基本稳定以后,再次进行确定性手术治疗。

其他支持治疗 包括止痛、纠正低体温、机械通气等。

(杜 斌 彭劲民)

xīnyuánxìng xiūkè

心源性休克(cardiogenic shock)

在血管内容量足够的情况下,由于心脏疾病或心脏创伤使得心脏泵功能衰竭,心输出量下降,从而引起器官灌注不足的临床综合征。心源性休克的血流动力学特征为心输出量减低和心室充盈压增高。心源性休克患者的病死率高达60%,预后与血流动力学异常程度直接相关。

病因及发病机制 任何能引起心输出量急剧下降的疾病均可导致心源性休克。临床上最常见的病因可分为三大类。①心肌收缩/舒张功能障碍:包括急性大面积心肌梗死、暴发性心肌炎、心肌浸润性疾病、各种原发或继发的心肌病、心肌顿挫伤、合并严重心肌抑制的全身性感染、长时间体外循环。急性心肌梗死是最常见的心源性休克原因,当超过40%的心肌功能丧失时即可出现心源性休克。②心脏机械或结构的异常:包括瓣膜疾病、肥厚梗阻性心脏病、心房黏液瘤、室间隔穿孔、心脏破裂等。心脏瓣膜狭窄、心室流出道梗阻等心内梗阻因素导致的休克,由于其本质并不是心脏泵功能衰竭,因此有人将这一类型的休克归于心内梗阻性休克而不是心源性休克。③严重心律失常:快速或缓慢性心律失常均可导致心源性休克,前者如快速房颤、室速、室颤;

后者如三度房室传导阻滞、三支阻滞、病态窦房结综合征等。心源性休克可以是以上多种原因的共同结果，如急性心肌梗死患者合并机械性并发症或恶性心律失常时可诱发或加重心源性休克。

可收缩心肌量显著减少导致的心输出量下降是心源性休克最主要的发病机制。急性心肌梗死合并心源性休克时，心输出量下降引起的低血压会使得冠状动脉灌注急剧减少，而冠状动脉灌注减少又使得心功能更趋恶化，心输出量和冠状动脉的灌注更趋减少，从而形成恶性循环。除心脏泵功能衰竭外，炎症反应导致的血管舒张和心肌功能障碍亦参与心源性休克的病理过程。心源性休克的代偿机制之一是交感神经兴奋和儿茶酚胺分泌增加，但儿茶酚胺可增加心肌耗氧，加重心肌缺血，此外还有致心律失常作用。另一个代偿机制是肾素血管紧张素系统激活，增加外周血管阻力以维持血压，但心脏后负荷增加会增加心肌耗氧，加重心肌功能障碍，肾素血管紧张素还可能加重水钠潴留和肺水肿，从而加重心肌缺氧。因此，打破心脏功能障碍和心肌供血供氧不足的恶性循环是心源性休克的治疗关键。

临床表现　心源性休克患者的临床表现包括持续低血压、脉搏细弱、皮肤湿冷、四肢皮肤花斑、毛细血管充盈时间延长、尿量减少、意识障碍。约2/3急性左室心肌梗死并发心源性休克的患者会出现心源性肺水肿，表现为呼吸困难、咯泡沫样痰、心率、脉搏增快、双肺可闻及粗大湿啰音、第一心音减弱、心尖部闻及奔马律。急性心肌梗死合并心源性休克患者新出现胸骨左缘响亮的收缩期杂音，提示有急性室间隔穿孔或乳头肌断裂所致急性二尖瓣反流，如同时伴有震颤或出现房室传导阻滞，要高度怀疑室间隔穿孔。右心功能不全的心源性休克患者可有颈静脉充盈、肝大、胸腔积液、腹水和全身水肿。

诊断　心源性休克的诊断通常由三部分组成。①存在可引起心源性休克的基础病变：如心肌病变、心律失常、瓣膜及其他心脏结构性病变、冠脉病变、心脏手术病史。②有心脏受累的证据：如心肌酶增高、心电图或超声心动异常、胸片提示肺水肿及心脏形状改变、肺动脉漂浮导管显示心输出量下降［心脏指数（cardiac index，CI）<2.2L/min·m²］和左室充盈压升高［肺动脉楔压（pulmonary artery wedge pressure，PAWP）>18mmHg］。③有外周组织灌注不足的表现和证据：四肢湿冷、皮肤花斑样改变、毛细血管充盈时间延长、尿量减少、意识障碍、血乳酸升高、混合静脉血氧饱和度下降等。

治疗　应同时从病因治疗和对症支持治疗两方面入手。

一般处理　包括：①建立有效静脉通路。②氧疗。合并严重肺水肿时，应及早考虑进行机械通气治疗。除改善缺氧、减少呼吸做功以外，呼气末正压还可降低心脏前、后负荷。③对急性心肌梗死患者应进行有效止痛。④持续心电、血氧及血流动力学监测。对于难治性心源性休克患者，应考虑进行有创血流动力学监测，如肺动脉漂浮导管或脉搏指示持续心输出量监测协助明确心源性休克的诊断并指导治疗。

容量调节　心脏前负荷是维持心脏功能的基础，心源性休克患者往往需要更高的心室充盈压才能保证适宜的心脏功能，因此恰当的容量负荷对于心源性休克患者至关重要。由于心源性休克患者最初常常接受利尿治疗，所以可能存在一定程度的低血容量。因此，如果临床上没有明显肺水肿表现，可以谨慎地进行快速补液试验协助判断容量状态。持续的血流动力学监测对容量的调节有重要指导意义。

血管活性药物治疗　包括升压药物和强心药物。心源性休克时维持足够的血压对于维持冠状动脉的血液灌注，打破低血压与心肌缺血的恶性循环至关重要。因此，在严重低血压时应首先使用具有α肾上腺能受体兴奋作用的血管活性药物迅速提高血压，改善冠脉灌注和左心功能，从而提高心输出量。去甲肾上腺素和多巴胺是最常用的血管活性药物，两者既有升压又有强心作用。对于血压已经正常，但仍有灌注不足表现的心源性休克患者应考虑加用具有β肾上腺能受体兴奋作用的血管活性药物，如多巴酚丁胺，但由于其具有血管扩张作用，常可导致血压下降，故不能单独使用。需注意的是，无论哪种血管活性药物均有增加心肌耗氧的风险，因此应根据血流动力学及灌注指标对剂量进行滴定，使用最小的有效剂量。

再灌注与血管重建　急性心肌梗死合并心源性休克最有效的治疗措施是实现早期冠脉再灌注治疗，包括急诊经皮冠状动脉介入治疗（percutaneous coronary intervention，PCI）、冠状动脉搭桥术（coronary artery bypass graft，CABG）及溶栓治疗。

循环辅助装置　包括主动脉球囊反搏（intra-aortic balloon

pump，IABP）、左心室辅助装置（left ventricular assist device，LVAD）和体外膜肺氧合（extracorporeal membrane oxygenation，ECMO）。IABP 可增加心输出量、减少左室后负荷、增加冠状动脉血供，成为急性心肌梗死并发心源性休克的重要支持性治疗措施。但对于非冠脉病变引起的心源性休克，IABP 疗效甚微。LVAD 能暂时部分替代心脏功能，有助于冬眠和顿抑心肌的恢复，常用于心脏移植前的支持治疗。ECMO 能为心源性休克患者提供短期的心肺功能支持，为进一步接受心脏外科手术，如心脏移植术争取时间。

手术治疗 如果造成心源性休克的病变可以通过手术纠正，病死率将显著降低。急性心肌梗死合并心源性休克患者如不适合行急诊 PCI，例如左主干或严重三支病变者应考虑冠脉搭桥手术。急性心肌梗死合并致命性机械并发症，如室间隔穿孔或乳头肌断裂致急性二尖瓣反流者应考虑进行室间隔穿孔修补术，急性瓣膜修补或置换术。终末期心肌病患者可考虑行心脏移植术。在围术期，上述患者多须药物及循环辅助装置支持。

（杜 斌 彭劲民）

xīnwàigěngzǔxìng xiūkè

心外梗阻性休克（extracardiac obstructive shock）

由心脏以外的原因引起心脏充盈障碍或心脏后负荷过高，使心肺血管回路中血流梗阻，从而导致心输出量降低、组织灌注不足的临床综合征。

病因及发病机制 心外梗阻性休克的病因按其发病的病理生理学机制分可为以下两类。

心脏充盈障碍 指由于静脉阻塞或心脏舒张功能受限引起左右心室前负荷降低，导致心输出量降低。包括以下三类病因：①大静脉直接受压，如纵隔占位压迫腔静脉。②胸腔内压增加，如张力性气胸、大量胸腔积液、机械通气和哮喘。③心脏舒张功能受限，如缩窄性心包炎、急性心包填塞等。

心脏收缩功能障碍 多由肺动脉和主动脉病变引起左右心室后负荷增加所致。包括以下两类病因：①右室后负荷增加，如大面积肺栓塞、急性肺动脉高压。②左室后负荷增加，如大的体循环血栓（如骑跨栓）以及主动脉夹层。在上述诸类病因中，肺栓塞、心包填塞和张力性气胸最为常见。

心脏充盈受损与过度的后负荷而致血流梗阻是梗阻性休克最主要的病理生理改变。急性心包填塞是心脏充盈障碍导致梗阻性休克的典型例子。急性心包填塞时，心包内液体急速或大量蓄积使得心包腔内压力上升，当压力达到一定程度就限制心脏扩张，使得心室舒张期充盈减少，心搏量降低。当心包腔内压力达到右房右室舒张压水平，心包填塞即可发生，而一旦心包腔内压和右室压力升至左室舒张压水平时就会出现急性循环衰竭。急性大面积肺栓塞则是右室后负荷增加导致梗阻性休克的典型例子。急性大面积肺栓塞时，由于肺循环阻力显著增加，导致右心输出量下降；同时由于右室压力上升引起室间隔左移，使得左心室舒张末期容积减少，左心充盈减少，导致左心输出量下降，最终引起急性循环衰竭及休克。

发生血流梗阻的速度是能否引起梗阻性休克的重要因素。例如，累及 2 个以上肺叶动脉或

50%以上的肺血管床的急性肺栓塞即可导致休克，然而对于慢性肺栓塞，即使 75%以上的肺血管床存在血栓，甚至肺动脉收缩压大于 100mmHg 也不会引起休克。又如 150ml 的心包积液即可引起急性心包填塞而导致休克，但慢性心包积液即使超过 2L 也不会引起梗阻性休克。此外，是否有基础心肺疾病也是决定以上病因是否会引起梗阻性休克的重要因素。

临床表现 心外梗阻性休克的临床表现包括两个方面：①心输出量降低引起组织灌注不足的表现：这是所有类型梗阻性休克都可出现的症状，包括心动过速、血压降低、脉压减小、脉搏细弱、肢端厥冷花斑、毛细血管充盈时间延长（>2 秒）、意识淡漠或昏迷、晕厥、少尿或无尿等休克的典型表现。②引起梗阻性休克的基础疾病相关表现：此类表现在不同病因各不相同。如急性大面积肺栓塞大多起病前有长时间下肢制动病史或有下肢深静脉血栓史，可突发胸闷、胸膜性胸痛、气短，还可出现咯血和晕厥，查体发现 P_2 亢进、病变处闻及湿啰音。心包填塞可表现为胸闷、心前区疼痛、呼吸困难、咳嗽、恶心等症状，查体可发现脉压差减小、奇脉、颈静脉怒张、心尖搏动减弱或消失、心界向两侧扩大等体征。张力性气胸可有严重呼吸困难、端坐呼吸、发绀、烦躁、大汗等症状，查体有肋间隙增宽、肺部叩诊鼓音和呼吸音消失等体征。

诊断与鉴别诊断 心外梗阻性休克的诊断包括两方面：①通过临床表现和血流动力学参数明确休克状态的存和类型。一旦患者出现组织器官低灌注的临床表现、动脉血乳酸>4mmol/L、代谢

性酸中毒即需考虑休克。梗阻性休克血流动力学特点与其他低心输出量休克相似，均表现为每搏输出量指数和每搏功指数降低。其他血流动力学参数的改变取决于梗阻的部位。急性大面积肺栓塞的血流动力学特征是肺动脉压和右心压力升高、肺血管阻力增加，但肺动脉楔压保持正常或降低。心包填塞的血流动力学特征为右心室舒张压、左心室舒张压、肺动脉舒张压、中心静脉压和肺动脉楔压升高且接近相等。②通过特征性的临床表现（详见临床表现）和各种辅助检查明确梗阻的部位和性质。急性大面积肺栓塞的心电图可出现右束支传导阻滞、电轴右偏、顺钟向转位及"SIQⅢTⅢ"（第Ⅰ导联S波变深，>115mm，第Ⅲ导联出现Q波和T波倒置）等右室负荷增高的表现。胸部X线平片可见区域性肺血流减少或肺血分布不匀和外周楔形致密影。肺通气/灌注扫描显示灌注缺损。CT肺动脉造影可见肺动脉内充盈缺损和肺血管截断征。其诊断金标准是肺动脉造影。急性心包填塞，胸部X线平片可见心影增大呈烧瓶状，超声心动图可显示大量心包积液和心脏舒张功能严重受限。张力性气胸时，胸部X线平片可显示胸膜腔大量积气，肺可完全萎陷，气管和心影偏移至健侧。

治疗 对于梗阻性休克患者，解除梗阻是最根本的治疗，积极的循环支持治疗是为了能赢得机会进行病因治疗。

循环支持 治疗梗阻性休克时，首先仍然需要进行积极的输液治疗，并在此基础上应用升压药物维持血压。尽管患者此时心输出量降低，但并不建议使用β受体激动剂如多巴酚丁胺。这是由于存在梗阻因素，因此即便使用β受体激动剂，心输出量也难以增加。此时反而表现出β受体激动剂的血管扩张作用，可能导致血压降低。所以，梗阻性休克患者应当使用α受体激动剂维持血压。需注意的是，无论是液体治疗还是血管活性药物，作用均有限并且只能对血流动力学提供暂时的改善，治疗的关键仍在于梗阻的解除。

病因治疗 ①急性肺栓塞：对于引起休克的急性肺动脉栓塞应进行静脉溶栓治疗，症状出现48小时内进行溶栓效果最佳，但对症状发生14天内的患者均有效。对于有溶栓禁忌或溶栓治疗失败的患者可考虑进行肺动脉血栓清除术或经皮导管取栓术、碎栓术。对于急性肺栓塞的患者如果没有禁忌均应抗凝。②急性心包填塞：心包穿刺是解除非活动性出血引起的急性心包填塞最便捷有效的方式，但对于如心脏破裂等活动性出血引起的急性心包填塞，除非患者处于濒死状态，为减压紧急缓解症状，进行心包穿刺术外，均应该尽快行剖胸探查，直接修复伤处才是最有效的确切性治疗。③张力性气胸：一旦确认休克是由于张力性气胸所致，最紧急的方法是于患侧前胸壁锁骨中线第2肋间或第3肋间刺入粗针头至胸膜腔进行排气减压，也可选择直接行胸腔闭式引流。如果肺部不能充分复张，休克改善不明显，应追查原因，必要时行开胸探查术。

(杜　斌　彭劲民)

qìguān gōngnéngzhàng'ài yǔ shuāijié
器官功能障碍与衰竭（organ dysfunction and failure） 在创伤、感染或其他各种打击下因机体稳态受到破坏而发生的器官功能改变。

发病机制 器官功能障碍或衰竭的发病过程可能有多种机制参与。首先，危重病患者的胃肠道对于灌注不足非常敏感，可能导致肠道通透性增加，促进肠腔内微生物以及内毒素移位，进入门静脉和淋巴循环。肝巨噬细胞以及循环中的单核细胞激活，释放多种细胞因子及其他炎症介质，诱发一系列机体反应，导致器官功能障碍或衰竭。其次，氧代谢异常在器官功能障碍或衰竭的发病过程中至关重要。全身炎症反应患者血流动力学的典型表现为心输出量升高，外周血管阻力降低。尽管患者自身或通过药物治疗能够维持氧输送正常甚至升高，但很多患者的氧摄取不足。上述现象的原因尚不清楚，可能与以下因素有关：①在正常情况下，内皮细胞产生血管活性物质，调节微循环血流以保证所有器官的灌注和氧合。全身炎症反应可导致血管内皮细胞损伤，破坏微循环。②炎症介质也可以直接调控影响氧利用的细胞内机制包括线粒体功能。③炎症瀑布反应被激活后，患者的基因转录和调控出现异常，从而影响血管活性物质如一氧化氮、内皮素以及环氧化酶产物（血栓烷、前列腺素等）的产生与释放，导致不同的临床表现。④内源性防御机制（如细胞抗氧化保护、修复和凋亡等）发生改变也会影响临床预后。

诊断 基于早发现、早诊断、早治疗的原则，对器官功能的评价已经从最初强调功能衰竭的诊断标准逐渐转变为重视器官功能障碍的表现。多器官功能障碍或衰竭的诊断标准通常与单一器官功能障碍或衰竭具有明显差异。目前常使用评分系统以诊断器官功能障碍或衰竭（表1，表2）。

治疗　器官功能障碍或衰竭的治疗分为病因治疗和支持治疗。其中，支持治疗是维持患者内环境稳定，为病因治疗赢得时机的关键措施，因此，需要注意在支持治疗过程中尽可能减少医源性损害如呼吸机相关性肺损伤等。

（杜　斌）

duōqìguān gōngnéng zhàng'ài zōnghézhēng

多器官功能障碍综合征（mutiple organ dysfunction syndrome，MODS）

机体受到严重打击后，同时或序贯发生两个或两个以上器官功能障碍的临床综合征。

MODS 的概念成形于 20 世纪 70 年代，在此之前，临床医学面临的难题多为单一器官功能衰竭。1973 年蒂尔尼（Tilney）首先报道一组腹主动脉瘤破裂患者术后并发呼吸衰竭和急性肾功能衰竭，并提出了序贯性系统功能衰竭，并指出相继受损的器官并不一定是最初受损的器官。1977 年艾斯曼（Eiseman）等首先使用了多器官功能衰竭（multi organ failure，MOF）的名称，该名称此后被沿用多年。由于器官功能衰竭是一个渐进的过程，而非一个"全或无"的概念，在 1992 年美国胸科医师协会与美国重症医学会正式提出了 MODS 的概念，用"功能障碍"代替了"衰竭"，从而涵盖了器官功能不能满足生理需要的各种阶段。

分类　MODS 根据器官功能障碍发生的原因和全身炎症反应在器官功能损伤中的地位可分为原发性 MODS 和继发性 MODS。原发性 MODS 是指器官功能衰竭由损伤本身直接导致，如大量失血导致的 DIC，继发性 MODS 则是指由于损伤引起全身炎症反应综合征，从而导致远隔器官发生功能损害。原发性 MODS 如果不能及时纠正，随着病情进展就会逐步发展成为继发性 MODS。

表1　序贯性器官功能衰竭评分（SOFA）

器官系统	评价指标	评　分				
		0	1	2	3	4
呼吸	PaO$_2$/FiO$_2$（mmHg）	>400	<400	<300	<200	<100
肾	血清肌酐（μmol/L）	<1.2	1.2~1.9	2.0~3.4	3.5~4.9	>5.0
	或尿量（mL/d）				<500	<200
肝	血清胆红素（μmol/L）	<1.2	1.2~1.9	2.0~5.9	6.0~11.9	>12.0
循环[a]	低血压	无低血压	MAP<70	DA ≤ 5 或任意剂量的 DB	DA>5 或 NE ≤0.1	DA > 15 或 NE>0.1
凝血	血小板计数（10^9/L）	>150	<150	<100	<50	<20
神经	Glasgow 昏迷评分	15	13~14	10~12	6~9	<6

[a] 血管活性药物应用至少 1 小时，药物剂量单位 μg/kg/min；DA：多巴胺；DB：多巴酚丁胺；MAP：平均动脉压；NE：去甲肾上腺素

表2　多器官功能障碍综合征评分（MODS）

器官系统	评价指标	评　分				
		0	1	2	3	4
呼吸[a]	PaO$_2$/FiO$_2$	>300	226~300	151~225	76~150	≤ 75
肾[b]	血清肌酐	≤100	101~200	201~350	351~500	>500
肝[c]	血清胆红素	≤ 20	21~60	61~120	121~240	>240
循环[d]	PAR	≤ 10.0	10.1~15.0	15.1~20.0	20.1~30.0	>30.0
血液[e]	血小板计数	>120	81~120	51~80	21~~50	≤20
神经[f]	Glasgow 昏迷评分	15	13~14	10~12	7~9	≤6

[a] 计算 PaO$_2$/FiO$_2$ 时无需考虑是否使用机械通气、机械通气模式以及使用的呼气末正压水平；[b] 血清肌酐浓度单位 μmol/L，无需考虑是否应用透析；[c] 血清胆红素浓度单位 μmol/L；[d] 血压校正后心率（PAR）= HR x CVP/MAP，其中 HR 为心率，CVP 为中心静脉压，MAP 为平均动脉压；[e] 血小板计数单位为 10^9/L；[f] 由床旁护士进行 Glasgow 昏迷评分（对于使用镇静或肌松药物的患者，应当认为其神经系统功能正常，除非由证据表明存在异常情况）

病因和发病机制　MODS 最常见的原因是全身性感染，其他常见的原因有创伤、失血、大手术、烧伤、胰腺炎等。MODS 的发病机制尚未完全阐明。目前主要的学说包括：①炎症反应学说：机体在严重感染或创伤时可以产生大量的炎症介质，如 TNF-α、IL-1、IL-6 等，这些炎症介质导致全身过度炎症反应。与此同时机体也会释放大量内源性抗炎介质，并出现一过性免疫功能降低。炎症反应和抗炎反应在正常时处于平衡状态，一旦失衡，任何一方占优势都可能导致组织器官损伤，发生器官功能障碍。②缺血再灌注和自由基损伤：缺血缺氧导致组织细胞缺氧受损，而缺血再灌注使得自由基大量释放，进一步加重细胞损伤。再灌注和自由基造成的损伤往往比缺血更为严重。③肠道细菌移位：肠道是机体最大的细菌库，且对缺血再灌注损伤最为敏感，临床研究也发现 MODS 患者菌血症的细菌常与肠道菌群一致。而早期应用肠内营养能够降低全身性感染的发生率，其原因不仅是减少了肠外营养的并发症，肠黏膜完整性得到保持也在其中起到一定作用。④二次打击学说：MODS 通常不是单一打击的结果。早期的创伤、感染有时造成的组织器官损伤并不严重，但激活了机体免疫系统。随着病情进展或恶化，再次出现的感染、手术创伤或休克等情况则构成二次打击，二次打击引起免疫系统的爆发性激活，大量炎症介质释放，引起与打击的严重程度不匹配的组织器官损害。机体受到打击后，炎症反应、缺血再灌注损伤及细菌移位三者相互促进，互为因果，最终导致进一步打击和多个器官功能同时或序贯发生损害。

临床表现　多为急性起病，在原发病的治疗过程中出现迅速进展的器官功能障碍，常常为多个器官同时或顺序受累。几乎所有的患者均会有休克的表现，而且多为高动力型休克。约 30% 患者伴有心肌损伤，在感染性休克导致的 MODS 中约 60% 患者合并急性呼吸窘迫综合征（acute respiratory distress syndrome，ARDS）。各器官系统功能障碍的表现包括：①神经系统：意识障碍或代谢性脑病。②心血管系统：休克、心动过速、心律失常、急性肺水肿、心肌损伤或者毛细血管通透性增加。③呼吸系统：可表现为呼吸窘迫、低氧、发绀等，严重者需要机械通气。④肾：可出现少尿和急性肾功能衰竭。⑤消化道：胃潴留、应激性溃疡、消化道出血、胰腺炎、胆囊炎等。⑥肝：可出现黄疸、肝性脑病、乳酸酸中毒、高/低血糖发作等。⑦血液系统：贫血、血小板减少及凝血障碍、DIC 等。

诊断　满足同时或相继有 2 个或以上器官功能障碍即可诊断（表）。MODS 在大多数情况下能够找到明确的诱因，如感染、失血或创伤等，也有一部分患者难以找到原发病灶。对所有怀疑感染的患者都要积极寻找感染灶，胸部 X 线平片和腹部 B 超能够帮助发现下呼吸道感染和胆系疾病，腹部 CT 有助于发现腹腔脓肿和腹膜后病变。病原学方面除常规留取血培养外，还应根据临床表现留取相关部位分泌物的培养。

治疗　所有 MODS 的患者均应收入重症监护室（ICU）治疗。治疗的基本原则包括：①积极治疗原发病。②早期发现器官功能损害。③预防二次打击。

针对病因的治疗　包括原发病的治疗和对二次打击的预防。原发病的治疗指外伤的手术、止血，积极治疗全身性感染，感染病灶的清除等。对二次打击的预防包括积极的早期复苏措施，严格的感染控制，抬高床头，避免过度镇静，早期肠内营养，应激性溃疡和深静脉血栓的预防等。

器官功能支持　早期发现器官功能损害至关重要。对于所有怀疑 MODS 的患者，应完善血常规、肝肾功能、凝血功能、血气分析和乳酸水平，有条件应尽早

表　多器官功能障碍综合征诊断标准

系统或器官	诊断标准
循环系统	收缩压低于 90mmHg，并持续 1 小时以上，或需要血管活性药物才能使循环稳定
呼吸系统	急性起病 $PaO_2/FiO_2 \leq 200mmHg$（无论是否应用 PEEP），X 线正位胸片见双侧肺浸润，肺动脉楔压 $\leq 18mmHg$ 或无左心房压力升高的证据
肾	血肌酐 $>177.3\mu mol/L$ 伴有少尿或多尿，或需要血液净化治疗
肝	血胆红素 $>35\mu mol/L$，并伴有转氨酶升高，大于正常值 2 倍以上，或已经出现肝性脑病
胃肠	上消化道出血，24 小时出血量超过 400ml，或胃肠蠕动消失不能耐受食物，或出现消化道坏死或穿孔
血液系统	血小板 $<50\times10^9/L$ 或降低 25%，或出现 DIC
代谢系统	不能为机体提供所需的能量，糖耐量降低，需要用胰岛素；或骨骼肌萎缩、无力等表现
中枢神经系统	格拉斯哥昏迷评分 <7 分

放置尿管和动脉导管，严密监测尿量和动脉血压变化。

循环系统　几乎所有 MODS 的患者都伴有休克，早期发现并纠正休克对于预防二次打击十分重要。由于 MODS 患者多表现为分布性休克，故应尽快开始容量复苏，晶体和胶体液在此时没有差别，但对于有肾损伤风险的患者应避免选用羟乙基淀粉作为复苏液体。在液体复苏过程中应密切监测心脏前负荷指标，最长采用的是中心静脉压（central venous pressure，CVP），未进行机械通气的患者，应经验型将 CVP 维持在 8~12mmHg。没有条件时，也可以采用颈静脉压或肘静脉压来代替中心静脉压。没有肾损伤的患者，尿量 ≥0.5ml/（kg·h）可以作为参考指标。若患者出现危及生命的低血压，或者在容量复苏后仍有组织低灌注的表现，应及时应用血管活性药物。常用的药物包括去甲肾上腺素、肾上腺素和血管加压素，多巴胺和多巴酚丁胺也可以选用。

呼吸系统　呼吸衰竭在 MODS 中也十分常见，主要表现为 ARDS。即使没有呼吸衰竭的 MODS 患者，也应该常规接受氧疗。对于已经出现低氧或者呼吸窘迫的患者，在常规氧疗效果不佳时，应考虑正压通气支持，包括无创正压通气和有创机械通气治疗。

肾　及时纠正休克，保证前负荷和灌注压，避免应用肾毒性药物是预防医院获得性肾损伤最重要的两个方面。所有患者都要密切监测肌酐和尿量的变化，尽早发现肾损伤的征象，及时处理。对于已经发生肾损伤的患者，要尽快寻找并治疗病因，注意维持水电解质平衡，优质蛋白饮食，并根据肌酐清除率调整用药剂量。对于非手术治疗效果不佳的患者，可以进行肾替代治疗，根据患者耐受情况决定替代治疗的方式。目前不建议对 MODS 患者常规进行肾替代或者采用超常规剂量的肾替代治疗。

营养和代谢系统　对于循环不稳定的患者，可暂缓营养供给。患者循环稳定后可以开始营养支持治疗，但在疾病急性期要注意避免过度喂养，建议营养供给不要超过 22~25kcal/kg 理想体重。应尽可能采用肠内营养，这样既可以避免全胃肠外营养的并发症，也有助于维持肠黏膜屏障的完整性，从而预防肠道菌群移位。在疾病的前 7~10 天不必追求营养支持达标，若 10 天后肠内营养仍不能达到实际需要，可以考虑采用肠内+肠外联合营养的方式。对于开始营养支持的患者，要密切监测血糖水平，血糖超过 10mmol/L 可给予胰岛素控制血糖。

中枢神经系统　对于昏迷的患者，应定期观察瞳孔并评价意识水平的变化。对于没有中枢神经系统器质性疾病的患者，支持治疗的主要目的是维持足够的脑灌注压。脑灌注压 = 平均动脉压 - 颅内压，应维持在 60~70mmHg。危重症患者颅内压升高较常见，条件允许可采用药物降低颅内压，颅内压控制不满意时，应适当提高平均动脉压以保证脑灌注压。

其他　所有患者若无禁忌，都应床头抬高 30°~45°，意识障碍的患者应采取措施预防下肢深静脉血栓。有出血倾向的患者要除外 DIC，可间断输注新鲜冰冻血浆。血小板减少十分常见，若无活动性出血，在血小板 >10×10⁹/L 时不必输注血小板。

辅助治疗　近年的研究热点包括免疫调节治疗，高剂量肾替代治疗，皮质激素及活化蛋白 C 等。目前除活化蛋白 C 被证实没有确切获益外，其他的辅助治疗方式均存在争议。

预后　MODS 病死率很高，可高达 70% 以上，是 ICU 患者死亡最常见原因之一，不同报道中的病死率有所不同。影响预后的主要因素是器官衰竭的程度、数量和器官衰竭持续的时间。其他因素包括高龄，耐药菌感染，免疫抑制和既往活动耐量差等。1995 年加拿大学者马歇尔（Marshall）和西博尔德（Sibbald）等人推荐采用改良氧合指数（PaO_2/FiO_2）、肌酐（Scr）、总胆红素（Tbil）、血压校正心率（pressure-adjusted heart rate，PAR）、血小板和格拉斯哥评分 6 个指标分别评价肺、肾、肝、心、血液和脑功能的评分系统，用以预测 MODS 病死率，把器官功能衰竭和预后联系起来。这个评分系统的缺点是没有把支持条件考虑进去，有可能会低估一部分患者的器官衰竭程度。近年较多采用序贯性器官功能衰竭评分（sequential organ failure assessment，SOFA）评分。SOFA 评分采用的指标与马歇尔-西博尔德（Marshall-Sib-bald）评分一样，但在计分中加入了呼吸和循环支持的条件，其结果与病情严重程度匹配度更好，用以预测预后的准确性也更高。

（杜　斌）

jíxīng hūxījiǒngpò zōnghézhēng

急性呼吸窘迫综合征（acute respiratory distress syndrome，ARDS）急性弥漫性炎症性肺损伤，导致肺血管通透性增加、非心源性肺水肿及参与通气肺组织减少的临床综合征。临床特征包括顽固性低氧血症，胸片双侧浸润影，肺内分流与生理死腔增加，肺顺应性降低。急性期形态学以弥漫性肺泡损伤（即水肿、炎症、透明膜形成或出血）为主要表现。最初由阿什博（Ashbaugh）于1967年提出，用于描述12例患者的临床特征，包括胸片显示弥漫性肺浸润影，顽固性低氧血症且对氧疗反应不佳，病理提示肺内白细胞浸润和透明膜形成。此后曾存在多种名称及诊断标准，1994年以后统一称为急性呼吸窘迫综合征。

发病率约每年86.2/10万人，且随年龄增加而上升。病死率已由50%以上下降至30%~40%。仅有不足20%的死亡患者直接死于顽固性呼吸功能衰竭（顽固性低氧血症或二氧化碳潴留），多数则死于全身性感染或多器官功能衰竭。其可能原因包括对于全身性感染的理解不断深入，针对全身性感染的治疗措施不断完善，机械通气策略的改变，以及针对危重病患者整体支持治疗措施的进步。

病因及发病机制　多种病因的"共同通路"。根据作用机制不同，ARDS的病因可分为直接（肺源性）或间接（肺外源性）肺损伤（表1）。具有不同危险因素的患者发生ARDS的比例为10%~40%不等。

发病机制尚不明确。多种相互关联的病理生理机制如促炎症细胞因子、氧自由基、凝血和补体系统激活、血小板和免疫细胞激活、蛋白酶、白三烯和花生四烯酸等参与发病过程，尤其是早期ARDS发病。除炎症和氧化反应外，细胞凋亡、水肿液清除、纤维化和修复在ARDS后期起到非常重要的作用。

基本病理改变为弥漫性肺泡损伤（diffuse alveolar damage，DAD）及肺毛细血管内皮细胞损伤。根据病理和临床表现特点，ARDS可分为早期（渗出期）及晚期（纤维增殖期）。早期ARDS的病理特点为肺泡毛细血管屏障（由微血管内皮细胞和肺泡上皮细胞组成）通透性增高，导致水肿液进入肺泡内。病理表现为肺间质和肺泡水肿，毛细血管充血，肺泡内出血，细胞损伤较轻。肺水肿是这一阶段即弥漫性肺泡损伤的主要临床表现。随着病情的进展，肺泡内纤维素和血浆蛋白沉积，形成透明膜。此时，肺间质内炎症细胞异常增多，而且Ⅰ型肺泡上皮细胞广泛坏死。病程7~10天后即进入纤维增殖期，病理表现为弥漫性肺间质纤维化，包括Ⅱ型肺泡上皮细胞沿肺泡间隔和肺泡壁增生，成纤维细胞和成肌纤维细胞数目增加。纤维增殖期的临床表现为死腔通气和分钟通气量增加，肺动脉压进行性升高，肺顺应性进行性下降，且对呼气末正压通气（positive end expiratory pressure，PEEP）反应不佳。

该病是一种高度异质性疾病，即肺内同时存在通气正常、通气不良和完全不能通气的区域；仅有30%~40%的肺泡参与通气，因此又称为"小肺"或"婴儿

肺"。此时，过大甚至正常潮气量通气仍有可能造成肺泡过度膨胀即容积伤。另外，通气不良区域的肺泡在呼气末和吸气末反复塌陷与开放可造成剪切力损伤；并可导致炎症介质释放增加即生物伤，从而引起远隔器官损伤。因此，错误的机械通气策略也可以导致呼吸机相关肺损伤（ventilator-associated lung injury，VALI）。

临床表现　起病较为迅速，通常在诱发因素（如创伤、感染、大量输血、急性胰腺炎等）出现12~48小时发病，少数患者在数日后发病。临床症状包括呼吸困难和低氧血症，体格检查缺乏特异性，常包括呼吸频数，心动过速，且需要吸入高浓度氧以维持氧饱和度。

诊断　2012年欧美共识会议修订了诊断标准，包括发病时机，胸片表现，肺水肿来源及低氧血症等临床表现（表2）。但是，由于ARDS的很多临床表现缺乏特异性，因此，单纯根据临床诊断标准与其他病因导致的急性呼吸功能衰竭难以区分（表3）。

治疗　迄今为止只有一项治疗措施即小潮气量通气能够改善ARDS预后。传统的机械通气策略在于维持正常氧合及通气，因此不可避免地采用正常或大潮气量。在过去20年间，由于认识到这样的机械通气策略能够造成呼吸机

表1　ARDS的直接和间接病因

直接病因	间接病因
胃内容物误吸	急性胰腺炎
细菌性肺炎（如军团菌病）	大量输血导致的输血相关性急性肺损伤
胸部创伤伴肺挫伤	心肺旁路后
溺水	肺移植后移植物失功
有毒物质吸入（如烟雾吸入等）	中毒（如阿司匹林，三环类抗抑郁药）
细菌性肺炎（如流感病毒）	多发骨折及脂肪栓塞综合征

表2 ARDS 的柏林定义与诊断标准

急性呼吸窘迫综合征（ARDS）	
发病时机	已知临床诱因或新发呼吸系统症状或原有症状加重后一周内起病
胸片	双侧浸润影—不能完全用胸腔积液、肺叶不张或结节解释
肺水肿来源	呼吸衰竭不能完全用心衰或液体负荷过多解释 如果没有引起 ARDS 的危险因素，需要客观评估（如心脏超声检查）以除外静水压升高引起的肺水肿
氧合	
轻度	200mmHg<PaO_2/FiO_2≤300mmHg，PEEP 或 CPAP≥5cmH$_2$O
中度	100mmHg<PaO_2/FiO_2≤200mmHg，PEEP 或 CPAP≥5cmH$_2$O
重度	PaO_2/FiO_2≤100mmHg，PEEP≥5cmH$_2$O

FiO_2：吸入氧浓度；PaO_2：动脉氧分压；PEEP：呼气末正压；CPAP：持续气道正压通气

表3 ARDS 与急性呼吸功能衰竭其他病因的比较

	ARDS	重症肺炎	肺栓塞	心源性肺水肿
急性起病	X	X	X	X
发热，白细胞增多	X	X	X	若为急性心梗
双侧浸润影	X	X		X
PaO_2/FiO_2<200mmHg	X	X		
PAWP<18mmHg	X	X	X	

FiO_2：吸入氧浓度；PaO_2：动脉氧分压；PAWP：肺动脉楔压

相关性肺损伤（ventilator associated lung injury，VALI），因此肺保护性通气策略转而主张采用小潮气量通气。这一策略的目的并非针对 ARDS 进行特异性治疗，而是旨在减少 VALI。

肺保护性通气策略 针对 ARDS 的病理生理学特点，为有效减轻 VALI，需要采用小潮气量以避免容积伤，同时还应采用足够的 PEEP 以维持呼气末肺泡开放，从而减轻剪切力损伤，此即肺保护性通气策略。

小潮气量通气指采用 6~9ml/kg 理想体重的潮气量进行通气，治疗目标包括：①根据理想体重设置潮气量为 6ml/kg。②维持吸气末平台压低于 30cmH$_2$O。③通过增加呼吸频率避免严重呼吸性酸中毒。

PEEP 可在呼气末维持小气道开放，减少肺内分流，从而改善氧合，但也可引起肺损伤或影响循环功能。目前有多种方法用于 PEEP 的选择，包括 PEEP/FiO_2 表法、最小 PEEP 法（维持满意氧合的最低 PEEP）、最适 PEEP（静态压力容积曲线低位转折点以上 2cmH$_2$O）和递减 PEEP 法等。尚无证据表明高 PEEP 或不同方法确定的 PEEP 可改善病死率。

其他辅助治疗措施 当机械通气治疗无法维持氧合和（或）通气时，可尝试肺泡复张、俯卧位通气、吸入一氧化氮、气管内吹气（TGI）、高频振荡通气（HFOV）或体外膜氧合（发绀 ECMO）等挽救治疗的措施。

液体治疗 尚不推荐 ARDS 患者在急性期（尤其是合并循环功能紊乱时）常规进行限制输液治疗。

药物治疗 尚无药物可以治疗和预防 ARDS。除脂肪栓塞综合征及肺孢子菌肺炎外，急性期和纤维增殖期（病程超过 1 周仍未改善）ARDS 患者均不应使用糖皮质激素治疗。

（杜 斌）

jíxìng shènshuāijié

急性肾衰竭（acute renal failure）

由于各种原因导致的肾滤过功能急剧下降，通常表现为尿量减少及血肌酐和尿素氮的升高的临床综合征。部分患者在急性肾衰早期肌酐升高并不明显，而先出现尿量减少。据估计急性肾损伤在所有住院患者中的发病率为 2%~5%，约 1% 患者在入院时即存在肾损伤，ICU 患者中急性肾衰的发生率可达 20%。不同种族患者发病率大致相同，男女发病没有区别。20%~60% 的 AKI 患者在住院期间需要肾替代治疗，但只有 12.5%~25% 的患者需要长期透析治疗，20%~30% 急性肾损伤患者发展成慢性肾功能不全。

病因 根据病因的不同可以分为肾前性、肾性和肾后性肾衰竭。

肾前性肾衰 早期也称为肾前性少尿或氮质血症，是指由于严重容量不足或者低血压导致的少尿。肾前性氮质血症常见的原因包括容量丢失（如失血、腹泻）和肾灌注压过低，后者可见于充血性心力衰竭、肝肾综合征、腹腔间室综合征及感染性休克。此外一部分肾毒性药物，如非甾体抗炎药和血管紧张素转换酶抑制剂等也是通过降低肾小球灌注压影响肾功能。肾前性氮质血症时肾单位结构相对完整，但如果肾前性因素不能及时纠正，肾实质也会逐渐受累，发展成肾性肾衰。

肾后性肾衰 由于集合系统远端梗阻，尿液排出不畅导致的少尿，常见于前列腺疾病或盆腔肿瘤，肾后性梗阻若不能及时解除也会进展到肾实质受累。

肾性肾衰 由于肾毒性药物、缺血或者炎性打击所致的肾脏结构和功能的改变，根据病变性质又可分为肾血管疾病、肾间质疾病、肾小球疾病和肾小管疾病。肾血管疾病包括动脉粥样硬化、恶性高血压、血管炎、溶血尿毒综合征、血栓性血小板减少性紫癜等。肾毒性药物导致的肾损伤多属于肾间质疾病，常见的有非甾体抗炎药、青霉素类、头孢菌素类、磺胺类、喹诺酮类、呋塞米、苯妥英钠、别嘌呤醇等药物。肾小球疾病可以为原发性肾小球肾炎，原发性肾病综合征，或者系统性疾病如结缔组织病的一部分，若治疗不及时则会进展为不可逆性肾损伤。急性肾小管坏死常见的原因包括多发性骨髓瘤、急性横纹肌溶解、溶瘤综合征、高尿酸血症及氨基苷类等药物损害。

临床表现 尿量变化与肾小球滤过率之间并没有直接联系，50%~60%急性肾衰并不伴有尿量减少，故急性肾衰可以表现为少尿型和非少尿型。少尿是指每天尿量少于400ml，无尿是指每日尿量少于100ml。若没有可纠正的容量因素，则少尿型肾衰的预后要比非少尿型肾衰差。除尿量变化外，35%的急性肾衰患者会出现心血管系统并发症，包括充血性心力衰竭、心律失常、急性冠脉事件和心源性猝死。部分患者可能出现心包积液，这些患者应考虑到合并自身免疫病或者肝肾综合征的可能。超过一半急性肾衰患者可能出现呼吸系统并发症，

有的是系统性疾病的一部分，如肺出血肾炎综合征、韦格纳氏肉芽肿、结节性多动脉炎、结节病和冷球蛋白血症等。也有的是继发于肾衰本身的，如一部分患者会在透析过程中出现低氧血症。消化道症状也比较常见，恶心、呕吐和食欲不振是氮质血症的常见临床表现。约1/3患者合并消化道出血，但大多程度较轻。急性肾衰时还可能出现淀粉酶轻度升高（正常值的2~3倍），超过40%的患者可能出现黄疸，造成黄疸的原因多样，可能与肝淤血、大量输血和感染相关，但也需要与病毒性肝炎、胆总管梗阻的疾病鉴别。约38%患者会出现尿毒症脑病，可以表现为嗜睡、睡眠倒错或者记忆力和认知能力的减退，神经系统定位体征比较少见，一旦出现应首先除外颅内其他器质性病变。此外还有一些系统性疾病会同时出现急性肾衰和神经系统改变，如系统性红斑狼疮（systemic lupus erythematosus，SLE）、血栓性血小板减少性紫癜（thrombotic thrombocytopenic purpura，TTP）、溶血性尿毒症综合征（hemolytic uremic syndrome，HUS）、心内膜炎及恶性高血压等，需要加以鉴别。贫血和凝血异常在急性肾衰较常见，此外，急性肾衰患者也更容易合并感染，最常见的感染部位是肺和泌尿系统。

诊断与鉴别诊断 主要依据尿量和血肌酐水平，传统的诊断标准包括少尿和血肌酐每天升高超过44μmol/L。但是，血清肌酐水平与肾小球滤过率之间的关系并非线性，常常在肾小球滤过率损失超过50%才会出现血肌酐水平升高。由于急性肾衰的严重程度与预后直接相关，故若能早期诊断急性肾损伤即有可能改善预

后，近年有风险、损伤、衰竭、损失和终末期肾衰竭（RIFLE）标准和急性肾损伤网络（AKIN）标准对早期急性肾损伤的程度进行了定义，以利在肾功能严重受损之前发现肾脏损伤。鉴别肾前性、肾性或肾后性肾衰竭对于治疗有明确的指导意义。肾前性肾衰竭临床常表现出低血容量的症状：烦渴，尿量减少，眩晕和体位性低血压等。病史中也常有容量丢失的情况，如呕吐、腹泻、大汗、尿崩及出血等，对于意识障碍的患者，长期不显性蒸发也会导致严重的低血容量。肾小球来源的急性肾衰多有肾炎综合征的表现，血尿、水肿、高血压，而且常有上呼吸道感染的前驱症状；急性肾小管坏死发生前多有低血压的过程，常伴有失血、全身性感染、药物过量及手术等病史。此外，病史中要注意询问有无应用肾毒性药物、外伤、失血或输血史，有无自身免疫性疾病的证据，有无毒物及重金属接触史。既往有慢性高血压、心力衰竭、糖尿病、多发性骨髓瘤、骨髓增殖性疾病及慢性感染的患者更容易罹患急性肾衰竭。在慢性肾功能不全的患者，由于有功能的肾单位减少，即使很小的打击也可能导致在此基础上合并急性肾衰竭。急性肾衰伴有严重高血压常提示肾血管病变。超声检查对于肾后性肾衰的诊断十分重要，彩色多普勒则可以用来发现肾血管病变。除此以外，核素和血管造影检查也可以用来发现肾血管病变。对于肾性肾衰竭，要明确诊断经常需要肾活检，约40%肾活检病理会得到意料之外的诊断。肾活检不仅对治疗有重要指导意义，对预后也会有一定提示性。

治疗 急性肾衰竭的治疗包括针对病因的治疗和支持治疗。

病因治疗 容量不足导致的肾前性氮质血症主要通过补液及循环支持来治疗，若处理不及时则有可能进展为急性肾小管坏死，甚至引起不可逆改变。在容量复苏的液体选择方面，晶体液更为常用。对于少尿型肾衰的患者，由于尿量不能作为灌注改善的指标，在补液时要特别注意监测其他心脏前负荷的指标，比较常用的包括颈静脉压、肘静脉压和中心静脉压的变化。对于休克的患者，要及时纠正低血压。在维持肾小球灌注压方面，常用血管活性药物的作用是类似的。小剂量多巴胺具有一定的利尿作用，但并不能改善肾功能，在个别患者可能由于尿量增加掩盖了肾灌注不足的表现，甚至加重肾损伤，故不推荐常规应用。腹腔间室综合征的患者特别要考虑到腹腔内压对于肾脏灌注的影响：由于肾灌注压＝平均动脉压－腹腔内压，在腹腔内压明显升高时，需要提高平均动脉压来保证肾灌注压力。肾后梗阻性肾衰竭也需要尽快解除梗阻，处理方式包括放置尿管、体外碎石、前列腺切除术、支架置入和经皮肾造瘘术等。及时治疗能够避免不可逆损伤。对于急性肾盂肾炎，若能及早发现，处置得当并采用预防性抗生素治疗，则能够改善预后，特别是对女性患者而言。而对于肾性肾衰竭，早期明确诊断并积极给予针对性治疗（如激素和免疫抑制剂）至关重要。急性肾小管坏死诱因通常比较明确，而肾小球疾病则通常需要肾活检病理结果，特别是新月体型肾炎，早期诊断对于改善预后有显著意义。

支持治疗 支持治疗的初始目的是维持水电解质平衡。要注意患者的心功能和容量状态，心率、血压、颈静脉充盈程度和下垂部位有无水肿都是重要的体征，对于住院的患者应严格记录每日液体出入量，并监测体重变化。对于少尿型肾衰的患者，在纠正肾前性因素后要限制水钠的摄入，量出为入，同时要密切监测血常规、血肌酐、电解质和尿常规。对利尿剂有反应的急性肾衰患者，常常需要静脉应用大剂量呋塞米才能维持出入量平衡，对呋塞米反应不好有时提示预后不佳。但是呋塞米本身对于肾功能的恢复没有帮助，也不可能将少尿型肾衰转变为非少尿型肾衰，当患者不存在容量负荷过多时，呋塞米的作用有限。高钾血症可能导致致命性心律失常，应该给予积极处理。纠正高钾血症的方式包括限制饮食中钾的摄入和钾结合树脂，高糖加胰岛素输注能够促使钾离子向细胞内移动，也可以起到短时的降钾作用。对非手术治疗无效的高钾血症应考虑肾脏替代治疗。此外还包括纠正代谢性酸中毒；纠正贫血；调整饮食结构，限制蛋白摄入等。根据估算的肌酐清除率及时调整其他药物的剂量。保守治疗效果不佳的患者应考虑肾脏替代治疗，替代治疗的指征包括：①无法用利尿剂纠正的容量负荷过高。②对非手术治疗无反应的高钾血症。③危及生命的代谢性酸中毒。④严重的氮质血症（BUN80～100mg/dl）或尿毒症脑病。在替代治疗方式的选择上，间断透析和持续床旁血液滤过的疗效没有本质的差别，但对于危重（如休克）的患者更倾向于选择持续血滤。

预后 与病因直接相关，同时与治疗开始的时机有关系，需要替代治疗的患者预后比不需要的差。其他影响预后的因素包括：年龄，多器官功能衰竭，少尿，低血压，应用血管活性药物和需要反复输血治疗。

（杜 斌）

jíxìng gānshuāijié
急性肝衰竭（acute liver failure）

发病2周内出现以Ⅱ期以上肝性脑病为特征的肝衰竭综合征。肝衰竭是多种原因导致肝合成、解毒、排泄和生物转化等功能发生严重障碍或失代偿，出现以凝血机制障碍和黄疸、肝性脑病、腹水等为主要表现的临床综合征。

病因及发病机制 诱发急性肝衰竭的原因各异，15%的成年患者不能明确具体病因。较为常见的病因包括：①药物诱发的肝损伤。在美国约50%的急性肝衰竭由对乙酰氨基酚中毒所致，约12%由药物特异质反应所致。中国的肝损害药物中，中药占首位（37.74%），其次是心血管系统药物（6.26%），抗甲状腺药（5.74%）。②病毒性肝炎。常见的有乙型病毒性肝炎和甲型病毒性肝炎，前者约占7%，后者约占3%。③自身免疫性肝炎。多数自身免疫性肝炎为慢性病程，但约22%的患者呈急性发病，更有少部分的患者可发生急性肝衰竭。④其他如巴德-吉亚利综合征及肝豆状核变性（hepatolenticular degeneration, Wilson disease）等均可引起。

不同病因引起的急性肝衰竭机制不同，药物对肝细胞损害的机制很复杂。肝对某些药物具有代谢作用，形成的代谢物能以共价的方式与肝细胞结合，肝内还原型谷胱甘肽的缺乏等均可导致肝损伤。在病毒引起的急性肝衰竭中，虽然病毒可以引起肝细胞损伤，但免疫机制的参与可能更重要。由单核巨噬细胞系统介导产生的 TNF-α、细胞因子与内毒素及病毒抗原发生反应均可引起肝细胞坏死，肿瘤坏死因子为防止病毒复制，通过快速溶解病毒感染的肝细胞，从而导致急性肝衰竭。急性肝衰竭中内毒素血症常见，但内毒素本身对肝细胞毒性作用较小，但其可以通过单核巨噬细胞系统介导产生各种细胞因子，对肝细胞有毒性作用。

临床表现 在急性肝衰竭的发展过程中，机体有多系统受累，临床表现复杂，但以神经精神症状最为突出。①肝性脑病：最早出现多为性格改变，以后可有扑翼样震颤、阵发性抽搐，逐渐进入昏迷。②黄疸：绝大多数患者存在黄疸，且进行性加重。③出凝血异常及出血：出血常见部位为上消化道、皮下、鼻腔等。④其他：包括肾功能不全、感染、电解质及酸碱平衡失调。

诊断 根据中华医学会感染病学分会肝衰竭与人工肝学组 2012 年版肝衰竭诊治指南，急性肝衰竭诊断标准为：急性起病，2 周内出现 II 度及以上肝性脑病（按 IV 度分类法划分）并有以下表现者：①极度乏力，有明显厌食、腹胀、恶心、呕吐等严重消化道症状。②短期内黄疸进行性加深。③出血倾向明显，血浆凝血酶原活动度（prothrombin time activity, PTA）≤40% 或国际标准化比值（international normalized ratio, INR）≥1.5，且排除其他原因。④肝进行性缩小。

治疗 目前急性肝衰竭的非手术治疗尚缺乏特效药物和手段。原则上强调早期诊断、早期治疗，针对不同病因采取相应的病因治疗措施和综合治疗措施，并积极防治各种并发症。

非手术治疗 包括卧床休息，减少体力消耗；肠道内营养；纠正低蛋白血症，补充白蛋白和新鲜血浆；纠正电解质紊乱。

病因治疗 ①药物性急性肝衰竭：停用所有可疑药物。已有研究证实 N-乙酰半胱氨酸对药物性急性肝衰竭有益。确诊对乙酰氨基酚过量的急性肝衰竭患者，如摄入对乙酰氨基酚 4 小时以内，在给予 N-乙酰半胱氨酸之前应先口服活性肽。大量摄入对乙酰氨基酚即将或已经发生肝损伤的应立即给予 N-乙酰半胱氨酸。②病毒性肝炎：甲型、戊型病毒性肝炎引起的急性肝衰竭目前尚无证实的特效治疗。对确定或疑似疱疹病毒或水痘-带状疱疹病毒感染引起的急性肝衰竭患者，可使用阿昔洛韦治疗，并应考虑进行肝移植。③自身免疫性肝炎：一旦诊断明确应立即给予糖皮质激素治疗，同时也应考虑肝移植。④巴德-吉亚利综合征：除应用抗凝药物和介入治疗外，合并肝静脉血栓的急性肝衰竭患者也是肝移植的适应证。⑤肝豆状核变性：出现急性肝衰竭时，除运用青霉胺治疗外，应考虑进行肝移植。⑥妊娠急性脂肪肝/HELLP 综合征：所导致的肝衰竭建议立即终止妊娠，如果终止妊娠后病情仍继续进展，须考虑人工肝和肝移植治疗。

并发症防治 包括脑水肿、肝性脑病、继发感染、低钠血症、腹水、肝肾综合征、出血、肝肺综合征等。

人工肝 人工肝支持系统通过一个体外的机械、理化和生物装置，清除各种有害物质，补充必须物质，改善内环境，暂时替代衰竭肝的部分功能，为肝细胞再生及肝功能恢复创造条件或等

待机会进行肝移植。

预后 历史上由于缺乏有效治疗手段，病死率超过 80%。近年来随着肝移植和重症医学的发展，短期生存率超过 65%。但整体预后仍不乐观。

（杜　斌）

yìngjīxìng kuìyáng
应激性溃疡（stress ulcers）

机体在遭受各种重大打击，如大手术、创伤等应激的情况下出现胃或者十二指肠的黏膜损伤（糜烂或溃疡）。可导致上消化道出血。一般的消化道溃疡常见于胃窦部和十二指肠，应激性溃疡可发生于胃及十二指肠近端的任何部位。加拿大危重病研究组发现，如将应激性溃疡定义为消化道出血、循环不稳定、血红蛋白下降和或需要输血，则 ICU 危重症患者中应激性溃疡的发病率约为 1.5%。诱发应激性溃疡的危险因素很多：①病情稳定患者合并如下两种情况及以上：呼吸衰竭、全身性感染、心力衰竭、肝性脑病、黄疸、肾衰竭、脑卒中、高血压、既往胃肠道疾病史以及激素、非甾体消炎药、肝素或华法林使用史。②外科重症患者：持续机械通气 48 小时以上和（或）需要抗凝。

发病机制 尚不明确，目前认为是由于各种应激作用于中枢神经系统和胃肠道，使得维持胃、十二指肠黏膜完整的攻击因子和保护因子之间的平衡破坏，最终导致黏膜发生病变，形成应激性溃疡。可能的原因包括：①应激时出现胃酸分泌过多，导致胃黏膜的自身消化。②应激导致强烈的交感刺激和儿茶酚胺水平增高可使胃十二指肠黏膜下层的动静脉分流开放，因此，正常流经胃十二指肠黏膜毛细血管床的血流

便不再流经胃十二指肠黏膜。这样，在严重应激期间黏膜可以发生缺血，当缺血区域发生坏死时便形成应激性溃疡。③弥散性血管内凝血可引起胃黏膜血管内的急性血栓形成。

临床表现 视病变轻重程度而异。胃黏膜的损伤一般在应激后数小时即发生，病初胃黏膜糜烂较浅表，可以没有症状。之后病变可进展为深的黏膜病变而出现大量出血，多发生在疾病的第2~15天，往往难以控制。少数患者出现腹痛症状多提示发生穿孔。严重外伤病例经内镜检查85%~100%存在黏膜糜烂，重症患者25%存在粪便隐血试验阳性，大量出血者仅占1%~2%。

诊断 主要依靠应激病史、消化道临床表现以及急诊内镜检查。对严重外伤、颅脑损伤、血行性感染、呼吸衰竭、烧伤、休克等重症患者需要高度警惕应激性溃疡的发生。常规的上消化道钡剂造影对应激性溃疡没有实际诊断价值，因为胃黏膜病变多很表浅，钡剂检查不能充分显示。内镜检查是明确诊断的首选方式。内镜的特征是溃疡多发于高位胃体，呈多发性浅表性不规则的溃疡，直径为0.5~1.0cm，甚至更大。持续上消化道出血而内镜检查为明确诊断的，应进行选择性胃左动脉血管造影，通常可能显示出血部位。一旦血管造影发现出血部位，应行栓塞治疗并保留导管以便进一步治疗。

治疗 该病明确诊断后一般采用综合治疗措施。

非手术治疗 ①治疗基础疾病，去除应激因素：如严重外伤患者尽早处理创伤，严重感染患者给予适当抗生素，休克者患者尽快维持循环等。②放置胃管：降低胃内压力，并使用冰盐水冲洗。每次约500ml，反复冲洗，总量约3000ml。通过反复冰盐水冲洗，可以清除血块，减少分泌，收缩血管，约80%的患者经冲洗后出血停止。③降低胃酸的药物治疗：制酸药物，如各种氢氧化铝与氢氧化镁的混合剂。每小时可以注入30~60ml，以维持胃内pH≥4，从而减少H^+的逆弥散和抑制胃蛋白酶的活性，保护胃黏膜，以减少再出血的机会；组胺H_2受体阻断剂，如雷尼替丁、法莫替丁等；质子泵抑制剂，如奥美拉唑，通过抑制胃酸分泌的最终步骤，H^+-K^+-ATP而产生强力的剂量依赖的胃酸分泌抑制，从而显著的提高胃内pH。④介入动脉栓塞治疗：对于常规方法治疗后消化道出血无法控制的患者可以考虑采用介入动脉栓塞治疗。这种方法一般适用于出血量较大，含有一个较大动脉供血部位的出血。但由于胃黏膜下血管丛非常广泛，没有一个胃动脉为终动脉，因此很少用于急性胃黏膜溃疡出血的患者。⑤内镜下止血：内镜下止血的技术包括电灼法和激光凝固法。但这些方法对于急性胃黏膜糜烂出血的患者是否有效尚需进一步研究。

手术治疗 通常约80%的患者经上述非手术治疗后出血可以获得控制。但当患者出血量较大，介入及内镜治疗均无效的情况下应当尽早考虑手术治疗。

预防 应激性溃疡大量出血具有较高的死亡率（80%），且对于再出血没有很好的治疗手段，所以预防其发生是治疗中最重要的部分，临床应高度重视。

目前可以选择的预防治疗包括：抗酸药、硫糖铝、H_2受体阻断剂和质子泵抑制剂。就预防效果而言，质子泵抑制剂>H_2受体阻断剂>硫糖铝>抗酸药。但过度的抑制胃酸，提高胃液pH可能会增加医院获得性肺炎的风险，同时亦增加医疗费用。所以，对于可以接受胃肠给药的患者可以加用口服的质子泵抑制剂，对于胃肠道无法给药的患者可以加用静脉H_2受体阻断剂。

开始预防治疗的指征：①凝血功能异常，血小板<50×10^9/L或INR>1.5或活化部分凝血活酶时间（APTT）延长超过两倍。②机械通气时间超过48小时。③溃疡病史或近1年有出血史。④颅脑损伤，脊髓损伤或烧伤。⑤感染性休克、重症监护室（ICU）住院超过1周、便潜血阳性超过6天、使用糖皮质激素（剂量折合氢化可的松超过250mg）中大于两条。

对于已使用胃肠营养制剂的患者，是否加用预防性治疗目前尚有争议，有观点认为胃肠营养本身对应激性溃疡有预防作用。所以，开始预防治疗仍应根据具体患者的高危因素针对性治疗。

预后 合并消化道出血患者的病死率（49%）显著高于无出血的患者（9%）。但总的来说，应激性溃疡的预后取决于发生应激性溃疡的基础疾病及出血的量与速度。脏器衰竭的数量越多，死亡率越高。

(杜 斌 翁 利)

chánggōngnéng zhàng'ài
肠功能障碍（intestinal dysfunction） 目前，对于肠功能障碍没有明确定义。肠功能障碍一词最早出现在20世纪50年代，并一直沿用至今。早期对肠功能障碍的定义为功能性减少，不能满足食物的消化吸收，需要补充营养与水、电解质以维持健康和/或生长。上述定义均将肠功能障碍局限于消化和营养吸收方面。近年来，逐渐将肠功能障碍分为三型。①功能性小肠长度绝对减少型：如短肠综合征。②小肠实质广泛损伤型：如放射性肠损伤、炎性肠病所致的肠功能障碍。各种原因所致的肠外瘘、肠梗阻属此型，多数为急性，可逆转。③肠黏膜屏障功能损害为主型：可同时伴有肠消化吸收功能障碍，如严重的出血、休克所致的肠功能障碍。

病因及发病机制 引起肠功能障碍的病因尚未完全明确，但可能与下述因素有关：①原发于肠道的疾病，如炎症性肠病。②其他消化系统疾病，如重症急性胰腺炎、重症胆管炎、梗阻性黄疸、肝硬化（失代偿期）等。③各种理化损伤，如化疗及放疗。④其他脏器功能不全，心、肺、肾功能障碍等。⑤危重疾病，严重创伤、休克、感染、烧伤等。⑥其他，饥饿、营养不良、长期全胃肠外营养等。这些病因可导致肠黏膜萎缩、肠通透性增加、肠上皮细胞受损、肠局部免疫功能受损、肠菌群失调和肠动力障碍等。

临床表现 患者表现为原发病的各种症状表现，并可在原发病基础上出现腹痛、腹胀、腹泻或便秘、下消化道大量出血、肛门排便、排气停止（或减少）等，常伴有消化、吸收功能障碍，可出现不能耐受食物等症状。除原发病体征外，可出现消化道体征如腹胀、肠鸣音变化（肠鸣音减弱或消失较为多见）。

诊断 功能性小肠长度绝对减少型肠功能障碍与小肠实质广泛损伤型肠功能障碍具有明确病史，如具备肠功能障碍的相关临

床症状，则诊断相对简单。以肠黏膜屏障功能损害为主的肠功能障碍诊断相对复杂。①肠通透性检查测定：糖分子探针如尿甘露醇和乳果糖比值（L/M）。乳果糖和甘露醇在体内不代谢，受肠腔内渗透压影响较小，从肠入血后由尿中排除，故可在一定程度上反映肠通透性的改变；血浆二胺氧化酶（plasma diamine oxidase, DAO）活性，DAO 是人类和所有哺乳动物肠黏膜上绒毛细胞中具有高度活性的细胞内酶，以空、回肠活性最高。血浆 DAO 增高提示有肠屏障破坏。②肠黏膜损伤检查：D-乳酸是细菌代谢、裂解的产物，肠缺血等原因致肠黏膜细胞损伤，细胞间紧密连接破坏，肠通透性增加后，肠中的 D-乳酸经受损黏膜入血，故测定血中 D-乳酸含量可反映肠黏膜损伤程度和肠通透性变化。③肠缺血指标检查：尿 24 小时肠型脂肪酸结合蛋白（IFABP）含量是反映早期肠缺血的指标。④血培养、腹水培养与常规检查：可出现血培养、腹水培养阳性。⑤腹部平片、粪便球杆菌比例检查。

根据 2006 年中华医学消化病学分会肠屏蔽功能障碍临床诊治建议将下述 5 项作为肠屏障功能障碍的主要诊断依据：①患者存在可能导致肠屏障功能障碍的危重疾病。②在原发病基础上出现腹痛、腹胀、腹泻或便秘或消化道出血、不能耐受食物等症状以及肠鸣音减弱或消失等体征（需要排除麻醉和药物引起的肠鸣音变化）。③血浆内毒素水平增高（ELISA 法＞55.34 EU/L）。④通透性增加（高效液相色谱分析 L/M＞0.178）或肠低灌注［尿液 24 小时肠脂肪酸结合蛋白（IFABP），ELISA 法＞17ng］。⑤血、

腹水培养细菌阳性而无其他明确的感染病灶。

具备①+②为诊断所必须条件，①+②+③+④或①+②+⑤可基本确诊，具备①+②+③可作为拟诊病例。

治疗 主要有以下几方面。

功能性小肠减少和小肠实质广泛受损的肠功能障碍的治疗主要治疗原则就是替代和代偿。由于小肠的消化吸收功能大部丧失，可用全肠外营养来替代其丧失的肠道功能。这种替代可能是长时间的和终身的。对于残存少量肠消化吸收功能的患者，还可辅以肠内营养。部分的或全肠内营养也是一项重要的治疗手段，更是逆转肠功能衰竭的重要步骤之一。另一治疗原则就是促进小肠功能的代偿。机体在小肠长度减少后会发生主动代偿。这种代偿表现在残存小肠黏膜的增殖，绒毛增粗，肠道延长和扩张，动力改变，刷状缘消化酶的活力增强，以及吸收能力的增强。将促进小肠代偿的方法加以综合即有了新近倡用的肠康复疗法。肠康复疗法的主要原则即在营养支持（肠内或肠外）的基础上加用生长激素和组织特异性营养因子如谷氨酰胺和膳食纤维，以促进残存肠黏膜在结构和功能上的代偿。这一疗法对其他原因引起的这类肠功能障碍如炎性肠病、放射性肠损伤所致的肠功能障碍亦有借鉴之意。还可采用小肠延长术，间置部分小肠的方法来促进代偿。需要指出的是，前者尚为探索性工作，仅限于残存小肠＞40cm 且有回盲瓣或大部结肠的患者。对一间置小肠，应注意间置肠段应为 3~5cm，不能随意延长长度，否则并发症较多。对于长期行肠外营养，合并有肝衰竭的患者，

或是腔静脉入路有困难的患者，还可考虑施行小肠移植术。由于长期免疫抑制和并发症发生率较高的难题，小肠移植尚难成为肠衰竭首选的理想方法。

改善肠道屏障功能损伤引起肠功能障碍的治疗　早期措施包括使用维持组织灌注。还可通过选择性肠道去污染来减少过度增殖失调的肠腔内细菌。也有建议使用抗氧化剂如维生素 C 来降低肠黏膜的损害。改善肠道屏障功能障碍最为有效的办法是反复尝试恢复肠内营养，特别是微生态免疫营养。行肠内营养的动物对感染的打击耐受较好；肠内营养可维持肠道的黏膜完整，阻断创伤引起的高代谢，限制或防止肠道菌群屏障的破坏。

预后　整体预后取决于原发疾病的治疗情况。

（杜　斌　翁利）

yíngyǎng zhīchí zhìliáo
营养支持治疗（nutrition support therapy）

经胃肠外或胃肠内途径补充患者所需的营养素。营养支持的内容均系中小分子营养素，包括平衡的多种氨基酸、脂肪、糖类、平衡的多种维生素和微量元素等，分为肠外营养（parenteral nutrition，PN）和肠内营养（enteral nutrition，EN）。机体的正常代谢及良好的营养状况是维持正常生命活动的重要保证。外科危重症患者常合并不同程度的营养不良，影响伤口愈合以及机体恢复，易发生感染等并发症，如不积极采取措施，往往临床预后不佳。临床营养就在这种情况下应运而生。1952 年，法国的阿伯尼克（Aubaniac）成功完成中心静脉置管术，为静脉营养输注解决了途径问题。1967 年，美国的达德里克（Dudrick）、威尔莫

尔（Wilmore）等从小狗的实验中证实经腔静脉输高热量和氮源，动物能正常生长发育，并在小儿外科临床实践中获得成功。自此，肠外营养在全世界开始应用。1969 年，美国的兰德尔（Randall）等受宇航员饮食启发发展了由结晶氨基酸等组成的要素膳，从而开启了肠内营养临床实践之路。以美国穆尔（Moore）为代表阐明了患者在应激状态下机体代谢发生的一系列改变，为外科患者应用营养支持提供了理论依据。随后，营养支持在基础理论、应用技术与营养制剂等方面均快速发展，现已广泛应用于临床并取得了满意效果。由于历史上最先由外科医师引领临床营养的应用，曾有人将临床营养支持称为外科营养。临床营养于 20 世纪 60 年代末引入中国并推广应用，2004 年中国成立中华医学会肠外肠内营养学分会。

现代营养支持的意义已不再只是维持氨基酸和能量平衡、保持瘦肉体，更重要的是提供细胞所需的营养底物进行正常代谢，改善组织、器官的结构与功能，逐步发展为一种治疗措施，有时甚至是主要的治疗手段，如肠外瘘、短肠综合征、炎症性肠病、慢性阻塞性肺疾病、危重患者、消耗性疾病等的治疗。

最理想的临床营养是在患者处于潜在营养不良期内就对其进行营养支持治疗。临床上，对于已经出现营养风险的患者或估计患者 5～7 天无法正常进食或饮水，需给予营养支持。临床上常见的营养支持适应证有癌症、食管狭窄、炎症性肠病、肠瘘、短肠综合征、肠梗阻、重症胰腺炎、多发性创伤、中枢神经系统严重损伤、意识障碍及严重烧伤等。

营养支持可通过肠外或肠内两种途径进行，肠外途径包括经中心静脉及经周围静脉途径，肠内营养包括经口及管饲喂养。在营养支持前需通过营养评定准确评估患者所需实际消耗能量及所需营养素种类，并根据不同疾病阶段随时调整。营养支持期间还需规范操作，定期、严密观察患者的病情变化及心理活动，减少并发症的发生，及早发现并积极处理。临床营养支持从初创到普遍应用，再到现在的较成熟阶段，走过了漫长的岁月。随着医学工作者对胃肠道生理及功能认识的深入以及营养制剂配方的改进，营养支持治疗理论与技术将不断被更新。

（李　宁）

wéishùqī dàixiè biànhuà
围术期代谢变化（perioperative metabolism changes）

包括因手术、疾病本身等原因禁食导致的饥饿状态下的代谢改变以及手术、感染等应激状态下的代谢改变。

饥饿状态下的代谢改变　许多需要外科手术的患者，往往因其疾病的原因处于不同程度的饥饿状态。饥饿是指人体摄入的营养物质（主要是热量和蛋白质）无法满足机体维持各种代谢要求的最低需要量。饥饿过程中机体的代谢受神经内分泌系统的调节。饥饿主要临床表现为体重减轻。健康成年人体重丢失 5%～10% 不会影响机体正常功能，成年人可耐受的体重丢失可达 35%～40%，超过这个范围可导致死亡。

饥饿早期，体内糖原量明显减少，血糖浓度迅速下降，胰岛素水平也随之降低，而胰高血糖素水平则升高。脂肪动员增加，使得酮体生成增多，血浆甘油和脂肪酸水平升高，此时脂肪酸和

酮体成为体内重要燃料。肌肉蛋白分解加速，释放出氨基酸，主要是丙氨酸和谷氨酰胺。甘油和丙氨酸在肝内转换成葡萄糖，即糖异生作用。饥饿状态下，为维持机体重要组织、器官和大脑的基本代谢，心肌、骨骼肌等组织对葡萄糖的利用率降低，需求量减少，血糖维持在 3.9mmol/L 左右。饥饿早期的主要能量来源是蛋白质和脂肪，其中脂肪供能约占 85%，某些脏器如肝、胃肠道和胰腺的重量下降。

饥饿 1 周后，为维持生命，机体对整个代谢活动进行调整。长期饥饿时，脂肪进一步动员，产生大量酮体，大脑等组织已经逐渐适应以酮体作为能源，减少了对糖的利用，从而降低肌肉蛋白的分解。肌肉蛋白分解降低，尿素氮排出减少，尿氨排出增加。由肌肉释放的谷氨酰胺主要被肾脏摄取，经糖异生作用合成葡萄糖，谷氨酰胺的酰胺氮和氨基氮则以氨的形式随尿液排出，从而改善了酮症引起的酸中毒。

应激状态下的代谢改变　应激反应是机体在严重受创时的一种维持生命的全身性代谢反应，过度的应激反应将导致机体内环境紊乱，包括体液、水电解质及酸碱平衡的失衡，糖类、蛋白质及脂质的代谢异常。

在创伤、感染、大手术等情况下，机体处于应激状态，中枢神经系统出现适应性反应，产生一系列的神经内分泌改变。交感神经兴奋，血中儿茶酚胺水平在短期内上升到最高水平，脑垂体轴活动显著加强，促使皮质醇、生长激素、抗利尿激素、甲状腺素、胰高血糖素浓度上升，肾素-血管紧张素系统活跃。应激时产生的多种细胞因子是机体对感染、出血、创伤做出反应不可缺少的因素。由炎症部位单核巨噬细胞释放的肿瘤坏死因子-α（TNF-α）、白介素（IL-1、IL-6）和 γ-干扰素等对碳水化合物、脂肪和蛋白质的代谢发挥作用。这些细胞因子在低浓度时对机体是有益的，能刺激免疫功能及储备底物的动员等，但大量或持续分泌将对机体产生危害。

应激状态下，由于多种激素及细胞因子的作用，机体胰岛素与胰高血糖素的比值降低，加速了糖原的分解和糖异生，血糖升高，同时胰岛素受体和胰岛 B 细胞的分泌又受到抑制，肾脏清除率增加，体内出现胰岛素抵抗现象，机体葡萄糖的利用障碍，产生高血糖；脂肪组织被大量动员，释放游离脂肪酸及甘油，另一方面，脂肪组织的灌注减少使得输送游离脂肪酸的白蛋白减少，从而使游离脂肪酸进一步上升，血中的胆固醇、磷脂、酮体水平升高；蛋白质的合成与分解代谢均增加，但分解代谢明显大于合成代谢，表现为净蛋白丢失，导致负氮平衡，此时即使给予充足的外源性营养，仍不能完全阻止机体组织的分解，此种现象称为自噬代谢。此时如进行不恰当的营养支持，不但达不到营养支持的目的，甚至会引起更严重的代谢紊乱。1987 年塞拉（Cerra）等提出代谢支持的概念，其目的在于保护和支持器官的结构与功能，推动各种代谢通路，避免因不当的营养供给加重机体器官和功能的损害。

（李宁　王新颖）

yíngyǎng bùliáng

营养不良（malnutrition）　任何一种营养素缺乏或过度的状态，都将导致机体功能受损甚至对临床结局产生不良影响。营养不良多由疾病原因导致进食受限、营养素摄入不均衡或消化吸收障碍引起。营养过度会导致高血糖、高脂血症、肥胖症等的发生，而营养不足则表现为进行性的消瘦、贫血、血浆蛋白的降低等，影响外科患者手术切口的愈合，增加感染的发生率等。营养不良分三种类型：①消瘦型或单纯饥饿型。②低蛋白血症型或急性内脏蛋白消耗型。③混合型。营养不良可按程度分为轻、中、重三种。临床上营养不良的判断需要对患者的营养状况进行全面考虑、综合评价，最后分析判断患者是否存在营养不良及其类型和程度，再通过合理、有效的营养支持治疗来纠正。

（李宁）

gāofēnjiě dàixiè

高分解代谢（hypercatabolism）　机体分解代谢水平高于正常及合成代谢时的水平。多发生于创伤、感染、大手术等应激情况下，中枢神经系统首先发生适应性反应，诱发一系列神经内分泌的改变，胰高糖素、去甲肾上腺素、肾上腺素、肾上腺皮质激素、促肾上腺皮质激素及抗利尿激素分泌均增加，导致肝糖原、肌糖原、脂肪分解，并促进肝脏酮体生成，糖异生增加，产生胰岛素抵抗现象；同时引发机体脂肪动员增加，蛋白质分解明显增加，尿氮排出增加，表现为负氮平衡。此时静息能量消耗可增加 5%～50%，心输出量、氧耗量及二氧化碳产生量均增加。人体组织各成分比例迅速发生改变，最明显的表现为水钠潴留，细胞外液增加；其次表现为体重下降，主要是体脂和体细胞群的丢失。

（李宁　王新颖）

yíngyǎng zhuàngtài píngdìng

营养状态评定（nutritional assessment）

通过多种检查手段评价患者的营养状态，为个体化营养支持治疗方案的制定奠定基础，也为评价营养支持治疗的效果提供依据。规范化营养状态评定包括主观与客观两部分。主观评定是通过患者的既往病史、主诉等判断体重、饮食、胃肠道吸收功能变化等身体情况。客观评定包括静态和动态评定两种方法。

静态营养评定 人体测量性质的指标，如身高、体重、三头肌皮褶厚度、上臂肌周径及白蛋白等。①脂肪：常通过测量三头肌皮褶厚度来评估。测量时采用站立姿势，右臂自然下垂；不能站立者可卧床，右前臂横置于胸前。以两指紧捏右上臂中点后侧的皮肤与皮下脂肪向外拉，使脂肪与肌肉分开，以卡尺测量皮褶的厚度（mm），测量时压力为0.098kPa，卡尺固定接触皮肤3秒后再读数，宜测量3次取平均值。亚洲正常男性三头肌皮褶厚度为8.3mm，女性为15.3mm。实测值相当于正常值90%以上为正常；80%~90%为轻度营养不良；60%~80%为中度营养不良；小于60%为重度营养不良。国内尚无群体调查的理想值，建议采用患者前后数值进行对比。②骨骼肌量：通过测量上臂肌周径来判断。测定部位也是右上臂中点，以软尺测量臂围径。臂肌围（cm）=臂围径（cm）-皮褶厚度（cm）×3.14。正常男性臂肌围为22.8~27.8cm，女性为20.9~25.5cm。

动态营养评定 包括内脏蛋白、氮平衡、3-甲基组氨酸、能量测定及体质分析等。

内脏蛋白 主要的营养评价指标，半衰期短的蛋白质在营养支持的短期内即发生改变。①血清白蛋白：主要在肝合成。女性可交换的白蛋白约为4.0 g/kg，较男性高10%~20%。血清中半衰期约为20天，故仅在营养不良持续时间较长或有明显的蛋白质摄入不足时表现为显著下降。应激和体内水分增加时白蛋白将发生移动。②转铁蛋白：转铁蛋白半衰期较短，约为8天，是比较敏感的评定营养状态的指标。能反映患者治疗后营养状态及免疫功能的恢复情况，其含量变化比其他参数如白蛋白、体重及三头肌皮褶皱厚度值快。③血清前白蛋白：因与甲状腺素结合球蛋白及视黄醛结合蛋白结合，故又被称为甲状腺结合前白蛋白，分子量为54 980 D，含氮量16.7%，血清含量少且体库量小，半衰期仅为1.9天，比清蛋白半衰期更短，故在判断蛋白质急性改变方面更为敏感。④纤维连接蛋白：主要在肝合成的血浆糖蛋白，存在于多种组织中。纤维连接蛋白对免疫抗体甚为重要，半衰期仅为20小时，在饥饿、严重创伤及肿瘤疾病患者体内均有下降。⑤视黄醇结合蛋白：半衰期短为12小时，是生物特异性高的血清蛋白质。即使在很小的应激下，视黄醇结合蛋白血清浓度也会发生变化，反应极为敏感，故目前在临床上应用尚不多。

氮平衡 氮的摄入与排出之间的平衡状态。食物中的含氮物质绝大部分是蛋白质，其他物质的含氮量很少，可以忽略不计。每100g蛋白质中含有6.25g氮，因此，测定食物的含氮量，可以估算出蛋白质的量。蛋白质在体内分解代谢所产生的含氮物质，主要由尿、粪排出。通过测定排泄的氮，并与每天食物中的摄入氮进行比较，即可了解氮平衡的状态，从而估计蛋白质在体内的代谢量和人体的生长、营养等情况。氮平衡有以下三种情况：①氮平衡。摄入氮等于排出氮，如营养正常的健康成年人就属于这种情况。②正氮平衡。摄入氮大于排出氮，反映体内蛋白质合成占优势。如婴幼儿、青少年、孕妇、乳母以及病后恢复期。在这些人的饮食中，应尽量多给含蛋白质丰富的食物。③负氮平衡。摄入氮小于排出氮，这表明体内蛋白质的合成量小于分解量。如饥饿、营养不良、消耗性疾病、大面积烧伤和大量失血等。

3-甲基组氨酸 肌肉组织含有多种甲基化氨基酸，3-甲基组氨酸由体内组氨酸甲基化生成，主要存在于肌动蛋白和肌球蛋白中，是肌蛋白的分解产物，故可以将其作为肌肉分解的指标。3-甲基组氨酸经分解生成后，不再参与蛋白质的合成，几乎完全经尿排出。因此，尿中3-甲基组氨酸的排出量变化可以动态分析肌蛋白是否仍处于分解状态，也可以提示患者是否处于应激状态。当机体已进入合成代谢或应激状况减轻时，尿中3-甲基组氨酸的量随之减少，是监测营养的有效指标，也是监测应激程度的敏感指标。

能量测定 成年人的能量消耗包括了基础代谢、体力活动和食物热效应三个方面。但是由于体力活动和食物热效应受到日常活动强度不一，食物种类繁杂等客观因素的影响，很难准确测定。因此，临床上一般只测定基础代谢，即采用静息能量消耗测定代替总体的能量测定，进而对人体的总体能量消耗进行分析。静息能量消耗是指人体处于恒温条件下（18~25℃），空腹、静卧、清醒状态，维持呼吸、循环、体温和细胞功能所需要的能量。这部分占总能量的50%~60%。目前，有多种测定静息能量消耗的方法，大致分为直接法和间接法，直接法较为复杂，临床上亦不常用。间接法较为简单，其中最常用的是公式计算。临床上常用的公式是 Harris-Benedict 公式：女性：REE（kcal/d）= 655.1 + 9.6W + 1.9H - 4.7A；男性：REE（kcal/d）= 66.5 + 13.8W + 5.0H - 6.8A；［W=体重（kg）；H=身高（cm）；A=年龄（岁）］。

另一种间接测定方法是使用"能量代谢测定系统（代谢车）"进行静息能量消耗的测定。这种方法只需要单人单车，就可以在十几分钟内完成一名受测人员的静息能量消耗测定。具有移动方便、耗时短、准确性高和无创的特点，是目前国际上广泛应用的一种测定方法。

体质分析　利用多种方法对人体各组成（肌肉、脂肪、水分）含量进行测定，并通过计算机分析各组成比例，以完成对受试者营养状态评价的方法。包括：核素稀释法、光子吸收法、CT、超声波法、磁共振法及生物电阻分析法等。通过体质分析，可以获得受测者体内蛋白质、肌肉、脂肪、细胞内外液、水分分布等数据，能够很好地帮助医生了解受测者的机体组成与营养状态，以便制定营养支持治疗的计划。

（李　宁）

yíngyǎng wùzhì xūyàoliàng
营养物质需要量（requirement of nutrient substance）
对于健康人营养物质的需求量可根据年龄、性别、身高和体重计算。而处于疾病状态的患者，由于其营养物质代谢发生变化，常引起某些物质的需要量与健康人不同。因此不合理的营养支持（质和量）会引起患者的并发症发生。如提供过高的热卡，会引起脂肪合成和蓄积进而造成脂肪肝，导致肝损伤；而每日供给过低的热卡又可导致伤口愈合延迟和抗感染能力下降，难以维持器官的功能。不合理的氨基酸配比以及微量元素量的不足，也会导致脏器的损害和机体功能的异常。因此，根据每个患者的具体情况，对营养物质加以调整，以达到个体化的营养支持治疗，是临床营养治疗的目标。因患者病情各异，需要的营养物质量有所不同。

能量需要量　包括以下几种。

供能物质　机体的供能物质有3种，即蛋白质、脂肪和碳水化合物。碳水化合物和脂肪提供了机体正常能量消耗的70%~85%，这一部分称为"非蛋白质热卡"；蛋白质则提供15%左右的能量。①碳水化合物：通常使用葡萄糖供能，能降低机体对蛋白质的分解。此外，血细胞和脑组织只能利用葡萄糖供能，因此葡萄糖是机体主要的能源物质，每天至少供给150g以满足基本需要。但是过量的葡萄糖供给又会导致脂肪肝，同时也会引起血糖升高。②脂肪：是除葡萄糖外另一种重要的供能物质。正常人饥饿时，主要是由肝脏利用脂肪供能。每克脂肪所产生的热量是每克葡萄糖的2倍，目前使用的脂肪乳剂具有液体负荷小的特点，因此在一般患者脂肪乳剂供能可占非蛋白质热卡的30%~50%，即成年人1~3g/（kg·d）。严重感染患者，一般提供不超过非蛋白质热卡50%的脂肪乳剂较为安全。

非蛋白质热卡量的决定　营养支持治疗时提供非蛋白质热卡的量一般根据患者静息能量消耗（REE）和日常活动情况结合营养支持治疗的目的来决定。对于卧床或活动较少的患者，可提供（1.1~1.3）×REE 的能量供给。

蛋白质需要量　①蛋白质摄入量：正常人每天损失的蛋白质量约为 1.2g/（kg·d），故每天需要 60~80g 蛋白质才能够长期保持总氮的平衡。外科患者体内蛋白质多处于分解状态，为达到正氮平衡，蛋白质摄入量为 1.5g/（kg·d）。②蛋白质的营养价值：在营养支持时要保证机体必需氨基酸能够得到及时的补充，这些氨基酸包括缬氨酸、蛋氨酸、异亮氨酸、苯丙氨酸、亮氨酸、色氨酸、苏氨酸、赖氨酸。富含这些氨基酸的蛋白质营养价值高，而含量少的营养价值低。在疾病情况下，必需氨基酸的摄入量应该相应增加，以满足机体的需要。

维生素和无机盐需要量（基础需要量）　①维生素：是维持机体健康所需的营养素，包括脂溶性（维生素A、维生素D、维生素E、维生素K）和水溶性（维生素B、维生素C、维生素P）两类，无法在体内合成或合成量不足，必须由外源性供给。在调节物质代谢、促进生长发育和维持生理功能方面发挥重要的作用（表1）。②无机盐：在机体中含量较多的为钠、钾、氯、钙、镁和磷。这些无机盐与营养代谢关系密切，除上述六种主要的无机盐外，尚有含量甚微的"微量元素"，如铁、锌、铬、铜、硒、锰等。这些微量元素如果缺乏亦会引起相关疾病的发生（表2）。

表 1　维生素

维生素 A	4000~5000IU
维生素 D	400IU
维生素 E	15IU
维生素 B$_1$	0.4~1.8mg
维生素 B$_2$	0.4~1.8mg
维生素 B$_6$	0.3~2.0mg
维生素 B$_{12}$	0.5~3μg
维生素 C	30~60mg
泛酸	5.0~10mg
叶酸	100~400μg
烟酸	4~18mg
胆碱	500mg
生物素	150~300μg

表 2　无机盐

钙	1000mg
磷	700mg
钾	2000mg
钠	2200mg
镁	350mg

（李　宁　王新颖）

chángnèi yíngyǎng

肠内营养（enteral nutrition，EN）

患者无法正常饮食或通过普通饮食无法获得足够的能量时，可通过口服或管饲等途径经胃肠道提供机体所需的各种营养素的营养支持方式。肠内营养配方受 20 世纪 50~60 年代宇航员饮食启发发展而来，最初配方中不含残渣，营养无须消化即可被吸收，又称为要素膳食。

优点　①营养物质直接被肠道或肝门静脉吸收，在肝内转化为人体所需成分，维持能量和氮量的正平衡。②维持肠黏膜结构和屏障功能完整性，减少肠源性感染及肠道细菌易位的发生。③可刺激胃肠道激素和消化液分泌，促进胃肠蠕动、胆囊收缩。④某些特殊营养素（如谷氨酰胺）可被黏膜细胞直接利用，促进肠道上皮的代谢及增殖。⑤技术及设备的要求较低，给药方便，费用低廉。因此，原则上只要肠道有功能，就应该充分利用它。只要胃肠道功能正常，或存在部分功能，首选肠内营养支持。肠内营养既可单独使用，也可与肠外营养联合应用，可减少静脉营养量，降低并发症发生率。

适应证　临床上能否应用肠内营养主要取决于患者的胃肠道消化及吸收营养物质的能力，以及胃肠道是否能很好地耐受肠内营养制剂。肠内营养支持主要适用于以下几种情况：①患者不能经口正常饮食，如口腔、咽喉部或食管炎症、肿瘤等因素导致经口途径无法实施；或口咽部外伤等手术后、重症肌无力等导致患者吞咽困难及丧失咀嚼能力。②经口摄食无法满足机体营养需要量，如厌食症、抑郁症等引起机体食欲减退、摄食减少，或因严重创伤、大面积烧伤、重症急性胰腺炎、重度甲亢、癌症等使机体处于高代谢状态，需增加营养摄入量。③经口进食禁忌，因脑外伤、脑卒中、脑动脉瘤破裂、高位截瘫等导致患者意识障碍、昏迷或吞咽反射消失。④胃肠道疾病：如胃肠道瘘、短肠综合征、炎症性肠病等。

禁忌证　①胃肠道出血、持续麻痹性肠梗阻、完全机械性肠梗阻以及严重腹腔感染。②严重创伤、烧伤等重度应激状态早期、休克状态。③小肠广泛切除术后宜先采用肠外营养支持 4~6 周后再根据患者具体情况逐步过渡到肠内营养。④高流量的空肠瘘，由于缺乏足够的小肠吸收面积，不论从瘘的上端或下端，喂养都很困难，不能贸然进行管饲，以免加重病情。⑤胃部分切除术后，患者无法耐受高渗糖的肠内营养，易发生倾倒综合征，部分患者只能耐受极为缓慢的滴速。⑥无法建立肠内营养喂养途径者。⑦糖尿病或糖代谢异常者、氨基酸代谢异常者、3 个月内的婴儿不宜使用要素制剂。

不良反应及注意事项　主要包括机械并发症、胃肠道并发症、代谢并发症和感染并发症。

机械并发症　主要有鼻咽部的不适症状、喂养管处出现黏膜的糜烂和坏死、胃造口及肠造口处的出血、内容物外漏以及造口周围皮肤糜烂等。近年来，随着材料科学的不断发展进步，喂养管的管径变细，质地更柔软，组织相容性也越来越好，因此机械相关并发症明显减少。

胃肠道并发症　最常发生的肠内营养并发症，主要有恶心、呕吐，腹泻、腹胀、肠痉挛等症状。其中腹泻是最常发生的胃肠道并发症，其主要原因有：①患者脂肪消化吸收障碍。②高渗营养液直接快速地进入肠腔导致肠腔内渗透负荷过重。③营养液未经加热处理，温度过低。④低蛋白血症。⑤菌群失调。腹泻通常易于纠正，肠内营养支持时应明确患者所需营养物质的组成及含量并随时监测，注意喂养管的位置及灌注速率，采取头抬高 30°体位，避免夜间输注，输注的营养液应新鲜配制并低温保存，输注前需加温处理，减低浓度或放慢速度以及适量添加抗痉挛或收敛药物，可减少并发症的发生。

代谢并发症　糖代谢异常，脂肪酸缺乏，水、电解质代谢紊乱，维生素及微量元素缺乏，有脏器功能衰竭的患者更易发生代谢异常。了解患者原发病特点，明确患者所需营养物质的成分及含量并能做到随时监测，可减少此类并发症的发生。

感染并发症 造成感染的因素很多，主要有吸入性肺炎及营养液污染所致感染。

(李 宁 王新颖)

chángnèi yíngyǎng zhìjì

肠内营养制剂 （enteral nutrition formula） 肠内营养制剂中包含糖类、脂肪、蛋白质或其分解产物、电解质、多种维生素和多种微量元素等。

分类 目前肠内营养制剂的种类多样，按不同方法可分为不同类型。按营养组成可分为要素制剂、非要素制剂、组件制剂和特殊治疗用制剂四大类，根据患者的病情需要选择合适的配方。①要素制剂：主要由单体物质组成，化学成分比较明确，包括氨基酸或多肽类、脂肪、葡萄糖、多种维生素以及微量元素，既能为患者提供必需的蛋白质、热能和其他营养素，又可被肠道直接或近似直接吸收与利用，主要适用于肠道消化及吸收功能受损的患者，如胰腺炎、短肠综合征等患者。也可根据患者的病情需要调整其中的某种营养素的成分或含量以达到个体化营养支持的目的，达到更好的营养治疗的效果。但要素制剂的味道不佳，患者一般很难接受口服饮食，多选择行管饲喂养。②非要素制剂：以完整蛋白质或游离大分子肽为氮源的肠内营养制剂，临床上广泛应用。渗透压接近于等渗，口感相对较好，口服及管饲均可。使用方便，耐受性好，适用于肠道功能较好的患者。匀浆膳即为非要素型肠内营养制剂，由天然食物经机械捣碎搅拌后制成，各营养成分需经消化后才能被机体吸收

利用，残渣量较大，故仅适用于肠道功能较好或正常的患者。③组件制剂：又称不完全制剂，仅以某种或某类营养素为主，可作为完全制剂的补充，弥补完全制剂无法满足个体差异方面的不足。也可由两种或两种以上营养素构成相应的组件配方，按照患者对某种营养素的特殊需求，如烧伤、糖尿病、肝衰竭、肾衰竭等患者。常见组件制剂有蛋白质组件、糖类组件、脂肪组件、维生素组件和矿物质组件等。④特殊治疗用制剂：根据疾病不同特性给予患者特殊的营养制剂，临床上常用的特殊治疗用制剂有糖尿病专用制剂、肿瘤专用制剂、肺部疾病专用制剂、婴儿专用制剂、肝衰竭专用制剂、先天性氨基酸代谢缺陷症专用制剂及肾衰竭专用制剂等。

特性 ①渗透压及酸碱度（pH）：渗透压是单位体积内分子与离子体积及数量的函数，常用单位为 mOsm/kg H_2O。范围低于 350mOsm/kg H_2O 为等渗，350~550mOsm/kg H_2O 为中等高渗，超过 550mOsm/kg H_2O 为显著高渗。渗透压高低取决于电解质与游离氨基酸的含量，要素制剂渗透压较高，以完整蛋白质为氮源的非要素制剂渗透压较低。肠内营养制剂大多呈弱酸性至中性，pH 范围为 4~7。②溶解度：取决于其组成成分，由单糖、双糖或低聚糖、氨基酸及低脂肪组成的要素制剂溶解度高，易溶于水形成溶液；而由多聚体糊精或可溶性淀粉、高脂肪及钙盐组成的要素制剂溶解度较低，易形成混悬液。③膳食纤维：匀浆膳等非要素制剂中含有膳食纤维，而要素制剂中则不含膳食纤维，长期使用应考虑补充膳食纤维以满

足患者的特殊需求。④可口性与色泽性状：可口性取决于所含的氮源与矿物质等成分。以氨基酸或短肽为氮源的制剂可口性低于以完整蛋白质为氮源的制剂。以蛋白质水解物和糊精配制的肠内营养制剂呈棕色，而以结晶氨基酸混合物为氮源的要素型肠内营养制剂呈金黄色。

选择 肠内营养制剂选择的影响因素有：①患者的年龄。小于 3 个月的婴儿宜选用婴儿专用肠内营养制剂。②患者的营养状况。准确评估患者营养需要量，高代谢状态的患者应选择高能量类型的配方。③患者的胃肠道功能。根据患者消化吸收能力，确定配方中营养物质的组成形式，消化功能受损（如胰腺炎）或吸收功能障碍（如放射性肠炎）患者，可选用简单、易吸收的配方，如氨基酸或多肽、低聚糖、低脂配方；若消化道功能完好，可采用含完整蛋白质、多聚糖或较高脂肪的肠内营养制剂。④患者的疾病状况。如糖尿病、恶性肿瘤、肝肾衰竭等患者宜选用疾病专用型肠内营养制剂。⑤肠内营养的输入途径。直接输注小肠的肠内营养液应尽可能选用等渗配方。⑥患者对某种营养物质过敏或不能耐受。如乳糖不耐受患者，一旦出现恶心、呕吐、肠痉挛、腹胀等，而又无法停止营养补充时宜改用肠外营养。

(李 宁 王新颖)

chángnèi yíngyǎng tújìng

肠内营养途径 （enteral nutrition support） 肠内营养应依据疾病状况、喂养时间的长短、患者胃肠道功能及精神状态等，选择经口、咽造口、鼻胃（肠）管、胃造口、空肠造口、经内镜下胃（肠）造口等途径输注。临床上使用的肠

内营养制剂均有特殊气味，患者一般无法接受口服途径，或口服量无法达到治疗剂量，或因病无法口服（吞咽困难、食管梗阻等）时均可采用管饲途径。不同途径的适应证、禁忌证及可能出现的并发症各异，应根据具体情况进行选择。鼻胃管和空肠造口是临床应用最多的两种途径。

鼻胃管喂养途径 优点在于胃容量大，对各种肠内营养液的渗透压不敏感，缺点在于有反流及误吸入气管的危险，咽反射障碍、脑血管意外以及高位截瘫等昏迷患者宜改用鼻肠管喂养。早期喂养管为粗硬的橡胶管或聚氯乙烯管，管径较粗、质硬、组织相容性较差，对鼻黏膜及食管黏膜有压迫和刺激性，患者不适感较为严重，甚至导致炎症及食管狭窄、压迫性组织坏死等并发症。现已改用管径细、质软、组织相容性好、刺激小的硅胶或聚氨酯喂养管，患者自感舒适，耐受性好，置管时间2周以上。对于预期管饲时间较长（>4周）的患者，最好选用经内镜或手术胃肠造口的管饲途径（图1）。

空肠造口喂养途径 临床上肠内营养支持的重要途径之一，优点有：①因肠内营养液反流而引起的呕吐和误吸等不良反应发生率降低。②可同时进行肠内营养支持与胃十二指肠减压，尤其适用于胃十二指肠外瘘及胰腺疾病患者。③喂养管放置时间长，适用于需长期进行营养支持的患者。④患者无明显不适，机体和心理负担减少，活动方便，生活质量提高，非手术患者可经胃镜行空肠造口置管喂养。⑤患者可同时经口摄食。考虑到患者手术后的营养需要，下述患者在原发疾病手术治疗的同时宜施行空肠造口：①患者手术前即已存在有营养不良。②重大复杂的上腹部手术后需早期肠内营养支持患者。③需要剖腹探查的多发伤患者。④坏死性胰腺炎患者。⑤准备手术后行放疗或化疗的患者。⑥食管、胃及十二指肠手术后备用性空肠造口，以备发生吻合口瘘等并发症时维持机体所需营养（图2）。

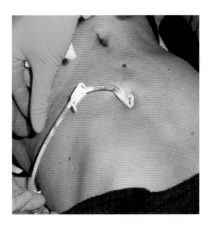

图2 内镜下空肠造口（PEJ）（南京总医院普通外科供图）

（李 宁）

jīngpí nèijìngxiàwèi/kōngcháng zàokǒushù

经皮内镜下胃/空肠造口术（percutaneous endoscopic gastrostomy/jejunostomy，PEG/PEJ）

在内镜下应用非手术的方法建立经皮进入胃腔/空肠腔的通路，利用胃造口/空肠造口置管进行肠内营养输注或姑息性胃肠减压。近年来，因其创伤小、可局部麻醉、费用低、可床边进行、简化护理、改善患者的生活质量等优点而被医师和患者青睐，目前已广泛应用于临床。PEG/PEJ适用于因疾病原因需要使用肠内营养超过4周的患者，且可同时对患者进行胃肠减压。PEG/PEJ前需明确上消化道有无溃疡、肿瘤及狭窄等。PEG的方法有多种，但操作原理均类似：先向胃腔内充气，使胃壁与腹壁紧密贴合，然后经皮向胃腔进行套管针穿刺，导丝经套管进入胃腔后，用导丝引导放置胃造口管，固定于恰当位置即可。PEJ经PEG完成，用内镜将空肠造口管通过幽门置放到十二指肠远端或空肠内。置管完成6~8小时方可开始经造口管喂养，每次喂养前后需用生理盐水冲洗管道。如需拔除造口管，应待窦道形成后。拔除后胃内部分的导管及固定片可用胃镜取出，也可任其自然从肠道中随粪便排出。PEG/PEJ并发症的发生率很低，轻微并发症包括切口感染、导管移位、导管堵塞、造口旁渗漏、切口血肿等，严重并发症包括出血、腹膜炎、误吸、内垫综合征和胃肠瘘等。在已行胃切除和误吸危险性较大的患者中，最好采用空肠造口喂养，但该途径因管腔细而易致堵塞，喂养时应注意保持通畅。

（李 宁）

chángwài yíngyǎng

肠外营养（parenteral nutrition）

将机体每天合成和修复组织所必需的碳水化合物、氨基酸、脂肪乳剂、维生素、无机盐等营养物质按一定比例和速度以静脉为途径直接输入体内，以供给患者

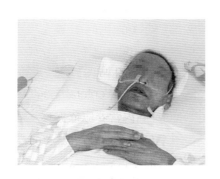

图1 鼻胃管途径（南京总医院普通外科供图）

所需能量，使患者在不能进食或进食不足的情况下，仍能够维持较好的营养状态，增强自身免疫力，促进组织愈合。全部营养从肠外途径供给称全肠外营养（total parenteral nutrition，TPN），这种方法主要适用于完全不能进食的患者；部分肠外营养，这种方式主要作为肠内营养的补充，用于经胃肠道摄入量不足的患者。

肠外营养制剂 肠外营养是在临床实践和研究中逐步发展起来的。1831年托马斯·拉塔（Thomas Latta）医生成功地通过静脉补充盐水治疗霍乱患者，自此首次出现了生理盐水输液。1911年坎沙（Kansch）首次为外科手术后患者静脉滴注葡萄糖，他认为术后患者因不能经口给予营养，必须经肠外人工方式给予营养支持。1923年赛伯特（Seibert）发现致热原问题使得人们对静脉输液无热原技术的认识前进了一步，提高了静脉输液的安全性。

20世纪50年代以后，许多国家对静脉输注蛋白质和植物脂肪作了大量的临床研究。开始使用多种用途的复方结晶氨基酸，以满足临床上需要。1961年瑞典阿尔维德·弗雷特林德（Arvid Wretlind）医生制成以大豆油为原料的脂肪乳剂，首次将脂肪乳剂应用于肠外营养中，解决了乳剂的稳定性问题，其渗透压不高，可从周围静脉输入。1967年，美国达德里克（Dudrick）和威尔莫尔（Wilmore）医生，利用小犬的实验证实经腔静脉输注高热量与氮源能使动物正常生长发育，并在小儿外科临床应用获得成功，在肠外营养史上具有划时代的贡献。20世纪60年代，肠外营养引进中国开始临床应用。

到了19世纪70年代，人们将脂肪乳剂，氨基酸，葡萄糖的混合液用于PN，名为"三合一"（three in one）营养液，以后又将电解质，维生素，微量元素等混合于营养液中，称为"全合一"（all in one）营养液（图1）。此后肠外营养走上了飞速发展的道路。全合一营养液将患者每天所需的脂肪乳剂、氨基酸、葡萄糖以及电解质、维生素、微量元素等混合，也称为全营养混合液。当患者不能进食或病情需要禁食，已有体重下降需要大手术治疗，和健康人手术前后一段时间不能进食时，应通过静脉给予全合一营养液进行营养支持。其输注途径有经中心静脉和经周围静脉置管，输注方法有持续输注法与循环输注法。全合一营养液具有以下优点：①减少各营养液污染机会，其在无菌条件下一次性完成配制。②提高营养支持的效果，因为氨基酸与非蛋白热源同时输入，可提高氮的利用，有利于蛋白质合成。③减少并发症的发

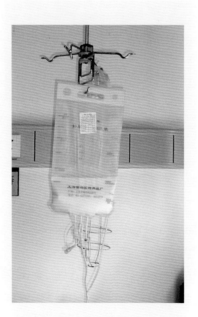

图1 全合一营养液（南京总医院普通外科供图）

生，高血糖及肝损害等。④简化输注操作，便于护理。但是其作为肠外营养的一种制剂，具有与全肠外营养相同的并发症，如：空气栓塞、导管栓子形成、气胸、血胸、感染、糖代谢紊乱，相关营养物质缺乏等。

特性 ①pH：健康人血液正常pH范围为7.35~7.45，在此范围内，细胞及各种酶系统才能完成正常代谢活动。血液对外来不同pH的液体虽有一定的缓冲作用，但是能力有限，因此，肠外营养液pH应在血液缓冲范围以内。②渗透压：血浆渗透压是由血浆中各种成分决定的，正常值为280~320mmol/L。患者输注低渗透压液体时，水分将扩散至细胞内，引发细胞水肿，甚至造成溶血现象；输注高渗透压液体时，细胞内水分降低，细胞皱缩，严重时可导致血栓形成。高渗透压对血管壁刺激较大，可引起静脉炎或是静脉栓塞，肠外营养被迫终止。③无菌、无致热原：肠外营养液富含各种营养成分，是合适的细菌培养基，一旦污染，细菌将快速增殖。若患者输注污染的营养液，将引发菌血症，加重患者病情，造成全身感染，甚至危及患者生命。若存在致热原，将导致患者发热，影响患者的代谢和病情。④微粒异物：营养液的微粒输注患者后残留于组织中，损害组织器官。国际上规定微粒直径不超过$10\mu m$。⑤无毒：某些输液若含有水解蛋白时必须去除异质蛋白，避免引起过敏反应。

适应证 ①高分解代谢：多发伤、多发骨折、严重感染以及大面积烧伤等。②肠道吸收功能障碍：多发肠瘘、短肠综合征（小肠切除70%~80%）、放射性肠炎等。③胃肠道梗阻：幽门梗

阻、慢性肠梗阻等。④严重营养不良：蛋白质-热量缺乏型营养不良常伴有胃肠功能障碍，无法耐受肠内营养。⑤炎症性肠病：如广泛溃疡性结肠炎、克罗恩病等。急性发作或术前准备可选用肠外营养，口服普通食物常导致肠液丢失加剧，而肠外营养能使肠道休息，有助于减轻炎症，早日康复。⑥接受大剂量化疗和大面积放疗的肿瘤患者：大剂量放化疗损害胃肠道黏膜细胞，患者常表现出厌食、恶心、呕吐、腹泻等反应。此时若不进行营养支持，患者全身抵抗力下降，难以完成全部治疗，且更容易促进肿瘤发展。⑦肝肾功能障碍的患者：此类患者蛋白质合成能力降低，可选用肠外营养支持。

禁忌证 ①呼吸功能严重衰竭、重度脓毒症、严重水及电解质平衡紊乱、肝或肾功能衰竭等患者不宜使用肠外营养。②无确切治疗目的或已确诊为不可治愈患者，如晚期恶性肿瘤伴恶病质的患者，肠外营养也无明显益处。③胃肠道功能正常或有肠内营养适应证的患者。④患者情况良好且预计需要肠外营养支持时间小于 5 天。⑤需立即进行急诊手术的患者。⑥预计发生肠外营养并发症的危险性大于其可能获益的患者。

支持途径 选择合适的肠外营养输注途径取决于患者的静脉解剖条件、血管穿刺史、凝血状态、预期肠外营养时间、营养药剂、护理环境以及原发疾病性质等。住院患者最常选择短期的经外周静脉或经中心静脉穿刺插管；非住院长期治疗患者常用经外周静脉或中心静脉置静脉导管。颈外静脉和股静脉肠外营养途径较少见，前者置管错位发生率高，

后者感染并发症发生率高。

经外周静脉的肠外营养途径适应证：①短期肠外营养支持患者（<2 周）。②经中心静脉置管禁忌或不可行者。③存在导管感染或有脓毒症患者。优点：简便易行，可避免经中心静脉置管产生的相关并发症，且易早期发现静脉炎。缺点：要求营养液渗透压不能过高，维持营养支持的时间有限，易引发静脉炎，故不宜长期使用。

经中心静脉的肠外营养途径适应证：肠外营养支持时间超过 2 周、营养液渗透压高于 $1200mOsm/kgH_2O$ 的患者。置管途径：经外周静脉、颈内静脉或锁骨下静脉到达上腔静脉。优点：外周静脉至中心静脉置管（PICC）中，贵要静脉较头静脉宽，导管置入易操作，减少气胸等严重并发症发生；锁骨下静脉置管便于活动和护理。缺点：PICC 增加了血栓性静脉炎发生；锁骨下静脉置管易发生气胸；颈内静脉置管不利于颈部活动与更换敷料，局部血肿、动脉损伤及置管感染并发症发生率较高（图 2）。

并发症 包括导管并发症、代谢并发症及肝损害。

导管并发症 随着经周围静

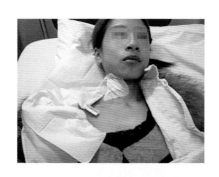

图 2 中心静脉肠外营养途径（南京总医院普通外科供图）

脉营养支持的开展，腔静脉置管技术的规范化，置管并发症，如气胸、导管栓子、神经血管损伤、静脉栓塞等已很少发生。但导管相关感染或败血症仍是当前值得重视的并发症，患者常因此中断肠外营养支持，严重者甚至可危及生命。导管败血症的临床表现：①突发的寒战、高热。②拔管前畏寒与发热呈持续性间歇发作。③导管拔除后 8～12 小时发热渐退。④导管尖与周围静脉血的细菌培养相一致。临床诊断一经确立，应立即拔除静脉导管并给予相应处理。

代谢并发症 包括电解质紊乱、酸碱失衡、氮质血症等。其中最常见的是糖代谢紊乱，严重者可致高糖高渗非酮性昏迷。患者接受肠外营养支持时，特别是在手术创伤后，应注意逐步调节输入液中葡萄糖浓度和输入的速度，控制血糖在正常水平；改变能源结构，脂肪乳剂提供 30%～50% 的非蛋白能量；加强临床监测，若发生不可逆转情况时，应停止输入高糖溶液。再灌食综合征（refeeding syndrome）指存在严重营养不良的患者在开始恢复营养支持的几天内发生的一系列与代谢异常相关的严重副反应，包括以低磷血症为主的电解质紊乱、维生素缺乏和水钠潴留等。临床表现为因低磷、低钾而出现心律不齐；因维生素 B_1 缺乏导致脚气病；容量负荷过重导致组织水肿、心衰、肺水肿；糖耐量降低而出现高血糖、糖尿、脱水及高渗性昏迷；因高氨血症而产生精神症状等。低磷血症是再灌食综合征的特征性症状，正常血磷浓度为 0.81～1.45mmol/L。一旦出现低磷血症后，需及时增加磷的供给。对中度和重度低磷，可

按 0.02～0.03mmol/（kg·h）补充磷；在严重低磷患者，可以较快速度补磷，可在 2 小时内补充 15mmol 的磷酸盐。补磷过快有时会致低血钙，引起手足搐搦，因此补磷的同时要注意补钙。

肝损害 全肠外营养时肝所处的环境及功能状态与正常进食时明显不同，营养物质进入肝的形式、比例，在门静脉与肝动脉血流中的比例，淋巴系统（如乳糜管）的分流，以及随营养物进入肝的激素浓度等，均不可能达到正常进食时的状态，因此就可能对肝造成损害。临床表现为胆汁淤积和酶谱异常。胆汁淤积：长期使用全肠外营养后肠道的胆囊收缩素分泌减少，导致胆囊动力下降，胆汁在胆囊及肝内淤积。全肠外营养导致胆汁淤积于 1971 年被佩登（Peden）等首次婴幼儿病中报道，多于使用全肠外营养 4 周后出现。其发病机制迄今仍不清楚，主要与原发病、全身性及腹部感染、回肠疾病、早产儿及低出生体重儿、禁食状态、营养液成分等有关。临床主要表现为黄疸，浅色或无胆汁粪便，可通过血胆红素升高（直接胆红素＞34.2μmol/L），尿胆红素升高，血总胆酸增高，超声检查发现胆囊体积增大等来诊断。主要的防治措施包括：①有效地控制感染。②改善肠外营养配方。③尽可能恢复肠道营养。④给予外源性缩胆囊素。⑤药物治疗如腺苷蛋氨酸。

（李　宁　王新颖）

dàixiè tiáolǐ

代谢调理（metabolic intervention） 营养治疗的同时应用某些药物或生物制剂来抑制应激时机体分解激素或细胞因子的产生，调节体内代谢过程，减少组织蛋白质分解，使机体代谢朝有利于康复的方向发展。人体的内分泌激素保持人体生理处于平衡状态中，但当患者处于感染及创伤等应激状态时，代谢反应以高分解代谢，蛋白质分解、氮丢失为显著特征，一般的营养支持不能纠正体内蛋白质的过度分解，因而需要通过代谢调理阻断体内致分解代谢的机制，降低高代谢反应，减少蛋白质的分解代谢，使蛋白质的合成增加。实际上，体内蛋白质的分解代谢仍难以得到控制，现有的营养学与药理学的治疗目的是尽可能减少分解代谢。调理的方法有：①应用合成激素如生长因子、胰岛素、合成类固醇。②拮抗分解激素如生长抑素、受体阻滞剂酚妥拉明等。③拮抗细胞内分解代谢机制如吲哚美辛等。④药理营养素，如谷氨酰胺、鱼油等。

（李　宁　王新颖）

ruǎnzǔzhī gǎnrǎn

软组织感染（soft tissue infection） 皮肤及皮下结缔组织的感染。包括毛囊炎、疖、痈、淋巴管炎、急性蜂窝织炎、烧伤创面感染、手术后切口感染及压疮（褥疮）感染等。皮肤软组织感染很普遍，一般为轻到中等严重程度。主要由病原菌引起，不同组织的病因有所不同。在皮肤受到刺激或摩擦破损时，病原菌就会入侵皮肤及皮下，而后繁殖，释放毒素，最后化脓破溃。治疗期间注意休息，避免刺激性食物及药物。局部用药以消毒防腐剂（如聚维酮碘，即碘伏或碘附）为主，如病灶广泛，并伴发热等全身症状时宜同时使用抗菌药物。轻症患者可口服给药，严重患者需静脉给药。全身感染征象显著的患者，应做创面脓液培养及药物敏感试验，必要时依据细菌培养及药敏试验结果调整用药。有脓肿形成时须及时切开引流。通常规范治疗后预后良好。

（吴新民　朱海宏）

máonángyán

毛囊炎（folliculitis） 毛囊被细菌感染引起的炎症。

病因 病原菌主要有金黄色葡萄球菌，偶见表皮葡萄球菌、链球菌、假单胞菌属和类大肠埃希菌等。主要见于免疫力低下的患者，此外，毛发的牵拉、摩擦、搔抓引起的皮肤损伤，皮肤破溃，病原菌乘机入侵毛囊，从而引起炎症。该病的诱发因素包括：长期接触或应用焦油类物质，长期应用皮质类固醇激素药物，皮肤长期接受外界的强烈刺激。

临床表现 常见症状是红色丘疹，可伴有瘙痒，丘疹中心可见毛发贯穿，顶端可迅速化脓形成脓点，周围皮肤红肿。脓点破溃以后排出少量脓液，继而干燥、结痂，痂脱多不留痕迹。可分批出现，互不融合，常有硬包。其常见部位见于有毛发及易受磨损部位，特别是头皮、后颈及背部。成年人多发于多毛部位，小儿则多发于头发部位，愈后可留下小片秃发。且经常接触油脂或沥青的工人，可四肢受累。反复发作者，称复发性毛囊炎，易发生在瘙痒性皮肤病基础上。

诊断 起病初期为一硬结，中心可见毛发贯穿，有局部红、肿、疼痛及压痛。数天后可在硬结中央出现黄白色脓栓，继而软化、破溃，脓汁排出，炎症逐渐减轻至痊愈。脓栓较大时，可有发热、头痛及乏力等全身症状，实验室检查可有白细胞增多。面部毛囊炎如合并颅内感染时，面部肿胀严重，可伴寒战、高热、头痛等。

鉴别诊断 该病应与痤疮（俗称"粉刺"）鉴别。后者多见于青年人的面部及胸、背、肩等部位。通常是圆锥形的小红疙瘩，有的有黑头。痤疮发生的最直接的因素就是毛孔堵塞。毛孔堵塞以后，毛囊里面的油脂排泄不畅，越积越多从而形成一个个的小痘。不严重的青春痘通常都能看到一个白色或者黑色的顶，这就是通常所说的白头粉刺与黑头粉刺。

治疗 该病分为一般治疗和药物治疗。

一般治疗 ①注意休息，放松心情，减少压力，提高睡眠质量。②避免物理性刺激，饮食上要注意少饮酒类及食用酸、辣等刺激性食物，反复发作者平时应少吃油腻食物，多吃蔬菜、水果，并保持大便畅通。③注意清洁，对于头部毛囊炎，洗头时不要用力搔抓，洗头也不要过勤，每周3~4次为宜。④积极锻炼身体，提高身体抵抗力。

药物治疗 ①在皮损广泛而有明显脓头时，应给广谱抗生素治疗。如条件允许可细菌培养，并作药敏试验，对于合理有效的应用敏感抗生素有重要帮助。②免疫疗法：慢性反复发作的患者，可用疖病菌苗注射。一般注射后无不良反应，如有发热等不适，不要再增加剂量，必要时可减量或停用。③局部疗法：发作时皮损局部忌用水洗、搔抓，皮损部位应将毛发剪短，局部可应用抗生素、止痒的药物。伴有渗液的患者可用依沙吖啶溶液湿敷，炎症减轻后可以用氯霉素乳剂、新霉素软膏外涂。

预后 毛囊炎初起为红色充实性丘疹，其后迅速发展成丘疹性脓疱，继而干燥、结痂、痂脱后一般不留瘢痕，但易复发，如反复发作，迁延数周，多转变为慢性毛囊炎。发生于小儿的毛囊炎则多发于头发部位，愈后可留下小片秃发。

（吴新民　朱海宏）

jiē

疖（furuncle） 细菌侵入皮肤毛囊及其周围组织引起的化脓性炎症。单个损害称为疖。多发而反复发作则称为疖病（furunculosis）。常发生于皮肤毛囊和皮脂腺丰富的部位，如颈、头、面部、背部、腋部、腹股沟部及会阴部和小腿。

病因 大多由病原菌金黄色葡萄球菌和表皮葡萄球菌引起。人体皮肤毛囊和皮脂腺通常都存在细菌，当毛囊和皮脂腺受到摩擦和刺激时，便可发生急性化脓性感染，常扩展到皮下组织。

临床表现 常见于营养不良的小儿、老年人及糖尿病的患者。起初，局部出现皮肤发红、肿胀、并有触痛的小结节，大小约2cm，以后逐渐增大，呈锥形隆起。数天后，结节因组织坏死而变软，出现黄白色的小脓栓。继而脓栓脱落，脓液逐渐排出，炎症便逐渐消失，即可愈合。有的疖无脓栓，自溃稍迟，此时应设法促使脓液排出。疖一般无明显的全身症状。但若患者全身免疫力低下，且发生在血管丰富的部位时，则可引起不适、畏寒、发热、头痛和厌食等毒血症状。面部发生的疖，特别是所谓"危险三角区"的鼻和上唇周围的疖，如病情加重或被挤压挑刺，则病原菌可沿内眦静脉和眼静脉进入颅内的海绵状静脉窦，引起化脓性海绵状静脉窦炎，其临床表现为眼部及其周围组织的进行性红肿和硬结，伴疼痛和触痛，并可有头痛、寒战、高热甚至昏迷等，病情严重时死亡率很高。

诊断 ①皮肤首先出现红肿并有疼痛的小硬结，逐渐扩大成小脓肿。②感染重者可伴发热、食欲减退，实验室检查可有白细胞增多。③疖的患者应作血糖和尿糖检查，并做细菌培养。

鉴别诊断 该病应与皮脂腺囊肿继发感染、痤疮伴有轻度感染及痈等鉴别。痤疮病变范围较疖小并且顶端有点状凝脂。而痈的病变范围比疖的病变范围大，可有数个脓栓，除具有疖的临床表现外，全身的症状也是比较严重的。

治疗 ①早期消炎治疗：对炎症结节可用热敷或物理疗法（透热、红外线或超短波），亦可外敷鱼石脂软膏、红膏药或金黄膏。②排脓治疗：疖顶已有脓头时，可在其顶部点涂苯酚。如有波动时，应及早切开引流。对未成熟的疖，禁忌挤压，以免引起感染扩散。③药物治疗：面部疖及有全身症状的疖和疖病，应给予磺胺类药物或细菌培养得出的敏感抗生素。并注意休息，补充维生素，适当增加营养。糖尿病患者应给予降糖药及胰岛素等对症治疗。

预后 早期的消炎、排脓及药物治疗可以对疖起到很好的治疗作用，预后较好。但是继发痈及化脓性海绵状静脉窦炎则全身的症状会较重，如病情发展迅猛，死亡率较高。

（吴新民　朱海宏）

yōng

痈（carbuncle） 细菌侵入皮肤邻近的多个毛囊及其周围组织引起的化脓性炎症。也可由多个疖融合而成。中医称之为"有头疽"。

病因及发病机制 病原菌以金黄色葡萄球菌为主，其次为链球菌等。感染与皮肤不洁、擦伤、机体抵抗力不足有关。致病菌常从毛囊底部感染，而后沿着阻力较弱的皮下组织蔓延，再由深筋膜向四周扩散，再向上传入毛囊群从而形成具有多个"脓头"的痈。由于感染累及多个毛囊，痈的病变范围大，并可累及深层皮下的结缔组织，其中的毛细血管循环障碍，造成表面皮肤的坏死。皮下脓肿破溃需要的时间较长，随着时间的推移，可能继发其他细菌混合感染，甚至发展为脓毒血症。

临床表现　患者多为中老年人，部分患者有糖尿病病史。病变好发于皮肤较厚处，如颈部和背部。起初呈一片稍隆起的暗红色浸润区，质地稍韧，范围多在6～9cm，在中央部的表面可见多个脓点，此时可有畏寒、发热、食欲减退和全身不适。随后周围呈浸润性水肿，局部淋巴结有肿大和疼痛。最后中央部逐渐坏死、溶解并脱落，其内含的脓液和大量坏死组织排出，破溃后疮口呈蜂窝状。痈不仅局部病变比疖重，且易并发全身性化脓性感染。唇痈容易引起颅内的海绵状静脉窦炎，危险性更大。

诊断　根据临床表现，诊断该病不难。血常规检查可见白细胞明显增多，可做细菌培养及药敏试验，作为应用抗生素选择的依据。同时，注意患者是否合并糖尿病、低蛋白血症、心血管等疾病。

治疗　分为一般治疗、药物治疗和手术治疗。

一般治疗　患者应适当休息和调整饮食，少吃辛辣刺激食品，忌饮烈性酒。

药物治疗　可先选用青霉素或磺胺甲噁唑加甲氧苄啶、红霉素等抗菌药物，以后可根据药敏实验应用其他敏感抗菌药物。如患者有糖尿病，应根据病情给予胰岛素及控制饮食治疗。

手术治疗　初期红肿阶段，治疗与疖同。如红肿范围大，出现脓点较多，皮肤表面呈褐色破溃流脓或全身症状严重时，应及时做手术切开引流治疗，但唇痈一般不采用。切开引流一般用"+"字或"++"字形切口，有时亦可作"｜｜｜"形切口。切口长度要超出病变范围的皮肤，并达到深筋膜，清除已化脓的脓液并尽量剪去所有坏死组织，伤口内用生理盐水纱布填塞止血。术后注意渗血情况，如渗血不多则术后24小时换药，换药时注意将纱条填入切口内每个角落，创面用呋喃西林纱布敷贴，伤口内用生肌散，可促进肉芽组织生长。如创面过大，待肉芽组织长出后，可考虑植皮。也可直接做痈切除术，待肉芽组织长出后植皮，亦缩短疗程。

预后　主要取决于治疗的是否及时、有效。早期的抗感染治疗可以使病变局限，及时的清理脓液和坏死组织会明显减轻患者的全身症状。如果没有及时清理脓液及坏死组织，有可能发生脓毒血症，危及患者生命。

（吴新民　朱海宏）

dāndú

丹毒（erysipelas）　皮肤淋巴管网的急性炎症。好发于下肢以及面部。

病因　病原菌为乙型溶血性链球菌。常先有皮肤或黏膜的某种破损，如皮肤破溃、口腔溃疡、足部真菌感染、鼻部炎症等，也可由血行感染。病原菌通过以上途径侵入淋巴管发病，也可潜伏于淋巴管内引起复发。该病的诱发因素有营养不良、酗酒、丙种球蛋白缺失及肾性水肿等。

临床表现　起病急，初期既可有头痛、发热、畏寒及全身不适。血常规检查可见白细胞总数，中性白细胞增多。病灶多见于下肢及面部。为边界较清晰的片状皮疹、颜色鲜红、微隆起、压之褪色，皮温升高，压痛明显。病变局部有烧灼症状，病变向外周扩展时，中央的红肿消退转变为棕黄。严重者可发生水疱，邻近淋巴结常肿大伴触痛，但少见皮肤及淋巴结化脓破溃。病情加重时可发生脓毒症。

诊断　诊断该病一般不难，首先患者发病前常有皮肤或黏膜的某种破损。而后根据临床表现及实验室检查（白细胞总数和中性粒细胞增多）即可诊断。

鉴别诊断　应与急性静脉炎、接触性皮炎、蜂窝织炎、血管神经性水肿、癣菌疹、类丹毒等鉴别。①急性静脉炎：常与血管留置管处理不当或者输入刺激性药物有关。②接触性皮炎：有刺激性物接触史，局部红肿、边界不清楚、瘙痒。白细胞不增多。③蜂窝织炎：发病部位较深，病变部位压痛并略微红肿，边界不明显，炎症扩展迅速，有显著的指压性水肿，以后变软，溃破时会排出脓汁及坏死组织。④血管神经性水肿：是一种暂时的、局限的、无痛的皮下或黏膜下水肿。多发生在组织疏松的部位，如眼睑、口唇、耳垂等处。⑤癣菌疹：常发于小腿部，呈红斑样，水肿不明显，足癣症状减轻或治愈后症状即可消失。⑥类丹毒：多有鱼类、家畜接触史或屠宰工作中受伤史，病变多发生在手部，颜色为紫红色，不化脓，不易发生水疱，没有明显的全身症状。

治疗 分为一般治疗、药物治疗和局部治疗。

一般治疗 卧床休息，抬高患肢。

药物治疗 如有原发病灶，积极处理原发病灶。静脉应用抗菌药物，如青霉素每天静脉滴注，过敏者可用红霉素。局部及全身症状消失后继续应用药物 3～5 天，防止复发。如果患者为复发性慢性丹毒，应检查有无足癣，检查鼻前庭及外耳道等处有无感染灶，如有病灶应给予相应的处理。对复发性丹毒的药物应用的时间要适当延长。

局部治疗 局部未形成脓肿时应用 50% 硫酸镁液湿敷，也可局部理疗。如有原发感染，如疖、痈、急性蜂窝织炎等，应首先处理。局部形成脓肿时，除全身应用抗生素外，还应做脓肿切开引流术。

预后 若治疗不当，极易引起复发。反复的复发可导致淋巴管堵塞，淋巴液淤滞。下肢丹毒反复发作可导致淋巴水肿，在含有高蛋白淋巴液的刺激下，局部皮肤可出现粗厚，肢体肿胀。此外，患有皮肤病、足癣、慢性溃疡、血管炎、糖尿病、大隐静脉曲张、血栓性静脉炎、丝虫病象皮肿、皮肤慢性营养不良的丹毒患者，更应注意预防丹毒的复发。

（吴新民　朱海宏）

huànóngxìng hànxiànyán

化脓性汗腺炎（hidradenitis sup-puritiva）

大汗腺在细菌入侵后发生范围较广的皮内和皮下的炎症、脓肿及复杂性窦道和瘘管。

病因 病原菌多为金黄色葡萄球菌、链球菌及厌氧菌。诱因与内分泌失衡、局部卫生欠佳、吸烟与饮酒过多等因素有关。体表局部环境改变导致病原菌侵入汗腺、毛囊及与之相通的导管，并迅速繁殖，使腺管水肿、阻塞并化脓，在皮下蔓延。其间相互连通，可以造成反复感染。

临床表现 多发病于大汗腺分布区，如腋下、肛门、臀部、生殖器、脐部、腹股沟、乳晕、股部及外耳道。大汗腺部位长期反复发作多发性结节，不一定有波动感或破溃排脓，但可逐渐在皮下蔓延，并在皮肤表面形成许多皮下浅部瘘管、窦道或小脓肿。发生于肛门周围者称为肛周化脓性汗腺炎。多在青春期后出现症状，常发生在身体健康、皮肤油脂分泌过多、常有痤疮的青壮年人。晚期可出现消瘦、贫血或全身症状。

诊断与鉴别诊断 根据发病位置和临床表现可初步诊断。切除组织活检有助于确诊，细菌培养也有一定帮助。该病极易误诊，需与下列疾病鉴别：①疖。病变呈锥形隆起。数天后，结节因组织坏死而变软，出现黄白色小脓栓。②淋巴结炎。结节较大，质韧，炎性浸润较深，附近伴有感染病灶。③复杂性肛瘘。多有肛门直肠脓肿史，瘘管较深，常有内口。

治疗 易患此病者应避免刺激性食物，注意休息及身体卫生。

药物治疗 急性期可酌情应用抗生素，一般根据细菌培养和药物敏感试验，决定选用抗生素的种类，常选用的药物有青霉素、红霉素等。临床经验也支持适量应用肾上腺皮质激素，但不宜久用。对于女性患者，应用抗雄激素类药物治疗可使疾病出现改善甚至完全消除。

手术治疗 如病灶较少，可敞开病灶基底部并换药。如病灶广泛，可行广泛切除，伤口二期愈合或植皮。肛周化脓性汗腺炎需要造口以避免创口污染。

预后 该病易复发，尤其是肛周化脓性汗腺炎，应积极防治并发症。

（吴新民　朱海宏）

jíxìng fēngwōzhīyán

急性蜂窝织炎（acute cellulitis）

皮下、筋膜下、肌间隙或深部蜂窝组织的急性弥漫性化脓性炎症。病变不易局限，扩散迅速，与正常组织无明显界限。

病因 炎症可由皮肤或软组织损伤后感染引起，也可由局部化脓性感染灶直接扩散或淋巴传播、血行传播而发生。往往为溶血性链球菌、金黄色葡萄球菌、厌氧菌、腐败性细菌或混合感染所致。由于受侵组织质地较疏松，病菌释放较强的溶血素、链激酶和透明质酸酶，病变扩展迅速，有时能引起败血症。由葡萄球菌引起的蜂窝织炎，较易局限为脓肿。炎症常在皮肤、软组织损伤后发生，化学性物质刺激如药物注射不当或异物存留于软组织可诱发感染。

临床表现 局部表现为红、肿、热、痛。全身症状常伴有畏寒、发热、乏力等表现。但常因致病菌的种类、毒性和发病的部位、深浅、患者的状况而不同。产气杆菌引起的感染初期表现与一般皮下蜂窝织炎相似，后期可因细菌所产气体使黏着的皮下组织分开而产生特殊的爆破音，即捻发音，甚至出现蜂窝组织和筋膜坏死，且伴有进行性皮肤坏死，脓液恶臭，全身症状严重。而溶血性链球菌、金黄色葡萄球菌导致的皮下蜂窝织炎，患者可先有皮肤损伤，或手、足等处的化脓性感染。接着患处肿胀、疼痛，表皮发红、指压后可褪色，红肿边缘界限不清楚。邻近病变部位的淋巴结常有肿痛。病变加重时，皮肤部分变为褐色，可起水疱或破溃出脓。患者常有畏寒、发热和全身不适，严重时患者体温增高明显或过低，甚至有意识改变等。深部蜂窝织炎，可出现寒战、高热、谵妄等。口底、颌下和颈部蜂窝织炎可发生喉头水肿；压迫气管可引起呼吸困难，甚至窒息；新生儿由于皮肤柔嫩、抵抗力弱，护理疏忽导致皮肤擦伤、沾污，病菌可侵入皮下组织致病。病变多发生在背、臀部等经常受压的部位。初起时皮肤发红，触之稍硬。病变范围扩大时，中心部分变暗变软，皮肤与皮下组织分离，触诊时皮肤有浮动感，脓液多时也可出现波动。皮肤坏死时呈灰褐色或黑色，并可破溃；颌下急性蜂窝织炎多见于小儿，因炎症迅速波及咽喉，可发生喉头水肿和压迫气管，引起呼吸困难；颌下肿胀明显，表皮仅有轻度红热，检查口底可见肿胀。蜂窝织炎起于面部者，局部有红肿热痛，全身反应严重，感染常向下方蔓延，累及颈阔肌内结缔组织后，也可妨碍通气和吞咽。

诊断 ①好发于下肢、足、臀部、外阴及肛周等处。②皮肤损害一般患处呈弥漫性红肿、边界不清，其上可发生水疱，中央炎症明显，局部有疼痛及压痛。可出现波动、破溃、排脓，亦可不破、吸收、消退。③常伴发热、寒战等全身症状。④可有局部淋巴结炎、淋巴管炎，甚至可并发转移性脓肿、败血症。

治疗 ①休息、止痛、患肢抬高，改善全身状况。适当加强营养，保持体液平衡。必要时给止痛、退热药物。呼吸急促时给予吸氧或辅助通气。②应用抗菌药物。一般选用青霉素或苯唑西林钠（新青霉素Ⅱ），疑有厌氧菌感染时可加用甲硝唑。根据临床治疗效果或细菌培养报告调整用药。③急性蜂窝组织炎皮肤病局部治疗常见有热敷、理疗、外敷药物。如经上述处理仍不能控制其扩散者，应作多处切开引流。口底及颌下的急性蜂窝织炎，经短期积极的抗感染治疗无效时，即应及早切开减压，以防喉头水肿，压迫气管而窒息致死；手术中有时会发生喉头痉挛，应提高警惕，并做好急救的准备。对捻发音性蜂窝织炎应及早作广泛的切开引流，割除坏死组织，伤口用3%过氧化氢溶液冲洗和湿敷，并采取隔离治疗措施。

预防 在日常生活中要重视皮肤清洁卫生，防止损伤，受伤后要及早医治。婴儿及老年人的抵抗力较弱，要重视生活护理。

(吴新民　朱海宏)

jíxìng línbāguǎnyán
急性淋巴管炎 （acute lymphangitis）
致病微生物由破损的皮肤或化脓感染性病灶蔓延到相邻近的淋巴管内，并引起相应淋巴管及其附近周围组织的急性炎症。按临床表现可分为网状淋巴管炎和管状淋巴管炎。网状淋巴管炎俗称丹毒。

病因 病原菌多为溶血性链球菌、金黄色葡萄球菌等。多继发于其他化脓性感染病灶，如疖、痈、足癣等处感染。病原菌有溶血性链球菌、金黄色葡萄球菌等，也有可能来源于口腔炎症、皮肤破损、皮下软组织感染等部位感染引起。这些病菌从皮肤、黏膜破损处或原发病灶感染侵入淋巴循环，导致淋巴管及其附近周围组织的急性炎症反应。

临床表现 为多发于四肢，尤其好发于下肢，浅层淋巴管炎在伤口近侧出现一条或多条红线，手指轻压后，颜色可消退，局部硬并有压痛；并伴发热、恶寒、乏力等全身临床表现。

诊断与鉴别诊断 病灶近侧皮肤沿淋巴管走行可见一条或数条红线，并向近心端延伸，局部较硬，有压痛。严重者伴发冷、发热症状等全身表现。血常规检查可白细胞增多以及中性粒细胞比率明显增高。出现以上表现，即可予以诊断。发生深部淋巴管炎时需与静脉炎相鉴别，后者沿静脉走行分布，可予以鉴别。

治疗 ①若有原发感染，比如疖、痈、急性蜂窝织炎等需积极治疗原发病灶。若未成脓时，先行抗菌药物治疗，一般疗效较明显，可应用β内酰胺类（常用的有青霉素及头孢菌素类）或磺胺类药物；如已成脓，除抗生素外还应行手术切开引流。②可行局部硫酸镁湿敷或热敷、理疗等物理治疗。③有全身症状者，行抗菌消炎治疗。④对症治疗。

预后 一般预后良好。如出现全身表现，需及时正确治疗以免延误病情。

(吴新民　朱海宏)

jíxìng línbājiéyán
急性淋巴结炎 （acute lymphadenitis）
由金黄色葡萄球菌或溶血性链球菌等化脓性细菌沿淋巴管侵入淋巴结所致的急性化脓性炎症。

病因 由金黄色葡萄球菌或溶血性链球菌等化脓性细菌沿淋巴管侵入淋巴结引起，多继发于其他部位感染灶，如疖、痈、足癣等。头、面、口腔、颈部和肩部的感染可引起颌下及颈部淋巴结炎；上肢、乳腺、胸壁、背部和脐以上腹壁的感染引起腋窝淋巴结炎；下肢、脐以下腹壁、会阴和臀部的感染会引起腹股沟部淋巴结炎。

临床表现 早期可出现淋巴结肿大，疼痛和压痛，并可活动；后期往往多个淋巴结融合成硬块，不易推动，此时主要表现皮肤常红、肿、疼痛明显，并有畏寒、发热、头、乏力等全身表现，如得不到及时控制，可形成脓肿。多以颈部、腋窝及腹股沟等部位常见。

诊断 受累区域淋巴结可肿大，疼痛，局部皮肤可发红，肿胀，化脓后可有波动感。并可伴畏寒，发热，乏力等全身表现；实验室检查：白细胞增多，中性白细胞比例增高，并可有核左移现象。

治疗 患者可使用抗菌药物或磺胺类药物，已形成脓肿者应及时切开引流。处理原发病灶。如处理不及时可形成脓肿，因此早期发现、早期诊断、早期治疗是治愈该病的关键。治疗原则：①及时治疗原发疾病。②局部热敷，理疗或外敷消炎药膏。③形成脓肿时，应及时行手术切开引流。④有全身症状者，需应用抗菌药物治疗，如β-内酰胺类（常用的有青霉素及头孢菌素类）或磺胺类药物。⑤影响美容部位的脓肿，可行穿刺吸脓，并局部注射抗菌药物。

预后 一般预后良好。如出现全身表现，需及时正确治疗以免延误病情。

（吴新民 朱海宏）

nóngzhǒng

脓肿（abscess） 由急性炎症所致的器官、组织或体腔内出现的局限性化脓性炎症，并进一步发生液化性坏死，形成充满脓液的腔。

病因及发病机制 主要由金黄色葡萄球菌引起，该细菌产生的血浆凝固酶使渗出的纤维蛋白原转变成纤维素，阻止病原菌的扩散，因而病变较局限且与周围组织分界清楚。金黄色葡萄球菌还具有层粘连蛋白受体，因而可通过血管壁在远处形成迁徙性脓肿。早期脓肿，细菌产生毒素使局部组织坏死，继而大量的中性粒细胞浸润并崩解释放蛋白水解酶使坏死组织液化并形成脓腔。经历一段时间后，脓肿周围可出现肉芽组织增生并包绕脓肿形成所谓"脓膜"，具有吸收脓液、限制炎症扩散的作用。如果病原菌被消灭，则渗出停止，脓液逐渐被吸收，由肉芽组织填补而愈合；如果脓肿经久不愈，其周围多量纤维组织增生而引起厚壁的慢性脓肿。脓肿向外扩散时，常可形成溃疡、窦道和瘘管等并发症。皮肤、黏膜或关节滑膜等的化脓性炎，由于局部组织坏死、崩解脱落可形成局限性较深的溃疡。深部组织脓肿向体表或自然管道穿破，可形成窦道。肛管直肠周围脓肿向皮肤穿破，形成肛旁脓性窦道；如同时向内穿破直肠壁，使肠腔与体表皮肤相通，则形成脓性瘘管。疖和痈也是脓肿。

临床表现 浅表脓肿略高出体表，红、肿、热、痛及波动感。小脓肿，位置深，腔壁厚时，波动感亦可不明显；深部脓肿一般无波动感，但脓肿表面组织常有水肿和明显的局部压痛，可伴有全身中毒症状。

诊断 对于浅部或深部脓肿的诊断有所不同。浅部：脓肿表现为局部红、肿、热、痛及压痛，继而出现波动感；深部：脓肿为局部弥漫性肿胀，疼痛及压痛，波动不明显，试验穿刺可抽出脓液，也可做超声检查协助诊断。

治疗 需注意以下三点：①及时切开引流，切口应选在波动明显处并与皮纹平行，切口应够长，并选择低位，以利引流。深部脓肿，应先行穿刺定位，然后逐层切开。②术后应及时换药。③全身应用抗菌药物治疗，先经验用药，并同时做脓液培养，培养结果出来后再根据药敏结果更换抗菌药物。伤口长期不愈者，应查明原因，如糖尿病病患者一般较难愈合，并需降血糖治疗。

预后 视脓肿部位而定，若为浅表部位并较局限，一般行切开引流并应用抗生素后，多易治愈；但若深部脓肿，并较弥散，治疗周期一般较长。

（吴新民 朱海宏）

nóngpàobìng

脓疱病（pustulosis） 由细菌引起的具有高度传染性的急性皮肤感染性疾病。一种常见的化脓性感染性皮肤病，表现为皮损处有多个脓疱，俗称黄水疱，好发于儿童（1~5岁高发），传染性强（可接触传染），夏秋季（7~9月）多见。

病因及发病机制 该病为细菌感染引起，主要为金黄色葡萄球菌，其次是乙型溶血性链球菌，也可见于混合感染引起。由于免疫功能下降，再加上小孩皮肤薄嫩，免疫功能不健全，病原菌通过身体接触或共用毛巾、被子、衣服及其他物品感染此病的。特别是由于小孩好动，并在活动时可能有大面积地身体接触，所以小孩更易患此病，并且成为传播者。

临床表现 最先出现小水疱，迅即水疱可能会逐渐变大并可变为脓疱，边界较清楚，一旦感染时可见炎性红晕。脓疱多为花生米或蚕豆大小，疱内液体上清，下黄白较浑浊；脓疱破后可露出糜烂面，黄水淋漓向下流。疱液干后可结黄色脓痂，一般痂脱后不留瘢痕，可表现为轻重不一的瘙痒。新生儿抵抗力较差，重时可危及生命。

诊断与鉴别诊断 可根据典型皮损，发病季节，发病部位，发病年龄，细菌培养结果来综合考虑该病的可能。该病诊断较容易，但仍需与以下疾病相鉴别：①水痘。患者常有轻微全身症状，发热和皮疹可同时出现，发展过程为斑丘疹→水疱疹→结痂，病后可获持久免疫。②丘疹性荨麻疹。由于某些节肢动物叮咬所致的皮肤过敏性疾病，儿童多见，皮损为风团样丘疹，顶端有小泡，3~7天皮疹可逐渐消退，可遗留色素沉着。

治疗 ①局部治疗：对无并发症的轻至中度局限性皮损，单纯局部治疗即可达到治疗目的，可选用莫匹罗星软膏（假单胞酸A）等，注意涂药前先清洁局部皮损。②全身治疗：适用于皮损广泛及有合并症者，可选用耐β-内酰胺类药物，必要时作药敏试验选择高敏性药物。③注意隔离患者，如家庭人员中有脓疱病患者，需单独使用肥皂、毛巾等用品。

预后 一般预后良好，但新生儿全身抵抗力差，不重视可危及生命。

（吴新民　朱海宏）

fàngxiànjūnbìng

放线菌病 (actinomycosis)

由放线菌引起的慢性化脓性疾病。病变好发于面颈及胸腹部，以向周围组织扩展形成瘘管并排出带有硫磺样颗粒的脓液为特征。放线菌病呈全球分布，发病率与气候、职业、种族及年龄等无关，患者男多于女，但自发现与宫内避孕器材有关的盆腔放线菌病以来，男女比例已渐减低。

病因 病原菌以衣氏放线菌最为常见。可通过口腔表面特别是牙的感染，可通过下消化道穿孔进入腹腔，妇女则可在生殖道发生上行性感染。感染同时引起化脓性和伴有纤维化的肉芽肿性炎症反应，感染发展穿越筋膜，最终可形成引流窦道。

临床表现 ①面、颈部放线菌病：最常见。好发于面颈交界部，表面皮色暗红或棕红，以后形成脓肿，局部板样坚硬，脓肿穿破后可形成许多排脓窦道，排脓中常见硫磺样颗粒，病变可扩展至颅、颈、肩和胸等处，波及咀嚼肌时可致牙关紧闭，后期可致其下方骨膜炎及骨髓炎。②腹部放线菌病：好发于回盲部，呈阑尾炎表现，局部肿块板样硬度，后则穿破腹壁成瘘，脓中可见硫磺样颗粒，可伴发热、盗汗、乏力、消瘦等全身症状，也可波及腹部其他脏器如胃、肝、肾等，或波及椎骨、卵巢、膀胱、胸腔或血行播散侵及中枢神经系统。③胸部放线菌病：侵犯肺门或肺底，呈急或慢性感染表现，如不规则发热、胸痛、咳嗽、咳痰带血盗汗、消瘦等，波及胸膜可致胸膜炎脓胸，可形成排脓瘘管，脓中有硫磺样颗粒，胸部X线平片显示肺叶实变，其中可有透亮区，可伴胸膜粘连和胸腔积液，亦可波及心包致心包炎。

诊断与鉴别诊断 典型临床表现，影像学特殊表现，脓液中找到硫磺样颗粒，一般不难诊断。该病主要应与以下疾病相鉴别：①结核病。由结核分枝杆菌感染引起，肺部感染最常见，主要病变为结核结节、浸润、干酪样变和空洞形成，低热、夜间盗汗、

乏力为最常见临床表现，影像学检查及痰菌检查为主要检查手段。②肝脓肿。细菌性肝脓肿继发于胆道感染或其他化脓性疾病，病情急骤，有高热、寒战等全身中毒症状，局部出现多发性小脓肿，血培养及脓培养均为阳性。③阑尾炎。由于阑尾管腔阻塞、细菌入侵等原因引起，转移性右下腹痛为最常见临床表现，麦氏点压痛伴反跳痛为最重要体征，多数伴有发热、胃肠道症状，当阑尾周围脓肿形成时右下腹饱满，可扪及一压痛性包块，边界不清。实验室检查白细胞可明显增多，B超可发现脓肿。④葡萄状菌病。金黄色葡萄球菌为最常见致病菌，铜绿假单胞菌等革兰阴性杆菌感染也多见，常发生于皮肤，其次为肝、肺无特异性临床表现，皮损可类似于表皮样囊肿伴感染、斑块或溃疡，有窦道形成的其内可见淡黄色颗粒样物排出。

治疗 常采用药物、手术及支持疗法等综合治疗措施。①系统治疗：大剂量、长疗程青霉素治疗对该病有效，林可霉素、四环素、磺胺类、利福平等也有一定疗效。抗真菌制剂对该病无效。②局部治疗：所有浅部病灶及窦道脓肿等均应行切除或行切开引流。

预后 早发现早诊断早治疗是治愈该病的关键，重症和泛发病例在抗生素足量应用后，预后一般较好。如误诊误治可引起患者伤残，甚至引起患者死亡。

（吴新民　朱海宏）

pòshāngfēng

破伤风 (tetanus)

经过破损皮肤或黏膜感染破伤风梭状芽胞杆菌并释放毒素而引起的疾病。可表现为牙关紧闭、苦笑面容、颈项强直等，该病病死率高，需引

起高度重视。

病因及发病机制　为破伤风梭状芽胞杆菌感染引起。破伤风梭菌，为专性厌氧菌，革兰染色阳性。平时存在于人和畜的肠道，随粪便排出体外，以芽胞形式分布在自然界，尤其以土壤中为最常见。此菌对环境有很强的抵抗能力，能耐高温。此病菌在创伤伤口的污染率很高。但破伤风发病率较低，提示发病可能还存在其他因素，研究发现其主要因素就是缺氧的环境。在发生创伤时，破伤风梭状芽胞杆菌可污染深部组织，如果伤口外口小、伤口内有坏死组织、填塞过紧、局部缺血等，就形成了一个适合破伤风杆菌生长繁殖的缺氧环境。在缺氧环境中，破伤风梭状芽胞杆菌的芽胞发育为增殖体，可迅速繁殖并产生大量外毒素，主要是破伤风痉挛毒素引致患者一系列相关临床症状及体征。菌体及其外毒素，在局部并不引起明显的病理改变，伤口甚至无明显急性炎症或可能愈合。但痉挛毒素吸收至脊髓、脑干等处，与联络神经细胞的突触相结合，抑制突触释放抑制性传递介质。运动神经元因失去中枢抑制而兴奋性增强，致使随意肌紧张与痉挛。破伤风毒素还可阻断脊髓对交感神经的抑制，致使交感神经过度兴奋，引起血压升高、心率增快、体温升高、自汗等情况。

临床表现　一般有潜伏期，平均 7 天左右，也有个别患者可在伤后 2 天内发病。潜伏期越短者预后越差。前驱症状可表现为乏力、头晕头痛、咀嚼无力、局部肌肉发紧、反射亢进等表现。典型症状是在肌紧张性收缩的基础上，出现阵发性强烈痉挛，通常最先影响的是咀嚼肌，随后顺序为面部表情肌、颈、背、腹、四肢肌，最后可表现为膈肌痉挛。相应出现的征象为：张口困难、蹙眉、口角下缩、苦笑面容、颈项强直、头后仰；当背、腹肌同时收缩时躯干扭曲成弓、结合颈、四肢的屈膝、弯肘、半握拳等痉挛姿态，形成角弓反张；膈肌受影响后，发作时面部青紫，通气困难，有时可出现呼吸暂停现象。上述发作可因声光、饮水等刺激诱发。间隙期长短不一，发作较频繁者，提示病情凶险。发作时神志是清楚的，表情痛苦，每次发作时间由数秒至数分钟不等。强烈的肌痉挛，可发生骨折。持续的呼吸肌或膈肌痉挛，可造成呼吸骤停。患者死亡原因多为窒息、心衰或肺部出现并发症。病程一般为 3~4 周，如在未发生特殊并发症前进行积极治疗，发作的程度可逐步减轻，缓解期约 1 周。但肌紧张与反射亢进可持续一段时间；在疾病恢复期间可出现一些精神症状，如幻听、言语、行动错乱等情况，多可自行恢复。有少数患者可只表现为受伤部位肌持续性强直，可持续数月，预后一般较好。

并发症　除可发生骨折、尿潴留和呼吸停止外，还可发生以下并发症：①窒息。②肺部感染。③酸中毒。④循环衰竭。

诊断　该病一般诊断不难，出现典型的临床表现即可诊断该病。①患者有开放性损伤感染史、生产史、手术史。②前驱期表现乏力，头痛，吞咽不便及头颈转动不自如等现象。③典型表现为肌肉持续性强直收缩，最先表现咀嚼不便，张口困难，苦笑面容，吞咽困难，颈项强直，角弓反张，呼吸困难，甚至窒息。④轻微的刺激就可诱发抽搐发作。⑤局部

型破伤风，肌肉的强直性收缩仅限于创伤附近，一般来说潜伏期较长，症状较轻，预后较好。

鉴别诊断　出现典型的临床表现一般诊断不难。但此病需与以下疾病相鉴别：①化脓性脑膜炎。主要由脑膜炎球菌所致，好发于婴幼儿和儿童，主要症状有发热、脑膜刺激征阳性、颅内压增高等症状，脑脊液检查可明确诊断。②狂犬病。由狂犬病毒引起，通常有病兽咬伤病史。临床表现为恐水、恐风、咽喉肌痉挛、进行性瘫痪等。该病发病凶险，病死率可达 100%。③颞颌关节炎、子痫、癔病等。

治疗　包括一般治疗、特殊治疗和手术治疗。

一般治疗　安排患者住单人病室，环境应尽量安静，避免声光刺激。伤口严格隔离。用具要彻底灭菌，敷料必须焚毁。

特殊治疗　①中和游离毒素，应用破伤风抗毒素或人体破伤风免疫球蛋白。②控制和解除痉挛，患者应住隔离单间暗室，避免光、声刺激。病情较轻者，用安定镇静。病情较重者，可用氯丙嗪静脉缓慢滴注。抽搐严重者，可用硫喷妥钠肌内注射。③防治并发症，防治并发症的关键是早期作气管切开，保持呼吸道通畅，以免呼吸道并发症发生。④抗生素的应用，大剂量青霉素可抑制破伤风梭状芽胞杆菌，还有助于其他感染的预防

手术治疗　①清创术：有伤口者，均需在控制痉挛下及时进行彻底清创，清除坏死组织和异物，敞开伤口，并用过氧化氢溶液反复冲洗和经常湿敷。②气管切开：对抽搐频繁而又不易控制的患者，应早期作气管切开术。

预防及预后　①主动免疫：

注射破伤风类毒素。②被动免疫：创伤发生后 24 小时内，注射破伤风抗毒素。破伤风抗毒素有两种：破伤风抗毒素和人体破伤风免疫球蛋白。如果在未发生并发症前进行积极治疗，大部分患者预后良好，如出现并发症，一般预后不良。

(吴新民 朱海宏)

huàisǐxìng jīnmóyán

坏死性筋膜炎 (necrotizing fasciitis)

以广泛而迅速的皮下组织和筋膜水肿、坏死为特征，常伴有全身中毒性休克的急性感染性疾病。1871 年美国外科医师约瑟夫·琼斯 (Joseph Jones) 称该病为"医院内坏疽"，1952 年威尔逊 (Wilson) 将这种皮下组织筋膜的进行性坏死命名为急性坏死性筋膜炎。是一种较少见的严重软组织感染，与链球菌坏死不同，其常为多种细菌的混合感染。致病菌包括革兰阳性的溶血性链球菌、金黄色葡萄球菌、革兰阴性菌和厌氧菌。

临床表现 可发生于身体的任何部位，尤以下肢多见。在早期，局部表现比较轻，但可发生严重的全身中毒症状，如寒战、高热，由于组织的严重脱水，可导致严重的水电解质和酸碱平衡失调、低蛋白血症、休克，甚至引起全身多器官系统功能衰竭。多数伴有贫血。根据病情发展情况，可分为两种类型：①致病菌通过创伤或原发病灶扩散，使病情突然恶化，软组织迅速坏死。②病情发展较慢，以蜂窝织炎为主，皮肤有多发性溃疡，脓液稀薄奇臭，呈洗碗水样，溃疡周围皮肤有广泛潜行，且有捻发音，局部感觉麻木或疼痛。患者常有明显毒血症，出现寒战、高热和低血压。皮下组织广泛坏死时可

出现低钙血症。

诊断 若出现皮下、筋膜广泛坏死并向四周扩散，病变不累及肌肉，严重的全身脓毒症症状，创面渗液涂片染色或培养未发现梭状芽胞杆菌，筋膜和邻近组织坏死和微血管栓塞，需高度怀疑坏死性筋膜炎。细菌学检查对诊断具有非常重要的意义，尤其是进行伤口脓液的涂片检查。

治疗 主要有手术治疗、抗菌药物治疗和对症治疗。①手术治疗：坏死性筋膜炎治疗的关键是早期彻底清创手术，充分切开潜行皮缘，切除坏死组织，包括坏死的皮下脂肪组织或浅筋膜，但皮肤通常可以保留。②抗菌药物治疗：应选用具有抗厌氧菌的药物，如氨基糖苷类、甲硝唑等。最好同时行细菌培养和药敏试验，等结果出来后再根据药敏结果调整。③对症治疗：早期即可发生严重的水电解质和酸碱平衡失调、低蛋白血症、休克等表现，甚至引起全身多器官系统功能衰竭，需及时正确处理。

预后 该病全身中毒症状重，并发症多且凶险，如弥散性血管内凝血 (DIC)、中毒性休克、多器官功能衰竭等，可导致患者死亡。提高机体的免疫力，关键是积极治疗原发的全身性疾病和局部皮肤损伤。长期使用糖皮质激素和免疫抑制剂者应注意加强全身营养，预防外伤的发生。皮肤创伤时要及时清除污染物，消毒创口。并发全身不适时，要及时治疗。

(吴新民 朱海宏)

fēisuōzhuàng yábāogǎnjūnxìngjīhuàisǐ

非梭状芽胞杆菌性肌坏死 (non-clostridial myonecrosis)

由厌氧性链球菌或多种厌氧菌协同作用引起的以肌肉坏死为主要

表现的疾病。又称厌氧链球菌性肌炎。包括厌氧性链球菌性肌坏死和协同性厌氧菌性肌坏死。该病发病率低，即使在战时也极少见。诱因与梭状芽胞杆菌性肌坏死（气性坏疽）相同，但潜伏期较长，通常为 3~4 天，病情也较轻。受伤部位肿胀，疼痛可逐渐出现，伤口溢出浆液性脓液，可有气体产生，但不广泛。毒血症出现较晚，大多在临终前出现。

病因及发病机制 厌氧链球菌性肌炎的致病菌是消化链球菌，广泛存在于自然界中，是人体口腔、肠道和泌尿生殖道的正常菌群之一，属于条件致病菌。它们常和需氧菌（如乙型链球菌、肠杆菌、葡萄球菌等）或其他厌氧菌（如类杆菌等）形成混合感染。厌氧链球菌性肌炎还可由邻近组织器官的感染蔓延而来，如牙周化脓性感染蔓延可导致面颈部肌肉的坏死，其致病物主要为强有力的外毒素和一系列高度活性的酶类，引起组织的坏死。厌氧消化链球菌还能分解纤维素和通过无氧酵解分解组织器官中的糖，从而产生气体和具有恶臭的硫化氢。污染较重的创伤和手术是最常见的诱发因素，局部肌肉缺血、缺氧也容易诱发该病。

临床表现 一般在创伤或手术后 2~3 天发生，病程进展缓慢。①局部症状：好转的局部疼痛又趋于加重，患处肿胀、剧烈疼痛明显，有血浆样液体渗出，并有恶臭。若感染的肌组织表浅，皮肤可有水肿、苍白甚至出现浆液性水疱。与需氧、厌氧菌混合感染时，可有捻发音。②全身症状：发热，体温可达 39℃。可伴有肝肾功能损害。可有全身中毒症状。③并发症：贫血，严重者可有肝衰竭、肾衰竭。

诊断与鉴别诊断　根据病史、临床表现并结合辅助检查即可诊断。辅助检查：外周血白细胞增多伴核左移，可有红细胞减少和血红蛋白量降低；病灶分泌物涂片染色，镜检见大量革兰阳性球菌；X线平片有时可见到肌肉内气体形成；CT示肌肉肿胀、有气泡影。该病需与气性坏疽相鉴别，该病坏死面积大，分泌物涂片发现大量革兰阳性带荚膜的大型杆菌提示梭菌性肌炎。

治疗　①局部治疗：病变部位积气是明确的手术指征。手术必须彻底清除坏死组织，注意保留尚未坏死的肌组织和重要的神经、血管，以降低致残率。充分敞开伤口以利于引流、减压和术后观察。一旦肌组织进一步坏死，应立即再次清创，清除坏死组织。②病原菌治疗：当怀疑该病时，应首先选用广谱的β-内酰胺类药物。由于该病多为混合感染，故不宜单一用药，怀疑类杆菌感染时，可加用甲硝唑。高压氧治疗可以迅速增高组织内氧分压，以抑制厌氧菌的生长繁殖和毒素的释放。③支持治疗：严重患者常会发生中毒性休克和多器官功能衰竭，因此应积极进行抗休克治疗，应用有效抗生素，保护肝肾功能，给予足够的营养支持。

预防　该病属内源性感染。此类厌氧菌多栖息于各种黏膜处，保护黏膜屏障的完整、维护细菌的微生态平衡，尤应注意及时纠正全身与局部的缺血、缺氧，清除深部坏死组织与异物等对预防该病至关重要。

（吴新民　朱海宏）

suōzhuàng yábāogǎnjūnxìngjīhuàisǐ
梭状芽胞杆菌性肌坏死
（clostridial myonecrosis）由产气荚膜梭菌所引起的进展迅速而严重的厌氧菌感染。又称气性坏疽。主要表现为肌肉广泛坏死，伴有严重的毒血症，可有或无气体产生，常发生于开放性骨折、肌组织广泛损伤、存有死腔和异物或血供不良的伤口，偶尔也可发生于腹部或会阴部手术术后。

病因及发病机制　主要为梭状芽胞杆菌感染所致，也可与其他化脓性细菌混合感染。梭状芽胞杆菌为革兰阳性厌氧杆菌，种类多，以产气荚膜杆菌、水肿杆菌和腐败杆菌为主要。泥土和人畜粪便中的梭状芽胞杆菌污染伤口后，并不一定会致病，但当具备缺氧等条件时，细菌就会在局部伤口内生长繁殖，并分泌多种外毒素和酶。这些酶有强大的分解糖和蛋白质的作用。糖类分解后可产生大量气体，压迫组织，蛋白质分解和明胶液化后则产生硫化氢，伤口有恶臭味。组织压力增高，使局部血液循环障碍，更有利于细菌生长，造成局部组织广泛坏死和严重毒血症，使病变迅速扩散、恶化。大量的组织坏死物和外毒素的吸收可引起严重的毒血症，导致更多系统脏器损害。

临床表现　潜伏期一般为1~4天，最短至6~8小时，长至3~6周。局部表现为损伤处沉重、剧痛为早期症状，疼痛呈胀裂样，止痛药无效。患部肿胀明显，周围皮肤呈苍白、紫红色、灰黑色系列改变，伤口可有浆液性或血性液体渗出，恶臭，有时可见气泡冒出。全身表现为毒血症。表现极度软弱、烦躁不安，并有恐惧感或欣快感；体温升高、脉搏快速，晚期血压下降，最后出现谵妄和昏迷。

诊断与鉴别诊断　早期诊断和及时治疗至关重要。伤口周围触诊有捻发音，伤口内分泌物涂片检查有革兰阳性粗大杆菌，X线检查检查发现软组织积气，是早期诊断的三项主要依据。伤口分泌物细菌培养可明确诊断，但需时较长，不宜等待。厌氧性链球菌和脆弱类杆菌所致蜂窝织炎也可产生气体，故应相鉴别：前两者发病较慢，伤后3天左右才会出现症状，且疼痛和全身中毒症状较轻，伤口气肿也比较局限，涂片检查可分别有链球菌及革兰阴性杆菌。

治疗　一旦确诊，需立即开始积极治疗。同时加强护理，严防交叉感染。①紧急手术，清创引流。术前准备主要包括静脉滴注大剂量青霉素或头孢菌素类药物充分补液。清创时应广泛、多处切开，术中充分显露，彻底清创，伤口彻底开放。肢体广泛感染坏死者应进行截肢，以挽救生命。②大剂量应用抗生素：首选青霉素，青霉素过敏者，可用红霉素。③高压氧疗法　可提高组织间的氧含量，抑制细菌的生长繁殖，可作为手术的一种辅助疗法。④全身支持疗法：输血，纠正水、电解质失调，给予营养支持、镇静、退热等对症处理。

预防　最可靠、有效的预防方法为彻底清创。伤后6小时内彻底清创，完全可防止气性坏疽的发生。隔离患者，患者用过的一切衣物等用品应单独收集，彻底消毒，以防交叉感染。

（吴新民　朱海宏）

shǒu-zúbùjíxìng huànóngxìng gǎnrǎn
手足部急性化脓性感染（acute pyogenic infection of hand and foot）发生于手足部的急性化脓性感染。主要由金黄色葡萄球菌所致，常因易被忽视的微小损伤如擦伤、刺伤、逆剥和切伤等引

起，病情严重时甚至造成不同程度的病残，以致影响手部和足部功能。

病因及发病机制　多因手和足部的外伤感染后引起。由于手的掌面皮肤表皮层厚，角化明显。皮下脓肿穿入皮内层台，一般难从表面溃破，而可形成哑铃状脓肿；手的掌面皮下有很致密的纤维组织索，与皮肤垂直，一端连接真皮层，另一端固定在骨膜（在末节手指部位）、腱鞘（在近节、中节手指部位）或掌筋膜（在掌心部位）。这些纤维将掌面皮下组织分成许多坚韧密闭的小腔。感染化脓后很难向四周扩散，而往往向深部组织蔓延，引起腱鞘炎；在手指末节则直接延及指骨，形成骨髓炎；掌面组织较致密，手背部皮下组织较松弛，淋巴引流大部分从手掌到手背，故手掌面感染时，手背常明显肿胀，易误诊为手背感染；手部尤其是手指，组织结构致密，感染后组织内张力很高，神经末梢受压，疼痛剧烈；手部腱鞘、滑囊与筋膜间隙互相沟通，发生感染后常可蔓延全手，累及前臂。

临床表现　由于手部和足部的解剖学特点呈现出不同的临床症状。

诊断　根据临床表现和体征，一般可做出诊断。

治疗　手部及足部感染的初期，患部作湿热敷，根据病情给予抗菌药物。经过这些处理后，感染大多可以治愈。在感染已形成脓肿时，应及时做切开引流术，麻醉应采用区域神经阻滞或全身麻醉。除极表皮的脓肿外，一般不用局部浸润麻醉，因这种麻醉能使感染扩散。应用手指基部的指神经阻滞时，剂量不应过多，也不可加用肾上腺素，

以免因肿胀压迫或血管痉挛而引起手指末端血液循环障碍。有条件时，对病情严重的患者应作细菌培养和药物敏感试验，以选用有效的抗菌药物。引流切口用乳胶片凡士林纱布条引流，至少48小时后或到没有脓液时才能拔除引流物。

预后　当炎症开始消退时，即应开始活动患处附近的关节，以尽早恢复其功能。亦可同时作理疗和体疗，以免因手部足部固定过久，而影响其关节的功能。积极控制身体其他部位的感染，提高自身免疫力也是应该的。

（吴新民　朱海宏）

jiǎgōuyán

甲沟炎（paronychia）　甲沟及其周围组织感染所形成的炎症。是甲周组织的一种常见感染。多指甲生长方向不正确（嵌甲）或细小刺伤、挫伤、倒刺、剪指过深等损伤而引起，青少年或妇女多见，其致病菌主要为金黄色葡萄球菌。

临床表现　多无全身症状，主要为局部改变。损伤处的皮下组织发生红、肿、痛等不适，可自行消退，也可迅速化脓。脓液

自甲沟一侧蔓延到甲根部的皮下及对侧甲沟，形成甲周围炎和半环形脓肿。如不处理，脓肿可向甲下蔓延，成为指甲下脓肿（图），在指甲下可见到黄白色脓液，使该部指甲与甲床分离。指甲下脓肿亦可因异物直接刺伤指甲或指甲下的外伤性血肿感染引起。甲沟炎如不及时治疗，可发展为慢性甲沟炎或慢性指骨骨髓炎。慢性甲沟炎时甲沟旁可有脓窦口，内有肉芽组织向外突出，慢性甲沟炎有时可继发真菌感染。

诊断　①指（趾）甲一侧或双侧甲沟之近端发红，肿胀、疼痛，继而出现脓点，流脓后可见肉芽组织。②感染蔓延至甲床时，局部积脓可使整个指（趾）甲浮起、脱落。

治疗　原则是去除原因，缓解症状：①早期用理疗、热敷、外敷鱼石脂软膏或三黄散等，必要时在医师指导下应用抗菌药物；如疼痛较严重，应抬高患肢，必要时药物镇痛。②已有脓液形成，可在甲沟处做纵行切开引流。③感染已累及指甲基底部皮下周围时，可在两侧甲沟各做纵形切口，钝性分离后端1/3指甲，并

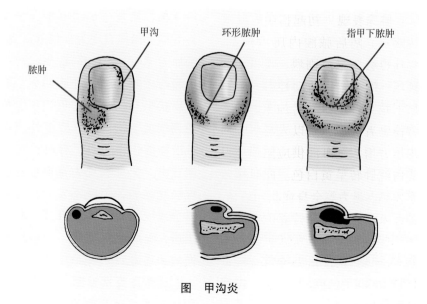

图　甲沟炎

切除指，置入油纱条或凡士林纱布条引流，48 小时后拔出。④如甲下脓肿已形成，则应视甲下脓肿的大小切除指甲，如脓肿较大，可沿手指的纵轴方向拔出整个指甲。拔出时避免损伤甲床和甲母质，以免日后新生指甲发生畸形，拔除的指甲 2~3 个月就可再生。

预防及预后　剪指甲不宜过短。手指有微小伤口，可涂碘酊后，用无菌纱布包扎保护，以免发生感染。早期治疗，预后较好。

（吴新民　朱海宏）

nóngxìng zhǐtóuyán

脓性指头炎（felon）　手指末节掌面的皮下组织化脓性感染。俗称蛇头疔。多由于手指外伤或甲沟炎经久不愈引起。致病菌多为金黄色葡萄球菌。

病因及发病机制　手指末节掌面的皮肤与指骨骨膜间被纵形纤维组织索分隔成大量密闭小腔，腔内神经末梢比较丰富。且由于此处皮肤比较硬厚，缺乏弹性，发生感染时，脓液不易向四周扩散，故肿胀并不显著，但疼痛明显，并且形成的脓腔内压力增高，压迫末节指骨的滋养血管，导致指骨缺血、坏死。此外，脓液可直接侵及指骨引起骨髓炎。

临床表现　初起指尖有针刺样疼痛。随后脓腔内压力增高，疼痛也会愈来愈剧烈。当指动脉被压，疼痛转为搏动性跳痛，患肢下垂或轻击指端时加重。剧痛常使患者烦躁、难以入睡。随腔内压力增大，血液供应阻碍，指头由红肿转呈黄白色。此时多伴有发热、乏力等全身症状。后期，神经末梢因受压和营养障碍而麻痹，疼痛反而会有所减轻。如不及时治疗，脓性指头炎可发展慢性骨髓炎，伤口经久不愈，手指功能缺失。

诊断　①早期：手指末节掌面肿胀，呈蛇头状，伴剧烈跳痛，手下垂或轻击时加重。②中期：掌侧皮肤饱满，微红或黄白色，压痛明显，但触之波动感不明显。③后期：脓腔可自行破溃，创口经久不愈。④血常规白细胞增多，X 线平片可显示末节指骨坏死。⑤可伴有发热、乏力等全身不适症状。

治疗　早期肿胀并不明显时，可用热盐水浸泡，亦可用中成药外敷。酌情应用磺胺类药物或抗生素（见甲沟炎）。经上述处理后，症状可在 2~3 天缓解。如出现跳痛，肿胀加重，表明腔内压力增高，应立即切开减压、引流，不需考虑有无波动感。切开后少或无脓液，但可降低密闭腔的压力，缓解症状，并可避免指骨坏死、指骨骨髓炎等并发症。在指神经阻滞的麻醉下行切开引流术，取患指侧面纵形切口，切口尽可能长些，但不可超过甲沟 1/2，以免伤及腱鞘。切开时，分离部分皮下纤维，并剪去突出切口外的脂肪组织，使引流通畅。如脓腔较大，可在对侧做一切口，置入乳胶片引流。如脓腔内有死骨片，应摘除。如果脓肿即将破溃，或已破溃而引流不畅，则可在将破溃或已破溃处做切开或扩创，置橡皮条引流。术后全身应用抗菌药物治疗。

预防　积极治疗甲沟炎，保护手指避免外伤，一旦外伤，伤处清洁干燥，及时消毒。

（吴新民　朱海宏）

jíxìng huànóngxìng jiànqiàoyán

急性化脓性腱鞘炎（acute purulent tenosynovitis）　因深部刺伤感染后或由附近组织感染蔓延而引起的手掌面腱鞘炎。致病菌多为金黄色葡萄球菌。手背伸指肌腱鞘的感染少见。

病因及发病机制　腱鞘包绕指浅、深屈肌腱，由腱纤维鞘及腱滑液鞘两部分组成。腱纤维鞘是掌侧深筋膜增厚所形成的骨纤维性管道，附着于指骨及关节囊两侧，它对肌腱起滑车和约束作用。腱滑液鞘为包绕肌腱的双层套管状滑液囊，分为脏层和壁层。脏层包绕肌腱，壁层紧贴纤维鞘内面。第 2~4 指的腱鞘从第 3 指骨底，向近侧延伸，均越过 3 个关节，达掌指关节上方，形成盲囊。拇指及小指的腱滑液，分别与桡侧滑囊、尺侧滑囊相通。约 50% 的人尺侧、桡侧滑囊在腕部相通。所以拇指与小指腱鞘炎时，可分别引起桡侧滑囊、尺侧滑囊感染；两囊近端溃破时，感染可蔓延到至前臂屈肌后间隙；如果两囊相通，也可互相扩散，中指、环指和小指腱鞘炎时可向掌中间隙扩散，示指腱鞘炎时，可向鱼际间隙扩散。但示指、中指和环指腱鞘炎常局限在腱鞘内。

临床表现　病情进展迅速，短期即可出现局部剧烈疼痛、肿胀，并多伴有全身症状如发热、乏力等。①患指除末节外，呈明显的均匀性肿胀，剧烈疼痛，沿腱鞘明显压痛，皮肤极度紧张。②患指所有的关节轻度弯曲，常处于腱鞘的松弛位置，以减轻疼痛。③任何微小被动的伸指运动，均可引起剧烈疼痛。④辅助检查方法主要是进行实验室检查，发生感染症状的，对脓液检查可发现化脓性细菌，血白细胞可增多。

诊断　根据临床表现和体征，一般可做出诊断。超声检查有助于诊断，将探头横置于手掌前部远端，可显露肿胀腱鞘和积存的液体。

治疗　患病早期积极治疗，

治疗措施包括休息、平置或抬高患侧前臂和手以减轻疼痛，热敷、理疗、应用抗菌药物，如青霉素、复方磺胺甲噁唑等。晚期出现剧烈疼痛，肿胀加重时应尽快行切开引流术，以减轻压力、减轻疼痛，避免腱鞘、肌腱坏死，造成功能障碍。手术可采用臂丛或指神经阻滞麻醉。于患指侧方正中行纵形切口，避免损伤指神经及血管，切开腱鞘时应尽量保留滑车，消除脓液及坏死组织，以利手指功能恢复。术后患肢制动，抗感染治疗。

预后 早期治疗后通常恢复良好，功能障碍发生可能性较小。

（吴新民 朱海宏）

shǒuzhǎng huànóngxìnghuánángyán
手掌化脓性滑囊炎（palm suppurative bursitis）
由小指和拇指腱鞘炎引起的手掌滑液囊的化脓性炎症。

临床表现 ①尺侧滑液囊感染：主要表现为小鱼际处和小指腱鞘区压痛，而小鱼际隆起与掌侧横纹交界处压痛尤为明显。小指及无名指呈典型的半屈位，如强行将其伸直，则会引起剧烈疼痛。②桡侧滑液囊感染：拇指及大鱼际处压痛，拇指均匀肿胀，呈微屈状，不能外展和伸直，轻度活动手指，即可导致剧痛。③桡侧和尺侧的滑液囊腕部相通，故而尺侧滑液囊感染和桡侧滑液囊感染可互相蔓延。严重者炎症甚至可蔓延至前臂。

诊断 根据临床表现和体征，一般可做出诊断。实验室检查有一定的辅助诊断作用。超声检查手掌远端，积液和肿胀的腱鞘有助于诊断。当全身中毒症状较重时，可有白细胞和中性粒细胞增多。

治疗 患肢应予以休息或制动，而平置或抬高患侧前臂和手可以减轻疼痛。使用抗菌药物，如青霉素、复方磺胺甲噁唑等。发病初期局部给予超短波、红外线理疗或金黄散糊剂外敷，并积极予以抗菌药物治疗。局部肿痛明显时，需及时切开减压，其方法如下：①开放引流法。患指侧面正中做纵形切口，纵行于中、近两指节侧面，打开整个腱鞘。分离皮下时认清腱鞘，避免伤及神经和血管。切口内置入乳胶片引流，引流应适时拔出，早日行功能锻炼。禁止在手指掌面正中线作切口，以免损及肌腱，日后肌腱粘连及皮肤瘢痕挛缩，造成手指功能障碍。②反复灌注法。可在肿胀腱鞘的远端与近端各做一纵形小切口，两端各插入一根塑料管做对口引流，从一根细塑料管持续滴注加有利多卡因的抗菌药物溶液，另一根作为冲洗液排出的管道，伤口覆以湿敷料，待炎症控制后再将塑料管拔除。切口应当避开手指、掌的横纹。术后将手抬高并固定在功能位置。桡侧滑液囊感染时可在拇指中节侧面以及大鱼际掌面各做约 1cm 长的弧形切口，从拇短屈肌深浅头间进入，要防止损伤正中神经及其分支。尺侧滑囊炎在小指侧面和小鱼际掌面各做两个小切口，术后的引流与灌洗方法同前所述。切口近端至少距腕 1.5cm，以免切断正中神经的分支。手术主要采用臂丛神经阻滞麻醉。早期治疗，预后好。

（吴新民 朱海宏）

shǒuzhǎng shēnbùjiànxì gǎnrǎn
手掌深部间隙感染（Palm deep diastem infection）
手掌深部损伤或由化脓性腱鞘炎蔓延引起掌深面两个相邻间隙的急性感染。主要可分为掌中间隙感染和鱼际间隙感染。

病因 掌中间隙感染多是示指腱鞘感染或中指和无名指的腱鞘炎蔓延而引起；鱼际间隙感染多为示指腱鞘感染后引起。致病菌多为金黄色葡萄球菌。

临床表现 ①掌中间隙感染：掌心正常凹陷消失，形成小隆起，皮肤发白，皮肤张力增加，自觉疼痛及压痛明显；尺侧三指呈半屈曲状，强行伸指时可致剧烈疼痛；手背部皮肤明显红肿。②鱼际间隙感染：拇指蹼、大鱼际处明显肿胀，压痛。拇指呈外展状，略屈，对掌及内收活动受限。示指呈半屈曲状，伸指活动受限。掌心凹存在，手背部皮肤轻度红肿。③两者皆有高热、头痛、脉速、乏力等全身症状。

诊断 ①典型的临床表现：鱼际间隙感染使得拇指和示指伸直障碍，掌中间隙感染则影响中指、无名指和小指的背伸。②血、脓液等标本的涂片或培养找到病原菌。③血常规：白细胞增多，手掌B超可见深部间隙积液。

治疗 早期处理见脓性指头炎，可试行超短波和红外线理疗，一旦感染加重则应切开引流。①手掌深部间隙感染治疗原则为：应用大剂量抗生素，如有加重趋势时应及早切开引流。纵行切开手指间的指蹼，切口应在中指、示指的指蹼掌面，不超过手掌远侧横纹，以免损伤掌浅动脉弓，用止血钳钝性分开皮下组织，即可达掌中间隙，置入乳胶片引流。②鱼际间隙感染一般的治疗与掌中间隙感染相同。引流的切口可直接作在大鱼际最肿胀和波动最明显处，而不应在虎口背侧做切口，以免切口瘢痕挛缩而影响手指功能。

预后 及时正确地处理，切

开引流时避免损伤深部动脉、肌腱和神经，预后良好。

(吴新民 朱海宏)

qiānbiǎo ruǎnzǔzhī mànxìng kuìyáng

浅表软组织慢性溃疡（superficial soft tissue chronic ulcer）

各种原因引起的皮肤、浅筋膜、皮神经、浅血管等浅表软组织的局限性缺损、溃烂长期反复不愈合的疾病。主要包括浅表软组织肿瘤性溃疡、浅表软组织血液循环障碍性溃疡和浅表软组织结核性溃疡。

临床表现 ①局部症状：早期可仅有浅表皮肤等软组织长期红肿、缺损，伴表皮溃烂。②溃疡：肿块处发生皮肤破损，溃烂。③如为结核性溃疡伴有肺结核时可显消瘦、低热、盗汗等慢性消耗性疾病表现。④肿瘤性溃疡：常有局部不断增大的肿块，根据性质不同可有压痛。⑤血液循环障碍性溃疡：常为营养不良性溃疡，解除血液循环障碍后即可慢慢恢复。

诊断 根据病史和临床表现不难诊断。①患者一般存在局部皮肤破损及溃烂，并长期不愈合，全身症状少见。②病变局限在浅表组织，无深部组织浸润，局部伴表皮溃烂、缺损。③细胞学检查：软组织已破溃即可用涂片或刮片的采集方法取得细胞用于确诊。

治疗 ①一般治疗：加强全身营养支持、抗感染，维持内环境稳定。血液循环障碍性溃疡常为营养不良性溃疡，解除血液循环障碍后即可慢慢恢复。②换药治疗：禁止使用消毒剂清创。首先用0.1%苯扎溴铵棉球清洗创面周围皮肤，将表层坏死物及分泌物清除，再用生理盐水冲洗创面后消毒纱布4~8层包扎伤口。根据创面分泌物多少决定换药次数。原则是不让渗液浸透包扎物。在不造成新损伤的前提下，及时清除坏死组织，通畅引流。③药物治疗：应用抗过敏药物、抗菌药物以及促进溃疡愈合的药物（如维生素C等）。糖尿病者须将血糖控制在正常范围。④手术治疗：原则上，软组织慢性溃疡不应手术切除，特别是溃疡面积较广时，容易造成较大的组织缺损，预后较差。皮肤缺损宜用游离植皮和皮瓣手术治疗。

预后 一般软组织溃疡预后较好。软组织恶性肿瘤溃疡如果非手术治疗容易复发，且肿瘤容易向周围侵蚀，预后不佳。

(吴新民 朱海宏)

qiānbiǎo ruǎnzǔzhī zhǒngliúxìng kuìyáng

浅表软组织肿瘤性溃疡（superficial soft tissue neoplastic ulcer）

人体体表软组织的皮下组织肿瘤所导致的皮肤或黏膜表面组织（如纤维、脂肪、平滑肌、横纹肌、间皮、滑膜、血管、淋巴管组织等）的局限性缺损、溃烂。生长在软组织的良性肿瘤包括纤维瘤、脂肪瘤等，恶性肿瘤包括纤维肉瘤、脂肪肉瘤、滑膜肉瘤、横纹肌肉瘤等。其中恶性肿瘤发生溃疡的概率较大，良性肿瘤一般不发生溃疡，但有些良性软组织肿瘤本身就具有恶性的特点，其实质就是低度恶性的肿瘤，应按照恶性肿瘤的治疗方法来治疗。

病因及发病机制 肿瘤溃疡发生的机制可能有：①肿瘤的浸润扩散并破坏周围组织，引起组织坏死。②肿瘤生长需要血管营养支持，侵蚀周围小血管，使周围组织缺血坏死，发生局限性缺损溃烂。③肿瘤周围伴有炎症，局部细胞因子表达失衡，中性粒细胞聚集及激活，引起细胞损伤、坏死或者凋亡发生皮肤溃烂。④肿瘤周围皮肤抗摩擦力较弱，受到物理刺激时较易发生溃疡。

临床表现 ①肿块：患者常以发现肿块为由就诊，恶性肿瘤肿块质地较硬，边界多不清晰，活动性差，良性肿瘤一般质地较软，边界清晰，与周围组织无粘连。②疼痛：恶性肿瘤因生长较快常伴有钝痛，如果肿瘤累及邻近神经则疼痛可为首要症状。良性肿瘤一般无明显疼痛。③部位：纤维组织源性肿瘤多发于皮下组织；脂肪组织源性肿瘤多发生臀部及下肢；平滑肌源性肿瘤多发生于躯干；滑膜肉瘤则多发生于关节附近及筋膜处。④溃疡：肿块处发生皮肤破损，溃烂。⑤温度：血供丰富新陈代谢旺盛的恶性肿瘤可使局部温度升高，高于周围正常；良性肿瘤局部温度正常。⑥区域淋巴结：恶性肿瘤常伴有附近区域淋巴结肿大。

诊断 根据病史和临床表现不难诊断，有如下诊断要点：①患者一般在几周或几个月的时间后才觉察到无痛性进行性增大的肿块，肿块周围可见皮肤破损及溃烂，全身症状少见。②X线检查有助于进一步了解软组织肿瘤溃疡的范围以及其与邻近组织的关系。③B超检查也可检查肿瘤溃疡的范围、肿瘤的边界是否清晰以及瘤体内部组织的回声是否均匀，从而为区别良恶性肿瘤提供了一定的帮助。B超检查还能引导作深部肿瘤的针刺吸取细胞学检查。④MRI检查诊断软组织肿瘤溃疡可以弥补X线、B超检查的不足，它可以把各种肿瘤及其周围的溃疡范围全部显示出来。⑤细胞学检查已破溃的软组织肿瘤即肿瘤溃疡可用涂片或刮片的采集方法取得细胞镜检确诊；软组织肿瘤已破溃细胞学涂片又不能确诊时可做钳取活检；体积较小的软组织肿瘤可连同肿瘤周围部分正常组织整块切除送病理检查。

治疗 包括一般治疗、换药治疗、药物治疗和手术治疗。①一般治疗：加强全身营养支持、抗感染，维持内环境稳定。②换药治疗：禁止使用消毒剂清创。首先先用0.1%苯扎溴铵棉球清洗创面周围皮肤，将表层坏死物及分泌物清除，再用生理盐水冲洗创面后消毒纱布4~8层包扎伤口。根据创面分泌物多少决定换药次数。原则是不让渗液浸透包扎物。在不造成新的损伤下，及时清除坏死组织，通畅引流。③药物治疗：应用抗过敏药物、抗菌药物以及促进溃疡愈合的药物（如维生素C等）。糖尿病者须将血糖用降糖药尽量控制在正常范围。④手术治疗：原则上，除了如组织良性肿瘤溃疡考虑先非手术治疗后再切除原发病灶，软组织恶性肿瘤溃疡都应手术切除病灶，皮肤缺损宜用游离植皮和皮瓣。

预后 一般软组织良性肿瘤溃疡预后较好。软组织恶性肿瘤溃疡如果非手术治疗容易复发，且肿瘤容易向周围侵蚀，则预后不佳。

(吴新民　朱海宏)

qiǎnbiǎo ruǎnzǔzhī xuèyèxúnhuán zhàng'àixìng kuìyáng

浅表软组织血液循环障碍性溃疡（superficial soft tissue dysaemia ulcer） 由血液循环障碍引起的皮肤、浅筋膜、皮神经、浅血管等浅表软组织的局限性缺损、溃烂长期反复不愈合的疾病。最常见于静脉曲张引起的溃疡。

临床表现 临床常见静脉曲张引起的溃疡，表现为：①表层血管像蚯蚓一样曲张，明显凸出皮肤曲张呈团状或结节状。②腿部有酸胀感，晚上重，早上轻，皮肤有色素沉着，颜色发暗，皮肤有脱屑，瘙痒，足踝有水肿。③有腹水，肝大，脾大，呕血，黑便，双下肢广泛水肿患肢疼痛，运动时加剧，有时静止时疼痛，夜间加重。④肢体有异样的感觉，肢体发冷，肢体潮热，患肢变细，变粗皮肤有针刺感、奇痒感、麻木感和灼热感。⑤表皮温度升高，有疼痛和压痛感。⑥指（趾）甲增厚，变形，生长缓慢或停止。⑦坏疽和溃疡产生。

诊断 ①有长期站立和腹压升高病史，或静脉曲张的家族史。②患者下肢静脉明显迂曲扩张，站立时更为明显。③深静脉通畅，大隐静脉瓣膜功能不全，可能有交通支静脉瓣膜功能不全。④超声多普勒或静脉造影示大隐静脉迂曲扩张，瓣膜功能不全。⑤伴有色素沉着，溃疡，血栓性浅静脉炎，出血，溃疡等并发症。

治疗 ①压迫治疗法：如静脉曲张引起的溃疡，使用弹性袜，利用外在的压力来减少运动时产生的水肿。②硬化剂注射：无须麻醉，无须开刀，费用低廉。然而，硬化剂注射存在着巨大的风险。一是硬化剂注射液外渗的话，可导致皮肤坏死；二是硬化剂一旦流入深静脉，可导致血栓形成。③外科抽除手术：可能需要数个小伤口，一段段的抽除曲张静脉。④微创刨吸技术：是针对小腿广泛静脉曲张的患者而设计的，利用皮下光源照射来定位曲张静脉，然后利用刨吸系统来去除曲张静脉。⑤血管内烧灼治疗：用高频波（或称射频）或激光束烧灼、阻断曲张的静脉血流。⑥激光腔内闭合术手术：是一种利用特殊波长的激光，通过光纤介入到大隐静脉主干然后进行静脉闭合。⑦药物疗法：就是通过口服药物，通过正常循环直达静脉血管的专业药物。这些药物的特点就是它的靶向吸收器官组织就是静脉血管。主要代表有地奥司明类口服药物和外用药物维生素K，主要依赖进口。这些药物都经过系列临床试验和毒理试验，因此比较科学和规范，在临床中使用最为广泛。

预后 治疗若能有效改善血液循环障碍，则效果肯定。

(吴新民　朱海宏)

qiǎnbiǎo ruǎnzǔzhī jiéhéxìng kuìyáng

浅表软组织结核性溃疡（superficial soft tissue tuberculous ulcer） 因浅表软组织结核杆菌感染引起的皮肤、浅筋膜、皮神经、浅血管等浅表软组织限局性缺损、溃烂的疾病。最常见于口腔结核引起的溃疡。绝大多数情况下是继发于身体其他部位的结核病灶，比如活动性肺结核、肠结核、骨结核、肾结核，儿童和成年人都可能发病。

病因 该病的病原微生物是结核杆菌，通常情况下，结核杆菌可以长期存在于人体脂肪组织细胞内这是因为抗结核的药物一般很难直接到达脂肪细胞内，导致结核病的根治有时候显得比较困难一些。结核杆菌具有单器官侵蚀性，对于已感染的人体，多数倾向于只侵犯一个组织或器官，比如骨结核患者常无肺结核，患皮肤结核狼疮的患者常无肺结核或骨结核；当患者口腔黏膜破损、擦伤或炎症的时候，结核杆菌即可接种进入黏膜组织而发病。

临床表现 结核性溃疡可以发生于皮肤、口腔等身体任何部位，但以口腔舌部最为多见，为慢性持久性溃疡，病程较长，常在数月以上。溃疡由浅而深，面积较大，外形不规则或呈线形，边界清楚，边缘倒悬，呈潜掘状。溃疡的底部呈肉芽颗粒状，覆盖有黄色脓性分泌物。溃疡基底部稍硬，有时在溃疡边缘有黄褐色粟粒状小结节，溃疡通常有剧烈的疼痛，难以自行愈合。①结核性初疮：临床上比较少见，多见于儿童，也有见于少数成年人患者。对于结核菌素试验为阴性个体，口腔黏膜可能成为结核杆菌首先入侵的部位。经2～3周的潜伏期后，在入侵处可出现一小结，并可发展成顽固性溃疡，周围有硬结称为结核性初疮，患者一般没有明显的疼痛感觉。通常认为结核初疮可发生在口咽部、回盲部与肺部。发生于口腔的典型损害，常位于口咽部或舌部。②结核性溃疡：口腔中常见继发性结核损害是结核性溃疡。慢性持久性溃疡可在口腔黏膜任何部位发生，但舌部结核性溃疡比较多见。通常溃疡边界清楚或呈线形，表现为浅表、微凹而平坦的溃疡，基底有少许脓性渗出物，除去渗出物后，可见暗红色的桑葚样肉芽肿。溃疡边缘微隆，并向中央卷曲。溃疡基底质地可能与周围正常黏膜组织近似。仔细观察溃疡表面，在边缘处可看到黄褐色粟粒状小结节。小结节破溃后成为暗红色的肉芽肿，溃疡亦随之扩大。由于小结节在溃疡边缘发生没有固定位置，所以结核性溃疡的外形也不规则。患者疼痛程度不等，但舌部溃疡疼痛明显。溃疡也可出现硬结现象，但一般不如恶性病变明显。此外，若肺结核患者抵抗力极差时，可在口唇的黏膜与皮肤连接处发生病变，早期是浅表的肉芽性溃疡，并可发展为大面积组织破坏并产生畸形的倾向，称为皮肤口腔结核，多数情况下，结核菌素试验为阴性，预后差。③寻常狼疮：这是一种临床上比较少见的类型，好发生于无结核病灶且免疫功能较好的青少年或儿童。早期损害为单个或多个绿豆大小的发红的小结节，结节中央可见圆形苹果酱色，周围的正常皮肤为苍白色，质稍软而略高于皮肤表面，边界清楚，常无明显自觉症状。狼疮结节可长期静止不变，或逐渐消退为苍白而萎缩的瘢痕组织；或者结节性病变的数量增加，甚至在瘢痕处形成结节；以致融合破溃，若合并继发感染，坏死脱落，造成组织缺陷，形似狼噬状，故名狼疮。

诊断 ①好发于舌部、咽旁、磨牙后区及颊部等区域黏膜。②病程进展慢、无复发史而又长期不愈的浅表口腔溃疡，应怀疑口腔结核损害。③结核性溃疡的典型形状：溃疡边缘界限清楚但不整齐，呈潜凹状、鼠咬形态，底部较软附有暗红色肉芽组织，伴有疼痛。④结核史、结核菌素试验、胸部X线透视或X线平片检查、周围血的红细胞沉降率、抗酸染色、浓缩集菌培养等，均有诊断价值。⑤颌骨X线摄影，有助于结核性骨髓炎的诊断。⑥确诊主要取决于活体的组织病理学检查。

鉴别诊断 结核性溃疡常常容易与以下疾病混淆。①创伤性溃疡：溃疡的形态常与慢性机械损伤因子基本吻合，除去创伤因子后，溃疡损害可逐渐好转。②恶性肿瘤：溃疡深大，病变进展迅速，基底部呈颗粒状突起，似菜花状；溃疡基底部有硬结，边缘部位比结核损害更硬，相应区域的淋巴结质地坚硬，与邻近组织粘连。③梅毒性口腔溃疡：有溃疡或穿孔的梅毒瘤性浸润，常类似结核性病变，鉴别诊断应通过梅毒血清试验、结核菌素试验。④深部霉菌感染：如孢子丝菌病、芽生菌病和球孢子虫病，都可有类似结核溃疡和肉芽肿的表现，可采用真菌培养、活体组织检查等鉴别。⑤结核性溃疡：有时会被误诊为癌肿，如果原发结核病源未明确时，组织病理活检便可做出鉴别。

治疗 ①常规抗结核治疗：效果很好，链霉素、异烟肼、利福平、乙胺丁醇、对氨基水杨酸钠、吡嗪酰胺等药物的联合应用可以增强疗效，减少副作用。②局部环形封闭治疗：采取链霉素或利福平加2%普鲁卡因封闭治疗对单个经久不愈的溃疡疗效比较好。③对症治疗：对于口腔黏膜结核性溃疡，需要消除继发感染，除去局部创伤刺激因子，减轻疼痛。④支持疗法：注意休息，补充能量，增加机体抵抗力和口腔黏膜的修复能力。

预后 ①治愈：症状及体征消失，溃疡愈合。②好转：症状及体征明显改善，溃疡缩小。③未愈：症状及体征无改善，溃疡经久不愈。

（吴新民 朱海宏）

yāchuāng

压疮（bed sore） 由于局部组织长期受压，出现持续性缺血、缺氧、营养不良而导致的局部组织溃烂缺血性坏死。又称褥疮，压力性溃疡。最常见于骶部。

病因及发病机制 ①压力因素：引起压疮最主要原因是局部

组织受持续性压力，特别在身体骨头粗隆凸出处，皮下组织薄浅，受摩擦力大，最容易常也是最早出现压疮的地方。如长期卧床或坐轮椅，石膏内不平整或有渣屑等，局部长时间承受超过正常毛细血管压的压迫，均可造成压疮。②营养状况：全身营养状况差，皮肤缺乏弹性，肌肉进行性萎缩，受压处保护不佳。如瘫痪进食少，或不能通过胃肠道补充营养，长期静脉内营养，长期发热及恶病质等。③皮肤缺乏弹性：抵抗力降低，皮肤经常受潮湿、摩擦等物理性刺激，使皮肤抵抗力降低。常见于大小便失禁的患者，长期受尿便等刺激。④年龄：年龄越大，出现压疮的机会就越大，特别是老年人，皮肤松弛干燥，缺乏弹性，皮下脂肪萎缩、变薄，皮肤易损性增加。⑤护理方法：不当的护理方法方式，更容易出现压疮，比如协助翻身时，受压部位未能完全抬离床面，加大了局部摩擦，使局部皮肤破损。出现压疮，常是各种因素综合作用的结果，所以在压疮防治上要综合处理，正确的护理能使压疮的发病大大减少。

临床表现　主要表现为皮肤的一系列变化，早期为皮肤、组织的颜色深度变化，由红转白，说明局部缺血，无组织缺失，进一步缺血致局部组织坏死、缺损，逐渐由皮肤破坏延伸到肌肉、关节囊及骨骼。

诊断　一般来说，从临床表现上来诊断并不困难，局部创面伴有红、肿、热、痛等局部炎症表现，如果伴化脓、恶臭症状，即可认定为局部感染，伴发热则说明具有全身炎症反应。①多见于截瘫、慢性消耗性疾病、大面积烧伤及深度昏迷等长期卧床患者。②多发于骶骨、坐骨结节等骨隆突处。③在持续受压部位出现红斑、水疱、溃疡的病理改变。临床上存在以上症状者即可明确诊断为压疮。

治疗　包括常规处理、药物治疗、物理疗法、手术治疗四种方法。

常规处理　①轻度压疮的患者在发现病症后，最好立即选用冰石愈伤软膏进行治疗，首先将创面用生理盐水消毒清洗后，将药膏直接涂在创面上。②患者用药前，要清洗并注意将坏死组织清除干净。③对于严重的压疮、糖尿病足患者，最好在清疮期时间内勤换药，条件允许的情况下最好采取暴露疗法，这样能有效地缩短治疗时间。

药物治疗　①碘酊具有使组织脱水促进创面干燥、软化硬结构的作用。将碘酊涂于创面，每天 2 次。②将压疮局部消毒，清洗后用 2% 的成纤维生长因子软膏均匀覆盖创面，用消毒敷料包扎，每天换 1 次药。③甲硝唑对杀灭厌氧菌有特效，并能扩张血管，增强血液循环。用此药冲洗后，湿敷创面，加红外线灯照射 20 分钟，每天 3~4 次。④传统中药药膏的应用十分重要。中药膏治疗压疮的重要性越来越得到认可。

物理疗法　①氧疗：利用纯氧抑制创面厌氧菌的生长，提高创面组织中氧的供应量，改善局部组织代谢。②气垫床疗法：使用气垫床的普及率低也不能从根本上解决问题。③人工护理：每 1~2 小时定时对患者进行正确地翻身，按摩受压皮肤，这样能有效预防压疮的出现。④紫外线光疗法。

手术治疗　对大面积、深达骨质的压疮，上述非手术治疗不理想时，可采用手术治疗加速愈合，如手术修刮引流，清除坏死组织，植皮修补缺损等。手术治疗亦适用于失血量多，机体抵抗力差的患者，压疮迁延不愈，易造成全身感染。采用手术治疗可缩短压疮的病程，减轻痛苦，提高治愈率。

预防　①勤翻身实施正确有效到位的翻身，间歇性地解除局部压迫，是预防压疮最为有效、关键的措施。②正确实施局部按摩，平卧时，将手放入臀下，掌心向下向上均可。充分感受皮肤温度和受压力情况，并按摩皮肤 5 分钟，每 20 分钟重复一次。③床褥、床单的要求，卧床患者的床褥要透气，软硬适中、吸水性好，可用气垫床（卵窝形为佳）、高密度海绵床垫，床单应为纯棉，另外在床单上可铺一条纯棉浴巾，便于更换。④保持皮肤清洁干燥完整预防压疮的方法多种多样，我们通常使用的方法是温水擦浴每天 1~2 次，擦洗时不可用刺激性强的清洁剂，不可用力擦拭，以防损伤皮肤。⑤加强营养。⑥早发现，早治疗。压疮早期皮肤发红，采取翻身、减压等措施后可好转。当皮肤出现浅表溃烂、溃疡、渗出液多时就应及时到医院接受治疗。

（吴新民　朱海宏）

lòuguǎn

瘘管（fistula）　连接空腔脏器与体表、或空腔脏器之间的病理性管道。通常有 2 个或 2 个以上的开口。瘘管分为：肾造瘘管、舌甲瘘管、甲状舌瘘管、肛门瘘管、先天性耳前瘘管、口腔颌面颈部瘘管等。最常见的是肛门瘘管，即肛管直肠与肛门周围皮肤相通的感染性管道，其内口位于齿线附近，外口位于肛门周围皮肤上，长年不愈,简称肛瘘。

病因及发病机制 脓肿发生在皮下或内脏,主要由金黄色葡萄球菌(金葡菌)引起,这些细菌可产生毒素使局部组织坏死,金葡菌可产生血浆凝固酶,使渗出的纤维蛋白原转变成纤维素,因此病变较局限,金葡菌具有层黏连蛋白受体,使其容易通过血管壁而产生脓肿,这些脓肿将变化为中性粒细胞局限性浸润伴局部组织化脓性溶解破坏,形成脓腔,当脓腔既向皮肤穿破,又向肛管穿破,就形成了脓性瘘管。大部分瘘管由脓肿破溃或切开排脓后形成。脓肿逐渐缩小,但内容物仍不断进入脓腔,在愈合缩小的过程中,常形成迂曲的腔道,引流不畅不易愈合,日久后腔道周围有许多瘢痕组织,形成慢性感染性管道。外口皮肤生长较快,常有假性愈合,引起反复发作。管道的感染多数为脓性感染,少数为结核性。

临床表现 流脓是主要症状,脓液多少与瘘管长短、多少有关,新生瘘管流脓较多,分泌物刺激皮肤而瘙痒不适,当外口阻塞或假性愈合,瘘管内脓液积存,局部肿胀疼痛,甚至发热,以后封闭的瘘口破溃,症状方始消失。由于引流不畅,脓肿反复发作,也可溃破出现多个外口。

诊断 根据临床表现一般诊断不难,对于诊断困难患者通过以下方法可以明确诊断。①染色检查:将亚甲蓝 1~2ml 由外口徐徐注入瘘管内,然后行 X 线检查即证明有内口存在。②手术检查:切开瘘管,沿瘘管寻找内口,一般容易找到。

治疗 急性感染发作期应用抗菌药物、局部理疗,若形成脓肿应切开引流。瘘管切开术适用

浅表皮肤的瘘管、低位单纯性肛瘘和内外括约肌之间的外瘘。本病早期诊断和早期治疗预后较好。

(吴新民 朱海宏)

dòudào

窦道(sinus tract) 发生在皮下或内脏只有一个开口的病理性盲管。主要由金黄色葡萄球菌引起,如肛门周围组织的脓肿,可向皮肤穿破,形成脓性窦道。其形成的主要原因是金黄色葡萄球菌可产生毒素使局部组织坏死,金葡菌可产生血浆凝固酶,使渗出的纤维蛋白原转变成纤维素,因此病变较局限,金葡菌具有层黏连蛋白受体,使其容易通过血管壁而产生迁徙性脓肿,这些脓肿继续发展变化为中性粒细胞局限性浸润伴局部组织化脓性溶解破坏,形成脓腔,可向皮肤或内脏穿破,形成唯一的与外界相通的盲管,从而形成窦道。其形成有助于脓肿内的坏死组织流出体外,有利于炎症的消退,促进组织的愈合。治疗时尽可能地引流,不需包扎。同时选用对革兰阳性球菌有效的抗生素,并可进行局部理疗。

(吴新民 朱海宏)

nóngzhǒng qiēkāi yǐnliúshù

脓肿切开引流术(abscess incision drainage) 体表炎性病灶已化脓并形成脓肿,或脓肿已自溃而引流不畅时,通过切开引流进行治疗的手术。表浅脓肿形成,检查有波动者,应切开引流。对于体表脓肿的治疗采用切开引流术的最终目的是加强换药促进肉芽生长愈合。

适应证 ①局部疼痛加重,呈搏动性跳痛,炎性肿胀明显,皮肤表面紧张、发红、光亮;触诊时有明显压痛点、波动感,呈凹陷性水肿;深部脓肿经穿刺有

脓液抽出者。②口腔颌面部急性化脓性炎症,同时出现明显的全身中毒症状者。③儿童颌周蜂窝织炎,如感染已累及多个间隙,出现呼吸及吞咽困难者,可早期切开减压,能迅速缓解呼吸困难防止炎症继续扩散。④淋巴结结核,皮肤发红已近自溃的寒性脓肿,必要时也可行切开引流术。

手术方法 术前应合理应用抗菌药物,使脓肿特别是多发性脓肿患者的全身情况得以改善。通常以局麻作为基础麻醉。切口长度取决于脓肿部位的深浅和脓肿的大小,以能保证引流通畅为原则。在表浅脓肿隆起处用1%普鲁卡因作皮肤浸润麻醉。用尖刃刀先将脓肿切开一小口,再翻转刀刃,使之朝上,由里向外挑开脓肿壁,排出脓液。为达到按体位自然引流目的,切口位置应在脓腔的重力低位,使引流道短、通畅、随后用手指或止血钳伸入脓腔,探查脓腔大小,并分开脓腔间隔。根据脓肿大小,在止血钳引导下,向两端延长切口,达到脓腔边缘,把脓肿完全切开。如脓肿较大,或因局部解剖关系,不宜做大切口者,可做对口引流,使引流通畅。最后,用止血钳将凡士林纱布条一直送到脓腔底部,另一端留在脓腔外,垫放干纱布包扎。手术操作应准确轻柔。颜面危险三角区的脓肿切开后,严禁挤压,以防感染扩散。

注意事项 ①术中注意:表浅脓肿切开后常有渗血,若无活动性出血,一般用凡士林纱布条填塞脓腔即可压迫止血,不要用止血钳钳夹,以免损伤组织;放置引流时,应把凡士林纱布的一端放至脓腔底部,不要放在脓腔口以免阻塞脓腔,影响通畅引流。引流条的外段应予摊开,使切口

两边缘全部隔开，不要只注意隔开切口的中央部分，以免切口两端过早愈合，使引流口缩小，影响引流。术后第2天起更换敷料，拔除引流条，检查引流情况，并重新放置引流条后包扎。炎性病灶已化脓并形成脓肿，或脓肿已自溃而引流不畅时，应进行切开引流或扩大引流术。局部炎症明显，病情发展迅速，如腐败坏死性蜂窝织炎，或全身有明显中毒症状者，也可早期切开减压引流，以达到阻止炎症继续扩散的目的。②缝合时应注意：引流切口下创面多不规则，缝合难免留有空腔，一般要放置引流，使积液及时排出，减少感染机会，促进肉芽组织生长，新鲜肉芽组织生长较快，可迅速填补残腔，促进愈合。随着患者对外形美观要求的日益增长，临床医师应适时对体表脓肿切开引流后进行延期缝合，以缩短愈合时间，提高切口愈合率。

（吴新民　朱海宏）

qiǎnbiǎo ruǎnzǔzhī zhǒngkuài

浅表软组织肿块（superficial soft tissue mass）　皮肤、皮肤附件、皮下脂肪组织或肌肉表面筋膜组织等浅表软组织在外界环境及内在基因突变的作用下发生的疾病。在临床上一般可分为间质细胞类肿瘤、皮肤附属器病变、转移瘤、其他肿瘤和肿瘤样病变、感染性病灶。常见的有皮肤乳头状瘤、皮肤癌、痣、黑色素瘤、脂肪瘤、纤维瘤、神经纤维瘤、血管瘤等。

临床表现　最常见的间质性浅表恶性肿瘤是皮肤纤维肉瘤，好发于中年，起源于真皮，占全部软组织肉瘤的6%，呈缓慢生长的隆起硬固肿块，表面皮肤萎缩，病理检查可确诊。大部分的间质细胞瘤位于皮下脂肪组织，脂肪瘤是最常见的，好发于成年人，

肿块生长缓慢，触之软，移动度佳，无疼痛。血管瘤也是常见肿瘤，是血管性疾病的常见类型。传统的海绵状血管瘤表现为无自觉症状，生长缓慢的柔软肿块，触之缩小，压力接触后肿块恢复大小。周围神经外皮瘤是另一类常见间质细胞瘤，特点是入院主诉和神经症状与浅表病灶无相关性。最常见的恶性皮下肿瘤是纤维组织肉瘤，约占全部软组织肉瘤的24%，7%~10%发生在皮下，但无累及筋膜的征象。浅表恶性纤维肉瘤位置表浅，临床过程良好。因此，可与深部的恶性浅表纤维肉瘤鉴别。其他浅表肉瘤性病变包括脂肪肉瘤、平滑肌肉瘤和上皮样肉瘤。脂肪肉瘤是第二常见的软组织肉瘤，发病率占所有恶性软组织肿瘤的16%~18%。病灶多位于四肢，特别是大腿和40~59岁成年人的腹膜后腔。浅表脂肪肉瘤相对少见。平滑肌肉瘤占软组织肉瘤的5%~10%。值得注意的是，如果一个浅表病灶有沿着筋膜蔓延的倾向，则提示恶性。结节性筋膜炎和纤维瘤是两个来源于筋膜层的疾病。结节性筋膜炎被认为是一种炎症反应性的假肉瘤样良性纤维瘤，有自限性。好发于20~40岁青年人的上肢。纤维瘤是局限性的有进展倾向的良性肿瘤，见于成年人。

诊断　在临床实践中可以遇到多种多样的浅表肿块，可通过肿块大小、颜色、质地、活动度、自觉症状、好发部位等，并结合其转移情况、影像学表现和病理学检查进一步明确诊断和鉴别诊断。如浅表淋巴瘤，根据影像学表现一般能明确诊断。但是，其他许多浅表软组织疾病的影像特点并无特异性，最初有多个可能

的诊断。这种情况下，可结合患者年龄、肿块的解剖位置和浅表肿瘤的特征性定位，缩小鉴别诊断的范围，如某些肿瘤"偏爱"某些特殊的位置，如上皮样细胞肉瘤，好发在手和腕部，非常少见，发病率仅占肉瘤的1%。

治疗　主要原则是手术治疗，再辅助物理疗法、放射疗法、药物疗法、中医疗法等，相互之间配合治疗。治疗上分成两大类。

非真性肿瘤的治疗　主要依靠外科手术，再辅助药物治疗及中医疗法。

真性肿瘤的治疗　又根据良恶性程度分成：①良性肿瘤多采用手术治疗，再辅助药物治疗。②恶性肿瘤多根据肿瘤所在部位及恶性程度采用相应的治疗方法。

预后　良性者绝大多数预后良好，恶性者如黑色素瘤远期预后差。

（吴新民　朱海宏）

pífū rǔtóuzhuàngliú

皮肤乳头状瘤（cutaneous papilloma）　是由局部炎性刺激皮肤或黏膜，表面向外生长形成的乳头状突起的肿块。可以恶变为皮肤癌，如阴茎乳头状瘤极易癌变为乳头状鳞状细胞癌。该病多见于40~50岁女性，3/4的病例发生在乳腺大乳管近乳头的膨大部分。瘤体甚小，带蒂并有许多绒毛，血管丰富且壁薄、质脆，极易出血。

临床表现　该病一般无自觉症状，偶有瘙痒，皮损初起呈淡红色，可发展为灰棕色，常表现为三种类型。①典型的乳头状瘤：肉眼所见为单发或多发的局部乳头状突起，乳头小而多，质略硬，显微镜下以上皮增生为主，可见复层鳞状上皮有明显的棘层细胞增生肥厚，上皮向表面突出而形

成多个的乳头状形态，上皮变粗并向真皮纤维结缔组织内伸展，上皮细胞排列整齐，细胞无明显的变异性，但偶尔可见少数核分裂象，肿瘤恶变率低，为 2.5% ~ 3.0%。②疣状乳头状瘤：乳头细而密，如菜花或疣状，质地硬，显微镜下可见上皮棘层细胞增生肥厚，基底膜较平坦，无明显上皮脚向下伸展。③纤维上皮乳头状瘤：由肿瘤上皮与纤维组织构成，属于乳头状瘤者其上皮成分多于纤维组织，肿瘤表面有较宽而粗的突起或皱襞，镜下可见表面为复层鳞状上皮覆盖，细胞有中度增生，无异型性，上皮脚多而宽大，肿瘤一般不发生恶变。

诊断 一般不困难。确诊应根据细胞组织学病理检查结果而定。

治疗 由于皮肤乳头状瘤可恶变为皮肤癌，应手术切除，并尽可能地切除瘤蒂。也可以冷冻治疗。早期手术治疗，一般预后良好。

（吴新民 朱海宏）

tǐbiǎo rǔtóuzhuàngyóu

体表乳头状疣（superficial corpora mammillaria verruga） 由人乳头瘤病毒（human papilloma virus, HPV）导致的表面似乳头并向外突出的非真性肿瘤。多见根细柱状突出物，基底平整不向表皮下延伸。有时可自行脱落。

病因及发病机制 HPV 通过皮肤黏膜微小破损进入细胞内并复制、增殖，导致上皮细胞异常分化增生，引起上皮良性赘生物。该病传染源为患者和健康带病毒者，主要经直接或间接接触传播。人群普遍易感，发病高峰 16 ~ 30 岁，免疫功能低下及外伤者易患此病。

临床表现 皮肤或黏膜受慢性刺激或病毒感染而引发的良性小瘤，常见于颜面部、外耳道、阴茎龟头和手臂上。开始见扁平的硬突斑块，表面粗糙，随后增长突起呈乳头状，可以单发或多发，无明显不适，有时感到轻微瘙痒。极易复发。

诊断 该病根据病史及典型皮损即可做出诊断，必要时结合组织病理检查，少数患者需要检测组织中 HPV 核酸才可确诊。

治疗 该病主要采用外用药物治疗和物理治疗。外用药物治疗适用于皮损较大或不宜用物理治疗者，如阿昔洛韦软膏等，但应根据不同情况选择药物及使用方法。物理治疗包括冷冻、电灼、刮除和激光等。内用药物治疗多用于皮损数目较多或久治不愈者，目前尚无确切有效的抗 HPV 治疗药物，可试用干扰素、口服转移因子等免疫调节剂；中医药以清热解毒、散风平肝、散结为治疗原则。

（吴新民 朱海宏）

lǎoniánxìng sèsùyóu

老年性色素疣（senile pigmental wart） 多好发于老年人皮肤表面，呈黑色斑块样改变的疣体。又称脂溢性角化病。疣体表面呈粗糙感，基底平整，不向表皮下生长，常高于皮肤表面。疣体局部可扩大增高、出血破溃改变，癌变可能。病理表现为表皮组织过度角化，细胞层不规则增生或呈乳头瘤性增生表现。该病属良性肿瘤，老年人发病居多。

临床表现 多见于头额部，暴露部位或躯干等处。疣体常高出皮面，黑色，斑块样改变，疣体表面干燥，如果出现病变部位面积扩大或增高，伴出血或溃疡的症状出现，癌变的概率增加，但恶变率较低。疣体一般呈圆形或卵圆形，表面略微隆起，直径 1~3cm 大小不等。颜色浅褐色至黑色，边界清楚、表面光滑或略呈乳状瘤，且疣体表面附有一层油脂性鳞屑痂，剥去鳞屑可见稍粗糙的颗粒状底面，湿润油光，一般无炎症表现。多复发，既可单发也可多发，一般无自觉症状，偶伴瘙痒感。

诊断 取活组织做病理切片检查，以明确诊断。

治疗 可以观察，也可以手术切除或激光治疗。现在治疗比较有效且效果比较满意的是超脉冲 CO_2 激光治疗，不会造成任何损伤。

预后 老年色素疣易复发，且较易留下色素沉着。

（吴新民 朱海宏）

pífū'ái

皮肤癌（cutaneum carcinoma） 好发于裸露部位皮肤的恶性肿瘤。常见于头、面、颈及手背，也见于口腔黏膜、唇、舌、外阴等部位。皮肤癌在中国的发病率很低，但在白色人种中却是常见的恶性肿瘤之一。在中国，除恶性黑色素瘤以外的皮肤恶性肿瘤发病率为 1.53/10 万。该病的病因尚未完全明了，其发生可能与过度的日光曝晒、放射线、砷剂、焦油衍化物等长期刺激有关，但很多患者没有明显的病因。烧伤瘢痕、黏膜白斑、慢性溃疡、经久不愈的瘘管盘状红斑狼疮、射线皮炎等皮肤损害亦可继发该病。

分期 包括 TNM 分期和临床分期（表）。

临床表现 早期皮肤癌多表现为红斑状或略高出皮面的丘疹样皮损，表面常伴有鳞形脱屑或痂皮形成，症状与牛皮癣、湿疹、炎症等良性皮肤病相近。病灶的进一步发展就会出现某些具有特

表 皮肤癌 TNM 分期和临床分期

TNM 分期
 原发肿瘤（T）分期
  T：无法对原发肿瘤做出估计
  T_x：未发现原发肿瘤
  T_0：原位癌
  T_{is}：肿瘤最大直径≤2cm
  T_1：肿瘤最大直径>2cm，但≤5cm
  T_2：肿瘤最大直径>5cm
  T_3：肿瘤侵及深部皮肤下的结构，如软骨、骨骼肌或骨
 区域淋巴结（N）分期
  N_x：无法对区域淋巴结做出估计
  N_0：未发现区域淋巴结转移
  N_1：区域淋巴结转移
 远处转移（M）分期
  M_x：不能确定有无远处转移
  M_0：无远处转移
  M_1：有远处转移
临床分期
 0 期：$T_{is}N_0M_0$
 Ⅰ：$T_1N_0M_0$
 Ⅱ：$T_2N_0M_0$，$T_3N_0M_0$
 Ⅲ：$T_4N_0M_0$；任何 T，N_1，M_0
 Ⅳ：任何 T，任何 N，M_1

征性的征象，如一个发亮的、半透明的丘疹样小结节，表面有渗血并伴有毛细血管扩张。或是瘢痕样表面光滑的纤维样斑，无明显毛细血管扩张、溃疡及隆起。或是病灶内有黑色、彼此融合的小点。

诊断 ①体表皮肤上发生较硬结节，边缘隆起，并有向周围发展之势，应警惕皮肤癌的可能，尤其是 40 岁以上的患者。②对患有慢性皮肤疾患和某些职业及接触放射性物质、煤焦油、沥青等的工作人员，如发生皮肤丘疹或小结节，应警惕该病的发生。③组织病理学检查有确诊的价值。

鉴别诊断 皮肤癌与某些癌前期病变如日光性角化病、角化棘皮瘤的症状十分相似，很难鉴别。①日光性角化病：有粗糙的高出皮面的红斑，表面覆有鳞屑，除去鳞屑后，红斑常无明显隆起。这与原位鳞形细胞癌的呈边界清楚的、略高出皮面的红斑样丘疹极相近，唯后者的鳞屑及痂皮更明显，病变更具实质性。②角化棘皮瘤：常发生于阳光照射的暴露部位，在无任何先兆的情况下，2~3 周迅速出现光滑的红色结节，其中央有角质栓子，结节边缘可见扩张的毛细血管。与其相鉴别的鳞形细胞癌的结节是不光滑的，且结节边缘呈半透明状。因为癌前期病变与皮肤癌极难鉴别，所以病理活检非常重要。

治疗 分为中药治疗、手术治疗、放射治疗、化学治疗和全身治疗。

中药治疗 可以弥补手术治疗、放射治疗、化学治疗的不足，既能巩固放疗、化疗的效果，又能减轻放化疗的毒副作用。

手术治疗 作为皮肤癌首选的治疗方法，适当的手术切除治疗，治愈率达 90%~100%。切除时，应距离肿瘤 0.5~2cm 做皮肤切口，并需要足够的深度，尽可能作广泛的切除。头皮、躯干和四肢的鳞状细胞癌切除应适当增加至 2~5cm。对于已证实的区域淋巴结转移者，应行淋巴结清扫术，但不必做预防性的清扫术。当骨或主要血管和神经受累时，则需要截肢。电刀切除优于单纯手术切除，因为干燥对开放伤口有利。手术治疗效果较好。对切除范围较大者应的实施植皮。

放射治疗 皮肤癌位置表浅，边界清楚，直视下照射定位精确。一般鳞状细胞癌对放射线中度敏感，基底细胞癌对放射线特别敏感，而且皮肤耐受性较高。因此，发生于暴露部位的病灶，手术切除后易致瘢痕形成，影响美容和功能，应首选放疗。

化学治疗 对皮肤癌有较好的疗效，局部用药因很少全身吸收，故毒性小，而且一般很少残留瘢痕。

全身治疗 主要适用于不宜作手术切除或放疗的晚期病例；手术和（或）放疗后怀疑有残留病变及转移的患者。

预后 该病具有恶性程度低，发展缓慢，容易发现及方便活检的特点，若能做到早期诊断、早期治疗，预后良好。但皮肤癌复发患者，预后不良。

（吴新民）

zhì

痣（nevus） 发生于身体任何部位的皮肤和黏膜呈扁平或略隆起的斑疹或斑丘疹样结构。常因痣细胞内色素种类及含量不同而有所不同，痣为人类最常见的良性皮肤肿瘤。常见的痣有以下几种。

色素痣（pigmented nevus） 由含有色素的痣细胞所构成的最常见的皮肤良性肿瘤。简称色痣，斑痣或黑痣，偶见于黏膜表

面。在后期有恶变者，一旦恶变，其恶性程度极高，转移率也最快，而且治疗效果不理想。色素痣多发生在面、颈、背等部，可见于任何正常人体。可在出生时即已存在，或在生后逐渐显现。多数增长缓慢，或持续多年并无变化，但很少发生自发退变。

交界痣（junction nevus）痣细胞和痣细胞巢位于皮肤的表皮和真皮交界位置的痣。为褐色或黑色斑疹，可稍隆起，2～8mm圆形，境界清楚，颜色均一，表面光滑无毛，可发生在任何部位，发生在掌跖和外生殖器的大多为交界痣。

皮内痣（common nevus）痣细胞位于表皮下方、真皮浅层的痣。是成年人最常见的一类色素痣，这种痣可发生于身体的任何部位，但以头颈部为最常见，不发生于掌、跖和生殖器部位。痣的外观呈半球形，从数毫米到数厘米不等，一般不增大；表面光滑，边缘整齐，也有的呈乳头瘤样或基底有蒂。为先天性黑色斑点，可表现为淡棕色，深棕色或黑色。其直径一般为0.1～1cm，表面平坦或略隆起，有的光滑，有的粗糙，有的长有毛发。缓慢生长。性激素对色素痣刺激作用较强，往往青春期增大，变黑。

混合痣（compound nevus）痣细胞巢位于表皮和真皮的痣。

蓝痣（blue nevus）蓝痣细胞组成的一种良性瘤。又称良性间叶黑素瘤、蓝神经痣、色素细胞瘤、黑素纤维瘤。

（吴新民 朱海宏）

hēisèsùliú

黑色素瘤（melanoma）源于皮肤、黏膜、眼和中枢神经系统色素沉着区域黑素细胞的恶性肿瘤。占所有肿瘤的1%～3%，占皮肤恶性肿瘤的6.8%～20%。一部分由黑色素痣恶变而成，另一部分则在正常皮肤或雀斑基础上演变而来。各种年龄均可罹患，30岁以上的成年人及老年人多见，病程短者1～2个月，长者可达10～20年不等。患者多因肿瘤的反复出血，或合并感染而来就医。日光照射是危险因素，同样危险因素还包括家族史，发生恶性斑痣，较大的先天性黑素细胞痣和发育不良性痣综合征。黑人少见。澳大利亚是黑素瘤发病率最高的国家，每年约有上万人患病，1000人因此丧生。

临床表现 该病主要分布于皮肤表面，发生于皮肤者以足底部和外阴及肛门周围多见，可以一开始即为恶性，但通常由交界痣恶变而来。正常皮肤发生色素性损害或在原有色素痣基础上出现恶变征象包括黑痣色素加深、皮损增大、隆起、发生结节、菜花状或蕈样增生、出现炎症、溃疡、出血以及卫星状损害等，通常采用ABCD法判断良恶性色素性损害。A（asymmetry）：皮损形态不对称；B（border irregularity）：皮损边界不规则；C（color variegation）：色素分布不均匀；D（diameter）：皮损直径过大，常超过1cm。该病发展迅速，易造成广泛而高度的转移，其转移途径由淋巴结或血路转至内脏。但亦有多年静止，或仅缓缓增大者。若迅速溃破者，多在短期内转移。

诊断与鉴别诊断 典型的黑色素瘤通过临床及组织学检查可以确诊，但该病在临床上应与色素痣、基底细胞上皮瘤、老年性色素疣、卡波西肉瘤以及甲下出血相鉴别。病理上主要与交界痣相鉴别。组织学提示恶性的表现包括肿瘤大、结构不对称、表皮真皮交界处有不典型增生、瘤细胞缺乏成熟现象、瘤细胞位于表皮浅层甚至角质层、肿瘤内色素分布不均匀，如肿瘤细胞出现异型性，包括核大、深染、形态不规则、并有病理核分裂象时则是诊断黑色素瘤的主要指征。

治疗 早期诊断和手术切除是治疗原发性恶性黑色素瘤的理想方法。

手术治疗 原发性黑素瘤应在皮损外0.5～1cm处切除，深度应达0.85mm以上或深达皮下组织，侵袭性黑素瘤切缘应在肿瘤外3cm处，附近淋巴结肿大者一并切除。对肿瘤生长迅速者切除范围可更大些，结节性黑素瘤需切至筋膜层。

化疗 疗效不十分明显，适用于有转移的晚期患者，多用联合化疗的方法。常用药物包括达卡巴嗪、长春新碱、甲氨蝶呤、咪唑甲酰胺等。对四肢的肿瘤也可采用局部灌注化疗。

免疫疗法 方法较多，可作为辅助治疗方法，可应用淋巴毒素活化杀伤细胞加白介素-2，或单独使用大剂量的白介素-2，皮损内注射疫苗，细胞注射及程序性死亡1（PD-1）等。

放射治疗 对缓解转移灶引起的疼痛有帮助。

（吴新民 朱海宏）

biǎopí nángzhǒng

表皮囊肿（epidermal cyst）因外伤将表皮植入皮下所致的真皮内含有角质的囊肿。组织病理示囊肿壁由数层鳞状上皮构成，囊壁内侧可有颗粒层，囊内充满角质。囊壁外层为基底细胞。

临床表现 该病任何年龄均可发生，尤以儿童及青年多见。发于头皮、颈、臀及背部。单发或多发，囊肿呈圆形，直径数毫米到数厘米不等，缓慢增大，质较硬而具囊性感，基底可移动，与皮肤常有粘连。皮肤表面没有似皮脂腺囊肿的开口小孔，无疼痛，如发生于受压部位时才有压迫性疼痛。囊肿缓慢增大，体积到一定程度即不再长大，内容主要为角质，可化脓。较陈旧的囊壁则可变为扁平或萎缩。表皮囊肿破后可引起异物反应或假癌性增生。

诊断 ①囊肿呈圆形、隆起硬肿物，有弹性，正常皮色，直径为 0.5～5cm，可移动。②囊肿体积增大到一定程度即不再长大，内容主要为角质。③囊肿多发于头发、面部、颈部及躯干，单个或数个。

鉴别诊断 应与多发性脂囊瘤相鉴别，该病好发于青年男性，常见于胸部、阴囊等，皮损呈半球形隆起，触之硬，可以移动，病理显示囊肿位于真皮中部，囊壁有复层扁皮上皮构成，囊壁内侧为角质层，无颗粒，一般不需治疗，严重者可行手术治疗。该病还需与体表脂肪瘤及体表神经纤维瘤鉴别，依据病理可确诊。

治疗 手术切除，用刮匙或用钻孔器作一小穿孔，将内容排出，然后将囊壁除去，填以纱布，通常即可逐渐愈合。术后 7～10 天即可痊愈。

(吴新民　朱海宏)

píyàng nángzhǒng

皮样囊肿（dermoid）

偏离原位的皮肤细胞原基所形成的先天性囊肿。皮样囊肿是发生于皮肤外胚层的先天性疾患，可发生在身体的许多部位，常位于皮下，偶见于黏膜下或体内器官。发病年龄早，多见于儿童。

临床表现 皮下皮样囊肿以眼眶部和鼻根部较为多见，黏膜下皮样囊肿可见于舌下和颏下等部位。囊肿为先天性皮样新生物，易发生于眼睑之内或外侧部，发生部位与眶骨缝有关，常起源于这类骨缝。也可以发生于眉弓、眶及结膜，形状为圆形或卵圆形，大小不一，一般不超过核桃大，囊肿之周围有结缔组织包膜，表面光滑，境界清楚，略有弹性，常与骨膜粘连，有时合并有眼睑缺损、畸形等先天异常。一般增长缓慢，体积不大，表面皮肤可自由活动，质较软，有波动或面团样感。因所在部位较深，不与表层的皮肤相粘连，质柔而韧，有较大张力，其基底部常和深层组织如筋膜或骨膜等粘连而不可移动，并可因长期压迫，在局部骨面上形成压迹。病理发现囊肿为单房，壁较厚，类似完整或不甚完整的皮肤结构。最内方为复层鳞状上皮的角质层，表皮其余各层和真皮层依次向外排列。真皮组织成分约占囊壁的 90%，可见有毛囊、皮脂腺、汗腺等组织。囊腔内为干酪样皮脂并混有角化物质、上皮碎屑、胆固醇结晶、毛发和较稠厚液体，呈白色或黄色，无气味。

诊断与鉴别诊断 临床表现与表皮样囊肿相似。但在病理组织上二者截然不同，表皮样囊肿的囊壁没有皮肤附件，其囊腔内仅有角化物质及脂肪物质，不含毛发。鼻部皮样囊肿有时须和神经胶质瘤或脑膜膨出等相鉴别，舌下、颏下皮样囊肿应和舌下囊肿、水囊瘤、甲状舌管囊肿相鉴别。该病也需和脂肪瘤鉴别，皮下脂肪瘤呈扁平分叶状，位于皮下，用手指沿肿物两侧相向推挤局部皮肤，可出现橘皮样征。

治疗 手术彻底切除。囊肿的基底若与骨面粘连，宜连同该部骨膜一并切除。囊肿切除后，如有骨组织凹陷、缺损或变形等畸形，可根据创口有无沾污和无菌条件，即时或后期行组织移植，以恢复正常外貌。囊肿较深者有时与脑膜粘连，因而手术剪除时，应小心勿伤及脑膜。手术治疗后可痊愈。

(吴新民　朱海宏)

pízhīxiàn nángzhǒng

皮脂腺囊肿（sebaceous cyst）

皮脂腺管阻塞，皮脂排泄不出而堆积在一起形成的囊肿。又称毛发囊肿，毛根鞘囊肿。主要发生于中年人，女性多与男性。有的患者有家族史。

临床表现 皮损呈半球状突起的圆形囊肿，表面光滑，较硬韧，基底部可移动，多发或单发。一般无自觉症状。临床上该病与表皮囊肿无法区别，需作组织病理检查。但该病少见，属于常染色体显性遗传。其分布与表皮囊肿不同，90%以上发生于头皮。

诊断 根据其临床特点和病理改变可做出诊断。①临床特点：好发于头皮，单发或多发，为半球状隆起皮面的肿物。②病理改变：囊肿位于真皮内，囊壁由上皮组织构成，最外层为核呈栅栏状排列的基底细胞。囊腔内容物为均一红染、致密排列的角质物，有的可发生钙化。

鉴别诊断 病理上应与表皮囊肿和增生性外毛根鞘瘤鉴别，表皮囊肿囊壁有颗粒层，壁细胞平滑，囊内有层状排列的角质物。后者为实性肿瘤样增生，瘤细胞可有轻度异型并见鳞状漩涡及个别角化不良。

治疗 通常以手术切除为好。

(吴新民　朱海宏)

tǐbiǎo zhīfángliú

体表脂肪瘤（superficial lipoma）

成熟的脂肪组织增生形成界限清楚的良性肿瘤。多见于 40~50 岁成年人。血管脂肪瘤为一特殊类型的脂肪瘤，以年轻人较为多见，好发于下肢，可自觉疼痛，触之亦有压痛。

病因及发病机制 脂肪瘤形成的根本原因在于"脂肪瘤致瘤因子"，机体在正常情况下，这种致瘤因子处于一种失活状态（无活性状态），无致病作用，人体不会发病，但在各种内外环境的诱因作用下，这种脂肪瘤致瘤因子被激活并具有一定的活性，产生致病作用，在机体抵抗力下降时，机体内淋巴细胞、单核吞噬细胞等免疫细胞对致瘤因子的监控能力下降，再加上人体内环境改变，慢性炎症的刺激、全身脂肪代谢异常的诱因条件下，脂肪瘤致瘤因子活性进一步增强并与机体正常细胞中某些基因片断结合，形成基因异常突变，使正常的脂肪细胞与周围的组织细胞发生一种异常增生现象，导致脂肪组织沉积，并向体表突出，形成脂肪瘤。肿瘤位于皮下组织，由成熟的脂肪组织组成的小叶团块。单个细胞与皮下脂肪无法区别，但与正常脂肪组织的唯一区别是在脂肪瘤周围有一完整的纤维组织包膜。肿瘤内含有多少不等的血管增生，称为血管脂肪瘤；含有形态一致的梭形细胞，称为梭形细胞脂肪瘤；肿瘤内出现形态不一的脂肪细胞，尤其含有较多的巨核细胞，称为多形性脂肪瘤；如构成肿瘤的细胞为未成熟的胚胎脂肪组织，称为良性脂肪母细胞瘤。

临床表现 脂肪瘤可发生在身体有脂肪组织存在的任何部位，通常好发于皮下，以四肢及腹部最常见。肿瘤一般多发，少数为单发，其边界清楚，质地韧，呈分叶状。与周围无粘连，在皮下可推动。由于肿瘤与皮肤之间有纤维带相连，在推动肿块时，皮肤可有橘皮样改变。除局部肿物外，通常无自觉症状或轻度疼痛，不引起功能障碍。除皮下外，脂肪瘤还可发生在肌间隔、肌肉深层及腹膜后等部位。皮下脂肪瘤通常有薄弱纤维包膜，而深部脂肪瘤则无包膜，向四周组织浸润生长。可分孤立性脂肪瘤及多发性脂肪瘤。前者为扁平或分叶状、质软，边界清楚的皮下局限性肿物。质软，可推动，表面皮肤正常，单发损害发生迟，发展慢。切除肿物效果良好。发生于深部组织如腹膜后者可以恶变为脂肪肉瘤。多发性脂肪瘤有家族倾向。又称家族性脂肪瘤病，肿物小，多达数百个，常在皮下。

诊断与鉴别诊断 ①多发肿块，大小不一，呈扁圆形或圆形，边界不清，皮色不变，质地柔软，触之不痛，而有假性波动感，典型的脂肪瘤用手紧捏肿物时，表面可出现分叶状，肿块生长比较缓慢。②组织学检查示：病变包膜完整，主要由成熟的脂肪细胞构成。肿瘤不仅局部于皮下层，而且发展至筋膜中，肌间与肌层间，与正常组织分界不清，呈浸润性生长。发生于乳房的脂肪瘤有时需要与乳腺癌相鉴别，病理检查可资鉴别。

治疗 较小（直径小于1cm）的多发脂肪瘤一般不需处理，较大的脂肪瘤宜行手术切除。手术效果良好。

（吴新民 朱海宏）

tǐbiǎo huángsèxiānwéiliú

体表黄色纤维瘤（superficial fibroma xanthoma） 好发于躯干及上臂末端，如后背部、手指等的皮下、真皮层的软组织纤维组织瘤。因此纤维组织中常有黄色泡沫样细胞聚集，病理切片时可见，故而得名。常由于不明的外伤摩擦或挠痒后小丘疹发展所致。中老年男、女均可发病，肿瘤生长缓慢，临床症状轻微，局部软组织无明显改变。黄色纤维瘤与恶性纤维组织细胞瘤、骨巨细胞瘤、纤维肉瘤等疾病极难鉴别。一般肿瘤表面皮肤无明显异常，肿瘤生长缓慢，肿块质地较硬，活动性可，瘤体与周围组织界限尚可，也有部分肿瘤与周围界限不清，易误诊为恶性，具体确诊有赖于病理学切片。常呈深咖啡色或褐黄色，瘤体直径常小于1cm，如瘤体直径短期内超过1cm，应考虑恶变。典型的手指黄色纤维瘤位于手指背面，外生性生长，呈蕈状，一般无浸润现象，有时长入关节囊内或沿腱鞘生长，形成多发肿块。瘤灶小，临床症状轻微，不影响肢体功能及美观者，可暂不予治疗，密切观察肿瘤生长情况。瘤灶若超过1cm、生长较快，应疑为纤维肉瘤变，需手术彻底切除。并适当切除相连之周围组织。放射和激素也可以适当应用配合治疗。

（吴新民 朱海宏）

tǐbiǎo lóngtūxíngpíxiānwéi ròuliú

体表隆突型皮纤维肉瘤（body surface dermatofibrosarcoma）

源于真皮成纤维细胞或组织细胞缓慢生长的斑块，且发生多数结节的皮肤肿瘤。病程呈缓慢进行性，可使患者健康状况下降。该病呈局部侵袭，偶有广泛播散，但罕见转移。个别病例中发现含有黑素小体的树突细胞，提示肿瘤尚有可能起源于神经鞘膜细胞。

病因及发病机制 肿瘤位于真皮及皮下脂肪，与表皮隔以正常狭窄带。瘤细胞呈梭形，排列成车轮状有诊断意义。肿瘤侵及皮下脂肪可构成蜂窝镶嵌状或水平成层相间的特殊排列方式，其与 CD34 阳性构成该瘤与其他纤维组织细胞肿瘤的鉴别要点。瘤区内若有含黑素的树突细胞，瘤区常有黏液变，且可出现特殊形态，如有车轮状排列结构消失而以束状排列为主伴核分裂增加，当其比例占 10% 以上时可称为来自隆突性皮肤的纤维肉瘤；也可出现灶性区域瘤细胞形态似平滑肌细胞而免疫组化平滑肌肌动蛋白（SMA）与广谱肌动蛋白（MSA）阳性，呈肌样、肌成纤维细胞性分化；还发现肿瘤内存在巨细胞成纤维细胞瘤形态的区域，提示巨细胞成纤维细胞瘤可能为该瘤的亚型。

临床表现 患者通常为中年人。该瘤可发生于身体任何部位，但多发于躯干及四肢，特别是近侧部，其分布在腹侧多于背侧，近心端多于远心端，少见于头面部及颈部。掌跖不受累。10% ~ 20%患者诉发病前曾有创伤史。病程呈缓慢进行性，开始为皮肤一硬性斑块，肤色褐或暗红色，皮面微凹似萎缩状，而瘤周围皮肤淡蓝红，以后出现淡红、暗红或紫蓝色单结节或大小不一的相邻性多结节生长，呈隆突性外观，瘤体直径 0.5 ~ 2cm，且可突然加速生长而表面破溃。少数瘤体见有点状色素，称为色素性隆突性皮肤纤维肉瘤（Bednar 瘤）。随着肿瘤增大而疼痛明显。如不经治疗，由于严重疼痛、挛缩和久病亏损，可使患者一般健康衰竭。该病呈局部侵袭，偶有广泛播散，但罕见转移。

诊断 根据临床表现、皮损特点、组织病理特征性，可以明确诊断。组织病理检查，此瘤为分化相当好的纤维肉瘤，肿瘤由大的梭形核细胞嵌于不等量的胶原中组成。通常细胞排列成不规则交织带，呈漩涡状或车轮状排列。可见数量不等的血管腔隙，少量巨细胞和组织细胞。损害中可发生载色素细胞，此种损害主要侵犯有色人群，称 Bednar 肿瘤。有些损害波状纤维蛋白染色阳性。CD34 阳性为此肿瘤的特点，可与皮肤纤维瘤鉴别。S100蛋白阴性，可与黑色素鉴别。

治疗 莫氏（Mohs）显微图像外科技术彻底切除病灶是治疗的终极目标。莫氏显微外科切除的患者，复发率为 2%，广泛切除的患者其复发率可达 11% ~ 50%。手术切除时，切缘应距瘤区外 3cm 并作深筋膜切除，这样可降低复发率。术后部分患者出现复发。

（吴新民 朱海宏）

体表带状纤维瘤（superficial banded fibroma） 发生于骨骼肌、筋膜、腱鞘等部位，由分化良好的纤维组织构成的肿块。组织形态属于良性，呈浸润性生长。腹壁肌肉因外伤或产伤后修复性增生所成，无明显包膜。①肿块生长缓慢，无疼痛或轻度疼痛。瘤体大小不定。可以发生在任何年龄，任何部位，最多见于妊娠期或妊娠后的青、中年妇女，多位于下腹壁腹直肌部位，为坚硬、无痛、无移动性、与周围组织界限不清的肿物，生长缓慢，无包膜而呈浸润性生长。②肿块位于深部组织，与肌肉、腱膜、筋膜相连。边缘不规则，呈浸润性生长，质地坚硬。③切除后易复发。④病理切片可确定肿瘤性质。宜手术完整切除。

（吴新民 朱海宏）

体表神经纤维瘤（superficial neurofibroma） 源于神经外膜、神经束膜或神经内膜的皮肤及皮下组织的良性肿瘤。常发生在沿神经分布的部位。可单发或多发于体表的各个部位。产生全身症状时称为神经纤维瘤病。发病原因未明，具有家族遗传倾向。常染色体显性遗传，由畸变显性基因引起的神经外胚叶异常，常见为不全型和单纯型。此瘤多无被膜，即使有也不完整，肿瘤内有神经组织成分的增生，其中以神经鞘细胞的增生最明显。瘤组织内除有大量纤维组织增生外，还有大小不等的血管以及条索状的粗大神经。

临床表现 神经纤维瘤早期，时常是皮肤单个或多发硬结性肿物，皮肤上有色素改变，其大小、颜色、质地都不一致，或只有色素斑的病变，肿块随年龄增大，缓慢发展，但在青春发育期或怀孕期可加速其发展。如侵及内脏器官可出现全身症状，如腹部不适、感觉异常，严重者可出现癫痫及进行性智力减退等其他神经骨骼方面的症状。

诊断 ①皮肤特征：瘤体表面皮肤颜色呈粉红色或褐色，散在分布一些皮肤咖啡牛奶色素斑。此斑常为此病最早的表现，起于幼年期，常见于躯干，特别在腰背部，数厘米大小的褐色斑片，形状不规则，界限清楚。②瘤体特征：瘤体为多发，主要分布于躯干及四肢。数量从数个到数千个不等。大小从数毫米至数厘米不等。单个瘤体最小可有 1g，最大可达 10kg 以上。小瘤体形状多呈半球状，大瘤体不定形或呈带蒂的肿瘤。肿块触诊为面团样感觉，为较硬的实质性包块。瘤体随年龄增长增大，成年期发展较慢，可以生长成圆形或细长形。③病理特点：瘤体多无被膜，即使有也不完整，肿瘤内有神经组织成分的增生，其中以神经鞘细胞的增生最明显。瘤组织内除有大量纤维组织增生外，还有条索状的粗大神经。象皮病样多发性神经纤维瘤的皮损常沿神经干分布，多发，为皮内及皮下软性结节、斑块。巨大型神经纤维瘤中，有大量供养动脉网和怒张的回流静脉。巨型瘤患者可以失去活动能力，也能造成全身性营养不良。

鉴别诊断 ①血管瘤、淋巴管瘤：血管瘤有压缩性、色红、暗黑，淋巴管瘤表面常有透明小颗粒，无皮肤黑色素沉着。②单纯的黑色素瘤：黑色斑痣无皮下结节及皮下组织增生。

治疗 ①局限性的小范围的神经纤维瘤可以手术根除。巨大肿瘤只能作部分切除，以纠正畸形，改善功能障碍。手术时锐性切除瘤体周围组织，此法较钝性分离快而出血较少。②广泛浸润的肿瘤无有效治疗方法。③对放射治疗无效。④微波针直接插入瘤体治疗。

预后 可自行破溃，也可发生瘤体内大出血，引起休克。肢体巨大肿瘤可发生破溃，导致感染，严重者需截肢。

（吴新民　朱海宏）

tǐbiǎo xuèguǎnliú
体表血管瘤（superficial angioma）
出生时或出生后不久即出现的先天性血管良性肿瘤。按其形态可分为体表毛细血管瘤、体表海绵状血管瘤、体表蔓状血管瘤及混合型血管瘤、囊状血管瘤及血管球瘤。其中体表毛细血管瘤又可分为草莓状血管瘤、葡萄酒斑、角化性血管瘤等。

发病机制 血管瘤的生成有两种学说。一种是雌激素学说，即雌激素扩张微血管作用及通过特异性受体刺激血管瘤细胞分裂和增殖，因而促进了血管瘤的增长。另一种是肥大细胞学说，因为它能释放或分泌多种生物活性物质，直接刺激血管内皮细胞增生。

临床表现 ①毛细血管瘤：在体表十分常见，病变在皮内，不侵入皮下组织。病变由群集的薄壁微血管组成，紧密排列成丛，或分成小叶。毛细血管血管瘤多在出生后出现，分为局限性毛细血管血管瘤、广泛性毛细血管血管瘤和角化性血管瘤。局限性毛细血管血管瘤大多能自行消退。②海绵状血管瘤：可见于人体的任何组织或器官。由形状不规则、大小不等、管壁单薄、内衬有内皮层的扩大血管窦组成。血管窦间相互交通，并在皮下组织扩展。管窦内有时存在静脉结石，管壁间可见结缔组织，量不等，有时杂以淋巴管。肿块可发生于身体各部，以头颈部为多见。③血管球瘤：一种动-静脉吻合结构，病因不确切。血管球瘤见于成年人，起病缓慢，逐渐加重，位于皮内或皮下，以甲床最多见，约占50%，其次为指（趾）端，也可见于四肢和其他部位。圆形或椭圆形，质地与活动度不定，与其部位及局部皮肤条件有关。其特点有剧烈锐痛、烧灼痛和触电样痛。

诊断 根据病史和体征大多可做出诊断，位于皮下特别是病变弥漫的血管瘤往往需要借助影像学检查。静脉造影、CT血管造影（CTA）、磁共振血管造影（MRA）及数字减影血管造影（DSA）对明确诊断血管瘤类型和病变范围有很大帮助，尤其DSA对了解病变性质、范围、与邻近器官关系、制定手术方案及判断手术难度等方面具有决定性意义，已成为动-静脉畸形术前必不可缺的检查。

治疗 一般血管瘤有自然消退的可能，70%～80%的草莓状血管瘤，5%～50%的毛细血管海绵状混合瘤，在出生后1～3年自行消退。其过程为：先停止增大，表面中央颜色变浅，然后出现白色纹理，最后消退，不留痕迹。该病的治疗需因人因瘤而异，因体表血管瘤类型多且复杂，有些血管瘤很难区别，如毛细血管瘤中的草莓状血管瘤早期与混合型血管瘤极相似，很容易误诊，经常会出现疗法选用不当的现象。不同类型的体表血管瘤其治疗方法各异，治疗前一定要正确判断血管瘤的类型。在现阶段只要血管瘤治疗方法选用得当，血管瘤基本上都是可以彻底治愈。但种类误判会影响血管瘤治疗方法的选择，即使是同一种类由于生长位置、大小、生长速度，甚至是患者年龄不同，所要求使用的方法也不完全相同。比如同样是海绵状血管瘤，生长在体表及生长在肝脏所采用的治疗方法就可能会有区别。

预后 体表血管瘤只要治疗方法选择合理，基本上都可以得到彻底治愈。

（吴新民　朱海宏）

tǐbiǎo máoxìxuèguǎnliú
体表毛细血管瘤（superficial capillary angiomas）
由未成熟毛细血管增生形成的体表血管瘤。是常见的血管良性肿瘤，可见于人体任何组织或器官。

临床表现 可分为局限性毛细血管瘤（又称草莓状血管瘤）、

广泛性毛细血管瘤（又称葡萄酒斑）和角化性血管瘤。病变在皮内，不侵入皮下组织。病变由群集的薄壁微血管组成，紧密排列成丛，或分成小叶，突出皮肤，色鲜红或紫红，界限明显，压之可褪色，释手后可恢复红色。草莓状血管瘤和毛细血管海绵状混合瘤在光镜和电镜下的结构大致相同。可见大量毛细血管、微静脉和小静脉形成的血管丛，血管内皮细胞增生活跃。葡萄酒斑与海绵状血管瘤和蔓状血管瘤的光镜下结构差异较大，但内皮细胞的超微结构基本相同。三者的内皮细胞均呈扁平状、体积小、胞质内细胞器不发达，仅见少量线粒体、内质网等，甚至缺如。

诊断 多见于婴儿，大多数是女性。出生时或生后早期见有红点或小红斑，逐渐增大、红色加深并可隆起。如生长速度比婴儿发育更快，则为真性肿瘤。瘤体境界分明，压之可稍褪色，释手后可恢复红色。

治疗 局限性毛细血管瘤大多能自行消退，不必急于处理。广泛性毛细血管瘤尚缺乏理想的疗法。角化性血管瘤因病变较局限，可手术切除、电灼或冷冻。早期瘤体较小时容易治疗，实施手术切除或液氮冷冻治疗，效果均良好。瘤体增大时仍可用手术治疗或冷冻治疗，但易留有瘢痕。亦可用X线照射，使毛细血管栓塞，瘤体萎缩。个别生长范围较广的毛细血管瘤，可试用泼尼松口服治疗。

（吴新民 朱海宏）

tǐbiǎo hǎimiánzhuàngxuèguǎnliú
体表海绵状血管瘤 （superficial angiocavernoma） 由充满血液的血窦和薄壁的静脉所构成的皮内深层和皮下的暗红、蓝色

和紫色结节。是静脉血管畸形充满血液的静脉室所形成的肿瘤。

临床表现 局部皮肤膨隆，高低错落，起伏不平，皮面微现蓝色或浅紫色，曲张盘旋的血管隐约可见。海绵状血管瘤位置较深而不波及皮肤者，除局部显现形态不规则的轻、中度膨隆外，肤色并无明显改变。海绵状血管瘤也可见于黏膜下层，黏膜表面呈暗蓝色改变。肿物有压缩性，其体积大小可随体位改变而发生变化。触诊检查有似蠕虫盘绕聚集之感，或可扪及颗粒状静脉石存在，X线平片也可显现静脉石，此乃血栓机化钙盐沉着而形成。

诊断 根据发病历史及临床特征，通常不难诊断：①出生时即出现，病情随年龄而增长。②隆起或稍隆起皮肤表面，呈蓝色或紫红色；压之可缩小，去压后恢复原状。③无自觉症状，好发于颜面、颈及头部。④组织病理可见大片相互吻合，大小不一的微小静脉构成的薄壁血腔，有时可见血栓形成、机化和钙化现象。血管内皮细胞无异常增殖。

治疗 由于典型的海绵状血管瘤属于血管畸形，不会自行消失，主要的治疗手段包括手术和非手术治疗。

手术治疗 对于局限性的可以安全切除，效果也理想；较大或估计较深的血管瘤，如经术前的静脉造影、超声及核磁检查，了解病灶的分布及血流动力学情况，失血的估计及补充等，手术治疗有时也是有可能的。对一些范围很大、部位较深的海绵状血管瘤，估计无法行根治切除者，也可考虑部分或大部分切除，术后结合其他治疗，有时也可以得到比较满意的结果；创面可以采用植皮或皮瓣修复。

非手术治疗 此类治疗作为单独的治疗或术前准备均有意义，且有可能经过反复多次治疗取得满意的效果。具体方法包括：①硬化剂局部注射。常用硬化剂如：鱼肝油酸钠、尿素、平阳霉素等化疗药物、高渗氯化钠、中药制剂等均有相似结果。硬化治疗需要耐心的观察和长期的坚持，甚至有可能持续终生，难以在短期内达到理想而持久的效果。②动脉插管注射尿素、平阳霉素等，每天注射，待续治疗期间瘤体可缩小、塌陷并变硬，主要用于头面部巨大海绵状血管瘤的治疗。③铜针留置法。上述方法主要利用不同的因素导致内皮细胞的无菌性坏死，以后纤维结缔组织增生，从而使血管瘤纤维化，开始萎缩。

预后 对于有些稳定，而且症状及对外观的影响都不显著的海绵状血管瘤可以随访，不予治疗。广泛累及肢体的海绵状血管瘤，往往通过局部的反复切除仍难以改善，甚至由于血流动力学平衡的状态被打破后，周围畸形血管网代偿扩张的现象可能反复发生。对此类病例可姑息的采用压迫疗法，即用弹力绷带长期压迫包扎，从足部到大腿根部，可在一定程度上延缓其进一步扩张及减轻症状。

（吴新民 朱海宏）

tǐbiǎo mànzhuàngxuèguǎnliú
体表蔓状血管瘤 （superficial hemangioma racemosum） 在海绵状血管瘤或血管畸形基础上合并动-静脉瘘后形成的血管瘤。蔓状血管瘤约占血管瘤发病率的1.5%，好发于头皮、面颈部及四肢。蔓状血管瘤无消退可能，女性发病率高于男性，妊娠期病情有加速发展的倾向。近半数患者

在婴幼儿期就有明显的动-静脉瘘的证据。此类蔓状血管瘤随年龄进行性扩大，其余的患者则经过数年稳定后突然迅速加重，除影响外观和局部功能外，还可能因累及心功能而危及生命，因而除出血、瘤体破裂、残留血管瘤组织等之外，还有可能发生中心动脉压下降、周围静脉压增高、心率增快、心力衰竭等，是血管瘤治疗的另一难点。

临床表现 血管瘤及其周围区域内可见念珠状或索状迂曲的血管，表面温度高于正常皮肤，可扪及持续的震颤，局部听诊可闻及杂音，这些体征提示蔓状血管瘤具有动-静脉瘘和高血流量的特点。此外，局部病灶组织明显扩张增大，少数患者的耳、鼻、口腔和四肢累及后体积逐渐增大，表面可见到明显的搏动。广泛动-静脉瘘可造成回心血量增加，导致心脏负荷增大，有引起心功能不全与衰竭的潜在危险。

诊断 选择性动脉造影是目前蔓状血管瘤诊断和治疗前准备最常用的辅助检查，可采用快速连续摄片或数字减影血管造影（DSA），以明确动-静脉瘘的部位、滋养动脉、回流静脉以及它们和其他血管的关系，必要时在造影后即进行栓塞。此外，可进行周围静脉压测定和血氧分析；彩色多普勒超声检查可以帮助了解动脉血的分流情况。

治疗 合理的手术仍是蔓状血管瘤最理想的治疗方法，对局限性的病灶可以通过直接切除后缝合、植皮及皮瓣转移修复，有时也考虑分期切除。随着导管技术的日益普及，治疗前对各种蔓状血管瘤进行选择性动脉造影是必要和可行的，尤其是较大且严重的蔓状血管瘤，术前的选择性

甚至超选择性造影可为治疗提供明确而全面的资料。选择性血管造影的同时可配合栓塞治疗，把导管插到动-静脉瘘的附近，注入与估计的动-静脉瘘口直径相当的栓塞剂，栓塞后可减轻症状及术中出血，尤其是病变广泛且血供丰富导致手术较困难的病例，更需要先行栓塞，再在短期内接受手术；如栓塞不成功可在10天后再重复一次。蔓状血管瘤的手术要点是要尽可能地切除病灶，尤其是分布区域较广的动静脉瘘。在这一原则下，也要权衡切除范围过于广泛而造成的术后并发症。切除时要逐一结扎进入病变的血管，这样可以减少术中出血。当然，手术治疗仍然有其局限性，对于巨大、深在或波及重要器官的血管瘤，如果累及咽喉、颅底或整个肢体，或已侵入胸腔等部位，手术则是危险的选择。单纯依靠经导管介入栓塞是一种有发展价值的治疗手段。目前单纯进行多次介入栓塞的病例还较少，常用的许多栓塞剂中如金属圈较适用于蔓状血管瘤，而且基本上不易再通。栓塞血管及栓塞剂的选择是今后蔓状血管瘤治疗中的重要研究方向。

（吴新民　朱海宏）

tǐbiǎo zhīfángliú qiēchúshù

体表脂肪瘤切除术（superficial lipomectomy） 治疗体表脂肪瘤的手术。

适应证 较小脂肪瘤发展缓慢无临床症状者，一般无须处理，若瘤体较大、近期内突然增大或发生感染，有轻度疼痛并引起功能障碍，影响劳动和美观者，可行手术切除。

手术方法 术前需清洁局部皮肤。皮肤局部麻醉后，在肿瘤表面沿皮纹全层切开皮肤、皮下

组织至脂肪瘤的包膜层，弯止血钳沿瘤体包膜分离肿瘤，钳夹并结扎肿瘤滋养血管。脂肪瘤多呈多叶状，形态不规则，应注意完整分离出有包膜的脂肪瘤组织。用组织钳提起瘤体分离基底，切除肿瘤。止血后分层缝合切口。切口用敷料妥善包扎。术后6~7天拆线。

术中注意事项 ①术前要正确判断脂肪瘤的位置，防止注射局麻药后，因组织肿胀而查不清瘤体。必要时，术前于皮肤上划好手术切线，以免错位。有时将脂肪瘤误认为皮下脂肪组织而切开，以致在瘤体内找瘤体。因此，手术时要逐层切开，并要正确辨认脂肪组织与脂肪瘤。前者无包膜，后者有完整包膜；两者均为浅黄色，但后者色泽较前者稍深。②后颈部脂肪瘤较坚硬，多与周围组织粘连，不易剥离，出血较多。较大的后颈部脂肪瘤，术前应适量备血。③大网膜与疝囊粘连而不能还纳腹腔的股疝，在体表检查时，颇似脂肪瘤，有时可能误诊手术。故在股部内上方卵圆窝处行脂肪瘤切除时，应注意与股疝鉴别。如在手术中发现为股疝，可将切口延长，行疝修补术。

常见并发症 通常术后不会出现严重并发症，但手术中可能会出现麻醉意外。手术切除过程中，如不小心还会损伤周围大血管，造成大出血，危及患者生命。如果手术切除不彻底，可造成脂肪瘤复发。

（吴新民　朱海宏）

pízhīxiàn nángzhǒng qiēchúshù

皮脂腺囊肿切除术（resection of sebaceous cyst） 治疗皮脂腺囊肿的手术。

适应证 适用于未并发感染的皮脂腺囊肿。如术前有红肿热

痛等感染征象，应首先控制感染，择期再安排手术。

手术方法 术前备皮，清洁局部皮肤。手术可在囊肿表面皮肤，尤其见到导管开口时，以囊肿为中心作梭形切口，将皮瓣连同囊肿一并切除；如囊肿较小，可作一直切口。切开皮下组织后，用组织钳翻起一端皮瓣，轻轻提起肿物，再用组织剪（或止血钳）沿囊肿边缘分离，使之完全游离；用止血钳钳夹、剪断囊肿底部的纤维条索后结扎，即可完整切除囊肿。伤口冲洗、止血后，分层缝合切口，稍微加压包扎。一般不需要特殊处理，7天拆线。囊肿合并感染者，应用抗生素控制感染。

术中注意事项 术中要仔细剥离囊壁，以免挤破后增加感染机会，如囊肿已破裂，则用干纱布保护好周围组织，将囊内容物一次挤出，取净囊壁。腔内用生理盐水冲洗，逐层缝合切口。如术中发现囊肿内容物已化脓，切除囊壁后，切口不做缝合，放纱布条引流，换药治疗。凡未切除囊壁者，如果残留囊壁，则易于复发，在未并发感染或感染消退后，应再次手术治疗。

（吴新民　朱海宏）

shénjīngxiānwéiliú qiēchúshù

神经纤维瘤切除术（neurofibromectomy） 治疗神经纤维瘤的手术。

适应证 适用于皮损严重妨碍美观、肿瘤太大影响功能、伴有疼痛及怀疑恶变者，必要时进行手术，以切除病灶、缓解疼痛。有的神经纤维瘤病则为多发，大小不等，一般不适合手术治疗。多发性神经瘤病由于数量甚多，无临床症状的可不急于手术，引起临床症状的予以切除。如病变

局限且巨大者，也可手术。

手术方法 若神经纤维瘤位于皮肤或皮下，可进行肿瘤单纯切除。沿肿瘤的长轴切开皮肤、皮下组织，分离软组织，直达肿瘤。瘤体与神经相连接，呈纺锤形、白色、质地较硬。沿肿瘤行钝性剥离，然后紧靠神经组织将瘤体剥除。逐层缝合切口。术后一般无须特殊处理，第7天拆线。

常见并发症 ①神经纤维瘤周围常有增生的小血管，若术中止血不彻底，术后易形成血肿。②发源于尺神经、桡神经和正中神经等粗大神经干的肿瘤，若术中造成损伤，则发生相应神经支配的肌肉功能障碍。③有癫痫发作者应彻底检查，手术切除后有可能再发。应告知患者，其子女中有50%可发生该病，必要时应考虑绝育。

（吴新民　朱海宏）

xuèguǎnliú qiēchúshù

血管瘤切除术（resection of hemangioma） 将病损血管瘤组织切除以达到治疗目的的手术。对孤立且较小的血管瘤效果良好，如病损区血管丰富，血量大，手术时易引起出血，有时甚至失血性休克，术中需要大量输入全血。由于出血后血管瘤往往不能全部切除而被迫终止手术，故术后复发率较高。手术切除部分瘤体后常并发局部畸形及功能障碍。故手术治疗应严格掌握适应证，权衡手术价值，然后方可确定是否选择手术治疗。

适应证 血管瘤发生在易引起出血、感染（如唇部海绵状血管瘤）或有碍功能的部位者。血管瘤生长迅速，且因条件限制不能冷冻，不能硬化剂注射如5%鱼肝油酸钠或40%尿素等治疗者。

手术方法 切口应根据瘤体

大小、部位而选择，可作梭形切口，以便充分显露血管瘤周围组织。从血管瘤周围正常组织内进行钝性和锐性分离。逐一分离、结扎、切断穿透筋膜层的分支和进入瘤体的主要血管，仔细将肿瘤彻底切除，逐层缝合切口。

术中注意事项 ①注意勿损伤瘤体，以免引起出血，增加手术难度。②皮肤有缺损者应同时植皮或作皮瓣修复。③术后伤口需加压包扎，肢体适当固定。④头皮部常有与多数动脉相交通的蔓状血管瘤，瘤体有动脉搏动。此种血管瘤，手术时出血量较多，应先将与血管瘤相交通的动脉经皮肤逐一贯穿缝扎，以控制出血。如将所触到的动脉全部缝扎后，瘤体仍有搏动，则说明尚有动脉与血管瘤相交通。此时可在血管瘤外1cm处，经皮肤贯穿缝合一周，深达颅骨骨膜，即可控制出血。血管瘤切除后，再逐一拆除头皮缝线，并同时结扎出血点。皮肤缺损处行游离植皮。

常见并发症 ①若血管瘤切除不彻底，则易二次复发，并出现局部畸形及功能障碍。②如术中将瘤壁剥破，则会发生大量出现，甚至失血性休克，危及生命，应立即用小圆针、细线将破口缝合。然后再继续手术。③血管瘤切除后若止血不彻底，术后易形成血肿。

（吴新民　朱海宏）

wàikē gǎnrǎn

外科感染（surgical infection） 需要外科治疗的感染性疾病，或发生在创伤或手术后的感染。病原体入侵机体引起的炎症反应，即表现为感染，病原体包括病毒、细菌、真菌和原虫等。占所有外科疾病的1/3～1/2，在外科领域中最常见。

无菌观点出现之前，绝大多数的伤口均发生感染。直到1867年李斯特（Lister）提出抗菌术，1886年伯格曼（Bergmann）介绍蒸汽灭菌（即无菌术），外科感染率才有了明显的下降。然而真正解决外科感染难题的是青霉素的发现，抗生素的应用极大地挽救了感染患者的生命，虽然当前耐药菌种频繁现身，但大多数致病菌均在人类的掌控之中。目前，人类对感染的认识已经升至分子基因水平。

外科感染常分为非特异性感染和特异性感染。非特异性感染又称化脓性感染或一般性感染，常见致病菌有葡萄球菌、链球菌、大肠杆菌等，可表现为疖、痈、丹毒、急性乳腺炎、急性阑尾炎等。特异性感染如结核病、破伤风、气性坏疽、念珠菌等，因致病菌不同，可有独特的表现。

根据病程长短感染可分为急性、亚急性与慢性感染。病程在3周之内为急性感染，超过2个月为慢性感染，介于两者之间为亚急性感染。感染亦可按照发生条件来分类，如条件性（机会性）感染、二重感染（菌群交替）、医院内感染等。

外科感染的发生受到致病菌的毒力、局部及全身的抵抗力、及时和正确的治疗等因素的影响。近年来，越来越多的研究关注到肠道细菌易位与外科感染的关联。尤其在危重患者，大量的细菌和内毒素易位，引发机体过度的炎症反应，甚至可能发展为多器官功能衰竭。

外科感染处理的关键在于恰当的外科干预和抗菌药物的合理应用。去除感染灶、通畅引流是外科基本的治疗原则，任何一种抗菌药物都不能取代引流等外科处理，一般来说，抗菌药物仅仅是治疗的辅助手段。

（任建安　吴秀文）

quánshēn yánzhèng fǎnyìng zōnghézhēng

全身炎症反应综合征（systemic inflammatory response syndrome，SIRS）

由感染或非感染因素作用于机体引起的全身性炎症反应。这一概念于1991年由美国胸科医师学会（American College of Chest Physicians，ACCP）和美国危重病医学学会（Society of Critical Care Medicine，SCCM）在芝加哥召开的联合会议上首次提出。

病因及发病机制　引起SIRS的病因并不特异，可以是缺血、炎症、创伤或感染，也可是多种致病因素的联合作用。导致SIRS的感染性因素有细菌性脓毒症、烧伤后伤口感染、念珠菌病、蜂窝织炎、胆囊炎、社区获得性肺炎等。SIRS的非感染性因素有急性肠系膜缺血、烧伤、肝硬化、脱水、药物反应、电损伤、出血性休克、血液系统恶性肿瘤、肠穿孔、药物不良反应、心肌梗死、胰腺炎、癫痫、精神活性物质滥用、手术、输血反应及上消化道出血等。

外源性损伤或感染毒性物质均可促发机体早期炎症反应。正常时促炎与抗炎反应保持平衡，危重患者因机体代偿性抗炎反应能力降低以及代谢功能紊乱，促炎反应占优势，最易引发SIRS。严重者还可发展至多器官功能障碍综合征（mutiple organ dysfunction syndrome，MODS）。因而，SIRS是免疫、炎症系统在机体保护和组织损伤应答之间失平衡的结果。

分期　不论病因如何，SIRS都有相似的病理生理特点。它是机体应对创伤、感染或毒性物质刺激的一种非特异性的防御机制。炎症的级联反应可概括为三个阶段：Ⅰ期为机体应对刺激因素在局部产生细胞因子，细胞因子激发炎症反应、促进伤口愈合和募集网状内皮细胞系统。Ⅱ期为少量的细胞因子进入循环以改善局部反应，促使生长因子合成和巨噬细胞、血小板的聚集。这一急性时相反应通常受到下调的促炎介质和内源性拮抗剂的调控，目的在于达到自我平衡。Ⅲ期为如果未能实现自我平衡，机体将产生全身性的应答，即产生SIRS。释放出的细胞因子产生的危害多于其保护作用，它们激活大量的体液级联反应，活化单核-吞噬细胞系统，破坏循环的完整性，并最终造成器官功能不全。

临床表现与诊断　SIRS具有以下四个特征：①体温 $>38℃$ 或 $<36℃$。②心率 >90 次/分。③呼吸 >20 次/分或过度通气，$PaCO_2<32mmHg$。④血白细胞计数 $>12\times10^9/L$ 或 $<4\times10^9/L$，或未成熟粒细胞 $>10\%$。凡具有上述四种临床表现中的两种以上者，即可确诊为SIRS。

治疗　SIRS治疗的难点在于引起SIRS的病因并不总是显而易见，去除感染、脱水、容量过多、失血、输血反应、药物、高血糖或低血糖等病因是治疗的关键。

抗感染治疗　不推荐对所有的SIRS患者经验性使用抗生素。应用抗生素的指征有：①可疑感染或已确诊的感染（如泌尿系统感染、肺部感染或蜂窝织炎）。②血流动力学不稳定。③低中性粒细胞，或处于其他免疫抑制状态。④脾切除术后。推荐在使用抗生素之前行病原体培养，一旦明确病原体，则选用窄谱抗感染药物。

维持液体平衡 目前针对 SIRS 患者并没有确定的最佳液体管理方案。保守疗法采取限制液体输入同时利尿，以减少肺水肿，缩短机械通气时间，从而提高生存率。然而这种疗法的风险在于心输出量减少，加重肺以外器官的衰竭。

升压药 对充足的液体复苏之后仍出现低血压的患者应用升压药，同时密切监测血流动力学状态。

高血糖 SIRS 患者经常出现血糖升高，即使是非糖尿病的患者。研究表明，对危重患者进行密集的血糖控制，可以缩短住院时间，降低死亡率。

外科干预 对因外科急腹症（如穿孔性阑尾炎、胆囊炎等）导致 SIRS 的患者应采取合理的外科干预。假体装置应及时移去。感染灶的清创、引流可增加抗菌药物的疗效。

（任建安　吴秀文）

nóngdúzhèng

脓毒症（sepsis） 由感染或高度可疑感染灶引起的全身炎症反应综合征（SIRS）。SIRS 既可由感染引起，也可由非感染应激因素促发，然而只有具备感染证据时才可诊断为脓毒症。其中，严重脓毒症是指伴有脏器功能障碍（如低血压、低氧血症、少尿、代谢性酸中毒、血小板减少等）的脓毒症；而脓毒症休克是尽管进行了合理的液体复苏，但仍伴有低血压的严重脓毒症。脓毒症是重症监护室（intensive care unit, ICU）患者最常见的死亡原因。美国每年约有 75 万名脓毒症患者，且其发病率呈上升趋势。中国缺乏详细的临床流行病学资料，据推算每年可能有 300 万例患者发生脓毒症。

病因及发病机制 脓毒症常见于老年患者以及其他易受感染侵犯的个体，如合并糖尿病或其他免疫抑制疾病患者。感染的高危因素包括接受抗肿瘤化疗、合并终末期肾或肝病、合并 HIV 感染、长期服用激素等免疫抑制药物，以及留置静脉导管等。另外，脓毒症是大手术、创伤或大面积烧伤之后的常见并发症。

感染源 除了低白细胞的免疫抑制患者，大多数脓毒症患者均可以确定感染源。呼吸系统、泌尿系统感染是最常见的病因，其次是腹部和软组织感染，血管内装置是医源性脓毒症的常见病因。6%～15%的患者有多个部位的感染。

致病微生物 在抗生素诞生之前，脓毒症的主要致病微生物为革兰阳性菌，近来革兰阴性菌成为导致严重脓毒症和脓毒症休克的主要病原体，脓毒症常见致病微生物（表1）。

厌氧菌致脓毒症的数量逐渐减少。真菌导致的脓毒症占脓毒症患者的组成比逐年上升。多病原体的脓毒症占 5.6%～18.4%，而低白细胞患者是多病原体脓毒症的高危人群（表2）。

脓毒症的本质尚未认识清楚，目前对其机制的探讨主要集中在内毒素、基因多态性、炎症、凝血及免疫等方面。一般认为，在脓毒症的早期，机体处于激活状态，炎性细胞、免疫细胞及补体系统分泌大量炎性因子、化学趋化因子等，即 SIRS 期。而在晚期，机体则生成促炎介质以对抗早期炎性介质的促炎效应，此期称为代偿性抗炎反应综合征（CARS）。

表 1　脓毒症常见感染部位及其致病微生物

感染部位	致病微生物
下呼吸道感染	肺炎链球菌、肺炎克雷伯菌、金黄色葡萄球菌、大肠埃希菌、军团菌、嗜血杆菌、厌氧菌、革兰阴性菌、真菌
泌尿系感染	大肠埃希菌、变形杆菌属、肺炎克雷伯菌、假单胞菌属、肠杆菌属、沙雷菌属
软组织感染	金黄色葡萄球菌、表皮葡萄球菌、链球菌、梭状芽胞杆菌、革兰阴性菌、厌氧菌
胃肠道感染	大肠埃希菌、粪链球菌、脆弱类杆菌、不动杆菌属、假单胞菌属、肠杆菌属、沙门菌
生殖系统	淋球菌、革兰阴性菌、革兰阳性菌、链球菌、厌氧菌

表 2　脓毒症感染的高危因素

低龄或高龄（年龄低于 10 岁，或高于 70 岁）

基础疾病（肝硬化、酒精中毒、糖尿病、心血管疾病、实体瘤、血液系统恶性肿瘤）

免疫抑制（低中性粒细胞、接受免疫抑制或激素治疗、药物滥用、脾切除）

大手术、创伤、烧伤

静脉装置（静脉导管或其他留置静脉的人工装置、假肢、血滤或腹膜透析的导管、气管内导管）

预防性应用抗生素

住院时间长

其他因素（分娩、流产、营养不良等）

然而从促炎向抑炎的转换机制尚不明确。

临床表现 脓毒症是全身的炎症反应，可表现为：①寒战、高热或低热，起病急发展快。②神智淡漠或烦躁，昏迷。③心率快，脉搏细数，呼吸急促或困难。④肝大。⑤休克，革兰阳性菌脓毒症发生休克晚，四肢较温暖。革兰阴性菌脓毒症休克早，持续时间长，四肢厥冷。

诊断 2001 年欧美五个学术组织共同发起国际脓毒症定义会议，对脓毒症的相关指标进行了重新修订，提出了严格的诊断标准。主要内容包括：①一般指标。体温升高、寒战、心率快、呼吸急促。②炎症指标。白细胞数改变、血清 C 反应蛋白或降钙素原水平增高。③血流动力学指标。低血压（收缩压<90mmHg，平均动脉压<60mmHg 或成人血压下降>40mmHg，或儿童血压低于该年龄组正常血压的 2 个标准差）、高排、低阻、氧摄取率降低。④代谢指标。胰岛素需要量增加。⑤组织灌注变化。皮肤灌流改变、尿量减少。⑥器官功能障碍。例如低氧血症、少尿、尿素和肌酐增高、血小板减少或其他凝血异常、高胆红素血症等。

分级系统 为了更好地识别和诊断脓毒症，国际脓毒症定义会议还制定了一个脓毒症的"分阶段诊断系统"。会议依据易感染本质（predisposition）、感染/损伤（infection/insult）、机体反应（response）、器官功能障碍（organ dysfunction）程度等推荐了 PIRO 作为脓毒症的分阶段诊断系统，从而客观地反映病情的轻重程度，进一步完善了脓毒症的诊断。PIRO 系统的基本内容包括：①易感染体质指脓毒症患者病前的基础状况、文化或宗教习俗、年龄、性别、对脓毒症的易感性（遗传背景与基因多态性）、病原体与宿主疾病之间的关系等。②感染/损伤主要涉及感染的部位、性质和程度、致病微生物种类及其毒性产物、药物敏感性等。③机体反应较难定义，目前认可的反映疾病严重程度的循环指标有降钙素原、白介素 6 等。④希望建立一个类似肿瘤患者诊断的 TNM 系统来反映脓毒症器官功能障碍的程度。

治疗 2004 年发表的《拯救脓毒症指南》提出了针对脓毒症的治疗建议，用于指导临床治疗脓毒症。

早期目标导向治疗及液体疗法 一旦确诊为重症脓毒症或脓毒症休克（低血压或乳酸酸中毒），应尽快进行液体复苏。在复苏的前 6 小时，脓毒症所致低血压的初期复苏目标包括：中心静脉压 8 ~ 12mmHg（1mmHg = 0.133kPa），平均动脉压≥65mmHg，尿量≥0.5ml/（kg·h），混合静脉血氧饱和度≥70%。迄今没有证据表明支持何种液体优于其他液体。可使用天然或人工合成的晶体或胶体液补充液体。

抗感染 在发现重症脓毒症的 1 小时内，应在对有关标本进行细菌培养后再静脉使用抗生素。初始的经验性抗感染疗法包括一种或更多种对可能致病菌敏感且能抵达感染部位的药物。同时应积极寻找感染源，特别是脓肿或局部感染灶的引流，感染坏死组织的清创，潜在感染器械的去除或即将发生感染的微生物污染源的去除。在选择理想的感染源清除方法时，必须考虑特定措施的效果与风险。

升压药及激素 当通过补液不能恢复血压和脏器灌注，应开始使用升压药。在纠正脓毒症休克的低血压时，去甲肾上腺素或多巴胺（尽可能快地通过中心静脉）是首选的血管升压药。小剂量多巴胺不需作为重症脓毒症治疗的一部分用于肾保护。对补液充足但仍需要升压药来维持正常血压的患者，推荐静脉给予皮质激素（氢化可的松 200 ~ 300mg/d，分 3~4 次给予或连续给予，持续 7 天）。在重症脓毒症和脓毒症休克患者，为治疗脓毒症休克，皮质激素的使用量不应超过 300mg 氢化可的松。

器官功能支持 对需要进行机械通气的急性肺损伤（acute lung injury，ALI）/急性呼吸窘迫综合征（acute respiratory distress syndrome，ARDS）患者推荐使用 6ml/kg 的小潮气量进行通气，吸气末平台压控制在 30cmH$_2$O 以下。如果为了降低平台压和潮气量，在 ALI/ARDS 患者可允许高碳酸血症。应设置最小的呼气末正压防止呼气末肺泡萎陷。重症脓毒症患者一旦稳定，就应将血糖维持在<8.3mmol/L。支持血糖控制的研究使用的是持续胰岛素和葡萄糖输注。在脓毒症合并急性肾衰竭，且无血流动力学不稳定的情况下，持续静脉静脉血液滤过（CVVH）和间歇性血液透析的作用是一样的。在血流动力学不稳定的感染患者，使用持续性血液滤过，更易于体液平衡的管理。

重组人激活蛋白 C 对于死亡率极高的重危患者建议使用重组人激活蛋白 C。

血液制品的应用 一旦组织低灌注缓解且未合并其他疾病，如明显的冠状动脉疾病、急性出血，或乳酸酸中毒，当血红蛋白

降低至 <70g/L 时，即应输注红细胞，将血红蛋白提高至 70～90g/L。不推荐专门用促红细胞生成素治疗重症脓毒症合并的贫血。但对于因其他原因需要使用促红细胞生成素的患者，允许使用促红细胞生成素，如肾功能衰竭引起的红细胞生成障碍。

（任建安　吴秀文）

jūnxuèzhèng

菌血症（bacteremia）

细菌经由体表或感染的入口进入血液系统，不引起或引起短暂的全身反应。正常人的血液是绝对无菌的，因手术、拔牙或留置导尿管等操作而使得细菌有机会进入血液，入血后立即引起人体的免疫反应。当机体的免疫力足够强大时，或侵入血液的细菌量较少、毒力较弱时，机体占据主导地位，能够杀死入侵的细菌，不至于引起相关症状；反之，机体免疫功能低下，入侵细菌数量大时，细菌占据主导地位，则引起发热、寒战、意识障碍，甚至更严重的症状。

病因　静脉或动脉内留置导管是导致菌血症的常见原因。一些有创操作，如污染手术、拔牙、留置导尿管，脓肿切开引流等都可能导致细菌入血。20 世纪以前引起菌血症的病原菌主要是革兰阳性细菌。20 世纪 40 年代，抗生素的应用使革兰阳性细菌的感染得到有效控制，但却使革兰阴性细菌的感染不断增长，但是 80 年代以后的流行病学的发现，革兰阳性细菌又重新成为导致菌血症的主要病原菌。

临床表现　大多数情况下，短暂而低水平的菌血症不会引起明显症状。而当机体处于免疫低下或细菌数量大时，则可引起明显症状。典型的表现为全身性感染的症状，包括：①骤起高热或低体温，起病急，病情重，发展极为迅速。②头痛、头晕、恶心、呕吐，严重者可以意识障碍。③心率加快、脉搏细速，呼吸急促或困难。④肝脾可肿大，重者可黄疸，皮下出血斑等。细菌随血流播散可导致继发性脓胸、化脓性心包炎、腹膜炎、脑膜炎、急性心内膜炎等。

诊断　菌血症的诊断主要通过血培养。一旦怀疑，应立即采血检验，确诊后应立即针对病原菌治疗。血液培养应包括需氧菌和厌氧菌培养，应间隔 1 小时做 2 次血培养，每次应从不同部位静脉取血。两次血培养用于菌血症的初期诊断已足够，但阴性的染色或培养结果不能排除菌血症，特别是以前已接受过抗生素的患者，更不能排除菌血症。此外，如果患者有明确感染部位，应从感染部位取脓液或体液作革兰染色和培养。

鉴别诊断　菌血症与败血症、毒血症及脓毒症等概念相近，常易于混淆。①败血症：细菌侵入血液并迅速生长繁殖，引起全身性感染症状。发病特点是开始剧烈寒战，以后持续 40～41℃的高热，伴有出汗、头痛、恶心。②毒血症：细菌毒素从局部感染病灶进入血液循环，产生全身性持续高热，伴有大量出汗，脉搏细弱或休克。由于血液中的菌毒素可直接破坏血液中的血细胞，所以往往出现贫血现象。血液培养找不到细菌。值得特别注意的是，严重损伤、血管栓塞、肠梗阻等病变，虽无细菌感染，但大面积组织破坏产生的毒素，也可引起毒血症。③脓毒症：指由感染或高度疑似感染引起的全身炎症反应。根据严重程度，可将脓毒症分为脓毒症、严重脓毒症、脓毒症休克。严重脓毒症指患者出现由脓毒症引起的器官功能障碍或组织低灌注；脓毒症休克指由脓毒症引起的低血压状态不能被充分的液体复苏所改善。

治疗　对于无症状或症状较轻的菌血症一般无须治疗。而针对症状较严重的菌血症，则需要及时有效的处理。首先是寻找感染源，包括肉眼可见感染源及需要通过影像学来证实的感染源。有留置静脉或动脉导管的应尽快予以拔出；有明显外在感染伤口应尽快清创，内在脓肿应根据病情考虑穿刺或手术去除。然后在留取细菌培养标本后，应立即按本地区细菌谱经验给予一种或多种抗生素治疗，待药敏结果出来后给予调整抗生素。

预防　一切明显的或隐匿的化脓性病灶如能及早予以清除，菌血症的发生就可以减少。一些免疫抑制或免疫低下患者更应注意避免感染，尽早去除感染源。

（任建安　吴秀文）

shǒushùbùwèi gǎnrǎn

手术部位感染（surgical site infection，SSI）

术后 30 天内（如有人工植入物则术后 1 年）在手术部位出现的感染。是最常见的医院获得性感染。手术类型和患者潜在疾病不同，该病发病率从 0.5%～15% 不等，2%～5% 接受清洁腹外手术的患者和 20% 接受腹内手术的患者可能出现。

病因及发病机制　常发生在手术过程中。来源主要有手术室环境、手术室人员、所有医疗器械以及外科医生、护士、探视者、陪护人员等。大多数 SSI 感染的来源是定植于皮肤表面、黏膜、腔隙的内源性菌落。当黏膜层或皮肤切除时，外露的组织就处于内源性菌落的污染中。这些微生物通常为需氧的革兰阳性球菌，但当切口靠近会阴部或腹股沟时也可能含有厌氧菌和革兰阴性需氧菌。胃肠道手术的病原体有革兰阴性杆菌（如大肠埃希菌）、革兰阳性菌（如肠球菌）以及厌氧菌（如脆弱芽胞杆菌）等。远处感染灶也可播散至手术切口，尤其是对那些术中有假体或其他植入物置入的患者。外源性病原体的来源包括医务人员、手术室环境（包括空气）及各种医疗器械等。外源性菌落主要是需氧菌，尤其以革兰阳性菌多见。在 SSI 中，外源性或内源性的真菌感染均较少见，其致病机制尚待研究。

临床表现及诊断 按发病部位不同，可将 SSI 分为表浅手术切口感染、深部手术切口感染和器官或间隙感染。

表浅手术切口感染 术后 30 天内发生、仅累及皮肤及皮下组织的感染，并至少具备下述情况之一：①切口有脓性分泌物，不管是否经实验室确诊。②伤口内的分泌物或软组织培养出病原微生物。③伤口有感染的症状或体征（红、肿、热、痛），外科医师主动开放伤口但伤口内分泌物培养阴性者除外。④临床医生诊断为表浅手术切口感染。

深部手术切口感染 术后 30 天内（如有人工植入物则术后 1 年内）发生、累及切口深部筋膜及肌层的感染，并至少具备下述情况之一：①脓性引流物或穿刺抽到的脓液来自深部切口而不是器官手术的腔隙。②发热至 38℃以上，局部疼痛和压痛，创口自发裂开或被外科医生开放但切口分泌物培养阴性除外。③体格检查、再次手术探查或病理组织学或放射学检查时发现脓肿或其他明显感染证据。④外科医生

诊断为深部切口感染者。

器官或腔隙感染 术后 30 天内（如有人工植入物则术后 1 年内）、发生在手术涉及部位的器官或腔隙的感染，通过手术打开或其他手术处理，并至少具备下述情况之一者：①从器官或腔隙内引流或穿刺有脓液。②组织或分泌物培养分离出病原微生物。③体格检查、再次手术探查或病理组织学或放射学检查时发现器官或腔隙处脓肿或其他明显感染证据。④外科医生对器官或腔隙手术部位感染的诊断。

治疗 尽管随着无菌术和抗生素等的普及，该病发生已逐步减少。但常给患者造成沉重的经济负担，通常患者需要再次入院、外科干预以及全身应用抗菌药物。

评估切口 患者的全身状况是促进伤口愈合的关键，术前应尽量纠正糖尿病、肥胖、营养不良以及缺血等拖延愈合的因素。而全面的切口评估有助于发现早期感染的征象，并及时采取治疗措施。

切开及引流切口 敞开切口并引流出脓性液体是应对感染切口的常规手段。大多数情况下，拆除缝线或夹子即可引流出脓液，对于位置较深的脓液，可选择 CT 或超声引导下的经皮穿刺，并放置引流管。同时切口需再次开放、清创。重新开放的切口，可在引流清创以及感染征象消失之后缝合，但是大多数切口可凭自身二次愈合。

合理用药 当手术部位出现明确的蜂窝织炎、淋巴管炎或脓毒症等全身性并发症时，推荐应用抗生素。先经验性用药，待培养结果明确病原体后可调整抗生素的种类和剂量。不推荐局部应用抗生素。表浅 SSI 患者可不考

虑全身性应用抗生素。

正确选择敷料 选择敷料时要综合考虑更换敷料的频次，伤口的大小、部位、疼痛以及患者的偏好等。对于需要频繁换药的伤口不能使用缓释抗菌成分的敷料。敷料应不妨碍患者运动，如骨科手术中的大多数切口均涉及关节，选择敷料时应注意不妨碍患者运动，以利于术后恢复。潮湿、无黏性的敷料在更换时不会引起患者的疼痛。

预防 感染是最常见的手术后并发症，加强认识并综合各项预防措施可降低其发生率。

手术前患者的准备 ①术前治疗及控制其他部位感染，直到感染控制才进行手术；注意提高患者的抵抗力，如纠正低氧血症、低蛋白血症等。②缩短患者术前住院时间。③做好手术部位皮肤的准备，选用适当的皮肤消毒剂；如最好用剪器在术前去除毛发。④预防性应用抗生素。抗生素的应用要依据伤口的清洁度来选用，清洁伤口不要求预防性使用抗生素，但如有假体植入、高龄、营养不良、并存多种疾病等危险因素时，亦应预防性用药；清洁-污染伤口最好用抗生素预防，特别是消化道、胆道、呼吸道和泌尿生殖道等易于感染的手术；污染性伤口应了解病情、预测污染，术前应接受抗生素治疗。以术前 2 小时至 30 分钟静脉用药最适宜。选药方面，应根据手术部位常见的致病菌选择抗感染药物，尽可能广谱地覆盖手术部位的致病菌。

手术人员准备 剪短指甲且不戴假指甲、戒指等首饰；外科刷手、穿手术衣和戴无菌手套应严格执行无菌技术操作规程；手术人员如有发热等感染征象或存

在微生物定植时，应暂停手术。

手术中的预防控制措施 做好手术室环境、工作人员、药品和器械的管理；严格执行无菌操作技术规程；操作精细，彻底清创，严密止血，不留死腔，尽量减少坏死组织和切口中的异物；感染和污染伤口，术毕用盐水或抗生素溶液反复冲洗；尽量缩短手术时间；手套破损时应立即更换，处理感染或污染部位后必须更换手套。

手术后的预防控制措施 立即闭合的切口应在术后 24～48 小时覆盖无菌敷料；对于延迟闭合的切口，要注意判断是伤口污染还是患者的身体状况妨碍愈合，并在伤口覆盖无菌敷料；如果切口开放以待二次手术，应覆盖潮湿纱布及无菌敷料；处理感染或污染部位后必须更换手套。

（任建安 吴秀文）

fùqiāng gǎnrǎn

腹腔感染（intra-abdominal infection） 各种原因引起的腹腔感染是外科的常见病、多发病，其病因既可以是急性单纯性阑尾炎，也可以是坏死性胰腺炎、弥漫性腹膜炎、肠缺血等，预后差异较大。腹腔感染主要表现为腹膜炎和（或）腹腔脓肿。

分类 依据术后是否需要使用抗菌药物，可以将腹腔感染分为单纯性腹腔感染与复杂性腹腔感染。一般并不需要给予抗菌药物（除术前预防性应用抗生素）的腹腔感染为单纯性腹腔感染；在控制感染源后，仍需使用抗菌药物治疗残余感染的为复杂性腹腔感染，如阑尾脓肿或阑尾炎伴穿孔的腹腔感染。腹膜炎则依据不同分类标准又可分为局限性腹膜炎和弥漫性腹膜炎，原发性腹膜炎（自发性细菌性腹膜炎）和

继发性腹膜炎，社区获得性腹膜炎和医院获得性腹膜炎。此外，在某些患者，尤其是一般情况较差，伴有免疫抑制或已有脏器功能障碍的患者，继发性腹膜炎经规范治疗后腹腔感染持续存在，或缓解后又反复发作，称为第三类型腹膜炎。目前国际共识将第三类型腹膜炎分为三种类型：①细菌学明确型，即腹腔积液培养有明确的细菌。②可能型，48 小时后腹腔引流液细菌培养虽为阴性，但引流液仍为炎性液（白细胞数>500/ml）。③可疑型，有全身与腹部感染的症状与体征，但无腹腔积液的细菌学与检验证据。

病因与微生物学特点 不同类型腹腔感染主要的病原体不尽相同。原发性腹膜炎 90% 以上是由单一细菌引起。最常见的致病菌是革兰阴性杆菌，其次是肺炎链球菌占 15%。继发性腹膜炎多由空腔脏器穿孔或坏死或细菌在腹腔内播散引起。在上消化道以肠杆菌科细菌为主；下消化道穿孔或破裂，细菌污染较为严重，包含厌氧菌（主要是脆弱类杆菌）的混合感染多见。第三类型腹膜炎致病菌多为耐药菌，可为肠球菌、白色念珠菌、表皮葡萄球菌和铜绿假单胞菌与鲍曼不动杆菌以及真菌。膈下和上腹部的腹腔脓肿主要以肠道杆菌为主；下腹部和盆腔脓肿则主要是厌氧脆弱类杆菌和需氧肠道杆菌，也有其他类杆菌和梭状芽胞杆菌。

临床表现 主要表现为腹膜炎和不同部位的腹腔脓肿。

腹膜炎 压痛、反跳痛是腹膜炎的主要体征，腹肌紧张程度则随病因和患者全身情况的不同而有轻重不一。腹部叩诊可因胃肠胀气而呈鼓音。腹腔内积液多时，可以叩出移动性浊音。听诊

常发现肠鸣音减弱或消失。

腹腔脓肿 按发病部位可分为膈下、盆腔和肠袢间脓肿。

膈下脓肿 原发灶经过治疗病情好转，数天后又出现持续发烧，乏力，上腹部疼痛，有膈下感染的可能。可表现为：①毒血症。高热，食欲减退、脉率快或弱而无力，甚至血压下降。②疼痛。表现为上腹痛，在深呼吸和转动体位时加重，有持续性钝痛向肩背部放散，脓肿大时可有胀痛气急、咳嗽或呃逆。③膈下和季肋区有叩击痛、压痛，若脓肿表浅时该处皮肤有凹陷性水肿。④患侧呼吸动度变小，肋间隙减弱。⑤肝浊音界升高。⑥约 25% 的病例脓腔中含有气体，可叩击出四层不同的音响区。⑦患侧肺底部呼吸音减弱或消失。

盆腔脓肿 全身症状较轻而局部症状却相对明显，因为盆腔腹膜的面积较小，吸收毒素的能力较差。直肠指检提示肛管括约肌松弛，直肠前壁膨隆、触痛。

肠袢间脓肿 腹膜炎后，脓液被肠管、肠系膜、网膜包裹，可形成单个或多个大小不等的脓肿。出现低热，腹部隐痛，较大的脓肿可扪及痛性包块，并可伴有全身中毒症状。炎症可导致出现肠粘连，有时可出现不完全性肠梗阻的症状。

诊断 出现压痛、反跳痛时可考虑诊断腹膜炎，通常血常规白细胞增多，但当病情严重或机体免疫低下时，白细胞可不高或降低。腹部 X 线平片检查可见肠腔胀气并可有多个气液平面等肠麻痹征象。腹腔脓肿的诊断则需借助影像学检查，如腹部 X 线平片、B 超、CT 及 MRI、核素扫描等。CT 扫描可实现定位、定性诊断，是腹腔脓肿诊断的金

标准，检查前 2 小时口服造影剂并行增强 CT 对比可区分肠袢内液体及脓肿（图）。B 超是 CT 之外最合适的检查，可明确显示脓腔的大小、部位、深浅度，主要用于诊断肝脓肿、脾脓肿及盆腔脓肿，在 ICU、创伤患者中具有实用、便于携带的特点。超声下脓肿的影像学特点有：①低回声。②坏死组织。③增厚的或不规则的壁。④脓肿内如有气体则产生强回声；其缺点在于很难区别感染性或非感染性的液体积聚。B 超或 CT 引导下的诊断性穿刺是腹腔脓肿诊断的金标准，适用于单房、无分叶病并有安全穿刺入路的脓肿。高选择性脓肿穿刺引流可以减轻诊疗操作对机体生理的打击，常可避免或减少腹腔开放治疗。

治疗 腹腔感染治疗需遵循以下基本原则：

早期复苏以及器官功能支持 早期复苏的中心为快速输注液体保证容量充足，从而改善组织灌注。评价复苏的指标为心率、血压和尿量，维持尿量在每小时 $30 \sim 50 ml/kg$ 是治疗的基本目标。患有其他严重疾病、血流动力学不稳定或对早期复苏应答缓慢的患者应移至重症监护室（intensive care unit，ICU）。

应用抗菌药物 腹腔感染应用抗菌药物的目的在于清除感染灶内细菌、减少复发的可能、尽快促进感染症状的消退。在治疗开始前，应尽可能收集脓液、穿刺液等标本送细菌涂片染色、培养和药物敏感试验，然后根据感染的部位和性质，结合当地细菌耐药情况，开始经验性治疗。①原发性腹膜炎：首选第三代头孢菌素，如头孢噻肟、头孢曲松，其他选择有氨苄西林/舒巴坦、替卡西林/克拉维酸、哌拉西林/三唑巴坦、左氧氟沙星等，疗程约 2 周。②继发性腹膜炎：上消化道穿孔或以上腹部为主的腹膜炎主要针对革兰阴性需氧杆菌；下消化道穿孔或以下腹、盆腔为主的腹膜炎，则需注意覆盖革兰阴性需氧杆菌和厌氧杆菌。可覆盖肠道杆菌的抗菌药物有广谱青霉素、第二、三代头孢菌素、氨基苷类、喹诺酮类等。能同时覆盖革兰阴性需氧杆菌和厌氧杆菌的药物有氨苄西林/舒巴坦、哌拉西林、替卡西林/克拉维酸、头孢西丁、头孢美唑、亚胺培南、美罗培南等。对轻中度或社区获得性腹膜炎，可添加 β-内酰胺酶抑制剂的广谱青霉素；或环丙沙星加甲硝唑；或第三代头孢菌素，加用或不加用甲硝唑。对重症胰腺炎，可选用第四代头孢菌素（头孢吡肟）加甲硝唑；或用碳氢霉烯类（亚胺培南、美罗培南）。第三类型腹膜炎的细菌谱较为多变，常需联合用药，如广谱青霉素或头孢菌素与氨基糖苷类联用，或与喹诺酮类联用。③腹膜透析导致的腹膜炎：首选万古霉素或去甲万古霉素，与三代头孢联用，必要时应拔除透析管。④腹腔脓肿：充分引流，如切开或穿刺抽吸置管，根据脓液涂片染色和培养结果选用敏感药物。

一旦获得细菌培养和药物敏感试验结果，则需调整用药，但避免盲目根据检验结果对号入座，坚持临床为主的原则。严重感染时可在原方案基础上加用药敏报告敏感的抗菌药。

控制感染源 采用各种措施去除感染灶，消除促进感染形成和播散的各种因素，以及通过纠正解剖异常恢复正常生理功能的各种措施，具体包括：引流腹腔内渗液或脓肿；清除坏死组织；移除腹腔感染的源头，纠正导致腹腔感染的解剖异常。①引流：可将脓肿变为窦道或瘘，既可在手术清除感染源的同时完成引流，也可采用 CT 或 B 超引导下的穿刺引流。总之，强调采用创伤最小的外科手段达到充分引流、控制污染的目的，以尽可能少地影响患者的生理。②清除坏死组织：清除成功的关键在于区别有活力和无活力组织。继发于胰腺炎的胰周坏死组织清除可待炎症过程之后的 $3 \sim 4$ 周开始，此时坏死组织与正常组织界限方清楚。③手术：即移除腹腔感染的源头，纠正导致腹腔感染的解剖异常。某些微生物如凝固酶阴性的葡萄球菌能够定植于假体表面，并帮助假体免受机体正常的防御。治疗导管感染最有效的措施是拔除导管。不拔除导管，很难治愈导管相关感染。在由腹膜透析导致的腹腔感染中，移除透析管能够帮助控制感染。腹腔开放疗法适用于需要短时间内反复开腹引流，或因腹壁缺损、内脏水肿、内脏毁损或腹膜后血肿等原因无法关腹者，也可避免腹压增高的发生。然而腹腔开放将面对随后一系列的腹壁重建及继发性肠外瘘，因此严格掌握其适应证。

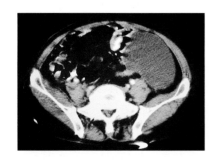

图 右侧盆腔脓肿 CT 表现

（任建安 吴秀文）

wàikē zhēnjūn gǎnrǎn

外科真菌感染（surgical fungal infection）

由真菌引起的外科感染。随着外科领域侵入性操作的广泛应用，抗生素不合理应用的日益严重及放化疗、免疫抑制剂对免疫系统的损伤，真菌感染在外科患者中的发生率日趋增加（图）。中国由真菌引起的感染占医院感染发生率的9.6%~11.8%，病死率为30%~80%。

病因与分类　在分类学上，真菌已独立为界，与动物界、植物界、原核生物界和原生生物界平行。真菌是最原始的真核微生物，其细胞壁与哺乳类动物相似，不同于细菌，这使得真菌对抗细菌类药物不敏感，许多抗真菌药物也因此对人体细胞有毒。真菌种类繁多，其中对人类有致病性的真菌约有300多个种类。

多种因素可促进真菌的移位和播散而导致感染。常见危险因素有：年龄>40岁、急性肾衰竭、Ⅱ度或Ⅲ度烧伤、应用抗生素超过7天、同时使用三种以上的抗生素、败血症（革兰阴性细菌）、

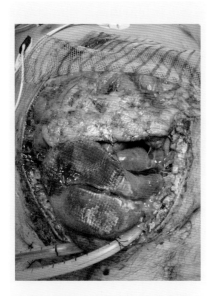

图　腹腔开放合并肠道真菌感染

急性腹膜炎、腹腔脓肿、糖尿病、癌症、全肠外营养、多发伤、血糖>11 mmol/L、重型颅脑外伤、使用类固醇激素等。此外，基础危重疾病（APACHE Ⅱ>10分）、使用呼吸机>48小时、营养不良、免疫功能低下、侵入性诊疗操作（穿刺、插管、机械呼吸等）、细胞毒化疗、放射治疗、器官移植后使用免疫抑制剂等，都有可能促发真菌感染。研究表明：同时罹患三种以上疾病者的为高危患者，其真菌发生移位和播散的机会显著增加。

按照侵犯人体部位的不同，真菌感染分为浅部真菌感染与深部真菌感染两类，前者侵犯人体皮肤角蛋白组织、毛发、指（趾）甲等浅部组织，而外科所见以深部真菌感染为主，是指致病性真菌侵及真皮、黏膜、肌肉及内脏组织和器官引起的深部感染，而且在适当条件下真菌高密度增殖后可经淋巴管或血行播散导致全身感染。

发病机制　根据不同的高危因素，真菌感染可有多种不同的发病机制。①广谱抗生素：正常情况下人体肠道中固有的菌群可以抑制念珠菌的生长，并阻止其对肠黏膜上皮的黏附。对重度和反复感染的患者较长时间大剂量使用多种抗生素，特别是广谱抗生素，不仅造成肝、肾和骨髓的功能损害，降低机体免疫力，且使细菌不断地被抑制、杀死，导致菌群失调，诱发真菌感染。②免疫力低下：外科大手术、创伤、恶性肿瘤、人类免疫缺陷病毒（HIV）、器官移植、糖尿病、使用糖皮质激素及免疫抑制剂等均可不同程度损害机体的免疫功能，减弱吞噬细胞的功能，淋巴细胞的结构和功能亦受影响，干扰素

的形成和活性受到抑制，更易诱发真菌感染。③侵袭性操作：长期留置体内的导管、心血管手术、气管镜检查、胸穿等破坏了皮肤或黏膜的机械屏障，增加了真菌感染的机会。④烧伤：烧伤患者屏障功能丧失，包括皮肤屏障受损和肠黏膜萎缩，同时细胞免疫功能下降。因此，真菌可在Ⅱ度烧伤或Ⅲ度烧伤创面形成侵袭性感染灶，继而可能酿成播散性真菌感染。

临床表现　外科深部真菌感染可分为侵袭性真菌感染、系统性真菌感染和播散性真菌感染。

侵袭性真菌感染　包括主要特征和次要特征。

主要特征　存在相应部位感染的特殊影像学改变的证据。如侵袭性肺曲霉感染的影像学特征包括：早期胸膜下密度增高的结节实变影；光晕征；新月形空气征；实变区域内出现空腔等。

次要特征　满足下述可疑感染部位的相应症状、体征、至少1项支持感染的实验室证据（常规或生化检查）3项中的2项。①呼吸系统：近期有呼吸道感染症状或体征加重的表现（咳嗽、咳痰、胸痛、咯血、呼吸困难、听诊闻及肺内湿啰音等）；呼吸道分泌物检查提示有感染或影像学出现新的、非上述典型的肺部浸润影。②腹腔：具有弥漫性/局灶性腹膜炎的症状或体征（如腹痛、腹胀、腹泻、肌紧张、肠功能异常等），可有或无全身感染表现；腹腔引流管、腹膜透析管或腹腔穿刺液标本生化或常规检查异常。③泌尿系统：具有尿频、尿急或尿痛等尿路刺激症状；下腹触痛或肾区叩击痛等体征，可有或无全身感染表现；尿液生化检查及尿沉渣细胞数异常（男性 WBC>

5 个/HP，女性 > 10 个/HP）；对于留置尿管超过 7 天的患者，当有上述症状或体征并发现尿液中有絮状团块样物漂浮或沉于尿袋时亦应考虑。④ 中枢神经系统：具有中枢神经系统局灶性症状或体征（如精神异常、癫痫、偏瘫、脑膜刺激征等）；脑脊液检查示生化或细胞数异常，未见病原体及恶性细胞。⑤血源性感染：当出现眼底异常、心脏超声提示瓣膜赘生物、皮下结节等表现而血培养阴性时，临床能除外其他的感染部位，亦要高度怀疑存在血源性真菌感染。

系统性真菌感染 缺乏特异性表现，但出现某些临床表现时可考虑与系统性真菌感染有关：广谱抗生素治疗无效的高热；突发的视物模糊甚至失明；意识状态由过度兴奋转为淡漠、昏迷等或出现精神异常；不明原因的出血，且出血部位留置有导管或其他人工装置，在排出由菌丝及坏死组织形成的假膜后，出血可自行停止，但易反复发作。

播散性真菌感染 血源播散性念珠菌病常为继发感染，如患者在长期使用广谱抗生素后仍持续高热，并有肌痛、关节痛、眼内炎、心内膜炎、骨髓炎等表现，有心动过速、呼吸困难、皮肤红斑、丘疹、结节等。在免疫功能低下的人群中，曲霉菌多侵袭肺部形成肺曲霉病。烧伤患者创面若有曲霉菌、毛霉菌感染，创面先出现霉斑，继而出现凹陷坏死，并向深部快速发展。隐球菌侵袭中枢神经系统导致的脑炎，常有全身播散的倾向。

诊断 外科真菌感染大多缺乏特异性症状和体征，需结合诱发真菌感染的因素做出诊断。根据感染累及部位采集可疑真菌感染患者不同部位的标本进行检查，如咽拭子、痰、尿、粪、血以及活检组织等。组织中发现真菌可明确诊断。真菌在组织内一般表现为以下五种形态：孢子、菌丝、真假菌丝、颗粒和球囊或内孢囊。而菌种类属的区分，则依据培养的结果。

治疗 真菌感染的治疗为综合性治疗，包括基础疾病的治疗，彻底的外科清创、引流，应用抗真菌药物，拔除静脉插管等。

预防性治疗 外科患者的真菌感染是可以预防的。重视抗生素的合理应用，对真菌感染的高危人群可考虑预防性给予抗真菌药物。

对因治疗 因广谱抗生素应用引起的菌群失调，需停用抗生素或调整用药种类；对使用激素或免疫抑制剂的患者，应减量或停用；导管相关的真菌感染，应立即拔除导管。

对症治疗 制霉菌素适用于消化道念珠菌病，由于肠道不吸收，该药对深部真菌感染无效。两性霉素 B 对系统性真菌感染有效，与氟胞嘧啶合用有协同作用，适用于病情严重者。氟康唑抗真菌谱较广，毒副作用较轻。

（任建安 吴秀文）

yànyǎngjūn gǎnrǎn

厌氧菌感染（anaerobic infection） 由厌氧菌引起的人体任何组织和器官的感染。厌氧菌能引起人体不同部位的感染，包括阑尾炎、胆囊炎、中耳炎、口腔感染、心内膜炎、子宫内膜炎、脑脓肿、心肌坏死、骨髓炎、腹膜炎、脓胸、输卵管炎、脓毒性关节炎、肝脓肿、鼻窦炎、肠道手术或创伤后伤口感染、盆腔炎以及菌血症等。厌氧菌不仅可引起严重的胸腹部感染和脓肿，还可造成严重的软组织坏死性感染。在外科感染中，厌氧菌的检出率至少在 50% 以上，因此厌氧菌感染已受到外科医师的重视。

病因及发病机制 厌氧菌是人体正常菌群的组成部分，广泛存在于人体皮肤和腔道的深部黏膜表面，因此厌氧菌感染绝大多数属内源性。在组织缺血、坏死，或存在需氧菌感染的情况下，局部组织的氧浓度降低，才会发生厌氧菌感染。全身性因素包括恶性肿瘤、白血病、糖尿病、低白细胞、应用免疫抑制剂或细胞毒药物、脾切除、胶原病等；外伤、术后机械损伤部位有缺血缺氧等组织腐败的基础感染，促成厌氧菌的大量繁殖；长期大量使用抗生素诱发菌群失调使得发生厌氧菌感染的机会增多。

临床特点 在厌氧菌感染中，过去为外科医生所熟悉的梭状芽胞杆菌（如破伤风杆菌，产气荚膜状芽胞杆菌）已让位于无芽胞厌氧菌，尤其是脆弱拟杆菌。

脓液腐臭和产气性 厌氧菌感染的脓液具有特殊的腐臭味；产气荚膜杆菌所引起的气性坏疽，其特征是在肌肉和皮下组织内有气体；类杆菌和消化链球菌感染时，组织中也常有气体产生。因此，凡是伤口的脓液腐臭或组织中有气体存在，均应首先考虑厌氧菌感染的可能性。

混合感染 厌氧菌感染多为混合性感染，表现为一个病灶中除可能出现多种厌氧菌外，常与需氧菌包括兼性厌氧菌和需氧菌同时存在。

腹部厌氧菌感染的特点 腹部厌氧菌感染以革兰阴性杆菌为主，依次为脆弱类杆菌、梭状芽胞杆菌、厌氧球菌等。各种原因造成的肠黏膜屏障损害能引起肠细菌易位是感染的主要原因。腹腔内感染初起时可表现为弥漫性或局限性腹膜炎，继而局限化并形成脓肿，后者可位于腹腔内、腹膜后或内脏间。部分病例伴有菌血症，以类杆菌为多见。①肝脓肿：脓液培养40%～60%可无细菌生长，有关细菌学证实其中大多数为厌氧菌，其常见的致病菌为类杆菌、梭形杆菌和厌氧链球菌、梭状芽胞杆菌等。临床表现和需氧菌肝脓肿相似，基础疾病有胃肠道手术、炎症或穿孔、胆道感染、糖尿病等。脓液具臭味，脓腔内有气体，脓液涂片有细菌而一般培养阴性。②胆道感染：正常胆囊壁和胆汁一般无细菌生长或含少量非致病菌，但约50%的结石症患者胆囊内可有细菌寄殖，主要为大肠杆菌和链球菌。结石引起胆总管梗阻时，细菌培养阳性率增高，在厌氧菌中以厌氧链球菌和梭状芽胞产气杆菌为多见。尤其在胆囊积脓时，在老年糖尿病患者，胆囊炎可呈气肿性，全身毒血症状较重，X线检查可见胆囊内有明显气体形成或气液平，多数由梭状芽胞杆菌引起。③阑尾炎：正常阑尾中可培养到大肠埃希菌、需氧链球菌、二叉杆菌和类杆菌、梭形杆菌等。阑尾炎的致病菌以脆弱类杆菌为多见。④肠道感染：主要有由梭状芽胞杆菌引起急性食物中毒性感染及难辨梭状芽胞杆菌引起的假膜性肠炎。⑤其他：厌氧菌尚可引起憩室炎、胰腺脓肿、脾脓肿、胃蜂窝组织炎或气肿性坏死性炎症等。

诊断 诊断的确立有赖于特征性临床表现及可靠的细菌学检查结果。凡临床怀疑有厌氧菌感染者，应常规送分泌物或脓汁，同时做需氧及厌氧培养，并应做标本直接涂片革兰染色镜检。

治疗 治疗原则在于打破厌氧菌生长繁殖的环境（包括手术治疗）和选择有针对性的抗菌药物。

破坏厌氧环境 包括切开引流局部病灶、清除坏死组织、减压明显肿胀伴气体形成的病变组织，以及去除并存的恶性肿瘤、异物、梗阻、血栓等。为控制感染扩散和减轻毒血症，必要时施行截肢、子宫切除等手术。

抗感染疗法 抗菌药物的选用应根据细菌培养及药物敏感试验的结果而定。常用的抗厌氧菌药物有：①甲硝唑：对大多数厌氧菌均有杀菌作用。在临床上，甲硝唑对腹腔内感染、女性盆腔感染、脑脓肿和厌氧菌骨髓炎等常有良好疗效。②克林霉素和林可霉素：克林霉素对大多数厌氧菌包括消化球菌、消化链球菌、类杆菌、梭杆菌、真杆菌、丙酸杆菌以及大多数放线菌属均有良好的抗菌活性。由于其对大肠杆菌和兼性革兰阴性菌很少有活性，故在治疗混合性感染时应加用其他抗菌药物如氨基苷类抗生素。③氯霉素：临床上常用于病因尚未明确的严重厌氧菌感染。④万古霉素和去甲万古霉素：对各种革兰阳性菌包括球菌与杆菌均有强大抗菌作用。⑤其他：厌氧菌对氨基苷类抗生素有抗药性；大多数厌氧菌、除脆弱拟杆菌外，均对青霉素敏感；厌氧菌对四环素、红霉素的敏感性有差异，且在治疗中迅速产生抗药性。由于腹腔厌氧菌感染的常见致病菌为脆弱类杆菌、梭状芽胞杆菌和厌氧球菌，且常与兼性菌呈混合感染，推荐首选甲硝唑或克林霉素，次选为氯霉素，均应与庆大霉素等氨基苷类联合。

高压氧疗法 高压氧能提高组织的氧张力，抑制厌氧菌的繁殖，适用于气性坏疽患者。

过氧化氢 释放出新生氧杀死厌氧菌，是治疗厌氧菌感染伤口的一种有效药物。浅表厌氧菌感染局部可用过氧化氢溶液冲洗。

预防 预防厌氧菌感染最有效的措施是尽快彻底清创、去除异物与死腔、重建良好的血供。对具有术后厌氧菌感染高风险的患者术前应用抗厌氧菌抗生素，术中尽量吸净腹腔的脓汁或渗出物，必要时可用抗厌氧菌药物溶液进行切口和腹腔冲洗。

（任建安 吴秀文）

bìngdú gǎnrǎn
病毒感染（viral infection） 病毒侵犯机体导致的感染。大多数病毒感染为隐性感染（亚临床感染），少数则发生显性感染。显性感染可分急性感染和持续性感染两型：急性感染发病急，进展快，病程一般为数天至数周；病毒长期存在于寄主体内，可达数月至数年，造成慢性持续性感染。

病因 人类的病毒感染十分普遍。在病毒性感染患者中，儿童多于成年人。病毒性感染的患者，多数均能自愈。严重感染的患者可发生死亡及遗留后遗症。病毒的侵入途径主要有以下几种：①呼吸道。含有病毒的空气飞沫由口、鼻吸入呼吸道。通过这种途径传播的有流感病毒、腺病毒、麻疹病毒等。②消化道。含有病毒的粪便通过污染的水、食物、用具、手和苍蝇传播，由口进入消化道。通过这种途径传播的有甲型肝炎病毒、轮状病毒等。③皮肤。病毒通过皮肤外伤、注射处、节肢动物叮咬伤口和动物咬伤创口等进入人体。通过这种途径传播的如狂犬病毒、乙型肝炎病毒、人类免疫缺陷病毒（HIV）等。④眼、口和泌尿生殖道。含有病毒的分泌物直接接触这些部位（如阴道性交、口淫、手—生殖器—口接触等）从而引起感染。通过这些途径感染的病毒有单纯疱疹病毒、腺病毒、HIV等。⑤胎盘。病毒经母体通过胎盘感染胎儿。如风疹病毒、巨细胞病毒和乙型肝炎病毒等。

发病机制　病毒必须侵入和附于宿主的细胞才能完成病毒颗粒的复制。病毒可杀死或改变黏附细胞的功能，随着细胞的死亡，大量的病毒被释放出来，感染更多的细胞，从而致病。通常一种病毒只感染一种类型的细胞，如感冒病毒只侵犯上呼吸道。病毒感染人体后，可引起免疫反应，首先引起的是由皮肤和黏膜参与的非特异性免疫。随后人体还能产生特异性免疫反应。病毒感染的免疫也能由于免疫反应造成人体的免疫性损害，称为免疫病理，如乙型病毒性肝炎可以出现免疫复合物病。此外，免疫调节功能异常，不能识别自身组织，对自身组织产生免疫反应，也会引起自身正常组织的损伤和破坏，称为自身免疫反应。如慢性乙型活动性肝炎的发病，目前认为有自身免疫反应参与。

临床表现　病毒感染后的表现严重程度不等，取决于受感染的部位、病毒的类型和机体的抵抗力。轻中度的表现有发热、肌肉酸痛、咳嗽、喷嚏、鼻涕、头痛、寒战、腹泻、恶心、皮疹及全身无力等。严重的症状包括性格改变、颈项强直、脱水、癫痫、四肢瘫痪、神志错乱、意识丧失、膀胱和肠功能受损、嗜睡、昏迷甚至死亡等。

诊断　常用的病毒学诊断方法包括病毒的分离鉴定、病毒的血清学检查、病毒蛋白和核酸的检测。一般原则是特异敏感、快速和简便。首先根据流行病学和临床特点，初步判断可能感染的病毒；然后根据可疑病毒的生物学特点、机体免疫应答和临床过程，以及患者所处的时机，确定实验诊断方法。基本原则有：①对潜伏期短，发病时尚无抗体产生，可选择测定病毒颗粒、病毒抗原或核酸。②对潜伏期超过十天的感染，可检测特异性的IgM抗体来进行早期快速诊断，及区别初次和再次感染。③对可在体内形成持续感染或潜伏感染的病毒，可检测急性期和恢复期双份血清的IgG抗体有无4倍以上升高，或直接检测病毒核酸。④对原因不明或有新病毒感染时，应采集标本进行病毒分离，同时应采取双份血清以确认分离的病毒为病原体。⑤对同一症状可有多种病毒引起的情况，应同时检测几种相关病毒的病毒颗粒、抗原或抗体。⑥对由多个型别组成的病毒可测定它们的共同抗原。

治疗　多数病毒性疾病均能自愈，少数严重感染者可致死亡。尚缺乏特效治疗，仍以全身支持疗法和对症治疗为主。

抗病毒化学制剂　常用的有核苷类药物、病毒基因转录抑制剂、非核苷类逆转录酶抑制剂、蛋白酶抑制剂等。①核苷类药物：阿昔洛韦和更昔洛韦，是目前有效的抗疱疹病毒药物。齐多夫定可有效降低AIDS的发病率与病死率，然而由于骨髓抑制作用和形成病毒的耐药而面临被淘汰。利巴韦林对多种RNA和DNA病毒的复制都有抑制作用，目前临床主要用于流感病毒和呼吸道合胞病毒的治疗。②非核苷类逆转录酶抑制剂：如奈韦拉平和吡啶酮等。③蛋白酶抑制剂：赛科纳瓦、英迪纳瓦和瑞托纳瓦等，可用于HIV的治疗。④其他：金刚烷胺和甲酸磷霉素等。

干扰素和干扰素诱生剂　干扰素具有广谱抗病毒作用，毒性小，主要用于甲、乙、丙型肝炎病毒、单纯疱疹病毒，人乳头瘤病毒和鼻病毒等感染的治疗。

中草药　黄芪、板蓝根、大青叶、贯众、蟛蜞菊以及甘草和大蒜提取物等中草药均有抑制病毒的作用，对肠道病毒、呼吸道病毒、虫媒病毒、肝炎病毒感染有一定防治作用。

其他　如基因治疗、免疫治疗等。

预防　除隔离传染源、切断传染途径外，免疫预防是重要而有效的措施，分为人工主动免疫和人工被动免疫。

人工主动免疫　尤其是其中减毒活疫苗用于预防病毒性疾病时，常能获得持久、有效的预防效果。

活疫苗　①常规活疫苗即减毒活疫苗：通常是用自然或人工选择法（如温度敏感株）筛选的对人低毒或无毒的变异株制成的疫苗，如脊髓灰质炎、流感、麻疹的减毒活疫苗等。②新型活疫苗：应用基因工程技术，控制病毒变异，或利用DNA重组技术，插入和定向缺失病毒基因，将保护性病毒蛋白的编码基因插入活载体中或选择性地去除病毒的某一个或几个致病基因而达到减毒作用制备的可在机体内增殖，诱发抗病毒免疫应答的疫苗。

死疫苗　①灭活全病毒疫苗：应用物理或化学方法使病毒完全灭活而制成的疫苗，常用的有乙型脑炎、狂犬病、流感等灭活疫苗。②亚单位疫苗：不含有病毒核酸，仅含有能诱发中和抗体的病毒衣壳蛋白或包膜表面抗原，是最理想的疫苗。③合成肽病毒疫苗：人工合成与病毒保护性抗原决定簇的氨基酸序列相同的肽段，制备成免疫原后免疫动物或人体，使机体产生保护性抗体。④基因工程疫苗、DNA 疫苗及新型多价联合疫苗、口服疫苗等。

人工被动免疫　人工被动免疫的制剂有免疫血清和丙种球蛋白，或与细胞免疫有关的因子等。如注射人免疫球蛋白预防甲型肝炎、麻疹、脊髓灰质炎等。

（任建安　吴秀文）

àizībìngxiāngguānxìng wàikē gǎnrǎn

艾滋病相关性外科感染 （HIV related surgical infection）

有/无症状的人类免疫缺陷病毒（HIV）阳性患者需要施行外科手术，或发生在手术后的相关感染。HIV 主要侵犯破坏 $CD4^+T$ 细胞，导致机体细胞免疫功能损害，最终并发严重机会性感染和肿瘤。本病传播迅速，发病缓慢，病死率极高。

病因与发病机制　HIV 导致的机体免疫缺陷、营养不良是外科感染的重要原因。HIV 是一种逆转录病毒，主要攻击 $CD4^+T$ 细胞。HIV 感染的基本特征是 CD4 辅助 T 淋巴细胞亚群的耗竭，与 T 细胞、巨噬细胞相关的细胞因子 IL-2、γ-干扰素等生成减少，B 淋巴细胞的正常功能亦减退。$CD4^+$辅助 T 淋巴细胞的功能障碍影响抗体生成、迟发高敏反应以及吞噬细胞功能的障碍；肠黏膜产生分泌型 IgA 的浆细胞耗损可以导致继发免疫缺陷，肠道屏障减弱，极易引起机会感染。加之吸收与代谢障碍，营养不良十分常见。机体免疫力的严重缺陷，

还有助于肿瘤的生长。

临床表现　因机体免疫功能严重缺陷，病理变化表现可表现在多个系统，临床表现并不特异。根据 HIV 感染对不同器官系统的影响，艾滋病患者中的外科感染的表现与处理概述如下。①肛门直肠：直肠溃疡、肛瘘、肛周脓肿在男性同性恋 AIDS 患者中多见，症状有肛门剧痛、溃疡、出血等。致病原常为巨细胞病毒（CMV）、单纯疱疹病毒、隐球菌、结核菌等。肛门肿块在 HIV 阳性患者中多见，可以是肛管鳞状细胞癌、卡波西肉瘤及肛周淋巴瘤等。坐骨直肠窝淋巴瘤也可以引起痛性肿胀。②结肠：条件感染病原体可引发结肠炎，常有下腹疼痛，伴发热，甚至严重的血性黏液便。CMV 结肠炎以右半结肠、乙状结肠及直肠多见。中毒性巨结肠症以及肠穿孔危及生命，常需手术治疗。③阑尾：AIDS 患者常见慢性腹痛，临床表现为腹痛加重及腹泻；发热及白细胞增多不常出现，阑尾穿孔发生率高。④胰腺：AIDS 患者合并急性胰腺炎可致患者病情急剧恶化，除与常人相同的腹部体征和实验室检查外，AIDS 患者的胰腺炎可由 CMV 及其他病原体侵及胰腺所致。⑤食管：1/3 左右 HIV 感染者的病程中可以出现吞咽困难及胸骨后不适。念珠菌食管炎以及单纯疱疹病毒、CMV 感染均可引起食管溃疡，严重者可致穿孔。⑥胃及小肠：AIDS 患者胃肠道症状有腹泻、腹痛及消化道出血。CMV 感染较常见，可造成胃炎、胃及十二指肠溃疡。⑦肝、胆系统：AIDS 患者可因 CMV 和隐孢子属病原体侵及胆囊而引起非结石性胆囊炎，这类患者的临床表现和影像学检查与非 AIDS 患者无

差异。进展期 HIV 感染者出现黄疸、右上腹痛、肝功能异常者，HIV 患者可同时患有乙型肝炎或其他类型肝炎。⑧卡氏肺孢子菌肺炎：发生率很高，可累及肺及胸膜组织引起气胸。⑨其他：AIDS 患者可合并原发性和继发性腹膜炎，蜂窝组织炎样病变、急性甲状腺炎、脾肿大、淋巴结肿大等。

诊断　HIV 感染可以血清学方法检测，免疫功能测定主要有 $CD4^+T$ 淋巴细胞计数、$CD4^+/CD8^+$ 比值降低，HIV 抗体阳性，合并 $CD4^+T$ 淋巴细胞计数 < 200 个/μl 即可诊为 AIDS。

机会性感染诊断十分困难，并非每例都能明确病原学诊断，且能否获得较高的病原学诊断率与实验室水平及工作人员的能力和经验密切相关。因此 HIV 机会性感染与并发症的诊断通常以临床诊断为主。必要时可采取的辅助检查有：卡氏肺孢子菌肺炎的确诊需要通过组织、支气管肺泡液或诱导排痰标本的病理学检查；CMV 感染可通过 PCR 或者抗原检测证实；对隐球菌脑膜炎和脑炎的 HIV 患者应用血清隐球菌抗原检测，可初步筛查隐球菌病。

治疗　艾滋病患者并发外科疾病时，需行相应的外科处理。若出现手术适应证，其手术风险评估应考虑三个因素：$CD4^+T$ 淋巴细胞计数、血 HIV 负荷量，以及能否接受抗逆转录病毒治疗。艾滋患者因严重免疫缺陷，切口感染、切口延迟愈合等手术并发症及死亡率均较高。有报道指出，胆道疾患的 AIDS 患者术后并发症和生存时间与 $CD4^+T$ 淋巴细胞计数有关，如 $CD4^+T$ 淋巴细胞计数 < 200 个/μl 容易合并伤口感染和死亡，手术应谨慎进行。

对于 HIV 阳性患者必须手术者，需同时接受抗病毒治疗，加强营养与免疫支持，围术期应预防使用抗生素，严格无菌操作，避免气管置插管与留置导尿，以减少条件感染的发生。

（任建安　吴秀文）

èrchóng gǎnrǎn

二重感染（superinfection）　长期使用广谱抗生素，可使敏感菌群受到抑制，而一些不敏感菌（如真菌等）乘机生长繁殖，产生新的感染的现象。又称重复感染。二重感染发生率为 2% ~ 3%，一般出现于用药 3 周内。多见于长期使用抗生素者，婴儿、老年人，有严重疾病者，施行大手术，长期住院，以及合并使用激素、抗代谢或抗肿瘤药物者。

病因　正常人的口腔、鼻咽、肠道等处有微生物寄生，菌群间维持平衡的共生状态。在感染采用广谱或联合抗菌药物治疗过程中，敏感菌受到抑制，但耐药的细菌如金黄色葡萄球菌、念珠菌、难辨梭状芽胞杆菌等大量繁殖，加之患者抵抗力下降，使得条件致病菌引发新的感染。

临床表现　主要有消化道感染、肺部感染，尿路感染及败血症等。其中假膜性肠炎、肺感染、败血症预后差。

消化道感染　以白色念珠菌引起的口腔感染多见，如鹅口疮，症状为口干，咽痛，吞咽困难伴食欲减退，并可以引起肛门烧灼感，肛门裂出血，疼痛瘙痒等。肠道的二重感染最常见的仅有腹泻，而无明显肠道病变，肠炎主要有以下几种。①真菌性肠炎：由白色念珠菌引起，表现为水样便等，偶有十二指肠及其他肠段穿孔。②假膜性肠炎：假膜性肠炎由难辨梭菌过度繁殖产生肠毒素所致。发病部位主要在结肠，表现为发热、腹泻、稀便呈米汤样可带肠黏膜。③金黄色葡萄球菌肠炎：以耐药金黄色葡萄球菌占优势的肠道在二重感染时出现金黄色葡萄球菌肠炎。金黄色葡萄球菌分泌肠毒素，引起水泻，也可侵犯肠黏膜，引起痢疾样症状，有时伴随难辨梭状芽胞杆菌共同发病。

肺炎　成年人以真菌、铜绿假单胞菌、大肠埃希菌等革兰阴性菌为主；儿童则以葡萄球菌肺炎为多见，麻疹后易发生。病情发展迅速，变化快，数小时内突然恶化，体征常不明显。

尿路感染　主要由变形杆菌、铜绿假单胞菌、大肠埃希菌等引起，耐药金黄色葡萄球菌少见。大部分患者发热 38 ~ 39℃，尿频症状不明显，尿中有脓细胞、尿培养阳性。在治疗过程中菌群可以改变，由耐药的大肠埃希菌或变形杆菌所取代，治疗困难。

败血症　致病菌多为葡萄球菌、革兰阴性杆菌或真菌。可伴有多发性脓肿、心内膜炎等并发症，脑、脑膜、肺、肾、肝、脾、肾上腺、膀胱、脊髓均可被累及。病死率高达 80%。

治疗　停用广谱抗生素，根据药敏结果选择抗菌药物。另外，治疗肠炎时注意支持疗法，补充丢失的水分和电解质，及时纠正低蛋白血症，抢救中毒性休克，以提高机体抵抗力。肠道二重感染者可试用乳酸杆菌等制剂调节肠道菌群。

预防　①严格掌握适应证，避免抗生素的滥用。②对一般感染应根据症状诊断和药敏实验，使用具有高度选择性的窄谱抗生素，严重混合感染除外。③合理控制使用抗生素的剂量和时间。④长期大剂量应用广谱抗生素出现原因不明的发热或肺炎，且抗生素治疗无效时，应考虑二重感染，可加用抗真菌药物，如两性霉素 B、酮康唑等。

（任建安　吴秀文）

kàngjūn yàowù hélǐ yìngyòng

抗菌药物合理应用（reasonable application of antimicrobial）　在明确疾病诊断的指征下选用恰当的抗菌药，并采用适宜的剂量与疗程，以达到抑制或杀灭病原菌从而控制感染的目的。临床常用的抗菌药物达数百种，滥用现象时有发生。抗菌药物可防病治病，应用不当则会引起毒性反应、变态反应、二重感染和细菌耐药等。因此，如何获得抗菌药物的最佳疗效，避免不良反应，成为合理应用抗菌药物的核心问题。抗菌药物的合理应用应遵循以下原则。

确定病原菌　应尽快从患者感染部位、血液、痰液等取样培养分离致病菌，并做药物敏感试验，有针对性地使用抗菌药。危重患者在未获知病原菌及药敏结果前，可在临床诊断的基础上预测最有可能的致病菌种，并结合当地细菌耐药情况，选择适当的药物进行治疗。

合理选药　各种抗菌药均有特定的抗菌谱与适应证，不同的致病菌对药物的敏感性各异，要根据临床诊断、细菌学检查、药物的效应及药代动力学特点选择疗效高、毒性小、应用方便、价廉易得的药物。在治疗的最初阶段，抗菌药的选用常凭经验，可根据感染部位推断致病菌的种类，不同部位的感染有其主要的病原菌。如一般软组织感染或头颅、四肢创伤或术后感染以革兰阳性球菌为主；尿路感染主要是大肠埃希菌；胸腹腔感染主要是革兰阴性杆菌和厌氧菌等。选药时还要考虑抗生素的穿透性及其在感染部位组织中的浓度。原用抗菌药物使用 2 ~ 3 天效果不佳，可根据细菌学检查及药敏试验改换更为有效的药物，或选用毒性较小、价格更合理的药物。

制定给药方案 按各种抗菌药物的治疗剂量范围给药。轻症感染可接受口服给药者，应选用口服吸收完全的抗菌药物，不必采用静脉或肌内注射给药。重症感染、全身性感染患者开始治疗时应静脉给药，以确保药效；病情好转能口服时需及早改为口服给药。尽量避免在皮肤黏膜等感染部位局部应用抗菌药物，局部用药只限于少数情况，如全身给药后在感染部位难以达到治疗浓度时，可加用局部给药作为辅助治疗。抗菌药物疗程因感染不同而异，一般宜用至体温正常、症状消退后 72 ~ 96 小时。败血症、感染性心内膜炎、化脓性脑膜炎、伤寒、骨髓炎、深部真菌病、结核病等则需较长的疗程才能彻底治愈，并防止复发。

联合用药 目的在于提高疗效，降低毒性，减少延缓耐药性产生，扩大抗菌谱。联合用药的规律有：①两种杀菌作用的药物联用可获得协同作用，如先锋霉素类、青霉素、链霉素。②两种抑菌作用的药物联用可收到累加作用，如磺胺类、四环素类、红霉素。③杀菌作用和抑菌作用药物联用，可能出现拮抗作用。④有相同毒性作用的药物多不联用，以免增加毒性。联合用药时宜选用具有协同或相加抗菌作用的药物联合，减少用药剂量，从而降低药物的毒性和不良反应。指征包括：①病因未明的严重感染，包括免疫缺陷者的严重感染。②单一抗菌药物不能控制的混合感染或严重感染。③单一抗菌药物不能有效控制的感染性心内膜炎或败血症等严重感染。④疗程长但病原菌易对某些抗菌药物产生耐药性的感染，如结核病、深部真菌病。

围术期预防用药 目的在于预防术后切口感染，以及清洁-污染或污染手术后手术部位感染及术后可能发生的全身性感染。预防手术部位或全身性感染，则需依据手术野污染或可能污染的菌种类别选用，且疗效肯定、安全、价廉易得。清洁手术通常不需预防用抗菌药物，仅在下列情况时可考虑预防用药：①手术范围大、时间长、污染机会增加。②手术涉及重要脏器，一旦发生污染将造成严重后果者，如头颅手术、心脏手术、眼内手术等。③异物植入手术。④高龄或免疫缺陷者等高危人群。清洁-污染手术、污染手术需预防性应用抗菌药物。

抗菌药物在特殊人群中的应用 患者的病理、生理及免疫状况可影响药物的作用，即使同一种抗菌药物在不同患者体内的吸收、分布、代谢与排泄过程也有差异，选用药物时应予重视。对于特殊人群用药，需遵循个体化原则。

肝、肾功能减退患者 药物主要由肝清除，肝功能减退时清除率明显降低，但无明显毒性反应仍可正常应用，治疗过程中需严密监测肝功能，必要时减量；或主要经肝清除代谢，肝功能减退时清除减少，并可导致毒性反应的发生，应避免使用此类药物。肾功能减退患者尽量避免使用肾毒性抗菌药物，确有应用指征时，亦需调整给药剂量和方法；根据感染的严重程度、病原菌种类及药敏试验结果等选用低或无肾毒性的抗菌药物。

老年患者 肾功能呈生理性减退，因此给药时应按轻度肾功能减退情况减量，即可用正常治疗量的 1/2 ~ 2/3；宜选用毒性低且具杀菌作用的抗菌药物，如必须用毒性大的药物，应同时行血药浓度监测，并及时调整剂量。

新生儿及小儿患者 新生儿感染避免应用毒性大的抗菌药物，确有应用指征也须同时行血药浓度监测，并及时调整剂量；避免应用或禁用可能发生严重不良反应的抗菌药物；主要经肾代谢的药物需减量应用；抗菌药物应按日龄调整给药方案。尽量避免对小儿患者应用有耳、肾毒性的抗生素，如氨基苷类和万古霉素等，临床如有明确指征，需在使用过程中严密观察不良反应；四环素类抗生素可致牙齿黄染及牙釉质发育不良，不可用于 8 岁以下小儿；喹诺酮类对骨骼发育可能产生不良影响，避免用于 18 岁以下未成年人。

妊娠期和哺乳期患者 妊娠期患者避免应用对胎儿有致畸或明显毒性作用的抗菌药；避免应用对母体和胎儿均有毒性的药物。确有应用指征时，须行血药浓度监测，可选用青霉素类、头孢菌素类等 β 内酰胺类等药物毒性低、对母体和胎儿均无明显影响，且无致畸作用的抗菌药物。哺乳期患者使用抗菌药，药物可自乳汁分泌，不论乳汁中药物浓度如何，均可对乳儿产生潜在影响，因此，哺乳期应用任何抗菌药物均宜暂停哺乳。

(任建安 吴秀文)

chuāngshāng

创伤（trauma） 外因作用于人体造成的损害。创伤通常有广义性创伤和狭义性创伤之分。广义的创伤是指由于机械、物理、化学、生物或精神因素作用于人体造成机体组织结构完整性的破坏、脏器功能障碍或精神情绪的改变。而狭义的创伤是单指机械、物理、化学性致伤因素作用于人体造成的组织结构完整性的破坏或功能障碍。下文所讲的创伤主要指狭义的创伤，但不限于此。

分类 临床上根据不同的分类方法将创伤进行分类。按致伤因素分类，可分为烧伤、冷冻伤、挤压伤、刀器伤、火器伤、咬蜇伤、冲击伤、毒剂伤、核放射伤及多种因素所致的复合伤等；按受伤部位分类，可分为颅脑伤、颌面部伤、颈部伤、胸背部伤、腰腹部伤、骨盆伤、脊柱脊髓伤、四肢伤和多发伤；按伤后皮肤完整性分类，可分为闭合伤和开放伤，闭合伤包括挫伤、挤压伤、扭伤、震荡伤、关节脱位和半脱位、闭合性骨折和闭合性内脏伤等，开放伤包括擦伤、撕裂伤、切割伤、砍伤和刺伤等，开放伤又可分为贯通伤、盲管伤、切线伤、反跳伤；按受伤轻重分类，可分为轻伤、中伤、重伤。按创伤发生地点及复杂程度分类，可分为战伤、地震伤、交通伤、坠落伤等。

发病机制 人体在遭受创伤后会出现局部和（或）全身反应。局部的创伤反应除了创伤直接造成的组织破坏和功能障碍外，主要包括创伤性炎症、细胞增生和组织修复过程。创伤后的全身性反应则是机体对各种刺激因素的防御、代偿或应激效应。一般而言，较轻的创伤如小范围的浅部软组织挫伤或切割伤，全身性反应轻微。较重的创伤则有明显的全身性反应，而且容易引起并发症。

自人类出现起就开始有创伤，随着社会经济与科学技术的快速发展，交通事故、工程建设和自然灾害等各类创伤的发病率明显上升。现代创伤已呈现突发、大量、严重、复杂的特点，致伤因素高能量、瞬间作用于人体，造成复合伤、多发伤更常见。

创伤是医学中最古老的课题，早在中国西周时代的《周礼》中，已介绍了创伤骨折进行内外用药和包扎固定的治疗方法。现代创伤诊治技术更是突飞猛进的发展，已经建立了完善的创伤急救体系，先进的创伤救护设备大量应用，诊断和治疗手段，无论在理论上，还是在实践上都有了巨大进步。

（周宁新　张效东）

kāifàngshāng

开放伤（lacerated wound） 体表结构的完整性受到破坏的创伤。与外界相通的伤口，容易引起出血和感染。开放伤的处理包括：抗休克处理与开放伤口的处理。

抗休克处理 常见原发性休克和失血性休克。原发性休克是由创伤直接引起的急性神经冲动（疼痛、恐惧等）导致的。给予镇痛保暖、包扎固定等一般处理多能很快恢复。失血性休克，重点是补充血容量和止血，在积极输血补液的同时，先暂时止血，待休克初步纠正后，再行根本性止血措施。保守治疗不能止血者，应尽早施行手术。适当给氧气吸入，必要时做气管插管进行人工呼吸，观察尿量，注意防止肾衰竭。

开放伤口处理 包括新鲜开放伤口的处理和慢性感染伤口的处理。

新鲜开放伤口的处理 ①根据伤后所在地点、时间、伤口的性质以及全身表现等不同情况，在抢救生命为第一原则的指导下，迅速包扎伤口，止血和制动。若无胸腹部重要脏器合并伤，如疼痛剧烈，可适当使用镇痛药。从伤口脱出的器官或外露的骨折端，原则上不应在现场还纳或复位。须用干净敷料覆盖，待清创后处理。②清创越早越好，一般来说以不超过8小时为宜，清创术要求和无菌手术一样严格，为了预防伤口感染要注意以下几点：a. 术前认真清洁皮肤，术中严格遵守无菌技术操作。b. 术中尽量避免不必要的损伤，彻底清除异物。c. 组织按层次严密对合，牢固缝合，减少伤口张力缩小创面之间的间隙，避免死腔。d. 合理使用抗生素和破伤风抗毒血清。③异物存留：伤后异物原则上应取出，感染病灶内的异物尤应及早取出。某些深部的异物，或异物数量多而分散者，如不损及重要组织器官，可以保留和观察。伤口愈合后的异物。如一定要取出，术前须确定部位，选择适当的手术途径，并应用抗生素和破伤风抗毒血清。

慢性感染伤口的处理 引起伤口慢性感染的原因较多，或是由于伤面污染严重而清创不彻底引起：或是挤压伤引起皮肤肌肉缺血坏死，或是开放伤延误治疗时机而造成对局限性感染伤口，用常规抗感染治疗，迅速控制伤口和周围组织的急性炎症，促使伤口内肉芽组织健康生长。达到Ⅱ期或Ⅲ期愈合。若伤口小引流不畅，可扩大伤口或选低位另做引流切口，以保持引流通畅。若伤口内有大量坏死组织，酌情一次或分期切除，操作中避免损伤大的神经、血管。必要时取分泌物做细菌培养和药敏试验，有针对性地选用有效抗生素。

（赵玉沛）

擦伤（abrasion）

cāshāng

擦伤（abrasion） 皮肤表面被粗糙物擦破的损伤。最常见的是手掌、肘部、膝盖、小腿的皮肤。由于钝器机械力摩擦的作用，造成表皮剥脱、翻卷为主要表现的损伤。可表现为抓痕、擦痕、撞痕、压痕、压擦痕等。也可表现为表皮破损，但真皮完好，创面呈现苍白色，并有许多小出血点和组织液渗出，属开放性伤口。由于真皮含有丰富的神经末梢，损伤后往往十分疼痛，但表皮细胞的再生能力很强，如伤口无感染则愈合很快，并可不留瘢痕。轻微的擦伤，只需涂用汞溴红溶液或甲紫溶液，几天后即可愈合。较深的，污染严重的擦伤，则需用肥皂水或1‰新洁尔灭药水清洁伤口，再涂以汞溴红溶液、甲紫溶液或抗生素软膏，然后包扎，几天后即可愈合。必须注意较深的，污染严重的伤口须在医院注射破伤风抗毒素；脸面部的擦伤要注意防止感染，处理及时，以免遗有瘢痕组织。创面处理：①清创：由于擦伤表面常常沾有一些泥灰及其他脏物，所以清洗创面是防止伤口感染的重要步骤。可用无菌生理盐水，没有条件也可用凉开水擦洗，将泥灰等脏物洗去。②消毒：可在创面上涂一点汞溴红溶液（此药有防腐作用且刺激性较小），但要注意不宜与碘酊同用，因两者可生成碘化汞，对皮肤有腐蚀作用；汞过敏者忌用。新鲜伤口不宜涂甲紫溶液，此药虽杀菌力较强，但有较强的收敛作用，涂后创面易形成硬痂，而痂下组织渗出液存积，反而易引起感染。③包扎：用消毒纱布包扎伤口，小伤口也可不包扎，但都要注意保持创面清洁干燥，创面结痂前尽可能不要着水。

（赵玉沛）

撕裂伤（lacerated wound）

sīlièshāng

撕裂伤（lacerated wound） 由于急剧的牵拉或扭转外力，将人体组织撕裂脱落的损伤。治疗原则为避免伤口感染、帮助止血及使瘢痕外形美观。治疗步骤包括：①清创：对于污染伤口的处理，清创与冲洗同等重要，甚或比冲洗更重要。清创可清除永久失活的组织，这些失活组织如果残留，可削弱伤口抵抗感染的能力。失活的脂肪、肌肉和皮肤增加感染的能力相似。决定对伤口进行切除或修复时必须考虑到美观后果。切除不能损伤深部组织，且必须保留足够的组织能使伤口缝合，而没有过度的张力。与皮肤松弛张力线（RSTL）不平行甚至垂直的撕裂伤形成瘢痕的风险增加。因此，对伤口的任何切除必须与RSTL平行。锯齿状撕裂伤时伤口部分走行与RSTL平行，其美观修复效果可能比已离断的伤口更好。②止血：对伤口充分的视诊很有必要，通常使用纱布垫直接压迫10~15分钟来完成。持续出血者可能需要1%的利多卡因加肾上腺素注射或直接用于伤口处进行止血。伤口处直接使用外科可吸收明胶海绵也是一种止血方法。但明胶海绵不应该用于感染的伤口或皮肤缝合处，因为其可能延迟伤口愈合。对于肢体伤口，可使用止血带进行止血。根据受伤部位，在抬高肢体1分钟以使静脉回流后，将血压计的袖带置于上臂或大腿。然后对袖带进行充气，充气的压力应达到患者收缩压以上20~30mmHg。大的肢体止血带可能需要维持30~60分钟。对于手指撕裂伤，可将橡胶手套上对应手指的顶部剪口，并将其向下卷至手指根部，以便进行引流和止血。手指止血带的维持时间可能需要20~30分钟。③去除毛发：除非毛发影响伤口缝合或影响到缝线打结，否则不需要去除毛发。大多数情况下，将伤口边缘的毛发润滑梳理其远离伤口边缘，或用剪刀简单剪除即已足够。将毛发剃至与皮肤表面齐平，会增加感染风险，且会使小碎屑遗留在伤口内。眉毛不应剪掉或剃除，因为它们可能不规则地重新长出来。④冲洗：是减少伤口感染发生率重要的方法，因为残留在伤口内的污物或小异物在细菌侵染量较少的情况下即可引起感染。但对于感染风险低的伤口来说，可能没有必要进行冲洗，尤其是位于血管丰富部位的此类伤口。冲洗应在已给予充分的局部麻醉或已进行外周神经阻滞后进行。对需要患者保持静止不动的区域的伤口（如靠近眼部或口部的伤口），或患者不能配合从而不能进行适当修复的伤口，在修复时应该考虑对患者进行程序镇静或清醒镇静。还必须考虑到冲洗液种类、压力和容量。使用防溅板可减少液体的飞溅并最小化临床医生对潜在感染的液体的暴露。

（赵玉沛）

刺伤（puncture）

cìshāng

刺伤（puncture） 尖细物体（如尖刀、竹签等）猛力插入软组织所致的创伤。又称穿刺伤。伤口多较小、较深，有时会伤及内脏，伤道易被血凝块堵塞，并发感染，尤其是厌氧菌感染。刺伤可发生在多种情况下，以跖面穿刺伤较为多见。浅表伤口通常可愈合，不会发生并发症，而刺入较深的穿刺伤是发生更严重感染的危险因素。感染可由多种微生物引起，其中金黄色葡萄球菌和β溶血性链球菌是导致皮肤和软组织感染的常见原因。

诊断 对穿刺伤患者需详细询问病史以便评估受伤情况并识别其发生穿刺伤并发症的危险因素。体格检查包括广泛评估受累区域和确定受伤部位，检查是否有残留异物和感染征象，并评估累及部位的血管和神经状态。如果伤口内部不能完全可见、担心可能残留异物或伴随过度的伤口疼痛、伤口局部压痛或者皮下出现痛性肿块或变色等，应进行 X 线平片或其他影像学检查。

治疗 通常应清除异物以减少伤口感染机会和减轻疼痛。用聚维酮碘（碘伏）或其他消毒液擦洗穿刺伤口表面、修整参差不齐的伤口边缘是处理伤口的常规程序。深部清创、探查和冲洗需要进行局部麻醉，且理论上具有散播感染微生物的风险，目前不作常规推荐。对于不伴感染的穿刺伤患者，若存在感染高危风险，可慎重进行预防性抗生素治疗。对于合并感染的穿刺伤患者，应给予抗生素治疗，最初的经验性治疗应覆盖金黄色葡萄球菌和β溶血性链球菌，后续治疗应根据伤口培养分离菌株的药敏试验进行调整。第一代头孢菌素能覆盖甲氧西林敏感性金黄色葡萄球菌和β溶血性链球菌，有社区获得性耐甲氧西林金黄色葡萄球菌（MRSA）感染危险因素的患者可使用复方磺胺甲噁唑。可能存在多种微生物感染的患者（泥土或粪便污染的穿刺伤）应接受有抗革兰阴性菌和厌氧菌活性的更广谱抗菌治疗（如阿莫西林-克拉维酸钾）。新型的氟喹诺酮类药物（左氧氟沙星和莫西沙星）抗铜绿

假单胞菌的活性不如环丙沙星，对于由氟喹洛酮类敏感的铜绿假单胞菌引起感染的病例，不应使用新型的氟喹诺酮类替代环丙沙星。新型的氟喹诺酮类药物抗革兰阳性菌活性更强，对于敏感的需氧革兰阴性杆菌（除铜绿假单胞菌外）和金黄色葡萄球菌混合感染的成年人患者，可考虑用这类药物替代环丙沙星治疗。此外，清创术或脓肿引流术亦是穿刺伤感染处理的重要组成部分。所有手术标本都应送检进行需氧菌和厌氧菌培养，并对每个培养分离菌株行体外药敏性试验。氟喹诺酮类可在手术后患者开始进食后口服给药，常对此类患者给予24小时疗程的静脉用药。除非存在就诊时已发生骨髓炎的证据，否则 7 ~ 14 天的抗生素治疗是合理的。

（赵玉沛）

qiēgēshāng

切割伤（concis） 皮肤、皮下或深层组织受到锐器（如玻璃碎片、刀刃等）的划割而发生的破损裂伤。伤口一般比较整齐，但少数伤口的边缘组织有破碎、比较粗糙，出血可呈渗溢状或涌溢状，个别固有小动脉破裂出血呈喷射状。经过处理伤口可止血和闭合，但局部组织发生炎症反应，故有轻度疼痛和红肿。如果并发感染局部的疼痛和红肿就加重，还可有发热等，继而有伤口化脓性病变，不能顺利愈合。急救时先用压迫法使伤口止血，尽量选用清洁的布类，最好是急救包里的无菌纱布覆盖或填塞伤口，外加压迫包扎。接着要根据伤口的具体情况施行清创和修复：①浅表小伤口的处理：长径 1cm 左右的皮肤、皮下浅层组织伤口，选用等渗盐水棉球蘸干净组织裂隙，

再用 70% 酒精棉消毒外周皮肤。接着可用一小条蝶形胶布固定创缘使皮肤完全对合，再在皮肤上涂聚维酮碘（碘伏），外加包扎。1 周内每天涂聚维酮碘（碘伏）1 次，10 天左右去除胶布。仅有皮肤层裂口，也可用市售的创可贴，但仍应注意皮肤消毒。②一般的伤口处理：需要缝合修复的伤口，先用干纱布掩盖伤口，以酒精消毒周围皮肤，取下干纱布，以盐水纱布球蘸洗伤口，再消毒皮肤一遭。在伤口外周距边缘 1~2cm 做局部浸润麻醉。仔细检查伤口内各层受损组织，除去凝血块和破碎的组织，结扎活动的出血点。仅有皮肤和皮下组织的裂开，可作单层缝合，合并深筋膜裂开者，需先缝合深筋膜，再缝合皮肤和皮下组织，勿留下明显的死腔。缝合间距不宜过密，以伤口边缘对合为度。缝合后消毒皮肤、外加包扎。如果伤口污染较多或处理时间已超过伤后 8 小时，但尚未发生明显感染，皮肤的缝线暂不结扎，伤口内留置盐水纱条引流。24~48 小时后伤口仍无明显的感染，可将缝线结扎使创缘对合。如果伤口已经感染，则取下缝线按感染伤口处理。③感染伤口的处理：用呋喃西林等药液纱条敷在伤口内，引流脓液促使肉芽组织生长。肉芽生长较好时，脓液较少，表现呈粉红色、颗粒状突起，擦之可渗血；同时创缘皮肤有新生，伤口可渐收缩。如果发现伤口化脓难闻，脓液呈绿色，且肉芽不能生长或反而消蚀，则可能有铜绿假单胞菌滋生，应该用苯氧乙醇或磺胺米隆等湿敷。如果肉芽呈水肿，可用高渗盐水湿敷。如果肉芽生长过多，超过创缘平面，有碍创缘上皮新生，可用 10%硝酸银棉签涂肉芽表面，

涂后随机用等渗盐水棉签擦去。如果肉芽生长过慢，可用生肌玉红膏纱条敷贴。对浅部软组织的切割伤，除了上述的局部处理，还必须考虑到预防破伤风和使用抗菌药。切割伤为沾污的刀具所致，或发生在不清洁的环境中，或伤口较大，都需用破伤风抗毒血清和抗菌药。抗毒血清必须在伤后 12 小时内注射，才能起到预防作用。抗菌药如复方新诺明、青霉素等也应及早使用。

（赵玉沛）

bìhéshāng

闭合伤（closed injury） 体表结构的完整性未受到破坏的创伤。

分类 闭合伤依据创伤原因、受力部位和结果不同可分为以下七类。①挫伤：最为常见。常因钝性暴力或重物打击所致的皮下软组织损伤。局部表现为肿胀、皮下淤血和压痛，重者可发生肌肉撕裂和深部血肿。②挤压伤：肢体或躯干在较大范围、连续数小时以上受到外部重物挤压或固定体位的自压而造成的肌肉损伤。伤部有严重缺血，解除挤压后液体从血管内渗出到组织间隙，导致间质压力增高出现局部严重肿胀，使局部血循环障碍进一步加重，严重时可引起急性肾衰竭。③扭伤：关节部位一侧受到过大的牵张力，关节韧带超过正常活动范围而致的损伤，可发生一过性半脱位和韧带纤维的部分撕裂，局部呈青紫色，并有出血、肿胀和活动障碍。④震荡伤：头部受钝力打击所致的暂时性意识丧失，多无明显的脑组织形态变化。⑤关节脱位和半脱位：关节部位受到不匀称的暴力作用后所引起的损伤。肩关节因其稳定性较差而易发生脱位；髋关节稳定性较好，故不易发生脱位。骨关节部

分脱离关节腔，称为半脱位。脱位的关节囊会受到牵拉，严重者关节囊变薄，复位后易复发。⑥闭合性骨折：强大的钝性暴力作用于骨组织所产生的骨断裂，由于致伤力和受力骨组织的局部结构不同，骨折可表现出不同的形态和性质，如水平、斜形或螺旋形骨折；粉碎性、压缩性或嵌入性等。骨折断端受肌肉牵拉后可发生位移，并可伤及血管和神经。⑦闭合性内脏伤：强大的钝性暴力传入体内后所致的内脏损伤。如头部受撞击后头皮仍完整，但能量传入颅内，引起脑组织压缩、变位等损伤；又如行驶的机动车撞击腹部时，体表可完好无损，而肝、脾等实性脏器或充盈的膀胱等却发生了破裂。

诊断 闭合性创伤的诊断一般比开放性创伤困难。因为伤口情况可帮助了解受伤的原因、被破坏的组织器官、污染程度等，对闭合性创伤则不能直接观察内部组织的改变，而内脏器官的损伤正是诊断的重点。多数闭合伤依靠特征性的症状、体征、实验室检查所见等，比较容易确定诊断。对于复杂的或多处的创伤、临床表现缺乏特征性或表现隐蔽的创伤，常需选用下列检查方法进行诊断和鉴别。

试验穿刺检查 主要用于观察体腔内改变，判断内脏器官有无损伤。穿刺抽出血液、气体等，一般表示内脏器官发生破裂。但也可能是假阳性结果，如腹腔穿刺，可能刺入胀气的肠管吸出肠内容物，被误认为肠破裂；抽出血液者可能为腹膜后出血，但被认为腹腔内脏破裂。有时，穿刺抽吸阴性并不能完全排除脏器损伤，可能是脏器损伤早期出血不多，或因为血凝块堵塞针头。但

试验穿刺简捷可行，无需特殊设备，故常用于闭合性创伤。为了减少误差，除了注意操作，还可借助超声波检查的引导，或改变穿刺点，或定时再次穿刺，或穿刺后置入导管，以提高诊断准确性。试验穿刺可能造成副损伤，如出血、内脏穿破等，并可能使细菌沾染深部，因此，应慎重选择适应证和用正确的操作方法。

影像学检查 对闭合伤有重要的诊断价值。一般较常用的是 X 线平片或透视以及超声波检查，两者有可移动式装置更便于床边检查。X 线检查最适用于骨折、脱位、金属异物存留和胸、腹腔的游离气体等。B 超适用于检查肝、脾、肾等实质器官和局部积液等，并可指引穿刺点。但对于腹壁有创口、胃肠明显扩张或过于肥胖，超声检查腹内病变的准确性受限，故不适合应用。CT 能显示体内多种组织器官的断层影像，主要用于检查颅脑创伤的改变；其他部位创伤，宜先考虑用普通 X 线或超声波的检查法，需要时选用 CT。MRI 对诊断脊髓和眶后、颅窝、骨盆底等处组织的伤后改变具有优越性，但如有金属异物存留，不适用该检查。

导管术检查 可帮助诊断泌尿系损伤，如尿道断裂、膀胱损伤等，有的腹部和胸部的创伤，可将导管置入体腔内，动态地观察内脏出血或破裂，但应注意防止外来细菌入侵导致感染。

探查手术 虽然有以上客观检查方法可供选择，但探查手术仍是诊断闭合伤的一种重要方法。为了抢救患者生命，有时不得不进行手术探查，如为防止形成脑疝而进行颅脑伤的开颅手术；为防治心脏压塞而进行心脏损伤的心包探查等。但必须说明的是探

查手术前虽未完全明确诊断，但施行这种手术不是单纯为了明确诊断，更重要的是为了抢救和进一步治疗。因此，其适应证应具备下述条件：①尽量了解受伤史、临床表现，完善相关化验、X 线等检查，至少已有初步诊断或了解主要的受伤部位。②患者出现某些生命体征的改变，怀疑有大出血或内脏破裂，估计施行手术能改善患者的状态。③同时采取各种非手术的治疗措施保障患者安全。

治疗 总目标是恢复机体结构和功能的完整性，应遵循优先抢救生命和以恢复生理功能为主的基本原则。准确掌握伤情是采取适宜治疗措施的前提，因此必须对患者进行仔细检查，了解受伤部位和全身状态。如果伤情复杂，难以短时间内完全掌握，则应根据初步了解的伤情先开始治疗，边抢救边检查，以免耽误治疗时机。一般而言，轻度创伤未累及重要器官者，以治疗局部为主；创伤损及重要器官者既需要局部的治疗，同时必须进行全身性支持疗法。例如，诊断有血气胸的患者可先行穿刺或加以引流；对较轻的腹腔脏器伤，无明显腹膜炎者，可暂予支持疗法，并密切观察，而对于胸腹腔内脏器破裂的闭合伤患者大多需先行紧急手术处理，以免因出血、消化液漏出等原因造成严重不良后果。

（赵玉沛）

cuòshāng

挫伤（contund） 直接暴力、跌扑撞击、重物挤压等作用于人体软组织而引起的闭合性损伤，以外力直接作用于局部皮下或深部组织损伤为主，棒打、车撞、马踢、跌倒是最常见的原因。头部、关节、胸壁、骨盆部和腰部等为多发部位。临床症状因损伤部位不同，差别很大。轻者患处局部血肿、淤血导致疼痛、肿胀、青紫、压之疼痛加剧，但皮肤完整无破伤，重者肌肉、肌腱断裂，关节错缝或血管、神经严重损伤，甚至伤及内脏。部位不同的挫伤可引起不同的功能障碍，如关节挫伤可在运动时出现明显疼痛，胸壁挫伤可出现血胸甚至骨折、并发休克和心肺功能异常等。诊断依据外伤史、局部症状、检查体征及必要的 X 线、超声等检查手段能够明确。治疗时一般可用消炎镇痛、理疗制动等疗法；大血肿可做手术切开；并发骨折或休克时须立即采取相应急救治疗措施。

（赵玉沛）

jǐyāshāng

挤压伤（crush injury） 身体的四肢或其他部位受到压迫，造成受累身体部位的肌肉肿胀和（或）神经学疾病。挤压伤典型的身体受累部位包括下肢、上肢和躯干。常见于手、脚被钝性物体如砖头、石块、门窗、机器或车辆等暴力挤压所致，也可见于爆炸冲击所致，常常伤及内脏，造成肝脾破裂、胃出血及肺出血等。更严重的挤压伤是土方、石块的压埋伤，这种伤常引起身体一系列的病理改变，甚至引起肾衰竭，称为挤压综合征。根据挤压伤的部位不同和程度轻重，处理的方法亦不同。

病因 ①手、足被砖石、门窗、机器或车辆等暴力挤压受伤。②爆炸冲击对身体的伤害。③各种原因的塌方压埋身体造成受伤。④人体自身拥挤、踩踏造成伤害。

临床表现 受伤部位表面无明显伤口，可有淤血、水肿、发绀，如四肢受伤，伤处肿胀可逐渐加重；尿少、心悸、恶心，甚至神志不清；挤压伤伤及内脏可引起胃出血、肝脾破裂出血，这时可出现呕血、咯血，甚至休克等症状。

急救处理 ①尽快解除挤压的因素。②手和足趾的挤伤：指（趾）甲下血肿呈黑色，可立即用冷水冷敷，减少出血和减轻疼痛。③怀疑已有内脏损伤：应密切观察有无休克表现。④挤压综合征：是肢体埋压后逐渐形成的，因此要密切观察，及时送医。⑤在转运过程中，应减少肢体活动，并用夹板固定，并让肢体暴露在流通的空气中，切忌按摩和热敷。

治疗 ①手指脚趾的挤压伤，可见指（趾）甲下血肿，呈黑紫色；也可为开放性损伤，甚至有指骨骨折。对受伤者应立即用冷水或冰块冷敷其受伤部位，以减少出血和减轻疼痛；后期可用热敷以促进淤血的吸收。对甲下积血应及时排出，不仅可以止痛，还可减少感染，保存指甲。积血挤出后用干净纱布蘸消毒液（呋喃西林、雷凡诺）湿敷，如出血不止，可用 1∶1000 肾上腺素液滴入，有助于止血。如果指（趾）甲脱落，要保持甲床清洁干燥，防止感染。如有指骨骨折，应尽早处理。②对伤及内脏的伤员，应密切观察有无呼吸困难、脉搏细速、血压下降等休克表现，及时送医。肢体挤压伤肿胀严重者，要及时行切开腹壁减压术，以保证肢体的血液循环，防止肢体坏死。③严重挤压伤发生挤压综合征的患者，主要表现为肾衰竭的临床症状，后果严重，应尽早送医。④有的挤压伤将指（趾）切断，如手扶门、窗或汽车门框时，因门、窗等被猛力关闭，而使手指被切断，在紧急救治、止血包扎的同时，应将断下来的指（趾）用干净布包好（如用冰瓶、冰块降温最好），连同伤者迅速送往医院救治并行断指（趾）再植术。

（赵玉沛）

niǔshāng

扭伤（sprain） 四肢关节或躯体部的软组织（如肌肉、肌腱、韧带、血管等）损伤。多由剧烈运动或负重持重时姿势不当，或不慎跌仆、牵拉和过度扭转等原因引起，而无骨折、脱臼、皮肉破损等情况。

临床表现 主要表现为损伤部位疼痛肿胀和关节活动受限，多发于腰、踝、膝、肩、腕、肘、髋等部位。扭伤是由于某些肌肉纤维、韧带断裂或损伤引起的疼痛。扭伤可以由外伤引起，或者源于肌肉的不适当使用或过度疲劳。

治疗 扭伤发生48小时内使用冰袋，之后冷热交替。在仍然疼痛的时候尽量避免使用扭伤的肌肉。当疼痛减缓后，开始缓慢地做一些适度的恢复性运动。

急性期 首先要区分伤势轻重。一般来讲，如果自己活动时扭伤部位虽然疼痛，但并不剧烈，大多是软组织损伤，可以自己医治。如果自己活动时有剧痛，不能站立和挪步，疼在骨头上，扭伤时有声响，伤后迅速肿胀等，是骨折的表现，应马上到医院诊治。踝扭伤后48小时内，应用冰敷抬高压迫予以紧急处理。病患可先用弹性绷带或充气式固定器压迫防止进一步肿胀，同时将下肢抬高增加静脉血回流以防肿胀。此时更是冰敷的最佳时机，将冰块包上毛巾或者在夏季可以用冰凉的山泉水沾湿毛巾就是最简单的冰敷用具。冰敷的目的在防止内出血持续。根据具体情况掌握

冷敷频率，登山活动可以按照每小时敷20分钟进行，但需避免冻伤。要正确使用热敷和冷敷。热敷和冷敷都是物理疗法，作用却截然不同。血遇热而活，遇寒则凝，所以在受伤早期宜冷敷，以减少局部血肿；在出血停止以后再热敷，可加速消散伤处周围的淤血。一般而言，受伤24～48小时后始用热敷。

亚急性期 此期可开始接受物理治疗，主要为超声波与经皮电刺激治疗。患者居家时患部可热水浸泡，在水中不痛范围内轻轻活动5分钟，随后泡冷水并于水中静止1分钟，如此反复冷热交替，结束时也是泡热水。平时走路最好穿上护踝。这时还可进行一些药物治疗。伤处可贴膏药或敷消肿散（芙蓉叶30g、赤小豆10g、芒硝粉3g。研磨成细末，加蜜或白酒调成糊状，敷在患处，2～3天换1次），同时还可内服跌打丸。在敷药前可按摩伤处，用双手拇指轻轻揉动，揉动方向是从下至上，这样既能止痛又能消肿。

慢性期 可开始小步慢跑，或者活动扭伤部位。最好穿护踝再跑，更可练习跑八字，但对踝关节扭伤来说还不能跳。一般而言跳上去没事，跳下来时很容易再次扭伤。即使治疗得当，最好也要等6周后再渐渐恢复原来运动量。在此之前锻炼小腿足外翻肌肉，以确保不会再次扭伤。

（赵玉沛）

yǎoshìshāng

咬螫伤（bite and sting wound） 包括兽咬伤、蛇咬伤和蜂螫伤等。

兽咬伤 是一种常见的外伤，特别是在农村，尤其以犬、猪、马、猫等家畜咬伤多见。咬伤对

组织有切割、撕扯作用，常伴有不同程度的软组织挫裂伤。兽口腔中有大量的细菌可以进入伤口，更严重者常有衣物碎片、泥土等异物被带入伤口，且可传播狂犬病等传染病。

临床表现 常出现较广泛的组织水肿、疼痛、皮下出血、血肿甚至大出血，伴有齿痕，伤口深且不规则或伴有严重撕裂。

治疗 小而表浅的伤口可以不清创，用3%碘酊或75%乙醇（酒精）进行消毒后包扎即可。深的伤口应当进行清创，彻底清除异物和坏死组织，再依次用生理盐水、新洁尔灭、3%过氧化氢溶液冲洗。原则上伤口不一期缝合。清创术前应预防性使用抗生素。常规预防性注射破伤风抗毒素。兽咬伤者还需注射狂犬疫苗，以防狂犬病发生。

蛇咬伤 蛇分为毒蛇与无毒蛇两大类，中国大约有50余种毒蛇，剧毒者10余种，蛇咬伤以南方为多。无毒蛇咬伤时，皮肤留下细小齿痕，局部稍痛，可起水疱，无全身反应。毒蛇咬伤，留下一对较深齿痕，蛇毒注入体内，引起严重中毒。蛇毒是含有多种毒蛋白、溶组织酶以及多肽的复合物。可分为神经毒素、血液毒素和混合毒素。

临床表现 毒蛇咬伤后，局部伤处疼痛，肿胀蔓延迅速，淋巴结肿大，皮肤出现血疱、淤斑，甚至局部组织坏死。全身虚弱、口周感觉异常、肌肉震颤，或是发热恶寒、烦躁不安、头晕目眩、言语不清、恶心呕吐、吞咽困难、肢体软瘫、腱反射消失、呼吸抑制，最后导致循环呼吸衰竭。部分患者伤后可因广泛的毛细血管渗漏引起肺水肿、低血压、心律失常，皮肤黏膜及伤口出血、血

尿、尿少，出现肾功能不全以及多器官衰竭。化验检查可见血小板、纤维蛋白原减少，凝血酶原时间延长，血肌酐、尿素氮增高，肌酐磷酸激酶增加，肌红蛋白尿等异常改变。

治疗 ①急救措施：蛇咬伤后应当避免奔跑，现场立即以布带等物绑扎伤肢的近心端，松紧度掌握在能够使被绑扎的下部肢体动脉搏动稍微减弱为宜。绑扎后每隔30分钟左右松解一次，每次1～2分钟，以免影响血液循环造成组织坏死。用0.05%高锰酸钾液或3%过氧化氢冲洗伤口，拔出残留的毒蛇牙，伤口较深者切开真皮层少许，或在肿胀处以三棱针平刺皮肤层，接着用拔罐法或吸乳器抽吸，促使部分毒液排出。蛋白酶有直接解蛇毒的作用，可用于封闭伤口外周或近侧，必要时间隔12～24小时可重复。②解毒药物：蛇药是治疗毒蛇咬伤有效的中成药，可口服或敷贴局部。一部分新鲜草药也对毒蛇咬伤有疗效。抗蛇毒血清有单价和多价两种，对于已知蛇类咬伤可用针对性强的单价血清，否则使用多价血清，用前需做过敏试验，阳性者采用脱敏注射法。③其他疗法：针对出血倾向、休克、肾功能不全、呼吸麻痹等器官功能不全，采取相应积极治疗措施。临床检查应重视神经、心血管与血液系统改变，区分蛇毒类别对于治疗有指导意义。此外，治疗中应避免使用中枢神经抑制剂、肌肉松弛剂、肾上腺素和抗凝剂。常规使用破伤风抗毒素及抗菌药物防治感染。注意补液等支持治疗。必要时输注血浆、红细胞，出现呼吸困难者给予吸氧，必要时气管切开或用呼吸机辅助呼吸，同时注意保护各种脏器功能。

蜂螫伤 由蜂类的尾针刺伤皮肤时将毒囊液注入皮内所致。常见的有蜜蜂和黄蜂的螫伤。按蜂的数目可分为单蜂螫伤与群蜂螫伤，以黄蜂螫伤和群蜂螫伤最为严重。蜂毒含有组胺、磷脂酶、胆碱酯酶等活性物质，可引起过敏反应，造成组织损害。

临床表现 局部剧痒、肿痛。群蜂螫伤者可于半小时内出现过敏症状，常表现为头晕、发热、恶心呕吐、胸闷、四肢麻木等症状；严重者出现脉搏细弱、面色苍白、冒冷汗、血压下降、过敏性休克等。

治疗 ①局部处理，用小针挑拨等方式取出蜂刺，注意勿挤压，以免毒腺囊内毒液进入皮内引起更严重的反应。蜜蜂蜂毒为酸性，可用3%氨水或5%碳酸氢钠溶液等弱碱溶液中和毒素。黄蜂蜂毒为碱性，可用醋酸、0.1%稀盐酸中和。局部红肿处可外用炉甘石洗剂、皮质类固醇制剂等药物。②全身治疗，有全身反应者予以补液、肾上腺皮质激素和抗组胺药物，可使用葡萄糖酸钙等药物。低血压者皮下注射1∶1000肾上腺素0.5ml。出现血红蛋白尿者，应用碱性药物碱化尿液，并适当增加补液量。可使用20%甘露醇利尿。如已发生少尿或无尿，则按急性肾衰竭处理。局部症状严重或群蜂螫伤时也可使用抗生素。

(赵玉沛)

duōfāshāng
多发伤（multiple injuries） 在同一种致伤因素作用下，机体同时或相继遭受两处以上解剖部位或脏器的损伤，其中至少有一处损伤可危及生命。多发伤不同于多处伤，前者是两个以上的解剖或脏器部位遭受较严重的损伤，而后者是指同一解剖部位或脏器有两处以上的损伤。

多发伤平时及战时都较常见，平常如交通事故，而战时则多由爆炸性武器所致，它有一些显著的临场特点。①早期死亡率高。②休克发生率高。③低氧血症发生率高。④容易漏诊、误诊。⑤处理棘手，相关矛盾较多。⑥易感染，并发症较多。

因此，对于多发伤一定要早期准确判断并明确病情，既善于发现显著的表面伤情，也要善于捕捉不易发现的内在的损伤，只有综合诊断，综合处理，才能较大程度地降低死亡率。因此在诊断中要对受伤病史全面、细致地了解。现场不能详细询问的，也要在紧急施救后再补充了解情况。其次就是要对伤者进行全面、细致的检查，不但要详细观察受伤部位、患者一般状态，更要检查有无异常反应、压痛，并检测生命体征，对可疑有胸腹腔损伤患者也可诊断性穿刺以明确损伤程度及范围。

在初步明确多发伤的原因，损伤部位及程度后要立刻转入到救治的过程中，而救治则必须要重点突出，顺序合理，动作迅速，方能提高伤者生存率及治愈率。大致顺序应当是：心肺复苏→同时或稍后抗休克、止血处理→同时或稍后处理颅高压，心脏受压，支气管破裂→胸腹部脏器损伤的处理，如肺损伤，腹腔脏器或肠管损伤→注意肺部并发症及急性肾功能不全或多脏器功能障碍综合征的处理。

(周宁新 张效东)

fùhéshāng
复合伤（combined injuries） 同时或相继遭受两种或两种以上

的不同性质致伤因素作用而引起的损伤。致伤因素主要包括：热能（火焰、沸水等）、放射线、机械力（冲击波、挤压力等）及特殊致伤因素（激光、微波等）。

分类 复合伤通常按照包括的致伤因素进行分类和命名，如放射线与热力作用造成的放烧复合伤，热力和冲击波作用造成的烧冲复合伤，毒剂与机械力作用造成的毒剂创伤复合伤等，也可按照是否包括某一特殊损伤而进行分类和命名，如根据是否包括放射损伤而分为放射复合伤和非放射复合伤。一般按照复合的主要损伤和次要损伤进行命名，如主要损伤为烧伤，次要损伤为冲击伤，则称为烧冲复合伤，如冲击伤为主，烧伤为次，则称为冲烧复合伤等。

临床表现 机体遭受两种或两种以上不同性质致伤因素的作用后会表现出不同于单一伤的复合效应的表现，这种复合效应不是单一因素引起的某种效应之间的简单相加，不同因素之间和致伤因素与机体之间可相互影响、相互作用，使得整体伤情变得更为复杂，救治更加困难，但有时也可表现为减轻效应。因此，复合伤往往表现为伤类复杂，伤情严重，救治困难。

放射复合伤 以放射性损伤为主，伤情轻重主要取决于辐射剂量，照射剂量越大，伤情越严重，死亡率越高，生存时间越短；同时合并有其他致伤因素时，休克发生率高，感染发生率高，程度重，造血组织破坏严重，再生延缓，病程发展快，病情重，创面愈合延迟等。烧冲复合伤最突出的问题是烧伤，其主要临床表现为休克发生率高，感染发生早且严重，心肺功能严重受损，肝

肾功能及造血功能也会受损。冲击波和毒剂同时或相继作用于机体而造成的损伤称为冲毒复合伤，主要表现为：致伤因素多，伤情伤类复杂，复合效应导致伤情互相加重，肺是冲毒复合伤时最敏感的靶器官，伤情发展迅速，死亡率高。

烧冲复合伤 以烧伤为主的复合伤，冲击伤程度多为轻度或中度，其临床经过和转归主要取决于烧伤的严重程度。烧冲复合伤基本是烧伤的病程特征，主要表现为休克及呼吸系统症状，局部创面和全身感染较严重。重症以上常出现肝、肾功能障碍甚至全身多脏器功能衰竭。临床上除了意识障碍、四肢厥冷、心率加速、血压降低、少尿或无尿等休克的表现外，还常出现胸闷、胸痛、心律失常、咳嗽、呼吸困难、发绀等呼吸衰竭和心力衰竭的表现。严重烧冲复合伤时，常出现少尿、血尿、无尿、血中非蛋白氮增高，发生肾衰竭、氮质血症等。严重的烧冲复合伤的伤后感染较为严重，包括创面局部感染、肺部感染以及全身感染等，严重者可导致菌血症、脓毒血症、感染性休克等。

诊断 复合伤时，复合的体表烧伤和外伤是比较容易诊断的，因此诊断的重点是有无复合放射损伤和内脏冲击伤。

受伤史 患者有明确的交通事故、爆破事故、核武器或相关设施等接触史，同时根据其事故发生时爆破物的性质、伤员的位置、有无屏蔽或防护、伤员周围环境的破坏程度等可初步判断复合伤的类型及伤势程度。

早期症状和体征 根据患者的外伤及全身症状、体征，判断是否存在内脏冲击伤或放射性损

伤。如大面积烧伤而无明显的放射病早期症状，可能是以烧伤为主的烧冲复合伤。烧伤伴有耳鸣、耳痛、咳嗽、泡沫血痰可能为烧冲复合伤。伤后有恶心、呕吐、腹泻，同时有烧伤和冲击伤的症状，可能是放烧冲复合伤。伤后有共济失调、头部摇晃、抽搐等中枢神经症状，可能存在为脑型放射复合伤。

实验室检查 放射复合伤时，白细胞有不同程度的下降，受照剂量越大，白细胞下降越快、越低。以烧伤为的主复合伤，白细胞数一般增多，伤情危重者也可出现白细胞下降，但中性粒细胞一般不减少。烧冲复合伤时，血清谷草转氨酶的升高程度与伤情呈正比。重度以上伤情大多有明显升高。极重度烧冲复合伤时，血中非蛋白氮显著升高，二氧化碳结合力迅速降低。

特殊检查 ①心电图：烧冲复合伤时，心电图变化的概率较高，常见心率增快，P 波高尖，ST 段下降或上升，T 波变平、倒置和低电压等。②肺分流量和血气分析：肺部受冲击伤后，肺分流量显著增高，其变化比血氧分压更敏感，在很大程度上可反映肺部损伤程度。③X 线、CT 检查：X 线检查对诊断骨折、胸腹部冲击伤、呼吸道烧伤和异物的定位等有特殊价值。CT 检查对可明确有无内脏实质性损伤、腹腔出血等。④其他：肺冲击伤时，也可做超声波检查；颅脑损伤时，脑电图、脑血流图都可提供参考，必要时可进行腰穿测脑压和检查脑脊液。

治疗 治疗原则包括止血、止痛、包扎、骨折固定、防治窒息、治疗气胸、抗休克、抗感染等。对于明确有放射性致伤因素的患者要首先进行洗消、去污等

措施，再对污染的伤口进行去污处理，对重度放射病患者应进行隔离保护。应根据不同的复合伤类型进行治疗，并重点治疗复合伤中的主要损伤，但对次要损伤也不能忽视，既要注重全身治疗，又要妥善处理局部损伤。

（周宁新　张效东）

xiōng-fùliánhéshāng

胸腹联合伤 （thoracoabdominal injuries）

同一致伤原因导致胸部及腹腔脏器伤，同时伴有膈肌损伤，致伤物入口位于胸部者。如果伤口位于腹部，则称为腹胸联合伤。如无膈肌损伤的胸腹伤，则称为胸腹多发伤。严重胸腹联合伤病死率高达 20%，严重并发症发生率为 27%～43%。胸腹联合伤的伤情严重，容易漏诊，病死率高，应引起足够重视。

病因　胸腹联合伤可分为开放性和闭合性损伤，以开放性胸部穿透伤多见。当胸腹部受到撞击、挤压、坠落、枪弹穿透伤、爆炸物碎片、锐器穿通伤时均可发生。如利器穿透伤时，利器在损伤胸部脏器后可直接穿透膈肌及腹腔内脏器，由于胸腹腔压力差而可以发生膈疝，即腹腔内脏器通过受损的膈肌进入胸腔内。由于受损的器官多为大脏器（肝、脾等），往往引发大出血、休克而危及生命。

临床表现　根据胸腹部脏器损伤的情况而定，一般以呼吸和循环功能障碍为主。常见的胸部损伤的表现有呼吸困难、胸痛、胸闷、发绀、反常呼吸、休克及胸颈部皮下气肿等。腹部实质性脏器损伤主要出现内出血和失血性休克导致的面色苍白、四肢冰凉、头晕、昏迷、低血压等表现，腹部空腔脏器损伤则出现急性腹膜炎和中毒性休克导致的腹痛、腹胀、四肢湿冷、低血压等表现。

诊断　有明确的外伤史。应注意锐器伤伤口的方向及深度，子弹的入出口及弹道的走行路线，患者受伤时的体位，体内异物的位置等。临床症状主要表现为以呼吸和循环功能障碍。通过胸部 X 线及胸腹部超声或 CT 检查可发现肋骨骨折、气胸、血胸、肺挫伤、心包积液、肝脾破裂、腹腔积血等明确诊断。

治疗　急救时，如有胸部开放性损伤，应立即关闭胸部伤口；如有气胸和血胸，应尽快行胸腔闭式引流或胸腔穿刺术；如怀疑急性心脏压塞，立即行心包穿刺术减压；如有休克表现应快速建立静脉通道，输血、输液、注射升压药物纠正休克，同时清除呼吸道污物，保持呼吸道通畅，并给予吸氧，必要时行气管插管或气管切开术，并尽快完善手术前各项准备工作。手术时，对于胸腹联合伤患者，原则上胸部创伤严重，先开胸处理胸部创伤，腹部创伤严重，则先进行剖腹探查处理腹腔脏器损伤。如胸、腹部创伤都严重者，可同时分别开胸、剖腹处理胸、腹部损伤。术中对于损伤的脏器，应尽最大的努力进行保留，决不能轻易切除。

（周宁新　张效东）

chuāngshāng fǎnyìng

创伤反应 （trauma reaction）

机体在致伤因素的作用下，为维持机体内环境的稳定，迅速产生的各种局部和全身性防预性反应的一系列的病理生理过程。伤后局部和全身反应是对机体的一种保护性机制，然而超强的反应就会对机体造成损害，这就需要在治疗中控制。较轻的创伤一般以局部反应为主，而严重的创伤以全身反应为主。

局部反应　主要为创伤性炎症，伤后不久就有血管通透性增高、血浆成分渗出、炎症细胞聚集，炎症细胞释放炎性介质导致炎症反应。在临床上表现为局部红、肿、热、痛、局部功能障碍。这种炎症反应有利于创伤的修复，但过于强烈反而不利于创伤愈合。

全身反应　指机体严重创伤后，引起的一系列神经-内分泌活动的增强，并由此引起的功能和代谢改变的过程，是一种非特异性应激性反应。机体严重创伤后，必然伴有局部反应，但以全身反应为主。

严重创伤后，机体免疫系统发生失调，既可能低下，也可能亢进。严重创伤后早期，各种免疫细胞和多种炎症介质参与了早期的炎症反应，此时免疫细胞处于一种激发状态，如病情稳定，则炎症反应逐渐消退，损伤组织得以修复，如再次出现致伤因素，则可使处于激发状态的炎细胞释放大量炎性介质，作用于某些靶细胞后，又使靶细胞释放新的炎症介质，这样多级的介质释放最终可致全身炎症反应综合征（SIRS）。SIRS 是机体炎症反应失控的一种表现，严重者可导致多器官功能障碍综合征（MODS）。

严重创伤引起的各种刺激可激活下丘脑-垂体-肾上腺皮质轴（HPA）、交感神经系统（SNS）和肾素-血管紧张素-醛固酮系统（SAAS），使神经-内分泌激素代偿性调整，导致肾上腺皮质激素、儿茶酚胺、抗利尿激素、醛固酮等激素分泌增加。儿茶酚胺促使心率加快、心脏收缩加强、外周及内脏血管收缩，使心、脑等生命器官的血流得以保证。抗利尿激素引肾对水的重吸收加强，醛固酮可促使肾保钠排钾，在维持血容量上发挥了重要作用。在以上神经内分泌系统的作用下，胰岛素分泌减少或作用受到抑制，伤后早期常出现高血糖，甚至糖尿，高血糖为机体提供了充分的热量，增强机体对创伤的耐受。脂肪是创伤后最重要的能源，伤后儿茶酚胺、促肾上腺皮质激素（ACTH）分泌增多，在糖皮质激素的协同下，促进脂肪分解，以适应机体的需要。创伤后机体蛋白质的分解加速，尿中的含氮物质增加，机体处于负氮平衡。创伤后机体能量需要增加，肾上腺皮质激素和儿茶酚胺分泌增加，使血糖增高，同时脂肪及蛋白质的分解加速，以增加能量。

主要脏器的功能变化包括：①心血管。微循环的血流减少，儿茶酚胺分泌增多，肾、消化系统中等非重要脏器和皮肤的血流量来维持心、脑等生命器官的灌注。如果血流量突然大量减少可发生休克，若患者存在心脏病等基础性疾病，易引起心律失常，以致心力衰竭，危及生命。②肺。机体分解代谢能力增强，呼吸可增强，如胸腹部损伤，可产生换气功能障碍，导致低氧血症和二氧化碳的潴留，常引起呼吸性酸中毒。在肺的严重挫裂伤或大量输液的情况下，可发生急性呼吸窘迫综合征（ARDS）。③肾。循环血量的减少，抗利尿激素和醛固酮激素分泌增加，加强的肾的保钠排钾，和对水的重吸收，有助于水的潴留。伤后血红蛋白和肌红蛋白的分解生成的卟啉类和其他组织的分解产物，可损伤肾小管，儿茶酚胺分泌的增加使肾血管强烈收缩，肾的血流量减少引起急性肾衰竭。④肝。肝血流量减少，引起肝缺血、缺氧性损伤，破坏肝的合成与代谢功能。

常有血清胆红素和转氨酶增高。⑤胃肠道。大面积的烧伤、颅脑损伤及大手术后可发生应激性溃疡，表现为胃黏膜的急性出血，主要与胃黏膜缺血、胃再灌注的酸分泌增多，黏膜屏障破坏等因素相关。⑥脑。因脑灌注压和血流量下降可导致脑缺血和二氧化碳的潴留，引起脑细胞水肿、脑血管通透性增加导致颅内压增高。患者可出现意识障碍，严重者可发生脑疝、昏迷。

（周宁新　张效东）

chuāngshāng xiūfù

创伤修复（repair in trauma）机体受到创伤后形成伤口或创面，由局部增生的细胞和细胞间质再生增殖并充填伤口或创面的过程。因人体各种组织细胞固有再生能力不同，创伤的组织修复可分为完全修复和不完全修复，其中不完全性修复是常见的组织修复方式。

分期　组织修复大致经历炎症期、增殖期和重建期三个阶段。

炎症期　创伤后立即发生，通常持续3~5天，其主要改变是血液凝固和纤维蛋白溶解、免疫应答、微血管通透性增高、炎性细胞渗出，以清除坏死组织，防止感染，为组织再生与修复的奠定基础。

增殖期　创伤发生24小时内，伤口边缘的基底细胞、成纤维细胞和肌纤维细胞开始增生，并向中心迁移，形成单层上皮，当这些细胞彼此相遇时，则停止迁移，逐渐分化为鳞状上皮。血管形成主要是由现有的血管以"发芽"的形式长出新的毛细血管，现有血管祥也可能延长。新生的毛细血管主要由损伤附近的小静脉长出，它包括三个基本过程，即内皮细胞移动、分化和成

熟。首先在血管形成刺激物的刺激下，内皮细胞产生某些蛋白酶，降解受到刺激一侧的血管基膜，并穿过基膜，向刺激物的方向移动，开始分裂增殖，形成实性的细胞条索，以后由于内皮细胞的成熟和血流的冲击，新生的细胞条索中间部分开通，血流由此进入，形成新生的毛细血管。毛细血管以每天0.1~0.6mm的速度增长，其方向大都垂直于创面，并呈祥状弯曲。增生的成纤维细胞与新生的毛细血管合称为肉芽组织，由于以毛细血管弓为基础，加上周围成纤维细胞使肉芽观察时呈"颗粒状"。健康的肉芽组织对表皮再生非常重要，因为它可提供上皮再生所需的营养及生长因子。肉芽组织因含丰富的血浆和炎性渗出物，故色鲜红，较湿润，触之易出血。肉芽组织中无神经，故无痛觉。肉芽组织除填补和修复组织缺损外，还有较强的抗感染力和吸收、清除坏死组织的作用。

重建期　伤后3~5天，伤口的边缘开始向中心移动、收缩、以消除创面，恢复机体组织的连续性，伤口收缩可加速修复过程。起初，是由于伤缘上皮细胞微纤维束收缩所致，以后位于伤口中央的肌纤维细胞成为收缩的主要动因。开放性创口一般在1~2周收缩较为明显，持续一段时间后，将不再收缩。第5~6天起成纤维细胞产生胶原纤维，其后一周胶原纤维形成甚为活跃，以后逐渐缓慢下来，随着胶原纤维越来越多，瘢痕逐渐形成，为适应伤处功能的代偿，瘢痕中有胶原纤维可被转化和吸收，并可改变排列顺序，使瘢痕软化。

影响因素　主要包括年龄、营养、免疫、有无严重并发症等

全身因素，以及创伤的程度、有无坏死组织和异物、有无感染因素、创伤周围组织的再生能力等局部因素。这两种因素决定组织修复的方式、愈合的时间及瘢痕的大小。

治疗 原则主要是缩小创面（如伤口清创缝合）、防止再次损伤和感染以促进组织再生。

（周宁新　张效东）

shāngkǒu yùhé

伤口愈合（wound healing）

组织在遭受损伤，出现离断或缺损后，经历一系列复杂的细胞和生化变化，最终达到恢复组织完整性的过程。

分型 根据受损组织的性质及处理时的具体情况，伤口愈合可分为三种类型：一期愈合、延迟的一期愈合和二期愈合。①一期愈合：主要通过手术操作，以缝线等方式正确对合两侧伤缘，使伤口愈合过程中仅伴有轻微水肿而无感染或渗出，并在一定时限内按序完成胶原合成、沉积及交联等步骤，使伤部组织完整重建，重获抗张强度。②延迟的一期愈合：因组织缺损较大或污染较严重，不宜做一期处理，而于数天后将两侧肉芽创面用延期缝合法加以对合，从而使伤部组织愈合。③二期愈合：当伤口未能一期愈合时，就会出现较为复杂的愈合过程，此时伤口呈开放状态，由含有成纤维细胞和新生血管的肉芽组织逐步填充却是创面，再经伤口收缩和上皮覆盖而闭合伤口。整个过程历时较久。

愈合过程 包含一系列复杂而有序的细胞和生化反应，一般将伤口愈合过程大致分为三个不同而又相互重叠的时期：止血和炎性反应期、增生期、瘢痕重塑期。①止血和炎性反应期：始于急性创伤后即刻，血管断裂出血，机体立即启动血管收缩和凝血级联反应以促使血栓形成，达到止血目的。伤后 24 小时内，血凝块被中性粒细胞崩解后释放出的酶所溶解，第 3~4 天，巨噬细胞吞噬和清除残留的纤维蛋白、红细胞和细胞碎片。伤口经过清创处理和缝合后，仍会出现炎症反应。因为虽然沾染的细菌少，且创伤本身和缝合材料等均可引起炎症反应，以后炎症反应逐渐减退，细胞逐渐增生。②增生期：约在伤后第 3 天，成纤维细胞和血管内皮细胞是最先受血小板和巨噬细胞分泌的生长因子及细胞因子作用而增生的两种细胞，借助其分泌的纤维蛋白形成的多聚体和球蛋白等连接伤缘，胶原纤维参与伤口边缘的连接，局部的张力强度随胶原纤维的增多而增加，此期已开始上皮形成过程。③重塑期：5~7 天伤口两侧出现胶原纤维连接，此时切口已可拆线，切口达临床愈合标准。然而肉芽组织中的毛细血管和成纤维细胞仍继续增生，胶原纤维不断积聚，切口可呈鲜红色，可略高出皮肤表面。随着水肿消退，浸润的炎细胞减少，血管数量减少，第 2 周末瘢痕开始变白。这个变白的过程需数月的时间。1 个月后覆盖切口的表皮结构已基本正常，纤维结缔组织仍富于细胞，胶原组织不断增多，抗拉力强度在 3 个月达到顶峰，在伤口较大、较深、有较严重感染及较多坏死组织时，上皮形成过程会因较长期的炎症反应期而延迟至此期完成。

（周宁新　张效东）

wēichuāng wàikē jìshù

微创外科技术（minimally invasive surgery technology）

应用微创技术实施外科手术的总称。传统手术方式在治疗疾病的同时，无可避免地会给患者带来创伤，有时，手术创伤给患者带来的影响甚至是非常严重的。微创外科技术是相对于传统外科技术提出的新概念，过去用开腹或开胸手术治疗的疾病，用微创外科技术治疗达到或超过传统手术方式的效果，甚至有些微创外科技术在某些疾病的治疗上已取代了传统外科技术。

微创外科技术一般是指腔镜外科、内镜外科、介入治疗等，近年来，机器人外科技术、经自然腔道内镜手术和经脐入路内镜手术也已在临床广泛应用。微创外科技术还包括射频、冷冻、激光、微波、X 刀、γ 刀、适形放射、放射性粒子植入、高功率超声聚焦、射波刀等。

微创是每一个外科医生追求的目标，现代微创外科的发展也经历了两百余年的历程，从 1805 年德国医师菲利普·博齐尼（Philip Bozzini）借助烛光通过细铁管窥视尿道，开辟了内镜的起源，1876 年马克思·尼采（Max Nitze）把光源装在了膀胱镜前端，把光源由体外移至膀胱内，1901 年德国医师乔治·克林（Georg Kelling）在活狗腹腔内充入气体后用膀胱镜进行了检查，开始了腹腔镜的起源。1914 年将膀胱镜改良后命名为腹腔镜。1924 年首次用二氧化碳制造气腹。1944 年法国乌拉尔·帕尔默（Raoul Palmer）将仅用于内科诊断的腹腔镜引入妇科，在全麻下进行了腹腔内操作。1980 年美国内兹哈特（Nezhat）进行了电视腹腔镜手术。1985 年德国米厄（Muhe）在腹腔镜下施行了世界上第一例胆囊切除术，1987 年法国的菲利普·穆雷（Philipe Mouret）成功运用电视腹腔镜进行了胆囊切除术，标志着现代微创外科时代的真正开始。

微创外科的精髓是以比传统外科手术更小的创伤达到与传统外科手术相同或更佳的疗效。微创外科技术的基础是微创外科理念，微创的理念也在不断发展和更新，从生理微创到身心微创，从根治性切除器官到如何在根治疾病的同时尽量保留器官的功能。微创外科技术并不等于微创，微创外科技术也不能完全取代传统外科技术，以微创理念为指导，严格掌握手术适应证，恰当地应用一种或几种微创技术，对患者进行适当的诊疗，在整个手术实施过程中尽可能减少局部组织损伤，从而达到全身反应轻微，最大限度地降低手术并发症的发生，这才是外科治疗的真正目的，也是外科医生应遵循的基本原则。

（周宁新　张效东）

nèijìng wàikē jìshù

内镜外科技术（endoscopic surgery）

内镜下完成的一系列外科操作和技术。当前日新月异出现的内镜器械/设备，几乎涵盖了全身诸如消化系统、呼吸系统、泌尿和生殖系统、神经系统、循环系统、运动系统等全身器官和系统，甚至达到"无孔不入"、"无孔而入"的境界。内镜外科技术，是在既有存在的百年以上传统意义上的诊断内镜基础上，在近20~30年演进为治疗内镜和腔道内镜技术，后者包括腹腔镜外科和胸腔镜外科等技术。近10来，内镜外科和微创外科基础上，还衍生了经自然腔道外科（natural orifice translumenal endoscopic surgery，NOTES）和具有远程外科功能的机器人外科等新技术。因此，内镜外科技术是20世纪后期机、

光、电等领域现代高科技与现代外科学有机结合产生的一场外科革命。它迎合了人类长久以来所不懈追求的以最小创伤治疗疾病的目标。其革命点就在于突破了手术必须剖腹开胸的传统外科观念，从而能以最小切口或无切口下完成原先需要创伤性的大切口才能治疗的许多疾病，而且更安全、创伤更小、甚至疗效更好。

但目前对"内镜外科"精确的广义和狭义的定义和范畴，国内外学术界尚无共识。即使对狭义的内镜外科范畴，是否应对消化道内镜外科和腹腔镜等腔镜外科技术分别区隔，都存在极大歧义。比如，欧洲内镜外科协会（European Association of Endoscopic Surgery，EAES）定义的内镜外科即涵盖了腹腔镜外科。鉴于后面有条目专门论述腹腔镜，因此，下文把内镜外科的范畴仅限定在消化系统内镜外科技术。

内镜的历史　人类对自身腔道的好奇和探索从远古即有之，但直到19世纪早期才出现了现代内镜的最初雏形。100多年以来内镜的发展极其迅速，简单地可以分为以下4个发展阶段，每个阶段都以当时所用器械的主要特征为标志。

硬式内镜阶段（1806~1932年）　最早的硬式内镜装置由德国人菲利普·博齐尼（Philipp Bozzini）首创，其后一些学者1826年赛加拉斯（Segalas）、1827年费希尔（Fisher）、1834年博纳方（Bonnafont）、1843年埃弗里（Avery）、1853年德索尔莫（Desormeaux）等随后陆续设计了一些内镜装置。早期内镜主要用于观察喉、直肠、阴道和尿道。库斯莫尔（Kussmaul）于1868年设计了最早的观察胃腔的内镜，

其后出现了10余种观察食管和胃的内镜，但实用性差。

半屈式内镜阶段（1932~1957年）　1932年德国的沃尔夫（Wolf）和申德勒（Schindler）研制出了可屈式胃镜，由近端硬性部和远端软管组成。其特点是远段可屈，在胃内有一定范围的弯曲，使术者能较清晰地观察到胃黏膜图像。卡尔·施托尔茨（Karl Storz）对该装置的改进和应用做出了巨大贡献。半屈式内镜在欧洲和美国得到了推广。20世纪50年代日本学者杉浦睦夫（Mutsuo Sugiura）、宇治达郎（Tatsuro Uji）等联合奥林巴斯（Olympus）公司生产出了具有照相机功能的胃镜。

纤维内镜阶段（1957年~）　1954年，英国的哈罗德·霍普金斯（Harold Hopkins）等发明了光导纤维技术。1957年希尔朔维茨（Hirschowitz）等研制出了光导纤维内镜并在美国胃镜学会上展示。1964年，日本奥林巴斯（Olympus）公司研发了具有照相机功能的光导纤维胃镜，开始了纤维光学内镜阶段。出现了纤维胃镜，还出现了纤维结肠镜等内镜装置。

电子内镜时代（1983年~）　1983年美国首先开发世界上第一台电子内镜，将光能转变成电能，经视频处理器（CCD）处理后直接在监视器上成像。日本Olympus公司推出相应型号胃镜，占据大部分市场。特点是电子内镜图像清晰，且可通过视频处理对图像进行一系列加工，进行贮存和再生，利于教学和研究，因而更具优越性。其耐久性也优于纤维胃镜。由于电子内镜的问世，给百余年来内镜的诊断和治疗开创了历史新篇章，为其在临床、

教学和科研中发挥了巨大作用。

近20年来，现代消化内镜技术更快速发展，且和外科操作紧密结合。比如广泛应用的将超声装置应用于内镜的超声内镜（超声探头、三维探头）；患者更舒适的胶囊内镜等。消化内镜的发展对消化系统疾病的诊治起到了革命性的推动作用。随着现代光电、信息、材料等技术的不断革新，新的消化内镜技术不断涌现，并不断挑战传统观点，向传统领域以外的方向发展，比如内镜下乳头括约肌切开胆管取石术，开始取代传统的外科手术取石；胰胆管梗阻、食管胃静脉曲张出血的内镜治疗，大大降低了手术风险和手术要求。消化内镜的治疗范围越来越广，这是内镜技术进步的必然结果和标志。下面简要介绍一下广泛应用于消化系统的内镜外科技术。

内镜的治疗 主要包括以下几方面。

急性上消化道出血的内镜治疗 对于急性静脉曲张性上消化道出血，在欧美国家的治疗指南中，内镜治疗被推荐为一线治疗选项，国内大城市的综合性医院也越来越多地采用内镜治疗。内镜治疗包括内镜曲张静脉套扎（endoscopic variceal ligation，EVL）和内镜曲张静脉硬化治疗（endoscopic variceal sclerosing，EVS）。内镜治疗的目的是控制急性静脉曲张出血，并尽可能使静脉曲张消失或减轻以防止其再出血。EVL是应用圈套器套扎曲张静脉，使其闭塞、脱落从而使曲张静脉消失。EVS则应用硬化剂或组织黏合剂（α-氰基丙烯酸盐）注射曲张静脉。生长抑素联合内镜治疗是目前治疗急性静脉曲张出血的主要方法，可提高止血成功率。EVL更多应用于食管静脉曲张；由于操作的局限性，胃静脉曲张更多选择EVS。EVS可能发生心、肺和脑血管栓塞等并发症。

早期癌的内镜黏膜切除术和内镜黏膜下剥离术 内镜黏膜切除术（endoscopic mucosal resection，EMR）和内镜黏膜下剥离术（endoscopic submucosal dissection，ESD）是近年在欧美和日本发展的具有重要意义的治疗内镜技术。EMR和ESD是治疗胃肠道早期癌的微创方法。近年常规开展此技术医院的研究显示，EMR和ESD已逐渐被公认为胃肠道早期癌的首选治疗方法。EMR从最初的圈套器结扎法一次性切除隆起性病变，逐渐发展为将扁平的黏膜病变和广泛的隆起性病变切除。目前，应用内镜下分次切除的方法，可将直径达5~10cm的隆起性病变甚至扁平的黏膜病变分次切除。EMR是应用内镜切除胃肠道黏膜病变的基础，较ESD易于掌握，是开展ESD的基础。ESD是继EMR发展起来的另一种内镜切除胃肠黏膜病变的方法，主要是对大且平坦的黏膜早期癌变或平坦的息肉类病变实施一次性切除。食管病变（Barrett重度不典型增生和早期腺癌）多选择EMR，但术后食管狭窄的发生率较高。早期胃癌和结肠癌可根据具体情况选择EMR或ESD。

小肠疾病的内镜治疗 小肠位于胃和结肠之间，传统胃肠镜无法对小肠进行诊治。因此，小肠疾病的内镜诊治一直滞后。2001年日本学者开始在临床应用双气囊小肠镜，使小肠疾病的诊断得到了真正突破。小肠镜除了内镜下诊断和病理学活检外，还给小肠疾病的治疗开辟了广阔前景。比如对小肠狭窄实施内镜下扩张术或支架置入术、或小肠异物取出术、小肠血管发育异常急诊或择期内镜止血治疗、小肠息肉等病变实施小肠镜下切除术。

胆胰疾病治疗的内镜外科技术 胆道的特殊解剖学结构使微创胆道技术的开展得以变为现实。胆道外科疾病的治疗手段，随着新设备和新技术的出现，近30年来已经发生了重大变化。这些变化主要表现在由于十二指肠镜的应用。1968年麦丘恩（McCune）通过十二指肠乳头插管成功，完成了首例内镜逆行胰胆管造影（endoscopic retrograde cholangiopancreatography，ERCP），为胆胰疾病的诊断提供了一个可靠的诊断方法。1973年、1974年川合贞郎（Kawai），克拉森（Classen）等相继报道了内镜下括约肌切开术（endoscopic sphincterotomy，EST）治疗胆总管残留结石和复发结石。EST是内镜外科的典型代表，开创了内镜外科的先河，目前已成为胆管结石的主要治疗手段，并衍生诸如内镜鼻胆内引流术（endoscopic nasobiliary drainage，ENBD）治疗化脓性胆管炎、经口经十二指肠乳头的胆管内引流术（endoscopic retrograde biliary drainage，ERBD）、胰胆管狭窄的经十二指肠镜下的胆胰管球囊扩张术等；1983年斯坦蒂茨（Stantiz）创用对乳头括约肌损伤较小的有望可取代部分EST的经内镜十二指肠乳头球囊扩张术（endoscopic papillo-sphincter balloon dilatation，EPBD）治疗胆总管结石和十二指肠乳头狭窄；1985年他又创用了药物松弛十二指肠括约肌后行内镜下非EST胆管取石的技术；同年卡拉斯科（Carrasco）等率先将原用于血管内的可膨胀式金属支架应用于胆管狭窄的治疗（endoscopic biliay metal stent drainage，EBMSD），1989 年始在世界范围内广泛用于胆管恶性梗阻的减黄治疗。近年随着腔内超声技术的发展，相继开展了胰胆管内的腔内超声检查（intraductal ultrasonography，IDUS），这些技术弥补了 ERCP 仅能观察管腔形态，不能观察壁内或实质内病变的缺陷。上述十二指肠镜技术单独或联合应用已成为诊治胆道疾病的重要手段。

目前，胆道外科疾病的治疗现状是：80% 的胆总管结石和十二指肠乳头狭窄可用 EST（或 EPBD）技术有效治疗；70% 左右的良性胆道狭窄可用内镜下球囊扩张术或经皮经肝胆管内置导管扩张术来处理；晚期的胆管恶性梗阻可用经十二指肠镜或经皮经肝的胆管置管内外引流术缓解症状，提高生存质量；重症化脓性胆管炎和胰腺炎常需先行 EST（或 ENBD）治疗；部分胆肠吻合术后再狭窄可用经皮经肝的球囊扩张术或置管术，或十二指肠镜下吻合口球囊扩张术来治疗。

（周宁新　张效东）

qiāngjìng wàikē jìshù

腔镜外科技术（Endoscopic Surgery technology）

在腔镜下实施的有创的诊断和外科手术治疗的一类技术。包括腹腔镜外科、胸腔镜外科、内镜外科、关节镜外科等技术。腔镜外科技术的推广应用，被誉为 21 世纪最耀眼的外科进展之一。

腔镜外科技术的发展历经百年，早在 1910 年，瑞典的雅各贝乌斯（Jacobaeus）就曾将腹腔镜作为诊断方法应用于人体，1987 年法国的穆雷（Mouret）在电视腹腔镜下完成了世界上首例胆囊切除术，标志着外科史上具有划时代意义的微创性手术时代真正开始。1991 年荀祖武完成中国第一例腹腔镜胆囊切除术，是中国第一例腹腔镜外科手术。经过 20 多年的发展，腔镜外科技术现已广泛用于普通外科、妇产科、骨科、胸外科、泌尿外科等领域，并取得了很好的效果。

（周宁新　张效东）

jīngzìránqiāngdào nèijìngshǒushù

经自然腔道内镜手术（natural orifice transluminal endoscopic surgery，NOTES）

经由人体自然腔隙（不经过皮肤穿刺）进入腹腔，在体腔内（通常为腹腔内）使用软性内镜设备完成手术的一种技术。NOTES 的优势在于可以减少或隐藏手术瘢痕，减少术后疼痛，促进术后康复，从而实现了真正意义上的无瘢痕手术。迄今为止，全球范围共报道了超过 1200 例 NOTES 案例。2004 年美国约翰斯·霍普金斯大学的卡洛（Kalloo）教授发表了经口、经胃置入上消化道内镜，将胃镜经胃壁切口置入腹腔进行肝活检的动物实验报告，并正式提出了 NOTES 这一概念。2007 年法国斯特拉斯堡大学医院马雷斯科（Marescaux）教授领导的小组完成了世界首例临床腹部无瘢痕的经阴道腔镜胆囊切除术。这是人类第一次完成的真正意义上的临床 NOTES 手术。NOTES 手术在临床应用得越来越广泛。NOTES 的适应证与腹腔镜相同。对行腹腔镜和开腹手术有风险和难度的患者，例如肥胖患者，NOTES 手术可能更为适合。

手术方法　在人体开展 NOTES 技术要求具有安全、可重复的进入手术区域的途径。目前常见的入路包括：①经胃入路。穿刺部位常常选择在胃前壁，采用腹壁触诊、透照法、超声辅助方法选择穿刺部位，其目的是为避免损伤血管、减少出血和胃内容物溢出。经胃入路的 NOTES 手术应用范围在临床最为广泛，通过胃径路先后有腹腔探查、肝活检、阑尾切除、胆囊切除、卵巢切除、次全子宫切除、胃空肠吻合术、脾切除等报道。②经阴道入路。通过阴道后穹隆穿刺进入腹腔，可以用腹腔镜也可用内镜，现在常用的方法是腹腔镜操作。经阴道径路的 NOTES 具有较低的感染率，并且由于阴道穿刺孔闭合比胃壁和结肠容易得多，所以经阴道入路是目前最为成熟的 NOTES 手术路径。③经肛门结肠入路。通过内镜超声等辅助确定穿刺部位。在结肠穿刺点处行荷包缝合，然后用改装过的内镜纤维外科器械穿刺结肠壁后行手术。④经膀胱入路。膀胱途径通过经尿道置入输尿管镜来确定穿刺部位并避免邻近器官及血管的损伤。目前，经膀胱径路的 NOTES 还处于初步研究阶段，往往是与其他方法联合使用。⑤经食管入路。经食管入路胸腔的 NOTES 研究较少，目前仍停留在动物实验阶段。

常见并发症　NOTES 在祛除体表瘢痕的同时，却也人为地增加了腹内脏器的损伤。目前多数有关 NOTES 的争议集中在操作可能会引发医源性损伤，出现近期或远期并发症。这些并发症包括感染、出血、腹部脏器的损伤、延迟性吻合口与脏器入口漏，并可能会导致致命性后果。

（周宁新　张效东）

jīqìrén wàikē

机器人外科（robotic surgery）

应用医疗机器人实施的外科诊疗技术。医疗机器人的研究目的，不是为了替代医生进行手术，而是为了给医生提供一种新型的通用手术工具，拓展医生诊断治疗的能力。使用医疗机器人系统的主要目的包括以下几方面：最大远程利用现有技术以提高基本的诊断和手术治疗的质量；拓宽手术治疗的范围，使原来无法进行的手术在新工具的支持下能够进行；降低手术中使用的放射性设备或药品对医生的伤害；提高手术的可视化程度。具体来说，医疗机器人的使用，将医生的经验与机器人技术中的定位准确、动作精细、运行稳定、操作精度高、工作范围大、不怕辐射和感染以及对干扰的有效控制等特点有机结合在一起，可以有效消除人手的颤动，减少医生在手术中因疲劳而产生的负效应，提高疾病诊断、手术质量与安全性，缩短治疗时间，减轻患者痛苦，而且可以实现手术最小损伤（如对美容或整形要求较高的手术）。

医疗机器人的研究不仅提高了手术的质量、减少手术创伤、缩短患者的恢复周期、缩短医生学习曲线，还将改变传统外科手术的许多概念，对医学的教学与研究、疾病诊疗模式等方面也将产生深远的影响。

微创是所有医生追求的目标，微创外科技术已经成为近年来的发展趋势。今天，微创外科不仅引发了外科学领域的一场新的技术革命，而且正在结合自动机械技术、远程通讯和计算机技术开创一个机器人外科的新时代。机器人技术在医疗界是一个新兴的研究领域，机器人真正走进手术室是在 1985 年的一次脑部手术。在这次手术中，机器人只是简单地充当了定位装置的角色，来引导穿刺针进行脑部组织检查。此后机器人技术相继在神经外科、眼部外科、整形外科、放射外科、微创外科、显微外科、耳鼻喉外科等手术中得到应用。经过二十余年的发展，一些外科手术机器人系统以其动作精确、运动稳定等特点已经走进手术室为患者实施手术。

（周宁新　张效东）

jièrùzhìliáo jìshù

介入治疗技术（interventional therapy）

在数字减影血管造影机、CT、超声和 MRI 等影像设备的引导和监视下，利用穿刺针、导管及其他介入器材，通过人体自然孔道或微小的创口将特定的器械导入人体病变部位进行微创治疗的一系列技术的总称。是近年来迅速发展起来的一门融合了影像诊断和临床治疗于一体的新兴学科。目前已经成为与传统的内科、外科并列的临床三大支柱性学科。

分类　介入治疗的技术很多，首先可以分为血管性介入技术和非血管介入技术。按照治疗疾病所属的系统，又可分成神经介入、心血管介入、肿瘤介入、妇产科介入、骨骼肌肉介入等。

血管性介入技术　治疗心绞痛和急性心肌梗死的冠状动脉造影、溶栓和支架置入就是典型的血管性介入治疗技术。

非血管介入技术　非血管介入技术包括各种经皮穿刺活检术、各种非血管性腔道的成形术（包括泌尿道、消化道、呼吸道、胆道等狭窄的扩张和支架）、实体瘤局部灭能术（经皮穿刺瘤内注药术、射频消融术）、囊肿脓肿引流术、造瘘术（胃、膀胱等）、胆道结石和肾结石微创取石术、骨转移或椎体压缩骨折的椎体成形术、神经丛阻滞术治疗慢性疼痛等。

优点　介入治疗全程在影像设备的引导和监视下进行，能够准确地直接到达病变局部，同时又没有大的创伤，因此具有准确、安全、高效、适应证广、并发症少等优点，现已成为一些疾病的首选治疗方法。

相对于内科治疗的优点　需内科治疗的疾病，如肿瘤的化疗、血栓的溶栓，介入治疗与内科治疗相比，其优点在于：药物可直接作用于病变部位，不仅可大大提高病变部位药物浓度，提高疗效，还可大大减少药物用量，减少药物的全身副作用。

相对于外科治疗优点　①无需开刀，无创口或仅需几毫米的皮肤切口，就可完成治疗，创伤小。②大部分患者只要局部麻醉而非全身麻醉，从而降低了麻醉的危险性。③对正常组织的损伤小、恢复快、住院时间短。④对于不能耐受手术的高龄危重患者或者无手术机会的患者，介入也能很好地治疗。

适应证　能够采用介入治疗的疾病种类非常多，几乎包括了全身各个系统和器官的主要疾病，当然其优势主要在于血管性和实体肿瘤的微创治疗。

血管疾病　包括治疗血管狭窄和闭塞的经皮腔内血管成形术和血管支架置入术、治疗动静脉血栓的溶栓治疗、控制出血（急慢性创伤、产后、炎症、静脉曲张等）、血管畸形以及动静脉瘘与血管瘤的栓塞治疗、预防肺栓塞的下腔静脉滤器、治疗肝硬化门静脉高压的经颈静脉途径肝内门体分流术（TIPSS）、各种血管造影诊断、静脉取血诊断等。

肿瘤性疾病　包括肿瘤的供血动脉栓塞与药物灌注、术前栓塞肿瘤血管、肿瘤经皮穿刺活检、

射频消融、冷冻消融（氩氦刀）、放射性粒子植入等。

（赵玉沛）

颈部疾病（neck disease） 根据病变类型可分为外伤（包括颈部血管和神经损伤、胸导管损伤、喉和气管损伤、咽和食管损伤等）、肿瘤（包括原发性肿瘤、继发性肿瘤等）、炎症（包括急慢性淋巴结炎、特异性炎症、非特异性炎症等）、先天畸形（包括甲状舌管囊肿、颏下皮样囊肿、胸腺咽管囊肿等）。

临床表现 不同病变类型有不同的临床表现。

颈部外伤 表现可因损伤部位、损伤类型及损伤严重程度有所不同，血管损伤可表现为出血、血肿形成、动-静脉瘘形成。颈部较易受损伤的神经为：臂丛神经、副神经、迷走神经、喉返神经、膈神经和颈交感神经节链等。臂丛神经损伤分两种类型：上部损伤涉及第 5、6 颈神经，引起肩部和上臂肌肉的瘫痪，表现为上臂下垂、前臂不能屈曲和外转。下部的损伤涉及第 8 颈神经和第 1 胸神经，引起手内在肌和屈指肌的瘫痪，表现为爪形手，手和手指不能屈曲。副神经损伤表现为肩下垂。迷走神经颈段一侧的损伤多不影响心脏动作，仅引起声带瘫痪，导致声音嘶哑。喉返神经一侧的损伤引起声带瘫痪。膈神经损伤引起膈肌瘫痪。交感神经节链的损伤引起霍纳综合征，表现为瞳孔缩小、上睑下垂和眼球内陷等。

颈部肿瘤 颈部良性肿瘤常表现为单个圆形肿块，质地中等，境界清楚，活动度较好，生长缓慢，B 超检查多呈实性；颈部恶性肿瘤表现为期初为单个，迅速发展为多个，融合成团块状，质硬，固定，表面多不光滑而呈结节状，无压痛。

颈部急性炎症 可有红、肿、热、痛等临床表现；慢性炎症一般指慢性淋巴结炎，表现为病程长，肿块小，无痛，触之滑动；淋巴结结核表现为多个淋巴结肿大，进而融合成团块状，干酪样坏死形成寒性脓肿。

颈部先天畸形 病变常发生于青少年，病程长，一般为单个圆形或椭圆形肿物，质地柔软，边界清楚，B 超检查呈囊性，有时继发感染后形成瘘。

诊断 颈部外伤主要根据受伤经过、体格检查必要时配合 CT、MRI、超声、血管造影等辅助检查以明确诊断。颈部肿瘤、炎症、先天畸形等疾病诊断应注意下列几点。①病史：注意患者的年龄、发病时间、病情发展速度和全身症状等。恶性肿瘤病程短，常仅数周或数月，病变呈进行性发展。急性炎症性疾病病程很短，常仅数天，伴有发热等全身感染症状。先天性畸形多发生在 10 岁以下的小儿，病程长，可多年无明显变化。②局部检查：注意肿块的部位、形状、大小、硬度、活动度、表面光滑度和有无压痛、搏动或震颤等。囊肿质软，表面光滑。血管瘤质软，加压后体积可缩小。动脉瘤有膨胀性搏动，听诊时有与心脏收缩同时期的杂音。甲状腺肿块多可随吞咽上下移动。恶性肿瘤质硬，无压痛。炎性肿块多有不同程度的压痛。③全身检查：颈部肿块有不少是全身疾病在颈部的表现。怀疑为转移性肿瘤时，要详细检查甲状腺、鼻咽部、口腔以及胸部、腹部；特别在锁骨上三角有硬的肿块时，应

想到是否为肺、胃肠道、胰腺或乳房恶性肿瘤的转移。颈部多发性肿块时，应检查腋窝、腹股沟、右下腹等处的淋巴结和肝、脾，以排除恶性淋巴瘤的可能。④实验室和 X 线检查：血常规或骨髓象的检查对恶性淋巴瘤或慢性淋巴细胞白血病的诊断有帮助。胸部透视可发现肺结核、肺癌、纵隔肿瘤等。颈部疾病的应通过询问病史、局部和全身的检查，选择适当的辅助检查，综合分析以明确诊断，必要时可穿刺或切取活组织检查。

治疗 视病因而定，对于外伤性颈部疾病多数应行手术清创、清除异物、修复受损结构、引流、抗感染及相关对症支持治疗。颈部急性炎症性疾病应查找病因处理原发病灶，局部可用热敷，给予抗菌药物治疗，脓肿形成时，应行切开引流。颈部淋巴结结核应包括全身治疗和局部治疗。全身治疗：合理营养，给予抗结核药物。局部治疗：少数局限的、较大的、活动的淋巴结可行手术切除；冷脓肿可行穿刺抽脓；溃疡或窦道可予刮除结核病变组织；冷脓肿继发感染可予局部引流控制感染+刮除结核病变组织。颈部肿瘤应根据不同肿瘤类型采取相应的综合治疗。对于颈部先天畸形如甲状舌管囊肿、颏下皮样囊肿、胸腺咽管囊肿等应行手术将囊肿或瘘管全切除。

（王深明 单 臻）

甲状腺体格检查（physical examination for thyroid） 通过体格检查了解甲状腺的大小、质地、形状，包括视诊、触诊和听诊等方面。甲状腺位于甲状软骨下方和两侧，正常 15～25g，表面光滑，柔软不易触及（图 1）。甲状腺肿

大可分三度：不能看出肿大但能触及者为Ⅰ度；能看到肿大又能触及，但在胸锁乳突肌以内者为Ⅱ度；超过胸锁乳突肌外缘者为Ⅲ度。

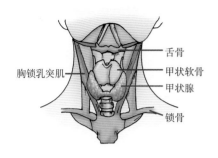

图1　甲状腺的位置

检查方法　包括视诊、触诊和听诊等。

视诊　观察甲状腺的大小和对称性。正常人甲状腺外观不突出，女性在青春发育期可略增大，检查时嘱被检查者做吞咽动作，可见甲状腺随吞咽动作而向上移动，如不易辨认时，再嘱被检查者两手放于枕后，头向后仰，再进行观察即较明显。

触诊　包括甲状腺峡部和甲状腺侧叶的检查。①甲状腺峡部：甲状腺峡部位于环状软骨下方第二至四气管环前面。站于受检者前面用拇指或站于受检者后面用示指从胸骨上切迹向上触摸，可感到气管前软组织，判断有无增厚，请受检者吞咽，可感到此软组织在手指下滑动，判断有无长大和肿块。②甲状腺侧叶：a. 前面触诊。一手拇指施压于一侧甲状软骨，将气管推向对侧，另一手示、中指在对侧胸锁乳突肌后缘向前推挤甲状腺侧叶，拇指在胸锁乳突肌前缘触诊，配合吞咽动作，重复检查，可触及被推挤的甲状腺。同样方法检查另一侧

甲状腺（图2）。b. 后面触诊。一手示、中指施压于一侧甲状软骨，将气管推向对侧，另一手拇指在对侧胸锁乳突肌后缘向前推挤甲状腺，示、中指在其前缘触诊甲状腺。配合吞咽动作，重复检查。用同样方法检查另一侧甲状腺（图3）。

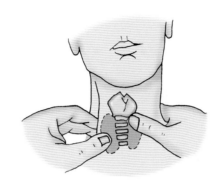

图2　从前面触诊甲状腺

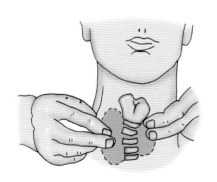

图3　从后面触诊甲状腺

听诊　当触到甲状腺肿大时，用钟形听诊器直接放在肿大的甲状腺上，如听到低调的连续性静脉嗡鸣音，对诊断甲状腺功能亢进症很有帮助。另外，在弥漫性甲状腺肿伴功能亢进者还可听到收缩期动脉杂音。

（王深明　单　臻）

jiǎzhuàngxiàn chāoshēng jiǎnchá
甲状腺超声检查（thyroid ultrasound examination）是常用的甲状腺疾病的辅助检查方法。超

声检查的优点有：①非侵袭性、价廉、方便、可重复性好。②图像分辨率较高，可检出0.3cm以上的局灶性病变，可准确鉴别囊性与实性病变，可测量甲状腺的大小。③可观察甲状腺与周围组织的关系和甲状腺周围淋巴结的变化。④可观察甲状腺血流的变化。甲状腺超声检查的体位是去枕头仰卧，使颈部能充分展开。检查时，先作颈部正中横切面的扫查，确认甲状腺的位置，继而扫查甲状腺侧叶的纵断面、横断面，再按照先竖后横的顺序扫查另一侧。涂布较多的耦合剂、不要重压探头有助于获得更好的图像。

甲状腺的二维声像分析　包括正常甲状腺声像和异常的甲状腺声像。

正常甲状腺声像　二维超声检查时，甲状腺表现为均匀的实性回声，包膜清晰可见。颈正中横切扫查，可见甲状腺位于器官的前方，峡部和两侧叶形成对称的蝶形结构，边界清晰，内部回声均匀。甲状腺前方的皮肤、皮下脂肪、筋膜、肌群，侧方肌群、颈血管，后方肌群、喉返神经、气管和食管的横断面均可清晰显示，与实体解剖切面和CT横切面形态一致。甲状腺位于气管和颈血管之间，纵切面从内到外或从外到内多切面扫查，甲状腺呈长椭圆形。两侧叶的内部回声和甲状腺与周围肌群的关系表现更直观。正常甲状腺大小可采用简单的测算方法：甲状腺长径 > 5.0cm，前后径 > 1.5cm，横径 > 2.0cm，峡部厚 > 0.5cm，则可认为甲状腺肿大（图1）。

异常的甲状腺声像　包括甲状腺大小异常和甲状腺内结节回声。

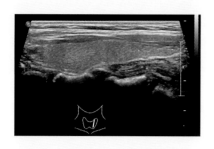

图1 正常甲状腺二维超声图像

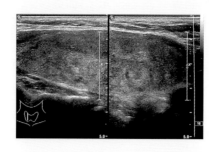

图2 甲状腺腺瘤二维超声图像

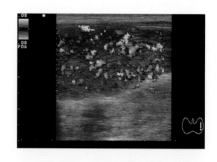

图4 甲亢，腺体内丰富的血流信号

甲状腺大小异常 大小异常的病因诊断应结合病史。甲状腺的肿大根据内部回声可分为几种情况：①内部回声细腻均匀者多见于青春期或哺乳期女性的单纯性甲状腺肿大。②内部回声粗糙多见于甲亢和甲状腺炎。③内部回声不均者多见于甲状腺炎。④内部回声粗糙并有多个实性回声结节，应考虑结节性甲状腺肿。甲状腺长径＜3.5cm、前后径＜1.0cm，横径＜1.3cm，则可认为甲状腺缩小。常见于甲状腺功能减退症。

甲状腺内结节回声 囊性肿物：①囊壁薄而光滑，囊液清晰，常见于单纯性甲状腺囊肿。②囊壁稍厚，囊肿境界清楚，周围有低回声声晕，囊液清晰，囊壁上有或无乳头状突起物，常见于囊腺瘤。③如合并出血，囊液内有均匀分布的点状高回声。④囊肿边界欠清，内部液体透声较差，如有局部炎症病史，应考虑甲状腺脓肿。实性肿物：①单发，边界清晰，有声晕，内部回声均匀，腺瘤多见。②单发或多发，边界尚清，无声晕，内部回声不均匀，要鉴别结节肿与甲状腺癌。③单发或多发，低回声，边界不清，无立体感，有局部疼痛病史，应考虑甲状腺炎（图2）。

甲状腺彩色多普勒声像分析 包括正常甲状腺和异常甲状腺血流表现。

正常甲状腺 彩色多普勒超声观察内容包括：甲状腺实质内的血供情况，测量甲状腺上下动脉的内径，最大血流速度、最小血流速度、平均血流速度、搏动指数（PI）、阻力指数（RI）等参数。正常甲状腺实质在量程6cm/s的条件下，腺内有少许散在血流信号，呈星点状、或短棒状、或纤细的分枝状。甲状腺上动脉较下动脉易于显示，正常甲状腺上动脉内径约1.5mm，期内血流信号呈搏动性显现，流速平均25±8cm/s，RI 0.6～0.7，收缩期峰值高，频带窄，舒张早期波幅略高，后为一平缓的斜坡（图3）。

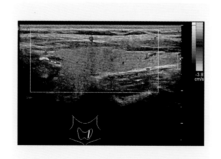

图3 正常甲状腺血流图像

异常甲状腺血流表现 大多表现为血流增多，腺体内血流丰富，呈火海征，常见于甲状腺功能亢进症。

散在性局灶性异常回声血流增加，常见慢性或亚急性甲状腺炎。甲状腺上动脉速度大于30cm/s，可见于结节性甲状腺肿、甲状腺炎。大于80cm/s，常见于甲状腺功能亢进症（图4）。

（王深明 单臻）

jiǎzhuàngxiàn hésù sǎomiáo

甲状腺核素扫描（thyroid scintigraphy）^{131}I可以被甲状腺摄取和浓集，从而被体外显像设备记录，显示甲状腺的位置、大小、形态以及摄取和浓集^{131}I的功能。^{99m}Tc的化学性质类似ⅦA族的碘，也能被甲状腺组织摄取和浓集，可使甲状腺显像，但^{99m}Tc不参与甲状腺激素的有机合成，不适用于甲状腺癌转移灶及异位甲状腺的探测。甲状腺的显像方法有两种，静态显像是在静脉注射显像剂后采集前位像或断层像，动态显像用SPECT动态连续采集，以获得甲状腺动脉充盈和甲状腺摄取情况，从而获得甲状腺以及病灶部位的血流灌注和功能情况。

临床应用 甲状腺结节功能的诊断与鉴别诊断、异位甲状腺的诊断、判断颈部肿块与甲状腺的关系、估算甲状腺质量、寻找甲状腺癌转移灶、了解甲状腺术后残留腺体和再生情况、亚急性甲状腺炎和慢性淋巴细胞性甲状腺炎的辅助诊断。

正常甲状腺核素扫描图像

显示甲状腺位于颈前正中居气管两侧，甲状软骨和胸骨之间。甲状腺形态似蝴蝶，分左、右两叶，两叶的下 1/3 处由峡部相连，也有峡部缺如者。每叶上下径约为 4.5 cm，横径约为 2.5 cm，峡部有时可见锥体叶影像。两叶发育可不一致，形成多种形态变异。甲状腺两叶的面积约 20cm²，平均质量为（21.69±6.08）g。甲状腺两叶放射性分布均匀，峡部和两叶周边部因组织较薄致使放射性分布稀疏。使用 ⁹⁹ᵐTc 显像时除上述所见外，周围组织本底较高，同时可见腮腺和下颌腺显影。

正常甲状腺动态影像显示静脉注射显像剂后 8～12 秒可见显示颈动脉和静脉，20 秒后颈动脉和静脉放射性逐渐减少。注射后 16 秒左右（即颈动脉和静脉显影后 6～9 秒），甲状腺开始显影，以后放射性逐渐增高，至 22 秒左右甲状腺放射性已超过颈动脉和静脉。

异常甲状腺核素扫描图像

包括位置异常、形态异常、大小异常及放射性分布异常等。

位置异常 见于异位甲状腺，如胸骨后、舌根部、舌骨下等非正常甲状腺部位。

形态异常 表现为甲状腺形态不规则或不完整，可见于结节性甲状腺肿、先天性一叶缺如。

大小异常 多表现为甲状腺体积增大，可见于甲亢、单纯性甲状腺肿。

放射性分布异常 ①弥漫性分布异常：整个甲状腺放射性分布异常浓集，可见于甲亢；整个甲状腺放射性分布异常稀疏，可见于甲减或亚急性甲状腺炎。②局灶性分布异常：根据病变区域对显像剂摄取状态，分为以下三种类型：热结节，结节部位放射性分布高于正常甲状腺组织，有时仅结节显影而正常组织不显影；温结节，结节的功能接近周围甲状腺组织，影响上表现为结节部位放射性等于或接近周围或对侧相应部位的甲状腺组织，即可触及结节，但影像上无异常；冷结节，结节无摄取显像剂的能力，影像上表现为结节部位放射性分布缺损或稀疏。

异常甲状腺动态影像有：①甲状腺结节部位显影较正常甲状腺组织明显减低或不显影，静态显影呈冷结节，提示甲状腺结节部位血流灌注减少，见于甲状腺良性肿瘤。②甲状腺结节部位提前显影，放射性分布较正常甲状腺组织明显增多，提示甲状腺结节部位血流灌注增强，见于功能自主性甲状腺腺瘤。③甲状腺提前清晰显影，颈动脉-甲状腺通过时间增快，提示甲状腺血流灌注异常增加，甲状腺摄取功能增强，见于弥漫性甲亢。④颈动脉-甲状腺通过时间延长，甲状腺显影淡，静态显影不清晰，提示甲状腺血流灌注异常减少，见于甲状腺功能减退症。

（王深明 单 臻）

jiǎzhuàngxiàn chuāncìhuójiǎnshù

甲状腺穿刺活检术（fine-needle aspiration of the thyroid gland）

判断甲状腺病理性质的细胞学诊断方法。

适应证 ①弥漫性甲状腺回声减低，血流增加，超声难以鉴别病变性质。②弥漫性甲状腺肿大，疑有恶性病变可能。③甲状腺内结节性病变，不能排除癌的可能。④甲状腺癌术后甲状腺内结节，复发癌不能排除。⑤甲状腺旁淋巴结肿大疑为恶性，甲状腺病变不明确，对淋巴结进行活检。⑥临床诊断与影像学诊断不符合。

禁忌证 ①甲状腺血流非常丰富，呈火海征，甲状腺动脉速度超过 60cm/s 以上，有较严重的甲亢存在。②有严重出血倾向。③不能控制呼吸。④神志不清。

临床意义 超声引导下组织活检安全简便，是早期诊断甲状腺癌的敏感方法。但取材准确率与肿瘤的大小有关，1.0cm 以上的肿瘤取材准确率较高，1.0cm 以下的肿瘤则由于声束厚度效应的影响，准确随肿瘤体积的缩小而减低，0.5～1.0cm 微小癌诊断率可达 90%，0.5cm 以下诊断率<15%。由于甲状腺周围结构复杂，血管较多，交易发生并发症，建议在彩超引导下由有经验的医师进行。

操作方法 ①针具与准备：21～22G 负压抽吸型或切割型活检针，组织切割槽长于 1.0cm，超声仪 5.0～10.0MHz 穿刺探头；穿刺前应对穿刺部位进行确认定位，进行血常规检查，了解凝血功能、血小板数量。②取与甲状腺手术一样的体位，超声定位，确定穿刺点和穿刺途径。③对穿刺点用 1% 普鲁卡因行局部麻醉。④沿穿刺线将活检针穿刺到兴趣部位的表面，伸出活检槽，启动弹簧取材。⑤抽出活检针，取出标本，送病理。

注意事项 ①尽量避免在甲状腺上下两极取材，以免损伤甲状腺血管。②穿刺路径不经过颈外血管，气管和食管。③采用短槽取材，槽长尽量控制在 1cm 以内，如超过 1.5cm 易伤及甲状腺后方组织。④取材应尽量在无坏死液化处进行。⑤活检后压迫局部 5～10 分钟，止血，并平静呼吸休息 12 小时。

常见并发症 个别可发生颈部血肿，也有可能损伤气管和后返神经。

（王深明 单臻）

jiǎzhuàngxiàn jíbìng

甲状腺疾病（thyropathy）

甲状腺疾病包括甲状腺肿、甲状腺炎、甲状腺腺瘤、甲状腺癌、甲状腺功能亢进症与甲状腺功能减退症等，均是临床常见的病症。甲状腺是内分泌器官，主要功能是合成、贮存和分泌甲状腺激素（图）。甲状腺激素调节机体的能量代谢和物质代谢，如增加全身组织细胞的氧消耗及热量产生，促进蛋白质、碳水化合物、脂肪的分解，促进人体的生长发育和组织分化等作用。

临床表现 不同类型的甲状腺疾病有不同的临床表现。

甲状腺肿 可分为散发性甲状腺肿和地方性甲状腺肿。表现为甲状腺两侧腺叶弥漫性肿大，或以一侧为主，质软、平滑或有结节，无压痛，偶有震颤及血管杂音。肿大严重时压迫气管、食管、喉返神经，可引起呼吸困难、吞咽困难、声音嘶哑等，甚至发生上腔静脉综合征。晚期可有囊肿，当囊肿出血时局部有压痛。此外，结节性甲状腺肿也是较常见的类型，可触及大小不等的多个结节，结节的质地多为中等硬度，患者的临床表现不多，仅为颈前区不适。

甲状腺炎 分为急性、亚急性和慢性甲状腺炎。急性甲状腺炎在数天内甲状腺肿胀，有压痛和波及至耳、枕部的疼痛，腺体组织坏死和脓肿形成可引起甲状腺功能减低。亚急性甲状腺炎在发病前常有前驱症状，继之甲状腺明显肿大，并有压痛。慢性甲状腺炎又分为慢性淋巴细胞性甲状腺炎和慢性纤维性甲状腺炎。前者发病后多半有颈部不适，偶有呼吸困难或吞咽困难，早期常为弥漫性肿大，以峡部最明显，质地软硬不定，表面平整，后期可呈多结节状。后者甲状腺逐渐变硬，与周围组织常有致密粘连，很少有疼痛和压迫症状，晚期患者可出现甲状腺功能减退症。

甲状腺腺瘤 是最常见的甲状腺良性肿瘤，多发于女性，一般为甲状腺腺体内的单发结节，瘤体呈圆形或卵圆形，局限于一侧腺体，质地稍硬，表面光滑，边界清楚，无压痛，随吞咽上下活动。大部分患者无任何症状。偶有囊内出血使瘤体在短期内迅速增大，局部有肿胀感。

甲状腺癌 早期多无自觉症状，偶可扪及一质硬而高低不平的结节，晚期常压迫气管、食管、喉返神经引起呼吸困难、吞咽困难、声音嘶哑，也可压迫颈交感神经引起霍纳综合征。局部转移时有硬而固定的淋巴结，也可发生远处转移而有相应的症状。

甲状腺功能亢进症 临床表现包括甲状腺肿大、性情急躁、失眠、手颤、怕热、多汗、皮肤潮湿、食欲亢进但消瘦、体重减轻、心悸、脉快有力、脉压增大等。

诊断 根据病史和体格检查，有选择地进行辅助检查，甲状腺超声检查对甲状腺结节的诊断有重要意义，也最常用。其他还有CT、MRI、甲状腺核素扫描检查等，以便更加全面地评估甲状腺结节和甲状腺的状况。颈部X线平片除可观察气管的状况，还可了解甲状腺内有无钙化影及其形态，对恶性疾病的诊断有重要的参考价值。此外，甲状腺功能检查和甲状腺相关的免疫学检查很重要，可以了解甲状腺功能、甲状腺炎等。细针穿刺细胞学检查可进一步明确甲状腺结节的病理性质。

治疗 年轻人的弥漫性甲状腺肿可以给予小量甲状腺素治疗。有手术指证者应及时行手术治疗。甲亢的治疗包括抗甲状腺药物治疗、放射性 ^{131}I 治疗和手术治疗等。

（王深明 陈磊）

dānchúnxìng jiǎzhuàngxiànzhǒng

单纯性甲状腺肿（simple goiter）

甲状腺功能正常、不是炎症或肿瘤导致的甲状腺代偿性肿大。甲状腺为弥漫性或多结节性肿大。

病因与发病机制 与缺碘有关，碘摄入不足导致甲状腺素合成不足，反馈性地引起垂体促甲状腺激素（thyroid stimulating

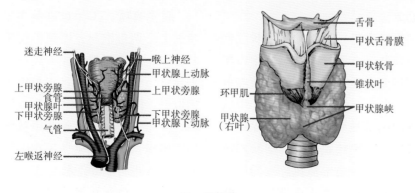

图 甲状腺

hormone，TSH）分泌增高，引起甲状腺增生和代偿性肿大。缺碘的初期，增生的滤泡均匀地分布在腺体各部，形成弥漫性甲状腺肿，随着病变的发展，扩张的滤泡聚集成多个大小不等的结节，形成结节性甲状腺肿。有些青春发育期、妊娠期或绝经期的妇女由于对甲状腺素的需要量暂时性增高，也可发生轻度弥漫性甲状腺肿，即生理性甲状腺肿。在中国，生理代偿性和结节性是最常见的甲状腺肿的类型。单纯性甲状腺肿的病因可分为三类：①甲状腺素原料（碘）缺乏。②甲状腺素需要量激增。③甲状腺素合成和分泌障碍。

临床表现 女性发病较男性略高，甲状腺功能和基础代谢率除了结节性甲状腺肿可继发甲状腺功能亢进症外，大多正常。甲状腺肿大小不等，形状不同。弥漫性肿大仍呈现正常甲状腺形状，两侧常对称。结节性肿大一侧较明显，囊肿样变结节若并发囊内出血，结节可在短期内增大。腺体表面较平坦，质软；吞咽时腺体随喉和气管上下移动。

单纯性甲状腺肿较严重时，重度肿大的甲状腺可引起压迫症状，导致气管、食管、血管、神经等受压而出现下列症状：①压迫气管，较常见。一侧受压，气管向他侧移位或变弯曲；两侧受压，气管变扁平。由于气管内腔变窄，引起呼吸困难，胸骨后甲状腺肿时尤为明显。气管壁长期受压，可使气管软骨变性、软化，塌陷而发生窒息。②压迫食管，较少见。仅胸骨后甲状腺肿可能压迫食管，引起吞咽时不适感，但不会引起梗阻症状。③压迫颈深部大静脉，引起头颈部静脉回流障碍，出现面部青紫、肿胀及颈胸部表浅静脉扩张。此种情况多见于位于胸廓上口、较大的甲状腺肿，尤其是胸骨后甲状腺肿。④压迫喉返神经，可引起声带麻痹，患者发音嘶哑。压迫颈部交感神经节链可引起霍纳综合征，较为少见。此外，结节性甲状腺肿可继发甲亢，也可发生恶变。

诊断 临床上将甲状腺肿分为两种类型。①弥漫型：甲状腺均匀肿大、质较软、触不到结节，属早期甲状腺肿。②结节型：为晚期甲状腺肿，甲状腺上可以触到一个或多个结节。将甲状腺肿分为三度：视诊看不到肿大，但能触及者为Ⅰ度；既能看到肿大、又能触及，但肿大没有超过胸锁乳突肌者为Ⅱ度；肿大超过胸锁乳突肌外缘者为Ⅲ度。

体格检查发现甲状腺肿大或结节比较容易，但需要判断甲状腺肿及结节的性质，就需要仔细收集病史。对于居住在高原山区缺碘地带的甲状腺肿患者或家属中有类似病情者常能及时做出地方性甲状腺肿的诊断。

甲状腺功能检查，包括血清促甲状腺激素、四碘甲状腺原氨酸（T_4）和三碘甲状腺原氨酸（T_3），一般处于正常水平。

甲状腺超声检查可以提供甲状腺的形态、大小及结构等资料，以及是否有结节、液化和钙化。颈部X线检查，除可发现不规则的胸骨后甲状腺肿及钙化的结节，还能确定气管是否受压、狭窄和移位。性质可疑时，可采用细针穿刺细胞学检查来明确诊断。

鉴别诊断 做出单纯性甲状腺肿的诊断之前，注意和下列甲状腺疾病相鉴别：①甲状腺功能亢进症：肿大的甲状腺质地柔软，触诊时可有震颤，可听到嗡鸣样血管杂音。多有怕热多汗、多食善饥、心悸手颤等症状，可有眼球外突等体征。②甲状腺癌：触诊甲状腺时，可扪及包块，包块可有结节感、不规则、质硬，和周围组织有粘连，移动度差等特点。③慢性淋巴细胞性甲状腺炎（桥本甲状腺炎）：呈弥漫性或结节性肿大，但质地较硬，表面可不光滑。甲状腺过氧化物酶自身抗体（thyroid peroxidase autoantibody，TPOAb）、甲状腺球蛋白抗体（thyroglobulin antibody，TGAb）滴度可显著增高。

治疗 在流行地区，补充加碘食盐对于甲状腺肿的集体预防极其重要，可降低发病率。

年轻患者的单纯性弥漫性甲状腺肿，多与青春期甲状腺激素需要量增加有关，在青春期过后自行缩小，不需治疗。甲状腺肿明显时也可以进行甲状腺素治疗，可用甲状腺素片或左旋四碘甲腺原氨酸（左旋T_4）。甲状腺肿压迫症状明显者，可手术治疗。

单纯性多结节性甲状腺肿使用甲状腺素治疗无效。有以下情况时，可行手术治疗：可疑恶性变、气管或食管受压者、喉神经受压，声音嘶哑者、胸骨后甲状腺肿、继发甲亢者。儿童和青春期生理性甲状腺肿者，禁忌手术治疗。

（王深明　陈　磊）

difāngxìng jiǎzhuàngxiànzhǒng

地方性甲状腺肿（endemic goiter） 世界卫生组织（WHO）的标准认为，患有弥漫性或局限性甲状腺肿大的人群超过该地区的人口的10%时，为地方性甲状腺肿。是单纯性甲状腺肿的一种类型。该病是全球性疾病，在山区尤多；全球约有2亿患者。

病理 早期是甲状腺弥漫性肿大，发展后进入胶质储积的静止期和结节期，转变为不可逆的结节性甲状腺肿；进一步发展出现继发性病理改变，包括囊性变、出血、坏死、纤维化、钙化、继发性甲状腺功能亢进症、恶变等。

病因 主要是环境缺碘，其次高碘、致甲状腺肿物质（抑制甲状腺激素合成）、遗传因素、环境中微量元素等。

临床表现 多在青春期前发病，表现为甲状腺肿大。早期弥漫性肿大，质软，表面光滑，活动性好。病程延长进入结节性甲状腺肿期，出现实质性多发结节，大小不等、实质不均匀；久病者发生囊性变、钙化、纤维化，质地可较为坚硬；肿大明显者产生压迫症状：压迫气管出现呼吸困难、咳嗽；压迫食管出现吞咽困难；压迫喉返神经引起声音嘶哑；胸骨后甲状腺肿引起上腔静脉综合征，出现颈前和胸前的浅静脉扩张，严重者出现面部青紫；发生甲状腺囊内出血时，可引起甲状腺部位疼痛；有时可继发甲状腺功能亢进症；短期内出现甲状腺肿迅速增大、密度增高、活动度变小时可能发生癌变。严重缺碘的重病区，甲状腺肿儿童常伴有呆小病。

诊断 诊断要点包括来自地方性甲状腺肿地区；不同程度的甲状腺肿大；甲状腺摄碘率增高；血清甲状腺激素正常；甲状腺功能失代偿后，T_3、T_4降低，TSH正常或增高；甲状腺超声检测时甲状腺回声均匀或有多发结节；甲状腺放射性核素显像时甲状腺弥漫性增大，有结节、钙化和囊肿形成时放射性分布不均匀。

治疗 该病的发病原因主要是缺碘，最好的治疗是预防；目前国际上大多采用加碘食盐的方法补充碘剂。临床治疗视病情不同而定。

药物治疗 ①碘剂：对早期弥漫性甲状腺肿疗效较好。但因大剂量有诱发碘致甲状腺功能亢进症及乳头状癌的发生，所以碘剂治疗地方性甲状腺肿不宜提倡。②甲状腺激素制剂：用适量甲状腺素补充内生性甲状腺激素不足，缓解甲状腺增生。

手术治疗 可进行双侧甲状腺次全切除术。手术适应证有：①有压迫食管、气管、喉返神经或颈部血管导致局部临床症状。②有甲状腺功能亢进症。③甲状腺肿大影响工作、生活者。④胸骨后甲状腺肿。⑤怀疑恶性变。

（王深明 艾文佳）

jiéjiéxìng jiǎzhuàngxiànzhǒng

结节性甲状腺肿（nodular goiter） 甲状腺在增大的同时伴有大小不等、数量不一结节甲状腺肿。是最常见的甲状腺肿。结节性甲状腺肿在人群中的发病率为5%~10%。结节性甲状腺肿在青少年中发生率低，发生率随年龄增长相应增高。

病理 基本病理改变是滤泡扩张、滤泡内充满胶状物，而滤泡壁细胞变扁平，可有局部增生状态，上皮由柱状细胞组成，突入滤泡内形成乳头状体。大体形态表现：甲状腺体积增大，表面高低，腺体内有大小不一结节。由于血液循环不良常出现退行性改变：如囊肿、出血、坏死、纤维化、钙化、继发性甲状腺功能亢进症、恶变等。

病因 有三方面：①TSH的分泌性增多或部分甲状腺滤泡对TSH的敏感性增高：如继发于弥漫性甲状腺肿（患者反馈性TSH增高）。②甲状腺内外的因子之间相互作用，如血管内皮生长因子及滤泡细胞生长因子。③多因素

遗传。

临床表现 与甲状腺大小密切相关。甲状腺肿大不明显时无任何症状。视诊时，颈前区有局限性隆起或不规则肿物。可触及一个或数个结节，质地较正常甲状腺略硬，如有钙化，则触诊时表现为硬结节；而囊性变或结节出血时，结节张力较高可伴疼痛。肿大明显时出现压迫症状，压迫气管出现呼吸困难、咳嗽，压迫食管出现吞咽困难，压迫喉返神经引起声音嘶哑；胸骨后甲状腺肿引起上腔静脉综合征，表现为颈前和胸前浅静脉扩张，严重者出现面部青紫；有时可继发甲状腺功能亢进症；甲状腺肿短期内迅速增大要警惕可能发生癌变。

诊断 要根据病史和体格检查，并进行血清T_3、T_4和TSH的检测，以及影像学检查，如超声检查、甲状腺核素扫描等。超声检查发现甲状腺结节的敏感性高，能检出2~3mm的结节。颈部X线检查可了解气管受压情况。

治疗 对没有症状的结节性甲状腺肿不需特殊治疗，定期随访。需要治疗的结节性甲状腺肿是甲状腺增大出现压迫症状、继发甲亢、怀疑恶变、甲状腺结节影响生活学习、考虑美容时。治疗方法包括手术切除、甲状腺激素治疗和放射性碘治疗，不同方法各有利弊。手术是多数患者采用方法，最大优点能够快速达到治疗效果并可进行组织病理检查，缺点是有手术并发症。甲状腺激素治疗简便安全，但只适合结节小的患者。放射性碘治疗可使肿大甲状腺结节体积缩小，潜在的副作用是诱导自体免疫性功能亢进、发生甲状腺功能低下及诱导恶性变。

（王深明 艾文佳）

sànfāxìng jiǎzhuàngxiànzhǒng

散发性甲状腺肿（sporadic goiter）

在地方性甲状腺肿区域以外发生的甲状腺肿。又称非地方性甲状腺肿。是单纯性甲状腺肿的一种类型，女性患者多见，男女比例为 1∶4。

病理 病理变化与地方性甲状腺肿相似，主要有早期弥漫性甲状腺肿，是由于代偿性增生所致，病变可逆；继续发展转变为不可逆的结节性甲状腺肿，表现为不同活性的多发结节；进一步发展出现继发性病理改变：如囊性变、出血、坏死、纤维化、钙化、继发性甲状腺功能亢进症、恶变等。

病因 ①生理性甲状腺肿：大多见于青春发育期，一般为轻度的弥漫性肿大。②致甲状腺肿物质：如久食含硫脲类化合物的萝卜、卷心菜、白菜、大豆食品，某些抑制甲状腺细胞内的过氧化酶系药物及微量元素如钙、镁、氟等。③先天性甲状腺肿：如甲状腺合成酶缺陷、甲状腺激素抵抗（体内靶组织对甲状腺激素的反应性降低或丧失）。

临床表现 多见于女性，常在甲状腺激素需要量增加时发生或加重，如青春期、妊娠期、哺乳期和绝经期。临床表现与地方性甲状腺肿表现类似；早期弥漫性肿大，质软，表面光滑，活动性好。病程延长进入结节性甲状腺肿期，出现实质性多发结节，大小不等、实质不均匀；久病者发生囊性变、钙化、纤维化，质地可较为坚硬；肿大明显者产生压迫症状；当伴有亚急性甲状腺炎或甲状腺囊肿内出血时，可引起甲状腺部位疼痛和腺体急剧增大。

诊断 诊断要点为：排除来自地方性甲状腺肿地区；青春期、妊娠期、哺乳期和绝经期发病；不同程度的甲状腺肿大或伴有相应压迫症状；血清甲状腺功能测定多正常；甲状腺超声检查可见甲状腺肿大或甲状腺结节；甲状腺放射性核素显像时甲状腺弥漫性增大或放射性分布不均匀。

治疗 生理性甲状腺肿不需要特殊治疗，可多食含碘丰富、紫菜等并随访观察；能找到致甲状腺肿物质时，应停用致甲状腺肿物质、或进行甲状腺激素替代治疗；先天性甲状腺肿后应用甲状腺激素治疗；对年长的患者用甲状腺激素治疗时需密切观察，防止发生医源性甲状腺功能亢进症。手术治疗：手术适应证见地方性甲状腺肿，术后也应服用足量的甲状腺激素，避免甲状腺肿再度发生。

（王深明 艾文佳）

xiōnggǔhòu jiǎzhuàngxiànzhǒng

胸骨后甲状腺肿（retrosternal struma）

胸骨后纵隔区域的甲状腺肿。包括甲状腺肿块自颈部向下坠入胸廓上口平面以下的继发性胸骨后甲状腺肿，或原发于纵隔内的甲状腺肿大，后者也称为原发性或真性胸骨后甲状腺肿。该病是临床上常见的上纵隔占位性病变，右侧多见。绝大多数是继发性胸骨后甲状腺肿，是颈部甲状腺肿大后因重力作用而下坠，部分甲状腺组织进入胸廓入口的胸骨后间隙内，故又称坠入性胸腔内甲状腺肿，多数位于前纵隔。真性胸内甲状腺肿与颈部甲状腺仅有血管和纤维索相连或无任何相连，无任何相连者称为原发性或迷走型胸内甲状腺肿，是胚胎时期在纵隔内遗存的甲状腺组织发展而成为甲状腺肿大。胸骨后甲状腺肿占甲状腺疾病的 9%～15%，占纵隔肿瘤的 5.3%。女性多于男性，男女比例为 1∶3～1∶4，发病年龄以 40 岁以上较多。

临床表现 常见的症状为经过胸廓上口的器官受压，表现为气管、食管、神经、血管受压迫后产生相应的症状。以单侧多见，也可双侧同时发生。如压迫气管引起呼吸困难、喘鸣；压迫上腔静脉引起上胸部及颈部表浅静脉怒张，上肢水肿等上腔静脉综合征；压迫食管引起吞咽困难。甲状腺压迫交感神经引起霍纳综合征。出现心悸、气促、高血压等表现时要注意甲状腺功能亢进症。

诊断 胸部 X 线检查可见上纵隔影增宽或块状阴影，边缘光滑，其上缘与颈部相连，气管均有不同程度的受压、移位、狭窄，侧位片显示肿物位于胸骨后，部分阴影内可见钙化斑。CT 是检查胸骨后甲状腺肿的重要方法，能够显示甲状腺的大小和位置，还能显示胸骨后甲状腺肿与颈部甲状腺是否连续，并明确肿块与周围组织、脏器的关系。B 超检查可了解胸骨后甲状腺的大小，初步判断胸骨后甲状腺肿。胸骨后甲状腺肿的诊断应与无名动脉瘤、主动脉瘤、神经源性肿瘤相鉴别。

治疗 该病有压迫症状、可继发性甲状腺功能亢进症、有恶变倾向，故应尽早行手术治疗。有继发性甲亢者，术前应行抗甲状腺药物治疗，待准备充分后方可行手术。胸内甲状腺肿和颈甲状腺肿一样，手术后应长期服用甲状腺素片。

（王深明 艾文佳）

mímànxìng jiǎzhuàngxiànzhǒng

弥漫性甲状腺肿（diffuse goiter）

甲状腺的肿大必须为均质性的增大，没有出现甲状腺结节的甲状腺肿。

病因　主要原因是在食物缺碘等碘缺乏的情况下，垂体前叶促甲状腺素分泌增加，而发生甲状腺代偿性肿大。青春期、妊娠期、哺乳期的女性甲状腺素需要量增加，也会发生甲状腺增大，但大多是一过性，甲状腺肿大程度轻。青春期、妊娠期或哺乳期后，甲状腺肿大逐渐减轻，可恢复正常大小。

诊断　甲状腺在外观上增大，形态与正常甲状腺相同，质地柔软或稍硬，均匀无结节。超声检查显示甲状腺形态增大，质地均匀。甲状腺核素扫描显示甲状腺形态正常，无放射性浓集或稀疏区。血清 T_3、T_4、TSH 正常，甲状腺抗体不高。

治疗　生理性的弥漫性甲状腺肿不需要治疗，可以多食含碘丰富的食物，如紫菜等并随访观察；对于能发现致甲状腺肿物质所致的弥漫性甲状腺肿，应停用致甲状腺肿物质，或用甲状腺激素替代治疗；先天性甲状腺应用甲状腺激素治疗；缺碘导致的地方性甲状腺肿时，最好的治疗是预防；高碘性弥漫性甲状腺肿的治疗是针对高碘来源，如改善食物或水源，避免应用碘剂或减少其用量；治疗上多采用适量的甲状腺素制剂。

（王深明　艾文佳）

jiǎzhuàngxiàn gōngnéngkàngjìnzhèng

甲状腺功能亢进症 （hyperthyroidism）

多种原因引起甲状腺素分泌过多造成的以神经系统、循环系统和消化系统的兴奋性增高和代谢亢进为主要表现的临床综合征。简称甲亢。甲亢是常见病，在人群中发病率为 1.2%，男女均可发病，以中青年女性多见，男女比例为 1：（4~6）。按病因

甲亢可分为多种类型，包括毒性弥漫性甲状腺肿（格雷夫斯病，Graves disease）、毒性多结节性甲状腺肿（toxic multinodular goiter，TMNG）、高功能腺瘤、甲状腺炎等。毒性弥漫性甲状腺肿是最常见的类型，占 80%~90%。还有其他少见的继发性甲亢，如 TSH 分泌型垂体腺瘤、卵巢甲状腺肿、甲状腺癌转移等。

病因及发病机制　至今尚未完全阐明，常见的甲状腺功能亢进症种类及发病机制（表）。以毒性弥漫性甲状腺肿的病因为例，目前倾向于认为甲亢是一种自身免疫性疾病，既有遗传的基础，也有感染、精神创伤等应激因素的诱发，属于抑制性 T 淋巴细胞功能缺陷所致的一种器官特异性自身免疫病。

在部分甲亢患者的血清中能找到对甲状腺组织有刺激作用的自身抗体，提高甲状腺功能和甲状腺组织增生，作用缓慢而持久，称为刺激甲状腺免疫球蛋白（thyroid stimulating immunoglobulin，TSI）或甲状腺刺激抗体（thyroid stimulating antibodies，TSAb）等，临床上统称为促甲状腺激素受体自身抗体（thyrotropin receptor autoantibody，TRAb）。TRAb 为 IgG，对应的抗原为 TSH 受体或邻近甲状腺细胞质膜面的部分。TSI 与甲状腺细胞结合后激活 TSH 受体，引起甲亢和甲状腺肿，与 TSH 的作用相似。自身抗体的产生还与

表　甲状腺功能亢进症的种类及发病机制

病因	发病机制
血中存在甲状腺刺激物	
格雷夫斯病	促甲状腺激素受体抗体
新生儿格雷夫斯病	促甲状腺激素受体抗体
垂体 TSH 分泌瘤	促甲状腺激素
妊娠剧吐	人绒毛膜促性腺激素
绒毛膜上皮癌	人绒毛膜促性腺激素
葡萄胎	人绒毛膜促性腺激素
甲状腺自身病变	
TMNG	甲状腺自主病灶
高功能腺瘤	良性肿瘤
先天性甲亢	促甲状腺激素受体基因突变
碘甲亢	碘过多并有甲状腺自主病灶
甲状腺炎	
亚急性甲状腺炎	贮存激素释放
无痛性或产后甲状腺炎	贮存激素释放
胺碘酮诱发的甲状腺炎	贮存激素释放
急性甲状腺炎（感染所致）	贮存激素释放
外源性甲状腺激素	
外用甲状腺激素	药物或食物中含有甲状腺激素
异位甲状腺组织	
卵巢甲状腺肿	卵巢畸胎瘤中含有甲状腺组织
转移性滤泡性甲状腺癌	甲状腺自主病灶
垂体甲状腺激素抵抗综合征	促甲状腺激素对三碘甲状腺原氨酸抵抗

抑制性 T 淋巴细胞（Ts）的功能降低有关，Ts 功能缺陷导致辅助 T 细胞不适当致敏。单独免疫监护缺陷不足以解释某些特异免疫病变，还与基因型级联机制相关。

临床表现 通常表现为心悸、手颤、易怒、情绪不稳定、反射亢进、畏热、多汗、食欲亢进、腹泻、体重减轻、脉速有力、脉压增大、内分泌紊乱（月经稀少、闭经）等。①神经系统：患者易激动、精神过敏、舌和双手平举向前伸出时有细震颤、多言多动、失眠紧张、思想不集中、焦虑烦躁、多猜疑等，有时候出现幻觉，甚而亚狂躁症，但也有寡言、抑郁者，患者腱反射活跃。②高代谢综合征：患者畏热多汗，常有低热，危象时可有高热，多有心悸脉速，食欲亢进，但体重减轻，疲乏无力。③甲状腺表现：多呈弥漫性对称性肿大，少数不对称，或肿大明显。同时甲状腺血流增多，可闻及血管杂音和扪及震颤，尤以腺体上部明显。此体征具有特征性，在诊断上有重要意义。高功能腺瘤可有单个甲状腺结节，腺体萎缩；TMNG 可有多个结节并伴有触痛。④格雷夫斯眼病：分浸润性突眼和非浸润性突眼，后者又称良性突眼，患者眼球突出，眼睛凝视或呈现惊恐眼神；前者称恶性突眼，可以由良性突眼转变而成，恶性突眼患者常有畏光、流泪、复视、视力减退、眼睑退缩、眼部肿痛、刺痛、有异物感等，由于眼窝压升高，眼球高度突出，使眼睛不能闭合，结膜、角膜外露而引起充血、水肿、角膜溃烂等，甚至失明。也有的甲亢患者没有眼部症状或症状不明显。⑤心血管系统：心悸、气促、稍活动即明显加剧。常有

心动过速（多为窦性）、心律失常、心脏肥大、扩大和充血性心力衰竭以及重者有心律不齐，心脏扩大，心力衰竭等严重表现，也有发生突发心室颤动的报道。脉率增快及脉压增大尤为重要，可作为判断病情程度和治疗效果的重要指标。⑥消化系统：食欲亢进，体重却明显减轻，腹泻、脂肪痢等。⑦血液和造血系统：外周血白细胞总数偏低，淋巴细胞百分比和绝对值及单核细胞增多，血小板寿命也较短，有时可出现紫癜症，由于消耗增加，营养不良和铁的利用障碍可致贫血。⑧运动系统：主要表现为肌肉软弱无力，少数可见甲亢性肌病。⑨生殖系统：女性月经减少，周期延长甚至闭经。但部分患者能妊娠、生育。男性多阳痿。⑩皮肤及肢端：小部分患者有典型对称性黏液性水肿，但并非甲减，多见于小腿胫前下段，有时亦可见于足背和膝部，面部上肢及头部。初起暗红色皮损，皮肤粗厚以后呈片状或结节状叠起，最后呈树枝状，可伴继发感染和色素沉着。在少数患者中可见到指端软组织肿胀呈杵状形，掌指骨骨膜下新骨形成，以及指或趾甲的邻近游离边缘部分和甲床分离现象，称为格雷夫斯杵状指。⑪内分泌系统：甲状腺激素分泌过多除影响性腺功能外，肾上腺皮质功能于该病早期常较活跃，而在重症（如甲状腺危象）患者中，其功能相对减退，甚或不全；垂体分泌 ACTH 增多。

诊断 诊断甲亢要根据临床症状和体征，并结合实验室检查结果。①基础代谢率（basal meta-bolic rate，BMR）测定：BMR =（脉率+脉压）-111。BMR 的测定应在完全安静、空腹时进行。正

常值为±10%；+20%～+30% 为轻度甲亢，+30%～+60% 为中度，+60% 以上为重度。②血清促甲状腺激素测定：TSH 水平降低。③血清 T_3 和 T_4 测定：测定 T_3 或/和 T_4 增高。④甲状腺吸 ^{131}I 率：甲状腺吸 ^{131}I 率增高。⑤了解垂体-甲状腺轴的调节：可进行甲状腺抑制试验（包括 T_3 抑制试验和甲状腺片抑制试验），促甲状腺激素释放激素兴奋试验（TRH 兴奋试验）。⑥B 超检查：甲状腺增大，血流增多。⑦甲状腺放射性核素显影。⑧甲状腺免疫学检查：TRAb 的测定，如 TSI 测定等；甲状腺球蛋白抗体（thyroglobulin antibody，TGAb）测定；甲状腺微粒体抗体（thyroid microsome antibody，TMAb）或甲状腺过氧化物酶自身抗体（thyroid peroxi-dase autoantibody，TPOAb）测定。

鉴别诊断 ①单纯性甲状腺肿：除甲状腺肿大外，并无上述症状和体征。虽然有时 ^{131}I 摄取率增高，T_3 抑制试验大多显示可抑制性。血清 T_3，rT_3 均正常。②神经官能症。③自主性高功能性甲状腺结节：扫描时放射性集中于结节处；经 TSH 刺激后重复扫描，可见结节放射性增高。④其他：结核病和风湿病常有低热、多汗心动过速等，以腹泻为主要表现者常易被误诊为慢性结肠炎。老年甲亢的表现多不典型，常有淡漠、厌食、明显消瘦，容易被误诊为癌症。单侧浸润性突眼症需与眶内和颅底肿瘤鉴别。甲亢伴有肌病者，需与家族性周期麻痹和重症肌无力鉴别。

治疗 包括以下几种。

药物治疗 抗甲状腺药物是治疗甲亢最主要的方法，药物包括丙硫氧嘧啶（PTU）、甲巯咪唑、卡比马唑等。抗甲状腺药物

通过抑制甲状腺内碘有机化和碘化酪氨酸交联成为 T_3 和 T_4 干扰甲状腺素合成，但不抑制甲状腺摄碘和已合成激素的释放。抗甲状腺药物还具有免疫调节作用，减少 Graves 病患者血清中抗甲状腺自身抗体的浓度。此外，大剂量的 PTU 可抑制外周 T_4 向 T_3 转化。①适应证：包括病情轻、甲状腺较小的 Graves 病；年龄 20 岁以下；孕妇、年老体弱或合并严重肝、肾或心脏疾病而不宜手术者；手术前准备；手术治疗后复发又不宜用核素治疗者；作为放射性核素治疗的辅助治疗。②注意事项及副作用：轻微并发症是发热、皮疹、荨麻疹和关节痛，严重并发症较少，如转氨酶升高、粒细胞减少，一旦发生，应立即停药。

放射性碘治疗　①适应证：包括中度甲亢；年龄 25 岁以上；经药物治疗无效或药物治疗过敏；不宜手术或不愿接受手术者。②禁忌证：包括妊娠期以及哺乳期妇女；年龄 25 岁以下；严重的心脏、肝、肾衰竭或活动性肺结核；外周血白细胞低于 3×10^9/L 或中性粒细胞低于 1.5×10^9/L；重症浸润性突眼；甲状腺危象。③并发症：甲减、放射性甲状腺炎、甲状腺危象、浸润性突眼加重等。

手术治疗　①手术指征：包括继发性甲亢或高功能腺瘤；中度以上原发性甲亢；腺体较大，伴有压迫症状，或胸骨后甲状腺肿等类型甲亢；药物治疗或放射性碘治疗后复发者或坚持长期用药有困难者。②禁忌证：不适合手术治疗方法者有：青少年患者；严重心、肝、肾、肺合并症，全身情况差不能耐受手术者；妊娠早期（前 3 个月）和晚期（后 3 个月）；轻症患者预计药物治疗方法可缓解者。③术前准备：应避免在甲亢状态下进行手术。a. 一般准备：消除患者的顾虑和恐惧心理，精神紧张、不安和失眠者可给与镇静剂和安眠药。已发生心力衰竭者，应给予洋地黄制剂；伴有心房颤动者，可给予普萘洛尔治疗。b. 术前检查：除全面的体格检查外，还应喉镜检查确定声带功能，颈部 X 线检查确定气管和食管的受压程度。c. 药物准备：在药物治疗控制甲亢症状后，用碘剂（Lugol 液）减少甲状腺血供和脆性，腺体缩小变硬，有利于手术切除。④手术范围：双侧甲状腺次全切除术。⑤手术并发症：a. 术后呼吸困难和窒息。这是术后最危急的并发症，多发生在术后 48 小时内。常见原因为切口内出血压迫气管、喉头水肿、术后气管塌陷。如因出血所引起应立即在床旁拆除缝线，敞开伤口，去除血肿，保证气道通畅。b. 喉返神经损伤。主要是手术损伤引起，少数是血肿或瘢痕压迫引起。一侧喉返神经损伤所引起声嘶，两侧喉返神经损伤发生两侧声带麻痹，引起呼吸困难，需做气管切开。c. 喉上神经损伤。主要是手术损伤引起，若损伤喉上神经外支，会使环甲肌瘫痪，引起声带松弛，音调降低；损伤喉上神经的内支后喉黏膜的感觉丧失，患者失去喉部的反射性咳嗽，进食特别是饮水时，就可引起误咽而呛咳。

手足搐搦症的治疗　手术时甲状旁腺被切除、挫伤或其血供破坏时，引起甲状旁腺功能不足，血钙降低。症状在术后 1~2 天出现，轻者为面部或手足的麻木感；重者发生面肌和手足的搐搦。治疗低血钙包括静脉注射葡萄糖酸钙或氯化钙，口服钙制剂，同时加用维生素 D 等。

甲状腺危象的治疗　甲状腺危象是术前准备不充分，甲亢症状未能很好控制所至。表现为术后高热、脉快、烦躁、谵妄，甚至昏迷。危象一旦发生，应及时予以抢救治疗。治疗措施包括复方碘溶液、β 受体阻滞剂、氢化可的松、镇静剂等。

术后复发的治疗　造成术后复发的常见原因是残留的腺体过多，可用药物治疗。

甲状腺功能减退症的治疗　由于腺体切除过多引起，可服用甲状腺干制剂或甲状腺素。

（王深明　王　晃）

jiǎzhuàngxiànyán

甲状腺炎（thyroiditis）　以甲状腺的炎症性改变为主要表现的疾病。包括了一组临床上并不相关的甲状腺疾病。甲状腺炎可按不同方法分类，按组织病理学可分为化脓性甲状腺炎、肉芽肿性甲状腺炎、淋巴细胞性甲状腺炎、纤维性甲状腺炎；按病因可分为感染性甲状腺炎、自身免疫性甲状腺炎、放射性甲状腺炎、寂静型甲状腺炎、药物性甲状腺炎、产后甲状腺炎；按发病缓急分为急性甲状腺炎（包括急性化脓性甲状腺炎、急性放射性甲状腺炎、甲状腺肿炎）、亚急性甲状腺炎和慢性甲状腺炎（包括慢性淋巴细胞性甲状腺炎、慢性纤维性甲状腺炎）三大类，但三者并无关联，它们各自的病理变化、临床经过、治疗方法各不相同。

急性甲状腺炎　又称急性化脓性甲状腺炎。由细菌或其他微生物感染所致，较少见。发病前 1~2 周可能有咽痛、鼻塞、头痛、全身酸痛等上呼吸道感染史。起病较急，临床表现为高热、全身不适,甲状腺部位疼痛、肿大和肿块,局部压痛、疼痛可波及耳部和枕部、伸颈及吞咽时疼痛加重。严重的可引起压迫症状如气促、声音嘶哑、甚至吞咽困难等。检查可以发现血白细胞明显增多,血清 T_3、T_4 正常,甲状腺 ^{131}I 摄取率正常。甲状腺扫描显示甲状腺局部放射性分布缺损。治疗包括用抗生素及局部切开引流,颈部疼痛明显时可以用止痛药物。

亚急性甲状腺炎 又称肉芽肿性甲状腺炎、病毒性甲状腺炎、巨细胞性甲状腺炎、De Quervain 甲状腺炎等。是较常见的甲状腺炎,可能与病毒感染有关。发病前常有上呼吸道感染史,整个腺体均可累及,表现为甲状腺疼痛、肿大、质地较硬、伴有发热等,起病初期可出现轻度甲亢症状,T_3、T_4 升高,部分患者可出现一过性甲状腺功能减退。可能有血清中对某些病毒抗体的滴度增高。症状轻的亚急性甲状腺炎不需要治疗,也可以用阿司匹林等非甾体抗炎药减轻症状。全身症状重,持续高热,甲状腺疼痛明显者,可采用肾上腺皮质激素治疗。亚急性甲状腺炎伴甲亢症状较轻时,可不用抗甲状腺药物,必要时也可用抗甲状腺药物治疗。发生甲状腺功能减退症,应用甲状腺制剂,如优甲乐。病变不能与肿瘤鉴别时可行手术治疗。

慢性淋巴细胞性甲状腺炎 又称桥本甲状腺炎或桥本病。是自身免疫性疾病,是临床上最多见的甲状腺炎。表现为甲状腺肿大、对称、质硬而平滑,随吞咽运动,也可呈结节状。少数可伴甲状腺功能亢进症,称桥本性甲亢,病程迁延,可出现甲状腺功能减退症。进行辅助检查时,血清甲状腺过氧化物酶自身抗体

(TPOAb)和甲状腺球蛋白抗体(TGAb)常明显增加,有诊断意义。超声检查时,甲状腺回声减弱,或有甲状腺结节。甲状腺穿刺组织学检查示甲状腺弥漫性淋巴细胞与浆细胞浸润、纤维化。治疗可用甲状腺激素替代治疗,有压迫症状者应行活组织病理检查或手术治疗以排除恶变。

（王深明　张俊斌）

yàjíxìng jiǎzhuàngxiànyán

亚急性甲状腺炎 （subacute thyroiditis）

以自然缓解和非化脓性炎症为特点的甲状腺炎。1904 年德凯尔文（De Quervain）总结该病时,发现其既不同于病程较短的急性甲状腺炎,也不同于病程较长的桥本甲状腺炎,又称为 De Quervain 甲状腺炎,该病的命名较多,如肉芽肿性甲状腺炎、巨细胞性甲状腺炎等。该病占甲状腺疾病的 0.5% ~ 2%,多发于 30~40 岁,男女比例约为 2:5。

病因 确切的病因未明,虽然存在免疫学指标的异常,但不被认为是自身免疫性疾病,免疫学指标异常可能继发于甲状腺组织的破坏。因常在上呼吸道感染或扁桃体炎之后发病、有肌肉疼痛、乏力等症状、在某一种病毒疾病流行时发生、数周或数月后自行缓解、白细胞常不增多、甲状腺组织培养出腮腺病毒、在发病期间,约 50% 患者血中的病毒抗体效价增高,效价增高的病毒抗体包括流行性感冒病毒抗体、柯萨奇病毒抗体、腺病毒抗体、腮腺炎病毒抗体等,故病因可能与病毒感染有关。

病理 因疾病的阶段和受累的范围不同而异。甲状腺的腺体增大可为双侧对称性或一侧增大,病变可延及包膜并与周围组织相

粘连,但易于分离,很少侵及邻近器官。在显微镜下,病变早期可见中性粒细胞广泛浸润,甚至可形成小脓肿;病情迁延后发生甲状腺滤泡破坏,淋巴细胞、中性粒细胞、浆细胞浸润,多核巨细胞反应形成肉芽肿性炎,表现为上皮样细胞围绕滤泡呈放射状排列,酷似结核结节,但无干酪样坏死,多核巨细胞的胞质内可见被吞噬的胶样物。周围纤维组织细胞增生。到病变后期,残留的甲状腺滤泡萎缩、消失,滤泡的基底膜发生破裂,异物巨细胞围绕滤泡破裂残留的类胶质,形成肉芽肿,可见新旧病变交互存在,病变在不同的区域处于不同的发展阶段。病变进一步发展,炎性细胞减少,仅见少量淋巴细胞和浆细胞浸润,巨细胞和单核细胞消失,纤维组织增生,滤泡破坏处可见纤维瘢痕形成。

临床表现 典型者可经历急性期、缓解期和恢复期。急性期的表现是起病较急,有全身症状如乏力,食欲减退,畏寒发热等。患者有甲状腺区域的持续而严重的疼痛,疼痛也可在一侧或一侧的某个部分较明显,疼痛因转头或吞咽而加重,并放射至耳、下颌、枕后等区域。甲状腺明显肿大,大多数为双侧性,少数为单侧性,肿大可达正常的 1 ~ 3 倍。甲状腺表面光滑,质地较硬,压痛明显,甲状腺随吞咽活动,与周围组织无明显粘连。有时肿大的甲状腺呈结节状,为单个或多个结节。部分患者出现颈部的压迫症状,如吞咽困难、声音嘶哑等。在病程的急性期可出现轻度甲状腺功能亢进症表现,持续时间较短。急性期后是 1 ~ 2 个月的短暂缓解期,症状减轻或无症状、

甲状腺功能正常期。在以后的恢复期可能有怕冷、水肿等甲状腺功能减退症的临床表现，并持续6~9个月。在最后的恢复期，甲状腺的形态和功能等各个方面都可以恢复正常。

诊断　甲状腺肿大和压痛是该病特点，结合呼吸道感染史，以及辅助检查可以做出诊断。白细胞及中性粒细胞正常或轻度增多，血沉早期可加快，以后逐渐转为正常。呼吸道病毒抗体滴度可能增高。甲状腺功能的测定在病程早期 FT_3，FT_4，T_3，T_4 升高，TSH 降低，甲状腺摄碘率显著降低，出现特征性的分离现象。超声波检查可发现甲状腺体积增大，质地不均，压痛部位边界不清晰，形态不规则，常呈低密度病灶。甲状腺扫描出现放射性分布不均、减低，甚至不出现放射性示踪分布的图形。甲状腺穿刺活检可见有特征性多核巨细胞或肉芽肿样改变。

治疗　该病大多可以自愈，治疗包括减轻局部症状和纠正甲状腺功能异常的影响两个方面。如适当休息，多饮水并给予阿司匹林等非甾体抗炎药（NSAIDs），以缓解症状。局部热敷也可以减轻疼痛。全身症状较重，持续高热，甲状腺肿大，压痛明显者，可采用肾上腺皮质激素治疗，如泼尼松。泼尼松虽能迅速控制症状，但停药后易复发。亚急性甲状腺炎伴甲亢的症状大多较轻，不需要抗甲状腺药物治疗，必要时也可应用抗甲状腺药物。对发生甲状腺功能减退症者，可用甲状腺制剂，如甲状腺片、左甲状腺素等，直至功能恢复正常。对于不易与肿瘤鉴别的局限性病变，可行手术治疗。

（王深明　张俊斌）

jíxìng huànóngxìng jiǎzhuàngxiànyán

急性化脓性甲状腺炎（acute suppurative thyroiditis）　由细菌或其他微生物感染引起的甲状腺炎。是临床上少见的甲状腺炎类型。

病因　常见的致病菌为葡萄球菌、链球菌、肺炎球菌等，革兰阳性细菌是主要的致病菌，如金黄色葡萄球菌。由于甲状腺有完整的被膜、丰富的血液供应和淋巴回流、碘离子的局部浓度高等特点，细菌不易侵入甲状腺，所以甲状腺很少发生感染。甲状腺感染可继发于甲状腺舌管瘘、鳃裂瘘等口腔、颈部等邻近部位组织化脓性感染的直接侵袭，如急性咽炎、化脓性扁桃体炎等；也可在机体抵抗力下降、机体免疫功能不全等不能抵御环境微生物感染的情况下，细菌经血行感染、淋巴液感染进入甲状腺；少部分患者继发于败血症或颈部开放性创伤。甲状腺感染后，腺体内有大量中性粒细胞浸润，组织坏死，微脓肿形成，甲状腺滤泡破坏，血管扩张充血。表现为甲状腺弥漫性或局限性肿大，可形成脓肿。

临床表现　该病常急性起病，患者有高热寒战、乏力、肌痛等急性感染症状，咽喉疼痛，颈前部疼痛肿胀，可牵涉至耳、后枕部，颈部活动受限，患者常低头以减轻疼痛。可有声嘶、呼吸不畅或吞咽困难等压迫症状。甲状腺局部红肿，为弥漫或局限性肿大，表面发红。甲状腺触痛明显、质硬、局部皮温度升高，脓肿形成时候可有波动感，可能出现脓肿破溃。部分患者颈部可触及肿大淋巴结伴压痛。

诊断　白细胞总数和中性粒细胞明显增多。血沉加快，C 反应蛋白增高。超声检查可见甲状腺肿胀，甲状腺与周围软组织边界不清，形态不规则，内部回声不均匀，脓肿形成后可见低回声区。甲状腺激素水平大多正常，甲状腺轻度破坏时甲状腺激素释放入血，甲状腺激素水平可增高，甲状腺严重破坏时甲状腺激素水平可降低。甲状腺自身抗体正常。核素检查时，甲状腺 ^{131}I 摄取率正常，感染严重者甲状腺 ^{131}I 摄取率可能降低；脓肿形成时甲状腺扫描可发现冷结节。颈部脓肿穿刺，抽吸脓液进行细菌培养、革兰染色有助于确定感染细菌，选择抗生素。

治疗　治疗时应选择有效的广谱抗生素，针对链球菌和金黄色葡萄球菌，如耐青霉素酶的抗生素，并加用针对厌氧菌的药物，如甲硝唑等。脓肿形成后应及时切开引流。口腔、颈部等邻近部位的疾病也应该及时治疗，如择期手术治疗甲状腺舌管瘘、鳃裂瘘等。急性化脓性甲状腺炎导致甲状腺功能减退症时，应行甲状腺激素替代治疗。

（王深明　张俊斌）

jíxìng fàngshèxìng jiǎzhuàngxiànyán

急性放射性甲状腺炎（acute radiation thyroiditis）　甲状腺短期内受到大剂量急性照射后所致的甲状腺局部损伤及其引起的甲状腺功能亢进症。又称急性放射线相关甲状腺炎（acute radiation-induced thyroiditis）。通常在甲状腺被辐射后 2 周内发生。

病因　该病的原因有：^{131}I 治疗甲状腺疾病，核事故引起的急性全身辐射，经呼吸道或消化道吸收的放射性碘污染，大剂量放射性治疗头颈部恶性肿瘤时甲状腺受累及。

病理　辐射可以使甲状腺组

织充血水肿，滤泡细胞受损，胶质吞噬，中性粒细胞浸润，严重时甲状腺滤泡崩解，滤泡上皮呈无定形结构的上皮巢，类胶质溢出滤泡外，广泛坏死，核固缩。滤泡上皮细胞发生嗜酸性变，胞质丰富，并出现嗜酸性颗粒，空泡变明显，细胞大小，排列，核着色不一致，核大小不一，常有核肥大，畸形或深染。随时间增长，滤泡细胞间及小叶间纤维组织增生，轻度炎细胞浸润，最后整个甲状腺滤泡萎缩，体积变小，呈灰白色瘢痕样，留下小而不规则且不含类胶质的滤泡残留于大片纤维组织中，称放射后纤维化。高剂量的放射性损伤产生甲状腺滤泡坏死，急性血管炎，血栓形成和出血，随后淋巴细胞浸润，血管硬化。甲状腺滤泡被破坏后，大量甲状腺激素释放入血，可引起甲状腺功能亢进症表现，少数出现甲状腺危象。

临床表现 在甲状腺接受大剂量辐射或[131]碘治疗甲状腺疾病后，颈部不适，压迫感，甲状腺局部疼痛，发热，乏力，吞咽困难，有时出现心悸，手颤等甲状腺功能亢进症表现，少数有甲状腺危象。甲状腺触痛明显，表面皮肤红斑，皮肤瘙痒和水肿。放射性甲状腺炎的临床严重程度不一定和放射剂量有关。

诊断 诊断要点有：①有放射线接触史，甲状腺吸收剂量 > 200Gy。②放射线照射后 2 周内发病。③甲状腺局部压痛、肿胀。④有甲状腺功能亢进症的临床表现。⑤血清甲状腺激素水平（T_3、T_4）升高，甲状腺球蛋白（thyroglobulin, TG）升高。

治疗 避免继续接触放射线或放射性核素，促进体内[131]I 排出，数天后症状可自行缓解。必要时对

症治疗，如给予镇静、止痛和肾上腺皮质类固醇激素类药物。出现甲状腺危象时，按相应情况处理。严重的喉头水肿时，需做气管切开。为预防发生放射性甲状腺功能减退症、放射性甲状腺良性结节、甲状腺癌等，在放射线照射甲状腺后应进行定期评价，包括甲状腺功能、甲状腺大小和结节、体重变化等，至少 1 年 1 次。

（王深明　秦原森）

mànxìng línbāxìbāoxìng
jiǎzhuàngxiànyán

慢性淋巴细胞性甲状腺炎
(chronic lymphocytic thyroiditis)

以自身甲状腺组织为抗原的慢性炎症性自身免疫性疾病。又称为桥本甲状腺炎（Hashimoto thyroiditis, HT）。是临床上最多见的甲状腺炎。该病由日本的桥本（Hashimoto，音译）首先报道。该病多见于中年人，但任何年龄组均可累及。女性发病率显著高于男性，比例为（5~20）：1。

病因 属于自身免疫病，因为可在血清中检出高效价的抗甲状腺抗体，如甲状腺微粒体抗体（TMAb）、甲状腺球蛋白抗体（TGAb）、甲状腺刺激阻断抗体（TSBAb）等。自身免疫性疾病的证据还包括患者的甲状腺组织中有大量的浆细胞与淋巴细胞浸润，并可形成淋巴滤泡；淋巴细胞与甲状腺抗原接触后形成的淋巴母细胞，并产生移动抑制因子和淋巴细胞毒素；有的患者同时伴随其他自身免疫疾病如恶性贫血、萎缩性胃炎、系统性红斑狼疮、类风湿关节炎、干燥综合征、胰岛素依赖性糖尿病等。可能是 T 淋巴细胞，尤其是抑制性 T 淋巴细胞的遗传性缺陷，造成免疫监视缺陷，对 B 淋巴细胞形成自身抗体不能发挥正常的抑制作用，导

致甲状腺自身抗体形成，抗原抗体复合物沉着于细胞基底膜，激活 K 细胞，破坏甲状腺细胞。

病理 双侧甲状腺腺体轻度或中度弥漫性肿大，腺体包膜完整，增厚，质地坚实，表面苍白、光滑或细结节状，由于胶质含量较少而缺乏光泽，类似增生的淋巴结，与周围组织粘连较少，切面均匀，略隆起呈分叶状。中后期因广泛纤维化可呈结节状，质地坚硬。病变的早期在显微镜下可见甲状腺腺泡上皮呈炎症性破坏、基膜断裂，腔中胶质含量减，并有甲状腺腺泡增生等变化。最具特征的改变是甲状腺有大量浆细胞和淋巴细胞浸润及淋巴滤泡形成，甲状腺滤泡中胶质含量减少，甚至缺乏胶质，血管减少，上皮细胞发生改变出现体积增大，胞质丰富，嗜酸性增强，细颗粒状。这种细胞被称为 Askanazy 细胞。此外尚有中等度的结缔组织增生。晚期甲状腺实质被完全破坏，甲状腺萎缩伴显著纤维化。

临床表现 起病隐匿而缓慢，甲状腺肿大为突出的临床表现，常在无意间发现甲状腺对称性弥漫性肿大，中等大小，仍保持甲状腺外形，表面光滑，质硬如橡皮，随吞咽移动，有时可呈结节状，质较硬，易于甲状腺癌相混淆。少数患者可有局部不适甚至疼痛。甲状腺功能多正常，但约有 5% 的患者可伴有甲亢表现，称为桥本甲亢。偶尔可出现压迫症状，如呼吸或吞咽困难。

诊断 实验室检查：大多 TT_3、TT_4 正常，TSH 稍升高，伴甲亢时 TT_3、TT_4 可升高，TSH 下降，晚期表现为甲状腺功能减退，TT_3、TT_4 降低而 TSH 升高。TGAb 和 TMAb 明显升高有诊断意义，甲状腺过氧化物酶自身抗体

（TPOAb）阳性，甲状腺^{131}I 摄取率正常或轻度升高，少数可降低，血沉加快，血清蛋白降低，γ 球蛋白升高。超声检查可见甲状腺弥漫性肿大或结节性肿大，回声减弱，不均匀，腺体表面不规则。甲状腺核素扫描显示甲状腺增大但^{131}I 摄取率减少，分布不均，如有较大结节状可呈冷结节表现。甲状腺穿刺活检具有重要的诊断意义。

诊断慢性淋巴细胞性甲状腺炎时，最可靠的是有病理学依据，可通过穿刺活检，或局部切除组织进行病理学检查。蒂什尔（Tisher）在 1957 年提出了五项标准，包括：①甲状腺肿大，质坚韧，结节感，所有的甲状腺包括锥体叶在内都能摸到。②甲状腺抗体阳性。③血清 TSH 升高。④甲状腺扫描呈点状浓聚及不规则稀疏。⑤过氯酸钾盐排泄试验阳性。在上述标准中，符合两项者可拟诊该病，四项或五项均符合时，诊断正确率 70% ~ 90%。不能排除甲状腺癌时，应行穿刺活检或手术。

治疗　慢性淋巴细胞性甲状腺炎的治疗包括手术治疗和非手术治疗。

非手术治疗　甲状腺无明显压迫症状时，可暂不治疗，随诊观察。由于多数患者的结局是甲状腺功能减退，应该进行甲状腺激素替代治疗，维持甲状腺功能。用糖皮质激素可使甲状腺缩小，抗体滴度下降，但疗效不持久，长期服用副作用大，在患者有发热，甲状腺疼痛或甲状腺迅速增大有压迫症状时可短期应用，以缓解症状。免疫抑制剂的疗效尚无确切结论。

手术治疗　一般不采用手术治疗，手术治疗适用于甲状腺肿有明显压迫症状者、不能排除有恶变者。手术的主要目的是去除较大单发结节、解除压迫，手术范围应该限于甲状腺叶部分切除或峡部切除手术，手术范围越小术后发生甲状腺功能减退症的可能性越小。若合并甲状腺癌，应该按照甲状腺癌进行治疗。

（王深明　杨辞秋）

mànxìng xiānwéixìng jiǎzhuàngxiànyán
慢性纤维性甲状腺炎（chronic fibrous thyroiditis）

正常甲状腺组织被大量纤维组织侵入、替代并穿破甲状腺被膜进入邻近器官或组织的为特征的甲状腺炎。又称 Riedel 甲状腺炎（Riedel thyroiditis, RT）。较少见。1896 年首先由里德尔（Riedel）报道，故该病较少见且病因不清，命名也较多，如慢性木样甲状腺炎，侵袭性甲状腺炎等。

病理　主要是甲状腺的纤维性硬化，甲状腺广泛纤维化，质地如木样坚硬，甲状腺病变常超越被膜，侵犯周围的器官组织包括胸锁乳突肌，颈动脉鞘，颈内静脉，气管，食管，喉返神经等。镜下甲状腺组织均被硬化纤维组织浸润，可见少量至中量淋巴细胞，浆细胞浸润，以血管周围较多，有时可见嗜酸性细胞的聚集，静脉管壁被纤维化包裹。

病因及发病机制　发病机制未明，有关因素包括感染或自身免疫。甲状腺滤泡破坏后，释放的胶质被蛋白水解酶水解，形成慢性甲状腺炎，血管壁增厚、甲状腺纤维化。也有可能是原发性纤维化疾病，是全身纤维化病变的一部分。

临床表现　多见于 30 ~ 60 岁，男女比例为 1：（3 ~ 4）。病情进展缓慢，甲状腺出现无痛性肿块，病变部位呈进行性纤维硬化，质地坚硬，边界不清，常与甲状腺周围组织如颈肌，气管紧密粘连固定出现呼吸困难；侵犯喉返神经引起声音嘶哑；压迫食管导致吞咽困难，但压迫症状与甲状腺肿程度常不相称，甲状腺功能一般不受影响，少数严重者出现甲状腺功能减低或甲状旁腺功能减低表现。

诊断　甲状腺一叶或两叶无痛性肿大，质地坚硬，与周围组织密切粘连，有明显压迫症状。白细胞和血沉大多正常。甲状腺功能多为正常，基础代谢率（BMR），T_3，T_4，TSH 及^{131}I 摄取率均在正常水平，晚期也可出现甲状腺功能减退，TSH 升高。抗甲状腺抗体阴性或滴度很低。超声检查甲状腺时，表现低回声，甲状腺组织与邻近组织结构的界限消失。

治疗　可用糖皮质激素、硫唑嘌呤或环磷酰胺等药物治疗，使甲状腺变软、血沉减慢。甲状腺功能减退者可给予甲状腺素治疗。手术治疗有双重作用，一方面可以明确诊断，另一方面则是解除气管的压迫症状。为解除压迫症状，楔形切除甲状腺峡部已经足够，部分病例可行甲状腺腺叶切除或大部切除。少部分患者需行气管切开。怀疑恶变时，应尽早进行手术探查和活检。

（王深明　杨辞秋）

jiǎzhuàngxiàn xiànliú
甲状腺腺瘤（thyroid adenoma）

源于甲状腺滤泡细胞的良性肿瘤。可发生于任何年龄，多见于 30 ~ 50 岁女性；女性与男性比例为（5 ~ 6）：1。病因未明，可能与性别、遗传因素射线照射、TSH 过度刺激等有关，好发于甲状腺功能的活动期。

病理　该病是单发的圆形或

椭圆形肿块，包膜完整，表面光滑，质韧，切面较细腻，呈蜂窝状或细颗粒状。瘤体可发生坏死、纤维化、钙化成囊性变。实质型腺瘤占28%，囊实混合型占61%，类囊肿型为11%。甲状腺腺瘤在镜下的组织学特点是有完整的包膜，肿瘤的组织结构不同于周围的甲状腺组织，瘤体内部质地较为一致。

分类　通常可分为滤泡状甲状腺腺瘤、乳头状甲状腺腺瘤和功能自主性甲状腺腺瘤。

滤泡状甲状腺腺瘤　是最常见的类型，可以再分，如单纯性腺瘤和嗜酸性腺瘤。根据细胞的排列方式可分为：①胶性腺瘤：由大小不等的滤泡组成，含有大量胶质。②单纯性腺瘤：由中等大小、类似正常的滤泡构成。③胎儿型腺瘤：瘤细胞形成条索或小梁结构，无完整的滤泡构成。④胚性腺瘤：又称梁性腺瘤。瘤细胞形成条索或小梁结构，无完整的滤泡形成。⑤嗜酸性细胞腺瘤：又称 Hurthle 细胞腺瘤，由细胞质充满嗜酸性颗粒细胞组成，呈乳头状、滤泡状或片状排列，电镜下见嗜酸性细胞内有丰富的线粒体，即 Hurthle 细胞。⑥非典型腺瘤：瘤细胞丰富，生长较活跃，有轻度非典型增生，可见核分裂象，但无包膜和血管侵犯。

乳头状甲状腺腺瘤　相对少见，特点是乳头状结构突向囊腔，有完整的包膜，有囊性变倾向，易发生出血、坏死。具有乳头状结构的甲状腺腺瘤者有恶性倾向。

功能自主性甲状腺腺瘤　肿瘤组织的边界清楚，周围甲状腺组织常萎缩。又称毒性甲状腺腺瘤，可以产生大量甲状腺激素，引起甲亢的表现。甲状腺核素扫描时结节为热结节，周围的甲状腺组织放射性核素分布减低或缺乏。

临床表现　患者多数无自觉症状，往往在无意中发现颈前区无痛肿块；肿块多为单个，大小1~10cm，位于甲状腺内，边界清楚；肿块的包膜感明显，可随吞咽移动，肿块性质较韧，少数腺瘤可因钙化斑块使瘤体变得十分坚硬。腺瘤增长缓慢，乳头状囊性腺瘤有时可因囊壁血管破裂而发生囊内出血，此时肿瘤体积可在短期内迅速增大，局部出现胀痛及气管压迫、喉返神经压迫等症状，可伴有声嘶和呼吸困难，而引起患者注意，但过一时期又会缩小甚至消失。少数增大的肿瘤逐渐压迫周围组织，引起气管移位，但气管狭窄罕见；患者会感到呼吸不畅，特别是平卧时为甚。胸骨后的甲状腺腺瘤压迫气管和大血管后可能引起呼吸困难和上腔静脉压迫综合征。

诊断　颈前单发结节，不伴明显症状，光滑、随吞咽活动；甲状腺功能检查大多在正常范围内，包括血清 TSH、T_3 和 T_4 水平。①B超检查：表现为甲状腺呈局限性增大，边界清楚，边缘光滑，有完整的包膜，包膜厚薄不一，内部回声常呈分布均匀的散在性或密集稍强回声或低回声，部分呈强回声团块，与周围组织分界清楚、无浸润。滤泡状腺瘤有晕环征，乳头状腺瘤呈圆形或卵圆形，囊壁上有乳头状回声突向囊腔。若囊腔内出血，囊内出现强回声光团。包膜完整与否有助于乳头状腺瘤与甲状腺癌的鉴别。②X线检查：可见一侧颈部软组织影密度增高，并有气管受压移位表现。囊性腺瘤或腺瘤囊性变可有囊壁印戒状钙化，边界较清楚。③CT检查：腺瘤呈边界清楚的低密度区。囊性腺瘤内部密度更低，囊壁有时呈环状强化。功能自主性甲状腺腺瘤在 ^{131}I 扫描时，为热结节，并可能甲亢的表现，血清 TSH 水平降低、血清 T_3、T_4 水平增高。

鉴别诊断　结节性甲状腺肿和甲状腺腺瘤有时不易区分，鉴别要点有：①结节性甲状腺肿常为多发结节、无完整包膜；滤泡大小不一致，一般比正常的大；周围甲状腺组织无压迫现象，邻近的甲状腺内与结节内有相似病变。②甲状腺腺瘤一般为单发，有完整包膜；周围甲状腺有压迫现象，周围和邻近的甲状腺组织正常。

治疗　因甲状腺瘤有引起甲亢（发生率约为 20%）和恶变（发生率约为 10%）的可能，应手术治疗，行患侧叶次全切除或全切除。如病变在峡部，应做局部较广泛的切除术。若术中怀疑为恶性时，应立即将切除的标本做冷冻切片检查，如证实为甲状腺癌，则按甲状腺癌的手术原则处理。术中冷冻切片结果为良性肿瘤，术后石蜡切片报告为癌的情况下，如第一次手术仅为甲状腺结节切除或患侧叶部分切除，必须再次施行甲状腺次全切除术。

（王深明　李晓曦）

jiǎzhuàngxiàn'ái

甲状腺癌（thyroid carcinoma）

源于甲状腺上皮细胞的恶性肿瘤。是一组异质性的恶性肿瘤，也是最常见的内分泌系统的恶性肿瘤和头颈部肿瘤中最常见的恶性肿瘤。约占全身恶性肿瘤的 1%，其中分化性甲状腺癌的预后相当好，5 年生存率超过 90%。近年来，分化性甲状腺癌的发病率明显增加。美国的资料表明，1973 年分化性甲状腺癌的发病率为 3.87/10 万人，2003 年分化性甲状腺癌的发病率为 8.68/10 万人，发病率在 30 年中上升了 2~3 倍。中国上海市的统计资料发现，2003 年分化性甲状腺癌发病率为 5.87/10 万，2004 年分化性甲状腺癌的发病率为 6.89/10 万。甲状腺癌从儿童到老年人均可发病，患者以女性为多，男女比例为 1:(2~3)。

病因 确切的病因不清，通过流行病学调查、肿瘤实验性研究和临床观察，与甲状腺癌发生的因素可能有以下几种。

放射线损伤 放射线外照射头颈部与甲状腺癌较为密切，而用放射碘治疗甲状腺疾病，甲状腺癌的发病率并无明显升高。研究表明，甲状腺癌的发生与婴幼儿时期曾因治疗疾病的需要而进行头颈部放射线外照射有关。

碘和促甲状腺激素（TSH） 摄碘过量或缺碘均可使甲状腺的结构和功能发生改变。如在瑞士等地方性甲状腺肿流行区，甲状腺癌发病率为 2‰，较柏林等非地方性甲状腺肿流行高出 20 倍。高碘饮食也易诱发甲状腺癌，冰岛和日本是摄碘量最高的国家，其甲状腺癌的发现率较其他国家高。这可能与 TSH 刺激甲状腺增生的因素有关。实验证明，长期的 TSH 刺激能促使甲状腺增生，形成结节和癌变。

遗传因素 该病的发生可能和遗传因素有关。在一些甲状腺癌患者中，可见到一个家庭中两个以上成员同患此病。5%~10% 的甲状腺髓样癌有明显的家族史，而且往往合并有嗜铬细胞瘤等，推测这类癌的发生可能与染色体遗传因素有关。

遗传学改变 RAS 基因突变、RET/PTC 基因重排、BRAF 基因突变等遗传学事件都可能在甲状腺癌的发生发展中起了重要作用。在乳头状甲状腺癌中，可以检出 28%~83% 的 BRAF 基因突变，BRAF 基因突变还与甲状腺癌的包膜外浸润、淋巴结转移等临床病理特征密切相关。

其他因素 一些甲状腺增生性疾病，如腺瘤样甲状腺肿和功能亢进性甲状腺肿，分别有约 5% 及 2% 合并甲状腺癌。甲状腺腺瘤也可发生癌变。

病理 通常将甲状腺癌分为分化性甲状腺癌及甲状腺未分化癌，其中分化性甲状腺癌包括甲状腺乳头状癌、甲状腺滤泡性癌和甲状腺髓样癌。按甲状腺癌的病理类型，甲状腺癌可以分为以下四种。

甲状腺乳头状癌 起源于甲状腺滤泡上皮细胞，是甲状腺癌中最常见的类型，占 60%~80%。多数分化良好，恶性程度低。肿瘤的大体肉眼观呈圆形，无包膜，质地硬，切面灰白。甲状腺乳头状癌在显微镜下可见到肿瘤由柱状上皮乳头状突起组成，乳头状分枝较多，乳头中心有纤维血管间质，间质内常见呈同心圆状的钙化小体，即砂粒体。乳头上皮可呈单层或多层，癌细胞可分化程度不一，核染色质少，常呈透明或毛玻璃状，无核仁。有时可混有滤泡样结构，甚至发现乳头状向滤泡样变异的情况。甲状腺乳头状癌有时表现为微小癌，肿瘤直径<1cm。甲状腺微小癌预后较好，远处转移也少见。甲状腺乳头状癌也可以表现为多中心性。甲状腺乳头状癌可以穿破甲状腺包膜侵犯周围组织，以颈淋巴结转移最为常见。

甲状腺滤泡性癌 起源于甲状腺滤泡上皮细胞，约占甲状腺癌的 20%，预后较甲状腺乳头状癌略差。甲状腺滤泡性癌的肉眼观察可见肿瘤为结节状，包膜不完整，境界较清楚，切面灰白、质软。镜下可见与正常甲状腺相似的组织结构，不同分化程度的滤泡。有时甲状腺滤泡性癌很难与甲状腺腺瘤区别，冷冻切片检查对甲状腺滤泡性癌的诊断不可靠。甲状腺包膜、血管和淋巴管受侵犯为诊断甲状腺滤泡性癌的要点。甲状腺滤泡性癌侵犯血管后，可经血行转移到肺、肝、骨及中枢神经系统，颈淋巴结侵犯仅占 10%。

甲状腺髓样癌 是恶性程度中等的神经内分泌肿瘤，约占甲状腺癌的 5%。甲状腺髓样癌不是起源于甲状腺滤泡上皮细胞，而是起源于甲状腺滤泡旁细胞（C 细胞），C 细胞分泌降钙素，降钙素可以作为有临床诊断意义的特异性标志物。C 细胞属于神经嵴来源的内分泌细胞，称为胺前体摄取及脱羧细胞（amine precursor uptake and decarboxylation cell，APUD 细胞），APUD 细胞能够从细胞外摄取胺的前体，并通过细胞内氨基脱羧酶的作用，使胺前体形成相应的胺和多肽激素。甲状腺髓样癌的边界比较清楚，包膜不完整，切面黄色、实性，质软。显微镜下细胞排列呈巢状或囊状，无乳头状或滤泡结构，肿瘤细胞核小、类圆形，可见小的核仁。胞质丰富，嗜碱性弱，实性细胞团之间有淀粉样物质的沉积，降钙素的免疫组化染色阳性。可发生颈淋巴结转移和血行转移。

大部分的甲状腺髓样癌与定位于第 10 号染色体 q11.2 的 RET 癌基因有关。甲状腺髓样癌还可以可分为四型。①散发型：占 70%~80%，非遗传型。②家族型：有家族遗传倾向，但没有其他内分泌器官的病变。③多发性内分泌腺瘤（multiple endocrine neoplasia，MEN）2A 型：即 MEN2A。包括甲状腺髓样癌、嗜铬细胞瘤、甲状旁腺功能亢进症等的临床综合征征。④MEN2B：包括甲状腺髓样癌和嗜铬细胞瘤，较少累及甲状旁腺。

甲状腺未分化癌　少见，是甲状腺癌中恶性程度最高的一种恶性肿瘤，包括了大细胞癌、小细胞癌和一些其他类型的甲状腺癌，如鳞状细胞癌、巨细胞癌、腺样囊性癌、黏液腺癌以及分化不良的乳头状癌和滤泡癌等。目前认为甲状腺未分化癌可能是从甲状腺良性疾病或分化好的甲状腺癌肿瘤间变而来。甲状腺未分化癌多见于老年，男性多见。肿块较大，质硬而不规则，无包膜，切面灰白，常有出血、坏死，肿块固定，生长迅速。显微镜下见癌组织主要由分化不良的上皮细胞组成，细胞呈多形性，大小形态和染色深浅不一，核分裂象多。甲状腺未分化癌的病程发展很快，诊断时常已经发生局部器官、组织的侵犯，如气管、食管、血管、肌肉等，引起吞咽和呼吸困难，不少患者已有肺、骨、脑、肝等器官的远处转移。因而，甲状腺未分化癌一经诊断，已属于甲状腺癌 TNM 分期中的Ⅳ期。

临床表现　症状因病理类型和生物学特性而异，局部体征也有不同。发病时多数无明显症状，或在甲状腺出现质地较硬的肿块，肿块固定，表面不平。①分化好的甲状腺癌：生长缓慢，可表现为局限在甲状腺叶或峡部的无症状肿物，可在常规检查时被偶然发现。少数病例的甲状腺肿物，可压迫气管、食管而产生局部压

迫症状，如声音嘶哑、呼吸困难、吞咽困难、霍纳综合征等。部分病例有淋巴结转移，或远处转移到肺、骨、脑等。骨转移（颅骨、椎骨、胸骨、盆骨等）时可无症状，也可因脊椎压缩性骨折而有疼痛或神经症状。肺转移表现为弥散性浸润或局限性的结节。②甲状腺髓样癌：表现为甲状腺的孤立结节，家族性甲状腺髓样癌的甲状腺肿块可能为双侧性。甲状腺髓样癌可以分泌 5-羟色胺、降钙素等激素，在临床上出现腹泻、心悸、脸面潮红和血钙降低等症状。晚期可有淋巴结转移和血行转移。③甲状腺未分化癌：有高度侵犯性，甲状腺肿块在短期内迅速增大，固定，质硬如石，边界不清，与周围组织粘连固定，吞咽时肿块移动性减少。多有局部症状，如颈部不适、肿胀、压迫感等。

临床上有些患者的甲状腺肿块并不明显，而以颈部淋巴结转移或肺、骨的远处转移癌为首发表现。故在颈部、肺、骨等有原发灶不明的转移瘤时，应仔细检查甲状腺。

诊断　应根据病史，临床表现及辅助检查做出甲状腺癌的诊断。如甲状腺肿块迅速增大，出现声音嘶哑、呼吸困难、吞咽困难，颈淋巴结肿大。B 超检查有助于诊断。B 超检查是首选的检查方法，具有价廉、无创等优点。甲状腺癌的确诊需要病理学检查。①B 超检查：可以探测甲状腺肿块的形态、大小、数目、囊性还是实性，还可以在超声引导下行细针穿刺细胞学检查。②CT 检查：可清楚地显示甲状腺肿块的形态、大小以及与喉、气管、食管的关系，并且可以看到癌肿侵袭的范围，包括颈部器官、纵隔

和重要血管、神经，为确定手术方案提供依据。③X 线检查：可观察气管与甲状腺的关系，了解有无气管移位、气管狭窄。④放射性核素扫描：可明确甲状腺的形态、位置及甲状腺的功能。⑤降钙素的检测：对诊断甲状腺髓样癌，观察术后降钙素的动态变化，可确定其复发及转移。⑥甲状腺组织的病理活检：是确诊甲状腺癌的金标准。

治疗　在有条件时均应以手术切除为首选治疗方法，因手术治疗的疗效肯定。

手术治疗　包括针对甲状腺本身的手术，以及清扫颈部的淋巴结。根据甲状腺癌的类型、恶性程度、转移途径决定手术方式。甲状腺乳头状癌恶性程度较低，如果癌肿尚局限在腺体内，颈部淋巴结没有转移，可将患侧腺体连同峡部全部切除，对侧腺体大部切除。不需加行颈淋巴结清除术。如果已有颈淋巴结转移，则应同时清除患侧的淋巴结。甲状腺滤泡性腺癌应行两侧腺体连同峡部的全切除，如果没有颈淋巴结转移，也不需颈淋巴结清除。甲状腺髓样癌手术范围是两侧腺体同峡部全部切除，由于髓样癌早期出现颈淋巴结转移，因此，应同时将患侧或双侧颈淋巴结清除。甲状腺未分化癌生长迅速，恶性程度高，通常是浸润性生长，手术切除的难度大，有可能切除时也应该尽量切除。为减轻肿瘤发展引起的呼吸困难，可做气管切开，再结合化疗和放疗等综合治疗。

内分泌治疗　分化性甲状腺癌手术后，应终身服用甲状腺素片，以进行甲状腺替代治疗和 TSH 抑制治疗。甲状腺素片的剂量以维持 TSH 在低水平为宜，通

常不应该发生甲状腺功能亢进症。

放射治疗　包括放射线外照射治疗和^{131}I内放射治疗。甲状腺未分化癌可以进行外放射治疗，宜早进行放疗。^{131}I内放射治疗用于分化性甲状腺癌的转移病灶，以及治疗手术切除不完全的分化性甲状腺癌。

中医治疗　不是主要的治疗手段，可作为辅助治疗。

预后　分化性甲状腺癌的预后较好，甲状腺未分化癌预后差，大多不能维持1年。与预后相关的因素很多，如年龄、性别、病理类型、病变的范围、转移情况和手术方式等，其中以病理类型最为重要，年龄<45岁的分化性甲状腺癌预后好。

（王深明　廖登辉）

jiǎzhuàngxiàn jiéjié

甲状腺结节　（thyroid nodule）

甲状腺内出现的一个或多个组织结构异常的团块。属常见病，触诊检查可发现的甲状腺结节在女性高达5%，男性为1%；高分辨率超声的发现率可高达19%~67%。几乎所有的甲状腺疾病都可表现为甲状腺结节，其中绝大部多数是良性疾病，仅有极少数是甲状腺恶性肿瘤。导致甲状腺结节的病理改变可为五类，即增生性甲状腺肿、胶性甲状腺肿、甲状腺囊肿、甲状腺炎以及甲状腺肿瘤。

临床表现　可因病因而有所不同，大多数表现为颈前区甲状腺部位的肿块。甲状腺结节的大小不等，可由数毫米至数厘米；结节的数量可为单个，也可是多个结节；形状可以是圆形或椭圆形；边界可以清晰也可不清楚；质地可较为坚硬也可较柔软；多数结节可随吞咽动作而上下活动；有时也会伴有疼痛。

诊断　首先根据病史和体格检查，通常还会进行甲状腺的影像学检查，甲状腺超声检查，对甲状腺结节的诊断有重要意义，最常用。其他还有CT、MRI、甲状腺核素扫描等检查，以便更加全面地评估甲状腺结节和甲状腺的状况。同时还应测定甲状腺相关的激素，如促甲状腺素（TSH）、甲状腺素（T$_4$）、三碘甲状腺原氨酸（T$_3$）和甲状腺相关的免疫学指标，如抗甲状腺球蛋白抗体（TGAb）、抗甲状腺微粒体抗体（TMAb）等，评价甲状腺的功能状况，了解有无甲状腺功能亢进症、慢性淋巴细胞性甲状腺炎等。有时还会选择进行细针穿刺细胞学检查（见甲状腺穿刺活检术），以帮助了解甲状腺结节的病理性质。

治疗　视病因而定，多数不需要手术治疗，随访观察是主要的处理措施。需要手术治疗的甲状腺结节大多有临床症状，如压迫食管、气管、喉返神经或颈部血管导致局部临床症状，伴有甲状腺功能亢进症，怀疑恶性肿瘤，或经细针穿刺细胞学检查证实的恶性肿瘤，体积增大较快的结节，以及小部分基于美容考虑的甲状腺结节。

（王深明　李晓曦）

jiǎzhuàngpángxiàn jíbìng

甲状旁腺疾病　（parathyroid gland disease）

甲状旁腺体积改变或者甲状旁腺功能改变所导致的疾病。主要分两类：甲状旁腺功能亢进症（简称甲旁亢）和甲状旁腺功能减退症（简称甲旁减）。还有其他少见的甲状旁腺疾病，如迪格奥尔格综合征（Di George syndrome）、卡恩斯-塞尔综合征（Kearns-Sayre syndrome）等。①甲旁亢是由于甲状旁腺激素（PTH）分泌过多引起钙磷代谢失常的疾病。主要病理改变为高血钙和低血磷。临床表现为骨骼病变，如骨痛、骨折、骨畸形等。还可有肾结石或肾钙化。②甲旁减是PTH产生减少或末梢靶器官对PTH不反应而引起的代谢异常。主要病理改变为低血钙和高血磷。临床表现为手足搐搦、癫痫发作等。

解剖　甲状旁腺是紧贴在甲状腺上的扁圆形独立的小体。质地软，表面光滑。一般成年人甲状旁腺呈黄色至棕黄色。甲状旁腺通常位于甲状腺侧叶后壁，一般左右各有一对，分上下排列。正常人甲状旁腺的数目为4枚者约占80%，不足4枚者14%，多余4枚者约占6%。多个腺体的临床意义在于：①如果多个腺体都正常，那么甲旁亢可能源于多发性内分泌肿瘤（特别是Ⅰ型）或家族型甲旁亢。②如果多个腺体都肿大且功能亢进，则可能是肾衰竭所致的继发性甲旁亢。③如果4个腺体都正常，而4个腺体外的甲状旁腺有肿大和功能亢进，则表明为散发病例。④如果4个腺体中有肿大的甲状旁腺，4个腺体外的其他甲状旁腺也有肿大，则提示为双腺瘤。甲状旁腺由两种主要的上皮细胞所组成：主细胞和嗜酸细胞。前者分泌甲状旁腺激素，为腺体的主要组成细胞；后者一般无显著的生理功能。

诊断　甲状旁腺功能检查包括实验室检查、影像学检查、动态功能试验三大类。

实验室检查　①血清钙：血钙主要由三部分组成，即离子钙、蛋白结合钙和小分子阴离子结合钙。分别占血钙量的47%、40%、13%。三种形式的比例是可变的。血pH下降时离子钙浓度增加结合钙减少；反之，pH上升时结合钙增加，离子钙减少。正常人血钙总值为 2.1～2.6mmol/L，血游离钙值为 1.18±0.05mmol/L。多数原发性甲亢患者有高钙血症，少数呈间断性高钙血症与正常血钙。应注意高血钙可被低蛋白血症掩盖，应予以校正。如多次测定血清钙值正常，要注意是否合并维生素 D 缺乏、骨软化症、肾功能不全、胰腺炎和低蛋白血症等，后者血清总钙值正常，但游离钙常增高。血钙正常的甲旁亢患者在服用维生素 D 后，血钙迅速升高，有助于诊断。②血清磷：甲旁亢患者的血清磷降低，甲旁减患者的血清磷升高，但其诊断意义不及血钙水平。③碱性磷酸酶（ALP）和骨特异性碱性磷酸酶（ALP-BAP）：长期以来，ALP 一直被作为可反映骨代谢的指标，但它有很多同工酶，存在于体内不同的组织和器官，如小肠、肝胆系统、肾、白细胞、成骨细胞，这使得血清中总 ALP 水平不能准确反映骨代谢情况。近年来分离纯化出骨特异性 ALP-BAP，并制备了 ALP-BAP 特异抗体，使测定ALP-BAP 成为可能。④PTH：在目前常用的 PTH 测定方法中，全段甲状旁腺激素（iPTH）全分子定量最能反映甲状旁腺的活性。具有生物活性的 iPTH 能直接反映从甲状旁腺分泌、释放至血中的iPTH 水平，不受肝、肾代谢的影响。⑤骨钙素（BGP）：由成骨细胞分泌，它与骨形成指标及骨吸收指标均有一定程度相关性，但与骨形成指标相关性更好。与 PTH 一样，全段 BGP 比某个片段的 BGP具有更好的敏感性和特异性。

影像学检查 ①超声检查：超声检查可用于甲状旁腺的定位，但准确性和阳性率不高。但是超声具有简单方便，安全，价廉等

独特优势，而且可作为穿刺及介入治疗的引导，故作为首选的诊断方法。如与其他影像学检查结合，可提高诊断符合率。②核素扫描检查：^{99m}Tc-甲氧基异丁基异腈（MIBI）双时相显像法在SHPT 患者中有较高的定位诊断价值。在原发性甲旁亢患者术前行此检查，当扫描证实只有一个腺体时，其正确率几乎为 100%。该法检测腺瘤的敏感性为 85%～100%，准确率约 94%。该法对增生的检测价值不如腺瘤。③CT 检查：可发现纵隔内病变，对位于前上纵隔腺瘤的诊断符合率达67%，可检出直径>1cm 的病变。④X 线检查：甲状旁腺疾病所致各种代谢性骨病在 X 线照片上的基本变化可归纳为骨质疏松、骨质软化及佝偻病、骨质硬化、纤维囊性骨炎和软组织钙化与骨化等。⑤选择性动脉造影：甲状旁腺肿瘤的表现是甲状腺动脉及其分支移位、变形和肿瘤染色，其中肿瘤染色的定位诊断率为50%～70%。选择性动脉造影至少要包括甲状颈干、颈总动脉及内乳动脉造影。

动态功能试验 包括肾小管磷重吸收率（TRP）试验、磷廓清（Cp）试验、快速滴注钙抑制试验、低钙试验、低磷试验和糖皮质激素抑制试验等动态功能试验。

治疗 包括以下几方面。

甲状旁腺功能亢进症 原发性甲状旁腺功能亢进症应手术治疗。继发性甲状旁腺功能亢进症多继发于慢性肾疾病，继发性甲状旁腺功能亢进症应以治疗原发病为主，继发性甲状旁腺功能亢进症的症状明显时，也可以手术治疗，应至少保留 1 枚甲状旁腺，或在甲状旁腺全切后行甲状旁腺自体移植，如移植至前臂。

甲状旁腺功能减退症 包括原发性甲状旁腺功能减退症、继发性甲状旁腺功能减退症、低血镁性甲状旁腺功能减退症、新生儿甲状旁腺功能减退症等。可以表现为低血钙、高血磷，多以药物治疗为主，如钙剂、维生素 D衍生物等。甲状旁腺同种移植术也是重要的治疗手段。补充镁盐有助于治疗严重低血镁性甲状旁腺功能减退症。

（王深明 邵 楠）

jiǎzhuàngpángxiàn gōngnéng
kàngjìnzhèng

甲状旁腺功能亢进症（hyper-parathyroidism） 甲状旁腺分泌甲状旁腺激素（PTH）过多而导致以钙磷代谢紊乱为特征的临床综合征。可分为原发性甲状旁腺功能亢进症（primary hyperparathyroidism，PHP）、继发性甲状旁腺功能亢进症（secondary hyperparathyroidism，SHPT）、三发性甲状旁腺功能亢进症（tertiary hyperparathyroidism）和异位（假性）甲状旁腺功能亢进症（ectopic hyperparathyroidism）等。临床上，约 50% 的甲状旁腺功能亢进症的患者没有临床症状，只有血清钙、磷的生化改变和 PTH 升高，而部分甲状旁腺功能亢进症的患者发生骨骼系统和泌尿系统的改变。

原发性甲状旁腺功能亢进症简称原发性甲旁亢。指由于甲状旁腺本身的病变导致 PTH 的合成和分泌过多引起的钙、磷、骨代谢紊乱的一种全身性疾病。表现为骨吸收增加的骨骼病变、泌尿系结石、高钙血症和低磷血症等。欧美资料表明，原发性甲状旁腺功能亢进症较常见，仅次于糖尿病和甲状腺功能亢进症，占内分泌疾病的第三位。近 20 年来

医学临床开展甲状旁腺功能亢进症的筛查，特别是血清离子钙浓度和 PTH 的测定后，原发性甲状旁腺功能亢进症患者明显增加约 4 倍。原发性甲状旁腺功能亢进症的患者女多于男性，比例为（2~4）∶1，发病高峰在 30~50 岁，但也可见于幼儿和老年人。在经手术证实的原发性甲状旁腺功能亢进症的患者中，绝大多数由甲状旁腺腺瘤引起，其次是甲状旁腺增生。4 个腺体都增生的甲状旁腺功能亢进症可能是多发性内分泌肿瘤（multiple endocrine neoplasia，MEN）Ⅱa 型。

临床表现　可分为高血钙、骨骼改变和泌尿系等三组，可单独出现或合并出现。进展缓慢，常数月或数年才引起患者的注意，往往不能叙述正确的发病时间。少数情况下，可突然发病，表现为明显的脱水和昏迷（高钙血症性甲状旁腺危象）。血钙升高所引起的症状可影响多个系统。

中枢神经系统　有倦怠、失眠、焦虑、记忆力下降、注意力不集中、表情性淡漠、动作迟钝、性情不稳、抑郁、性格改变等。高血钙可引起食欲减退、恶心、呕吐、消化不良、腹胀、顽固性便秘。部分患者有反酸，溃疡形成易发生出血、穿孔等并发症。这可能与高血钙刺激胃黏膜、G 细胞分泌胃泌素过多，从而引起胃酸过多所致。钙离子易沉着于有碱性胰液的胰管和胰腺内，激活胰蛋白酶原和胰蛋白酶，5%~10% 的患者有急性或慢性胰腺炎。高血钙还可引起心血管症状，如心悸、气促、心律失常、心力衰竭以及眼部病变等。

骨骼系统　主要是骨骼化及纤维囊性骨炎引起的症状。骨痛及畸形表现为广泛的骨关节疼痛，

伴明显压痛。起初症状为腰腿痛，逐渐发展为全身骨及关节，活动受限，严重时不能起床，不能触碰，表现为难以忍受的全身性疼痛。可以发生病理性骨折，表现为自发性骨折，多见于上肢、肋骨、锁骨及盆骨。骨囊性变及破骨细胞瘤可表现为多发或单发的骨囊肿。

泌尿系统　长期高血钙可影响肾小管的浓缩功能，同时尿钙和磷排量增加，因此患者常有烦渴、多饮和多尿。可反复发生肾或输尿管结石，表现为肾绞痛或输尿管痉挛的症状，血尿或砂石尿等，也可有肾钙盐沉积症。结石反复发生或大结石形成可引起尿路梗阻症状和感染，一般手术后可恢复正常，少数可发展为肾功能不全和尿毒症。

多数患者无特殊体征，10%~30% 在颈部可触及肿块，骨有压痛、畸形、局部隆起和身材缩短等，有时可见身高变矮、头颅变形、鸡胸、驼背、四肢骨弯曲，呈 O 形或 X 形腿，髋内翻，骨囊肿部位的膨大变形等。

诊断　定性诊断要点是：①高血钙（正常值：2.1~2.6 mmol/L），低血磷，尿钙增高。全段甲状旁腺激素（iPTH）增高（正常值：1.06~6.49pmol/L）。②肾石病、钙化性肾功能不全、多尿、烦渴、高血压、尿毒症、难治性胃十二指肠溃疡、便秘。③骨痛、囊肿性病变和较少见的病理性骨折。④血清和尿钙增高，尿磷酸盐增高伴血清磷酸盐减低或正常，ALP 正常或增高。⑤眼裂隙灯检查显示带状角膜病变。⑥X 线检查骨膜下吸收、牙齿硬板损耗、肾实质钙化或结石、骨囊肿。

原发性甲状旁腺功能亢进症的术前定位诊断非常重要，定位

诊断的主要方法包括 B 超、CT、MRI、数字减影血管造影（DSA）和甲状旁腺核素扫描（MIBI）等检查。

治疗　手术是最有效的措施。对血清钙明显升高的高钙血症患者，应尽量将血钙降至正常范围内，因高血钙症易导致严重的心律失常。采用 B 超及核素扫描相结合的方法，术前可以确定甲状旁腺腺瘤的位置。必要时，可以行有创性的定位检查如动脉造影、颈静脉插管分段取样检测 iPTH 浓度，主要用于初次探查因肿瘤异位等特殊困难而失败的再次探查术。

手术成功时，血清 iPTH 常迅速恢复正常，血钙和血磷多在术后 1 周内降至正常。术后钙、磷大量沉积于脱钙的骨组织时，可在术后数天内发生手足抽搐症，有时血钙迅速下降可造成意外，应及时检查生化指标，适当补充钙剂。

对于无症状型甲状旁腺功能亢进症是否需要手术治疗目前还有分歧，赞成者认为 30% 无症状型甲状旁腺功能亢进症会发生一种或多种代谢性疾病。美国国立卫生研究院（National Institutes of Health，NIH）的指南认为，患者无主观症状但有客观原发性甲状旁腺功能亢进症表现者，宜手术治疗；对仅有轻度高钙血症的无症状甲状旁腺功能亢进症病例，需随访观察，有以下情况时手术治疗：①骨吸收病变的 X 线表现。②肾功能减退。③活动性尿路结石。④血钙大于 3mmol/L。⑤血 iPTH 较正常增高 2 倍以上。⑥严重精神病、溃疡病、胰腺炎和高血压等。

继发性甲状旁腺功能亢进症　简称继发性甲旁亢。患者血清

iPTH 过高，但它不是由甲状旁腺本身的疾病所致，也不是异源性 PTH 综合征，而是继发于某些疾病，如慢性肾功能不全、骨质软化症、小肠吸收不良、广泛性骨肿瘤（多发性骨髓瘤或转移癌）、维生素 D 缺乏或抵抗以及妊娠哺乳等情况下，甲状旁腺受到低血钙、低血镁或高血磷的刺激而分泌过多的 PTH，以提高血钙、血镁和降低血磷的一种慢性代偿性变化。

临床表现 主要由骨质病变与慢性肾衰竭引起。成年人表现为骨痛和行走困难，与软骨病相似。但骨折及畸形少见。多有搐搦症。儿童表现为佝偻病。体格及性腺发育停滞，导致侏儒症及性幼稚症。血钙降低，血磷升高，ALP 增高，个别人可正常。尿钙减少。类钙增多，钙吸收减少。肾磷清除率及回吸收率均降低。

X 线检查可见骨质普遍性脱钙，偶有病理性骨折（肋骨多见）和骨畸形。骨纹理明显粗糙，骨髓线宽而不规则，与普遍软骨病及佝偻病无异。有的纹理不粗，但表现为绒毛状、颗粒状或毛玻璃状，表示骨质有纤维化。这种改变在颅骨及盆骨最多见。骨硬化表现以脊柱明显。椎体上下缘密度增高、中央密度降低。病理检查可见肾小梁薄弱，有较宽的骨样皮质缘。小梁面有明显的纤维组织及淋巴细胞浸润。肾功能不全症状主要是消化不良、消瘦、苍白、水肿、少尿、厌食、恶心呕吐。有不同程度的血尿、蛋白尿、高血压等。尿素氮增高，尿素清除率下降，肾小球滤过率、肌酐清除率下降，不用程度的失血。可出现酸中毒，表现为深大呼吸，血 PCO_2 降低，血 pH 降低。

诊断 应根据病史、血清生化检查、X 线骨质病变特点做出诊断，有时要进行骨组织活检。血钙、血磷的测定可以了解血中钙、磷水平以明确疾病严重程度及指导治疗。长期以来，碱性磷酸酶（ALP）一直被作为可以反映骨代谢的指标，但它有很多同工酶，存在于体内不同的组织和器官，如小肠、肝胆系统、肾、白细胞、成骨细胞，这使得血清中总 ALP 水平不能准确反映骨代谢情况。近年来分离纯化出骨特异性 ALP-BAP，并制备了 ALP-BAP 特异抗体，使测定 ALP-BAP 成为可能。在目前常用的 PTH 测定方法中，iPTH 全分子定量最能反映甲状旁腺的活性。具有生物活性的 iPTH 能直接反映从甲状旁腺分泌、释放至血中的 iPTH 水平，不受肝、肾代谢的影响。X 线的检查可以明确骨质病变的情况。超声检查对继发性甲旁亢患者的甲状旁腺检测有诊断价值，B 超检查发现甲状旁腺增大有助于诊断 SHPT，但是它必须结合病史、症状、临床生化指标等综合做出判断。^{99m}Tc-甲氧基异丁基异腈（MIBI）双时相显像法在 SHPT 患者中有较高的定位诊断价值。骨活检是诊断 SHPT 骨病的重要手段之一，是肾性骨病诊断的金标准。

治疗 主要包括非手术治疗和手术治疗。

非手术治疗 针对导致 SHPT 的病因进行治疗，尽量去除和改善原发病；通过限制磷的摄入和减少肠磷的吸收纠正高血磷；对于有低血钙及骨软化症的患者，可补充钙剂和维生素 D3 或其活性代谢产物；对于肾性病因引起的 SHPT，可应用普萘洛尔或西咪替丁抑制 PTH 的分泌。并非所有 SHPT 患者都要进行手术治疗。对于慢性肾衰竭合并 SHPT，早期药物治疗往往可以改善临床的症状。

手术治疗 SHPT 的手术指征：①严重的高 PTH 血症 iPTH>300mg/L，ALP 增高。②影像诊断确认甲状旁腺肿大。③骨 X 片出现纤维性骨炎、骨质疏松等症。④非手术治疗无效。非手术治疗无效可表现为高血钙症>2.88mmol/L；血 PTH 高过正常值的 5 倍；异位钙化；持续高 ALP；严重的瘙痒、骨痛、肌无力；不能控制的高磷血症；[Ca]×[P]>70~80(以 mg/dl 计)。

对于严重的 SHPT，已发生明显的骨骼畸形、骨折及血管、心瓣膜等转移性钙化者，此时手术可能太迟，术后难以逆转这些病变。对于此类患者，可在超声引导下用无水酒精做甲状旁腺注射。

三发性甲状旁腺功能亢进症

是在继发性甲状旁腺亢进症的基础上，由于腺体受到持久和剧烈的刺激，部分增生组织转变为肿瘤，自主地分泌过多的 PTH 所致。慢性肾衰竭伴继发性甲状旁腺功能亢进症患者，一旦血钙升高就有发生该病的可能。三发性甲状旁腺功能亢进症的血钙值可在正常范围内（血钙应当降低而不降低时）。部分患者行肾移植术后，肾功能和血磷虽恢复正常，而甲状旁腺并不因反馈作用，仍继续分泌大量激素，致发生三发性甲状旁腺功能亢进症，如不设法控制，终致影响移植肾的功能。

异位甲状旁腺功能亢进症

又称假性甲状旁腺功能亢进症。是由于某些器官，如肺、肾和卵巢等的肿瘤，能分泌类似甲状旁腺素多肽物质，导致血钙增高等甲状旁腺功能亢进症的症状。多见于老年人，其生化改变和原发性甲旁亢类似。治疗主要是切除能分泌异位 PTH 或 PTH 样物质的肿瘤。不适宜手术的晚期患者在应用放射疗法、化学疗法的同时，应给予各种降血钙治疗。

（王深明　邵　楠）

jiǎzhuàngpángxiàn zēngshēng

甲状旁腺增生 （parathyroid hyperplasia）

甲状旁腺腺体的体积增大。通常是 4 个腺体同时增生，但是甲状旁腺的增生并非均匀分布，一般以上部甲状旁腺增生较显著。甲状旁腺增生导致的甲状旁腺功能亢进症约占原发性甲状旁腺功能亢进症的 15%。甲状旁腺增生分为主细胞增生和透明细胞增生两类，以主细胞增生常见。另外还有一种少见类型是为增生性慢性甲状旁腺炎，病变除主细胞增生外，还伴有淋巴细胞性甲状旁腺炎，无甲状旁腺功能亢进症的表现，酷似桥本甲状腺炎的改变。可能是一种自身免疫反应，刺激实质细胞增生，导致甲状旁腺的增生。甲状旁腺增生可为散发病例或者发生在家族型发病的多发性内分泌肿瘤Ⅰ型（MEN-Ⅰ）和多发性内分泌肿瘤Ⅱa型（MEN-Ⅱa）患者中。

临床表现　包括病理性骨折、便秘、泌尿系统结石、昏睡、肌肉痛、恶心呕吐等。

诊断　测定血清钙、血清磷和 PTH 水平。24 小时尿钙排泄量测定。

治疗　手术治疗是首选的治疗方式。应在术前明确定位增生的甲状旁腺，并在术中经冷冻切片证实。若无明确定位探查时，必须详细寻找 4 枚腺体，以免手术失败。切除 3 枚腺体，第 4 枚腺体切除 50% 左右。也可将全部增生的甲状旁腺切下，将其中一个做小薄片行自体移植，移植于前臂内侧，术后若仍有高血钙症

则切开植入的部位取出一部分的薄片（Wells 法）。

（王深明　单　臻）

jiǎzhuàngpángxiàn xiànliú

甲状旁腺腺瘤 （parathyroid adenoma）

源于甲状旁腺实质细胞的良性肿瘤。成年人多见，女性患者多于男性，男女比例约 3∶1。临床上分为功能性甲状旁腺腺瘤和非功能性甲状旁腺腺瘤，取决于是否合并甲状旁腺功能亢进症。多数甲状旁腺腺瘤是有功能的，占 30%～90%。肿瘤可发生于任何 1 个腺体，偶尔 2 个腺体，但发生在下一对甲状旁腺的较多，是上一对甲状旁腺的 2～4 倍，又以右侧甲状旁腺为多。

病因　病因不清，可能与放射线、遗传因素等有关。甲状旁腺腺瘤的病理类型有三种，即主细胞腺瘤、嗜酸性细胞和混合型腺瘤。甲状旁腺腺瘤的部位变异较大，可从颈动脉分叉处到心包，从甲状腺的前面到胸骨后或食管后，有时可位于甲状腺包膜内，甚至被结节性甲状腺肿的结节所包裹。异位甲状旁腺腺瘤占 10%～20%，其中 70% 在纵隔，20% 见于甲状腺。

临床表现　甲状旁腺腺瘤多不能被触及，一般无颈部症状。功能性甲状旁腺腺瘤的临床表现同原发性甲状旁腺功能亢进症。非功能性甲状旁腺腺瘤的临床表现是甲状旁腺肿块，一般无症状，有时可以引起吞咽受阻感，呼吸道刺激症状或因压迫喉返神经而致声音嘶哑。

诊断与鉴别诊断　功能性甲状旁腺腺瘤的定性诊断要点同原发性甲状旁腺功能亢进症。正常情况下，甲状旁腺素的合成和释放受血清钙离子浓度的调节，两者间呈负反馈性关系，因此，如

果血清钙增高时，就可以诊断为甲状旁腺功能亢进症。

甲状旁腺功能亢进症诊断明确后，甲状旁腺腺瘤的定位诊断相当重要。定位诊断的方法有 B 超、CT、MRI、数字减影血管造影（DSA）和放射性核素扫描等检查。①颈部 B 超检查：高频超声检查是术前的常规检查，有助甲状旁腺肿瘤的定位，12MHz 探头对发现较小瘤体极有价值，彩色多普勒可提供肿瘤血供情况。B 超定位的敏感性达 89%，阳性正确率达 94%，诊断准确率可达 90%。②放射性核素甲状旁腺显像：是诊断甲状旁腺疾病的重要方法，常用的显像方法有 ^{201}T1/^{99m}Tc-MIBI（^{99m}锝–异丁基异氰）双核素减影法、^{99m}Tc-MIBI/^{99m}Tc 双核素减影法和 ^{99m}Tc-MIBI/^{99m}Tc 双时相法。甲状旁腺功能正常时不显影，显影的是功能亢进的甲状旁腺组织。^{201}T1/^{99m}Tc 双核素减影法灵敏度为 80%～90%，^{99m}Tc-MIBI/^{99m}Tc 双核素减影法更高。异位甲状旁腺腺瘤的灵敏度最高。甲状旁腺瘤重量超过 1500mg 时阳性率达 100%。^{99m}Tc-MIBI 显像对原发性甲状旁腺功能亢进症定位的诊断敏感性（91%）高于继发性甲状旁腺功能亢进症（83%）。③颈部和纵隔 CT 检查：可发现纵隔内病变，对位于前上纵隔腺瘤的诊断符合率达 67%，可检出直径 >1cm 的病变。④颈部和纵隔 MRI 检查：可以比较准确地显示腺瘤的大小、形态、部位及与周围组织结构的毗邻关系。⑤选择性甲状腺静脉取血测 iPTH：血清标本的 iPTH 的峰值点反映病变甲状旁腺的位置，位于纵隔的病变则可选用上腔静脉、颈外静脉和甲状腺静脉分段抽血，测定 PTH，在 PTH 偏高的静脉旁探查，对寻

找甲状旁腺病变部位有一定的意义。⑥选择性甲状腺动脉造影：其肿瘤染色的定位诊断率为50%~70%。其主要目的是显示异位的甲状旁腺腺瘤。选择性动脉造影至少需要包括甲状颈干、颈总动脉及内乳动脉造影。导管插入上述血管后，经导管注入少量稀释的造影剂，确认导管的位置，注入造影剂。若以上造影均为阴性，则需行其他动脉造影，如支气管动脉、主动脉弓或无名动脉造影，以显示异位的甲状旁腺腺瘤。甲状旁腺腺瘤具有特征性的血管造影表现，表现为丰富血管的、圆形或卵圆形的肿块影，边缘光滑锐利，呈均匀血管染色。DSA较常规血管造影能更好地显示甲状旁腺腺瘤。

该病需要与甲状旁腺增生、甲状旁腺癌、甲状腺腺瘤等鉴别。甲状旁腺腺瘤常为单个，临床上易误诊为甲状腺腺瘤。对慢性骨病、反复发作泌尿系结石、溃疡病及胰腺炎患者，应作为甲状旁腺腺瘤的疑诊对象；血钙检查作为筛查手段应列为常规；血钙和血清PTH测定是可靠的定性诊断手段；多普勒彩超和放射性核素甲状旁腺显像相结合可获得准确的定位诊断。

治疗 甲状旁腺腺瘤致甲状旁腺功能亢进症诊断确立后，及早手术切除是治疗的有效措施。对血清血钙明显升高的高钙血症患者，应尽量将血钙降至正常范围内，因高血钙症易导致严重的心律失常。采用B超及核素扫描相结合的方法，术前可以确定甲状旁腺腺瘤的位置。必要时，可以行有创性的定位检查如动脉造影、颈静脉插管分段取样检测iPTH浓度，主要用于初次探查因肿瘤异位等特殊困难而失败的再

次探查术。

对于术前明确定位的腺瘤可直接切除，并在术中进行冷冻切片予以证实。若无明确定位者探查时，必须详细寻找4枚腺体，以免手术失败。如属腺瘤，应予以切除，但需保留1枚正常腺体。异位的腺体，多数位于纵隔，可顺沿甲状腺下动脉分支寻找，不必常规打开胸骨。若仍未能探查到则加胸骨正中纵形切口，暴露纵隔，探查胸腺周围及纵隔的脂肪组织。有时异位甲状旁腺包埋在甲状腺中，应避免遗漏。甲状旁腺腺瘤的手术方式主要有：小切口甲状旁腺腺瘤切除术、腔镜甲状旁腺腺瘤切除术、颈部单侧或双侧探查术、射线引导下的微创性甲状旁腺切除术等。

手术后血清iPTH迅速恢复正常，血钙和血磷逐渐恢复正常。术后钙、磷大量沉积于脱钙的骨组织，可发生手足搐搦症。应检查血生化指标，并适当静脉补充钙剂。如术后症状无缓解，血钙于1周后仍未能纠正，提示手术失败。常见原因有：腺瘤为多发性，探查中遗漏了能自主分泌PTH的腺瘤，被遗漏的腺瘤可能在甲状腺、食管旁、颈动脉附近甚至纵隔。非功能性甲状旁腺腺瘤位于胸骨后的或伴有临床症状，如压迫食管、气管、喉返神经或颈部血管导致局部临床症状，腺瘤体积增大较快，怀疑腺瘤恶变，均应及早手术切除。

(王深明 邵 楠)

jiǎzhuàngpángxiàn'ái

甲状旁腺癌（parathyroid carcinoma） 源于甲状旁腺实质细胞的恶性肿瘤。可发生在有甲状旁腺组织的任何部分。甲状旁腺癌是一种罕见的内分泌恶性肿瘤，约占所有原发性甲状旁腺功能亢

进症的1%。性别和年龄差异不明显，甲状旁腺癌的病因不清，可能与颈部照射、遗传相关。

临床表现 与甲状旁腺激素（PTH）分泌过多有关，包括严重的高钙血症、疲劳、虚弱、体重减轻、厌食、恶心、呕吐、多尿、烦渴等。血中血浆碱性磷酸酶（ALP）活性显著升高。肾结石、肾钙质沉着和肾功能不全是甲状旁腺癌常见的临床表现。甲状旁腺癌患者PTH相关骨病的临床和放射学征象更常见，较甲状旁腺腺瘤患者的症状更多见、更严重。有时可以在颈部可摸到肿块，出现喉返神经麻痹应该考虑甲状旁腺癌的可能性。

诊断与鉴别诊断 诊断较为困难，诊断甲状旁腺癌的可靠依据是周围组织浸润、局部淋巴结和远处脏器如肺、胸膜、心包、肝、骨等转移。有助于甲状旁腺癌诊断的要点有：甲状旁腺功能亢进表现显著；血PTH值高于正常值的2~4倍，血钙浓度大于3.2 mmol/L；颈部触及或B超检查发现肿块；术中发现甲状旁腺肿块与周围粘连；病理见核分裂象，或侵犯包膜、血管，或证明有颈部淋巴结转移。需要与甲状旁腺腺瘤、甲状腺癌及甲状腺腺瘤等疾病鉴别（表）。

治疗 应尽早手术治疗，手术范围应包括甲状旁腺肿瘤和同侧甲状腺。术中发现淋巴结转移时，应做同侧颈淋巴结清扫。如手术中高度怀疑甲状旁腺癌，而冷冻切片的病理检查未能明确甲状旁腺癌时，应完整切除甲状旁腺肿瘤，以及同侧甲状腺，并切除所有粘连的组织。甲状旁腺癌的预后主要取决于初次手术时肿块是否完整切除，再次手术切除成功的机会较小，一旦复发就很

表 甲状旁腺腺瘤与甲状旁腺癌的鉴别

病变	腺瘤	腺癌
累及范围	1个，偶尔2个腺体	1个腺体
生长速度	缓慢	较快
肿瘤大小	大多小于3cm	多数大于3cm
包膜	完整，无粘连	厚，有粘连
浸润	无	邻居组织和（或）脏器浸润
转移	无	局部淋巴结和（或）远处转移
血管瘤栓	无	有
细胞异型性	不明显	明显
核分裂象	很少	较多

难完全治愈。术后要注意高钙血症的控制和监测。

（王深明 张远起）

jǐngbù línbājié jiéhé

颈部淋巴结结核（tuberculosis of cervical lymph node）

结核杆菌感染并破坏颈部淋巴结组织造成的淋巴结炎症性疾病。可以合并肺结核，也可以单独发生。在肺外结核中，淋巴结结核发病率最高，颌下、颈、锁骨上、腋窝、腹股沟等处的淋巴结均为好发部位。原发性颈部淋巴结结核是常见的肺外结核，多见于儿童和青年，约占浅表淋巴结结核的90%。典型的颈部淋巴结结核好发于颈上深淋巴结群，往往累及多个淋巴结，亦可发生于中颈部或下颈部淋巴结。

感染途径 结核杆菌的感染途径可能是经扁桃体、龋齿、上呼吸道黏膜；经腮腺、颌下腺、舌下腺导管感染；继发于肺或支气管的结核。机体抵抗力强时，不易发生颈淋巴结结核，颈淋巴结结核可能在抗病能力、营养不良时发生。

病理 基础是炎症渗出、结节增生和干酪样坏死，病变转愈可见纤维化、钙化。结核性淋巴结炎的病理改变可分淋巴组织增生、形成结节或肉芽肿；淋巴结内部干酪样液化坏死；淋巴结包膜破坏，互相融合，形成淋巴结周围炎和干酪物质穿破至周围软组织形成冷脓肿或窦道等。

临床表现 颈部肿块，无疼痛，偶有胀感，少数可有发热、乏力等全身症状。颈淋巴结结核的分类包括结节型，一侧颈部或双侧颈部有肿大淋巴结，散在而活动，无粘连、无压痛或轻微压痛；浸润型，肿大的淋巴结有明显淋巴结周围炎，淋巴结与周围组织粘连、移动差、有压痛；脓肿型，肿大淋巴结融合、软化、形成脓肿；溃疡瘘管型时，淋巴结脓肿溃破，或颈切开引流后创口长期不能愈合，形成瘘管。

按临床表现可分为：①儿童期颈淋巴结结核，表现双颈沿胸锁乳突肌走行的淋巴结串珠样增大。②区域结节型颈淋巴结结核，淋巴结增大表现为区域性。③混合型颈淋巴结结核，沿胸锁乳突肌走行的单侧颈淋巴结增大，伴有明显的淋巴结周围炎，有疼痛和压痛，增大淋巴结粘连、融合成块，淋巴结活动度小。或合并脓肿、窦道。

诊断 需要淋巴结活检进行病理诊断。结核菌素试验阴性时，不能除外结核的可能。其他还有涂片找抗酸杆菌、结核分枝杆菌培养、酶联法检测抗结核抗原抗体等。超声扫描检查可见颈部淋巴结增大，椭圆或类圆形。颈淋巴结结核的超声图像可以是淋巴结炎型，表现为多个散在分布的肿大淋巴结，内部低回声，淋巴结门有点或条状血流；低回声团块型，表现为淋巴结内发生干酪样坏死，内部回声欠均匀，相互融合，淋巴结周边可有血流信号；液化型，表现为淋巴结内液化，髓质回声消失，内部单房或多房囊性团块，淋巴结边缘及内部不能探及血流信号；寒性脓肿型的淋巴结周围软组织内可见不规则形低回声，回声不均匀，呈囊实性，边界欠清，周边可有较丰富血流信号；愈合钙化型的淋巴结内可见伴声影的点状、团状强回声，无明显血流信号。CT检查可显示颈部淋巴结的部位、大小、数目、形态特征及病变周围情况，CT增强扫描呈边缘强化或分房样强化、周围脂肪层不清，消失或闭塞，内部可见点状或斑点状钙化。

治疗 包括单纯抗结核治疗和颈部淋巴结清扫术加抗结核治疗。联合应用抗结核治疗是基本的治疗方法，应用全身抗结核治疗的疗程为1~1.5年。

（王深明 刘瑞明）

jǐngbù zhǒngkuài

颈部肿块（neck lump）

在颈部的任何部位、组织及其间隙发生的肿胀、隆起或包块。颈部肿块是颈部最常见的疾病，病因复杂，其临床表现、临床治疗经过和治疗结局相差甚远。颈部肿块中发病率最高的是慢性淋巴结炎、其次是甲状腺疾病，再就是颈部转移性肿瘤。

分类 颈部的神经、血管组织丰富，解剖结构复杂，组织类型多，颈部肿块的种类也相对多，通常将颈部肿物分为：①肿瘤。原发性肿瘤，良性肿瘤有甲状腺腺瘤、舌下囊肿、血管瘤等，恶性肿瘤有甲状腺癌、淋巴瘤，包括霍奇金淋巴瘤、非霍奇金淋巴瘤、涎腺癌等；转移性癌原发病灶多在口腔、鼻咽部、甲状腺、肺纵隔、乳房、胃肠道、胰腺等处。②炎症。急性慢性淋巴结炎，淋巴结结核，涎腺炎，软组织化脓性感染等。③先天性畸形。常见的有甲状腺舌管囊肿、腮裂囊肿、囊状水瘤等。

颈部解剖分区 颈部以胸锁乳突肌前缘和斜方肌前缘为界，分为颈前、颈侧和颈后三个区。颈前区为两侧胸锁乳突肌前缘的部分，以舌骨为边界，又分为颌下颏下区和颈前正中区。颈侧区为胸锁乳突肌前缘和斜方肌前缘的部分，可再分为胸锁乳突肌区和颈后三角区，颈后三角区又被肩胛舌骨肌分为肩胛舌骨肌斜方肌区和锁骨上窝。颈后区为两侧斜方肌前缘后方部分。

诊断 需要详细了解颈部肿块的病史、发病年龄、肿块最初发生部位、发展速度与全身症状等。查体时要注意肿块的部位、形状、大小、数目、表面颜色、肿块周围血管充盈情况、活动颈部或吞咽对肿块的影响等。怀疑为转移性癌时，应详细检查甲状腺、口腔、鼻咽部。颈部发现多个淋巴结肿大，应检查周身淋巴结及肝、脾等。外周血白细胞的检查对恶性淋巴瘤和炎性肿块的诊断有一定意义，胸部 X 线平片对肺结核、肺癌、纵隔肿瘤的诊断有价值，X 线钡剂检查对胃肠肿瘤的发现有帮助。颈部肿块诊断不明，特别是疑为恶性肿瘤时，可做病理活检。

治疗 颈部肿块的治疗方法与组织来源密切相关。

（王深明 刘瑞明）

jǐngbù jíxìng línbājiéyán

颈部急性淋巴结炎（acute neck lymphadenitis）

因局部或邻近的组织、器官、皮肤结缔组织受到细菌、真菌、病毒感染，导致颈部淋巴结发生的急性炎症。急性淋巴结炎严重时，炎症可向周围组织扩散，引起淋巴结周围炎，较多的炎症组织集聚可形成脓肿，产生的毒性产物进入血流可引起全身性炎症反应。

分类 颈部急性淋巴结炎可以分为单纯性淋巴结炎、出血性淋巴结炎、坏死性淋巴结炎、化脓性淋巴结炎等。单纯性淋巴结炎是急性淋巴结炎最基本的表现形式，也是急性淋巴结炎的早期表现。在病因消除后，炎症可以逐渐消散，淋巴结可恢复原有结构和功能。如持续加剧，可发展为坏死性淋巴结炎、出血性淋巴结炎。病因长期作用时则转为慢性淋巴结炎。

病因及发病机制 颈部急性淋巴结炎时，通常已经先有其他化脓性感染病灶存在，如头面部感染、上呼吸道感染、颈部感染、肩部感染、口腔炎、扁桃腺体炎咽炎以及外耳道炎，甚至龋齿感染等，细菌等沿淋巴管侵入淋巴结，或局部的感染灶蔓延至淋巴结，都可引起颈部的急性淋巴结炎。导致急性淋巴结炎的细菌，主要有金黄色葡萄球菌以及溶血性链球菌等。

临床表现 颈部急性淋巴结炎早期表现为颈部局部淋巴结肿大、疼痛和触痛；可触及肿大、压痛的淋巴结，淋巴结与周围软组织界限清；表面皮肤正常，淋巴结可推动。淋巴结周围炎时，多个淋巴结粘连成团，形成不规则硬块，不易推动；表面皮肤常有红肿和水肿，压痛明显。脓肿形成后，炎性硬块变软，有波动感，穿刺可抽出脓液。急性淋巴结炎的炎症较轻时，可无全身症状；急性淋巴结炎症状严重时的全身症状有头痛、乏力、食欲减退、全身不适、畏寒发热等。

诊断 颈部急性淋巴结炎的诊断要点包括：颈部淋巴结肿大、疼痛、压痛较明显，局部皮肤发红、发热以及水肿；可以发现身体其他部位有炎性病灶存在；周围血白细胞总数以及中性粒细胞增多，中性多核细胞比例增高，有核左移现象；当诊断有困难时，应切除淋巴结进行活检，以明确诊断。

鉴别诊断 颈部急性淋巴结炎不应与颈部淋巴结核相混淆，淋巴结核时，可能有低热、盗汗，淋巴结压痛较轻，发病年龄小，肿大淋巴结的数目多；病程较长，无急性感染病灶；血沉加快、巨细胞及中性粒细胞不增多。必要时，应进行病理检查；但有时急性淋巴结炎可与淋巴结核同时存在。颈部急性淋巴结炎也不应与颈部淋巴结转移癌相混淆，淋巴结转移癌的淋巴结质地较硬、无压痛，必要时应进行病理检查明确诊断。

治疗 治疗急性淋巴结炎时，应首先处理原发感染病灶。如疖、痈等可热敷、理疗，或用鱼石脂软膏等局部外敷。形成脓肿后要及时切开引流。有全身症状时，可用抗生素治疗，加强营养，增强机体抵抗力等。

（王深明 李冠华）

颈部慢性淋巴结炎

jǐngbù mànxìng línbājiéyán

颈部慢性淋巴结炎 （chronic neck lymphadenitis） 可有较长的持续过程，以细胞显著增生为主要表现的颈部淋巴结发生的慢性炎症。又称颈部增生性淋巴结炎。淋巴结是人体免疫器官，发挥过滤、吞噬和清除各种病原微生物的作用，预防机体感染和抵抗机体感染。淋巴结感染时，充血、水肿、淋巴细胞和巨噬细胞增生，淋巴结体积增大，结果是淋巴结肿大。正常人有数以百计的淋巴结，可分为浅表淋巴结和深部淋巴结，浅表淋巴结分布为组群，每一组群淋巴结收集相应区域的淋巴液。如耳、乳突区淋巴结接受来自头皮的淋巴液；颌下淋巴结群接受口底、颊黏膜、齿龈等处淋巴液；颏下淋巴结群收集颏下三角区内组织、唇和舌部的淋巴液。颈深部淋巴结收集鼻咽、喉、气管、甲状腺等处淋巴液；右锁骨上淋巴结接受气管、胸膜、肺等处淋巴液；左锁骨上淋巴结接受食管、胃肠等器官的淋巴液。躯干上部、乳腺、胸壁等是淋巴液回流入腋窝淋巴结；下肢、会阴部淋巴液回流入腹股沟淋巴结等。当身体某部位发生炎症时，微生物可沿淋巴管蔓延，到达该器官或该部淋巴结，引起淋巴结肿大，压痛，浅表淋巴结肿大较容易被发现。

病因及发病机制 多种病原微生物可以导致慢性淋巴结炎的发生，如细菌、真菌、病毒等，如金黄色葡萄球菌、溶血性链球菌。发生在面部及颈部的慢性淋巴结炎，与口腔及牙源性炎症的关系密切，如各种牙源性感染、颌骨炎症、口腔黏膜感染和溃疡，扁桃体炎和咽炎、耳、鼻、喉、眼及皮肤涎腺炎症等。

颈部慢性淋巴结炎可能是相应区域的慢性炎症反复、持续作用的结果，也可能是急性淋巴结炎未能得到彻底治愈，迁延而成。慢性淋巴结炎时，淋巴结肿大、硬度中等、多无局部的红肿热痛等急性炎症的表现。慢性淋巴结炎常能自愈，当机体抵抗力降低、劳累时，慢性淋巴结炎也可发展为急性淋巴结炎。

病理 淋巴结肿大、灰白、质硬、切面皮髓分界不清，有时稍隆起呈细颗粒状。镜下可见淋巴细胞增生，网状细胞、巨噬细胞也有不同程度增生，淋巴结内细胞成分明显增多，皮质和髓质结构不清，有由上皮样细胞、多核巨细胞等组成的特异性肉芽组织。慢性淋巴结炎常可以持续较长时间，病因消除后，增生的淋巴细胞、巨噬细胞和网状细胞可以逐渐由结缔组织取代，淋巴结发生纤维化。

临床表现 局部淋巴结肿大，如颌下淋巴结、颏下淋巴结等肿大，可有压痛、无粘连。慢性淋巴结炎可反复发作，抗感染治疗后淋巴结会缩小。机体抵抗力下降时，可表现为急性淋巴结炎，有红、肿、痛、热等炎症表现。

诊断 应注意颈部淋巴结肿大，有压痛，淋巴引流区内的器官有感染病灶，B超检查可以有助于了解淋巴结的部位、大小、数目以及与周围组织的关系。慢性淋巴结炎应与颈部淋巴结结核、淋巴瘤、转移性恶性肿瘤鉴别。必要时应做病理检查。

治疗 治疗原发感染病灶，如抗感染治疗，加强营养以及增强机体抵抗力等。发生急性淋巴结炎时，应该按照急性淋巴结炎处理。

（王深明 李冠华）

颈部转移性肿瘤

jǐngbù zhuǎnyíxìng zhǒngliú

颈部转移性肿瘤 （cervix metastatic） 原发于身体其他部位的肿瘤，主要是恶性肿瘤通过各种途径转移至颈部，并在颈部继续生长，形成的颈部肿块。是颈部肿块的常见原因，可占颈部恶性肿瘤的3/4。造成颈部转移性肿瘤的原发癌中，绝大部分（85%）来源于头颈部，并以鼻咽癌和甲状腺癌转移最多。鼻咽癌较早即可发生颈淋巴结转移，有时甚至是鼻咽癌的首发症状。也可来自胸、腹及盆腔等处的肿瘤，极少数不能找到原发癌的部位。

临床表现 可根据原发灶不同表现各异，大多数表现为颈部淋巴结的肿大，其发生位置、大小、结节的数量、形状、质地、生长速度因原发灶而异；早期多为一侧病变，晚期可出现双侧病变；边界可以清晰，也可以不清楚；多数活动度较小；如无感染，多数无疼痛表现。以下为几种常见原发灶的临床症状。①鼻咽癌：发生颈部淋巴结转移率最高（60%～80%）。鼻咽淋巴先汇入咽后或咽旁淋巴结，然后再汇入颈深上淋巴结。鼻咽癌患者早期可出现同侧颈深上淋巴结肿大，单个或多个，质硬，不活动，无压痛，晚期还可转移至同侧颈深下淋巴结或对侧颈深上淋巴结，肿块逐渐增大可压迫第Ⅸ、Ⅹ、Ⅺ、Ⅻ脑神经，而出现相应脑神经受压症状。临床不少鼻咽癌患者以颈部肿块为首发症状而就诊。②扁桃体恶性肿瘤：常转移至颌下及颈深上淋巴结。扁桃体肉瘤及淋巴源性恶性肿瘤最易出现早期淋巴结转移，与鼻咽癌相似，常以颈部肿块为首发症状就诊。肿块质硬，固定不活动，生长迅速，除非继发感染，一般无压痛。

③下咽癌：多为分化程度较差的肿瘤，下咽部淋巴组织丰富，较易发生淋巴结转移，早期常转移至同侧颈动脉三角区颈深部淋巴结，少数转移至气管旁及锁骨上淋巴结。④喉癌：声带癌很少发生颈淋巴结转移。声门上及声门下癌易发生颈淋巴结转移，常转移至舌骨下、喉前、气管前及颈动脉三角区淋巴结。早期为一侧，晚期可出现双侧颈淋巴结转移。⑤甲状腺癌：髓样癌及乳头癌易发生颈淋巴结转移（50%~70%），滤泡状癌较少发生转移（约10%），甲状腺癌常转移至喉、气管前、颈外静脉及颈内静脉周围淋巴结，晚期转移颌下及锁骨上淋巴结。⑥鼻腔鼻窦恶性肿瘤：早期较少出现颈淋巴结转移，晚期常转移至颌下及颈深上淋巴结。⑦颌面及口腔恶性肿瘤：舌癌、口底癌、软腭癌易出现颈淋巴结转移，常转移至颌下、颏下及颈深上淋巴结，唇癌、颊癌、腮腺恶性肿瘤发生颈淋巴结转移较晚。⑧锁骨上窝转移性淋巴结的原发灶：多在胸腹部（肺、纵隔、乳房、胃肠道、胰腺等）；但胃肠道、胰腺的癌肿多经胸导管转移至左锁骨上淋巴结。

诊断 可按下列次序诊断。

确定肿块的性质 如肿块进行性增大，触之质硬，无压痛，与周围组织粘连，不活动，应考虑为恶性肿瘤。颈部恶性肿瘤中，以转移性恶性肿瘤最为常见。

寻找原发灶 ①仔细询问病史：包括肿块发生的时间、发展速度、全身症状及与原发灶有关的病史，如考虑为鼻咽癌者，询问有无头痛、涕血、耳鸣、听力下降等；喉癌者有无声嘶、咯血、呼吸困难；下咽癌者有无咽痛，吞咽困难等。②肿瘤的位置：与原发灶淋巴结引流的区域有关，肿块位于颈上2/3处，原发灶可能来自鼻腔、鼻窦、鼻咽、口咽、下咽、喉、舌等部位，应对这些部位进行仔细检查，发现可疑病变，进行活检。若肿块位于颈下1/3处，原发灶可能来自甲状腺、胸、腹腔等器官。③一般检查：应用前后鼻镜、间接喉镜对鼻腔、鼻咽、口咽、下咽及喉部进行仔细检查。还应检查肝、脾和全身淋巴结。④内镜检查：包括鼻内镜、纤维喉镜、纤维支气管镜、纤维食管镜、纤维胃镜、纤维结肠镜、电子喉镜等，对相应部位进行仔细检查，以发现隐匿的微小病灶，对可疑病灶可以取活检明确诊断。⑤超声检查：主要用于原发灶的检查或者其他转移灶的检查；但颈部超声检查也用于排除颈部淋巴结炎、颈部血管瘤、甲状舌管囊肿等疾病。⑥影像学检查：鼻窦、鼻咽部、喉部、胸部、腹部处的病变可行X线平片、CT或MRI检查。⑦放射性核素扫描：主要用于甲状腺病变的诊断。⑧血清学检查：EB病毒的VCA-IgA和EA-IgA用于鼻咽癌的辅助诊断。人体免疫缺陷病毒（HIV）抗体检测用于诊断获得性免疫缺陷综合征（艾滋病）。⑨活检：原则上找到原发灶，在原发灶部位取活检，只有在反复找不到原发灶的情况下，才考虑行颈部肿块穿刺抽吸或切开活检术。

鉴别诊断 ①颈部感染性淋巴结肿大：炎症性淋巴结肿大，局部常有疼痛，也可有红、肿、热、痛表现。淋巴结粘连固定者较难与颈部转移性肿瘤难以鉴别。炎症性淋巴结肿大也多有原发感染灶，如细菌性牙、扁桃体、面部或头皮细菌感染，结核，梅毒，猫抓病，莱姆病；病毒性-疱疹性口炎，传染性单核细胞增多症，获得性免疫缺陷综合征（艾滋病）；寄生虫（弓形虫）病；缘由不明的皮肤黏膜淋巴结综合征（川崎病）、亚急性坏死性淋巴结炎（菊池病）。找到原发灶有助于确诊，也可以借助病理检查明确诊断。②颈部淋巴结反应性增生：表现为淋巴结肿大，但淋巴结大多边界清楚，质地较软，活动度较大，常是不明缘由的多部位淋巴结肿大，不仅限于颈部病变。明确诊断常需病理学检查。

治疗 主要是治疗原发灶，颈部转移灶可根据原发灶不同，采取不同的治疗措施。如鼻咽癌转移者多采取放疗或综合治疗，喉癌、鼻腔、鼻窦、下咽、甲状腺癌转移者多采取手术或综合治疗，根据转移灶的范围选择根治性、改良性颈廓清术。肿瘤晚期，手术难以切除或患者一般情况差不能耐受手术者，采用放疗或化疗；有气管、食管压迫症状者，可姑息切除肿大的淋巴结缓解压迫症状。

原发灶不明的转移性恶性肿瘤，极少数患者以颈部无痛性肿块作为唯一症状就诊，反复检查找不到原发灶，而肿块活检证实为转移性恶性肿瘤。对于这类患者可采取先治疗转移灶（放疗或手术治疗），同时继续寻找原发灶，1/5~1/3的患者最终找到原发灶，其余患者找不到原发灶，其原因可能是原发灶很小而且极其隐蔽，难以查出，抑或是在肿瘤生长过程中，原发灶自发性消退，而颈部转移灶继续存在和发展。

（王深明　陈欣欣）

jǐngbù línbāliú

颈部淋巴瘤（cervix lymphoma） 源于颈部淋巴组织增生的实体的恶性肿瘤。男性较女性多见。按病理和临床特点可将恶性淋巴瘤分为两大类：霍奇金淋巴瘤（Hodgkin lymphoma，HL）和非霍奇金淋巴瘤（non-Hodgkin lymphoma，NHL）。NHL 较 HL 发病年龄偏大。两者虽均发生于淋巴组织，但它们之间在流行病学、病理特点和临床表现方面有明显的不同点。

病因及发病机制　目前仍不完全清楚，有关的学说有病毒感染学说、免疫缺陷、染色体异常等等，药物作用等因素也被认为与淋巴瘤有关。

病理　HL 按临床病理可分为：淋巴细胞为主型（LP）、结节硬化型（NS）、混合细胞型（MC）和淋巴细胞削减型（LD）。

NHL 按临床病理可分为：低度恶性，包括小细胞型淋巴瘤（SLL）、滤泡性小裂细胞为主型淋巴瘤（FSCL）、滤泡性小裂细胞与大裂细胞混合性淋巴瘤（FML）；中度恶性，包括滤泡性大细胞型淋巴瘤（FLL）、弥漫性小裂细胞为主型淋巴瘤（DSCL）、弥漫性小裂细胞与大细胞混合型淋巴瘤（DML）、弥漫性大细胞型淋巴瘤（DLL）；高度恶性，包括免疫母细胞型淋巴瘤（IBL）、淋巴母细胞型淋巴瘤（LBL，曲折核或非曲折核）、小无裂细胞型淋巴瘤（SNCL，Burkitt 或非 Burkitt 淋巴瘤）。杂类：复合型、蕈样肉芽肿病、组织细胞型、髓外浆细胞瘤、未能分型及其他。

临床表现　颈部淋巴瘤增生引起淋巴结肿大和压迫症状，侵犯器官组织引起各个系统的症状，是颈部 HL 和 NHL 临床表现的共同之处，但也有其各自的临床特点。全身症状因疾病类型及所处的时期不同而差异很大，部分患者可无全身症状。主要为发热、消瘦（体重减轻 10% 以上）、盗汗等，其次有食欲减退、易疲劳等。HL 全身症状较多见，而 NHL 发热、消瘦、盗汗等全身症状多见于晚期。

淋巴结肿大　HL 常以无痛性颈部或锁骨上淋巴结进行性肿大为首发症状（60% ~ 80%），肿大的淋巴结可以活动，也可以粘连、融合成块，淋巴结肿大可以压迫邻近器官如颈部神经、气管、食管、上腔静脉等产生相应的症状如疼痛、咳嗽、胸闷、吞咽困难、上腔静脉综合征。NHL 以无痛性颈部淋巴结肿大为首发症状者较 HL 少。

发热　30% ~ 40% HL 以不明原因的发热为起病症状，热型多不规则，可呈持续高热，也可间歇低热，少数有周期热，后者约见于 1/6 HL 的患者。持续发热的患者一般年龄偏大，男性多见，多有腹膜后淋巴结受累。NHL 以高热发病者较 HL 多，热退时可有大汗淋漓。

皮肤瘙痒　瘙痒症在 HL 较为常见（85%），这是 HL 较特异的表现。多为年轻患者，特别是女性。有时瘙痒可为 HL 的唯一全身症状。NHL 全身瘙痒很少见。

酒精疼痛　17% ~ 20% HL 患者，在饮酒后 20 分钟，病变局部发生疼痛。其症状可早于其他症状及 X 线表现，具有一定的诊断意义。当病变缓解后，酒精疼痛即行消失，复发时又重现。酒精疼痛的机制不明。但并非每个 HL 患者都有此症状。

淋巴结外病变的症状　①胃肠道：食欲减退、腹痛、腹泻、腹块、肠梗阻和出血等。②肝：肝实质受侵可引起肝区疼痛。③骨骼：临床表现有局部骨骼疼痛及继发性神经压迫症状。④皮肤：多见于恶性淋巴瘤综合征或蕈样肉芽肿，有肿块，皮下结节，浸润性斑块，溃疡，丘疹、斑疹等，常先见于头颈部，非特异性损害常见的有皮肤瘙痒症及痒疹。此外，带状疱疹也好发于 HL，占 5% ~ 16%。⑤扁桃体和口、鼻、咽部：淋巴瘤侵犯口、鼻、咽部者，临床有吞咽困难、鼻塞、鼻出血。⑥神经系统：中枢神经系统累及而引起的症状者约见于 10% 的 NHL，尤其是弥漫性原淋巴细胞、小无裂及大细胞型淋巴瘤，多在疾病的进展期，以累及脑膜及脊髓为主。⑦其他：淋巴瘤尚可浸润胰腺，发生吸收不良综合征。

诊断与鉴别诊断　进行性无痛性颈部淋巴结肿大者，应怀疑该病，需做血液系统相关检查，淋巴结切片及病理切片或淋巴结穿刺物涂片检查，根据病理学检查的结果，做出淋巴瘤的诊断和分类分型诊断。①血液及骨髓检查：HL 常有轻度或中度贫血，少数有白细胞增多，伴有中性粒细胞增多，1/5 的患者有嗜酸性粒细胞增多，骨髓涂片找到 R-S 细胞是 HL 骨髓浸润的证据。NHL 白细胞多数正常，伴有淋巴细胞绝对或相对增多。②实验室检查：疾病活动期有血沉加快，血清乳酸脱氢酶（LDH）增高，该指标的升高提示预后不良。如血清碱性磷酸酶（ALP）活力或血钙增加，提示骨骼受累。必要时行脑脊液检查。③CT 检查、B 超检查、放射性核素显像、MRI 检查及正电子发射计算机体层扫描（PET）：其中 PET 可显示淋巴瘤或淋巴瘤残留病灶。颈部原发性淋巴瘤须与其他颈部淋巴结肿大疾病相区别，需要排除淋巴结炎、淋巴结结核和恶性肿瘤转移。

治疗 颈部原发性淋巴瘤实际上是一类全身性疾病,与机体免疫系统功能状态密切相关。采用以化疗为主的化、放疗结合的综合治疗,根据不同肿瘤,不同病理类型,不同病期及发展趋向,不同机体的行为状态及重要器官功能,有计划的合理地应用现有的各种治疗手段,以期最大限度地保护机体、最大限度地杀灭肿瘤细胞,达到提高治愈率,改善生活质量的目的。目前常用的治疗手段包括放射治疗、化学治疗、外科手术切除、中医中药、生物反应修饰剂(BRM)等。

手术治疗 主要用于病理活检。合并脾功能亢进者,如有脾切除指征,可行脾切除术以提高血象,为以后的化疗创造有利条件。

放射治疗 ①HL:放疗效果较淋巴肉瘤和网状细胞肉瘤为佳,照射方法以"斗篷式"(膈上病变)或倒"Y"字(膈下病变)照射野应用较多。照射剂量为30~40Gy,3~4周为1个疗程,治疗时重要器官给予保护。②NHL(淋巴肉瘤及网状细胞肉瘤):NHL放疗的作用不如HL所以其治疗以化疗为主。

化学治疗 HL常用的化疗方案为MOPP,ABVD,能够达到较高的缓解率,NHL常用的化疗方案为COP、CHOP、m-BACOB、COP-BLAM、ESHAP等。

免疫治疗 可作为辅助治疗方法。常用的药物有单克隆抗体、干扰素等。

骨髓或造血干细胞移植 对55岁以下、重要脏器功能正常、如属缓解期短、难治易复发的侵袭性淋巴瘤、4个CHOP方案能使淋巴结缩小超过3/4者,可考虑全淋巴结放疗,及大剂量联合化疗后行异基因或自身骨髓(或外周造血干细胞)移植。可望取得较长缓解期和无病存活期。

(王深明　陈欣欣)

sāixiàn hùnhéliú

腮腺混合瘤(mixed tumor of parotid gland）

源于腮腺上皮,含有腮腺组织、黏液和软骨样组织的肿瘤。又称腮腺多形性腺瘤(pleomorphic adenoma)。是口腔颌面部最常见的肿瘤之一。腮腺混合瘤来源于腮腺上皮,而不是来源于两种胚叶,腮腺混合瘤中的黏液软骨样组织,由肿瘤肌上皮细胞组成。肿瘤的外层是一层很薄的包膜,是由腮腺组织受压后变形而成,并非真性包膜。腮腺混合瘤是良性肿瘤,但具有潜在恶性,有5%～10%的病例发生恶变,更应该属于交界性肿瘤。腮腺混合瘤是最常见的涎腺肿瘤,可发生于任何年龄,但青壮年多见,女性多于男性,男女比例为1:(1.2~1.5)。肿瘤多位于面神经浅层及腮腺后下极。腮腺混合瘤还可以表现为多原发性肿瘤,在一侧腮腺中有多个肿瘤,而不是肿瘤手术后的种植性复发。

临床表现 大多无明显自觉症状,生长缓慢,病程可达数年甚至数十年。肿瘤可位于腮腺的浅面,腮腺内或腮腺深部。发生于腮腺浅部者,因部位表浅较容易被发现,表现为耳下区的韧实肿块,较大时可伸向颈部;而发生于腮腺深部的肿瘤体积可以很大,甚至有咽部异物感、吞咽障碍。肿瘤表面为结节状,边界清楚,中等硬度,发生囊性变时可为较软的结节,与周围组织不粘连,有移动性,无压痛。肿瘤长大后可引起颜面部的畸形,但一般不引起功能障碍和面神经麻痹。腮腺混合瘤发生恶变的表现有肿瘤增长突然加快、移动性减少、出现疼痛或同侧面瘫等。

诊断与鉴别诊断 B超检查显示为圆形或类圆形,边界清楚光滑,内部回声均匀;部分病例呈分叶状,边界清楚但不光滑,内部回声均匀。CT检查可明确肿瘤的位置,了解肿瘤与颈动脉鞘的关系,排除腺外肿瘤。腮腺造影时,大多数表现为主导管及分支导管移位,无中断现象,腺泡充盈缺损规则,无造影剂外溢。如腮腺造影示主导管伸展、翼颌间隙未见分支导管或腺泡充盈,升支后缘凹陷及茎突后移等征象,常提示肿瘤可能位于腮腺深叶。需要与腮腺混合瘤鉴别诊断的疾病是腮腺区慢性淋巴结炎和腮腺囊肿。耳前淋巴结的慢性炎症也可表现为无痛性肿块,但多有原发感染灶。腮腺囊肿生长缓慢,表面光滑,质地软,穿刺可抽出囊液或皮脂样物。B超检查示无回声区。

治疗 应早期手术切除,以防恶变。手术的关键在于第一次的手术方式,须将肿瘤连同包膜和肿瘤周围的腮腺组织一并切除,否则易复发。复发者更易恶变。如果需要切除腮腺深叶,应显露面神经主干及各个分支,并细致分离。

(王深明　陈欣欣)

kēxià píyàngnángzhǒng

颏下皮样囊肿(cyst dermoid submentalis）

由胎生初期第一腮裂的外胚叶组织遗留在颏下的组织中而发生的先天性囊肿。是错构瘤的一种。多位于颈部中线皮下舌骨和下颌骨之间,并与舌骨和下颌骨粘连。和其他部位的皮样囊肿一样,往往在青春期前已出现。一般有核桃大小,有时很大,可突入口腔中,囊壁组织似皮肤，具有毛囊、皮脂腺和汗腺。内容物呈粥状，常含有毛发。有时也可以发生在黏膜下或体内器官。颌下皮样囊肿发生在颈部中线任何部位，且大多数位于舌骨上方，而甲状舌骨囊肿或胸腺咽管囊肿均位于舌骨下方。用手指压迫皮样囊肿，能较长时间留有形状的改变。可用 B 超辅助诊断，了解囊肿的范围。手术治疗，需完整切除，以免复发。

（王深明　张智辉）

jiǎzhuàngshéguǎn nángzhǒng

甲状舌管囊肿 （thyroglossal cyst）

胚胎早期甲状腺发育过程中甲状舌管退化不完全在颈部形成的先天性囊肿。是一种源于甲状舌管残余上皮的先天性发育异常。

病因及发病机制　当胚胎发育到第 3 周时，在原口腔的咽底部第 1 和第 2 对咽陷凹间的正中部分，形成一个憩室样伸向尾侧的盲管，即甲状腺始基。甲状腺始基在喉的正中线前方向下移行，至颈部时构成一条细长的甲状舌管。甲状舌管的下端最终发育成为甲状腺。胎儿发育至第 5 周时，甲状舌管开始萎缩退化，形成实质性的纤维条索，在口腔的残端留成为舌根部的盲孔。如果在发育过程中，导管内的上皮细胞不能完全退化消失，甲状舌管退化不完全而残留管状结构，则可在颈部中线上的任何部位形成甲状舌管囊肿。甲状舌管囊肿常有完整的包膜，内壁衬以复层鳞状或柱状上皮细胞，可有甲状腺组织，囊壁为结缔组织构成，囊肿内常有上皮分泌物聚积，为淡黄色黏液样液。囊肿可通过舌盲孔与口腔相通而继发感染，囊肿破溃后形成甲状舌管瘘。如果甲状舌管瘘同时具有舌根部盲孔的内瘘口，

和颈部皮肤表面的外瘘口时，称为完全性甲状舌管瘘；如果缺少内瘘口或外瘘口，则称为不完全性甲状舌管瘘，只有盲孔开口的甲状腺舌管瘘是内盲管甲状舌管瘘，只有颈部皮肤瘘口的是外盲管甲状舌管瘘。

临床表现　可以发生在任何年龄，但婴幼儿较多，一般无症状而未引起注意，多于无意中或体检时发现。囊肿多数在舌骨下的颈部中线，球形、大小不一、表面光滑、边界清楚，与周围组织及皮肤无粘连，无压痛，质较软，有囊性感，可随吞咽上下运动，有时可在囊肿的上方摸到一条索样物。囊肿增大时，可有颈部胀痛吞咽不适、咽部异物感等局部症状；囊肿位于舌盲孔附近时，可使舌根部抬高，发生吞咽、语言和呼吸功能障碍。穿刺囊肿可抽出半透明或混浊、稀稠不一的液体。青春期后，由于囊内潴留的分泌物可并发感染，表现为囊肿迅速增大，且伴有局部疼痛及压痛、可破溃而形成瘘管。感染严重时可有发热、疲乏等全身症状。

诊断　颈前正中、舌骨下方甲状软骨部位随吞咽上下运动的囊肿。①B 超检查：有助于诊断。显示为圆形或椭圆形液性暗区，边界清晰。多为单发囊肿，少数囊肿内可见薄壁分隔，后方有增强回声，伴有感染时边界可较模糊，液性暗区中可见数量不等的飘浮光点。伴有瘘管形成时可探及由浅入深的中心暗淡的条索状结构与肿物或舌骨相连。②CT 检查：可了解肿物的性质，发现囊肿具有完整包膜，囊壁较薄囊内容物密度较低，合并感染时囊壁可毛糙增厚，部分在囊壁内可见到甲状腺组织的特征性密度影。

治疗　有效的疗法是完整切除甲状舌管囊肿，切除范围包括囊肿、瘘管、舌骨中部以及舌盲孔周围部分组织。并发感染时，可先用抗生素控制感染，必要时先切开引流。对甲状腺舌管瘘应在控制炎症后，行手术治疗。

预后　甲状舌管囊肿的术后复发率为 3%～5%，多在术后 1 年之内复发。复发大多因为囊肿或瘘管继发感染后，解剖结构不清、不能彻底切除甲状舌管、甲状舌管与甲状腺粘连、甚至深入甲状腺内以致甲状舌管组织未彻底切除、残留舌骨中段以上的管状组织块等等。感染后手术者复发率较高，约为 7%。再次手术切除甲状舌管囊肿时，难度明显增大。故应尽可能提高首次手术的成功率。

（王深明　张智辉）

jiǎzhuàngshéguǎn lòu

甲状舌管瘘 （thyroglossal duct fistula）

甲状舌管囊肿感染、破溃、或手术切开后形成的瘘管。甲状舌管瘘是先天性发育异常，如果在甲状舌管发育过程中，导管内的上皮细胞退化不完全，就可能在口底盲孔至胸骨切迹之间形成甲状舌管囊肿。甲状舌骨囊肿的内分泌物潴留，并发感染，破溃即形成甲状舌管瘘。

病因　见甲状舌管囊肿。

临床表现　在颌下与甲状软骨之间的颈前正中线，或稍偏向一侧可见瘘口，瘘口有黏液溢出，瘘管的分泌物似唾液，如果分泌不多，瘘口可暂时愈合，分泌多时，瘘口又可自行溃破。继发感染时，瘘口流出脓液。感染严重时，局部有疼痛及压痛，伴有发热、疲乏等全身症状。

诊断　可结合甲状舌管囊肿和瘘口溢液、反复发作的病史进行诊断。B 超和 CT 等影像学检查

有助诊断。

治疗 甲状舌管瘘的瘘管须完整切除，必要时，可用探针或注入造影剂后 X 线摄片以确定瘘管长度和范围。从外瘘口注入亚甲蓝，如为完全性瘘管，可见舌盲孔处有亚甲蓝流出。经瘘口注入亚甲蓝不仅有助于诊断，还有利用于手术中能将瘘管完全切除。如果瘘管在舌骨或穿过舌骨上行，则须将舌骨中段连同切除。切除舌骨上方与其相邻的肌肉，直达舌根盲孔，方能保证不再复发。并急性感染者，可用抗生素控制感染、切开引流，待症状消退后再行手术治疗。

（王深明 张智辉）

xiōngxiànyānguǎn nángzhǒng

胸腺咽管囊肿（pharyngothymic cyst）

胸腺咽管在发育过程中退化不全形成的先天性疾病。又称第二鳃裂囊肿。胎儿发育至第 3 周时，在原始咽的两侧发生胸腺咽管，下行至颈胸部，其下部发生胸腺，其余部分逐渐退化。如果退化不全，则成为胸腺咽管囊肿的起源。

临床表现 婴儿时期，胸腺咽管囊肿都位于颈侧部、胸锁乳突肌的前方或深面，颈部中 1/3 处，为球形、无痛的肿物。囊肿的大小不定，体积很大的可扩展至对侧，并阻碍呼吸或吞咽。在青春期，囊肿常自行破溃而形成瘘管。瘘管外口都位于胸锁乳突肌的前缘。瘘管靠近颈部大血管上行，长短不等；长者可经颈内和颈外动脉之间（颈总动脉分叉处），在二腹肌深面上行，开口于腭扁桃体附近。此处的瘘管内口不易发现。瘘管狭窄弯曲，不易用探针探测；瘘管造影可确定其行径和长度。瘘管的分泌物颇似唾液；如果分泌不多，瘘管外口

可暂愈合，但不久又自行破溃。囊肿和瘘管壁覆有柱状或鳞状上皮，含淋巴结样组织。

诊断 该病临床上极少见。必须根据病史、临床表现、局部检查、瘘管特点等来鉴别。瘘管久治不愈；B 超检查显示肌间囊性瘤；CT 检查发现囊肿侵入前上纵隔入胸腔，与胸腺分界不清，气管受压向对侧移位直径变小；诊断性穿刺，穿刺液肉眼观为乳白色混浊液；注入亚甲蓝后发现有内瘘口，都为确诊提供了重要资料。有学者认为以下几条有助于诊断：①病变位于颈前三角区、胸锁乳突肌的前内侧、颌下腺内侧、颈动脉鞘前外方，上至下颌角水平，下至甲状软骨水平。②类圆形囊性肿物，多层面观察病变为长梭形囊状结构，中部较宽。③病变边界清晰，周围结构被推压移位。④囊内密度均匀，CT 值 5～33HU，囊壁可强化，壁薄，内容物不强化。胸腺咽管囊肿癌变时，CT 表现缺少特异性，诊断困难。囊壁可见结节样增厚，甚至呈实质性结节，实性成分有明显的强化，并可侵犯周围的结构。

治疗 有效的疗法是将囊肿或瘘管全部切除。手术时注入亚甲蓝溶液，可指引切除瘘管的方向和范围。在囊肿或瘘口做横切口，切开浅筋膜和颈阔肌，沿胸锁乳突肌前缘向上分离，至颈总动脉分叉处以上。由于瘘管位于颈部深处，又与大血管有粘连，全部切除不无困难。沿瘘管向咽壁分离，注意勿损伤颈内外动脉、静脉及舌下、迷走神经。当分离至咽壁时，由麻醉师以右手示指伸入咽部，顶起患侧扁桃体窝，术者触及指尖后，可了解分离的深度和方向，在靠近咽壁处切断

瘘管，残端消毒，逐层缝合颈部组织。

（王深明 胡伟）

jǐngbù nángzhuàng línbāguǎnliú

颈部囊状淋巴管瘤（cervical cystic lymphangioma）

由原始的淋巴管发展而形成的颈部肿物。囊状淋巴管瘤不是肿瘤，而是错构瘤，是一种先天性发育畸形。组织病理学检查可以见到大小不等的多房淋巴管囊腔，衬有内皮细胞的囊壁薄，含有淡黄色的液体。有时可见平滑肌。部分囊状淋巴管瘤在发展过程中，会自行栓塞退化，或在感染后，由于囊壁内皮细胞被破坏，在感染被控制后自行消退。

病因及发病机制 在胚胎发育过程中，静脉丛中的中胚层形成原始淋巴囊，进而发育成与静脉平行的淋巴管系统，以后淋巴囊逐渐退化。若原始淋巴囊退化不全，仍继续发育、增大为肿瘤样畸形，又不能与静脉系统相连通而导致淋巴液聚集，就形成覆有内皮的多房囊肿，即含有淋巴液的囊状淋巴管瘤，又称囊状水瘤。由于在颈部最早形成原始淋巴囊，且体积大，所以颈部发生的囊状淋巴管瘤最多见，腋窝、纵隔、后腹膜和盆腔也可以发生囊状淋巴管瘤。囊状淋巴管瘤大多位于真皮下，也可在皮下组织或更深层。

临床表现 可以在出生时发现，但大多数在 2 岁以内发现，男女发生率相同。胸锁乳突肌后方的锁骨上窝是好发部位，左侧多于右侧，向下可延伸至锁骨后、腋下甚至纵隔，向上可波及颌下及口底。肿物突出皮肤，表面皮肤正常或因皮下积液而呈淡蓝色，触之柔软，有明显波动感，透光试验阳性。少数也可以发生在颈

前三角区。囊肿的界限不清楚，但与皮肤无粘连，不易被压缩，亦无疼痛，肿瘤生长缓慢，大小常无明显变化。囊肿过大可使头颈部活动受限。囊肿扩展，可压迫喉部及气管，引起呼吸困难。位于颈前三角区的囊肿若向上突入口腔底部，可以影响咀嚼和吞咽运动。如并发感染或囊内出血，瘤体可骤然增大，张力增高，呈青紫色，压迫周围器官可产生相应的症状。有的可广泛侵及口底、咽喉或纵隔，压迫气管、食管引起呼吸窘迫和咽下困难，甚至危及生命。

诊断 根据临床表现，颈部囊性肿物及透光试验阳性一般诊断不难，局部穿刺有助诊断，可抽吸出草黄色透明而易凝固的液体，有胆固醇结晶，性质与淋巴液相同。应与甲状舌管囊肿、血管瘤、脂肪瘤、颈侧部腮腺囊肿等相鉴别。

治疗 该病有发展的趋势，也有感染、出血等并发症，应该积极治疗。对于病变较小，没有症状的患者可随诊观察，对病变虽较广泛，但无呼吸、吞咽困难征象和其他严重并发症者，也可暂不处理而观察随访 1~2 年。治疗方法有囊状淋巴管瘤腔内注射治疗和手术治疗。

腔内注射治疗 进行局部注射治疗时，可选择抗肿瘤药物，如博莱霉素；溶血性链球菌制剂，如 OK-432、沙培林；硬化剂，如四环素、鱼肝油酸钠；泡沫硬化剂等等。由于注射疗法简单方便，组织破坏少，可避免手术并发症，可作为囊状淋巴管瘤的首选疗法。

手术治疗 手术完整切除颈部囊状淋巴管瘤仍是理想的治疗方法，在没有注射治疗条件或经注射治疗无效、复发者应该手术

治疗。并发感染时的颈部囊状淋巴管瘤宜在控制感染后，进行择期手术。对有气管和纵隔受压者应做紧急手术。原则上应尽早手术切除，并力求彻底。但由于肿瘤壁菲薄如纸，往往累及邻近血管、神经及周围组织，故术中出血较多，囊壁难分离、易破裂，舌下神经和面神经下支易被忽略切断，导致术后面部畸形和复发等。手术时要仔细解剖，防止面神经麻痹和舌神经、喉返神经、膈神经损伤而引起呼吸困难和声音嘶哑。对残存的囊壁，可用碘酊等破坏内皮细胞，减少复发。

(王深明 胡伟)

jǐngbù sǔnshāng

颈部损伤（injury of neck） 由机械性外力、慢性劳损等因素所引起颈部结构的损伤。颈部包含颈椎、咽、喉、气管、食管及重要血管和神经的多种组织结构，可以发生多种类型的损伤，但通常分为开放性颈部损伤和闭合性颈部损伤两种。颈部有下颌骨、胸骨、锁骨、肩、颈椎等给予支撑保护，但开放性损伤并不少见。

病因 开放性损伤在平时可见于各种交通、生产等意外事故，为切割、穿入等锐器伤；在战时则以刀伤、火器伤，如弹伤和弹片伤多见。颈部开放性损伤可致喉气管、咽食管、颈脊等部分或完全断裂，并引发颈部气肿、气胸、血胸、心包填塞、大出血、休克等，病情凶险，因此，必须立即在现场进行急救，在转运过程中要注意保护颈椎，防止再度损伤。导致颈部闭合性创伤的原因有钝器伤，如拳击、车祸产生的钝力、勒缢伤等。钝力撞击方向决定损伤的部位，钝力正面撞击颈部多损害喉、气管、甲状腺，当钝力从侧面撞击颈部时，主要

损伤血管、神经、食管肌肉、颈椎等。闭合性创伤的皮肤无伤口，伤后一段时间内可能症状和体征不明显而被忽视，最终导致呼吸困难、意识丧失、脉搏缓慢、血压下降等，失血性休克等严重并发症。颈部肌肉、肌腱、筋膜、韧带软组织的损伤以局部疼痛、肿胀、功能活动受限为主要特征，又可分急性软组织损伤和慢性软组织劳损。

分类 颈部损伤按解剖部位分类，可以分为三个区：Ⅰ区由胸骨上窝至环状软骨；Ⅱ区位于颈中部，从环状软骨至下颌骨角；Ⅲ区自下颌骨至颅底，该区内颈动脉远端的暴露和处理较困难。

临床表现 可因损伤部位和损伤器官不同而有不同的临床表现。喉气管损伤可出现呼吸困难、颈部肿胀、皮下气肿、气胸及纵隔气肿等，气胸、纵隔气肿及心脏压塞可致患者迅速死亡。另外患者可出现逸气和失声、吞咽困难及转头受限等症状。咽食管损伤可出现呕血、吞咽困难及感染等症状，吞咽时食物、唾液可自咽食管破口处漏出。颈部血管损伤症状有伤口出血甚至大出血至失血性休克，并可出现脑神经功能障碍，局部可扪及血肿。动脉损伤可在短时间内可发生颈部搏动性大血肿，压迫气管，导致呼吸困难。左颈根部损伤时，常导致胸导管损伤，并有乳糜液流出，并可造成胸膜腔内乳糜液大量蓄积。颈椎损伤可出现颈部运动障碍、颈椎疼痛或畸形。颈椎损伤较重者，可出现运动、感觉障碍甚至高位截瘫。胸膜顶损伤者虽然呼吸道通畅，但可存在呼吸困难症状，当形成张力性气胸伴纵隔移位时，患者可出现极度呼吸困难。

诊断 根据患者的颈部外伤病史及临床表现可以做出初步判断，如颈部有开放性伤口，患者呼吸困难、吞咽困难等。头颈部运动异常，有皮下气肿、气胸、神经损伤等体征。然后可以根据病情进行必要的辅助检查，如颈部、胸部的 CT 扫描，颈椎、胸部 X 线平片，怀疑颈根部的血管损伤时刻进行颈部血管造影。咽食管损伤时可行纤维食管镜检查。疑有喉气管损伤可进行喉镜或气管镜检查。

治疗 根据受伤原因及伤情进行不同的处理。当有窒息、大出血、休克、截瘫及昏迷等危险时，需要急救处理。首要注意呼吸道通畅、生命体征及循环状况，挽救患者生命。如有呼吸困难，必要时应立即气管插管或气管切开，有颈椎骨折者，气管切开需特别慎重。颈部有活动性大出血时，先局部压迫止血，后手术止血。颈部手术时，应广泛暴露损伤组织，如有颈总动脉远端损伤，有时须切除近侧锁骨，劈开胸骨方能修补。昏迷提示可能有颅脑损伤应由神经外科及内科医师协助处理。颈部气管、咽食管等器官损伤时应手术修复。如有颈椎疼痛、压痛、血肿或畸形时应注意颈椎损伤。对于颈脊髓损伤至高位截瘫患者，在搬运时切不能伸屈和扭转颈部。

（王深明　姜雨刚）

jǐngbù dòngmài sǔnshāng

颈部动脉损伤 （cervical arterial injury）

颈部损伤中较为凶险的类型，严重的出血可能使伤者未到医院就已经死亡，或出血虽然得到控制，但脑缺血时间过长损害脑的神经功能，影响患者的生存质量，甚至死亡。

病因 多由弹片、枪伤、刀伤等锐器伤造成，钝性挫伤也是颈部动脉损伤的原因。低速度的弹片损伤程度比较小，高速度的弹片则对组织破坏性很大，而且弹片伤一般不呈直线，弹片穿入组织后可因颈椎、下颌骨而发生偏斜。由于动脉与静脉、神经伴行，动脉损伤常伴有神经损伤、静脉损伤。

分类 动脉损伤的形式有：①血管壁损伤，血管受伤但管壁未破裂，表面似乎完整，实际上内膜、肌层可能已受损伤。这时虽没有立刻出血，但可致严重并发症，如血栓形成、栓塞、继发性出血、假性动脉瘤、动-静脉瘘等等。②损伤性动脉痉挛。③动脉破裂。动脉损伤也可分为：①侧壁伤，仅动脉壁一侧破裂，因动脉壁的裂口被周围组织牵拉而不能缩小，出血多。②撕裂伤或断裂。③完全横断，动脉断裂后出血量大，但动脉断端发生蜷缩、损伤性血管痉挛、出血后血压下降后致血栓形成而使管腔闭塞。

临床表现 颈部大动脉发生损伤时，可出现喷射性大出血。颈部动脉损伤以颈总动脉损伤最为常见，其次为颈内动脉、颈外动脉、锁骨下动脉的损伤，可发生大出血、休克等等，病情危急，颈部血肿和肿胀可压迫气管，引起气道阻塞、窒息。在颈动脉损伤后形成的大血肿表面，可以听到与心脏搏动一致的动脉搏动音。颈外动脉血肿可使患者伴患侧头痛；颈内动脉血肿则有患侧眼底视盘水肿、静脉扩张以及视力减退现象，颈内动脉血肿可向咽腔突出，如进食不慎或误诊为扁桃体周脓肿而切开时，患者会因血肿破裂而引起大量出血甚至死亡；血肿不及时处理，则可引起继发感染，并导致脑部并发症。颈部动脉可损伤合并其他器官的损伤，如合并气管、食管、喉、胸淋巴导管、臂丛、胸膜顶、肺等器官损伤的表现。颈部动脉损伤可出现昏迷、轻偏瘫或失语、单瘫及全偏瘫、截瘫、面瘫等神经系统症状。出血严重者有心悸、气短、口渴、不安、惊慌、皮色苍白、脉搏快、血压低等全身症状。

诊断 根据患者的颈部外伤史及临床表现多可诊断，如出现颈部伤口的喷射状出血，血液鲜红，则可诊断为颈部动脉损伤。同时其诊断要点还包括出现面色苍白，脉搏细数，血压下降等出血性休克症状；颈部搏动性血肿及外伤性假性动脉瘤等。经急救处理，一般情况稳定后可以进行血管彩色多普勒超声检查，可准确定出某一动脉的损伤及损伤的大小，亦可探得有无动静脉瘘的存在。对颅底及颈下段深处的血管损伤，进行血管造影具有重要的诊断意义，血管造影对于假性动脉瘤或动-静脉瘘等血管损伤的并发症也是可靠的诊断方法。为了解骨折和弹片、异物的存留与大血管的关系时则可以进行 X 线及 CT 等检查。

治疗 颈部动脉损伤以颈总动脉损伤最为常见，紧急处理可采用压迫止血等方法，现场抢救时可在锁骨上方将颈总动脉直接压向颈椎横突，使喷射性出血停止，但必须注意伤者的神智及肢体的活动，15 分钟左右松开一次，若压迫太久可导致脑缺血。手术止血可在锁骨下动脉上方做颈总动脉缝合术，裂口较大不能行单纯缝合修补者，可用补片修补或间质血管架桥术修复。颈部动脉损伤除颈总动脉、颈内动脉、锁骨下动脉三条主要血管须行修补或血管移植外，其他血管均可结扎。如颈外动脉损伤可直接予以结扎，另外颈外动脉可作为移植物修复颈动脉分叉处的颈内动脉损伤。颈部动脉损伤如局部修复有困难时可以采用大隐静脉、头静脉或人工血管间置修复。术后注意保持适当的脑灌注，注意呼吸道通畅。由于颈动脉损伤后引起的假性动脉瘤可长期存在，并可因感染造成皮肤破溃而酿成大出血，可以行介入治疗堵塞裂口后择期行血管移植手术。颈部动脉损伤的全身处理主要为抗休克治疗，手术后患者给予足量抗生素5~7天。

(王深明　姜雨刚)

jǐngbù jìngmài sǔnshāng

颈部静脉损伤 （cervical venous injury）

颈部静脉损伤同颈部动脉损伤一样，是颈部损伤的伴发伤。枪伤、刺伤、切伤、车祸伤和爆炸伤，均可能造成颈静脉损伤。常见的颈部静脉损伤类型有侧壁伤、撕裂伤和断裂伤三种。颈部静脉损伤常同时合并动脉损伤并可以发生动-静脉瘘。颈部大静脉损伤可引起严重出血致失血性休克，但主要危险是发生空气栓塞，颈部大静脉损伤后可以使大量空气进入心脏，致心搏骤停，患者死亡。

临床表现　由于颈部损伤的类型及部位不同，颈部静脉损伤的临床表现不尽相同。首要的临床表现是颈部伤口大量出血，表现为持续、暗红色的出血，也可形成巨大血肿，患者可出现严重的出血性休克。当颈部静脉损伤大血肿伴动-静脉瘘时可以听到由于血流来回而形成的连续性杂音。颈部大静脉损伤后可以使大量空气进入血管并进入心脏，而发生空气栓塞。尤其是颈根部的大静脉，静脉壁和静脉筋膜粘连，损

伤后静脉腔不易塌陷，使空气进入静脉，加之患者因为恐惧而呼吸急促，可使大量空气进入心脏，而致心搏骤停。颈部静脉损伤可合并其他器官的损伤，如气管、食管、喉、胸淋巴导管、臂丛、胸膜顶、肺等器官损伤，而表现出相应的临床表现。

诊断　患者有颈部外伤史及颈部持续性暗红色大出血等临床表现时多可诊断。若患者一般情况尚稳定，应详细询问病史及周密的体格检查，根据病史和症状、体征而做出初步判断。辅助检查包括血管彩色多普勒超声检查，可准确定出血管的损伤部位及损伤的大小，亦可探知有无动静脉瘘的存在。为了解骨折和弹片、异物的存留与大血管的关系时则可以进行X线检查。颈、胸部CT检查可显示与颈部静脉损伤有关的颈部、胸腔和纵隔的出血，并清楚的显示颈椎骨折。CT血管造影（CTA）和磁共振血管造影（MRA）的应用使颈部血管的无损伤检查进一步完善。

治疗　首先处理危及生命的合并伤，纠正创伤、失血性休克，保持呼吸道通畅。对于颈部静脉损伤的伤口止血，紧急处理时可用消毒纱布填塞并绷带加压包扎。在情况紧急，条件有限时亦可暂时用手指压迫。进一步手术时应将患者的头、颈、躯干上部降低，并予以加压呼吸。对于颈部表浅静脉的损伤，可在损伤处的上下予以结扎。对于颈内静脉损伤，可进行静脉修补术、对端吻合或血管移植术等等。在危及生命时，为抢救生命也可以结扎颈内静脉。虽然颈部静脉损伤的手术方法与动脉损伤手术相仿，但是由于静脉压力低，血流相对缓慢，静脉缝合或吻合后，发生血栓和狭窄

的机会较多，故手术技术要求更高，缝合材料也要求更精细。术后注意患者的全身情况，注意保持生命体征稳定，术后适当应用抗生素。

(王深明　姜雨刚)

xiōngdǎoguǎn sǔnshāng

胸导管损伤 （alimentary duct injury）

在胸部的穿透伤或钝性创伤后，胸导管破裂，乳糜液溢出，发生乳糜瘘、乳糜胸。

病因　常见病因包括颈、胸部的刀刺伤，胸部钝挫伤、爆震伤、挤压伤或剧烈咳嗽，以及锁骨、肋骨或脊柱骨折的断端伤及胸导管等。但手术或其他医疗操作造成胸导管损伤最多，可占所有胸导管损伤的90%以上。因此，应该重视防止胸导管的医源性损伤。手术中在有可能造成胸导管主干及其分支损伤的危险区域仔细操作，发现淋巴液渗漏时，要及时缝扎可疑乳糜漏出的部位。

发病机制　胸导管是全身最大的淋巴管，收集淋巴液进入血液循环。胸导管起于第1腰椎前方的乳糜池，乳糜池由左右腰干和肠干汇合而成，向上穿过膈肌，进入胸腔，在奇静脉和胸主动脉之间沿脊柱上行，逐渐向左斜进入左颈根部，汇入左静脉角。

发生左颈根部的损伤时，可有胸导管损伤，出现伤口处乳糜液流出；或出现乳糜胸，在胸腔穿刺时抽出乳糜液；也可以在颈部探查时，才发现有胸导管损伤。胸导管损伤后，乳糜液的逸出量多少不等，多时可达数升，含高脂肪和高蛋白质，可引起患者严重脱水、营养不良。大量乳糜液在胸腔内积蓄，可导致呼吸困难。胸导管位于后胸壁胸膜外，如胸膜破裂，则乳糜液直接流入胸腔形成乳糜胸；如胸膜保存完整，

流出的乳糜液先在胸膜外积聚、增多而压力增大后胀破胸膜，溢入胸腔形成乳糜胸。另外，在第5胸椎以上的胸导管破裂后，可发生左侧乳糜胸，而在第5胸椎以下的胸导管破裂，可出现右侧乳糜胸。

临床表现 可以分为外伤或手术治疗时的创伤两类。

外伤性胸导管损伤 与开放性胸外伤相关的胸导管损伤大都同时合并脏器的严重损伤，可能是在手术处理脏器损伤后发现乳糜胸，诊断胸导管损伤。由闭合性损伤致胸导管损伤有伤后无胸导管损伤表现的潜伏期，长者可达数月。潜伏期后患者突发气短、呼吸困难，甚至发绀，心率快、脉搏弱、血压降低等表现，出现胸腔大量积液，胸腔穿刺抽出的液体可为血性，或乳糜液。患者气短、呼吸困难等症状可在抽液后缓解，但症状又会复发，而需反复抽液。从而导致患者脱水、电解质紊乱、营养不良；严重者全身衰竭，或发生严重感染、败血症等。

手术后乳糜胸 术后伤口引流液异常增多，如胸腔或颈部的引流管有大量乳糜液引出。如胸腔的乳糜液被及时引出，患者无可明显症状。

诊断 当患者在胸部创伤几天后出现严重呼吸困难，查体并结合直立位胸部X线平片证实胸腔内伤侧存在大量胸腔积液，诊断性胸穿抽出乳白色液体，在排除脓胸后，就应高度怀疑乳糜胸。如果是胸部手术后患者，术后第3天的胸腔引流量仍不少于500ml，若排除了其他原因，绝大多数是乳糜胸。淋巴造影、染料注射法、放射性核素检查等一些特殊检查方法可以作为外伤和术后乳糜胸

的辅助诊断方法，但临床应用不方便。

诊断乳糜胸时，要与胸膜感染、肿瘤性疾病、结核性胸膜炎、胆固醇性胸膜炎等鉴别。

治疗 可先进行非手术治疗，如保持乳糜液引流通畅、补充乳糜液丢失的营养物质，防止和纠正代谢紊乱、维持呼吸循环功能、严密监护，密切观察病情发展。非手术治疗无效时，应进行手术治疗，包括胸导管结扎术、胸导管瘘口修补术、胸导管端-端吻合术以及胸导管-静脉吻合术等。

（王深明　王斯文）

hóu hé qìguǎn sǔnshāng

喉和气管损伤（larynx and trachea injury）　喉和气管遭受暴力后所致的损伤。病因为自外界的直接暴力，包括锐器伤、战伤、工伤、交通事故、体育运动意外伤害、严重的颈部及胸部挤压伤或撞击伤、自缢等。根据颈部皮肤与损伤器官是否相通，可分为闭合性损伤及开放性损伤，开放性损伤较多见。

临床表现 表现为喉、气管、支气管的损伤和断裂、喉软骨骨折脱位、喉黏膜及声带出血、肿胀或撕裂伤，并常伴有颈部软组织挫伤。气管损伤的大多数在距气管隆嵴2.5cm以内处，且裂口多成纵向走行，而支气管损伤则多为横断型。

喉和气管为呼吸通道和发音器官，损伤后发音和呼吸都可发生障碍，如不及时抢救可出现生命危险。喉和气管的轻度创伤，可表现为痰中带血或咯血；严重的喉和气管的创伤，表现为呼吸困难、伤口有空气和泡沫样血液喷出，同时可伴有剧烈刺激性咳嗽，如血液进入气管可出现窒息；形成局部血肿可压迫喉和气管；

喉及气管软骨骨折可引起呼吸困难甚至窒息；气管离断或部分离断且裂口与胸膜腔相通者可出现张力性气胸，表现为呼吸困难、咯血并有皮下气肿；喉和气管损伤累及颈部大血管，可引起大出血、休克、甚至死亡。

诊断 开放性喉和气管损伤诊断不难。闭合性喉损伤由于颈部皮肤无伤口，容易被误诊。因此，对颈部有外伤史，伤后痰中带血，声嘶，颈部有皮下气肿等表现都应进一步检查，做颈部X线平片观察喉气管有无骨折便可确诊。临床诊断还应对其损伤性质、部位、范围、软骨骨折情况做详细了解，这对确定治疗方针很重要。一般根据局部检查，X线平片即可明确切断，但必要时纤维气管镜检查或CT扫描都有助于确定损伤范围。严重的喉和气管外伤常合并颅脑、颌面、胸部、颈椎等合并伤。诊断时应特别注意，以防遗漏危及生命。

治疗 在事故现场怀疑有喉和气管损伤者时，应进行现场急救，包括解除吸入性窒息，保持呼吸道畅通。如喉和气管损伤，无大出血时，可进行局部清洁处理，清除异物，伤口覆盖敷料，转送到医院进一步处理。有大出血时，应压迫、包扎止血，并注意在包扎时敷料的松紧度，不能过紧而影响患者呼吸。喉部损伤者虽体表无伤口，但极易引起窒息，应保持呼吸道通畅，必要时可行气管切开保证通气，严重颈部损伤，由于局部组织肿胀、皮下出血和血肿，常可压迫气管而致呼吸困难，应做气管切开。尤其是同时伴有喉、气管损伤、血和分泌物流入气管内，离体的肌肉、骨片及其他异物也可堵塞呼吸道而致窒息，应早期切开气管。

救治喉和气管损伤时，要注意颈部制动、保持呼吸道通畅。如喉、气管、咽、食管损伤严重或由于血肿、气肿、气管移位等致呼吸困难时，可行气管插管，气管插管困难者应行气管切开或环甲膜切开。气管切开的指征为喉骨骨折、破裂；喉及气管分离；气管断裂或撕裂；颈部创伤伴严重颌面部损伤；气管插管困难和风险较大者。手术治疗可以及时清创缝合、气管吻合、喉软骨复位及探查、食管、气管颈部造口、喉整复术等，还应该注意休克和感染的防治。

（王深明 刘宇）

yān hé shíguǎn sǔnshāng

咽和食管损伤 （pharyngeal and esophageal injury）

多种原因可以造成咽和食管的损伤，包括外伤（如交通意外、剧烈运动）、异物损伤（如鱼刺、骨片）、医源性损伤（如内镜检查、气管插管、鼻饲管）、化学伤（如腐蚀性化学物质、毒气）和烫伤等，通常可分为机械性损伤和化学性损伤。由于咽和食管的解剖特点，咽和食管损伤可单独发生，也常伴有其他器官的损伤，还容易引起周围组织的严重感染或者出血，危及生命。根据颈部皮肤有无伤口，咽和食管损伤可分为闭合性损伤和开放性损伤。

临床表现 有吞咽痛、出血（吐血、呕血）、呼吸困难、吞咽困难、声嘶、皮下气肿、气胸、纵隔气肿、颈部可见食物、空气及唾液自咽食管破口处溢出等，临床表现可因创伤的种类、部位、范围、程度不同而不同。颈部血管丰富，损伤早期可发生休克、窒息及吞咽障碍，病情多较危急；中期容易感染导致继发性出血；晚期可发生软骨坏死、咽、喉、气管、食管瘢痕狭窄、瘘管形成、声带瘫痪等。

咽部前邻喉部，后侧紧邻颅脑等重要器官，周围包绕颈部大血管，轻度损伤仅出现吞咽困难或疼痛，重度损伤往往伴有周围器官组织损伤，如喉与气管损伤、颈部血管损伤，甚至损伤贯通至颅内，危及生命。当同时出现呕吐、胸痛、颈部皮下气肿时，称为 Mackler 三联征。颈胸部损伤后出现 Mackler 三联征，应怀疑食管损伤、穿孔可能。除食管本身损伤引起的表现外，食管内消化液和食物的渗漏可致邻近胸腔、腹腔感染，严重者可引起休克。

诊断 发生咽和食管损伤、食管穿孔后，早期诊断有助及时治疗，延误诊断将增加并发症和死亡率。如有食管内器械操作史的患者出现颈部、胸部或腹部疼痛时，应注意到食管穿孔的可能性。Mackler 三联征提示有食管穿孔。胸部创伤的患者，应想到食管损伤，不能等到在胸腔引流液中发现食物或发生脓胸时才做出诊断。

治疗 对出血、休克、窒息等危重情形要紧急处理。

开放性损伤 伤口应早期进行清创缝合，防止咽和食管的破口有食物漏出，进一步污染周围组织，清除已存在的感染，恢复消化管道的完整性和连续性；通入咽喉的伤口，在清创缝合时应作气管切开，易于伤口早期愈合。应控制感染，用激素减轻水肿，避免瘢痕形成、造成咽喉气管狭窄。对感染明显者，清创缝合时要缝合断裂的气管、食管、肌肉和皮肤缝合或敞开，通畅引流，控制感染后再进行手术。

对闭合性损伤 要保证呼吸通畅，必要时做气管切开和喉切开术，缝合撕裂的黏膜及声带，对位缝合脱位的软骨。后期有食管狭窄时，可行食管扩张或成形术，恢复呼吸及吞咽功能。

在治疗过程中要保证营养供给，如鼻饲饮食、胃造口术可提供营养，又可使局部伤口休息，促进愈合。

（王深明 刘宇）

jǐngbù shénjīng sǔnshāng

颈部神经损伤 （cervical nerve injury）

除颈部脊髓损伤以外的交感神经、脑神经及脊神经等的损伤。颈部的交感及副交感神经支配内脏、心血管及汗腺活动；颈部的脑神经主要是舌咽神经、迷走神经、副神经和舌下神经；颈部的脊神经从脊髓发生，在椎管外形成颈丛神经和臂丛神经。颈部神经损伤常和血管损伤同时发生，损伤位置高时可以发生多个神经损伤；中、下段颈部损伤时，多为单一神经损伤，其中又以臂丛神经、副神经、迷走神经、喉返神经、膈神经及颈交感神经链等损伤较多见。

病因 外伤最常见，包括闭合性损伤和开放性损伤，如车祸、体育运动、颅底骨折、颈部火器伤、枪弹伤、刺伤等等，病毒感染和恶性肿瘤浸润也是常见原因，还有医源性损伤，如甲状腺手术、颈部的动脉造影、甚至淋巴结活检等等，有时对颈部神经的挤压、过度牵拉等所引起的闭合损伤，如麻醉后上肢固定在某一位置时间过长，也遗留轻重不等的功能损害。

临床表现 损伤的神经不同，可有不同的临床表现。需要注意是单一神经损伤，还是合并了其他神经、血管的损伤。例如上臂丛神经损伤涉及第5、6颈神经，引起肩关节不能外展与上举，肘关节不能屈曲而能伸，腕关节能屈伸但肌力减弱。上肢外侧感觉大部缺失，拇指感觉减退，第2~5指、手部及前臂内侧感觉正常，三角肌和肱二头肌肌肉萎缩，前臂旋转障碍，手指活动正常；下臂丛神经损伤涉及第8颈神经和第1胸神经，引起手的功能丧失，患侧出现霍纳综合征，手内肌萎缩，骨间肌显著，有爪型手及扁平手畸形，手指不能屈，掌指关节可伸，拇指不能外展，前臂及手部尺侧皮肤感觉缺失；副神经损伤引起斜方肌的瘫痪，表现为肩显著下垂。迷走神经颈段一侧的损伤多不影响心脏，仅引起声带瘫痪，导致声音嘶哑。一侧喉返神经的损伤引起同侧声带麻痹。膈神经损伤引起膈肌瘫痪。颈交感神经节链的损伤引起霍纳综合征，表现为瞳孔缩小、上睑下垂和眼球内陷等。

诊断 可结合颈部损伤史、相应的神经损伤症状和临床检查后，做出颈部神经损伤的诊断。

治疗 对于合并神经损伤的颈部开放性损伤，有出血、休克、窒息等危重情形时，要紧急处理。颈部神经的闭合性损伤，要根据具体情况进行相应的处理。如牵拉性臂丛神经损伤的早期，可以进行非手术治疗，包括应用神经营养药物、神经封闭、针灸、各类止痛药物、局部进行理疗、患肢功能锻炼等。而神经的开放性损伤、切割伤、枪弹伤、手术伤等，应早期探查，手术修复，包括神经探查、神经松解、神经吻合、神经移植、神经移位术等。

（王深明 刘宇）

jiǎzhuàngxiàn bùfēn qiēchúshù

甲状腺部分切除术（partial thyroidectomy）

切除甲状腺腺瘤、或少量甲状腺组织的手术。

适应证 较少，即孤立性甲状腺良性结节，包括甲状腺腺瘤和结节性甲状腺肿囊性变；慢性淋巴细胞性甲状腺炎的较大结节，特别是产生压迫症状者。

手术方法 患者取仰卧位，在肩胛下垫软枕，使患者头部后仰，颈部呈过伸位。采用气管插管全身麻醉或颈丛神经阻滞麻醉。操作步骤：①经胸骨切迹上方皮肤皱纹的领式切口，切开皮肤、皮下组织和颈阔肌，在颈阔肌深面的疏松结缔组织中向上分离皮瓣达甲状软骨切迹水平，向下达胸骨上凹。切开颈白线向深面达甲状腺峡部表面，于甲状腺真假包膜之间分离，游离甲状腺腺叶，并向外牵拉颈前肌暴露甲状腺。②探查甲状腺，明确肿物部位、范围及质地后，预定以肿物为中心的部分甲状腺切除范围。在预定切线置血管钳或用1-0丝线缝合，术者和助手分别握住一侧的血管钳或缝线，楔形切除预定切线内的甲状腺组织。创面止血，包括结扎、电凝止血，然后间断缝合甲状腺残腔。③除去肩胛下的软枕，松解颈部的张力后，用温盐水冲洗术野，仔细止血，在创面处放置硅胶管引流，间断缝合颈白线、颈阔肌、皮下组织。缝合皮肤切口。

注意事项 ①甲状腺部分切除术不是值得推荐的甲状腺首次手术方式。②沿皮肤皱纹切口可减轻术后的瘢痕。③切除的标本需要明确病理诊断。

（王深明 刘池拽）

jiǎzhuàngxiàn cìquánqiēchúshù

甲状腺次全切除术

（subtotal/near-total thyroidectomy） 切除甲状腺组织的大部分，包括甲状腺的两侧叶大部分和峡部的手术。又称甲状腺大部切除

术。是治疗甲状腺疾病的手术方式之一。

适应证 原发性甲状腺功能亢进症、结节性甲状腺肿、甲状腺癌等。

手术方法 患者取仰卧位，在肩胛下垫软枕，使患者头部后仰，颈部呈过伸位。采用气管插管全身麻醉或颈丛神经阻滞麻醉。操作步骤：①颈前领状切口，分离皮瓣（见甲状腺部分切除术）。切开颈白线在甲状腺峡部表面分离，游离双侧甲状腺腺叶，向外牵开双侧颈前肌，暴露甲状腺。如病变的甲状腺特别巨大，颈前肌群牵开后甲状腺仍不能充分暴露时，应横断颈前肌，以充分暴露甲状腺。②探查完毕后在甲状腺峡部上缘分离，暴露并分离甲状腺锥体叶，于气管表面分离甲状腺峡部。在甲状腺峡部下缘分离，暴露气管，在气管前方与甲状腺峡部后方之间分离，切断甲状腺峡部。③游离甲状腺外侧缘，结扎、切断甲状腺外侧缘的血管，如甲状腺中静脉、甲状腺下静脉、甲状腺下动脉。在甲状腺上极的内、外侧缘游离腺体上极，分离、暴露甲状腺上极的动、静脉，结扎、切断甲状腺的上极血管，如甲状腺上动脉。分离过程中注意保留甲状腺后包膜。④确定切除甲状腺的范围，置止血钳后呈楔形切除甲状腺侧叶的大部分腺体，残留的甲状腺组织量约为拇指头大小。甲状腺创面充分止血，将保留的甲状腺组织与甲状腺后侧包膜缝合。同法切除另一侧腺叶。⑤撤除垫于肩胛下的软枕，松解颈部的张力后，用温盐水冲洗术野，仔细止血，缝合颈前肌群，在手术野留置硅胶管或胶管引流，间断缝合颈白线、颈阔肌、皮下组织。缝合皮肤切口。

注意事项 ①离断颈前肌群的操作方法：显露两侧胸锁乳突肌前缘，沿胸锁乳突肌前缘切开筋膜，在两侧胸锁乳突肌与深面的颈前肌群的疏松间隙分离，经胸锁乳突肌和颈前肌群之间的分离层向上、下扩大分离范围至侧叶上下极平面。缝扎颈前静脉上下端各 1 次。用示指插入胸骨舌骨肌、胸骨甲状肌下方与甲状腺被膜之间，找到分层间隙，在胸骨舌骨肌、胸骨甲状肌中上 1/3 处置两把有齿血管钳后在切断该肌，将肌肉向上、下牵开，显露出甲状腺侧叶。②一般情况下，甲状腺下动脉分支进入甲状腺，在该处有喉返神经通过，要注意避免喉返神经的损伤。③手术中要注意是否保留了甲状旁腺，也要检查手术切除的标本，如发现误切的甲状旁腺，应及时进行自体移植。

（王深明 刘池拽）

jiǎzhuàngxiàn quánqiēchúshù

甲状腺全切除术（total thyroidectomy）

切除双侧及峡部甲状腺，不留任何甲状腺组织的手术。是治疗甲状腺恶性肿瘤的主要手术方式。其治疗甲状腺癌的优势是手术的彻底性相对较高，为术后采用[131]I 治疗甲状腺癌的转移灶提供基础，有利于术后通过测定血甲状腺球蛋白，了解甲状腺癌的术后复发和转移。甲状腺全切除术的缺点是手术并发症，如喉返神经损伤、低钙血症、甲状腺功能低下等的发生率较高。

适应证 分化性甲状腺癌。

手术方法 患者取仰卧位，在肩胛下垫软枕，使患者头部后仰，颈部呈过伸位。采用气管插管全身麻醉或颈丛神经阻滞麻醉。操作步骤：①颈前领状切口，分离皮瓣（见甲状腺部分切除术）。

切开颈白线在甲状腺峡部表面分离（见甲状腺次全切除术），直至暴露整个甲状腺。②探查甲状腺，然后在甲状腺峡部上缘分离，暴露并分离甲状腺锥体叶，于气管表面分离甲状腺峡部。在气管表面分离甲状腺峡部后，切断峡部。亦可不切断甲状腺峡部，完整切除甲状腺。③游离甲状腺外侧缘，小心分离甲状腺中静脉，靠近腺体直视下结扎、切断中静脉。向上游离甲状腺上极，轻轻向下方牵拉甲状腺上极，仔细分离上极的血管，逐一结扎、切断上极血管。将甲状腺向内、向上牵拉，显露甲状腺下极血管，结扎、切断。沿甲状腺后、外侧继续向内显露，游离腺体，结扎、切断沿途的血管分支，注意保护喉返神经和甲状旁腺，完整切除侧叶腺体。选择先切断甲状腺峡部者，用同样方法切除另一侧甲状腺叶；选择不切断甲状腺峡部时，继续向另一侧分离，越过气管。切除另一侧腺叶。④创面充分止血后，撤除垫于肩胛下的软枕，松解颈部的张力后，用温盐水冲洗术野，仔细止血，缝合颈前肌群，在手术野留置硅胶管或胶管引流，间断缝合颈白线、颈阔肌、皮下组织。缝合皮肤切口。

注意事项 见甲状腺次全切除术。要注意完整切除甲状腺，保护喉返神经、喉上神经外支、甲状旁腺，避免并发症。

（王深明 刘池拽）

xiōnggǔ hòujiǎzhuàngxiàn qiēchúshù

胸骨后甲状腺切除术（retrosternal thyroidectomy）

胸骨后甲状腺又称为胸内甲状腺，是指甲状腺部分或全部位于胸廓入口水平以下。因为胸骨后甲状腺容易对气管或食管等造成压迫，需要手术切除。

术前准备 术前准备除做 B 超、CT 及胸部 X 线正侧位摄片及食管钡剂造影检查，以了解胸骨后甲状腺及其周围情况外，其他与甲状腺次全切除术相同。

手术方法 患者取仰卧位，在肩胛下垫软枕，使患者头部后仰，颈部呈过伸位。采用气管插管全身麻醉或颈丛神经阻滞麻醉。

经颈部切除法 见甲状腺次全切除术。由于甲状腺下极位置较低，手术切口要常规甲状腺手术切口低一些。在游离颈部的甲状腺后，可用钝性分离的方法游离并牵出甲状腺的胸骨后部分。大多数胸骨后甲状腺的血供来自甲状腺原有的动脉，较少有由纵隔进入甲状腺的血管，将在颈部甲状腺的血管充分切断后，可以牵出甲状腺的胸骨后部分。

劈开胸骨切除法 通常在尝试经颈部切口手术，仍不能切除胸骨后甲状腺时，才予以考虑。需要切开胸骨的情况是：①胸骨下甲状腺肿体积巨大，向下后方延伸至主动脉弓，甚至超越主动脉弓，难以完整从切口取出。②甲状腺胸骨后部分可能严重粘连，不能用钝性方法分离的，如胸骨后甲状腺癌浸润周围组织、胸骨后甲状腺肿手术后复发。③原发性胸骨后甲状腺肿，系因胚胎期甲状腺胚基离开原基在纵隔内发育，临床上又称为迷走性胸骨后甲状腺，其血供来源于胸内血管。切口需足够大，自颈部领状切口的中点向下，沿正中线直到第 3 肋间水平做纵形切口。向两侧游离皮瓣，显露肋骨柄及胸骨端。分离两侧的肋骨舌骨肌及胸骨甲状肌内缘，紧贴肋骨切迹后方，向下及两侧分离，向后推开甲状腺大血管及胸膜，勿使损伤。切开、分离胸骨骨膜，用胸骨锯沿中线切开胸骨，分离、结扎并切断胸骨内动、静脉。用电凝和骨蜡处理骨膜及骨断面诸出血点。以自动牵开器分开胸骨，显露前纵隔中的甲状腺。切除甲状腺后，创面止血，留置闭式引流后，用7号丝线或金属线缝合劈开的胸骨。逐层关闭伤口。术中避免损伤胸膜或无名静脉。

由于这类患者的甲状腺体积较大，手术创面大，出血相对较多。因此，术前严格的评估及根据CT对气管狭窄、肿物周围情况的评价结果，制定缜密的麻醉及手术方案。

（王深明　黄　揩）

jiǎzhuàngxiàn'ái jǐngkuòqīngshù
甲状腺癌颈廓清术（thyroid carcinoma radical neck dissection）

甲状腺癌合并颈淋巴结转移时进行的根治性颈淋巴结切除。又称甲状腺癌颈淋巴结清扫术。是甲状腺癌根治手术的组成部分。

颈淋巴结的解剖和分区方法
在美国甲状腺协会外科组（The American Thyroid Association Surgery Working Group）等制定的甲状腺癌中央区淋巴结清扫的共识中，颈部淋巴结可分为7个区或亚区，具体的来说是指：第Ⅰ区包括颏下区及颌下区淋巴结；第Ⅱ区为颈内静脉淋巴结上组，即二腹肌下，相当于颅底至舌骨水平，前界为胸骨舌骨肌侧缘，后界为胸锁乳突肌后缘，为该肌所覆盖；第Ⅲ区为颈内静脉淋巴结中组，从舌骨水平至肩胛舌骨肌与颈内静脉交叉处，前后界与第Ⅱ区同；第Ⅳ区为颈内静脉淋巴结下组，从肩胛舌骨肌到锁骨上。前后界与Ⅱ区相同。第Ⅴ区为枕后三角区或称副神经链淋巴结，包括锁骨上淋巴结，后界为斜方肌，前界为胸锁乳突肌后缘，下

界为锁骨；第Ⅵ区为中央区淋巴结，包括环甲膜淋巴结、气管周围淋巴结、甲状腺周围淋巴结。咽后淋巴结也属这一组。这一区两侧界为颈总动脉，上界为舌骨，下界为胸骨上窝；第Ⅶ区是指无名动脉以上的前上纵隔（图）。

分类　可分为根治性颈淋巴结清扫术和改良性颈淋巴结清扫术。

根治性颈淋巴结清扫术　切除范围的上界为下颌骨下缘、二腹肌后腹于颈内静脉相交处，下界为锁骨上缘，后界为斜方肌前缘，下中颈部的前界为带状肌外缘的稍内侧，上颈的前界为中线（颏下三角廓清时应过中线），浅面的界线为颈阔肌深面，深面界线为椎前筋膜。将这个范围内所有淋巴组织（通常为Ⅱ～Ⅵ区的淋巴结）、脂肪组织、胸锁乳突肌、肩胛舌骨肌、颈内静脉、颈外静脉、颈横动脉、副神经、颈丛神经、颌下腺、腮腺尾部一并整块切除，保留该范围内的颈总动脉、迷走神经、舌下神经。由于切除副神经、颈内静脉及胸锁

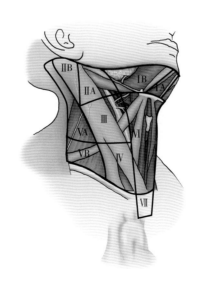

图　颈淋巴结

乳突肌，患者术后常出现肩胛综合征，如垂肩、肩痛、上肢抬举受限、颈部畸形及不同程度的面部水肿等后遗症。

改良颈淋巴结清扫术　在清除颈部所有的淋巴脂肪结缔组织的同时，保留副神经、颈内静脉及胸锁乳突肌三者之一，或"三保留"的甲状腺癌颈廓清术，有人还主张保留颈丛神经。改良颈清扫术的理论依据是颈深筋膜包绕胸锁乳突肌，也包绕颈动脉鞘，两者之间形成筋膜间隙，颈淋巴结主要位于该间隙内，它与胸锁乳突肌颈内静脉之间有筋膜相隔，起到了一定的屏障作用。如果病例选择适当，颈淋巴结无包膜外侵犯，操作技术规范，根据筋膜间隙进行解剖分离，保留胸锁乳突肌、颈内静脉和副神经的功能性清扫也可达到根治的目的，而且可保持颈部基本外形，改善术后患者的生活质量。

术前准备　术前检查对甲状腺癌可能侵及的部位都应进行认真检查。如颈部及胸部X线平片，检查气管情况；同时应注意纵隔有无钙化淋巴结及肺转移。还要做喉镜看声带情况，以判定喉返神受侵情况等。如患者合并甲亢，应在术前做好相应处理。还需准备气管切开器械。其余术前准备基本与甲状腺次全切除术相同。

手术方法　主要采用改良颈淋巴结清扫术。①切口：根据清除淋巴结的区域和范围，切口可有多种选择。常选择经甲状腺弧形探查切口，经术中证实为癌遂行颈淋巴结清扫术，可沿胸锁乳突肌后缘伸延，形成L形切口。②皮瓣：对已经确定做甲状腺腺叶切除，同时行颈部淋巴结清扫术的患者，按设计的切口线切开

皮肤、皮下组织及颈阔肌，沿颈阔肌深面锐性游离皮瓣。形成包括皮肤、皮下组织及颈阔肌在内的整个皮瓣，以保证术后皮瓣的蒂，也利于创口愈合后不致发生皮肤与颈深部组织粘连造成的瘢痕。后侧方游离至斜方肌前缘，前侧游离至颈正中线，上方游离至下颌骨下缘，下方游离至锁骨上缘。游离的皮瓣各自向背侧翻转，游离上皮瓣时，必须注意勿伤及面神经下颌缘支。③清除淋巴结：分离切断胸锁乳突肌，向上、向下牵开肌肉，在切除甲状腺腺叶后，将甲状腺床外侧缘的深筋膜切开，暴露颈动脉鞘，打开颈动脉鞘，分离颈内静脉，沿颈内静脉向上切开深筋膜直至颌下，向下达锁骨上。将颈内静脉向内侧牵开，将其外侧颈动脉鞘壁分离，向外翻转，上方将颈上区的淋巴结和脂肪组织向下向外剥离，必要时将颌下淋巴结剥离，并沿斜方肌前缘，切开深筋膜，将椎前筋膜前整块的淋巴结和脂肪组织从上向下清除，注意保护副神经、膈神经和颈横动脉、静脉，下方清除直达锁骨上窝区。注意将颈内静脉内侧、胸骨上方的淋巴结和组织清除。切断的胸锁乳突肌可重新缝合，也可视情况切除与胸骨附着的肌束，而保留与锁骨附着的肌束。④仔细止血后放置引流，缝合伤口。

术后处理 术后主要的危险是呼吸道阻塞，术后要在床边备消毒的气管切开包。另一个危险的并发症是创面出血，因此术后要经常观察创口，发现情况及时处理，一旦发现血肿，可先采用穿刺抽吸或包扎、压迫等方法处理，如血肿仍不消失，可开放引流。通常2~3天拔除引流，5天后拆线。其他常见的并发症有皮瓣坏

死、乳糜漏等等。皮瓣坏死，范围较大时应将其切除，然后用换药或植皮等方法处理。乳糜漏较轻时，可用压迫的方法处理。压迫方法无效者，可手术结扎漏口。

（王深明 黄 揩）

jiǎzhuàngpángxiàn qiēchúshù

甲状旁腺切除术（parathyroidectomy）

治疗甲状旁腺功能亢进症的手术。甲状旁腺的手术切除方法可分为甲状旁腺腺瘤切除、甲状腺旁腺次全切除术、甲状腺旁腺全切除和自体移植术等。

甲状旁腺腺瘤切除术 甲状旁腺腺瘤可循其包膜，完整地切除甲状旁腺，即甲状旁腺切除术。

适应证 单发性或多发性甲状旁腺腺瘤。

术前准备 手术前要确认甲状旁腺腺瘤的诊断，包括定性诊断和定位诊断。对术前血钙浓度超过4mmol/L的患者，要在药物或透析等方法改善症状后，尽早手术治疗。

手术方法 患者取仰卧位，在肩胛下垫软枕，使患者头部后仰，颈部呈过伸位。采用气管插管全身麻醉或颈丛神经阻滞麻醉。操作步骤：按甲状腺次全切除术的操作步骤，切开皮肤、皮下组织及颈阔肌并游离皮瓣后显露甲状腺。结合手术前甲状旁腺腺瘤的定位诊断资料，探查和寻找甲状旁腺腺瘤。发现红褐色的甲状旁腺腺瘤后，轻柔夹持甲状腺旁腺腺瘤，因甲状旁腺腺瘤组织柔软，钳夹时容易碎裂。完整切除甲状旁腺腺瘤后，应当作冷冻切片检查。有条件时，可在手术过程中监测血清甲状旁腺激素的变化。检查手术创面，止血，冲洗，逐层关闭切口。

术后处理 术后按甲状腺手术后常规护理。如患者出现面部

及手足麻木、抽搐等低钙血症表现，应及时予补钙处理。此外，还应定期采血测量钙、磷浓度，定期做X线检查以了解骨的变化。

甲状旁腺次全切除术及全切除术 甲状旁腺次全切除术指切除3只甲状旁腺，或3只半甲状旁腺。甲状旁腺全摘除和自体移植术是在4只甲状旁腺完全切除的同时将甲状旁腺腺体的一部分进行自体移植，移植区多为前臂。其余的腺体组织冷冻保存以备用。

适应证 主要是甲状旁腺增生症；继发性甲状旁腺功能亢进症也是手术适应证，特别是有严重的肾病性营养不良，不能缓解的剧烈骨痛、瘙痒，或因骨外钙化易发生病理性骨折；因慢性肾功能不全准备做肾移植的患者，有持续的高血钙；肾移植后的患者，肾功能良好，但有高钙血症。

术前准备 同甲状旁腺腺瘤切除术。

手术方法 患者取仰卧位，在肩胛下垫软枕，使患者头部后仰，颈部呈过伸位。采用气管插管全身麻醉或颈丛神经阻滞麻醉。操作步骤：游离甲状腺，操作步骤及要点同甲状旁腺腺瘤切除术。对手术探查及提示甲状旁腺增生时，如为3个以下腺体增生，可手术切除病变腺体。对4个腺体增生的病例，应采取甲状旁腺次全切除，即切除3个，再切去留下的1个甲状旁腺的1/2；或留2个腺体的各一小部分；或行甲状旁腺全切除术，并同时做部分甲状旁腺组织的自体移植，大多移植在前臂的肌肉内。

术后处理 同甲状旁腺腺瘤切除术。术后如有甲状旁腺功能亢进复发，甲状旁腺次全切除者需再次手术切除前次手术留下过量部分甲状旁腺；甲状旁腺全切

除者，可在局部麻醉下，切除一部分前次移植进肌肉内的甲状腺旁腺薄片。术后出现甲状旁腺功能减退时，可用冷冻保存的甲状旁腺组织进行自体移植。

微创甲状腺旁腺切除术

（minimally invasive parathyroidectomy，MIP）　指用腔镜等设备进行甲状旁腺切除术，被称为甲状腺旁腺的微创手术。MIP 的手术适应证、禁忌证、手术并发症发生率等与传统开放性手术相同，尤以手术切口隐蔽为优势。

（王深明　黄　揩）

jiǎzhuàngshégǔ nángzhǒng yǔ lòuguǎn qiēchúshù

甲状舌骨囊肿与瘘管切除术

（resection of thyroglossal cyst and fistula）　治疗甲状舌管囊肿与瘘的手术。

适应证　甲状舌骨囊肿应尽早手术切除；对于已经发生感染的甲状舌管瘘，应先控制感染，如脓肿切开引流等处理后，择期手术治疗；儿童的甲状舌骨囊肿应在 1 岁后施行手术治疗。

术前准备　一般无需特殊准备。复杂的瘘管，可在术前用含碘药物行瘘管造影，检查有无复杂分支和是否与舌骨孔相通。

手术方法　患者取仰卧位，在肩胛下垫软枕，使患者头部后仰，颈部呈过伸位。采用气管插管全身麻醉或颈丛神经阻滞麻醉。操作步骤：甲状舌骨囊肿和瘘管必须完整切除，有所要切除与瘘管相连的部分舌骨中段。①以囊肿为中心，沿颈部皮纹做切口。对甲状舌骨瘘管，可在瘘孔周围做荷包缝合闭锁瘘口后，以瘘孔为中心做横梭形切口。②切开皮肤及颈阔肌，即达瘘管。沿瘘管或囊肿壁行钝性或锐性分离，向上直至舌骨体部从而游离瘘管或

囊肿并切除。瘘管通过或附着的舌骨部分、与瘘管邻近的皮肤、皮下组织、筋膜和肌肉都要切除。也有学者在手术中用 1% 亚甲蓝注入瘘管，作为示踪。③检查手术创面，止血、冲洗，留置引流管后，逐层关闭切口。

术后处理　患者取半卧位，保持颈部松弛，半流质饮食，术后 24 小时拔除引流管，术后 7 天拆线。

（王深明　叶润仪）

jǐngbù línbāguǎnliú qiēchúshù

颈部淋巴管瘤切除术

（excision of cervical lymphangioma）　治疗颈部淋巴管瘤的手术。

适应证　淋巴管瘤压迫气管引起呼吸困难或较大的肿块有碍美观者。

手术方法　患者取仰卧位，在肩胛下垫软枕，使患者头部后仰，颈部呈过伸位，或头偏向健侧。囊肿边缘达腋窝者，可将上臂外展。采用淋巴管瘤较大，需做广泛解剖时，气管插管全身麻醉为宜，较小的淋巴管瘤可做局部浸润麻醉，或颈丛神经阻滞麻醉。操作步骤：①切口。需要依据颈部淋巴管瘤的位置、范围和大小而决定，颈部淋巴管瘤较小者可在肿瘤的中部做皮纹切口，淋巴管瘤大时，可做梭形切口，以去除部分皮肤，切口的两端可超出肿瘤边界。②显露淋巴管瘤。沿切口切开皮肤、皮下和颈阔肌，分离颈部皮瓣，必要时结扎切断颈外静脉。显露囊性淋巴管瘤的浅面，有时在皮下组织的浅层即见有囊肿的小房。③剥离淋巴管瘤。淋巴管瘤有完整的包膜，一般可在锁骨上方，沿包膜做钝性分离，如在其表面用湿纱布推移、压提等显露淋巴管瘤周围平面，动作宜轻柔，不用组织钳等器械

夹持囊壁，避免囊肿破裂；遇到进入或跨越淋巴管瘤表面的小血管时应结扎切断。尽量避免组织残留，保持囊壁的完整，有利于保持向深部伸延的淋巴管瘤为充盈状态，便于分离，囊壁破裂后囊内积液流出，囊肿伸延的突出部萎陷，较难完全切除。在颈深部，淋巴管瘤往往包绕颈部重要解剖结构如颈总动脉、颈内静脉、迷走神经、副神经等，甚至突入臂丛神经与肌腹之间，或向深部达胸膜顶的表面；在颈前部，淋巴管瘤可包绕喉、气管与食管；喉返神经沿气管与食管所形成的沟内上行，于环甲关节的后侧入喉，手术中要保护这些重要结构，细心剥离，直至完全切除淋巴管瘤。④关闭切口。创面彻底止血，用生理盐水冲洗后，放置胶片或胶管引流，缝合颈阔肌与皮肤。

注意事项　①淋巴管瘤的瘤壁菲薄易裂，在剥离时不要用器械夹持，瘤壁剥破时可结扎裂口，避免瘤壁萎缩，囊壁残留，导致术后复发。③应彻底切除肿瘤，但在勉强剥离可能损伤重要解剖结构时，可留下部分瘤壁，用 2% 碘酒、75% 乙醇或苯酚等处理残留的瘤壁，或填入含有 5% 鱼肝油酸钠、碘仿的纱布，以破坏其内膜，减少术后复发。③对因肿瘤巨大导致呼吸困难的婴儿施行手术时，最好分期。特别是当肿瘤包绕喉、气管与食管或婴幼儿已有呼吸困难时，可先做气管造口。

（王深明　叶润仪）

jǐngbù línbājiéjiéhé qiēchúshù

颈部淋巴结结核切除术

（resection of cervical crewels）　颈部淋巴结结核的局部治疗方法。局部治疗方法有：①手术切除缝合。②穿刺冲洗。③局部换药。④病灶清除术等。

手术切除缝合 是治疗颈部淋巴结结核的方法。

适应证 性质不明的淋巴结肿大，可疑的淋巴结转移癌，需作病理检查明确诊断；局限的淋巴结结核、较大且能推动，与周围无粘连，无急性感染与破溃的淋巴结。

术前准备 术前应行抗结核治疗1～2周。术后继续抗结核治疗至少6个月。

手术步骤 ①采用局部麻醉。取仰卧位，肩部稍垫高，头偏向健侧。②切口：单发的淋巴结结核，可沿皮纹做切口。局限于一组的淋巴结，取靠近胸锁乳突肌前缘的斜切口。③游离皮瓣：切开皮肤、皮下组织及颈阔肌，结扎出血点。用组织钳钳夹并泛起颈阔肌切缘，在颈阔肌深面游离皮瓣，显露胸锁乳突肌。④显露并切除淋巴结：若病变位于颈浅淋巴结，可在显露胸锁乳突肌的同时，在颈外静脉周围见到肿大的淋巴结。从粘连较轻的部位开始，做钝性分离，将其完全切除。⑤缝合皮肤：用生理盐水冲洗切口，彻底止血，勿放引流，逐层缝合切口，适当加压包扎。

病灶清除术 是治疗颈部淋巴结结核最可靠最有效的方法之一。

适应证 颈部淋巴结结核经4周三联药物的正规抗结核治疗后，病变无明显缩小或发展；颈部淋巴结结核形成脓肿，经抗结核治疗后病灶缩小，但脓腔较大难闭合；颈部淋巴结结核形成溃疡，窦道经久不愈等。

术前准备 要排除其他部位的活动性结核病灶，尤其是肺部病灶。抗结核治疗3周以上。

手术步骤 ①麻醉和体位：采用气管插管全身麻醉或颈丛神经阻滞麻醉。患者取仰卧位，在肩胛下垫软枕，使患者头部后仰，颈部呈过伸位。②切口：以脓肿为中心的切口，直形或梭形切口。③清除坏死组织：清除脓液和坏死组织，搔刮除去脓肿壁，直至创面有小出血点。沿窦道分离深层组织，切除肿大的淋巴结、坏死组织、肉芽组织。若淋巴结与颈外静脉粘连较重，可将颈外静脉连同淋巴结切除。若病变颈深淋巴结，需在胸锁乳突肌前缘或后缘切开颈深筋膜，向后或向前拉开胸锁乳突肌，即可显露颈内静脉周围淋巴结或副神经周围淋巴结。勿损伤颈内静脉及副神经。④浸泡创面：将整个手术野完全敞开，用聚维酮碘（碘伏）浸泡5～10分钟，或依次以2%碘酊、70%乙醇、生理盐水处理创面，也可用过氧化氢溶液、甲硝唑浸泡。⑤缝合：术野置入利福平、异烟肼或链霉素，放置引流管，缝合皮下组织、皮肤。

术后处理 加压包扎48～72小时；观察有无渗血或出血；抗炎抗结核治疗；第9～14天拆线，若愈合不佳，可敞开换药。

注意事项 要明确手术适应证，充分进行术前准备，彻底清除结核病灶，必须要完成标准的抗结核治疗。

（王深明 叶润仪）

qiāngjìng jiǎzhuàngxiàn qiēchúshù

腔镜甲状腺切除术（endoscopic thyroidectomy）

是甲状腺疾病的手术治疗方式之一。近年来手术设备有了明显的改进，超声刀、纤维内镜等的应用为追求手术治疗甲状腺疾病时没有颈部瘢痕提供了保证。类似的甲状腺疾病手术方法还有达芬奇机器人辅助腔镜手术系统甲状腺手术，经自然腔道内镜手术（natural orifice transluminal endoscopic surgery, NOTES），如经气管、经口腔径路的腔镜甲状腺手术等。腔镜甲状腺切除术的最大益处是颈部没有切口，而不是绝大多数腔镜手术的微创，而且具有操作复杂、费时、需要特殊器械等特点。目前的腔镜甲状腺切除术根据颈部有无瘢痕分为：颈部无瘢痕的全腔镜甲状腺切除术（totally endoscopic thyroidectomy，TET）和颈部小瘢痕的腔镜辅助甲状腺切除术（endoscopic assisted thyroidectomy，EAT）。

腔镜辅助甲状腺切除术 意大利米科利（Miccoli）提倡EAT，在胸骨上方的颈部做1～2 cm的切口，用特制的拉钩显露手术野，经小切口伸入腔镜，引导甲状腺手术。优点是手术路径短，操作方便，可避免与CO_2有关的并发症，对术者的腔镜外科手术技术要求不高，必要时可延长切口，转为传统手术。缺点是术野显露较差，颈部仍然有瘢痕。

全腔镜甲状腺切除术 手术入路分别有经锁骨下径路、经腋窝径路、经胸前壁和乳晕径路和经腋窝径路等，还需要注入CO_2建立操作空间。

适应证 至今尚无严格的标准，大多是手术医师根据自己的经验和熟练程度选择。一般认为适合TET的病例是：单个甲状腺结节，最大直径小于3.5 mm，结节所在腺叶容积小于25ml，无甲状腺手术史，无颈部手术史或者放疗史，生化或超声检查不是甲状腺炎，甲状腺良性疾病或低风险的甲状腺癌。由于TET的操作空间有限，甲状腺结节直径大于4cm时，TET较为困难。

手术器械选择 通常选用5mm内镜。术中根据视野情况选择 0°、30°、45°等不同视角内镜。操作用套管多主张选用 5mm 或 3mm 塑料套管。钛夹钳和超声分离剪也选用 5mm。

手术方法 以乳晕入路法为例，患者全身麻醉后取仰卧位两腿分开，术者站在患者两腿之间。生理盐水 500ml 加入肾上腺素 1ml 配成膨胀液，在右乳晕上方、左乳晕上方和双乳头连线中点处，分别切 5mm、10mm、10mm 长切口，深度达深筋膜层，注射膨胀液后用皮下分离棒从小切口进入，分离胸前壁皮瓣，由切口置入套管及 30° 腔镜，注入 CO_2（压力 6mmHg），用超声刀分离皮瓣，上方至甲状软骨切迹下，两侧显露出胸锁乳突肌。切开颈白线，分离显露出患侧甲状腺组织。超声刀切除甲状腺组织，切下的标本放入橡皮袋中，经双乳间的切口取出。创面置一条引流管，负压引流。

术后处理 术后观察生命体征。术后第 1 天下床活动，进流质或半流质饮食，观察患者发声及饮水有无呛咳等情况。术后根据引流情况在 24~48 小时除去引流管。术后 5 天切口拆线。

优缺点 由于 TET 的手术切口位于可以被衣服遮挡的隐蔽部位，颈部看不到明显的手术瘢痕；另一个特点是腔镜的放大作用，术中可以清楚地辨清喉返神经和血管结构，避免这些重要结构的损伤。但 TET 缺乏术者对目标器官的直接触诊，可能漏切甲状腺小结节，不易正确估计甲状腺的残存量，手术时间长，费用高。

（王深明　叶润仪）

hóufǎnshénjīng sǔnshāng

喉返神经损伤（laryngeal nerve injury）

是可能引起不同程度声带麻痹的重要原因。喉返神经损伤可能由于颈部外伤、手术误伤等所致。

解剖 喉返神经是喉部的主要运动神经，支配除环甲肌以外的喉内诸肌。左侧喉返神经起始于主动脉弓前由迷走神经分出，绕主动脉弓下方，沿气管、食管间沟上行，在环甲关节后方进入喉部，前支分布于喉内的内收肌，后支分布于喉内的外展肌；右侧喉返神经在右锁骨下动脉前方由右迷走神经分出向下，绕此动脉，然后沿气管、食管间沟上行，到环甲关节后方入喉。左侧喉返神经较右侧喉返神经的行程长，易受损伤。

病因及发病机制 甲状腺手术是外科最常见的手术之一，喉返神经损伤是甲状腺手术中常见而且比较严重的并发症。发生率可高达 0.6%~10.8%。喉返神经损伤的机制可能有：甲状腺手术中，牵拉、钳夹、缝扎或切断了喉返神经，造成暂时性或永久性的喉返神经损伤；也可能是手术过程中的血肿，或者手术后的瘢痕组织压迫，或者牵拉而造成喉返神经损伤。

临床表现 与损伤的范围和性质有关，单侧喉返神经损伤可能导致患者声音嘶哑、发音费力，影响患者的生活质量；术后虽可由健侧声带代偿，表现为健侧声带向患侧内收而恢复发音，但仍无法恢复其原有音色。双侧喉返神经损伤根据损伤平面不同，可导致呛咳、误吸、声嘶、失音、呼吸困难，甚至窒息死亡。

诊断 根据患者手术史及临床表现可以诊断喉返神经损伤。由于术中钳夹、缝扎或切断等直接损伤喉返神经者，术中即可出现相应症状。而因血肿或瘢痕组织压迫、牵拉引起的损伤多在数天后才出现症状。

治疗 视损伤范围和性质而定，血肿或瘢痕压迫引起的损伤，多不急于手术治疗，预后一般良好。由于术中钳夹、牵拉引起的喉返神经麻痹，常在术后 3~6 个月恢复功能。缝扎或切断等损伤则会引起永久性麻痹。对于单侧喉返神经损伤的患者，可由健侧声带代偿性向患侧内收而恢复发音，但发音功能恢复多不完全，且音色较术前改变较大。对于双侧喉返神经损伤，因患者有呼吸困难及失声，应及早手术治疗。喉返神经致损原因解除后，虽仍有部分患者不能恢复声带活动，但神经再生后可防止声带萎缩，明显改善患者的发音功能。

（王深明　贺薇）

hóushàngshénjīng sǔnshāng

喉上神经损伤（superior laryngeal nerve injury）

喉上神经损伤可以发生在颈部外伤、颈部手术，如喉手术、甲状腺手术等情况下，喉上神经损伤是甲状腺手术中一种并不少见的并发症。

解剖 喉上神经来自迷走神经的结状神经节，在舌骨平面上分为内支及外支，内支穿过甲状舌骨膜而入喉，分布于喉声门部黏膜，属感觉神经。外支在下行途中常与甲状腺上动脉紧密伴行，关系密切，为环甲肌的运动神经，并分支到咽下缩肌、甲状腺。喉上神经在颈部行程较短，损伤较喉返神经少，且一般多为单侧。由于喉上神经内外支的解剖位置，甲状腺手术造成的可能大多是喉上神经外支的损伤；如果在处理甲状腺上极时，向上分离过多，则有可能损伤喉上神经内支。

临床表现 与神经损伤的位置有关，喉上神经外支损伤时，可引起环甲肌瘫痪，表现为患者声带松弛，声调降低；喉上神经内支损伤可引起患者喉黏膜感觉丧失，失去喉部反射性咳嗽，导致进食流质，特别是饮水时，容易发生误咽而引起呛咳；双侧喉上神经损伤时表现为不能发高音，声音单调。

诊断 喉上神经损伤后，患者讲话的频率范围缩小，不能发高音。在进行喉镜检查时，如果是单侧的喉上神经损伤，可见患侧声带边缘不整齐，声门呈斜形，患侧声带低于健侧，是由于发声时健侧环甲肌收缩，将甲状软骨向健侧扭转，健侧一半向上提起。双侧损伤声带纵形拉力消失，出现皱纹。

治疗 喉上神经损伤后，大多可通过发声训练等理疗方法自行恢复，对症状严重的病例，可采用手术方法缩小环甲间隙。

（王深明 贺 薇）

qìguǎn ruǎnhuà

气管软化 （tracheomalacia）

气管组织缺乏应有的软骨硬度和支撑力，呼吸时管腔塌陷、气道狭窄。甲状腺肿大可以导致气管软化，肿大的甲状腺组织长期压迫气管，气管软骨发生退行性变、软骨萎缩、失去弹性、软骨环变细、变薄、甚至软骨环吸收消失而表现为膜状组织，发生气管狭窄；也可能是长期压迫使局部供血不足或缺血，久则造成缺血性无菌坏死、局部的气管软骨环消失，丧失气管软骨环的支撑力。

临床表现 因气道管腔塌陷、气道狭窄的严重程度而异，可以是哮鸣音、呼吸困难、窒息。甲状腺肿压迫引起的气管软化表现为麻醉插管拔管后，软化气管壁失去内外支撑而塌陷引起窒息。术后窒息多在手术后 24 小时内，临床症状出现早晚与气管软化的程度有关，主要表现为进行性呼吸困难、烦躁不安等。

诊断 有上述临床表现者都需考虑有气管软化的可能。结合 X 线检查可发现气管变形或移位。X 线检查对诊断气管软化有重要价值：①颈部气管 X 线透视。嘱患者闭口捏鼻，同时用力呼气（吸气）以增加（降低）气管内压力，若气管壁有软化，则在呼气时软化的气管段扩大，在吸气时软化气管段变窄。②颈部气管 X 线摄影。气管管腔受压变窄达 7mm 以下时，则发生气管软化的可能性很大。③气管断层摄影。受压侧气管内壁模糊不清，呈毛玻璃状，气管软骨环影消失。当肿大甲状腺压迫气管壁呈双弧或单弧变形；气管压迫弧两点间距离超过 5cm 弧弦垂直距离超过 0.5cm，均表示有气管软化。

治疗 ①气管悬吊术：将软化的气管壁吊起与气管周围组织缝合固定，而后软化气管壁与附近组织产生粘连或形成瘢痕，从而使软化气管不再塌陷，达到治疗软化气管的目的。操作简单，效果确切，应用较广。②气管切开术：是传统治疗方法，方便实用，但存在术后大出血、拔管困难、气管壁坏死缺损等确定。③经鼻清醒插管：可避免气管切开，导管在气管内起支撑作用，但不适宜合并有呼吸道感染，分泌物多且难以清除时。

（王深明 贺 薇）

Huònà zōnghézhēng

霍纳综合征 （Horner syndrome）

以眼裂变小、瞳孔缩小及同侧面部少汗为特征的临床综合征。通常是交感神经由中枢至眼部的通路上受到阻滞、压迫或破坏而引起。反映下丘脑、脑干、脊髓、颈 8 至胸 2 脊髓前根、颈上神经节、至虹膜的颈内动脉鞘以及上眼睑内的交感神经纤维受到损害，以颜面皮肤、腺体、眼及附属器官出现的一系列表现的症候群。

病因 ①颈部至纵隔病变：颈部及上肢损伤，颈深部枪伤、刀伤、锁骨骨折、肩关节脱臼，诊疗过程中引起的星形交感神经节切除，交感神经切除，交感神经普鲁卡因封闭术，颈动脉造影术及臂丛神经受损害。颈部肿瘤，结核，癌肿，淋巴肉瘤，淋巴结炎，颈脊椎肿瘤，食管、甲状腺和纵隔肿瘤，锁骨下动脉，颈动脉及主动脉瘤，颈部血肿等。肺尖胸膜炎，气胸，肺尖肺炎，肺癌，颈肋等。②脊髓病变：脊髓空洞症，脊髓出血，原发性或转移性脊髓肿瘤，多发性硬化，颈椎病，脊柱结核，脊髓炎或脊髓前角灰质炎，梅毒性脊髓病变。③颅底病变：棘孔、卵圆孔内注入酒精，脑瘤，颅脑外伤，三叉神经节后切断术，岩骨炎，三叉神经带状疱疹。④颅内病变：椎动脉不完全闭塞，延髓和脊髓的血管性病变，延髓空洞症，延髓肿瘤，脑炎，多发性硬化等。

上述病变破坏了交感神经中枢至眼面部交感神经纤维通路上三级神经元或其纤维，使交感神经麻痹，产生一系列症状。交感神经通路任何一部分受累均可出现此征。常见病因有炎症、创伤、手术、肿瘤、血栓形成或动脉瘤等。常因梅毒性心脏病的主动脉瘤压迫交感神经干而出现。

临床表现 ①瞳孔缩小：是霍纳综合征的主要体征，由于病侧瞳孔开大肌瘫痪，致使两侧瞳孔不等大，在黑暗处或较明亮处更显著，这是因为瞳孔括约肌不瘫痪，所以于明亮处两侧瞳孔都缩小而不易辨认。②睑裂变小：

是霍纳综合征中的重要体征。睑裂变小，早期明显。由睑板肌麻痹，上睑轻度下垂引起。此时下睑也可伴有轻度上升。通过与对侧睑裂作比较，可以得知上睑下垂。也可通过观察角膜上缘被遮盖的程度而确定。判定下睑是否上升，可嘱患者向上凝视，此时在霍纳综合征侧下方巩膜带较窄。③眼球后陷：常认为是霍纳综合征三大主症之一，可能与眶肌瘫痪有关，但由于人的眶肌正趋退化，作用微弱，所以眼球后陷是睑裂缩小所引起的假象，并非真正后陷，这在测量眼球的位置时可得到证实。④同侧面部皮肤血管扩张（面部潮红）和无汗：分布到面部皮肤血管和汗腺的交感神经纤维与支配瞳孔开大肌的纤维的径路基本相似，均经颈交感干和颈上神经节，但有学者认为它们在脑干和脊髓内的径路以及最后至末梢的径路并不完全相同，所以可出现分离性症状，即瞳孔缩小，但无面部潮红和无汗。

诊断 依据病史，体检和影像检查。胸部 X 线平片用于疑有肺尖肿瘤者。头颈及脊髓的 CT 和 MRI 扫描对确定原因有极大帮助。

治疗 视病因而定，治疗的主要原则是根除潜在原因，具体治疗因原发病而有不同。预后因原发病症而不同。

（王深明 李 李）

jiǎzhuàngpángxiàn sǔnshāng

甲状旁腺损伤（parathyroid trauma）

甲状旁腺组织受损伤而导致的以甲状旁腺功能低下为表现的疾病。是甲状腺手术的严重并发症。

临床表现 绝大多数甲状旁腺损伤后的低钙血症并无临床症状，称为无症状型低钙血症。有症状低钙血症的发生率约为 20%，

大多在术后 3 天内出现症状，如无力、头痛、胸闷伴窘迫感、颜面和四肢麻木、蚁行感、肌肉震动等，当血清钙浓度下降至一定程度后便可发生手足搐搦症，发作持续时间为几分钟到几小时不等。抽搐发作时一般不伴意识障碍或膀胱功能障碍，严重者可出现全身性肌肉颤动或痉挛性抽搐、喉鸣、喘息、呼吸困难、腹痛等。症状的发生和严重程度与血清钙浓度下降速度有关，如血清钙浓度下降缓慢，虽浓度低也不一定发生抽搐。有部分患者可出现精神障碍和情绪不稳定，也可出现皮肤粗糙、毛发脱落、指甲脆裂以及白内障等远期并发症。

治疗 无症状的低钙血症不需治疗，可等待甲状旁腺功能恢复。有症状低钙血症患者应及时补充钙剂，如口服钙剂。口服钙剂后甲状旁腺功能未恢复、低钙血症的症状未改善时，可加用维生素 D、双氢速甾醇（AT10）、骨化三醇等。有抽搐发作时，可静脉注射 10% 葡萄糖酸钙 10～20 ml，以迅速提高血钙浓度，改善抽搐或痉挛。有症状低钙血症患者经及时补充钙剂后，症状大多可以迅速改善。除永久性甲状旁腺功能减退外，低钙血症的症状往往在术后 7 天内消失。对经以上治疗 6 个月以上症状仍不能缓解、血钙浓度仍低者，多属永久性甲状旁腺功能减退，可考虑行甲状旁腺移植。

（王深明 郭 磊）

jiǎzhuàngxiàn wēixiàng

甲状腺危象（thyroid storm or thyroid crisis）

甲状腺功能亢进症患者病情急性加重的临床综合征。简称甲亢危象。表现为甲亢症状急剧加重，出现高热、大汗、心动过速、心律失常、心力衰竭、

肺水肿等高代谢综合征，意识改变、意识障碍、昏迷为特征，常伴有多器官、多系统失代偿，可危及生命，病死率可高达 20%。常发生在甲状腺功能亢进症长期未治疗或治疗效果不良、突然停用抗甲状腺药物、不适当地治疗、突然发生与甲状腺疾病无关的急性疾病如感染、创伤、手术等。

病因 发生与甲状腺激素过量释放，引起的暴发性肾上腺素能兴奋有关。手术诱发的甲状腺危象称为外科危象，而甲亢患者因感染、高热等诱发的甲状腺危象称为内科危象。在手术治疗甲状腺功能亢进症时，术前进行充分的非手术治疗，改善甲亢状态，纠正甲状腺功能，待甲状腺功能亢进的临床症状缓解后，再进行手术治疗，可避免发生甲状腺危象。

临床表现 涉及多器官、多系统，典型的表现有高热、大汗淋漓、心动过速、频繁呕吐及腹泻、极度消耗、谵妄、昏迷、最后死于休克、心肺衰竭、黄疸及电解质紊乱。①体温急骤上升，高热超过 39℃，大汗，皮肤红，继而脱水、皮肤苍白。②中枢神经系统：精神极度烦躁、谵妄、嗜睡，最后昏迷。③心血管系统：心动过速，超过 140 次/分、心律失常、期前收缩、室上性心动过速、心房颤动、心房扑动或房室传导阻滞等，也可以出现心力衰竭、休克。④消化系统：消化道功能差、恶心、呕吐，腹痛、腹泻（>10 次/天）。肝大，肝功能异常，肝衰竭，黄疸。其他表现有电解质紊乱、脱水、低血钾症、体重锐减，低血糖等。小部分甲状腺危象患者临床表现不典型，表现为表情淡漠、嗜睡、反射降低、低热、恶病质、明显无力、

心率慢、脉压小，最后陷入昏迷而死亡。临床上称之为淡漠型甲状腺危象。

诊断 主要靠病史及临床表现，1993年伯奇（Burch）和瓦托夫斯基（Wartofsky）曾提出，对患者发热、心血管表现、胃肠道症状、中枢神经系统症状及有无诱因五个方面进行定量评估，通过记分分为甲亢危象前期及危象期（表），评分结果等于或大于45分提示甲亢危象；25~44分提示甲亢危象前期；低于25分则排除甲亢危象。甲状腺危象需与急性心肌梗死、急性胃肠炎、慢性消耗性疾病和严重感染等鉴别。另外老年及淡漠型甲亢危象的患者往往缺乏高热、大汗、心率增快等表现，应提高警惕，此时应结合血清甲状腺激素的检测而确诊。

治疗 应及时进行综合治疗，包括去除诱因，抑制甲状腺激素的合成，抑制已合成甲状腺激素的释放，拮抗甲状腺激素在外周的作用及对症支持治疗等。①肾上腺素能受体阻断剂：可选用利血平1~2mg肌注或胍乙啶10~20mg口服。用药4~8小时后甲状腺危象可有所减轻。还可用普萘洛尔5mg加5%~10%葡萄糖溶液100ml静脉滴注，以降低周围组织对肾上腺素的反应。②碘剂：立即口服复方碘溶液3~5ml或用10%的碘化钠10ml加入10%的葡萄糖溶液500ml静脉滴注，以降低血液中甲状腺素水平。③氢化可的松：200mg加入5%的葡萄糖溶液100ml中静脉点滴，必要时6~12小时后重复使用，拮抗过多甲状腺素的反应。④镇静剂：常用苯巴比妥钠100mg，或冬眠合剂Ⅱ号半量，肌内注射。⑤降温：用退热剂、冬眠药物和物理降温

等综合方法，保持患者体温在37℃左右。⑥静脉输入大量葡萄糖溶液补充能量，吸氧，以减轻组织的缺氧。⑦保护心、肺、肾等重要脏器，及时处理心力衰竭等各种并发症。

表 甲状腺危象的诊断标准

诊断参数	评分
体温调节障碍	
体温（℃）	
37.2~37.7	5
37.8~38.2	10
38.3~38.8	15
38.9~39.2	20
39.3~39.9	25
≥40.0	30
中枢神经系统症状	
无	0
轻度（激动）	10
中度（谵妄，精神错乱，极度倦怠）	20
重度（惊厥，昏迷）	30
胃肠-肝功能异常症状	
无	0
中度（腹泻，恶心✓呕吐，腹痛）	10
重度（不明原因黄疸）	20
心血管系统异常	
心动过速（次/分）	
90~109	5
110~119	10
120~129	15
≥140	25
充血性心力衰竭	
无	0
轻度（足面水肿）	5
中度（双肺底湿啰音）	10
重度（肺水肿）	15
心房颤动	
无	0
有	10
诱因	
无	0
有	10

（王深明 郭 磊）

jiǎzhuàngxiàn gōngnéng jiǎntuìzhèng
甲状腺功能减退症（hypothyroidism） 各种原因引起甲状腺激素缺乏导致机体的代谢和全身各个系统功能减退所引起的临床综合征。简称甲减或甲低。普通人群的患病率为0.8%~1.0%。

分类 甲减可有多种分类。

按发病年龄 ①呆小病或克汀病：功能减退始于胎儿期或出生后不久的新生儿，严重影响大脑和身体生长发育。②幼年甲减：是甲状腺功能减退始于发育前儿童。③成年人甲减：甲状腺功能减退始于成人期者称为成年人甲减。严重时，患者皮下组织出现非凹陷性水肿，称为黏液性水肿，更为严重时出现黏液性水肿昏迷。

按病变涉及位置 ①原发性甲减：是甲状腺本身疾病所致。②继发性甲减：病变位于垂体或下丘脑，又称为中枢性甲减。多数与其他下丘脑-垂体轴功能缺陷同时存在；由于下丘脑疾病引起的TRH的分泌减少，称为三发性甲减。

根据发病机制 原发性甲减可又分为先天性甲减和获得性甲减。先天性甲减还可以再分为：①散发性甲减：是先天性甲状腺发育不良、甲状腺激素合成障碍等造成。②地方性甲减：多见于甲状腺肿流行地区，是碘缺乏所致，随着碘化盐的广泛应用，发病率明显下降。获得性甲减的发生主要是因为甲状腺本身的病变，如甲状腺炎、甲状腺切除等。由于甲状腺激素在外周组织发挥作用缺陷，称为甲状腺激素抵抗综合征。还有药物性甲减、[131]I治疗后甲减、手术后甲减和特发性甲减等。

病因 可能是甲状腺性，包括慢性甲状腺炎、Graves病[131]I治

疗或手术后、亚急性甲状腺炎、先天性激素生成障碍、甲状腺缺如、缺碘、高碘、恶性肿瘤等浸润、破坏甲状腺、妊娠、出生后暂时性甲减、Graves 病抗甲状腺治疗中、抗甲状腺物质。垂体功能减退、下丘脑功能减退等。

临床表现 发病过程可能分别经过亚临床甲减、临床型甲减和黏液性水肿阶段。亚临床型甲减是初发的隐匿阶段，可没有临床表现，诊断依据是 TSH 增高；临床型甲减可包括轻型甲减和重型甲减。轻型甲减的症状轻微或不典型，仅表现乏力、嗜睡、食欲减退、周身发胀感等非特异性症状，重型甲减可以有轻型黏液水肿的表现。

黏液性水肿表现为易疲劳、怕冷、体重增加、记忆力减退、反应迟钝、嗜睡、精神抑郁、便秘、月经不调、肌肉痉挛等。体检可见表情淡漠，面色苍白，皮肤干燥发凉、粗糙脱屑，颜面、眼睑和手皮肤水肿，声音嘶哑，毛发稀疏、眉毛外 1/3 脱落。由于高胡萝卜素血症，手脚皮肤呈姜黄色。肌肉乏力、暂时性肌强直、痉挛、疼痛、嚼肌、胸锁乳突肌、股四头肌和手部肌肉可有进行性肌萎缩。腱反射的弛缓期特征性延长，超过 350ms，正常为 240~320ms，跟腱反射的半弛缓时间明显延长。心肌收缩力损伤、心动过缓、心排血量下降、ECG 显示低电压。由于心肌间质水肿、非特异性心肌纤维肿胀、左心室扩张和心包积液导致心脏增大。冠心病在该病中高发，心绞痛在甲减时减轻，但是经左甲状腺素治疗后可加重。10% 患者伴发高血压。由甲状腺激素缺乏引起血红蛋白合成障碍、肠道吸收铁障碍引起缺铁、肠道吸收叶酸障碍引起叶酸缺乏和恶性贫血，这是与自身免疫性甲状腺炎伴发的器官特异性自身免疫病等有关。消化系统的表现有厌食、腹胀、便秘，严重者出血麻痹性肠梗阻或黏液水肿性巨结肠。女性可有月经过多或闭经。长期严重的病例可导致垂体增生、蝶鞍增大。部分患者血清催乳素水平增高，发生溢乳。原发性甲减伴特发性肾上腺皮质功能减退和 1 型糖尿病者属多发性内分泌腺自身免疫综合征的一种，称为施密特综合征（Schmidt syndrome）。

病情严重时，可发生黏液性水肿昏迷，多在冬季寒冷时发病，诱因为严重的全身性疾病、甲状腺激素替代治疗中断、寒冷、手术、麻醉和使用镇静药物等。临床表现为嗜睡、体温低于 35℃、呼吸徐缓、心动过缓、血压下降、四肢肌肉松弛、反射减弱或消失，甚至昏迷、休克、肾功能不全危及生命。

诊断 血清 TSH 增高，FT_4 减低，即可以诊断甲减。如血清 TSH 正常，FT_4 减低，考虑为垂体性甲减或下丘脑性甲减，需做 TRH 试验来区分。

治疗 可用甲状腺激素替代治疗。

替代治疗 $L-T_4$ 是治疗甲低的首选药物。治疗应从小剂量开始，起始量为 12.5~25μg，以后逐渐加量至取得最佳疗效。甲状腺粉 60mg 大致相当于 $L-T_4$ 100μg，但是该药的甲状腺激素含量不恒定，T_3/T_4 比值较高，容易导致高 T_3 血症。$L-T_3$ 起效快，但持续时间短，一般不用于替代治疗。

黏液水肿性昏迷的治疗 ①补充甲状腺素，首选 $L-T_3$ 静脉注射，直至患者症状改善，清醒后改为口服。如无注射剂可予片剂鼻饲，至患者清醒后改为口服。②保温、供氧、保持呼吸道通畅，必要时行气管切开、机械通气等。③氢化可的松 200~300mg/d 持续静滴，患者清醒后逐渐减量。④根据需要补液，但是入水量不宜过多。控制感染，治疗原发病。

替代治疗的注意事项 ①替代治疗的目标是将血清 TSH 和甲状腺激素水平控制在正常范围内，其中血清 TSH 水平最为重要，一般在更换剂量后 1 个月 TSH 水平达到新的平衡。②替代治疗剂量的个体差异较大，单一个体也会因年龄、体重、环境、疾病的变化而引起治疗剂量的改变，故接受替代治疗的患者需每年监测至少两次血清 TSH、T_4、T_3 水平；$L-T_4$ 的主要不良反应是过量替代容易诱发和加重冠心病、引起骨质疏松，故替代治疗应从小剂量开始。③$L-T_4$ 通过胎盘的剂量极小，胎儿不能获得替代作用，因此妊娠时母体所需的替代剂量显著加大，一般主张维持血清 TSH 水平在正常范围上限，以有益于胎儿的正常发育。④亚临床甲减患者在下述情况需要替代治疗：高胆固醇血症、血清 TSH > 10mU/L、甲状腺自身抗体强阳性，目的是阻止其发展为临床甲减和防止动脉粥样硬化的发生。

（王深明 郭 磊）

rǔxiàn jíbìng

乳腺疾病（breast disease）

各种原因导致乳腺原发性和继发性疾病。原发性乳腺疾病按组织来源可分为腺体源性疾病和间质源性疾病，按病因和病变性质可分为肿瘤性疾病、炎症性疾病、增生性疾病、分泌异常性疾病和乳房发育异常。乳腺肿瘤性疾病可来源于腺体或间质，包括良性、恶性和介于良性与恶性之间的交界性肿瘤。炎症性疾病可分为感染性和非感染性炎症，感染性炎症包括结核等特异性感染和普通细菌等微生物引起的非特异性感染。乳房发育异常则有先天性和后天性之分。

临床表现 可无明显表现，也可出现局部和全身表现，一般以局部表现为主。疼痛和肿块是最主要的临床表现。肿瘤性疾病主要表现为肿块，而炎症性疾病和增生性疾病多以疼痛为主要症状。疼痛可以是乳房胀痛、刺痛或牵扯痛，也可向同侧上肢和肩背部放散，有时可与月经有关。除乳房疼痛和肿块外，还可表现为乳房大小形态和位置的改变、皮肤和乳头乳晕的变化、乳腺增厚变硬和压痛、区域淋巴结肿大和触痛及患侧上肢水肿疼痛等。乳腺疾病的全身表现因病而异，主要有：乳腺恶性肿瘤转移引起的疼痛、消瘦等全身症状和相应的内脏转移症状；乳腺炎症性疾病引起的发热、脉搏加快、白细胞增多，感染扩散引起的寒战和败血症表现；引起乳腺继发性疾病的原发病症状。

诊断 主要依靠病史、体检和辅助检查。辅助检查包括化验检查、影像学检查、导管镜检查和病理学检查等。①常用的化验检查有：血常规、血沉、肿瘤相关抗原检测以及性激素检测等。②影像学检查：包括高频彩色多普勒超声、乳腺钼靶X线检查、乳腺导管造影、CT、MRI、PET-CT、放射性核素显像等，其中以超声和乳腺钼靶X线检查使用最为普遍，适用于绝大多数乳腺疾病。CT和MRI多用于超声和乳腺钼靶X线检查的补充，同时也与PET-CT和放射性核素显像一样用于检查乳腺恶性肿瘤的远处转移。③乳腺导管造影和乳管镜检查：主要用于乳头溢液、溢血患者。④病理学检查：包括细胞学检查和组织学检查，主要用于明确病变的性质。细胞学检查可取溢液等分泌物涂片、病变表面刮片以及细针穿刺抽吸物涂片进行检查。组织学检查可通过粗针穿刺活检和手术切取活检进行检查，是绝大多数乳腺疾病诊断的金标准。

治疗 主要采取手术治疗和非手术治疗，有时也采用介入治疗。主要手术方式有：切开引流、单纯病变切除、根治性切除、乳头乳房整形和再造等。非手术治疗主要有：抗感染治疗、抗增生治疗和抗癌治疗，其中抗癌治疗又可分为放疗、化疗、内分泌治疗、分子靶向治疗、生物治疗、介入治疗和中医中药治疗等。

(姜 军)

rǔxiàn jiǎnchá

乳腺检查（breast examination）

包括对乳房实施的体格检查以及借助专门医疗设备进行的仪器检查。根据检查实施方式的不同，可分为乳腺体格检查以及乳腺特殊检查。

乳腺体格检查 包括被检查者自己实施的乳腺自我检查和医生进行的乳腺体检。

自我检查 检查时机为每次月经干净后1周。绝经后妇女，可固定于每月最易记住的时间进行。检查时，袒露上半身，面对镜子进行视诊和触诊。注意检查乳房大小和形态、皮肤和乳头乳晕的变化、乳腺有无肿块、增厚、变硬和压痛、乳头有无溢液、腋窝和锁骨上淋巴结有无肿大等。

乳腺体检 为乳腺最基本和最常用的检查手段，检查时机以月经干净后1周为宜。检查应在温暖、明亮的环境下进行，可取端坐、站立或卧位进行检查。检查时两侧乳房应充分暴露，交替采用立、卧位检查有利于发现乳腺病变。检查内容包括视诊和触诊。

乳腺特殊检查 又称乳腺辅助检查，包括影像学检查、乳管镜检查和病理学检查等。影像学检查主要有乳腺超声检查、乳腺X线检查、乳腺导管造影、CT、MRI、PET-CT、放射性核素显像等。

乳腺超声检查 具有方便、无创、价廉及可反复应用等优点。主要用于发现和鉴别肿块、引导穿刺活检和手术定位。不同病变的超声表现各不相同：囊肿呈无回声区，实质性肿块则为减弱回声，但要注意与正常脂肪区分；乳腺癌表现为腺体层内的减弱回声形状不规则，边界不清，无包膜，病变内和周围血流丰富，尤其是动脉血流多见，肿块内有时可见呈颗粒状强回声的钙化灶；纤维腺瘤多呈圆形或椭圆形，也可为分叶状，密度均匀，边界清楚，可见包膜，病变内部和周边血流不丰富，偶有块状钙化；导管内乳头状瘤表现为扩张导管内的结节状回声。超声检查还可以了解乳腺区域淋巴结有无肿大或转移。

乳腺X线检查 主要用于乳腺癌检查，可发现钙化、肿块并引导定位穿刺活检。一般摄轴位、斜位或侧位片。因受肿块特性及乳腺腺体组织的密度和厚薄的影响，其发现病变的阳性率不及彩超，但可能较彩超发现更早期的乳腺癌病灶。乳腺癌的钼靶X线表现可分为直接征象和间接征象。直接征象有肿块、毛刺和钙化。肿块常为密度增高影，形状不规则或呈分叶状、星形、圆形、卵圆形，边界不清，有毛刺样或触角，部分可见细砂样或丛集状钙化灶。间接征象包括乳腺外形改变、皮肤和皮下水肿、增厚、收缩、乳头凹陷、导管和血管异常增粗以及腋窝淋巴结肿大等。

乳腺导管造影　主要用于乳头溢液的诊断、鉴别和定位，尤其是对诊断乳腺导管本身的病变具有一定的价值。造影时先清洗消毒患侧乳头，找到需造影的溢液导管开口，然后插入硬膜外导管或细的血管留置软针，注入造影剂，拍轴位、侧位及正位片。注意插入导管时不要刺破导管壁，推注造影剂时压力不要过大，以防导管破裂、造影剂进入乳腺间质。要严格防止气泡注入导管内造成充盈缺损的假象，尽量避免造影剂外漏，以免污染照片。乳腺导管造影常见的异常征象有：导管扩张、囊肿形成、扭曲、僵硬、排列紊乱、导管内充盈缺损和阻塞中断。

乳腺 CT 检查　可发现乳腺肿块和钙化病灶，鉴别囊性和实质性肿块，帮助确定病变部位和病情分期，了解肺、肝、脑和纵隔淋巴结转移情况，引导定位穿刺活检。

乳腺 MRI 检查　主要用于发现较小的病灶和多发性病变，鉴别彩超和钼靶 X 线检查发现的可疑病变，对乳腺癌进行分期和病情评估，引导穿刺活检等。结合 MRI 动态成像和脂肪抑制技术，可提高对乳腺病变的敏感性和特异性。

乳腺 PET-CT 检查　多采用 [18]F-脱氧葡萄糖做示踪剂，主要用于检查乳腺恶性肿瘤有无转移。PET-CT 是 PET 和 CT 结合，综合了两者优点，是目前针对恶性肿瘤最敏感的检查方法之一。

放射性核素显像　多用于乳腺癌骨转移检测和淋巴显像。也有人对乳腺癌原发灶采用 SPECT 进行 [99m]锝 - 甲氧基异丁基异腈（[99m]Tc-MIBI）阳性显像。

乳管镜检查　检查时经溢液导管开口插入纤维乳管镜，观察输乳管和各分支导管，了解大导管内有无病变。主要用于乳头溢液的诊断，并可经乳管镜对病变进行冲洗和刷片细胞学检查，对炎症等非肿瘤性病变，可行乳管镜下治疗。乳管镜检查常见的异常征象有：导管壁充血、糜烂、隆起性肿物、导管内出血、异常分泌物和絮状物及导管腔堵塞等。

细胞学检查　包括脱落细胞学检查和穿刺细胞学检查，但假阴性和假阳性较粗针穿刺活检高。对乳头溢液可通过挤压、吸引采集溢液或导管镜下刷片进行细胞学检查。对乳房肿物可行细针穿刺针吸细胞学检查，也可用粗针穿刺时的残余物涂片或组织印片进行细胞学检查。

组织学检查　可采取核心针穿刺或真空辅助负压旋切系统活检。对于较小的病变，可在超声或 X 线引导下定位穿刺活检。也可采取肿块切除活检。

（姜　军　张　毅）

rǔxiàn tǐgé jiǎnchá

乳腺体格检查（breast physical examination）　医生对被检查者乳腺进行的体格检查。应在温暖、明亮的环境下进行，时机以月经干净后 1 周为宜。可取端坐、站立或卧位进行检查。检查内容包括视诊和触诊。

视诊　以立位或坐位为好，分别观察两臂自然下垂和上举时乳房的体征。视诊时首先要注意乳房的位置、大小和形态是否正常对称，表面有无异常隆起和凹陷。其次要观察乳房皮肤有无血管扩张、发红、水肿、糜烂、结节、酒窝征和橘皮征等。一侧乳房有明显炎症或较大肿瘤时，患侧乳房常会增大和下垂，伴皮肤红肿充血或血管扩张。当乳腺癌侵犯乳腺悬韧带（Cooper 韧带）时可出现酒窝征，侵犯皮肤则可出现橘皮征、甚至溃烂和卫星结节。另外要察看两侧乳头乳晕的位置是否对称，乳头有无内陷、回缩、歪斜、皲裂、脱屑、糜烂、溢液、溢血、溢乳等异常，挤压乳头有无分泌物流出，如有应注意观察分泌物颜色，并确定溢液的位置、是单乳孔溢液还是多乳孔溢液。乳腺癌侵犯乳头深面导管时可出现乳头内陷、歪斜和溢血，乳腺佩吉特病则主要表现为乳头脱屑和糜烂。此外，还要检查腋窝和双侧乳腺发育线附近有无副乳和副乳头等。如有异常，要了解异常发生的时间。

触诊　以卧位为佳。采用坐位或立位检查时，根据不同情况患者两臂自然下垂、上举或叉腰，检查者偏向患者侧面。触诊时手指并拢用手指掌面平贴乳房，按顺时针方向依次触诊外上、外下、内下、内上象限和中央区，最后检查腋尾、腋窝和锁骨上窝。触诊时要了解乳房的厚度、质地，有无压痛、结节和肿块。如有肿块，要注意肿块的位置、深浅、方位、距乳头乳晕的距离、肿块大小、形状、质地、表面和活动度，有无囊性感，与深层肌肉及皮肤、乳头是否有粘连，有无酒窝征。对于小肿块可单用示指尖或示指与中指尖触摸。注意不要用手指捏乳腺，以免把腺体误认为肿块，还要注意区别乳腺肿块与隆起的肋骨或肋软骨。乳腺纤维腺瘤常表现为光滑活动的肿块，肿块形态较规则,圆形或椭圆形,有时可有分叶,边界清楚。乳腺癌肿块形态通常不规则,质硬,界限不清,活动度差。检查腋窝时,应依次检查腋窝各群淋巴结。检查者先面向患者,以右手检查患者左侧腋窝,左手检查右侧腋窝。先让患者上肢外展或上举,检查者以指尖伸入腋窝顶部,掌面压向患者胸壁,嘱患者放松,上肢下垂或叉腰,或者搁置于检查者前臂上,检查者用手指掌面轻柔地自上而下扪查中央淋巴结,然后手指转向腋窝前壁,扪查胸肌组淋巴结。检查腋窝后部淋巴结时,检查者应站在患者背后,扪查背阔肌前内侧,最后检查锁骨下和锁骨上淋巴结。

(姜军 张毅)

rǔxiàn chāoshēng jiǎnchá

乳腺超声检查 (mammary glands ultrasonography examination)

将超声仪的超声波发射到人体内,处理回声信号获得声像图,根据声像图特点判断乳腺病变性质的检查方法。是乳腺影像诊断的主要手段之一。

临床应用 ①确诊乳腺内肿块,并分辨囊性肿块及实质肿块。②鉴别乳腺肿瘤性质及肿瘤定位(图)。③确诊乳腺导管扩张。④确诊腋窝、锁骨上以及内乳淋巴结肿大,并分辨肿大淋巴结的性质。

检查方法 采用 5~10MHz 高频探头,在满足穿透力的前提下,应尽可能选用较高频率探头。检查时,患者一般仰卧,双臂自然外展上举,双手置于枕部。将探头置于乳房上适度加压,以乳头为中心顺时针或逆时针做纵切、横切、斜切连续扫查。如发现可疑病灶,应检查至少互相垂直的两个切面或更多切面以确认病灶

的存在。乳腺肿块超声检查定位应以乳头为中心,依时针表面 1~12 点标记肿块位置,并测量其与乳头的距离。注意观察两侧是否对称,必要时应对腋窝、锁骨上以及内乳淋巴结进行检查。正常乳腺超声影像显示:腺体层内呈现中强回声带夹杂有中低回声,但排列及结构比较整齐,层次结构清晰。腺体后方为脂肪及纤维组织。乳腺后方的胸壁上,可见胸大肌为均质性低回声,呈长条索形。最后为肋骨及肋间肌,肋骨横切时呈椭圆形衰减暗区,肋间肌呈点状低回声区。

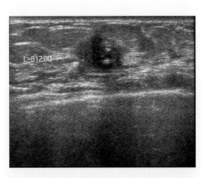

图 乳腺癌超声影像(第三军医大学西南医院超声科供图)

乳腺内见边界不清、不规则的蟹足样病变,病变为实质不均质低密度回声,其内有数个增强回声

(姜军 张毅)

rǔxiàn X xiàn jiǎnchá

乳腺 X 线检查 (mammary glands X-ray examination)

利用软射线穿透乳腺组织,通过胶片进行感光,经过显影、定影等程序进行成像,对乳腺内组织进行的诊断性检查。是乳腺癌筛查与诊断最常用基本的方法,是乳腺疾病最重要的辅助检查之一。具有全面、直观、操作简单、安全和费用比较低廉等特点。

临床应用 具有照片图像清晰、对比度适宜等优点,可清楚

显示乳房内小于 1cm 的结节性病灶,并可准确定性、定位(图1)。其诊断乳腺良恶性肿瘤准确率可达 85%~90%,并能发现触诊阴性的早期乳腺癌(图2)。另外能发现部分以簇状泥沙样钙化为唯一表现的 T_0 期乳腺癌。

检查方法 标准投照体位为内外侧斜位和头尾位。拍摄时,

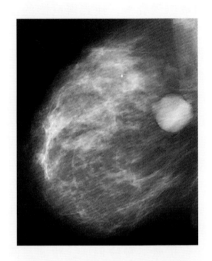

图1 乳腺纤维腺瘤 X 线片(第三军医大学西南医院放射科供图)

乳腺内见边界规则光滑的肿块影

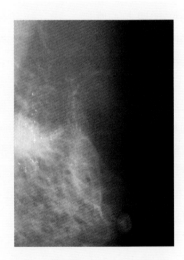

图2 乳腺癌 X 线片(第三军医大学西南医院放射科供图)

乳腺内见边界不规则肿块影,肿块内有泥沙样钙化,周围有毛刺形成

患者可取立位、坐位、侧卧位或俯卧位。立位投照比较方便，但体位容易移动，特别是年老、体弱或情绪紧张的妇女，容易因身体颤动而影响照片质量。此时，宜采用坐位或侧卧位投照。侧卧位投照患者较舒适，体位不易移动，但在患者上下床及摆位时较费时间。俯卧位投照须设计一特殊床面，床面上设置两个圆孔，患者俯伏其上，使乳房自圆孔处下垂，即可摄得较多的乳腺组织。俯卧位投照对小而松弛的乳房较为合适。

不良反应与注意事项 X线检查时应注意以下问题：①检查时间最好避开月经前1周和经期，此时乳房充血水肿将会影响照片质量，也常因挤压使患者乳房疼痛加重。②钼靶X线对人体有一定损害，年轻女性未婚未育者应尽量避免应用。③非必需的情况下，对怀孕期间的女性应避免X线检查，对哺乳期女性也应慎重使用。④两次钼靶检查时间间隔不宜少于3个月。

（姜军 张毅）

rǔguǎnjìng jiǎnchá

乳管镜检查（fiberoptic ductoscopy）

通过超细光导纤维内镜（乳管镜）对乳腺导管管腔和管壁进行观察的检查方法。是近年来乳腺检查技术的重要革新和突破。乳管镜主要构成部分为：光导纤维、光源、图像显示器、图像记录照相机、录像机和打印机。

临床应用 ①诊断疾病：乳管镜能在直视下发现管腔微小病灶，并通过洗涤细胞学检查及镜下活检等方法对疾病行定性诊断。②确定病变部位：乳管镜能直接明确病变部位和范围，从而提高手术的精准性。③治疗作用：可以通过乳管灌洗治疗乳管炎症及直视下行良性肿瘤切除等。

检查方法 患者平卧于检查床，被检一侧乳房皮肤行常规消毒，铺无菌孔巾。提起乳头，用涂有利多卡因的专用探条扩张乳管口，当乳管口扩大到乳管镜可以顺利进入时，插入乳管镜，同时经乳管镜操作孔缓慢注入0.5%利多卡因生理盐水，保持一定压力，扩张各级乳管，在充盈满意后即可见到乳管腔，调整内镜角度，逐级进镜，观察各级分支乳管。检查过程中观察管腔有无分泌物，管壁病变部位的大小、形态等，同时采集图像并保留记录，也可吸取导管内液体送细胞学检查，术毕拔除乳管镜，排出乳腺导管内液体，乳头涂红霉素软膏并以无菌纱布覆盖，禁浴24小时。镜下正常乳管表现为：乳管内壁黏膜光滑呈乳白色或淡红色，毛细血管清晰可见，乳管弹性强，管腔无絮状分泌物，总乳管管壁可见特征性的环状皱褶，从总乳管远端开始呈树权形逐渐分级，一般距乳头开口处1~3cm处可见一级分支，依次可见到2~5级分支（距乳头5~7cm），检查中通常可见3级分支（图）。

不良反应和注意事项 并发

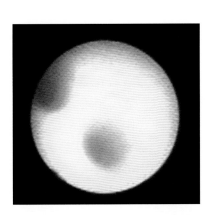

图 乳管镜下正常乳管形态
（第三军医大学西南医院
乳腺外科供图）

症主要为乳管破裂。当乳腺导管压力过大或光导纤维刺伤导管壁可致乳管破裂，临床表现为破裂乳管处皮下气肿，检查时伴有握雪感，内镜下管腔消失，偶见黄色脂肪充盈视野，检查无法继续，此时应终止检查，一般无须特殊处理，只有发生导管相应区域乳腺组织的局部感染时才需用抗生素治疗。

（姜军 张毅）

rǔxiàn chuāncìhuózǔzhī jiǎnchá

乳腺穿刺活组织检查（breast needle biopsy）

以穿刺针穿刺获取乳腺可疑病变组织进行病理组织学观察的检查方法。简称乳腺穿刺活检。

临床应用 用于乳腺病理性诊断。

检查方法 根据穿刺针的不同可分为核心针活检（图1）和真空负压辅助活检（图2）。按穿刺引导方式可分为徒手穿刺活检、超声引导下穿刺活检、钼靶X线引导下穿刺活检及磁共振引导下穿刺活检。①徒手穿刺活检：适用于较大的乳腺病变，因无引导，故穿刺具有一定的盲目性。②超声引导下乳腺穿刺活检：是临床应用较多的一种活检方式，适用于彩超可见的较小病变，其优点是定位准确方便、操作简便易行、无辐射危害。③钼靶X线引导下乳腺穿刺活检：主要用于体检和彩超不能发现而乳腺钼靶X线检查可见的乳腺钙化和其他病灶，需要在钼靶检查时进行准确的立体定位，然后对准病变进行穿刺活检。④MRI引导下乳腺穿刺活检：适用于MRI检查可见的乳腺病变，其成本和价格较高。乳腺穿刺活检应注意掌握不同穿刺活检方法的适应证，选择合适的穿刺点，进针点最好位于手术拟切

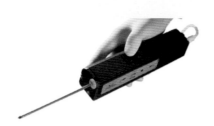

图 1 核心活检针

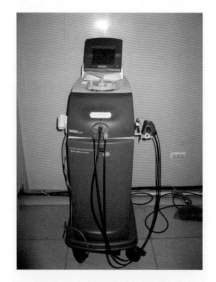

图 2 负压辅助活检系统

除的范围内，同时要便于实施者操作。根据活检目的的不同，必要时改变方向穿刺以便获取足够的组织标本。乳腺穿刺活检的可能并发症有：穿刺部位出血和血肿形成、误入胸腔致血气胸、穿刺部位感染和脓肿形成等。关于乳腺穿刺活检，是否会导致肿瘤种植和增加转移概率，目前尚有争议。

（姜 军 张 毅）

rǔxiàn liángxìng jíbìng

乳腺良性疾病（benign breast disease） 各种原因所致具有良性经过的乳腺原发疾病。

分类 乳腺良性疾病按组织来源可分为腺体源性疾病和间质源性疾病，前者主要见于乳腺纤

维腺瘤和乳腺导管内乳头状瘤等，后者以脂肪瘤常见。按病因可分为肿瘤性疾病、炎症性疾病、增生性疾病、分泌异常性疾病和乳房发育异常。乳腺炎症性疾病包括急性乳腺炎和慢性乳腺炎，慢性乳腺炎主要有慢性浆细胞性乳腺炎和慢性肉芽肿性乳腺炎。乳腺增生性疾病主要有乳腺增生症和男性乳房发育症。乳腺分泌异常性疾病有闭经-泌乳综合征，乳腺发育异常包括多乳头和多乳房畸形、乳房发育不良、巨乳症以及乳头凹陷等。

临床表现 因病而异，有时可无明显表现，也可出现局部和全身表现，局部表现以疼痛和肿块为主。乳腺良性肿瘤主要表现为乳腺肿块，而炎症性疾病多以疼痛为主要症状。其他表现还有乳房形态的改变、乳头溢液、乳腺增厚变硬和压痛以及发热、脉搏加快、白细胞增多等感染表现。

诊断 主要依靠病史、体检和辅助检查做出诊断。虽然结合病史和体格检查可对大部分乳腺良性疾病做出准确的诊断，但辅助检查仍然是乳腺良性疾病的重要诊断手段。乳腺辅助检查包括实验室检查、影像学检查、乳管镜检查和病理学检查等。影像学检查有高频彩色多普勒超声、乳腺钼靶 X 线检查、乳腺导管造影、CT、MRI 检查等，其中以超声使用最为普遍，是乳腺良性疾病的基本检查，适用于绝大多数乳腺良性疾病。乳腺钼靶 X 线检查主要用于乳腺增生以排除乳腺癌，而 CT 和 MRI 多用于超声和乳腺钼靶 X 线补充检查。乳腺导管造影同导管镜检查一样，主要用于乳头溢液、溢血患者。病理学检查可分为细胞学检查和组织学检查，对乳腺良性疾病的诊断具有

决定性意义。

治疗 主要采取手术治疗和非手术治疗。手术方式主要包括：切开引流、病变切除、乳头乳房整形和再造等。非手术治疗主要有：抗感染治疗、抗增生治疗。

（姜 军 张 毅）

jíxìng rǔxiànyán

急性乳腺炎（acute mastitis） 致病菌导致的乳腺急性化脓性感染。又称产后乳腺炎。临床多见于产后哺乳期妇女，以初产妇最为常见。其致病菌大多数为金黄色葡萄球菌，少数为链球菌。急性乳腺炎可以发生于哺乳期或非哺乳期女性，哺乳期病例占绝大多数，急性乳腺炎常发生于产后 2～4 周，74%～95% 发生于产后 12 周内。

病因及发病机制 ①乳汁淤积：乳汁是理想的细菌培养基，乳汁淤积将有利于入侵细菌的生长繁殖。常见乳汁淤积的原因有：乳汁排出受限，包括乳头先天性发育异常（乳头内陷或乳头过小）、乳管受炎症影响管径变细、乳管受肿瘤压迫导致不通畅；乳汁过多，排空不全。②细菌入侵：乳头破损或皲裂，细菌沿淋巴管入侵是感染的主要途径或细菌沿乳腺导管开口逆行入侵。常见乳头损伤的原因有：缺乏哺乳经验、非正常哺乳和哺乳时间过长（超过 6 个月）。

急性乳腺炎的常见致病菌为金黄色葡萄球菌，少数为链球菌。金黄色葡萄球菌易引起乳腺脓肿，感染灶可沿乳腺纤维间隔蔓延，形成多房性的脓肿，最终导致乳腺组织严重破坏；链球菌感染易导致乳腺弥漫性炎症，部分病例可伴发严重的全身中毒症状。

临床表现 在初期主要表现为乳房胀痛、局部硬块和皮温升

高。当应用抗菌药物治疗后，局部症状可缓解。若未进行及时治疗，炎症可向周围扩散，皮肤红肿，触痛更为明显（图），可伴有寒战、发热、头痛、乏力等全身症状，在患侧腋下可触及肿大淋巴结。如疾病继续进展，炎症部位组织逐渐坏死、包块变软，形成脓肿。脓肿位置不同，其临床表现会有一定差异。当脓肿位置较浅时，表现为局部红肿、隆起；当脓肿位置较深时，早期主要以局部疼痛和全身性症状为主。脓肿可向周围蔓延，侵蚀周围正常组织，当脓肿侵及乳管时，可出现乳头溢脓；当其向浅层侵犯时，可出现皮肤破溃。

诊断 根据病史和查体对该病的诊断并不困难。哺乳期女性乳房出现局部红、肿、热、痛，查体发现局部疼痛性包块，腋窝淋巴结肿大，伴发寒战、高热等全身症状时，均应考虑到急性乳腺炎的可能。①血常规检查：可见白细胞增多。②乳腺超声：乳腺局部或全乳腺体层内可探及边界欠清的减弱回声，其内伴强回声；病变区域皮肤水肿、增厚、皮下脂肪回声增强；病变周围血流信号丰富，血管走行规则。当有脓肿形成时，超声下可见一个

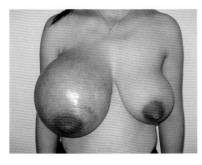

图　右乳急性乳腺炎（第三军医大学西南医院乳腺外科供图）

或多个形态不规则的液性暗区，呈不均质的弱回声或无回声区，其内可伴有强回声，暗区边界增厚而不光滑。皮肤层增厚，皮下脂肪回声增强，腺体呈不规则低回声结节，边界不清，内部回声分布不均。

鉴别诊断 该病诊断比较容易，但需与炎性乳腺癌相鉴别。炎性乳腺癌也好发于育龄期妇女，在妊娠期和哺乳期更为常见。其临床表现和急性乳腺炎极为相似：病情发展迅速，由局部病变到整个乳房病变；乳房局部红、肿；患侧腋窝淋巴结肿大等。其鉴别要点是：炎性乳腺癌很少出现寒战、发热、乳房包块疼痛。白细胞往往不会增多。超声下炎性乳腺癌也可见皮下组织回声增强、腺体层内大片状不规则低回声反射区、边界欠清、内部回声不均质、血供丰富等特点，但超声引导下穿刺活检可以鉴别。

治疗 主要包括非手术治疗和手术治疗。

非手术治疗 ①支持治疗：清淡饮食，给予足量能量、水和维生素。②抗菌药物治疗：可选用青霉素类，对青霉素过敏者，可选用红霉素。最好在使用抗菌药物之前做脓液细菌培养和药敏试验，根据培养结果选择高效红霉素。局部应用红霉素封闭治疗也有一定促进炎症消散的功效。③回乳：炎症初期可以继续哺乳，原因在于可以起到疏通乳管、减少乳汁淤积的作用，但哺乳前后乳头要保持清洁。若已明确有乳头损伤时，建议暂停哺乳，用吸乳器排空乳汁，并局部应用抗生素药膏。若病变范围较大，已有明确脓肿形成，建议回乳。④局部理疗：特定电磁波治疗仪（TDP）局部照射或25%硫酸镁湿

热敷，可以促进炎症的吸收。

手术治疗 对已形成脓肿者，必须做到引流及时、通畅，以免更多乳腺组织遭受破坏，加重瘢痕形成。若脓液不能及时排出，炎症则难以消散。脓液的引流方式主要有两种。①激光打孔：在波动感最明显的部位打孔并吸出脓液，然后将抗生素注入脓腔。此法创伤小，患者容易接受，同时也避免了每天换药的痛苦。但引流不通畅，适合较小的表浅脓肿。②乳房脓肿切开引流术：当已决定行此手术时，最好能与回乳同时进行，以缩短伤口愈合期限。术后需要定期换药，换药时，放置引流条应自脓腔底部开始，但勿过紧，以便肉芽组织由内向外生长，最后使皮肤愈合。换药时，可用过氧化氢、苯扎溴铵、0.9%氯化钠溶液对脓腔进行冲洗。

预防 ①怀孕前乳腺检查：怀孕前应当到乳腺专科进行检查，对于部分乳腺疾病需要提前处理，包括乳头内陷的矫正及乳腺肿瘤的治疗。②规范哺乳，防止乳头损伤：乳头要经常保持清洁，每次哺乳前后均应用温开水或3%硼酸水洗涤。细小损伤或破裂应及时处理。如乳头有破损不能哺乳时，应用吸乳器将乳汁吸出，以免婴儿吸吮时加重乳头损伤，并有利于伤口愈合。早期乳房出现红肿，适用冰袋做冷敷，可减轻炎症和疼痛。不可让婴儿含着乳头睡觉。在婴儿开始长牙时，更需要注意防止乳头损伤。③排空乳汁：哺乳须定时，每次至吸尽为止，并用手从乳房周围向乳头方向加以按摩，使乳汁排净。哺乳完毕，清洗拭干后用胸罩将乳房托起。

预后 通过及时规范的治疗

可以达到痊愈，并不影响以后的形态和功能。如果治疗不及时或治疗不当，可能会导致病变继续扩大、永久性腺体组织破坏、复发或向慢性炎症转化。

（姜军 张毅）

rǔxiàn jiéhé

乳腺结核 (tuberculosis of breast)

由结核杆菌引起的乳腺慢性特异性感染。又称结核性乳腺炎。该病较少见，占全部乳腺疾病的1%～2%和全部结核病的0.5%。

病因及发病机制 可分为原发性和继发性。前者很少见，可由结核杆菌侵入乳腺皮肤局部破损或乳头感染结核杆菌后经乳腺导管扩散至乳腺小叶引起。多数为继发性，可继发于肺结核或肠系膜淋巴结结核血源性播散，或由肋骨、胸骨、胸壁等邻近结核病灶经淋巴管逆行播散或直接蔓延所致。

病理 ①大体所见：早期乳腺内实性结节、质硬、表面光滑、边界不清、可推动。随着病变进展，病灶融合成不规则肿块，质较软，切面可见病灶中心干酪样坏死，并液化形成脓腔，脓腔间相互沟通形成多发性脓肿。脓肿可穿透皮肤形成顽固性窦道，流出结核性脓液，乳腺组织发生广泛性破坏。②镜下所见：在乳腺组织中可见典型的结核结节，结节中央为干酪样坏死区，也有的乳腺结核找不到典型的结核结节，仅在炎性浸润中有较多的上皮细胞及干酪样坏死。

临床表现 常见于20～40岁已婚已育妇女，病程缓慢，大多无结核中毒症状，临床常分为三型。①结节型：多见于早期，乳房内有一至数个结节，无疼痛或触痛，肿块光滑、活动，与周围组织分界不清。②融合型：为单个结节的扩散或多个结节的相互融合，并发生干酪样坏死液化，常有多个冷脓肿形成，冷脓肿可破溃形成瘘管或窦道，并排出有干酪样碎屑稀薄脓液。③硬化型：少数病例坏死组织较少、纤维组织较多而形成硬块，使乳腺外形改变，乳头内陷，乳房皮肤出现橘皮样改变。

诊断 早期诊断较困难，需经活检明确。形成溃疡、窦道及冷脓肿后，在分泌物及脓液中可查到结核杆菌，诊断较容易。

鉴别诊断 需与乳腺癌相鉴别，乳腺癌发病年龄较大，发展较快，而乳腺结核病程长，发展缓慢，发病年龄较乳腺癌小。乳腺结核可有原发灶，而乳腺癌与此并存者极少。乳腺结核有慢性炎症表现，局部皮肤破溃，窦道形成，流出物中可查到结核杆菌。乳腺钼靶X线检查乳腺癌可见沙砾样钙化，而乳腺结核的钙化较少见。

治疗 ①注意休息，加强营养。②药物治疗：该病确诊后全身性应用抗结核药物治疗，有脓肿形成者可在局部抽脓后注入抗结核药。③手术治疗：在全身性抗结核药物治疗基础上对结核病灶进行手术治疗能彻底治愈乳腺结核。对较小的局限病灶行病灶清除术或包括病灶在内的象限切除术，病变超过一个象限或占乳房1/3以上者可行全乳切除术。术后应继续抗结核治疗。

（姜军 张毅）

rǔfáng zhīfáng huàisǐ

乳房脂肪坏死 (fat necrosis in the breast)

乳房脂肪组织因暴力或其他原因出现损伤并在脂肪酸酶的作用下发生皂化，继而引起的乳房无菌性脂肪坏死性炎症。该病发病率较低，约占全部乳腺疾病的0.5%，可以发生于任何年龄，但以40～50岁女性为主，有时不易与乳腺癌相区别而容易误诊。

病因及发病机制 可分为原发性乳房脂肪坏死和继发性乳房脂肪坏死。①原发性乳房脂肪坏死：绝大多数由外伤所致。50%的患者可无明显外伤史，一些因较轻钝挫外力亦可使乳房脂肪组织被挤压而发生坏死。脂肪组织坏死或出血以后，坏死组织逐渐被纤维组织所代替。②继发性乳房脂肪坏死：继发于某些疾病之后，如浆细胞性乳腺炎时扩张导管内容物可经管壁渗入到乳腺间质内，乳房的化脓性感染、乳房的手术和乳腺放疗后都能引起乳房脂肪坏死。其共同的发病机制为：乳房的脂肪组织受损后，血液或组织中脂肪酸酶使结节状的脂肪发生皂化，其后出现无菌性坏死性炎症等病理改变。

临床表现 多发生于中老年人；病程相对较短，一般为1~2个月；多有外伤、手术及炎症等病史；以乳房坚硬肿块为主要表现，肿块与皮肤粘连，可伴压痛和乳头回缩；腋窝淋巴结常无肿大；超声和钼靶X线检查发现的肿块影多位于皮下。

诊断 主要根据病史、体征和辅助检查进行判断。因该病发病率低，且临床表现与乳腺癌类似，术前确诊困难，常被误诊为乳腺癌。

鉴别诊断 ①乳腺癌：多无乳腺外伤等相关病史，且乳腺肿块生长迅速，可累及乳腺皮肤或胸肌，腋窝淋巴结或锁骨上淋巴结肿大，较硬。②乳腺脂肪瘤：多为圆形、单发、质软，切面有白色纤维间隙，镜下可见正常脂肪细胞被纤维分开。③乳腺纤维腺瘤：多为青年女性，肿块为圆形或椭圆形，质地坚实，表面光滑、界清、活动度好，腋窝淋巴结无肿大。

治疗 对于诊断明确的乳房脂肪坏死，若病灶较小，症状较轻，可行非手术治疗，包括对症治疗和理疗。当诊断不能明确、肿块较大或伴有明显疼痛等症状时仍应行手术切除。在术中行快速冷冻切片病理检查多可明确诊断，决不可贸然行根治性手术。手术方式可为肿块局部切除、乳房区段切除、脂肪液化切开引流术等。该病一般情况预后较好。

（姜 军 张 毅）

jiāngxìbāoxìng rǔxiànyán

浆细胞性乳腺炎（plasma cell mastitis）

乳腺导管扩张且扩张后期大量浆细胞浸润的乳腺慢性非细菌性炎症。又称乳腺导管扩张症。好发于绝经前后妇女，其发病率占乳腺良性疾病的1.41%～5.36%。病因及发病机制迄今仍不完全清楚，一般认为与乳头发育不良、畸形、哺乳期乳汁淤积、乳腺外伤、炎症、内分泌失调及乳房退行性变有关。

临床表现 主要为乳晕区红肿、肿块形成、皮肤破溃和脓液分泌等，常伴乳头内陷，其特点为反复发作（图）。可分为急性期、亚急性期和慢性期。①急性期：患者出现乳腺皮肤红肿，乳晕旁肿块伴肿痛及压痛，肿块边界不清，腋窝可扪及肿大淋巴结。全身反应较轻，一般无发热。白细胞无明显增多。②亚急性期：此期以肿块为主，乳腺皮肤红肿等急性炎症逐渐消退。可出现乳头内陷及溢液，以淡黄色浆液性液体多见，部分患者出现血性及脓性溢液。③慢性期：患者出现持续存在的乳腺肿块，肿块较前

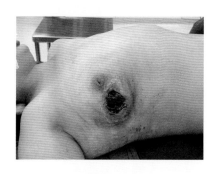

图　右乳浆细胞性乳腺炎（第三军医大学西南医院乳腺外科供图）

两期缩小、变硬，并与乳腺皮肤及周围组织粘连，可出现橘皮样改变。严重者可见乳晕区慢性窦道形成。

诊断 有典型症状和体征者常可确诊。对于诊断困难者，常用的辅助检查有：①乳腺超声。病灶位于乳晕后或乳晕周围，内部呈低回声实性区，边界不清，形态不规则，导管呈囊状扩张，尤其是串珠样扩张。②乳腺钼靶X线检查。病变多表现为片状模糊致密影，有时可见毛刺征及粗颗粒圆形钙化。③病理诊断。针吸细胞学检查可见坏死物和较多的浆细胞、淋巴细胞。术中快速冷冻切片病理检查是诊断此病的可靠依据。

鉴别诊断 需与乳腺癌相鉴别。乳腺癌发展较快，肿块质硬、边界不清、无疼痛及压痛，乳房皮肤多无红肿，晚期乳腺癌局部可破溃，但较少分泌脓液。采用针吸细胞学检查和病理切片检查可明确诊断。

治疗 手术切除病灶是目前治疗此疾病最有效的方法。急性炎症期的患者在抗感染治疗后行乳腺区段切除术；存在乳头溢液者应将受累导管及其导管下病变行区段切除；久治不愈的多发性瘘管或伴有乳房严重变形者，可

行乳房单纯切除术。该病虽然有反复发作特点，但如在发病初期处理得当，通常预后良好。

（姜 军 张 毅）

xiānwéinángxìngrǔxiànbìng

纤维囊性乳腺病（fibrocystic breast disease）

乳腺增生或退变引起的乳腺结构紊乱性病变。表现为乳腺导管扩张、囊性变、上皮细胞增生和间质纤维组织增生，如伴有导管和腺泡上皮不典型增生，则可能发生恶变。多见于30～50岁女性。主要表现为乳腺导管扩张和囊肿形成、导管和腺泡上皮增生（伴或不伴不典型增生）、间质纤维组织增生。目前对其命名很不统一。既往世界卫生组织（WHO）将其归为"良性乳腺结构不良"，2003年新版WHO乳腺病理学分类无此病的相应名称。

病因及发病机制 尚不清楚。目前多认为与内分泌失调及精神因素有关，如黄体酮分泌减少，雌激素相对增多。由于性激素失调导致乳腺周期性的增生和退变失常，从而出现结构紊乱。流产可引起内分泌失调，因而可能与该病有关。

临床表现 ①乳房疼痛：多数患者以乳房疼痛不适就诊，患者有一侧或双侧乳房隐痛、胀痛或针刺样疼痛，两侧疼痛程度多不一致。疼痛可向腋下放射，并可累及到肩部、上肢或胸背部。同时乳房对疼痛的敏感性可增强，触摸、压迫等都会加重疼痛。疼痛可呈周期性。病变初期乳房疼痛一般在月经来潮前1周左右明显，月经来潮后疼痛会减轻或消失。乳房疼痛也可呈非周期性，即缺少与月经周期的规律性变化，月经来潮后疼痛不能缓解，整个月经周期均可有胀感。部分患者

在劳累、精神紧张、心情不畅、抑郁等情况下也会出现疼痛明显或加重。②乳房肿块：是该病的主要体征，也是其重要的诊断依据。乳房肿块可位于乳房任何部位。体检时可发现两侧乳腺有弥漫性增厚，呈片状或结节状，伴有囊肿，月经前期增厚明显，经后可减轻。有时乳房内触及散在呈多发的颗粒结节，质韧，可有触痛，结节与周围乳腺组织界限不清，不与皮肤或胸肌粘连。包块也可呈条索状，严重者整个或部分腺体呈盘状。另有一部分患者很少或无乳房疼痛，仅以乳房肿块就诊。③乳头溢液：少数患者可有乳头溢液，多为双侧多个乳腺导管溢液，溢液可呈水样、黄色浆液样、乳汁样或呈白色浑浊样或是浆液血性液体。溢液可以未经按压自行流出，也有经挤压后排出的。该病病程有时较长，在绝经期后乳腺腺体萎缩并逐渐被脂肪组织所代替，症状常自动消失或减轻。但也有患者因绝经不久，原有的乳腺导管扩张、囊肿和上皮增生等变化未能消失，还会因包块或疼痛就诊，这时应警惕乳腺导管内上皮细胞的非典型增生。

诊断 根据临床症状，结合体征上有乳房增厚、囊肿、乳房触痛或伴有乳头溢液等可初步诊断。当患者有乳腺癌的易感因素或可疑恶性时，应进一步行辅助检查。辅助检查的目的是排除癌变可能，了解病变增生程度，从而指导治疗。常用的检查方法包括乳腺超声检查、乳腺X线检查、乳头溢液涂片脱落细胞学检查等。对怀疑有非典型增生或癌变者应行穿刺细胞学检查，必要时行手术活检，最后依据组织病理明确诊断。①乳腺超声检查：程度较

轻者表现为乳腺组织增厚，结构紊乱，重者导管扩张、囊肿形成，可见大小不等、直径数毫米至数厘米的圆形或椭圆形无回声暗区，囊壁大多光整，后壁回声可增强。②乳腺X线检查：主要目的是排除恶变，一般无特异性表现，与不同类型的正常乳腺X线表现没有明确界限。病变程度较轻者X线仅表现病变处腺体密度增高，呈棉花团或毛玻璃状、边缘不清，伴有囊肿者有时可见肿块影，边缘光滑，无毛刺和皮肤增厚等恶性征象。③乳腺MRI检查：一般显示为斑片状、团块状分布的增厚腺体，形态不规则，边界不清楚，有时可见囊肿。④乳头溢液细胞学检查：有乳头溢液的患者，可行乳头溢液涂片细胞学检查，以排除乳腺恶性肿瘤。涂片镜检主要可以看到导管上皮、泡沫细胞、炎性细胞、红细胞以及脂滴、蛋白质等，而癌性溢液则可见到异型性明显的癌细胞。⑤乳腺穿刺活组织检查：多方位、多点细针穿刺细胞学检查对排除恶变有一定价值。吸出后涂片无特殊发现，一般表现为典型的良性导管上皮细胞，可散在分布或围成腺样小团。对增生严重或细胞有异型性的患者，必要时行穿刺活检或手术切除活检。

治疗 以非手术治疗和随访观察为主，每半年复查1次，部分患者可自行缓解。情绪和心理因素是引起乳腺疼痛的重要原因，因此，应针对性进行心理治疗，鼓励患者进行自我心理调节，消除不良情绪，向患者解释病情，传授该病的相关知识，消除其心理上的紧张、焦虑与恐惧。对症状明显者，可使用抗乳腺增生的中药。对增生显著或中药治疗效果欠佳的患者，可加用他莫昔芬

或托瑞米芬。对可扪及的囊肿可行穿刺抽液，注入少量曲安奈德或无水酒精，促其闭合，对血性囊液应送细胞学检查，查找有无癌细胞。有下列情况之一者应考虑手术切除，并行病理检查：①穿刺抽液后发现有实质性肿块。②囊液长期为血性。③彩色多普勒超声检查发现囊腔内有增强回声的乳头状病变。④穿刺活检有乳头状增生或不典型增生。对可疑癌变的病变术中应行冷冻切片病理检查。

预后 该病和乳腺癌的关系尚不明确。一般认为该病某些病变类型有一定癌变风险，但并不是所有的病变类型都会演变成癌。绝大多数的纤维囊性乳腺病并不是癌前期病变。病变呈囊肿、大汗腺化生、腺病、硬化性腺病或炎症者，与普通人群比较，乳腺癌发生危险并不增加，而伴有上皮高度增生、不典型增生或乳头状瘤病者癌变风险增加。对于这类病变，乳腺X线检查、超声及其他辅助检查多无特征性表现，主要靠病理诊断。

(姜 军 张 毅)

rǔxiàndǎoguǎnnèi rǔtóuzhuàngliú

乳腺导管内乳头状瘤（breast intraductal papilloma） 发生于乳腺导管上皮常见的良性肿瘤。是乳头溢血最主要的原因。此病可发生于青春期后任何年龄的女性，多见于40～50岁妇女。一般认为其产生与雌激素过度刺激有关。

病理 ①大体形态：大导管内乳头状瘤瘤体位于乳头或乳晕下的大导管内，肿瘤直径一般为0.5～1.0cm，边界清楚，多为单发。瘤体自导管腔内突出，由许多细小的树枝突或乳头粘连在一起而形成"杨梅样"结节。瘤体所在的部位导管扩张，内有浅黄

色或咖啡色的液体残留，有时可伴有黏液或血性液。发生于小导管内乳头状瘤常位于乳腺的边缘部位，常是多发性的，又称乳头状瘤病。其瘤体呈白色半透明小颗粒状，无蒂，附着于管壁上，质韧，上皮生长旺盛，属癌前病变。②组织形态：镜下可见瘤体由导管上皮细胞及间质增生形成的乳头状肿物突入由扩张导管围成的腔内，在以纤维组织和血管构成乳头的轴心外覆盖 1~2 层柱状上皮细胞。

临床表现 绝大多数为单侧乳房发病，一般无自觉症状，多以间歇性、自主性乳头溢液为主要临床表现，常因乳头溢液污染内衣而引起注意，溢液可为黄色、暗棕色或血性液体，或在挤压乳晕区或乳头时，常可从乳头溢出液体。部分患者在乳晕下方可触及小结节，质地较软，可推动。

诊断 在乳晕下方或周边扪及一小肿块或结节，轻压时有血性或浆液性液体溢出，即可做出诊断。如未能扪及肿块，以示指尖围绕乳头按压乳晕区，若乳头乳腺导管口有溢液，也可做出诊断。部分病例虽可触及结节，但按压时乳头无溢液。乳腺导管造影可显示肿瘤所在部位（图1）。乳腺导管镜可以对乳管内乳头状病变做出明确的诊断和定位，是乳头溢液病因诊断的有效方法（图2）。乳头溢液细胞学检查对诊断亦有帮助。术前准确定位是手术成功的关键。

鉴别诊断 ①乳腺导管内乳头状癌：乳腺导管内乳头状瘤的溢液可为血性，亦可为浆液血性或浆液性；而乳腺导管内乳头状癌的溢液则以血性者为多见，且多为单侧单孔。乳头状瘤的肿块多位于乳晕区，质地较软，肿块

一般不大于1cm，同侧腋窝淋巴结无肿大；而乳头状癌的肿块多位于乳晕区以外，质地硬，表面不光滑，活动度差，易与皮肤粘连，肿块一般大于1cm，部分患者同侧腋窝可见肿大的淋巴结。乳腺导管造影显示导管突然中断，断端呈光滑杯口状，近侧导管显示明显扩张，有时为圆形或卵圆形充盈缺损，导管柔软、光整者，多为导管内乳头状瘤；若断端不整齐，近侧导管轻度扩张，扭曲，排列紊乱，充盈缺损或完全性阻塞，导管失去自然柔软度而变得僵硬等，则多为导管内癌。溢液涂片细胞学检查乳头状癌可找到癌细胞。确诊依赖病理诊断，且应做石蜡切片，避免因冷冻切片的局限性造成假阴性或假阳性结果。②乳腺导管扩张综合征：以乳头溢液为主要症状，但乳腺导管扩张综合征常伴有先天性乳头凹陷，溢液多为双侧多孔，呈水样、乳汁样、浆液样、脓血性或血性。乳头状瘤与乳腺导管扩张综合征在肿块期均可见到乳晕下肿块，但后者的肿块常较前者为大，且肿块形状不规则，质地硬韧，可与皮肤粘连，常发生红肿疼痛，后期可发生溃破而流脓。乳腺导管扩张综合征还可见患侧腋窝淋巴结肿大、压痛。乳腺导管造影显示导管突然中断，有规则的充盈缺损者，多为乳头状瘤。若较大导管呈明显扩张，导管粗细不均匀，失去正常规则的树枝状外形者，则多为导管扩张综合征。必要时可行肿块针吸细胞学检查或活组织病理检查。

治疗 以手术为主，对单发的乳管内乳头状瘤应切除病变的乳管系统。术前需正确定位，用指压确定溢液的乳管口，插入钝头细针，注入少许亚甲蓝注射液，

然后依染色所示的乳管分布范围和方向，做腺体的楔形切除，切除病变乳管及其周围的乳腺组织。切除标本应常规送病理检查，如有恶变应施行乳腺癌根治术。对乳管内乳头状瘤病、乳管上皮增生活跃或间变者，可行乳房单纯切除术。

预后 该病恶变概率为6%~8%，因此，及早就诊、慎重采取治疗措施甚为重要。少数患者手术后仍可在其他导管内新生

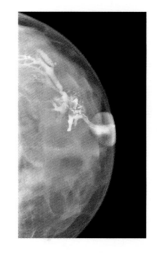

图1 乳腺导管内乳头状瘤乳腺导管造影（第三军医大学西南医院乳腺外科供图）

乳晕后方导管呈囊柱状扩张，其内见充盈缺损

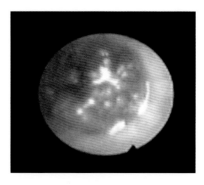

图2 乳腺导管内乳头状瘤（第三军医大学西南医院乳腺外科供图）

导管内乳头状瘤，应视为多发性而非原肿瘤复发。

（姜军 张毅）

rǔxiàn xiānwéixiànliú

乳腺纤维腺瘤（fibroadenoma） 发生于乳腺小叶内纤维组织和腺上皮的混合性瘤。是乳房良性肿瘤中最常见的一种，约占乳腺良性肿瘤的3/4。可发生于青春期后任何年龄的女性，以18~25岁的青年女性多见，绝经后女性少见。

病因 发生与机体雌激素水平过高及局部乳腺组织对雌激素反应过于敏感有关，因此肿瘤很少发生于月经来潮前和绝经后，常伴有乳腺小叶的其他增生性变化。

病理 ①大体表现：肿瘤多呈圆形或椭圆形，有完整包膜。直径通常为1~3cm，也可大于10cm。表面光滑、结节状、中等硬度、质韧、与周围乳腺组织分界清楚（图1）。切面质地均匀，灰白或淡粉色，稍外突。当其上皮成分丰富时，切面呈淡粉红色，质地偏软。②镜下表现：根据肿瘤中纤维组织和腺管结构之间的关系，可将其分为：管内型、管周型、混合型、囊性增生型和分叶型。

临床表现 患者常无意中发现乳房肿块，无疼痛、压痛及乳头异常分泌物。肿块好发于乳腺外上象限。常为单发，也有多发者。肿块大小不一，多呈圆形和卵圆形，有时为分叶状，表面光滑，质地坚韧，与周围组织边界清楚，与皮肤或胸肌无粘连，容易推动，活动度大，触之有滑动感，腋窝淋巴结常无肿大。肿瘤增长速度缓慢，通常数年或数十年无变化，但在妊娠、哺乳期或绝经前期可以突然迅速增长。如静止多年后肿瘤突然迅速增大，出现疼痛及腋窝淋巴结肿大，须高度怀疑恶变。根据肿瘤临床表现又可分为：①普通型纤维腺瘤。此型最多见，瘤体较小，生长缓慢，一般在3cm以下。②巨纤维腺瘤。肿瘤直径超过7cm，此型多见于青春期，特点是生长迅速，短时间可占据整个乳房（图2）。

诊断 有典型的临床表现，结合辅助检查即可确诊。常用的辅助检查有：①乳腺超声检查。瘤体多为圆形或卵圆形均匀低回声区，边界清晰，形态规则，包膜回声完整（图3）。彩色多普勒表现为以周边性为主的血流信号，体积较大者，血流信号较丰富，但阻尼指数通常小于0.7。②乳腺X线检查。表现为等密度、边缘光滑、边界清楚的肿块，有时伴有良性钙化灶，但比较少见。③针吸细胞学检测。针感介于韧与脆之间，针吸细胞量较多。涂片常见导管上皮细胞片段、裸核细胞和间质细胞片段，诊断符合率达90%以上。

鉴别诊断 ①乳腺癌：好发于中老年女性，肿块质地较硬，表面欠光滑，活动度差，边界不规则，易与皮肤及周围组织发生粘连，肿块生长迅速，同侧腋窝淋巴结常有肿大。当乳腺癌肿块直径小于1cm时，临床表现可与纤维腺瘤类似，相关辅助检查可资鉴别，必要时可行穿刺活检明确诊断。②乳腺囊肿：多见于绝经前后女性，其肿块通常有明显囊性感，活动度较纤维腺瘤小，超声检查为无回声区。可行肿块穿刺予以鉴别，纤维腺瘤为实性肿块，无液体抽出，而囊肿则可抽出乳汁样或浆液性的液体。

治疗 药物治疗纤维腺瘤效果不好，手术治疗是纤维腺瘤唯一有效的方法。妊娠期间，体内

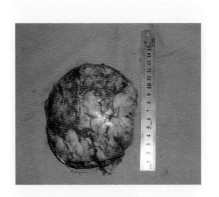

图1 乳腺纤维腺瘤大体形态（第三军医大学西南医院乳腺外科供图）

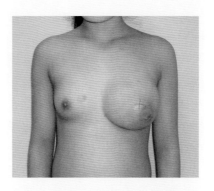

图2 乳腺巨纤维腺瘤（第三军医大学西南医院乳腺外科供图）

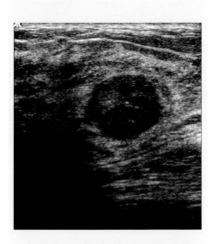

图3 乳腺纤维腺瘤超声检查形态（第三军医大学西南医院乳腺外科供图）

雌激素水平显著升高，可刺激纤维腺瘤快速生长，故在妊娠前或妊娠期间发现的纤维腺瘤一般均应手术切除。传统开放手术中，应将肿瘤连同其包膜整块切除，以周围包裹少量正常乳腺组织为宜。近年来麦默通（Mammotome）等真空辅助负压旋切系统逐渐用于乳腺纤维腺瘤切除，其优势是皮肤切口微小，美容价值较高，但还需更多病例资料和长期随访结果来验证其在乳腺纤维腺瘤切除术中的应用价值。纤维腺瘤虽属良性肿瘤，但少数也有恶变可能，因此术后均应将切除的组织标本送病理检查，以明确包块性质。

预后　纤维腺瘤经手术切除，多可治愈。但由于致病的内分泌因素持续存在，少数患者术后一段时间内在同侧或对侧乳房又会长出新的同类肿瘤。极个别患者可在原肿瘤切除的瘢痕处发生复发，如多次复发，应提高警惕，以免发生恶变。

（姜军 张毅）

rǔxiàn yèzhuàng zhǒngliú

乳腺叶状肿瘤（phyllodes tumor of breast）

由上皮和（或）间质成分组成的乳腺纤维上皮性肿瘤。1981年世界卫生组织《肿瘤国际组织学分类》根据叶状肿瘤的组织学特征分为良性、交界性、恶性三个亚型。该病占乳腺肿瘤的0.3%~1.0%。可发生于从青春期到绝经后任何年龄段的女性患者，好发年龄为45~49岁。而男性及未成熟女性罕见。发病原因不明。

病理　大体为境界清楚，呈分叶状或粗大实性的融合结节，无明显包膜。切面黄灰白色，黏液瘤样改变混在，分叶或有囊肿形成（图1）。组织学检查类似纤维腺瘤，但非上皮的纤维性间质成分增生明显，由于间质增生形成叶状构造。叶状肿瘤的三种亚型的表现分别如下：①良性叶状肿瘤。间质肿胀，增生的间质细胞密度稀疏，细胞异型不明显，核分裂象0~4个/10HP。②恶性叶状肿瘤。间质成分恶性化呈纤维肉瘤样或恶性纤维组织细胞瘤样改变，表现为间质细胞的密度高、细胞的异型性强、核分裂象10个以上/10HP。间质可见软骨、骨、脂肪、平滑肌、横纹肌分化或化生的改变，并能见到残存的良性改变的上皮成分。③交界性叶状肿瘤。与良性的叶状肿瘤相比，间质细胞密度高，细胞的异型增强，核分裂象4~9个/10HP。组织学良性（图2）、交界性（图3）、恶性（图4）叶状肿瘤的鉴别要点见表。

临床表现　起病隐匿，进展缓慢，病程大多较长。自临床症状出现到第1次治疗之间间隔差异较大，可以从几天到几十年。多数患者症状为无痛性乳腺肿块，肿块位于乳腺外上象限居多（约32%），其次为乳晕下方和内下象限，也可占据整个乳腺。单侧多见，双侧发病率无明显差别。查体可及乳房内孤立的肿块，圆形或结节分叶状或不规则形，质地韧，有弹性，有时可有囊性感，边界多较清楚，与皮肤胸肌多无粘连。触诊时可活动，与表皮及周边组织无粘连，乳头溢液或回缩者罕见，一般局部皮肤正常。当肿物较大时，可见表面皮肤菲薄光滑，略呈紫红色，皮温稍高，有明显的静脉曲张。少数局部皮肤可有破溃，继发感染，出现脓性分泌物或恶臭。部分患者可及腋下淋巴结肿大，但质地较软，多

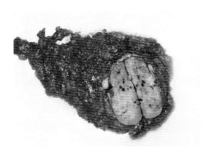

图1　叶状肿瘤切面观（第三军医大学西南医院乳腺外科供图）

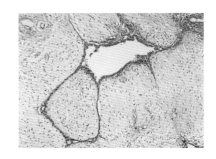

图2　良性叶状肿瘤 HE×100（第三军医大学西南医院乳腺外科供图）

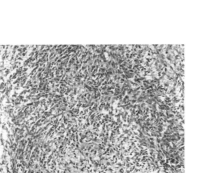

图3　交界性叶状肿瘤 HE×100（第三军医大学西南医院乳腺外科供图）

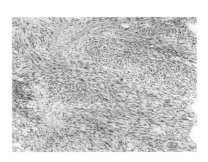

图4　恶性叶状肿瘤 HE×100（第三军医大学西南医院乳腺外科供图）

表 良性和恶性叶状肿瘤的组织学鉴别

	良性	交界性	恶性
间质细胞的密度	低	中	高
间质细胞的异型度	低	中	高，见多形细胞
间质细胞的核分裂象	0~4 个/10HP	5~9 个/10HP	10 个以上/10HP
间质和上皮成分的比例	大	两者混在	低，腺上皮成分少见
肿瘤和周围的境界	明显	介于两者之间	不明显，多浸润样边界
出血、坏死	不见或少见	少见	可见
核的形状	圆形	圆形、卵圆形	多形性、有巨核及多核
核浆比	核较大	核大	核大
染色质	较深、细致	深、粗	深

活动。恶性者多有近期肿物增长迅速的主诉，查体可见一些相应的体征，如肿物一般体积较大超过 5cm，有的与胸肌粘连推之不活动，有的表面皮肤变薄、破溃、感染等。

诊断 ①乳腺 X 线检查：可见球形或椭圆形致密影，边界较清楚，多无边缘毛刺样征，大的肿瘤外形呈波浪形多囊状，巨大肿瘤几乎充满整个乳房，但其皮下脂肪仍保持完整，乳头皮肤正常。②B 超检查：可显示呈球形或结节融合状的实体图像，为低回声反射区，内部回声不均匀，囊性者有囊和实性混合图像。但由于叶状肿瘤多境界清楚规则，易误为良性纤维腺瘤。体积较大的叶状肿瘤，合并坏死、液化、出血，B 超很难与癌区别。③组织学检查：可明确诊断。

鉴别诊断 该主要与以下疾病相鉴别：①巨纤维腺瘤。发生年龄较小，肿瘤生长缓慢，瘤体积小，组织学上表现为纤维间质和上皮的良性增生，质地坚实有包膜。②有梭形细胞化生的癌。化生性癌内没有间质成分突入导管内生长的图像，可见到上皮成分和梭形细胞之间的过渡，而叶状肿瘤内，两种成分是独立的。

③间质肉瘤：不见上皮成分，仅表现为间质成分的恶性增生，而恶性的叶状肿瘤中可找见残存的上皮成分。

治疗 以手术切除为主，手术方式包括：局部切除术、广泛局部切除术、保留乳头的皮下乳房切除术、全乳切除术和根治性乳腺切除术。目前保留乳房的广泛局部切除术应用较多。广泛局部切除术是切缘指距肿瘤边缘距离大于 2cm，包括足量正常乳腺组织在内的切除。广泛局部切除术后的局部复发，可通过二次手术得到良好控制，并不影响生存率。对于包块较大或恶性程度较高的叶状肿瘤可行单纯乳房切除术，仅在腋窝淋巴结可触及的情况下行腋窝淋巴结活检或清扫术。

化疗对叶状肿瘤疗效不确定。对于肿块大，行局部切除切缘阳性或复发的，辅助放疗照射乳房和胸壁，可取得良好的疾病局部控制效果。

预后 该病局部复发率较高，单纯包块切除后局部复发率可以达到 16% 以上。通常复发的叶状肿瘤比原发肿瘤更具侵袭性，恶性程度更高。恶性叶状肿瘤远处转移的部位通常为肺和骨，也有肝、脑、胰腺、前臂转移。原发

肿瘤与转移病灶发生的间隔时间为 7 个月至 5 年。叶状肿瘤经合理手术治疗后预后良好。5 年生存率为 70%~94.4%，10 年生存率为 92.9%。肿瘤的大小、组织学分级、年龄、症状持续时间、未产妇、皮肤改变和手术类型与预后相关。

（姜 军 张 毅）

rǔxiàn èxìng zhǒngliú

乳腺恶性肿瘤（malignant tumor of breast）

发生于乳腺组织的恶性肿瘤。可分为乳腺癌和乳腺肉瘤两种。乳腺上皮组织来源的恶性肿瘤称为乳腺癌，约占 98%；乳腺间叶组织来源的恶性肿瘤被称为乳腺肉瘤，约占 2%；原发于乳腺免疫系统的恶性肿瘤，如乳腺淋巴瘤占 0.04%~0.53%。乳腺癌是女性最常见的恶性肿瘤之一。男性乳腺恶性肿瘤较少，发病率约为女性的 1%。

病因及发病机制 病因尚不清楚，与雌激素有一定关系，也与遗传因素、内分泌功能紊乱、免疫机制受损以及环境致癌和促癌因素有关。主要表现为细胞异质性，如细胞排列紊乱，形态改变，可见核分裂象等。不同类型恶性肿瘤的分化与去分化程度不同，细胞分化状态和功能以及相对应的肿瘤恶性程度有所不同。乳腺恶性肿瘤的转移途径主要包括淋巴转移、血行转移和局部浸润三种方式。

临床表现 表现为乳腺的无痛性肿块，质地偏硬，无明显边界，活动度差，可与皮肤或胸壁有粘连，局部晚期患者可出现酒窝征或橘皮征，如有淋巴结转移，可于腋窝及其他区域淋巴结处扪及肿大淋巴结，晚期易向骨、肝、肺及脑等远隔器官转移。乳腺肉瘤的肿块可有边界，较少与皮肤

和胸壁粘连，较少发生腋窝淋巴结转移，而以肺、纵隔和骨转移多见。

诊断 根据病史、体征、影像学检查及病理检查可以确诊。临床上扪及乳腺内无痛性肿块，无明确边界，活动度欠佳时可结合乳腺超声检查、乳腺钼靶 X 线检查、乳腺 MRI 等影像学检查做出诊断，确诊需通过核芯针穿刺或包块切除行病理组织学检查。

鉴别诊断 主要与乳腺良性疾病相鉴别，以及不同类型乳腺恶性肿瘤之间的鉴别。常见的需与之鉴别的良性病变有乳腺纤维腺瘤、增生性病变、乳腺结核、肉芽肿性炎等。可结合病史、乳腺超声检查、乳腺钼靶 X 线检查、乳腺穿刺活组织检查等。

治疗 治疗方案效果因不同组织学来源而有较大差别。乳腺癌是以手术治疗为主的综合治疗，包括术后化疗、放疗、内分泌治疗、生物靶向治疗、免疫治疗及中医中药等综合治疗方式。而乳腺肉瘤主要是手术切除的局部治疗。乳腺淋巴瘤则主要以化疗或放射治疗为主。

（姜 军 张 毅）

rǔxiàn'ái

乳腺癌（breast cancer） 发生于乳腺导管上皮或腺小叶的恶性肿瘤。是女性常见恶性肿瘤，发病率占全身各种恶性肿瘤的7%～10%。该病高发年龄为40～60岁，绝经期前后女性发病率较高。1%～2%的乳腺癌患者是男性。乳腺癌分布具有明显地域差异，北美洲和北欧属高发区，亚洲和非洲属低发区，同一种族人群，乳腺癌发病率可因不同地区移居而发生变化。

病因 确切原因不明，可能与以下因素相关。①内分泌因素：雌激素中的雌醇与雌二醇与乳腺癌发病密切相关，孕酮可刺激肿瘤生长，同时也可以抑制垂体促性腺激素，催乳素在乳腺癌发病过程中有促进作用。②肥胖：影响组织内脂溶性雌激素浓度，与乳腺癌发病呈正相关，绝经后女性尤为明显。③射线照射及乳汁因子：与乳腺癌发病率亦相关。④遗传因素：直系家族中有绝经前乳腺癌患者，其姐妹及女儿发生乳腺癌的机会较没有家族史的人群高 3~8 倍。

分期 主要包括 TNM 分期和临床分期（表）。TNM 分期，根据肿瘤发展的程度进行分期，主

表 乳腺癌 TNM 分期和临床分期

TNM 分期 包括原发肿瘤（T）分期、淋巴结转移（N）分期和远处转移（M）分期

原发肿瘤（T）分期

T_x：原发肿瘤大小无法测量

T_0：没有原发肿瘤的证据

T_{is}：原位癌（导管内癌，小叶原位癌，无肿块的乳头佩吉特病）

T_1：原发病灶最大径≤2cm

T_{1mic}：微小浸润性癌（肿瘤超过基底膜），最大径≤0.1cm

T_{1a}：肿瘤最大径>0.1cm，但≤0.5cm

T_{1b}：肿瘤最大径>0.5cm，但≤1.0cm

T_{1c}：肿瘤最大径>1.0cm，但≤2.0cm

T_2：肿瘤最大径>2.0cm，但≤5.0cm

T_3：肿瘤最大径>5cm

T_4：肿瘤大小不论，但直接侵犯胸壁或皮肤

T_{4a}：肿瘤直接侵犯胸壁，包括肋骨、肋间肌、前锯肌、但不包括胸肌

T_{4b}：肿瘤表面皮肤水肿（包括橘皮征），乳房皮肤溃疡或微型结节，限于同侧乳房

T_{4c}：包括 T_{4a} 和 T_{4b}

T_{4d}：炎性乳腺癌（皮肤广泛浸润，表面红肿，但不一定触摸到其下的肿块）

（除了 T_{4b} 和 T_{4c} 外，皮肤粘连、酒窝症、乳头回缩和其他皮肤改变可以出现在 T_1~T_3 中，但不影响 T 分期）

淋巴结转移（N）分期

N_x：淋巴结情况不确定（例如，已被手术切除）

N_0：无区域淋巴结肿大

N_1：同侧腋淋巴结肿大、转移，但能活动

N_{2a}：同侧腋淋巴结肿大、转移，互相融合，或与其他附近组织粘连

N_{2b}：肿瘤转移至同侧内乳淋巴结，但无同侧腋淋巴结肿大、转移

N_{3a}：同侧锁骨下窝淋巴结肿大转移

N_{3b}：同侧内乳淋巴结转移并伴有同侧腋淋巴结肿大转移

N_{3c}：同侧锁骨上窝淋巴结肿大转移

远处转移（M）分期

M_x：无法评价有无远处转移

M_0：无远处转移

M_1：有远处转移

临床分期 乳腺癌的临床分期分为五期

0 期：$TisN_0M_0$

Ⅰ 期：$T_1N_0M_0$

Ⅱa 期：$T_0N_1M_0$，$T_1N_0M_0$，$T_2N_0M_0$

Ⅱb 期：$T_2N_1M_0$，$T_3N_0M_0$

Ⅲa 期：$T_0N_2M_0$，$T_1N_2M_0$，$T_2N_2M_0$，$T_3N_1M_0$，$T_3N_2M_0$

Ⅲb 期：$T_4N_0M_0$，$T_4N_1M_0$，$T_4N_2M_0$

Ⅲc 期：任何 TN_3M_0

Ⅳ 期：任何 T 任何 NM_1

要由三个方面决定：①癌瘤本身的生长情况，即肿瘤的大小及其生长浸润范围（以 T 代表）。②区域淋巴结转移程度，包括第一站淋巴结转移情况以及有无第二站的转移（以 N 代表）。③远隔脏器有无血性转移（以 M 代表）。如在 TNM 三个字母下面再附加 0、1、2、3 等数字表示变化的程度，就可以表示出肿瘤的临床情况。

临床表现 主要包括以下几方面。

乳腺肿块 乳腺癌最常见的症状，约80%的患者首先表现为乳腺无痛性肿块。肿块可位于乳房任意部位，以外上象限多见，主要为单发肿块，偶见单侧多发肿块及原发性双侧乳腺癌。乳腺癌绝大多数呈浸润性生长，肿块边界欠清，有的可呈扁平状，表面不光滑，有结节感，质地较硬。肿块较小时，活动度较大，但这种活动是肿块与其周围组织一起活动，与纤维腺瘤活动度不同。若肿瘤侵犯胸大肌筋膜，则活动度减弱；如进一步累及胸肌，则活动度消失。晚期乳腺癌如侵及胸壁，则完全固定。

乳头溢液 5%～10%的乳腺癌患者以乳头溢液为首发症状，溢液常为单管性，性状可以多种多样，如血性、浆液性或无色透明水样。乳腺癌原发于大导管者或形态属导管内癌者合并乳头溢液较多见，但近来研究表明，乳头溢液是某些乳腺癌，特别是导管内癌较早期的临床表现，而且在未形成明显肿块之前即可单独存在。

乳腺局限性腺体增厚 乳腺局限性腺体增厚是临床甚为常见但容易被忽略的体征，多诊断为乳腺增生，但在一些增厚的腺体中有隐藏着癌细胞的可能性。

乳房皮肤改变 ①皮肤粘连：肿瘤侵及腺体与皮肤间的乳房悬韧带（Cooper 韧带）时，使之缩短，牵拉皮肤形成凹陷，形成酒窝征。当肿瘤较小时，可引起极轻微的皮肤粘连，不易察觉。此时，需在较好的采光条件下，轻托患乳，使其表面张力增大，在移动乳房时多可见肿瘤表面皮肤有轻微牵拉、凹陷等现象。②皮肤浅表静脉曲张：乳腺癌较少见。③皮肤红肿：主要见于炎性乳腺癌，因其皮下淋巴管全为癌栓所浸润可引起癌性淋巴管炎，此时皮肤颜色可从淡红到深红，开始比较局限，不久扩展至大部分乳房皮肤，同时伴皮肤水肿、增厚、皮温升高等。④皮肤水肿：多种原因使乳腺皮下淋巴管回流受阻所致，淋巴管内淋巴液积聚，皮肤变厚，毛囊口扩大、深陷而显示橘皮样改变（见橘皮征）。在肥胖患者，下垂的乳房常见其外下方有轻度皮肤水肿，如双侧对称，乃因局部循环障碍所致；如为单侧，则要慎重，提防癌瘤可能。⑤皮肤溃疡：晚期乳腺癌直接侵犯皮肤的典型临床表现（图1）。⑥皮肤卫星结节：乳腺癌晚期，癌细胞沿淋巴管、腺管或纤维组织直接浸润皮内并生长，在主癌灶周围的皮肤形成散在分布的质

硬结节（见卫星灶）。

乳房疼痛 不是乳腺癌常见的症状，绝经后妇女乳房疼痛伴有腺体增厚者，乳腺癌发生率较高，晚期乳腺癌可因肿瘤直接侵犯神经发生疼痛。

乳头改变 ①乳头糜烂：湿疹样乳腺癌（乳腺佩吉特病）的典型临床表现，常伴局部皮肤瘙痒，约2/3患者可伴有乳晕或乳房其他部位的肿块。起始，只有乳头脱屑或乳头小裂隙。乳头脱屑常伴有少量分泌物并结痂，揭去痂皮可见鲜红糜烂面，经久不愈。当整个乳头受累后，可进一步侵及周围组织，随着病变的进展，乳头可因之而整个消失。部分患者也可先出现乳腺肿块，而后出现乳头病变。②乳头回缩：当肿瘤侵及乳头或乳晕下区时，乳腺的纤维组织和导管系统可因此而缩短，牵拉乳头，使其凹陷、偏向，甚至完全缩入乳晕后方。此时，患侧乳头常较健侧高。可能出现在早期乳腺癌，但有时也是晚期体征，主要取决于肿瘤的生长部位。当肿瘤在乳头下或附近时，早期即可出现；若肿瘤位于乳腺深部组织中，距乳头较远时，出现这一体征通常已是晚期（图2）。乳头回缩、凹陷并非均是恶性病变，部分可因先天发育

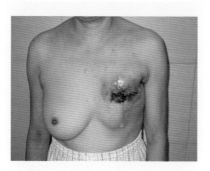

图1 乳房癌肿溃破（第三军医大学西南医院乳腺外科供图）

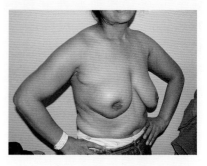

图2 乳头因肿瘤浸润内陷（第三军医大学西南医院乳腺外科供图）

不良造成或慢性炎症引起，此时，乳头可用手指牵出，非固定。

淋巴结转移 ①同侧淋巴结转移：最常见的淋巴转移部位是同侧腋窝淋巴结。淋巴结常由小逐步增大，淋巴结数目由少逐步增多，起初，肿大的淋巴结可以推动，最后相互融合、固定。肿大的淋巴结如果侵犯、压迫腋静脉常可使同侧上肢水肿；如侵及臂丛可引起肩部酸痛。②锁骨上淋巴结转移：晚期乳腺癌可发生锁骨上淋巴结转移，甚至转移至对侧锁骨上淋巴结。

远处转移 是乳腺癌的主要死因，常见转移部位为肺、骨、肝和脑。

诊断 主要包括以下几方面。

体格检查 首先由全面检查开始，注意胸、腹、盆腔的转移，而后检查乳房。月经来潮前乳腺组织肿胀，因而最好在月经来潮后进行检查，此时雌激素对乳腺的影响最小，乳腺处于相对静止状态，容易发现病变。检查应先查健侧，后查患侧。①视诊：注意双侧乳房是否对称，外形有否异常。乳头有无牵拉、凹陷，有无脱屑、糜烂及湿疹样改变。皮肤有无红肿、橘皮样水肿、酒窝征及静脉扩张等。②触诊：检查时五指并拢用手指掌面及手掌前半部分平放于乳房上触摸，查左侧时用右手，右侧用左手，不要抓捏，触摸顺序是逆时针由内上开始依次内下、外下、外上、乳晕区，以免遗漏。压迫乳晕，有否溢液排出及其性质。最后检查腋窝、锁骨下、上区有无肿大淋巴结。

乳腺 X 线检查 适用于观察软组织的结构。恶性肿瘤图像常表现为形态不规则、分叶和毛刺状阴影，密度较正常腺体高。30%恶性病灶表现为成堆的细沙粒样小钙化点，乳头下方肿块如引起乳头内陷可表现为漏斗征。乳腺 X 线检查可用于乳腺癌的筛查，发现早期病变。

乳腺超声检查 无损伤性可以反复应用，对乳腺组织较致密者应用超声检查较有价值。超声检查对乳腺癌诊断的正确率达到87%。主要用途是鉴别肿块系囊性还是实性，对肿瘤直径在 1cm 以下的包块鉴别能力较差。

乳腺 MRI 及 CT 检查 更能明确乳腺内部结构、腋下及纵隔内有无肿大淋巴结。

病理学检查 是乳腺癌唯一肯定的诊断依据。①针吸细胞学检查：该法简便快速，阳性率较高，80%～90%，可用于防癌普查，对直径小于 1cm 的肿块检查成功率较小。细胞学检查不能确定组织学类型，对诊断有一定的局限性。②空芯针穿刺活检：应用较粗的活检针，依靠外套管的锋利边缘获得肿瘤组织，术前可以明确肿瘤性质及各项免疫组化指标的检测。③切除活检：是最可靠的方法，做活检时应将肿块完整切除，如证实为恶性，应根据检查情况进行辅助治疗及实行根治性手术。

鉴别诊断 ①乳腺增生：主要表现为乳腺组织增厚，稍晚则可触到大小不等的结节，与皮肤和乳腺后方均无粘连，好发生在乳腺外上象限，多为双侧，患者多伴有不同程度的疼痛，且疼痛于月经前明显，月经来潮后即可缓解或解除。②乳腺结核：多为中青年妇女；多数有结核病史，或有其他部位的结核；肿块时大时小，对抗结核药物治疗有效；肿块局部可有发红、破溃等病史，部分囊肿有囊性感；肿块针吸可见有干酪样组织，有稀薄的脓液；有乳头溢液史，可为脓性，涂片可见有结核杆菌；乳腺钼靶 X 线检查多数无异常，并可呈淡阴影者；有乳腺结核与乳腺癌有并存者，约占 5%。③急性乳腺炎：常见于分泌性乳房，特别是初产后3~4 周。开始时乳腺局部表现红、肿、热、痛。当形成坏死液化时，可有脓肿，活动性强，变硬有压痛。④慢性乳腺炎及脓肿：常有脓肿形成，触之为肿块，边缘不清，呈囊性感，可有轻压痛，与周围组织有轻度粘连感。X 线所见为局部致密的片状影，边界不清，皮肤稍增厚，乳腺脓肿可表现为边缘较清楚的圆形或椭圆形不规则的致密阴影，中心部位无结构，周围可因水肿密度较淡。⑤乳腺纤维腺瘤：发生于 20~25 岁青年妇女，表面光滑，质坚韧，肿瘤边界清楚，与皮肤和周围组织无粘连，在乳房内容易推动。⑥乳腺导管内乳头状瘤：多发生在 40~50 岁的妇女，75%发生在接近乳头的大乳管内，或发生在乳头附近与乳管相连的囊肿内，可单发也可多发，瘤体很小，但常带有绒毛及较多的薄壁血管，极易出血。临床多无疼痛，在非月经周期间自乳头溢出血性液体，肿块多摸不到。

治疗 以手术治疗为主的综合治疗，主要包括手术治疗、放射治疗、化学治疗、内分泌治疗以及靶向治疗等。

手术治疗 适用于临床 0 期、Ⅰ 期、Ⅱ 期及部分Ⅲ期病变，无其他内科禁忌证者。禁忌证：①乳房皮肤有广泛水肿，范围超过乳房面积的50%以上。②肿块与胸壁固定。③腋淋巴结显著肿大且与深部组织紧密粘连。④患者上肢水肿或有明显肩部胀痛。⑤乳房及周围皮肤有卫星结节。⑥锁骨上淋巴结转移。⑦炎性乳腺癌。

乳腺癌的手术方式很多,手术范围可自局部切除及合并应用放射治疗直到扩大根治手术,但是没有一种固定的手术方式适合各种不同情况的乳腺癌。对手术方式的选择应结合具体的医疗条件全面考虑,如手术医师的习惯,放射治疗和化疗的条件,患者的年龄、病期、肿瘤的部位等具体情况,以及患者对乳房外形的要求等。①乳腺癌改良根治术:该手术的特点是保留胸肌,大都采用横切口,皮瓣分离时保留薄层脂肪。术后可有较好的功能及外形,便于需要时做乳房重建手术。此方式适合于微小癌及临床第Ⅰ、Ⅱ期及胸肌未受累的Ⅲ期乳腺癌。②乳腺癌根治术:手术切除乳房及胸大小肌,并行腋淋巴结清扫,主要用于局部晚期胸肌受累的乳腺癌。③乳房单纯切除术:仅切除乳腺组织、乳头、部分皮肤和胸大肌筋膜。此方法适用于非浸润性癌、微小癌、湿疹样癌限于乳头者,亦可用于年老体弱不适合根治手术或因肿瘤较大或有溃破、出血者配合放射治疗。④乳腺癌保留乳房手术:保留乳房的手术指征主要是肿瘤位于乳腺周围,距乳头2cm以外,病灶为单个性,直径不大于4cm。同时没有其他手术及放射治疗的禁忌证。常用的术式有肿瘤广泛切除或象限切除。

放射治疗 以往常用于乳腺癌根治手术前、后作为综合治疗的一部分,近年来已成为与早期病例的局部肿瘤切除的保乳手术必要的治疗手段。①术后放疗:常用于根治术或改良根治术后有腋淋巴结转移的患者,照射锁骨上及内乳区淋巴结。亦有用于肿瘤位于乳房中央或内侧而无腋淋巴结转移的病例,照射锁骨上及内乳区。如病灶位于乳房外侧而无腋淋巴结转移者,一般不需术后照射。保留乳房手术后常规需做放射治疗,可以减少局部复发,靶区范围包括整个乳房、腋尾部乳腺组织。②术前放疗:主要用于第Ⅲ期病例或病灶较大、有皮肤水肿者。照射使局部肿瘤缩小,水肿消退,可以提高手术切除率。术前放疗可降低癌细胞的活力,减少术后局部复发及血道播散,提高生存率。炎性乳腺癌可用放射治疗配合化疗。③复发肿瘤的放射治疗:对手术野内复发结节或锁骨上淋巴结转移,放射治疗常可取得较好的效果。局限性骨转移灶应用放射治疗的效果也较好,可以减轻疼痛,少数病灶可以钙化。脑转移时可用全脑放射减轻症状。

化学治疗 在实体瘤的化学治疗中乳腺癌应用化学治疗的疗效较好,对晚期或复发病例也有较好的效果。联合化疗的综合治疗是近年来肿瘤治疗的发展方向。联合应用多种化疗药物治疗晚期乳腺癌的有效率可达40%~60%。一般都采用多药联合治疗的方案,常用的方案有环磷酰胺+氟尿嘧啶+多柔比星的三药联合方案(CMF方案)、紫杉醇类+表柔比星+环磷酰胺(AC-T,序贯)可以明显提高患者的生存率。术后化疗应在术后1个月内开始应用,每次用药希望能达到规定剂量的85%以上,低于规定量的65%以下时效果较差。用药时间为6~8疗程,长期应用并不提高疗效,同时对机体的免疫功能亦有一定的损害。晚期或复发性乳腺癌一般多采用抗癌药物及内分泌药物治疗,常用的方案有CMF、CEF及紫杉醇、多柔比星(TA、TE)或诺维本、阿霉素(NA、NE)等。

内分泌治疗 包括切除内分泌腺体及内分泌药物治疗两种。

切除内分泌腺体 中最常用的方法是双侧卵巢切除或用放射线照射卵巢两种方法,对绝经前雌激素受体测定阳性的患者常有较好的效果,尤其对有骨、软组织及淋巴结转移的效果较好,对肝、脑等部位转移则基本无效。此外,晚期男性乳腺癌病例应用双侧睾丸切除也有较好的效果。卵巢切除作为手术后的辅助治疗,一般用于绝经前,雌激素受体测定阳性,有较广泛的淋巴结转移的患者,手术后应用预防性卵巢切除可以推迟复发,但对生存期的延长并不明显。

内分泌药物治疗 ①抗雌激素类药物:目前最常用的内分泌药物是他莫昔芬,其作用机制是与雌激素竞争细胞内的雌激素受体,从而抑制癌细胞的生长。其毒性反应较少,常见为肝功能障碍,视物模糊,少数患者应用后有子宫内膜增厚,长期应用者发生子宫内膜癌的机会增多,因而应用过程中应定期做超声检查,必要时行诊断性刮宫活检。对绝经后,软组织、淋巴结及肺转移的效果较好。②芳香化酶抑制剂:绝经后妇女体内雌激素来自肾上腺皮质分泌的胆脂醇及食物中的胆固醇经芳香化酶的作用转化而成,芳香化酶抑制剂可以阻断绝经后妇女体内雌激素的合成,因而主要用于绝经后患者。常用的为第三代芳香化酶抑制剂,有非甾体类的阿那曲唑,不良反应不大,常见如恶心等,长期应用可引起骨关节酸痛,骨质疏松。对激素受体阳性,以及有骨、软组织、淋巴等部位转移的患者效果较好。芳香化酶抑制剂正进入作为手术治疗后的辅助治疗。③孕酮类：如甲地孕酮、甲羟孕酮、等对激素受体阳性的病例有一定的疗效，有效率为 10%～15%，主要用于绝经后的妇女，不良反应有阴道排液、皮疹、水钠潴留等。④促性腺激素释放激素类似物（LH-RHa）：其作用为抑制垂体促性激素的释放，因而在绝经前妇女应用后可起到类似卵巢切除的作用，多数患者应用后可以停经，但停用后可以有月经恢复。⑤雄激素：如丙酸睾酮，可用于绝经前病例，对骨转移有一定的疗效，不良作用常有男性化症状、水钠潴留、高血钙等。女性激素如己烯雌酚等已较少应用，对老年病例，长期应用他莫昔芬失效者可以试用。

靶向治疗　对肿瘤有 her-2 基因高表达者可应用靶向治疗药物曲妥珠单抗治疗。乳腺癌是常见的浅表肿瘤，早期发现、早期诊断并不困难。早期手术治疗的效果较好，预防要选择既符合计划生育要求，又能防止乳腺癌增加的合理生育方案；提倡母乳喂养，绝经后减少脂肪摄入量。在妇女中提倡自我检查，对高危险人群进行定期筛查，有助于乳腺癌的早期发现。

预后　与乳腺癌预后因素相关的因素很多，其中主要与肿瘤侵犯范围及病理生物学特性有关。

肿瘤侵犯范围　①肿瘤大小：在没有区域淋巴结转移及远处转移的情况下，原发灶越大、局部浸润越严重，预后越差。②腋淋巴结转移：腋淋巴结无转移时预后好，有转移时预后差。且转移数目越多预后越差。转移位置高，预后差。③远处转移：多于 1 年左右死亡。

肿瘤的病理类型和分化程度　肿瘤的病理类型、分化程度、肿瘤的侵袭性以及宿主对肿瘤的免疫能力是影响预后的重要因素。特殊型乳腺癌的预后较非特殊型好，非特殊型癌中非浸润性癌比浸润性癌预后好，分化好的肿瘤预后比分化差的好。有些肿瘤恶性程度高，在生长迅速时可出现坏死，肿瘤坏死严重说明肿瘤的侵袭性强，预后较差。

雌激素、孕激素受体与预后　雌激素、孕激素受体测定不仅可作为选择激素治疗的参考，也可作为估计预后的一个指标，受体阳性患者的预后较阴性者好，两者的预后相差约 10%。

（姜　军　张　毅）

jiǔwōzhēng

酒窝征（dimple sign）　乳腺癌组织侵入乳房悬韧带（Cooper 韧带）使其挛缩变短，牵拉病灶表面局部皮肤，使之向下凹陷形成酒窝状改变的体征。乳房悬韧带是乳腺组织的纤维结缔组织分隔，从真皮伸入腺体实质中，粗大而致密。该韧带有固定乳腺的作用，使乳腺在皮下有一定的活动度，直立时又不至于明显下垂。酒窝征系乳腺癌早期或中期改变。（图）

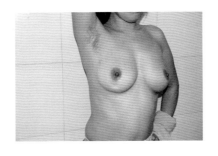

图　酒窝征（第三军医大学西南医院乳腺外科供图）

可见皮肤内陷似酒窝（箭头）

（姜　军　张　毅）

júpízhēng

橘皮征（orange-peel sign）　因肿瘤细胞堵塞皮下淋巴管，或位于乳房中央区的肿瘤浸润使乳房浅淋巴液回流受阻，引起乳房肿块表面皮肤水肿，由于皮肤毛囊处与皮下组织连接紧密，表现在毛囊处形成许多点状凹陷的体征。常发生于炎性乳癌晚期或局部晚期乳腺癌患者。（图）

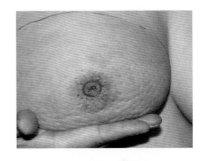

图　橘皮征（第三军医大学西南医院乳腺外科供图）

（姜　军　张　毅）

wèixīngzào

卫星灶（satellite nodules）　原发肿瘤周围皮肤散在分布多个大小不一、质地较硬的红色或暗红小结节的体征（图）。卫星灶属于肿瘤在皮肤内的扩散，常见于局部晚期乳腺癌患者。乳腺肿瘤周围皮肤出现卫星灶者，难以行根治性手术切除，术前需配合化疗、放疗或内分泌治疗等处理方式。

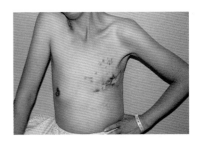

图　卫星灶（第三军医大学西南医院乳腺外科供图）

（姜　军　张　毅）

kǎijiǎxiōng

铠甲胸（armor breast） 乳腺癌晚期，肿瘤通过局部浸润或皮下淋巴道转移向周围组织扩散，侵犯背部及对侧胸壁，肿瘤组织弥漫成片，皮肤和皮下组织红肿变硬，并可伴溃疡形成，致整个胸廓紧缩，呼吸受到限制，如同铠甲（图）。铠甲胸形成即已经丧失根治性手术的机会，可以通过化疗、生物靶向治疗、内分泌治疗等进行挽救治疗。

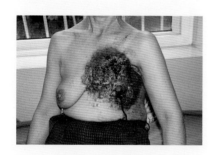

图 铠甲胸（第三军医大学西南医院乳腺外科供图）

（姜军 张毅）

nánxìng rǔxiàn'ái

男性乳腺癌（male breast cancer） 发生于男性乳腺导管上皮和（或）小叶的恶性肿瘤。因男性乳腺小叶发育不全，临床病理类型主要为浸润性导管癌。发病率有逐年增高的趋势，但仍明显低于女性，以60~70岁中老年男性为主，其基本生物学特征与女性乳腺癌相似。

病因及发病机制 病因尚不清楚，发病风险与下列因素有较密切关系。①遗传因素：相当一部分男性乳腺癌患者有家族史，与相关基因突变有关。②职业和危险因素：接触或从事高温、高污染和接触致癌化学品与放射线的人群，男性乳腺癌发病率明显高于其他人群。③内分泌危险因

素：雌激素明显增高（如肥胖）和睾丸功能异常的男性，乳腺癌的发病率较正常男性要高。肝病变致使体内分泌的雄激素偏低，雌激素灭活减少，也可能会导致男性乳腺癌的发生。其他如酗酒、催乳素增加的男性发生乳腺癌的可能性也较正常人要高。

病理 病理分型与女性相似。包括浸润性导管癌、导管原位癌、典型髓样癌、乳头状癌、黏液癌、炎性乳腺癌和小叶癌等，其中浸润性导管癌又分为不典型髓样癌、单纯癌和硬癌。男性乳腺癌最常见的病理类型为浸润性导管癌。临床病理分期见乳腺癌。

临床表现 首发症状多为乳房肿块，其中又以单侧、乳晕区居多，肿块一般不大，但由于男性乳腺组织很少，肿块表浅，可伴有乳头溢液、乳房肿痛、乳头变形、破溃等症状，若发生转移，一些患者还会出现同侧腋窝淋巴结肿大和锁骨上淋巴结肿大（图）。

诊断与鉴别诊断 根据病史、体征，结合X线和超声检查可以初步诊断，病理检查结果可以确诊。首先要排除男性乳房发育症。男性乳房发育症多发生于双侧，其肥大部分均匀一致，边界清楚，与皮肤无粘连，在胸壁上可移动，乳头一般无内陷，常伴胀痛，最常见于青春期、睾丸病变和肝病患者。部分男性乳腺癌患者临床上会有皮肤和乳头的炎性改变，需要与湿疹样乳腺癌（乳腺佩吉特病）鉴别。

治疗 男性乳腺癌的治疗与女性乳腺癌的治疗相似，以手术治疗为主，同时根据患者的具体情况辅以化学治疗、放射治疗及内分泌治疗等多种治疗方法。根据临床分期不同，手术方式主要有乳腺癌根治术、乳腺癌改良根

治术、局部肿块切除及乳房单纯切除术。术后根据肿瘤浸润情况及腋窝淋巴结转移状况辅助放疗。男性乳腺癌中雌激素受体阳性者占了绝大部分，故而进行内分泌治疗非常有必要，且效果较好，目前多使用他莫昔芬。对于转移性男性乳腺癌，可以行睾丸切除术，会有一定的疗效。

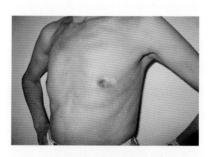

图 左侧男性乳腺癌（第三军医大学西南医院乳腺外科供图）

预后 与女性乳腺癌的预后判断因素相似，男性乳腺癌的预后也要依据临床分期、病理类型、瘤体大小、肿瘤恶性程度和腋窝淋巴结转移的情况而定。

（姜军 张毅）

shīzhěnyàng rǔxiàn'ái

湿疹样乳腺癌（eczematoid breast cancer） 发生在乳头乳晕区呈特殊湿疹样的乳腺癌。又称乳腺佩吉特病（Paget disease of breast）、乳头癌性湿疹、乳头乳晕湿疹样癌。占乳腺癌病例的1%~3%。该病多发生于绝经后女性，50~60岁为发病高峰期。最早的乳头-乳晕区湿疹样改变临床报道是在1840年，佩吉特（Paget）于1874年报告了15例患者，直到1928年，人们才认识到湿疹样癌的特征性病理标志——佩吉特细胞，乳腺佩吉特病才被广泛地认为是乳腺的恶性病变。该病发病

原因不清，病程缓慢。

病理　乳头皮内散在的佩吉特细胞，呈巢或单个分布。细胞胞体大，近圆形，细胞质丰富、清澈，核大，极少有核分裂象，由表皮基层向表皮深层伸展，并侵及乳腺导管，但很少破坏基膜而累及皮下组织，也很少累及腋淋巴结。

分类　该病按临床表现可分为三种类型：①乳头乳晕病变，不伴有乳腺内的乳腺癌成分，如果该病变未突破基底膜，则属于原位癌，治疗效果佳。②伴同侧乳腺实质内乳腺癌肿块，该肿块多在乳头乳晕深面，也可在离乳晕较远的乳腺实质内。③以乳腺实质内的肿块为首发表现，不伴有明显的乳头-乳晕病变，其诊断依赖于术后的病理检查发现乳头部特征性的佩吉特细胞。

临床表现　主要表现为乳头、乳晕区的瘙痒、潮红、糜烂、脱屑等症状，多为单侧发病，发展缓慢。以乳头、乳晕皮疹开始，初起多为乳头部过敏、瘙痒或烧灼感，或发现乳头分泌物污染内衣，可见局部皮肤呈深红色，颗粒状，似湿疹样改变。有时覆盖黄褐色的癣样痂皮，揭开痂皮又出现糜烂。病变边缘清楚，微隆，周围有散在点状新病灶。最初病变按湿疹治疗无效，并渐向周围扩展，病变最后可累及乳晕和大部分乳腺。乳头可内陷，破坏甚或消失（图）。

诊断　该病常被误诊为乳头湿疹、皮炎等一些良性皮肤病，尤其不伴有乳腺肿块时，更易误诊。凡乳头无明显原因发生糜烂，应考虑该病，尤其40岁以上的妇女。目前常用的检查方法主要有以下几种。①细胞学检查：为有效的诊断方法。应揭去痂皮，清除分泌物后，再做细胞印片，可查见特征性的佩吉特细胞。②切取活检：细胞学检查阴性，但临床高度怀疑者，应做切取活检以明确诊断。③乳腺钼靶X线检查：对该病的直接诊断意义不大，但对于寻找乳腺实质内有无癌灶具有一定意义。钼靶检查可见乳晕下的微小钙化，乳头乳晕区的皮肤增厚，乳腺实质内肿块或结构扭曲等表现。④乳腺超声检查：可确定乳腺实质内的病变，对合并肿块的病例诊断意义较大。⑤乳腺MRI检查：作为乳腺癌的一种诊断方法，对侵袭性乳腺癌有较高的诊断价值。

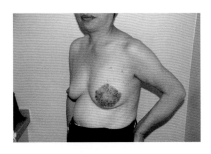

图　湿疹样乳腺癌（第三军医大学西南医院乳腺外科供图）

鉴别诊断　需与乳头皮肤湿疹和乳腺增生症相鉴别。①乳头皮肤湿疹：多见于中青年妇女，有奇痒，皮损较轻，渗出液为淡黄色，病变与正常皮肤组织的界限不清，皮缘不硬。按皮肤湿疹治疗很快见效。乳腺佩吉特病多见于老年妇女，皮肤变厚，病变与正常皮肤的界限清楚，皮损易出血无奇痒，多为单侧，按皮肤湿疹治疗无效，或反复发作。②乳腺增生症：多见于绝经前妇女，主要表现为乳头刺痛或瘙痒，可伴有乳头淡黄色澄清溢液，乳头乳晕无皮损改变，触诊无肿块，乳头溢液涂片、乳腺超声、乳腺钼靶X线检查以及乳腺MRI等检查有助于鉴别。对该类患者应加强随访观察，直至乳头疼痛消失。

治疗　根据临床及病理特征进行综合治疗。无乳腺肿块仅表现为乳腺佩吉特病的病例可选择乳房单纯切除术加腋窝前哨淋巴结活检术，或经影像学检查未发现隐匿性病灶，可行切除中央区的乳腺癌保留乳房手术加腋窝前哨淋巴结活检术，如前哨淋巴结阳性则改为乳腺癌改良根治术。对于伴有乳腺肿块者则行乳腺癌改良根治术或乳房单纯切除术加腋窝前哨淋巴结活检术。

术后根据病理组织学结果及腋淋巴结状态选择是否化学治疗、放射治疗及内分泌治疗。

预后　该病预后较好。但乳房若可触及肿块、腋窝淋巴结转移和组织学高分级是不利的预后因素。

（姜军　张毅）

rènshēnqī jí bǔrǔqī rǔxiàn'ái

妊娠期及哺乳期乳腺癌

（gravidity and lactation breast carcinoma）　妊娠时或妊娠后1年内（即哺乳期）原发于乳腺上皮组织的恶性肿瘤。该病占全部妊娠妇女的0.01%~0.03%，占全部原发性乳腺癌的0.2%~0.38%。近年来由于早期诊断的进步和综合治疗的规范，远期存活率已明显改善，其预后与非妊娠期及哺乳期乳腺癌相似。由于妊娠期及哺乳期女性乳房在解剖生理等方面发生明显变化，该病的临床表现不同于一般乳腺癌而具有特殊性。

病因及发病机制　病因尚不清楚。可能与妊娠期及哺乳期的内分泌失调、免疫功能低下有关。妊娠初期雌激素分泌上升，早期血中T淋巴细胞下降，使免疫功能低下，产后及哺乳期催乳素和生长激素水平上升等。患者多为青年或中年妇女；肿瘤恶性程度较高；腋下淋巴结早期转移率可高达80%以上；乳腺因生理性增大，肿瘤不易早期发现。

病理　与非妊娠期哺乳期乳腺癌相比，组织学类型无显著差异。镜下可见妊娠期和哺乳期乳腺小叶的各种改变，如腺泡增生扩大、上皮细胞胞质空泡变、核增大凸向腔面、上皮细胞呈立方或低柱状、部分腺上皮呈钉突样改变、腺体明显扩张、上皮扁平、腺腔和导管内有分泌物等。癌变的乳腺小叶呈现的各种分泌增生性改变是弥漫的，小叶周围均有不同程度的淋巴细胞浸润。

临床表现　患者一般较为年轻，80%~95%出现无痛性肿块或仅有增厚感，多以进行性增大的无痛性肿块为主要表现。该肿块可以在妊娠后出现，由常规体检中发现，或原来就在乳房内，妊娠后增大，乳头可出现血性或浆液性溢液。但由于妊娠期及哺乳期，乳房增大，肿块扪不清，或被误认为积乳囊肿而误诊。较早发生腋下淋巴结转移，就诊时多已属中晚期。有的还可见皮肤橘皮样改变及卫星结节或炎性乳腺癌表现。

诊断　诊断并不困难，但因妊娠期及哺乳期乳房的生理性改变使检查方法的敏感性降低，同时还需考虑胎儿的因素，给临床诊断带来一定的困难。

乳腺超声检查　妊娠期及哺乳期乳房增大而坚硬，故首选无创无放射性损伤的手段特别是超声检查，对乳腺组织的囊实性肿块鉴别具有重要意义。

乳腺X线检查　由于妊娠期哺乳期的生理改变，使乳腺钼靶X线检查的特异性及敏感性降低，其假阴性率常使诊断延误，因此一般不作为首选的检查方法。考虑到放射线对胎儿的影响，故尽量避免X线检查和CT检查，若确需选择，必须采用铅板阻隔等防护措施。

乳腺MRI检查　目前多数人认为，MRI检查在妊娠期间是禁止的，虽然该方法无放射线的影响，但以下几个不利因素限制了它的应用：MRI的造影剂钆能够通过胎盘，属于胎儿危害性C级药物，在动物实验证实钆对胎仔有致畸或杀胚胎等副作用；MRI的强力磁场可能对胎儿构成潜在威胁，建议避免对早期妊娠者行MRI检查。

针吸细胞学检查（FNAC）及核芯针穿刺组织活检　不宜采用细针抽吸细胞学检查，因妊娠期及哺乳期的正常乳腺组织中亦可见到形态不典型的细胞，可能造成假阳性结果。核芯针穿刺活检能获得较多组织进行病理学检查，推荐采用超声引导下的核芯针穿刺活检，其组织学诊断的准确性高。曾有学者担心穿刺活检可能造成乳漏，但在超声引导下可避开大导管，发生乳漏的机会很少。

治疗　一旦诊断，处理原则同一般乳腺癌。鉴于妊娠期及哺乳期乳腺癌在医学和伦理上的双重特殊性，应根据病情、孕期、放化疗对胎儿的潜在危险以及患者和家属的意见来决定。

妊娠期　应根据患者病期、妊娠时机、患者对生育的态度和疾病的态度来决定治疗方式。鉴于治疗对胎儿的潜在影响，对早、中期妊娠患者应终止妊娠，而后行积极的综合治疗；复发转移风险低的患者，可根据患者意愿选择术后继续妊娠。妊娠各期患者进行手术治疗都是安全的，但应避免放射治疗和他莫昔芬内分泌治疗，需治疗患者，应在终止妊娠或分娩后进行。除妊娠晚期可谨慎选择化疗外，妊娠早、中期均禁止化学治疗。①妊娠早期（妊娠13周末以前）：应终止妊娠，行手术、化疗及放疗等综合治疗。②妊娠中期（妊娠14~27周）：应尽可能及时终止妊娠，行手术、化疗及放疗等综合治疗。③妊娠晚期（妊娠28周及以后）：可在剖宫产或分娩（待产期乳腺癌）后进行乳腺癌治疗。在胎儿出生前，如不能避免化疗，可采用蒽环类、环磷酰胺和氟尿嘧啶的联合化疗方案。

哺乳期　终止哺乳时忌用己烯雌酚和局部热敷，可用生麦芽、炒麦芽各60g，煎服，通常在1周内可达断奶效果。断奶后即行手术治疗，必要时可在回奶期间行化疗（新辅助治疗）。手术治疗对可手术的患者仍是最主要的治疗手段，手术方式以乳腺癌改良根治术或乳腺癌根治术为宜，一般情况下不宜选择乳腺癌保留乳房手术。

预后　与妊娠关系不大，但与年龄、孕期及病期等因素有关，与非妊娠期乳腺癌患者相比，只要年龄、分期等临床病理因素相同，术后生存率没有明显差异。但妊娠期及哺乳期乳腺癌预后总体较差，常与乳腺癌确诊分期较晚有关，妊娠期乳腺癌淋巴结转移率较高。确诊后的治疗也常有延误，或因妊娠而未完成规范治疗。乳腺癌治疗后再次怀孕不会改变预后，但对再次妊娠的时机有争议，应在治疗2年后无复发及转移的情况下才适合妊娠。

（姜军　张毅）

yǐnnìxìng rǔxiàn'ái
隐匿性乳腺癌（occult breast cancer，OBC）

以腋窝淋巴结或其他部位转移为首发表现，临床体检和影像学检查均不能发现乳腺内病灶的乳腺癌。是一种比较少见的特殊类型乳腺癌，占乳腺癌总发病率的 0.3%～0.5%。1907 年霍尔斯特德（Halsted）等首次报道了隐匿性乳腺癌。国外文献报道该病发病率，占同期乳腺癌的 0.3%～1.0%，中国报道占所有病例的 0.2%～0.5%。凡腋窝淋巴结转移癌者约有 50% 的原发灶来源于乳腺。隐匿性乳腺癌多发于女性，偶见于男性，与一般乳腺癌发病年龄相当。

病理 原发灶的病理发现率较低，全乳腺次全连续大切片检查可明显提高其检测率。因此，全乳腺连续大切片对检出隐匿性乳腺癌的原发病灶具有较高的应用价值。其肿块大小多在 1cm 以下，甚至仅能在镜下所见。然而其转移灶却能较快生长，明显大于原发灶。这种原发肿瘤小而转移瘤大的现象被称为差异性生长。

临床表现 ①腋窝和（或）锁骨上淋巴结肿大：多数患者以腋淋巴结或锁骨上淋巴结肿大为首发症状来医院就诊。转移灶的直径多在 3cm 左右，肿大的淋巴结质硬、无压痛、活动差，相互融合者多见。②患侧乳房检查无阳性体征：临床上所说查不到肿块，并非乳房内不存在肿瘤，主要是由于瘤体尚小，乳腺腺体韧，肿块隐匿于腺体深面，病变多呈片状增厚等原因，临床上不易被触及。③乳腺外其他部位转移：一部分患者首先发现远处转移癌，经病理活检后考虑来源于乳腺。自发现转移灶到检出乳腺原发灶，短者数天，长者可达 2 年以上。

诊断 对腋淋巴结或锁骨上淋巴结肿大的女性患者，应首先排除转移癌的可能，可行淋巴结切除活检，如能诊断为转移癌，并且排除乳腺以外其他器官来源，行乳房检查又未发现明显肿块，便可以考虑诊断为隐匿性乳腺癌。应行乳腺 X 线检查，增强 CT 或 MRI 检查，以争取发现可疑原发灶。同时行胸部 X 线、消化道造影、腹部 B 超、妇科及泌尿系统检查，以排除乳腺以外其他原发灶转移的可能。其中转移灶中雌孕激素受体测定等检查有助于该病的诊断。对于乳腺大体标本应行连续大切片检查，以提高原发灶的检出率。

鉴别诊断 ①其他部位恶性肿瘤转移至腋窝：乳腺以外的原发癌转移至腋窝为首发症状者远较隐匿性乳腺癌少见，而且当其他内脏部位的恶性肿瘤转移至腋淋巴结时，常已有广泛转移。对于男性患者，原发部位以肺、胃和大肠较多见；对于女性患者则多来自卵巢癌及皮肤恶性黑色素瘤。因此必须通过多种辅助检查及时发现其他部位的原发灶。如未能发现乳腺外其他部位有原发灶或转移灶，则可认为其来源于乳腺，通过对腋淋巴结转移癌的病理检查进一步区分，免疫组化雌孕激素受体在隐匿性乳腺癌转移灶中阳性率可高达 50%，因而若转移癌中雌孕激素受体判定为阳性，多支持原发灶来源于乳腺。②淋巴瘤：大多为全身性疾病，除腋淋巴结肿大外，常在其他部位亦可见肿大淋巴结。淋巴结切除活检多可确诊。③副乳癌：由于副乳解剖部位位于腋前，在临床上不易定位区分。可行切除活检，病理中常可见腺体组织，即可区分。

治疗 若病理已确诊的腋淋巴结或锁骨上淋巴结转移腺癌，可在无乳腺外原发癌征象的情况下，即使未发现乳腺原发灶，也应该按乳腺癌治疗原则处理。切不可为寻找原发灶而延误病情，其治疗方式分为三种：①在切除腋窝恶性肿瘤的同时，无论乳房是否发现原发灶，均行乳腺癌根治术或乳腺癌改良根治术。②在大乳房和腋窝转移瘤较大的情况下，可行乳房单纯切除术加低位腋淋巴结清扫；对小或萎缩的乳房以及转移瘤较小的情况，可以直接选择放疗，无须切除乳房。③对于存在腋窝淋巴结转移性腺癌而无原发癌征象的患者，应行全面检查，在排除乳腺外原发灶后，方可确诊为乳腺癌并行全方位的乳腺检查，如发现原发灶，则行乳腺癌根治术或乳腺癌改良根治术；如未发现原发灶，则可保留乳房，仅行腋淋巴结清扫术加乳房及相应区域淋巴结放疗。

预后 相对同期乳腺癌较好。影响预后的因素是有无锁骨上及其他部位的远处转移以及腋淋巴结转移数目的多少，而与原发灶的大小及原发灶的病理类型关系不大。因此预后的好坏主要取决于转移因素，而非原发灶。

（姜 军 张 毅）

yánxìng rǔxiàn'ái
炎性乳腺癌（inflamatory breast cancer，IBC）

生长迅速临床表现酷似急性乳腺炎的特殊类型乳腺癌。又称急性乳腺癌、癌性乳腺炎或乳腺炎样癌。该病罕见且具有侵袭性。早在 1814 年就有相关描述，1924 年李（Lee，音译）等首先使用了炎性乳腺癌这一概念，并报道了 28 例。本病具有独立的临床及病理改变，是局部晚期乳腺癌中预后恶劣的一种。其在国外的发病率估计占所有乳腺癌病例的 1%~6%，中国文献报道仅占所有乳腺癌的 1.0%~2.5%，占Ⅲ期乳腺癌患者的 15%。可发生于任何年龄，以绝经后早期多见，平均发病年龄为 50~54 岁，约 20%发生在妊娠期及哺乳期。此型乳腺癌较多发生在大乳房，约 10%发生在双侧。男性少见。

病理 各种组织学类型均可见，无特殊的病理类型。几乎均为浸润性癌，多为弥漫性浸润。乳腺皮肤常有淋巴管及小血管扩张，扩张的淋巴管内可见有癌栓。①肉眼所见：乳房弥漫肿大，质地坚硬，无明显肿块。乳房表面皮肤呈紫红色，增厚、充血水肿（橘皮征）达 1/3 以上，充血区有明显可触及的边界。皮肤可出现卫星结节。②镜下所见：可为导管癌、硬癌或小型细胞癌，多为中心型。癌细胞多，不形成小管或腺管样结构，细胞大小、形状不一，胞质丰富、淡染。具有独立病理特点的是，扩张的表皮下，淋巴管中常有癌细胞团的浸润，有时皮内的浅淋巴管和乳房内的淋巴管，甚至血管中也可见有癌栓，但不见有淋巴细胞和浆细胞增多。

临床表现 其临床特点为病程短、进展快、转移复发率高、抗炎治疗无效且预后差。可分为原发性炎性乳腺癌和继发性炎性乳腺癌。前者乳腺炎性征象与肿块同时出现或只有炎性征象而无明显乳房肿块；后者则是已存在癌瘤的乳腺再出现炎症表现。常见临床表现为：①乳房肿块：多呈弥漫性浸润，可占据乳房大半，边界不清，质韧，有的触不到明显肿块，而是乳房整体变韧。②乳房皮肤改变：病变侧乳房皮肤多出现充血、肿胀、皮温增高，可呈丹毒样改变。病变的皮肤可占整个乳房皮肤 1/3 以上。皮肤还可出现橘皮样外观、破溃。乳头可有回缩、溢液等（图）。③腋淋巴结肿大：其他少见症状还有腋区疼痛、乳头痒、上肢水肿及骨痛等。④全身变化：一般患者无发热、体温升高及乏力等感染中毒症状。⑤转移征象：非炎性乳腺癌确诊时转移率为 5%，而炎性乳腺癌确诊时转移率高达 30%，约 1/3 患者确诊时伴肺、骨等器官转移。

诊断 结合临床表现及病理特征多可明确诊断，病理学上通过针吸细胞学检查、核芯针穿刺活检及或局部组织切取活检均可明确。病理学中炎性乳腺癌分为三类：①临床上有炎症表现，病理中找到淋巴管癌栓。②临床上有炎症表现，病理中未找到淋巴管癌栓。③临床上无明显炎症表现，而病理上有典型的淋巴管癌栓。只要符合以上任何一种类型，即可诊断为炎性乳腺癌。其他辅助检查包括乳腺超声检查、乳腺 X 线钼靶检查及乳腺 MRI 检查，可观察到乳房肿块及炎性表现。

鉴别诊断 ①急性乳腺炎及乳腺脓肿：多见于年轻、哺乳期妇女，局部疼痛较重，压痛明显，但多局限于乳房某一部位，皮肤

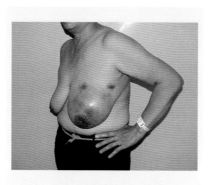

图 炎性乳腺癌（第三军医大学西南医院乳腺外科供图）

触之软，可有波动感，伴有全身发热、白细胞及分类明显升高等中毒反应，针吸可见脓液。②乳腺白血病性及淋巴瘤性浸润：可有白血病及淋巴瘤的全身表现，与实验室检查结果相符合，乳腺红肿、炎性表现仅局限于肿瘤区域，活组织检查可明确诊断。③其他：还应与乳腺局灶性坏死、湿疹样乳腺癌、乳腺肉瘤、丹毒、炎性囊肿、乳管扩张症合并感染等相鉴别，均需病理活检明确。

治疗 尚无满意的治疗方法，应采取多学科治疗模式，单纯手术切除有加速肿瘤播散的危险，5 年生存率小于 10%，手术被视为禁忌。单纯放射治疗或放射治疗加手术治疗可改善肿瘤的局部控制，但未提高总生存率。炎性乳腺癌雌激素受体阳性率低，内分泌治疗的疗效也不肯定；但对于雌激素受体阳性者服用他莫昔芬 2~5 年，配合化疗，可提高生存率。目前多主张以综合疗法治疗炎性乳腺癌，即施行全身化学治疗加局部放射治疗和（或）手术治疗加全身化学治疗的序贯疗法。

预后 预后甚差。50%以上患者在治疗后 1 年内死亡，5 年生存率仅为 2.1%~5.6%。近年来通过综合治疗，炎性乳腺癌的生存率有所改善。

（姜 军 张 毅）

rǔxiàn línbāliú

乳腺淋巴瘤（lymphoma of breast）
原发或继发于乳腺组织的免疫系统恶性肿瘤。包括原发性乳腺淋巴瘤和继发性乳腺淋巴瘤，临床通常指原发性乳腺淋巴瘤。下文主要介绍原发性乳腺恶性淋巴瘤。该病发病率非常低，仅占乳腺恶性肿瘤的 0.04%~0.53%，占所有结外淋巴瘤的 2.2%。年轻人

和老年人都可发病，但好发于 50~60 岁的女性。发病原因不明。

病理分型 原发性乳腺淋巴瘤多数为非霍奇金淋巴瘤，其中以弥漫性大 B 细胞淋巴瘤最多见。另一种类型为黏膜相关淋巴组织型边缘区 B 细胞淋巴瘤。此外，还有少数的伯基特（Burkitt）淋巴瘤和 T 细胞来源淋巴瘤。

临床表现 原发性乳腺淋巴瘤缺乏特征性的体征，临床上表现为乳腺可触及的无痛性的包块，少数也会有疼痛，多发生于单侧，双侧同时发生者少见。包块质硬、边界清楚，一般可活动，可伴有同侧或对侧腋窝淋巴结肿大。肿块较大时，其表面皮肤可呈青紫色，严重时可发生破溃。但少见皮肤橘皮样改变、乳头溢液或凹陷等，全身症状少见。由于乳腺淋巴瘤容易发生中枢神经系统的浸润，临床上也可能会同时伴有中枢神经系统受损的症状。

分期 采用 Ann Arbor 标准：Ⅰ期指仅局限于乳腺；Ⅱ期包括局限于乳腺及同侧腋窝淋巴结；Ⅲ期包括乳腺及横膈两侧的淋巴结；Ⅳ期指乳腺及淋巴结外与淋巴结相关或非相关的组织中均存在有肿瘤。

诊断 临床上缺乏特异性，症状通常表现为无痛性肿块，一般患者常规行乳腺 X 线检查或超声检查时才会发现。常用诊断标准：①乳腺肿块经病理证实为淋巴瘤。②无同时存在广泛播散。③以往无其他部位淋巴瘤病史。④乳腺必须是首发部位，如有腋窝淋巴结受侵，必须是在乳腺肿物出现以后。⑤胸部 X 线平片及腹部 B 超检查正常，骨髓穿刺结果正常。辅助检查方面，乳腺 X 线检查多可见边缘光滑的片状增厚，无瘤体钙化。肿瘤弥漫时超声图

像可呈全乳弥漫低回声，中间可见强回声光点。乳腺淋巴瘤术前不易确诊，细针穿刺抽吸细胞学检查可作为术前诊断中的一项常规技术应用。粗针穿刺或手术切除肿块，同时行石蜡切片及免疫组化检查才能最终确诊。

鉴别诊断 该病主要与乳腺癌及乳腺纤维腺瘤鉴别。①乳腺癌：乳腺淋巴瘤与早期乳腺癌难以区别，需病理活检。乳腺淋巴瘤较少侵及乳头、皮肤和胸壁，一般无乳头溢液，可与晚期乳腺癌进行鉴别，免疫组化检查可有效辅助鉴别诊断。②乳腺纤维腺瘤：较小的乳腺淋巴瘤表面光滑，临床触诊难与纤维腺瘤区别，超声检查纤维腺瘤常有包膜，而淋巴瘤包膜不明显，进一步的明确诊断常需穿刺或手术切除病理学检查。

治疗 原则上作为一种全身性疾病进行治疗。治疗方法有：①手术切除加放疗、化疗的综合治疗方法。手术可行包块完整切除或乳房单纯切术除，对腋窝淋巴结阳性者可同时予以清扫。术后进行局部放疗加全身化疗。②化疗加全乳放疗。由于淋巴瘤对放疗、化疗均比较敏感，诊断明确后行全身化疗后加全乳放射治疗，患者的生存期有较好的改善。化疗方案的选择上，最常用的是 CHOP 方案（氟尿嘧啶+长春新碱+环磷酰胺+泼尼松）。

预后 肿瘤临床分期、年龄、组织学类型和原发肿瘤大小影响乳腺恶性淋巴瘤预后。放疗和化疗的联合应用能使乳腺恶性淋巴瘤的预后得到明显改善，乳腺淋巴瘤复发时，多见于同侧和对侧乳腺，也可见于中枢神经系统和骨髓。

（姜 军 张 毅）

rǔxiàn ròuliú

乳腺肉瘤（sarcoma of breast）

发生于乳腺间叶组织的恶性肿瘤。临床少见，约占乳腺恶性肿瘤的 1%。女性发病率明显高于男性，男性非常罕见。高发人群为 30~40 岁。

分型 依据其病理类型的不同，可分为五种类型。①乳腺叶状囊肉瘤：乳腺肉瘤中最常见的一种，由乳腺纤维结缔组织和上皮组织组成，占乳腺肿瘤的 0.3%~0.9%，可发生于任何年龄，其中以中年女性多见，患者平均年龄 45 岁，发病原因尚不清楚。因肿瘤剖面呈鱼肉状，内含囊泡，且见叶状裂隙而得名。1981 年世界卫生组织制定的乳腺肿瘤分类推荐了叶状肿瘤的命名，分为良性、交界性、恶性三种类型。②乳腺淋巴瘤：一种发生在淋巴结外的淋巴瘤，临床非常少见。③乳腺癌肉瘤：约占乳腺肉瘤的 13.7%。多见于中年妇女，生长速度较快。其同时具有癌和肉瘤两种成分，可以经血液和（或）淋巴结转移。④乳腺恶性纤维组织细胞瘤：多见于中老年人，有高度的侵袭性，亦可发生于男性，经血行和淋巴管转移。临床检查可发现无痛性肿块，肿瘤体积较大。术后辅助放疗可减少局部复发。⑤乳腺纤维肉瘤：比较常见，占乳腺肉瘤的 7.0%~10%。高发人群为 30~50 岁的妇女。肿瘤生长迅速，主要为血行转移。

临床表现 原发于乳腺的叶状囊肉瘤起病隐匿，临床常表现为乳腺无痛性肿块，以单侧单发为主，生长比较慢，肿瘤体积较大，活动度好，局部皮肤不受侵犯，无橘皮征，乳头无明显改变，无皮肤溃疡（图）。原发乳腺的非

叶状囊肉瘤临床表现以单侧单发肿块为主,但进展较快,特别在恶性程度高的病理类型中(如癌肉瘤等),肿块活动度良好,侵犯深筋膜少见,部分肿块较大的患者可出现局部皮肤溃疡。

诊断 通过乳腺钼靶 X 线检查及乳腺超声检查,可发现恶性指征,穿刺活检可以确诊。如果未进行穿刺检查,在手术中应行快速冷冻切片活检。

鉴别诊断 首先需与乳腺癌鉴别,除癌肉瘤外,乳腺肉瘤内是不存在上皮组织成分的。免疫组织化学检查角蛋白阴性,波形蛋白阳性。其次需与肌上皮来源和肌成纤维细胞来源的肿瘤相鉴别,还要和结节性筋膜炎、纤维瘤病作鉴别,常需免疫组织化学检查进行鉴别。

治疗 该病种类较多,生物学行为差异较大,临床表现各不相同,病程时间长短不等,很难有一个统一标准的治疗方案。乳腺叶状囊肉瘤的主要治疗方法,包括局部切除病灶或乳房单纯切除术。局部切除复发后全乳切除一般仍可获得较好疗效,放疗、化疗在叶状囊肉瘤的治疗中无显著疗效。乳腺非叶状囊肉瘤的发病率较叶状囊肉瘤要低、侵袭性强,容易出现复发和转移。手术

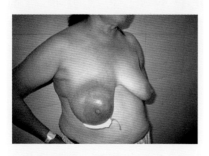

图 乳腺叶状囊肉瘤(第三军医大学西南医院乳腺外科供图)

治疗也是原发乳腺非叶状囊肉瘤的主要治疗方式,以乳房单纯切除术为主,一般无腋淋巴结转移,不需行淋巴结清扫。如触及淋巴结肿大或行腋窝前哨淋巴结活检术,如有淋巴结转移,可行腋淋巴结清扫。

预后 与病理类型、分化程度、肿瘤大小等有关。分化程度高的肉瘤预后较好,分化程度低的肉瘤预后差。肿瘤直径大于 5cm 者预后差,肿瘤直径小于 5cm 者预后较好。

(姜 军 张 毅)

nánxìng rǔfáng fāyùzhèng

男性乳房发育症(gynecomastism,GYN) 男性乳腺组织异常增生发育,出现女性化乳房表现的疾病。又称男性乳腺增生症或男子女性型乳房。该病在男性婴儿期、青春发育期及老年阶段是比较常见现象。国外 15~40 岁 GYN 的发生率为 65%,中国新生儿 GYN 发病率在 50% 以上,青春期约为 39%,老年发生率较高,达 72%。

病因及发病机制 ①生理性男性乳房发育症:多发于新生儿期、青春期和老年期,在新生儿期是由于机体受母体雌激素影响所致,在青春期是由于生长激素、性激素及肾上腺激素对乳腺的刺激所致,而在老年期则是与体内雄激素水平的全面下降有关。②病理性男性乳房发育症:多种疾病可以导致体内雌激素与雄激素比例失调而使雌激素水平绝对或相对过高,乳腺组织对雌激素的敏感程度增加而引起乳腺发育。引起男性乳腺发育的常见疾病有原发或继发的性腺功能减退,某些能够分泌激素的肿瘤,如肾上腺、垂体、睾丸、肺或肝的肿瘤及某些内分泌系统疾病如甲状腺

功能亢进症、肢端肥大症、库欣综合征等也可以引起男性乳房发育,另外,一些全身性疾病如肝硬化、慢性肾衰竭等也可导致男性乳房发育症。③药物性男性乳房发育症:很多药物可导致此症,如地高辛、西咪替丁(甲氰米胍)及雌激素、抗雄激素类药物等。④特发性男性乳房发育症:多见于青春前期(6~8 岁),是由于靶器官对正常浓度的雌激素敏感程度增加所致。

病理 乳房组织与周围皮下脂肪组织有相对明显的边缘。乳房的一些导管结构扩大、延长、分支到相邻组织,腺体和基质成分结合增加使各成分进入乳房组织。

临床表现 患者常有一侧或两侧的乳腺肥大或乳晕下盘状肿块,疾病初期常发生于乳晕下,肿块质韧如橡胶样,边界不清,有时有疼痛或压痛,少数双侧乳房呈弥漫性肿大,外观似女性乳房,很少发生恶变(图)。

诊断 根据病史、体征及相应的辅助检查可确诊,一般乳腺触诊肿块直径在 2.0cm 以上者可确诊为男性乳房发育症,必要时可辅以 X 线、超声和实验室检查等,以明确病因并为后期选择治疗方式提供依据。仔细询问病史

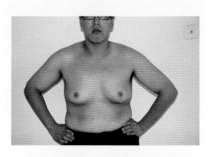

图 双侧男性乳房发育症(第三军医大学西南医院乳腺外科供图)

有助于诊断，包括询问服用药物史、肝病史、肾病史、性功能障碍史、工作生活的环境状况等；详细的体检应明确病变大小、单侧还是双侧、有无分泌物和触痛，并检查第二性征等。实验室检查应常规检查肝、肾功能和性激素等。当怀疑恶变时可选用细针穿刺细胞学检查或核芯针穿刺病理组织学检查。

鉴别诊断 ①假性男性乳房发育症：由于脂肪沉积而引起乳房增大，又称脂肪性乳腺，多见于肥胖男性或在营养不良恢复期时，一般呈对称性肥大、隆起，乳房内无肿块扪及，无触痛，乳腺 X 线不能看到乳腺导管增生或乳腺密度增高区。超声探测男性乳房，腺体与周围脂肪、肌肉组织声像图特征不同，不难鉴别。②男性乳腺癌：多见于老年男性，常为单侧乳房内孤立性肿块，肿块质地坚实，边界不清，常无触痛，可出现乳晕皮肤粘连及腋窝淋巴结肿大，少数可见血性乳头溢液。X 线示肿块多位于乳腺外上 1/4 部位，呈偏心性，边缘不清，呈毛刺状伸展，而男性乳房发育症的肿块位于乳晕后，呈中心性，边缘较光滑、整齐。疑为乳腺癌者应尽早做细针穿刺细胞学和病理切片检查确诊。

治疗 大多数仅表现为乳晕下盘状肿块的男性乳房发育症患者不需治疗，特别是青春期乳房发育症有很高的自发性退缩比例。有必要向患者做耐心细致的解释工作，应该让患者放心，并向患者讲明需要观察一段时间再决定是否需要治疗。目前该病治疗可根据病因进行药物治疗、手术治疗、放射治疗等。

药物治疗 根据病因，如果发生原因与雌雄激素异常相关，常用的药物包括雄激素制剂（如睾酮、达那唑、等）、雌激素拮抗药（如、他莫昔芬、氯米芬）、芳香化酶抑制剂等。也可进行中医药治疗。

手术治疗 适应证：①男性乳腺直径大于 4cm，持续 1 年不能消退者。②有疼痛等症状者。③应用药物治疗无效者。④疑有恶变者。⑤影响美观或患者对癌症恐惧，要求手术者。男性乳房发育症需依据乳房发育的程度和相关脂肪组织量的多少来具体确定不同手术方式。其现代整形手术方法大体分为三类：锐性切除法、抽吸法、抽吸加锐性切除法。其中锐性切除法临床应用较多，均采用较小的切口，切口多选择在乳晕内、乳晕周围、腋窝等术后瘢痕小而隐蔽的部位，也可在腋下借助腔镜技术行乳房皮下切除。

放射治疗 少数前列腺癌雌激素治疗相关的乳房发育症，预防性应用睾丸放射治疗可避免或减少乳房发育的发生。

预后 一般情况下，男性乳房发育症并不会增加乳腺癌的发生率。

（姜军 张毅）

rǔxiàn xiāntiānxìng fāyùyìcháng

乳腺先天性发育异常（inborn abnormality of the breast）

单侧或双侧乳房缺如、乳房或乳头数量异常增多或乳房体积异常增大所致的乳房先天畸形。为乳腺胚胎期发育异常所致。乳腺先天性发育异常主要有两种表现：一种是乳腺发育不全，包括乳头在内的单侧或双侧乳房完全缺如，较为罕见，多见于女性，也可伴有同侧肩、胸壁、胸廓和上肢发育缺陷。如波伦综合征（Poland syndrome），包括若干伴有无乳腺发育和（或）无乳头畸形的胸、臂先天性缺陷。此外，也包括乳头发育不良所致的乳头内陷。另一种是多乳房、多乳头症。其他乳腺先天性发育异常有巨乳症，主要是因患者的乳腺组织靶细胞对雌激素敏感性较正常人高所致，与遗传因素有关，常好发于青春期、妊娠期和哺乳期女性。治疗主要是切除多余的乳头或乳房，对乳房缺如或发育畸形需要通过整形手术进行处理。

（姜军 张毅）

fùrǔfáng

副乳房（accessory breast）

乳腺组织在胚胎发育过程中除胸前一对乳腺始基外，其他乳腺始基未退化或退化不全残留所形成的腺体组织。又称多乳畸形。该病与先天发育异常有关，与其他内外环境因素无关，体内激素水平变化可刺激副乳腺发育。

分型 根据副乳腺的形态可分为完全型和不完全型。完全型指副乳腺包括有乳头、乳晕及腺体。不完全型分为五型：①仅有腺体和乳头。②仅有腺体。③仅有乳头。④仅有腺体及乳晕。⑤仅有乳头及乳晕。

临床表现 为单侧或双侧腋下附近或正常乳房周围腺体组织增多形成局部隆起，查体时可扪及质地较软的腺体组织，有些伴有副乳腺增生患者可表现为腺体内有颗粒状大小不等结节，可伴有与月经周期有关的胀痛或刺痛，部分病例也可伴有副乳头痕迹，哺乳期可伴有乳头溢乳（图）。

诊断与鉴别诊断 周期性腋下胀痛；腋下有圆形或扁平型大小不等包块；包块表面皮肤上可发现乳头痕迹，乳晕不明显；乳腺超声及乳腺 X 线检查可见与正常乳腺不相连的乳腺腺体组织。

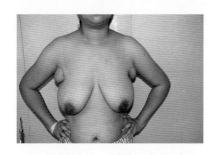

图　双侧腋下副乳腺（第三军医大学西南医院乳腺外科供图）

该病需与脂肪瘤、淋巴结肿大、皮脂腺囊肿、皮肤附件和腋下肿瘤等疾病相鉴别。

治疗　非手术治疗适用于腺体组织较小、触之柔软、经期前无或轻度胀痛者，B超提示仅有较少腺体，无明显肿块者。手术治疗适用于副乳腺较大影响美观者、伴有疼痛等症状影响日常生活以及副乳房中有异常肿块疑有恶变者，术后需送病理检查。

（姜　军　张　毅）

duōrǔtóuzhèng
多乳头症（hyperthelia）　除正常的一对乳头外，另有一个或多个乳头。常从腋窝到腹股沟的乳线上出现的细小突起，有时也会发生在乳嵴之外的部位，如阴唇、面部、上臂、肩胛区、颈后、背侧、股部等，可单侧发病，亦可呈对称性发生（图）。该病与先天

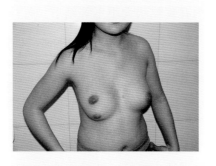

图　多乳头症（第三军医大学西南医院乳腺外科供图）

发育异常有关，常伴有性腺、心血管、胃肠道和骨骼等其他系统发育异常。多数女性患者受雌激素的影响，月经周期前出现胀痛，月经后缓解，有部分病例哺乳期可出现泌乳现象。该病大多沿乳嵴发生，常位于前胸正常乳头的上部和下部位，且不伴有副乳房发育，有时易被误诊为黑痣。如需与腋窝炎性肿大的淋巴结或炎性肿块相鉴别，必要时可做活检确诊。多乳头症癌变的概率很低，较小而又无明显症状者一般可不必治疗。但如伴有乳头周围腺体进行性增大，局部疼痛不适，查体可扪及异常肿块，或有乳腺癌家族史、乳头肥大、乳晕色素较重影响外观者可考虑手术治疗。

（姜　军　张　毅）

rǔtóu nèixiàn
乳头内陷（inverted nipple）　在胚胎发育的过程中，乳头发生处的外胚层细胞向深面间充质下陷，形成的浅凹。在正常情况下，乳凹周围的组织继续发育，原始的乳凹消失并向上突出于体表，形成乳头。如在发育过程中，乳凹未完全消失，没有形成向外突起的乳头，而向皮肤深面凹陷，致局部呈火山口状时，称为先天性乳头内陷。

病因及发病机制　多为先天性畸形，也有因乳头乳房感染、外伤、肿瘤等所致的继发性畸形。先天性乳头内陷的主要原因是乳头和乳晕下的中胚层发育不良、输乳管本身发育不全等原因导致乳头下缺乏支持组织的撑托所致。

临床表现　根据乳头内陷程度，临床上分为Ⅰ、Ⅱ、Ⅲ型。Ⅰ型（轻型）：乳头部分内陷，有乳头颈，并能够轻易将其牵拉出

皮肤以外，乳头大小与正常人相似（图）；Ⅱ型（中型）：乳头全部内陷，但可牵拉出皮肤以外，乳头大小较正常人小，大多没有乳头颈；Ⅲ型（重型）：乳头全部埋在乳晕下方，乳头无法牵拉出皮肤深面。

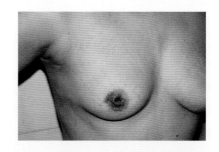

图　轻型乳头内陷（第三军医大学西南医院乳腺外科供图）

治疗　根据其内陷程度进行治疗，包括手术治疗和非手术治疗。其中非手术治疗包括：手法牵引、负压吸引及器械持续吸引；手术治疗包括：缩小乳头基底周径、增加乳头基底部支撑力及乳晕局部皮瓣修复乳头内陷。

（姜　军　张　毅）

Bōlún zōnghézhēng
波伦综合征（Poland syndrome）　以乳房和胸大肌缺如、短指或并指先天性畸形为特征的综合征。伦敦医学生波伦（Poland）在1841年做尸体解剖时发现并首次报道。

病因及发病机制　为非遗传性疾病，在同一家族中再次发生的可能性很小，其病因不明确。主要由于胚胎发育第6周，上肢胚芽处在分化期时，胚胎的供血不足导致同侧锁骨下动脉或其分支发育不良，也与常染色体显性遗传、单个基因缺陷、外伤、病毒感染、流产导致的子宫内膜损伤、

怀孕期间吸烟等其他因素有关。

临床表现 大多数患者就诊首先表现为患侧乳房小或缺如，查体发现胸肋前端部分肌肉缺损（图1），肋软骨发育不良或畸形，少数患者可伴有不同程度的同侧并指畸形及短指畸形或指蹼过长，同时可有拇指和前臂发育不良等（图2）。

治疗 以手术治疗为主，治疗方案需根据患者胸部缺损的程度、年龄和性别而定。女性胸部发育不良的患者，可通过隆胸修复。男性胸大肌发育不良者，可用适量的自身软组织或植入体填充，背阔肌转移皮瓣修复应用较多。手指并指短指畸形者，可在改善手功能的基础上进行治疗，短指一般不予特殊处理，并指畸形的手指分离术应尽早完成，且

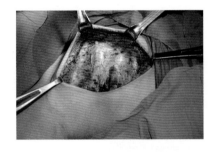

图1 波伦综合征伴乳腺癌，术中见胸大肌及胸小肌缺如（第三军医大学西南医院乳腺外科供图）

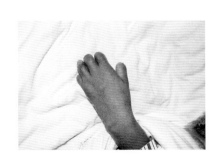

图2 短指畸形（第三军医大学西南医院乳腺外科供图）

分次进行手术。手术切口切忌呈纵向直线形，并指分离须至根部，否则会遗留部分并联，术后早期的正确功能锻炼也极为重要。

（姜军 张毅）

rǔfángnóngzhǒng qiēkāi yǐnliúshù

乳房脓肿切开引流术（breast abscess incision drainage）

对乳腺急性和慢性炎症所致脓肿行切开引流的手术。

适应证 适用于各种急性慢性乳腺炎所形成的乳房脓肿。术前超声检查或细针穿刺确认已有脓肿形成。

手术方法 通常采用局部浸润麻醉，深部或较大脓肿以全身麻醉为宜。一般选用0.5%利多卡因，分别在肿块所在区域皮肤、皮下、肿块周围、乳房后间隙逐层浸润麻醉。乳晕区的脓肿常选用乳晕弧形切口；对于其他部位的脓肿，为避免乳管损伤，应选用以乳头为中心的放射状切口；而乳房下部位置较深的脓肿或乳房后间隙脓肿，可沿乳房下皱襞做弧形切口（图）；如果脓肿较大，还可在脓腔最低位置另加做切口行对口引流。先切开皮肤、皮下组织后，用血管钳插入脓腔撑开，尽量吸去脓液，术者手指插入脓腔间的结缔组织间隔，使引流通畅，并了解脓腔的大小。为压迫止血和防止脓腔外口过早

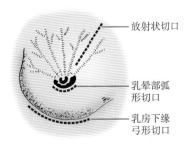

放射状切口

乳晕部弧形切口

乳房下缘弓形切口

图 乳房脓肿切开引流术常用切口

收缩而影响引流，用凡士林纱条从脓腔基底部逐步向外填塞，每片纱条均应引出切口外，并准确记录数目，防止滑入脓腔深部。

常见并发症 包括乳管损伤、乳漏等。

（姜军 张毅）

rǔfáng liángxìngzhǒngliú qiēchúshù

乳房良性肿瘤切除术

（lumpectomy of breast） 切除乳腺良性肿瘤的手术。

适应证 单发或多发乳腺良性肿瘤，如乳腺纤维腺瘤、乳腺良性分叶状肿瘤。

手术方法 通常采用局部浸润麻醉，肿瘤较大时也可以选用全身麻醉。距离乳晕较近的肿瘤可选用乳晕弧形切口，也可在肿瘤表面做放射状切口或顺静态张力线切口，距离乳房下皱襞较近且体积较大的肿瘤也可采用顺乳房下皱襞的弧形切口（图）。切开皮肤、皮下组织和肿瘤表面腺体，直达肿瘤。如肿瘤有包膜，不论肿瘤大小均应将肿瘤连同包膜一并切除；如肿瘤无包膜或包膜不完整，需连同肿瘤周围少量正常组织一起切除。肿瘤切除后，创面应彻底止血，防止术后血肿形成。检查无病灶残留，冲洗手术野，逐层缝合腺体组织、皮下组织和皮肤。肿瘤较大者，

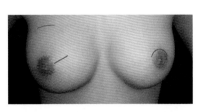

图 乳房良性肿瘤切除术常用切口（第三军医大学西南医院乳腺外科供图）

1. 沿乳房下皱襞弧形切口；2. 乳晕弧形切口；3. 顺静态张力线切口；4. 放射状切口

可在伤口底部放置乳胶片引流条，经伤口引出固定。术后适当加压包扎。

常见并发症 术后出血形成局部血肿，切口感染；术后局部复发。

（姜军 张毅）

rǔguǎnnèi rǔtóuzhuàng liúqiēchúshù

乳管内乳头状瘤切除术（intracanalicular papilloma resection）

切除乳管内乳头状瘤所在病变导管及所属乳腺腺叶的手术。又称乳腺单导管腺叶切除术。

适应证 适用于由乳腺单个导管病变导致的乳头溢液而不能扪及包块者，特别是溢液性质为血性或浆性，或溢液脱落细胞学检查见肿瘤细胞（或异型）细胞；乳腺导管内乳头状瘤。

手术方法 术前经选择性乳腺导管造影或纤维乳管镜检查，明确溢液导管所在象限，病变部位和范围。通常采用局部浸润麻醉。先挤压乳房，寻找并明确溢液导管开口，用尖端磨钝的5号针头经乳头插入溢液导管，注入亚甲蓝，使导管蓝染。在乳晕周围呈放射状轻轻按压，确定病变导管所在位置。取乳晕切口或近乳头的放射状切口，切开皮肤、皮下组织，向乳头方向分离直至其根部，找到蓝染标记的病变导管（图），自乳头根部分离并结扎、离断病变导管。沿该导管逐渐向远端分离，直至完整切除蓝染导管及所属腺叶。对照术前乳管造影或乳管镜检查所标记部位，剖开导管标记病变送冷冻切片病理检查。如为良性疾病，逐层缝合腺体组织、皮下组织和皮肤。适当加压包扎。如有癌变则按照乳腺癌进一步处理。

常见并发症 为术中、术后出血，感染，乳头缺血坏死，乳

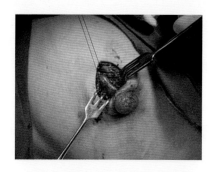

图　乳管内乳头状瘤切除术
（第三军医大学西南医院乳腺外科供图）
自乳头根部找到并分离蓝染标记的病变导管

头内陷等。

（姜军 张毅）

rǔxiànqūduàn qiēchúshù

乳腺区段切除术（partial mastcctomy）

完整切除病变所在乳房区段腺体组织的手术（图）。适用于各种乳腺良性疾病，如乳腺导管内乳头状瘤、乳腺导管扩张症、乳腺囊性增生症、乳腺囊肿、乳腺炎性包块等，还可用于早期乳腺癌保乳手术及乳腺叶状肿瘤的切除。通常采用局部浸润麻醉。手术切口可选用放射状切口，也可根据具体病变位置采用乳晕切口、乳房下皱襞切口或弧形切口。用0.2%～1.0%利多卡因在肿块所

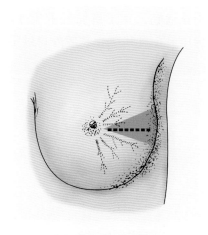

图　乳腺区段切除术
切除含整个小叶的区段（阴影部分）

在区域沿皮肤、皮下、肿块周围、乳房后间隙逐层浸润麻醉。依次切开皮肤、皮下组织，游离皮瓣，充分暴露病变所在腺体，仔细检查确定病变部位后，自乳晕边缘向肿瘤两侧切开，至乳腺外缘处汇合，直至胸大肌筋膜。楔形完整切除肿瘤所在区段乳腺组织。术毕，冲洗术腔，彻底止血，逐层缝合腺体、皮下组织、皮肤。术后适当加压包扎。

（姜军 张毅）

rǔfáng dānchún qiēchúshù

乳房单纯切除术（mastectomy）

包括乳头乳晕及乳腺腋尾部在内的整个乳房的切除手术。

适应证 适用于乳腺原位癌、早期浸润性癌和早期湿疹样乳腺癌（乳腺佩吉特病）等早期乳腺癌且前哨淋巴结无转移者，乳腺恶性分叶状肿瘤，广泛的乳腺囊性增生病伴较多沙砾样钙化或活检有Ⅱ级以上不典型增生者，多处窦道形成且抗结核治疗无效的乳房结核患者，以及由于其他重大器官疾病不能耐受乳腺癌根治性手术的乳腺癌患者和晚期乳腺癌的姑息性切除术。

手术方法 通常采用全身麻醉，选择以肿瘤为中心、包括乳头乳晕在内的梭形切口。切口距离肿瘤边缘3cm以上。乳腺结核皮肤切除范围应包括所有窦道，切口在正常皮肤上进行。切开皮肤及皮下组织，在皮下脂肪组织间进行锐性分离或用电刀分离切口两侧的皮下组织。剥离皮瓣至显露全部乳房，其范围上达第2肋骨，下至乳房下皱襞，内侧至胸骨旁，外侧至背阔肌前缘。皮瓣游离完成后，沿乳房基底部胸大肌筋膜表面分离，直至切除整个乳房。若为恶性肿瘤，皮瓣游离厚度应在0.5cm以内，但应注意

保留真皮下血管网，防止术后皮瓣坏死；并应在胸大肌筋膜深面分离，连同胸大肌筋膜切除。用温蒸馏水冲洗手术野，彻底止血后，皮瓣下放置引流管，经切口外侧或在最低点另做切口引出并固定。缝合皮下组织和皮肤。术后适当加压包扎。

常见并发症 术中、术后出血，感染，皮下积液，皮瓣缺血坏死等。

（姜军 张毅）

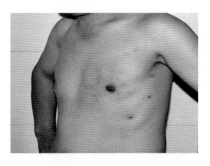

图 男性乳房发育经腔镜皮下腺体切除术后 （第三军医大学西南医院乳腺外科供图）

rǔfáng píxià rǔxiàn qiēchúshù

乳房皮下乳腺切除术（subcutaneous mastectomy）

保留乳头乳晕复合体及乳房皮肤的乳腺腺体全切手术。

适应证 适用于具有恶变倾向的良性乳腺疾病（如乳腺囊性增生病）伴有中度和重度不典型增生者；乳腺巨大良性肿瘤或多发良性肿瘤；乳腺慢性炎症或乳腺结核导致大部分乳腺组织坏死，经局部切除无效者；距乳头乳晕较远的乳腺原位癌、微小癌；男性乳房发育症影响外观的患者。

手术方法 根据乳晕和乳房腺体的大小，可选择环乳晕的弧形切口或沿乳房下皱襞的弧形切口，或在腋中线及腋前线取微创切口行腔镜下手术切除（图）。若病变有皮肤粘连或坏死，也可根据病变部位选择切口。切开皮肤、皮下组织，在浅筋膜层解剖游离皮瓣至乳腺腺体边缘，保留少许与乳头相连的乳腺组织以防术后乳头缺血坏死。钳夹牵拉乳腺组织的一侧边缘，进入乳腺后间隙，在胸大肌筋膜浅面游离，使乳腺组织与胸肌分离，若术中需行一期乳腺假体置入，游离胸肌筋膜的过程中应注意保留胸大肌外侧及前锯肌的筋膜，有利于置入假体的固定。将乳腺组织完全游离

后自切口取出，完成皮下腺体切除；腔镜乳腺皮下腺体切除术可在切口处将乳腺组织剪切成条状组织自切口取出。术后应在手术区的低位放置引流管负压吸引，皮肤切口可采用皮内连续缝合或者全层间断缝合。术区无须加压包扎，以防止乳头因压迫导致缺血坏死。

常见并发症 术后出血、切口感染、皮下积液、乳头乳晕区缺血及乳头坏死。

（姜军 张毅）

rǔxiàn'ái gēnzhìshù

乳腺癌根治术（radical mastectomy）

整块切除全部乳腺、胸大肌、胸小肌、腋窝和锁骨下淋巴结群及软组织的乳腺癌手术。

适应证 临床Ⅱb～Ⅲ期乳腺癌有胸大肌侵犯、胸大小肌间有转移淋巴结且与肌肉粘连者，或腋窝和锁骨下转移淋巴结融合并与静脉粘连或包裹静脉，或淋巴结转移癌与前方肌肉粘连者。

手术方法 采用全身麻醉。取以肿瘤为中心的梭形切口，切口边缘距离肿瘤3cm以上。切开皮肤后，在皮肤与乳腺的浅筋膜之间游离皮瓣，注意保留皮下血管网，防止术后皮瓣缺血坏死。游离皮瓣的范围上到锁骨下缘，

下到肋弓，内侧到胸骨边缘，外侧到背阔肌前缘。在腋窝前方分离胸大肌外侧缘，术者将手指伸入胸大肌深面，在锁骨下方、胸大肌和三角肌间沟下1～2cm处分开胸大肌至肱骨大结节。在近肱骨胸大肌肌腱处钳夹两把有齿血管钳，切断胸大肌并向内侧翻起，肱骨侧胸大肌断端妥善结扎。在锁骨下保留1～2cm的胸大肌，以保护行走于其中的头静脉及其后方的锁骨下静脉。切断结扎胸小肌前的胸肩峰血管，分离胸小肌，在喙突附着处切断胸小肌肌腱。将胸小肌翻向内下方，沿血管走向剪开胸锁筋膜，显露腋静脉和锁骨下静脉。如无与静脉粘连的肿大淋巴结，可不剪开腋静脉鞘，减少术后上肢淋巴结水肿机会。逐一结扎切断腋静脉和锁骨下静脉向前和向下的分支，向下清除锁骨下区和腋下区的全部淋巴、脂肪组织，直至显露出腋窝后壁的肩胛下肌和背阔肌。术中注意保留胸长神经和胸背神经。将胸大肌和胸小肌在肋骨和胸骨缘附着处一一钳夹、切断。同时注意结扎来自肋间血管和胸廓内血管的穿出支。将乳房、胸大肌、胸小肌和锁骨下、腋窝脂肪淋巴组织整块切除。用温蒸馏水冲洗创面，在腋中线皮瓣底部背阔肌前缘处切一小口，引入前端多侧孔的乳胶管，其顶端置于腋静脉下方并固定。若缝合皮肤张力过大不能拉拢缝合时，可向远端游离皮瓣两侧皮肤，一般缺损5cm以内用游离皮瓣的方法可拉拢缝合。如仍不能缝合则需游离植皮。术后采用负压吸引，使皮瓣紧密贴附于胸壁和腋窝。上臂外展90°，用柔软纱布填充于腋窝皮瓣上加压包扎。

常见并发症 术后出血、感

染；皮瓣缺血、坏死；皮下积液；患侧上肢水肿及运动功能障碍。

（姜军　张毅）

rǔxiàn'ái kuòdà gēnzhìshù

乳腺癌扩大根治术（extended radical mastectomy）　在乳腺癌根治术的同时加胸廓内淋巴结清除的手术。

适应证　适用于位于乳房内侧或中央区的适合行乳腺癌根治术者，特别是已检查明确有胸骨旁淋巴结肿大者；患者须排除严重肺和心脏疾病。

手术方法　采用全身麻醉。在完成乳腺癌根治术后行胸廓内淋巴结清除术，分为胸膜内法（Urben 术式）和胸膜外法（Margottini 术式）两种手术方式。①胸膜外法：于胸骨旁 1~1.5cm 处，横行切开同侧第 1 肋间肌肉组织，显露胸廓内动脉，胸廓内淋巴链即围绕在该血管周围。分离、结扎、切断胸廓内动脉。在第 4 肋间切开肋间肌，经第 4 肋间向上分离推开胸横肌及胸膜。在第 5 肋间上缘处结扎切断胸廓内动脉下端。沿胸骨外缘切断第 2~4 肋软骨，再距胸骨外缘约 3cm 处切断第 2~4 肋软骨，切除第 2~4 肋软骨及其肋间肌。在胸膜外将第 1~4 肋间的胸廓内动脉连同周围的淋巴及脂肪组织切除。检查前上纵隔、锁骨下静脉旁和第四肋间处有无肿大淋巴结。其他操作步骤同乳腺癌根治术。胸膜外扩大根治术不打开胸膜，术中对呼吸循环影响小，术后胸腔并发症少。但只适用于胸廓内淋巴结较小，无肉眼可见肿瘤与胸膜粘连的病例。若胸廓内转移淋巴结较大并紧贴胸膜或与胸膜粘连，需要采用胸膜内法。②胸膜内法：于胸骨旁分别切断第 1、4 肋间肌，分离、结扎、切断胸廓内动静脉。横向切开第 1 肋间胸膜和第 4 肋间胸横肌及胸膜。先于肋骨和肋软骨交界处切断肋软骨、肋间组织，纵向切开胸膜，再经胸骨旁逐一切断上述组织，使之连同胸廓内淋巴链整块切除。将胸膜外缘向外翻转，并缝合固定于肋间肌及胸骨前，将合成材料补片修剪至所需大小覆盖于胸壁缺损处，周边缝合固定于胸壁软组织上，减张缝合伤口。行胸腔闭式引流。其他步骤同胸膜外法。

常见并发症　术后出血、气胸、胸腔积液、肺不张、肺部感染、皮下积液、皮瓣坏死、患侧上肢淋巴水肿及功能障碍。由于乳腺癌放射治疗技术的发展，采用乳腺癌根治术或改良根治术加胸廓内淋巴结区放射治疗可达到相同的治疗效果，且可避免该术式的并发症，已逐渐代替了该术式。

（姜军　张毅）

rǔxiàn'ái gǎiliáng gēnzhìshù

乳腺癌改良根治术（modified radical mastectomy）　保留胸大肌和胸小肌，切除患侧乳房和清扫腋窝淋巴结的乳腺癌根治性手术。是目前治疗乳腺癌最常采用的手术方式之一（图）。

适应证　适用于临床Ⅰ期、Ⅱ期及Ⅲa 期乳腺癌，胸大肌筋膜未受累的患者。

手术方法　采用全身麻醉。取以肿瘤为中心的梭形切口，切口边缘距离肿瘤 2cm 以上。切开皮肤后，在皮肤与乳腺的浅筋膜之间游离皮瓣，注意保留皮下血管网，防止术后皮瓣缺血坏死。游离皮瓣的范围上到锁骨下缘，下到肋弓，内侧到胸骨边缘，外侧到背阔肌前缘。于锁骨下方及胸骨旁，由上向下于胸大肌表面将乳腺组织连同胸大肌筋膜游离，并向外翻转至胸大肌外侧缘。继续沿胸大肌外缘分离，并注意保留胸肩峰动脉胸肌支和胸前神经的外侧支和内侧支。将胸大肌向内上牵拉，于胸大肌和胸小肌之间游离清除胸肌间淋巴结，分离胸小肌至其内侧缘，分离过程中注意保留中胸肌神经及上胸肌神经。向外侧牵拉胸小肌，于胸小肌内侧间隙清扫锁骨下淋巴结，对于早期病例可不清扫锁骨下淋巴结。于胸小肌外侧切开喙锁筋膜，显露腋静脉，向内侧牵拉胸小肌，由内向外沿腋静脉清扫胸小肌后方淋巴结。继续沿腋静脉由内向外钳夹、切断、结扎其向前下走形的各分支血管，清扫胸小肌外侧的淋巴结。在侧胸壁解剖时注意保留胸长神经，在腋静脉外侧及背阔肌前缘解剖时保留肩胛下血管及胸背神经。若肿瘤未侵犯肋间臂神经，可于第 2、3 肋间保留于腋静脉平行走向上臂的肋间臂神经。外侧沿前锯肌筋膜由后向前切离，将乳腺及腋窝淋巴脂肪组织整块切除。以上术式也被称为改良根治术Ⅰ式（Auchincloss 术式），是最常用的乳腺癌改良根治术式。如果仅保留胸大肌而切

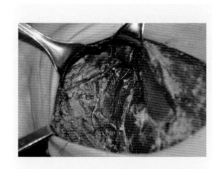

图　乳腺癌改良根治术（第三军医大学西南医院乳腺外科供图）

1. 胸小肌；2. 乳大肌；3. 腋静脉；4. 胸背神经；5. 胸长神经

除胸小肌的改良根治术被称为改良根治术Ⅱ式（Patey术式），应用较少。

常见并发症 术后出血、腋窝及皮下积液、皮瓣坏死、患侧上肢水肿、臂丛神经损伤、胸大肌萎缩、患侧上肢功能障碍。

（姜 军 张 毅）

rǔxiàn'ái bǎoliúrǔfáng shǒushù

乳腺癌保留乳房手术

（breast-conserving operation of mammary cancer） 保留患者乳房，扩大切除病灶至病理学阴性切缘并行腋窝淋巴结清扫的手术。

适应证 临床Ⅰ期、Ⅱ期乳腺癌且病变位于非中央区，肿瘤边缘距乳头2cm以上；为单发孤立病灶，且能排除乳房内有多发病灶；肿瘤直径小于3cm，或经新辅助化疗后肿瘤缩小至最大直径小于3cm；乳房和肿瘤的大小比例适当，能保持术后乳房较完美的外形；术前患侧乳房未接受过放射治疗。

手术方法 采用全身麻醉。乳腺外上象限近腋窝处用放射状切口；其他部位原则上肿瘤切除和腋窝解剖分别做切口（图）。肿瘤切除的切口可以采用放射状切口或顺皮肤静态张力线切口。如肿瘤尚未侵犯至腺体以外，可选择在肿瘤边缘梭形切口或直接选择在肿瘤之上，不切除或少切除皮肤。也可选择两侧距离肿瘤2cm的放射状梭形切口。切开皮肤、皮下组织后向切口两侧游离皮瓣1~2cm达乳腺组织表面。腺体表面切缘距离肿瘤2cm，自乳晕侧向肿瘤两侧切开，至乳腺外缘处汇合，直至胸大肌筋膜。楔形完整切除肿瘤所在象限乳腺组织。标记切缘经冷冻病理切片检查证实切除边缘无肿瘤。若反复两次送检组织有癌细胞残留，则

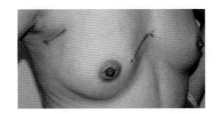

图 乳腺癌病灶位于右乳内上象限，行保留乳房治疗术后外观（第三军医大学西南医院乳腺外科供图）

不适宜行乳房保留手术，应改行根治性手术。彻底止血后逐层缝合腺体、皮下组织和皮肤。腋窝淋巴结清扫取平行于腋褶线的斜切口，前端不超越胸大肌外侧缘，后端不超过背阔肌外侧缘。切开皮肤及皮下组织后，游离腋窝皮瓣上至胸大肌与肱二头肌交界处，前至胸大肌外缘，后至背阔肌前缘，下方至腋窝最下皱襞。解剖胸大肌外缘，保护胸前神经外侧支，将胸大肌翻起，清扫胸大小肌间淋巴结；剪开喙锁筋膜，显露腋静脉。沿腋静脉向内侧分离，显露胸小肌外侧缘，用拉钩拉开胸大肌、胸小肌，一直解剖到胸小肌内侧缘。沿腋静脉向下剪断结扎腋静脉向前下的分支，保护胸长神经、胸背神经；将腋窝和锁骨下脂肪、淋巴组织全部清除。于腋静脉下方放置乳胶管引流，经腋窝底部皮肤戳口引出。缝合切口，适当加压包扎。

常见并发症 术后出血，切口感染，皮下血肿，皮下积液，术后上肢淋巴水肿和功能障碍。

（姜 军 张 毅）

yèwō qiánshàolínbājié huójiǎnshù

腋窝前哨淋巴结活检术（armpit sentinel lymph node biopsy） 通过示踪剂定位并切除活检前哨淋

巴结，依据前哨淋巴结有无转移来决定是否行腋窝淋巴结清扫术。前哨淋巴结是乳腺癌淋巴引流区域发生转移的第一站淋巴结。

适应证 临床体检腋窝淋巴结阴性的乳腺癌患者。

禁忌证 乳腺多原发病灶；局部晚期乳腺癌；患侧乳腺和腋窝已经接受过放射治疗；患者腋窝淋巴结已经行活检；妊娠哺乳期乳腺癌；示踪剂过敏者。

手术方法 选用放射性核素作为示踪剂，常用^{99m}Tc标记的硫胶体，于手术前注射到乳腺肿瘤周围皮下或乳晕区皮下，皮肤消毒后用γ记数探测仪探测，发现注射部位以外的放射性浓聚灶（或称热点）既为前哨淋巴结的部位。在皮肤上标记该热点并行活检，切开皮肤后将探头直接置于切口内可更准确地探测前哨淋巴结。对取得的淋巴结再次用γ记数探测仪探测确定，因前哨淋巴结可能不止一个，应继续反复探测有无新的热点，以免遗漏。选用染料作为示踪剂时，常用亚甲蓝或淋巴专用染料。术前5~15分钟注射在乳腺肿瘤周围皮下或乳晕区皮下，取腋窝下皱襞处平行于腋褶线的斜切口3~5cm，切开皮肤及皮下组织，在胸大肌外缘处接近乳腺尾部探查寻找蓝染淋巴结或位于蓝染淋巴管末端尚未被染色的淋巴结作为前哨淋巴结（图）。也可以联合采用染料和放射性核素作为示踪剂，可以提高前哨淋巴结的检出率。切除的前哨淋巴结需常规送冷冻切片快速病理检查。如病理提示腋窝前哨淋巴结有癌细胞转移，则需行腋窝淋巴结清扫术。

常见并发症 术后出血以及感染。

（姜 军 张 毅）

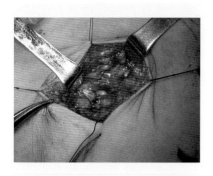

图 术中可见蓝染的淋巴管和前哨淋巴结（第三军医大学西南医院乳腺外科供图）

fùwàishàn

腹外疝 (abdominal external hernia)

腹腔内脏器由先天或后天腹壁缺损或薄弱处突出体外。包括各类腹股沟疝、腹壁切口疝、脐疝等。疝由疝囊和疝内容物组成。大部分情况下，疝囊是腹壁组织的一部分，只有在滑动性疝时，腹腔内脏器成为疝囊的一部分。根据发病的部位分为腹股沟疝，腹壁切口疝，脐疝，腰疝，白线疝等。根据发病原因分为先天性和后天性疝。根据临床表现分为可复性疝、难复性疝、嵌顿性疝、绞窄性疝。其中嵌顿和绞窄是腹外疝的严重并发症。

病因及发病机制 包括先天缺损或畸形（脐膨出、精索和睾丸鞘膜积液），后天的腹壁薄弱或缺损（切口疝），腹腔压力增加的疾病（慢性支气管炎，便秘，前列腺增生），性别，年龄，肥胖，吸烟，营养不良等。

临床表现 最典型的症状是腹壁可以扪及一个缺损，在缺损处可见肿块，在屏气或咳嗽时，可见肿块大小会有变化。在发生嵌顿及绞窄时，肿块区有压痛，有时会伴有腹胀。

诊断 可以通过 B 超、CT 等辅助检查进一步明确诊断。

治疗 分非手术和手术治疗。

非手术治疗 有压迫疗法（疝带法，贴膏法）、中医疗法。

手术治疗 是唯一根治疝的方法。一切单纯性疝在没有显著禁忌证时，都可手术治疗，特别是有疝胀痛或不能回纳者。青壮年患者应尽早手术，发生嵌顿或绞窄者应立即手术。手术禁忌证：①老年患者伴有严重呼吸及心血管系统疾病。②有严重的急性传染病患者。③手术区域局部皮肤有感染的患者。④中晚期的肿瘤患者。手术原则：回纳疝内容物高位切除游离疝囊，直接缝合修补腹壁缺损或薄弱处或用材料覆盖修补。在处理嵌顿性疝时，先要松解疝环，回纳疝内容物后再行修补。在绞窄性疝时，先要判断嵌顿脏器的活力，如果发生坏死，应先切除坏死的腹腔器官，然后再回纳疝内容物并行修补。

预防 主要是防止可以导致发生腹外疝的病因。

(唐健雄)

kěfùxìngshàn

可复性疝 (reducible hernia)

腹壁可复性肿块。可复性疝开始肿块较小，仅在患者站立、劳动、行走、跑步、剧咳或患儿啼哭时出现，平卧或用手按压时肿块可自行回纳，消失不见。一般无特殊不适，仅偶尔伴局部胀痛和牵涉痛。随着病情的发展，肿块可逐渐增大，自腹股沟下降至阴囊（或大阴唇）内，患者行走不便并影响生活与劳动。肿块呈带蒂（柄）的梨形，上端狭小，下端宽大。平卧时肿块可自行消失或用手将包块向外上方轻轻挤推，向腹腔内回纳消失，常因疝内容物为小肠而听到咕噜声。疝块回纳后，检查者可用示指尖轻轻经阴囊皮肤沿精索向上伸入扩大的外环，嘱患者咳嗽，则指尖有冲击感。有的隐匿性腹股沟斜疝，可以通过此试验，确定其存在。检查者用手指紧压腹股沟管内环，然后嘱患者用力咳嗽、斜疝肿块并不出现，倘若移开手指，则可见肿块从腹股沟中点自外上方向内下鼓出。这种压迫内环试验可用来鉴别腹股沟斜疝和腹股沟直疝，后者在疝块回纳后，用手指紧压住内环嘱患者咳嗽时，疝块仍可出现。可复性疝的临床特点：疝内容物如为肠祥，则肿块柔软、表面光滑、叩之呈鼓音。回纳时，常先有阻力；一旦开始回纳，肿块即较快消失，并常在肠祥进入腹腔时发出咕噜声。疝内容物如为大网膜，则肿块坚韧无弹性，叩之呈浊音，回纳缓慢。临床上大部分是这种情况。

(唐健雄)

nánfùxìngshàn

难复性疝 (irreducible hernia)

内容物已不能回纳入腹腔内的腹外疝。难复性疝，多因疝内容物与疝囊发生粘连，或已进入疝囊的内容物过多，而疝颈和疝口较为狭窄，故一时不易回纳。一般难复性疝多发生于长期的疝患者，滑动性疝都是难复性疝。难复性疝的症状无明显特征。其症状和疝内容物的性质有关。如果内容物是大网膜，患者会感觉到钝痛，站立时间长后，局部有酸胀感。如内容物为肠祥，易造成嵌顿和绞窄，在疝囊口或疝环处有一狭窄环，容易引起肠梗阻及慢性便秘，消化不良等消化道症状。难复性疝一旦确诊，需要及时手术治疗。手术方法和普通的腹壁疝相同。如果疝囊巨大，术前注意患者的心肺功能，术后注意疝囊的引流。

(唐健雄)

qiàndùnxìngshàn

嵌顿性疝 (incarcerated hernia)

难复性的肠袢发生因索带粘连困闭和扭转，造成肠袢的梗阻和嵌顿。患者此时有腹痛，腹胀，恶心，呕吐的肠梗阻症状，但是，患者无腹壁紧张，发热，白细胞增多的情况。一旦发生嵌顿要立即处理，防止发展至绞窄的危险。治疗的方法包括早期手法回纳，如手法回纳失败或嵌顿已有 6~12 小时，需要手术治疗。手术包括打开疝囊，观察嵌顿肠袢有无坏死。松解疝环，解除梗阻，如果嵌顿的肠袢血供无异常，可以回纳肠袢。行疝修补术如肠袢出现坏死按绞窄性疝的方法处理。

(唐健雄)

jiǎozhǎixìngshàn

绞窄性疝 (strangulated hernia)

疝内容物的血供因囊口的过度缩窄而闭塞，如不及时解除，会造成疝内容物迅速坏死。整个病理过程是一个恶性循环。患者除了有嵌顿的局部的表现外，一般还有明显的疼痛和压痛，并伴有剧烈的腹绞痛，发热，白细胞增多。一旦诊断为绞窄性疝，应立即手术治疗。手术方法视绞窄的情况而定。基本原则是松解嵌顿、切除坏死的肠袢。

(唐健雄)

huádòngxìngshàn

滑动性疝 (slide hernia)

髂窝内的结肠或膀胱等，其腹膜外部分连同疝囊的囊壁共同脱出，腹腔内脏器组成疝囊的一部分的腹外疝。其大部分是斜疝。在右侧，滑动性疝包括盲肠，有时也有升结肠的下段。在左侧，滑动性疝包括乙状结肠，也有降结肠的下段；有时还会包括膀胱。滑动性疝实质是内脏的脱出，在腹膜后通过扩大的疝环滑出腹壁外。因

累及的脏器仅有前面和部分侧面覆盖有腹膜，其侧面的腹膜返折部分构成疝囊的前侧壁，而脏器的前面构成疝囊的后壁，因此整个脏器贴在疝囊的后侧面。滑动性疝也可以是先天性的，在这种情况下，疝囊可能比较大。滑动性疝的脱出脏器的血管袢通常在脏器的后面，即在疝囊的背面，在手术时注意不要损伤血管。其临床特点是回纳困难，如果回纳后能迅速重新出现。辅助检查需要进行钡剂灌肠造影。手术治疗是唯一有效的方法。手术包括传统的腹腔内修补法（LaRoque 法）和腹膜外修补法，无张力补片修补法。在手术中要注意保护疝出的腹腔内脏器的血管。

(唐健雄)

chángbìshàn

肠壁疝 (parietal hernia)

又称 Richter 疝（Richter hernia）。是嵌顿性疝或绞窄性疝的一种特殊的病理类型。此时嵌顿的内容物仅为部分肠壁，系膜侧肠壁及其系膜并未进入疝囊，肠腔并未梗阻。这类疝的处理与嵌顿性疝相同。

(唐健雄)

xiǎochángqìshìshàn

小肠憩室疝 (diverticuinm of small intestine hernia)

是嵌顿性疝的一种特殊病理类型。嵌顿的是小肠憩室。最常见的是梅克尔憩室（Meckel diverticulum）。当嵌顿疝疝内容物是麦克尔憩室时，称为 Littre 疝。治疗原则先回纳小肠憩室，然后切除有息室的肠袢，最后行疝修补术。

(唐健雄)

nìxíngxìng qiàndùnshàn

逆行性嵌顿疝 (retrograde incarcerated hernia)

又称 Maydl 疝。嵌顿性疝的一种特殊的病理类型。嵌顿的肠管包括几段肠袢，

呈 W 形，疝囊内各嵌顿肠袢之间的肠管可隐藏在腹腔内。因为逆行性嵌顿疝一旦发生绞窄，不仅疝囊内的肠管可以坏死，腹腔内的中间肠袢也可坏死，有时甚至疝囊内的肠管存在活力，而腹腔内的肠袢已发生坏死。因此，手术时一定要探查腹腔内肠袢的情况，以免遗漏腹腔内坏死的肠袢。

(唐健雄)

fùfāshàn

复发疝 (recurrence hernia)

手术后再次复发的腹外疝。腹壁疝术后的复发要高于腹股沟疝。腹股沟斜疝术后复发率约在 4%，但也有高达 10% 的报告，腹股沟直疝术后复发率比斜疝高 4~6 倍，多在术后 1 年内复发。造成复发的原因很多，除患者全身和局部因素外，与手术操作也有很大关系。患者全身和局部因素：如老年人、体弱、腹壁肌肉软弱严重、局部缺损过大，术后没能控制好引起腹内压增加的因素；此外，术后过早参加体力劳动，也是造成术后复发的因素。复发疝以手术治疗为主。但手术的难度较原发性疝明显增加。再次复发的机会也较前增加。

(唐健雄)

fùgǔgōushàn

腹股沟疝 (inguinal hernia)

腹腔内脏器通过腹股沟区的缺损向体表突出所形成的腹外疝。腹股沟区是位于下腹壁与大腿交界的三角区，根据疝环与腹壁下动脉的关系，腹股沟疝分为腹股沟斜疝和腹股沟直疝。腹股沟斜疝从位于腹壁下动脉外侧的腹股沟管深环（腹横筋膜卵圆孔）突出，向前内下斜行经腹股沟管，再穿出腹股沟外环（皮下环），可进入阴囊中，占腹股沟疝的 95%。腹股沟直疝从腹壁下动脉内侧的腹

股沟三角区直接由后向前突出，不经内环，也几乎不进入阴囊，仅占腹股沟疝的5%。腹股沟疝发生于男性者占多数。男女比例为15:1，右侧比左侧多见。老年患者中腹股沟直疝发生率有所上升，但仍以腹股沟斜疝为多见。随着老龄化社会的到来，疝气困扰着越来越多的老年人，如果治疗不及时，容易引起严重并发症。

病因及发病机制 引起腹股沟疝的原因很多，主要是鞘状突未闭，腹部强度降低，以及腹内压力增高。老年人肌肉萎缩，腹壁薄弱，而腹股沟区更加薄弱，再加上血管、精索或者子宫圆韧带穿过，给疝的形成提供了通道。此外，老年人多有咳喘、便秘、前列腺增生导致的排尿困难等疾病，致使腹压升高，为疝的形成提供了动力。如果腹股沟区出现可复性包块，即站立、行走、咳嗽或劳动时出现，平卧休息时消失，就应该考虑腹股沟疝的可能。

临床表现 患者腹股沟区有可复性或不可复性包块，有时有酸胀或疼痛。查体腹股沟区可扪及包块可复或不可复，在咳嗽或用力时在外环或内环处有冲击感，阴囊透光试验为阴性。

诊断 结合病史、症状及体征一般可做出诊断。在诊断困难时，可附加B超、CT及MRI等影像学检查。

治疗 对于腹股沟疝的治疗存在误区，认为它不会危及生命，可治可不治。然而，腹股沟疝一旦不能回纳形成嵌顿疝便可导致肠梗阻，甚至肠坏死、穿孔，甚至死亡，病死率约为15%。治疗方法包括非手术治疗和手术治疗。

非手术治疗 包括疝带、疝托、中医中药等，这些方法可以缓解症状或延缓疾病的发展，但

不能治愈。成年人腹股沟疝是不可自愈的，手术治疗是成年人腹股沟疝唯一可靠的治疗方法。可复性疝应选择适当时期进行手术；难复性疝则应在短期内手术；嵌顿性疝和绞窄性疝必须采取急诊手术治疗，以免造成更加严重的后果。

手术治疗 又分为传统组织对组织张力缝合修补和无张力疝修补技术，国际公认的是无张力疝修补技术，它包括开放术式和腹腔镜术式。复发率低，疼痛轻，手术可在局部麻醉下完成，一般只需住院2~5天，甚至可以门诊完成手术，患者无需住院，而且术后恢复快。

（唐健雄）

阴囊透光试验 (lucency test)

yīnnáng tòuguāng shìyàn

用来鉴别腹股沟斜疝与睾丸和精索鞘膜积液的方法。具体方法是：将一光束照射在肿大的阴囊上，再将深色纸卷成圆筒，置于阴囊对侧的皮肤上，通过圆筒观察筒内阴囊皮肤的颜色。若阴囊内容物是液体，阴囊皮肤会泛红、发亮，透光试验结果即为阳性；如果阴囊内容物是腹腔内的器官，阴囊皮肤不泛红、发亮，仍维持原来黑暗的状态，透光试验结果则为阴性。腹股沟斜疝时，透光试验阴性；睾丸和精索鞘膜积液时，透光试验阳性。

（唐健雄）

腹股沟斜疝 (indirect inguinal hernia)

fùgǔgōu xiéshàn

疝囊从腹壁下动脉外侧的内环突出，向内、向下进入腹股沟管，再穿出腹股沟管外环，可突入阴囊内或大阴唇前端的腹股沟疝。

病因及发病机制 分为先天性腹股沟斜疝和后天性腹股沟斜

①先天性腹股沟斜疝：与胚胎发育有关。人类胚胎期，睾丸从腰椎旁逐渐下降，同时带动部分腹膜、腹横筋膜及腹部肌肉经过腹股沟管逐渐下移，形成阴囊。在睾丸下降过程中，腹膜形成一个腹膜鞘突。当睾丸下降完成后，腹膜鞘突自行闭锁。如果腹膜鞘突未闭锁或闭锁不全，则可能形成先天性腹股沟斜疝的疝囊。女性有子宫圆韧带穿过腹股沟管，因此也有类似的腹膜突起并降入大阴唇，如未闭锁亦可形成斜疝。此外，先天性发育不良导致腹股沟管生理掩闭机制缺陷亦是腹股沟斜疝的重要病因之一。②后天性腹股沟斜疝：与腹股沟部位的解剖缺陷有关。正常情况下，腹横筋膜和腹横肌的收缩可使腹股沟深环关闭，从而阻止斜疝的形成。如果腹横筋膜或腹横肌发育不全，再加上腹内压力增高（如劳动、排便、排尿、腹水、啼哭等）因素的出现，可促使深处的腹膜向外突出形成疝囊，肠管等组织也随之进入疝囊，形成后天性腹股沟斜疝。腹内脏器或组织经腹股沟管突出即为腹股沟斜疝，约占腹股沟疝的90%，是最常见的腹外疝。

临床表现 腹股沟管外环处出现可复性肿块是最重要的临床表现。最初在长期站立、行走或咳嗽时肿块沿腹股沟管斜行突向外环口。以后，肿块逐渐增大并延伸进入阴囊。肿块上端狭小，下端宽大，形状似梨，并似有一柄斜行伸入腹股沟管。肿块突出时有下坠或轻度酸胀感。检查时，患者取平卧位，患侧髋部屈曲、内收，松弛腹股沟部。顺腹股沟管向外上方向轻按肿块即可回纳。如再在腹股沟韧带中点上方2cm处按压内环，并令患者站立咳嗽，

可阻止肿块突出，移去按压手指，肿块即复出。如为不完全性斜疝，疝内容物未突出外环，可用手指伸入外环口。令患者咳嗽即有冲击感。如为难复性疝，检查时肿块较难或只能部分回纳。如肿块突出后不能回纳而发生嵌顿，突出的疝块有剧烈疼痛，张力高，并有压痛。如疝内容物为肠管，则有急性机械性肠梗阻的临床表现。如嵌顿未解除，疝内容物进而发生血运障碍，即转为绞窄性疝，肠管缺血坏死，疝块有红、肿、热、压痛等急性炎症表现，并有腹膜炎体征。有时全身感染、高热、畏寒等症状极为明显，重者可并发感染性休克。

诊断及鉴别诊断　结合腹股沟区的解剖特点及上述临床表现，腹股沟斜疝的诊断并不困难。但必须与以下疾病相鉴别：①睾丸鞘膜积液。阴囊透光试验阳性是该病具有特征性的临床表现。此外，肿块有一清楚界限，其上极不与外环处相接。睾丸如被鞘膜积液包裹则不易扪及。肿块不能回纳，亦无可复性病史。如腹膜鞘状突未完全闭合，形成交通性睾丸鞘膜积液时，虽肿块亦有可复性特征，但可用阴囊透光试验做鉴别。②子宫圆韧带囊肿。肿块位于腹股沟管，呈圆形或椭圆形，有囊性感，边界清楚，张力高，其上端不伸入腹腔，一般不易与疝混淆。③精索囊肿或睾丸下降不全。肿块位于腹股沟管或精索睾丸行径，边界清晰。前者有囊性感，张力高，阴囊内可扪及同侧睾丸，后者质坚韧，为实质感，阴囊内同侧睾丸缺如。

治疗　腹股沟斜疝不可能自愈，且可能发生嵌顿或绞窄，故应手术治疗。但1岁以内的患儿，腹壁随生长发育，强度增高，有可能自愈，可暂缓手术。老年体弱如患有其他严重疾患不宜手术，可在回纳疝块后用疝托紧压疝环，夜间休息时可除去。长期使用疝托可造成疝内容物与疝囊颈粘连，一般不予推荐。手术原则是疝囊高位结扎和疝修补术。对患儿仅作疝囊高位结扎，以免影响精索和睾丸的发育和破坏腹股沟管的生理性掩闭机制。除非腹壁有巨大缺损，一般很少施行疝成形术。

疝囊高位结扎　为了消灭残留的腹膜鞘状突，必须在横断疝囊后，剥离其近端到内环，该处可见到腹膜外脂肪层，其深面即为壁腹膜。在此平面用丝线行疝囊颈高位结扎，远端疝囊一般不必切除，囊口任其开放。

疝修补术　随着斜疝的发展，内环逐渐被撑大，腹膜强度进一步减弱。因此在疝囊高位结扎后必须行疝修补术。疝修补应包括两个概念：即修补被撑大的内环，和修补腹股沟管的薄弱部位。在修补腹股沟管之前必须先探查和修补被撑大的内环，否则复发将不可避免。为此，在疝囊高位结扎后必须继续解剖提睾肌，将其在根部切断，更好地显露撑大的内环及凹间韧带，缝合凹间韧带使内环缩小以只能容纳精索通过为度。腹股沟管薄弱部位修补的主要术式有以下几种：①腹股沟疝修补 Ferguson 法：在精索浅面将腹内斜肌下缘、腹横腱膜弓和联合腱缝合到腹股沟韧带以增强腹股沟管前壁，适用于较小和腹股沟管后壁尚健全的斜疝。②腹股沟疝修补 Bassini 法。③腹股沟疝修补 Halsted 法：将精索游离提起，于其深面将腹内斜肌下缘、腹横腱膜弓和联合腱缝合到腹股沟韧带上，再将腹外斜肌腱膜上

下两叶在精索的深面对合或重叠缝合，精索被移位到皮下。此术式比 Bassini 法进一步增强了腹股沟管的后壁。适应证同 Bassini 法，但一般不适用于青少年，因精索移位于皮下可能影响它和睾丸的发育。④ 腹股沟疝修补 McVay 法。⑤腹膜前修补术：此术式的优点是疝可更高位结扎疝囊，不破坏腹股沟管的解剖结构及其生理掩闭机制，不需切开腹股沟管处的腹横筋膜，即可将腹内斜肌下缘、腹横腱膜弓和联合腱与腹股沟韧带或耻骨梳韧带缝合。尤其适用于复发性腹股沟疝，可避开原手术造成的粘连和瘢痕组织。具体操作方法：取 Nyhus 入径，在腹股沟管上方约 6cm 处横形切开腹外斜肌腱膜、腹内斜肌、腹横肌和腹横筋膜，在腹膜筋膜深面向下分离找到疝囊颈，切开囊壁，回纳疝内容物，疝囊高位结扎，行腹膜前疝修补术。如为复发性腹股沟疝，腹股沟区有严重缺损，可采取自体阔筋膜或合成纤维网修补，将移植补片下缘内侧缝于耻骨梳韧带跨越股血管向外侧继续缝于腹股沟韧带和髂耻束，补片外侧缘剪成裤衩状，包绕精索，重建内环，补片上缘及内侧缘分别与腹横筋膜、腹横肌和腹直肌缝合。⑥ 腹股沟疝修补 Shouldice 法。⑦ 腹股沟疝修补 Madden 法：该手术只修补腹横筋膜。在游离并提起精索后，用手指伸入内环以了解其大小和腹横筋膜的薄弱程度以及范围，从内环沿腹股沟韧带切开腹横筋膜，解剖腹横筋膜上下叶到健全处，切除薄弱部分，然后从陷窝韧带起向外间断缝合两叶切缘到精索根部，重建内环。手术与 Shouldice 法类同，强调增强腹横筋膜的重要性，但不作腹壁其他

层次的修补，比较符合解剖原则。由于腹横筋膜修补缝合处张力小，术后伤口无牵拉感。但对巨大斜疝，因腹横筋膜和腹股沟区腹壁强度严重受损，不适用此术式。

(唐健雄)

fùgǔgōu zhíshàn

腹股沟直疝（direct inguinal hernia） 疝囊从腹壁下动脉内侧的腹股沟三角区直接由后向前突出，不经过内环，也不进入阴囊内的腹股沟疝。其发病率较腹股沟斜疝为低，约占腹股沟疝的5%，多见于老年男性，常为双侧。

病因 绝大多数属后天性，主要病因是腹壁发育不健全、腹股沟三角区肌肉和筋膜薄弱。老年人因肌肉萎缩退化，使腹股沟管的间隙变得宽大，同时腹内斜肌、腹横肌和联合肌腱的支持保护作用也减弱，当有慢性咳嗽、习惯性便秘或排尿困难而致腹内压增高时，腹横筋膜反复遭受腹内压力的冲击，造成损伤、变薄、腹腔内脏即逐渐向前推动而突出，形成直疝。其中慢性咳嗽、习惯性便秘或排尿困难，致使腹内压经常或突然增高，常为直疝形成的诱因；而老年人腹膜筋膜及腹内斜肌退行性变引起腹壁薄弱，则是发病的根本原因，其中腹膜筋膜变弱尤为重要。

临床表现 主要为腹股沟区可复性肿块。位于耻骨结节外上方呈半球形，多无疼痛及其他不适。当站立时，疝块即刻出现，平卧时消失。肿块不进入阴囊，由于直疝颈部宽大，极少嵌顿。还纳后可在腹股沟三角区直接扪及腹壁缺损，咳嗽时指尖有膨胀性冲击感。用手指在腹壁外紧压内环，让患者起立咳嗽，仍有疝块出现，可与腹股沟斜疝鉴别。双侧性直疝、疝块常于中线两侧

互相接近。主要为耻骨上中线两侧呈半球形隆起，站立时肿块即刻出现，平卧后自行消失。①直疝一般并无明显症状，只在疝块外突时有轻微酸胀感。由于疝直接在腹股沟三角顶出，疝环即腹股沟三角薄弱区，较宽大，无明显疝囊颈，极少发生嵌顿。②体格检查：令患者站立，疝块即在耻骨结节外上方突出，呈半球状隆起。回纳后用手按压腹股沟三角区能阻挡疝块复出。

诊断与鉴别诊断 结合腹股沟区的解剖特点及上述临床表现，腹股沟直疝的诊断并不困难。在术中可根据疝环与腹壁下动脉的关系判断，直疝疝环位于腹壁下动脉内侧。

治疗 如无手术禁忌，原则上应手术治疗。鉴于直疝极少发生嵌顿，对年老体弱或伴其他慢性疾患不能耐受手术者，可用疝托以减轻症状。由于直疝无明显疝囊颈和疝囊，术中只需切除松弛突出的腹膜。有时可转变成直疝再高位结扎。修补可采用腹股沟疝修补 Madden 法以增强腹横筋膜强度。亦可采用腹股沟疝修补 Bassini 法或 Halsted 法以增强腹股沟管后壁。必须指出，对于巨大直疝宜行腹股沟疝修补 McVay 法而不宜采用腹股沟疝修补 Madden 法。直疝多采用手术疗法。手术要点：加强腹内斜肌和腹横筋膜的抵抗力，以巩固腹股沟管的后壁。直疝修补方法，基本上与直疝相似。常用腹股沟疝修补 Bassini 法，如果在手术过程中，发现腹横筋膜缺损很大，不能直接缝合时，可利用自身阔筋膜、腹直肌前鞘，以及尼龙布等材料，作填充缺损成形术。直疝属继发性疝。术前须考虑其发病原因（慢性咳嗽、前列腺肥大、便秘等），

应予处理。若不能控制或另伴有严重内脏疾病者，则不宜手术，可使用疝带治疗。直疝无真正的疝囊颈，若疝囊内容物与疝囊不粘连，勿须切开疝囊，仅将其折叠缝合即可。

预防 该病多发生于年老体弱者，主要原因为腹壁薄弱及腹内压增高。因而积极防治引起腹内压增高之疾病，如慢性支气管炎、尿潴留、慢性便秘等，是预防直疝发生和复发的有效方法。

(唐健雄)

gǔshàn

股疝（femoral hernia） 脏器或组织经股环突入股管，再经股管突出卵圆窝形成的腹外疝。股疝是腹股沟区的疝中发病率最低的一种疝，占腹外疝的3%~5%。由于股疝具有相当高的嵌顿、绞窄和肠切除的发生率，延误治疗将增加死亡率，老年患者尤其明显，手术治疗是股疝唯一有效的方法。

病因及发病机制 ①发病率相对较低：发病率占腹外疝的3%~5%。②多见于40岁以上妇女：女性骨盆较宽阔，联合肌腱及陷窝韧带常发育不全或变薄，导致股环宽大松弛，加之腹内压增高的诱因，使下坠的腹腔内脏经股环进入股管，自卵圆窝突出，故女性多见。③容易发生嵌顿和绞窄：由于股管几乎是垂直向下的，疝内容物似直线状下坠，但一出卵圆窝后，却突转向前，形成一锐角。加以股环本身狭小，周围韧带坚韧，因此容易发生嵌顿和绞窄。在腹外疝中，股疝嵌顿者最多，高达60%。股疝一旦嵌顿，可迅速发展为绞窄性疝，应特别注意。

临床表现 主要表现为腹股沟韧带下方（即大腿根部）半球形隆起，通常如鸡蛋大小，少有

鹅蛋大。质地柔软，平卧后疝块多不能完全消失，当咳嗽增加腹压时，局部冲击感不明显，部分患者可在久站后感到患处胀痛、下坠不适。由于该病缺乏典型的临床表现，容易误诊和漏诊也是该病的临床特点之一。无症状者尤其是肥胖的患者易被忽略，每于发生嵌顿或绞窄等并发症时才能就诊，疝嵌顿时临床表现多样，且与疝内容物类型有关。当大网膜嵌顿时，仅表现为股部痛性肿块，而无腹痛等其他症状，易误诊为腹股沟淋巴结炎。肠管壁嵌顿以腹痛、腹胀、恶心、呕吐为主要表现，易误诊为腹腔脏器疾患。若嵌顿肠壁坏死，多数患者肠内容物仅进入疝囊，表现为股部脓肿溃破后形成瘘；少数患者流入腹腔则表现为腹膜炎。整个肠管嵌顿时，则表现为典型肠梗阻。因该病容易误诊和漏诊，还是建议患者到有经验的医疗中心就诊。

诊断　依据临床表现，通过详细的临床检查及必要的辅助检查如 B 超检查，多能明确股疝的诊断。诊断时需避免以下几个错误：查体时因患者会阴部暴露不全漏查腹股沟区；只注意典型的急性肠梗阻表现，使嵌顿疝误诊为肠梗阻；腹股沟直疝如果很大，可能通过股管成为复合性股疝。

鉴别诊断　该病的诊断有时并不容易，特别应与下列疾病进行鉴别。①腹股沟斜疝：位于腹股沟韧带的上内方，股疝则位于腹股沟韧带的下外方，一般不难鉴别诊断。②脂肪瘤：股疝疝囊外常有一增厚的脂肪组织层，在疝内容物回纳后，局部肿块不一定完全消失。③肿大的淋巴结：嵌顿性股疝常误诊为腹股沟区淋巴结炎。④大隐静脉曲张结节样膨大：卵圆窝处结节样膨大的大隐静脉在站立或咳嗽时增大，平卧时消失，可能被误诊为易复性股疝。压迫股静脉近心端可使结节样膨大增大。⑤髂腰部结核性脓肿：脊柱或骶髂关节结核所致寒性脓肿可沿腰大肌流至腹股沟区，并表现为一肿块。检查脊柱常可发现腰椎有病征。

治疗　任何股疝一经发现，即使患者无不适症状，也应尽早安排手术治疗。随着人们对腹股沟解剖认识的不断深入，疝修补材料的迅速发展，疝修补术也是层出不穷，如何正确的评价和选择各种术式，使股疝手术在达到安全有效地同时更加微创、手术时间更短、恢复更快、疼痛更轻、复发率等并发症更低，一直是疝外科医师探索的课题。传统手术方式为腹股沟疝修补 McVay 法和经股部的修补法。在腹股沟韧带下方卵圆窝处游离疝囊至颈部，将疝囊还纳后，实施 Plug 网塞填充法。在腹壁下动脉内侧切开腹横筋膜，显露出腹膜前间隙，将疝囊从股管前拉回，将疝囊完全还纳后，用补片置入腹膜前间隙，上层补片置入腹外斜肌腱膜下方。总之，股疝的修补仍没有一个标准化的术式，术者应根据不同的情况，采用自己最为熟悉的手术方式，达到最好的治疗效果。

（唐健雄）

fùbì qiēkǒushàn

腹壁切口疝（incisional hernia）

腹腔内脏器通过腹壁切口向腹外的突出形成的腹外疝。腹壁切口疝是腹部手术后一个晚期的并发症。发病率为 2%～11%，男性和女性没有显著性差别。

病因及发病机制　发病与多种因素有关。包括患者自身的（肥胖，糖尿病，有腹压增高的因素存在）和医师的（切开选择不当，缝合技术粗糙，消毒不严格）以及其他外界的因素（材料选择不当）。发病的原因与手术切口的缝合技术，患者的伤口有无感染，患者的营养状况，肥胖程度，是否吸烟等多种因素有关。腹壁切口疝的治疗包括保守治疗和手术治疗。

临床表现　患者有腹部手术史，腹部切口部位可见可复性或不可复性包块。腹部原切口处可见或可扪及隆起性肿块或缺损。

诊断　①询问病史：有无腹部手术史及外伤史，何时出现腹部的肿块，是否容易回纳，是否有疼痛，腹部肿块的出现有无明显的诱因，曾进行过何种手术，有无慢性支气管炎；便秘；前列腺增生；糖尿病；肝硬化；营养不良等慢性病，是否吸烟，患者的肥胖指数，患者的工作情况。②初步的体格检查：腹部的手术瘢痕的部位，肿块的部位，大小，形状，肿块是否在屏气时明显，肿块是否容易回纳，腹壁缺损的大小，咳嗽时检查者手指在疝环处的冲击感如何。③影像学检查：腹部 B 超检查，腹部的 CT 检查，腹部的 MRI 检查，可以显示腹壁缺损的位置、大小、疝内容物其与腹内脏器的关系。

治疗　手术治疗是根本解决腹壁切口疝的治疗方法。根据腹壁缺损的大小，选择不同的修补方法。

手术指征　腹壁切口疝一旦诊断明确，手术治疗是唯一根治的方法。在无任何禁忌证的前提下，应该选择有利的时机进行手术。疝手术相对的禁忌证：①老年患者全身情况不佳，特别是心肺功能。②患者患有较急的全身疾病，特别是传染性疾病。③局部皮肤有感染。④肿瘤手术后的腹壁切口疝患者，只有在术后2年复查无明显复发，才考虑手术。但是，在发生嵌顿，肠梗住或绞窄等严重并发症是，应立即行急诊手术。手术方式根据患者的具体情况来决定。

手术方式 包括：①开放式的腹壁切口疝修补术。②腹腔镜腹壁切口疝修补术。根据患者的具体情况决定，小切口疝可以直接缝合，中切口疝和大切口疝要用补片修补。围术期注意事项：①术前常规检查胸部 X 线平片，心电图，血生化检查，凝血功能等。必要时检查肺功能。②进行仔细的肠道准备。③术中、术后预防性抗生素应用。④通便，祛痰，抑酸。⑤引流管的问题。⑥术后活动的问题。腹壁切口疝患者一般术后 2 ~ 3 天可以下床，术后要用腹带加压包扎 3 个月。术后 1 ~ 2 个月可以恢复一般运动，术后 6 个月可以恢复正常体育运动。术后早期的活动对患者术后并发症的减少是有益的。

(唐健雄)

zàokǒupángshàn

造口旁疝（para-stomal hernia） 与造口有关的腹外疝。是造口术后最常见的晚期并发症。造口旁疝修补术后的复发率为40% ~ 80%。传统开放式造口术后一年造口旁疝的发病率将近50%，发病率在随访 5 ~ 10 年还会继续上升。约 1/3 的造口旁疝患者需要再次接受手术治疗，而且如果不在手术中运用补片再次手术后复发率仍然很高。

分类 按疝内物脱出位置分为四种类型。①真性造口旁疝：腹膜囊由扩大的筋膜缺损处突出者。临床最常见，约占造口旁疝的90%。②造口间疝：筋膜缺损

扩大，腹腔内肠祥伴随造口肠祥向皮下突出者，此型多数合并脱垂。③皮下脱垂：筋膜环完整，肠祥冗长突出皮下系假性疝。④假性疝：由于腹壁薄弱或腹直肌外侧神经损伤，造口肠祥脱垂。根据造口旁疝疝环所造成的腹壁缺损的范围所占造口的范围将造口旁疝分为部分性的造口旁疝和完全性的造口旁疝两类。部分性的造口旁疝是指造口旁疝疝环所造成的腹壁缺损的范围未完全包绕造口，完全性的造口旁疝是指造口疝疝环所造成的腹壁缺损的范围完全包绕造口。因此两者之间有所交叉重叠。

临床表现 在造口旁可见可及回纳或不可回纳的肿块，术前需常规 CT 检查。

治疗 分为非手术治疗和手术治疗。

非手术治疗 对于疝体较小、无明显不适者，可用腹带、造口带加压包扎，亦可用环形压具固定于造瘘（口）周围组织防止内脏进一步疝出。

手术治疗 约 1/3 的造口旁疝患者最后需要手术治疗。造口旁疝手术前首先要明确疝环缺损的大小，并根据缺损所占造口肠祥的范围分型，可以分为部分型和完全型两种类型。造口旁疝分型和大小的不同，对手术修补的方法有一定的指导。根据手术方式可以分为开放式和腹腔镜式修补术；根据手术部位的不同分为原位修补术和移位修补术。具体的方法是：①直接修补疝囊的修补术。②造口移位加原造口处腹壁修补术（原造口处腹壁的修补分为直接修补和无张力修补）。③原位腹腔内无张力造口旁疝修补术。④原位腹膜前无张力造口旁疝修补术。但是造口旁疝的治

疗是目前腹壁疝治疗领域的一个难点。

(唐健雄)

qíshàn

脐疝（umbilical hernia） 经脐环脱出的腹外疝。脐位于腹壁正中部，在胚胎发育过程中，脐为腹壁最晚闭合的部位。同时，脐部缺少脂肪组织，将腹壁最外层的皮肤、筋膜与腹膜直接连在一起，使其成为全部腹壁最薄弱的部位，腹腔内容物容易于此部位突出形成脐疝。

病因及发病机制 在胎儿出生前后，脐环闭锁时形成脐凹陷。如果闭锁不全或延期闭锁，胎儿出生后出现畸形及形成由脐环处突出的疝称为脐疝。临床上分为婴儿脐疝和成年人脐疝两种。前者远较后者多见。

临床表现 主要症状是脐部有半球形疝块，可回纳，常伴有消化不良，腹部不适和隐痛。

婴儿脐疝 俗称气肚脐，是新生儿和婴儿时期最常见的疾病之一。由于脐带脱落后，脐部瘢痕区由于胎儿阶段脐带从腹壁穿过，本身是腹壁一先天性薄弱处；又因在婴儿期两侧腹肌未完全在中线合拢，留有缺损，在医学上称为脐环。所以，当因哭闹过多、咳嗽、腹泻等促使腹腔内压力增高时，便会导致腹腔内脏特别是小肠，连同腹膜、腹壁皮肤一起由脐部逐渐向外顶出，形成脐疝。发病原因有脐部发育不全，脐环没有完全闭锁；或脐部的瘢痕组织薄弱，不够坚固。在腹内压增加。（经常啼哭、便秘、包茎等）情况下，内脏可以从脐部突出而形成。被盖物仅为瘢痕组织，皮下组织和皮肤。较常见，多属易复性疝，嵌顿少见。当啼哭、站立和用劲时，脐部膨胀出包块，

一般直径 1～2cm，无其他症状，往往在洗澡，换衣时无意中发现。多呈半球形或圆柱状，肿物顶端有一小瘢痕，是为脐痕；肿物的特点为可复性，即哭闹、咳嗽、直立时肿物饱满增大，而且肿物触之较坚实；小儿安静或者家长用手按压时，肿物缩小或者回纳入腹腔，并伴有肠鸣音。肿物缩小或还纳后，局部留有松弛皮肤皱折，以上症状为典型的脐疝。

成年人脐疝　较为少见。可能与脐环处瘢痕组织变弱有关。诱因是妊娠、慢性咳嗽、腹水等。疝内容物初期多为大网膜，随后还有小肠，结肠等。常因与疝囊壁发生广泛粘连，形成多房性间隙。多见于中年肥胖经产妇女。主要症状是脐部有半球形疝块，可回纳，常伴有消化不良，腹部不适和隐痛。由于疝环一般较小周围瘢痕组织较坚韧，因此，较易发生嵌顿和绞窄。

治疗　婴儿脐疝，2 岁前，除非嵌顿，可以等待。采用非手术治疗促使自愈；如已满 2 周岁，脐疝直径超过 1.5cm 者宜用手术治疗。成年人脐疝易发生嵌顿和绞窄，宜早施手术治疗，嵌顿时应紧急手术。

手术治疗　切除脐部及疝囊，围绕脐部做横向梭形切口，切开腹直肌前鞘，齐疝环处离断疝囊颈，分离粘连，切除疝囊壁及其外层覆盖物，回纳疝的内容物，行疝囊高位结扎或腹膜切缘对合。沿疝环的四周游离腹横筋膜和腹直肌鞘，分层横形缝合。如疝环较大，则可重叠加强缝合亦用可人工合成修补网片进行修补，后者的优点是无张力缝合。注意：①约 70%的成年人脐疝可伴有腹直肌分离，对这类脐疝宜采用直切口，便于同时修复缝合分离的

腹直肌。②绞窄性脐疝有肠管坏死者应切除坏死肠祥并行肠吻合术。若患者的一般情况很差，则疝修补术留待以后处理。

非手术治疗　较小的脐疝，如直径小于 1.5cm，多数在 2 岁内可随着发育腹壁增强能自愈。鉴于婴儿脐疝很少发生嵌顿，可先予非手术治疗，用胶布贴敷疗法，即取宽条胶布将腹壁两侧向腹中线拉拢贴敷固定以防疝块突出，并使脐部处于无张力状态，而脐孔得以逐渐愈合闭锁。每周更换胶布 1 次，如有胶布皮炎，可改用腹带适当加压包扎。如患儿已逾 2 岁而脐疝仍未自愈，应手术治疗。

（唐健雄）

báixiànshàn

白线疝 （hernia of white line）

发生于腹壁中线（白线）的腹外疝。绝大多数发生于脐与剑突之间。腹部白线是由两侧腹直肌前、后鞘合并后融合而成的，融合处两侧鞘纤维交错成网状，较大的网眼即成白线上的薄弱点而容易导致疝的发生。直径大于 0.5cm、有症状、较大的白线疝或难复、嵌顿、绞窄的白线疝患者应行手术治疗。白线疝在上腹部常见，脐下罕见。

病因及发病机制　其发病的原因有：①腹白线从剑突延伸至耻骨联合，白线在脐上薄而宽，而脐下窄而厚，甚至脐下两侧腹直肌融合，难以分清白线。②脐部致密的纤维环的影响，白线撕裂很难突破脐部。白线疝发病率为 0.5%～3.0%，男性较女性多见，男女比例约 3∶1，以 20～50 岁年龄多见，约 20%患者有多处筋膜缺损存在，即多发性白线疝。一般认为先天性白线疝罕见，主要见于婴幼儿，出生时即发病；

成年人白线疝的发生多是由于先天性因素加上后天腹内压增高因素引起。先天性白线疝的发生可能与腹壁白线融合不全有关，疝的发生部位与成年人常见的白线疝发病部位基本相同。成年人白线疝的发生除了也与腹壁的先天性发育不全有关外，主要与前腹壁腱膜受到过分牵拉有关。在剑突与脐之间的中点处为白线疝最常见发生的部位。

临床表现　根据白线疝的发生过程，分为无疝囊型和有疝囊型。发生白线疝以后，最先是腹膜外脂肪从此间隙中突出。早期白线疝的内容物是脂肪组织，无疝囊，称为无疝囊型。随着病情的发展，突出的腹膜外脂肪可把腹膜向外牵出形成疝囊，给内脏（主要是大网膜）创造了突出的条件，称为有疝囊型。大部分白线疝（高达 75%）可无症状，仅在腹部检查时发现白线处有皮下肿块，在腹内压增加时肿块会向腹壁外突出明显，回纳后可在白线区触到有小洞（疝孔）存在而确诊。检查时用拇指和示指夹住肿块并向外牵拉常诱发疼痛，是白线疝具有特征的临床表现。另外有约 25%患者除具有上腹中线腹部包块外同时伴有各种上消化道症状，常于饱餐后站立时加重。典型疼痛为在用力时上腹痛，这是由于白线疝内容物对腹壁或内脏牵拉引起的反射性幽门痉挛症状。由于本病的发病率低，疝出的包块小，以致常被漏诊或误诊为消化道疾病（如胆道疾病、溃疡病、慢性胰腺炎等），也常常误诊为腹部肿物（如脂肪瘤、皮脂腺瘤、皮下纤维瘤等），误诊率可达 30%～54%。应以一手指顺白线自剑突至脐进行仔细检查，并应做相关检查以排除是由腹内其

他疾病引起的上述症状。

诊断 除了要详细的询问症状、仔细的查体外，还应该行腹部的影像学检查。一般可以选择 B 超检查即可，病情复杂时可以进一步行 CT 及 MRI 检查等。白线疝包块的内容物多为脂肪组织、大网膜、小肠，三者在 B 超分别表现为中等回声、稍高回声、杂乱回声并可见肠形，所以 B 超对疝内容物的定性有很大帮助。此外，B 超检查还具有价格低廉、方便、重复性好的特点，可作为诊断白线疝的首选检查方法，该检查可作为白线疝诊断的常规影像检查。对于白线疝 B 超诊断不明确的患者，可行三维 CT 检查，不仅可以准确测量疝缺损的大小，而且可以直观显示疝的影像，还能发现遗漏隐匿的疝。

治疗 分为非手术治疗和手术治疗。白线疝非手术治疗效果差，手术修补是永久性治愈白线疝的唯一手段。非手术治疗只能起到缓解症状或延缓疾病发展的作用，没有治愈的可能。主要适用于因合并其他严重疾病而暂时无法手术的患者。手术的方式可以分为传统开放单纯修补术、开放无张力修补术以及腹腔镜无张力修补术。对于选择何种术式，临床上还要根据具体情况和多方面因素来决定。术后注意事项：①术后白线疝部加压包扎并上戴腹带至少 3 天，以减少腹压升高因素对伤口的影响。②术后必须积极治疗控制引起腹压升高的一切因素，这对于预防术后复发是很重要的。③3~6 个月内避免重体力活动。④戴腹带 3~6 个月。

(唐健雄)

yāoshàn

腰疝（lumber hernia） 内脏器官或脂肪组织通过腰三角间隙膨出而形成的腹外疝。分为上腰三角的疝和下腰三角的疝。上腰三角的疝也称 Grynfeltt-Lesshalt 三角的疝；下腰三角的疝也称 Petit 三角的疝，其发生率要略高于上腰三角的疝。腰疝是发病率比较低的腹壁疝。

病因及发病机制 ①老年人年迈瘦弱或有慢性咳嗽。②腰背部肌肉薄弱或萎缩，可引起腰背部肌肉群之间产生裂隙。③腰背部的创伤使肌肉受损，肌肉断裂或缺损。④肾手术后或髂嵴取骨术后组织缝合不良，切口感染从而形成腰疝。

临床表现 原发性腰疝由于初起发病时，症状轻微或症状不典型，患者多误认为腰肌劳损、扭伤而不就诊，而当症状较明显时，多能够明确诊断。体检可以发现腰部有软组织肿块，挤压后肿块大部分可消失。多可扪及组织缺损或有裂隙。

治疗 除了非常小的腰疝或患者不能耐受手术治疗，腰疝根本的治疗方法是手术治疗。适应证：①所有的腰疝。如疝囊较小，或症状不明显时，可用疝带压迫。②无呼吸循环及人体其他重要器官的严重疾病所造成的手术禁忌证。③腰疝的缺损比较小且缺损周围的腹壁组织又比较坚固，采用自体组织的直接缝合修补。④腰疝的缺损比较大或缺损周围的腹壁组织不是比较坚固（如有腰背部的神经的损伤），采用人工合成的修补材料的修补方法。禁忌证：①呼吸循环及人体其他重要器官的严重疾病妨碍手术。②肿瘤手术后不满 1 年，且无复发的根据。

直接缝合修补法 ①一般多选用全身麻醉。选用侧卧位，患侧向上，腰部垫高，使髂嵴与肋缘尽量拉开。切口选择第 12 肋至髂嵴斜切口，也可选用经过肿块的直切口。②切开皮肤后要仔细切开皮下脂肪组织，找到疝囊，打开疝囊后，回纳疝内容物，切除部分疝囊后缝合疝囊。③仔细检查腹横筋膜是否完整，有无缺损，关闭及修复腹横筋膜缺损，缝补或叠瓦式缝合腰背部筋膜。④采用 Dowd 手术将腰三角两侧肌肉直接拉拢缝合。在腰上三角区可利用背阔肌筋膜向外侧翻转缝补缺损。在腰下三角区可将带蒂的臀大、中肌筋膜和阔筋膜瓣自髂嵴向上翻转缝补缺损。⑤缝合皮下组织和皮肤。

人工合成的修补材料的修补法 包括腹壁前修补法、腹膜前腹壁下修补法、腹壁肌间修补法、全腹腔内修补法及腹腔镜修补法。

腹壁前修补法 ①②③同直接缝合修补法。④再采用 Dowd 手术，将腰三角两侧肌肉直接拉拢缝合。在腰上三角区，可以利用背阔肌筋膜向外侧翻转缝补缺损。在腰下三角区，可以将带蒂的臀大、中肌筋膜和阔筋膜瓣自髂嵴向上翻转缝补缺损。用人造网片贴于背阔肌及腹内斜肌筋膜上，间断缝合固定。⑤缝合皮下组织和皮肤。

腹膜前腹壁下修补法 ①②同直接缝合修补法。③沿疝囊的边缘找到疝环并分离出腹膜前间隙，在此间隙内置入适当大小的人工合成的修补材料，将疝环的坚实组织可靠地固定在补片上或用骨钻在髂嵴上钻 3~4 个孔，用不可吸收线将补片下缘固定到髂嵴上，也可牢固的缝合到髂骨筋膜上。④缝合皮下组织和皮肤。

腹壁肌间修补法 ①②同直接缝合修补法。③沿疝囊的边缘找到疝环并分离出腹外斜肌与腹内斜肌腹膜，并尽量向中线游离，使在此间隙内置入适当大小的人工合成的修补材料，将疝环的坚实组织可靠地固定在补片上或用骨钻在髂嵴上钻3~4个孔，用不可吸收线将补片下缘固定到髂嵴上，也可牢固的缝合到髂骨筋膜上。④缝合腹内斜肌和腹横肌与腰背筋膜和腰方肌的前层缝合，补片放置在其上方，固定在肌筋膜上，最后用腹外斜肌覆盖在补片上方。⑤缝合皮下组织和皮肤。

全腹腔内修补法 ①②同直接缝合修补法。③在腹腔内置入合适大小的人工合成修补材料，悬吊在疝环外比较牢固的腹壁上。④关闭疝囊，缝合皮下组织以及皮肤。

腹腔镜修补法 ①体位：取患侧抬高45°仰卧位。②戳孔的位置：10mm戳孔在脐部，2个5mm戳孔分别在脐上下正中。③其他步骤同全腹腔内修补法。

（唐健雄）

bìkǒngshàn

闭孔疝（obturator hernia） 腹壁外（或腹腔内脏器）组织由闭孔区域向外脱出形成的腹外疝。

病因及发病机制 ①局部薄弱：闭孔管为闭孔疝的发生提供了潜在的通道，但并非一定发生疝只有局部组织薄弱如闭孔外肌破裂向尾侧移位或闭孔膜异常薄弱等在腹内压的作用下，才有可能形成疝其疝囊可直接通过破裂闭孔外肌突出或在闭孔外肌上方，同闭孔神经和闭孔血管一同穿出闭孔内口亦可在闭孔外肌下方突出。②盆底组织退变：组织退变导致生理性盆筋膜松弛盆底肌肉萎缩等有关。③闭孔管宽大：多见于女性，这与女性闭孔较男性宽大且平直有关，妊娠使腹内压增加，亦可造成女性会阴过于松弛且宽大。④腹内压增高：导致腹内压增高的疾病，如慢性支气管炎长期咳嗽及习惯性便秘等。

临床表现 典型的闭孔疝有大腿内侧刺裂痛又称Howship-Romberg综合征；肠梗阻；反复性肠梗阻；臀部中上方包块，股部旋曲、内收、外旋时可以扪及包块。起病隐匿，局部体征不明显，多以不明原因的急性肠梗阻入院，故术前诊断困难，误诊率高达70%以上。老年患者对疼痛反应迟钝，常常因不能及时诊治而发生疝内容物绞窄，出现绞窄性肠梗阻、弥漫性腹膜炎、中毒性休克等。延误治疗者，可发生肠坏死穿孔、股部脓肿及肠瘘。国外伯格斯坦（Bergstein）等统计，肠坏死、肠穿孔发生率达50%，病死率13%~40%。中国张红光等报道，肠坏死、肠穿孔发生率则高达80%，病死率12%~75%。

诊断 结合临床特点和影像学检查可以做出正确诊断。

治疗 手术方法包括以下几种。①腹部径路手术：有利于急性肠梗阻的确诊、判断肠管生机及做出相应处理；易于暴露左右闭孔管口；做修补时能妥善保护好闭孔神经与血管。②耻骨后腹膜外（Cheathe-Henry径路）手术：在耻骨上方做横切口，按同一方向切开腹直肌前鞘，将双侧腹直肌（主要为患侧）向外牵引把腹膜推向头侧膀胱牵向足侧，将疝囊及其内容物游离出闭孔管并妥善处理。③经闭孔部径路（腹股沟韧带下大腿根部切口）手术：患者平卧位，垫高患者臀部大腿轻度弯曲并内收以放松内收肌群。在腹股沟韧带下方股内侧耻骨肌与内收长肌间做纵行切开。

④经腹股沟径路手术：切口入路类似于腹股沟疝或股疝的经腹股沟部手术。缺点为手术野狭小，显露欠佳，解剖困难或有肠坏死时需附加切口。

（唐健雄）

bànyuèxiànshàn

半月线疝（Spigelian hernia） 腹膜或腹腔内脏器经腹直肌外侧缘半月线突出形成的腹外疝。又称侧腹壁疝，斯皮格尔疝。1617年斯皮格尔（Spigel）首先描述了半月线的解剖学。半月线疝是一种腹壁间疝，较罕见，其发病年龄多在50岁左右，左右侧比例约为1：1.6。嵌顿和绞窄的发生率可达21%，故应及早手术治疗。

应用解剖 腹壁解剖结构可分三层。①腹外斜肌向内延长部分：在腹直肌中部和腹直肌前鞘融合。②腹内斜肌腱膜：最厚，构成半月状线的主体，在半环状线上方参与构成腹直肌前后鞘。③腹横肌向内移行的腱膜：构成腹直肌后鞘。在此腱膜向腹直肌前后鞘移行区，由于某些原因形成缺损或间隙时腹膜及内脏可由此脱出而形成疝。半月线又称Spigelian筋膜略呈弧形，上起第9肋的前缘，下抵耻骨结节，宽0.5~1.0cm腹直肌鞘的外侧缘为其体表标志。当腹横肌腱膜断裂、腹内斜肌腱膜和腹横肌腱膜断裂或三者均断裂，则导致半月线部缺损在腹内压增高的情况下，腹膜外脂肪或内脏通过半月线的缺损处突出而形成疝腹内斜肌腱膜或腹外斜肌腱膜有时可保持完整，与皮下组织、皮肤一起形成疝的被盖。半月线疝是一种腹壁间疝疝囊多在腹外斜肌腱膜的下面和腹横筋膜的前面。疝囊的前面常有一团脂肪覆盖，囊内可以不含任何内容物，也可含有大网膜和肠袢。半月线疝多发生于腹壁下血管以上、脐水平上下，尤其是半月线与半环线交叉处（脐与耻骨联合的中点水平）多见半月线一般较小，因而发生嵌顿或绞窄的机会较多。

病因 ①腹壁组织炎症、脓肿，或手术后局部组织变性形成薄弱区。②直接外伤。③神经损伤使局部组织失去神经支持，抗腹压能力减低。

临床表现 ①症状轻微者只有疝区的疼痛或坠胀感，且常因腹内压增加而加重。随着病程的推移疼痛逐渐变得迟钝以及弥散，使诊断变得更为困难。如疝内容物为大网膜和肠袢时，可有深部疼痛。一旦发生嵌顿或绞窄后疼痛会变得剧烈，并有恶心呕吐等消化道症状。②腹壁外侧包块是主要体征因半月线疝是一腹壁间疝，疝囊多在腹外斜肌腱膜的下面，其疝块形状多数扁平、直径很少超过 2cm 体检时不易发现，但在其疝孔处多有固定压痛，有时伴上腹痛。并发症半月线疝较易嵌顿此时出现剧烈腹痛或伴有恶心及呕吐，局部肿物压痛明显，有时伴有上腹区痛。诊断如果患者疝区的疼痛、腹壁包块能被证实，尤其按压疝块能还纳、并能触及疝环孔边缘，而且增加腹内压的手法可使疝区疼痛加重时，则诊断几乎没有什么困难。但由于缺损可能位于完整的腹外斜肌腱膜之下，疝块形状多数扁平、不易触摸到或者包块位于距半月线有一定距离的部位，因而诊断常常比较困难尽管单纯的疝孔处压痛并不足以做出诊断，但可提示其脱出部位（疝环或缺损所在位置），或多或少有助于诊断。

诊断与鉴别诊断 B 超检查和 CT 扫描可有助于明确诊断。

CT 检查显示疝缺损的侧向边界，涉及的腹直肌鞘、肠道和脂肪。还可有重要的并发症迹象包括：肠阻塞，肠绞窄。位置较低的半月线疝，容易和腹股沟直疝相混淆。后者是经直疝三角突出，其位置相对半月线疝较低，而半月线疝通过腹横筋膜弓突出。

治疗 半月线疝发生嵌顿和绞窄的概率较高，故一旦确诊，只要患者无手术禁忌证，就应予以手术治疗一般做横切口，按腹外斜肌腱膜纤维方向分开，识别疝囊后予以分离、切开、结扎，腹横筋膜的缺损通常用丝线横行重叠褥式缝合。

预后 半月线疝比较容易通过一期腱膜关闭而治愈。

预防 ①减少或避免腹内压增加的因素。②积极治疗原发病。手术患者在恢复期需要食用高蛋白、高维生素、低脂肪的食物，并多吃蔬菜和水果，戒烟及刺激性食品。

(唐健雄)

fùgǔgōushàn chuántǒng xiūbǔshù

腹股沟疝传统修补术（traditional hernia repair） 腹股沟疝最经典的手术。可用于各类腹股沟疝的治疗。1884 年巴西尼（Bassini）医生，首次采用疝修补方法，将腹股沟疝的治疗带入了一个崭新的时代。1890 年后陆续出现的 Ferguson 法、Halsted 法、Mc Vay 法、Shouldice 法等疝修补方法，是 Bassini 法基础上的改良。这类方法的技术要点是：①高位切除或游离并回纳疝囊。②对腹股沟管的后壁进行组织对组织的修补。此方法对材料的要求低，操作简单，易于在各级医院应用。存在的问题是：①由于是组织对组织的修补，修补后修补部位存在一定的张力，术后局

部疼痛明显，疝复发率较高。②由于是组织对组织的修补，此方法对组织的要求较高，如果局部组织发育不良或薄弱，术后疝复发率较高。因此，该方法目前更加适合于年轻的腹股沟管后壁组织比较结实的腹股沟疝患者。对于老年患者，或是腹股沟管后壁缺损较大且组织较松弛的患者不适合采用此方法，而易采用无张力腹股沟疝修补术。

(唐健雄)

fùgǔgōushàn xiūbǔ Bassini fǎ

腹股沟疝修补 Bassini 法（Bassini method of Inguinal hernia repair） 1887 年由意大利医生巴西尼（Bassini）发明的腹股沟疝组织修补的方法。

适应证 主要适用于腹壁组织比较健全的年轻患者。

手术方法 术前备皮，术前排空小便。年轻患者无特殊要求，老年患者应注意慢性支气管炎、前列腺肥大和便秘等使腹压增高的合并症。采用连续硬膜外麻醉、腰麻或全身麻醉。手术过程：①自耻骨结节与髂前上棘连线中点上方 1.5～2.0cm，向耻骨结节方向做平行于腹股沟韧带的长 6～7cm 的切口。沿皮肤切口向下切开斯卡巴筋膜和卡巴筋膜达腹外斜肌腱膜并切开之。②外斜肌腱膜切开后，上界游离至腹外斜肌腱膜和腹直肌前鞘的融合处，下界游离至髂耻束，内侧界游离超过耻骨结节缘 1.5cm，外侧界游离至腹内斜肌浅面。③在耻骨结节处将精索结构全部提起，在腹股沟后壁前完全游离出精索结构。用一根橡胶管牵开。在靠近内环处切开提睾肌，分离出疝囊和精索，高位结扎疝囊或高位游离疝囊后回纳至腹膜外间隙。④将精索结构牵开后显露腹横筋

膜，从内环处向耻骨结节方向切开腹横筋膜，形成一个由腹横筋膜，腹横肌，腹内斜肌构成的游离缘。⑤将腹横筋膜，腹横肌，腹内斜肌构成的游离缘与腹股沟韧带缝合。⑥重置精索结构，连续缝合切开的外斜肌腱膜。间断缝合皮下组织和皮肤。

术后处理　术后用口服止痛药，局部冰袋外敷。1 天后下床活动，1 周后轻微活动，1 月后正常活动。

手术技巧和体会　①一定要切开腹横筋膜进入到腹膜外间隙。②一定要高位结扎或游离疝囊。③将由腹横筋膜，腹横肌，腹内斜肌构成的游离缘与腹股沟韧带和髂耻束缝合。缝合时注意最外侧一针在精索穿出部位的下方 1cm 处。④注意保护腹股沟区的神经。

（唐健雄）

fùgǔgōushàn xiūbǔ McVay fǎ

腹股沟疝修补 McVay 法

（McVay method of Inguinal hernia repair）　1942 年由美国麦克维（McVay）完善的腹股沟疝组织修补的方法。

手术方法　①从切口选择到精索的游离，见腹股沟疝修补 Bassini 法。②将精索结构牵开后显露腹横筋膜，从内环处向耻骨结节方向切开腹横筋膜，充分解剖游离耻骨梳韧带（Cooper 韧带）。解剖出耻骨梳韧带下方的组织，特别是股疝。然后游离腹横肌弓状下缘及其下的腹膜前组织。最后在腹外斜肌腱膜和腹直肌鞘的融合处，从耻骨结节开始向上做长 4~5cm 的减张切口。③寻找斜疝和直疝并回纳之。④连续缝合腹膜前组织使之翻转后远离主要修补部位，然后自耻骨结节将耻骨梳韧带和腹横肌弓状下缘间断缝合 10 针，直到股静脉内侧

缘。⑤重置精索结构，连续缝合切开的外斜肌腱膜。间断缝合皮下组织和皮肤。

手术注意事项　①一定要切开腹横筋膜进入到腹膜外间隙，才能找到耻骨梳韧带。②一定要在腹外斜肌腱膜和腹直肌鞘的融合处，从耻骨结节开始向上做一减张切口。③缝合时注意不要损伤股静脉。④注意保护腹股沟区的神经。⑤适用于股疝、直疝以及大的斜疝。

（唐健雄）

fùgǔgōushàn xiūbǔ Shouldice fǎ

腹股沟疝修补 Shouldice 法

（Shouldice method of Inguinal hernia repair）　由肖尔代斯（Shouldice）医生在 Bassini 法基础上改良出的一种腹股沟疝低张力组织对组织的修补方法。其原理是高位游离疝囊，结扎疝囊，切开的腹横筋膜，重建内环，在内环和耻骨肌之间切开提睾肌，常规用不锈钢金属线连续缝合。重建腹股沟管。

手术方法：采用局部麻醉，硬膜外麻或全身麻醉。按常规的腹股沟疝手术切口，切开皮肤，皮下组织，腹外斜肌腱膜，游离精索，在腹股沟管后壁，内环的外侧到耻骨结节外侧切开腹横筋膜，进入到腹膜前间隙，用不锈钢线（32 或 34 号）重建腹股沟管后壁，一根线缝合二层。第一根线有外近耻骨结节处缝合髂耻束，但不能缝合骨膜，包括腹横筋膜，腹直肌外侧缘，腹横肌和腹内斜肌等，当缝合到耻骨到内环的一半时，由于腹直肌外侧缘比较远，不要缝合此结构。在内环时，提睾肌的断头缝合，形成新内环，再回缝，将腹横肌腱膜弓的游离缘与腹股沟韧带缝合直到耻骨结节。第二根线从内环处

开始，缝合腹内斜肌和腹横肌与相对的腹外斜肌腱膜，到耻骨结节处再返还到内环，打结。放回精索，缝合腹外斜肌腱膜，皮下组织，皮肤。将其上下两叶叠瓦式缝合，并把上叶边缘再缝于腹股沟韧带，然后将联合腱、腹横腱膜弓、腹内斜肌下缘与腹外斜肌腱膜下叶的深面或腹股沟韧带缝合。具体操作方法是游离并提起精索，将手指伸入内环探查腹横筋膜薄弱程度和范围，沿腹股沟韧带方向从内环到耻骨结节切开腹横筋膜，并切除其薄弱部分，游离下叶到腹股沟韧带处，上叶到腹横肌深面内侧达腹直肌后鞘处，将健全的上下两叶叠瓦式缝合，即下叶切缘从耻骨结节处连续向外缝合于上叶的深面，直到构成一个较紧的内环，以恰能通过精索为度，然后将缝线再按相反方向把上叶的切缘缝合到腹股沟韧带上，并返回到耻骨结节处与第一针缝线的另一端打结。再将腹内斜肌下缘、腹横腱膜弓和联合腱缝合于腹股沟韧带和腹外斜肌腱膜的深面，最后在精索的浅面缝合腹外斜肌腱膜。本法强调增强腹横筋膜在疝修补术中的作用，适用于腹股沟后壁、腹横筋膜较薄弱和内环扩大的斜疝。

（唐健雄）

shànchéngxíngshù

疝成形术（hernioplasty）　面对巨大斜疝，因腹股沟管后壁严重薄弱缺损，腹横腱膜弓、腹横肌和腹内斜肌已经萎缩，无法利用这些组织施行修补，可采用自体阔筋膜、丝绸片或多种合成纤维网实施成形手术。亦可利用腹直肌前鞘向外下方翻转缝合于腹股沟韧带以加强腹股沟管后壁。

（唐健雄）

wúzhānglì shànxiūbǔshù

无张力疝修补术（tension-free hernioplasty）

1986 年由美国利希滕斯坦（Lichtenstein）首先提出。这种修补以人工生物材料作为补片用以加强腹股沟管的后壁，此法克服了传统手术（即不用补片的缝合修补法）对正常组织解剖结构的干扰，层次分明，而且修补后周围组织无张力，故命名为无张力疝修补术。目前常用的有平片式无张力疝修补术和疝环充填式无张力疝修补术等。自 1986 年开展无张力疝修补术以来，已有各种术式和手术方法的改进，但传统术式仍有较高的复发率（10%～15%）；1997 年以来，无张力疝修补术在中国逐步得到推广应用；到 2011 年已有在超过 30 万例无张力疝修补术的疗效，结果表明术后复发率＜1%，复发疝者＜2%，与传统疝修补相比复发率明显降低。

传统疝修补术的缺点 在无张力疝修补术发明以前，世界医学界的疝手术主要是缝合法，就是把缺损的部位拉到一起缝起来。这种手术已有 100 多年的历史，这种缝合法称为传统疝修补术，在疝的治疗上的确曾经起过很重要的作用。但在 100 多年的医疗实践中，这种手术有很多弊端。一是疼痛，因为手术要把缺损周边的肌肉强行缝起来，因此术中、术后都有疼痛感。有些患者术后甚至不能直腰；另外，这种缝合手术术后恢复时间长，术后要卧床 3 天，住院起码要 3 周，术后 3 个月不能从事重体力劳动。人们发现此种手术还有一个更大的弊端：复发率高（10%～15%）。尤其是一些老年患者，因为年老体衰，术后一段时间内，如腹压增高（大便、咳嗽、提重东西等），

缝合部位因经受不住这样的压力，缝合处可裂开复发。

无张力疝修补术的优点 与传统的手术相比，无张力疝修补术的优点：①手术简单，节省手术时间，比传统手术平均缩短 30 分钟以上。②应用三维网片法修补，替代传统手术的组织重叠缝合，不增加周围组织张力，术后无难以忍受的疼痛，牵扯感及局部隆起情况。③三维网片修复法针对疝的成因，修复后腹部为平状，使人体感觉更加舒适，不会像其他产品发生移动，由于缝合少，减少了网塞等带来的局部不适感和神经损伤。④三维网片底层片可带来如腹腔镜修补法同样有效的修补效果，是集各种无张力修补方法优点及针对疝成因的一种新型修补方法。⑤网片具有良好组织相容性，且具有一定的抗感染能力。⑥术后恢复快，术后疼痛轻。⑦术后复发率低。

（唐健雄）

fùqiāngjìng shànxiūbǔshù

腹腔镜疝修补术（laparoscopic herniorrhaphy）

应用腔镜技术完成对腹壁薄弱区域修补的手术。在腹股沟疝修补方面分为经腹腔内疝修补术（intraperitoneal onlay mesh，IPOM）、经腹腔腹膜前疝修补术（transabdominal preperitoneal prosthesis，TAPP）及完全腹膜外疝修补术（totally extraperitoneal prosthesis，TEP）三种，在腹壁切口疝修补方面主要是经腹腔内疝修补术（IPOM）。为腹壁疝的治疗提供了一种新的途径。这种方法需要腔镜的器材，患者要在全麻下手术。还需要专门的固定钉，因此，相对开放的腹壁疝修补方法，该方法的费用相对要大一些。其优势为：①复发率低。这是由于它进行修补时

补片放置的位置更加符合生物力学的原理。在最薄弱的地方进行人造网片修补，人造网片无需缝合，很快即可与腹壁组织融合成一抗张力极强的联合体，由于置入的补片为 10cm×15cm 大小，可同时覆盖腹股沟斜疝、腹股沟直疝和股疝易发生的薄弱和缺损区，复发率低，一般在 1%左右，有丰富腹腔镜手术经验的医师可进一步使复发率降至 0.1%。②恢复快，不易感染。由于伤口较小，手术中固定相对较少，后疼痛轻，不适反应小，恢复快，伤口感染的机会少，术后第 2 天就可回家进行日常生活，术后 1～2 周可以恢复工作。最适宜用于双侧腹股沟疝及复发疝及部分腹壁切口疝。手术有一定的技术难度，需要有丰富腹腔镜手术经验的医师进行。

（唐健雄）

qiàndùnxìng fùgǔgōushàn xiūbǔshù

嵌顿性腹股沟疝修补术（incarcerated hernia repair）

嵌顿性疝应紧急手术，切开狭窄疝环，解除嵌顿，观察疝内容物的血供情况，决定是否回纳疝内容物，如果血供好，肠袢没有坏死，可以回纳疝内容物。如肠袢的血供不好，特别是解除嵌顿后肠袢的血供仍未能恢复，肠袢的蠕动性差，需要行坏死的肠袢切除。再根据腹股沟区域的情况，决定行传统修补还是无张力疝修补术。在决定下一步的手术方法后，此后方法与普通的腹股沟疝类似。

（唐健雄）

gǔshàn xiūbǔshù

股疝修补术（femoral hernia repair）

随着人们对腹股沟解剖认识的不断深入，疝修补材料的迅速发展，股疝修补术式也是层出不穷，股疝的修补仍没有一个标准化的术式，术者应根据不同的

"疝情"制定，目的是使股疝修补手术在达到安全有效，同时更加微创、手术时间更短、恢复更快、疼痛更轻、复发率等并发症更低。目前常见的手术方法有以下几种。

传统修补术 传统手术方式为经腹股沟的 McVay 修补法和经股部的修补法，前者的手术是将腹股沟韧带、耻骨梳韧带以及联合腱一并缝合，既加强了腹股沟管后壁，又同时缝闭了股环；后者则是将疝囊高位结扎后直接缝闭股环。无论是经腹股沟还是经股部的修补法都是有张力的修补，均存在缝合张力大、组织愈合差、术后疼痛、易复发等缺点。

Plug 网塞填充法 在腹股沟韧带下方卵圆窝处游离疝囊至颈部，将疝囊还纳后，把网塞从股管的外口置入，其外缘与股环周围的韧带组织缝合固定。网塞使用方便，但网塞充填股管有可能对静脉产生压迫，引起下肢深静脉回流不畅或血栓形成。如果将一个网塞全部充填在狭小的股管内，容易出现局部异物感，甚至对股静脉产生压迫。仅作填充不做整体修补，则会出现较高的复发率。

腹膜前耻骨肌孔覆盖方法 在腹壁下动脉内侧切开腹横筋膜，显露出腹膜前间隙，将疝囊从股管前拉回，使其成为直疝，将疝囊完全还纳后，用 PHS 或 MK 补片置入腹膜前间隙，上层补片置入腹外斜肌腱膜下方。该手术能够覆盖耻骨肌孔，可以修补斜疝、直疝与股疝。此方法在局部异物感、术后复发、切口血清肿发生率等方面均明显优于 Plug 网塞填充法。这种方法有选择不同的修补材料，由于材料的不同在手术的细节方面有不同，但是，总的来说，手术的效果和安全性较以上的方法有优势。

腔镜修补法 原理类似腹膜前修补法。

（唐健雄）

qíshàn xiūbǔshù

脐疝修补术（umbilical hernia repair）

脐疝临床可分为婴儿脐疝和成年人脐疝。婴儿脐疝绝大多数可通过脐部筋膜环的逐步收缩而在一岁内自愈。因此 2 岁前，除非嵌顿，可以等待。采用非手术疗法促使自愈。如已满 2 周岁，脐疝直径超过 1.5cm 者宜用手术治疗。成年人脐疝不能自愈，且易嵌顿和绞窄，因此均应手术治疗。但继发于肝硬化腹水者，老年患者伴有严重心肺疾患不能耐受手术者禁忌手术治疗，但发生嵌顿或绞窄，仍应紧急手术。脐疝的手术方法分为传统修补术和人工合成材料修补术。人工合成材料修补术又分为开放式手术和腹腔镜手术。

传统修补术 围绕脐下部作横向梭形切口，切开脐周腱膜，脐疝环处离断疝囊颈，切开疝囊，分离粘连，回纳疝的内容物，行疝囊高位重叠缝合腹膜，切缘对合，可重叠加强缝合。然后缝合皮下组织，缝合皮肤。

人工合成材料修补术 围绕脐下部做横向梭形切口，切开脐周腱膜，脐疝环处离断疝囊颈，切开疝囊，分离粘连，回纳疝的内容物，测量疝环的大小，选择合适的修补材料，可以行腹膜外或全腹腔内修补术。方法同腹壁疝人工合成材料修补术。术后注意腹带加压包扎 3~6 个月。

（唐健雄）

fùbì qiēkǒushàn xiūbǔshù

腹壁切口疝修补术（abdominal wall incisional hernia repair）

根治腹壁切口疝的手术。根据腹壁缺损的大小，选择不同的修补方法。手术适应证和手术方法选择的原则：当疝环直径 ≤3cm 时，采用直接缝合修补或自身组织修补法。当疝环直径 >3cm 时，采用人工合成材料修补手术比较合理。采用人工合成材料修补手术又分为开放式和腹腔镜方法。

手术方法 ①自身组织修补术：在疝最高处（此处切开易于找到疝囊）切开皮肤，找到疝囊，充分游离皮下组织，发现疝环并充分解剖出疝环全层腹壁的关系。充分游离皮下组织，直达疝环边缘的健康、牢固的腹直肌或腹壁肌的腱膜层。打开疝囊，回纳疝囊内容物，如果疝囊内容物为网膜组织，回纳困难，在不影响组织活性的前提下，切除部分网膜。切除多余的疝囊。缝合疝囊。缝合已分离好的相关的腹壁肌的腱膜层。必要时放置负压引流球引流。缝合皮下组织和皮肤。②人工合成材料修补术：应用人工合成材料修补手术包括鞘前和肌后和腹膜前及全腹腔内修补术及腹腔镜修补术。

鞘前修补术 在疝最高处切开皮肤找到疝囊，充分游离皮下组织，发现疝环并充分游离皮下组织，直达疝环边缘向其外侧再游离 5cm 以上，直达健康、牢固的腹壁肌的腱膜层。打开疝囊，回纳疝囊内容物，切除多余的疝囊后缝合疝囊。在充分游离好的腹壁肌腱膜层外放入聚丙烯（Marlex）补片，补片的边缘超过疝环外侧 3~5cm，用单股 0 号 Prolene 缝线在补片的边缘做连续缝合，使补片平整地贴在腹壁肌的腱膜上，再将疝环边缘的坚强组织与补片连续或间断缝合。在补片前放置负压吸引球引流。缝合皮下组织和皮肤。

腹壁肌后和腹膜前修补术

在疝最高处切开皮肤找到疝囊，在腹膜前和腹壁肌后充分游离疝囊，发现疝环并充分游离，直达疝环边缘向其外侧再游离5cm以上，直达健康、牢固的腹壁肌的腱膜层。在充分游离好的腹壁肌腱膜层后或腹膜前放入大小合适的聚丙烯补片如果腹膜不完整可放入防粘连补片，补片的边缘超过疝环外侧3～5cm，使补片平整地贴在腹壁肌的腱膜上，将疝环边缘的坚强组织与补片用单股0号Prolene缝线连续或间断缝合。在补片前放置负压吸引球引流。缝合皮下组织和皮肤。

全腹腔内修补术

在疝最高处切开皮肤找到疝囊，直接切开疝囊，进入腹腔。充分游离腹腔的粘连，发现疝环并直达疝环边缘向其外侧游离3～5cm。选择大小合适的防粘连修补材料，补片的边缘要超过疝环边缘3～5cm。在补片上和腹壁上划出相应的定位点。将补片悬吊在腹腔内。在补片前放置负压吸引球引流。缝合皮下组织和皮肤。

腹腔镜修补术

在腹壁打3～4个戳空，其他步骤与全腹腔内修补术相同。

（唐健雄）

fùnèishàn

腹内疝（internal abdominal hernia）

腹腔内脏器由原来的部位通过腹腔内正常或异常的孔道或裂隙进入到一个不该其进入的腔隙而引起的疾病。发生腹内疝的受累及的脏器多为肠腔，常伴有肠梗阻的表现。但由腹内疝引起的肠梗阻并不多见，占急性肠梗阻的1.78%。腹内疝可按有无疝囊分成真疝和假疝两种。脏器经正常或异常的孔道进入到另一个腹膜囊或网膜囊，因具有疝囊称真疝。如网膜或肠系膜因胚胎发育异常产生裂孔，或因腹腔手术构成一异常孔隙，肠管因此疝入，则无疝囊称假疝。腹内疝根据发生的部位的一般分为膈疝、小网膜孔疝、腹膜隐窝疝（十二指肠后隐窝疝；盲肠旁疝；乙状结肠窝疝）、系膜裂孔疝等。

病因 有先天性和后天性因素形成的裂隙或裂孔。①先天性因素：包括胚胎的发育不良，造成膈肌的缺损或薄弱，肠系膜过长；后腹膜隐窝过深；肠系膜上有缺损或裂孔。②后天性因素：包括后天性的损伤后的膈肌的缺损和坏死；手术后的粘连或处理不当形成的裂隙或裂孔。腹壁遇到猛烈撞击，过度的负重，剧烈的运动，超量的饮食等明显突然增加腹压的因素与前者的结合，产生腹内疝。先天的因素不多，大部分是后天性因素所产生。主要是术后的粘连或感染造成。相对来说，先天性因素易出现于小儿，后天性因素可以出现在任何人群，发病的年龄与经历的腹部手术有关。

临床表现 发病初期或慢性起病时，症状不明显，如病情不加重，症状亦无变化。起病急或发生腹腔内肠襻的嵌顿，典型症状是以腹痛，腹胀，恶心和呕吐为主的肠梗阻表现。在膈疝发生时，如果进入胸腔的腹腔内脏器比较多时，压迫心肺，并使纵隔移位，会出现呼吸困难，发绀，心率增快，循环衰竭的表现。可以根据腹痛，腹胀部位的不同，来初步判断是何种腹内疝。但因无较为典型的特征，在辅助检查前，特别是影像学，如CT、MRI检查前，很难明确定位。

诊断 依靠患者的病史，鉴别是先天性还是后天性，对诊断疝的类型有一定的指导意义。患者的临床表现，主要是检查腹痛，腹胀的部位，如果是上腹部，考虑膈疝，十二指肠后隐窝疝的可能性大，下腹部考虑盲肠，乙状结肠隐窝疝及术后粘连束带发生腹内疝的可能性大。但是，最重要的诊断方法还是在临床检查的基础上，选择合理的辅助检查。考虑是膈疝，可以运用消化道钡剂检查、CT及MRI检查。考虑下消化道的梗阻可以采用消化道碘水造影，或CT、MRI检查。目前影像学技术发展很快，对不典型腹内疝的诊断有着决定性意义。

治疗 一旦诊断明确，以手术治疗为第一选择，根据腹内疝种类的不同，采用不同的方法。基本的原则是，首先回纳疝出的腹腔内脏器，然后，去除发生疝的原因。包括彻底地分离粘连，开大或缝合系膜的裂孔及隐窝的开口，修补膈肌的裂孔等。如果发生了嵌顿的腹腔脏器的坏死，需要行该脏器的切除和重建。

预防 主要在后天性腹内疝方面。医源性创伤形成的异常解剖是引致继发性腹内疝的重要因素。因此应有针对性地采取有效措施：手术部位的创面、脏器不宜长时间暴露于腹腔外，要以湿棉垫保护覆盖；创面要缝闭光滑，且不留孔隙；各种吻合口要符合生理要求，无张力；完善腹部术前的准备和术后有效的各种处理，保证胃肠减压通畅；胃肠术后短时间内严禁暴饮暴食和负重；避免长时间卧床，应及早下地活动等。患者与医生的积极配合，可保证措施的有效落实，对避免腹内疝的形成有重要作用。尽量减少术后的粘连，术时要将腹腔内脏器固定好。同时注意避免急剧的运动和暴饮暴食。如果有腹部不适及时到医院就诊，使该疾病得到及时的治疗。

（唐健雄）

小网膜孔疝（hernia of foramen of Winslow）

xiǎowǎngmókǒngshàn

游离的小肠袢、偶为肠系膜过长的横结肠，通过网膜孔（Winslow孔）进入小网膜囊内形成的腹内疝。又称网膜孔疝。疝囊口的前壁为肝十二指肠韧带，故多数病例会发生绞窄，偶尔肠袢也可以从胃结肠韧带或胃韧带上的裂孔进入小网膜囊。

病理分型 依据肠袢突入小网膜囊的路径不同，可有四型。①网膜孔疝：腹腔脏器经网膜孔进入小网膜囊，又称小网膜孔疝。②横结肠系膜裂孔疝：肠管从横结肠系膜裂孔疝入小网膜囊内。③肝胃韧带裂孔疝：肠管从肝胃韧带裂孔疝入小网膜囊内。④胃结肠韧带裂孔疝：肠管由胃结肠韧带裂孔疝入小网膜囊内。

病因及发病机制 小网膜囊与腹腔之间存在着正常或异常的裂孔是小网膜囊疝的解剖基础，如网膜孔过大，小肠系膜或横结肠系膜发育异常出现局部薄弱或缺损。肠管游动度过大是其能通过小网膜裂孔而发生腹内疝的又一重要条件。同其他腹内疝一样，在肠蠕动异常或暴饮暴食后部分肠管重量增加，患者体位突然改变及腹内压突然增高等诱因作用下，肠管容易由网膜孔入小网膜囊内而形成小网膜孔疝。小网膜孔疝，疝环的前壁为肝十二指肠韧带，内有胆总管、门静脉和肝动脉，后方有下腔静脉和脊柱。此结构强韧而扩张性小，很容易压迫通过疝环的肠管，使之难回复，易导致疝内容物的嵌顿和绞窄。

临床表现 多以急性肠梗阻为主要临床表现，患者可有上腹部疼痛、呕吐、停止排便、排气等症状。①腹痛：呈急性发作性绞痛，多较剧烈、难忍由于患者躯体屈曲时疝环的前壁（肝十二指肠韧带）相对松弛，可减轻腹痛故患者常取坐位双膝屈曲至下颌。躯体屈曲时腹痛减轻是网膜孔疝的一个特征性表现。部分患者可感腰背部疼痛。②呕吐和腹胀：其程度与疝入的器官有关，如为肠管，则呕吐较剧烈；如为大网膜，呕吐可较轻。如疝入器官为空肠上段，则呕吐发生早，且频繁腹胀一般不明显；如疝入器官为回肠或结肠，则呕吐发生晚，腹胀的程度也比较明显。患者上腹部饱满，上腹偏左常可触及质软的囊状肿块，固定有压痛。早期叩诊为鼓音，渗出后多为浊音。可闻及肠鸣音亢进或气过水声。如肠鸣音消失，或出现腹膜刺激症状，或腹腔穿刺抽出血性浑浊液体，表明疝入肠管发生绞窄或坏死严重者可有休克表现，少数患者可因疝环前壁的胆总管受压迫而出现梗阻性黄疸。术前确诊小网膜孔疝绝非易事，几乎均需经手术探查方能明确诊断。

诊断与鉴别诊断 早期有阵发性绞痛伴恶心、呕吐，应与胆石症、急性胃扭转、急性胰腺炎等鉴别。辅助检查包括腹部X线立位或仰卧位平片检查，上消化道造影，钡灌肠及CT检查等。其中CT检查最有价值。主要征象有：①肠系膜位于下腔静脉和门静脉之间。②小网膜囊内有气液平面，并呈鸟嘴状指向网膜孔。③右侧腹部无升结肠。④肝下间隙可见2个或更多肠袢。

治疗 该病容易导致疝入肠管绞窄、坏死，因此一旦怀疑为该病所致急性机械性肠梗阻，应及时手术治疗。术中行肠管复位时，如疝入肠袢嵌顿不严重，可轻轻牵拉疝入肠袢，使之复位。如梗阻肠管膨胀、复位困难，可先切开小网膜囊，行嵌顿肠袢肠腔减压后再复位；或先切开松解十二指肠降部侧腹膜并充分游离十二指肠，扩大疝环，然后复位疝入的肠袢。复位后根据肠管的活力决定保留或切除。然后将裂孔缝合和（或）用大网膜覆盖缝合关闭裂孔，以防复发。

（唐健雄）

十二指肠后隐窝疝（hernia of retroduodenal recess）

shíèrzhǐcháng hòuyǐnwōshàn

胚胎发育过程中，部分肠管和肠袢被包绕在十二指肠旁的腹膜后隐窝内形成的腹内疝。又称十二指肠旁疝、肠系膜疝、先天性结肠系膜疝和腹膜后疝。

病因发病机制 由胚胎期中肠旋转异常所致，为先天性腹内疝，左侧和右侧都有，左侧尤为多见。正常的腹膜后有若干隐窝，如十二指肠上隐窝、十二指肠下隐窝、十二指肠旁隐窝、十二指肠后隐窝、十二指肠空肠隐窝、小肠系膜腹壁隐窝等，它们一般较小，不致引起病理现象。若胚胎发育时中肠扭转异常，使部分小肠或肠袢被包绕在腹膜后隐窝内，即形成十二指肠后隐窝疝。左侧隐窝开口向右，疝囊向左侧伸展，又称Landzert疝；右侧隐窝开口向左，疝囊向右侧伸展，又称Waldeyer疝。

临床表现 临床表现不仅与是否出现小肠梗阻有关而且与肠管梗阻的程度、有无嵌顿和绞窄密切相关，最常见的是完全性或不完全性小肠梗阻的症状和体征。对于大部分小肠位于疝囊内、梗阻近端小肠不多者，腹胀多不明显。腹部可触到包块，形状和大小因疝入肠管多少而不同。肿块叩诊呈鼓音，有轻压痛，可闻高调肠鸣音。肠管发生绞窄坏死后压痛明显，肠鸣音消失，患者出现全身中毒症状。

诊断 该病临床罕见无特异症状，术前诊断有一定难度，往往需要辅助影像学检查。目前除常规的腹部 X 线透视或平片检查、胃肠钡剂造影、选择性肠系膜血管造影，最主要的影像学检查是 CT 检查：左侧十二指肠后隐窝疝可有被包裹成团的肠袢位于胃和胰腺之间，在十二指肠悬韧带（Treitz 韧带）水平或胰腺后方，包裹成团的肠袢缺少正常肠袢间的指状突间隙，可见扩张肠管和气液平面。右侧十二指肠后隐窝疝，可在右中腹部见到扩张肠管和气液平面，空肠动脉和静脉分支在肠系膜上动脉后方。无症状的十二指肠后隐窝疝多因其他手术时发现，如手术中发现结肠位置正常或有改变，部分或大部分小肠被装在结肠系膜形成的囊状包膜内，可以诊断为十二指肠后隐窝疝，应予以肠袢复位，关闭疝环口治疗。

治疗 对于患者有长期不完全性小肠梗阻表现的十二指肠后隐窝疝，一经确诊，须考虑择期手术治疗，出现急性肠梗阻表现者应急症手术处理。手术原则是：复位肠袢，适当处理疝入的肠管，关闭疝环口。手术方法：①复位肠管与肠袢。②疝囊内肠袢复位后视情况予以适当处理。伴有扭转者应予以解除；严重粘连者可给予松解，如有必要可行肠排列术，以免术后再次发生肠梗阻；已发生肠绞窄、坏死者则应做肠切除吻合。③关闭疝口。左侧十二指肠后隐窝疝，可先切开从脾曲到乙状结肠的降结肠外侧的侧

腹膜，游离降结肠；沿结肠的长轴切开疝囊，将降结肠翻转向右侧，可清楚地显露疝环口。切开疝环边缘的部分腹膜。注意勿损伤肠系膜下血管，将疝内容物复位，然后关闭疝口，将降结肠固定在左侧后腹壁。右侧十二指肠后隐窝疝可切开升结肠侧腹膜，将升结肠翻转到腹腔的左侧，把十二指肠、空肠和回肠的大部分放到右侧，末端回肠、盲肠和结肠放到中线的左侧，使疝囊成为腹膜腔的一部分，从而有效地消除了疝环，使疝入的小肠完全复位。肠系膜上动脉及其盲肠和升结肠分支位于疝囊的前壁，切勿在此处切开疝囊，以免损伤这些血管。注意右侧十二指肠后隐窝疝疝环前壁血管为肠系膜上动脉，左侧型十二指肠后隐窝疝疝环口前壁血管为肠系膜下动脉，术中不要损伤。

（唐健雄）

xìmólièkǒngshàn

系膜裂孔疝（mesenteric hiatal hernia）

肠袢穿过肠系膜裂孔或缺损而发生的腹内疝。肠系膜裂孔或缺损可以发生在小肠系膜、横结肠系膜及胃结肠系膜等。肠袢穿过肠系膜裂孔严格地说不能称为疝，因为它们没有疝囊。然而一旦发生这种情况往往病情即很危急。1826 年罗基坦斯基（Rokitansky）尸检时首次发现盲肠疝入回肠、结肠附近的肠系膜裂孔内。1844 年勒布尔（Loebl）报道了第 1 例横结肠系膜裂孔疝。1932 年图雷（Turel）首次报道了 1 例乙状结肠系膜裂孔疝。1888 年马什（Marsh）和 1902 年阿克曼（Ackerman）手术治疗肠系膜裂孔疝患者并取得成功。

病因及发病机制 小肠系膜有时可有先天性的缺损或裂孔，

横结肠系膜偶尔也可有缺损，小肠袢可以穿过此孔而发生梗阻或嵌顿。胎儿期的肠管缺血可能与先天性的肠系膜缺损有关，多见于肠管闭锁的婴儿。

临床表现 该病临床少见，多以肠梗阻为其主要的表现。肠系膜裂孔疝导致的急性肠梗阻占急性机械性肠梗阻的 1%~2%。因其无疝囊支托，疝入肠系膜裂孔的肠管非常容易发生扭转、绞窄、坏死和穿孔，重者可危及生命。临床症状与体征因经肠系膜裂孔（疝环）的大小以及疝入的肠管部位、多寡、是否发生完全性肠梗阻、是否发生绞窄而不同。如疝入的肠袢未发生嵌顿、绞窄时，临床症状多较轻，但由于肠袢的反复疝入和退出，对肠系膜或肠管产生牵拉刺激，部分患者可表现为间断的发作性腹痛，或慢性腹痛，疼痛部位多在上腹部或脐周，少数伴有呕吐和便秘。患者有间断发作性的腹痛或慢性腹痛，部位多在上腹部或脐周，少数伴有呕吐和便秘，腹胀不显。

治疗 该病术前很难确定诊断，且易发生肠绞窄、肠坏死，平均病死率高达 62%，手术是该病唯一有效的治疗方法。因此，对有间断的发作性的、慢性上腹部或脐周腹痛病史，诊断考虑为肠系膜裂孔疝的患者，可适当放宽手术指征，在患者及家属同意的情况下，择期手术。如因其他原因实施腹部手术时，应注意排除肠系膜裂孔的存在，发现肠系膜裂孔，应予以缝合修补，以防以后肠系膜裂孔疝的发生。手术原则是首先发现穿过系膜裂孔的肠袢并回纳，检查回纳后的肠袢的血供，如果发生坏死，切除该肠袢，最后缝闭系膜裂孔。

（唐健雄）

wàikē jífùzhèng

外科急腹症 (surgical acute abdomen)

由外科疾病引起的腹腔内、盆腔内和腹膜后组织或脏器发生急剧的病理变化，产生的以腹部症状、体征为主，同时伴有全身反应的疾病。特点是发病急，进展快，病情重，需要紧急处置。除外科疾病外，内科、妇产科、神经科以致全身性疾病均可引起急腹症。

病因及临床表现 急性腹痛是最常见和最突出的症状，包括内脏痛、牵涉痛和躯体痛，具体表现多种多样，同一种疾病可以表现为不同种腹痛，不同种疾病也可表现出类似的腹痛。

炎症性疾病 可见于急性胆囊炎、急性化脓性梗阻性胆管炎、急性胰腺炎和急性阑尾炎。

器官破裂或穿孔性疾病 以胃十二指肠溃疡穿孔较为常见，也可见于：①胃癌急性穿孔。年龄在 40 岁以上，全身情况较差，消瘦，曾呕吐咖啡样胃内容物，顽固性腹痛，穿孔前疼痛不规律，口服抑酸药物无效者，应考虑胃癌穿孔的可能。②急性肠穿孔。常见于肠伤寒、肠结核、急性出血性肠炎、结肠阿米巴病等。

梗阻或绞窄性疾病 ①急性肠梗阻：依病因可分为机械性肠梗阻、痉挛性肠梗阻、麻痹性肠梗阻和血运性肠梗阻，临床上常见。依肠管是否发生血供障碍，分为绞窄性肠梗阻和单纯性肠梗阻。机械性肠梗阻最常见，典型的症状为腹痛，呕吐，腹胀和排气排便停止。②胆道系统结石：胆总管结石、胆囊结石、肝外胆管结石、肝内胆管结石均可引起急性右上腹疼痛，伴发热或黄疸等表现。急诊手术的目的是解除梗阻、通畅引流、消除病灶。

③腹腔脏器急性扭转：胃、大网膜、乙状结肠、脾、卵巢等均可发生急性扭转，但均少见。

腹腔脏器破裂出血性疾病 外伤、肿瘤、炎症等原因均可导致。常有类似的急性失血甚至休克表现，可表现为突发腹痛、口渴、少尿、皮肤苍白、肢端厥冷、脉搏细数等。红细胞计数和血红蛋白进行性下降。外伤常见于肝破裂和脾破裂。生育年龄的妇女也有异位妊娠破裂的可能。

腹腔血管性病变 ①急性肠系膜上动脉闭塞：多有冠心病或心房颤动病史。开始表现为剧烈的腹部绞痛，一般药物难以缓解。肠管缺血坏死后，疼痛转为持续性，伴频繁呕吐，呕吐物多为血性。查体可见腹胀、压痛明显。患者很快出现休克症状。应及早诊断，及早治疗。②腹主动脉瘤破裂：多由动脉粥样硬化引起。典型症状是急性腹痛和腰背痛，迅速发生休克。应紧急开腹手术，迅速有效地控制出血，死亡率极高。

腹腔外脏器疾病和全身性疾病 某些胸部疾病，如肋间神经痛、膈胸膜炎、急性心肌梗死、急性心包炎、急性右心衰竭等均可引起不同程度的急性腹痛。部分中毒及代谢性疾病，如慢性铅中毒、急性铊中毒、糖尿病酮症酸中毒、尿毒症、血卟啉病、原发性高血脂病、低血糖、低钙血症及低钠血症亦可伴发腹痛。腹型过敏性紫癜、腹型风湿热等变态反应及结缔组织病可引起的急性腹痛，造成诊断困难。急性溶血、腹型癫痫、脊髓结核胃肠危象、癔症性腹痛表现的急性腹痛，也应注意鉴别。

诊断 腹痛的轻重变化，以及患者对腹痛的耐受程度不同，

导致急腹症的诊断常有一定困难。

病史采集 ①性别和年龄：胆道和肠道的先天性疾病多见于婴幼儿。胆道蛔虫病、蛔虫性肠梗阻、肠套叠等多见于幼儿。急性胰腺炎、胃十二指肠急性穿孔、急性阑尾炎多见于青壮年。胆石症、急性胆囊炎、消化道肿瘤多见于中老年。异位妊娠破裂主要见于生育年龄妇女。②发病诱因及既往史：暴饮暴食、情绪剧变可引起胆绞痛、急性胰腺炎。肠套叠多与饮食突变有关，腹内压增高可导致嵌顿性疝。胃十二指肠溃疡急性穿孔常有多年胃病史，蛔虫病史常提示蛔虫性肠梗阻和胆道蛔虫病的诊断。③腹痛开始至就诊的时间：准确的时间有助于诊断，并且应以小时计算。例如胃十二指肠溃疡急性穿孔的上腹痛很快波及全腹，消化道内容物沿升结肠侧沟波及右下腹，很快引起右下腹疼痛，而急性阑尾炎引起的转移性右下腹痛则在上腹痛出现后 6～36 小时。④发病特点：腹痛的部位常对应着相应区域的脏器病变。腹痛的性质亦可提示诊断。空腔脏器的平滑肌痉挛，如胃肠、胆道、输尿管等，会导致阵发性腹痛。急性炎症、胀气、缺血、出血或肿瘤浸润多导致持续性腹痛。化学性腹膜炎的特点是刀割样腹痛，如急性坏死性胰腺炎、胃十二指肠溃疡急性穿孔等。钻顶样疼痛常提示胆道蛔虫病。牵涉痛也有助于诊断，如急性胆囊炎除胆囊区疼痛外，可向右肩背部放射。急性胰腺炎的腹痛也可向左腰背部放射。输尿管结石产生的绞痛常可放射至会阴部及大腿内侧。部分胃十二指肠急性穿孔、肝脓肿可刺激膈肌引起肩痛。⑤急性腹痛伴随的症状：伴腹胀、呕吐、肛门排气

排便停止，多考虑肠梗阻。伴血便，提示绞窄性肠梗阻、肠套叠、急性出血性肠炎、肠系膜上动脉闭塞和肠系膜上静脉血栓形成。伴腹泻，常见于细菌性痢疾、急性胃肠炎、急性阑尾炎、急性盆腔炎等。伴血尿，多见于泌尿系结石。伴发热、寒战，提示腹腔脏器脓肿、胆道系统炎症等。⑥其他；生育年龄妇女出现急性腹痛时，应详细询问月经史和婚育史。停经后1~2个月出现急性腹痛、失血表现，则怀疑异位妊娠破裂。卵巢滤泡破裂或黄体破裂也有急性腹痛和失血表现，应注意鉴别。

体格检查 包括一般检查、腹部查体和直肠指检。

一般检查 外科急腹症患者通常为急性病容，表情痛苦。但体质弱、反应差的患者，如老年人，或急性腹膜炎的晚期，或胃十二指肠溃疡急性穿孔患者出现休克，腹痛可不显著或自觉减轻，应引起注意。一般患者营养状态无明显变化，结核、肠伤寒、晚期肿瘤、肝脓肿等患者的营养状态较差。腹腔炎症性或穿孔性疾病的患者多表现为固定体位，如侧卧蜷曲以减轻腹膜刺激症状。阵发性绞痛的患者则表现为坐卧不安，辗转反侧。消耗性疾病及内出血常有皮肤、巩膜苍白等表现。黄疸常见于肝、胆道或胰腺疾病。急性梗阻性化脓性胆管炎的患者常表现为黄疸伴腹痛、高热、休克、昏迷。

腹部查体 外科急腹症的重要诊断环节。腹部查体一般按照视、听、触、叩的顺序进行。①视诊：腹部弥漫性膨隆多见于胃肠道梗阻，低位肠梗阻、肠麻痹或腹膜炎晚期表现为全腹对称性膨隆。腹部局限性膨隆常见于

腹腔肿瘤、腹腔脓肿、肠套叠、肠扭转、嵌顿性疝或股疝。右上腹随呼吸运动的梨形肿块考虑为胆囊肿大。急性胃扩张可出现中上腹膨隆。胃十二指肠溃疡穿孔早期可出现舟状腹。急性腹膜炎可导致腹式呼吸运动减弱或消失。胃蠕动波起始于剑突下，向右下方移动，消失于幽门区，但幽门梗阻时胃蠕动波则相反。小肠蠕动波由左上腹向右下腹运动，当出现肠型或肠蠕动波时，多提示为肠梗阻。②听诊：胃肠内大量积液，如急性肠梗阻、幽门梗阻、急性胃扩张时，腹部听诊可闻及振水声。机械性肠梗阻时，听诊示肠鸣音亢进，或伴有气过水声或金属音。麻痹性肠梗阻、急性腹膜炎、肠管穿孔或坏死时，表现为肠鸣音减弱或消失。腹腔内血管病变患者可闻及血管杂音。③触诊：由无痛区开始，逐渐移向疼痛区，由浅入深逐层触诊。急性腹膜炎的重要体征是压痛、反跳痛和肌紧张。胃十二指肠溃疡急性穿孔时，胃肠内容物流入腹腔刺激腹膜引起的化学性腹膜炎，腹壁表现为板样硬。急性胰腺炎时，由于其位置深在，腹肌紧张一般为轻度或中度。一般情况下，细菌性腹膜炎导致的腹肌紧张最明显，其次为阿米巴性、出血腹膜炎导致的肌紧张最轻。需要强调的是，年老体弱者，尤其合并了重症毒血症的患者，腹肌紧张通常不明显。此外，腹肌不发达者，或腹部脂肪厚而松弛者，肌紧张亦不显著。胃十二指肠溃疡急性穿孔早期腹膜炎体征局限，病情进一步发展转为全腹弥漫性腹膜炎，但穿孔处的压痛仍最明显。查体过程中腹部触痛的特点亦具重要诊断价值。急性腹膜炎患者常拒按，而慢性铅中

毒患者则常喜按。触诊发现的腹部包块应明确其部位、大小、硬度、边界、活动度、表面情况及压痛反应等。④叩诊：从无痛区开始，逐渐移向疼痛区，用力要均匀。叩痛多见于腹膜炎症。胃肠胀气或气腹时，叩诊呈鼓音。腹腔内有肿块或积血、积液时，叩诊呈浊音或实音。腹腔内积液超过500ml时，移动性浊音可阳性。胃十二指肠溃疡急性穿孔、严重腹胀或肺气肿患者的肝浊音界可减小或消失。

直肠指检 肠套叠、直肠癌或肠炎时指套常带黏液及血液。盆腔积脓或积血时触痛明显或有波动感。盲肠后位阑尾炎右侧直肠壁可有触痛。老年人结肠梗阻如触到坚实的粪块，应怀疑为粪块堵塞。

实验室检查 ①血液学检查：血细胞比容、红细胞计数、血红蛋白等检查有助于判断患者是否出现失血，如肝破裂、脾破裂、异位妊娠破裂等。白细胞升高多见于消化系统、泌尿生殖系统和呼吸系统等炎症。重度感染可出现中性粒细胞核左移，但极重症感染，如败血症，可出现中性粒细胞减少。此外，各种损伤如腹部闭合性损伤时，由于机体处于应激状态，白细胞也可增多。血糖、血钙和血淀粉酶的测定有助于急性胰腺炎的诊断。血电解质检测及血气分析有助于判断机体水、电解质和酸碱平衡状态。②尿液、粪便检查：急性肾炎、泌尿系统结石常出现血尿。外伤后血尿则提示泌尿系统损伤。尿液白细胞增多或出现脓细胞，则有泌尿系统感染的可能。卟啉症尿卟啉可为阳性。粪便内带有鲜血，则提示下消化道出血，尤其是直肠和肛门。上消化道出血，

如胃和小肠，常出现柏油样便。脓血便伴腹痛多考虑为细菌性痢疾或阿米巴痢疾。③诊断性腹腔穿刺术和腹腔灌洗术：诊断有困难或高度怀疑腹腔内脏器穿孔、出血的患者，诊断性腹腔穿刺术和腹腔灌洗术具有重要的诊断价值。穿刺点应避开肿大的肝和脾、手术瘢痕、充盈的膀胱及腹直肌。有骨盆骨折者，应在脐平面以上穿刺以免刺入腹膜后血肿。穿刺点常选择脐和髂前上棘连线的中、外1/3交界处或脐水平线与腋前线相交处（图）。穿刺液为血液，若迅速凝固，可能为误穿血管或血肿所致；若为不凝血，提示系实质性器官破裂所致内出血，因腹膜的去纤维作用而使血液不凝。但腹腔内有大量活动性出血，则很快凝固。胃十二指肠溃疡急性穿孔常抽出黄色或黄绿色混浊无臭液体。恶臭的混浊液体多为大肠穿孔或合并产气杆菌感染。胆汁样液体多源于胆道或十二指肠。急性坏死性胰腺炎、绞窄性肠梗阻、肠系膜上动脉闭塞或肠系膜上静脉血栓形成等常抽出血性腹水。肉眼观察不能肯定穿刺液的性质时，还应在显微镜下进行观察，必要时可做涂片检查。疑有

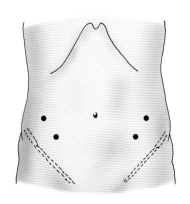

图　诊断性腹腔穿刺术的常用穿刺点

胰腺损伤时，可测定其淀粉酶含量。少数情况因腹内液体并未流至穿刺区或穿刺针管被大网膜堵塞而抽不到液体。应继续严密观察，必要时可间隔一段时间或变换部位重复穿刺，或改行腹腔灌洗术。诊断性腹腔灌洗术是经上述腹腔穿刺套管针置入的塑料管向腹腔内缓慢灌入500ml无菌生理盐水，然后借虹吸作用使腹腔内灌洗液流回输液瓶中。取瓶中灌洗液进行肉眼或显微镜检查，必要时涂片、培养或测定淀粉酶。此法比一般诊断性穿刺术更为敏感，有利于早期诊断并提高确诊率。检查结果符合以下任何一项，即属阳性：①灌洗液含有肉眼可见的血液、胆汁、胃肠内容物或证明是尿液。②显微镜下白细胞计数超过 $0.5\times10^9/L$ 或红细胞计数超过 $100\times10^9/L$。③灌洗液中发现细菌。④淀粉酶超过100Somogyi单位。

影像学检查　①B超检查：具有无创、简便、经济的特点，可作为首选的影像学检查。可判断肝内外胆管有无扩张，胆囊有无肿大，胆囊壁有无增厚水肿，有助于急性胆囊炎，梗阻性胆管炎的诊断。为肝恶性肿瘤、肝脓肿、肝囊肿破裂提供诊断依据。也可诊断出急性胰腺炎、腹腔脓肿、肾周围脓肿、腹腔内实性肿瘤和动脉瘤。阑尾有急性炎症时，B超可显示到肿胀的阑尾和阑尾渗出所致的周围暗区，有助于急性阑尾炎的诊断。此外，B超还有助于鉴别妇科急症。②X线检查：立位腹部X线检查如发现膈下游离气体一般可确定为上消化道穿孔，有50ml气体溢出即可显示。肠梗阻时可见积气的肠管和液平面。麻痹性肠梗阻的特点是包括结肠在内的广泛肠管积气。

闭襻型肠梗阻可见孤立肠管扩张伴有液平面。腹部平片也可显示出有无泌尿系统结石。肠套叠和乙状结肠扭转时，钡灌肠造影可有典型的杯状或鸟嘴样改变。胸部X线检查可提示有无肺炎或胸膜炎。③CT检查：费用较高，上述检查不能明确诊断可选用。有助于实质脏器占位性病变的诊断，如肝癌、肝脓肿破裂。增强扫描能够有助于了解急性坏死性胰腺炎坏死范围和胰周侵犯情况。膈下脓肿、盆腔脓肿以及腹主动脉夹层也可在CT检查中被发现。④选择性动脉造影：在怀疑外科急腹症源于腹腔内血管病变时可采用，如肠系膜上动脉闭塞、腹主动脉瘤破裂、脾动脉瘤破裂等。然而，对诊断明确的腹腔内大出血，不必再作血管造影来定位诊断，以免延误病情。

内镜检查　伴有上消化道出血的患者可选用胃镜检查。伴有下消化道出血的患者可采用纤维结肠镜检查。

腹腔镜检查　多用于疑难的外科急腹症，作用相当于小型的开腹探查，对有适应证的疾病，如急性阑尾炎、急性胆囊炎、肝囊肿破裂等还可直接进行腹腔镜手术治疗。

治疗　外科急腹症病情急重，需迅速对患者病情做出基本判断，并形成诊断、治疗方案。

估计病情危重　外科急腹症患者伴有以下情况常提示病情危重，应紧急处理，谨慎对待：婴幼儿或65岁以上老年人；出现低血压或休克，或急性弥漫性腹膜炎；黄疸伴高热；出现脱水征，少尿；有明显水电解质和酸碱失衡；血氧分压<60mmHg；伴有严重营养不良和低蛋白血症；伴有急性失血表现；妊娠；腹部手术

后出现的急腹症。

一般处理和重症监护 外科急腹症患者如需急诊手术则按一般术前常规准备。有感染表现者适当应用抗生素。危重患者则需重症监护，监测呼吸、血气、肝肾功能等。有失血迹象或有手术指征者，还应配血并准备输血。如患者有休克表现，应积极抗休克治疗，力争将收缩压控制在90mmHg以上在进行手术。但某些情况下休克常不能好转，如腹腔内活动性出血，急性梗阻化脓性胆管炎或绞窄性肠梗阻，此时则需在抗休克的同时，积极做好术前准备，急诊手术去除休克病因。

明确诊断并制定治疗方案 诊断明确的患者根据具体病情采取手术治疗或非手术治疗，如急性阑尾炎、急性梗阻性化脓性胆管炎、胃十二指肠溃疡急性穿孔、绞窄性肠梗阻、肝癌破裂等需急诊手术治疗，暂时采用非手术治疗的疾病常包括单纯性急性胆囊炎、空腹情况下溃疡穿孔但腹膜炎局限者、急性水肿型胰腺炎、单纯性肠梗阻等。采用非手术治疗的患者，应密切观察病情发展，或中转急诊手术，或择期手术，或无须手术治疗。诊断不明确的患者，如无明显腹膜炎，一般情况较好，可进行密切观察，完善相关辅助检查，并定时反复检查患者体征，复查生化指标及血常规变化，有可能逐步明确诊断。如患者有严重的感染中毒表现，并伴有弥漫性腹膜炎，或有腹腔内活动性出血表现，在患者条件允许下，进行剖腹探查。

手术切口的选择 术前诊断明确者应采用常规手术切口，如阑尾切除采用麦氏切口，胆囊切除采用右肋缘下切口或右上腹直肌切口，乙状结肠扭转采用左下腹切口等。诊断不明的探查手术常采用右侧腹直肌切口，因为腹部右侧脏器发病机会较多，便于探查。但术前肯定病变位于左侧，如左侧腹部触及包块，也可采用左侧腹直肌切口。急性阑尾炎诊断不明确时，一般不宜采用麦氏切口，因为其暴露有限且不便延长探查，故推荐采用右下腹直肌切口。

术式选择 原则上作较为彻底的手术，一次性为患者解决问题。但患者一般情况较差，麻醉后血压不稳，或腹腔内感染严重，解剖不清，此时不宜选择复杂手术，应采取姑息手术或分期手术。

术后处理 术后应继续严密观察，目的在于使患者安全度过围术期。预防并及早发现术后并发症，并给予相应处理。危重患者应送重症监护室，监测血压、脉搏、体温、呼吸、尿量等重要体征，以及生化和血气等重要指标。如放置腹部引流管应记录引流量和性状。

（姜洪池　孙备）

qiānshètòng

牵涉痛（referred pain） 病变刺激内脏引起远隔浅表部位的疼痛或感觉过敏。又称放射痛。内脏传入纤维与躯体神经纤维一同进入脊髓后角，有时两者需要共用同一个神经元，因此来自内脏传入纤维的冲动被大脑中枢误认为是来自同一脊髓节段的躯体神经纤维的冲动，使内脏和躯体浅表部位的疼痛相关联。此现象对临床诊断有重要的参考价值。如心肌梗死可出现胸前区疼痛伴左上臂和前臂内侧疼痛，急性胆囊炎可引起右肩胛区疼痛，输尿管结石可出现输尿管绞痛伴阴囊或大阴唇疼痛。

（姜洪池　孙备）

qūtǐtòng

躯体痛（somatalgia） 壁腹膜受到刺激产生的痛觉。又称壁腹膜痛。与体表疼痛发生机制相同，为仅有脊神经而无内脏传入神经参与。脊神经的感觉纤维分布于壁腹膜、肠系膜根部及后腹膜。

nèizàngtòng

内脏痛（encelialgia） 病理性刺激内脏的传入神经纤维，引起的定位模糊的弥散性钝痛。内脏痛具有以下两个特点。①定位不准确：即患者不能指出确切的疼痛部位。因为病理刺激内脏传入神经纤维，不同部位的冲动均通过腹腔神经节或腹下神经节传入脊髓，难免发生交错和重叠。此外，内脏痛无法像体表感觉一样通过视觉来定位，因此定位不准确。尽管如此，内脏痛还是大致有节段性划分。胃、十二指肠、肝、胆、脾、胰的疼痛多表现在上腹部；空肠、回肠、阑尾、升结肠和部分横结肠的疼痛多表现在中腹部；降结肠、乙状结肠、直肠和内生殖器官的疼痛多表现在下腹部。②性质特殊：由于内脏传入神经纤维远较躯体神经的纤维细，因此冲动传导速度较慢。此外，内脏传入神经纤维和感受体的数目也相对稀少。所以，内脏痛多为慢痛，远不如躯体痛敏锐。内脏痛对张力变化十分敏感，如消化道平滑肌痉挛、强烈收缩、突然扩张等；对缺血更为敏感，但对外界的强烈刺激反应迟钝，如针刺、刀割、烧灼等。内脏痛常伴恶心呕吐，因病理刺激内脏传入神经纤维后，冲动传导至位于延脑网状结构的呕吐中枢，当冲动超过呕吐阈时，轻者引起恶心，重者可引起反射性呕吐。

（姜洪池　孙备）

病变侵袭上述神经末梢时，疼痛反映到该脊髓节段所支配的皮肤区域，定位准确，痛觉敏感。疼痛的特点为：①程度剧烈且持续。②具有脊髓节段性神经分布的特点。③伴有局部腹肌强直、压痛和反跳痛。④当刺激过大，传入冲动过于强烈，可使同侧脊髓前脚的运动细胞受到刺激，产生反射性的肌紧张或僵直。如在急性阑尾炎时，随着炎症的进展，阑尾浆膜开始有渗出，刺激壁腹膜引起强烈的右下腹疼痛，定位准确，伴有右下腹肌紧张、压痛和反跳痛。如胃十二指肠溃疡急性穿孔时，胃内容物溢出刺激壁腹膜引起剧烈的上腹痛，患者定位准确，腹痛最剧烈处也常为穿孔处，伴有明显的肌紧张、压痛和反跳痛。

（姜洪池 孙 备）

zhuǎnyíxìng yòuxiàfùtòng

转移性右下腹痛（metastatic right hypogastralgia） 发作始于上腹部或脐周，位置不固定，呈阵发性的腹痛。数小时（一般6~36小时），转移至右下腹部，疼痛加剧，呈持续性，有时伴有呕吐、发热等全身症状。是急性阑尾炎的典型症状。大多数急性阑尾炎继发于阑尾梗阻。阑尾的神经来自胸髓第7~9节段，所以疼痛开始为内脏神经的反射痛，部位大致在脐周或脐上，患者常不能准确地指明疼痛部位。随着阑尾炎症的加重或缺血、渗出等病理情况的出现，阑尾炎症侵袭到浆膜，刺激壁腹膜而引起定位疼痛，由于大多数阑尾位于右下腹，故急性阑尾炎时出现该症状。该症状见于70%以上的急性阑尾炎患者，具有重要诊断价值。但由于阑尾的解剖位置存在差异，最后腹痛转移的部位也会有所不同。位于右上腹或左下腹的阑尾，其转移性腹痛出现的部位相应为右上腹或左下腹。

（姜洪池 孙 备）

fùmó-wǎngmó jíbìng

腹膜-网膜疾病（disease of peritoneum-colic omentum） 腹膜是人体内最大的浆液性膜，面积约为2m²，也是结构最复杂的膜，覆盖于腹、盆腔壁内和腹腔、盆腔脏器表面，由间皮细胞和含弹性纤维的结缔组织构成，呈半透明状。衬于腹、盆腔壁的腹膜称为壁腹膜，由壁腹膜返折并覆盖于腹腔、盆腔脏器表面的腹膜称为脏腹膜。脏腹膜紧贴脏器表面，从组织结构和功能方面都可视为脏器的一部分，如胃和肠壁的脏腹膜即为该器官的外膜。临床根据腹膜覆盖脏器表面的不同情况，可将腹腔、盆腔脏器分为三类，即腹膜内位器官，腹膜间位器官，腹膜外位器官。壁腹膜和脏腹膜互相延续、移行，共同围成不规则的潜在性腔隙，称为腹膜腔。腹膜腔内有少量浆液，即腹膜液，约数十毫升，呈浅草黄色，用以润滑浆膜表面，在腹内脏器活动时可减少摩擦。男性的腹膜腔是密闭的腔隙；女性的腹膜腔则借输卵管腹腔口，经输卵管、子宫、阴道与外界相通。腹膜具有分泌、吸收、保护、支持、修复等功能。腹膜形成的结构有网膜，系膜，韧带，腹膜襞、腹膜隐窝和陷凹。腹膜折叠形成大网膜和小网膜，其间有血管、神经、淋巴管和结缔组织等，将腹膜腔分为大小两个腔。小腹膜腔称网膜囊，亦称腹膜小囊，是位于小网膜和胃后方的间隙，大腹膜腔则为网膜囊以外的腔隙，亦称网膜大囊，两者只借助网膜孔相互交通。网膜既是限制疾病蔓延的分界线，又是疾病扩散的通道，它常被感染、炎症、肿瘤、血管性病变及外伤等疾病所侵犯。

腹膜疾病是一类病因复杂的疾病，包括累及腹膜各种结构的各种炎性病变，以结核性腹膜炎多见；以及由于创伤和炎症导致的粘连，大部分为后天性，先天性的偶有所见，表现为腹膜皱襞重叠，即异常的膜样粘连，如胆囊十二指肠膜可造成类似十二指肠溃疡或胆囊疾患的症状；也包括腹膜原发或继发性肿瘤，原发性肿瘤少见，通常起源于大网膜血管神经内的中胚层成分，腹膜的良性肿瘤如纤维瘤、黏液囊肿等极少见。恶性肿瘤较多见，但罕见原发者，腹膜和胸膜一样，也是间皮瘤发生的部位，腹膜间皮瘤占全身间皮瘤的1/4，是唯一原发于腹膜间皮细胞的肿瘤，多为恶性，常呈弥漫性生长。腹膜疾病多起病隐匿，早期表现为腹痛、腹胀、发热、恶心呕吐等症状，但均缺乏特异性，关于该类疾病的诊断和鉴别诊断亦缺乏一套比较完整的指导方案。

（张学文）

yātòng

压痛（tenderness） 当机体某一部位或器官发生病变时，用手由浅入深触压该部位或该器官对应的体表部位，引起的疼痛。胸壁和腹壁、四肢及胸腔和腹腔内脏器的炎症、淤血、肿瘤、结石、扭转和破裂等，均可在相应体表部位有压痛。临床根据压痛部位可大致判断病变的组织和器官。当压痛局限于某一点时，称为压痛点。明确而固定的压痛点，是诊断某些疾病的重要依据。常见的压痛点有：①麦氏点（McBurney点）：位于右髂前上棘与脐连线的中外1/3交界处。阑尾炎患者，此处可有压痛。②胆囊点：位于右腹直肌外缘与右肋弓交界处。胆囊病变时，此处可有压痛。③输尿管点：上输尿管点位于脐水平线上腹直肌外缘，中输尿管点位于两侧髂前上棘连线与通过耻骨结节点所做垂直线的相交点，相当于输尿管进入骨盆处；输尿管结石、结核或炎症时，上输尿管点或中输尿管点可有压痛。

（张学文）

fǎntiàotòng

反跳痛（rebound tenderness）

按压腹痛部位，并稍停一段时间，待痛感趋于缓和稳定后，将手迅速抬起，在抬手瞬间出现明显的痛感。炎性疾病早期，病变未累及壁腹膜时，仅有压痛而无反跳痛。受检查者常有痛苦表情或呻吟。反跳痛常与压痛并存，是由于腹腔内脏器的炎症、感染、积血、积液等刺激壁腹膜的征象，当突然抬手时受累的腹膜遇激惹所导致。反跳痛提示疼痛点下方存在累及壁腹膜的炎症，有时疼痛亦可出现在按压点以外的部位，提示存在弥漫性腹膜炎。

（张学文）

jījǐnzhāng

肌紧张（muscle tension）正常人腹壁触之柔软，紧张度适中，当腹腔内有病灶，如腹内脏器的炎症、淤血、肿瘤、结石、扭转或破裂等累及到壁层腹膜时，从而引起腹壁内周围神经感受器接受刺激，传导至神经中枢后再下行至相应区域的运动神经元，致使其支配区域腹肌痉挛，紧张度增加。腹肌紧张可分为弥漫性肌紧张和局限性肌紧张。弥漫性肌紧张：常在病变后期，炎症累及全腹时出现。局限性肌紧张：可作为诊断某些疾病的重

要依据，肌紧张的部位常为所在部位，如右下腹肌紧张可提示急性阑尾炎，也常见于胃和（或）十二指肠穿孔时消化液沿肠系膜右侧向下流至右下腹部；右上腹肌紧张可提示急性胆囊炎；上腹部或左上腹部肌紧张可提示急性胰腺炎。

（张学文 杨永生）

bǎnzhuàngfù

板状腹（board-like rigidity）腹腔内病灶累及壁层腹膜从而引起腹壁内周围神经感受器接受刺激，传导至神经中枢后，再下行至相应区域的运动神经元，致使其支配区域腹肌痉挛，紧张度增加，当腹膜所受刺激较强烈引起腹肌强烈的痉挛甚至强直，可以导致整个腹壁硬如木板。临床常见于胃或胆囊穿孔后胃酸、胆汁外溢入腹腔，导致化学刺激性腹膜炎可以引起强烈的腹肌紧张，出现板状腹。

（张学文）

fùmóyán

腹膜炎（peritonitis）由细菌感染、化学刺激或损伤等所引起的腹腔壁腹膜和脏腹膜的炎症。是一种外科常见疾病。主要临床表现为腹痛、腹肌紧张，以及恶心、呕吐、发热，严重时可导致血压下降和全身中毒性反应，如未能及时治疗可能进展为中毒性休克。

病因及发病机制 胃肠内容物和致病菌进入腹膜腔后，机体即发生炎症反应产生大量巨噬细胞、中性粒细胞，加以坏死组织、细菌和凝固的纤维蛋白，使渗出液变浑浊而成为脓液。渗液中的纤维蛋白可促使肠袢、大网膜和其他内脏在腹膜炎症区粘着、限制炎症的扩展。但如果未能解除病因或细菌毒力过强，或由于患者免疫功能低下则导致感染扩散

形成弥漫性腹膜炎。根据腹膜炎病因不同，临床上主要分为原发性腹膜炎和继发性腹膜炎。①继发性腹膜炎：是最常见的腹膜炎。腹腔空腔脏器穿孔、破裂、外伤引起的腹壁或内脏破裂，是急性继发性腹膜炎最常见的原因。如胃十二指肠溃疡急性穿孔、伤寒溃疡、溃疡性结肠炎、外伤造成的肠管破裂而导致急性腹膜炎。腹腔内脏器炎症扩散也是急性继发性腹膜炎的常见原因，例如急性阑尾炎、急性肠梗阻等导致含有细菌的渗出液在腹腔内扩散引起的腹膜炎。其他如腹部手术造成的腹腔感染、吻合口渗漏、腹壁的严重感染也可以引起腹膜炎。②原发性腹膜炎：又称自发性腹膜炎，腹腔内无原发病灶，主要发生在体质虚弱及免疫力低下人群。致病菌一般通过血行播散、上行性感染、直接扩散和透壁性感染等途径播散至腹膜，引发腹膜炎。

临床表现 根据病因不同，腹膜炎的症状可以是突然发生，也可以是逐渐出现并加重。早期为腹膜刺激症状，如腹痛、腹肌紧张和反跳痛等；后期由于感染和毒素吸收，主要表现为全身感染中毒症状。①腹部症状：腹痛是最主要的临床表现，常为首发症状。疼痛的程度和病因、炎症的轻重、年龄及身体素质有关。疼痛一般从原发病变部位开始，较剧烈，呈持续性，难以忍受，随炎症扩散延及全腹。深呼吸、咳嗽、改变体位时疼痛加剧。②消化道症状：腹膜受到刺激，可引起反射性的恶心、呕吐，呕吐物多为胃内容物，严重时可为黄绿色胆汁，甚至为粪样内容物。③全身症状：主要表现为全身感染性改变，如体温逐渐升高、脉

搏加快、呼吸急促等；若感染进一步加重，可出现全身中毒症状，如高热、脉速、呼吸浅快、大汗、口干等；严重时可出现感染性休克。④腹部体征：多表现为痛苦面容，被迫采取仰卧位，两下肢屈曲。腹部查体时可发现典型的腹膜炎三联征：腹部压痛、腹肌紧张和反跳痛，尤以原发病灶所在部位最明显。⑤辅助检查和影像学改变。

诊断 根据病史及典型体征，白细胞计数及分类，及腹部彩超、腹部 X 线检查和 CT 检查，腹膜炎的诊断一般比较容易，必要时可行诊断性腹穿或诊断性腹腔冲洗。对病因实在难以确定而又有手术指针的病例，则应尽早进行剖腹探查以便及时发现和处理原发病灶。白细胞计数及中性粒比例升高，病情危重或机体反应能力低下的患者，白细胞不增多甚至减少，仅中性粒细胞比例升高。B 超检查时可显示腹内有不等量的液体，B 超引导下腹腔穿刺或腹腔灌洗，可帮助诊断。腹部立位 X 线平片表现为小肠普遍胀气并有多个小液平面的肠麻痹征象；胃肠道穿孔时多数可见膈下游离气体。CT 检查对腹腔内实质性脏器病变（如急性胰腺炎）的诊断意义较大，对评估腹腔内渗液量也有一定的帮助。

治疗 原则上是积极去除引起腹膜炎的病因，并彻底清除腹腔内存在的脓液和渗出液，或促使渗出液尽快吸收、局限。应根据腹膜炎的病因和病情轻重决定治疗方式。治疗大体可分为非手术治疗和手术治疗两种。

非手术治疗 对于病情较轻，或病程较长（≥24 小时），且腹部体征已减轻或有减轻趋势者，或伴有手术禁忌证无法手术者，行非手术治疗。①体位：一般取半卧位，促使腹腔内渗出液流向盆腔，有利于渗出液的局限和引流，减轻中毒症状，也可减轻因腹胀压迫膈肌而影响呼吸和循环的情况。②禁食、胃肠减压：胃肠道穿孔的患者必须禁食，并留置胃肠减压，以减少消化道内容物继续流入腹腔，利于炎症的局限和吸收。③纠正水、电解质、酸碱平衡失调。④补充热量与营养：腹膜炎患者处于高代谢状态，且不能进食，热量补充不足时，体内大量蛋白质被消耗，使患者的抵抗力及愈合力下降。长期不能进食的患者应及早考虑用肠外高营养。⑤抗生素：继发性腹膜炎大多为混合感染，在无细菌培养报告时需先选用广谱抗生素。有明确细菌培养及药敏实验结果后选用敏感抗生素。⑥镇静和止痛：在已经确诊、治疗方案已定及术后患者，应用镇静剂和止痛剂，可以减轻患者的痛苦和恐惧心理，利于患者康复；未明确诊断时，避免使用止痛剂，以免掩盖病情。

手术治疗 继发性腹膜炎绝大多数需要手术治疗，手术适应证包括：①经非手术治疗（6~8 小时）症状无缓解者。②严重原发病，不经手术治疗无法治愈者，如胃肠穿孔、绞窄性肠梗阻、腹腔内脏器破裂所致的腹膜炎。③腹膜腔内大量积液，炎症较重，出现肠麻痹甚至有休克的表现的腹膜炎。④病因不明，病情迁延不愈。

（张学文）

jíxìng fùmóyán

急性腹膜炎（acute peritonitis）

由细菌感染、化学刺激或物理损伤引起的腹膜炎症性疾病。较常见。根据发病机制不同，可将急性腹膜炎分为原发性腹膜炎和继发性腹膜炎。根据病变范围不同，可分为局限性腹膜炎和弥漫性腹膜炎。根据炎症性质不同，可分为化学性腹膜炎和细菌性腹膜炎。

病因及发病机制 导致急性腹膜炎的常见原因有：①腹腔内脏器穿孔、破裂。②腹腔内脏器感染性疾病扩散至腹腔。③各种原因导致的肠壁损伤，屏障功能减低，肠道菌群移位。④腹部外伤。⑤腹腔穿刺、腹膜透析等操作过程中无菌操作不当导致的医源性感染。⑥细菌经血行播散感染腹腔。

临床表现 ①腹部症状：腹部疼痛是最主要的临床表现，常为首发症状，疼痛的程度取决于腹膜炎的种类、炎症的程度和范围以及患者自身的反应。但多数较剧烈，且常为突然发生，疼痛持续存在，甚至进行性加重。②消化道症状：腹膜受刺激后可引起反射性的恶心、呕吐等消化道症状。③全身症状：随着病程的演变，致病因素通过诱导全身炎症反应导致全身症状，主要为全身感染中毒症状，体温升高、心率增快、呼吸频率增加，若病情得不到控制，可出现面色苍白、四肢冰冷、脉搏细数、血压下降、神志不清等症状，提示病情较急重，已合并缺水、代谢性酸中毒甚至休克。④腹部体征：腹膜炎的标志性体征为以腹部压痛、反跳痛及肌紧张为代表的腹膜刺激征，特别以原发病灶所在处最为典型。腹胀，尤其是进行性加重的腹胀是病情加重的重要标志。化学性刺激，如胃、胆囊穿孔可引起强烈的腹肌紧张，呈板状腹；消化道穿孔时膈下游离气体致使肝浊音界缩小或消失；移动性浊音出现在腹腔内存在大量积液的情况下；肠鸣音亢进为机械性肠梗阻标志性体征，此外，腹膜炎患者大多为肠蠕动减弱，出现肠麻痹时肠鸣音可完全消失。

诊断 根据腹痛病史及相应的症状、体征，急性腹膜炎的临床诊断通常并不困难。可进一步通过相应的辅助检查明确发病原因及病情程度。①腹部 X 线平片：显示膈下游离气体提示胃肠道穿孔；显示巨大孤立肠袢提示绞窄性肠梗阻。显示气胀肠袢和液气平面提示肠梗阻；显示小肠普遍胀气提示肠麻痹。②腹部 B 超检查：可提供一个安全、无创伤的方式来评估很多器官，包括肝、脾、胆囊、胰腺、阑尾、肾及卵巢，并且对腹腔积液有较好的敏感度。③诊断性腹腔穿刺：操作简单，可迅速、直观的为临床提供可靠的诊断依据。穿刺抽出不凝血提示肝脾等实质脏器或血管破裂；抽出气体及胃肠内容物提示消化道穿孔。④血常规检查：白细胞计数及分类可提示感染的种类及程度；红细胞计数、血红蛋白量及血细胞比容可提示是否存在失血性疾病或血液浓缩。⑤尿常规：尿中红细胞、白细胞计数增多常提示有泌尿系统疾病。⑥血、尿淀粉酶：血和尿淀粉酶明显增高提示急性胰腺炎。⑦心电图：了解有无心梗、严重心肌缺血以及严重的心律失常等。

治疗 治疗原则为积极治疗原发病，控制并清除感染，防治感染蔓延扩散，纠正因腹膜炎引起的内环境紊乱。治疗方法：可分为手术治疗和非手术治疗。针对诊断明确、已查明原发病灶，且患者一般状态允许行手术治疗的急性腹膜炎患者，应尽早手术治疗。对于病情轻、病程长，且

临床表现已缓和或趋于缓和者，或合并重要器官重大疾病、中毒症状严重无法耐受手术者，以及明确诊断为原发性腹膜炎的患者，可先行对症、支持治疗，密切观察病情变化并积极术前准备，必要时立即手术治疗。

预后 该病作为一种严重的外科常见病，起病急、发展快，病死率较高，尤其老人、儿童，合并心、脑、肺等重要脏器疾患以及糖尿病病患者预后较差，临床工作中应给予足够关注。

(张学文)

jìfāxìng fùmóyán

继发性腹膜炎（secondary peritonitis） 继发于其他疾病的腹膜炎症。急性腹膜炎根据发病机制不同，可分为原发性腹膜炎和继发性腹膜炎。其中以继发性腹膜炎较为多见。

病因及发病机制 ①感染性因素：腹腔内脏器化脓性感染可导致继发性腹膜炎，包括消化道及消化腺感染，化脓性阑尾炎、重症胰腺炎等；女性生殖系统上行感染，淋球菌性输卵管炎、急性输卵管炎等；婴儿脐带感染也可以导致继发性腹膜炎。此外，某些脓胸患者感染波及腹腔，也是继发性腹膜炎的致病原因。②消化道穿孔：消化道穿孔时，消化液和消化道内容物流入腹腔，刺激腹膜继发性感染。急性阑尾炎合并穿孔，胃或十二指肠溃疡急性穿孔等较为常见，坏疽性胆囊炎、小肠和结肠憩室等的穿孔也偶有发生。③腹腔内血栓栓塞性疾病：肠系膜血栓、脾栓塞等疾病发生时，会导致腹腔内大量渗液，引起继发性腹膜炎。④各种原因导致的肠壁损伤和屏障功能减低：如肠扭转、闭袢性肠梗阻等血供障碍性肠梗阻，肠黏膜

因缺血通透性增强，肠道内菌群可自肠管内渗出至腹腔引起感染。⑤腹部外伤：钝器或锐器伤均可导致腹腔内的脏器破损。空腔脏器如胃、小肠、结肠等穿破后引起细菌性腹膜炎。实质性脏器如肝、脾破裂，血液刺激也可引起腹膜炎，但症状较细菌性腹膜炎轻，且易被失血症状所掩盖。⑥医源性感染：腹腔穿刺、腹膜透析等操作过程中无菌操作不过关导致的医源性感染。引起继发性腹膜炎的感染多为需氧菌和厌氧菌混合感染，细菌主要为寄生于人体肠道及皮肤的常见菌种，需氧菌以大肠埃希菌最为多见，此外还有克雷伯杆菌、变形杆菌、铜绿假单胞菌等，厌氧菌则以脆弱类杆菌多见。需氧菌降低了繁殖环境中的氧化还原电位，为厌氧菌创造了利于生长繁殖的缺氧环境。同时，厌氧菌释放出的酶类、生长因子以及宿主反应抑制因子等可以促进需氧菌的繁殖。两者相互协同，使毒性增强，机体遭受更大打击，在治疗过程中选择抗生素时，应注意到这一特点。

临床表现 ①腹部症状：腹部疼痛是最主要的临床表现，常为首发症状，疼痛的程度取决于腹膜炎的种类、病变的程度和范围以及患者自身的反应。但多数较剧烈，且常为突然发生，疼痛持续存在，甚至进行性加重。②消化道症状：腹膜受刺激后可引起反射性的恶心、呕吐及里急后重等消化道症状。③全身症状：随着病程的演变，致病因素通过诱导全身炎症反应导致全身症状，主要表现为全身感染中毒症状，体温升高、心率增快、呼吸频率增加，若病情得不到控制，可出现面色苍白、四肢冰冷、脉搏细

数、血压下降、神志不清等症状，提示病情较急重，已合并缺水、代谢性酸中毒甚至休克。④腹部体征：腹膜炎的标志性体征是以腹部压痛、反跳痛及肌紧张为代表的腹膜刺激征，特别以原发病灶所在处最为典型。腹胀，尤其是进行性加重的腹胀是病情加重的重要标志。仔细观察出现的不同体征，有助于发现急性腹膜炎的致病原因，化学性刺激，如胃、胆囊穿孔可引起强烈的腹肌紧张，呈板状腹；消化道穿孔时膈下游离气体致使肝浊音界缩小或消失；移动性浊音出现在腹腔内存在大量积液的情况下；肠鸣音亢进为机械性肠梗阻标志性体征，除此种情况外，腹膜炎患者大多为肠蠕动减弱，出现肠麻痹时肠鸣音可完全消失。

诊断 根据腹痛病史及相应的症状、体征，急性继发性腹膜炎的临床诊断通常并不困难。可以进一步通过相应的辅助检查明确发病原因及病情程度。①腹部X线平片：显示膈下游离气体提示胃肠道穿孔；显示巨大孤立肠袢提示较窄性肠梗阻；显示气胀肠袢和液气平面提示肠梗阻；显示小肠普遍胀气提示存在肠麻痹。②腹部超声检查：可提供一个安全、无创伤的方式来评估很多器官，包括肝、脾、胆囊、胰腺、阑尾、肾及卵巢，并且对腹腔积液有较好的敏感度。③诊断性腹腔穿刺：操作简单，可迅速、直观的为临床提供可靠的诊断依据。穿刺抽出不凝血提示肝脾等实质脏器或血管破裂；抽出气体及胃肠内容物提示消化道穿孔。④血常规检查：白细胞计数及分类可提示感染的种类及程度；红细胞计数、血红蛋白量及血细胞比容可提示是否存在失血性疾病或血

液浓缩。⑤心电图：了解有无心梗、严重心肌缺血以及严重的心律失常等。

治疗 分为手术治疗和非手术治疗两大类，其中绝大多数需要手术治疗。

非手术治疗 对于病情轻、病程长，且临床表现已缓和或趋于缓和者，或合并重要器官重大疾病、中毒症状严重无法耐受手术者，以及明确诊断为原发性腹膜炎的患者，可先行对症、支持治疗。非手术治疗也可以作为手术治疗之前的准备工作。①体位：多采用半卧位，一方面可以使含有大量毒素的渗出液流向盆腔，减少毒素的吸收，减轻中毒症状，为后续治疗争取时间；另一方面可以使腹腔内器官移向下腹部，减轻腹胀等症状对心肺功能的影响。②禁食、胃肠减压：减轻胃肠道负担，缓解症状。尤其对于胃肠道穿孔的患者，胃肠减压是重要的治疗手段，既可减轻腹胀症状，又可减少消化液进一步进入腹腔。③纠正水、电解质、酸碱平衡失调：急性腹膜炎时，大量液体经腹膜渗入腹腔，禁食、胃肠减压的同时，消化液大量流失，导致患者出现有效循环血量降低，组织灌注不足，电解质紊乱。由于感染及组织细胞内的代谢产物无法及时清除，常伴有严重的代谢性酸中毒。可根据患者液体出入量及缺水程度计算出需补充的液体量。病情严重者应注意补充血浆、白蛋白或全血，防止低蛋白血症。补液过程中，应注意监测重要脏器的功能，包括血压，脉率，中心静脉压（central venous pressure，CVP），每小时尿量和尿比重，血细胞比容数，血清肌苷和尿素氮等。出现明显休克征象时，可在积极补充液体量

的同时，使用糖皮质激素、血管活性药物等进行抗休克治疗。④抗感染治疗：继发性腹膜炎多为需氧菌和厌氧菌的混合感染，选用抗生素的时候应注意这一特点。根据细菌培养及药物敏感试验结果选取抗生素较为科学，在早期无细菌培养结果时，应首先选取广谱抗生素，并联合使用对需氧菌和厌氧菌敏感的药物。⑤营养支持治疗：患者无法进食，且处于高代谢状态，故营养支持对于患者状态的纠正及维持具有重要意义，通常使用全肠外营养。应注意热氮配比以及水溶性和脂溶性维生素、微量元素和电解质的补充。

手术治疗 对于继发性腹膜炎患者，及时、恰当、准确的手术处理，是治疗疾病、挽救生命的终极武器。

适应证 ①经非手术治疗6~8小时，症状不缓解或加重者。②腹腔内原发病严重，如腹腔内脏器破裂、胃肠道或胆囊坏死穿孔。③腹腔内炎症重，大量渗液，出现严重肠麻痹及感染中毒征象。④腹膜炎病因不明确，无局限趋势者。

治疗原则 ①根据病因不同选择不同切口和术式，妥善处理原发病。②对腹腔进行彻底清创、冲洗。③通畅引流。

术后处理 应继续给予禁食禁水、胃肠减压、抗感染、补液、支持对症治疗，并注意保持引流管通畅，及时复查血液常规、生化等各项检查，密切观察病情变化。

预后 严重的继发性腹膜炎预后不佳，病死率较高，急性期多器官功能衰竭是主要的致死原因，若形成腹腔脓肿，患者拖延数天后常死于慢性消耗和衰竭。

炎性肠梗阻等并发症亦不易治愈，对患者生活质量产生较大影响。

(张学文　杨永生)

yuánfāxìng fùmóyán

原发性腹膜炎 (primary peritonitis)

腹腔内无明确的脏器炎症或穿孔等原发病源，致病菌通过血供、淋巴管、肠壁或女性生殖道等途径侵入腹腔引起的腹膜炎症。又称自发性腹膜炎。临床发病率较低，主要发生在体质虚弱及免疫力低下者，如儿童、慢性肾功能不全、肝硬化腹水患者等。

病因及发病机制　常见致病菌为肺炎球菌、溶血性链球菌以及大肠埃希菌、金黄色葡萄球菌等。该病腹腔内无原发病灶，致病菌通过以下途径进入腹腔：①血行播散：呼吸系统或泌尿系统原发病灶的感染播散，使致病菌通过血液循环进入腹腔，常见于婴儿和儿童的原发性腹膜炎。②上行性感染：来自女性生殖系统的多种细菌，可通过输卵管位于腹腔内的天然孔道蔓延进入腹腔引起感染。③直接扩散：腹腔内器官感染时，如泌尿系统感染，细菌可腹膜层进入腹腔。④肠源性感染：由肠道细菌移位引起。正常情况下，肠腔内细菌是不能通过肠壁的，但在肝硬化腹水、慢性肾功能不全、长期禁食肠黏膜萎缩、营养不良等情况下，位于肠腔内的细菌可通过肠壁进入腹腔，导致原发性腹膜炎。

临床表现　①腹部症状：腹部疼痛常为首发症状，多为突然发作，也可缓慢出现，初始发作部位常不确定，多较快蔓延至全腹。②消化道症状：腹膜受刺激后可引起反射性的胃肠道刺激症状，恶心、呕吐、腹胀、腹泻及里急后重等。③全身症状：主要表现为全身感染中毒症状，体温

升高、心率增快、呼吸频率增加，若病情得不到控制，可出现面色苍白、四肢冰冷、脉搏细数、血压下降、神志不清等症状，提示病情较急重，已合并缺水、代谢性酸中毒甚至休克。④腹部体征：查体可见以腹部压痛、反跳痛及肌紧张为代表的腹膜刺激征，一般不出现板状腹。女性经生殖器感染导致原发性腹膜炎常出现下腹部疼痛，且扩散较快，有的可达全腹亦有始终局限下腹部。肝硬化腹水患者发生腹膜炎时，可见寒战高热、腹痛、腹水增加、出现肝昏迷、低血压或休克等症状，腹部有压痛及反跳痛而腹肌紧张不明显，肠鸣音减弱或消失。

诊断　存在易诱发原发性腹膜炎的高危因素，如慢性肾功能不全，肝硬化合并腹水，脾切除的儿童，呼吸道、泌尿道或女性生殖系统存在感染者等，如出现急性腹膜炎的症状、体征，应警惕原发性腹膜炎的可能。并通过腹部 X 线平片、腹部超声检查、诊断性腹腔穿刺、血常规检查等辅助检查明确诊断。

鉴别诊断　原发性腹膜炎与继发性腹膜炎在临床表现上有很多相同之处，辅助检查结果亦存在诸多相似，而两者治疗原则不尽相同，故应特别注意两者间的鉴别诊断。①原发性腹膜炎：主要见于肝硬化腹水、肾功能不全及婴幼儿等体质虚弱及免疫功能低下的人群。而继发性腹膜炎则无此类局限。②继发性腹膜炎：原发性腹膜炎的体征较为隐匿；继发于肝硬化腹水的原发性腹膜炎起病缓，腹膜炎三联征不十分明显；发生于婴幼儿的原发性腹膜炎虽起病较急，但腹膜炎三联征亦多不及继发性腹膜炎明显。③腹腔内有无原发感染病灶：是

判断原发性腹膜炎和继发性腹膜炎区别的关键。④诊断性腹腔穿刺：对原发性腹膜炎和继发性腹膜炎的鉴别意义重大，取穿刺抽出液体做细菌培养，原发性腹膜炎为单一菌种感染而继发性腹膜炎几乎皆是混合性细菌感染。

治疗　原发性腹膜炎主要采取非手术治疗。①体位：多采用半卧位，既可使含有大量毒素的渗出液流向盆腔，减少毒素的吸收，减轻中毒症状，为后续治疗争取时间；还可使腹腔内器官移向下腹部，减轻腹胀等症状对心肺功能的影响。②禁食、胃肠减压：减轻胃肠道负担，缓解症状。③纠正水、电解质、酸碱平衡失调：急性腹膜炎时，大量液体经腹膜渗入腹腔，禁食、胃肠减压的同时，消化液大量流失，导致患者出现有效循环血量降低，组织灌注不足，电解质紊乱。由于感染及组织细胞内的代谢产物无法及时清除，常伴有严重的代谢性酸中毒。可根据患者液体出入量及缺水程度计算出需补充的液体量。病情严重者应注意补充血浆、白蛋白或全血，防止低蛋白血症。补液过程中，应注意监测重要脏器的功能，包括血压，脉率，中心静脉压（CVP），每小时尿量和尿比重，血细胞比容数，血清肌酐和尿素氮等。出现明显休克征象时，可在积极补充液体量的同时，使用糖皮质激素、血管活性药物等进行抗休克治疗。④抗感染治疗：原发性腹膜炎多为单一细菌感染，可抽取腹腔内液体进行细菌培养和药物敏感试验，根据结果选取敏感抗生素，在未得到细菌培养结果之前，可根据原发性腹膜炎的致病原因选取药物。⑤营养支持治疗：患者无法进食，且处于高代谢状态，

故营养支持对于患者状态的纠正及维持具有重要意义，通常使用全肠外营养。应注意热氮配比以及水溶性和脂溶性维生素、微量元素和电解质的补充。⑥腹腔穿刺引流或腹腔灌洗：可减轻炎症刺激和毒素吸收，同时可以将抗生素直接注入腹腔，利于控制感染。对于肝硬化患者，应注意每次放出腹水量不宜过多，并输注丢失的白蛋白，以提高血清白蛋白水平，预防肝性脑病等并发症。⑦积极治疗原发病。

（张学文）

jiéhéxìng fùmóyán

结核性腹膜炎（tuberculous peritonitis）

结核分枝杆菌感染引起的慢性、弥漫性腹膜感染性疾病。腹腔结核大部分是由肠系膜淋巴结结核、肠结核直接蔓延感染，在女性也可由输卵管结核直接蔓延；少数由其他原发结核感染灶内的结核菌随血行、淋巴道播散。发病多见于 20～30 岁中青年，女性多于男性。

病因及发病机制 按照病理特点可分为渗出型、粘连型及干酪型，以渗出型为最多见，其次为粘连型。在结核性腹膜炎的发展过程中可以是两型或三型病变并存，称为混合型。①渗出型：特点为腹膜脏层、壁层均可见充血、水肿及大量纤维渗出，整个腹膜包括大网膜、肠系膜，可见黄白色或灰白色粟粒样结核结节，或互相融合呈块状。积聚在腹腔的渗出液可形成腹水，一般为草绿色，少数为血性。②粘连型：腹膜明显增厚，可见大量纤维增生，与附近脏器形成广泛的粘连，肠袢之间亦相互粘连形成团块，致使肠管受压引起肠梗阻。大网膜变硬、增厚，挛缩成团块，严重者可引起腹腔闭塞。粘连型多

是由渗出型在腹水吸收后逐渐形成；也可隐匿起病，以粘连为主要表现，缓慢进展。③干酪型：特点为腹腔内器官及大网膜、肠系膜、肠壁之间互相粘连，并分隔成许多小格，其内部充满脓性或浑浊渗出物，同时掺杂有干酪样坏死的肠系膜淋巴结，形成结核性脓肿。疾病进展脓肿可向腹壁、肠壁或阴道溃破，形成内瘘或外瘘。本型病变在结核性腹膜炎中最为严重，多由前两型转变而来。多数呈持续性隐痛或钝痛，疼痛多位于脐周、下腹、有时在全腹部。当患者出现急腹症时，应考虑是否因肠系膜淋巴结或腹腔其他结核干酪样坏死病灶溃破后，引起的急性腹膜炎，也可由肠结核急性肠穿孔等原因所致。

临床表现 由于结核性腹膜炎的原发病灶和感染途径不同，以及病理类型、个体反应性的差异，其发病急缓、症状轻重不同。多数患者起病缓慢，早期症状轻微，少数起病急骤，以急性腹痛、骤起高热为主；有时患者起病隐匿，无明显症状，仅在腹部手术或尸解时才发现。①全身症状：最常见的全身表现为发热与盗汗，多为低热与中等热度，约 1/3 的患者热型表现为弛张热，少数渗出型、干酪型病例或合并有严重的腹外结核的患者可呈稽留热。疾病后期患者营养不良，一般表现为消瘦、贫血、舌炎、口角炎及维生素 A 缺乏，育龄妇女可有停经及不育。②腹部症状：多数患者出现不同程度的腹部疼痛，多表现为持续性隐痛或钝痛，也有阵发性绞痛，位置在脐周、下腹常见、有时可全腹部弥漫性疼痛。个别患者可表现为急腹症，由肠系膜淋巴结或腹腔其他结核干酪样坏死病灶溃破引起的急性

腹膜炎，也可由肠结核急性肠穿孔等原因所致。结核病中毒症状或腹膜炎伴有的肠功能紊乱可引起腹胀及腹泻。③腹胀及腹泻：多为结核病中毒症状或腹膜炎伴有的肠功能紊乱引起，结核性腹水量较大时亦引起腹胀。④消化道症状：包括腹膜受刺激后可引起反射性的恶心、呕吐等。⑤腹部体征：腹部包块，粘连型及干酪型结核性腹膜炎患者于中下腹部常可触及包块，肿块多是由增厚的大网膜、肿大的肠系膜淋巴结、粘连成团的肠曲或干酪样坏死脓性物积聚而成，边缘不整、大小不等，可有轻微触痛。腹壁柔韧感，腹壁柔韧感是结核性腹膜炎最常见的腹部体征，由腹膜受到慢性炎症轻度刺激所造成，见于该病的各种病理分型。移动性浊音，出现在腹腔内存在大量腹水的情况下，一般多于 500ml。肠鸣音亢进，为结核性腹膜炎导致机械性肠梗阻时出现。

诊断 典型的结核性腹膜炎病例通过腹痛病史及相应的症状、体征通常可明确临床诊断，可以进一步通过相应的辅助检查明确发病原因及病情程度。

实验室检查 ①血常规检查：部分干酪型结核性腹膜炎患者或结核病灶急性扩散者，白细胞计数增多，以淋巴细胞为主；病程较长而病变活动的患者可有轻度至中度贫血。②血沉：红细胞沉降率异常提示结核病变活动，当病变趋于静止时逐渐正常。③结核菌素试验：其结果呈强阳性有助于对结核性腹膜炎的诊断。

影像学检查 ①腹部 X 线平片：发现肠粘连、肠外肿块、腹腔钙化灶等表现对诊断结核性腹膜炎有一定的提示性；胸部 X 线平片如发现肺结核、胸膜炎亦对

诊断该病有辅助价值。②腹部超声检查：可无创伤评估肝、脾、胆囊、胰腺、阑尾、肾及卵巢等腹腔器官，可探查腹水情况，亦可对可疑腹部包块进行超声引导下穿刺取病理。

腹水检查　患者腹水为草黄色渗出液，静置后可自然凝固，少数可为血性。偶有乳糜性，比重超过 1.016，蛋白含量在 30g/L，白细胞计数超出 5×10⁹/L，淋巴细胞为主。有患者因低蛋白血症，腹水性质可接近漏出液，须结合病情全面分析。如腹水葡萄糖 < 3.4mmol/L，pH < 7.35 时，指示细菌感染，特别是腹水腺苷脱氨酶活性增高时，提示结核性腹膜炎。该病腹水的一般细菌培养阴性，腹水结核分枝杆菌培养阳性率较低。

鉴别诊断　临床上结核性腹膜炎病例的表现通常不典型，做到明确诊断较为困难，误诊率较高，部分患者经剖腹探查、腹腔镜检查或尸检才确诊，因此需认真进行鉴别诊断。

与腹痛为主要症状的疾病鉴别　急性腹痛的病例应注意与急性阑尾炎、急性胰腺炎、急性梗阻性化脓性胆管炎、急性胆囊炎、胆石症、异位妊娠破裂等疾病相鉴别，合并有肠梗阻、穿孔的结核性腹膜炎应注意与引起急腹症的其他疾病相鉴别。①急性阑尾炎：多数起病时先有中上腹持续性隐痛，数小时后转移至右下腹，持续性隐痛伴阵发性加剧，可伴发热与恶心。体检右下腹有压痛、反跳痛、肌紧张。实验室检查白细胞总数及中性粒细胞增多，急性阑尾炎诊断可以确立。②急性胰腺炎：多有胆道结石病史、暴饮暴食史或高血脂病史，突然发作中上腹持续性剧痛，伴恶心、

呕吐及发热。上腹或左上腹部深压痛、肌紧张、反跳痛不明显，实验室检查血尿淀粉酶结果升高。③急性梗阻性化脓性胆管炎：多见于胆管结石、胆道蛔虫症、基础上。常以寒战、高热、右上腹痛、黄疸等症状起病，疼痛剧烈，多为阵发性绞痛。发热呈弛张热型或败血症热型。体检见肝大、脾大、腹部压痛。实验室检查可见白细胞及中性粒细胞增多，血清转氨酶、胆红素升高，血培养常呈阳性。④急性胆囊炎：多有胆囊结石病史、脂肪餐后发作，右上腹持续剧痛，可向右肩部放射，伴恶心、呕吐及发热。查体可见右上腹明显压痛、肌紧张，墨菲征（Murphy sign）阳性，实验室检查白细胞总数及中性粒细胞明显增多。超声检查、X 线检查有助于诊断。⑤腹腔脏器破裂：外伤致脾破裂、肝癌结节自发破裂、宫外孕自发破裂等，发病突然，剧烈腹痛，常伴有休克。体检全腹压痛，腹肌紧张，多有反跳痛。诊断性穿刺抽出不凝固血性腹水即可诊断。慢性腹痛的病例需与慢性胆囊炎、慢性胰腺炎、消化性溃疡、胃癌、溃疡性结肠炎、克罗恩病等慢性疾病相鉴别。

与发热为主要表现的疾病鉴别　有稽留热时需与伤寒、败血症、淋巴瘤、恶性组织细胞病、系统性红斑狼疮等疾病相鉴别。

与腹水为主要表现的疾病鉴别　出现腹水时需与以下几种疾病相鉴别。①肝硬化失代偿：患者有肝功能异常、门静脉高压症、脾功能亢进、低蛋白血症等表现，腹水为漏出液。②癌性腹水：多为血性腹水，反复腹水脱落细胞学检查可找到瘤细胞。③其他：缩窄性心包炎、肝静脉阻塞综合征均可产生腹水，但两者均有相

应的心脏和肝体征，腹水顽固难消。

与腹部肿块为主要表现的疾病鉴别　腹部查体时有腹部包块的病例需要与肝癌、结肠癌、胃癌、幽门梗阻、肝硬化、卵巢囊肿、子宫肌瘤等相鉴别。

治疗　以抗结核治疗为主，在并发肠梗阻、肠穿孔、化脓性腹膜炎时，可行手术治疗。①一般治疗：休息，加强营养，给予高蛋白、高维生素饮食，胃肠道症状明显或有肠梗阻时，可给流质、半流质或胃肠外高营养，并注意纠正水和电解质失衡。②抗结核菌药物治疗：提倡早期，足量，联合，全程地彻底抗结核治疗，避免复发，防止并发症的发生。③对症治疗：腹水较多者可穿刺放腹水，于腹腔内注入链霉素、醋酸可的松等药物，加速腹水吸收并减少粘连；在抗结核治疗中加用激素可缩短患者的中毒期，减少中毒症状。④手术治疗：并发急性肠穿孔、完全肠梗阻、抗结核治疗不能闭合的肠瘘时应采取手术治疗，术后需继续系统抗结核治疗。

（张学文）

fùqiāng nóngzhǒng

腹腔脓肿（intra-abdominal abscess）　腹腔内某一间隙或部位因组织坏死液化，无法吸收，被肠袢、腹壁、腹内脏器、网膜、肠系膜等粘连包裹，与游离腹腔隔离，形成的局限性脓液积聚。多继发于急性腹腔内炎性病变或腹腔内手术，当局部感染灶积聚于腹腔内某些间隙，便形成腹腔脓肿。脓肿常位于原发病灶处，也可发生于远隔部位，可单发亦可多发，原发性感染少见。腹腔脓肿依照部位可分为膈下脓肿、盆腔脓肿、肠间脓肿，其中以膈

下脓肿最为常见。

病因及发病机制 右膈下脓肿多继发于腹内脏器穿孔和炎症，如急性阑尾炎穿孔、胃或十二指肠溃疡穿孔、肝脓肿穿破等；而胃或脾切除术后并发感染，出血性坏死性胰腺炎则常常引起左膈下脓肿；盆腔脓肿多由下腹部或盆腔脏器炎性、创伤性病变或术后继发感染造成；肠间脓肿由于脓液广泛游离并被包绕于肠管、系膜之间，常伴发不同程度的肠道梗阻症状、部分脓肿可破入肠管或膀胱，形成内瘘。致病菌多数来自胃肠道，脓液培养常为大肠埃希菌、链球菌、克雷伯菌和厌氧菌等的混合感染，其中厌氧菌占较大比例。

临床表现 ①膈下脓肿：典型表现出现于原发病变经治疗好转后，又出现逐渐加重的感染中毒性症状。②盆腔脓肿：由于盆腔腹膜的面积较小，毒素的清除、吸收能力较差，因此，盆腔脓肿的全身症状较轻而局部症状却相对较重。③肠间脓肿：表现为低热，腹部隐痛。部分患者可出现不完全性肠梗阻表现，并可伴有全身中毒症状，体检较大的脓肿可扪及痛性包块。

诊断 腹腔炎性病变经治疗好转后或腹部手术后，机体出现不明原因的发热、胸腹部疼痛不适，伴有乏力、厌食、盗汗等全身中毒症状，或出现直肠和膀胱刺激症状，应考虑出现腹腔脓肿的可能。实验室检查白细胞增多及中性粒细胞比例明显增高；X线检查对膈下脓肿的诊断意义较大，可见患侧膈肌升高、呼吸运动减弱或消失、部分可见反应性胸腔积液。B超检查可明确脓肿位置、大小、数量、界限等。此外，还可行超声引导下脓液穿刺置管引流术，具有诊治兼顾的优势，临床应用广泛；CT检查则对膈下脓肿的诊断、定位、毗邻关系等提供了更加准确可靠的依据，对肠道气体较多、范围较小、位置较深的脓肿诊断上优于X线及B超检查。

治疗 治疗方案的选择因病情、一般状态、病程、脓肿大小、位置等因素而定。通常早期脓肿尚未形成或较小时，多采用以广谱抗生素为主的非手术治疗，如加强营养支持、输注血浆、增加免疫力、局部理疗、热敷、中药、灌肠等，脓液有可能彻底吸收、消退；若治疗数周后仍持续发热或脓腔逐渐增大，患者一般状态较差无法耐受手术的，应及时行穿刺引流术；手术引流多适用于脓腔大、多房性脓腔、穿刺引流不彻底或因穿刺风险较大者。膈下脓肿可根据脓肿位置选择不同的引流途径，如经腹前壁途径、经胸壁途径、经后腰部途径等。盆腔脓肿可经直肠引流、经阴道后穹引流或经前腹壁耻骨上引流，具体路径视情况而定。术中应尽量吸净脓液，充分暴露脓腔，彻底打开分隔，予以充分引流；部分肠间脓肿的患者因脓肿、肠管、系膜间粘连较重，术中操作在处理病灶的同时应避免肠管损伤引起肠瘘。

预后 膈下脓肿早期发现经全身支持治疗、抗感染、必要时穿刺引流后多可治愈，少数脓腔大、多房性脓肿或穿刺引流失败者经手术剖开引流后亦多可痊愈，部分引流不彻底者可有反复；盆腔脓肿经抗感染、会阴部理疗、温盐水灌肠等治疗后，多可获得满意效果，少数脓肿较大，非手术治疗无效时，手术充分引流后多数预后尚可；小的肠间脓肿，经抗生素等非手术治疗后，可基本吸收消散，位置表浅且无肠管覆盖的脓肿经穿刺引流后预后尚可，对于脓肿较大并伴有肠道本身病变者，手术中应十分小心，警惕肠瘘的发生，术后出现并发症的概率大大增加。

（张学文）

géxià nóngzhǒng

膈下脓肿（subdiaphragmatic abscess） 发生于膈下间隙内的腹腔脓肿。肝将膈下间隙分成肝上间隙和肝下间隙，肝上间隙又被镰状韧带分成右肝上间隙、左肝上间隙，肝下间隙被肝圆韧带分成右肝下间隙、左肝下间隙，左肝下间隙又被肝胃韧带和胃分成左下前间隙和左下后间隙（相当于网膜囊位置），此外，冠状韧带两层之间，尚有腹膜外间隙。膈下脓肿可单发，亦可多发，多好发于右侧，以右肝上间隙者居多，约75%。

病因及发病机制 膈下部位是人体平卧时的最低点，故急性腹腔内炎症时渗出液多易积聚于此。膈下脓肿常继发于腹部感染，如胃或十二指肠溃疡穿孔、急性阑尾炎穿孔、急性坏疽性胆囊炎、肝脓肿破溃等。少数来源于腹部手术后并发症或胸腔化脓性感染。其发生部位与原发病密切相关，十二指肠溃疡穿孔、胆道系统化脓性疾病、急性阑尾炎穿孔，肝右叶脓肿等多发生右膈下脓肿，胃穿孔，脾切除术后等多发生左膈下脓肿，部分脓肿亦可穿破膈肌、破入胸腔，造成脓胸。小的脓肿可经非手术治疗自行吸收、消散，巨大的、局限性的脓肿如不及时引流，患者长期发热、食欲减退、营养消耗、负氮平衡，病死率较高。膈下脓肿亦可经淋巴管蔓延至胸腔，引起反应性胸水、胸膜炎；个别的可穿破肠道，形成内瘘，经久不愈。致病菌多来源于胃肠道，以需氧菌、厌氧菌混合感染为主。

临床表现 全身症状主要有发热、体虚、食欲减退、盗汗、脉搏加快、舌苔厚腻等，患者体温多波动较大，初为弛张热，病情加重发展为稽留热。腹部症状明显者多有右上腹疼痛，体检可有局部压痛、肌紧张，少数脓肿较大者可触及痛性肿块，约 50% 的患者可出现胸部症状，多见于肝上间隙脓肿，主要症状为下胸痛。疼痛可放散至肩、颈、背部，频繁咳嗽或气促。脓肿刺激膈肌可以引起呃逆；部分膈下脓肿可经淋巴管蔓延至胸腔引起胸膜炎和反应性胸腔积液，患者出现呼吸困难及胸痛。体检时患侧呼吸动度明显减弱或消失，有时可见肋间水肿，局部皮温升高，伴有压痛和叩击痛，听诊患侧呼吸音减弱。

诊断 急性腹膜炎或近期腹部手术者，经治疗后好转，在恢复期出现持续或间断发热、季肋部疼痛或出现呼吸衰竭征象等。应考虑存在膈下脓肿或其他腹腔脓肿的可能，须及时进行进一步检查，以明确诊断。检查方法主要有实验室检查、X 射线检查、超声检查和 CT 扫描等。实验室检查白细胞增多和中性粒细胞比例增高，有时可见核左移和中毒颗粒，血培养多为混合型细菌。临床上通常先行 B 超和（或）腹部 X 线检查。X 线检查可见患侧膈肌上抬，胸膜增厚，肋膈角模糊，膈下可见占位性阴影。如仍无法确定，可进一步行 CT 扫描检查，CT 检查准确率高达 90%。也可直接在超声或 CT 引导性行诊断性穿刺细胞学检查，如穿出脓液，即

可确诊，脓液应送检细菌培养和药物敏感试验，以选择合适的抗生素。

治疗 根据患者一般状态、脓肿大小、位置、液化程度等因素，膈下脓肿的治疗方法大致可选取以下三种。①非手术治疗：感染早期、脓肿尚未完全形成、或脓肿较小、症状轻微者，在控制原发病前提下，应用广谱抗生素，加强全身营养支持，增加免疫力、间断输注血浆等治疗后，感染可能得到控制，积液可逐渐吸收，对于治疗数周后持续发热、脓肿逐渐增大，一般状态逐渐恶化的患者，应及时引流。②经皮穿刺置管外引流术：对贴近体表、单房小脓腔，脓液稀薄者可行超声或 CT 引导下经皮穿刺置管外引流术，是一种简便易行、创伤小的处理方法，临床疗效显著，治愈率高达 90%，穿刺需在临床外科医生与医技科医生配合下进行，术后应保持引流管通常，如引流仍不畅或出现并发症，需及时手术引流。③手术治疗：术前积极调整患者一般状态，在超声或 CT 引导下明确脓肿位置、界限等，以此选择合适的手术路径，临床上主要的引流途径有以下三种。①经腹前壁途径：此法较为安全、常用，适用于肝右叶上、肝右叶下位置靠前或膈左下靠前的脓肿。手术方法为沿肋缘下斜切口，逐层切开至腹膜层，穿刺后确认脓腔所在位置，扩大开口，吸净脓液，打开脓腔内分隔，留置多孔引流管或双套管充分引流。②经后腰部途径：适用于肝右叶下、膈左下靠后的脓肿，手术方法为沿第 12 肋下缘左切口并切除第 12 肋，平第 1 腰椎横行切开肋骨床，进入腹膜后隙，穿刺定位脓腔位置，然后切开脓腔，吸净脓液，

留置多孔引流管，注意避免误入胸腔。③经胸壁切口途径：适用于高位右肝上间隙的脓肿，手术分两期进行，切口选在第 8 或第 9 肋骨处侧胸壁，一期先切除部分肋骨，使胸膜和膈肌粘连，二期再经原切口穿刺如脓腔，留置引流，此法现已较少应用。

预后 早期膈下脓肿，应用广谱抗生素、全身支持治疗、充分引流，多可痊愈，少数感染较重、营养状态差、免疫力低下、引流不畅者可反复复发，迁延不愈。

（张学文）

pénqiāng nóngzhǒng

盆腔脓肿 （pelvic abscess）

急性腹腔和盆腔炎症性病变未得到及时治疗，炎性积液聚集并局限于盆腔的腹腔脓肿。脓肿可继发于多种疾病，如阑尾炎穿孔、结肠破裂、女性盆腔附件炎症、弥漫性腹膜炎等。由于盆腔位于腹腔最低部分，炎性渗出物或脓液易于流入，脓肿可局限于子宫的一侧或双侧，脓液甚至可流入直肠阴道窝中。

病因及发病机制 输卵管积脓由急性输卵管炎发展而成，如输卵管有急性输卵管炎时，卵巢排卵不畅，炎性分泌物可经卵巢的排卵裂口处进入卵巢形成卵巢脓肿。输卵管及卵巢的脓性分泌物可流入盆腔，并在周围器官积聚包裹。大量炎性渗出液流入盆底，则可形成盆底脓肿，其上方可为输卵管、卵巢、肠曲覆盖。急性盆腔结缔组织炎如未得到及时治疗也可形成脓肿。盆腔脓肿致病菌多为需氧菌、厌氧菌、淋球菌、衣原体、支原体等，而以厌氧菌为主。脆弱类杆菌、大肠埃希杆菌等常于培养时发现，放线菌属是盆腔脓肿的常见病原体，多不易培养，与宫内安放节育器

有关。

临床表现 除体温下降后复又升高外，本病的突出症状以尿频、尿急、尿痛的膀胱刺激征和腹泻、黏液便、里急后重感等的直肠刺激征为主。查体：除非脓肿贴近前腹壁，患者一般腹部压痛不明显，直肠指检肛门括约肌松弛，直肠前壁饱满，有触痛，波动感。

诊断 急性腹膜炎经治疗后症状好转复又出现发热，并出现下腹坠胀不适、腹泻、里急后重感、尿频、尿急、尿痛等直肠膀胱刺激症状者，应考虑有盆腔脓肿的可能；实验室检查血白细胞增多及中型粒细胞比例升高；B超及CT扫描可明确盆腔脓腔的位置和诊断；直肠或阴道指检可触及直肠前壁饱满，痛性肿块突向肠腔，伴有波动感；直肠前壁诊断性穿刺可抽出脓液。

鉴别诊断 盆腔脓肿表现与急性子宫内膜炎和急性附件炎、急性盆腔结缔组织炎相似，常常难以鉴别，要重视病程演变过程。急性盆腔炎经适当的抗生素充分治疗48~72小时，病情无好转，结合临床表现和辅助检查，不难明确诊断。

治疗 有非手术和手术治疗。

非手术治疗 主要以广谱抗生素、高蛋白饮食、温水坐浴、灌肠、理疗等为主，多适用于较小的或未形成的脓肿。

手术治疗 ①腹腔穿刺置管引流术：可于超声或CT引导下行脓肿穿刺置管引流术，适用于患者一般状态较差，不能耐受手术治疗，虽可暂时缓解症状，但脓肿易残留、复发。②脓肿切开引流：经阴道后穹切开引流方法对位置深在的盆腔脓肿效果较好。可先经阴道后穹穿刺，明确脓肿位置，再局部切开引流。脓液引流后，患者的症状可以迅速缓解。脓液彻底引流后，患者临床症状可明显改善。如脓肿位于腹腔内，常需充分引流后二期剖腹切除病灶，此时盆腔急性炎症阶段已过，手术较安全易行。③手术切除脓肿：很多人认为手术切除是解决输卵管、卵巢脓肿的最直接有效的方法。患者入院后经2~3天抗生素治疗即可进行手术。但术中操作仍需轻柔谨慎，避免造成肠道及其他盆腔脏器的损伤。手术切除范围依据患者年龄、有无生育要求及术中具体情况而定，年轻、未生育者，应仅切除患侧病灶，保留对侧附件。年龄较大，无生育要求则应行盆腔清扫，以防复发。如双侧附件均已严重破坏，则不论患者年龄大小均宜实行盆腔清扫，术后可以用激素替代治疗。

预后 盆腔脓肿经非手术治疗后，多可获得满意疗效，局限性、较大的脓肿经手术后充分引流多可痊愈。

（张学文）

chángjiān nóngzhŏng

肠间脓肿 （interbowel abscess）

位于肠管、系膜、腹壁和网膜间的腹腔脓肿。多发常见。可以继发于腹腔内弥漫性炎性病变，少数继发于小肠炎性病变或穿孔包裹。

临床表现 脓肿致肠管粘连，可出现不同程度肠道梗阻症状，表现为腹胀、腹痛、排气、排便不畅、恶心、呕吐，全身中毒症状以发热、乏力、脉快为主；体检小脓肿无明显阳性体征，较大脓肿可触及痛性肿块。

诊断 多无特异性的症状和体征，故诊断常很困难。凡急性腹腔内炎症性病变患者经治疗后未完全康复或反复出现感染症状者，如发热、腹部不适、腹痛、排气、排便不畅等，应警惕有肠间脓肿的可能。查体腹部无明显压痛或局部可触及痛性肿块；实验室检查巨细胞增多，X线检查可见脓肿附近的肠壁水肿或肠管周围结构紊乱，CT扫描可显示脓肿的位置和大小。

治疗及预后 小的脓肿经非手术治疗多可缓解，较大的局限性的脓肿可行超声引导下穿刺外引流术，如脓肿与肠道关系密切，手术引流安全性较大，术中需谨慎，处理病灶的同时，警惕肠瘘的发生。

（张学文）

fùqiāng jiāngéshì zōnghézhēng

腹腔间隔室综合征 （abdominal compartment syndrome，ACS）

腹腔内压力出现稳定升高且>20mmHg，伴（或不伴）有腹腔灌注压<60mmHg，同时合并有新的器官功能障碍和衰竭的临床综合征。正常情况下腹腔是一个封闭的腔，与外界相对隔绝，其内压力等于或接近于零，当腹腔内压力升高到一定水平，发生腹腔内高压时可引起少尿、肺、肾及腹腔内脏灌注不足，导致多器官功能衰竭，如处理不当，死亡率很高。临床上急性腹腔内压力升高常见于急性腹膜炎、急性胰腺炎、急性肠梗阻等重症腹腔内感染伴感染性休克，重症腹部外伤、腹主动脉瘤破裂、腹腔内急性出血或腹膜后血肿、腹腔填塞止血，液体复苏后急性进行性内脏水肿，气腹下腹腔镜手术、复杂的腹部血管手术和术后正压机械通气等。

病因及发病机制 根据发生原因，可分为原发性ACS和继发性ACS。原发性ACS由腹膜炎、创伤等引起，是疾病或损伤本身的结果。继发性ACS往往因外科干预所致，严重创伤的患者如大出血，因全身缺血导致的内脏和腹膜后水肿，失血性休克继发的再灌注损伤、肝或腹膜后间隙填塞以及盆腔填塞，组织间隙或腹腔内器官液体聚集，以及剖腹术后在高张力下强行关腹等均可导致ACS。此外烧伤及其他原因大量输液，此时休克伴发的肠道低灌注，随着对低血容量的纠正，大量液体输入与毛细血管渗透性的改变协同造成明显的内脏水肿，继发再灌注损伤、毛细血管渗漏及组织肿胀等，使腹腔内压力明显升高，从而进展为ACS。

腹膜和内脏水肿、腹腔积液致腹腔内压力急剧升高引起ACS时，可损害腹腔内及全身器官生理功能，引起心血管、肺、肾、内脏、腹壁及中枢神经系统等器官功能不全和循环衰竭，甚至引起多器官功能衰竭，引发一系列病理生理变化。①心血管功能改变：可以出现心动过速，心排出量减少。当腹腔内压力>20mmHg时，心输出量下降，且随腹腔内压力升高，心输出量进行性下降。心输出量下降原因有静脉回流减少、胸腔压力升高所致的左室充盈压增加和心肌顺应性下降及全身血管阻力增加。静脉回流减少主要由毛细血管后小静脉压与中心静脉压压差梯度下降、下腔静脉回流血减少、肝后下腔静脉外伤填塞止血后膈肌处下腔静脉功能性狭窄或机械性压迫、胸腔压力升高等所致。此时股静脉压、中心静脉压、肺动脉楔压和右心房压等与腹腔内压力成比例升高，引起上、下腔静脉回心血流量下降、心脏受压和心脏舒张末容积的下降。心动过速是腹腔内压力升高最先出现的心血管反应以试

图代偿每搏输出量的降低而维持心输出量，当心动过速不足以代偿降低的每搏输出量则心输出量急剧下降，循环衰竭将随之发生。②呼吸系统改变：胸腔压力升高和肺顺应性下降。腹腔高压使双侧膈肌抬高及运动幅度降低，胸腔容量和顺应性下降，胸腔压力升高。胸腔压力升高一方面限制肺膨胀，使肺顺应性下降，表现为机械通气时气道压峰值增加，肺泡通气量和功能残气量减少，从而导致肺泡氧张力下降、肺换气不足，进而引起呼吸功能衰竭；另一方面，使肺血管阻力增加引起通气/血流比值异常，临床上出现低氧血症、高碳酸血症和酸中毒，胸部X线平片可见膈肌上升，肺容量下降。用呼吸机支持通气时，需要较高压力方能保证足够潮气量；如腹腔内高压不及时解除，机械通气可使胸腔压力继续升高，上述变化将进一步恶化。在一些患者功能障碍可以作为ACS的首发表现。③肾功能改变：肾血流减少。腹腔内压力升高最常见的表现是少尿。随着腹腔内压力的增高，肾静脉压力进行性增高，而肾血流量和肾小球滤过率的进行性下降，导致尿量减少。腹腔内高压通过多种机制导致肾功能受损：腹腔内压力增高引起心输出量减少、肾血液灌注下降；当腹腔内压力>20mmHg时，肾血管阻力增高远远高于全身血管阻力增高的程度；增高的循环血压、蛋白酶原及抗利尿激素水平，进一步加重肾和全身血管阻力，主要表现为少尿-无尿-氮质血症的进行性加重过程，且液体复苏只能部分逆转腹腔内高压导致的肾功能不全，当腹腔高压机械性压迫解除后并未立即改善少尿，说明少尿与腹腔内压力升高后醛固

酮和抗利尿激素作用有关。④腹腔内脏器血流灌注减少：随着腹腔内压力升高，肠系膜血流量进行性减少。腹腔内压力是产生肠系膜血管阻力、调控肝动脉和门静脉等器官血流灌注的决定性因素，当血容量不足和出血时，这一作用更加显著。腹腔内压力升高时，肠系膜动脉血流和肠黏膜血流以及胃十二指肠、胰和脾动脉灌注均减少；肝动脉、肝门静脉及肝微循环血流进行性减少，肝动脉血流变化较肝门静脉血流变化更早更严重。总之，除肾上腺外所有腹腔内脏器血流灌注均减少。⑤腹壁张力增加：腹腔内压力升高时，腔壁张力增加，严重时可致腹部膨胀、腹壁紧张，此时多普勒超声检查发现腹直肌鞘血流减弱，如开腹手术后强行关腹后切口感染和切口裂开发生率高；腹腔容量/压力曲线非直线型改变，而是呈陡然上升改变，至一定限度后腹腔内容量即使有较小的增加就足以使腹内压大幅度升高；相反，部分减压就可明显降低腹腔高压。⑥中枢神经系统改变：伴有颅脑外伤的患者在腹腔内压力升高时会出现颅内压增高以及相应的脑灌注压降低。腹腔内压力升高后，膈肌上抬，胸腔顺应性减低，中心静脉压升高，这些可能是造成颅内压升高的主要原因。复合多发伤患者经腹部减压后，颅内压可以明显降低。

临床表现 ①腹膨胀和腹壁紧张：腹腔内容量增加导致腹内高压的最直接表现。开腹减压可见肠管高度水肿，膨出切口之外，术毕肠管不能还纳。②机械通气时气道阻力升高，吸气压峰值增加>8.34kPa，是膈肌上抬、胸腔压力升高、肺顺应性下降的结果。

③少尿或无尿：由肾血流灌注不足，醛固酮和抗利尿激素增高引起，此时液体复苏，使用多巴胺及髓袢利尿剂均不会使尿量增加。④难治性低氧血症和高碳酸血症：因机械通气不能提供足够肺泡通气量，而致动脉血氧分压降低 CO_2 潴留。开腹减压后，上述改变可迅速逆转。

并发症 心、肺、肾等重要器官功能不全是本病的主要并发症。①循环功能不全：最早出现心动过速，此时可代偿每搏输出量降低而维持心排出量；此后出现失代偿，由于回心血量不足则心排出量相应下降，血压下降但中心静脉压和肺动脉楔压升高。②呼吸功能不全：早期表现为呼吸急促、PaO_2 下降，后期出现 $PaCO_2$ 升高和气道压峰值增加。③肾功能不全：尿量减少甚至无尿，补充液体或给予多巴胺及呋塞米等无效。

诊断 ACS 的诊断依据主要有：损伤类型、症状、损伤发生到器官功能受损的时间，以及减压后的生理反应。确诊 ACS 需要测定腹腔内压力，腹腔内压力的测量是诊断此疾病必要的检查方法，包括直接测压法和间接测压法。①直接测压法：腹腔内放置导管或粗针头，利用压力传感器测量腹腔内压力。②间接测压法：包括经留置于股静脉、胃、直肠和膀胱等的导管，通过压力转换器而间接测得腹腔内压力。常采用测量膀胱内压来间接判断腹内压，用 Foley 尿管经尿道测膀胱压或者直接穿刺膀胱置管测压，仰卧位取耻骨联合处为零点，水柱高度代表腹腔内压力值。导管连接 Y 形管，分别连接测压管和无菌尿液引流管；排空膀胱后，在测压部位远侧夹闭无菌尿液引流

管，通过导尿管向排空的膀胱内注入 50~10ml 无菌生理盐水后测压。正常的膀胱内压力为 0~7cmH_2O（1 cmH_2O=98Pa），腹部手术后患者可升高到 5~12cmH_2O。因为膀胱是作为传导的媒介，任何可能限制膀胱壁运动的因素均可影响其结果，当膀胱测压不能进行或不准确时，还可考虑其他测压方法，包括将中心静脉导管伸至下腔静脉，以及通过鼻胃管测定胃内压等。虽然早期诊断 ACS 的"金标准"是膀胱内压，但目前尚无公认的膀胱内压标准用于诊断 ACS。因不同个体对升高的腹腔内压力耐受程度各异。一般认为，当膀胱内压>25cmH_2O 时，循环、呼吸及肾功能可受到影响。某些辅助检查也可帮助临床医生进行 ACS 的诊断，如腹部 CT 检查可以发现腹膜后大量高密度浸润，腹膜后血肿或渗出对下腔静脉的压迫而致狭窄，以及腹部张力增加的表现——圆腹征（腹部前后径与左右径之比大于 0.8）阳性，肾直接受压、移位和肠壁水肿、增厚等。根据腹腔内压力诊断 ACS 的标准：轻度升高 1.33~2.67kPa（10~20mmHg），当时间较短全身情况良好时能代偿，无明显临床症状；中度升高 2.67~5.33kPa（20~40mmHg），机体已失代偿；重度升高 ≥5.33kPa（40mmHg）机体已发生严重生理紊乱。而根据临床特征诊断 ACS 的标准：①病史。失血性、感染性休克输入液体量足够（>12 000ml）。②腹部体征。腹部高度膨隆，腹壁高度紧张；手术结束时肠管高度水肿、膨胀不能还纳，强行还纳导致心、肺、肾功能不全；开腹减压可见肠管高度水肿膨出切口之外，心、肺肾功能不全逆转。③器官功能。液

体复苏后心率加快和（或）血压下降；呼吸率上升，吸气压峰值逐步增加，出现低氧血症；中心静脉压和肺毛细血管楔压升高；少尿或无尿，复苏之后应用利尿药无效。病史必备，腹部体征三者居其一，器官功能不全三者齐备，即可诊断为 ACS。

治疗 一般来说，慢性 ACS 无须特殊处理，去除病因即可。将腹内压超过 30mmHg 作为选择性开腹减压指标，并应及时给予治疗。ACS 药物治疗效果较差早期腹腔内减压是治疗 ACS 唯一可能有效的手段。腹腔减压能够有效逆转器官功能障碍。常用的减压措施有：穿刺引流、手术减压、腹腔镜减压、血液超滤或促进肠蠕动等。由于接受剖腹减压手术的患者术后易再次发生 ACS，因此必须考虑需行再次探查和分期缝合的可能，对大多数患者应于内脏水肿消退后再行腹腔关闭术。尽管腹腔减压手术是治疗 ACS 唯一可能有效的手段，但必须早期发现和治疗剖腹减压本身导致的一些病理生理改变，如大量的液体丢失、手术中每分通气量显著增高和呼吸性碱中毒、术中腹腔内积聚的大量无氧代谢产物清除会造成大量的酸性代谢产物和钾离子随循环系统转运至心脏，导致心律失常或心脏停搏等心脏不良事件。

预防 ACS 死亡率高，必须采取措施预防其发生。早期有效的预防措施包括及早识别发生 ACS 的高危患者，并将存在 ACS 危险因素患者置于 ICU，进行合适的液体复苏、不断检测腹腔内压力及相关的实验室检查指标，如乳酸盐、碱剩余和胃黏膜 pH 等。根据 ACS 危险因素的不同而采取不同的预防方法，如腹主动

脉瘤破裂利用网栅材料修补术后可以减少 ACS 的发生率和病死率；对重度腹部创伤的患者或其他原因造成腹壁切口不能被再次缝合的患者进行手术时，采用临时关腹法能够降低腹壁张力和腹腔内压力升高的发生率，即关腹时可临时用人造皮覆盖内脏，还可用可吸收网关腹，或非粘连性不可吸收的合成补片暂时性将腹壁疏松缝合减轻腹腔高压，待患者渡过难关，6 个月到 1 年后再行腹壁疝修补术。

(张学文)

fùmó jiǎniányèliú

腹膜假黏液瘤 (pseudomyxoma peritonei)

腹腔内低度恶性的黏液性肿瘤。多由腹腔或盆腔脏器假黏液肿瘤向腹腔扩散种植继发所致，可发生在腹腔壁层、大网膜及肠壁浆膜面。发病率较低，女性较男性多见。

病因及发病机制 病因尚不清楚。多为卵巢（偶见阑尾）黏液性囊肿破裂而形成。当相关脏器囊肿破裂时，大量黏液组织及富于黏液的柱状上皮细胞散布于腹腔中，黏着于壁层大网膜及肠壁的浆膜面，被腹膜的结缔组织所包裹形成大小不等的囊泡，囊泡壁由很薄的结缔组织组成，囊泡内充满淡黄色、半透明、胶冻状、稠厚的黏液和柱状上皮细胞，有时只有黏液而上皮细胞缺如。如黏液继续分泌，并在腹腔内大量蓄积，黏液和柱状上皮细胞刺激腹膜发生炎性变化和肠管粘连可引起粘连性肠梗阻；大网膜常融合成片块状或饼状；在肝下间隙、回盲部或盆腔等间隙，常可见到数厘米到数十厘米大小的包块，这种肿块亦可位于膈下或穿破膈肌进入胸腔内。

临床表现 早期无特异性表现，后期可出现腹部进行性肿大、腹部胀痛、腹部肿块或出现肠梗阻、腹膜炎等，误诊率高，常易诊断为恶性肿瘤腹腔内转移而延误了治疗。

症状 ①胃肠道及其他脏器非特异性反应：早期少量腹水刺激腹膜引起胃肠道反应，如恶心、呕吐，随着腹水增多可有腹部下垂感，部分患者有尿频、尿急等泌尿系统症状。②腹胀、腹痛：腹部渐进性胀痛，腹围增大，呼吸费力，逐渐发展为呼吸困难、不能平卧、翻身困难。③消瘦：腹膜假黏液瘤生长迅速，在大量消耗机体营养的同时，亦压迫腹腔器官使患者食欲减退、全身乏力、体重减轻。④消化道梗阻：肠管粘连和肿块压迫胃体或肠管发生幽门梗阻、肠梗阻甚至梗阻性黄疸等相应症状。

体征 ①腹部膨隆：下腹部膨隆多见，如全腹膜受累，可有全腹高度膨隆，甚至如足月妊娠状。②触痛和肿块：少数有触痛，但多不显著，腹壁触诊有揉面感或如硬橡皮感，多数腹部可触及肿块，右下腹或下腹部尤其多见，来自卵巢者妇科检查往往可发现子宫附件有肿块或子宫直肠凹陷内有肿物，肿块从数厘米到数十厘米大小不等，质地较硬；表面高低不平，活动度小。③腹水征阳性：大多有不等量腹水，可表现为腹部波动感或移动性浊音阳性。④肝大：多数患者肝大、质地韧或略偏硬。⑤肠鸣音正常或亢进：腹部听诊肠鸣音基本正常，发生肠梗阻者可有肠鸣音增强及气过水声。⑥其他：由于病程进展及肿瘤侵及程度不同，直肠指诊可有程度不等的饱满感、直肠狭窄或触及肠腔外肿块。

诊断 部分患者原有阑尾、卵巢手术病史；临床可见渐进性腹胀、腹痛，消瘦，腹部隆起；体检全身一般状况尚好，腹部膨隆并可触及高低不平硬块；可通过腹腔穿刺、B 超、CT、腹腔镜肿块活检等实验室和辅助检查确诊；腹腔诊断性穿刺可以抽出黏性胶样物；B 超和 CT 示腹部有多处包块及腹水征；腹腔镜可发现腹腔内充满透明黏液及肿块，对于附着于腹膜的肿块可活检病理。

鉴别诊断 该病早期缺乏特异性的临床表现，故需与肝硬化腹水、结核性腹膜炎或晚期癌肿等疾病相鉴别。肝硬化腹水：既往多有肝病史，可有肝功异常、门静脉高压症、脾功亢进、肝病面容及蜘蛛痣等表现，腹水为淡黄色澄清样液，内无黏性胶样物，在使用保肝药物及利尿剂后多可控制；结核性腹膜炎：可继发于其他器官的结核病变或结核密切接触史，腹水为草黄色渗出液，静置后自然凝固，少数呈血性，抗结核治疗有效；晚期癌肿：全身消耗明显，患者可呈恶病质，多数可找到原发病灶，腹水多为血性，反复腹水检查可能找到癌细胞。

治疗 多数腹腔广泛受侵，手术不易彻底清除，术后易复发。若能早期发现、早期手术切除及化疗可提高临床治愈率。①切除原发病灶及腹膜结节和网膜肿块，以缓解肿块压迫，即使卵巢和阑尾外观正常也应将它们切除以避免复发。②尽可能清除腹腔内的假性黏液瘤及黏液状物。③烷化剂灌洗腹腔。④肿瘤组织难以彻底切除时可置管于腹腔内，术后从导管注入抗癌药物如塞替派及氟尿嘧啶，拔管前注入放射性核素 ^{32}P。

预后 诊断明确后应积极手

术治疗，加用化学治疗和放射治疗预后较好。腹膜假黏液瘤属低度恶性的肿瘤，极少发生血行和淋巴转移，其生存期较长，但易复发，可再次手术或用抗癌药物治疗，以减轻症状。

（张学文）

fùmó jiānpíxìbāoliú

腹膜间皮细胞瘤（peritoneal mesothelium cellular tumor）

源自于胸膜或腹膜表面间皮细胞的一种肿瘤。临床少见，其发病原因不详，多发生于 40~65 岁的中老年人；男性发病率高于女性，男女比例为 2∶1~3∶2。

病因及发病机制 发病原因不详。良性间皮细胞瘤常呈局限性的纤维瘤样肿物，显微镜下形态有的和滑膜肉瘤相似，需用组织培养的方法，确定其来源于间皮细胞。恶性间皮细胞肉瘤常呈弥漫性，多为管状型。可有腹腔内广泛致密的粘连，有时则表现为血性腹水，但远处转移很少发生（表）。

临床表现 早期无明显症状，只有肿瘤生长到一定大小并累及胃、肠等腹腔内脏器才出现临床症状。①腹痛：早期腹痛多无明确定位，晚期以病变最多的部位腹痛最为明显。腹痛程度较轻者仅感隐痛不适或烧灼感，重者可表现为腹部剧烈疼痛，甚至绞痛；腹痛的时间长短不一，有时反复发作。②腹胀：发生腹胀的原因与大量腹水、肿块体积、消化道受压、胃肠道功能减低等因素有关，可有不同程度的腹胀。③腹部肿块：可发生于腹腔的任何部位，多数为单个肿块，常较大，甚至可占据大半个腹腔。少数可触及多个大小不一的肿块。病变侵及盆腔时，直肠指诊可触及外压性肿块。④腹水：多为浆液性，淡黄清亮，少数呈血性，偶可呈黏液性腹水。多数患者腹水量大且顽固，可达数千毫升。⑤胃肠道症状：常表现为食欲不振、恶心呕吐、便秘等，少数患者可发生不完全性肠梗阻。⑥其他：晚期可出现乏力和消瘦等全身症状。一些腹部巨大肿块和大量腹水者，可出现压迫症状，如呼吸费力或困难、下肢水肿和排尿不畅等症状。

诊断 主要依靠腹水脱落细胞检查、腹膜穿刺或组织检查以及剖腹探查。腹水脱落细胞见大量间皮细胞（>15%）及典型的恶性间皮细胞可以确诊，但腹水阳性率极低的肿瘤，最终诊断需依靠组织病理学检查结果。

实验室检查 ①血常规：部分患者可有红细胞和血红蛋白的轻度减少。②腹水细胞学检查：可见大量脱落的轻度乃至中度异型间皮细胞。

影像学检查 ①胸部 X 线平片：部分患者可见胸膜肿块。②胃肠道钡剂造影：大多数患者胃肠道造影检查无特异，部分患者可有胃肠移位出现无肠管分布区，肠袢分布异常。③选择性动脉造影：可显示肿瘤的新生血管，但非诊断该病的特异征象。④B 超检查：腹部声像特征为腹膜局限性增厚和大量腹水。⑤CT 和 MRI 检查：CT 对腹部肿块显示良好，多与内脏器官相连，不侵及深层；肠系膜增厚、肿块内出血和腹水。MRI 的分辨率较高。

病理学检查 肿块活检是诊断该病的最可靠办法，可通过腹腔镜手术，也可由剖腹探查活检。

鉴别诊断 诊断时需要与间皮瘤不典型增生、卵巢癌、转移性癌、异位蜕膜和腹膜血管肉瘤等鉴别。此外，恶性腹水有时需与肝硬化腹水相混淆。

治疗 腹膜间皮细胞瘤须采取综合治疗，包括手术切除、化学治疗和放射治疗等。①手术切除：早期肿瘤最有效的治疗方法。对于良性局限型的患者，手术探查疗效和预后较好；对于弥漫性、手术难以彻底切除患者应争取切除其主要瘤体或大部分瘤体，以缓解症状和减轻机体负荷，而且有利于辅助放疗和化疗。②化学治疗：对局限型恶性腹膜间皮瘤或瘤体巨大难以彻底切除者，或肿瘤呈弥漫性改变无法全部切除者，或间皮瘤晚期丧失切除机会者，以及术后的恶性腹膜间皮瘤患者，须予以化疗，可静脉注射或腹腔内注射化疗药物。③放射治疗：对恶性腹膜间皮瘤的疗效目前尚不确定。④其他治疗：包括免疫治疗、内分泌调节和中医中药治疗等，但疗效目前亦尚不确定。

预后 良性局限型间皮瘤早期手术切除后效果颇佳；某些腹膜间皮细胞瘤组织形态虽为良性，但生物行为仍可能为恶性，无论手术或化疗或两者结合，一般来说效果不佳，进展甚快，预后差。

（张学文）

表 间皮细胞瘤的分类

良性	恶性
梭形细胞型间皮瘤（纤维状型）	梭形细胞型间皮肉瘤（纤维状型）
上皮样型间皮瘤（管状型）	上皮样型间皮肉瘤（管状型）
混合型间皮瘤	混合型间皮肉瘤

dàwǎngmóyán

大网膜炎（omentits） 发生于

大网膜的炎症。可分为原发性和继发性。原发性大网膜炎，为原因尚不完全明确的非特异性坏死性脂肪炎。又称非特异性脂膜炎。原发性大网膜炎发病罕见，缺乏典型的症状与体征，且大多数患者因早期诊断不明确，而行抗感染治疗后治愈，故临床少有报道。继发性大网膜炎由腹腔内炎症所引起，原因可为结核性腹膜炎，急性胆囊炎，急性阑尾炎，胃或十二指肠穿孔，急性盆腔炎，憩室炎以及其他各种性质的腹膜炎症，这种急性炎症一般随着原发病灶的痊愈而逐渐消退，严重者后期可形成粘连。大网膜炎可发生于任何年龄段，与性别无关。

病因及发病机制 大网膜是由四层腹膜折叠而成，即由胃的前后两层向下延伸和横结肠的前后两层合并而成，大网膜自横结肠向下悬垂并覆盖于小肠前方，富含血管、淋巴管和巨噬细胞，大小和脂肪含量高度可变，随个体的差异而不同，因其血液循环丰富，组织细胞有很强的吸收和抗感染能力，因此具有很强的防御功能，因其具有细胞增生、纤维组织形成和粘连等功能，具有快速修复能力，此外大网膜内丰富的巨噬细胞具有很强的吞噬功能，如注入腹腔细菌或碳颗粒可被网膜很快移走，随后可在网膜间皮的吞噬细胞内见到。网膜可粘连到炎症及空腔脏器穿孔的部位、腹腔异物如食物或纱布块常被大网膜完全包裹，以达到防止炎症扩张的目的，大网膜这一特性，既对机体有益，也可导致其易受腹腔内脏器炎症的侵犯，发生继发性炎症。

临床表现 原发性大网膜炎和继发性大网膜炎的临床表现不同。

原发性大网膜炎 主要表现为突发性腹痛，部分患者可有剧烈活动的诱因，疼痛性质类似急腹症，病程进展较急腹症进展缓慢，腹部可触及肿块，其位置不定，但以右侧腹部和中腹部为多，因为大网膜早期活动度大，可移动。疼痛区域存在压痛，且多同时伴有反跳痛及肌紧张，可伴有恶心及呕吐。

继发性大网膜炎 临床表现包括引起网膜炎的各种炎症疾病的典型症状，而网膜炎主要症状是腹痛，多呈慢性经过，腹部持续性，或阵发性隐痛不适，可伴有腹胀、食欲减退等消化功能紊乱症状，因大网膜右侧部分活动度大，故腹痛多在右侧腹部，当大网膜粘连发生后，可引起痉挛性腹痛、腹胀和恶心等不全肠梗阻表现，可伴有腹内牵拉感，局部可有压痛，或触及边界不清的，有压痛的包块。

诊断 因缺乏典型的症状和体征，无论原发性或继发性大网膜炎其术前明确诊断均比较困难，症状轻者多被腹腔内原发病灶掩盖，当患者既往有腹膜炎病史，现有腹胀、腹痛、恶心、呕吐和腹部包块等肠梗阻表现者应想到该病的可能。行消化道 X 线造影可正常，亦可表现有肠管粘连。

治疗 一经确诊即应剖腹探查，如重点怀疑大网膜炎也应行剖腹探查，术中将坏死的大网膜炎症部分切除。术后常规应用抗生素。针对继发性腹膜炎，术中应仔细探查其他腹腔脏器，以免遗漏原发脏器的病变，误将继发性大网膜炎作为原发性大网膜炎处理。

(张学文)

dàwǎngmó niǔzhuǎn

大网膜扭转（torsion of the greater omentum） 大网膜沿其纵轴

发生移位导致的疾病。可由轻度的血管狭窄致水肿，直至完全闭塞导致梗死及坏疽。临床发病率不高，是一种少见的急腹症。发生年龄 3～75 岁，儿童发病少见，多见于 25～50 岁。男性多于女性，男女比例为 2：1。病程较短，多为 24～48 小时。

病因及发病机制 大网膜扭转可分为原发性（特发性）和继发性两种。原发性大网膜扭转发病机制尚不明确，其易感因素包括肥胖，大网膜解剖变异，如舌状突起网膜，分裂状网膜及网膜过长时，血管变异如网膜静脉过多；其他诱发因素有突然改变体位，剧烈活动，暴饮暴食，腹部创伤。继发性大网膜扭转多易发生于腹腔内存在大网膜囊肿、肿瘤、疝或腹腔内有粘连的情况。大多数大网膜扭转发生于右侧，主要是右侧大网膜相比左侧，其面积更大更长，活动度更大，也有相当一部分为大网膜中下部，亦有少部分为大网膜左侧部，大多数为顺时针扭转。大网膜发生扭转后，可因静脉血栓形成，动脉闭塞，局部炎症反应而发生梗死。

临床表现 开始表现为脐周或全腹部突然发作的持续性疼痛，逐渐加重，活动后加重，常伴恶心，呕吐，随后腹痛局限在扭转或坏死的网膜部位，以右侧居多，可出现局部压痛，反跳痛及腹肌紧张。患者体温多正常或呈低热，少数中等程度发热，病变持续时间越长，体温越高。患者可存在全腹部腹肌紧张，伴压痛及反跳痛，以右下腹为显著，少数可在腹部触摸到包块，但多数情况下触摸不到，一般移动性浊音阴性；肠鸣音正常或减弱，少数肠鸣音亢进。腹腔穿刺可抽吸出稀薄的呈淡红色的渗出液。③辅助检查：血常规中白细胞正常或稍增多；计算机断层扫描及腹部核磁共振针对此病的敏感性及特异性均不高。腹部 B 超或彩超可显示腹腔内边界不清的不规则肿块。

诊断 一般可根据患者腹痛病史及查体可做出临床诊断，但确切诊断最终需剖腹探查。①详细询问病史：发病前是否有发生大网膜扭转的高危因素，如突然改变体位，剧烈活动，暴饮暴食，腹部创伤等，是否存在其他消化道系统疾病的病史，以达到鉴别诊断。②症状：开始表现为脐周或全腹部突然发作的持续性疼痛，逐渐加重，活动后加重，常伴恶心、呕吐，随后腹痛局限，以右侧居多，可出现局部压痛，反跳痛及腹肌紧张。③体征：出现弥漫性腹膜炎较早，且以腹肌紧张程度不成正比。④腹腔穿刺：抽吸出稀薄的呈淡红色的渗出液。⑤腹部超声检查：可发现腹腔内边界不清的形状不规则的肿块，并可排除其他脏器或组织的病变。

鉴别诊断 需与急性阑尾炎，急性胆囊炎，急性胰腺炎，十二指肠溃疡，肝癌破裂出血，憩室炎，嵌顿性疝，卵巢囊肿蒂扭转等鉴别。

治疗 对于大网膜扭转的治疗是在剖腹探查中或在诊断性腹腔镜探查中确定为大网膜扭转后切除坏死的大网膜组织。

（张学文）

dàwǎngmó nángzhǒng

大网膜囊肿（omental cysts）

位于大网膜前后两层之间的囊肿。可分为真性囊肿和假性囊肿，可发病于任何年龄段，但以儿童及青少年多见，男性多于女性，男女比例约为 3.7∶1。

病因及发病机制 病因尚未完全明确，真性囊肿多是淋巴管受阻所致，或由先天性异位的淋巴组织发育形成，也有真性囊肿为皮样囊肿。①大多数囊肿是由于淋巴管先天性发育异常或异位生长所致，很少与正常的淋巴系统相连。②胚胎细胞的变异：囊肿由遗留的胚胎组织或异位的胚胎组织细胞增殖而成。③肠系膜变异并相互融合而成。④异物（如寄生虫等）或手术创伤导致损伤性出血，血肿机化。⑤炎性反应：大网膜囊肿中的假性囊肿多为炎症反应、脂肪坏死。⑥淋巴结变性。

病理 可以单发，多发，也可以单房，或多房。真性囊肿的直径可为数厘米至 30cm，内面衬有内皮细胞，囊肿内容物多为浆液性，真性囊肿中的皮样囊肿，囊肿内面衬有鳞状上皮细胞，有时囊内可含有毛发、皮脂腺、牙齿等，临床少见；假性囊肿因多继发于网膜的炎性反应、脂肪坏死、创伤后血肿机化，囊壁由纤维结缔组织构成，无内皮细胞覆盖，其内容物常为血性或混浊液体。

临床表现 多数囊肿可无症状，仅在剖腹探查手术中治疗其他病变时偶然被发现，也可表现为急性或慢性腹痛，慢性腹痛可表现为腹部肿物或腹部进行性膨大。肿物多偶然发现，仰卧时腹部有重压感。并发肠扭转或肠梗阻时，可发生剧烈的腹部疼痛。腹部可触摸到肿物，肿物多位于上腹部，柔软，有囊性感，触摸时可发生移动，无压痛或有深压痛，发生在大网膜的中、小型囊肿，其界限清楚。但巨型囊肿或

有并发症者，多边界不清楚，在仰卧位时全腹叩诊呈浊音，仅两侧肋部或腰部叩诊呈鼓音，全腹有振水感，但无明显的移动性浊音，易被误诊为腹水。

并发症 可合并出血、感染、扭转、破裂，压迫尿道及肝外胆道。①囊内出血感染：出血后囊肿迅速增大，易合并感染。因囊肿多为多房性，感染不易控制，患者可出现高热或长期低热，有间歇性腹痛，可伴有精神不振，食欲减退，消瘦，贫血等全身中毒症状，临床上易误诊为结核性腹膜炎。②囊肿破裂：在外力撞击腹部或各种原因导致腹腔内压力突然增加时，可发生囊肿破裂，表现为突发剧烈的腹痛腹胀，伴明显贫血，有明显的血性甚或炎症性腹膜炎的表现。③囊肿扭转：多发生于大网膜游离部分的中型和小型囊肿，临床表现为持续性腹痛，可伴阵发性加重，并伴有恶心、呕吐，查体可发现腹部肿块，多在手术中证实为大网膜囊肿扭转。

诊断 网膜囊肿术前确诊率仅为 57%，其诊断依据：①临床特点：可有间歇性腹部疼痛，食欲减退和消瘦自觉腹部有肿块；腹部查体可见腹部膨隆，多于上腹部可触及无痛性，可移动性的圆形囊性肿块。②腹部 X 线平片：可见腹部有充满液体的软组织块影，皮样囊肿有时可有钙化、骨骼或牙齿等结构，可以协助诊断。③胃肠钡剂检查：可有小肠移位或压迫征象，小肠被推移到后上腹部及脊柱两旁胃向上移位，也可见横结肠向上方移位，升、降结肠分别向后外侧移位。④CT 检查：可见位于前腹部的囊性，边缘清楚，且含有分隔的包块，虽然可以帮助区别囊性病变是否来

自腹腔内脏器，如肾，胰腺，卵巢，但用于确定诊断的价值不大。⑤腹腔动脉造影：可显示大网膜动脉及其分支延长并包绕的影像，为大网膜囊肿的诊断提供直接而有力的依据。⑥B超检查：可探查发现腹腔内一充满液体的，内有分隔的囊性肿物。⑦腹腔镜检查：可直视下发现大网膜囊肿。

鉴别诊断　应与以下疾病相鉴别。①结核性腹膜炎：主要以儿童、青少年及女性多见。临床上分为亚急性型及慢性等多种表现，多数有午后低热、消瘦、贫血、腹泻等全身中毒症状，腹水较常见，常有轻度的压痛和肌紧张，腹壁有柔韧感，结核菌素试验也有诊断价值。②非特异性肠系膜淋巴结炎：本病好发于学龄前及学龄儿童，男孩较多；患儿常有近期上呼吸道感染史；典型的症状为脐周、右下腹及右侧腹绞痛，疼痛间歇期患儿感觉良好，白细胞增多。③棘球绦虫囊肿：最多见于牧区居民，男性较多，很难根据临床表现鉴别，借助沉淀试验、补体结合试验、包虫皮内试验（Casonitest）可鉴别。④肠系膜囊肿：肠系膜囊肿与网膜囊肿在临床上很难鉴别，选择性肠系膜上动脉造影对于两者的鉴别具有重要意义，肠系膜囊肿可使肠系膜血管被推向上或被分开。⑤腹水：巨大的大网膜囊肿需与大量腹水相鉴别，侧位腹部X线平片上可见网膜囊肿位于肠管的前方。对于诊断困难者，可作囊肿穿刺抽液，再酌情减量或等量注入空气，并摄立位腹平片，大网膜囊肿表现为气液平面，而不是膈下游离气体。⑥卵巢囊肿：巨大的大网膜囊肿还需与卵巢囊肿相鉴别。

治疗　一经诊断应尽早手术治疗。①腹腔镜手术：适于单房性囊肿。②常规手术治疗：单发的较小囊肿，应予以完整切除，如囊肿与胃、肠管粘连致密无法分离时，可将囊肿与粘连的胃、肠管一并切除，但对和小肠广泛粘连的巨大的淋巴管囊肿，为避免大量小肠切除，也可行囊肿次全切除，残留部分如有分隔，应尽量沿着囊壁切除分离，使其敞开，并用3%的碘酊擦拭残留囊肿壁，以破坏囊壁内膜的分泌功能，防止复发。对于巨型的大网膜囊肿应逐渐抽液缓慢减压后再行切除。

预后　大网膜囊肿如能彻底手术切除，其效果良好不易复发。

（张学文）

tèfāxìng jiéduànxìng dàwǎngmó gěngsǐ
特发性节段性大网膜梗死
（idiopathic segmental infarction of the great omentum）　原发性大网膜血栓形成，梗死的发生与创伤、扭转、心血管病、粘连或其他腹内病理情况无关的原因不明的网膜急性血管病。又称急性出血性网膜炎。可发生于任何年龄段人群，但成年人多发，肥胖患者容易发病，其分类（表）。

病因及发病机制　病因尚不明确，一般认为大网膜受重力或剧烈活动的影响大网膜静脉发生痉挛，继而形成血栓是其主要原因。主要发生在大网膜的右侧部分。发生梗死的大网膜常呈三角形。局部呈现水肿、出血及坏死，

外观呈暗红色或黑紫色。梗死的网膜常与周围组织和器官广泛粘连，主要是与右半结肠、十二指肠及盆腔腹壁粘连。腹膜腔内有少量浆液血性渗出，病程较长者，渗液可能为脓性。显微镜下可见大网膜静脉血栓形成，炎性细胞浸润。

临床表现　突发性腹痛，尤其在剧烈活动之后容易发生，也有缓慢起病，几个小时后达到疼痛高峰，与体力活动无关，但很少被描述成痉挛痛，疼痛呈持续性，一般位于右侧腹部，右上腹或者右下腹，无明显放散，常伴恶心，呕吐。查体，对应网膜发生梗死的腹部可有腹肌紧张，可伴有中度发热，白细胞可由正常到增多，中性粒细胞比例增高，有时随着时间推移症状可自行缓解，甚至消失。也有个别患者表现为腹部皮肤感觉过敏。

诊断　特发性节段性大网膜梗死需与由大网膜扭转或其他系统血管疾病所导致的大网膜梗死进行鉴别，术前诊断困难，容易误诊为急性阑尾炎、急性胆囊炎、急性胰腺炎、肠系膜血栓形成、消化道溃疡穿孔和结肠肿瘤等。

治疗　首选手术治疗。因为大多数患者被误诊为急性阑尾炎而行剖腹探查术，要求术者想到特发性节段性大网膜梗死的可能，尤其是术中探查发现正常阑尾，但腹腔内存在血性渗液时。术中一经确诊，可切除发生病变的大

表　大网膜梗死的分类

血栓形成导致的大网膜梗死	网膜扭转导致的大网膜梗死
疝或者粘连	原发性
炎症	继发性
创伤	
特发性	

网膜。对于未进行剖腹探查，而又怀疑特发性节段性大网膜梗死的患者，一般认为小的网膜梗死病灶可发生自愈，或者纤维化，不会继续恶化，部分患者可能继发小肠粘连，肠梗阻或肠扭转，则手术切除成为治疗的首选治疗方法。

（张学文）

dàwǎngmó zhānlián zōnghézhēng

大网膜粘连综合征（omental adhesion syndrome）

腹腔内感染、外伤或在手术后愈合过程中，网膜组织与下腹部腹膜、切口或盆腔粘连，牵拉横结肠，导致横结肠功能紊乱，产生轻重不等的类似肠梗阻的症状，表现为急性腹痛、腹胀、排便困难的一组临床综合征。又称手术后横结肠功能紊乱。

病因及发病机制 大网膜的下缘完全游离，呈围裙状，活动度高。此外，大网膜还具有渗出、吸收及修复等生理功能。当下腹腔存在炎性病灶，手术后及外伤后形成创面时（特别是阑尾切除，子宫附件等盆腔脏器的手术），大网膜能够快速移动并接近炎症病灶及受到损伤的腹膜和手术部位（包括手术区域的腹壁缝合切口，脏器的缝合处），以达到限制炎症的扩散，促进渗液的吸收，提高腹膜及脏器手术、创伤的修复和愈合能力。这一过程有时给部分患者带来了负面的影响，炎症病灶，手术及外伤后的创面经大网膜包裹和附着后，由于纤维组织过度形成，继而发生的瘢痕性挛缩，最终不同程度的牵拉横结肠使其向下移动，或在关腹时，大网膜及肠管移动至切口下方，缝合腹膜时可将大网膜缝扎在内。大网膜因粘连而缩短的程度可达原长度的 15% ~ 20%，导致此部分的大网膜紧张度明显增加，促使横结肠不同程度向下移动位置，肠管伸长或成角，严重时影响肠管的通畅甚至发生梗阻。

临床表现 大多数患者近期内有下腹部手术史，特别是阑尾切除，子宫附件等盆腔脏器的手术，发病多从手术后第 2 周开始，也有个别患者可能在术后数年才出现症状，很多患者发病前有一些诱发因素存在，如暴饮暴食，体力活动频繁等。①症状：多表现为腹部疼痛，并多在餐后半小时左右发生，以中上腹部为主，呈阵发性胀痛，每次持续时间数分钟到十几分钟不等。轻者，取屈身侧卧体位时，腹部症状可明显缓解，甚至消失。伴随症状有恶心，呕吐，腹胀及食欲减退，并且大多数患者出现排便困难，大便 3~5 天 1 次，少数患者可因顽固性便秘而就诊，以上均属于横结肠排空功能障碍的表现。②体征：腹部切口区域及中上腹部轻压痛，有时可触及过度膨胀的横结肠，腹部腹肌紧张及反跳痛不明显，部分患者可出现典型的腹壁牵拉征阳性，原理在于用力牵引发生粘连挛缩的大网膜，增加横结肠下移的程度诱发其产生症状。该体征具体检查方法如下：①躯干过伸试验。首先患者侧卧于检查床上，尽量使躯干向后呈过伸体位（即胸部及下肢用力后伸，使腰部向前挺起），或在检查者帮助下完成这种姿势，出现手术切口区域或中上腹部疼痛者即为阳性。②切口下拉试验。患者取仰卧位，检查者用手按压手术切口上部，并用力向下牵拉出现腹部疼痛者即为阳性。

诊断 ①病史：腹部疼痛，且患者近期内有下腹部手术史，或下腹部的感染史或有顽固性便秘等。②临床特点：餐后中上腹部阵发性胀痛，伴恶心、呕吐；屈曲侧卧位后症状可缓解；腹部切口瘢痕区轻度压痛，查腹壁牵拉征阳性。③辅助检查：X 线钡剂灌肠可见右半结肠肠腔增宽成角、固定；横结肠局限性节段性痉挛；钡剂横结肠受阻，排空时间延长；横结肠明显下垂等。钡剂灌肠造影主要表现为五个影像特点：右半结肠肠管增宽、成角、固定；横结肠显示局限性、节段性痉挛；横结肠蠕动增强；钡剂受阻于横结肠且排空时间延长；横结肠明显下垂。纤维结肠镜镜身通过横结肠较困难，或显示管腔局限性狭窄，但肠黏膜正常。腹腔镜检查可观察到大网膜与下腹部或切口的粘连挛缩的程度及范围。

治疗 根据病程的长短及症状的严重程度来决定。

非手术治疗 适用症状轻，发作频率不高的患者，采用调整饮食习惯，行腹部理疗，适当休息，并给予解痉及通便的药物以达到缓解症状。

手术治疗 非手术治疗无效者，可考虑行手术治疗。①腹腔镜手术：将纤维化粘连挛缩的大网膜予以切断或切除，解除对横结肠的牵拉作用使症状得以缓解。此方法手术创伤小，恢复快。②开腹手术：切断粘连或切除纤维化挛缩的大网膜，解除对横结肠的牵拉，解除其所造成的横结肠功能障碍。

预防 ①下腹部手术操作，手术切口的长度能够充分显露，避免造成脏器和腹膜的损伤。②行阑尾切除时忌用大网膜固定于阑尾残端处，切忌用大网膜覆盖下腹粗糙的创面，以免增加发生粘连的机会。③术中如发现血供不全的大网膜应予以切除，以免术后因炎症而与下腹壁发生粘连。④关腹前平展大网膜并恢复原来位置，缝合腹部切口时，切忌将大网膜缝于切口处。⑤术后早期鼓励患者下床活动，促进肠道蠕动。

(张学文)

chángxìmó jíbìng

肠系膜疾病 (mesenterium disease)

肠系膜本身的各种病变和肠系膜内血管和淋巴系统的病变导致的疾病。肠系膜是指将肠管固定于腹腔与盆腔的双层腹膜结构，是脏腹膜和壁腹膜的相互延续，在此双层腹膜结构中有淋巴结及穿行其中的血管、神经、淋巴管。根据与其对应的肠管位置，将肠系膜具体分为小肠系膜、横结肠系膜、乙状结肠系膜、阑尾系膜等，其中以小肠系膜（特别是回肠系膜）炎性疾病最多见。肠系膜疾病主要的临床表现为中下腹部疼痛、恶心、腹胀、食欲减退、体重减轻、发热等，也偶有黄疸、排气功能障碍、急腹症等。体征以腹部不规则或条索状包块多见。肠系膜疾病不常见，且缺乏典型的临床表现，误诊及漏诊率较高，易误诊为急性阑尾炎、胃肠道穿孔、腹腔或腹膜后肿物、肠梗阻等疾病，临床中因

易满足于肠系膜原发肿瘤诊断，而造成转移性肠系膜肿瘤的漏诊。

肠系膜疾病多需行手术（剖腹探查术、腹腔镜探查术）取病损组织送病理检查及影像学引导下穿刺细胞学检查明确诊断，术前辅以腹部超声、CT、MRI、肠系膜血管造影等检查可提高诊断的准确率。根据已经确诊的肠系膜疾病的不同类型，采取相应的治疗措施：炎症性疾病可给予抗炎或联合抗病毒治疗；肿瘤性疾病则无论良恶性均应行手术切除，恶性肿瘤术后辅以抗肿瘤综合治疗；肠系膜血管功能性疾病需根据患者情况制定个体化治疗，可介入溶栓及手术治疗；如肠系膜外伤及扭转，应及时手术。肠系膜疾病分型及具体疾病名称（表）。

(张学文)

chángxìmó zhīmóyán

肠系膜脂膜炎 (mesenteric panniculitis)

少见的慢性肠系膜脂肪组织非特异性炎症性疾病。该病命名较混乱，根据病期不同，也称为硬化性肠系膜炎、肠系膜脂肪营养不良、肠系膜硬化症、肠系膜复发性结节性非化脓性脂膜炎（Weber-Christian disease）。可累及小肠和结肠系膜的脂肪组织。男性比女性多发，常发生于40岁

以上人群。

病因及发病机制 确切病因尚不清楚，它是机体对多种刺激的一种非特异性反应。腹部创伤、腹部手术、肠系膜血管疾病、药物、胰腺炎、胆汁漏、超敏反应、细菌感染都与本病发病有一定关系。另外胆石症、肝硬化、腹主动脉瘤、消化性溃疡、乳糜腹水等因素也与该病有关。从组织学角度，该病可分三期。①肠系膜脂肪营养障碍期：肠系膜脂肪组织由泡沫状巨噬细胞所替代，基本没有或者仅有轻微急性炎症反应。②局限性肠系膜脂膜炎期：组织学特点是浆细胞和少量多形核粒细胞浸润。③退缩性肠系膜炎症期：组织学表现是胶原沉着，纤维化和粒细胞浸润。

临床表现 通常无临床症状和体征，如出现症状，则临床表现差异很大，如厌食、恶心、腹痛、腹胀、发热、体重减轻等。体征有时仅出现可触及的腹部包块，多呈不规则或条索样、也可出现黄疸、肠梗阻、甚至急腹症体征。从疾病分期来看，在肠系膜脂肪营养障碍期，疾病多无明显临床表现，也不出现有意义的临床体征。局限性肠系膜脂膜炎期最常出现的临床症状是发热、腹痛和腹部及周身不适。退缩性肠系膜炎症期易出现腹部包块或出现肠梗阻的症状和体征。

诊断 由于没有特异性的临床症状和体征，该病极易误诊，误诊率几乎达100%。但是结合病史、症状、体征及辅助检查，也并非无术前确诊的可能。

影像学检查 B超、X线等检查有助于发现腹部肿块及肿块与肠管的关系和肠狭窄、肠梗阻等异常征象。随着影像技术的发展，高解析度CT或者MRI的诊

表 肠系膜疾病分型及具体疾病名称

肠系膜疾病分型	具体疾病名称
肠系膜炎症性疾病	急慢性非特异性淋巴结炎、肉芽肿 结核性淋巴结炎、系膜脓肿、肠系膜脂膜炎等
肠系膜肿瘤	
良性肿瘤	淋巴管瘤、单纯囊肿、脂肪瘤、海绵状血管瘤、纤维瘤 假性动脉瘤、髓外浆细胞瘤、神经鞘瘤等
恶性肿瘤	恶性淋巴瘤、平滑肌肉瘤、脂肪肉瘤、纤维肉瘤、转移瘤等
肠系膜血管缺血性疾病	肠系膜上动脉栓塞、肠系膜上动脉血栓形成 肠系膜上静脉血栓形成
其他	肠系膜创伤及扭转、肠系膜上动脉综合征等

断准确率越来越高。根据病变中占主导地位的结缔组织成分（脂肪坏死或者炎症或者纤维化）不同，其影像学表现为具有大块脂肪组织的不均质团块影，其间穿插有条索状结缔组织密度影；或者均质大块状结缔组织密度团块影。这些影像应注意与转移癌、类癌、淋巴瘤、纤维瘤和肠系膜水肿相鉴别。血管造影有时有助于诊断，肠系膜血管造影可见多血供或少血供肿块，也可能显示肠系膜内回盲肠动脉分支远端扭曲、聚集、闭塞等。

实验室检查 大多数患者血液生化检查、尿常规、便常规都正常，部分患者可出现白细胞增多，血沉增快，缺铁性贫血，低蛋白血症，C 反应蛋白升高等。

病理学检查 如果发现腹部肿块，超声或者 CT 下行肿块穿刺病理组织学检查是一种可以选择的，但并非必需的确诊途径，对难以确诊者，可行剖腹探查术，术中标本行病理组织学检查确诊。病理组织学诊断要求发现至少 3 种病理变化中的一种，这 3 种病理变化是：纤维化、慢性炎症和肠系膜脂肪浸润。在大多数患者中，这三种病理变化同时存在。

治疗 关于该病的治疗，没有公认的有效治疗方法。一般说来是根据每一例病例的病因基础疾病的病情，确定个体化治疗方案。治疗的药物可在类固醇类药物、镇静类药物、环磷酰胺、黄体酮、秋水仙碱、硫唑嘌呤、他莫昔芬、抗生素中选择。如果药物治疗无效，或者出现严重并发症，如肠梗阻、肠穿孔等，或疑似其他外科疾病，如腹腔或腹膜后肿瘤、阑尾周围脓肿等不经手术难以确诊者，宜采用手术治疗。具体手术方式应根据肠系膜炎症、纤维化程度及肠管受累及的情况来决定，选择行单纯肿块切除、局部坏死组织或脓肿清除、肠粘连松解术、肠切除肠吻合术、肠造口术等。此外，放疗也适用于一部分患者。

预后 该病是一种良性疾病，大多数为自愈性，呈慢性病程，可达数周至十余年，中位病程为 6 个月。

（张学文）

tuìsuōxìng chángxìmóyán
退缩性肠系膜炎（retractile mesenteritis）
慢性、非瘤性的良性肠系膜脂肪组织的炎性疾病。临床上较少见。

病因及发病机制 病因尚不清楚。可能是一种自身免疫性疾病，与淋巴瘤、肺癌、直肠结肠癌等恶性肿瘤相关，细菌感染、血管损伤、过敏反应、腹部手术及创伤等可成为其诱发因素。分为炎性肉芽肿性肠系膜炎期及硬化性肠系膜炎期。典型病理改变为肠系膜脂肪组织变性坏死，伴有慢性炎症细胞浸润，形成纤维组织包裹的肿块状，后期肠系膜硬化、增厚、收缩，使肠管固定、粘连形成，致肠扭转及肠梗阻发生。发病年龄多集中于中老年人群，男性发病率高于女性。属肠系膜脂膜炎病程发展的某一病理阶段。

临床表现 该病缺乏特异性的临床表现，多数症状为下腹部疼痛（疼痛性质不定，可隐痛不适亦可剧痛，中、上腹部疼痛较少见），厌食，腹胀，腹泻，发热，恶心及体重下降。个别可有黄疸、排气障碍及急腹症等临床表现。体征以腹部肿块（单发或多发）较为多见，可呈不规则或条索状包块，质地软，有压痛。有少数为其他手术术中无意发现或尸检发现。

诊断及鉴别诊断 因缺乏特异性的临床症状及体征，误诊率极高。明确诊断需要剖腹探查、肿物送检病理组织学检查。大体表现肠系膜多发或单发灰白结节，肠壁增厚、水肿，肠系膜粘连、变硬、挛缩，切面淡黄色，病理组织学表现肠系膜脂肪组织大量泡沫细胞沉积、异物巨细胞浸润、坏死和纤维化。此病术前明确诊断极其困难，需与慢性阑尾炎（阑尾周围脓肿）、腹腔（腹膜后）肿瘤、结肠和直肠癌、肠系膜肿瘤、腹腔结核、妇科肿瘤、畸胎瘤等疾病鉴别，如急性腹痛者还需与急性胰腺炎、胃肠道穿孔、卵巢囊肿蒂扭转等急腹症相鉴别。可通过术前 CT、腹部超声、MRI 等影像学检查来判断肿物与肠管的关系，及有无肠腔狭窄、肠梗阻等异常影像学表现，并可引导细针穿刺送检细胞学检查，明确诊断，有助于避免误诊而实施手术。

治疗 明确此病诊断后，首选非手术治疗，常用的药物有类固醇激素，非甾体抗炎药，免疫抑制剂如环磷酰胺和硫唑嘌呤等，也可应用孕酮、他莫昔芬等抗雌激素类药物，同时辅以全身支持治疗。对于因腹部包块就诊疑似腹腔或腹膜后肿物的患者，及如急性阑尾炎、消化道穿孔、腹腔自发出血、绞窄性肠梗阻等急腹症术前无法确诊的患者应行剖腹探查术。手术治疗目的是明确诊断、消除消化道症状。具体术式的选择应根据肠系膜炎症波及范围、肠管受累情况及纤维化程度来决定。具体包括：①肿块切除术。对于术中快速病理排除恶性肿瘤，肠系膜炎症波及范围较小，肠管血供良好，可行单纯肿物切除。②肿块切除、部分肠段切除术。适用于肠系膜硬化痉挛、相应肠管血运障碍、肠梗阻的患者。③对于因侵及范围广，无法行肿物及肠管切除者，可先行坏死灶清除、肿物活检、肠造瘘术，术后药物（同保守用药）治疗。

预后　此病预后良好，需密切随访，预防复发。

（张学文）

fēitèyìxìng chángxìmó línbājiéyán

非特异性肠系膜淋巴结炎

（non-specificity mesenteric lymphadenitis）　常见于儿童和青少年，5~15岁高发，病变主要分布在回肠末端，以发热、急性腹痛为其临床特点，一般病例药物治疗有效，少数肠系膜淋巴结炎化脓后形成脓肿，则需手术治疗。该病好发于冬春及夏季，大部分患者有近期上呼吸道感染史。该病好发于儿童及青壮年，中年和老年人也可患病，男孩多见。

病因与发病机制　病因不明。多数学者认为该病系由柯萨奇B病毒或其他病原体，如链球菌、金黄葡萄球菌及其产物所致。由于远端回肠的肠系膜淋巴引流十分丰富，回肠末端及升结肠部分区域淋巴结很多，上呼吸道感染后病毒毒素可沿血循环到达该区域的淋巴结，引起肠系膜淋巴结炎；也有学者认为，由于回盲瓣的关闭作用，使得肠内毒素或细菌分解代谢产物在回肠末端滞留的时间较长而易于吸收，是造成肠系膜淋巴结炎好发于回盲部的又一重要原因。肠道寄生虫可经肠壁直接侵入肠系膜淋巴结内，但较少见。

临床表现　发病前常有上呼吸道感染症状或有发热、倦怠不适等。典型症状为脐周、右下腹或全腹胀痛或绞痛，可伴胃肠道症状如食欲减退、恶心、呕吐、腹泻等。体检可见面部潮红、咽部充血、扁桃体肿大、颈淋巴肿大。腹部压痛范围较广，位置较麦氏点高而偏内侧。压痛点往往不固定，左侧卧位时因肠系膜及淋巴结的位置改变使得最明显的压痛点也向左移。腹肌紧张较轻或无，常无明显反跳痛。偶有患者在右下腹可触及结节状伴压痛的肿块，很可能是肿大的肠系膜淋巴结。可有白细胞增多。

诊断　结合病史、临床表现，影像学检查对确定病变性质有一定帮助。钡剂造影可以显示病灶与肠管的关系及黏膜是否有破坏，但对淋巴结的形态观察有限。超声、CT可以显示肿块形态及有无液化坏死区。最后确诊仍有赖于手术及病理证实。

鉴别诊断　急性非特异性肠系膜淋巴结炎常需与以下疾病相鉴别。①急性阑尾炎或阑尾周围脓肿：该病先发热后腹痛，转移性右下腹痛不明显，压痛范围较广，多在阑尾点的内上侧，白细胞计数不一定升高；急性阑尾炎一般都有转移性右下腹痛史，恶心、呕吐明显，腹痛持续，压痛局限于右下腹，常有肌紧张，白细胞增多。②结核性肠系膜淋巴结炎：以青年为主，多继发于肺结核或肠结核之后，病程较长，伴有明显结核中毒症状，腹痛不剧烈，部位不明确，腹部体征较轻。③原发性腹膜炎：多见于儿童，女孩多见。腹痛范围较广，下腹部腹膜刺激征较明显。腹腔诊断性穿刺可抽出稀薄的脓性分泌物，涂片可见大量革兰染色阳性的球菌。④肠套叠：好发于婴幼儿，典型症状为腹部阵发性绞痛，果酱样血便和腹部肿块。影像检查可鉴别。⑤淋巴瘤：为淋巴结和结外淋巴组织的免疫细胞肿瘤，来源于淋巴细胞或者组织细胞的恶变，表现为浅表淋巴结无痛性肿大，各组淋巴结均可以受累。

并发症　偶发化脓性肠系膜淋巴结炎，其发病急骤，突发寒战、高热、腹痛。腹痛多为持续性伴阵发性加重。一旦脓肿溃破引起腹膜炎则腹痛和腹胀加剧，全身中毒症状明显，常有外周血中性粒细胞增多伴核左移。

治疗　以非手术治疗为主。可选用广谱抗生素迅速控制感染，同时给予补液对症治疗，清热解毒的中药也有一定效果。一般24小时内相应症状可逐渐减轻。如经积极非手术治疗后症状无好转，或无法排除同时合并有其他急腹症时，可行手术探查。术中可见回盲部或肠系膜根部淋巴结肿大、充血，质硬。即使阑尾无明显急性炎症亦应切除。一般不主张切取肿大的淋巴结做病理检查，因活检部位容易出血和引起肠管粘连。对于化脓性肠系膜淋巴结炎行腹腔引流。腹腔渗液行细菌培养及药敏实验。

预防　对儿童及青壮年，如有上呼吸道感染的前驱症状应及时进行抗病毒、抗感染治疗，预防该病发生。

（张学文）

chángxìmó nángzhǒng

肠系膜囊肿（mesenteric cyst）

位于肠系膜、内衬上皮的囊肿。临床上较少见，多为良性病变。可发生于任何年龄段，男女比例无明显差异。一般认为是由于先天性胚胎或淋巴管发育异常或外伤、感染所致的肠系膜囊性包块。肠源性囊肿大多位于回肠系膜，也可见于空肠系膜、小肠系膜根部或结肠系膜。囊肿体积大小不一，多为单发单房，亦可见多发或囊内分隔。囊液透明，呈黄色或黄白色，如合并出血或感染，囊液可呈暗红色或为脓液。囊性淋巴管瘤由扩张的淋巴管组成，囊液为无色透明或乳糜样。

病因和发病机制 ①先天性胚胎发育异常：如肠源性囊肿，胚胎期肠道发育过程中芽突残留于肠系膜，逐渐生长形成囊肿。还包括肠系膜浆液性囊肿，肠系膜皮样囊肿等。新生物性囊肿，如囊性淋巴管瘤，为先天性淋巴管发育异常或淋巴管梗阻扩张所致。此外，还有囊性平滑肌瘤、淋巴管肉瘤、淋巴管内皮细胞瘤等。②创伤性囊肿：如外伤致肠系膜血肿，血肿机化形成囊肿。还有乳糜囊肿等。③寄生虫性囊肿：如肝包虫头节或子囊肠系膜广泛播散所致。

临床表现 早期可无症状，囊肿逐渐生长牵拉肠系膜，压迫邻近肠管可出现腹痛、恶心、呕吐、腹胀等临床症状。囊肿较大时可于腹壁触及类圆形，纵向活动度小而横向活动度大的囊性包块，无压痛。合并囊内出血或感染时可出现发热、腹泻等症状。晚期囊肿破裂或扭转时亦可出现急腹症症状。

诊断 该病无特异性症状。可触及腹部囊性肿物，横向活动度大，无压痛。结合辅助检查可做出诊断。①超声检查：肠系膜上的单发，大小不等，边界清楚的无回声囊性病变，合并出血感染时囊内可呈点状回声。多房囊肿囊腔内可探及分隔，部分囊肿内呈管状结构。囊肿横向活动度大，可随体位移动。囊腔内无血流信号。②CT检查：边界清楚的囊性包块，壁薄，皮样囊肿囊壁

钙化时，可呈环形高密度影，内可有分隔，内容物呈均匀水样密度，合并囊内出血时可呈高密度或略高密度。继发感染时囊内可有气体影。增强后囊壁无强化或略有强化。巨大囊肿可见周围脏器受压，移位。

鉴别诊断 需与卵巢囊肿、胰腺假性囊肿、肾囊肿、肾盂积水、脾囊肿或肠系膜肿瘤等疾病相鉴别。

治疗 无症状，体积较小的囊肿可密切观察。症状明显或囊肿较大时需手术治疗。单发的囊肿可行囊肿切除术。与周围肠管关系密切，囊肿切除后影响肠管血运时，可连同周围肠管一并切除。与周围大血管关系密切无法完整切除时，可行囊肿部分切除，残余囊壁用苯酚或3%碘酊涂擦内膜。如发现为恶性肿瘤则行相应手术。囊肿开窗引流或囊肿肠吻合易导致乳糜腹水及囊内感染而不宜采用。单纯的囊肿切除术亦可在腹腔镜下完成。

预后 大多数患者手术治疗预后良好。

（张学文）

chángxìmó zhǒngliú

肠系膜肿瘤（mesenterium tumor）发生于肠系膜的少见肿瘤。多发于男性，可发生在任何年龄阶段。大多为实性，少数为囊性。实性肿瘤多发生于小肠系膜，60%为恶性，以淋巴瘤多见，此外还有纤维肉瘤、平滑肌肉瘤、神经纤维肉瘤等；囊肿有先天性发育异常的肠源性囊肿、浆液性囊肿和皮样囊肿，属于新生物类的囊性淋巴管瘤，寄生虫性囊肿和外伤性囊肿（出血或炎症）等。

病因及发病机制 肠系膜囊肿及肿瘤可以来源于系膜内各种结构，如腹膜、脂肪、淋巴管、

血管、结缔组织、肌纤维、米勒管（Müllerian duct）和卵黄管残迹等。肠系膜囊肿理论上可以发生在任何有系膜的肠管，约半数见于回肠系膜，其次为乙状结肠、横结肠和盲肠的系膜结构，在部分严重病例中病变可布满小肠系膜，占据整个腹腔。

临床表现 多发病隐匿，临床表现不特异，误诊率高，约2/3患者被误诊为其他疾病或拟诊为不能定论的腹部包块。起初无明显症状，肿瘤增大或合并出血或感染等情况时，常出现腹胀、腹痛和呕吐等症状，约1/3患者自述可触及腹部移动性包块；若肿瘤为恶性，除上述症状外，常伴有食欲减退和消瘦乏力等，少数患者合并贫血和肠梗阻症状，便血可由于肠系膜急性扭转或肠壁被病变侵犯所致。肠系膜肿瘤可引起输尿管梗阻，但可能没有症状。

诊断与鉴别诊断 主要依据临床表现。影像学检查如腹部超声、X线平片、胃肠钡剂灌肠、静脉肾盂造影、腹部CT及MRI有助于显示肿瘤来源、肠道梗阻及腹内脏器受压移位情况。实验室检查如血常规、生化、肿瘤标志物对诊断有参考价值。该病应与卵巢肿瘤、胰腺肿瘤、腹膜后肿瘤、腹水、胆囊积液、输尿管病变、来源于肾或脾的病变等相鉴别。

治疗 治疗原则以手术切除为主，根据肿瘤的病理类型、恶性程度以及患者的年龄和全身状况决定是否辅加其他治疗，如放射治疗、化学治疗、激素治疗及支持治疗等。中药治疗可采用疏肝理气、活血消积、软坚散结等法。

（张学文）

chángxìmó zhīfángliú

肠系膜脂肪瘤 (mesenterium liparomphalus)

肠系膜内增生的、成熟脂肪组织形成的良性肿瘤。瘤周常有薄的结缔组织包裹，瘤体内多由结缔组织条索将瘤组织分割成大小不等的脂肪小叶。有的脂肪瘤除了大量的脂肪组织外，还含有较多结缔组织或血管，形成复杂的脂肪瘤。如纤维成分较多，称为纤维脂肪瘤；如血管成分较多，称为血管脂肪瘤。可发生于任何年龄，多见于 30~50 岁成年人，发病率男性稍高于女性。根据数目可分为孤立性及多发性，以孤立性较多见。

病因及发病机制 尚未完全明确。可能与嗜酒、脂类代谢异常有关。其中乙醇可使肾上腺素能 β 受体功能受抑制及数量减少，导致胞质 cAMP 合成异常，肾上腺素能激动的脂溶解作用减弱，脂肪细胞生长失控、过量增殖。另外，乙醇还可导致线粒体呼吸功能障碍，引导脂肪代谢紊乱。

临床表现 发病隐匿，临床表现无特异性，常与瘤体生长部位、大小、与邻近组织器官的关系有关。肿瘤较小时，常无症状，随病情进展可出现腹部包块、腹痛、腹胀、恶心、呕吐等，以无痛性腹部包块较多见。瘤体可压迫周围器官，引起相应临床表现，如肾盂、输尿管扩张，肠梗阻、肠扭转、肠套叠等并发症。

诊断 ①临床特点：偶然发现或体检发现腹部包块、腹痛、腹胀、恶心、呕吐；腹部查体可见腹部膨隆，多于上腹部可触及无痛性，可移动的圆形肿块。②超声检查：常表现为圆形或椭圆形强回声团块，深部回声衰减或低回声团块中部回声稍高，有完整包膜或边界清晰光滑，能清楚显示肿瘤的形态、大小、位置、活动性等。但因瘤体内脂肪和其他结缔组织混合形成的比例不同，超声下回声类型差别较大，对定性诊断有一定的限度。③CT 检查：典型表现为负 CT 值、均匀低密度块影，边界清晰，无强化，是首选的检查方法。④MRI 检查：T_1 加权像上表现为均匀一致的高信号，T_2 加权像上表现为中等偏高信号。在 STIR 序列中表现为均匀的低信号。⑤全消化道钡剂造影：可有小肠移位或压迫等征象。

治疗 手术切除是最佳的治疗方法，连同包膜完整切除可达到治愈。术中注意创面密切止血，预防术后创面渗血、积液。

预后 初期瘤体快速增长，随后进入相对稳定期，瘤体生长缓慢，恶变率低。如能彻底手术切除，则其效果良好，少有复发。

(张学文)

chángxìmó xiānwéiliú

肠系膜纤维瘤 (mesenterium fibroid)

由肠系膜内分化良好的成纤维细胞克隆性增生形成的良性肿瘤。其以局部浸润性生长为特点，生物学行为介于良性纤维组织增生和恶性纤维肉瘤之间。可发生于任何年龄，多见于中老年人，好发于男性。瘤体巨大，包膜不明显，偶有液体区。复发率高。

病因 病因及发病机制尚未完全明确。根据可能病因分为三类：①加德纳综合征 (Gardner syndrome)，常伴有多发性结肠息肉病、骨肿瘤、皮肤囊肿，是一种常染色体显性遗传病。②有创伤、手术或放射治疗病史。③原因不明的自发性肠系膜纤维瘤。

临床表现 临床症状隐匿，常以腹部肿块就诊，可有腹痛、呕血、黑便、肠梗阻、消瘦、大便习惯改变等症状。查体可有腹部膨隆，触及质硬肿块，活动度可，触痛阳性。超声、CT 检查表现多样，可为均质或不均质回声，多数界限不清等，可明确肿物形态、位置、大小及与周围组织器官关系。结肠镜检查明确是否合并结肠息肉病。

诊断 临床症状不典型，术前诊断困难，常需手术探查，组织活检行病理检查才能确诊。如合并多发性结肠息肉病、骨肿瘤、皮肤囊肿常有助于诊断。组织学特征：由分化良好的成纤维细胞构成，间质含有胶原纤维组织，细胞无异型性，局部呈侵袭性生长。免疫组化波形蛋白与结蛋白阳性。

鉴别诊断 ①特发性腹膜后纤维化：无明显原因出现腹膜后组织广泛的纤维化，可累及肠系膜。组织学表现为广泛的纤维结缔组织增生和胶原化，常有显著的玻璃样变性、钙化及炎症，腹主动脉周围组织常受累。②硬化性肠系膜炎：肠系膜脂肪组织营养不良，肠系膜弥漫性增厚，局部形成团块或多结节。组织学表现为大量炎细胞浸润及泡沫细胞聚集，可有灶性脂肪坏死和血栓形成。③炎性纤维肉瘤：好发于儿童，常有消瘦、乏力等症状。组织学表现为炎细胞浸润、梭形细胞有异型，胶原纤维含量少。④胃肠道间质瘤：好发于中老年，常有腹部肿块、便血等症状。组织学表现为大量梭形细胞，排列结构多样，免疫组化 CD117 和 CD34 强表达。

治疗 以手术治疗为主。因其以局部浸润性生长为特点，在完整切除肿块基础上，需联合切除受累肠系膜、部分肠管、输尿管、膀胱等。如瘤体破裂，术中给予稀释络合碘、蒸馏水反复冲洗，避免种植转移。其他治疗包括环氧化酶 2 抑制剂、非甾体抗炎药、雌激素受体拮抗剂、伊马替尼、长春新碱、环磷酰胺及放射治疗等，有一定效果。

预后 局部复发率高，无转移。

（张学文）

chángxìmó línbāguǎn ròuliú

肠系膜淋巴管肉瘤（mesenterium lymphangiosarcoma）

源于肠系膜淋巴管内皮的恶性肿瘤。极为罕见。多数继发于慢性淋巴水肿。

病因及发病机制 尚不明确。目前认为外伤、手术、放射治疗等引起淋巴系统损伤，肿瘤对淋巴系统的侵袭或转移，寄生虫如丝虫引起淋巴管阻塞以及先天性发育障碍引起淋巴回流障碍，出现慢性淋巴水肿。长期慢性淋巴水肿可引起组织营养不良，以及淋巴液淤积外溢长期刺激，引导淋巴管内皮细胞过度增殖、恶性转变，诱发淋巴管肉瘤形成。

临床表现 起病隐匿，常因慢性淋巴回流障碍出现腰背部疼痛不适、腹胀、腹泻、恶心、呕吐、乳糜性腹水、低蛋白血症。下肢可有不同程度的可凹陷性水肿。病情晚期可经淋巴及血行转移至肺、骨等。腹部可触及包块，质硬，触痛阳性，肠鸣音减弱。腹壁及下肢可凹陷性水肿。如继发感染、囊内出血、破溃时，瘤体迅速增大，局部压痛明显，伴有发热、贫血、休克等症状。晚期体重下降明显。超声、CT 检查可见囊性肿物回声，可有分隔及包膜，增强后无强化，肠壁增厚，肠管扩张。初步明确肿物形态、位置、大小及与周围组织器官关系。核素淋巴显像、淋巴管造影可进一步病变累及范围。

诊断 有明确的手术史、外伤史或放射治疗史。长期出现腰背部不适、腹胀、腹泻、乳糜性腹水等症状。腹部查体可触及包块，触痛阳性，肠鸣音减弱。腹壁及下肢可凹陷性水肿。行超声、CT、核素淋巴显像、淋巴管造影有助于诊断。确诊常需要病理学检查。

治疗 应尽早手术治疗。瘤体常呈浸润性生长，局部切除困难，常需联合切除受累肠系膜、部分肠管、输尿管、膀胱等。条件允许考虑淋巴系统重建。该病对放射治疗和化疗治疗均不敏感。

预后 复发率高，常经淋巴及血行远处转移至肝、肺、骨，预后差。

（张学文）

chángxìmó èxìng jītāiliú

肠系膜恶性畸胎瘤（mesenterium malignant teratoma）

由胚胎发生期未分化不断增殖干细胞构成的肿瘤。又称不成熟型畸胎瘤。组织分化不成熟多表现为神经组织或上皮组织异常增殖。多为实体性，呈侵袭性生长，可发生于任何年龄，好发于小儿。

病因 人体胚胎发育过程中，某些多能干细胞从整体上分离或脱落，形成了具有内胚层、中胚层、外胚层 3 个胚层的异常分化组织，形成畸胎瘤。由已分化成熟的组织构成的，称成熟型畸胎瘤。由分化不成熟的组织构成的，称不成熟型畸胎瘤。

临床表现 根据瘤体位置、大小、成分、恶性程度的不同，而临床表现复杂多样。无痛性肿块是最常见的症状。还可引起压迫症状，如肠梗阻、肾盂积水、下肢水肿等。如出现继发感染、囊内出血、破溃时，瘤体迅速增大，局部压痛明显，伴有发热、贫血、休克等症状。晚期可经淋巴和血行转移，而出现肿大淋巴结压迫症状以及肺、骨转移症状，体重下降明显。查体可触及腹部肿块，质地软硬不匀，甚至可扪及骨性结节。

诊断 根据临床表现及腹部体检，多数可明确定位诊断。X 线、超声、CT、MRI、胃肠道钡剂灌肠、肾盂分泌造影检查、血 AFP、血 HCG 等检查有助于定性诊断及病情判断。X 线平片常可见异常钙化影。超声、CT、MRI 检查可见混杂信号影，可有强回声或骨性密度影，边界不清，无完整包膜。可明确瘤体部位、大小、浸润范围、淋巴结转移程度及与重要血管关系。胃肠道钡剂灌肠、肾盂分泌造影检查可了解相应脏器受压推移情况。甲胎蛋白（AFP）和绒毛膜促性腺激素（HCG）水平可增高。

鉴别诊断 良性畸胎瘤常以无痛性肿块就诊。超声、CT、MRI 检查见肿物边界清楚，常为囊实混合性，有完整包膜。瘤体内出现脂肪、液体平面为特征性表现。甲胎蛋白阳性率低。

治疗 该病一经诊断应尽早手术治疗。恶性畸胎瘤因常有分泌消化酶及皮脂样物，可导致炎症反应，与周围组织紧密粘连，因此，常需联合多脏器切除，手术风险大，根治性切除率低，手术死亡率高。对于瘤体巨大，并与大血管粘连严重者，可先行介入化疗加滋养血管栓塞，待瘤体缩小，再行手术切除，术中可保留部分瘤壁，苯酚、乙醇、碘液等涂于创面。术后放射治疗和化学治疗有一定疗效。

预后 与初诊年龄、病情程度、治疗方式等因素密切相关，初诊年龄小、无远处转移、完整手术切除及术后综合治疗，3 年生存率可达 50%。术后复发、转移是死亡主要原因。

(张学文)

肠系膜脂肪肉瘤（mesenterium adipose sarcoma）

chángxìmó zhīfáng ròuliú

源于肠系膜血管周围和肌壁间未分化间叶细胞的恶性肿瘤。可有假包膜，多呈浸润性生长，生长迅速。男性稍多于女性，好发年龄为 40~70 岁。临床少见。

病因 病因和发病机制尚未明确。目前认为化学刺激、病毒感染、创伤、射线及内分泌因素均可导致发病。根据细胞成分的不同，脂肪肉瘤可分为分化良好型、黏液样型、圆形细胞型、未分化型及多形性型，其中前两型预后良好。

临床表现 临床表现多样，缺乏特异性，多数为压迫周围组织器官时才出现症状，早期难以发现。腹部肿块最常见，其次为腹部和胃肠压迫症状，如腹痛、腹胀、食欲减退等。亦可有低热、乏力、贫血、白细胞增多等，晚期体重可下降。肿瘤侵犯腰丛和骶神经根可引起腰背部和下肢痛，压迫股神经可出现下肢运动受限。恶性度高者，可经血行转移至肺、肝、骨髓、脑等，以肺转移最为常见，出现咳嗽、胸闷等症状。查体常可触及腹部包块，质硬。影像学检查可明确定位诊断，因脂肪肉瘤病理类型、分化程度不同，而表现差异较大，缺少特异性。超声可见形态不规则团块影，内部低回声，质地不均匀，合并出血坏死时可有无回声或弱回声区，可有包膜。CT 检查可见软组织密度影，一般较大，形态不规则，密度不均匀，可有包膜，增强后呈不均匀强化或不强化。

诊断 临床症状不典型，可有腹痛、腹胀、食欲减退，低热、乏力、贫血、白细胞增多等症状。查体常可触及腹部包块，质硬。超声、CT、MRI 检查表现差异较大，缺少特异性，但有助于早期诊断。术前诊断困难，常需手术探查，行病理学检查确诊。

治疗 该病一经诊断应尽早手术治疗。局部的广泛切除是减少复发、转移的有效措施。因脂肪肉瘤经淋巴系统转移罕见，除瘤体周围有肿大淋巴结，多不必行淋巴结清扫。术后辅以放射治疗，尤其黏液型脂肪肉瘤对放疗较敏感。化学治疗效果尚不确定。

预后 分化良好型及黏液样型脂肪肉瘤预后较好。其他类型易复发、转移，以原位复发、多次复发为特点，预后较差。

(张学文)

肠系膜纤维肉瘤（mesenterium fibrosarcoma）

chángxìmó xiānwéi ròuliú

源于成纤维细胞和胶原纤维的恶性肿瘤。可发生于任何年龄，以中青年多见，部分为先天性发病。多呈侵袭性生长。病因及发病机制尚不清楚。目前认为与外伤后瘢痕修复、各种瘘管或窦道、放射线接触及遗传等因素有关。早期无明显症状，直到肿瘤生长较大，才出现症状。主要表现腹部肿块、腹胀、腹痛、腰背部疼痛、排尿困难等，可继发肠梗阻、肠套叠、肠扭转等。可经血行转移至肺、骨、肝等脏器，引起相应症状。纤维肉瘤可分泌胰岛素样物质，导致低血糖。查体：腹部可触及包块，质地较硬。如侵及周围脏器，位置固定。CT 检查示腹部类圆形实性肿物，密度不均，边缘不整。增强扫描无明显强化。临床症状、体征不典型。影像学检查可明确肿物形态、位置、大小及与周围组织器官关系，常无法确定肿物性质。术前诊断困难，常需手术探查，组织活检行病理检查才能确诊。首选外科手术治疗，行局部广泛切除。因纤维肉瘤多为血行转移，淋巴转移罕见。对淋巴结肿大者仍考虑清扫。术后放射治疗，有一定疗效。易复发转移，预后差。

(张学文)

肠系膜神经鞘瘤（mesenterium myoschwannoma）

chángxìmó shénjīngqiàoliú

源于周围神经外膜的施万细胞的肿瘤。又称施万细胞瘤（schwann cell tumor）。十分罕见，多为单发，好发于中青年女性。多数为良性，偶有恶变，根据组织结构可分为分束状及网状两型。病因及发病机制尚不明确，可能与神经纤维瘤病 II 型基因缺失、突变有关。起病隐匿，早期可无症状，以无痛性腹部肿块为主或在体检时发现，其他常见症状如腹胀、腹痛、腰背部疼痛、排尿困难等，可继发肠梗阻、肠套叠、肠扭转等。查体可有腹部膨隆，触及质硬肿块，活动度可，触痛阳性。超声、CT 检查可为圆形或类圆形，较肌肉密度略低的软组织影，边界清楚，密度均匀，增强后呈不规则强化。如密度不均匀，常考虑并发坏死、囊性变。MRI 表现为 T_1 加权像呈低信号，T_2 加权像呈现中到高信号。影像学检查可明确肿物形态、位置、大小及与周围组织器官关系，常无法确定肿物性质。超声、CT、MRI 等检查缺少特异性，术前确诊率低，常需穿刺或手术探查，组织活检行病理检查才能确诊。应尽早手术治疗。术中行快速病理检查，如为良性，可行单纯肿物切除；如不能排除恶性，应扩大完整切除。

恶性者可辅以化学治疗，对放射治疗不敏感。神经鞘瘤术后易复发，预后较好。偶有恶变报道，术后易发、转移率高，预后不良。

（张学文）

chángxìmó shénjīngxiānwéiliú

肠系膜神经纤维瘤（mesenterium fibroneuroma）

由肠系膜的神经鞘细胞和成纤维细胞增生形成的肿瘤。属于神经纤维瘤病内脏型，极为罕见，常伴有皮肤咖啡牛奶色素斑，可累及内脏器官和大血管。好发于男性，常为多发病灶。多数为良性病变，恶变率 10%～15%。

病因 尚未明确，目前认为其是一种常染色体显性遗传性疾病，由一种编码抑制细胞增殖蛋白的基因突变或缺失，导致中胚层和外胚层组织发育异常，神经膜细胞和成纤维细胞过度增生。

临床表现 临床症状常不典型，根据累及的脏器不同而表现多样，其中以病变累及肠管或血管，引起消化道出血最常见，其他常见症状有腹痛、腹胀、腹泻、腹部包块、乏力、消瘦等。肿瘤还可引起肠梗阻、肠套叠、肠扭转等。查体可有腹部膨隆，触及质硬肿块，触痛阳性。

诊断与鉴别诊断 临床症状不典型，影像学检查可明确肿物形态、位置、大小、与周围组织器官关系，但常无法定性诊断。术前诊断困难，常需手术探查，组织活检行病理检查才能确诊。阳性家族史及皮肤咖啡牛奶色素斑有助于诊断。超声、CT 检查可见腹腔内软组织影像，可有囊性改变。如瘤体内有气体影，常提示瘤体恶变并侵及肠管可能性。肠镜检查可见溃疡型肿块，伴出血。组织学特征为神经鞘细胞和成纤维细胞增生为主，伴有网状

纤维和胶原纤维增生，多无被膜。P53 蛋白表达检测对于良恶性鉴别有重要意义。该病应与神经鞘瘤相鉴别，神经鞘瘤女性多见，常为孤立结节，包膜完整，恶变率极低，不易复发。

治疗 一经诊断，宜早手术治疗。因病变可累及内脏器官和大血管，常需联合切除受累脏器及血管。如病理结果显示为恶性，或者病理结果显示良性伴 P53 阳性常需放射治疗及化学治疗。

预后 多数单发的良性病变，完全切除后预后较好。而多发的恶性病变，复发、转移率高，预后差。

（张学文）

chángxìmó xuèguǎnliú

肠系膜血管瘤（mesenteric hemangioma）

在胚胎发育某个阶段中，肠系膜血管组织真皮浅层毛细血管网增多扩张，由管壁单层细胞形成的肿瘤。非常少见，发病率不到胃肠道肿瘤 2%，术前诊断较困难，易误诊为其他肠系膜疾病，部分病例可在腹部手术中意外发现，后经病理确诊。外层缺少肌纤维和弹性纤维，血管形成扩大的许多不规则的血窦。血管瘤按其临床表现及组织结构特征，一般可分为毛细血管瘤、海绵状血管瘤、蔓状血管瘤，其中前两种较为常见。

临床表现 无特异性，可有不明原因的腹部隐痛、腹胀、腹部不适等症状，以后可以出现腹部包块、贫血、消瘦、发热、消化道出血、腹腔内出血等。部分患者可能以急腹症就诊。查体：部分病例可触及明确腹部包块，包块具体特性（如大小、边界、表面光滑情况、活动度、波动、压痛等）与病情发展阶段有关。若肿瘤破裂，则合并失血的表现

如面色苍白、乏力等休克表现。

诊断 ①腹痛、腹胀及腹部包块等临床表现。②不明原因的消化道出血、贫血、消瘦和发烧。③腹部影像学发现腹部包块，但无特征性表现；以急腹症、失血性休克就诊的患者在排除常见情况后应考虑到该病的可能性，但多在剖腹探查术中或结合术后病理确诊。④影像学如超声、CT、MRI 等有助于判断肿瘤来源及性质。在排除血管瘤之前，穿刺活检应慎重。

鉴别诊断 ①其他引起腹腔内出血性疾病：肝、脾等实质性脏器破裂出血、胃肠等空腔脏器外伤出血、空腔脏器扭转较窄、异位妊娠破裂出血等。②其他肠系膜肿瘤、囊肿等。③腹膜转移癌。④肠系膜淋巴结结核。⑤腹腔包虫病。

治疗 一旦确诊，建议手术切除，尽量切除所有病灶。

预后 切除术后良好。

（张学文）

chángxìmó èxìng shénjīngqiàoliú

肠系膜恶性神经鞘瘤（mesenteric malignant myoschwannoma）

源于施万细胞周围神经系统的肿瘤。又称恶性施万细胞瘤。较少见，多为单发。可为原发恶性，也可由良性神经鞘瘤恶变形成，多见于成年人。四肢及躯干体表多见，内脏以腹膜后为多，罕见于肝脏。恶性神经鞘瘤常合并有多发性神经纤维瘤病少数患者可另合并非神经起源的恶性肿瘤。

临床表现 随肿瘤大小、位置而异。肿瘤较小时可无症状，较大肿瘤因压迫神经而引起麻痹或疼痛症状，伴放射痛。影像学表现，超声典型表现为类圆形、均匀低回声肿块，边界清晰，周边有明显包膜回声，血供丰富，

后方常有增强效应，当肿瘤出血、坏死或囊变时，回声可不均匀。

诊断　除临床表现外，CT 检查诊断恶性神经鞘瘤一般较困难，平扫仅表现为孤立性或弥漫性肿块，大小不一，部分有包膜，边缘可光整或模糊，肿瘤中心区可见片状低密度影，增强呈斑块状、网格状或岛屿状强化，低密度区不强化。MRI 一般表现为不均匀信号，囊变多见，靶征罕见，增强有不均匀显著强化。ECT 对鉴别其为原发性还是转移性有重要价值。神经鞘瘤内低密度区、肿瘤边界不光整、病灶实性部分呈不均匀强化、病灶对周围组织浸润破坏等影像学表现为恶性神经源性肿瘤特征。

病理检查为恶性神经鞘瘤诊断金标准。恶性神经鞘瘤组织学特点以梭形细胞为主，细胞丰富，排列紊乱，胞核栅栏样排列，常见有黏液样变性、出血性坏死等。免疫组化 S100 蛋白表达阳性，为诊断特异性标志。

鉴别诊断　①来源于肠系膜其他肿瘤。②肠系膜囊肿、血肿。③来源于腹膜后的软组织肿瘤。④来源于腹内其他脏器的转移性肿瘤。

治疗　首选以手术为主包括放化疗的综合治疗。如肿瘤邻近大血管，可扩大切除范围。

预后　预后一般较差，易发生肺转移。一般为低度恶性肿瘤，合理及早治疗，尚有一定的远期存活率。恶性神经鞘瘤的生存期长于常见的软组织肉瘤，如平滑肌肉瘤、滑膜肉瘤和脂肪肉瘤等。

（张学文）

chángxìmó shénjīngxiānwéi ròuliú

肠系膜神经纤维肉瘤（mesenteric neurofibrosarcoma）　分布于肠系膜的神经纤维肉瘤罕见。

发病年龄以青年和中年多见。40% 病例伴有神经纤维瘤病。因症状较轻，来诊时肿瘤多较大多数长径在 10cm 以上。病因及发病机制尚不清楚。

病理　①肉眼所见：典型者肿瘤上附有一较大的神经干，但所属神经纤维肉瘤来源于无名神经，故无神经可寻，病变较深在，同其他肉瘤一样，切面灰白色，可伴有出血、坏死。②镜下所见：可见到恶性施万细胞，瘤细胞呈梭形，核大深染，大小不均，可见核分裂象，还可见到上皮样施万细胞，瘤细胞圆形和多变形，胞质多少不等，粉染颗粒状，排列成实体巢灶，也有为腺泡状或条索状结构。

临床表现　腹痛、消瘦、腹部包块和消化道出血等症状，可伴有全身症状，如发育不全、智力迟钝及其他畸形。

诊断　结合病史、临床表现，影像学检查对确定病变性质有一定帮助。钡剂造影可以显示病灶与肠管的关系及黏膜的破坏，但对肿物形态观察不够。超声、CT 可以显示肿块形态及其液化坏死区。最后确诊仍有赖于手术及病理证实。

鉴别诊断　①小肠癌：造影肠管对称性环形狭窄，狭窄近端肠管扩张，管腔内可见充盈缺损。CT 示肠壁增厚，肿瘤较大腔外软组织肿块并推移肠管移位。②小肠淋巴肉瘤：造影肠腔单发或多发息肉样充盈缺损，黏膜广泛破坏内腔变宽。CT 示肠壁增厚，腔外软组织肿块及腹腔广泛淋巴结肿大。③平滑肌肉瘤：造影肠腔内表面光滑的充盈缺损，肿块有溃疡及瘘孔，但黏膜较完整。CT 示腔外巨大肿块，内见低密度坏死区，并见肠管分散移位。④纤

维肉瘤：细胞为梭形，交织排列，有明显异型性，但无核栅状排列，肿瘤与神经干无联系。

治疗　以广泛切除为主要治疗，有的与系膜主要血管关系密切，无法根治。对发生在盆腔内和椎旁不能广泛切除或切除不彻底者可辅以放疗，但效果不佳，易发生皮肤溃烂，压迫血管，转移等。化疗对发生转移的肿瘤可能有效，可发生血性及淋巴转移。

预后　5 年生存率不足 30%。

（张学文）

chángxìmó zhǒngliú qiēchúshù

肠系膜肿瘤切除术（resection of mesenteric tumors）　切除肠系膜肿瘤的手术。有单纯切除术和局部切除术。不切除肠管，不清扫肠系膜根部淋巴结，只完整切除肠系膜单发或多发肿瘤。

适应证　①术前肠管无血供障碍及梗阻、穿孔等。②肿瘤摘除后不影响肠壁血供及功能者。③小型或中型肠系膜囊肿。④存在囊液污染腹腔的危险及囊液重新积聚可能性的囊肿，不适合引流者。⑤病理证实为良性的肿瘤，确认能完整、完全切除全部肿物。

术前准备　根据术中所见，因有可能需联合切除部分肠管，故术前需肠道准备，根据肿瘤位置不同，若肿瘤位于结肠系膜，术前肠道准备需口服肠道抑菌剂；若肿瘤位于小肠系膜，术前仅需单纯禁食水（见小肠部分切除术）。切除有困难，可作囊肿袋形外翻术或囊肿小肠 Roux-Y 吻合术（见肠系膜囊肿引流术）。肠系膜肿瘤性疾病包括囊性、实性、混合性三类，须探查整个腹腔，确认无多发或转移病灶，经术中快速病理证实为良性肿瘤后，才适合做肠系膜肿瘤单纯切除术，该类肿瘤一般呈膨胀性生长，术中

可见较完整包膜，与周围组织分界相对清楚，注意无瘤原则，确切结扎肿瘤滋养血管，切除方法同上。也有可能需联合部分肠管切除。若术中快速病理证实为恶性肿瘤，应扩大切除范围、清扫肠系膜根部淋巴结，具体见小肠癌根治术和结肠癌根治术。

常见并发症 包括出血、肠瘘、肠梗阻、腹腔感染、术后大便性状改变、胰瘘、交界性肿瘤切除术后复发。

（张学文）

chángxìmó nángzhǒng yǐnliúshù

肠系膜囊肿引流术（mesenteric cyst drainage）

肠系膜囊肿常具有完整的包膜，界限清楚，孤立的囊肿一般可作囊肿摘除术，如囊肿与肠管关系密切或与系膜血管紧密粘连，可连同部分小肠一并切除。如囊肿切除有困难，可作囊肿袋形外翻术或囊肿小肠低位吻合术。

适应证 ①术前肠管无血供障碍及梗阻、穿孔等。②引流后不影响肠管血供及功能者。③肠系膜囊肿不与肠腔交通。④不存在囊液污染腹腔的危险及囊液重新积聚可能性的囊肿者。⑤不合并囊内活动性出血。⑥非寄生虫性囊肿。⑦非结核性或某种特异性细菌感染所致的囊肿。⑧病理证实为良性的囊肿，但囊肿分布广泛，全部切除有困难，或侵及重要结构而不能完整、完全切除全部肿物。

术前准备 根据术中所见，因有可能需联合切除部分肠管，故术前需肠道准备。根据肿瘤位置不同而不同，若肿瘤位于结肠系膜，术前肠道准备需口服肠道抑菌剂；若肿瘤位于小肠系膜，术前仅需单纯禁食水（见小肠部分切除术）。

手术方法 术区消毒，根据囊肿部位选择恰当的手术入路，完全显露病灶，肠系膜囊肿大都有完整的包膜，边界清楚，取囊肿最低点打开囊壁各层组织，留取部分囊壁及囊液，送术中快速病理证实为良性疾病且符合上述适应证后，注意保护肠系膜内主要血管，避免误伤肠管，将囊肿与肠管吻合。再次确认肿物所对应肠管血供及功能良好，术野确切止血，留置引流管。逐层缝合切口。

术中须探查整个腹腔，再次确认符合肠系膜囊肿引流术适应证，明确囊肿数量及范围。若术中见囊肿能完整摘除，视情况行囊肿摘除术；若肠管血供受影响，需切除部分肠管；若术中快速病理证实为恶性肿瘤，应扩大切除范围、清扫肠系膜根部淋巴结，具体参见小肠癌根治术或结肠癌根治术。

常见并发症 包括出血、肠瘘、肠梗阻、腹腔感染、术后大便性状改变、胰瘘、囊肿术后复发等。

（张学文）

chángxìmó línbājiéjiéhé guāchúshù

肠系膜淋巴结结核刮除术（mesenteric lymph node tuberculosis curettage）

某些不能完整切除肠系膜淋巴结结核性病灶时，单纯将病灶内容物彻底剥离、清除的手术。术前应对术中可能出现的情况予以充分的估计，手术中需注意适应证的选择，术后应进一步抗结核治疗和全身支持，这是减少术后并发症、彻底治愈疾病的关键。

适应证 ①急性或慢性肠梗阻经非手术治疗不能缓解。②腹腔巨大结核性脓肿药物治疗不能控制。③脓肿穿破肠壁致急性或慢性肠穿孔。④消化道出血。⑤肠瘘。⑥脓肿穿破腹壁形成窦道经抗结核治疗不愈等。上述情况手术中见有较大结核性脓肿或干酪样坏死的淋巴结且不能切除者应行肠系膜淋巴结结核刮除术。

手术方法 选择恰当的手术切口，便于术中充分显露病灶，在术中尽量隔离正常肠管，减少结核性脓液和坏死物的污染，以防结核灶播散。在淋巴结表面肠系膜无血管处开窗，用吸引器尽量吸尽脓液和坏死组织，腔内放置链霉素干粉。手术结束时沾、吸尽腹内渗出液，不冲洗腹腔，一般不放置引流物。对合并有腹膜结核者术中紫外线照射腹腔有治疗作用，切口处用牵开器牵开，将身体其他部位覆盖保护，用悬吊式紫外线杀菌灯距切口 2m，一次性照射 15 分钟后关腹。

常见并发症 包括结核播散、出血、肠瘘、切口愈合困难、结核性腹膜炎、肠梗阻。

（张学文）

fùmóhòu jíbìng

腹膜后疾病（retroperitoneal disease）

腹膜后间隙内组织器官（不包括肾、胰、肾上腺等内脏器官）的病变。腹膜后间隙为腹后壁和后腹膜之间的区域，上至膈肌，下达盆膈，常简称为"腹膜后"。壁腹膜、十二指肠、右肝裸区、升降结肠及直肠的腹膜后部分构成了间隙的前界；脊柱、腰大肌、腰方肌为间隙的后界。腹膜后间隙范围甚广，内有腹主动脉、下腔静脉、胰、十二指肠、肾、肾上腺、输尿管、交感神经、脊神经、淋巴管、淋巴结等多种器官以及脂肪、纤维结缔组织等。由于存在大量疏松结缔组织，腹膜与后腹壁易于分离，且其前面为腹膜腔，阻力小，致使腹膜后感染或出血容易扩散，肿瘤亦可长得很大。腹膜后疾病主要有腹膜后损伤、腹膜后感染、腹膜后纤维化以及腹膜后肿瘤等。

腹膜后损伤 腹膜后损伤往往继发于腹部外伤。出血及血肿形成是腹膜后损伤的主要表现。腰椎或骨盆骨折是腹膜后出血最常见的原因之一，肾、主动脉、下腔静脉等损伤出血也可导致腹膜后血肿的形成。腹膜后出血容易扩散，从而形成巨大血肿。若合并空腔器官，如十二指肠、结肠、膀胱以及直肠的损伤，则可引起严重的感染。

腹膜后感染 可分为原发感染和继发感染。原发感染源于病原体的血源性播散，引起腹膜后的感染。继发感染则由周围器官感染的直接蔓延或损伤引起。鉴于腹膜后间隙的结构特点，腹膜后感染易于扩散，并形成脓肿。腹膜后结核是腹膜后感染的常见病因。腹膜后淋巴结炎及冷脓肿是其常见的表现，主要由邻近器官的结核病灶直接蔓延所致，如髋关节结核、腰椎结核等。

腹膜后纤维化 以腹膜后纤维组织增生并导致广泛纤维化为特征的疾病。以白种人相对多见，在中国极为罕见。临床表现以腹膜后器官的受压为主，出现相应器官的压迫症状。最易受压的是输尿管，导致肾盂积水；肠管、血管、淋巴管亦可受压。大部分患者需要通过手术治疗来解除腹膜后纤维化肿块所引起的压迫，并配合肾上腺皮质激素治疗。该病有自限性倾向，预后良好。

腹膜后肿瘤 原发性腹膜后肿瘤是指来自腹膜后间隙的疏松结缔组织、脂肪、肌肉、筋膜、血管、淋巴管、神经和胚胎残留组织的肿瘤。腹膜后肿瘤种类繁

多，约80%为恶性。由于腹膜后肿瘤位置较深，早期诊断比较困难。随着肿瘤的生长，逐渐出现压迫症状，此时约90%能在体表被触及。

总体而言，腹膜后疾病并不少见，但个别病种较少，各病种诊断、治疗均有其特点。

（何裕隆）

fùmóhòu chūxuè

腹膜后出血（retroperitoneal bleeding）

由于腹腔内或腹膜后脏器复合伤以及腹膜后间隙内血管、肌肉骨骼等损伤所致的出血。因腹膜后间隙是一个潜在的腔隙，组织疏松，间隙大，最多可容纳4000ml血液，出血后易在腹膜后间隙内扩散形成较大的腹膜后血肿，血肿可破入腹腔内，沿肠系膜扩散，也可向下进入骨盆。腹膜后出血多为渐进性，缓慢发生，有的可自行停止而包裹、局限，最后被吸收；有的机化形成纤维化、钙化包块。腹膜后出血多合并有腹腔脏器及大血管损伤，易被腹部复合伤的临床表现所掩盖而误诊，诊断困难，处理复杂，严重者危及生命。

病因 ①腹部外伤：包括钝挫伤及穿透伤，其中最常见的是骨盆骨折和腰椎骨折，约占病例总数的2/3。②医源性因素：血管造影的导管相关性损伤及腹膜后区手术的术后出血。③腹膜后血管病变：腹主动脉瘤或髂动脉瘤破裂。④出血性疾病：白血病、特发性血小板减少性紫癜等。⑤凝血功能低下：常见于正接受血液透析或抗凝治疗。⑥出血坏死性胰腺炎。

临床表现 取决于腹膜后出血的病因、部位、速度、出血量和受累的脏器，常被复合伤的临床表现所掩盖。①血肿压迫症状：

腹痛、腰背痛是腹膜后血肿最常见的症状，程度轻重不一，可局限或全腹痛，多因腹膜后血肿刺激腹膜后间隙的神经丛和压迫内脏所引起，常伴胃肠道、泌尿系功能紊乱。②消化道症状：恶心呕吐、腹胀等。③腹壁肿块和淤斑：较大血肿可于侧腹壁发现质软伴压痛的肿块，有时可见皮下淤斑。④失血症状：表现为面色苍白、四肢湿冷、脉搏细速、血压下降等，其中50%以上的患者伴有不同程度的失血性休克。⑤肉眼血尿：提示泌尿系损伤的可能。有时可于腹部或阴囊处见淤斑；腹部局部有压痛，除非腹膜后出血破入腹腔内，一般无反跳痛；可于腹部或腰部触及肿块或饱满感；常伴不同程度的肠鸣音减弱或消失；直肠指检如在直肠周围触及波动感，提示盆腔出血的可能；若为大动脉出血，有时可触及搏动性包块，胀大迅速。

诊断 应首先注意有无复合伤。合并腹腔内空腔脏器损伤，可出现腹部压痛、反跳痛和腹肌紧张等腹膜刺激征；合并实质性脏器损伤者，临床症状以内出血为主，而腹膜刺激征不如空腔脏器破裂者明显。

除非系大血管破裂所致，腹膜后出血早期多无血流动力学改变，临床症状不显著，不易早期发现。诊断主要根据发病过程、典型症状与体征，结合辅助检查。①血常规：可见血红蛋白及血细胞比容下降；如胰腺损伤，血清淀粉酶及尿淀粉酶升高；肾挫裂伤时尿中可见血红蛋白。②X线检查：可了解骨盆及腰椎的完整性，腹部立卧位片有助于排除空腔脏器损伤，静脉肾盂造影可提示有无肾损伤。③腹部B超和CT检查：均有助于腹膜后出血的诊

断及其定位，CT 甚至可了解出血的病因。④选择性动脉造影不但可了解腹膜后大血管的情况，还有止血的治疗性作用。⑤诊断性腹腔穿刺：如抽出不凝血，考虑存在腹腔内出血或腹膜后出血破入腹腔内；如抽出血性渗液，考虑存在腹腔后出血的可能，但存在假阳性或假阴性的可能。患者病情如较重，只可采用影响较少的辅助检查（如床边 B 超和诊断性腹腔穿刺）协助诊断，切忌做病情不允许的检查，并按照边抢救边诊断或先抢救后诊断的原则。

治疗 包括非手术治疗、腔内治疗及手术治疗。

非手术治疗 无论何种病因，怀疑腹膜后出血的患者应首先进行积极的非手术治疗，包括严密观察生命体征、液体复苏、输血、纠正凝血功能及早期抗感染，如伴麻痹性肠梗阻则对症处理。病情稳定，症状不明显，血流动力学稳定而且并无活动性出血的征象，可考虑非手术治疗。

腔内治疗 如患者血流动力学稳定，有放射介入经验的医院对腹膜后动脉出血可选择腔内治疗，主要采用动脉栓塞的方法。血管造影明确出血血管，用明胶海绵、聚乙烯醇或线圈等栓塞出血部位，并于出血点的近端和远端分别栓塞以防术后再出血。动脉栓塞多适用于医源性的腹膜后出血，如肾穿刺术、经皮肾造瘘术或医源性的髂血管损伤等。

手术治疗 主要目的是治疗活动性出血及腹腔内或腹膜后的脏器复合伤，次要目的是清除巨大的腹膜后血肿。适应证：①经积极的非手术治疗，但血流动力学仍不稳定者。②不宜动脉栓塞或治疗失败者。③出现腹腔间隔室综合征。④穿透伤。⑤证实或

疑有腹腔内或腹膜后脏器损伤。⑥证实或疑有大血管损伤。

主要根据血肿的部位、有无穿透伤或合并血管损伤决定方法。①血管损伤：动脉破裂引起的腹膜后血肿，应紧急手术探查，静脉破裂引起的腹膜后出血，因后腹膜填塞和压迫而出血可自行停止，一般不需切开探查；动脉破裂所致的腹膜后血肿通常较大、伴搏动感或进展较快；手术应切开后腹膜，寻找受损的动脉，阻断破口的近端及远端，同时根据血管的重要程度和血管受伤的具体情况选择进一步处理方式如缝扎、修补或血管移植等。②穿透伤：如疑有腹膜后出血，因后腹膜丧失局限血肿的能力，应考虑积极切开探查，术中应注意有无伴其他腹腔内或腹膜后脏器或血管的损伤。③血肿位于中央：常由十二指肠或胰腺损伤引起。如术中发现腹膜后积气、胆汁黄染，应考虑十二指肠损伤的可能，可行十二指肠破裂修补或区段切除，必要时行十二指肠空肠 Roux-en-Y 吻合术；胰腺表面血肿，应积极切开探查，同时观察胰腺的外形变化，明确主胰管有无损伤，并充分引流；如胸腰椎骨折或剖腹探查术中发现后腹膜完整，后腹膜血肿局限者，不宜贸然切开破坏腹膜后间隙的封闭性，宜继续观察及非手术治疗。④血肿位于肋腹部：最常见的病因是肾损伤，多属稳定型，宜继续非手术治疗；若肾损伤严重，宜积极剖开探查并作相应处理。⑤血肿位于盆腔：多由骨盆骨折所引起，一般无需手术干预。若切开后腹膜探查，存在无法止血的风险。如无法寻找出血点确切止血，可结扎双侧的髂内动脉。

（何裕隆）

腹膜后感染（retroperitoneal infection） 腹膜后间隙的感染。感染严重者可形成腹膜后脓肿。腹膜后感染临床少见，诊断困难，病程长，并发症和死亡率均高。

病因及发病机制 腹膜后感染较腹腔感染少见，根据病因可分原发性和继发性两类，通常以继发于腹膜后相邻器官的疾病为主。腹膜后间隙内填充有丰富的疏松结缔组织，无明显间隔，且抵抗细菌的能力较差，一旦感染则易于蔓延。常见的导致腹膜后感染的疾病包括：①外伤性疾病。腹膜后脏器如十二指肠、结直肠、肾等损伤引起的感染累及腹膜后间隙。②炎性疾病。腹膜后阑尾穿孔、急性胰腺炎、消化道穿孔、肾脏疾病、胆道穿孔、骶髂关节或髂骨感染等。③血源性感染。身体其他部位感染经血行途径播散所致，多为糖尿病、艾滋病患者或长期服用免疫抑制剂的患者。④医源性因素。胆道手术中损伤胆道、内镜逆行胰胆管造影（endoscopic retrograde cholangiopancreatography，ERCP）术中损伤等，肾输尿管手术后也可并发腹膜后感染。致病菌取决于感染来源，来源消化道和泌尿系的感染，以大肠埃希菌常见；来源于骨骼，如骶髂关节或髂骨感染，以葡萄球菌为最多见。其他常见的致病菌还有链球菌、厌氧菌等。

临床表现 根据腹膜后感染来源和部位的差异，患者可表现出不同的症状。来源于消化道的感染常有腹痛和各种胃肠道症状，亦可出现肠梗阻、肝脓肿等。腰大肌脓肿可有髋、腹股沟和膝关节疼痛。原发病在胆道则有胆道症状，来源于胰腺的感染则常先有急性胰腺炎表现。来源于泌尿

系感染的患者可有尿急、尿频、尿痛症状。除原发病表现外，全身表现有畏寒、发热、头痛、多汗、厌食等。部分患者起病隐匿，首先表现可能是在原发病病情稳定甚至无明显不适时突发的不明原因的严重感染。腹部在相当于感染部位常可触及肿块，腹部压痛存在，但通常无明显的腹膜刺激征，肠鸣音可以减弱或消失，背部常有叩击痛等，此外尚可出现腰大肌刺激征等。延误诊断时，感染向潜在间隙蔓延扩散，可破溃于胸腔、腹腔、腹壁、腰大肌、臀部、会阴部等。

诊断　腹膜后感染多继发于炎性疾病或外伤，临床表现易被原发性病变的症状和体征所掩盖，加之位置深，症状隐匿，早期诊断相当困难，为明确诊断常须作必要的辅助检查。①X线检查：腹部X线平片可显示异常的腰大肌阴影、脊柱侧突、肾轮廓消失或有软组织块影。静脉肾盂造影可以明确肾或输尿管的相关疾病。胸部X线平片可见膈肌抬高、胸腔积液或肺不张。消化道造影可明确穿孔或消化道瘘。②B超检查：有助于发现腹膜后软组织脓肿，且能鉴别实质性或囊性、血肿等，B超引导下穿刺抽出脓液即可明确诊断。③骨扫描：对来源于骨骼系统的病变诊断率较高，如对髂骨或骶髂关节炎的诊断帮助大。④CT扫描：对腹膜后脓肿的定位诊断价值较高，尤其对指导手术方案的制定等有重要意义。

治疗　炎症早期应采用药物积极控制感染，而积极发现和处理原发病灶是治疗的关键。一旦形成脓肿，即应外科引流。目前的引流方法有两种：①经前腹壁和经腹膜后手术切开引流。经前腹壁途径的优点是可放置多根引流管充分引流脓肿，且同时对原发疾病进行处理。经腹膜后途径的优势是不进入腹腔，对胃肠道干扰少，并发症少。手术引流应根据脓肿部位选择入路方法，如盆腔脓肿可经肛门尾骨间引流，骶髂关节炎或臀部脓肿可选择骶髂区入路手术引流，膀胱前脓肿最好选择腹膜外前入路引流，子宫直肠窝脓肿可经直肠引流等。②B超或CT引导下的穿刺置管引流。优点为操作简单、安全、微创、价廉，缺点是对于较大或多发性脓肿，特别是脓腔有分隔者脓液黏稠者，往往难以通畅引流。引流的同时往往还需要根据原发病的情况制定相关手术方案，如胆囊切除术、肾切除术等。术中放置引流物是防止感染扩散的有效措施。手术后应根据脓液细菌培养和药敏试验结果使用抗生素。此外，围术期积极的营养支持，纠正贫血和低蛋白血症均有助于提高组织愈合能力和机体免疫力，促进感染的控制和局限。

预防　①加强原发病的早期处理。对已形成的脓肿者应及时进行引流，避免脓肿向腹膜后间隙蔓延。②腹部外伤术中应重视腹膜后器官的探查，以免漏诊，延误治疗。③避免各种可能导致腹膜后感染的医源性因素的发生，如胆总管切开取石时操作应细致轻柔。在进行可能引起腹膜后感染的操作或检查后应予以密切的观察，以早期发现早期处理。

（何裕隆）

fùmóhòu jiéhé

腹膜后结核（retroperitoneal tuberculosis）　发生于腹膜后的结核病。主要指腹膜后淋巴结结核，不包括腹膜后脏器的结核病。根据世界卫生组织的资料，2013年全球有900万人罹患结核病，150万人死于该疾病。腹膜后结核发病率亦有所增加。由于腹膜后结核患病部位隐匿、临床表现多样、缺乏特异性辅助检查，故在临床上漏诊、误诊、误治率仍较高。

临床表现　症状多无特异性。部分患者以低热、贫血、消瘦、乏力、盗汗等结核慢性症状为主；部分患者以急性淋巴结炎起病，呈高热、寒战及腹痛等，体温可达39～40℃，呈弛张热或稽留热。部分患者伴有腹痛、恶心、呕吐、腹胀等消化道症状。腹膜后结核出现干酪样坏死后形成腹膜后结核脓肿时，可出现不同器官受压的症状。由于腹膜后结核常继发于肺部结核，故常伴有咳嗽、咳痰等呼吸道症状。部分患者因结核脓肿病灶刺激膈肌引起咳嗽、呃逆甚至气促。部分患者出现腰背酸痛，这于脊柱结核并脊旁冷脓肿的患者更为常见。腹膜后结核因有后腹膜的抵御，即使坏死，干酪样组织也难以进入腹腔，故不易出现结核性腹膜炎的症状及体征。检查腹部可触及压痛、反跳痛，但肌紧张不明显，有时可有柔韧感。部分患者可见腹水、胸腔积液，可触及肝脾肿大。重者可有肠麻痹征象，腰背部叩痛。

诊断与鉴别诊断　该病从临床症状及体征上看，仅表现为低热或高热和（或）慢性腹痛，无特异性体征，故易被忽视、误诊。全面、严格、仔细的体格检查，对病史、症状、各项影像学检查进行综合、系统、全面的分析，尤其应重视既往有无明确结核病史或结核患者亲密切接触史，有助于该病的诊断。低热、乏力、消瘦、营养不良等消耗症状并非恶性肿瘤所独有，对于临床表现有腹膜后肿块、腹腔及腹膜后淋巴结肿大不能排除结核感染者，应行结核菌素试验、血沉、胸部X线平片、腹部增强CT或MRI等进一步检查。但应注意血沉及结核菌素试验仅对活动性结核有辅助诊断作用。

对腹膜后广泛实性占位病例，往往凭临床表现、实验室检查及影像学检查仍难以明确诊断。对于临床高度怀疑腹膜后结核者，可以行诊断性抗结核治疗，试验性抗结核治疗后复查超声、CT等。如仍不能明确诊断，应及早手术探查，术中行快速冷冻切片病理检查决定下一步治疗措施。以往主要是采取剖腹探查术，随着腹腔镜的普及，逐渐被腹腔镜淋巴结活检术所替代。诊断性腹腔镜活检术具有微创、安全、简便、确诊率高、痛苦小等优点，值得进一步推广。但少数腹部肿块较大高度怀疑肿瘤者或可能有腹腔粘连者仍须剖腹手术。超声引导下腹腔肿块穿刺术所需设备简单、经济、创伤小，但对操作者的技术要求较高。超声引导下腹腔肿块穿刺活检阳性率较低，组织穿刺细胞学检查往往找不到诊断性细胞，这与病变位置较深及取材有限有关。该病应注意与腹膜后的其他疾病相鉴别，如淋巴瘤、腹膜后转移瘤、原发性腹腔肿瘤、胰头肿瘤、腹腔或腹膜后脓肿、腹膜后肿瘤等。

治疗 腹膜后多发实性占位病例，单凭临床表现或影像检查轻易难以诊断，故不要轻易做试验性肿瘤化疗。鉴别诊断困难时，要尽早行剖腹探查或腹腔镜检查以获得病理学依据。当高度怀疑结核病时，可给予诊断性抗结核治疗，但时间不宜过长，以免延误诊治。诊断明确后，应给予正规抗结核治疗，伴有感染者，针对感染的性质给予以抗菌药物或中药治疗。对于较大的脓肿应予以引流治疗。手术治疗要注意把握严格的手术指征。对于比较局限的肿块或有邻近脏器受压迫经非手术治疗无效者，可采用手术切除。术后仍需抗结核治疗。尤其对于术前诊断不明，剖腹探查术后病理诊断明确者，术后仍需规范的抗结核治疗。

（何裕隆）

qiàwō nóngzhǒng

髂窝脓肿（abscess of iliac fossa） 髂窝的急性化脓性感染。以往中国华东农村并不少见，以男性青壮年为多，随着农村卫生工作的发展，该病发病率已显著降低，城市则更罕见。

病因及发病机制 髂窝位于盆腔两侧后方，在后腹膜与髂腰肌腱膜之间，为一疏松组织间隙，其内有髂外动静脉、精索（或卵巢）动脉和静脉、输尿管、生殖股神经和髂窝淋巴结等，此间隙有丰富的血管及淋巴组织，较易感染。如治疗不及时，则易形成脓肿，脓肿向上可延至腰部，下可达股部、臀部。炎症刺激髂腰肌可引起疼痛和肌肉挛缩。髂窝脓肿多为继发性感染，致病菌以金黄色葡萄球菌为主，其次为链球菌和大肠埃希菌。感染途径有：①血行感染。身体其他部位感染经血行将细菌带至髂窝而发病，其原发病灶多为软组织感染，如疖、痈、蜂窝织炎等。②淋巴感染。会阴、下肢及肛门部感染，细菌经淋巴引流至髂窝而发病。

临床表现 青壮年多见，右侧略多于左侧。病程较长，一般为3~6周。发病急，初起有寒战高热，体温可达40℃，多呈弛张型。髂窝处疼痛，同侧下肢逐渐不能伸直，无放射痛。伴有食欲减退、恶心呕吐、消瘦和全身乏力等。查体时在髂窝处常有压痛，有时扪及长圆形硬块或有波动感。患侧髋关节呈屈曲挛缩状，不能伸直，患肢明显萎缩。脉搏快，常有力。

诊断 要点包括：①有身体某部位损伤及感染史。②发病急骤，有寒战、高热、食欲减退、乏力等症状，局部疼痛，但无放射痛。③腹股沟韧带上方可触及硬性肿块，触痛，但波动不明显，髋关节呈屈曲挛缩。④白细胞总数和中性粒细胞明显增多。B超检查可定位脓肿，肿块局部穿刺抽出脓液。

鉴别诊断 ①急性化脓性髋关节炎：此病也有化脓性感染的全身症状，但髋关节不敢做伸直、屈曲等活动，无论向任何方向被动活动关节均可使疼痛加重，叩击脚跟时加剧疼痛。X线显示关节病变。②阑尾周围脓肿：盆位或盲肠后位阑尾周围脓肿应与本病鉴别。阑尾周围脓肿位置较高，虽然患者弯腰屈腿可使疼痛减轻，但可被动使髋关节伸直。髋关节可被动向内、外侧活动。③急性肾周围脓肿：为血行感染或肾表面感染累及肾周围形成脓肿。患者有时也可因炎症刺激腰大肌，使髋关节屈曲，但可被动伸直；髂窝部无压痛及肿块，但有肾区叩击痛。X线检查显示肾影及腰大肌边缘影像模糊不清。④寒性脓肿：病程长，发展慢，局部无红、肿、热、痛等急性炎症表现。脓肿穿刺液涂片或细菌培养可见抗酸杆菌。

治疗 发病初期，脓肿未形成时应行非手术治疗，包括卧床休息，加强营养，增强身体抵抗力等一般治疗，并予局部热敷理疗、应用抗生素、中药清热解毒、活血化瘀等治疗。脓肿形成后即应做切开引流术。先行诊断性穿刺，证实脓肿后，在脓肿部位做一切口，按层分离腹壁组织，切开脓肿，排除脓液，并用手指探入脓腔，分开间隔，最后放置引流管。术中留取脓液行细菌培养及药敏试验。手术时应注意仅可向外侧扩大切口，以避免撕破腹膜导致脓液污染腹腔。切开勿过深，避免损伤位于脓腔后壁的髂外动脉静脉和股神经。手术后继续全身使用抗生素抗感染，并逐步纠正患侧髋关节的屈曲畸形，必要时可行下肢皮肤牵引。

(何裕隆)

fùmóhòu xiānwéihuà

腹膜后纤维化 (retroperitoneal fibrosis)

病因未明的腹膜后纤维脂肪组织的进行性慢性非特异性非化脓性炎症。又称特发性腹膜后纤维化。可引起腹膜后广泛纤维组织增生，使腹膜后空腔脏器受压而发生梗阻。该病可发生于任何年龄，但主要发生于中年男性，男女比例约为 2∶1，白种人多见，中国少见。

病因及发病机制 确切原因不明，可能是有多种原因引起。某些药物如麦角胺可诱致腹膜后纤维化。另一病因是腹膜后肿瘤，如淋巴肉瘤或胰腺肿瘤。放疗可引起腹膜后纤维化是比较肯定的。腹膜后淋巴结炎、淋巴管炎和淋巴结周围炎也能促发纤维化的发生。此外，盆腔、尿路或腹膜后及腹腔内的感染、创伤或手术亦可成为此病的诱发因素。该病也是统性特发性硬化症的一种表现，和硬化性甲状腺炎、硬化性胆管炎、眼眶内假性肿瘤等类似，其病因和自身免疫性反应或过敏性脉管炎有关。腹膜后纤维化呈灰白色的扁、硬纤维斑，厚度不一，最常见的部位如骶骨岬部，常可

向上延伸到肾蒂甚至纵隔，向下延伸到盆腔累及肠系膜根部及乙状结肠系膜，有时胆总管或门静脉也可被侵犯。分界常很清楚，在界限范围内，最易受压的腹膜后空腔器官为输尿管的下 1/3 处，占 75%~85% 的病例，但不侵犯输尿管管壁，其次为下腔静脉，一般不发生动脉压迫性梗阻。组织学表现为慢性、非化脓性炎症。早期病变为腹膜后脂肪组织中有淋巴、单核及浆细胞浸润并伴有小动脉和静脉的血管炎；晚期炎症逐渐减少而代之以大量致密的胶原纤维。

临床表现 早期主要表现为炎症。患者感腰部和下腹部钝痛，同时伴有疲乏、厌食等胃肠道症状，还可有下肢水肿、低热等。有时在下腹和盆腔可扪及模糊触痛肿块。后期主要表现为腹膜后器官、组织被纤维包裹所造成的压迫和阻塞症状。以尿路梗阻为主，出现肾盂积水、夜尿或少尿和尿毒症。腰痛位置常较早期为高，常呈持续性有时呈绞痛。纤维组织可压迫和牵拉肠管引起缺血性肠绞痛；或累及肠道的自主神经功能而引起胃肠功能紊乱。亦可压迫和牵拉十二指肠、横结肠或乙状结肠引起移位和部分性肠梗阻。纤维斑块亦可累及下腔静脉、髂静脉或腹膜后淋巴管等引起下肢、阴囊水肿、血栓性静脉炎等。有时可伴随全身特发性纤维化的症状。

诊断 通常在发病数月或数年后才能做出诊断。诊断要点包括：①腹痛或腰痛伴各种胃肠道症状。②尿毒症。③血沉显著增快。④静脉肾盂造影、放射性核素肾图、血管或淋巴管造影的表现。静脉肾盂造影是重要的诊断手段，可显示肾盂扩大，一侧或

两侧输尿管阻塞，狭窄段输尿管向正中移位。B 超、CT 与 MRI 可不同程度的显示纤维斑块的解剖位置与外形。核素肾图可证实有尿路梗阻。B 超或 CT 引导下腹膜后肿块针吸或穿刺活检有助于病变性质的确定。实验室检查方面可有白细胞增多，血沉显著增快，肾功能受损等改变。该病须与其他原因造成的腹膜后器官受压鉴别，有时需行剖腹探查及活组织病理检查才能确诊。

治疗 停用能诱发该病的药物，如麦角衍生物及抗 5-羟色胺药等。肾上腺皮质激素适用于早期病例，术前准备及术后防止复发。如有尿路梗阻，早期可试用肾上腺皮质激素，如纤维化已很严重，则需手术治疗，松解受压的输尿管并移位至腹膜腔内，有的患者甚至需先作肾盂造瘘术，以解除尿毒症。血管淋巴梗阻很少需用手术治疗，可采用激素疗法。该病虽系进行性，但有自限倾向，有的还能自发缓解。即使发生泌尿系梗阻，只要及时发现，解除梗阻，一般预后良好。

(何裕隆)

fùmóhòu zhǒngliú

腹膜后肿瘤 (retroperitoneal tumor)

发生于腹膜后间隙疏松结缔组织、脂肪、肌肉、筋膜、血管、淋巴管、神经和胚胎残留组织的肿瘤。可为良性，也可为恶性，恶性居多，约占 80%。恶性腹膜后肿瘤以脂肪肉瘤、恶性神经鞘瘤、胚胎癌、神经纤维肉瘤和淋巴瘤为多；良性以良性畸胎瘤、神经鞘瘤、纤维瘤为多见。

临床表现 大多数腹膜后肿瘤起病时比较隐蔽，最常出现的临床表现是腹部包块及周围脏器的压迫症状。腹部包块通常是被患者偶然发现，常不伴其他不适。

包块的特点与肿瘤的部位、组织来源、大小及腹壁厚薄有关。囊性肿物常具有囊性感。较大的腹膜后肿瘤可产生压迫症状，其表现和严重程度跟肿瘤的部位、大小密切相关。压迫胃可产生饱胀感、恶心、呕吐；压迫直肠可导致排便次数增多、里急后重，严重时引起低位肠梗阻表现；压迫肾盂输尿管可引起肾盂积水的症状；压迫膀胱可产生尿频；压迫腹膜后静脉和淋巴管时，可导致腹壁静脉扩张、下肢水肿、精索静脉曲张、阴囊水肿等症状；压迫神经可致腰背痛、会阴部疼痛甚至下肢痛，相应区域皮肤感觉减退。少数患者出现腹痛，腹痛大多为胀痛或隐痛，很少出现绞痛。肿瘤压迫或侵犯神经时，可出现固定部位的持续性疼痛。肿瘤内出血、坏死时，可出现剧烈疼痛。少数具有分泌功能的肿瘤，如嗜铬细胞瘤，能分泌儿茶酚胺，可出现阵发性高血压。某些神经内分泌肿瘤可分泌胰岛素类物质，引起低血糖症状。恶性肿瘤随着其生长，逐渐出现食欲减退、乏力、低热、消瘦、贫血等全身症状，直至出现黄疸、腹水、恶病质。

诊断 结合患者的腹部包块、压迫症状及其他症状体征，诊断腹部包块并不困难。由于腹膜后肿瘤来源复杂，故要确定肿物的位置及性质，并不容易。肿瘤的部位、范围以及与毗邻器官的关系往往需要借助于各种辅助检查。腹部X线平片中出现骨骼、牙齿结构，则支持畸胎瘤诊断。若出现椎间孔扩大、骨质破坏，则应考虑神经纤维肿瘤。B型超声波、CT及MRI对肿瘤的准确定位以及与大血管、周围器官的关系具有重要的价值。超声内镜有助于对上腹部腹膜后肿物的起源、毗邻

的判断。超声引导下细针穿刺是腹膜后肿瘤获取病理确诊的重要手段。但仍有部分腹膜后肿物位置较深、毗邻重要器官或被肠道等器官遮挡，细针穿刺往往也难以进行。

治疗 手术切除是主要的治疗方法。手术的方式应该根据肿瘤的良恶性、浸润范围、局部淋巴结转移、有无远处转移等情况来决定。术前未能判断肿瘤性质的，术中冷冻切片有助于明确肿瘤的良恶性。能切除的肿瘤，争取整块切除。侵犯血管、周围器官的肿瘤，可行相应器官、血管壁的切除及重建。原发的未分化癌，可行术后放疗。淋巴瘤则可行化疗。

(何裕隆)

fùmóhòu zhīfángliú

腹膜后脂肪瘤 （retroperitoneal pimeloma） 腹膜后间隙局限性脂肪组织增生的良性肿瘤。多见于40~50岁的成年人，男女比例为1:2，好发于脊柱旁及肾周围。眼观呈扁圆形分叶状，有包膜，质地柔软，切面淡黄色，肿瘤大小不一，常为单发，也可多发。镜下结构可见大片成熟的脂肪细胞及多数增生的血管，与正常脂肪组织的主要区别在于有包膜，整个瘤体境界清楚，肿瘤的分叶大小不规则，并有不均等的纤维组织间隔存在。其危害在于巨大的瘤体造成的临床压迫症状，及因不能完全切除而复发。

临床表现 无特异性的临床表现，瘤体生长缓慢，早期常无症状，瘤体生长到相当程度才出现症状。主要表现为：①占位症状。患者感腹部胀满感，常偏于一侧，上腹部巨大肿瘤可影响呼吸，生长在盆腔时可有坠胀感。当肿瘤内有出血坏死时瘤体可突

然增大，症状加剧并可出现剧烈疼痛。②压迫症状。最常见的是对脏器的压迫而产生的刺激症状，严重者可引起空腔脏器梗阻。胃肠道症状有恶心、呕吐，直肠刺激可致排便次数增多、里急后重及下坠感。泌尿系症状有尿频、尿急等，甚至出现肾盂积水及尿毒症。如压迫神经则表现腰背，会阴部和下肢痛，还可出现有关神经支配区域知觉减退，麻木等感觉。压迫静脉及淋巴管引起回流障碍，可出现阴囊、下肢水肿和腹壁静脉曲张等。③腹部包块。约95%以上的患者可触及腹部或盆腔肿块，特点是部位固定而根部深在。④全身症状。腹膜后脂肪瘤发展到一定时期，可出现体重减轻、食欲减退、发热、乏力等全身症状。

诊断 由于肿瘤部位深，又有一定的扩展余地，发病初期无症状，临床上难以早期发现，所以术前影像学检查有着不可替代的重要意义。彩色B超优点在于简便、无创、经济、可重复检查和安全可靠，可作为筛查手段。腹部CT是目前诊断腹膜后脂肪瘤最常用的方法，也常用以手术后随访，以便早期发现肿瘤局部复发。CT和MRI检查能进一步明确肿瘤位置、大小、与周围重要脏器及血管的关系，对于肿瘤是否能被完整切除，或是否需要联合脏器切除具有极大的参考价值。另外，消化道造影及泌尿系统造影多能协助定位诊断。B超或CT引导下细针穿刺活检术结合免疫方法对肿瘤细胞的组织来源诊断可定性。但有些病例术前定性诊断困难，常需术中的组织学病理检查才能明确。

治疗 手术切除是主要治疗方法。凡有临床症状或不能排除

恶性病变存在时，均应手术切除。但由于腹膜后间隙解剖关系复杂，就诊时肿瘤往往巨大，且常侵犯邻近脏器及组织，使得手术彻底切除受到限制。术前应尽量多地掌握肿瘤的相关情况，做好充分准备，手术切除力争完全彻底，减少复发率。术中充分暴露、谨慎操作、动作轻柔，首先探查肿瘤及周围情况，明确肿瘤性质，尤其要了解与腹膜后大血管的关系，注意保护输尿管。沿肿瘤包膜分离是手术要点。必要时可以分层、分叶切除瘤体。对于周围粘连较重难以完整切除的肿瘤，可实施部分切除的减瘤手术，以减除和缓解肿瘤对邻近脏器的压迫症状。该病预后良好，极少有恶变者，且完整切除后可痊愈，部分切除亦可长期生存。巨大或多发性腹膜后脂肪瘤如切除不彻底，仍有复发的可能。

（何裕隆）

fùmóhòu zhīfáng ròuliú

腹膜后脂肪肉瘤 （retroperitoneal liposarcoma）

位于腹膜后源于间叶细胞的恶性肿瘤。起源于由脂肪母细胞向脂肪细胞分化的间叶细胞，故肿瘤内可见不同分化程度的异型脂肪母细胞。该病发病率仅占全部恶性肿瘤的1%以下，但却是最常见的原发性腹膜后软组织肉瘤，约占40%。男性多于女性，以中老年人居多。

临床表现　由于腹膜后间隙较大，位置隐蔽，多数患者早期缺乏特异性症状和体征，就诊时肿瘤巨大，包绕或侵犯相邻器官，处理较为棘手。腹部包块、腹胀和腹痛通常是首诊时的主要症状。也表现相应的邻近器官受压迫的症状以及全身一般症状，如体重下降、食欲减退、持续发热和贫血等。

诊断　早期诊断较为困难，出现症状者肿瘤通常已经较大。CT检查在腹膜后脂肪肉瘤的诊断中占有重要地位，不仅对肿瘤可做出明确的定位诊断，同时可以评估肿瘤与相邻器官的关系。血管CT则可以清楚显示肿物与重要血管的关系，为制定手术方案提供重要依据。对肿瘤在输尿管行程范围内的病例应常规行静脉肾盂造影检查。对肾功能异常的病例应加做肾图检查，以了解双侧肾脏功能。肿瘤与肠系膜上动静脉关系密切的病例也可以选择行数字减影血管造影（digital substraction angiography，DSA）。各项治疗前必须有详细的影像学检查，对肿瘤进展要有明确定位诊断。定性诊断通常需要手术切除后病理学检查明确。

治疗　手术切除是唯一能获得根治的治疗方法。完整切除肿瘤可显著减少肿瘤的复发，提高患者的生存率。腹膜后脂肪肉瘤常呈膨胀性生长，对周围脏器多为挤压推移，包膜完整或有部分包膜，边界通常能辨清，术中如果仔细耐心分离，多数可以完整切除。术前考虑肿瘤与输尿管关系密切时可术前停留输尿管导管以引导手术分离，避免损伤。为达根治目的，必要时可以联合脏器切除。常见的联合切除脏器有脾、胰腺、结肠、小肠、卵巢等。联合脏器切除手术创伤大、分离创面广、出血量大、手术时间长，故术前必须备足够的血源以保证手术安全。即使是无法根治性切除的患者，亦应尽量争取姑息性切除，以减轻症状，解除器官压迫梗阻，提高患者生活质量。腹膜后脂肪肉瘤术后复发率极高，其特点为原位复发、多次复发，复发率往往随时间的推移而升高，但很

少发生远处转移。因此术后应定期复查CT等，以期及时发现肿瘤复发，复发者如能再次手术仍可获得满意的疗效。腹膜后脂肪肉瘤的术后放化疗的效果仍存在争议，多数学者认为放化疗不敏感。

（何裕隆）

fùmóhòu xuèguǎnwàipíliú

腹膜后血管外皮瘤 （retroperitoneal hemangiopericytoma）

位于腹膜后源于血管外皮细胞的血管源性肿瘤。临床较罕见，恶性程度低。各年龄段均可发病，以50~60岁者居多，无性别及种族差异。多为单发，少数也可多发。肿瘤直径大多超过10cm，可出现陈旧性出血及活动性出血。发病原因尚未明确，可能与外伤、长期使用皮质类固醇激素、妊娠及高血压等有关。

临床表现　一般表现为缓慢增大的无痛性腹部包块。肿瘤一般较大，多为单个，偶见为多个，界限清楚，多无包膜或仅有假包膜。随肿瘤体积增大而产生周边压迫、阻塞或浸润症状。部分患者伴有低血糖，其原因为有些软组织血管外皮瘤可分泌肾素，血糖被利用和消耗，肿瘤切除后血糖可恢复正常。临床还可有高血压、症状性动-静脉短路等表现。

诊断　该病具有肿瘤较大而无症状的特点。一般要通过定位和定性相结合，才能得出正确的诊断。腹部查体有时可触及肿块，但要确定其原发于腹膜后间隙，需借助CT、MRI等影像学检查。CT扫描可见巨大分叶状肿块，伴小斑点钙化灶和坏死区，常有大血管围绕其周围。通过CT及MRI检查可了解肿瘤的边界和范围，以及周围有无组织破坏。但其影像学特征与腹膜后其他肿瘤性疾病不易鉴别。血管外皮瘤的最终

定性诊断仍需靠组织病理学及免疫组化检查。肿瘤大体切面呈灰白色或棕红色，瘤质韧、实或脆，常为均质性、鱼肉状。可见出血和囊性变。镜下见肿瘤富含毛细血管，肿瘤性血管外皮细胞分布于管腔周围，呈放射状或同心圆样增殖排列，胞质极少，核染色质丰富且分布不均，可见核分裂象，嗜银染色阳性。与其他间叶细胞不同，血管外皮瘤缺乏容易辨认的细胞特性和免疫特异性标记，光镜下很难与血管内皮细胞、成纤维细胞、组织细胞相区别，故病理诊断也有一定的困难。

治疗 当患者出现腹膜后无痛性肿物，或出现压迫症状均应尽早手术以明确诊断，同时尽量根治性切除。血管外皮瘤均应视为可能恶性肿瘤而尽早手术切除。切除前作血管栓塞有助于减少出血。完整切除者预后较好，10 年生存率 47% ~ 86%。术后可发生局部和远处转移，由于复发或转移常在手术后数年或更长时间后发生，因此需长期随访患者。术后可结合辅助放疗、辅助化疗，但其确切疗效难定。

（何裕隆）

fùmóhòu línbāguǎnliú

腹膜后淋巴管瘤（retroperitoneal lymphangioma）

发生于腹膜后由淋巴管和结缔组织发育增生形成的先天性良性肿瘤。又称腹膜后乳糜囊肿或腹膜后乳糜管瘤。多见于儿童及青少年，少数在出生时即被发现。属于先天发育异常错构瘤性质，具有畸形和肿瘤的双重特性。临床上通常分为四类：海绵状型淋巴管瘤、囊肿型淋巴管瘤（囊性水瘤）、弥漫性多发性淋巴管瘤（淋巴管瘤病）、表皮皮肤淋巴管瘤（其中包括单纯性淋巴管瘤和曲张性淋巴

管瘤）。以囊肿型多见。该病虽属于良性病变，但其生长具有侵袭性，其增生活跃的内皮细胞可缓慢侵入或压迫周围组织如腹主动脉、下腔静脉、腹腔干及肠系膜血管等重要血管及胰腺等腹膜后实质性脏器，导致相关脏器组织萎缩，进而出现功能障碍。此外，在病变的生长过程中如遇到血管结构，有可能将其包绕其中，造成今后治疗困难。同时淋巴管瘤本身可以合并感染、出血、扭转甚至破裂。

临床表现 腹膜后间隙是一个广阔的潜在区域，血管丰富，组织疏松，发生在腹膜后的淋巴管瘤具有相当大的扩展余地，故腹膜后淋巴管瘤被发现时多体积巨大。腹膜后淋巴管瘤外表多光滑，颇为柔软。囊肿型具有完整包膜，界限较清晰，囊壁薄，囊液清而无色或呈淡黄色。海绵状型常包绕肾及输尿管或血管，界限不清，且易发生感染；感染后可与周围组织、器官发生粘连。腹膜后淋巴管瘤初始多无明显症状，随着囊肿的增大，对腹部脏器造成推挤、压迫才出现相应临床表现，如腹部包块、腹痛、呕吐、腹胀、腰痛等，但多为非特异性表现。而且由于病变位置较深，挤压后囊肿易变形，患者自己往往难以扪及，故多为常规体检时经各种影像学检查手段发现。

诊断 由于临床表现及体征不甚典型，腹膜后淋巴管瘤术前确诊颇为困难。近年来一些无损伤技术的开展有助于该病的诊断。常用的辅助检查有 CT、MRI、超声多普勒、淋巴管造影等。①超声检查：对该病的诊断简便迅速、无创、准确性高，应用高频超声能对肿瘤内部结构清晰显示。②增强 CT 检查：可以明确病变所

在部位、大小、内容物性质及与周围脏器特别是血管的毗邻关系，对手术有较好的指导意义。③MRI 检查：对软组织具有较好的分辨率，并可有多切面的成像方式，对判断毗邻关系及手术方式有较高的价值。

治疗 一经确诊或者高度怀疑，即应考虑手术治疗。手术前，应结合影像学检查结果，充分评估病灶与周围脏器，特别是与血管的毗邻关系，如为多发病变，应详细了解多发病变的分布状况，尽可能选择单一切口一期同时切除，尽量避免病变遗漏。淋巴管囊肿具有完整包膜，虽体积较大，但多可顺利切除。切除过程应避免挤压病灶使囊肿破裂，应妥善处理出入病灶的细小管道结构，避免术后出现乳糜漏。对于病灶无法完整切除者，可考虑行肿物大部切除，使用 3% ~ 5% 聚维酮碘（碘伏）处理残留囊壁组织，以破坏囊壁内皮细胞，防止术后复发。手术创面应妥善处理，并留置引流管。考虑到患者的手术耐受力及手术风险，有时可采取影像学介导下的病灶穿刺抽液及硬化剂注射等治疗方法，但复发率较高。

（何裕隆）

fùmóhòu shénjīngqiàoliú

腹膜后神经鞘瘤（retroperitoneal schwannoma）

位于腹膜后源于神经膜细胞的肿瘤。又称神经膜细胞瘤。多发生在神经节及神经干周围，临床少见，其发生部位多在头颈、躯干及四肢，原发于腹膜后者少见。通常无症状而且生长缓慢，大多数为良性，偶有恶变。

临床表现 因肿瘤生长缓慢，起初一般无症状，多数患者以无痛性肿块就诊或者在体检时无意

发现。肿瘤巨大时可以出现压迫症状，例如压迫直肠出现不完全性肠梗阻的症状；压迫泌尿系出现肾盂积水症状；刺激膀胱出现尿频、尿急等症状；压迫神经时，可出现腹痛、腰背痛及下肢放射痛或酸胀麻木感；压迫静脉引起回流障碍，可以出现阴囊、下肢水肿等症状。肿瘤若侵犯邻近器官出现血尿、便血、骨痛等症状，则需考虑为恶性神经鞘瘤。

诊断 由于腹膜后组织间隙相对疏松，上达横膈，下至盆膈，肿瘤可以向其无阻力方向隐蔽缓慢生长，多无明显临床症状，故早期诊断困难。B超能显示肿物位置、大小、边界以及与周围组织的关系，尤其对囊性改变和钙化常较敏感。超声引导下穿刺活检能确定肿块的性质，可作为诊断该病的首选检查方法。CT和MRI准确率更高。CT扫描示略低于或低于肌肉密度的软组织块影，边界清，密度均匀或不均匀，增强扫描大部分肿块呈不规则强化。腹膜后神经鞘瘤确诊需依据术后病理学和组织学检查，国内外多数学者认为免疫组化检查瘤组织 S-100 蛋白、波形蛋白（vimentin）阳性具有特异性。

治疗 手术切除是治疗腹膜后神经鞘瘤的最佳方法。应将瘤体及周围组织作广泛切除。在早期发现的体积较小的肿瘤，手术难度不大，但若肿瘤巨大、血流丰富、与重要脏器或腹膜后血管粘连则手术将非常复杂。手术的难点在于既要最大限度地彻底切除肿瘤，又要不损伤神经组织。手术基本原则是直视下逐步分离肿瘤和处理受累的脏器和大血管，将肿瘤从包膜内完整剥出。手术的关键是保护腹部大血管及其属支，避免损伤，否则极易造成难以控制的大出血。因此术前应做好充分的准备，必要时应多学科共同协作，如麻醉科、胃肠外科、血管外科等。腹膜后恶性神经鞘瘤多侵犯较大神经，术中较易与良性神经鞘瘤区别，术中冷冻切片检查可以帮助确定性质及良恶性。良性神经鞘瘤复发率低，预后好。恶性神经鞘瘤可浸润周围组织器官，手术后常易复发，对放化疗不敏感，因而恶性程度高，预后差。

（何裕隆）

fùmóhòu chéngshénjīngxìbāoliú

腹膜后成神经细胞瘤 （retroperitoneal neuroblastoma）

位于腹膜后源于交感神经节和肾上腺髓质神经节细胞的肿瘤。是威胁小儿健康较常见的肿瘤，成年人罕见。约75%成神经细胞瘤位于腹膜后间隙，其中大多数发生于肾上腺髓质。

临床表现 由于腹膜后成神经细胞瘤的原发灶各异，并且有早期转移的特点，因此临床表现呈现多样性。常见的症状和体征是腹部肿块、腹痛、严重贫血、不规则发热。也可表现相应的脏器受压症状。少见的临床表现为肝大、颞顶或枕部肿块、浅表淋巴结肿大、皮肤结节、骶骨前肿块、腹泻、睾丸肿块及霍纳综合征等。新生儿及婴儿常见皮肤和肝转移，而幼儿常见骨转移。

诊断 腹膜后成神经细胞瘤具有分泌功能，可合成儿茶酚胺，其代谢产物香草扁桃酸（vanillyl mandelic acid，VMA）可从尿中排出，绝大多数患者检测尿和血中VMA增高异常显著，对诊断有特异性。CT扫描是诊断腹膜后成神经细胞瘤最有价值的检查手段之一，可为术前定性诊断、制定治疗方案及估计预后提供重要依据。

CT扫描下成神经细胞瘤一般呈混合性组织的密度即有实性及囊性相混合，大部分患者CT图像上可以找到钙化灶。增强CT还可以清楚地显示成神经细胞瘤推移或包埋腹主动脉、腹腔干、下腔静脉和肾动静脉等腹膜后血管的表现。而MRI检查虽然显示钙化不如CT，但肿瘤影像有特征性，也较易做出定性和定位诊断。最近有研究对成细胞瘤进行了基因检测分析并最终找到了该病的致病基因。这一成果有望在将来使医生可以用简单的超声波或尿液检查来对携带这种变异基因的儿童进行监测，从而能够在早期诊断和治疗。

治疗 手术切除是腹膜后成神经细胞瘤标准的治疗手段。完整切除肿瘤可显著降低肿瘤的复发率，提高患者的生存率。治疗过程中应定期复查VMA。通常根治性切除后，VMA降至正常，如以后又显著增高即使临床无表现，也提示肿瘤可能复发。晚期病例的治疗仍然较为棘手。术后辅以放化疗可以改善预后。常用化疗方案以顺铂、环磷酰胺和长春新碱为基础。新近研究证明联合应用抗GD2免疫治疗和（或）顺式维A酸-靶向放疗-多个周期低毒性化疗可以延长患儿的生存时间，包括生物疗法和低毒性联合化疗，可使儿童成神经细胞瘤转为慢性病程，复发后也可长期生存。腹膜后成神经细胞瘤的预后与年龄相关，在婴幼儿，转移和未转移肿瘤的治愈率都很高；在儿童，肿瘤未转移者非手术治疗有较好疗效，但已转移者预后不良；在青少年和成年人，尽管转移和未转移肿瘤病程都可以延长，但预后均较差。

（何裕隆）

fùmóhòu èxìng fēishìgèxìng
fùshénjīngjiéliú

腹膜后恶性非嗜铬性副神经节瘤（retroperitoneal malignant nonchromaffin paraganglioma）

位于腹膜后源于神经嵴细胞的恶性肿瘤。又称腹膜后化学感受器瘤。该类肿瘤为肾上腺外的非嗜铬性神经内分泌恶性肿瘤，属胺前体摄取及脱羧（amine precursor uptake and decarboxylation，APUD）细胞肿瘤的一种，多位于腹膜后神经节聚集的部位，以腹主动脉旁神经丛常见。流行病学上多为散发，且临床上多为单个结节，仅少数表现有家族聚集倾向且是多发结节。该病的发生与人体异常发育有关。副交感神经节在胚胎发育时期与肾上腺髓质共同起源于神经嵴细胞，多位于躯干旁的交感神经干。大多数在儿童期退化，人体内只残留颈动脉体、颈静脉球和主动脉体，如位于腹膜后肾上腺外的其他部位则逐渐发展成非嗜铬性副神经节瘤。非嗜铬性副神经节瘤多数为良性，仅10%左右为恶性。

临床表现 可以发生于任何年龄，30~45岁常见，男女性别差异不明显。绝大多数的恶性非嗜铬性副神经节瘤为非功能性，早期无明显的临床症状，直至肿瘤压迫、侵犯毗邻组织才出现相应的症状。最常见的临床表现为无痛性的腹部包块，有些患者因腹部、腰背部疼痛或者肠梗阻就诊。少数为功能性肿瘤，可以分泌儿茶酚胺，引起阵发性高血压、心悸、多汗等类嗜铬细胞瘤的临床表现。

诊断 主要通过影像学及病理学检查进行定位、定性诊断。①定位检查：首选腹部CT，可清晰显示肿瘤的轮廓、组成成分、供瘤血管的来源及位置、肿瘤与周围脏器的关系。②定性诊断：主要依靠病理学检查。组织形态与嗜铬性副神经节瘤相似，但无嗜铬物质。肿瘤的良恶性很难单凭组织形态来鉴别。瘤细胞核的多形性、血管侵犯仅有提示作用，不足以明确区分良恶性肿瘤，临床上多以肿瘤转移或复发作为诊断恶性的依据。恶性非嗜铬性副神经节瘤可通过淋巴道转移至瘤旁局部淋巴结，也可经血行转移至肺、骨、肝等部位。

治疗 以手术为主，化疗、放疗或靶向治疗为辅。手术治疗原则包括避免术中肿瘤破裂、清扫瘤旁淋巴结、结扎供瘤的重要血管。如肿瘤侵犯毗邻组织，在保证生存质量的基础上可考虑联合脏器切除；伴单个远处转移灶，可考虑联合切除；如患者情况允许，复发的肿瘤可再次手术治疗；如肿瘤为功能性，术前及术中的注意事项同嗜铬细胞瘤，特别注意术中分离肿瘤时需动作轻柔，严禁大力挤压。但恶性非嗜铬性副神经节瘤的手术难度一般很大，原因包括肿瘤侵犯毗邻器官组织、供瘤血管丰富，位置多靠近重要的血管，如腹主动脉、下腔静脉、肾血管或肠系膜血管，因此应注意术中大出血的可能，必要时需吻合血管。由于恶性非嗜铬性副神经节瘤难以手术完全切除，切除后易复发，可考虑术后辅助性化疗或局部放疗以延缓肿瘤生长，并且提倡长期随诊。

(何裕隆)

fùmóhòu liángxìng nángxìng jītāiliú

腹膜后良性囊性畸胎瘤（retroperitoneal innocence cystic teratoma）

位于腹膜后源于三个胚层的良性肿瘤。又称腹膜后皮样囊肿。属于良性先天性生殖细胞肿瘤，具有内中外三个胚层的异常分化组织，常含有成熟或者未成熟的皮肤、上皮、骨、软骨、牙齿、肌肉以及脂肪等。该病好发于新生儿和婴儿，约50%的患者于10岁前发现，以女性居多。腹膜后间隙的畸胎瘤并不多见，占腹膜后原发肿瘤的比例不超过10%，好发于肾前间隙和腹主动脉前方。

病因及发病机制 该病起源于原始生殖细胞。正常胚胎发育情况下，原始生殖细胞分化和发育成各胚层的成熟细胞，但原始生殖细胞在胚胎发育的后期，从生殖腺上分离或脱落，形成了具有内中外三个胚层的异常分化组织。腹膜后良性囊性畸胎瘤随着年龄增长恶性变的倾向呈上升趋势。良性囊性畸胎瘤大多生长缓慢，有的停止生长，有的出现肿瘤破裂、继发感染或钙化等结局。

临床表现 由于解剖位置的特殊性，腹膜后良性畸胎瘤通常只有体积较大的时候或者合并侵犯周围组织的时候才被发现，因而多数腹膜后良性囊性畸胎瘤的患者并无临床症状。随着肿瘤的长大，部分患者可扪及腹部或腰背部包块，或出现腹胀、腹部坠胀感。后期患者可出现局部压迫症状。如压迫胃可引起恶心呕吐；压迫腹膜后神经可引起腹痛；压迫肾盂输尿管可引起肾盂积水；压迫胆总管可出现黄疸；压迫直肠可引起低位肠梗阻。如继发感染，可出现寒战发热、腹痛、白细胞增多等感染表现。

诊断 主要通过影像学检查及术后病理学检查进行定位、定性诊断。①腹部X线检查：如发现软组织肿块影内含钙化组织可协助诊断，但不能分辨良性与恶性，因恶性畸胎瘤中有25%内含钙化组织。②腹部B超：可了解肿瘤的性质，如囊性、实性或囊实性，但不能区分肿瘤位于腹腔内或腹膜后，不易分辨脂肪、软组织及肿瘤内的钙化组织。③腹部CT：诊断价值最高，可清晰分辨肿瘤内的脂肪、软组织、牙齿、骨骼或钙化组织。其中肿瘤内脂肪是该病最常见表现。CT还可提示有无恶变，了解肿瘤与周围脏器、血管的毗邻关系，从而指导手术。

治疗 原则上要求完整切除肿瘤包膜及其内容物。该病属于良性肿瘤，病程长者有恶变的倾向，因此一经诊断，根治性的肿瘤完整切除是本病的唯一治疗手段。该病的预后良好。但恶变率可达3%~6%，故术后严密随访，特别是在术后4个月内。

(何裕隆)

fùmóhòu èxìng jītāiliú

腹膜后恶性畸胎瘤 (retroperitoneal malignant teratoma)

位于腹膜后源于具有多向分化潜能的生殖细胞的高度恶性肿瘤。由多种与发生部位无关的组织构成。分为成熟型和未成熟型两种，多见于女性，并常发生在儿童及婴儿，组织成分可以是单一组织结构或同时有三个胚层多种多样组织成分，排列结构错乱，常含有皮脂样物质、脂肪、毛发，并可有浆液、牙齿或骨组织等。腹膜后畸胎瘤可发生恶性变，恶变率为6.8%~10%，随着年龄的增长而升高。恶性畸胎瘤有组织浸润及远处转移的可能。

临床表现 症状多样且无特异性。由于腹膜后间隙宽广，腹膜后畸胎瘤通常呈隐匿性生长，患者可长达数年甚至数十年无任何异常表现。患者就诊的常见原因是占位压迫症状，此时肿瘤往往已经很大。肿大的瘤体占据腹腔，压迫腹内脏器，致腹部胀满，向上压迫膈肌，致使呼吸困难。发生于骶前者，可压迫乙状结肠、直肠和膀胱，发生大便困难、里急后重、尿频，甚至发生梗阻症状。还可压迫神经根，出现腰背部、会阴部、下肢疼痛及皮肤感觉异常；也可压迫淋巴管和下腔静脉出现下肢肿胀等。肿瘤短期内迅速增大或压迫周围组织引起疼痛、排尿排便困难。肿瘤标志物人绒毛膜促性腺激素（human chorionic gonadotropin，HCG）、癌胚抗原（carcinoembryonic antigen，CEA）、甲胎蛋白（alpha-fetoprotein，AFP）等可升高。需要注意的是，类癌综合征的出现和男性乳腺发育等为肿瘤恶变信号。

诊断 早期诊断常较困难，在很大程度上要依靠合理的辅助检查。CT和MRI均可以准确判断肿物的部位、大小、性质、与周围组织的关系，同时能够显示肿瘤内骨、脂肪组织、毛发、皮脂、带有皮肤的疏松纤维脂肪组织等不同成分，因此成为诊断腹膜后畸胎瘤的重要手段。而MRI在判断畸胎瘤与重要血管的关系及浸润方面更优于CT。腹部X线平片有时可以见到牙齿、骨骼影和钙化影。B超对许多无症状的畸胎瘤可以做到早期诊断，也是监测术后复发的主要手段。恶性腹膜后畸胎瘤是能产生血清AFP的肝外肿瘤。因此，AFP被认为是诊断恶性畸胎瘤较特异的实验室指标。

治疗 原则上应早期手术治疗。彻底切除肿瘤是目前唯一有效的治疗方法。即使是无症状的畸胎瘤，也应尽早切除以解除肿瘤对周围器官的压迫，预防恶变、出血、感染、破裂等并发症，以及避免因肿瘤与大血管粘连而增加手术的难度和大出血的风险。恶变病例肿瘤浸润范围广，术中不易完全切除，术后容易复发，预后差。当与周围器官粘连严重，难以剥离时，可行联合脏器切除，以保证肿瘤切除的完整性，这一点对恶性畸胎瘤尤为重要。目前认为，肿瘤切除干净与否和化疗开始时间的早晚直接影响恶性畸胎瘤的预后。因此，恶性畸胎瘤应扩大手术范围，术后尽早采用对生殖细胞肿瘤敏感的综合方案治疗，以提高生存率。提高对该病的认识、定期体检、早期诊断以及早期治疗是改善预后的关键。

(何裕隆)

fùmóhòu nèipēidòuliú

腹膜后内胚窦瘤 (retroperitoneal endodermal sinus tumor)

位于腹膜后源于生殖细胞的高度恶性肿瘤。又称腹膜后恶性卵黄囊瘤。系胚胎发育过程中，原始生殖细胞丛卵黄囊内胚层向生殖嵴移行过程中"迷走"或遗留并瘤化所致。常单侧发病，恶性程度高，生长迅速，很早发生淋巴结转移及盆腔扩散。是一种极为少见的恶性肿瘤，容易误诊。内胚窦瘤好发于儿童的性腺，发生于腹膜后者少见。

临床表现 该病发生于腹膜后的潜在腔隙内，临床上并无特异性症状和体征。早期可无明显临床症状，通常肿瘤长到相当大的程度才被发现。临床主要表现为腹痛腹胀，肿大明显时因压迫不同的脏器而出现不同的表现。偶因肿瘤破裂或广泛出血而出现急腹症。

诊断 由于缺乏特异性临床表现和体征，同时影像学无特征性表现，早期诊断困难。CT和MRI可明确病变的大小、范围及与周围组织的关系和转移情况。中线及中线附近的肿块应想到本病的可能性。绝大多数内胚窦瘤分泌甲胎蛋白（alpha-fetoprotein，AFP），因此血 AFP 水平显著升高对内胚窦瘤的诊断有重要的参考价值。部分患者 AFP 并不升高，对这部分患者的诊断则相对更难。内胚窦瘤的确诊最终要依赖于病理组织学检查。细针穿刺活检是获取组织标本的重要方法，但内胚窦瘤位置深，受多个器官组织覆盖或毗邻大血管，往往不能穿刺成功。对于确诊困难又高度怀疑腹膜后恶性肿瘤的患者，往往在剖腹探查后才得以确诊。

治疗　手术治疗的原则是争取肿瘤整块切除，能否完整彻底地切除肿瘤是腹膜后内胚窦瘤治疗成败的关键。该肿瘤生长快，恶性程度高，常常包绕或侵犯重要的神经和血管，如腹主动脉、下腔静脉等。如果联合切除脏器或受侵大血管有助于完整切除肿瘤，则应切除脏器及大血管并进行重建，尽量不要残留肿瘤组织。腹膜后内胚窦瘤对放射治疗不敏感，手术后的辅助治疗以化疗为主，首选博来霉素-依托泊苷-顺铂（bleomycin-etoposide-cisplatin，BEP）方案。对于无法完整切除或者无法手术的患者，亦可单独应用该方案化疗。在治疗过程中监测血 AFP 的变化，对于分析和评价疗效有重要的意义。尽管手术和化疗技术逐步提高，但腹膜后内胚窦瘤生长迅速，恶性程度高，手术后多在 1 年内复发或转移，死亡率极高，预后仍不良。

（何裕隆）

fùmóhòu róngmáomó'ái

腹膜后绒毛膜癌（retroperitoneal choriocarcinoma）　位于腹膜后源于胚胎性绒毛膜组织的恶性肿瘤。可分为妊娠性绒毛膜癌和非妊娠性绒毛膜癌。①妊娠性绒毛膜癌：常见于妊娠后，在正常妊娠、葡萄胎、流产和异位妊娠等情况下均有可能发生。②非妊娠性绒毛膜癌：又称原发性绒毛膜癌，可见于男性或女性，极为罕见，原发灶可位于生殖系统内或生殖系统外，常合并其他生殖源性肿瘤，如恶性畸胎瘤、胚胎瘤、精原细胞瘤、无性细胞瘤等。其中发生于生殖系统以外的绒毛膜细胞癌统称为性腺外绒毛膜癌，常见于中线部位如腹膜后腔隙、纵隔或颅内（尤其是松果体区）。

病因及发病机制　不十分明确，可能来源于胚胎发育过程中残余的原始生殖细胞的异位迁移。恶性程度非常高，以血道转移为主，转移出现早且广泛。绒毛膜癌自身不形成血管，通过对周围血管的侵犯而获得营养物质，故其原发及转移病灶均易出血。

临床表现　该病原发病灶引起的临床表现与腹膜后其他肿瘤相似，包括肿瘤压迫、腹痛、腹部包块等。继发出血也是腹膜后绒毛膜癌的常见表现，出血常常导致腹膜后血肿，加重压迫症状，出血亦可穿破后腹膜进入腹腔，引起腹膜刺激症状。最常见的远处转移部位是肺部，其次是肝和脑。当发生肺转移时，通常表现为咳嗽、胸痛、咯血及呼吸困难。腹膜后绒毛膜癌发生肝转移时，通常伴有肺转移，常表现为肝区疼痛，若病灶穿破肝包膜，则可出现腹腔内出血表现。腹膜后绒毛膜癌脑转移预后极差，可表现为一过性脑缺血症状、头痛、喷射样呕吐、偏瘫、抽搐甚至昏迷，最终因颅内压升高，脑疝形成而死亡。

诊断　该病早期诊断困难，尤其是男性患者。患者早期症状不明显，发现时往往已出现远处转移。在 95% 以上的患者中，血 β-人绒毛膜促性腺激素（beta-human chorionic gonadotropin，β-HCG）显著升高；脑脊液 β-HCG 与血 β-HCG 比例大于 1∶60 时，提示脑转移可能。B 超检查可发现回声不均匀肿物，边界不清，彩色多普勒主要提示肿物内丰富的血流信号和低阻力型血流频谱。胸部 X 线平片对肺转移病灶有诊断价值。CT 及 MRI 对肺、肝及脑等转移病灶有较高的诊断意义。腹膜后绒毛膜癌的确诊有赖于组织学诊断，镜下见成片滋养细胞浸润及坏死出血，即可做出诊断。目前报道的病例中，绝大部分男性患者直到术中活检才得以确诊，导致治疗时机的错失。

治疗　主要是化疗与手术相结合。与妊娠性绒毛膜癌不同，非妊娠性绒毛膜癌是起源于绒毛细胞自身的恶性肿瘤，手术是必要的。但发现时往往体积较大，转移和侵犯较广泛，手术难以完全切除，并且容易促进血行转移的发生。目前主张行术前化疗，待 β-HCG 接近正常瘤体明显缩小时，再行根治性手术，术后行辅助化疗，可有效降低复发的风险，改善预后。随着治疗手段的提高，该病的预后有所改善。但早期诊断困难，该病的预后仍很差。

（何裕隆）

fùmóhòu biǎopíyàng nángzhǒng

腹膜后表皮样囊肿（retroperitoneal epidermoid cyst）　发生于腹膜后的表皮样囊肿。又称腹膜后胆脂瘤，属于良性瘤样病变，极少恶变。其可分为先天性和获得性两类。①先天性表皮样囊肿：由胚胎早期神经沟封闭时外胚层

残留下来的组织发展而成，以中枢神经系统及生殖系统多见。②获得性表皮样囊肿：多为外伤手术导致表皮进入深部组织内，囊肿壁上皮组织不断角化脱落而形成，多见于易受外伤或磨损部位，如肘部、注射部位等。腹膜后表皮样囊肿属先天性，十分罕见，多出现在胰周、副脾以及骶骨前区。表皮样囊肿的内壁为皮肤表皮的复层鳞状上皮结构，深部无真皮组织，囊肿外壁为纤维组织，囊内容物为分层状的角化物质和胆固醇，呈灰白色的干酪样，并夹杂有脱落破碎的表皮细胞。

临床表现 该病多无明显症状，位于上腹部的，部分患者出现上腹部隐痛、恶心、体重下降；位于骶骨前区的，部分患者会出现会阴部、肛周酸胀感、隐痛。因较少自觉不适，大部分由体检发现。上腹部腹膜后表皮样囊肿一般无特殊体征，随肿物增大可能于上腹部触及深部肿物，位置较固定；骶前者于直肠指检时可后壁隆起的硬而具有弹性肿物。

诊断 发现腹膜后肿物，腹部或可触及包块，骶前者直肠指检可触及直肠后壁弹性包块。CT或MRI示囊性病变，符合上述特点。即可做出诊断。①CT检查：呈均匀或不均匀的低密度改变，CT值0~15HU，边缘清楚。肿瘤可有钙化，但不常见，多位于囊壁上，亦可在囊内。增强扫描时病灶不强化，偶见边缘轻度弧形增强。②MRI检查：T_1加权像绝大部分为均匀的低信号，少数由于瘤体内含液态胆固醇或出血而呈高信号影。T_2加权像呈明显的、均匀一致的高信号影。肿瘤包膜于T_1加权像呈中等信号，T_2加权像呈高信号影。增强检查无强化效应。

鉴别诊断 ①畸胎瘤：畸胎瘤内可有骨头、毛发、脂肪甚至牙齿等成分，表皮样囊肿囊内仅含角质物质及胆固醇。②皮样囊肿：可含有皮肤附件组织，如皮脂腺、毛囊、毛发等，可见于卵巢、睾丸、纵隔、骶尾部、腹膜后、松果体等中线部位，病灶密度较均匀，病灶钙化率较高。

治疗 手术治疗为主。手术尽可能连同包膜一起完整切除，如果囊肿较大，可用粗针头将囊肿内容物抽出后再行剥离。若囊肿与周围器官组织严重粘连致部分囊壁无法切除干净，可用苯酚烧灼囊肿内壁，预防复发。

（何裕隆）

fùmóhòu chángyuánxìng nángzhǒng

腹膜后肠源性囊肿（retroperitoneal enterogenous cyst） 发生于腹膜后的肠源性囊肿。其内壁衬有类似胃肠道的上皮细胞，能分泌黏液，是一种先天性病变。肠源性囊肿可发生于任何年龄，但以儿童多见；多发生于椎管内、颅内和纵隔，发生于腹膜后的较为少见。与发生于椎管或颅内的不同，腹膜后肠源性囊肿发病年龄较晚，其原因在于腹腔容积大，器官活动度较大，压迫症状出现较晚。

病因及发病机制 具体发病机制仍不甚清楚，目前普遍认为其与消化道形成时脊索与原肠未完全分离有关。在胚胎发育至第3周时，紧密相连的内胚层和中胚层分离，部分内胚层组织未与中胚层分离。这些内胚层组织继续向前肠发育即形成了肠源性囊肿。而腹膜后肠源性囊肿则是在胚胎期肠道发育过程中，芽生样憩室从肠道壁向外生长，个别憩室从肠道壁脱落后坠入肠系膜二叶腹膜之间或腹膜后，发育成含有肠壁各层组织的肠源性囊肿。约1/3的病例并发其他畸形，如肠闭锁、脐膨出、肠旋转不良等。

临床表现 因囊肿大小、所在部位、形态不同和对周围器官的压迫而异。无痛性腹部包块常为该病的首发表现。囊肿呈球形、椭圆形或袋状，多与肠腔隔绝，开始一般较小，故该病早期可无任何症状。随着囊内黏膜向闭锁的腔中不断分泌液体，分泌物不能流出也不能被再吸收而潴留，囊肿逐渐增大，逐渐出现以压迫邻近器官为主的临床表现。同时可有非特异性消化道症状如恶心、呕吐、腹胀、腹痛等。随着病程的进展，可引起肠梗阻、肠套叠、泌尿系梗阻等症状。如肠梗阻有坏死、出血或继发感染时可出现腹痛、发热等症状。由于部分囊肿内含有胃黏膜组织，可分泌大量盐酸，可导致囊肿本身及相邻的组织器官发生溃疡、出血、穿孔等。

诊断 该病少见，起病隐匿，临床缺乏特异性表现，易被疏忽，故术前明确诊断常较困难。完善相关术前检查，对于疾病的诊断及手术方式的确定有一定的指导意义。术前超声检查有助于了解病变部位、大小、形态、性质以及与周围脏器的关系；消化道钡剂检查、静脉肾盂造影等有助于了解囊肿对周围脏器压迫的程度及比邻关系。该病可发生于腹膜后任何部位，临床诊断时需要与腹膜后的其他病变相鉴别，如间质瘤、畸胎瘤、胰腺囊肿、胰腺囊腺瘤、肾盂积水、肾肿瘤、盆腔肿瘤等，最终诊断仍需术后病理确诊。

治疗 手术切除是该病的首选治疗。无论有无症状，均应手术切除，因其有导致肠梗阻、肠出血、肠穿孔、泌尿系梗阻等并发症的危险。具体手术方式的选择要根据囊肿的部位而定。完整切除囊壁是手术的关键，否则可因囊壁残余而复发。对于与重要血管或重要脏器严重粘连的病例，完整切除困难时，用10%甲醛溶液涂抹残留囊壁可减少复发的机会。所有患者术后均需密切随访，尤其是未完整切除囊壁的患者。一旦复发，可再次手术。

(何裕隆)

fùmóhòu èxìng xiānwéizǔzhī xìbāoliú

腹膜后恶性纤维组织细胞瘤

（retroperitoneal malignant fibrous histiocytoma） 位于腹膜后源于原始间叶组织的软组织肉瘤。该病少见。可发生于任何年龄，以中老年多见。根据临床表现和组织学形态分为多形性、巨细胞型和黄色瘤（炎症型）三种亚型。以黄色瘤（炎症型）多见。

临床表现 通常表现为逐渐增大的无痛性肿块以及腹部疼痛不适。腹痛、发热是早期的症状。有时有背痛表现。随着肿瘤的生长，可能出现非特异性的胃肠道及泌尿系症状如腹部胀痛不适、腰酸、低热等。晚期常表现为：体重下降、虚弱无力、食欲减退及呕吐。其他非特异症状包括：发作性低血糖（肿瘤可分泌胰岛素样物质）及消化道出血等。体检常可发现腹部肿块。

诊断 早期诊断困难，容易误诊。凡腹膜后肿物，短时间内生长较快，不能以常见的深部软组织恶性肿瘤解释时，应想到该病。确诊主要依靠病理学检查。影像学诊断符合率约为20%。消化道钡剂造影可显示腹腔器官受压及移位。静脉肾盂造影检查常显示肾外病变压迫或仅肾、输尿管、膀胱移位。超声检查可明确腹膜后肿瘤的诊断，显示肿块为实性回声，其内有坏死区；超声下尚可判断肿瘤位置及毗邻关系。CT检查有助于显示肿瘤的部位、大小、形态、密度、侵犯范围及远处转移的情况。MRI在显示腹膜后恶性纤维组织细胞瘤累及血管及提供肿瘤分期信息方面优于CT。动脉造影可显示肿块血供，从而明确肿块来源、性质及侵犯程度。

治疗 关键在于早期发现、早期手术治疗。而要获得理想效果则取决于首次治疗的正确性和彻底性。手术切除是最有效的手段。常用方法有局部切除和广泛局部切除。局部切除只能切除肉瘤本身，而遗留肉瘤周围反应区内的卫星病灶，术后局部复发率高。广泛局部切除包括肉瘤及周围浸润3cm以上的正常组织，包括联合器官切除；侵犯大血管时，联合血管切除并行人工血管移植术。术后辅以放化疗可降低局部复发率。对于不能完整切除肿瘤的患者，姑息切除联合术后放化疗也可以提高患者的生存时间。

预后 影响预后的因素有：肿瘤大小、病理分级和病理类型。肿瘤≥10cm及病理分级差的预后较差。切除术后影响预后的主要因素是转移与复发。腹膜后恶性纤维组织细胞瘤恶性程度很高，术后局部复发及转移率可达68.6%。远处转移最常见的部位是肺，通常发生在手术后2～3年。淋巴结转移少见。

(何裕隆)

fùmóhòu jùdàlínbājié zēngshēng

腹膜后巨大淋巴结增生

（retroperitoneal giant lymph node hyperplasia） 发生于腹膜后淋巴结的增生性病变。又称卡斯尔曼病（Castleman disease）、血管滤泡性淋巴组织增生症、巨大淋巴结病、血管瘤性淋巴错构瘤等，是一种良性淋巴结增生，与人类免疫缺陷病毒、人类疱疹病毒-8的感染相关，临床较为少见。发病部位以纵隔最为常见，约占70%，颈部次之，腹膜后和盆腔少见，仅占4%。病理上可分为透明血管型、浆细胞型以及兼有两者特点的混合型，其中透明血管型占绝大多数，约90%。临床上分为单中心型和多中心型。单中心型是指单个或局限淋巴结肿大，兼有透明血管型和浆细胞型；多中心型是指累及多个部位的广泛淋巴结增生，以浆细胞型为主，个别呈现浆母细胞型的临床病理特点。

临床表现 该病可发生于任何年龄，多于青年及中年发病，男女比例并无明显差异。多数腹膜后巨大淋巴结增生患者并无临床症状，部分可出现因淋巴结肿大所产生的局部压迫症状。如压迫胃可引起恶心呕吐，压迫肾盂输尿管可引起肾盂积水、肾功能损害，压迫胆总管可出现黄疸。全身表现较为少见。如发热、盗汗、疲乏、食欲减退、体重下降等，但并无特异性。该病体征少而轻，多无腹部压痛和反跳痛，仅当出现脏器压迫时出现相应的体征。

诊断 单中心型的腹膜后淋巴结增生症临床症状多不显著，实验室检查亦无特异性，主要通过影像学检查及组织病理学检查进行定位、定性诊断，但需注意排除多中心型的可能。腹部CT扫描定位价值最高，可了解肿瘤的性质、部位及其与周围脏器、血管的毗邻关系，从而指导手术。如存在局部脏器压迫症状，必要时可行消化道钡剂及泌尿系统造影协助诊断。该病的确诊主要依靠组织病理学的检查结果。推荐肿块完整切除活检，如病情不允许，可考虑小切口小块瘤组织活检，瘤组织应包含瘤包膜及瘤体实质，病理结果比单纯穿刺活检更可靠。

治疗 单中心型腹膜后淋巴结增生以手术切除为主，预后良好。如病情不允许，可考虑放射治疗，反应率可高达72%。多中心型腹膜后淋巴结增生以全身综合治疗为主。患者如无临床症状，可考虑继续临床观察。如存在症状，首选化疗，但目前尚未有标准方案。一般采用CVP（环磷酰胺、长春新碱、泼尼松）或CHOP（环磷酰胺、多柔比星、长春新碱、泼尼松）的化疗方案。也有采用激素治疗者。多用于治疗方案尚未确定或延误时的过渡阶段。如今腹膜后淋巴结增生尚有许多新型的治疗方法，如抗人类疱疹病毒-8治疗，抗IL-6受体的托珠单抗及抗CD20的利妥昔单抗等。

（何裕隆）

wèi-shíèrzhǐcháng jíbìng

胃十二指肠疾病（gastroduodenal disease）

发生在胃十二指肠的疾病。主要是胃十二指肠对食物进行消化和吸收的功能受损所导致。胃、十二指肠疾病在致病因素、临床表现、诊断方法及治疗上有许多相似点，随着医学的发展，胃十二指肠疾病的诊断和治疗水平也随之提高。

胃十二指肠疾病种类较多，主要包括先天性疾病、炎症性疾病、良性肿瘤、恶性肿瘤以及外伤等，其中较为常见的是炎症性疾病和肿瘤。炎症性疾病常见的有急性和慢性胃炎、胃十二指肠溃疡。肿瘤性疾病中，胃十二指

肠良性肿瘤比较少见，主要是腺瘤样息肉；恶性肿瘤常见，主要是腺癌，包括胃癌、十二指肠癌；少见的肿瘤包括间质瘤以及各种肉瘤等。

临床表现 胃十二指肠疾病的临床表现轻重不一，缺乏特异性。急性胃十二指肠疾病主要以腹痛为主，症状明显，查体可能有局部压痛、肿块等阳性体征。慢性胃十二指肠疾病主要症状包括嗳气、反酸、消化不良、恶心和呕吐、腹胀、腹痛、体重减轻和消化道出血等。

诊断 检查方法主要包括X线检查和内镜检查。

上消化道钡剂检查 在诊断胃十二指肠疾病中有着不可替代的地位，随着胃肠道气钡对比造影的应用，可以更清楚显示胃十二指肠的微小病变，进一步提高了对胃十二指肠疾病的诊断水平。

内镜检查 对胃十二指肠疾病的作用不仅仅是诊断，更重要的是内镜下治疗。随着电子内镜的发展，可以更清晰地显示胃十二指肠腔内的病变，同时可取活组织检查。超声内镜（EUS）的引入，可以更清楚地了解病变侵犯胃十二指肠壁的深度、与周围组织或脏器的关系，可协助判断病变的起源。内镜下治疗发展较快，包括内镜下止血、套扎、复位、狭窄扩张、放置支架，经皮穿刺内镜胃造瘘，内镜下微小肿瘤的切除等。

治疗 随着非手术治疗效果的提高，大部分胃十二指肠疾病通过非手术治疗得到缓解或治愈，需要手术治疗的胃十二指肠良性疾病逐步减少。手术治疗主要针对恶性肿瘤及出现并发症的良性疾病。以腹腔镜为代表的微创手术方法逐步进入胃十二指肠疾病

治疗领域，手术创伤减小，并发症发生率逐渐降低，手术更安全有效。

（李世拥 陈纲）

wèisǔnshāng

胃损伤（stomach damage）

分为机械性损伤和化学性损伤。

胃机械性损伤 主要发生于腹部开放性外伤，在闭合性外伤中，胃损伤少见，主要在胃充盈时容易发生。另外，胃镜检查及吞咽锐利异物时偶有发生。

临床表现 与损伤的因素、程度和范围有关，同时有胃外伤时多合并腹腔内其他脏器损伤，病情复杂，临床表现各异。如损伤未波及胃壁全层，只是局部挫伤，临床表现为短时间的上腹部疼痛、恶心、呕吐，呕吐物可能含有血性液体。如损伤引起胃壁破裂，则有胃内容物流入腹腔，出现腹膜炎症状，腹痛从上腹部扩散至全腹。如合并肝脾等脏器损伤，患者可因大出血而出现失血性休克表现：面色苍白，脉搏细速，低血压等。腹部体征在胃壁挫伤时不明显，如出现穿孔，则有腹肌紧张，全腹压痛、反跳痛，以上腹部为重。肝浊音界消失。

诊断 胃机械性损伤的诊断首先有明确的病史，再结合症状、体征及辅助检查加以明确。常用的辅助检查方法为：①胃肠减压。如抽出血性液体，应考虑胃损伤。②立位腹部X线平片。如发现膈下游离气体，则考虑胃损伤破裂；如检查为阴性，临床可疑，则需观察一段时间后复查。③腹腔穿刺或腹腔灌洗。胃壁破裂后有胃内容物及血液流入腹腔，腹腔穿刺或腹腔灌洗可发现出血、食物残渣、胆汁等。④超声检查。可了解腹腔内积液的量，同时明确

周围实质脏器有无损伤。

治疗　对于胃挫伤，可密切观察。如出现腹膜炎体征、怀疑有胃破裂需尽早手术探查。临床上对于腹部外伤患者，主要目的是判断有无腹腔内脏器损伤，而不是为了明确具体哪个脏器损伤导致延误治疗。手术探查应全面，不能满足于一处损伤的发现而忽视其他脏器的检查。部分胃的开放性损伤前后壁均有破口，因此探查时要打开胃结肠韧带检查胃后壁。对于胃壁非全层挫裂伤，可行单纯缝合修补；如胃壁全层破裂，应对损伤处彻底清创，全层缝合加浆肌层缝合修补裂口，如损伤范围较大，可行胃部分切除术。修补完成后，要彻底清除腹腔内污染物，放置腹腔引流。

胃化学性损伤　误服或有意吞服强酸、强碱等化学物质引起，常合并口腔和食管的损伤。损伤的程度取决于化学物质的性质、浓度和吞服量。强碱可使组织蛋白质变性形成碱性蛋白盐，造成组织液化坏死，形成较深的溃疡，严重者引起胃穿孔。强酸引起组织的凝固性坏死，穿孔机会小，但后期可能出现贲门和幽门纤维化及梗阻。

临床表现　全身出现急性中毒症状，腹部表现为上腹部剧痛，如胃壁穿孔可出现腹膜炎症状。

诊断　应根据病史、症状、体征明确诊断，尤其要了解吞服化学物质的性质，也可通过放置胃管吸引了解胃内化学药物的性质，为治疗提供依据。

治疗　早期治疗包括非手术治疗，可根据吞服物的酸碱性用弱碱、弱酸等中和化学物质，洗胃时要注意防止穿孔。穿孔病例需手术治疗，根据病变范围和病情采取相应的处理。必要时，可

同时行空肠造瘘以便于术后肠内营养。后期胃的瘢痕收缩引起梗阻，可根据病变部位及程度采取相应的手术方法。

（李世拥　陈纲）

wèikuìyáng

胃溃疡（gastric ulcer）　多种致病因素导致深达或穿透胃黏膜肌层的炎症与坏死性病变。与十二指肠溃疡统称为消化性溃疡。为临床常见慢性病，约占消化性溃疡的20％。一般为单个溃疡，直径在1cm左右，超过3cm要注意恶性溃疡的可能。溃疡好发于胃窦与胃体交界小弯处，男性多见，可发生于任何年龄，但以45～55岁多见，发病年龄较十二指肠溃疡大。

病因及发病机制　病因及发病机制尚未明确，可能与多种损害因素和防御因素间的失衡有关，胃溃疡的病因主要是防御功能减弱。包括：①胃溃疡患者胃酸分泌大多正常或低于正常，低胃酸在胃黏膜防御功能薄弱时也能致病。②胃溃疡患者的胃蛋白酶活性升高，胃黏液减少，影响了胃黏膜的防御功能。③胃排空延迟，食物潴留，持续刺激胃窦部，增加胃酸的分泌导致溃疡。④幽门括约肌功能缺陷，十二指肠液反流，破坏正常胃黏膜屏障，引起溃疡。⑤慢性胃炎和幽门螺杆菌的感染也与胃溃疡的发病有关。

临床表现　多数患者有典型腹痛症状，少数患者腹痛不明显，以出血、穿孔等并发症为首发表现。腹痛主要为上腹部疼痛，具有周期性和节律性。周期性表现为反复发作腹痛，发作期与缓解期相互交替，常常有诱发因素，包括季节交替、药物以及精神因素等。胃溃疡节律性上腹痛多在饭后半小时出现，随着食物的排

空，疼痛逐渐缓解或消失。疼痛为胀痛、钝痛及烧灼样痛，如疼痛向后背部放射，提示溃疡较深或慢性穿孔。同时，溃疡发作时常伴有恶心、呕吐。查体有时可发现上腹部局限性压痛点。

诊断　病史是诊断胃溃疡的重要依据，但对于无典型临床表现的患者，需结合辅助检查来确诊。①内镜检查：是诊断胃溃疡最可靠的方法，内镜可直接观察胃黏膜改变（图），胃溃疡均需行活组织检查，除外恶性溃疡。胃镜检查要注意防止遗漏胃底上部的溃疡。②上消化道钡剂检查：是诊断胃溃疡常用的方法，胃溃疡的X线特征为突出胃轮廓外的龛影，并可了解溃疡的大小、深度及周围黏膜的情况。要注意与恶性溃疡的区别。

鉴别诊断　主要须将胃良性溃疡与胃溃疡癌变和原发性胃癌相区别，胃溃疡是慢性疾病，一旦癌变或为原发性胃癌，则在治疗方法及预后等方面有很大的差异，临床需特别关注。虽然三者在病史、临床症状等方面有一定的区别，但最主要的是可疑病例要在内镜下多处活检，必要时在治疗后复查。

治疗　包括非手术治疗和手

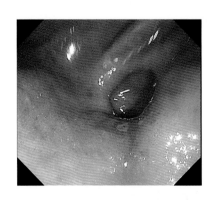

图　胃溃疡内镜下表现（陆军总医院消化内镜中心供图）
发白部位为胃的浅表溃疡

术治疗。大多数患者经非手术治疗症状得以缓解。胃溃疡手术治疗的指征主要是胃溃疡的并发症包括出血、穿孔、梗阻、不能除外溃疡恶变者以及难愈性溃疡。良性胃溃疡的常用手术方式有包括溃疡灶在内的部分胃切除术、胃十二指肠或胃空肠吻合术。

（李世拥　陈纲）

shí'èrzhǐcháng kuìyáng

十二指肠溃疡（duodenal ulcer）

多种致病因素导致的十二指肠黏膜及黏膜肌层缺损。有急性和慢性之分。典型的十二指肠溃疡绝大多数发生在十二指肠球部的前壁或后壁，距幽门3cm以内。多为单发，溃疡直径多在1cm以内。发生在十二指肠上部远侧少见，必须考虑是非典型的十二指肠溃疡，如促胃液素瘤等。十二指肠溃疡占消化性溃疡的80%，一般不发生恶变。十二指肠溃疡和胃溃疡统称为消化性溃疡，有很多共同特性，但在临床上仍各有特点。

病因及发病机制　是多种损害因素和防御因素之间的平衡失常造成的。大多数十二指肠溃疡患者胃酸分泌增多，高胃酸是十二指肠溃疡发生的重要因素。胃液酸度过高，激活胃蛋白酶原，使十二指肠黏膜自身消化，对溃疡形成有重要作用。幽门螺杆菌感染和消化性溃疡的发病密切相关，致病机制尚不清楚，主要根据是十二指肠溃疡感染幽门螺杆菌达95%~100%，根除幽门螺杆菌后可避免十二指肠溃疡复发。患者胃排空加速，使十二指肠球部腔内酸负荷量加大，造成黏膜损害形成溃疡。溃疡患者十二指肠黏膜前列腺素E的含量较正常人群明显降低，降低了十二指肠黏膜的保护作用。

临床表现　发病年龄较胃溃疡患者年轻。典型症状是饥饿痛，疼痛的程度有明显的差异。患者由于疼痛，常由睡眠中醒来。后壁穿透性溃疡可放射到背部。十二指肠溃疡病程具有长期性和反复性，发病有明显的季节性，常于每年夏季缓解，而在深秋至冬春发作。十二指肠溃疡缓解期腹部体征常为阴性，溃疡活动期间则常可出现上腹部轻压痛，一般为钝痛性质。

诊断　患者的临床症状是诊断的重要依据，但部分患者无明显的临床症状，因此没有上腹部疼痛亦不能排除十二指肠溃疡。溃疡疼痛性质的改变可能是产生合并症的信号。对于多发溃疡或位于非典型部位的溃疡，要考虑可引起促胃液素分泌的恶性疾病或促胃液素瘤。

上消化道内镜检查　是最可靠的诊断方法（图），球部基底部溃疡和球后溃疡是内镜检查容易漏诊的部位，应反复从幽门进退几次观察。典型十二指肠溃疡不需作活检，内镜检查亦可行幽门螺杆菌的分析。反复发作或多发十二指肠球部溃疡常合并有球部变形，内镜不能通过，可行上消化道钡剂检查。

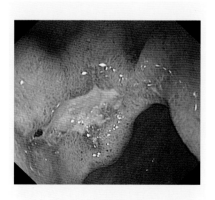

图　十二指肠溃疡内镜下表现
（陆军总医院消化内镜中心供图）

上消化道钡剂检查　龛影为十二指肠球部溃疡的最直接征象，球部黏膜纹理增粗、变平或模糊，形成以龛影为中心，黏膜纹呈放射状纠集，部分患者球部形态不整或变形。上消化道钡剂检查对于十二指肠的急性损害和表浅损害难以发现。

胃液分析　正常人的基础胃酸分泌量为2mmol/h，大多数十二指肠溃疡患者，基础胃酸分泌量增高，大于4mmol/h。若基础胃酸排出量大于10mmol/h，要考虑促胃液素瘤（卓-艾综合征）的可能。

十二指肠溃疡的严重并发症有急性穿孔、出血、幽门梗阻。

治疗　治疗原则是减少基础胃酸的分泌、促进溃疡愈合、消除症状、防治并发症、预防溃疡复发。十二指肠溃疡的非手术治疗目的是阻断迷走神经对胃壁细胞的刺激或阻断胃壁细胞对刺激的反应。随着抗溃疡药物（H_2受体阻断剂、质子泵抑制剂）的发展和根治幽门螺杆菌治疗方案广泛应用，绝大多数无并发症的十二指肠溃疡患者能取得良好的治疗效果。因此手术治疗主要是针对溃疡并发症如出血、穿孔和梗阻的十二指肠溃疡患者，另外手术治疗还适用于：①难治性溃疡，虽经严格的药物治疗，仍发作频繁，严重影响工作和生活。②穿透性溃疡、复合溃疡、球后溃疡等，这三类溃疡非手术治疗效果差，容易出现并发症。③既往有大出血或溃疡穿孔史，溃疡仍为活动性。

十二指肠溃疡的手术治疗，是以降低胃酸分泌为目的，同时兼顾治疗溃疡病灶及并发症。十二指肠溃疡手术式包括胃部分切除术及胃迷走神经切断术。胃部分切除术在切除溃疡病灶的同时，切除产生促胃液素的胃窦，同时切除含分泌胃酸的壁细胞的大部分胃体。因此，胃部分切除术既可降低胃酸的分泌，又可去除溃疡病灶，防止溃疡复发，治疗效果良好。胃部分切除术手术本身相对安全，但会造成的胃肠道解剖和消化生理上的改变，还可能引起一些并发症（如倾倒综合征、反流性胃炎等）。胃部分切除术仍是目前中国十二指肠溃疡的主要手术方法。胃迷走神经切断术是治疗十二指肠溃疡的重要方法，对于十二指肠溃疡并发穿孔或出血患者，在行穿孔修补或出血部位缝合止血后，同时行胃迷走神经切断术。

（李世拥　陈　纲）

jī'ètòng

饥饿痛（hunger pain）　十二指肠溃疡典型的临床表现，疼痛常有明显的节律性，进食食物、牛奶或服用抗酸药后疼痛缓解，常于餐后 1.5~4 小时再发。这与胃的充盈和排空有关，饥饿时，胃酸直接作用于十二指肠溃疡而引起疼痛；进食后胃液得到稀释，从而减轻对十二指肠溃疡的刺激，疼痛缓解。明显的饥饿痛表现为夜间痛，这与夜间高胃酸分泌有关。疼痛出现于就寝后 1~4 小时，患者常因疼痛发作而觉醒，持续达 1~2 小时或更长。疼痛位于中上腹脐上方附近，比较局限，无放射痛。如疼痛失去原有的节律性，则可能发生相应的并发症，如穿透性溃疡、幽门梗阻等。需要注意饥饿痛并不是十二指肠溃疡所特有，十二指肠球炎以及胃窦、幽门溃疡也可能出现饥饿痛，而且并不是所有的十二指肠溃疡均出现饥饿痛。

（李世拥　陈　纲）

géxià yóulí qìtǐ

膈下游离气体（subdiaphragmatic free air）　游离于腹腔内肠管外的异常气体。系胃肠道穿孔导致胃肠道内气体进入腹腔而出现的 X 线征，多为胃或十二指肠溃疡穿孔所致。在腹部 X 线检查，患者取立位或坐位时可观察到膈下游离气体呈新月形透亮区（图）。80% 左右的胃肠道穿孔因有腹腔游离气体而产生典型的 X 线征，但如穿孔小、进入腹腔的游离气体少，也可无典型的 X 线表现。注意不要将患者的胃泡、间位结肠、膈肌的前后重叠现象误为气腹。肿瘤、炎症、外伤等均可引起胃肠道穿孔。

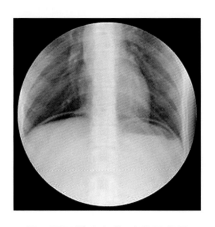

图　膈下游离气体（陆军总医院放射科供图）

X 线显示双侧膈下新月形透亮区，上方线条影为膈肌，下方为肝脏影，中间即气体

（李世拥　陈　纲）

jíxìng yìngjīxìng niánmó bìngbiàn

急性应激性黏膜病变（acute stress mucosal lesion，ASML）　机体在严重应激状态下出现的胃黏膜急性浅表性糜烂及溃疡，有时可累及十二指肠。常发生于创伤、休克、手术及全身感染导致的应激反应，主要临床表现是胃肠道出血。1936 年由塞里（Se-

lye）首先命名为应激性溃疡，随着对应激性溃疡发展不同阶段的胃镜发现，以及对此病的病理生理和发病机制进一步的了解，出现了多种不同命名，如急性胃黏膜糜烂、急性出血性胃炎、急性胃黏膜病变等，目前此病更为准确的命名为急性应激性黏膜病变。另外，严重烧伤后的胃或十二指肠溃疡，通常称为 Curling 溃疡，而脑外伤、脑手术或脑疾病等神经源性的胃或十二指肠溃疡，通常称为 Cushing 溃疡。

发病机制　可能与多种因素共同作用有关，包括胃黏膜缺血、胃黏膜屏障损害及胃酸损害等。胃黏膜缺血是导致应激性溃疡的主要原因，胃壁血流减少影响胃黏膜上皮细胞的功能，削弱胃黏膜屏障，由于胃黏膜屏障受损，H^+ 可逆行扩散，出现胃壁内酸化，促使组胺释放，胃酸和胃蛋白酶的分泌进一步增多，毛细血管通透性增高，黏膜损害、溃疡形成。Cushing 溃疡以伴有高胃酸分泌为特征，严重脑部疾病或颅脑外伤引起颅内压增高，对下丘脑产生刺激作用，引起胃酸分泌增多，进而导致的神经源性溃疡。

病理　初期表现为胃黏膜的糜烂，其深度不越过上皮层的基底膜，镜下可见微血管充血、水肿和出血，胃黏膜上皮细胞溶解，黏膜的连续性遭到破坏，上皮内有中性粒细胞浸润，糜烂因病变表浅，很少有出血。如致病因素不能控制，病变进一步发展，则形成急性溃疡，溃疡的基底可越过基底膜至黏膜下，到达肌层，镜下可见大量炎性细胞浸润，中性粒细胞占多数，有点状出血。当溃疡侵蚀较大血管时，引起大出血。糜烂病灶常广泛分布于胃黏膜，伴有多发溃疡，病变最常

见的部位是在胃窦、胃体黏膜，也可累及全部胃黏膜及十二指肠黏膜。

临床表现　在原发疾病发生后 3~5 天出现上消化道出血，部分患者伴有腹痛、腹胀、呕吐等症状，严重的可并发上消化道穿孔，出现急腹症的症状。

诊断与鉴别诊断　应激性溃疡早期均为胃黏膜的糜烂，无上消化道大出血，患者可能存在轻度的上腹部不适，但由于危重患者症状复杂，不容易引起临床医生的注意。其实在严重休克或严重创伤后，大部分患者会出现急性胃黏膜病变。而溃疡大出血发生率在危重患者中不超过 5%。应激性溃疡一般表浅，常规 X 线钡剂检查对诊断无明显帮助。应激性溃疡的诊断主要依靠内镜检查。应激性溃疡出血临床上需与活动性消化性溃疡出血、继发于药物（氨基水杨酸类药物、非甾体类抗炎药等）的胃黏膜出血以及上消化道手术后出血等相鉴别。

治疗　应激性溃疡本身不对患者构成重大威胁，而应激性溃疡并发大出血可危及患者生命。应激性溃疡并发大出血危险因素有多发性外伤、休克、败血症、重要脏器功能的损害等，因此预防的重点在于阻断胃黏膜糜烂向溃疡发展，更重要的是防止溃疡继发大出血。措施包括以下几点：①对症支持治疗，改善患者的危重状态。尽快抗休克，恢复有效循环容量，纠正水、电解质失衡，保护重要脏器功能。②去除病因，预防和控制严重感染。积极治疗原发病，引流脓肿或积液，控制感染对全身的影响。③持续胃肠减压，改善胃壁血循环。危重患者胃肠运动功能差，肠麻痹、胆汁反流入胃等颇为常见，胃肠减

压可改善因胃胀而受到影响的胃壁血供，更重要的是可以引流对黏膜病变有害的 H^+ 和胆汁，减少胃内容物的刺激。④减少胃酸分泌，降低胃内 H^+ 的浓度。其理论基础是当患者发生应激性溃疡时，必须有胃酸的存在。常用药物为抗酸药如碳酸氢钠和抑酸药如 H_2 受体阻断剂、质子泵抑制剂等，通过治疗使胃液保持在一定的 pH 以上，目前认为胃腔内 pH 维持在 3.5~4.0 有利于防止溃疡出血。

应激性溃疡出血时，首先应非手术治疗：①全身应用止血药物止血，局部经胃管以冷盐水洗胃，去除凝血块及胃液。②应用抗酸药及胃液分泌抑制剂，局部胃管灌注 5%碳酸氢钠溶液或氢氧化铝胶液中和胃酸，皮下注射生长抑素，可抑制促胃液素的产生，减少胃酸分泌。③内镜下止血，可经内镜直接对出血部位采用激光、高频电凝、微波凝固等方法止血。④介入治疗，行选择性胃左动脉插管造影，滴注血管收缩药物或注入碘化油或吸收性明胶海绵碎块进行栓塞止血。

大部分应激性溃疡患者通过非手术治疗能达到止血目的，如经上述治疗后仍出血不止者则需手术治疗。手术的方式目前仍有较大的争议，但需遵循手术创伤小而又能达到有效止血的目的。手术方式包括：简单的胃外血管结扎术、胃切开止血、胃大部切除术及全胃切除术等。

（李世拥　陈纲）

胃十二指肠溃疡穿孔（gastroduodenal ulcer perforation）　溃疡病穿透消化道全层出现的严重并发症。是临床最常见的急腹症之一。急性穿孔后胃、十二指肠内容物进

入腹腔，导致急性弥漫性腹膜炎。急性穿孔大多发生在十二指肠球部前壁、胃前壁胃小弯近幽门处。而胃十二指肠后壁的溃疡向深部发展时，容易穿透入邻近器官，或因逐步粘连而形成包裹，为慢性穿透性溃疡，表现为急性穿孔者少见。溃疡穿孔的发病率占消化性溃疡的 5%~10%，十二指肠溃疡穿孔较胃溃疡穿孔更常见，而且发病年龄较年轻。大部分溃疡穿孔病例有长期溃疡病史，但部分患者以急性穿孔为溃疡病的首发症状。

病因及发病机制　主要原因是溃疡基底组织坏死，穿透胃十二指肠全层，导致胃肠道与腹腔相通。诱发因素包括进食过饱、精神过度紧张或劳累、剧烈呕吐与咳嗽致腹内压骤然增高，以及有应用非甾体抗炎药（non-steroidal antiinflammatory drugs，NSAIDs）病史等。

溃疡穿孔后，含有食物、胃液、胰液、胆汁等的胃十二指肠内容物流入腹腔，引起化学性腹膜炎，产生剧烈腹痛，刺激腹腔液体渗出。数小时后，胃肠内容物流出减少，胃肠流出液被稀释，腹痛减轻。随着腹腔内炎症的进展，由化学性腹膜炎转向细菌性腹膜炎发展，常引起脓毒血症、休克等。

临床表现　典型症状是突然发生上腹部剧痛，呈刀割或烧灼样，为持续性，或有阵发性加重。疼痛初起部位多在上腹或心前区，迅速扩散到全腹。由于膈肌、腹膜受到刺激，疼痛可放射至肩部。如胃肠内容物沿右结肠旁沟积存于右下腹腔，则可发生右下腹痛，临床需与急性阑尾炎鉴别。患者急性痛苦病容，常表现为烦躁不安、苍白、出冷汗、脉率加快、

呼吸浅速等症状，被动体位，双腿屈向腹部，腹式呼吸因腹肌紧张而消失，腹壁板样强直，全腹压痛明显。肠鸣音减退或消失，肝浊音界常缩小或消失。

临床表现的轻重与穿孔的大小、穿孔时胃内容物的多少（空腹或饱餐后）等有关。穿孔小或空腹穿孔，流出胃肠内容物少，穿孔与邻近组织粘连，形成局限性腹膜炎，症状较轻。另外，需注意幼儿或老年人表现不典型。

诊断 根据患者有溃疡病史、穿孔后有典型的症状和体征，大部分患者诊断并不困难，临床上还可以应用 X 线检查、腹部超声检查等进一步明确。①X 线检查：立位或左侧卧位腹部 X 线平片检查有气腹可以诊断消化道穿孔，约80%的病例可见膈下游离气体。但无膈下游离气体者亦不能排除穿孔，当疑为穿孔但无气腹，可作水溶性对照剂（如欧乃派克）上消化道造影明确诊断。穿孔大、渗液多的病例可出现腹腔内气液平面，腹膜外脂肪线消失或模糊。②腹腔超声检查：对于了解腹腔渗液的多少以及部位有一定帮助。

鉴别诊断 需要与溃疡穿孔鉴别的疾病主要包括：①急性胰腺炎。发病不如溃疡穿孔急骤，病变位于腹膜后，背部疼痛较明显，腹部症状常以左侧为重，腹肌紧张程度也略轻。溃疡穿孔血清淀粉酶一般正常，亦可升高，但不足以诊断急性胰腺炎。此外，急性胰腺炎 X 线检查无气腹，有助于鉴别。②急性胆囊炎和胆囊穿孔。腹部症状和体征可与溃疡病穿孔相类似，但胆囊炎多数具有独特的病史，感染症状明显，可有黄疸但无气腹。③急性阑尾炎。多有转移性右下腹痛病史，疼痛开始较轻，以后逐渐加重，

而溃疡穿孔的腹痛突然出现，开始即很剧烈，疼痛迅速扩散至全腹。急性阑尾炎穿孔后，腹膜炎的体征以右下腹部为主，而溃疡穿孔后，腹膜炎的体征仍以上腹部最为明显。④胃癌穿孔。胃癌穿孔与溃疡穿孔从腹部症状和体征上很难鉴别。在老年且溃疡症状时间较短的患者，尤其伴有近期体重减轻者，应考虑到胃癌穿孔之可能。

治疗 胃十二指肠溃疡急性穿孔治疗目的是闭合穿孔、减少消除腹腔感染、治疗溃疡。初期处理包括留置胃管、持续胃肠减压，尽量减少胃肠内容进入腹腔；输注广谱抗生素，静脉补液，维持电解质平衡和循环容量，控制腹膜炎进展。后期的治疗方法主要分为两类，即非手术治疗和手术治疗。应根据患者的具体情况采用适当的治疗方法。

非手术治疗 良好的持续胃肠减压可以阻止胃肠内容物继续漏入腹腔，穿孔可自行闭合，同时结合抗生素等综合治疗，可使腹腔感染局限、吸收。适用于患者一般情况较好，年龄较轻，溃疡病史短，空腹穿孔，腹膜炎体征较轻或范围较局限，估计穿孔较小，腹腔渗液较少者。非手术疗法不能去除已漏入腹腔内的胃肠内容物，因此需密切观察腹膜炎症状和体征的变化，经非手术治疗后症状及体征不减轻或有加重，应及时手术治疗。

手术治疗 溃疡穿孔患者一旦明确诊断，大部分应以手术治疗为主，尤其是腹膜炎体征重、腹腔渗出液多、估计穿孔大，另外对于诊断不明确、老年患者的穿孔更应手术探查。一般手术探查的目的的首先明确穿孔的部位及性质，另外要了解腹腔感染情况。

胃十二指肠溃疡穿孔一般位于前壁，探查容易发现。若不能发现穿孔部位，必须彻底探查，包括从胃食管交界至幽门、十二指肠和近端空肠，同时打开小网膜腔，充分显露胃后壁，以除外胃后壁穿孔。

十二指肠溃疡穿孔仅需用丝线间断缝合，外加大网膜敷贴以加强。充分清洗腹腔后，根据病情决定是否行胃迷走神经切断术。如患者年龄大、一般情况差或者穿孔时间长、腹腔污染重，则不适合行根治性手术。

胃溃疡穿孔须首先明确是良性穿孔或是恶性穿孔，必要时应行周边活检。应根据患者年龄和一般情况、溃疡部位、腹腔感染情况和冷冻切片结果确定手术方法。良性溃疡在病情不稳定或老年患者可以单纯缝合或缝合后大网膜敷贴。病情允许可行包括溃疡在内的胃部分切除术。

腹腔镜在诊断及治疗溃疡穿孔方面有自身的特点。腹腔镜创伤小，可以进行腹腔探查、穿孔修补、大网膜敷贴缝合固定，对于有经验的术者还可以行迷走神经切断手术。

（李世拥 陈 纲）

wèi-shíèrzhǐcháng kuìyáng chūxuè

胃十二指肠溃疡出血（gastroduodenal ulcer bleeding） 胃十二指肠溃疡最常见的并发症之一，也是消化道出血最常见的病因。80%～85%的溃疡出血通过对症支持治疗而停止，15%～20%的患者持续出血或反复出血，属于溃疡出血致死的高危人群，需要手术止血。十二指肠溃疡出血较胃溃疡出血多见，主要是因为十二指肠溃疡的发病率高于胃溃疡，而溃疡位于十二指肠后壁或球后者更易发生出血。

病因及发病机制 溃疡出血是由于溃疡的基底或边缘血管被侵蚀破裂所致，大多数为动脉出血。大出血的溃疡一般位于胃小弯或十二指肠后壁，十二指肠溃疡大出血常是十二指肠上动脉分支破裂，胃小弯溃疡大出血多为胃左动脉的分支破裂，十二指肠球部后壁溃疡易侵蚀胰十二指肠动脉分支造成致命性大出血。老年人常合并动脉硬化和高血压，血管壁硬化和周围组织的纤维化，使动脉收缩不良，容易造成大出血及出血不止。应用非甾体抗炎药（保泰松、吲哚美辛、阿司匹林等）是引起溃疡出血的一个重要因素。

临床表现 溃疡出血的临床表现与失血量的多少、失血的速度、持续时间的长短有关。少量失血并不引起临床症状，出血50~100ml可有柏油样便。溃疡大出血的主要症状为呕血或便血，出现便血提示出血在1000ml以上。持续性大量失血可以导致血容量减低，患者感到心悸、无力、头晕、口干口渴。临床体征的表现与失血量和失血速度相关，出血量在800ml以上可出现休克体征，患者皮肤凉湿、脉搏快弱、血压降低，腹部检查常无阳性体征，部分患者有腹胀、上腹部压痛、肠鸣音亢进等。

诊断 根据患者典型的溃疡病史，出血前溃疡活动、疼痛加重，出血后疼痛减轻或缓解，诊断溃疡出血一般不困难。10%~15%的出血患者无溃疡病史，另外溃疡患者可伴有急性胃黏膜病变、胃黏膜脱垂、食管贲门黏膜撕裂等引起的出血。

血常规检查 在出血早期，血循环容量虽已减少，因有周围血管收缩与红细胞重新分布等生理调节，血液尚未稀释时，血红蛋白、红细胞、血细胞比容的数值可无改变。因此，这些数值不能作为早期诊断和观察出血的指标，需动态观察。待组织液渗入血管内，将血液稀释，实验室检查血红蛋白、红细胞和血细胞比容较正常为低。

内镜检查 在溃疡出血患者的诊断和治疗中有重要作用，检查可确认鉴别出血部位、出血量的大小、溃疡的情况等，对决定治疗方案、手术方法等有重要的意义。如病情允许，应争取尽早行内镜检查。如果生命体征不稳定，应积极治疗休克，同时做好内镜检查准备，用冰盐水或加去甲肾上腺素盐水洗胃以保证视野清晰，争取急诊内镜检查，必要时可术中行内镜检查。

选择性动脉造影 对胃镜检查未发现出血病变而出血不止，应行腹腔动脉、肠系膜上动脉造影，如活动性出血速度大于0.5ml/min，可见有造影剂自血管溢出，即可明确出血的部位。

X线钡剂检查 急性出血期内不推荐常规的X线钡剂检查，一般待出血停止后进行。检查可以了解有无食管静脉曲张、上消化道溃疡或肿瘤等显著病变。检查时要注意腹部加压轻柔，以免引起新的出血。

鉴别诊断 临床需与溃疡出血鉴别的疾病主要包括：①门脉高压症所致食管或胃底静脉曲张破裂出血。为临床常见的上消化道出血的病因，患者有肝炎病史，查体可发现蜘蛛痣、腹壁静脉曲张、肝大、脾大、腹水、巩膜黄染等体征，肝功能检查也有助于鉴别。但是临床上发现有相当一部分肝硬化患者出血并非食管胃底静脉破裂引起，而是来自溃疡或急性胃黏膜病变等原因引起的出血，为了明确出血的来源，必须行内镜检查。②食管黏膜撕裂症（马洛里-魏斯综合征）。剧烈呕吐所引起，如干呕或呕吐发作后突然发生出血，而且开始呕吐时无血，应考虑出血系食管下端贲门黏膜撕裂引起。另外，临床还需与食管裂孔疝、应激性溃疡、胆道出血等鉴别。老年患者须考虑与消化道肿瘤出血鉴别。

治疗 溃疡大出血属急诊情况，需要内外科医师协作，密切观察病情。治疗首先补充有效循环血容量，预防或治疗失血性休克，并给予药物止血。常用的局部止血方法：①去甲肾上腺素加于生理盐水中，口服或从胃管注入，使血管暂时性收缩，从而达到止血的目的。②冰盐水灌洗可使胃、十二指肠黏膜下层血管收缩、血流量减少，促使溃疡出血暂时停止。③内镜下对出血部位通过喷洒止血药物、电凝、热灼、激光等方法止血，亦可取得较好的效果。

大多数病例经非手术治疗出血可以停止，但仍有15%~20%的患者仍出血不止，需要手术止血。决定手术适应证的关键是在患者全身情况尚好时判断出血是否能停止，尽量在患者生命体征平稳时进行手术治疗，避免因出血持续、生命体征不稳定情况下进行急诊手术。手术适应证包括：因出血导致血流动力学不稳定、内镜止血失败、短期内反复出血、非手术治疗溃疡期间大出血、老年患者出血、溃疡位于十二指肠后壁或胃小弯等。

手术治疗溃疡出血首要目的是止血，同时也要兼顾溃疡本身的治疗。对于术前未明确出血部位者，术中应全面探查胃十二指肠，防止遗漏溃疡外的出血病灶。明确出血病灶后，如溃疡出血快、血压不稳定时，立即作胃切开，去除积血，先作溃疡缝合止血，待患者生命体征平稳后再继续进行手术。手术方法中国普遍采用包括溃疡在内的胃大部切除术，在切除溃疡有困难而予以旷置时，应贯穿结扎出血动脉。高位胃溃疡可行局部切除，缝合切口后再行远端胃大部切除术。十二指肠溃疡在止血完成后，同时行胃迷走神经切断术，可降低溃疡再出血风险。

（李世拥 陈 纲）

wèi-shí'èrzhǐcháng bānhénxìng yōuméngěngzǔ

胃十二指肠瘢痕性幽门梗阻

（gastroduodenal ulcer scar pyloric obstruction） 由于慢性十二指肠溃疡或幽门管溃疡瘢痕愈合致使胃内容物通过障碍。该病导致患者的营养和水电解质失衡，需行手术治疗。瘢痕性幽门梗阻是溃疡病手术治疗的适应证之一。

病因及发病机制 胃十二指肠溃疡在愈合过程中，过多瘢痕组织形成，使幽门狭窄，同时慢性溃疡引起幽门括约肌痉挛、肌肉肥厚、急性炎症和水肿等多种因素共同作用导致幽门梗阻的症状和体征。少数梗阻由溃疡瘢痕单独引起。幽门梗阻从不完全性梗阻逐渐发展为完全性梗阻。梗阻初期胃排空困难，代偿性胃蠕动增强，胃壁肌层增厚、胃扩张，胃扩张持续刺激胃窦，促胃液素释放增加，从而使胃的分泌增加。后期由于代偿功能减退，继发胃内容物滞留，引起频繁呕吐，导致水电解质和营养的严重损失。由于胃液中氢离子和氯化物的丢失，血液中氯离子浓度降低，碳酸氢根离子增加，导致代谢性碱

中毒，同时呕吐物中含有大量钾离子，可出现低血钾。因此，低氯低钾性碱中毒在幽门梗阻中较为常见。

临床表现 大多数患者有较长时间的胃十二指肠溃疡史，在幽门梗阻的早期，上腹部常有饱胀，溃疡疼痛的节律性发生改变，逐渐变为无明显节律的上腹部不适感或胀痛，进食后加重。呃逆或呕吐可减轻症状，很多患者学会了诱发呕吐来缓解症状。患者出现恶心、食欲减退、体重减轻。到后期，幽门梗阻发展成完全性梗阻，上腹痛减轻，呕吐成为主要症状，呕吐物量大，含有宿食，一般不含胆汁，常发生在傍晚或晚上，呕吐后症状明显减轻。查体时发现患者有消瘦和脱水，上腹部隆起，有时可见胃型及胃蠕动波，空腹时胃内有振水音。

诊断 根据长期溃疡病史和典型的胃潴留症状及相应体征即可诊断。胃潴留简单而可靠的检查方法是空腹置胃管，抽尽胃液，正常人空腹胃抽吸通常不超过30ml，胃潴留患者从其胃内可抽出大量腐味、无胆汁的液体，如胃液混有宿食则表示有幽门梗阻。

实验室检查 发现严重幽门梗阻患者由于脱水，血细胞比容通常增高，严重低钾、低氯和碳酸盐升高，非蛋白氮增高。

影像学检查 胃内有明显潴留时，X线检查可发现空腹胃有气液平面。上消化道钡剂检查可见扩大和张力减低的胃，钡剂入胃后即下沉，在胃内存留时间过长，在正常情况下，胃内钡剂常在4小时内排空，而在严重幽门梗阻的患者，钡剂可在胃内停留24小时以上。如钡剂可进入十二指肠，可显示严重变细和变形的十二指肠球部。

胃镜检查 诊断幽门梗阻不优于钡剂检查，但在确定病变性质方面有重要意义。

鉴别诊断 需要与瘢痕性幽门梗阻鉴别的疾病包括：①活动性溃疡所致幽门痉挛和水肿。有溃疡症状，梗阻为间歇性，呕吐剧烈但呕吐量不大，呕吐物不含宿食，经对症治疗后梗阻可缓解。②幽门前胃窦部的恶性病变所致的狭窄。病程相对较短，无溃疡病史。X线钡剂检查可见胃窦部充盈缺损。胃镜检查可以确诊。③胃黏膜脱垂。患者常同时伴有胃十二指肠炎症或溃疡，这些疾病的症状可与幽门梗阻相混淆，常须上消化道钡剂检查鉴别。另外还须与十二指肠球部以下的梗阻性病变鉴别，包括十二指肠肿瘤、肠系膜上动脉压迫综合征、十二指肠淤滞症等。

治疗 需手术治疗，手术前全身准备包括补充循环容量、纠正水电解质和代谢紊乱、抑制胃酸分泌，进行肠外营养支持；胃局部的准备包括胃减压和胃冲洗，一方面可解除梗阻症状，解除胃扩张和恢复胃张力，同时减轻溃疡周围的炎症和胃黏膜的水肿，有利于术后吻合口的愈合和胃肠功能的恢复。手术方式应根据个体的情况决定，常用的有胃远端大部切除术、胃窦切除术加胃迷走神经切断术，对胃酸低、全身情况差的老年患者，以作胃空肠吻合术为宜，通常不必加作胃迷走神经切断术。

（李世拥 陈 纲）

wèikuìyáng áibiàn

胃溃疡癌变 （malignant change of benign gastric ulcer） 胃溃疡病灶在各种因素的长期刺激下，由不典型增生而发生的癌变。慢性炎症的刺激、幽门螺杆菌感染

以及一些致癌物质的作用，都可能成为胃溃疡癌变的病因。胃溃疡癌变的发生率一般不超过5%。胃溃疡癌变一般首先发生于溃疡边缘，逐渐形成癌肿浸润，包括向胃壁深层浸润及向邻近胃壁扩展。癌变只有到了晚期才侵及溃疡的基底。

病理 区别胃溃疡癌变和原发胃癌，最准确的方法是病理学检查。病理学诊断胃溃疡癌变必须有先前存在慢性胃溃疡的确切证据，包括胃溃疡处的肌层破坏、溃疡底部为纤维瘢痕及肉芽组织所代替、溃疡边缘有黏膜肌层与固有肌层粘连、溃疡边缘部有癌细胞的存在。原发胃癌虽由于中心癌组织坏死可以形成溃疡状，但没有典型的胃溃疡变化。

临床表现 早期并无特异性症状，如出现以下情况，应怀疑有癌变的可能：上腹部疼痛失去原有的节律性，转变为持续性并逐渐加重；持续的粪便隐血试验阳性，晚期可出现持续体重减轻、贫血、无力等。

诊断与鉴别诊断 最有效的诊断方法是内镜下形态学检查、病理活检。

内镜检查 良性溃疡与恶性溃疡不同，如出现以下表现即应考虑溃疡恶变：溃疡大于3cm，形态不规则，溃疡边缘糜烂、质脆、不规则，有时有结节，溃疡底部不平整，周围黏膜皱襞中断、粗细不均匀，周围胃壁僵硬、无舒缩功能等。

病理活检 常发生于溃疡边缘内侧，癌组织可向深部浸润，为提高活检的阳性率，应采取多点取材，取材部位以溃疡边缘内侧深部、基底部及结节处阳性率较高，包括在溃疡附近或远处萎缩性胃炎的可疑病变黏膜均需活检。

如病灶形态表现不能排除溃疡癌变时，应定期内镜和活检复查。

X线钡剂检查 可了解溃疡的部位、形态及周围胃壁的情况，根据一些特征性变化来鉴别良恶性溃疡，诊断正确率可达90%。恶性溃疡的特征性X线征包括：龛影不规则，溃疡口部癌变结节隆起形成龛影口部指压迹状充盈缺损，龛影口的溃疡腔边缘上出现1个或数个小结节状充盈缺损，及龛影凸出到胃轮廓之外等；癌肿向周围胃壁侵犯时可出现龛影周围黏膜面的结节状充盈缺损，周围黏膜皱襞中断、破坏，胃壁僵硬，蠕动波不能通过。

在临床工作中，部分良性胃溃疡切除术后病理检查有恶变。为了降低对胃溃疡恶变的漏诊率，对40岁以上的胃溃疡患者，应特别提高警惕，如不能排除癌变的诊断，应行手术治疗，手术中发现可疑病变时，应及时作术中冷冻病理检查。

治疗 一旦明确胃溃疡癌变，应限期行手术治疗。多采用胃大部切除术或胃癌根治术。临床上良性胃溃疡癌变的手术预后较好，5年生存率高于原发性胃癌。

预防 对于胃良性溃疡应进行正规的非手术治疗，提高溃疡的愈合率、降低溃疡的复发率，从而降低溃疡癌变的发生率。同时应定期进行胃镜和活检检查，做到早期诊断、早期治疗。

(李世拥 陈纲)

chéngniánrén féihòuxìng yōumén xiázhǎi

成年人肥厚性幽门狭窄 （adult hypertrophic pylorostenosis）

由幽门括约肌非炎性肥厚导致的狭窄。可引起胃输出端的梗阻。正常成年人幽门肌束厚3~8mm，成年人的幽门肥厚主要是内环肌肥

厚，达10mm以上，可局限于肌突，亦可呈弥漫性。临床少见，男性多于女性。其发病率远低于婴儿肥厚性幽门狭窄。

病因 具体病因不明，一种观点认为这是婴儿肥厚性幽门狭窄的继续，但由于程度较轻，婴儿期症状不明显，到成年后才出现明显的临床症状。另一种观点认为是继发于长期的幽门痉挛、胃窦炎、消化性溃疡、肿瘤等。

临床表现 轻度狭窄临床无明显症状，狭窄严重病例临床出现幽门梗阻症状和体征，表现为上腹部饱胀、疼痛、恶心，有时伴有呕吐，呕吐物中不含胆汁，呕吐后腹胀减轻。临床体征可有上腹部压痛、胃振水音。

诊断 诊断主要依靠上消化道钡剂检查、胃镜及病理检查。X线检查可见幽门管狭窄细长，可长达2~4cm，幽门近端呈漏斗状，增厚的肌层突入十二指肠腔，钡剂通过缓慢，十二指肠球部形态正常。胃镜下可见胃内较多潴留物，幽门肥厚，幽门孔小而固定，幽门黏膜局部充血、水肿。活组织检查可以除外肿瘤性病变。

治疗 无明显梗阻症状的患者可选择非手术治疗，有明显临床症状的肥厚性幽门狭窄，经胃镜及X线明确诊断后，应行手术治疗。如为单纯性肥厚性幽门狭窄，手术方式包括：幽门肌切开术、胃空肠吻合术、幽门成形术。如合并胃窦炎、陈旧性溃疡病等其他病变者，应首选局限性胃切除及胃十二指肠吻合术。

(李世拥 陈纲)

wèi'ái

胃癌 （gastric cancer）

源于胃黏膜上皮的恶性肿瘤。最常见的恶性肿瘤之一，虽然近30年来发病率呈下降趋势，但仍位居消化

道恶性肿瘤的首位。随着对胃癌的基础理论、临床诊断和治疗的进步，胃癌的生存率逐步提高。胃癌多见于男性，男女比例约为2∶1，发病年龄以40~65岁最常见，70岁以后明显下降。胃癌的分布有明显的地区特征，日本等亚洲国家发病率较高，美国、澳大利亚等国发病率较低。中国胃癌的发病率男性约为50/10万，女性为23/10万，发病率较高的地区为西北、东南沿海及辽东半岛、山东半岛，而西南地区发病率较低。

病因　尚不清楚，可能与饮食、感染、遗传及环境等多种因素有关。

饮食因素　高盐食物、腌制食品与胃癌发病相关，腌制及熏制食物中含有大量亚硝基化合物，亚硝基类化合物具有很强的致癌性，可诱发胃癌。而新鲜蔬菜、水果、牛奶和大蒜等据说具有预防胃癌的作用。

幽门螺杆菌感染　与胃癌的关系受到了普遍关注。目前认为幽门螺杆菌并非胃癌的直接致病因素，而是通过对胃黏膜的损伤引起慢性胃炎、消化性溃疡，同时长期幽门螺杆菌感染在慢性萎缩性胃炎、胃黏膜肠上皮化生以及异型增生的发生及发展中起重要的促进作用，但对于幽门螺杆菌在胃癌形成中具体的作用机制尚不清楚。

遗传因素　在胃癌形成中的作用尚需深入研究，临床发现胃癌有家族聚集性，主要与血缘关系相关。

癌前病变　一些胃部疾病被认为是胃癌前病变，与胃癌的关系密切。长期不愈合的慢性胃溃疡患者，胃癌发病率较高，胃溃疡的癌变率约为5%。慢性胃炎，特别是慢性萎缩性胃炎，常伴有肠上皮化生，从而导致胃癌。科雷亚（Correa）提出肠型胃癌的发生模式为：正常胃黏膜→慢性浅表性胃炎→慢性萎缩性胃炎→肠上皮化生→异型增生→胃癌。胃息肉癌变的报道各异，一般认为，腺瘤性息肉容易恶变，而增生性息肉和炎性息肉甚少癌变。胃良性病变行胃部分切除后残胃发生胃癌的机会较大，发病率1%~5%。

病理　好发于胃窦幽门部及小弯侧，约占全部胃癌的3/4，其次是贲门、胃底、胃体。

大体分型　分为早期胃癌和进展期胃癌。

早期胃癌　癌组织局限于黏膜或黏膜下层，无论是否有淋巴结转移。分为三型：①隆起型（Ⅰ型）。肿瘤不规则隆起，隆起高度常大于0.5cm，肿物边界清楚，一般直径大于2cm。②平坦型（Ⅱ型）。病灶平坦，不形成明显隆起或凹陷，常表现为黏膜粗大或局部糜烂，界限不清，临床最常见，又分三个亚型，即稍隆起的Ⅱa型、平坦的Ⅱb型和稍凹陷的Ⅱc型。③凹陷型（Ⅲ型）。病变不规则，形成明显的凹陷和浅溃疡，表面覆盖渗出物。

进展期胃癌　癌组织侵及肌层或浆膜层。根据肿瘤生长方式及大体形态的不同，目前最常用的Borrmann分型将进展期胃癌分为四型。①Borrmann Ⅰ型（息肉型）：少见，主要向胃腔内生长，呈息肉状或巨块状，表面常有较小溃疡或糜烂形成，癌肿具有明显的限局性，边界清楚，浸润不明显，生长缓慢。②Borrmann Ⅱ型（限局溃疡型）：占30%~40%，特征是癌肿具有明显的溃疡，溃疡边缘明显隆起，癌周为环堤，周围浸润不明显。③Borrmann Ⅲ型（浸润溃疡型）：是进展期胃癌最常见的类型，约占50%，特征是肿瘤中心有明显溃疡形成，边缘不清，周围胃壁有明显的浸润性，此型恶性程度较高。④Borrmann Ⅳ型（弥漫浸润型）：癌组织呈弥漫性浸润生长，主要是在黏膜下层、肌层及浆膜下浸润，周边无明显界限，胃壁因癌肿广泛浸润及纤维组织增生而增厚变硬，胃腔狭小，形成皮革样胃（leather bottle stomach），此型癌细胞分化差，恶性程度高，进展快，容易造成腹膜播散和侵犯其他脏器，淋巴结转移率高。

组织学分型　①腺癌：癌细胞呈立方形或柱状，癌细胞的胞质内或腺管中常有少量黏液分泌，若腺癌细胞向腺腔内突起呈乳头状结构，则称为乳头状腺癌，若癌细胞形成较明显的管腔，腺管结构明显称为管状腺癌。②黏液腺癌：肿瘤组织含有大量癌细胞分泌的黏液，形成黏液湖，纤维组织分隔，癌细胞漂浮在中间。③低分化癌：腺管的形成不甚明显，但癌细胞内仍可见黏液，核分裂象多见。④未分化癌：肿瘤组织没有腺管结构及黏液分泌，不能确定其组织来源。⑤印戒细胞癌：癌细胞胞质内含有大量未分泌到细胞外的黏液，将细胞核挤到细胞的边缘，有明显的浸润转移倾向。

转移途径　①直接蔓延：癌细胞沿胃壁肌层和浆膜扩展，远端胃癌可向十二指肠壁浸润，贲门胃底癌可以向食管下段蔓延，突破浆膜后可侵犯网膜及肝、胰腺或横结肠等周围脏器（图1）。②淋巴转移：癌细胞侵犯黏膜下淋巴丛，沿淋巴管转移到胃周淋巴结、腹腔血管周围淋巴结，胃

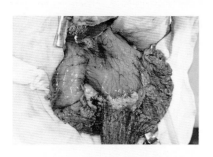

图 1 胃癌侵犯周围横结肠系膜，发白部分为肿瘤（陆军总医院普通外科供图）

癌的淋巴转移一般是按照由近至远的顺序进行，但也可能出现跳跃转移，即近处淋巴结尚未出现转移时，远处淋巴结已发生转移。胃的淋巴引流分为 4 站 18 组，根据胃周淋巴转移规律及胃原发病灶的不同，胃癌的淋巴分站各异。第 1 站淋巴结是距离癌灶最近的胃周围的浅组淋巴结。第 2 站淋巴结为相对深部淋巴结，若脾门、脾动脉、肝总动脉及胃左动脉干和胰十二指肠后淋巴结等。第 3、4 站淋巴结为较远的淋巴结，包括腹腔动脉旁、腹主动脉旁、肝门、肠系膜根部以及结肠中动脉周围的淋巴结。③血行转移：最常见的转移部位是肝，其次为肺转移，骨转移等少见。④腹腔种植转移：癌组织突破胃壁浆膜后脱落到腹腔形成腹膜种植转移，在腹膜上形成粟粒样结节，晚期导致癌性腹水。胃癌转移到卵巢，则称为 Krukenberg 瘤。

临床病理分期　目前比较常用的分期方法为 TNM 分期（表）。

临床表现　早期胃癌症状轻微，临床无特异性。最初表现为上腹胀痛，常被认为是慢性胃炎、消化性溃疡等疾病，直至疼痛加重，出现消瘦、黑便、呕血、幽门梗阻等症状时，才引起患者的重视，就诊时往往较晚。

进展期胃癌症状明显，上腹部疼痛持续加重，无规律性，若肿瘤侵犯胰腺，则疼痛剧烈并出现背部放射痛。胃癌并发急性穿孔可导致弥漫性腹膜炎症状。若肿瘤位于贲门附近，会出现吞咽困难的症状。胃窦部肿瘤可引起幽门梗阻症状，患者有呕吐，呕吐物内含隔夜食物，并有腐败味，不含胆汁。部分胃癌患者腹部可触及肿块，质硬，活动度差。

胃癌晚期出现转移症状，包括腹痛、肝大，若肿瘤或转移淋巴结压迫侵犯胆总管可引起黄疸，部分患者左锁骨上可触及肿大淋巴结。腹腔内种植转移引起腹水，直肠指检可触及卵巢转移的克鲁肯贝格（Krukenberg）瘤等。

诊断　早期诊断是提高生存率的关键。对于 40 岁以上的患者，若出现上腹部胀痛、不明原因的消瘦、贫血等症状时应提高警惕。诊断主要靠上消化道造影和胃镜检查，两者可以互补，首先应用上消化道造影来评价上消化道疾病引起的相关症状，而确诊则需要胃镜检查及活检。

上消化道造影　能判定肿瘤的部位、大小、侵犯的范围，同时可以了解胃腔的大小及蠕动功能，为手术方式的选择提供依据。胃癌特征性的 X 线变化为胃腔内不规则的充盈缺损，黏膜破坏或中断，皱襞消失，肿瘤周围黏膜紊乱；溃疡型胃癌表现为龛影（图 2），溃疡边缘不规则，周围胃壁僵硬，若肿瘤浸润较广，则可见胃壁蠕动减弱，胃腔缩窄。随着气钡双重对比造影技术的进步，胃内钡剂与气体两种对比剂同时进行检查，可以更清楚地了解胃黏膜的细小病变，有助于早期癌的发现。

胃镜检查　对于胃腔内的病变最有价值。胃镜联合活检对胃癌的诊断正确率约为 95%。胃镜下发现的直径 0.5~1cm 的癌灶称为小胃癌，最大直径小于 0.5cm 的癌灶称微小胃癌。胃镜活检确

表　胃癌 TNM 分期

T 代表肿瘤浸润深度

　T_1：肿瘤浸润至黏膜或黏膜下

　T_2：肿瘤浸润至肌层或浆膜下

　T_3：肿瘤穿透浆膜层

　T_4：侵及邻近结构或腔内扩展至食管、十二指肠 N 代表淋巴结转移情况

N 代表有无淋巴结转移

　N_0：无淋巴结转移

　N_1：距肿瘤边缘 3cm 内淋巴结转移

　N_2：距肿瘤边缘 3cm 外淋巴结转移，包括胃左动脉、肝总动脉、脾动脉及腹腔动脉周围淋巴结转移 M 则代表远处转移情况

M 代表有无远处转移

　M_0：无远处转移

　M_1：有远处转移，或第 12、13、14、16 组淋巴转移

具体分期为

Ⅰ期　　Ⅰa 期：$T_1N_0M_0$

　　　　Ⅰb 期：$T_2N_0M_0$、$T_1N_1M_0$

Ⅱ期　　$T_3N_0M_0$、$T_2N_1M_0$、$T_1N_2M_0$

Ⅲ期　　Ⅲa 期：$T_4N_0M_0$、$T_3N_1M_0$、$T_2N_2M_0$

　　　　Ⅲb 期：$T_4N_1M_0$、$T_3N_2M_0$

Ⅳ期　　$T_4N_2M_0$、TNM_1

诊为胃癌,手术切除标本病理检查未发现癌灶者称超微小胃癌(又称一点癌)。早期胃癌在胃镜下分型同病理分型。对进展期胃癌行胃镜检查,不仅要明确是否为胃癌,且应确定胃癌的部位、类型、大小及侵犯范围,同时要注意多发癌灶的可能,进展期胃镜下分型同病理 Borrmann 分型。腔内超声胃镜检查可了解肿瘤浸润深度及周围淋巴结肿大等情况,为判断肿瘤分期提供证据(图3)。

病理组织学检查 确诊需要通过组织学检查。直视下活检要

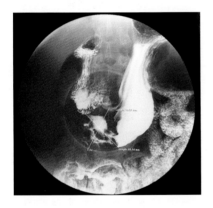

图2 胃癌上消化道造影表现
(陆军总医院放射科供图)

显示为龛影(十字线中间部分)

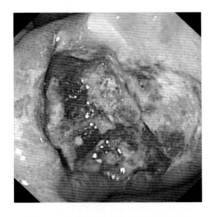

图3 进展期胃癌内镜下表现
(陆军总院消化内镜中心供图)

巨大溃疡,不规则,基底凹凸不平

注意取材部位,隆起型病变取材重点是顶端和基底,凹陷型病变应在病变周围黏膜皱襞中断处取材。取材应围绕病灶多处取材,一般为4~6块。胃镜下行细胞学检查,通过直接细胞刷或冲洗吸引收集细胞,提高诊断的正确率。

超声和CT检查 可以了解胃癌的侵犯范围,周围淋巴结肿大情况。对于胃癌与胰腺、膈肌的关系以及肝内微小转移灶的发现,CT检查更有价值。

肿瘤血清学检查 常用的胃癌细胞相关标志物有 CEA、CA199、CA125 等,阳性者常见于进展期胃癌、肿瘤较大或有远处转移,对于早期胃癌的诊断价值不大,但可用于判断疗效以及治疗后的随访。

鉴别诊断 由于胃溃疡与胃癌在临床上十分相似,而且部分胃溃疡会恶变,因此应重点鉴别。鉴别要点包括:胃溃疡上腹疼痛病史较长,反复发作,而胃癌病史短,疼痛呈进行性加重;胃溃疡无并发症时无明显体征,胃癌表现为消瘦,部分患者腹部可触及肿块,晚期有腹水、左锁骨上淋巴结肿大;消化道造影胃溃疡较小,龛影边缘光滑,黏膜皱襞向溃疡集中,胃壁柔软,胃癌溃疡大,龛影不规则,周围黏膜中断,胃壁僵硬;胃镜下良性溃疡边缘光滑,基底平坦,胃癌溃疡不规则,基底凹凸不平,有糜烂出血。

治疗 手术切除原发病灶及区域淋巴结是胃癌治疗的主要方法,改善患者预后最主要的是要根据患者的具体病情选择合适的治疗方法。对于具有高危因素进展期胃癌,术后辅助治疗(主要是化疗、放疗)是重要的治疗方法,而新辅助治疗能够缩小肿瘤的体积、更利于完整的手术切除,

如果胃癌出现远处转移,治疗以减轻症状、提高生活质量为目的。

手术治疗 胃癌唯一能取得根治的方法,具体手术方式的选择要遵循肿瘤的根治性、手术的安全性、术后能维持较好的生活质量的原则。手术方式包括根治性切除术、姑息性切除术和短路手术等。胃癌手术既可经开腹的传统途径,也可经腹腔镜及机器人手术。

根治性切除手术 将原发病灶、有转移的淋巴结以及局部被浸润的脏器整块切除,切缘无癌细胞残存(图4)。①胃切除范围:根据原发肿瘤的部位、肿瘤侵犯胃壁的深度及淋巴转移情况决定切除范围,原则上切缘离肿瘤边缘不少于 5cm,远端胃癌应切除十二指肠大于 3cm,近端胃癌应切除食管下端 3cm。常用的术式为根治性胃次全切除术和根治性全胃切除术两种。根治性全胃切除适用于近端胃癌或癌灶浸润范围较广者。②淋巴结清扫范围:对于淋巴结清扫的范围与胃癌根治性的关系目前仍有争议。手术清除淋巴结范围(D)包括:D_0,指第一站淋巴结未全部清除;D_1,第一站淋巴结全部清除;根据淋巴结清扫范围依次为 D_2、D_3、D_4。D_2 式是目前常

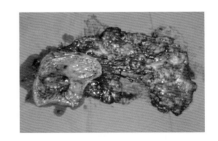

图4 胃癌根治术切除标本(陆军总医院普通外科供图)

包括远端胃大部、网膜及周围淋巴结

用的手术方式，适用于Ⅰ、Ⅱ、Ⅲ期胃癌。对于可能有肝十二指肠韧带、肠系膜上动脉、腹主动脉旁淋巴结转移者，需行扩大清扫术（D_3、D_4）。若胃癌直接侵犯邻近组织器官，而无远处转移时，应积极行根治手术，联合切除受侵犯的脏器。若胃癌侵犯胰体尾时，应联合脾、胰体胰尾切除，胃癌侵犯横结肠及系膜、结肠中动脉静脉时，应联合横结肠切除，若胃癌直接蔓延侵犯肝左叶，应联合左肝叶或转移灶局部切除。

姑息性切除术　因癌肿侵犯周围脏器或有远处转移，不能完全切除者，称为胃癌姑息性切除术，适用于患者一般情况能够耐受手术，原发病灶能够切除者。手术切除的目的是能够有效解除胃癌的相关症状，如贲门或幽门梗阻、癌灶出血或穿孔等，提高患者的生活质量。术后辅助放化疗，部分患者可延长生存期。

短路手术　适用于胃癌病灶不能切除，但伴有幽门梗阻的患者，为解除梗阻、恢复胃肠内营养而行胃空肠吻合术。短路手术只能解除梗阻症状，难以延长患者的生存期，也不能解除胃癌出血、疼痛等症状。

内镜下切除术　对于早期胃癌，若病变范围较小，无明显溃疡，组织分化好可行内镜下切除术，要注意掌握手术适应证。内镜下切除的标本必须经病理连续切片，确认无癌组织残留，确保病灶的完全切除。另外早期胃癌的腹腔镜下局部切除临床已陆续开展，具有创伤小、恢复快的优点，而且切除范围较内镜下切除大，适合于绝大多数的早期胃癌。

化学药物治疗　是胃癌综合治疗的重要组成部分，包括术前新辅助化疗、术中化疗和术后辅助化疗。术前新辅助化疗适用于局部进展期胃癌，肿瘤大、有淋巴结转移的患者，通过新辅助化疗使病灶缩小、降低肿瘤分期，提高胃癌根治性切除率，同时也可清除微小的转移癌灶，从而降低术后复发转移率。术中腹腔内化疗可以杀灭腹腔内脱落癌细胞，预防和治疗腹膜转移。术后辅助化疗应根据胃癌的类型、疾病的分期、手术根治的程度以及患者的全身情况选择相应的治疗方案。化疗一般采用联合方案，常用的化疗药物包括：替加氟/尿嘧啶、丝裂霉素、氟尿嘧啶（5-FU）、多柔比星、顺铂、奥沙利铂等。

放射治疗　胃癌对放射治疗敏感性差，目前临床应用较少。术前放疗可缩小病灶、提高手术切除率。

预后及预防　胃癌的预后取决于肿瘤、患者和治疗方法等多面因素。肿瘤因素包括肿瘤浸润深度、淋巴结转移情况、肿瘤大体类型、浸润生长方式、肿瘤大小及部位等，其中最重要的是肿瘤浸润深度，其次为淋巴结转移情况。30岁以下的胃癌患者，肿瘤恶性程度高，预后不良。

预防措施根据胃癌的病因，采取相应措施，消除病因。对于易感人群应定期随访普查，做到早期发现、早期治疗。

（李世拥　陈纲）

wèiniánmó chángshàngpí huàshēng

胃黏膜肠上皮化生（gastric intestinal metaplasia）　肠上皮黏膜取代胃黏膜在胃内的异常增殖。常见于胃窦部。化生的肠上皮是一种高度分化的上皮，与胃黏膜上皮分泌功能有所不同。最明显的特征是出现杯状细胞，另外，肠黏膜中任何类型的上皮细胞均可出现在化生的上皮内。最早由库普弗（Kupffer）在1883年提出，认为是一种胚胎残余组织或单纯的黏膜异位。

分类　根据不同的组织学检查方法，胃黏膜肠上皮化生可以分为不同的类型。常用的分类方法是根据肠化生黏膜组织学变化和细胞分泌黏液的性质，可将胃黏膜肠上皮化生分为四种类型。①完全小肠型肠上皮化生（Ⅰ型）：可见吸收细胞、潘氏细胞和杯状细胞，杯状细胞分泌唾液酸黏蛋白，但不含硫酸黏蛋白。②不完全小肠型肠上皮化生（Ⅱ型）：可见杯状细胞和吸收细胞，另有柱状细胞。柱状细胞分泌唾液酸黏蛋白，但不含硫酸黏蛋白。③完全大肠型肠上皮化生（Ⅲ型）：可见吸收细胞、潘氏细胞和杯状细胞，杯状细胞分泌硫酸黏蛋白，吸收细胞不分泌黏蛋白。④不完全大肠型肠上皮化生（Ⅳ型）：吸收细胞被柱状细胞取代，无潘氏细胞，杯状细胞分泌硫酸黏蛋白，柱状细胞含硫酸黏蛋白及中性黏蛋白。不同类型肠上皮化生的疾病发展过程各异，完全小肠型肠上皮化生很少发展为胃癌，而大肠型肠上皮化生，尤其是不完全大肠型肠上皮化生与胃癌的关系密切。

病因及发病机制　胃黏膜出现肠上皮化生是对周围不利环境的适应性改变，与幽门螺杆菌感染、吸烟、高盐饮食有密切关系，其中幽门螺杆菌感染是引起胃黏膜肠上皮化生的最主要因素。幽门螺杆菌感染使胃黏膜屏障破坏，形成慢性炎症，进一步发展为黏膜糜烂、溃疡形成，胃黏膜腺体萎缩，形成胃黏膜肠上皮化生。

目前对于胃黏膜肠上皮化生的机制仍有争议，多数学者认为胃黏膜肠上皮化生起源于胃腺颈部的干细胞，这类干细胞具有向胃、肠两种上皮细胞分化的潜能。在某些损伤因子的作用下，胃黏膜壁细胞破坏，腺体萎缩，导致胃酸分泌减少，胃内 pH 升高，胃腺颈部的干细胞向肠上皮细胞方向分化，使幽门腺管的上皮被肠上皮替代，形成肠上皮化生。

胃黏膜肠上皮化生与胃癌的关系一直是临床关注的焦点，有证据表明部分胃黏膜肠上皮化生会发展成胃癌，胃癌常合并肠上皮化生，有些胃癌癌细胞还保存肠上皮化生的痕迹，另外胃黏膜肠上皮化生与胃癌的好发部位一致，但胃黏膜肠上皮化生是否是癌前病变尚不确定。多数研究认为胃黏膜肠上皮化生发展为胃癌的模式为：正常胃黏膜→慢性胃炎→萎缩性胃炎→肠上皮化生→异型增生→胃癌。

临床表现　无特异性，部分患者有反复出现上腹部不适、嗳气、烧心等症状，与常见的慢性浅表性胃炎等不易区分。胃黏膜肠上皮化生可分为三度：肠上皮化生占胃黏膜 1/3 以下者为轻度，占胃黏膜 1/3～2/3 者为中度，大于 2/3 者为重度。

诊断　胃黏膜肠上皮化生与胃黏膜异型增生以及胃癌关系复杂，临床要重视其早期诊断，诊断主要依赖于内镜下胃黏膜活组织检查及病理组织学检查。根据内镜下表现，胃黏膜肠上皮化生分为四型：淡黄色结节型和弥漫结节型常见，另外尚有瓷白色小结节型和鱼鳞型。活检的正确性是该病诊断的关键。肠化生程度越重，镜下表现越明显，诊断正确率越高。

治疗　目前对于胃黏膜肠上皮化生能否逆转，临床上有较大争议。可根据患者临床症状、病因及病理进行相应的治疗。有学者认为重度肠上皮化生者应高度警惕胃癌之可能。

（李世拥　陈纲）

cánwèi'ái

残胃癌（gastric stump carcinoma）　良性疾病行胃大部切除术后 5 年以上发生于残胃的恶性病变。鲍尔弗（Balfour）于 1922 年首次提出。后逐渐把胃切除术后，不论首次手术时胃疾病的性质、切除范围、重建方式如何，残胃内又发生的癌，均称为残胃癌。发病率为 1%～5%。从胃手术至残胃癌发生的时间间隔不等（10～30 年），平均为 16 年。

病因　可能与胃手术改变胃的正常解剖和生理功能，胆汁、胰液、肠液反流入残余胃内，及胃酸分泌减少、胃黏膜保护功能减弱等有关。目前认为胃大部切除术后时间越长残胃癌发生率越高，而胃切除术后采用 Billroth II 式吻合术后残胃癌的发生率明显高于行 Billroth I 式吻合者。

临床表现　早期残胃癌无特异症状，后期可出现食欲异常，上腹部无规律性的疼痛、进食后上腹饱胀不适感或出现不明原因贫血、呕血、黑便、消瘦等症状。

诊断　主要包括内镜检查和影像学检查。

内镜检查　为首选检查方法，结合活检可以对残胃癌作出定性诊断。在内镜下表现为残胃黏膜粗糙、糜烂、出血、隆起及溃疡，对可疑的部位黏膜取活检，应多点取材，且保证足够的深度。对一次活检阴性者必要时再次复查。超声内镜可用于判断肿瘤浸润胃壁的程度及其与周围脏器的关系。胃大部切除术后 10～15 年的所有患者应常规行内镜检查。内镜检查及活检确诊率可达 90% 以上。

影像学检查　包括上消化道钡剂造影、CT 及 PET-CT 检查等。①上消化道钡剂造影：表现为黏膜充盈缺损或消失、溃疡、恶性龛影、肿块，另外残胃缩小、胃壁僵硬等是癌性浸润的表现。②CT 检查：对诊断残胃癌效果不佳，但对了解残胃癌是否侵及周围脏器、判断残胃癌的分期、帮助术前决定手术切除范围是必要的。③PET-CT 检查：不推荐用于残胃癌的常规检查，可用于临床高度怀疑但不能确诊的病例。

治疗　最有效的方法是手术治疗，包括残胃的病灶切除和根治性淋巴结清扫。手术方式应根据首次手术方式、肿瘤部位、类型、淋巴结转移程度、范围及患者全身状况决定。

病灶切除包括切除残胃、胃十二指肠或胃空肠的吻合口及邻近的组织器官。根治性残胃全切除术适合于大多数早期癌和进展期癌。若合并其他脏器，如横结肠及系膜、空肠、胰体胰尾、脾等的侵犯，则需行联合脏器切除。对部分无法行根治性切除但合并梗阻或出血的病例可行姑息性切除或短路手术，从而减轻患者的症状、改善其生活质量。腹膜、肝、肺等广泛转移为手术禁忌证。淋巴结清扫范围以 D_2 为基本术式。残胃癌的淋巴结转移途径与原发性胃癌不同，手术时须考虑胃切除术后异常淋巴引流及恶性行为的特殊性，进行合理范围的淋巴结清扫。

因残胃腔小、胃肠吻合口附近组织纤维化明显、切除率不高等技术难点，加之治疗效果尚不明确等原因，早期残胃癌内镜下治疗尚未得到广泛推广。

放疗、化疗作为辅助治疗方

法对于残胃癌治疗仍然有效。新辅助化疗可以在早期抑制肿瘤细胞的扩散，降低肿瘤分期，从而增加手术切除的可能性。对于晚期无法手术切除的患者采用放疗、化疗，可起到一定的治疗效果。

预后 在肿瘤得到根治性切除和进行合理范围淋巴结清扫的情况下，术后辅以综合治疗，残胃癌的预后与原发性胃癌无显著区别。病理分期以及能否行有效的手术治疗是决定残胃癌预后的主要因素。

预防 胃部分切除术后胃肠重建，尽可能行结肠前 Roux-en-Y 型吻合，或行 Billroth Ⅰ 式吻合，尽量不做 Billroth Ⅱ 式吻合。胃部分切除术后应定期复查，良性病变行胃部分切除术后 10 年以上者，应每年行胃镜检查。对残胃癌发生的高危人群，胃镜检查和活检是早期诊断残胃癌的关键。早期发现、早期诊断，合理治疗，能有效改善预后，达到良好的长期生存效果。

(李世拥　陈　纲)

wèipínghuájī ròuliú

胃平滑肌肉瘤 （leiomyosarcoma of the stomach）

原发于胃平滑肌组织的恶性肿瘤。临床少见，起源于胃壁平滑肌，大部分由良性平滑肌瘤转化而来，好发于胃底、胃体，瘤体单发或多发，大小不等，最大可达 20cm 左右。

分型 按其生长部位可分为胃内型、胃外型及胃壁型。①胃内型：肉瘤增大，逐渐向胃腔内隆起，形成黏膜下肿瘤，一般为广基无蒂，呈球形、半球形，也可呈分叶状。②胃外型：肿瘤主要位于浆膜下，向胃腔外发展，并可侵犯周围组织和邻近器官。③胃壁型：肿瘤较小时多位于胃壁内，呈膨胀性生长，形成哑铃状肿块。

病理 与良性平滑肌瘤单从肿瘤的外形、大小难以区别，该病肿瘤质地坚韧，切面多呈灰红色、鱼肉状，易发生出血、坏死、囊变。组织学上主要根据细胞的异型性和核分裂象加以区别，该病镜下肉瘤细胞大多不成巢，弥漫排列，与间质分界不清，细胞生长活跃，核分裂象多见，一般认为每 10 个高倍视野大于 5 个核分裂象应考虑肉瘤。该病血供通常较丰富，易发生血行转移，多见于肝、肺，淋巴转移少见。

临床表现 病程较长，病变初期患者多无明显自觉症状，发现时可表现为腹部包块，伴上腹不适感、隐痛、恶心、呕吐等。由于肿瘤血供丰富，肿瘤表面黏膜易发生溃疡导致出血，消化道出血是最常见的症状，约 60% 的患者以上消化道出血、黑便为首发症状来诊，伴贫血。较大的肿瘤常并发大出血，需急诊处理。

诊断 临床表现缺乏特异性，诊断主要依靠胃镜、超声内镜、上消化道钡剂造影以及 CT 等。

上消化道钡剂造影 可见胃腔内边缘相对整齐的圆形充盈缺损，其顶端有时可见中心溃疡，即典型的脐样龛影；如为胃外生长型可见胃壁受压征象。上消化道钡剂造影有时会遗漏病变较小的肿瘤。

胃镜检查 可见半球形的隆起性病变，为黏膜下肿块，黏膜表面光滑，色泽正常，时有溃疡形成。肿块周围边界不清，可出现粗大的黏膜皱襞。胃外型平滑肌肉瘤胃镜下可见胃受压征象。由于肿瘤多位于黏膜下，因此胃镜活检检出率低，活检时应尽可能向胃壁深部取材，提高活检的阳性率。在超声引导下可准确对黏膜下肿瘤进行活检，并了解肿块的大小、胃壁浸润深度、胃周淋巴结肿大或胃周脏器浸润等情况，若肿瘤坏死液化则提示胃平滑肌肉瘤可能。最终的确诊需病理组织学检查。

CT 检查 能够了解肿物的大小、质地、部位、淋巴结有无肿大、与周围脏器的关系等，为治疗方式的选择提供依据。

治疗 对放疗、化疗均不敏感，手术治疗是根治的唯一有效手段。该病发现时一般较大，但手术切除率较胃癌高，因此对于较大的肿瘤仍以根治性切除为治疗的首要目标。一般认为此病多经血行转移，因此不常规行淋巴结清扫术。手术方式应根据肿瘤的大小、部位、侵犯范围及与周围组织器官的关系决定，目前认为：肿瘤<5cm 者，距离病变 2cm 行胃部分切除，邻近贲门或幽门者应行近端或远端胃大部切除术，术中发现淋巴结转移者，应行 D$_1$ 淋巴结清扫术；肿瘤>5cm 者，应行胃大部切除术或全胃切除术，多发性病变或术后复发者，需行全胃切除术，对于有肿大淋巴结应一并切除。如侵犯周围脏器（左肝、胰体尾、脾、横结肠等），应尽可能切除，防止术后肿瘤的复发。对于术后复发的病例，应尽可能手术切除，以提高生存率，改善生存质量。

预后 手术治疗效果较好，术后 5 年生存率约为 50%。与预后密切相关的主要是肿瘤的大小、肿瘤的分级以及与周围组织器官的关系。

(李世拥　陈　纲)

wèilèi'ái

胃类癌 （gastric carcinoid）

发生于胃黏膜肠嗜铬样 （enterochromaffin-like, ECL） 细胞的恶性肿瘤。生长缓慢、恶性程度低，属于神经内分泌肿瘤。原发于胃的类癌较少见，占消化道类癌的1.0%~3.0%。发生年龄以40~60岁为最常见。常用的分型方法将胃类癌分为三个亚型：Ⅰ型伴萎缩性胃炎型；Ⅱ型伴有佐林格-埃利森综合征（Zollinger-Ellison syndrome）型；Ⅲ型是散发型。胃类癌是一种临界性肿瘤，其恶性程度与肿瘤组织学形态、细胞分化程度、肿瘤的大小、浸润程度、淋巴结受累及转移情况有关。

病因 病因不明，与胃的一些病理状态有关，如促胃液素瘤及高促胃液素血症、A型慢性萎缩性胃炎、恶性贫血、幽门螺杆菌感染以及某些自身免疫性疾病，其中高促胃液素血症是胃类癌发病的重要因素。持续升高的血促胃液素可刺激ECL细胞增生，并诱发胃黏膜萎缩，进而导致增生活跃的ECL细胞恶性转化，发展为小结节，最终形成类癌。

病理 大多为单发病变，少见多发性病灶。类癌可以发生在胃的任何部位，病变在胃黏膜下，表现为黏膜的局限性隆起，当黏膜发生溃疡时可并发出血。病变进展可浸润至肌层、浆膜及周围组织。胃类癌可发生周围淋巴结转移，远处转移常见肝、肺、脑和骨等部位。

临床表现 无特殊症状或体征。症状类似溃疡病，常见上腹部不适，偶有上腹部烧灼感，其他症状包括黑便、呕血、体重减轻、贫血、恶心和呕吐等。胃类癌很少发生类癌综合征，原因是胃组织缺乏组氨酸脱羧酶，影响5-羟色氨（5-HT）等血管活性物质合成，即使出现远处转移亦较少发生。少数胃类癌可发生类癌综合征，出现此类症状往往提示有类癌扩散的可能。

诊断 包括内镜检查、影像学检查等，确诊需依靠病理学诊断，包括光镜下的典型形态、嗜银反应阳性，免疫组化分析显示多种肽类物质的表达，以及电镜下可见瘤细胞胞质内的球形内分泌颗粒。

内镜检查 是发现病灶的重要手段。病灶一般位于黏膜下层，早期典型病变表现为界限清楚的结节状隆起，中晚期多呈溃疡表现，边缘不规则隆起。活检时，应进入深层取材或行挖掘式钳取以获得肿瘤组织，减少假阴性。结合超声内镜（ESU）可明确肿瘤浸润的深度和范围。

影像学检查 无特异性表现。上消化道钡剂造影只能显示胃内病灶，与其他胃占位病变难以鉴别。CT检查能明确类癌侵犯深度及与周围的关系，但鉴别诊断的价值有限。生长抑素受体扫描对病灶的发现有较高的敏感性，可以发现微小病灶和转移灶。

24小时尿5-羟吲哚醋酸（5-HIAA）测定 对可疑病例应该行24小时尿5-HIAA测定。5-HIAA是体内5-HT的代谢产物，正常值为2~8mg/d，大于50mg/d时诊断类癌较为可靠。此项检查是临床诊断的重要辅助手段，也是术后随访监测指标。

组织学检查 瘤体切面呈黄色或黄褐色，肿瘤细胞呈腺管状、巢状排列，胞质含嗜酸性颗粒。单纯组织学有时与胃腺癌或恶性淋巴瘤不易鉴别，进一步证实需行嗜银和亲银组化染色。胃类癌细胞一般含胺量较低，嗜银反应阳性。类癌电镜下特异性表现为细胞质内大量分泌颗粒，集中向肿瘤基底部或血管周围，免疫电镜可进一步提高神经内分泌颗粒的分辨率及分布状态，是确定类癌最可靠方法。

治疗 手术治疗仍是治疗该病的主要手段，但具体的治疗方法仍有争议，应根据其分型、侵犯深度和肿瘤的大小及转移情况来选择手术方式。①Ⅰ、Ⅱ型胃类癌，如病灶小于1cm，可行内镜下切除术，但应严格随诊。胃类癌局部广泛切除术，适用于病变小于2cm以下的病例，距离肿瘤边缘3cm以上做胃局部切除术。证明与萎缩性胃炎，尤其是高促胃液素血症有关，则应行胃窦切除。胃窦部切除可以降低促胃液素的水平，减少对ECL细胞的刺激。病灶超过2cm，需行根治性胃大部切除加淋巴结清扫术。②Ⅲ型胃类癌生物学上多呈浸润性生长，进展较快，因此对此型的手术范围应适当扩大，超过2cm应行根治性手术切除并行淋巴结清扫，全胃切除术仅适用于弥漫性胃类癌或多发性胃类癌。胃类癌直接侵犯到横结肠等周围脏器或局限性肝转移灶，可考虑受累的横结肠或肝叶切除。姑息性胃类癌切除术适用于肝有较大的转移病灶，而胃原发病变可切除且全身情况好能耐受手术者，仅切除胃原发病变可以延长患者的生命。

化疗尚缺乏有效的药物。联合化疗常用链佐星、5-氟尿嘧啶（5-FU）、环磷酰胺、多柔比星等，但效果有限。生长抑素类似物奥曲肽能抑制G细胞分泌，降低促胃液素水平，减少ECL细胞分泌颗粒和增生，能有效控制类癌综合征患者的腹泻、潮红等症状。

预后 根治性手术切除后预后较好，对于病灶大、细胞分化差等具有高危因素的病例应定期随访。

（李世拥　陈纲）

wèixīròu

胃息肉（gastric polyp） 发生于胃黏膜局限的隆起性病变。可单发或散布多发，包括真性息肉和假性息肉两种。真性息肉又称腺瘤样息肉，为肿瘤性增生，息肉上皮常有肠上皮化生，有癌变的风险，属于胃的癌前病变之一，应积极治疗。假性息肉又称炎性息肉，指慢性胃炎基础上发生的腺体增生，常为多发息肉，直径多小于1cm，息肉上皮与胃黏膜相同，一般无恶变倾向。另外还有临床比较罕见的错构瘤性息肉，如波伊茨－耶格综合征（Peutz-Jeghers syndrome），又称色素沉着息肉综合征。

分型 较为常用的是山田分型，根据隆起病变的形态不同将胃息肉分为四型。①山田Ⅰ型息肉：又称一般型，临床上最为多见，其基底部与胃壁没有明确的分界，呈钝角，大小多在1cm左右，表现为孤立、无蒂的圆形息肉，表面光滑，色泽多与胃黏膜相同。多发于胃幽门窦部。②山田Ⅱ型息肉：病变无蒂，为半球形，与基底部有明确的分界，但不出现内凹切迹，多发性分布于胃体，呈条带状。③山田Ⅲ型息肉：即胃黏膜不典型增生，病变呈花坛状，基底部与胃壁间形成明显的内凹切迹，无蒂，肉眼形态与Ⅱa型早期胃癌相似。④山田Ⅳ型息肉（大肠型）：肉眼形态为带蒂的隆起性病变，类似于真性肿瘤的息肉，组织学上为乳头状腺瘤。

临床表现 以男性患者多见，好发年龄为50~60岁。该病缺乏特异性的临床症状，息肉较小时，大部分患者无临床症状。息肉较大时可出现上腹部隐痛不适、胀痛，反酸、嗳气、消化不良等症状，如伴有胃黏膜糜烂、溃疡，可出现消化道出血症状，以黑便最为常见，少数患者出现呕血。病情迁延者可有贫血、体重减轻，息肉体积较大、堵塞幽门口，可出现幽门梗阻症状。查体一般无异常发现，部分患者可有剑突下压痛。

诊断 常用的诊断方法为上消化道钡剂造影和胃镜检查。

上消化道钡剂造影 可发现较大的息肉，但也常遗漏微小息肉，气钡双重造影可以发现相对较小的息肉。息肉在造影时表现为类圆形充盈缺损，边缘光滑，周围胃黏膜正常，带蒂的息肉充盈缺损的阴影可以移动。

胃镜检查 最常用，最有价值的诊断方法，同时也是治疗该病的重要手段。在胃镜下表现为圆形或半圆形隆起的肿物，表面光滑，与周围胃黏膜类似，带蒂或无蒂，单个或多发，大小不等（图）。对于可疑病例需行活检确定肿物的性质。

诊断中一个重要的方面是明确息肉有无癌变，这是选择治疗方案、判断预后的基础。癌变的危险因素包括：①直径超过2cm者。②无蒂的息肉。③单个腺瘤。

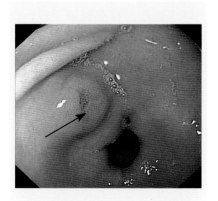

图 胃息肉内镜下表现（陆军总医院消化内镜中心提供）
胃窦部黏膜半圆形隆起肿物，表面光滑（箭）

④正面观形态不规则者，侧面观为广基息肉，病变不对称、不整齐者。⑤病变表面为结节、颗粒状、凹凸不平者。⑥颜色为暗红或多彩者。⑦组织类型为绒毛管状腺瘤者。⑧活检显示高度异型增生者。

治疗 胃包括电子显微内镜下套圈切除、电烧灼、活检夹除及手术切除。

良性息肉经套圈切除损伤小、痛苦轻、无需住院治疗、费用低廉、并发症少且操作简单。一般适用于带蒂息肉及直径1cm以下无恶变者。

并发下列情况者需选择手术治疗：①胃息肉伴有出血及幽门梗阻者。②息肉直径大于2cm者。③活检证实息肉有癌变者。④无蒂、广基高度怀疑恶变者。手术方法：单个的带蒂息肉，可行连同基底黏膜在内的局部切除，对于广基息肉应行包括胃壁在内的胃楔形切除，切除标本均行冷冻切片检查，明确息肉性质及切缘情况。对于多发息肉、息肉同时伴有明显萎缩性胃炎或息肉恶变者应根据息肉部位行胃部分切除术、胃大部切除术等。

（李世拥 陈纲）

yuánfāxìng wèilínbāliú

原发性胃淋巴瘤（primary gastric lymphoma） 原发于胃壁内淋巴滤泡的非上皮性恶性肿瘤。属结外型淋巴瘤，可伴胃引流区域的淋巴结转移，但不包括全身性淋巴系统恶性肿瘤在胃壁的继发病变。发病率较低，占胃恶性肿瘤的2%~8%，但有逐年升高的趋势。包括胃霍奇金淋巴瘤（Hodgkin lymphona，HL）和非霍奇金淋巴瘤（non-Hodgkin lymphona，NHL）两种类型，后者占绝大多数，因NHL来源于黏膜相关的淋巴组织（mucosa-associated lymphoid tissue，MALT），故又称胃MALT淋巴瘤。原发性胃淋巴瘤病变多局限于胃壁内，以往多遵循与胃癌相同的手术治疗原则，预后较胃癌为佳，男女比例为（1.5～1.8）∶1，可发生于任何年龄，60～69岁为高发年龄。

病因及发病机制 具体病因尚不明确，可能与幽门螺杆菌的慢性感染有关。该病患者幽门螺杆菌的感染率显著高于普通人群，同时其CagA免疫球蛋白抗体阳性率达82%。50%～70%的胃MALT淋巴瘤在根除幽门螺杆菌后出现肿块完全消退的现象。低度恶性的胃淋巴瘤在根除幽门螺杆菌后不仅表现在组织学上恶性征象消失，同时还有单克隆免疫球蛋白带及免疫球蛋白基因重排现象的消失等细胞、分子生物学方面的改变，提示Hp的感染与该病密切相关，且CagA蛋白在原发性胃淋巴瘤的发生中起重要作用。发病机制还有待进一步研究。艾萨克森（Isaacson）提出相关假说认为：幽门螺杆菌感染引起胃黏膜相关淋巴组织的免疫反应，B淋巴细胞和T淋巴细胞在局部聚集，由幽门螺杆菌抗原激活的T细胞辅助作用使B细胞增生。在含有三倍体遗传改变的B细胞可发生单克隆增生，发展为低度恶性的胃MALT淋巴瘤。如有进一步的染色体易位如t（11；14），低度恶性B细胞淋巴瘤不再依靠T细胞而独立增生。当有p53、APC、DCC基因的突变或缺失时可向高度恶性淋巴瘤发展。

病理 起源于胃黏膜固有层的淋巴组织，多发生于胃窦部后壁和小弯侧，可侵及胃壁全层，病变呈结节型、溃疡型和弥漫浸润型，肉眼观察很难与胃癌区分。

肿瘤直径为2～18cm，部分呈多灶性生长，30%的肿块大于10cm，但极少发生梗阻。淋巴转移是其主要转移途径，也可直接浸润邻近脏器，少数经血行播散至远处器官。

弗里德曼（Friedman）按大体类型将原发性胃淋巴瘤分为五型。①浸润型：表现为局限性或弥漫性的胃皱襞肥厚性浸润改变，或扁平、环形的橡皮样肿块。②溃疡型：以表浅的溃疡最为常见，底部坏死，边缘硬而突起，外形如癌。③结节型：以散在于黏膜下直径0.4～4cm的多发性结节为特征，结节常扩展至黏膜或浆膜面，常伴有浅表或深在溃疡。④息肉型：质较柔软，触之具海绵感，常有深在溃疡。⑤混合型：同一个标本中具有两种或两种以上类型。

原发性胃淋巴瘤多数为B细胞淋巴瘤，原发性T细胞淋巴瘤及组织细胞淋巴瘤均少见，胃原发性霍奇金淋巴瘤更为罕见。根据Isaacson和Weight分类法，原发性B细胞性胃淋巴瘤分为低度恶性胃MALT淋巴瘤和高度恶性胃MALT淋巴瘤，后者可能由前者分化而来。按照《美国阿克曼外科病理学》第8版的组织学分型，原发性胃淋巴瘤分为低度恶性淋巴瘤、中（高）度恶性（大细胞）淋巴瘤、混合性小细胞-大细胞淋巴瘤三类。

临床表现 早期临床表现不明显，进展期可于上腹部触及较大范围的肿块，伴上腹部疼痛、不适、畏食、体重减轻等，患者口服抑酸剂后症状可缓解，但体重仍持续减轻，当肿瘤侵及黏膜可形成溃疡导致黑便、呕血等症状，由于肿瘤缺少纤维组织，容易并发穿孔，肿瘤位于贲门处时

可有吞咽困难。病变晚期可有不规则发热、贫血、恶病质等，若有肝大、脾大等体征，应鉴别继发性胃淋巴瘤。胃淋巴瘤临床表现缺乏特异性，因此大多被误诊为胃癌、胃溃疡，术前明确诊断者仅为10%。不论是细胞起源，还是胃原发的恶性淋巴瘤，因为都具有造血系统肿瘤的淋巴转移、血行播散的全身性疾病特性，在晚期很难区分病变是胃原发灶还是继发性淋巴瘤。

诊断 无特异性的临床表现，诊断主要依靠内镜和上消化道造影检查。

实验室检查 粪便隐血试验常为阳性，可伴贫血，胃液分析多显示胃酸降低。

上消化道钡剂造影检查 X线气钡双重造影对该病诊断准确率较低（15%～20%）。除早期病变局限于黏膜下外，大部分病例显示胃部多发病变，如胃黏膜紊乱、僵硬、充盈缺损、胃壁龛影等，应与胃癌、胃良性溃疡、肥大性胃炎等病变鉴别。胃MALT淋巴瘤的X线特征性表现包括：①多发性溃疡，多位于胃后壁或小弯侧，溃疡通常大而表浅。②胃黏膜上可见多个"鹅卵石"样的充盈缺损。③胃壁浸润范围较大时，胃壁可无僵硬感，仍可见胃蠕动波正常通过。④充盈缺损周围可有肥大的黏膜皱襞。⑤胃壁肿块通常体积较大，但很少引起梗阻症状。

胃镜检查 当前最主要的检查，但胃淋巴瘤多位于黏膜下，活检取材表浅，术前确诊率仅40%左右。胃镜下的特征表现包括（图）：①胃腔内巨大的隆起性黏膜下肿块征象。②胃壁增厚明显，肿块质地多柔软。③黏膜水肿，皱襞粗大，黏膜皱襞不向中

心集中，而围绕在肿块周围。④病灶呈多灶性、多形性，可伴有浅表性溃疡。在上述特征提示下应深取、多取活检，并行免疫组化染色。

超声内镜（endoscopic ultra-sonography，EUS）检查 不仅能准确判断肿瘤的浸润深度，并对胃周淋巴结的转移情况及与邻近器官的关系有较高的判断价值。根据其特殊的超声透壁回声形态结合组织学表现可与其他胃肿瘤相鉴别。EUS 肿瘤 TNM 分期为四期：EUST$_1$肿瘤位于黏膜层、黏膜下层；EUST$_2$肿瘤位于肌层；EUST$_3$肿瘤侵及浆膜层；EUST$_4$肿瘤突破浆膜层，侵及邻近脏器。在术前分期、手术选择、疗效评价和随诊方面，EUS 均具有重要价值，已成为原发性胃淋巴瘤的首选检查方法。

CT 检查 可了解病灶范围，但对于判断肿瘤的浸润深度和淋巴结的转移情况，准确率低于内镜超声检查。CT 检查可以发现胸腔、纵隔内有无肿大的淋巴结以及腹腔内其他脏器（肝、脾等）的转移灶，据此鉴别胃淋巴瘤是原发性还是继发性病变。

鉴别诊断 由于治疗方法不同，因此胃 MALT 淋巴瘤与可能出现在胃的其他部位小 B 细胞淋巴瘤之间的鉴别诊断非常重要。其中包括套状细胞淋巴瘤、淋巴细胞淋巴瘤（慢性淋巴细胞白血病）和滤泡性淋巴瘤。

同时应注意原发性胃淋巴瘤与胃癌间的鉴别，两者有许多相似之处，但也有以下几点不同：①胃淋巴瘤发病年龄轻，40 岁以下的患者约占总数的 50%，与胃癌相比胃淋巴瘤女性患者相对较多。②胃淋巴瘤病程进展缓慢，病史多较长，平均为 2 年 4 个月，

而胃癌的病程一般不到 1 年。③胃淋巴瘤临床表现上腹部肿块和消化道出血发生率高，虽然肿块体积较大，体征明显，但自觉症状多不明显，很少有梗阻症状出现。④胃镜下胃淋巴瘤表现为多发溃疡，活检时质软，胃癌一般单发溃疡，质硬。⑤胃癌活检确诊率较高，但胃淋巴瘤内镜活检确诊困难，因活检取材的组织块较小，与没有腺管结构的未分化癌很难区别，因此内镜下可疑恶性淋巴瘤而活检病理提示未分化癌时，有必要再次活检或通过其他检查进一步明确诊断。⑥X 线下胃淋巴瘤为壁间肿物，具有一定的弹性，对胃壁的蠕动及胃腔的狭窄影响不大，胃内广泛或多发病变较常见，巨大肿块、多发溃疡等，病变多累及胃体及大弯侧。⑦胃淋巴瘤的手术切除率高，预后比胃癌好。

对于术前经 X 线、内镜检查误诊、漏诊的病例，手术探查尤为关键，若术中探查发现胃壁异常增厚、硬韧，则应高度怀疑胃淋巴瘤，对于巨大肿块，即使姑息切除，术后配合放、化疗，也可取得满意疗效。

确诊胃淋巴瘤后，尚需进一步鉴别原发性或继发性，在 1961 年道森（Dawson）提出的鉴别标准基础上，目前认为诊断原发性胃淋巴瘤的标准包括：①无浅表淋巴结肿大。②外周血白细胞总数及分类正常，骨髓象正常。③CT 检查未见肿物纵隔淋巴结肿大。④除胃及区域淋巴结受累外，无肠系膜淋巴结及其他组织侵犯。⑤肿瘤未累及肝脾。

分期 包括以下几种。

TNM 分期 2003 年巴黎分期（表 1）。

Ann Arbor 改良分期法 根据病变侵犯范围及淋巴结转移部位而设计的分期法（表 2）。

表 1 原发性胃淋巴瘤 TNM 分期

原发肿瘤（T）分期
Tx: 肿瘤范围不确定
T$_1$: 肿瘤浸润黏膜层或黏膜下层
T$_2$: 肿瘤浸润肌层，未突破浆膜层
T$_3$: 肿瘤穿透浆膜层
T$_4$: 肿瘤侵及邻近脏器
淋巴结转移（N）分期
Nx: 淋巴结侵犯不确定
N$_0$: 无区域性淋巴结转移
N$_1$: 侵犯胃周淋巴结
N$_2$: 侵犯腹腔内淋巴结
N$_3$: 播散到腹腔外淋巴结
远处转移（M）分期
Mx: 不能确定有无远处转移
M$_0$: 无远处转移
M$_1$: 不连续的胃肠道不同部位病变
M$_2$: 不连续的其他组织和脏器的病变
骨转移（B）分期
Bx: 不能确定是否侵犯骨髓
B$_0$: 未侵犯骨髓
B$_1$: 侵犯骨髓
TNMB: 临床分期：肿瘤大小、淋巴结状态、转移骨髓
pTNMB: 组织病理学分期：肿瘤大小、淋巴结状态、转移骨髓
pN: 组织学检查需包括 6 个或更多淋巴结

表 2　原发性胃淋巴瘤 Ann Arbor 改良分期

　I$_E$期：淋巴瘤局限在胃，无淋巴结转移
　I$_{E1}$期：肿瘤局限于黏膜和黏膜下层（早期淋巴瘤）
　I$_{E2}$期：肿瘤已突破黏膜下层
　II$_E$期：淋巴瘤局限在胃，有淋巴结转移
　II$_{E1}$期：胃淋巴瘤伴胃周淋巴结转移
　II$_{E2}$期：胃淋巴瘤伴膈肌下非胃周淋巴结转移
　III$_E$期：胃淋巴瘤伴膈肌两侧淋巴结转移
　IV$_E$期：血行播散累及其他结外脏器或组织转移

治疗　胃淋巴瘤对于手术治疗、化疗、放疗均具有较好的治疗反应，预后远比胃癌好，但治疗方式的选择上尚未达成共识。

抗幽门螺杆菌治疗　经正规抗幽门螺杆菌治疗后，50%～70%的患者可出现完全缓解患者，同时有助于术前对肿瘤分类和预后判断；彻底消除幽门螺杆菌亦有助于防止术后复发。主要应用阿莫西林、甲硝唑、克拉霉素、奥美拉唑等药物进行三联或四联治疗。该治疗方式对于早期病变疗效较好，而对局部晚期者则帮助有限。幽门螺杆菌可以被清除和抑制，但不能根除淋巴瘤克隆。另外，幽门螺杆菌感染治愈后仍有重复感染的可能，故应做好随访、复查工作，一旦复发宜及时进行再治疗。

手术治疗　目前对于胃淋巴瘤是否首先手术治疗存在争议。支持的理由包括：①具有根治性手术切除机会。②根治性切除后有较高的远期生存率。③术后能精确评估临床分期。④手术切除可以避免放、化疗期间可能出现肿瘤出血或穿孔等并发症。⑤姑息性切除也可因肿瘤减量而增强术后放、化疗的疗效。不支持的理由包括：①内镜、影像学检查、病理技术发展迅速，无需单纯依靠手术确诊。②抗幽门螺杆菌治疗、化疗、放疗和手术的 5 年生存率无显著性差异。③全胃切除

和姑息性切除术手术死亡率和术后并发症发病率较高。④胃淋巴瘤为多中心发病，手术往往不能保证病灶的彻底切除。

在术式和根治范围上，应根据患者的具体情况和手术相关并发症、术后生活质量相权衡，应首选胃部分切除加 D$_2$ 淋巴结清扫术式。目前认为行胃大部切除时，切缘需距肿瘤 5cm 以上，并且应行术中切缘冷冻切片病理检查，如果为阳性，再考虑扩大切除范围。

放射治疗　术前是否行放疗存在争议，鉴于术前放疗可能出现的治疗性并发症（约占 20%），多数学者认为术前放疗应掌握严格的适应证，如肿瘤穿透浆膜、区域性淋巴结转移、胃多中心病灶、切缘有肿瘤残留、高度恶性淋巴瘤、周围脏器受侵犯及术后局部复发等情况才考虑术前辅助放疗。对于手术残留病灶进行术后放疗。

化学治疗　胃淋巴瘤在根治性切除术后仍然存在复发和远处转移的风险，淋巴瘤对化疗具有较好的敏感性，对于 II 期以上、姑息性手术后切缘阳性、远处淋巴结转移、周围脏器浸润及高度恶性胃淋巴瘤的患者，术后化疗可有效抑制淋巴结及血行微转移灶，显著提高 5 年生存率。胃淋巴瘤的化疗多采用联合用药方案，最常用的方案包括：CAOP（环磷

酰胺、多柔比星、长春新碱和泼尼松）、MOPP（氮芥、长春新碱、丙卡巴肼及泼尼松）、CHOP（环磷酰胺、多柔比星、长春新碱和泼尼松）以及 CHOP-BLEO（环磷酰胺、柔红霉素、长春新碱、泼尼松和博来霉素）等，其中CHOP、CHOP-BLEO 方案临床应用最为广泛。另外苯丁酸氮芥对低度恶性胃 MALT 淋巴瘤有效，抗 CD20 单克隆抗体对于复发或幽门螺杆菌阴性的胃 MALT 淋巴瘤有明显的治疗作用。

预后　较胃癌为好，5 年生存率接近 60%，预后相关因素主要包括：临床分期（浸润深度、淋巴结转移深度、肿瘤大小及有无远处转移）、组织病理学类型和治疗方案。此外，年龄也是重要的预后相关因素，年龄>65 岁的胃淋巴瘤患者，5 年生存率明显降低，男性、p53 表达、Ki-67 水平增高也提示预后欠佳。

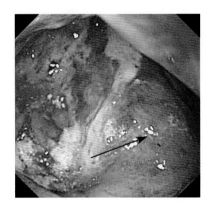

图　原发性胃淋巴瘤内镜下表现（陆军总医院消化内镜中心供图）
胃腔内粘黏膜下巨大隆起肿物，黏膜水肿（箭）

（李世拥　陈纲）

wèijiānzhìliú

胃间质瘤（gastric stromal tumor, GST）　具有非定向分化特性的胃间质细胞来源的肿瘤。可发生于

胃壁各部，以胃大弯多见，其次是胃窦部。占胃肿瘤的 1% ~ 2%，其中 20% ~ 30% 的胃间质瘤为恶性，发病年龄多在 50 岁以上，40 岁以下病例少见，无性别差异。过去人们通常将其诊断为平滑肌瘤、平滑肌肉瘤或是神经鞘瘤，1983 年马苏尔（Mazur）首先通过免疫染色和电子显微镜区分，提出了胃肠道间质瘤（gastrointestinal stromal tumor, GIST）的概念。

病理 大多数表现为境界清楚、孤立性肿块，多为圆形或椭圆形，表面血供丰富，切面可见出血、坏死、囊性变。主要由梭形细胞、圆形或多角形上皮样细胞组成，随肿瘤细胞的丰富程度和间质继发性改变，肿瘤质地可脆或硬韧，依据组织病理学特征可分为三型：梭形细胞为主型，上皮样细胞为主型，混合细胞型（梭形细胞和上皮样细胞型混合存在），极少数表现为多种形态的细胞。肿瘤细胞排列呈束状、栅栏状或漩涡状，间质中可见无定形嗜酸性物沉积，肿瘤中可发生黏液变性。超微结构中 GST 通常显示非特征性间叶源性细胞超微结构，偶伴有少量的肌性特征，如局灶性基板、胞质中局灶性肌丝样中间丝聚集，但连续的基板、微饮泡、肌丝、密体、密斑等典型平滑肌超微结构罕见。

临床表现 缺乏特异性，与肿瘤的部位、大小、是否引起梗阻及良恶性等有关，主要表现为腹部肿物、肿瘤表面的黏膜溃疡引起的上消化道出血，还包括非特异的胃肠道不适，如畏食、腹胀、腹痛、反酸、嗳气、恶心、呕吐、吞咽困难等。

诊断 由于发病隐匿、临床表现缺乏特征性，该病术前确诊率低。

影像学检查 确诊胃间质瘤比较困难，但在判断肿瘤的生物学行为、形态学特性等方面具有重要价值，同时对于肿瘤的良恶性的判断也有一定帮助，联合多种影像学检查可以提高诊断的阳性率。

X 线平片 对该病诊断价值有限，但价格低廉、易操作，仍是常用的检查方法，可发现引起胃移位、变形的较大病变，还可显示 GST 偶发的钙化和骨化，辅助诊断 GST 的肺转移。对于年轻女性 GST 患者，一旦发现肺部病灶，应考虑到肺软骨瘤的可能，GST、肺软骨瘤和肾上腺外功能性嗜铬细胞瘤构成 Carney 三联征。

上消化道钡剂造影 有典型的黏膜下肿瘤特征，通过 X 线双对比造影可勾画出肿瘤的腔内部分，但不能对肿瘤的腔外部分作出判断，典型的征象包括胃黏膜受压、推移，黏膜破坏或肿瘤表面溃疡形成，腔内生长者可表现为充盈缺损。通过对比造影技术与数字成像技术，可显著提高腔内病变及胃黏膜细微结构的分辨率，并可动态观察胃壁的蠕动功能。不足之处是对于微小病灶容易漏诊或误诊，无法观察胃腔外淋巴结、远处器官转移等，对于多发恶性胃间质瘤，可见大小不等充盈缺损和腔内龛影，黏膜破坏，胃壁蠕动减弱，与进展期胃癌难以区别。

CT 检查 CT 速度快，分辨率高，可显示胃壁各层次结构和微小表浅的病灶，对于肿瘤的大小、外形、质地、瘤内出血、囊性变、生长方式及胃周淋巴结均可做详细评估。平扫状态下 GST 多呈向腔内、腔外或同时向腔内外突出的圆形或类圆形软组织肿块，少数呈不规则形或分叶状。通过多期的增强对比扫描，瘤体实质部分早期多呈轻、中度强化，动脉期瘤体内可见点条状强化血管或瘤体旁排列成簇的细小血管，实质期、延迟期强化更清楚显示胃壁黏膜、肌层及浆膜各层结构，有助于发现黏膜下的间质瘤。虽然对预测 GST 良、恶性的作用不肯定，但 CT 在观察肿瘤对周围脏器的影响（压迫或侵犯）、远处器官转移，术后监测以及格列卫疗效评估等多方面均具有优势。典型的 GST 转移灶表现为肝低密度影，当有出血、囊性变和坏死改变时，密度则不均匀，少数 GST 患者初次检查即发现腹腔播散和肝转移。

MRI 检查 由于 MRI 速度慢，图像质量易受肠道运动伪影影响，因此临床应用受到限制。GST 的 MRI 表现多样且非特异性，坏死、出血均极大地影响 MR 信号。瘤体实质部分在 T_1 加权像呈低到中等的信号强度，在 T_2 加权像呈高信号强度，增强扫描明显强化，出血在各期 T_1 加权像、T_2 加权像表现为高低不等的信号影。由于有较好的软组织对比和多方位成像，MRI 在辅助判断肿瘤起源、确切位置和邻近器官、血管关系上有帮助，尤其对体积较大的 GST，MRI 较 CT 更为优越。

正电子发射断层扫描（position emission tomography, PET-CT） 运用核素 ^{18}F 氟脱氧葡萄糖（^{18}F-fluorodeoxy glucose, ^{18}F-FDG）作为放射示踪剂，根据病变对示踪剂的摄取状况，能准确显示肿瘤部位、代谢特征和播散范围，但由于检查费用昂贵，临床应用受到限制。目前主要用于监测格列卫治疗效应，PET-CT 可及时鉴别病灶的耐药性，相应缩短疗程。

胃镜检查 可直接观察胃内病变，GST 在胃镜下表现为广基、丘状突起，表面黏膜光滑，一般无溃疡形成，较大的肿瘤出现坏死而形成溃疡。GST 表面常有正常黏膜覆盖，称为黏膜下肿瘤（图），常规的活检常不能取到肿瘤组织，或因为获得的病变组织少难以确诊。内镜下超声检查（EUS）是在内镜的指引下于胃腔内对肿物行超声检查，可清晰显示胃壁的不同高低回声层次，以及腔外邻近组织的图像，是目前诊断胃黏膜下肿瘤最有价值的方法。内镜下超声检查的应用降低了胃壁内型、腔外型 GST 的漏诊率，并对肿瘤良恶性的判断亦有一定的价值。良性胃间质瘤超声表现多为黏膜下、肌壁或浆膜下低回声团块，境界清楚，形态规则，黏膜面、浆膜面较光滑，多向腔内凸起，周围有肌层组织包绕，形成假包膜。恶性胃间质瘤多呈分叶状，内部回声不均，黏膜层、浆膜层不光滑，连续性差，胃黏膜表面多不规则或伴中央浅表溃疡甚至大而深的溃疡，肿瘤内可有大小不等、形态不一的液性暗区。

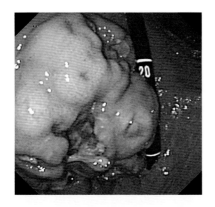

图 胃间质瘤内镜下表现（陆军总医院消化内镜中心供图）

胃黏膜下肿物，向胃腔内突出

免疫组织化学 最常用的标志物包括：CD117、DOG-1、CD34、Nestin、SMA、Desmin、S100 等。CD117（c-kit）是一种酪氨酸激酶受体蛋白，与其配体结合后可形成二聚体，在控制细胞增殖、黏附、凋亡、分化中具有重要作用。控制 c-kit 的基因位于 14q11~12，GST 常出现第 11 外显子突变（72%），第 5 外显子突变（18%）和第 13 外显子突变（2%），大约 95% GST 表达 CD117 蛋白，但仍有少数 GST 为 CD117 阴性。

对于组织形态学上符合 GST 诊断而 CD117 阴性的病例应检测 DOG-1 和（或）PDGFR-α 的表达，并交由专业分子生物学实验室进行 c-kit 和 PDGFR-α 基因突变检测来辅助诊断，这对于格列卫靶向治疗具有指导作用。DOG-1 是新发现的 GST 诊断标志之一，由人 11q13 上的 CCND1-EMS1 基因所编码的 8 次跨膜蛋白，生物学功能尚不清楚。GST 中 DOG-1 的阳性率为 97.8%，定位于细胞膜。PDGFR-α 基因突变的病例中，CD117 往往为阴性，而 DOG-1 均为阳性。研究表明 DOG-1 可能参与 III 型酪氨酸激酶受体信号传导通路，因此 DOG-1 可能成为 GST 治疗的潜在靶点。

CD34 是一种高度糖基化 I 型跨膜蛋白，属于表面分子涎酸粘蛋白家族，在正常和肿瘤性血管内皮细胞中均有表达。GST 中 CD34 的阳性率为 50%~80%，通过 CD34 可将 GST 与纤维瘤病、平滑肌瘤、神经鞘瘤等相鉴别。另外 SMA、Nestin、Desmin 和 S100 等标志物，可作为 GST 的辅助诊断及鉴别诊断。

良恶性判断 最有价值的指标是肿瘤大小以及核分裂的数量，同时应参考细胞增生与分化程度、细胞异型性、肿瘤生长方式、有无出血坏死等指标。按照米耶蒂宁（Miettinen）等的诊断标准：良性肿瘤体积≤5cm，核分裂象≤5 个/50HP；肿瘤体积>5cm 或核分裂象>5 个/50HP 者应诊断为恶性。同时异型性明显或出血、坏死，无论肿瘤大小即考虑恶性，肿瘤出现包膜浸润以及邻近器官或远处转移均是恶性表现。DNA 倍体分析对判断预后有帮助，良性 GST 通常为 DNA 二倍体或整倍体；具有恶性潜能的 GST 通常为异倍体或非整倍体。通过结合免疫组化中 Ki-67 标记，可以预测 GST 的生物学行为。也有学者认为 GST 的良恶性无明确界限，病理学上判断为良性的肿瘤也可能出现转移，因此用低危或高危判断肿瘤恶性程度更为确切。

鉴别诊断 应注意与胃癌和胃淋巴瘤的鉴别诊断。①胃癌：病灶起源于黏膜层，绝大部分胃腺癌，生长部位以胃窦部最多，恶性程度高，通常呈浸润性生长，并形成溃疡、肿块。而 GST 起自黏膜下肌层，生长部位以胃体部最多，大部分恶性程度较低，呈膨胀性生长，形成于黏膜下、肌壁间或浆膜下肿块，且多数为腔外生长型肿块。临床表现上两者不易区别，GST 以消化道出血为主，而胃窦癌常引起幽门梗阻，GST 即使肿块较大也常无梗阻症状。CT 上胃癌有典型的黏膜皱襞破坏、中断，腔内不规则充盈缺损及邻近胃壁增厚僵硬，胃壁不均匀性增厚，局部侵犯明显，增强后病变处胃黏膜明显强化且有延迟强化；病变首先侵犯黏膜，少数表现为胃腔外肿块，其黏膜面的溃疡在胃壁增厚的基础上浅而大，浆膜面因受侵而毛糙；胃癌病变内多呈实性，密度均匀，在引流区域常见淋巴结转移性增大，可有腹腔种植转移，腹水、网膜增厚等表现。比较而言，GST多以肿块为唯一表现，以外生性为主，肿块多较大，瘤内可出现坏死、囊变或空洞，瘤体邻近胃壁无明显浸润，胃壁结构层次正常，黏膜面多光滑，当GST侵犯时黏膜面溃疡小而深，甚至形成较深的窦道，极少出现淋巴结转移，可出现腹腔种植转移，表现为腹腔内大小不等的肿块。②胃淋巴瘤：临床表现上与GST并无特异性，胃淋巴瘤发病年龄相对轻，可表现为发热、体重减轻、肝大、脾大等全身症状。GST多无全身症状，消化道出血较胃淋巴瘤多见。

治疗　根治性手术切除是治愈GST的最好选择，手术方式的选择与切除的范围取决于肿瘤的大小和生长部位。目前认为淋巴结清扫对于预后没有帮助，行全胃切除即可，但无论是恶性还是良性GST，均必须保证切缘无瘤细胞残留。肿瘤<3cm可行局部或楔形胃切除，3~5cm者应根据所在部位行楔形胃切除或胃大部切除，>5cm者应行胃大部切除，切缘距瘤体>3cm，即使肿瘤已侵犯邻近器官或有腹膜播散，也应争取根治性切除。术中不主张行冷冻切片病理检查，只有在肿瘤无法切除时才考虑活检。肿瘤破裂是评估危险度的重要指标，无论是自发性或医源性肿瘤破损都将影响预后，术中应严格遵循"无瘤操作"，尤其瘤体较大者因血供丰富，质地脆，牵拉或挤压均可导致肿瘤破损、瘤细胞扩散和种植，肿瘤破溃或术中活检后应给予腹腔药物化疗。

GST对于传统的放、化疗均不敏感，2001年约恩苏（Joensuu）等报道应用甲磺酸伊马替尼分子靶向治疗GST术后复发患者的成功经验。甲磺酸伊马替尼选择性酪氨酸激酶抑制剂可以阻断c-kit介导的下游信号，抑制细胞增生，并诱导凋亡，达到杀死瘤细胞的目的，对于较大的难以切除的肿瘤也可通过新辅助治疗获得良好的切除机会。美国肿瘤协会（ASCO）提出，在使用甲磺酸伊马替尼治疗前应测定CD117为阳性，对c-kit基因阳性表达率达90%以上的GST，预后良好。部分病例服用后可出现不同程度的全身水肿、恶心呕吐、皮炎、消化道出血和肝炎等不良反应，发生率在20%左右。

预后　相关因素包括：肿瘤的部位、发病的年龄（年龄越轻预后越好）、肿瘤大小、核分裂计数、病理形态学因素、分子生物学因素、肿瘤切除的完整性。预后差的临床表现包括：查体触及肿块、疼痛、复发、远处转移、肿瘤位于小肠以及侵犯邻近组织。据统计完全切除后5年生存率32%~63%，3年生存率75%，不全切除者9%；有转移的GST中位生存时间为20个月，局部复发的中位生存期为9~12个月。

（李世拥　陈纲）

jíxìng wèikuòzhāng
急性胃扩张（acute gastric dilatation）　在较短时间内胃壁肌肉张力降低或麻痹使胃内容物不能排出，胃和十二指肠上段极度扩张，胃内有大量气体、液体或食物潴留的疾病。临床上较少见，多发生于腹部手术后、暴饮暴食后以及长期卧床的患者。

病因及发病机制　病因不明，各种器质性疾病和功能性因素均可引起急性胃扩张，主要与肠系膜上动脉压迫引起的十二指肠闭塞、胃支配神经麻痹以及电解质紊乱等有关。其中胃支配神经麻痹可能占主要因素，胃麻痹扩张后可将横结肠和小肠推向下方，致使小肠系膜和肠系膜上动脉紧张，压迫十二指肠，使胃十二指肠在麻痹的基础上又增加了机械性梗阻的因素。胃十二指肠内的食物、咽入的气体及消化液大量积存，反之又刺激胃十二指肠黏膜，胃黏膜受压、胃壁循环障碍，导致更多的渗出，形成恶性循环，进一步加重了胃十二指肠的麻痹和扩张。胃壁过度扩张变薄，胃壁出现水肿，胃黏膜有糜烂出血点。大量的液体蓄积在胃和十二指肠腔内，不能被重吸收，患者出现反复呕吐。呕吐及胃肠减压使大量液体丧失，造成水电解质紊乱、酸碱平衡失调、周围循环衰竭。严重者可出现胃壁坏死穿孔，导致急性腹膜炎和中毒性休克。

临床表现　早期患者出现上腹部饱胀、脐周隐痛，然后出现恶心呕吐，呕吐物开始为胃液和潴留的食物，后可出现黑褐色或咖啡样液体，隐血试验阳性，呕吐物无粪臭味。患者呕吐后腹胀减轻不明显。病程进一步进展，患者可出现口渴、尿少等脱水症状，进而会出现烦躁不安、脉搏快速而微弱等休克症状。查体患者呈急性脱水貌，以左上腹为主的腹胀，有胃型，但无蠕动功能，局部压痛和振水音。少部分患者可在脐右偏上出现局限性隆起包块，触诊光滑而有弹性，压痛，其右下界边缘清楚，是由极度扩张的胃窦形成，称为巨胃窦症，它是急性胃扩张特有的体征。如发生胃壁穿孔，患者出现剧烈腹痛，表现为弥漫性腹膜炎体征。

诊断与鉴别诊断 早期症状不典型，临床上容易漏诊或误诊。根据病因、临床表现怀疑急性胃扩张，插入胃肠减压管可吸出大量与呕吐物相同的液体可基本明确诊断。腹部 X 线平片见胃影增大，上腹部胃内较大液气平面，左侧膈肌抬高，侧位片可见扩大的十二指肠。口服少量钡剂可见钡剂沉至胃下极，低者可达盆腔内。实验室检查可有血红蛋白和红细胞比升高等血液浓缩的表现，并伴有低氯低钾性碱中毒，尿素氮升高。

急性胃扩张应与高位肠梗阻、急性弥漫性腹膜炎等鉴别。高位肠梗阻可有腹胀、呕吐，但常有较明显腹痛，腹胀不显著，多伴肠鸣音亢进。胃肠减压无大量胃内容物。弥漫性腹膜炎由腹腔内脏器穿孔引起，腹膜刺激征明显，肠管普遍扩张，肠鸣音减弱或消失。

治疗 急性胃扩张早期如全身情况变化不大，可在严密监护下行非手术治疗。非手术治疗主要是放置胃管，有效的胃肠减压将胃、十二指肠内积存的液体尽量吸出。输入平衡液和葡萄糖溶液及钾等，纠正脱水和电解质紊乱、酸碱平衡失调，恢复有效的循环容量。一般手术后急性胃扩张胃内主要是消化液和气体，胃肠减压效果较好，同时用温盐水少量多次洗胃，胃肠功能恢复后开始进少量流质饮食。暴饮暴食后所致的急性胃扩张，胃腔内有大量食糜潴留，一般胃肠减压管难以吸出，如果用较粗的胃管仍不能吸出胃内潴留物，应考虑手术治疗，注意不应注入过多的盐水洗胃，以免造成胃穿孔。

手术适应证：①饱餐后极度胃扩张，胃内容物无法吸出者。②非手术治疗效果不理想，全身情况恶化，出现休克等症状。③出现胃穿孔，有腹膜炎体征或腹腔穿刺有血性渗液。④治疗过程中胃功能长时间不能恢复，难以长期维持胃肠外营养，需行空肠造瘘术者。

手术方法以简单有效为原则。术中仔细探查是十分重要的，要明确胃壁是否有坏死，还必须除外十二指肠病变。如果胃壁无血运障碍，切开胃壁，清除胃内容物，冲洗胃腔后缝合胃壁或胃造瘘。如已有穿孔的患者，清除胃内容物，缝合穿孔部分，冲洗腹腔，放置引流。如胃壁出现片状坏死，坏死灶一般发生在贲门下及邻近胃底处，由于坏死灶周围炎症水肿及组织菲薄，修补十分困难，而且容易导致周围胃壁的撕裂、修补失败。因此，如患者病情允许，可行胃部分切除术，若病情重可先行胃造瘘及腹腔引流术，后期再作胃切除术。如出现胃壁广泛性坏死，则应行全胃切除。术后持续胃肠减压，待胃肠功能恢复后，开始少量进食，逐渐加量。

预后及预防 该病如不能早期诊断，处理不及时，可因休克或胃壁坏死穿孔导致腹膜炎，预后不良，死亡率较高。预防要避免暴饮暴食，腹部大手术后常规应用胃肠减压术，胃肠功能恢复早期的患者应进完全的流食，逐渐过渡到普通饮食。

（李世拥 陈 纲）

zhènshuǐyīn
振水音（splashing sound） 因胃内同时有气体和液体存在，当患者仰卧，医生以稍弯曲的手指在患者上腹部快速冲击，同时用听诊器或将耳贴近此处，听到的胃内气体与液体相撞击发出的声音。振水音的存在表示有胃潴留，多见于幽门梗阻、急性胃扩张等。正常人在饮用大量液体后也可出现振水音。

（李世拥 陈 纲）

wèiniǔzhuǎn
胃扭转（gastric volvulus） 全胃或部分胃绕系膜轴或器官轴扭转引起腹痛、腹胀、呕吐等上消化道梗阻症状的疾病。贝尔蒂（Berti）于 1866 年首次描述了此病。临床少见，发病高峰在 50 岁左右，一般与食管裂孔旁疝有关，先天性胃扭转病例可发生于婴幼儿。

病因 胃在正常情况下需要间断地蠕动、翻滚来储存、混合、消化食物，但是由于肝胃韧带、胃脾韧带和胃结肠韧带等的支持固定，不能做大于 180° 的扭转。如果这些韧带异常松弛、过长或切断后，则胃可发生 180° 以上的扭转。另一个引起胃扭转的因素是膈肌缺陷，使胃进入不正常的部位，从而发生扭转。在成年人最常见的病因是食管裂孔疝，另外包括膈肌的外伤、手术、各种原因导致的膈肌膨出等。胃周围的粘连带可以作为扭转轴引起胃扭转。另外胃溃疡、胃肿瘤或外压性原因导致胃梗阻从而引起胃扭转。急性胃扩张、饱食、腹部外伤、剧烈呕吐和腹腔内压力的突然增高等可以诱发胃扭转。

分类 常分为三种类型。①器官轴型胃扭转：由于食管与胃、胃与十二指肠的连接部位相对固定，因此以贲门及幽门为固定点，随胃的纵轴扭转。最常见的是向上扭转，胃大弯在上、小弯在下。容易引起贲门或幽门的梗阻，如同时梗阻则易导致胃绞窄的发生。②系膜轴型胃扭转：以胃大弯中点至胃小弯中点的连线为轴,顺时针或逆时针方向扭转,胃前后折叠成为两个胃腔。一般与胃脾韧带松弛有关,很少发生完全性或绞窄性扭转,常可自行恢复,多为慢性胃扭转。③混合轴型胃扭转:兼有上述两型的特点,症状反复发作。

临床表现 与扭转的程度、发作时间及有无梗阻密切相关。

急性胃扭转表现为突发、严重左上腹或左下胸部的疼痛,疼痛可能向背部、颈部、肩胛区放射,同时伴有恶心、呕吐,呕吐很快变成干呕。查体发现上腹部膨隆,下腹部平坦、柔软。严重病例可出现 Bochardt 三联征:①上腹部胀痛。②难以控制的干呕。③胃管不能插入胃内。急性胃扭转开始症状系由幽门梗阻引起,随后出现贲门梗阻,最终导致闭袢性梗阻,胃明显扩张。虽然胃的血供丰富,仍有部分胃扭转出现胃绞窄、坏死、穿孔等严重并发症,大部分绞窄病例与膈疝有关。胃绞窄的患者会出现胃出血、心肺衰竭、休克等,死亡率较高。

慢性胃扭转较急性胃扭转更为常见,临床可无症状,常在钡剂或 X 线胸片检查时偶然发现。部分患者出现轻度持续性或间歇性的上腹不适,包括饱胀、畏食、气短、胸痛、反酸等,这些症状反复发作,常可自愈。临床上与消化性溃疡、胆囊炎等不易鉴别。

诊断 诊断主要基于临床表现和影像学检查。急性胃扭转X线表现为胃明显扩张,充满气体和液体,胃角向右上腹或向后固定,胸腔内胃泡或上腹部充气肠管以及左膈疝或左膈膨隆等征象。上消化道钡剂检查见钡剂滞留在食管下端而不能通过贲门。慢性胃扭转由于临床表现不典型,常规检查包括腹部超声、胃镜等常不能发现病变。器官轴型扭转如果没有膈肌缺陷,腹部 X 线平片诊断困难。钡剂造影显示胃窦和胃体升高,胃大弯在上,小弯在下。腹段食管延长,贲门位置降低,幽门和贲门在同一水平位置。如果出现幽门梗阻,胃明显扩张,在幽门区扭转部位出现造影剂中断。系膜轴型扭转X 线可见胃囊双气液平,一个位于左下,代表正常胃底部位,另一个位于右上,是扭转的胃窦。

治疗 急性胃扭转需要及时手术治疗,若治疗不及时会出现溃疡、穿孔、出血、弥漫性腹膜炎等并发症。急诊手术前可先尝试放置胃管,如能插入胃内吸出大量气体和液体,可使症状临时缓解,但容易复发。在插入胃管时要注意避免食管损伤。如胃管不能插入时应尽早手术治疗。开腹后首先要了解胃的状态,防止盲目复位而加重病情。对于异常扩张的胃囊首先行胃减压吸出胃内容物,待胃彻底减压后将其复位。如果已经存在胃壁坏死、穿孔则应行穿孔修补、局部切除或大部切除术。并根据患者的情况,可进一步行胃固定术等。术后需持续胃肠减压,直至胃肠道功能恢复。

慢性胃扭转的治疗应遵循个体化治疗的原则,要根据每个患者的年龄、体质、临床症状及对治疗的依从性而定。对于体检偶然发现的胃扭转,患者一般无临床症状,无需特殊治疗。对于偶尔发作、症状轻微或者不适于手术者,可以非手术治疗。非手术治疗中很重要的措施就是严格控制饮食,避免暴饮暴食,使胃处于半充盈状态,同时给予相应的药物治疗以纠正胃扭转后的功能紊乱状态。有些病例可应用内镜下复位。对于部分反复发作的胃扭转或者合并有相关胃疾病的患者应考虑手术治疗。手术的目的是复位、固定、去除致病因素,防止复发。术中应仔细查找引起胃扭转的原因,手术方式取决于胃扭转的病因。单纯由于粘连引起扭转者则分离粘连,同时行胃固定术,可固定于前腹壁、后腹壁、膈肌,也可固定于空肠。合并有食管裂孔疝或膈疝者应做相应的修补术。也有应用 Tanner 手术(胃固定+结肠移位术):从幽门到胃底切断胃结肠韧带,将横结肠及大网膜移至膈下空隙,然后将胃固定于肝圆韧带和横结肠系膜,这样可清除过高的膈肌对胃大弯的牵拉,减少术后复发的机会。合并有胃溃疡或胃肿瘤者应行胃大部切除或肿瘤根治术。近年来腹腔镜手术已逐渐应用于胃扭转的治疗,在腹腔镜下可以进行复位、固定、修补以及部分胃切除等,手术创伤小,安全、有效。

(李世拥 陈 纲)

wèixiàchuí

胃下垂(gastroptosis) 由于胃的支持韧带松弛或胃张力低下等原因,在立位时,胃的位置下降到髂嵴连线以下,同时伴有胃排空功能障碍的疾病。

病因及发病机制 先天性胃下垂一般属于内脏下垂的一部分,主要由支持腹内脏器的韧带全部松弛所致。后天性胃下垂与胃周围的支持韧带松弛、腹内压下降和腹肌松弛等因素有关。常见于严重消瘦、腹肌松弛、长期卧床肌肉萎缩的患者。另外胃壁本身的弛缓也是造成胃下垂的重要因素,由于胃神经调节功能障碍,致使胃紧张力减弱,蠕动缓慢,功能减退，胃体下部显著宽大而坠入盆腔。胃下垂时胃的生理蠕动减慢或消失，排空障碍，食物长时间在胃内滞留以及胃分泌消化液的功能降低，可导致消化食物的能力减弱从而出现胃炎、胃出血等胃肠道症状。如进食过多过快，有可能发生急性胃扩张或胃扭转，严重者出现血液循环障碍，造成胃坏死、胃穿孔等严重并发症。

临床表现 轻度胃下垂患者可无症状，胃下垂明显时，常有上腹部饱胀、食欲减退、隐痛或剧痛，上腹不适或胀痛等症状。在进食后、长时间站立或劳累后加重，平卧休息后减轻。恶心，严重者可有呕吐，吐出物量较大，常为有酸味的食物残渣。便秘、腹泻或便秘腹泻交替出现。患者消瘦明显，全身倦怠及失眠等。

诊断 主要依靠消化道造影明确。消化道钡剂检查可见胃呈无力型，胃角部及胃幽门管低于髂嵴连线；胃呈长钩形或无力型，上窄下宽，胃体与胃窦靠近，胃角变锐。胃蠕动无力或仅有微弱蠕动收缩波。胃内有较多食物残留。查体时腹部可有轻压痛，胃潴留明显时常有振水音，严重者常同时伴有肝、肾及结肠下垂的症状和体征。

治疗 绝大多数胃下垂患者应用非手术治疗，包括增加营养、少食多餐、食后平卧及加强腹肌锻炼，症状较重者放置胃托以借助外力将胃托高，也可束宽腰带将胃固定。药物治疗包括服用胃动力药，加强胃蠕动，避免食物在胃内停留过久；应用抗胆碱酯酶药，使胃肌力增强，减轻胃下垂程度，改善腹胀等症状。

长期应用非手术治疗无效而症状严重者，可考虑手术治疗。

常用胃悬吊术；胃大部切除术由于创伤大、远期效果不佳，临床不作为常规治疗方法。胃悬吊术是将肝胃韧带用丝线间断缝合，使其折叠缩短，将胃小弯吊起，固定于肝或肝缘韧带。胃固定术虽然可使胃的位置提高，但不能改变胃的张力及蠕动能力，大都只能使症状有所减轻。严重胃下垂患者可考虑胃大部切除术。

(李世拥 陈纲)

wèiniánmó tuōchuí

胃黏膜脱垂 （prolapse of gastric mucosa） 胃黏膜松弛，逆行突入食管或向前通过幽门管脱入十二指肠球部的疾病。该病易发于中老年人，男性发病率为女性的 2~3 倍。1911 年由凡·赛米尔勒（Von Sehmieolen）首先报道。突入食管者称为逆行胃黏膜脱垂，与胃运动紊乱相关。一般所称的胃黏膜脱垂是指由于脱垂的黏膜进入十二指肠球部，把幽门口部分或全部阻塞，食物通过阻碍，从而产生一系列的症状，是临床上最常见的类型。

病因及发病机制 是胃窦黏膜皱襞松弛和胃窦蠕动过强相互作用的结果。胃窦黏膜下结缔组织松弛，黏膜易在肌层上滑动。当黏膜肌层收缩时，可使黏膜形成皱襞，胃窦运动过强时，使皱襞堆积、推送至幽门。此外，亦与黏膜肌层先天性发育不良或生理性退行性改变有关，当胃窦收缩时肌层无力，不能使胃窦黏膜保持正常的纵形，而是把黏膜皱襞卷成环推送入幽门。可分为原发性和继发性：原发性为高度活动的胃黏膜皱襞和先天性胃皱襞肥大；继发性则主要与胃窦炎、消化性溃疡有关。诱因是能引起胃强烈蠕动的情况，如精神、化学、炎症和机械性刺激等。逆行

胃黏膜脱垂大多发生在恶心、干呕、腹压升高时，松弛的胃黏膜逆行突入食管下端所致。

病理 胃黏膜下层松弛，反复发生脱垂或严重脱垂的胃黏膜表面充血水肿，还可伴有胃或十二指肠炎症或溃疡。显微镜下可见黏膜增厚、水肿、腺体增生和不同程度浆细胞、淋巴细胞浸润。

临床表现 胃黏膜脱垂患者常同时伴有胃、十二指肠炎症或溃疡，致使症状不易区别。临床表现取决于脱垂程度，缺乏特征性。①不规则上腹痛：常呈阵发性。无固定的部位，一般发生于餐后 0.5~1 小时，伴腹胀、恶心和呕吐。呕吐后症状可缓解。睡眠时右侧卧位可使疼痛加剧，左侧卧位使疼痛减轻。②幽门梗阻：由于幽门口被脱垂的胃黏膜堵住，大量胃液和宿食滞留于胃内，出现持续剧烈的上腹疼痛、恶心呕吐，呕吐物为胃内容物，不含胆汁。③上消化道出血：出血之前常有恶心、呕吐和腹痛等症状。一般为少量出血，部分患者可发生大出血。反复发作的患者，后期会出现营养不良、贫血、消瘦等。查体患者无特异性体征，严重的脱垂患者可有上腹部压痛，偶可在上腹部扪及柔软的包块，幽门梗阻的患者可有胃型、胃蠕动波和振水音等。

诊断 缺乏典型的临床症状，确诊主要依靠上消化道钡剂检查或纤维胃镜检查。

上消化道钡剂检查 典型的征象包括：①幽门扩大，幽门管增宽，幽门管内有胃粗大的黏膜皱襞通过，脱入球部的黏膜偏于一侧，局部胃黏膜紊乱。轻度或不典型病例仅在胃强烈蠕动时才出现条形胃黏膜皱襞连续性通过幽门环进入十二指肠球底部。

②十二指肠球部蕈状充盈缺损，而球部的外形基本无改变。改变体位后胃黏膜回复，十二指肠球部回复正常。③幽门梗阻患者可出现急性胃潴留影像表现。消化道钡剂检查结果不恒定，与检查体位或观察时间有关。检查时应采用多种体位加以观察，右前斜位和俯卧位对诊断有帮助。

胃镜检查　幽门前区黏膜异常粗大且冗长，并可有充血、水肿。在胃窦部收缩时，异常粗大胃黏膜皱襞通过幽门口向十二指肠球部延伸堵塞幽门，胃窦部松弛时，黏膜仍未从幽门管完全回复到胃窦部。

鉴别诊断　应与慢性胃炎、消化性溃疡、带蒂胃息肉进入十二指肠球部、幽门肌肥大、胃癌、食管裂孔疝等相鉴别。①消化性溃疡：腹痛呈周期性、节律性，钡剂检查可见龛影。带蒂胃息肉钡剂造影出现的充盈缺损呈固定的形态，不随扪诊而改变，回复后胃窦区出现相同的充盈缺损。②胃癌：钡剂造影表现为胃壁僵硬，胃蠕动减弱或消失，固定的充盈缺损，黏膜中断或消失。③幽门肌肥大：出现幽门管的延长，充盈缺损固定存在，炎症时会发生幽门梗阻。胃镜检查对鉴别诊断有较大的意义。④食管裂孔疝：逆行胃黏膜脱垂应与食管裂孔疝相鉴别，食管裂孔疝临床表现为胸骨下段后方或上腹部发作样疼痛，钡剂检查可见膈上疝囊，胃镜检查可见橘红色的胃黏膜疝囊。

治疗　症状轻者可应用非手术治疗，包括注意饮食，多采取左侧卧位，适当休息及应用解痉止痛药物等，大多可以暂时缓解症状。有幽门梗阻者则应胃肠减压、补液、维持内环境稳定。近年来介入内镜治疗开始应用于该病，包括经内镜微波治疗，经内镜高频电圈套法切除脱垂胃黏膜等。

有下列情况者应考虑手术治疗：①病情严重，经常发生幽门梗阻。②反复出血尤其是大出血者。③有嵌顿现象而非手术治疗不能控制者。④合并有胃其他疾病者。手术中应切除松弛冗长的胃黏膜。根据病情需要，合理掌握切除胃的范围。并作胃十二指肠吻合术或胃空肠吻合术。胃黏膜脱垂症作胃部分切除时，若胃的切断端黏膜有明显松弛外翻，应将过多的胃黏膜切除。

(李世拥　陈纲)

wèipáikōng zhàng'ài

胃排空障碍（delayed gastric emptying）　各种原因导致的胃排空延迟。常继发于胃大部切除术、胰十二指肠切除术、保留幽门胰十二指肠切除术等，少数继发于腹腔其他手术，临床发生率3%~4%。胃排空障碍的原因有功能性和机械性两种因素，功能性胃排空障碍临床更常见。

病因　功能性胃排空障碍的病因和机制目前尚不十分明确，与多种因素诱发或者改变了正常神经激素对胃排空的调节有关。①术后残胃无功能：正常情况下胃运动功能主要位于胃窦和幽门部，胃底体部运动功能较弱。部分胃切除时，破坏了胃的完整性，切除了蠕动的起搏点，影响了胃的排空能力。同时，手术离断了迷走神经，近端残胃收缩和蠕动失去迷走神经的调控，胃收缩功能减弱。另外，腹部手术后，胃肠交感神经活动增强，阻止胃平滑肌中的副交感神经释放乙酰胆碱，抑制胃的肌电活动，影响胃的排空。②吻合口及周围炎症：手术创伤、术中污染、缝线异物等导致局部组织的炎性反应，胃肠吻合口水肿，周围局部的肠麻痹和运动功能失调。另外，远端胃切除术后，胃肠道重建引起胆汁反流，造成胃酸、胃肠道激素、消化酶分泌与黏膜损伤等变化干扰胃的正常功能，甚至造成胃肠道逆蠕动，加重了吻合口和残胃黏膜炎症和水肿。③其他因素：术前患者胃远端梗阻、胃壁水肿、营养不良、低蛋白血症等情况，可以引起术后吻合口瘘、水肿而导致胃内容物潴留。糖尿病也可引起胃功能性排空障碍。

机械性胃排空障碍的原因主要是吻合口过小以及胃壁内翻过多等。

临床表现　患者常在术后数天停止胃肠减压、拔除胃管进流食，或由流食改为半流食后逐渐出现上腹部膨胀感，随之发生溢出性呕吐，呕吐物为胃内容物，含或不含胆汁，有时伴有顽固性呃逆，置入胃管减压管可吸出大量液体，同时症状缓解。停止减压再进食后，症状又反复出现。有些患者术后7天仍需行胃肠减压，每天胃引流量超过800ml。查体可及上腹部饱满，有压痛、振水音，中下腹平坦，一般无肠鸣音亢进及气过水声。

诊断　根据腹部手术病史、临床表现，在排除小肠粘连梗阻的情况下应考虑是否存在胃排空障碍。对临床可疑病例须进行影像学和胃镜检查。①上消化道钡剂检查：可发现胃饱满、扩张，无收缩和蠕动功能，胃黏膜粗大水肿，一般数小时后可见少量钡剂呈线状通过吻合口至输出段肠袢（图）。②胃镜检查：可见胃内大量胃液潴留，胃黏膜肿胀、水肿，未发现明显吻合口梗阻，胃

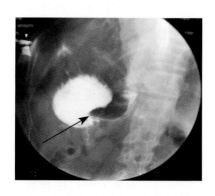

**图　胃排空障碍上消化道钡剂
检查表现（陆军总医院放
射科供图）**

残胃排空障碍，钡剂潴留于残
胃内，偶有线样造影剂通过吻合口
至输出袢（箭）

镜可通过吻合口。

治疗　一旦确诊为胃排空障
碍，除明确由于吻合口狭窄等机
械性因素造成需手术治疗外，一
般应采用非手术治疗，尽量避免
盲目的手术探查。一般功能性胃
排空障碍在术后 3～4 周多能恢
复。治疗方法包括：①一般治疗。
消除患者的紧张情绪，树立信心；
保持有效的胃肠减压，可使残胃
得到充分的休息，胃内注入高渗
溶液减轻吻合口水肿。同时纠正
低蛋白血症、维持水电解质及酸
碱平衡。②营养支持治疗。应首
选肠内营养途径，肠内营养液营
养全面，符合正常人生理需要，
能促使胃肠道功能恢复、保护肠
黏膜屏障功能、防止肠道内细菌
易位等作用。通过将鼻肠管放置
于胃肠吻合口远端空肠输出袢内，
或利用术中预防性空肠造瘘进行
肠内营养。③胃肠道动力药物治
疗。西沙比利、多潘立酮等能增
强胃蠕动，加快胃排空和胃肠协
调运动。

预防　方法是多方面的。术
前对于有基础疾病的患者要积极
纠正，对合并胃远端梗阻的患者，
术前应插胃管减压及洗胃，减轻

胃壁的水肿。手术操作要仔细，
尽量减少术中出血和不必要的创
伤，注意尽可能保留残胃的血供。
手术中应注意吻合口的大小，缝
合时应避免胃肠壁过多翻入吻合
口。术后保持胃肠减压和腹腔引
流的通畅，加强支持治疗，防止
感染和吻合口瘘的发生。

（李世拥　陈　纲）

wèijiéhé

胃结核（tuberculosis of the
stomach）　发生于胃壁的结核。
是人体各器官结核病中少见的一
种。近年来其发病率有所下降，
由于无特异性的临床表现，误诊
率很高，大多数病例在手术或病
理检查时得以证实。该病多见于
青壮年，女性居多。

病因　无全身淋巴结、肺、
骨骼和腹腔内其他脏器结核，而
仅有胃的结核病变，称原发性胃
结核，临床极少见。约 60% 胃结
核继发于肺结核，也可继发于腹
腔内其他脏器的结核，常见的是
腹腔淋巴结结核、肠结核、结核
性腹膜炎、胰结核、脾结核等。
感染包括血液或淋巴液途径、邻
近脏器结核病灶的直接侵犯、吞
咽结核杆菌侵入黏膜。胃结核少
见的原因是由于胃壁淋巴样滤泡
稀少且位置深在、胃酸的杀菌作
用、完整的胃黏膜具有抵抗结核
菌入侵的能力、胃排空速度快、
结核菌很快通过胃等。

胃结核多好发于胃窦部及胃
小弯，可表现多种形式，临床分
为四种类型。①溃疡型：最常见，
约占 80%，可表现为单发或多发
的结核性溃疡病灶，溃疡常侵犯
黏膜肌层和黏膜下层，溃疡大小、
深浅不一致，溃疡边缘不规则，
周围有炎症、坏死组织，与恶性
溃疡不易区别。②炎症增殖型：
病变可侵及胃壁全层，整个胃壁

增厚，黏膜呈息肉样增生，或表
现为肉芽组织和纤维性瘢痕组织，
常累及十二指肠。病变附近常有
肿大淋巴结，有时融合成团块，
此型容易引起幽门梗阻。③弥散
粟粒型：多为全身粟粒型结核的
一部分，来源于血供感染，胃壁
出现弥散分布的结核结节。④并
发其他病变型：结核与癌或溃疡
共存于胃，在病理检查时发现在
胃溃疡、胃癌等病变内或附近有
少数结核结节，临床罕见。

临床表现　很不一致。全身
可出现活动性结核的表现，主要
为午后低热、夜间盗汗、消瘦、
乏力和贫血等症状。根据病变
类型的不同，腹部可出现多种症
状。溃疡型胃结核的患者出现类
似溃疡病症状，表现为上腹疼痛
不适，疼痛轻重不一，与饮食有
关。同时伴有食欲减退、消化不
良，偶有反酸、嗳气等。部分患
者并发消化道出血，主要表现为
粪便隐血试验阳性、黑粪，大出
血少见。炎性增殖型等常引起幽
门梗阻，突出表现为饭后饱胀、
呕吐，为喷射状，呕吐物为当天
或宿食以及胃液，不含胆汁，严
重时可伴有咖啡样或血性液体。
查体可有上腹部压痛，如出现梗
阻，可发现上腹部的膨胀胃型，
可有蠕动波及振水音等。右上腹
有时可扪及质硬不规则肿块，活
动度小。

诊断　胃结核是一种少见疾
病，诊断较困难，应综合分析患
者的全身情况，另外要结合实验
室、X 线和胃镜等检查。病史中
在身体其他部位有明显的结核病
变，常见的是肺结核和肠结核，
也可有颈部淋巴结结核、腹腔淋巴
结结核、结核性腹膜炎等。

实验室检查　可发现轻度贫
血、血沉增快等，有时在胃液或

粪便中找到结核杆菌。

X 线钡剂检查 可以了解病变的部位、范围和性质。溃疡型胃结核出现局部充盈缺损，类似胃溃疡的不规则龛影，龛影大而深，伴有局限性或广泛性黏膜紊乱；炎性增殖型结核表现为胃窦部轮廓不整齐，长短不一的锥形狭窄，钡剂滞留明显，如侵犯范围大可使胃腔变小，胃壁僵硬，黏膜不规则但无中断现象。十二指肠常同时受累，球部呈不规则缩窄变形。胃外周围淋巴结结核压迫表现为外压性充盈缺损，X 线检查发现有瘘管或窦道存在则有助于胃结核的诊断。

胃镜检查 可见幽门窦部多发小溃疡，边缘不规则增厚，底部不平整，如周围有小结节，应考虑结核的诊断。活组织病理检查因所取标本表浅，很难取到位于深部的结核性肉芽肿病变，组织学检查常常为非特异性的炎症改变。

腹部超声和 CT 检查 可以发现胃壁增厚，胃周淋巴结肿大。

上述实验室、影像学、胃镜及镜下活检等检查常无特异性发现，唯一确诊胃结核的方法为组织学检查和病原菌检查。

鉴别诊断 需与其他常见胃内病变鉴别，如溃疡病、胃癌、淋巴瘤及间质瘤等，其中与胃癌的鉴别诊断尤为重要。有下列情况的患者应考虑胃结核的可能：①中青年女性，病史较长，有低热、乏力等结核症状者或身体其他部位有结核病灶。②腹部有不典型溃疡病史，按溃疡常规治疗症状无缓解，并逐渐出现幽门梗阻。③钡剂检查幽门病变累及十二指肠，胃显著扩张下垂表示有长期梗阻存在，有瘘管或窦道形成。④手术探查腹腔内有广泛干

酪样淋巴结结核，同时幽门管壁厚且硬，周围有粟粒样结节，应考虑到胃病变是结核的可能，此时应切除淋巴结进行活检后再定手术方案。

治疗 胃结核的诊断明确而幽门梗阻为不完全性，临床症状不显著的病例，可应用抗结核治疗，部分患者症状缓解，可定期复查。如症状进行性加重，出现消化道出血、穿孔、幽门梗阻，或不能明确诊断，尤其不能除外恶性肿瘤者，则需手术治疗。手术方式要根据具体病变情况决定，如为局限性病变可行胃大部切除或局部病灶切除；对病变广泛，累及十二指肠，或粘连较多而有幽门梗阻的病变，病灶切除困难，不要强行切除，可行胃部分切除、病灶旷置、胃空肠吻合术或单纯胃空肠吻合术为宜。术后常规应用抗结核药物。预后一般良好。

预防 预防胃结核的重要措施是早期发现和治疗肺结核，开放性肺结核的患者应避免将痰咽入胃内。

(李世拥　陈纲)

shí'èrzhǐcháng sǔnshāng

十二指肠损伤 （duodenal rupture）

临床不常见，占腹腔内脏器损伤的 3%～5%，由于十二指肠位置较深，一旦损伤，早期诊断和处理困难，并发症的发生率和死亡率均较高，是一种严重的腹内伤。十二指肠损伤中以降部最多见，其次为水平部、升部、球部。

病因及损伤特点 原因主要有三种：闭合性腹部外伤、穿透伤腹部外伤和医源性损伤。闭合性腹部外伤是指在车祸、工伤或暴力打击时，十二指肠出现挫伤或破裂穿孔。穿透伤多由于枪伤或锐性物体直接刺入腹部引起。

手术所致的医源性损伤多见于胆道手术、右肾和肾上腺手术、右半结肠切除等。少见原因为吞咽异物损伤、吞咽强酸、强碱引起的化学性损伤等。

十二指肠具有独特的解剖结构和生理功能，一旦发生损伤，伤情多严重复杂。外伤性十二指肠损伤多伴有合并伤，最常合并肝、胰腺损伤，另外有胃、脾、肾及周围血管损伤等。十二指肠损伤破裂后，肠内消化液外流，可引起剧烈的腹痛。十二指肠液含有多种活性酶，腐蚀性强，而且通过的消化液量大，每天可达 7000ml，可引起严重急性弥漫性腹膜炎。

损伤分级 1990 年美国创伤外科学会（AAST）按损伤的严重程度将十二指肠损伤分为五级，为最常用的分级方法。Ⅰ级：十二指肠局部肠壁的血肿或部分肠壁裂伤；Ⅱ级：多发十二指肠肠壁血肿或肠管破裂长度小于 1/2 周肠管；Ⅲ级：第二段十二指肠肠管破裂 1/2～3/4 周，或第一、第三或四段肠管断裂大于 1/2 周；Ⅳ级：第二段十二指肠肠管破裂 3/4 周以上，伴有壶腹或远端胆总管的损伤；Ⅴ级：胰与十二指肠大块损伤。十二指肠损伤预后除了参考上述分级标准外，还与伴发主要血管的损伤、损伤与肝胰壶腹的关系以及手术时间有密切关系。

临床表现 差异较大，肠壁局部血肿或裂伤可无明显症状，部分患者会出现恶心、呕吐等，腹痛轻。十二指肠后壁穿孔早期可无明显特异性的临床表现，仅为右上腹或右腰部疼痛和压痛，部分患者呕吐血性液体，由于脊神经根受十二指肠液的刺激，有时会出现会阴部、阴囊及肩背部

放射痛。腹膜后气体扩展到盆腔时，直肠指检骶前有捻发感。十二指肠破裂损伤在游离腹腔内，患者出现典型的急腹症表现。后期患者会出现感染及休克。有合并伤者可出现相应的临床征象。

诊断 由于十二指肠解剖位置相对隐蔽，而且与周围器官组织的关系密切，术前诊断较为困难。尤其是十二指肠闭合性损伤致腹膜后穿孔或损伤的早期诊断极为困难。影像学检查对诊断十二指肠损伤有很大帮助。①腹部X线平片检查：可见膈下游离气体，十二指肠后壁损伤可无明显异常，有意义的征象是腹膜后积气、右侧腰大肌影模糊，有时可见明显的右肾影。②钡剂检查：可发现十二指肠壁血肿所致十二指肠压迫征、破损处钡剂外溢等。③超声检查：可见腹膜后血肿或腹腔积液。④CT及MRI检查：发现右肾前间隙积气、积液，十二指肠周围炎症水肿及腹膜后水肿等。

即使开腹探查亦有漏诊可能，漏诊原因主要由于十二指肠损伤多合并其他内脏损伤，易被其他脏器损伤征象所掩盖。此外，也与十二指肠的探查不全面有关。因此，进入腹腔后仔细探查，如十二指肠及周围后腹膜血肿、胆汁染色、捻发感、肠系膜根部脂肪坏死并出现淤斑等应打开十二指肠侧腹膜，充分显露十二指肠全长。可疑病例可从胃管注入亚甲蓝稀释液，十二指肠周围出现蓝染可确诊为十二指肠破裂。

治疗 术前积极的抗休克治疗、良好的胃肠减压、有针对性地应用抗生素是手术的成功基础。手术方式根据损伤部位、程度及腹腔污染程度和全身情况而定，同时要考虑受伤时间及合并伤，选择恰当的术式非常重要。手术

力求简单，同时要充分考虑到避免术后肠瘘、梗阻等严重并发症。

十二指肠单纯修补并辅以吻合口近、远端造瘘减压，以及空肠营养管，适用于十二指肠裂口小、创伤时间短、创缘整齐，肠管血供良好，缝合无张力者。对于单纯缝合有困难的病例，可以选择带蒂肠片修补。十二指肠吻合术适用于十二指肠大部或完全断裂的患者，若损伤发生在肝胰壶腹的近端，须行胃窦切除、Billroth Ⅱ式吻合；若损伤发生在肝胰壶腹的远端，则须行胃空肠Roux-en-Y术。十二指肠憩室化手术用于治疗严重的十二指肠损伤、病情危重或损伤处严重感染的患者，包括修补十二指肠破口或置管造口减压，切除胃窦并行Billroth Ⅱ式胃空肠吻合。胰十二指肠切除术只有在十二指肠和胰头部广泛损伤、组织失活或十二指肠乳头部、胰头部、胆总管同时损伤时使用。

常见并发症 十二指肠肠壁薄，大部分无浆膜，血供不良，愈合能力差。术后容易出现吻合漏、狭窄、腹腔脓肿、腹膜后感染、出血和败血症等严重并发症，死亡率高。因此，对于十二指肠损伤要高度重视，正确、及时的诊断和积极有效的治疗是降低其病死率的唯一方法。

（李世拥 陈纲）

shí'èrzhǐcháng jiéhé

十二指肠结核（duodenal tuberculosis） 发生于十二指肠的结核。临床少见，约占胃肠道结核的1%。临床表现缺乏特异性，常易导致误诊，甚至误治。好发于十二指肠水平部，球部结核常与胃窦结核并存。

病因 原发性十二指肠结核少见，大多继发于肺结核，也可

继发于全身或腹腔内其他脏器结核，常见的是腹腔淋巴结结核、肠结核、结核性腹膜炎、颈部淋巴结结核等。感染途径包括：①结核杆菌通过血液或淋巴液进入十二指肠壁的黏膜，形成结核病灶。②周围结核病灶直接侵犯十二指肠壁，先侵及十二指肠壁浆膜层，逐渐进展至十二指肠壁全层。③吞咽的结核杆菌侵入十二指肠黏膜、黏膜下层形成感染。④肝结核等经胆道途径感染。

病理 以增殖和溃疡为主，典型的十二指肠结核镜下可见干酪样坏死和典型的结核肉芽肿。十二指肠结核可表现多种形式，临床将十二指肠结核分为三种类型。①炎性增殖型：绝大多数十二指肠结核属于此型，十二指肠黏膜呈息肉样增生，并有浅溃疡形成，病变融合易引起十二指肠梗阻。②溃疡型：病变表面坏死破溃后形成溃疡，周围常有肿大的淋巴结。③溃疡增生型：溃疡周围纤维组织增生伴有瘢痕形成。

临床表现 多见于青壮年，女性居多，病史较长，无特异性的临床表现，除全身结核症状外，尚有类似消化性溃疡的症状。全身可出现活动性结核的表现，主要为午后低热、夜间盗汗、消瘦、乏力和贫血等。腹部症状轻重不一，早期症状多不明显。发病后可出现进食后上腹部饱胀感或疼痛不适，同时伴有食欲减退、消化不良，偶有反酸、嗳气等，服用抗酸剂治疗无效。后期出现梗阻症状，梗阻大多是由肿大淋巴结压迫所致，也可由十二指肠肠腔狭窄引起，表现为饭后饱胀、呕吐，呕吐宿食，连续喷射样，有时呕吐物含胆汁。体检可有上腹部压痛，如出现梗阻，可见蠕动波及振水音等。右上腹有时可

扪及不规则肿块。部分慢性十二指肠结核并发上消化道出血、穿孔以及内瘘等。

诊断 该病是一种少见疾病，诊断较困难，应综合分析患者的全身情况，另外要结合实验室、X线和胃镜等检查。患者身体其他部位可有明显的结核病变，常见的是肺结核和肠结核，也可有颈部淋巴结核、腹腔淋巴结核、结核性腹膜炎等。

实验室检查 轻度贫血，血沉增快。有时在胃液或粪便中可查到结核杆菌。

X线钡剂检查 诊断十二指肠结核的重要手段。早期X线表现不典型，除胃扩张外无异常发现，幽门通畅。病变部位十二指肠黏膜增粗紊乱，肠壁痉挛，可有激惹征，钡剂通过速度增快。有时可见多数小息肉样增生。后期表现为明显的十二指肠肠管狭窄，狭窄段长短不一，多为对称性狭窄或逐渐移行狭窄。肠腔梗阻端呈锥形或类圆形，梗阻端以上胃及十二指肠扩张，透视下可见逆蠕动。肠管僵直，钡剂通过迅速，不易获得满意的充盈相，容易遗漏溃疡病变。有时可见淋巴结结核引起的弧形压迹以及钙化灶。如十二指肠周围广泛粘连，十二指肠活动度减少。

十二指肠镜检查 无梗阻的患者病变部可见多发性小溃疡或周围有硬结。有梗阻的患者可见明显的肠腔狭窄、管壁僵硬，梗阻近端扩张，黏膜无改变或有充血、微小溃疡等的炎症改变。病理活检如能获得黏膜下的结核结节，则可确定诊断。但临床由于取材小、表浅，常常很难获取，仅为非特异性炎症改变，需多部位活检提高阳性率。

腹部超声和CT检查 可以发现十二指肠壁增厚，周围淋巴结肿大。

鉴别诊断 十二指肠水平部结核病变所致的梗阻或结核并发的肠系膜上动脉根部淋巴结肿大，临床上症状类似肠系膜上动脉压迫综合征，应注意鉴别；而并发胰头部淋巴结肿大者需与胰头癌鉴别；另外尚需与常见的十二指肠病变如十二指肠球后溃疡、十二指肠癌、淋巴瘤等相鉴别。

治疗 诊断比较明确而梗阻为不完全性，临床症状不显著的病例，可应用抗结核治疗，部分患者症状缓解，可定期复查。如症状进行性加重，出现十二指肠梗阻、内瘘，不能控制的出血，或不能明确诊断，尤其不能除外恶性肿瘤者，则需手术治疗。手术方式要根据具体病变情况决定，如为十二指肠球部结核，可行部分胃及病灶部位切除，Billroth Ⅱ 式吻合；位于降部十二指肠乳头开口以上病变应行半胃切除，位于十二指肠乳头开口以下病灶可行病变上方的十二指肠空肠吻合术，不宜行单纯的胃空肠吻合术。术后常规应用抗结核药物。预后一般良好。

预防 重要措施是早期发现和治疗肺结核，开放性肺结核的患者应避免将痰咽入。

(李世拥 陈 纲)

wèi-shí'èrzhǐcháng yìwù

胃十二指肠异物 （foreign body in the stomach and duodenum）

常系误咽或有意吞咽不能消化的物质，以原形存留于胃十二指肠内，称为吞咽异物；或为咽下的食物、毛发等与胃内容物混合，改变其形状和容积，形成胃石；另外，外伤也可将异物带入胃十二指肠腔。吞咽异物及胃石症病例临床不少见。

临床表现 大多数小的异物能通过整个胃肠道而不产生症状，最后由肛门排出。较大或尖锐的异物可引起上腹部不适、恶心、呕吐、腹痛，部分嵌顿于胃窦、十二指肠、小肠的病例会出现肠梗阻、胃肠道穿孔、消化道出血等症状。

诊断 首先要明确病史中有无消化道吞咽异物或进食容易产生胃石的食物或毛发等，其次要明确异物的性质、大小、形态、数量，在消化道内的分布、移动情况。X线检查能发现大部分真性异物，可准确判定其形态、体积及其部位，同时要注意动态复查。细小的金属异物需X线摄片才能发现。检查时要注意有无消化道穿孔、梗阻等并发症征象。胃镜检查能进一步明确异物的性质，并可进行治疗。

治疗 处理需根据异物的性质、大小、形状、部位不同以及临床情况而定。大部分异物或胃石会自动通过消化道，部分患者通过口服难消化的长纤维蔬菜、药物等排出，较长时间滞留于胃内的异物可镜下取出。如异物嵌顿于消化道或出现梗阻、穿孔、消化道出血等并发症，需手术治疗。具体见吞咽异物及胃石症。

(李世拥 陈 纲)

tūnyàn yìwù

吞咽异物 （swallowing corpus alienum）

无意或故意吞咽不能消化的物质于胃、十二指肠内，在胃十二指肠内保持原来大小和形状，称吞咽异物。吞咽异物常见于婴幼儿或精神病患者，另外服刑犯人和企图自杀者也常见。婴幼儿误咽的物品一般较小，成人吞咽的物品可以较大。吞咽异物中有20%~30%嵌顿于食管内，需紧急处理。进入胃内的大部分异物可顺利通过胃肠道而排出体外，有些异物容易嵌顿于消化道的狭窄和弯曲部位，如贲门、幽门、十二指肠及回盲部等。

临床表现 吞咽表面光滑的小物品对消化道影响轻微，患者可无不适，多可自行排出。较长及尖锐物品可能损伤胃肠道黏膜，引起上腹部疼痛、恶心、黑便，或刺破胃肠壁引起局部穿孔导致腹腔感染，患者出现急腹症症状和体征。嵌顿的异物会引起消化道梗阻症状。

诊断 可靠的病史是诊断的重要依据。但由于吞咽异物的人群特殊，部分患者不能提供明确的病史，X线检查是重要的诊断手段。金属异物通过X线检查可以了解异物是否存在，以及异物的形状、数量及所处的部位，同时可判断有无消化道穿孔、梗阻等并发症征象。非金属异物则需要X线钡剂或内镜检查确诊。造影剂要稀释、缓慢吞入，以确定异物存在的部位、形状以及有无相关的副损伤等。内镜检查可以直观了解异物的全貌，同时对于小的异物如硬币、纽扣、U盘等可通过胃镜直接取出（图）。

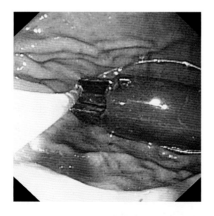

图　内镜下取吞咽异物，异物为U盘（陆军总医院消化内镜中心供图）

治疗 治疗方法取决于患者的年龄、临床情况、异物性质、大小和形状，异物所处的部位等多种因素。异物嵌顿于食管内须尽早经内镜取出，不能取出者将异物推入胃内，注意操作轻柔，防止食管损伤。对于已进入胃、十二指肠内的光滑异物，大多数可采用非手术方法处理。金属异物应定期X线检查，了解其位置的变化，如果3~4周异物仍滞留在胃内，应考虑用内镜取出。如果异物已通过胃但在同一部位滞留1周以上，则需手术取出。大于6cm的异物难以通过十二指肠，应争取取出。尖锐异物有穿破胃肠壁的可能，应尽早取出。对于胃十二指肠尖锐异物，可应用内镜取出，内镜下处理困难或位于其他部位的尖锐异物需手术取出。

手术当天需再次确定异物部位，防止因异物移动而造成探查困难。有时术前与术中探查异物位置不在同一部位，必要时术中行X线定位。术中要注意有无消化道穿孔、局限性脓肿、周围血管脏器的损伤等。明确异物及腹腔内情况后，在异物存留部位切开消化道，取出异物。

（李世拥　陈纲）

wèishízhèng

胃石症（bezoar）　某些食物或药物在胃内形成不消化的固体，滞留于胃内形成内源性胃异物。1779年由鲍德曼特（Baudamant）首次报道。

病因及发病机制 胃石根据构成成分分为植物胃石、毛发胃石、混合性胃石及其他胃石。①植物胃石：最常见，可分为果实胃石和纤维胃石。中国以柿石症最多见，其次为黑枣胃石。果实胃石致病机制主要是此类果实中所含的果胶、鞣酸等成分在胃酸作用下，鞣酸与蛋白结合形成不溶于水的沉淀，并将果皮、果纤维或食物残渣胶着在一起形成凝块，聚为团块而成质地坚硬的胃石。柿子、大枣、山楂、石榴、葡萄、芹菜、海带等均可形成胃石。纤维胃石是由于大量不消化的纤维组织，在胃内互相交织形成的结石。②毛发胃石：多系吞入人或其他动物的毛发后，在胃内缠绕并与胃黏液、食物残渣凝结成团块，长时间滞留于胃内。欧美多见，女性发病率高，多有病态心理或嗜异物症病史，另外有咀嚼毛发习惯者容易发生。③混合性胃石：多由药物、胶状物和食物团块组成，常见的药物如硫糖铝、抗酸剂等在大量服用时，易于黏结在一起形成胃石。④其他：胃大部切除术后、糖尿病、胃麻痹或肌强直性营养不良等患者的胃和消化功能受损时，易发生胃石。胃出血后有凝血胃石，或因幽门狭窄胃液滞留和食物残渣相混形成的黏液胃石。

临床表现 植物性胃石常有进食柿子、山楂、黑枣等病史。早期多数患者会出现急性胃肠功能紊乱的症状，如上腹不适、疼痛、腹胀、恶心、呕吐等，后期可因胃石大小、存在位置的不同而症状各异，表现为上腹部不适、饱胀感、吞咽困难、恶心、呕吐、腹泻或便秘等。检查时可发现上腹部有压痛或不适，部分患者上腹部可触及活动、质硬、边界清楚的肿物。主要并发症有幽门梗阻、胃黏膜糜烂、溃疡和出血，严重病例可发生胃穿孔。

诊断 根据患者病史以及随后出现的临床症状可作出初步诊断。临床上常用X线钡剂、胃镜检查进一步明确诊断。胃镜下胃石常位于胃底或胃体部，呈深褐色、绿色或黑色的块状物，移动性好（图）。胃镜不仅可以检查胃石大小及数量，还可用异物钳取出部分胃石，用于成分分析，为选择治疗方案提供依据。胃镜检查要注意盲区，避免漏诊。X线钡剂检查可以发现胃腔内移动性好、与胃壁分界清楚的肿块，钡剂可附在表面呈斑片状，可单发，亦可多发。个别与胃壁嵌顿者应注意与胃其他病变鉴别。

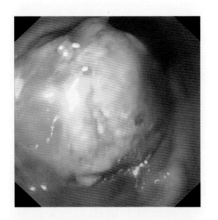

图 巨大植物胃石内镜下表现
（陆军总医院消化内镜中心
供图）

毛发胃石的诊断应依靠病史中有无吞食或咀咬毛发习惯，呕吐物或粪便中是否有毛发，X线检查或胃镜检查发现胃内铸型化的毛发结石即可确诊。

治疗　有非手术治疗和手术治疗两大类。非手术治疗包括药物治疗和内镜下治疗。药物主要为碳酸氢钠和抑酸剂，使胃内环境变为中性或弱碱性，使胃石松软、破裂，达到治疗效果。对于形成时间长、质地坚硬、较大的胃石疗效欠佳。胃镜下治疗主要通过活检钳、异物钳、异物篮等夹碎或取出胃石，由于内镜下操作器械的精细，主要适用于体积小、较软的胃石。另外，胃镜下微波碎石、激光碎石等在临床逐

渐应用。药物治疗和胃镜下治疗常配合应用。对于较大、质硬的胃石以及出现并发症的病例应手术切开取石，术中要注意探查胃有无溃疡和出血，对于合并有幽门梗阻、溃疡较大，或有出血及穿孔危险者，可行胃部分切除术。

（李世拥 陈 纲）

wèi-shí'èrzhǐcháng qìshì

胃十二指肠憩室（gastroduo-denal diverticulum）　发生于胃十二指肠突出胃肠壁外的圆形、椭圆形或管形的袋状物。绝大多数无症状。十二指肠憩室临床常见，而胃憩室发病率较低，胃、十二指肠憩室有时可并存，两者有很多共同点。

（李世拥 陈 纲）

wèiqìshì

胃憩室（gastric diverticulum）　胃壁的局限性袋状或囊样扩张。在整个胃肠道憩室中最少见，约占3%。多为单发，可与十二指肠等其他部位憩室并存。大部分胃憩室直径1~3cm，如憩室颈部细小，易有食物潴留，可出现憩室炎、溃疡、出血、穿孔等，少数病例会癌变。分为先天性和后天性两种，先天性胃憩室约占70%。

病因及发病机制　典型的先天性胃憩室多发生于胃食管连接部下方胃后壁，憩室壁含胃壁各

层组织，多为真性憩室，可能由于胃壁局部有先天性薄弱，进食后胃内容积增大及由于反复咳嗽、呕吐或幽门梗阻等原因，使胃腔内压力增高，逐渐使胃壁薄弱区膨出形成憩室。后天性憩室常见于幽门附近，多为假性憩室。假性憩室是由于胃的肿瘤、溃疡、周围炎症及先前胃的手术等病变而造成胃壁薄弱或缺损，胃壁缺乏纵行肌，局部抗拉力弱，再加上胃内压力增高，使薄弱区逐渐突起形成。假性憩室常见于成年人。

临床表现　患者可以终身无症状，部分患者可出现上腹部疼痛、恶心、呕吐，上述症状可呈间歇性发作，多与进食有关。严重的症状常与并发症有关，常见的是出血，少量的憩室出血表现为黑粪，大量的胃憩室出血可出现明显的便血、呕血等。胃憩室发生穿孔的病例少见。

诊断　主要依靠上消化道钡剂检查及纤维胃镜检查。

胃憩室在胃镜下表现为囊袋状、球形或半球形腔外突出，憩室口呈边缘清楚的圆洞形，憩室内可见正常的胃黏膜（图）。有时其内可见食糜存留，憩室有炎症时，黏膜可出现水肿、溃疡、出血，对于可疑溃疡应取活体组织检查。胃镜可能会遗漏颈部细小

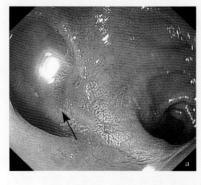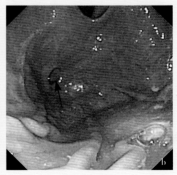

图 胃憩室内镜下表现（陆军总医院消化内镜中心供图）
可见胃壁囊状突出（箭）

的憩室。

胃憩室上消化道钡剂检查时，应取各种不同的位以明确胃和憩室的关系。胃憩室表现为圆形或椭圆形自胃壁向外突出的囊袋状影，可见胃黏膜伸入，边缘光滑、轮廓清楚，大小及形态可随蠕动或触诊而有变化。当伴有憩室炎时轮廓可变成不规则。较大的憩室内立位可见气、钡剂分层或气、液、钡剂分层现象。憩室颈部大小不一，有明显狭窄颈的胃憩室一般排空较慢，在排空后，仍可有钡剂滞留于憩室内。

治疗　无症状和未出现并发症的胃憩室可不予处理。有症状者可应用药物治疗，包括抑酸、解痉等对症治疗。另外，体位引流有助于憩室内容物的排空，减轻症状。对于症状严重或出现出血、穿孔等严重并发症者，应及时手术。胃憩室并发出血时，纤维胃镜下处理有一定的难度，尤其当出血位于憩室深部时，易出现穿孔。因此，一旦胃憩室出血，不推荐纤维胃镜下止血，应手术治疗。具体手术治疗的方式应根据憩室的位置及相关的并发症而定。基本的手术方法是显露憩室，将憩室与周围组织分离直至憩室颈部与胃壁的交界处，切除憩室。也可将胃壁的憩室残端创面仔细止血后内翻缝合。对于胃窦部的憩室也可行远端胃切除术。胃憩室也可应用腹腔镜手术。

（李世拥　陈　纲）

shí'èrzhǐcháng qìshì

十二指肠憩室（duodenal diverticulum）

十二指肠壁的局限性袋状扩张或囊样扩张。最早由基梅尔（Chimel）于1710年报道，是常见的消化道憩室，发病率在胃肠道憩室中位居第二。但由于多数患者无明显临床症状，其真实发病率难以统计。十二指肠憩室可见于任何年龄，多发生在40~60岁。分类方法较多，按病变的形成分为先天性和后天性；按憩室壁的结构分为真性憩室和假性憩室。

病因及发病机制　确切病因目前尚不明确，一般认为是先天性疾病。肠壁局部肌层先天性发育不全，或随患者年龄增长肠壁肌层发生退行性变，加之肠腔内压力增高的长期作用，使肠壁的薄弱区向肠壁外突出形成憩室。另外，十二指肠周围炎症形成的粘连、瘢痕等也引起牵引性憩室。多为单发，少部分患者有两个或以上憩室，也可以与其他胃肠道憩室并存。憩室好发于十二指肠降部内侧壁，尤其在十二指肠乳头附近最为常见，原因是乳头旁为胚胎发育时前肠与后肠的结合区，属先天性薄弱区，另外此处有胰胆管共同通道汇合部，缺乏结缔组织，更易导致该处肠壁的缺陷。憩室颈部开口狭小而憩室较大，容易导致进入憩室的胃肠内容物潴留，不易排出，引起憩室感染、溃疡、出血、结石形成，严重时出现穿孔。十二指肠乳头附近憩室与胰胆管关系密切，容易引起胆道、胰腺疾病，称为乳头综合征。

临床表现　该病是良性疾病，发展缓慢。憩室初起时较小，绝大多数无明显的临床症状，常常在上消化道钡剂造影、内镜检查、手术中意外发现。随憩室逐渐增大，出现临床症状的十二指肠憩室有两种原因，一种是与憩室感染、溃疡等并发症有关，临床表现为上腹不适，腹痛轻重不一，伴有恶心、嗳气，反复发作，进食后加重，如出现憩室出血，临床可出现上消化道出血。另外一种与乳头旁憩室压迫胆总管、胰管有关，临床可出现与胆系感染、胆石症、黄疸以及急慢性胰腺炎等相关症状。

诊断　由于临床无特异性表现，诊断主要依靠上消化道钡剂造影、内镜检查，具体见胃憩室。内镜下逆行胰胆管造影能在直视下确认憩室及除外其他疾病，同时可明确憩室与胰腺胆管的关系（图）。CT、MRI也可了解憩室及与周围的关系。

治疗　大多数无症状的十二指肠憩室可以临床观察，无需特殊治疗。临床症状较轻可先采用非手术治疗，包括饮食调节，给予抗酸剂和解痉等药物治疗，利用体位引流利于憩室内容物的排空，避免憩室淤积，如并发憩室炎须用抗生素治疗，大部分患者症状可以缓解。

手术适应证：①症状明显，反复进行非手术治疗无效。②憩室出现出血、穿孔等严重并发症。③巨大憩室或十二指肠乳头旁憩室压迫胆总管、胰管而引起黄疸、胆系感染、胰腺炎等疾病。

手术治疗的原则是切除或旷置憩室、处理憩室引起的并发症。十二指肠憩室切除有一定的难度，尤其当憩室位于十二指肠乳头旁时，手术有可能损伤胆管、胰管和胰腺，导致严重并发症。术前要明确憩室的位置、与周围重要器官的关系，为手术方式的选择、评估手术风险提供依据。手术方式包括：①十二指肠憩室切除术：适用于位于十二指肠降部、球部外侧及水平部、升部等容易显露和游离的憩室。②十二指肠憩室内翻缝合术：适用于无出血、穿孔等并发症的较小憩室或远离十二指肠乳头、胰腺外切除困难的憩室。③憩室旷置、十二指肠转流

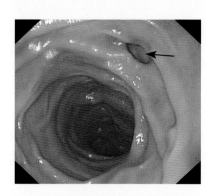

图 十二指肠憩室内镜下表现
（陆军总医院消化内镜中心
供图）
可见十二指肠壁向外囊状突出
（箭）

术：转流食物，避免因食物潴留
导致憩室炎及一系列并发症，适
用于显露困难、切除风险较大的
憩室，转流手术包括胃部分切除
术 Billroth Ⅱ 式吻合、胃空肠
Roux-en-Y 吻合术、十二指肠空肠
Roux-en-Y 吻合术等。以上各种手
术方法各有优缺点，有一定的困
难和风险，要严格掌握手术适应
证，同时做好围术期的处理，防
止出现严重并发症。

（李世拥 陈 纲）

chángxìmóshàngdòngmài yāpò
zōnghézhēng

肠系膜上动脉压迫综合征

（superior mesenteric artery syn-
drome，SMAS） 肠系膜上动脉
及其伴行的静脉压迫十二指肠水
平部引起十二指肠急性或慢性梗
阻的一组临床综合征。1842 年罗
基坦斯基（Rokitansky）首次提出
肠系膜上动脉压迫十二指肠水平
部，可引起十二指肠梗阻。1889 年
阿尔布雷克特（Albrecht）将该病
命名为肠系膜上动脉性十二指肠
梗阻，临床少见。

解剖 十二指肠水平部属于
腹膜后位器官，活动度差。前面
为肠系膜上血管斜行跨过，后方

为第 1、2 腰椎。肠系膜上动脉于
第 1 腰椎水平起源于腹主动脉，
向下向右行于小肠系膜内，与腹
主动脉形成锐角，十二指肠水平
部即位于肠系膜上动脉与腹主动
脉所形成的夹角内。

病因 分为先天性和后天性
病理解剖因素。先天性解剖因素
包括：①肠系膜上动脉与腹主动
脉夹角小（正常情况下，此夹角
为 40°～60°，而临床有梗阻症状
的患者，其夹角为 15°～20°）；
②肠系膜上动脉起源部位过低，
低于第 1 腰椎水平，使十二指肠
水平段接近肠系膜上动脉和腹主
动脉间隙最小的根部，容易受压；
③十二指肠空肠悬韧带过短，将
十二指肠上升段悬吊固定于较高
位置，致使十二指肠水平部居于
夹角顶端，使十二指肠受压。后
天性解剖因素包括：①显著消瘦
型患者，十二指肠与血管间的脂
肪垫消失，伴有内脏下垂，肠系
膜上动脉易压迫十二指肠。②腰
椎前凸畸形或长期背部过度后伸，
可缩小脊柱与肠系膜上动脉之间
的间隙，使十二指肠受压。③肠
系膜上动脉硬化也容易导致十二
指肠受压。

临床表现 起病缓慢，临床
表现不典型。早期表现为反复发
作上腹部闷胀不适，进食后呕吐，
呕吐物为胆汁及所进食物，但无
粪臭味，腹痛不明显。活动后加
重，发作时改变体位（如侧卧位、
蹲位、胸膝位、前倾坐位等）可
以减轻症状。缓解期可无明显体
征，发作期上腹膨满，下腹扁平，
可见胃型，无腹肌紧张，压痛不
明显，并有振水音。长期发作患
者可出现消瘦、脱水及全身营养
不良。

诊断 以腹胀、呕吐为主要
症状，特殊体位可缓解症状，临

床要考虑肠系膜上动脉压迫综合
征的诊断。①上消化道 X 线钡剂：
为首选辅助检查手段。除了卧位
观察十二指肠形态及蠕动功能外，
还必须于站立位观察十二指肠的
充盈相。重要的 X 线征象是十二
指肠扩张，并有反复强烈的顺逆
蠕动交替存在的"钟摆样"运动
征，钡剂可逆流入胃，在血管压
迹处可出现笔杆征和钡剂受阻中
断现象，钡剂排空缓慢。改变体
位可见钡剂通过。②选择性肠系
膜上动脉、腹主动脉造影与十二
指肠造影：两者并用可显示动脉
夹角的大小与十二指肠的关系，
是一种可靠的诊断方法，但属有
创检查，临床少用。③胃镜检查：
对该病的诊断意义较小，主要用
于鉴别诊断。

鉴别诊断 临床需要鉴别的
疾病包括：①急性胃扩张。两者
均表现为腹胀、剧烈呕吐，但急
性胃扩张一般发生于暴饮暴食或
腹部手术后，病史较短，呕吐物
不含胆汁。②十二指肠的其他病
变。包括十二指肠结核、肿瘤、
结石、蛔虫团、溃疡等，这些病
变均可引起十二指肠梗阻而出现
腹胀、呕吐等症状，但通过胃镜、
上消化道造影可鉴别。③临床还
须除外一些动力性十二指肠疾病，
如先天性巨十二指肠症等。

治疗 该综合征发生的病因
复杂，除解剖因素之外，尚有十
二指肠运动功能的影响，治疗方
法应根据患者的病情、具体病因
而定。临床症状轻，发作不频繁
的应采用非手术治疗，平时应注
意饮食，加强营养，增加体重。
腹壁松弛者，可应用腹带防止内
脏下垂。急性发作时要卧床休息，
调整体位，减轻症状，禁食、胃
肠减压，静脉补液纠正因呕吐引
起的脱水电解质平衡紊乱，同时

要营养支持。症状缓解后，可予多次少量流质饮食。如非手术治疗症状不缓解或反复发作者，需手术治疗。手术治疗的方法较多，应根据不同的病因、病理解剖选择具体的术式。①十二指肠悬韧带切断松解术：切断十二指肠悬韧带同时切开部分后腹膜，使十二指肠水平部下移，适用于十二指肠空肠悬韧带过短、悬吊固定位置过高者。②十二指肠空肠吻合术：是最常用的手术方式，手术效果确切。游离十二指肠，将靠近十二指肠悬韧带的空肠与十二指肠梗阻近端吻合，吻合口应尽可能靠近梗阻部位并要大于 5cm。③另外还包括胃大部切除术、胃空肠吻合术，十二指肠血管前移位术等，临床应用较少。

（李世拥　陈　纲）

bǐgǎnzhēng

笔杆征（pen arm sign）　由于先天或后天性病理因素导致肠系膜上动脉压迫十二指肠水平部引起十二指肠急性或慢性梗阻，行十二指肠造影时，钡剂在十二指肠水平部、血管压迹处呈钡剂远端平齐、边缘光滑整齐的纵形笔杆样压迹。患者变换体位，取俯卧位或侧卧位时，钡剂可顺利通过狭窄。当患者站立时在第 4 腰椎平面常见此征，仰卧位时此征位置上移约一个椎体高度。

（李世拥　陈　纲）

wèiqiēkāishù

胃切开术（gastrotomy）　适用于胃内异物的取出、胃黏膜缝合止血（溃疡出血、胃底曲张静脉结扎等）、胃腔内局部病变的切除（胃的良性肿瘤等）及胃内病变探查的手术。通常选用上腹部正中切口，进入腹腔后在胃前壁的无血管区用牵引线或止血钳提起胃壁，于中间横行或纵行切开胃壁浆肌层和黏膜，切开长度需根据胃内病变范围及手术的大小决定，切开胃壁后进行黏膜和浆肌层止血，吸尽胃内容物，防止污染。进行胃内病变处理，胃腔内手术结束后，胃壁切口先用 Connell 内翻缝合，外层用 Lambert 缝合加固。逐层关闭腹壁切口。

（李世拥　陈　纲）

wèizàokǒushù

胃造口术（gastrostomy）　在胃腔和前腹壁之间建立一相通的管道，用于输食或胃肠减压的手术。1849 年由赛迪约（Sedillot）首次给患者施行胃造口术。

适应证　①食管、近端胃肿瘤导致食管、贲门梗阻。②各种原因导致食管良性狭窄，不能进食。③咽部疾患不能吞咽者。④高危或高龄患者胃肠道手术，术后需较长时间胃肠减压，为防止肺部并发症，可用胃造口替代鼻胃管。

术前准备　行胃造口的患者多为晚期肿瘤患者或高龄患者，术前一般情况较差，常处于低蛋白血症及水电解质平衡失调状态，术前应积极纠正。

手术方法　胃造口的方法较多，分为暂时性胃造口和永久性胃造口两类，前者瘘管内壁由浆膜构成，拔除导管后瘘管能自行闭合；后者瘘管内壁由黏膜构成，部分胃壁构成胃腔和体表的通道，拔除导管后瘘管不会自行闭合。暂时性胃造口术包括：①Stamm 胃造口术。导管插入胃腔后固定，从腹壁引出体外。②Witzel 造口术。临床较常用，与 Stamm 胃造口术不同之处在于需用胃壁包埋导管 5~7cm。③经皮内镜胃造口术。在内镜下配合完成造口。④腹腔镜胃造口术。在腹腔镜指导下将导管插入胃腔内并用 T 形扣固定于胃壁。永久性胃造口包括 Beck Jianu 造口术、Depage-Janeway 造口术等，根据胃腔的不同情况，将胃壁做成各种管道，通于腹壁外。

临床最常用手术方法的是 Witzel 胃造口术，通常选用上腹部正中或左侧旁正中切口，长约 8cm，暴露胃壁，在胃前壁无血管区用丝线做一直径为 2~2.5cm 的荷包，在荷包的中心作一切口，注意黏膜及浆肌层的止血，插入导管 5~7cm，注意插入导管应指向胃窦方向。收紧荷包线结扎，使胃壁内翻。再将胃腔外的导管紧贴胃壁，用胃壁包埋导管 5~7cm。选择导管腹壁出口处，一般从手术切口左上方另戳口，使胃造口处及腹壁出口处协调对应，确保胃与腹壁距离最短且无张力，腹壁切一小口，导管从腹腔内拉出。造口周围胃前壁与腹壁戳口四周腹膜需固定，保证胃壁与腹壁紧贴。将导管固定于腹壁皮肤。逐层关闭腹壁切口。

（李世拥　陈　纲）

shí'èrzhǐcháng xiūbǔshù

十二指肠修补术（duodenum neoplasty）　修补十二指肠损伤的手术。适用于十二指肠外伤或者医源性损伤，创口相对较小，损伤时间短，边缘整齐，血供良好者。

术前准备　十二指肠外伤常合并其他脏器损伤，病情重，术前诊断较为困难，需积极做好术前准备：①留置胃管，持续胃肠减压。②积极纠正水、电解质平衡紊乱，对于有休克的患者，应及时抗休克治疗。③全身应用抗生素。

手术方法　通常选用右侧旁正中切口，进入腹腔后仔细探查，注意十二指肠附近后腹膜及横结肠系膜有无血肿、气肿、胆汁样渗液，探查时不能满足于十二指肠某一段病变的发现，要全面显露十二指肠。切开十二指肠的外侧后腹膜及横结肠根部后腹膜，特别要注意降部和水平部。明确诊断后，要对十二指肠损伤进行评估。对于十二指肠小的破裂伤，破口小于1/3周径，创缘整齐，局部污染轻，血供良好，缝合无张力，先对破口局部清创修整，用丝线间断全层缝合，外侧采用间断浆肌层缝合。对于破裂口较大、边缘组织水肿，裂口缝合后不够牢固，可利用带蒂肠片，一般选用空肠肠袢，游离后从横结肠系膜后上提至破损处，剖开剪除黏膜后，以其浆膜面覆盖于修补处加固缝合。如破口大，不能直接缝合，也可游离一小段带蒂空肠，将其剖开修剪后上提至破口处，将裂口边缘的肠壁与带系膜的空肠肠壁行全层间断缝合。同时要通过手术置管保证术后有效的肠腔减压，即经胃造瘘将减压管放入十二指肠修补处，另从空肠向远端放置营养管。同时要于肝下及后腹膜放置引流，经腹壁戳孔引出。术后严重并发症是十二指肠瘘。

术后处理 ①全身对症支持治疗，防止感染。②保持各引流管通畅，肠腔减压管留置时间稍长。③营养支持，早期完全胃肠外营养，待肛门排气后，可经空肠营养管逐步增量滴入要素饮食。

(李世拥 陈纲)

wèi-shíèrzhǐcháng kuìyángchuānkǒng xiūbǔshù

胃十二指肠溃疡穿孔修补术

（gastroduodenal ulcer perforation neoplasty） 修补胃十二指肠溃疡穿孔的手术。目前腹腔镜下穿孔修补术已广泛应用于临床，是安全、有效的修补方法，同时具有创伤小、恢复快的优点。

适应证 ①患者年轻，病史短，无溃疡反复发作。②术中发现穿孔小，周围无明显瘢痕硬结。③穿孔时间长，腹腔污染严重。④患者一般情况差，或伴有重要脏器的功能障碍，不能耐受较大的手术创伤。

术前准备 ①留置胃管，持续胃肠减压。②应用广谱抗生素。③对症支持治疗，尽快纠正水、电解质紊乱。

手术方法 通常选用上腹部正中或右侧旁正中切口，进入腹腔后仔细观察，用吸引器吸尽腹腔内液体，同时留取部分液体做细菌培养。常见穿孔位于十二指肠球部前壁、胃小弯侧及胃窦部，少见于胃其他部位和十二指肠后壁。快速探明病变部位、病变大小及周围情况，判断穿孔性质。如为十二指肠前壁穿孔，穿孔小，周围瘢痕组织少，可沿十二指肠纵轴用丝线做全层缝合3~4针，一针位于穿孔上方，一针位于穿孔下方，中间一针穿过穿孔中心。注意缝合的边距一般距穿孔边缘约0.5cm，待全部缝合完成后再打结。结扎时动作要轻柔，防止撕裂周围组织。如缝合不牢靠，可就近将带蒂大网膜覆盖于穿孔上或填塞于穿孔处。如为胃溃疡穿孔，可先于溃疡边缘取组织做活检，待排除恶变后再按上述方法修补穿孔。修补完成后要反复冲洗腹腔，必要时留置腹腔引流。

术后处理 ①持续胃肠减压，保持胃的空虚状态，有利于穿孔的愈合。②取半卧位，防止形成膈下脓肿。③全身应用抗生素。④对症支持治疗，待胃肠蠕动恢复后，开始进流食。

(李世拥 陈纲)

shíèrzhǐcháng kuìyáng kuàngzhìshù

十二指肠溃疡旷置术

（exclusion of duodenal ulcer） 胃部分切除术治疗十二指肠溃疡时，因溃疡切除困难而保留溃疡的手术。适用于十二指肠球部溃疡较大、瘢痕广泛、固定，手术切除困难，或位于球后的低位溃疡，不应勉强切除。

术前准备 ①术前留置胃管。②对于有幽门梗阻的患者，应提前洗胃，改善胃壁水肿情况。③如溃疡并发大出血，需积极输血抗休克，血压平稳后手术。

手术方法 有肠内法和肠外法。肠内法是将十二指肠球部溃疡旷置于肠内，关闭残端，肠内法简单安全，临床常用。①Wangansteen法：在幽门与溃疡灶之间切断十二指肠，临床应用较少。②Bancroft法：在幽门环上3~4cm处切断胃并完全剔除残留胃窦的黏膜，临床最常用。肠外法是把溃疡旷置于肠外，关闭残端。①Nissen法：用十二指肠残端前壁覆盖溃疡。②Grehan法：用十二指肠残端后壁覆盖溃疡者。肠外法仅适用于十二指肠溃疡并发出血者，临床少用。

患者临床上最常用的手术方法是Bancroft法，通常选用上腹部正中切口，必要时向脐下延伸。进入腹腔后仔细探查，如为溃疡穿孔，应先清除腹腔内液体，修补穿孔；如伴有溃疡出血，应切开胃前壁，直视下缝扎止血。然后探查溃疡的大小、瘢痕情况、与周围组织的关系等，如估计切除困难或勉强切除可能损伤周围重要脏器功能，则应行溃疡旷置的方法。切断结扎胃小网膜、胃结肠韧带及胃网膜左血管。在处理胃幽门、胃窦周围血管时要在溃疡近端2~3cm处结扎、切断胃右动脉和胃网膜右动脉及其分支，使幽门及十二指肠球部保留良好的血供。在幽门环上 3~4cm 处用电刀环形切开幽门壁达黏膜下层，将幽门黏膜完整剥离至远端幽门口处，用丝线做荷包缝合，结扎进入黏膜的小血管，剪断游离的幽门黏膜，将残端黏膜翻入十二指肠后，收紧荷包结扎，胃窦肌层间断缝合，胃窦断端在腔内行间断缝合。其余同胃大部切除术，消化道重建采用 Billroth Ⅱ 式吻合。术后肝下放置引流。

常见并发症 术后严重并发症是十二指肠残端瘘，其余的并发症同胃大部切除术 Billroth Ⅱ 式吻合。

（李世拥 陈 纲）

wèi-kōngcháng wěnhéshù
胃空肠吻合术（gastrojejunostomy）
胃与近端空肠之间进行吻合的手术。是胃肠吻合中最常用消化道重建方法之一。1881 年沃尔弗利（Wolfler）首次描述了胃空肠吻合。主要作为短路手术，目的是解除胃远端、幽门及十二指肠的梗阻，也可作为胃排空引流手术。胃空肠吻合术有结肠前和结肠后两种，结肠后胃空肠吻合术多用于良性疾病，恶性肿瘤常需做结肠前胃空肠吻合术。

适应证 ①远端胃、胰头、肝胰壶腹周围癌或转移性疾病引起的幽门梗阻，肿瘤不能切除者。②胃十二指肠溃疡瘢痕或穿孔导致胃出口梗阻，患者全身或局部情况不适合做切除手术。③胃迷走神经切断术后的引流手术。④十二指肠损伤的胃转流手术。

手术方法 通常选用上腹部正中切口，在胃大弯侧分出一定间隙之后，取距十二指肠悬韧带约 15cm 的近端空肠于结肠前或结肠后大弯侧胃窦前壁吻合，吻合口应在胃大弯最低部位，先行后壁浆肌层间断缝合、全层连续缝合、前壁浆肌层间断缝合，吻合口两边通常加缝 1~2 针，以减少角部张力。可用手工吻合或切割闭合器吻合。空肠输入袢的长短应适宜，过长则容易发生输入袢淤滞，过短则发生输入袢空肠梗阻。一般结肠前吻合时空肠输入袢的长度为 15cm 左右，结肠后应留 10cm 左右。吻合口的大小约 6cm（3 指宽）。如幽门或十二指肠近段的梗阻为不完全梗阻时，则应在胃空肠吻合后，加做 Braun 空肠－空肠侧侧吻合，防止部分胃内容物仍经幽门进入输入袢空肠，再反流到胃内，引起呕吐，并形成恶性循环。如需行 Braun 吻合时，其与胃空肠吻合的空肠输入袢至少需长 40cm。

常见并发症 包括吻合口瘘、胃排空障碍、倾倒综合征及吻合口狭窄等。

（李世拥 陈 纲）

wèi dàbù qiēchúshù
胃大部切除术（subtotal gastrectomy）
包括远端胃大部切除术和近端胃大部切除术。无特指的胃大部切除术一般指远端胃大部切除术。

远端胃大部切除术 切除十二指肠球部、幽门及胃窦部在内 60%~70% 的胃，十二指肠残端或空肠与残胃吻合的手术。

适应证 ①慢性胃十二指肠溃疡，经非手术治疗无效或反复发作者。②慢性胃十二指肠溃疡伴有瘢痕性幽门梗阻者。③胃十二指肠溃疡急性穿孔，腹腔无严重感染，患者一般情况较好，能够耐受胃大部切除术者。④胃十二指肠溃疡大出血，经对症治疗，出血不能停止，或有反复大出血病史者。⑤手术治疗溃疡复发者。

手术方法 根据重建胃肠道的方法不同，可分为 Billroth Ⅰ 式和 Billroth Ⅱ 式：残胃与十二指肠残端吻合为 Billroth Ⅰ 式吻合，残胃与空肠吻合为 Billroth Ⅱ 式吻合。根据吻合口与横结肠的前后位置关系可分为结肠前和结肠后吻合。通常取上腹正中切口，根据需要可延长绕至脐下。在胃网膜血管弓之外分离胃结肠韧带，进入小网膜腔，探查胃后壁，确定溃疡部位、大小以及与周围粘连程度，决定具体手术方式。于胃大弯与胃网膜血管弓之间分离胃大弯，先向近端分离胃大弯，应分离至胃网膜左右血管交汇处以上 5cm 左右，结扎胃网膜分布于胃壁的血管，然后向远端分离至胃窦部钳夹切断胃网膜右血管，分离十二指肠下缘及后壁超过十二指肠球部。在无血管区切开小网膜囊，分离幽门上的胃右血管，贴近幽门将其切断结扎。在幽门下方上两把 Kocher 钳夹闭并切断十二指肠。向上翻开胃远端，分离胃后壁与胰腺之间的粘连，显露胃左血管，分别结扎切断胃左动静脉。清除小弯侧疏松组织。Billroth Ⅰ 式吻合，可将胃向下牵拉，按预定切线部位钳夹胃钳，然后将胃切除，残胃断端消毒后封闭胃小弯侧，留大弯侧约 4cm 与十二指肠吻合。全层缝合胃及十二指肠，然后浆肌层缝合一周，吻合口至少应通过一指，应避免吻合口处张力过大。若胃切除范围较大，与十二指肠吻合有张力，或有明显的十二指肠溃疡瘢痕改变，胃十二指肠吻合困难，可行 Billroth Ⅱ 式吻合，即胃空肠吻合，胃空肠吻合方法较多，最常用方法为 Moynihan 法：先封闭十二指肠残端，距离十二指肠悬韧带 8~10cm 处一段空肠，预计空肠切口两端缝线标记，纵行切开空肠，可于横结肠前，或切开横结肠系膜无血管区结肠后方，全层缝合残胃及空肠切口，根据术中情况决定空肠近端对胃小弯或胃大弯，然后浆肌层缝合胃空肠吻合口一周，应注意吻合后避免空肠成角，保证空肠输入及输出祥通畅。

常见并发症　可分为近期及远期并发症。近期并发症包括：术后腹腔内或吻合口出血，吻合口瘘、胃排空障碍、吻合口梗阻、吻合口狭窄、输入及输出祥梗阻等。远期并发症包括：吻合口炎、倾倒综合征、营养不良、缺铁性贫血、碱性反流性胃炎、残胃癌等。

胃近端大部切除术　切除近端胃、贲门及部分食管下端，食管与残胃吻合。

适应证　①慢性胃体、贲门部溃疡，经非手术治疗无效或反复发作者。②慢性胃体、贲门部溃疡伴有穿孔、出血者。③贲门部的良性肿瘤。④胃底、食管静脉曲张出血或贲门部黏膜撕裂出血者。

手术方法　通常取上腹正中切口，必要时将剑突切除，根据需要可延长绕至脐下。先探查肝、胆、胰、脾等脏器，然后全面检查胃，确定病变部位、大小以及与周围器官的关系。游离近端胃，提起胃和横结肠，于胃大弯与胃网膜血管弓之间分离胃大弯，向近端分离胃大弯，逐一结扎胃网膜左血管分布于胃壁的分支，游离到胃底部时，小心沿脾胃韧带结扎切断胃短血管，避免脾损伤，游离范围直至贲门部 His 三角。向左下牵拉胃，游离胃近端小弯侧，在无血管区切开小网膜囊，沿小弯侧向胃近端分离，小心离断靠近贲门侧肝胃韧带。分离胃

后壁与胰腺的粘连，显露胃左血管，分别结扎切断胃左血管。切开食管前的腹膜，游离食管下端周围疏松结缔组织，找到紧贴食管的迷走神经干，游离后结扎切断。游离食管后壁，分离下段食管约 5cm，按预定切线部位钳夹胃钳，然后将胃切开，残胃远断端消毒后缝合封闭。用直角钳夹住食管下端，于贲门上横断食管，去除近端胃。将残胃近端与食管残端吻合，先将食管后壁与胃前壁行浆肌层吻合，切开胃前壁，大小相当于食管的直径，全层吻合食管与残胃，前壁浆肌层包埋。应注意防止吻合过度内翻，保证吻合口通畅。将减压管放置到残胃远端。近端胃大部切除术后容易出现胃排空障碍，导致胃内容物潴留及反流到食管引起反流性食管炎，应同时加做幽门成形术。手术结束后彻底冲洗腹腔、止血、放置腹腔引流。

常见并发症　包括术后腹腔内或吻合口出血、吻合口瘘、吻合口梗阻、吻合口狭窄、反流性食管炎、胃排空障碍、残胃癌等。

（李世拥　陈纲）

qīngdǎo zōnghézhēng

倾倒综合征 (dumping syndrome)

胃手术后出现的、进食后胃排空过快所引起的一组临床综合征。常见于胃大部切除术后和各类胃迷走神经切断术加胃引流术后。在 1920 年由安德鲁（Andrew）和米克斯（Mix）首次提出倾倒综合征的概念。根据进食后发作时间的不同，倾倒综合征分为早期倾倒综合征和晚期倾倒综合征，临床上早期倾倒综合征发病率较高。

早期倾倒综合征　进食后 10~30 分钟出现的胃肠道和全身症状，可持续 60~90 分钟。胃肠道症状主要为腹胀、腹部绞痛、

恶心、呕吐及腹泻；全身症状包括心慌、乏力、呼吸困难、眩晕及出虚汗等。不同的手术方式发病率不同，高选择性迷走神经切断术后的发病率最低，Billroth Ⅱ式胃大部切除术后发病率最高。

一般认为，发生早期倾倒综合征主要是由于胃容积的减少、原有的幽门括约肌功能的丧失，食物在胃内存留时间减少，大量高渗性食物快速进入空肠，导致循环体液中的水和电解质快速向肠腔转移，引起循环容量的减少，并导致包括 5-羟色胺、抑胃多肽、血管活性肽等多种肠道激素释放而产生的症状。

晚期倾倒综合征　又称低血糖综合征，该征为进食后 2~3 小时出现的低血糖症状，包括心悸、乏力、面色苍白、眩晕及出虚汗等，主要是由于手术后食物在胃内存留时间减少，进食后食物快速进入空肠，大量糖类迅速吸收，导致高血糖，刺激胰岛素大量分泌，导致反应性低血糖，进食后症状缓解。

防治倾倒综合征的重点在于预防，应避免残胃过小、吻合口过大，尽量选择高选择性迷走神经切断术，吻合方式尽可能选用 Billroth Ⅰ 式吻合或 Roux-en-Y 胃肠吻合。大部分倾倒综合征症状较轻，通过少食多餐、避免高糖饮食等，大部分患者在 1 年左右症状缓解，1%~2% 的患者因症状严重，需手术治疗。手术方法较多，基本原则是恢复正常的肠道生理功能、修复幽门功能、延缓胃的排空等。

（李世拥　陈纲）

jiǎnxìng fǎnliúxìng wèiyán

碱性反流性胃炎 (alkaline reflux gastritis)

胃部分切除术后数月至数年发生的、与胆汁、胰

液及肠液反流入胃相关的胃黏膜病变。是术后常见并发症，发病率为5%～15%。碱性反流性胃炎于1969年由希尔登（Heerden）首先提出。

病因及发病机制 一般认为，胃部分切除术后或迷走神经干切断术后，幽门解剖的变异或括约肌功能的失调，造成大量的十二指肠液、胆汁、胰液及肠液等碱性消化液向胃内反流，并且滞留在胃内，其所含的胆盐、卵磷脂等破坏胃壁黏膜屏障，刺激胃黏膜肥大细胞分泌炎症刺激因子及血管活性物质，造成胃黏膜充血、水肿、渗出，形成炎症、出血、糜烂、溃疡等病变。

临床表现 ①上腹部或胸骨后持续性烧灼样疼痛，晨间明显，进餐后或平卧位加重，口服制酸剂、解痉药等症状不缓解。②不定时的少量或大量呕吐胆汁样胃内容物，呕吐后症状不缓解。③畏食，导致营养不良、消瘦、慢性失血、贫血等。

诊断 根据病史及内镜检查确诊。上消化道钡剂检查一般无阳性发现，内镜检查见手术后胃内黏膜广泛充血、水肿、点状糜烂、易出血，并可见胆汁样物反流至胃内。病理活检呈慢性萎缩性胃炎或浅表性胃炎改变。

治疗 对于症状较轻者可选用饮食疗法，如夜间体位治疗，口服考来烯胺以及胃肠动力药物控制症状，但非手术治疗效果不明显。若症状重，严重影响正常生活，诊断明确后可手术治疗，手术治疗的目的是阻断胆汁胰液反流入胃。

手术治疗的最常用手术方式将原胃空肠吻合或胃十二指肠吻合改为长臂的Roux-en-Y胃空肠吻合术，空肠空肠吻合处距胃空肠吻合口大于40cm，为防止吻合口空肠溃疡，可同时加做胃迷走神经切断术。手术治疗效果较好，80%～90%的患者碱性反流性胃炎的主要症状可能消失。

（李世拥 陈 纲）

fùqiāngjìngxià wèidàbù qiēchúshù

腹腔镜下胃大部切除术（laparoscopic subtotal gastrectomy）

腹腔镜下完成的胃大部切除术和消化道重建。同开腹手术相比，具有创伤性小、恢复快、住院时间短、切口感染并发症少等优点。由于手术技术难度相对较大，对术者及手术器械有一定的要求，费用相对较高，目前还没有广泛应用于临床。伴随腹腔镜技术的不断发展，腹腔镜器械的改进，腹腔镜下胃大部切除术将会有更广泛的应用。

适应证及禁忌证 适用于溃疡瘢痕性幽门梗阻者，慢性溃疡经非手术治疗效果不佳者，胃远端较大良性肿瘤，早期胃癌或晚期胃癌姑息性切除者。相对禁忌证有：既往有上腹部手术史者，心肺功能不全，不能耐受长时间手术或人工气腹者。绝对禁忌证有：存在严重的心、肺、肝、肾等器官疾病的患者，如近期心肌梗死、晚期肝疾病、严重肾功能不全以及不能耐受全麻手术的患者。

手术方法 患者取仰卧，头高足低位，术者立于患者两腿之间。气腹建立后，探查腹腔，明确病灶部位。可选择超声刀或单极电凝游离。首先从胃大弯开始，于胃网膜血管弓上或弓下游离大网膜，用钛夹夹闭并切断大的胃网膜血管分支。向左至脾下级，向右分离至十二指肠球部下缘，游离十二指肠下缘和后方。提起幽门并向下牵拉，向右分离至胃右血管，钛夹夹闭后切断，充分游离十二指肠后，使用60cm内镜切割吻合器（Endo-GIA）离断十二指肠。将远端胃向左上翻起，切开肝胃韧带，显露胃左动脉和静脉，分别用钛夹夹闭切断。进一步分离小网膜达预切部位，用内镜切割吻合器将胃切断。Billroth Ⅱ式胃肠吻合，将距离十二指肠悬韧带（Treitz韧带）适当长度近段空肠提起，确定吻合部位，在预定吻合的胃壁和空肠壁上各切开一小孔，插入内镜切割吻合器（Endo-GIA）两臂，完成吻合。然后将切开小孔缝闭。最后扩大切口，取出切除胃体，关闭腹腔。另外也可在腹腔镜下完成Billroth Ⅰ式胃肠重建和Roux-en-Y吻合。

并发症 除经腹胃大部切除术常见并发症外，还包括高碳酸血症、气体栓塞、皮下气肿、穿刺孔出血、穿刺孔疝、腹腔大血管或脏器穿刺伤等。

（李世拥 陈 纲）

wèi mízǒushénjīng qiēduànshù

胃迷走神经切断术（gastric neurectomy）

通过去除支配胃的迷走神经，减少胃酸分泌。是治疗溃疡病的一种方法，尤其适用于十二指肠溃疡。1917年杜切斯基（Duceschi）首次明确指出切断迷走神经干可以减低胃酸的分泌，建议用其治疗溃疡病。主要包括：①迷走神经干切断术。②选择性迷走神经切断术。③高选择性迷走神经切断术。常见并发症包括食管穿孔、吞咽困难、胃潴留、腹泻、溃疡复发等。

迷走神经干切断术 于膈下切断迷走神经前干和后干，去除腹腔全部脏器的迷走神经支配，术后容易造成胃排空障碍和腹泻，需同时附加胃引流术。

适应证 ①胃部分切除术的

同时加作迷走神经干切断术。②胃部分切除或胃空肠吻合后，有溃疡复发者。③与胃引流术联用，治疗十二指肠溃疡。④附加胃空肠吻合，治疗高位胃溃疡。

手术方法 显露位于食管前偏左的迷走神经前干，将迷走神经前干游离出约5cm，并切除一段长约3cm，上下端分别结扎。显露迷走神经后干，游离出约5cm，并切除一段长约3cm，上下端分别结扎。

选择性迷走神经切断术 只切断迷走神经的胃分支而保留肝支和内脏支，术后腹泻减少，但仍存在胃潴留，需附加胃引流术。

适应证 同迷走神经干切断术。

手术方法 同前找到迷走神经前干，于贲门部右侧小网膜上可见到前干发出的肝支向肝门方向行走。在肝支的下方切断前主胃支及食管前腹膜，将食管前壁通向胃底部的迷走神经所有分支全部切断。游离迷走神经后干，将胃左动脉及迷走神经的后主胃支一起切断，使迷走神经后干、腹腔支与贲门及食管下端完全分开，胃后所有神经已完全被切断。最后行胃引流术（幽门成形术或胃空肠吻合术）。

高选择性迷走神经切断术 又称壁细胞迷走神经切断术，只切断胃体部的迷走神经分支，保留其分布幽门窦部的分支，不需附加胃引流术。

适应证 ①无并发症的慢性十二指肠溃疡，经非手术治疗症状不缓解或反复发作。②十二指肠溃疡并发急性穿孔，穿孔时间短，腹腔污染不重，能耐受手术，可同时行穿孔修补术。③十二指肠溃疡并发出血，需同时行溃疡出血缝扎术。

手术方法 按前述方法显露迷走神经前、后干，显露出沿胃小弯下行的前 Latarjet 神经及与血管伴行分布到胃的分支。在距幽门5～7cm，相当于"鸦爪"第一分支稍上方处开始钝性分离小网膜的前叶，沿胃小弯紧贴胃壁分离小网膜前叶中的前 Latarjet 神经分出到胃神经分支及其伴行的血管，保护好前 Latarjet 神经，紧贴胃壁切断，沿小弯向上分离直达贲门下。向 His 角分离，小网膜前后叶中有血管及神经支分布，逐一切断结扎。后 Latarjet 神经分离方法同分离前叶一样，距幽门5～7cm 处开始沿胃小弯紧紧贴胃壁由下向上将血管及神经钳夹、切断、结扎。将迷走神经后干向右上方牵开，离断与贲门后方分支。再将食管下端牵向左前上方，游离全周径食管下端约6cm，逐一处理细小的神经分支。

（李世拥 陈 纲）

wèi'ái gēnzhìxìng yuǎnduānwèi
qiēchúshù

胃癌根治性远端胃切除术

（radical diatal gastrectomy of gastric carcinoma） 切除包括部分十二指肠、远端胃大部、与胃相连的大网膜和小网膜，同时根据淋巴结转移情况清扫相应区域淋巴结的手术。

适应证 主要适用于胃下部或中下部的早期和肿瘤范围局限的进展期胃癌，仅有第1、2站淋巴结受累，无远处转移者，常用的术式是 D_2 根治术。

手术方法 患者取仰卧位，选用上腹正中切口，上至剑突，下至脐或绕脐至脐下3cm 左右，必要时可切除剑突，逐层切开入腹。保护腹膜，由远离肿瘤处开始探查腹腔脏器，特别注意探查盆腔，最后检查癌灶，明确癌瘤

部位、大小、活动度以及与周围血管、脏器关系，判断肿瘤分期。然后缝扎肿瘤周围血管，对于肿瘤侵犯浆膜层者应封闭癌灶浆膜层，以防肿瘤细胞脱落、种植。展开胃及大网膜，反向牵拉使胃及大网膜之间呈紧张状态。从横结肠系膜中段开始，向右侧至结肠肝曲，再向左侧至脾下极，分离横结肠系膜前后叶，沿中结肠动脉向下分离达胰腺下缘，清扫胰腺下缘淋巴结。将已分离大网膜和横结肠系膜前叶向上掀起，切除胰腺被膜，于胰头下缘分离胃网膜右血管从根部分别切断结扎，并清除其周围淋巴脂肪组织，即清除幽门下淋巴结。从十二指肠降部外侧打开腹膜，游离十二指肠、胰头后软组织，探查胰十二指肠动脉旁的淋巴结。向下牵拉胃，显露肝胃韧带和肝十二指肠韧带，在肝下缘切开肝十二指肠韧带，自上向下清除肝十二指肠韧带内淋巴结，显露肝固有动脉和胆总管，继续向下于胃右动脉起始处切断、结扎，同时清理淋巴结。向左切断肝胃韧带，沿肝总动脉向左分离解剖腹腔干、胃左动脉及脾动脉，于胃左动脉根部结扎、切断，同时清除各血管周围的淋巴结。充分游离十二指肠，距病灶下缘3～4cm 处切断十二指肠，断端消毒保护。向上翻转切断胃体，显露胰腺，沿已切除横结肠系膜前叶向上剥离胰腺被膜，于胰体尾上缘清除脾动脉周围淋巴脂肪组织。向左下牵拉胃体，沿胃小弯向上，分离贲门右侧脂肪组织，清除贲门右淋巴结。提起切断的胃体，距贲门2～3cm 胃小弯侧与对应大弯侧置钳分别置钳，略呈钝角，切断胃后检查切除胃标本内肿瘤距切缘的距离，如可疑切缘有肿瘤侵犯，

应做切缘冷冻切片检查。胃小弯侧缝合封闭，胃大弯侧留作吻合口，重建消化道，根据残留胃的大小行 Billroth I 式吻合或 Billroth II 式吻合（见胃大部切除术）。冲洗腹腔并留置引流管后，查无明确出血，缝合切口。

常见并发症 近期并发症包括术后腹腔内或吻合口出血、吻合口瘘、胃排空障碍、吻合口梗阻、吻合口狭窄、输入及输出襻梗阻等。远期并发症包括吻合口炎、倾倒综合征、营养不良、缺铁性贫血、碱性反流性胃炎等。

（李世拥 陈 纲）

wèi'ái gēnzhìxìng jìnduānwèi qiēchúshù

胃癌根治性近端胃切除术

（radical proximal gastrectomy of gastric carcinoma） 切除胃近端、贲门及部分食管下端，同时清扫相应部位的淋巴结，并行食管与近端残胃吻合的手术。

适应证 适用于胃体、胃底、贲门部早期癌或局限型癌，胃大弯右侧及幽门下淋巴结无转移者。

手术方法 通常取上腹正中切口，必要时将剑突切除，根据需要可延长绕至脐下。必要时可选用胸腹联合切口显露。进入腹腔后保护切口，由远及近探查腹腔内各脏器及各组淋巴结情况，最后检查病灶，确定癌灶部位、大小、侵犯范围以及与周围器官的关系。对于肿瘤侵犯浆膜层者应封闭癌灶浆膜层，以防肿瘤细胞脱落、种植。游离近端胃，提起胃和横结肠，从横结肠系膜中段开始，分离横结肠系膜前后叶，向左侧至脾下极，游离到胃底部时，小心沿脾胃韧带结扎切断胃短血管，避免脾损伤，游离范围直至贲门左侧，去除贲门左淋巴结。向上掀已起切除横结肠系膜前叶及大网膜，分离胃后壁与胰

腺的粘连，切除胰腺被膜，从胰体部上缘后方显露肝总动脉，沿肝总动脉向左分离解剖腹腔干、胃左动脉及脾动脉，于胃左动脉根部结扎、切断，同时一并清除各组淋巴结。沿脾动脉根部向左清扫淋巴结。在胃大弯侧切除大网膜至胃网膜右血管末端，作为大弯侧胃的切除标志。向左下牵拉胃，游离胃近端小弯侧，在无血管区切开小网膜囊，术者于幽门处伸左手示指、中指插于胃后，将小网膜挑起显露胃右血管，如怀疑胃右血管有淋巴结转移，可从根部切断结扎胃右血管，沿肝下缘切除小网膜至贲门右侧，小心离断靠近贲门侧肝胃韧带，剪开食管腹膜反折，游离食管下端，切断两侧迷走神经，清除贲门周围淋巴结，残胃可由胃网膜右血管提供血供。小弯侧切除部位应在幽门上 5cm 左右，按预定切线部位钳夹胃钳，然后将胃切开，残胃远断端消毒后缝合封闭。用直角钳夹住食管下端，于贲门上 3cm 左右横断食管，去除近端胃。将残胃近端与食管残端吻合，先将食管后壁与胃前壁行浆肌层吻合，切开胃前壁，大小相当于食管的直径，全层吻合食管与残胃，前壁浆肌层包埋。现多采用管型吻合器行食管-胃吻合术，将减压管放置到残胃远端。近端胃大部切除术后容易出现胃排空障碍，导致胃内容物潴留及反流到食管引起反流性食管炎，可同时加做幽门成形术。手术结束后彻底冲洗腹腔、止血、放置腹腔引流。

常见并发症 包括术后腹腔内或吻合口出血、吻合口瘘、吻合口梗阻、吻合口狭窄、反流性食管炎、胃排空障碍等。

（李世拥 陈 纲）

wèi'ái gēnzhìxìng quánwèi qiēchúshù

胃癌根治性全胃切除术（radical total gastrectomy of gastric carcinoma） 切除包括十二指肠球部、食管下端、从贲门到幽门全部胃体、与胃相连的大网膜和小网膜，同时根据淋巴结转移情况清扫相应的区域淋巴结的手术。

适应证 ①胃上部或中上部进展期癌。②癌瘤较大侵及胃体，或 Borrmann IV 型弥漫性癌。③侵犯范围较广的早期癌或多发早期癌。④胃周淋巴结广泛转移者，如贲门侧胃癌已有幽门周围淋巴结转移等。

手术方法 患者取仰卧位，选用上腹正中切口，上至剑突，下至脐或绕脐至脐下 3cm 左右，必要时可切除剑突，逐层切开入腹。对于侵犯食管下端的贲门胃底癌，必要时需用胸腹联合切口才能取得满意的显露。保护切口，观察腹腔内有无播散性种植转移，由远离肿瘤处开始探查腹腔脏器，特别注意周围淋巴结转移情况。最后检查癌灶，明确癌肿部位、大小、活动度以及与周围血管、脏器关系，判断肿瘤分期。然后缝扎肿瘤周围血管，对于肿瘤侵犯浆膜层者应封闭癌灶浆膜层，以防肿瘤细胞脱落、种植。展开胃及大网膜，反向牵拉使胃及大网膜之间呈紧张状态。从横结肠系膜中段开始，分离横结肠系膜前后叶，向右侧至结肠肝曲，再向左侧至脾下极，将胃体向右下牵拉，切断结扎胃网膜左动脉和静脉、胃膈韧带、胃脾韧带及胃短血管，清除胃大弯侧淋巴结，并于左膈下动脉贲门食管支根部切断、结扎，清扫贲门左淋巴结。沿中结肠动脉向下分离达胰腺下缘，清扫相应的淋巴结。将已分离大网膜和横结肠系膜前叶向上

掀起，在其背侧，清扫肠系膜上动脉静脉前淋巴结。从胰头下缘分离胃网膜右动脉和静脉，从根部分别切断结扎，一并清除其周围淋巴脂肪组织，即清除幽门下淋巴结。从十二指肠降部外侧打开腹膜，游离十二指肠、胰头后软组织，探查胰十二指肠动脉旁的淋巴结。向下牵拉胃，显露肝胃韧带和肝十二指肠韧带，在肝下缘切开肝十二指肠韧带，自上向下清除肝十二指肠韧带内淋巴结，显露肝固有动脉和胆总管，继续向下于胃右动脉起始处切断、结扎，同时清除淋巴结。向左切断肝胃韧带，沿肝总动脉向左分离解剖腹腔干、胃左动脉及脾动脉，于胃左动脉根部结扎、切断，同时一并清除淋巴结。充分游离十二指肠近端，在幽门下 3cm 处切断十二指肠，断端消毒，缝合十二指肠残端。向上翻转胃体，显露胰腺沿已切除横结肠系膜前叶向上剥离胰腺被膜，于胰体尾上缘清除脾动脉周围淋巴脂肪组织。向左下牵拉胃体，沿小网膜边缘向上，剪开食管腹膜反折，游离食管下端，切断两侧迷走神经，清除贲门周围淋巴结。提起切断胃体，根据肿瘤与食管的关系决定食管切除范围，如肿瘤未侵犯食管，一般距贲门上方 3cm 左右食管下端放置两把直角钳，切断食管，移除标本。检查切除胃标本内肿瘤距切缘的距离，如可疑切缘有肿瘤侵犯，应做切缘冷冻切片病理检查。全胃切除后消化道重建的方法较多，包括 Lahay 食管空肠吻合、食管空肠 Roux-en-Y 吻合、间置空肠吻合、食管空肠 P 形吻合等。常用的 Roux-en-Y 吻合是将距十二指肠悬韧带 15~20cm 处空肠切断，将远端空肠断端封闭，于结肠前与食管行端侧吻合，吻合口距远端空肠断端约 3cm。将近端空肠断端与距空肠食管吻合口 50cm 左右空肠做端侧吻合。冲洗腹腔并留置引流管后，查无明确出血，可缝合切口。

常见并发症 术后腹腔内或吻合口出血、吻合口瘘、吻合口梗阻、吻合口狭窄、营养不良、贫血、碱性反流性食管炎等。

(李世拥 陈纲)

shí'èrzhǐcháng qìshì qiēchúshù

十二指肠憩室切除术 （diverticulectomy of duodenum）

切除十二指肠憩室的手术。

适应证 ①有憩室炎的明显症状，反复进行内科治疗而无效者。②憩室合并有出血、穿孔或脓肿形成者。③较大憩室使胆总管或胰管受压、梗阻，并出现临床症状者。④十二指肠乳头旁憩室，同时伴有胆道或胰腺疾病者。

术前准备 ①术前放置胃管，以便术中需要时可经胃管注气，有助于术中寻找憩室。②手术前应确定憩室的位置，需做 X 线钡剂造影检查，并以右前斜位摄片，了解憩室的具体部位及其与周围器官的关系。③如憩室位于十二指肠降部内侧，术前还需行内镜及胆道造影检查，了解憩室与十二指肠乳头及与胆总管的关系，以便于手术方式的选择。

手术方法 通常选用右上腹部正中或旁切口，进入腹腔后要仔细探查。手术中依憩室部位选择显露憩室途径：①将横结肠向下显露，胃向左牵开，显露十二指肠降部。②沿十二指肠降部外侧打开侧腹膜，将该部连同胰头一并向左侧翻起，显露降部后内侧的憩室。③位于十二指肠降部前内侧的憩室，应解剖降部前内缘，分离胰腺和十二指肠时要轻柔，注意保留血管弓。④位于十二指肠第三、四部的憩室，应将横结肠系膜切开，可显露憩室，注意避免损伤结肠中动脉找到憩室后，仔细分离周围粘连，在憩室颈部钳夹切除，切除后先行全层缝合，外用浆肌层缝合。如憩室颈部宽，注意钳夹部位需离开十二指肠约 1cm，避免引起术后肠腔狭窄。靠近胆总管和胰腺的憩室，应注意避免损伤胆总管，安全的方法可切开胆总管并插入导管以标志胆管的位置，再切除憩室，术后保留胆道引流。另一种方法可以切开十二指肠前壁，将憩室翻入十二指肠肠腔内切除缝合，避免伤及乳头和胆管，必要时行胆管和胰管引流。较小憩室切除时有可能损伤胆总管，则不宜强行切除。可用血管钳将憩室内翻，缝合封闭不切除，使憩室不再脱出即可。术后因常规放置腹腔引流。

术后处理 注意营养支持，维持水电解质平衡；将胃管远端放置于十二指肠降部，保留胃肠减压 3 天左右，待胃肠道功能恢复后拔除；胰管和胆管引流要保持通畅，一般维持 2 周左右。

常见并发症 十二指肠漏、梗阻性黄疸及胰腺炎。

(李世拥 陈纲)

yōumén chéngxíngshù

幽门成形术 （pyloroplasty）

切断幽门环状肌，阻断幽门括约肌功能，解除幽门狭窄或梗阻的手术。是胃排空引流术的一种方法，主要作为迷走神经切断术后、近端胃切除术后幽门功能受损的附加手术，如果幽门部瘢痕较多或有严重水肿，则不适合施行此手术。

手术方法 方法较多，比较常用的是 Finney 法和 Heineke-

Mikulize 法。①Finney 法：通常选用上腹部正中切口，逐层切开腹壁进入腹腔，一般在完成胃迷走神经切断术或近端胃切除、食管胃吻合术后进行。于十二指肠外侧做 Kocher 切口，切开十二指肠外侧腹膜，充分游离十二指肠降段，自幽门环中部至十二指肠降部前内侧壁与胃大弯用牵引线靠拢，用 1 号丝线间断浆肌层缝合，作为吻合口后壁外层的缝合。再于距缝线约 0.5cm 的两侧沿缝合方向，做倒 U 形全层切开胃壁和十二指肠壁，分别吸尽胃、十二指肠内容物，黏膜血管要彻底止血，先全层缝合吻合口后壁，再间断内翻缝合吻合口前壁，前壁再做间断浆肌层缝合。②Heineke-Mikulize 法：切口同前，切开幽门前仔细辨认幽门静脉，在大小弯侧分别缝扎幽门静脉作为牵引，以幽门环为中心，沿胃的纵轴方向从十二指肠球部前壁穿过幽门到胃窦，全层切开，长 6~7cm，注意黏膜下血管的止血。牵开两侧牵引线，从垂直于胃的纵轴方向全层间断内翻缝合全部切口，外侧浆肌层间断缝合。

术后处理 保持胃肠减压通畅，胃肠道功能恢复后，逐步从流质开始恢复饮食。

（李世拥 陈 纲）

xiǎocháng jíbìng

小肠疾病（disease of the small intestine）
发生在小肠的疾病。包括小肠出血，小肠血管相关疾病，肿瘤，肠梗阻，炎症性肠病等。

病因及发病机制 小肠包括十二指肠、空肠与回肠，起自胃幽门，终于进入盲肠的回盲部。十二指肠的位置既深又固定，且与肝和胰腺相连，与其他部位的小肠显然不同。空肠和回肠的交接处没有明显的界线。小肠是人体消化道中最长的器官，成年人小肠平均 5~6m，是消化吸收的主要场所，同时还有内分泌和免疫功能。在所有腹腔脏器中，小肠所占的体积最大。腹部闭合伤时，小肠损伤较实质性脏器损伤为少，主要因为小肠具有弹性，各肠曲间的活动亦较自由，范围较大，可藉以躲让外来的压力，损伤得以减少。小肠肠壁分为四层：浆膜（即脏腹膜）、肌层、黏膜下层和黏膜。肌层又分为外层纵肌和内层环肌。小肠壁发生小的刺伤伤口时，可因小肠壁肌层收缩将小破口封闭，而无肠液外漏。

临床表现 多种多样，但小肠疾病起病隐匿、症状特异性差，腹痛最为常见，其他可表现为腹部包块、发热、出血、腹泻、贫血、消瘦和梗阻等。

诊断 小肠走行弯曲，肠管互相接近影响，远离口腔及肛门，因此小肠疾病起病隐匿、特异性差、病变部位深而不固定，成为整个胃肠道中最难检查的一部分，使得小肠疾病的诊断难度很大，小肠疾病的诊断目前仍是临床实践中的一个难点。一般性检查如血常规、血生化、肿瘤免疫学检查等，腹部 CT 或 MRI 可以发现较大的病变。常用特殊性检查如：腹部立位 X 线平片，小肠气钡双重造影，小肠镜、数字减影血管造影、胶囊内镜等。①腹部立位 X 线平片：对小肠梗阻等疾病有较大的诊断价值。②小肠气钡双重造影：有利于诊断小肠占位性疾病，如小肠肿瘤等。③数字减影血管造影：对小肠出血性疾病有较强的诊断价值，有时可同时完成治疗。④小肠镜及胶囊内镜：有利于发现小肠较小的占位性病变、憩室。

治疗 占位性病变常需要手术切除，出血性病变常可通过数字减影血管造影治疗。小肠梗阻根据不同的病因和类型分别选择非手术治疗和手术治疗。炎症性疾病需要综合治疗等。

（李乐平）

xiǎocháng yǔ chángxìmó sǔnshāng

小肠与肠系膜损伤（injury of small intestine and mesenterium）
小肠与肠系膜遭遇直接或间接暴力导致的外伤性损害。小肠及肠系膜在腹腔内分布面广，所占的容积最大，受伤机会最多，任何腹部损伤施行剖腹探查时都必须仔细检查小肠。

病因 由直接暴力和间接暴力所致。刀刺伤、枪弹伤等可直接造成小肠及肠系膜损伤，暴力直接撞击导致小肠被脊柱挤压而损伤。由高处坠落或突然减速等，因为强大的剪切和撕扯导致小肠破裂，好发于相对固定的肠管，如近段空肠 50cm 以内和末段回肠 50cm 以内。手术过程中如分离粘连时可能造成医源性肠损伤。

临床表现 患者可表现为腹痛、腹胀等，出血较多的患者可能表现为休克。查体可有压痛或反跳痛，休克患者可有脉搏细弱、四肢厥冷、血压下降等休克体征。

诊断 通过详细询问，了解受伤部位、暴力大小、方向等，并进行全面仔细的查体，一般诊断多无困难。对开放性腹部损伤，应该考虑小肠及肠系膜损伤的可能；闭合性腹部损伤多因肠内容物溢出刺激出现急性弥漫性腹膜炎，容易诊断，但需注意远端小肠肠内容刺激性较小，可能临床表现不典型，若加之肠破口较小或被网膜等包裹，可能诊断更为困难。对暂时不能明确诊断者，注意密切观察腹部症状及体征。行腹部立位平片发现膈下游离气体有利于诊断。腹腔诊断性穿刺也是一种简便可行有效的诊断方法，并且可在床边进行，特别适合于不便于搬动的危重患者。

治疗 明确为小肠与肠系膜损伤时，多需要进行急诊手术。非手术治疗作为术前准备的一部分，应该包括：①维持体液平衡。迅速建立静脉通道，补充水及电解质，注意纠正水、电解质及酸碱平衡失调，出现休克时及时抗休克治疗。②禁饮食和胃肠减压。减少肠内容物的继续外溢或感染扩散，减少细菌和毒素进入血液循环。③应用抗生素。应用抗革兰阴性菌和厌氧菌的抗生素，也可应用广谱抗生素。

手术探查时要仔细系统的检查整个小肠和肠系膜，发现小肠较小的裂伤，可以给予修补缝合；以下情况时应考虑肠切除：肠管损伤严重；肠管血运不佳；小肠破口大或纵行裂口较长，无法缝合；肠系膜有大血肿；多处损伤集中位于一段小肠。对于小肠系膜缘的血肿，即使很小，也需切开探查，避免遗漏较小的小肠损伤。

(李乐平 靖昌庆)

xiǎocháng yánxìng jíbìng

小肠炎性疾病 （ inflammatory disease of the small intestine）

发生在小肠的特异性和非特异性炎性改变的一组疾病。包括克罗恩病（Crohn disease）、急性出血性肠炎、抗生素相关性肠炎、肠结核、肠伤寒穿孔等，也包括病毒和细菌或寄生虫感染引起的肠炎、憩室炎、放射性小肠炎，药物或毒素引起的小肠炎等。

病因及发病机制 小肠炎性疾病是一组病变，病因及发病机

制不同。克罗恩病病因不明，可能与感染、遗传、体液免疫和细胞免疫有一定关系，是一种贯穿肠壁各层的增殖性病变，侵犯肠系膜和局部淋巴结，病变局限于小肠（主要为末端回肠）和结肠，两者可同时累及。急性出血性肠炎病因不明，可能与肠道感染缺血有关。抗生素相关性肠炎多系在应用抗生素后导致正常肠道菌群失调，难辨梭状芽胞杆菌大量繁殖，产生毒素引起小肠的急性纤维素渗出性炎症。肠结核是结核分枝杆菌引起的肠道慢性特异性感染。肠伤寒穿孔是由沙门菌属伤寒杆菌所引起，经口进入肠道，侵入距回盲部 100cm 的末端回肠的淋巴滤泡和淋巴集结，引起小肠炎性水肿。憩室炎因憩室内长期存纳食物残渣反复刺激引起。放射性小肠炎是因为恶性肿瘤经放射治疗引起的小肠缺血黏膜糜烂的并发症。

临床表现 主要分为消化系统症状和全身症状，既存在共性，也各有特点。克罗恩病临床表现为腹痛、腹泻、腹部包块、瘘管形成和肠梗阻，可伴有发热、贫血、营养障碍及关节、皮肤、眼、口腔黏膜、肝脏等肠外损害，可反复发作，迁延不愈。急性出血性肠炎起病急，最先症状常为腹痛，腹痛发生后即可腹泻，粪便初为糊状而带粪质，其后渐为黄水样，继之即呈白水状或呈赤豆汤和果酱样，甚至鲜血或暗红色血块，粪便少而且恶臭，可有发热等全身症状。腹泻是抗生素相关性肠炎最主要的症状，腹泻程度和次数不一，轻者大便每天 2~3 次，重者有大量水样泻，每天数十次，重症及暴发型者可出现水电解质紊乱、低蛋白血症、中毒性及低血容量性休克。肠结

核可有腹痛，腹泻与便秘，有时会出现两者交替，也可见腹部包块，全身低热盗汗等结核症状。肠伤寒患者多先有持续高热、腹痛、便秘或腹泻、肝大、脾大、白细胞计数低下和相对缓慢的脉率，穿孔后反有脉率升高，白细胞增多，体温下降，腹腔穿刺可抽到脓液。小肠憩室炎症状差别较大，无特异性，可能是腹痛、便秘或腹泻、便血、发烧或寒战、恶心并呕吐等。放射性肠炎早期可有胃肠道症状，晚期以消化吸收不良为主。

诊断 除追问病史，细致查体，血、便常规化验外，不同疾病有其特有的诊断特点。肠镜是诊断克罗恩病最敏感的检查方法。急性出血性肠炎时血白细胞增多，甚至高达 $40×10^9/L$ 以上，粪便镜检见大量红细胞。抗生素相关性肠炎时血白细胞增多，以中性粒细胞增多为主，便常规检查无特异性改变，仅有白细胞。肠结核时血沉多明显增快，粪便浓缩找结核杆菌，X 线钡影跳跃征象具有重要诊断价值。肠伤寒发生时抗 O 抗体效价 1∶80 以上，H 抗体效价 1∶160 以上，具有诊断价值，细菌学培养发现伤寒杆菌可明确诊断。小肠憩室炎诊断困难，小肠镜和小肠气钡双重造影利于诊断。放射性小肠炎的诊断主要依靠病史。

治疗 治疗方法存在着不同。克罗恩病尚无特殊治疗方法，支持疗法和对症治疗十分重要，柳氮磺胺吡啶和 5-氨基水杨酸适用于慢性期和轻、中度活动期患者，肾上腺皮质激素常用于中、重症或暴发型患者，免疫抑制剂，对糖皮质激素治疗效果不佳的或糖皮质激素依赖的慢性活动性病例，手术治疗用于完全性肠梗阻、肠

瘘与脓肿形成、急性穿孔或不能控制的大出血，以及难以排除癌肿的患者。急性出血性肠炎的治疗包括纠正水电解质紊乱，应用抗生素，抗休克等治疗。抗生素相关性肠炎的治疗应该立即停用原有抗生素，对疑诊患者也要及时试停抗生素，对原发病必须使用者，可选用针对性强的窄谱抗生素，可选用含嗜酸乳杆菌、双歧杆菌等药物口服，也可用灌肠来恢复患者肠道的正常菌群。肠结核的治疗强调早期治疗，因为肠结核早期病变是可逆的，抗结核药物是治疗关键，出现梗阻、穿孔等时剖腹探查。肠伤寒及时给以氨苄西林等抗伤寒药物，穿孔时及时收手治疗。小肠憩室炎一般非手术治疗即可痊愈。放射性小肠炎优先给予非手术治疗，出现明确的肠狭窄、梗阻或窦道后考虑手术治疗。

（李乐平 靖昌庆）

xiǎocháng Kèluó'ēnbìng

小肠克罗恩病（Crohn disease of small intestine）

以小肠肠壁全层跳跃性非特异性肉芽肿性炎症为主的炎症性肠病。又称局限性回肠炎、局限性肠炎、节段性肠炎和肉芽肿性肠炎。是一种原因不明的肠道炎症性疾病。好发于回肠末端，但也可在消化道的其他任何部位发生，以腹痛、腹泻、肠梗阻为主要症状，且有发热、营养障碍等肠外表现。病程多迁延，常有反复，不易根治。发病年龄多在 15~40 岁，男性稍多于女性。

病因及发病机制 尚未明确，有多种曾被讨论过的因素如食物、化学物质、损伤、供血不足、甚至心理因素，但都未经认证，也可能是多种致病因素的综合作用，目前认为与免疫异常、遗传影响和感染因素关系可能最大。①免疫：体液免疫和细胞免疫均有异常。50%以上患者血中可检测到结肠抗体、循环免疫复合体以及补体 C2，C4 的升高，说明克罗恩病的发病可能与免疫异常有一定关系。②遗传：发病有明显的种族差异和家族聚集性。白种人发病率高于黑种人，克罗恩患者有阳性家族史者 10%~15%；提示该病存在遗传倾向。③感染：有学者认为副结核杆菌、细胞膜有缺陷的分枝杆菌、非典型的假单胞菌、大肠埃希菌等有关，也有学者认为可能与 EB 病毒、麻疹病毒、巨细胞病毒有关。

临床表现 比较多样，与肠内病变的部位、范围、严重程度、病程长短以及有无并发症有关。典型病例多在青年期缓慢起病，病程常在数月至数年以上。活动期和缓解期长短不一，相互交替出现，反复发作中呈渐进性进展。少数急性起病，可有高热、毒血症状和急腹症表现，多有严重并发症。偶有以肛周脓肿、瘘管形成或关节痛等肠外表现为首发症状者。该病主要有下列表现。①腹泻：占 87%~95%，多数每天排便 6~9 次，一般无脓血或黏液；如直肠受累可有脓血及里急后重感。②腹痛：占 50%~90%，多位于右下腹，与末端回肠病变有关。餐后腹痛与胃肠反射有关。肠黏膜下炎症刺激痛觉感受器，使肌层收缩，肠壁被牵拉而剧痛。浆膜受累、肠周围脓肿、肠粘连和肠梗阻、肠穿孔和急性腹膜炎以及中毒性巨结肠等均能导致腹痛。以急性阑尾炎为首发症状的仅占 1.8%，但克罗恩病病程中出现一般急性阑尾炎的可达 84%~95%。③发热：占 85%~94%，活动性肠道炎症及组织破坏后毒素的吸收等均能引起发热。一般为中度发热或低热，常间歇出现。急性重症病例或伴有化脓性并发症时，多可出现高热、寒战等毒血症状。④腹部包块：约 1/3 患者出现腹部包块，以右下腹和脐周多见。肠粘连、肠壁和肠系膜增厚、肠系膜淋巴结肿大、内瘘形成以及腹内脓肿等均可引起腹部包块。易与腹腔结核和肿瘤等混淆。⑤便血：与溃疡性结肠炎相比，便鲜血者多，量一般不少。⑥其他表现：有恶心、呕吐、食欲减退、乏力、消瘦、贫血、低白蛋白血症等营养障碍和肠道外表现以及由并发症引起的临床表现。

诊断 综合小肠钡剂造影、CT 和 MRI 等检查，小肠克罗恩病可分为急性炎症型、纤维狭窄型、瘘管穿孔型和修复再生型四种亚型。小肠克罗恩病影像学分型，可帮助临床制定合适的治疗计划。

影像学检查 方法主要包括小肠钡剂造影，应用 CT 和 MRI 检查诊断小肠克罗恩病日益增多。①小肠钡剂造影：早期表现为小肠黏膜皱襞增粗。随着病变发展，小肠黏膜皱襞的纵行裂隙状溃疡形成，肠腔内出现小息肉样或卵石样充盈缺损。病变后期，肠腔不规则狭窄，可出现瘘管、脓肿以及肠梗阻等并发症。②小肠 CT 检查：难以显示克罗恩病的早期小肠黏膜改变。但在多病灶严重病例，可见肠壁增厚呈节段性、跳跃式分布，肠腔狭窄变形甚至消失。增强 CT 扫描时，黏膜内环和浆膜外环明显强化，呈靶征或双晕征，肠壁或肠周血管聚集扩张，呈木梳征。③小肠 MRI 检查：表现主要包括肠壁增厚、异常强化和肠周改变。增厚的肠壁表现为靶征，增厚的肠壁内多发等信号小结节为肉芽肿征。因此，MRI 检查对评估活动性克罗恩病具有很大价值。

实验室检查 ①血常规检查：白细胞常增多、红细胞减少及血红蛋白降低，与失血、骨髓抑制以及铁、叶酸和维生素 B_{12} 等吸收减少有关。血细胞比容下降；血沉增快。②粪便检查：可见红、白细胞；粪便隐血试验可阳性。③血生化检查：粘蛋白增加，白蛋白降低。血清钾、钠、钙、镁等可下降。④肠吸收功能试验：因小肠病变而作广泛肠切除或伴有吸收不良者，可做肠吸收功能试验，进一步了解小肠功能。

鉴别诊断 ①急性阑尾炎：一般腹泻少见，右下腹痛比较严重，压痛及肌紧张更明显。发病急，病程短，有发热，血白细胞增多，但有些病例仍难准确地鉴别。当可疑急性阑尾炎，病情重且持续时，应剖腹探查，以免阑尾坏死或穿孔造成更严重后果。腹部 CT 扫描有助于两者的鉴别。②肠结核：不易与小肠克罗恩病鉴别，X 线表现也很相似。在其他部位如肺部或生殖系统有结核病灶者，多为肠结核。结肠镜检查及活检有助鉴别，如仍不能鉴别，可试用抗结核治疗。如疗效不显著，常需开腹探查，经病理检查才能诊断。病理检查中，结核病可发现干酪性肉芽肿，而小肠克罗恩病则为非干酪性肉芽肿。③小肠淋巴瘤：腹泻、腹痛、发热，体重下降，疲劳感更为明显，更易发生肠梗阻。症状多为持续性，恶化较快。腹部包块与小肠克罗恩病比边界较清楚，较硬，一般无压痛。可有浅表淋巴结和肺门淋巴结肿大以及肝、脾明显肿大。X 线及小肠镜检查可发现肠腔内肿物及溃疡。小肠活检有

助于诊断。④十二指肠壶腹后溃疡：小肠克罗恩病常与消化性溃疡的症状和 X 线表现相似。但小肠克罗恩病的疼痛不如十二指肠溃疡有规律。纤维内镜检查及活检有助于诊断。制酸剂治疗对消化性溃疡有效，而对小肠克罗恩病则无效。⑤非肉芽肿性溃疡性空肠回肠炎：腹痛和腹泻是此病的突出表现。体重减轻，吸收不良和低蛋白血症更为明显。小肠活检病变为弥漫性，绒毛变平和增厚，基底膜炎症浸润，黏膜溃疡。⑥缺血性结肠炎：为血管供血障碍所致。多见于老年人。起病较急骤，多先有腹痛，继之腹泻便血。病程为急性过程。结肠镜及钡灌肠造影有助于诊断。⑦结直肠癌：可有腹痛，解黏液血便，里急后重感等，查癌胚抗原多异常，肠镜等检查可鉴别。

治疗 目前尚无特效疗法。无并发症时处理原则是全身支持治疗和缓解有关症状。活动期宜卧床休息给高营养低渣饮食。严重病例暂禁食，纠正水与电解质紊乱，采用肠内或肠外高营养支持。贫血宜补充维生素 B_{12}、叶酸或输血。低蛋白血症可输白蛋白或血浆。为控制肠道继发感染，可选用广谱抗生素和甲硝唑。药物治疗可选用水杨酸偶氮磺胺吡啶、肾上腺皮质激素或 6-巯基嘌呤，对控制活动期症状有效。

支持疗法和对症治疗 十分重要。加强营养、纠正代谢紊乱、改善贫血和低蛋白血症。必要时可输血、血浆、白蛋白、复方氨基酸，甚至要素饮食或全肠外营养。应用阿托品等抗胆碱能药物，应警惕诱发中毒性巨结肠的可能。补充多种维生素、叶酸以及铁、钙等矿物质。锌、铜和硒等元素是体内酶类和蛋白质的组合成分，

具有保护细胞膜作用。

药物治疗 ①水杨酸偶氮磺胺吡啶（ulfasalazine，SASP）和 5-氨基水杨酸（5-ASA）适用于慢性期和轻、中度活动期患者。应用多久说法不一，多数主张连续应用 1~2 年。一般认为，SASP 不能预防克罗恩病复发。对不能耐受 SASP 或过敏者可改用 5-ASA。②肾上腺皮质激素：其作用为稳定溶酶体酶，减少毛细血管通透性，抑制化学趋向性及吞噬作用，并能影响细胞介质的免疫反应。③其他药物：对磺胺药或肾上腺皮质激素治疗无效者，可改用或加用其他免疫抑制剂，如硫唑嘌呤、6-巯嘌呤（6-MP）、环孢素、FK506 等，也可合用免疫增强剂，如左旋咪唑、干扰素、转移因子、卡介苗及免疫球蛋白等。硫唑嘌呤和 6-MP 能竞争抑制嘌呤核糖核苷酸的生物合成。硫唑嘌呤在体内代谢为 6-MP，对难治性克罗恩病有诱导缓解，促进瘘管闭合并减少激素用量的作用；对溃疡也有诱导和维持缓解作用。副作用有胰腺炎（3.3%），骨髓抑制（2%），过敏性肝损伤（0.3%）等。因有诱发肿瘤可能，不宜用于肿瘤高危人群，也不宜用于妊娠妇女。环孢素能抑制细胞因子，对耐药的克罗恩病是否有效说法不一。甲氨蝶呤（MTX）是叶酸拮抗剂，适用于难治性病变，对骨髓抑制不明显。甲硝唑除抗菌作用外，尚有免疫调节作用，有恶心、食欲减退、头晕、外周神经炎等副反应，因此宜从小剂量开始，维持剂量 100~200mg/d，如 6 个月无效可停药。对小肠克罗恩病的疗效评价不一。此外，有采用 FK506，抗 TNF-α 单抗，重组 IL-10 以及 T 淋巴细胞分离取出术等治疗克罗恩病有一

定疗效的报告，但远期疗效有待进一步观察。

手术治疗　因手术后复发率高，可达 50% 以上，故手术的适应证主要是针对并发症，包括完全性肠梗阻、瘘管与腹腔脓肿、急性穿孔或不能控制的大量出血，以及诊断上难以排除癌肿、结核者。对肠梗阻要区别炎症活动引起的功能性痉挛与纤维狭窄引起的机械梗阻，前者经禁食、积极非手术治疗多可缓解而不需要手术；对没有合并脓肿形成的瘘管，积极非手术治疗有时亦可闭合，合并脓肿形成或非手术治疗失败的瘘管才是手术的指征。因误诊为阑尾炎等在手术中发现为此病，如无肠梗阻、穿孔等并发症，不必做肠切除术。手术治疗用于完全性肠梗阻，肠瘘与脓肿形成，急性穿孔或不能控制的大出血，以及难以排除癌肿的患者。手术切除包括病变及距离病变远、近侧 10cm 的肠段及其系膜和淋巴结。如局部粘连严重或脓肿形成、不能切除，可作短路或旷置术，根据情况再作二期病变肠管切除术。如为腹腔内脓肿则切开引流。对多处病变的病例，只切除有并发症的病变肠管，避免因过度切除发生短肠综合征。术后复发率很高，应注意随诊。该病手术治疗后复发部位多在肠吻合口附近。术后复发的预防至今仍是难题。

（李乐平　靖昌庆）

chángjiéhé

肠结核（tuberculosis of intestine）

由结核杆菌侵犯肠道而引起的慢性特异性感染性疾病。该病在新中国建国前多见，20 世纪 50 年代后由于对结核病防治的重视，发病较前明显下降，但 20 世纪 90 年起，由于耐病菌株的产生等原因，发病率又有上升的趋势。女性多于男性，约为 1.85:1，发病年龄多在 40 岁以下。肠结核绝大多数继发于肠外结核，特别是开放性肺结核。可分为常见的溃疡型和少见的增生型两种。

病因及发病机制　原发性肠结核主要由于饮用被结核杆菌感染的牛奶所致，目前的牛奶多采用灭菌处理，发病率较前降低。继发性肠结核在临床上更为多见，其常见病原菌是人型结核杆菌，结核杆菌多经胃肠道、血液或相邻器官直接蔓延到肠道所致。肠结核的好发部位为回盲部，其次为升结肠、少见于空肠、横结肠、降结肠、十二指肠和乙状结肠等处；在比较严重而病变广泛者，偶可累及盲肠和胃，但阑尾结核或回盲结核亦不少见。原因如下：①解剖因素。肠内容物通过回盲括约肌前、滞留于回肠末端的时间较长，因此结核杆菌和肠黏膜接触时间也必定延长，增加了结核杆菌对回、盲肠黏膜接触和侵犯的机会。②回盲部淋巴组织丰富，容易于该处形成结核病灶；这样就随着病变发展，感染可从回盲部向上、向下扩散。

病理　早期病变见于肠壁的集合淋巴结和孤立淋巴滤泡。初起时为多数灰色、半透明、1~1.5cm 的小结核结节，随后其中一些融合在一起，迅速变成黄色干酪样病灶。病变处黏膜层坏死脱落后形成边缘不齐的潜行性溃疡。溃疡大小不一，一般呈多发性，可达黏膜下层、肌层，甚至浆膜层。由于肠壁淋巴管呈环绕肠管纵轴的环形分布，故溃疡的形成亦呈现环形扩展的趋势。此外，溃疡所在的肠壁浆膜面可见到小结核结节，肠系膜淋巴结往往因受感染而肿大。

临床表现　多数起病缓慢，病程较长，多数有低热、乏力、盗汗、消瘦及食欲减退等。典型临床表现为：①腹泻与便秘。腹泻是溃疡型肠结核的主要症状之一，因肠道炎症和溃疡的刺激，肠蠕动加速、排空过快以及继发性吸收不良等所致。排便每天可 2~4 次，多为糊状便，轻者仅含少量黏液，严重者腹泻可每天多达 10 余次，便中有黏液及脓液，血便较少见。此外还可间有便秘，粪便呈羊粪状，或腹泻与便秘交替出现。②腹痛。病变常累及回盲部时，疼痛最常见于右下腹，疼痛亦可位于脐周，系回盲部病变牵引所致，疼痛一般较轻，呈隐痛或钝痛，亦有表现为间歇性疼痛，触诊时可发现局限性压痛点。疼痛常于进餐时或餐后诱发，此为进食引起胃回肠反射或胃结肠反射所致；餐后疼痛系病变的肠曲痉挛或蠕动增强，因而疼痛常伴有便意，便后可使疼痛缓解。增生型肠结核并发肠梗阻时，腹痛主要为绞痛，并有肠梗阻的相应症状。③腹部包块。主要见于增生型肠结核，肠壁局部增厚形成肿块。当溃疡型肠结核和周围组织粘连，或并有肠系膜淋巴结核等，均可形成肿块而被扪及。腹块常位于右下腹，中等硬度，可有轻压痛，有时表面不平，移动度小。④全身症状。溃疡型肠结核常有结核毒血症，如午后低热、不规则热、弛张热或稽留热，伴有盗汗，可有乏力、消瘦、贫血营养不良性水肿等症状和体征，并可有肠外结核特别是结核性腹膜炎、肺结核等有关表现，增殖型肠结核多无结核中毒症状，病程较长，全身情况较好。

诊断　典型病例一般无困难。可根据以下各点诊断：①青壮年患者，原有肠外结核特别是开放性肺结核，或原发病灶好转而出现结核病全身症状。②有腹痛、腹泻、便秘等消化道症状，并伴以发热、盗汗等全身症状。③腹部检查发现右下腹压痛、肿块伴或不伴压痛，或出现不明原因肠梗阻表现。④胃肠钡剂 X 线检查显示溃疡型回盲部炎症所致激惹征象，或增生型病变所致充盈缺损与狭窄征象。缺乏上述明显临床表现时，其诊断主要依靠胃肠钡剂 X 线检查和粪便浓缩找结核杆菌。

肠结核的诊断必须在手术中发现病变，病变中有结核结节或干酪样坏死，或直接找到结核杆菌。必要时，可给予试验性抗结核药物治疗 2~3 周。增生型肠结核与肠癌或其他赘生性疾病不能鉴别时，宜及时进行剖腹检查。

治疗　该病的治疗应以非手术为主，当有外科并发症时考虑手术治疗。

非手术治疗　主要是消除症状，改善全身情况，促使病灶愈合，防止并发症。①控制结核病变：抗结核药物的剂量、用法和不良反应等与肺结核治疗相似，该病通常采用具有杀菌作用的异烟肼和利福平联合使用。②改善营养状况：结核病的休息与营养也是一个十分重要的环节、不可忽视。尤其是有结核毒性症状者，必须卧床休息。消瘦、营养不良和因胃肠道症状而妨碍进食者，宜予以完全肠外营养疗法。③对症支持治疗：对并发不完全肠梗阻的患者须进行胃肠减压和静脉补充液体。如有水、电解质与酸碱平衡失常者，常需静脉输注葡萄糖、生理盐水等晶体溶液加以纠正。

手术治疗　适用于完全性肠梗阻或不完全性肠梗阻经非手术治疗无效、急性穿孔、肠道大出血等病情。对增生型肠结核也可考虑小肠部分切除术。

预后　取决于能否早期诊断治疗。肠结核早期病变是可逆的，经适当治疗可痊愈；如果病程已至后期，即使给予合理、足量的抗结核药物治疗，各种并发症也难免发生。

(李乐平　靖昌庆)

chángshānghán

肠伤寒（jejunotyphoid）　由伤寒杆菌引起的急性肠道传染病。以持续菌血症、单核-吞噬细胞系统受累，远端回肠微小脓肿及溃疡的形成为基本病理特征，典型的临床表现包括持续高热、腹部不适、肝大、脾大、白细胞低下，部分患者有玫瑰疹和相对缓脉。该病的临床表现主要系病原随血流播散至全身各器官而引起，并非肠道局部病变所致。

病因及发病机制　感染伤寒杆菌的后果与感染量、菌株毒力、机体免疫状态等多种因素有关、如达 1×10^7 活菌可使 50% 志愿者发病。达 1×10^9 活菌可造成 95% 发病，而 1×10^5 活菌仅造成 28% 感染。具有 Vi 抗原的菌株毒力大大增强。相同的感染剂量可引起较高的感染率。①伤寒杆菌随着污染食物进入消化道后，正常的胃内潴留时间及胃酸分泌，正常的肠道菌群关系及肠菌分解产生的短链脂肪酸、均能阻止伤寒杆菌入侵。若上述屏障功能遭到破坏（如口服抗菌药物、营养不良者），伤寒杆菌便可以经小肠上部黏膜为入侵门户进入体内。②伤寒杆菌在小肠繁殖增生，引起小肠黏膜上皮纤毛轻微退行性变，邻近的细胞膜内陷而包围病原菌。细菌穿过肠黏膜上皮细胞而到达肠壁固有层，迅速为肠壁淋巴组织、巨噬细胞吞噬，在胞质内继续进行繁殖，并随之进入血液。部分病菌经淋巴回流进入血循环。此为原发菌血症，一般在摄入病菌后 24~72 小时即可发生。由于迅速被肝、脾、骨髓、淋巴结等的单核-吞噬细胞系统清除，原发菌血症为时短暂，患者多无任何症状，处于潜伏期中。伤寒杆菌被单核巨噬细胞吞噬后，大多仍在细胞内继续增殖，并随淋巴单核细胞散布至全身，经过细胞内增殖，细菌再次进入血液，产生数天至数周的菌血症，此时才开始出现相应的临床症状。③各种肠外组织可有类似的病变。肝明显肿胀，肝细胞浊肿，血窦扩张，淋巴细胞和巨噬细胞聚集，形成伤寒结节，中央部分灶性坏死，有时可见伤寒杆菌。脾大，脾窦扩张，髓质明显增生，呈败血性脾样改变，有明显的巨噬细胞浸润，也有伤寒结节。玫瑰疹为皮肤表层毛细血管充血所致，有单核细胞浸润，可查见伤寒杆菌。严重者有心、肾中毒变性。偶尔肾、脑膜、骨髓、肺、中耳、心内膜等有迁徙性化脓病变，胆囊常无明显炎症改变。

临床表现　潜伏期一般 10 天左右，其长短与感染菌量有关。食物性暴发时可短至 48 小时。而水源性暴发时可长达 30 天。典型的伤寒自然病程为期约 4 周，可分为四期。①初期：多数患者起病隐匿、缓慢，以发热、头痛、腹部不适或腹痛为最常见的早期症状，伴全身不适、肌肉酸痛、厌食恶心、畏寒或轻度寒战。起始体温呈弛张热型，以后随病程逐天递增，呈梯形上升，脉搏与体温反向变化。腹胀、便秘多见，少数有轻、中度腹泻。大多数有干咳，少数有鼻出血。至第 1 周末，肝脾可扪及。②极期：发病后5~7天，高热持续于39~40℃达2~3周，呈稽留热或弛张热，患者极度虚弱、厌食，呈特殊的中毒面容，神情淡漠，反应迟钝，或谵妄、昏睡，大便次数增多，可有便血，腹痛及压痛以右下腹最显著，部分腹胀明显。约1/3患者有相对缓脉，近半数有脾大、肝大更多见。部分患者于第7~10天见玫瑰疹、散在分行于前胸和上腹部，大小2~5mm。色泽暗红，压之褪色，略高于皮面，数目不多，2~4天后消失，但可再发。重症患者有各种并发症。③缓解期：病程第3周，患者更见虚弱，体温于数天内逐渐下降，病情开始改善，进入缓解期，但需警惕并发症，尤其是肠出血或肠穿孔。④恢复期：第4周后体温恢复正常，症状和体征也随之消失。但全身状况的恢复约需1个月左右。

根据患者的免疫状态、感染菌株的毒力和数量、治疗措施及并发症、该病的临床经过可分为若干型。①轻型：以发热为主要表现，毒血症轻。病程较短，常与早期治疗或预防接种有关，近年来散发病例多见。②重型：起病急，毒血症严重，病情凶险，常有过高热、休克、中毒性脑病、中毒性肝炎、中毒性心肌炎、DIC等并发症。近年来在耐药菌株流行的地区常见。③迁延型：常见于合并慢性肝炎、慢性血吸虫病等患者，初期表现与典型病例相同，但发热持续5周以上甚或更久，热型弛张或间歇、肝大、脾大较显著。氯霉素的疗效较差，常需加用小剂量激素或抗血吸虫治疗后方可控制病情。④逍遥型：毒血症症状轻，患者可坚持正常生活，部分患者以肠出血或肠穿孔为首发症状。

诊断 伤寒可依据流行病学资料、临床经过及免疫学检查结果做出临床诊断，但确诊则以检出致病菌为依据。①近期内在伤寒流行区内生活或与该病患者密切接触史。②持续发热、相对缓脉、全身中毒症状、玫瑰疹、肝大、脾大。③血常规：白细胞减少，嗜酸性粒细胞减少或消失。④血、骨髓、尿、粪、皮疹刮取液培养、分离到伤寒或副伤寒杆菌。⑤肥达反应（伤寒血清凝集反应）：O抗体1∶80以上，H抗体或A、B、C抗体1∶160以上，或恢复期血清抗体增高4倍。

治疗 包括一般治疗及对症治疗。酌情选用营养丰富、容易消化的流质、半流质或少渣饮食。成年人每天供应热量约1600卡，入液量2000~3000ml以上，注意纠正电解质紊乱。发热期应卧床休息，注意观察体温、脉搏、血压变化，高热者物理降温，水杨酸盐类慎用，以免诱发虚脱及肠道并发症。便秘者禁用灌肠和泻剂，腹胀者可肛管排气，禁用新斯的明类药物。病原治疗为关键，氟喹诺酮类为首选，常用者为氧氟沙星和环丙沙星，但儿童、孕妇、哺乳期妇女忌用。后者可用头孢曲松或头孢噻肟。但对不宜用氟喹诺酮类药物或头孢菌素过敏者，氯霉素仍然可作为选用的药物，但应注意其应用指征与副作用。肠出血者应暂禁食，大量出血者应输血，并发肠穿孔时宜及早手术治疗。

（李乐平 靖昌庆）

jíxìng chūxuèxìng chángyán

急性出血性肠炎 （acute hemorrhagic euteritis，AHE）

原因不明的、好发于小肠的局限性急性出血坏死性炎症性疾病。又称急性坏死性肠炎。病变主要在空肠或回肠，甚至整个小肠，偶尔也可累及结肠。农村的发病率显著高于城市，在全年皆可发生，尤其多见于夏秋两季，儿童和青少年比成年人多见，男女比例为1.7∶1，年龄分布为8~82岁，其中15岁以下儿童占60.5%。

病因及发病机制 确切的病因及发病机制尚不够完全了解。约1/3的患者有不洁饮食史或上呼吸道感染史，该病有集体发病和季节流行的倾向，患者粪便培养曾有大肠埃希菌和产气荚膜杆菌生长，提示该病与细菌感染可能有关。也有学者认为，该病与C型魏氏杆菌的β毒素有关。

临床表现 起病急，发病前多有不洁饮食史，开始时以急性腹痛最多见，也常可为最先症状，病初常表现为逐渐加剧的脐周或左中上腹阵发性加剧性腹痛，随之即可有腹泻，粪便初为糊状而带粪质，其后逐渐转为黄水样，继之即呈血水状或赤豆汤和果酱样，甚至可呈鲜血状或暗红色血块，粪质少而具恶臭，无里急后重。出血量多少不定，轻者可仅有腹泻，或仅为粪便隐血试验阳性而无便血；严重者1天出血量可达数百毫升。腹泻和便血时间短者仅1~2天，长者可达1月余，且可呈间歇发作或反复多次发作。呕吐常与腹痛、腹泻同时发作。呕吐物可为黄水样、咖啡样或血水样，也可呕吐胆汁。起病后即可出现全身不适、软弱和发热等全身症状。发热一般在38~39℃，少数可达41~42℃，但发热多于4~7天暂退。腹泻严重者可出现脱水和代谢性酸中毒等。该病胃肠道症状虽重，但腹部体征却相对较少。腹部饱胀，有时可见肠型。脐周和上腹部可有明显压痛。

早期肠鸣音可亢进，而后可减弱或消失。

诊断 该病术前诊断有时较困难。常误诊为肠套叠、细菌性痢疾、急性阑尾炎等。①血常规检查：血白细胞增多，以中性粒细胞增多为主，常有核左移，红细胞及血红蛋白常降低。②粪便检查：外观呈暗红或鲜红色，或粪便隐血试验强阳性，镜下见大量红细胞，偶见脱落的肠系膜。可有少量或中等量脓细胞。③X线检查：腹部平片可显示肠麻痹或轻、中度肠扩张，小肠积气。钡剂灌肠检查可见肠壁增厚，显著水肿，结肠袋消失。在部分病例尚可见到肠壁间有气体，此征象为部分肠壁坏死，结肠细菌侵入所引起；或可见到溃疡或息肉样病变和肠壁僵直。部分病例尚可出现肠痉挛、狭窄和肠壁囊样积气。

治疗 一般采用非手术治疗，治疗原则是减轻消化道负担、纠正水和电解质紊乱、改善中毒症状、抢救、控制感染和对症治疗。

非手术治疗 ①一般治疗：起病后就应禁食，完全卧床休息，这样有利于胃肠道休息。待呕吐停止，肉眼血便消失，腹痛减轻时方可进流质、半流质、少渣食，逐渐恢复到正常饮食。恢复饮食宜谨慎，过早摄食可能影响营养状态，延迟康复。腹胀和呕吐严重者可作胃肠减压。禁食期间应静脉输入高营养液，如葡萄糖氨基酸脂肪乳等。②纠正水电解质紊乱：由于吐泻、进食少，容易发生脱水、电解质紊乱和酸中毒，因此，应根据病情合理确定输液总量和成分，必要时加入碳酸氢钠以纠正酸中毒。③抗休克：该病易导致休克，是引起患者死亡的主要原因，早期发现并及时处

理是治疗本病重要环节，应迅速补充血容量，改善微循环。除补充晶体溶液外，应适当输血浆、新鲜全血或人体血清白蛋白等胶体液。血压不升者，可酌情选用血管活性药物。为减轻中毒症状、抑制反应、协助纠正，可应用氢化可的松或地塞米松，但肾上腺皮质激素有加重肠出血和诱发肠穿孔之危险，用之要谨慎。④抗生素：氨苄西林、氯霉素、庆大霉素、卡那霉素、多粘菌素和头孢菌素等抗生素，可控制肠道内感染，减轻临床症状。其他止痛、解热、镇静、降温等措施可对症使用。⑤抗毒血清：可应用魏氏杆菌抗毒血清静脉滴注，有较好疗效。

手术治疗 经非手术治疗无效，出现下列情况时可考虑手术治疗：有明显腹膜炎表现，或腹腔穿刺有脓性或血性渗液，怀疑有肠坏死或穿孔；不能控制的肠道大出血；有肠梗阻表现经非手术治疗不能缓解，反而加重；经积极非手术治疗，全身中毒症状无好转，局部体征持续加重。手术中如发现病变肠段无坏死、穿孔或大量出血的情况，可用0.25%普鲁卡因溶液做肠系膜根部封闭。对于已有肠坏死、穿孔或伴大量出血时，如果病变比较局限，应做病变肠段切除吻合术，切除的范围应达正常肠黏膜的部位。如果患者全身情况严重或病变过于广泛，无法全部切除，则可以将病变严重部分肠段切除并做小肠造口术，而不做一期吻合。术后应进行积极的药物及支持疗法。

(李乐平　靖昌庆)

jiǎmóxìng chángyán

假膜性肠炎（pseudomembranous enteritis，PME） 易发生在危重患者或大手术后的，特别

是大量应用广谱抗生素后的，小肠或结肠坏死黏膜表面覆有一层假膜的急性肠道炎症。又称手术后肠炎、抗生素性肠炎。

病因及发病机制 该病患者的粪便和假膜中发现凝固酶阳性的金黄色葡萄球菌，因此，该病曾一度被认为系广谱抗生素所造成的肠道菌群失调，是金葡萄性肠炎的一种类型。现在认为，假膜性小肠结肠炎与金葡萄性肠道感染是两种不同的疾病。在假膜性肠炎中，金葡萄仅是一种伴随菌，并不起致病作用。该病是由一种毒素所致，此后更证实了这种毒素能被抗污泥梭状芽胞杆菌的抗毒素所中和，而其他抗毒素则无此作用。大手术后和慢性消耗性疾病时，可能使机体的免疫抗病功能低下，肠道淤血或缺血、肠菌群失调等原因有利于难辨梭状芽胞杆菌的繁殖而致病。

临床表现 发病急骤，一般发生在腹部大手术后并应用抗生素的患者。一般出现在术后4~6天，最早可出现在开始用药后数小时至两天之内。最晚可于停药后3周内发病。发病时突感发烧不适、腹痛，有时腹痛很剧烈，似急腹症，恶心、腹胀、腹泻。腹泻可分两型：一型为大量绿色水样便，可类似霍乱。另一型为黄绿色黏液便，每天3~4次，多至10余次，量少，部分有血便。少数排出斑块状假膜，即所谓"管型假膜"或"结肠管型假膜"。腹泻一般在停药后5~8天即停止，个别可持续2~3周，甚至2个月。毒血症，由于细菌毒素的吸收导致发烧，甚至高热、心动过速、全身软弱。部分患者有意识模糊，定向力障碍或嗜睡等。有文献报道，严重患者不经适当治疗，死亡率可达10%~40%。

诊断 主要依靠典型症状和应用抗生素史,但因其症状轻重不一,且有时与其他的腹泻腹痛不易区分,因此实验室检查非常重要,从大便中找出细菌或毒素是最为直接的证据。①粪便检查:粪便在显微镜下见脓细胞和白细胞增多,粪便隐血试验呈阳性。粪便涂片做革兰染色,可发现阳性球菌增多,而阴性杆菌减少。②组织学检查:黏膜上附着黏液、纤维素、坏死细胞及多核白细胞组成的假膜。肠黏膜的炎症区有坏死,黏膜深层无破坏,但固有层中有多核白细胞,浆细胞及淋巴细胞浸润。血管腔内有血栓形成。③肛门镜、乙状结肠镜检查:可见黏膜充血、水肿、糜烂、溃疡、直肠乙状结肠有多发性隆起的斑片或融合为大片的灰绿色褐色假膜覆盖黏膜面,是该病的主要征象。④X 线检查:腹部 X 线平片无特殊发现,可显示肠麻痹或肠曲扩张,可见液平面,由于结肠水肿,可出现拇指样印迹。钡剂 X 线检查,在早期或轻型患者无特殊改变,晚期和重病者,可见结肠蠕动增快,黏膜增厚,肠曲痉挛、扭曲、黏膜溃疡等。钡剂灌肠常可使病情加重,故一般不主张施行。

治疗 ①早期诊断和及时治疗,对提高治愈率和降低死亡率极为重要。一旦确诊,应立即停用原抗生素。②支持疗法:注意休息。输液纠正水电解质紊乱。纠正低蛋白血症。③粪便移植:通常用正常人粪便 5~10g,用生理盐水混匀,过滤后保留灌肠。④药物治疗:万古霉素和不吸收的磺胺类药物,能有效地治疗和预防该病,可使粪中难辨梭状芽胞杆菌及其毒素迅速消失。因此,万古霉素列为首选抗菌药物。

严格掌握抗生素的应用指征是预防此病的根本,特别是对年老体弱、合并营养不良、腹部感染、免疫功能低下等患者应用抗生素更应严格掌握指征,应用时注意此病的发生,一旦发生,及早治疗。

(李乐平 靖昌庆)

xiǎocháng qìshì

小肠憩室(diverticulum of small intestine) 肠腔内压力的影响或者胚胎时期发育不良使肠壁薄弱处向外膨出形成的盲囊。小肠憩室多为先天性,最常见的小肠憩室是梅克尔憩室(Meckel diverticulum),见于不到 3% 的患者,常发生在回盲瓣 1m 范围内。十二指肠憩室按钡剂 X 线的资料发病率可达 2%,发生于降部的占 60%~70%。空回肠憩室在人群中的发病率在 1%~2%,其中获得性憩室罕见。

病因及发病机制 先天性是因胚胎期卵黄管末端未闭形成。后天性常为获得性,与腹内压增加有关。通常伴有内脏病和神经病变,小肠平滑肌萎缩和纤维化,肠壁囊性扩张,从薄弱的肌层疝入黏膜下层。十二指肠肠壁有胰胆管或肠系膜动脉通过,局部较薄弱。进入肠壁的动脉在空肠上段较粗,往下变小,到回肠下段又变粗。通过肠壁的管道越粗,该处肠壁也越弱,是憩室多位于十二指肠降段内侧、空肠上段、回肠下段、并位于肠系膜缘的原因。

临床表现 一般均无症状。症状的产生与憩室及其出口的大小、位置、细菌滋生等因素有关。炎症、肠功能紊乱等较轻的并发症可引起轻微腹痛、慢性消化不良、巨红细胞贫血、便秘和腹泻;严重并发症有梗阻、出血、穿孔,

极少数憩室伴有结石或肿瘤大憩室容易产生局部压迫。憩室口通常均较大,但如出口狭窄则排空困难,容易引起细菌滋生并继发盲襻综合征,其或引起感染,发生憩室炎,糜烂,出血,穿孔。位于肝胰壶腹或其周围的憩室发炎,可继发胆囊炎或胆总管炎。

诊断 主要依靠钡剂 X 线检查,十二指肠憩室因解剖位置关系,加上近年来内镜逆行胰胆管造影(ERCP)的应用,检查方法多样,大多能够确诊。而空回肠憩室临床表现无特异性,并发症多样,加上检查方法不多,术前诊断远比十二指肠憩室的诊断困难。最近认为腹腔镜检查安全有效,且可以行憩室切除,可取代 X 线检查。

治疗 体检时钡剂 X 线等检查发现没有症状的小肠憩室可以随访观察,无须治疗;药物治疗和饮食控制有利于控制憩室引起的消化不良、腹痛、腹泻、贫血等;并发出血、梗阻、穿孔或内科治疗失败而临床症状严重的应及时行外科治疗。憩室切除术最常用。值得注意的是,无症状的十二指肠憩室应是手术禁忌;有的十二指肠憩室寻找困难,有的深嵌胰腺中,手术易出血。鉴于空回肠憩室并发症多,有的发病急骤凶险,而憩室切除术本身比较简单,术后并发症不多,故手术中发现的无临床症状的空回肠憩室,若条件允许,最好一并行憩室切除,特别是那些过大、过长、弯曲、有憩室索带的憩室或怀疑有异位组织的小肠憩室,以防后患。术中应根据憩室大小,是否多发,病变累及小肠的范围选择合适的切除方法,如憩室切除缝合、部分小肠切除缝合。必要时行术中病理,以确定是否有

肿瘤组织，是否充分切除含有异位组织的小肠憩室基底部。

（李乐平 靖昌庆）

Méikè'ěr qìshì

梅克尔憩室（Meckel diverticulum）

胚胎期卵黄肠管未闭导致回肠远端形成的先天性回肠憩室。是一种特殊类型的小肠憩室。1809 年梅克尔（Meckel）首先发表了对小肠憩室的解剖和胚胎学观察，并以其名命名。此病术前很难得出诊断，绝大部分患者在出现并发症剖腹探查时才被发现。

病因及发病机制 该病是胚胎期卵黄肠管未闭，在回肠远端形成的突出物。其腔与回肠相连，又称先天性回肠憩室。一般在距回盲部 200cm 以内，但多数在 10~100cm，自系膜对侧缘呈指状或袋状突出。部分患者留有憩室远端至脐的索条。是最常见的肠道畸形。解剖上具有独立的血液供应，其壁的结构与相邻的小肠相同，故为真性憩室。但约 50% 的憩室含有异位组织，一般为胃黏膜、偶有胰腺组织，大多数可无症状，多数患者是在处理其并发症时确诊。

临床表现 一般都认为憩室内异位组织的存在和憩室的形态特点是引起梅克耳憩室并发症的重要因素，但有症状者仅约 4%。①出血：因憩室常含有异位组织和胃黏膜，故易发生溃疡出血。往往表现为大量便血，甚至一次达几百毫升，然后又自行停止。隔一段时间又再出血。靠 X 线或纤维胃镜检查有助于诊断。②肠梗阻：临床症状与一般肠梗阻一样。③憩室炎：由于憩室过长，引流不畅，因而发炎. 甚至穿孔导致腹膜炎，大便中可有隐血或柏油样便。穿孔后有腹痛、压痛

与腹肌紧张等腹膜炎临床表现。年龄小的患儿多出现气腹，较大儿童酷似阑尾炎而常被误诊。④憩室穿孔：憩室的炎症和溃疡均会导致憩室穿孔，大多骤然发生症状，临床表现为剧烈腹痛、呕吐和发热，腹部检查有明显的腹膜刺激征。少数病例膈下有游离气体。⑤其他：可引起憩室疝或 Litter 疝，憩室嵌顿于腹股沟管疝囊内，引起不完全性肠梗阻症状，或仅在腹股沟部触及压痛性圆锥形条状肿块。此外，尚有憩室内异物或肿瘤，可有憩室炎症状。

诊断 该病的症状和体征各异，一般的辅助检查常难以明确诊断，多数患者在剖腹探查时发现并诊断。可选用^{99m}Tc 闪烁扫描、钡剂和血管造影三项检查检查者必须有高度的警惕性，特别是钡剂追踪检查法，常可发现。

治疗 对于该病的治疗，各家意见不完全一致。但对于有症状的憩室均需切除。憩室出血患者切除时至少应切除回肠的一小部分边缘，横轴关闭肠腔，既可预防肠狭窄，又可避免术后再出血。下消化道出血探查时发现梅克尔憩室应仔细寻找附近回肠上的溃疡，切除受累肠段，避免胃黏膜或溃疡的残留。X 线检查时无意中发现憩室，一般无须治疗。至于在腹部手术中偶然发现，就要权衡开腹手术种类、患者全身情况、综合判定是否行憩室的切除及切除的方法。

（李乐平 靖昌庆）

cháng qìnángzhǒngzhèng

肠气囊肿症（pneumatosis cystoides intestinalis）

以肠壁或肠系膜上有多个黏膜下或浆膜下气囊肿为病理特征的疾病。又称囊性淋巴积气症、腹膜淋巴积气症、

肠气囊肿及肠大气肿等。1730 年杜维艾（du Vernoi）在尸体上发现，1899 年哈恩（Hahn）第 1 次在患者身体上发现。该病临床少见，可发生在任何年龄，以 30~50 岁较多见。男性多于女性，约为女性的 3 倍。该病多见于回肠，其次为结肠，也可发生于胃、十二指肠、肠系膜、肝胃韧带、镰状韧带及大网膜等处，甚至累及整个胃肠道，以浆膜下气囊肿为多见。

病因及发病机制 发病原因尚不清楚，归结有以下几种推论，但均无可靠证据。①机械学说：胃肠道黏膜有破损时，肠道气体可自破损处进入肠壁。②肺部学说：有慢性阻塞性肺部疾病者，气体可能自破裂的肺泡进入纵隔，并沿主动脉及肠系膜血管周围到达肠系膜、胃肠韧带和肠壁浆膜下。③细菌学说：肠道气囊肿系由于肠壁淋巴管内细菌感染形成。④营养失调学说：由于食物中缺乏某些物质或碳水化合物代谢障碍等导致肠腔内酸性产物增多，可能使肠黏膜通透性增加，酸性产物与肠壁淋巴管内碱性碳酸盐结合，产生二氧化碳气体，与血中的氮气交换而形成气体囊肿。

临床表现 该病本身并无特殊症状，多以伴随疾病症状为主，如肠气囊肿症是继发于溃疡合并幽门梗阻、炎症性肠病、胃肠道肿瘤以及慢性肠梗阻等，其症状则主要为原发疾病的表现。少数不伴其他胃肠疾病者称为原发性肠气囊肿症，在疾病某一时期可出现胃肠道症状，如腹部隐约不适、便秘、腹泻、呕吐、腹胀等，也可因气囊肿突入肠腔出现部分肠梗阻的症状，气囊肿有时可自行破裂出现气腹但并无腹膜炎的表现。

诊断 该病较少见，临床上很少能单独做出诊断。对有腹部隐约不适的患者，腹部透视如发现膈下有游离气体而无腹膜炎时，应考虑该病的可能性。诊断主要依靠影像学检查及内镜。①直立位腹部 X 线平片：当气囊小而少时，多无特征性表现，若气囊大而多，尤其位于浆膜下时则可见：充气肠曲的边缘可见聚簇或波浪状的连续囊状透光区，大小不等，②X 线钡剂检查：可见肠壁边缘有不规则充盈缺损，由于囊肿位于肠壁浆膜下或黏膜下，透明区往往超过钡剂的边缘，可与突向肠腔引起充盈缺损的息肉或肿瘤鉴别。气囊破裂形成气腹时，立位片可见膈下游离气体。间位肠曲征是气腹时气体积于横膈和肝或胃底之间，使膈升高，肝或胃底下降，造成相当大的间隙，充气的肠曲易上升而进入间隙内，形成间位肠曲，气囊肿的肠曲更易形成间位，使肠壁的囊状透光区显示更清晰，此征出现对该病诊断帮助甚大。③纤维内镜检查：可见多个透明、可压缩的囊肿，表面光滑完整，基底较宽，挤压破裂后可发出破裂声，囊肿随之消失，内镜检查时可同时行黏膜活检。

治疗 无特殊治疗方法，如无明显症状，可进行临床观察，无须特殊治疗，有时囊肿可自行消失。如有明显的腹部不适、腹胀、腹泻等临床症状时，可行高压氧吸入治疗，患者血氧分压达 200mmHg，可获得气囊肿消失和症状缓解的效果。气囊内气体主要为非氧成分，血中高浓度氧通过梯度弥散将囊内气体消除，氧进入囊肿后很快被组织代谢利用而消失。肠气囊肿症本身可引起肠梗阻，或伴发穿孔、出血及张力性气腹时可行手术治疗，切除严重病变肠段为其主要手术方式。如肠气囊肿症伴随其他疾病如幽门梗阻、炎症性肠道疾病，消化道恶性肿瘤等，则应针对这些原发疾病进行治疗。

（李乐平 靖昌庆）

mángpàn zōnghézhēng

盲袢综合征（blind loop syndrome）

肠道存在盲袢造成胃肠道内容物滞留、细菌过度繁殖而引起肠道内代谢紊乱和吸收障碍的临床综合征。又称小肠淤滞综合征。

病理 主要病理生理变化为菌群失调导致腹泻、贫血和营养不良。正常情况下，小肠内容物不断的自近端向远端流动，并有回盲瓣等结构防止逆流，且有胃酸及局部的免疫球蛋白的作用，不至于发生细菌过度繁殖。任何原因，如肠狭窄、肠憩室、内瘘或肠盲袢形成等，均可导致这些机制受到破坏，肠内容物发生滞留，引起细菌过度繁殖形成盲袢综合征。另外，有些患者仅由于肠道运动功能不良而并无器质性病变也可引起肠道内容物的淤积，发生上述病理生理变化。

病因及发病机制 盲袢综合征时细菌大量繁殖，并主要为厌氧菌，其他还有大肠埃希菌、产气杆菌、副大肠埃希菌、变形杆菌、肠链球菌和粪链球菌等，这些细菌可将肠腔内的结合型胆盐分解成游离胆盐并被小肠黏膜吸收，从而影响脂肪的吸收引起脂肪泻。目前影响维生素 B_{12} 吸收的机制尚不明确，但维生素 B_{12} 与内因子结合前后，均可被近端小肠内的细菌消耗，因此可引起维生素 B_{12} 缺乏和巨细胞性贫血。由于盲袢内细菌的繁殖、感染及多发性黏膜溃疡的出现，还可引起慢性中毒及贫血。肠内容物的滞留，也可损伤肠上皮及其免疫屏障功能，引起细菌易位现象，细菌和内毒素可通过肠黏膜屏障进入门静脉和淋巴系统，甚至引起全身免疫炎症反应的发生。盲袢肠段扩张肥厚、充血水肿、炎性浸润和多发性溃疡形成，可导致出血，严重时甚至出现穿孔、肠瘘等。

临床表现 ①肠梗阻：由于盲袢的存在，肠内容物可在其内滞留甚至形成循环，导致腹痛、腹胀、肠型及肠鸣音亢进等肠梗阻的表现，但多表现为不完全性肠梗阻，可有大便次数增多，腹部症状可仅表现在腹部的一侧。经禁食，肠内容物滞留情况减轻后，症状可缓解，但再次进食后，症状又发生。②吸收不良：轻的仅有腹泻，重的则有严重脂肪泻，以及因吸收不良致维生素 B_{12} 缺乏、巨幼红细胞贫血和低色素小红细胞性贫血、低钙血症、骨软化症、营养不良性消瘦等表现。③并发症：因肠黏膜的损害导致炎症、出血、破溃，甚至出现局限性脓肿或肠瘘，也可因肠道内菌群易位导致内毒素血症，高热、寒战等。

诊断 根据患者的病史，尤其是手术史，结合消化道 X 线钡剂检查，一般可做出正确诊断。

治疗 治疗原则是营养支持、调整内环境平衡及手术治疗。诊断明确后，可先行非手术治疗，纠正水及电解质紊乱、酸碱平衡失调，同时进行营养支持治疗，改善营养状况。可行要素饮食治疗，必要时应用肠外营养支持，减少肠内容物滞留，改善症状。同时口服肠道抗菌药物，如氨基苷类，头孢菌素类及甲硝唑等。

有肠盲袢、憩室、内瘘等情况时需进行手术治疗。如为侧-侧吻合术形成盲袢或侧-侧吻合短路将梗阻病变旷置者，可切除吻合口及盲袢或切除吻合口及梗阻病变而改为端-端吻合术，如梗阻病变不能切除者，可将输入肠袢在吻合口远端处切断，并将断端内翻缝合，使肠内容物不再向梗阻部位运行。如为大的小肠憩室，可将憩室切除，将根部埋入缝合，如为多发憩室聚集于一处者，可行肠切除肠端-端吻合术，如为散发性多发憩室，则将大的切除，小的不予处理。如为胃空肠结肠瘘则将瘘及累及部分切除术，结肠、空肠及胃空肠均重新吻合。以上情况经手术纠正后症状多可改善，效果良好。

由于很多盲袢综合征是由于手术造成的，因此对盲袢综合征应注意预防，行肠道手术时要考虑到这一后遗症。对于那些必须进行手术治疗的肠道疾病，应争取在切除病变肠管之后行端-端肠管吻合术，尽可能不造成盲袢或盲袋，如果必须行肠管侧-侧吻合术时，要尽可能减少盲袢的长度或行两个平行的端-侧吻合术。

（李乐平　靖昌庆）

duǎncháng zōnghézhēng

短肠综合征（short bowel syndrome）

不同原因造成小肠吸收面积减少而导致的消化、吸收功能不良的临床综合征。多由广泛小肠切除所致，有时也可由小肠短路手术造成。由于肠管过少或肠吸收面积极度不足而导致严重腹泻，营养物质吸收障碍，严重者可危及患者生命，是肠衰竭的主要原因之一。

病因　在成年人和儿童有较大区别。在成年人主要是由于血管栓塞性疾病以及急性肠扭转导致大范围小肠切除。其他如腹部损伤、恶性肿瘤、克罗恩病以及手术造成的小肠短路等原因亦可引起。在儿童主要原因为小肠闭锁，中肠旋转不良导致的小肠异位固定或异常扭转。坏死性肠炎、先天性巨结肠病波及小肠、系膜血管栓塞或血栓形成，放射性肠炎或克罗恩病也可导致，但主要存在于较大年龄组儿童中。

发病机制　①食物的消化、吸收过程几乎均在小肠内进行。一般情况下，水、电解质、糖类、蛋白质、脂肪及各种维生素等在小肠内均可吸收，但其中某些营养成分的吸收有其特定部位，如铁、钙主要在空肠吸收，而胆盐、胆固醇、维生素 B_{12} 等则是在回肠吸收。当该段小肠被切除，则相应成分的营养物质的吸收就会受到明显影响。此外，回盲瓣在消化、吸收过程中具有很重要的作用，既可延缓食糜进入结肠的速度，使其在小肠内的消化、吸收更完全，又能阻止结肠内细菌的反流，保持小肠内的正常内环境。小肠的总长度个体差异较大，但任何个体的肠吸收能力均远超过正常的生理需要，因此，小肠切除术后多能获得良好代偿。②小肠大量被切除后，残留小肠逐步进行代偿，表现为小肠黏膜高度增生，绒毛变长、肥大，肠腺陷凹加深，肠管增粗、延长，使吸收面积及吸收能力增加。小肠代偿机制目前仍不甚明确，较为肯定得是，食物的直接刺激以及胃肠道激素在小肠代偿性增生过程中有重要作用。例如，应用全胃肠外营养，肠黏膜不但不能增生、代偿反而萎缩。一般情况下，小肠代偿期需 1~2 年，可望有半数患者完全得到代偿，恢复饮食并维持正常营养状态。③当 50% 小肠被切除后可不致因吸收面积减少而出现症状，但若切除 75% 以上，则必定会产生不同程度的消化和吸收功能不良，小肠越短，症状就越重。切除回肠后引起的营养障碍比切除空肠更明显。如同时切除了回盲瓣，则功能障碍更严重。一般而言，保留 50~70cm 小肠、回盲部与结肠即可维持营养，如回盲部与部分结肠已切除，则小肠剩余的长度需有 110~150cm。当然，这仅仅是维持患者有如正常人一样的营养状况和生活质量，其仍有因短肠带来的一些代谢性并发症。

临床表现　早期症状主要为不同程度的水样腹泻，其严重程度与保留肠管的长度有关。大多数患者并不十分严重，少数严重患者每天排出水量可达 5~10L，可以出现脱水、血容量下降、电解质紊乱及酸碱平衡失调。此后腹泻次数逐渐减少，根据保留肠管的长度与代偿情况，患者营养情况则会出现维持或逐渐出现营养不良症状，包括体重减轻、疲乏，肌萎缩、贫血和低白蛋白血症等。

短肠综合征者患者多有胃酸分泌亢进，不仅可使腹泻加重，消化功能进一步恶化，并可能并发吻合口溃疡。十二指肠内 pH 的降低使胰脂酶失活，从而脂肪泻增加。由于胆盐吸收障碍，影响肠肝循环，胆汁中胆盐浓度下降，加之肠道激素分泌减少使胆囊收缩变弱，易发生胆囊结石（比正常人高 3~4 倍）。由于钙与脂肪结合排出，草酸盐不能与钙结合，尿中草酸盐过多而易形成泌尿系结石。钙、镁缺乏可使神经、肌肉兴奋性增强和手足搐搦。长期缺钙还可引起骨质疏松。长期营养不良，可恶化导致多器官功能衰竭。

诊断　根据临床症状并结合

病史一般可做出正确诊断。

治疗 随其临床过程的不同阶段采用不同的治疗策略。在术后最初几天，首先需治疗的是由于严重腹泻而导致的脱水、低血容量、电解质紊乱及酸碱失调。根据生命体征（血压、脉率、呼吸频率）、动脉血气分析及血电解质（钾、钠、氯、钙、镁及磷）测定结果，确定静脉补充晶、胶体溶液量及电解质量。待患者循环、呼吸等生命体征稳定后（3~5天），则应尽早开始全肠外营养（TPN）支持，以补充患者所必需的营养物质。此外，为减少排便次数，可酌情给予肠动力抑制药物，如口服阿片酊、可待因或洛哌丁胺等。口服考来烯胺可消除胆盐对结肠的刺激，也能减轻腹泻。为控制高胃酸分泌，可口服抗酸药和静脉用 H_2 受体阻断剂如西咪替丁、雷尼替丁等。

病情渐趋稳定后，开始经口摄食。先以单纯的盐溶液或糖溶液，逐步增量并过渡到碳水化合物、高蛋白、低脂肪、低渣饮食，其中有些特殊物质如谷氨酰胺、短链脂肪酸、纤维素等，对小肠功能的代偿具有显著促进作用，可缩短小肠的完全代偿时间。对于最终仍难以代偿的患者，单靠经口摄食无法维持正常的营养状态，因此必须长期依赖肠外营养的支持。经药物食物、营养康复以及 TPN 治疗后仍存在严重的短肠综合征或小肠适应性变化长时间无改善时，可考虑手术治疗。手术治疗的目的是通过增加肠吸收面积或减慢肠运输时间（延缓食糜排空）以增加小肠的吸收能力。小肠倒置术、结肠间置术及小肠瓣或括约肌再造术均能延长食物通过肠道的时间，有一定的实用价值，但很多情况下并未取

得理想的临床效果。小肠移植术虽被认为是短肠综合征最彻底的治疗方法，但由于移植术后严重的排斥反应至今尚难克服，因此目前还无法广泛用于临床。

（李乐平　禚洪庆）

xiǎocháng zhǒngliú

小肠肿瘤（intestinal tumor）

从十二指肠起到回盲瓣止的小肠肠管所发生的肿瘤。虽然小肠占胃肠道全长的 70%~80%，其黏膜表面积约占胃肠道表面积的 90% 以上，但是小肠肿瘤的发生率仅占胃肠道肿瘤 5% 左右，小肠恶性肿瘤则更为少见，占胃肠道恶性肿瘤 1%~2%。

分类 小肠肿瘤有良性及恶性两类。小肠良性肿瘤常见为腺瘤与平滑肌瘤，脂肪瘤、血管瘤、纤维瘤、神经纤维瘤、淋巴管瘤等均少见。按发生的部位依次为回肠>空肠>十二指肠。小肠恶性肿瘤以腺癌、类癌、间质瘤、恶性淋巴瘤为多，脂肪肉瘤、纤维肉瘤少见。约 50% 发生在回肠，以类癌最多见，十二指肠与空肠以腺癌为主。

病因及发病机制 确切病因目前尚不清楚。有些学者认为小肠肿瘤与上述某些致癌物质的影响以及机体免疫功能的减退有关；还认为与遗传因素及某些后天性疾患有一定关系。还有学者认为小肠癌的发病因素是某些胆酸如去氧胆酸、原胆酸等及其在细菌作用下的一些降解产物有致癌作用，故在十二指肠慢性炎症的基础上，经过胆汁中某些致癌物质的作用，可导致癌的发生。

临床表现 将近 1/3 的小肠肿瘤并不产生症状，仅在体检或因手术探查时发现。即使出现临床症状，其表现往往很不典型，常表现下列一种或几种症状。

①腹痛：是最常见的症状，可为隐痛、胀痛乃至剧烈绞痛，当并发肠梗阻时，疼痛尤为剧烈。并可伴有腹泻、食欲减退等。②出血：常为间断发生的柏油样便或血便，偶见大量出血。有的因长期反复小量出血未被察觉，而表现为慢性贫血。③肠梗阻：大多数为慢性复发性，引起急性肠梗阻最常见的原因是肠套叠，肿瘤引起的肠腔狭窄和压迫邻近肠管也是发生肠梗阻的原因，亦可诱发肠扭转。④腹腔肿块：一般肿块活动度较大，位置多不固定。⑤肠穿孔：多见于小肠恶性肿瘤，急性穿孔导致腹膜炎，慢性穿孔则形成肠瘘。

诊断 X 线钡剂胃肠道检查是首选的检查方法，但直接口服钡剂往往使小肠影像重叠，检出率不高，有时需要分次口服少量钡剂，逐段连续仔细检查有利于提高检出率。如肿瘤较大向腔内突出，可见充盈缺损；如肿瘤浸润范围较广或引起肠套叠，可看到近端小肠扩张和钡剂受阻、狭窄、杯影等；有时可看到黏膜破坏等。十二指肠镜可观察十二指肠及上段空肠病变，但对整个小肠检查受限；胶囊内镜检查过程中由于不受控制，而易出现漏检。CT 及 MRI 等影像学检查对于小肠肿瘤的诊断有一定帮助。不少小肠肿瘤经过以上种种检查仍未能明确诊断，必要时可考虑剖腹探查。甚至有多次手术才明确诊断者，可见小肠肿瘤诊断的困难。

治疗 小肠肿瘤即使是良性肿瘤也可引起出血、套叠、穿孔等严重并发症，且无组织学检查，难以肯定其性质，所以均应手术切除。如疑有恶变或已证实为恶性肿瘤，则应按恶性肿瘤进行根治性切除术，清扫相应区域淋巴

结，术后根据肿瘤病理性质进行化学治疗及放射治疗。

(李乐平 靖昌庆)

xiǎocháng xiànliú

小肠腺瘤（adenoma of small intestine）

源于小肠黏膜上皮或肠腺体上皮的良性肿瘤。又称肠息肉。是小肠良性肿瘤中较多的一类，约占 35%。多位于十二指肠及回肠，可单发或多发，一般体积小、带蒂，呈息肉样生长。可发生于任何年龄，40~60 岁多见。男女发病率无明显差异。

病因 目前病因尚不清楚，有报道，家族性遗传为其中因素之一。小肠腺瘤来源自肠黏膜上皮及腺上皮，一般向肠腔内突出性生长，表面覆盖黏膜和黏膜下组织。可单发或多发，多数较小，小者直径仅数毫米，大者可达 3~4cm，带蒂，蒂多较细长，其游离端常指向远端。

病理分型 根据组织学结构小肠腺瘤可分为三种类型：管状腺瘤、绒毛状腺瘤及混合型腺瘤。①管状腺瘤：呈息肉状，多带蒂，多单发，也有多发，多发的病例常集中在一段肠管，也有累计整个小肠甚至胃肠道者。②绒毛状腺瘤：较管状腺瘤少见，体积较管状腺瘤大，但大多数 <5cm。③混合性腺瘤：又称绒毛腺管状腺瘤，上述两种结构并存，生物学行为介于上述两种腺瘤之间。另外尚有错构瘤性息肉，为肠黏膜肌层不正常过度生长所致。如波伊茨-耶格综合征（Peutz-Jeghers syndrome，PJS），又称色素沉着息肉综合征。是一种显性遗传疾病，患者口唇、颊黏膜、牙龈、手足屈侧的皮肤有黑色素斑（简称黑斑），多于儿童和青春期出现，组织学上为一种错构瘤。

临床表现 多无症状，但可出现肠梗阻或消化道出血而产生症状，偶有产生慢性胃肠道出血。最常见的表现为腹痛、肠套叠、消化道出血及其他消化道症状。①腹痛：为最常见症状，多位于中腹部或脐周，一般为间歇性疼痛，伴阵发性加重，有隐痛、钝痛、胀痛甚至绞痛，疼痛多在进食后发生，常可自行缓解或减轻。②肠套叠：若腺瘤向腔内生长，随肠蠕动及肠内容物向远侧肠祥推进，发生小肠套叠，特点是肠梗阻反复发作，并可自行缓解而呈间歇性。有部分患者腹痛可急性发作，常需急诊手术以解除梗阻。③消化道出血：肿瘤生长到一定体积时，瘤体表面血管可破溃出血，此时出血一般较小，表现为间歇性黑便或仅有粪便隐血试验阳性。此外，患者可有腹部不适、嗳气、恶心呕吐、腹胀甚至腹泻等消化道症状，十二指肠乳头部的腺瘤可因压迫或阻塞胆总管下端而引起梗阻性黄疸。一般无明显阳性体征，长期的隐性出血可有贫血貌；PJS 患者可见口唇黏膜、颊黏膜、牙龈、指趾掌面等处黑色斑块；肠梗阻时可有腹部局限性膨隆，肠鸣音阵发性亢进或有气过水声；肠套叠时可扪及椭圆形肿块，有压痛，可与小肠纵轴垂直方向左右推动，能自行缩小或消失，肿块消失后症状好转。

诊断 诊断较为困难，对于有原因不明的小肠梗阻或反复发作的不完全性小肠梗阻，并可除外术后肠粘连、腹壁疝嵌顿者；有原因不明的消化道出血或有贫血表现而排除胃、结肠病变者应考虑到小肠腺瘤的可能性，必要时做针对性检查以减少误诊误治。有皮肤黏膜黑斑且可追寻腹痛病史及家族史者可诊断 PJS。

治疗 小肠腺瘤尤其是绒毛状腺瘤有一定的癌变率，可达 35%~55%，并且小肠腺瘤亦可发生套叠和出血，故治疗上以手术切除为宜。

(李乐平 靖昌庆)

xiǎocháng zhīfángliú

小肠脂肪瘤（lipoma of intestine）

源于小肠黏膜下或浆膜下脂肪组织的良性肿瘤。多发生于回肠，呈息肉样、结节状或浸润性生长，多见于 60~70 岁男性。

病理 源自肠壁黏膜下层的脂肪瘤一般向肠腔内突出，如息肉样或蕈伞状，部分可有蒂，体积较小，发生于浆膜下的多突出于肠壁外，体积可达很大，肿瘤可以单发或多发。镜下结构与正常的脂肪组织难以区分，主要区别在于有无包膜，肿瘤成分以大小一致的成熟的脂肪细胞为主，有时有像黄色瘤样的瘤细胞，以及或多或少不规则分布的结缔组织间质，肿瘤附近肠壁可有不同程度充血与炎细胞浸润。

临床表现 一般无明显症状，有的患者可终生无症状，只是在做腹部其他手术或尸检时才发现。部分有临床症状者，最常见表现为腹痛，多为间歇性发作，呈隐痛或钝痛，腹部不适，可反复发作，腹痛可位于上腹部，脐周或下腹部，当有不全梗阻时可出现脐周阵发剧痛，伴有恶心，呕吐，腹胀等症状。肿瘤表面有坏死，溃疡形成可导致消化道出血症状，多呈间歇性，主要表现为便血，出血量一般不大，或仅为粪便隐血试验阳性，少数可为柏油样便，暗红色稀便，常伴有贫血症状。此外还可表现为慢性肠梗阻症状，由于肿瘤多向肠腔内生长而使肠道不全梗阻，刺激肠管发生强烈收缩，痉挛，肠壁蠕动节律紊乱，而使肿瘤所在肠管发生套叠，部分患者可触及腹块。回盲瓣黏膜下层的脂肪瘤又称回盲部脂肪过多症，在 X 线检查时不易与盲肠癌区别，亦容易发生肠套叠。

诊断 早期多无症状，后期可因肠梗阻、出血等并发症而出现症状，但缺乏特异性，诊断颇为困难，需要 X 线、CT 及病理学等检查协助诊断。

治疗 一般肿瘤小，无明显的临床症状，也无恶变潜在倾向，通常不需处理，较大的、多发者、未发现恶变者单纯切除即可，合并肠套叠而影响肠管血运时做小肠切除术、小肠吻合术。

（李乐平　靖昌庆）

xiǎocháng jiānzhìliú

小肠间质瘤（interstitialoma of intestine）

源于小肠间叶组织、以梭形细胞为主非定向分化的肿瘤。间质瘤可发生于从下段食管到肛门的消化道的任何部位，发生于小肠者仅次于胃，占20%～30%。多为 40 岁以上发病，高发年龄段为 55～65 岁，儿童罕见，男女间无差异。

发病机制 致瘤机制多为c-Kit 或血小板源性生长因子受体 α（PDGFRA）基因的突变，导致Kit 蛋白异常表达，引起 Kit 酪氨酸激酶受体出现非配体依赖性活化，持续激活下游的信号传导通路，促使细胞增殖分化失控，从而导致细胞凋亡受到抑制，肿瘤细胞不断增殖。但少数间质瘤既无 c-Kit 基因的突变，也无 PDGFRA 基因的突变，称为野生型间质瘤。

病理 一般呈膨胀性生长的孤立肿块，多为圆形或椭圆形，通常境界清楚，一般无包膜，有时可见假包膜，主要位于肌层，向内可达黏膜下层甚至固有层，向外可达浆膜下层。切面呈灰白色或鱼肉样，大肿块可伴有出血坏死和囊性改变。光镜下不同的细胞形态可按一定的比例组成肿瘤实体，可分为梭形细胞型、上皮样细胞型、梭形和上皮样细胞混合型。瘤细胞排列结构多样，梭形细胞往往呈编织状、栅栏状或旋涡状排列，上皮样细胞则多以弥漫片状、巢索状排列为主。肿瘤间质常出现黏液样基质及玻璃样变性，甚至可出现钙化，部分肿瘤组织可伴有或多或少的炎细胞浸润。

临床表现 主要与肿瘤的大小、部位、肿瘤与肠壁的关系及肿瘤的良恶性有关。肿瘤较小者常无症状，多由于其他原因就诊时偶然检查发现。若较大者，则可由于瘤体向内侵入肠腔引起的消化道出血、腹痛；肿瘤向外侵入腹腔引起的穿孔及腹膜炎；以及肿瘤本身及推挤压迫而发生肠梗阻，多数患者腹部可触及包块；同时可伴有贫血、体重减轻等非特异性症状。其转移方式主要是血行转移和腹腔种植转移，多转移至肝、肠系膜和腹膜后间隙。

诊断及其危险度分级 诊断主要借助于影像学检查和病理诊断。其中螺旋 CT 扫描是间质瘤最有意义的检查方法。尽管患者临床表现各异，但其均有特殊的 CT 影像学表现，可与其他组织来源的肿瘤相区别，对手术前评价和确定间质瘤病灶的解剖学范围很有价值。胃肠气钡双重造影、超声检查、胶囊内镜、MRI、正电子发射计算机断层扫描（PET）及数字减影血管造影（DSA）等也有助于小肠间质瘤的诊断，但是影像学检查表现是非特异性的，确诊主要依靠病理切片检查。由于间质瘤大多在黏膜层下，胃镜或肠镜无法有效活检，故术前行病理检查确诊比较困难，一般是根据临床特点进行临床诊断，术后再进行病理确诊。能否正确判断间质瘤的恶性危险程度对术后是否需要甲磺酸伊马替尼辅助治疗具有重要意义，2002 年，弗莱彻（Fletcher）等推荐使用肿瘤大小和核分裂象数这两项指标将间质瘤的危险程度分为极低危、低危、中危和高危四个级别。这个标准推出后得到多数学者的认同，同时为美国国立卫生研究院所推荐。在大小和核分裂计数相同的情况下，小肠间质瘤的危险程度要高于胃。应用较多的 Fletcher 分级标准如下：极低危险性 直径<2cm，核分裂象<5/50HP；低度危险性 直径 2～5cm，核分裂象 < 5/50HP；中度危险性 直径<5cm，核分裂象（6～10）/50HP，或者直径 5～10cm，核分裂象<5/50HP；高度危险性 直径>5cm，核分裂象>5/50HP，或者直径 >10cm，任何核分裂象数或者核分裂象>10/50HP，任何大小。此外，肿瘤的生长方式、有无坏死、细胞异型性、基因突变类型及某些细胞因子等，也可能有助于其生物学行为的评估。

治疗 主要是手术治疗和分子靶向治疗，传统的放射治疗、化学治疗没有明显的疗效。手术治疗目前是唯一有治愈可能的治疗手段，分子靶向治疗为其革命性突破。

手术治疗 首次治疗非常重要，假如采取合理的首次治疗，疗效将会明显的提高。其治疗方案主要是以手术治疗为主。手术治疗的目的仍是完整切除肿瘤及其转移或浸润的组织，完整切除肿瘤的患者其生存时间明显高于未能完整切除者。肿瘤的完整切除取决于很多因素，比如肿瘤大小、有无远处转移或腹腔内种植、是否浸润四周组织及器官等。因此对于因各种原因不能首次完全切除的肿瘤来说，可应用新辅助治疗，待瘤体缩小或肿瘤得到控制后再行手术切除，从而提高肿瘤的完整切除率。此外，术前或术中肿瘤的破裂是不良预后的因素之一。间质瘤只有一层极薄的包膜，有的甚至无包膜，手术时极易破溃，因此切不可过度牵拉或挤压瘤体，以免造成肿瘤的破裂或腹腔内种植。淋巴转移较少见，因此一般不必行广泛的淋巴结清扫或扩大根治术。

分子靶向治疗　随着对间质瘤分子发病机制的研究进展，分子靶向药物成为治疗间质瘤的主要方法之一。分子靶向药物治疗对于间质瘤的治疗策略和预后发生了革命性的突破，使疾病得到了明显的控制和缓解。目前治疗间质瘤的分子靶向药物主要为伊马替尼和舒尼替尼，可应用于间质瘤的辅助治疗及新辅助治疗。

(李乐平　靖昌庆)

xiǎocháng línbā ròuliú

小肠淋巴肉瘤 （lymhpadeno-sarcoma of intestine）

源于小肠肠壁黏膜下层中的淋巴组织的恶性肿瘤。发病率仅次于小肠腺癌与类癌，可以原发，也可是全身疾病的一部分。一般局限于一段肠管，但有20%左右为多发，回肠是其好发部位。多发生于儿童尤其是10岁以下幼儿，随年龄增长，发生率有所下降。

病理　小肠淋巴肉瘤沿肠壁浸润性生长，向外可侵入浆膜层、肠系膜及其淋巴结，向内浸润黏膜，使黏膜皱襞变平、僵硬。肠管可以狭窄亦可较正常稍宽，与正常肠管的分界不及癌肿明显、一般无局限结节状肿块或明显的溃疡形成。

临床表现　无特异性临床表现，肠壁神经丛可受到肿瘤浸润的压迫，常有腹部钝痛，可有不规则发烧和腹泻，体重下降及恶心、呕吐等消化道症状，严重者可并发穿孔或内瘘。小肠淋巴肉瘤大多形成一个团块向肠外突出，除非病变已至晚期，一般不引起明显梗阻。由于肠黏膜受累也较晚，很少有便血发生。部分肿瘤于肠壁内浸润性生长，导致肠壁增厚僵硬而运动功能紊乱，虽无肠腔狭窄，但易致慢性梗阻，无论是临床还是X线检查均易误诊为肠结核。

诊断　诊断多为术中做出及术后病理证实。小肠原发性淋巴肉瘤较为少见，根据道森（Dawson）诊断淋巴肉瘤原发于小肠的条件是：①无全身性浅表淋巴结肿大。②白细胞总数及分类正常。③无明显纵隔淋巴结肿大；肿瘤主要位于肠壁，除病灶附近肠系膜淋巴结肿大外，腹腔内无明显肿大淋巴结。④剖腹时，除肠管外，未发现其他部位的淋巴结肿大。⑤肝、脾无肿瘤侵犯。

治疗　手术切除并联合放疗及化疗多可获得较好治疗效果。手术切除病变肠段、邻近肠系膜及淋巴结为其主要手术方式，病变广泛不能切除时行肠道短路旷置肿瘤以防止梗阻。

(李乐平　靖昌庆)

xiǎocháng xuèguǎnliú

小肠血管瘤 （intestinal angioma）

小肠黏膜或浆膜下血管的增生发育畸形而导致的良性肿瘤。可发生于整个肠道的任何部位，90%以上发生于空回肠，其中以空肠最多。该病可发生于任何年龄，生后即可出现，女性较男性多见。

病理　瘤体多数表现为柔软可压缩的息肉状肿物，悬垂于肠腔内或环绕肠管生长，一般呈红色或紫红色。多数为单发，亦可为多发，呈局限性或弥漫性分布。肿瘤大小不一，可以小至1cm以内，大至侵犯一段肠祥超过30cm，真性血管瘤常是孤立、界限清楚、无包膜、由血管组成的肿块，主要是毛细血管及薄壁的静脉，动脉亦可见。组织学上小肠血管瘤可分为毛细血管瘤，海绵状血管瘤，混合型血管瘤及血管扩张症四类。多发性血管瘤是指发生于不同肠段的多发病灶，称为肠血管瘤病，病变常较广泛，一般与遗传因素有关，如遗传性出血性毛细血管扩张症（奥斯勒－韦伯－朗迪病，Osler-Weber-Rendu disease），是常染色体显性遗传病，为累及全身及黏膜之血管异常，可与肺、肝、口腔黏膜的血管瘤同时存在。

临床表现　多数在患者出生时即有，或在出生后1年内出现，多随身体发育而生长，成年后停止发展，而且可以自然消退。患者多无临床症状，常在做手术或尸检时发现。与其他小肠肿瘤类似，即使出现临床症状，表现多不典型，常表现为并发症的症状：①消化道出血。常是患者就诊的主要原因，1/3~1/2患者可出现。血管瘤表面黏膜形成溃疡导致慢性出血，表现为间断柏油样便或血便，偶可大量出血。也有患者表现为慢性贫血。②腹痛。部分患者以腹痛为首发症状，可为隐痛、胀痛乃至剧烈绞痛，当并发肠梗阻时，疼痛较为剧烈。可伴有腹泻、食欲减退等。③肠梗阻、肠套叠。该病并发肠梗阻肠套叠较少见，常可自行缓解，呈间歇性，发作时腹部可触及套叠包块；少数病例需急诊手术以解除梗阻。

诊断 比较困难，因其症状不明显，易被临床医师所忽视。家族性出血性毛细血管扩张症、性腺发育不良（Turner 综合征）和结节性硬化等病的小肠血管瘤发病率较高，因此对于这些患者有便血者应考虑到小肠血管瘤的可能。根据患者的临床表现，尤其有消化道出血的患者，结合血常规、大便潜血等实验室检查，并应用选择性肠系膜上动脉造影、^{99m}Tc 显像等检查，多可做出诊断。对于出血严重，不允许进一步检查时，应及时剖腹探查，仔细检查肠道及系膜，对可疑处可以切开肠壁进行探查。

治疗 对于有症状的小肠血管瘤病例可行手术治疗，手术切除为主要治疗方法，大多数手术的目的是止血。手术切除有病变的肠段，切除范围与良性小肠局部切除范围相同。应注意详细探查病灶，以免遗漏。多发性血管瘤术后仍有再次消化道出血的潜在危险性。

（李乐平 靖昌庆）

xiǎocháng xiàn'ái

小肠腺癌（carcinoma of small intestine）

源于小肠黏膜的恶性肿瘤。是最常见的原发性小肠恶性肿瘤之一，约占小肠恶性肿瘤的 50%，好发于老年人，位于十二指肠和空肠上段较多，多在距十二指肠悬韧带（屈氏韧带）30cm 之内。

发病机制 尚不清楚，腺瘤是其常见的癌前疾病，其中以家族性腺瘤性息肉病癌变最为多见。其他如克罗恩病、乳糜泻等也与小肠腺癌的发生相关。

病理分型 原发于小肠黏膜，由黏膜经黏膜下向肌层、浆膜层发展，同时向周围扩展，可转移至局部淋巴结，也可经血液转移。其大体病理分型可分为浸润型、息肉型及溃疡型三种类型。按照阿斯特勒·科勒（Astler Coller）修订的 Duke 分期法，小肠腺癌的病理分期可分为四期六级：A：癌肿限于黏膜层及黏膜下层，无淋巴结转移。B$_1$：癌肿浸润固有肌层，无淋巴结转移。B$_2$：癌肿穿透固有肌层，无淋巴结转移。C$_1$：癌肿浸润固有肌层，区域淋巴结转移。C$_2$：癌肿穿透固有肌层，区域淋巴结转移。D：远处转移，包括血行转移、腹主动脉旁淋巴转移、腹腔种植及广泛浸润邻近脏器组织。

临床表现 与肿瘤所在部位有关，缺乏特异性，常见表现有腹痛、消化道出血、肠梗阻，可有体重减轻、恶心、呕吐、贫血、发热等。十二指肠腺癌尚有黄疸，由于小肠腺癌肿块一般不大，因此较少能及腹部包块。

诊断 主要依靠临床表现，并结合消化道钡剂造影及肠镜检查，内镜下活检可进行病理学检查，明确诊断。CT 及 MRI 检查有助于判断有否远处转移。①全消化道气钡双重造影：可以观察黏膜的结构及其异常改变，对小肠癌诊断有较大帮助，但常因受小肠袢重叠影像干扰，影响结果判断。②B 超检查：对于十二指肠腺癌，超声可显示肿瘤大小、部位，特别是对梗阻性黄疸有鉴别诊断意义，能与胰头癌、胆管癌、胆道结石相鉴别。③CT 及 MRI 检查：主要表现为向腔内外生长的不规则软组织肿块，并常有肠系膜或腹膜淋巴结转移，增强扫描后病灶呈均匀或不均匀强化。④肠镜检查：十二指肠腺癌可应用纤维十二指肠镜，不仅可确定肿瘤位置、大小，还可取活检以确诊。近端空肠可用小肠镜，末端回肠可用电子结肠镜检查。胶囊内镜也越来越多的用来诊断小肠腺癌。

治疗 对放、化疗均不敏感，其主要依靠手术治疗，肠切除的远近段需距肿瘤边缘 10cm 以上，且相应的肠系膜和区域淋巴结需整块切除，有时需合并切除受累的相邻脏器。十二指肠腺癌应进行胰十二指肠切除术和胰空肠吻合，胆管空肠吻合及胃空肠吻合。由于小肠腺癌临床症状不典型，且缺乏有效检查手段，因此确诊时往往已有区域淋巴结及肝转移，多无法行根治性切除术，进能行姑息性切除或旁路手术，预后较差。

（李乐平 靖昌庆）

chánggěngzǔ

肠梗阻（intestinal obstruction）

机械性肠管阻塞或动力性、血运性肠功能障碍等原因引起的肠内容物不能正常运行、顺利通过肠道而导致的疾病。是常见的外科急腹症之一。若得不到及时诊断和治疗会导致大量体液丢失、感染、休克以及呼吸循环系统衰竭等，进而导致患者死亡。

病因及分类 按发病原因分为机械性肠梗阻、动力性肠梗阻和血运性肠梗阻。①机械性肠梗阻：由于各种原因引起变狭小，使肠内容物通过出现障碍，如肠腔粪石异物堵塞、肠壁受压等。②动力性肠梗阻：由于神经反射或毒素刺激引起的肠壁肌肉功能紊乱，使蠕动损失或肠管痉挛，导致肠内容出现障碍，但无器质性的肠腔狭窄，如腹膜炎、腹膜后血肿等引起的麻痹性肠梗阻。③血运性肠梗阻：由于血管栓塞等导致肠管血运障碍，继而发生肠麻痹出现肠梗阻。

上述分类依据是病因，尚有其他分类方法。①单纯性肠梗阻与绞窄性肠梗阻：不管发病原因，而根据肠壁血液循环有无障碍分类，有障碍者为绞窄性肠梗阻，无障碍者为单纯性肠梗阻。②完全性肠梗阻与不完全性肠梗阻：根据梗阻程度区分，不完全性肠梗阻指肠管尚有部分通畅的功能，而完全性肠梗阻指肠管完全梗阻，闭袢性肠梗阻是完全性肠梗阻的一种。另外，根据发表缓急可分为急性与慢性肠梗阻，根据梗阻部位可分为高位肠梗阻与低位肠梗阻。

临床表现 ①腹痛：单纯性机械性肠梗阻一般为腹部阵发性绞痛，若发展为绞窄性肠梗阻，腹痛则演变为持续性剧烈腹痛。麻痹性肠梗阻为持续性腹部胀痛。②呕吐：呕吐程度一般和肠梗阻部位有关，高位小肠梗阻发生呕吐较早、较频繁，呕吐物为胃液、十二指肠液和胆汁等上消化道内容物；低位小肠梗阻发生呕吐较晚，呕吐次数较少，呕吐物为带粪臭味的肠内容物。若发展为绞窄性梗阻，呕吐物可为棕褐色或暗红色。③腹胀：肠梗阻发生一段时间以后开始出现腹胀，腹胀程度与梗阻部位有关，高位小肠梗阻时腹胀不明显，低位肠梗阻腹部膨胀，常伴有肠型，而麻痹性肠梗阻则全腹膨胀显著，但不伴有肠型。④肛门停止排便排气：发生低位完全性肠梗阻后肛门停止排便排气，若肠梗阻位置较高，梗阻远端的肠管内容物也可有部分排出，另外绞窄性肠梗阻造成肠管缺血坏死后可自肛门排出血性液体或果酱样便。查体腹部膨隆，部分可见肠型和胃肠蠕动波；腹部有压痛，若同时伴有腹肌紧张和反跳痛则说明已出现肠管缺血坏死并导致腹膜炎；部分患者可触及腹部包块；腹部听诊可闻及高调肠鸣音、气过水声，麻痹性肠梗阻和肠管缺血坏死导致腹膜炎后肠鸣音会减弱直至消失。

诊断 根据典型临床症状、体征、实验室检查和腹部立位X线平片检查即可确诊。①实验室检查：血液检查出现白细胞计数、中性粒细胞比例、血红蛋白、血细胞比容增高；尿比重增高；血pH及二氧化碳结合力下降；血钾、血钠、血氯等电解质降低。②腹部立位X线平片检查：可在梗阻发生4~6小时见到充气的小肠肠袢，而结肠内气体减少或消失，多数可见肠管内气液平面。

治疗 分非手术治疗和手术治疗。

非手术治疗 ①胃肠减压：通过胃肠减压，吸出胃肠道内滞留的气体和液体，可以减轻腹胀，降低肠腔内压力，减少肠腔内的细菌和毒素，改善肠壁血循环，有利于改善局部病变和全身情况。②纠正水、电解质紊乱和酸碱平衡失调：通过液体治疗纠正肠梗阻导致的低血容量、电解质紊乱和酸碱失衡，患者生命体征稳定后辅以营养支持治疗，维持患者的营养需求。③抗感染：应用抗生素防治细菌感染，需选择使用针对需氧菌和厌氧菌的抗生素。④对症处理：根据病情需要可对症应用镇静剂、解痉剂。

手术治疗 适用于各种类型的绞窄性肠梗阻、肿瘤及先天性肠道畸形引起的肠梗阻，以及非手术治疗无效的患者。手术方法分以下四种。①解除肠梗阻病因：粘连松解、肠套叠或肠扭转复位及肠切开取异物等。②部分肠切除后肠吻合术：用于肠管肿瘤、炎性肠狭窄、肠壁坏死等。③肠短路手术：梗阻近端肠袢与远端肠袢做侧-侧吻合术。适用于梗阻原因不能简单解除或不能切除者。④肠造口术或肠外置术：适用于全身情况差不允许做复杂手术或行肠吻合术有较高肠瘘风险者。

(李乐平 禚洪庆)

chángmíngyīn kàngjìn

肠鸣音亢进 (hyperactive bowel sounds) 肠蠕动时，肠管内气体和液体随之流动而产生断续的咕噜声称为肠鸣音。正常情况下肠鸣音每分钟4~5次，其频率、声响和音调变异较大，餐后频繁而明显，休息时稀疏而微弱。若肠蠕动增强，则肠鸣音次数增多且响亮、高亢，甚至呈叮当声或金属音则称为肠鸣音亢进。肠梗阻患者肠腔扩大，肠壁扩张变薄，且极度紧张，与亢进的肠鸣音可产生共鸣，因而在腹部听诊时可听到高亢的金属性音调，这是肠梗阻查体特有的征象之一。肠鸣音亢进须和肠鸣音活跃区分，肠鸣音达每分钟10次以上，但其音调不很高亢，称肠鸣音活跃，多见于急性胃肠炎、胃肠道大出血或口服泻药后。肠鸣音亢进一般肠鸣音每分钟达15次以上，音调明显增大，多见于机械性肠梗阻。若在肠梗阻观察过程中肠鸣音亢进消失，肠鸣音次数和音调恢复正常则标志着肠梗阻治愈。若3~4分钟腹部听诊肠鸣音调低弱、次数较少甚至肠鸣音消失，则有肠坏死、腹膜炎、继发性麻痹性肠梗阻的可能，要积极进行手术准备。

(李乐平 禚洪庆)

wèichángxíng

胃肠型 (gastral and intestinal pattern) 胃肠道发生梗阻时，梗阻近端的胃肠道，由于胀气膨隆，可见到胃和肠管的轮廓。正常体格健壮的人腹壁看不到胃肠型，腹壁薄弱、松弛和极度消瘦的人进食后可看到。查体时嘱患者平卧，双膝屈曲，腹壁松弛，查看患者腹部，如果发现有胃的轮廓或肠管的轮廓，往往说明存在幽门梗阻或肠梗阻。为了克服幽门梗阻或肠梗阻，胃肠型常有阵发性蠕动增强，在腹壁上可以看到胃肠型的变化，此为蠕动波。如幽门梗阻时，上腹部可见有自左至右下的蠕动波；回盲部梗阻时，脐周可方向不定的蠕动波及肠型；降结肠有梗阻时，可见从右至左的蠕动波。

(李乐平 禚洪庆)

qìguòshuǐshēng
气过水声 （gurgling sound）

肠管内同时存有气体和肠液，当肠蠕动时气体和液体随之流动，产生一种断断续续的咕噜声。正常人亦可闻及气过水声，肠蠕动次数和强度与气过水声的频率、音调高低直接有关。正常人饥饿时气过水声最明显。腹部疾病时气过水声次数增多但音调较低常提示肠道通畅伴有肠蠕动增强，一般发生于胃肠炎和口服泻药后。若气过水声次数增多并伴有音调较高常提示机械性肠梗阻，此时肠腔扩张，肠腔内气体和肠液都明显增加，肠蠕动增强后气体和液体激荡所发出的声音有时旁人亦可明显闻及。若肠梗阻的气过水声次数和音调突然减少和降低不应掉以轻心，应该排除是否肠管坏死导致肠蠕动消失或肠管破裂，气体和肠液流入腹腔内。

(李乐平 禚洪庆)

qìyè píngmiàn
气液平面 （air fluid level）

肠管内的气体和肠液由于重力作用形成气体在上，肠液在下，两者

交界处形成明显的分界。气液平面是 X 线影像学判断肠梗阻的特有征象之一，气液平面的多少和宽窄对肠梗阻严重程度的评估具有重要意义（图）。

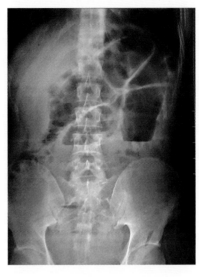

图　气液平面（靖昌庆供图）

(李乐平 禚洪庆)

wèicháng jiǎnyā
胃肠减压 （gastrointestinal decompression）

将胃肠管自口腔或鼻腔插入，将积聚于胃肠道内的气体及液体利用负压和虹吸的原理吸出的治疗方法。主要应用于：①对幽门梗阻、急性胃扩张和肠梗阻患者可减轻胃肠道内压力和膨胀程度，减轻呕吐和腹痛腹胀的症状，避免胃肠道细菌移位入血液。②对胃肠道穿孔患者可防止胃肠道内容物经破裂口继续漏入腹腔，减轻腹痛和全身中毒感染症状。③腹部手术尤其是胃肠道手术前，胃肠减压可减少胃肠道胀气，便于手术操作，增加手术安全性。手术后可减轻腹胀，降低腹腔压力，减轻胃肠道吻合口压力，减少缝线张力和切口疼痛，利于切口愈合。④误服或口服农药、超剂量药

物，及时胃肠减压可减轻毒性物质吸收。禁忌证：①食管狭窄。②严重的食管静脉曲张。③严重的心肺功能不全，支气管哮喘。④食管和胃腐蚀性损伤。应用胃肠减压时必须密切观察胃肠管引流液的颜色、性质和引流量，适时调整静脉补液的量和种类，避免出现低血容量休克和电解质平衡紊乱。患者肠蠕动恢复和肛门排气后，若患者症状明显缓解应及时停止胃肠减压，避免长期胃肠减压可能造成的呼吸道感染、咽部水肿和溃疡及水电解质紊乱等并发症。

(李乐平 禚洪庆)

zhānliánxìng chánggěngzǔ
粘连性肠梗阻 （adhesive intestinal obstruction）

腹腔内肠管与肠管粘连、肠管与腹壁粘连、肠管与其他器官粘连，引起肠管狭窄、肠内容物通过受阻而导致的肠梗阻。是肠梗阻中最常见的一种类型。

病因及发病机制　分为先天性粘连性肠梗阻和后天性粘连性肠梗阻两种。先天性粘连性肠梗阻较少见，可因发育异常如卵黄管退化不全或胎粪性腹膜炎所致；后天性粘连性肠梗阻者多见，常由于腹腔内手术、炎症、创伤、出血、异物等引起。临床最多见的是腹部手术后所致的粘连性肠梗阻。根据粘连肠管的范围，肠粘连可分为：①广泛性粘连、包括片状粘连。②索带状粘连。粘连最常见的部位是小肠。粘连形成是机体的一种纤维增生的炎性反应，当腹腔内创伤、手术、感染、异物等损害发生时，吞噬细胞释放大量细胞因子介质，出现炎症反应，大量纤维素渗出并在浆膜面上形成网络状物，使邻近的浆膜面黏合在一起。然后成纤

维细胞出现，如果纤维素性网络能被迅速吸收，纤维增生将停止而无粘连形成，反之，成纤维细胞将产生胶原束，同时毛细血管伸入其中，成纤维细胞在胶原网中增殖，数周或数月后形成纤维粘连。纤维粘连有以下形式：①一组肠袢彼此紧密粘连成一团因为肠腔狭小，肠蠕动受到影响，肠管不能扩张，发生梗阻。②一段肠袢粘连并固定于自身折叠的位置，使曲折处的肠腔狭小，发生梗阻。③一段肠袢粘连于距离较远的一点，由于牵拉肠袢使其粘连点成一锐角，发生梗阻。④粘连两端形成一环孔，肠袢穿过孔后突然膨胀，形成闭袢性肠梗阻。

临床表现 大多数为不完全性肠梗阻，有时发作次数较频繁。典型的粘连性肠梗阻有以下四个症状：阵发性腹痛、腹胀、呕吐和停止肛门排气排便。询问病史时应注意是否有腹部手术史，腹膜炎病史；查体时注意是否有腹壁瘢痕，其他体征和辅助检查同肠梗阻。

诊断 根据腹部手术史、腹膜炎病史以及肠梗阻的症状、体征和辅助检查可以确诊，但也不能想当然即下结论，避免遗漏因肿瘤和干结粪便导致的肠梗阻。粘连性肠梗阻诊断确立后应判断是否肠管有血运障碍，有无手术指征。

治疗 肠梗阻的治疗原则适用于粘连性肠梗阻。

非手术治疗 大多数粘连性肠梗阻为不完全性肠梗阻或单纯性肠梗阻，通过非手术治疗即可缓解症状，一般包括以下措施：禁饮食、持续胃肠减压、静脉补液维持水电解质平衡、肠外营养、抗感染、中药口服或灌肠、足三里针灸治疗等。

手术治疗 适用于粘连性肠梗阻发作频繁、非手术治疗效果不好、粘连性肠梗阻发展为完全性肠梗阻或绞窄性肠梗阻等情况。手术后肠管仍会形成粘连，医生和患者必须对此有清楚地认识。手术方法应按肠管的血运和肠粘连的具体情况而定。①粘连带和小片肠粘连可施行简单的切断和分离。②因粘连带卡压造成肠管缺血坏死，须切除坏死肠管并对健康肠管吻合。③如部分肠袢紧密粘连成团引起梗阻，又不能分离，可将此段肠袢切除作一期肠吻合；倘若无法切除，则作梗阻部分近、远端侧-侧吻合的短路手术，或在梗阻部位以上切断肠管，远断端闭合，近断端与梗阻以下的肠管做端-侧吻合。行此种手术时应注意避免腹腔内剩余的有效肠管过短造成短肠综合征，影响营养物质吸收。④广泛粘连不易分离，且容易损伤肠壁浆膜和引起肠瘘，并再度引起粘连，所以对那些并未引起梗阻的部分，不应分离；如因广泛粘连而屡次引起肠梗阻，可采用小肠折叠排列术，将小肠顺序折叠排，缝合固定于此位置；也有采用小肠插管内固定排列术，即经胃造瘘插入带气囊双腔管，将其远端插至回肠末端，然后将小肠顺序折叠排列，借胃肠道内的带气囊双腔管达到内固定的目的，以避免梗阻再发生。

预防 肠粘连的形成本身是人体对腹部损伤的一种自我修复过程，是不可避免的愈合步骤。但医生可以通过一些细节的处理使腹腔内炎症反应减轻，降低造成致病性粘连肠梗阻的发生概率，如：①手术过程中仔细清除手套上的淀粉、滑石粉，不遗留线头、棉花纤维、切除的组织等异物于腹腔内，减少肉芽组织的产生。②尽量采用腹腔镜或内镜等微创手术方法。③手术操作细致，注意无菌操作技术，减少炎性渗出和出血。④保护肠浆膜面，防止损伤与干燥。⑤手术结束后清除腹腔内积血、积液，必要时放置引流。⑥及时治疗腹腔内炎性病变，防止炎症扩散。⑦术后早下床活动。⑧减少缺血坏死的组织，不做大块组织结扎。

（李乐平 靖洪庆）

chángniǔzhuǎn

肠扭转（intestinal volvulus）一段肠袢沿肠系膜长轴旋转或两段肠袢扭缠成结而导致的肠腔部分或完全梗阻，容易压迫影响肠管的血液供应而造成肠管坏死。肠扭转部分在其系膜根部，以顺时针方向旋转为多见，常见的肠扭转有部分小肠、全部小肠和乙状结肠扭转。结肠扭转 180°~360° 为非闭袢性肠梗阻；若扭转360°以上可形成闭袢性肠梗阻。一般情况下结肠扭转360°以下，不容易影响肠管血运和肠腔通畅，大于180°常出现梗阻，超过360°结肠扭转后系膜的血管容易受到挤压造成扭转肠袢静脉回流障碍使肠管水肿，腹腔内会有血性渗出液，继而动脉血供不畅导致缺血，甚至坏死，扭转的程度越大造成缺血坏死的机会越多。

病因 解剖方面的因素是引起扭转的先决条件，而生理或病理方面的因素是其诱发因素。①解剖因素：肠袢及其系膜如乙状结肠过长，系膜根部附着处过窄或粘连收缩靠拢，手术后粘连，梅克尔憩室，游离盲肠等，即容易发生扭转，小儿常常和先天发育不良有关。②生理及病理因素：肠袢本身的重量增加如饱餐或者肿瘤，由于重力的关系容易促使扭转发生，扭转后也不易自行复位。强烈的肠蠕动和体位的突然改变，如身体突然旋转用力弯腰，也能促使肠扭转的发生。

临床表现 肠扭转发病急且发展迅速，根据发生部位不同临床表现各异。

小肠扭转 多见于青壮年，常有饱餐后剧烈活动等诱发因素。常表现为突发剧烈腹部绞痛，常为持续性疼痛阵发性加重，先有脐周疼痛，可放射至腰背部。频繁呕吐，腹胀明显。患者往往喜取胸膝位或蜷曲侧卧位，不敢平仰卧，腹部有时可扪及压痛的扩张肠袢，病程稍晚，即易发生休克。肠鸣音减弱。腹部 X 线检查可见小肠普遍胀气和多个液平面，还可见空肠和回肠换位，或排列成多种形态的小跨度蜷曲肠袢等特有的征象。但如果全小肠扭转，则可能仅见胃和十二指肠胀气，小肠积气不明显，或仅偶见小液平面。

乙状结肠扭转 多为老年男性，既往常有便秘病史。常有左下腹部疼痛，排气排便后好转的病史。除绞痛外，常腹胀明显，一般无呕吐。腹部 X 线平片可见左下腹马蹄状巨大充气双袢肠曲，钡剂灌肠时可见远端结肠尖端呈鸟嘴形。低压盐水灌肠也有助于诊断，正常可灌入 3000～4000ml 液体，若灌入液体尚不足 500ml 不能再灌入即可证明梗阻在乙状结肠。

盲肠扭转 较少见，多发生于盲肠可移动的患者，亚急性常见，患者常右下腹绞痛，腹部隆起，不对称。急性起病者可有剧痛及呕吐，很少见。

诊断 诊断并不容易，常诊断为肠梗阻，有时甚至在术中才能发现肠扭转。注意仔细的查体、阅读影像学图像。注意不要等肠扭转的诊断明确，有绞窄性肠梗阻的表现或趋势时，应及早手术治疗。

治疗 肠扭转常可在短时期内发生肠坏死，死亡率较高，一般应及时手术治疗。如为乙状结肠扭转，在早期可实行肠镜下复位，但必须小心谨慎，因有穿孔的风险。手术方法更常用：①扭转复位术：将扭转的肠袢按其扭转的相反方向回转复位。乙状结肠扭转多为逆时针方向，复位后如肠系膜血液循环恢复良好，肠管未失去生机，则还需要解决预防复发的问题，如为移动性盲肠引起的盲肠扭转，可将其固定于侧腹壁；过长的乙状结肠可将其平行折叠，固定于降结肠内侧，也可行二期手术将过长的乙状结肠切除吻合。②小肠部分切除术：扭转的小肠发生缺血坏死后，可切除坏死肠管后进行吻合。乙状结肠切除坏死肠段后若剩余肠管水肿则将断端做小肠造口术，若剩余肠管无明显水肿也可进行一期肠吻合。

（李乐平 糜洪庆）

chángdǔsè

肠堵塞（intestinal blockage）

由于蛔虫团、粪便、胆石或其他异物等肠内容堵塞肠腔引起的单纯性机械性肠梗阻。

病因 病因多样化：①饮食卫生条件差时，蛔虫病发病率较高，驱虫治疗不当、蛔虫大量繁殖或人体高热、腹泻、肠功能紊乱时诱发蛔虫聚集扭结成团。②便秘患者由于大便内水分吸收而变干结甚至坚硬，排出困难。③较大的胆道结石脱落至肠道后可在肠道狭窄处尤其回盲瓣处堵塞。④未被消化的植物纤维、毛发、药物等在胃肠道逐渐聚集凝结而成固体团块堵塞肠腔。⑤误吞或故意吞入较大坚硬的异物不能从肠道排出。

临床表现 表现为阵发性腹痛、腹胀、呕吐、肛门停止排气排便等肠梗阻症状，根据肠腔堵塞程度不同可表现为不完全性肠梗阻和完全性肠梗阻。严重者肠堵塞物压迫肠壁可导致肠坏死、腹膜炎。查体时除了肠梗阻的体征外，根据病因不同可有较特异性体征。①蛔虫性肠堵塞：可在脐周或右下腹摸到条索状或香肠样肿块，指压有高低不平感，甚至有蠕动感，排出的大便可见蛔虫卵或蛔虫；X 线或 B 超检查可见肠管内的蛔虫影，钡剂灌肠可见蛔虫团在扩张的肠袢内呈典型的面条状或丛集小圆形充盈缺损。②便秘性肠堵塞：常有反复发作的病史，左侧腹可触及质略硬的条索样肠管，直肠指诊可触及干硬的大便。③胆石性肠堵塞：有时可伴有全身黄疸，X 线或 B 超检查可见胆道积气、异位胆结石，钡剂可进入胆道或直接衬托出肠道的结石影。④粪石性肠堵塞：在呕吐物或粪便中可见到红色果实皮或毛发等物。钡餐或钡灌肠可见肠袢扩张或肠腔内充盈缺损。⑤异物性肠堵塞：X 线检查可明确异物的形状和位置，特别是金属性异物。

诊断 根据肠堵塞症状和体征结合不同病因可获得初步诊断。

治疗 肠堵塞未导致完全性肠梗阻时可行非手术治疗，完全性肠梗阻非手术治疗无效后需行手术治疗。具体到不同病因导致的肠堵塞治疗有所不同。①蛔虫性肠堵塞：大多数可经非手术治疗而治愈。病情较轻者可口服酸性物如复方阿司匹林，或口服食用醋，驱虫药物梗阻未缓解前应慎用，有使蛔虫骚动聚集而加重梗阻的可能。中药如姜蜜汤、乌梅汤及针灸、按摩等也可使蛔虫团块散开。口服豆油、花生油、花椒麻油等植物油或用温盐水或大承气汤灌肠，亦能取得一定的疗效。若经非手术治疗后病情不见好转或反而加重，或已经出现腹膜刺激征时，则即应手术治疗。手术时应先试用手法挤压，松散蛔虫团，并将其挤入大肠内，日后再行驱虫治疗。若失败，则应行肠管切开取虫。若有肠管坏死，则需行肠切除术。②便秘性肠堵塞：常使用肥皂水或中药灌肠促使大便软化而排出，必要时可用器械或手指将干涸的粪块取出。必须要注意的是，结直肠末端肿瘤也可能引起便秘性肠阻塞。③胆石性肠阻塞：手术时可以先试行将结石挤入宽大的结肠，但不易成功，此时可行肠切开取石，如有肠坏死则需行肠切除吻合术。④粪石性肠堵塞和异物性肠堵塞：有时非手术治疗难以奏效，可行手术切口肠管取出粪石或异物。

(李乐平 綦洪庆)

chángtàodié

肠套叠（intussusception）

一段肠管套入与其相连的肠腔内引起的以肠内容物通过障碍为表现的疾病。

病因及发病机制 可分为原发性或继发性，儿童常为原发性，与肠蠕动的节律或强烈收缩有关，后者多见于成年人，肠壁或肠腔内的病变使肠蠕动节律失调，近段肠管强有力的蠕动将病变连同肠管送入远段肠管中。

原发性肠套叠多发生于婴幼儿，无明显的器质性因素，发病年龄多在1岁以下，5~9个月乳儿的发病率最高，2岁以上逐渐

减少，多发于气候变化较大的季节。此季节上呼吸道和淋巴结的病毒感染较多，可能致肠蠕动失去正常的节律性，或形成痉挛。此外婴幼儿的食物性质突然改变，食物过敏、腹泻等，都可能成为肠套叠的促发因素。新生儿回盲部系膜常不固定，一般要在生后数年内才逐渐固定附着于后腹壁；因系膜过长、松弛，致使回盲部游动过大，是该部位肠套叠发病的主要解剖因素。绝大多数肠套叠是近端肠管向远端肠管内套入，逆性套叠较罕见。继发性肠套叠则多见于成年人，伴有肠道肿瘤、创伤及手术后和肠道的炎症性病变。创伤或腹部手术后发生肠套叠的原因尚不清楚，推测可能与肠壁血肿、水肿、粘连，肠道功能紊乱，电解质失衡，肠腔内置管及慢性肠扩张、肠吻合口对位不良有关。腹部创伤和手术后多为小肠套叠。肠道炎症引起肠蠕动紊乱，主要有局限性回肠炎、非特异性回盲部溃疡、急性回盲瓣炎、急慢性阑尾炎等，此外肠结核、菌痢性或伤寒性溃疡者可引起肠套叠。先天性畸形如梅克尔憩室、盲肠缺如、回结肠成直线连接及肠蛔虫病、小肠气囊肿、特发性过敏性紫癜肠壁血肿等都是继发性肠套叠的少见病因。胃肠道的任何部位均可发生肠套叠，其中以回肠套盲肠最常见。

临床表现 三大典型症状是腹痛、血便和腹部肿块，严重者可出现全身情况的改变。①腹痛：常为肠套叠的首发症状，无任何诱因突然发生剧烈的有规律的阵发性腹痛，患儿阵发性哭闹不安、屈腿、面色苍白，每次发作10~20分钟，以后安静入睡，或玩耍如常，约数十分钟后又突然发作。②血便：套入部肠壁血循

环障碍，肠腔内渗出血液与肠黏膜分泌液混合可出现便血。便血常于腹痛后4~12小时发生，起初混有黄色便，很快即排出暗红色果酱样便，有时为深红色血水，也可仅为少许血丝。回结肠套叠早期即有便血，小肠肠套叠便血发生较迟，较大儿童或成年人往往缺乏肠套叠便血症状，或在发病数天后才发生。③腹部包块：查体可扪及肠套叠所形成的肿块。肿块表面光滑，可活动，形状多如腊肠或香蕉状，中等硬度，略带弹性。此为确立诊断最有意义的体征。常伴有呕吐，常在阵发性哭闹开始不久即有发生，吐出物多为奶块或其他食物，以后常夹有胆汁，如果吐出物为粪臭液体，说明套叠所致之肠梗阻已十分严重。随肠套叠的病情进展可出现精神萎靡，表情冷漠，呈重病容。48小时后出现肠坏死者可产生腹膜炎体征，常有高热、严重水电解质失衡、明显中毒症状与休克等表现。

诊断 根据典型的临床表现，加之辅助检查，典型的肠套叠诊断常不困难，特别是对婴幼儿。①B超检查：显示肠套叠包块，套叠头部肿块横切面呈典型的靶心征，对婴幼儿是优选的检查。②腹部立位X线检查：有肠管充气和液平面，钡剂灌肠造影可看钡剂至套入部肠管的远侧顶端即受阻，呈现杯口状，甚至弹簧状。③CT检查：表现为腹腔内软组织肿块影，肿块呈高低密度相间的分层状或靶环状，分别代表套入部肠腔、肠壁、肠系膜脂肪及鞘部肠腔和肠壁、靶心为套入部的肠腔，其周高密度环为肠壁。增强扫描肠壁有明显强化。口服造影剂进入套入部，则靶心密度很高，CT表现以套入的肠系膜脂肪

形成新月形或半环形的脂肪密度区最具有诊断特征。④结肠镜检查：如果发病部位在结肠可以应用结肠镜检查，可见套入部头部形似充血肿胀的子宫颈，充气后可使套叠退缩甚至复位，亦可以观察肠腔内解剖结构血运障碍及是否合并肠息肉或肠肿瘤等诱发病变。

治疗 婴幼儿肠套叠及成年人肠套叠治疗方法常有不同。

婴幼儿肠套叠 包括非手术治疗和手术治疗。

非手术治疗 婴幼儿肠套叠常用非手术治疗。肠套叠发病24~48小时，全身情况尚好，无腹膜炎体征，无显著脱水及休克症状者可应用非手术治疗，可通过空气灌肠或钡剂灌肠使套叠肠管复位。下面以空气灌肠为例介绍其步骤：患者麻醉或镇静后，将气囊肛管插入直肠内，缓慢注气，在X线透视下见空气到达结肠脾曲、肝曲时移动较慢，到盲肠部往往停止移动，持续加压数分钟，回盲部可呈较大圆形阴影逐渐缩小，直到完全消失，同时见大量气体进入小肠内，表示套叠已复位。如肿物阴影消失，但小肠内进入气体很少，则应继续注气，直到大量气体进入小肠为止。判断复位成功的标准：①X线下肿物阴影消失、气体闪光样进入回肠，回肠内气体增多。②拔出气囊导管后排出大量气体和果酱样血便或黄色粪便。③腹部触诊原有的肿块消失。④腹痛缓解，患儿停止哭闹，安静入睡。

手术治疗 当有以下情况者必须及时手术治疗：①发病超过48小时，或48小时以内病情较重疑有肠坏死征象者。②空气或钡剂灌肠整复失败者。③继发于器质性病变的肠套叠。④小肠型套叠。

成年人肠套叠 多为继发性，一般都应行手术治疗，即使已经缓解，也应继续进行检查以明确有无原发病灶，行择期手术。手术前应做好准备包括纠正脱水及电解质紊乱、抗感染等。手术方法包括：①肠套叠复位。剖腹后探知套叠的部位，用手在套叠的远端将套入部逆行挤出，多数情况下可使套叠完全复位。②肠切除吻合、肠造口。根据坏死肠段、无法复位肠段或诱发套叠的肿瘤、息肉等因素决定手术切除范围。良性疾病手术切除肠段可根据血运而定，恶性肿瘤手术切除还需兼顾肿瘤根治原则，手术范围适当扩大。肠管切除后断端大多数可以一期吻合，但若结肠断端明显水肿，吻合后肠瘘发生率较高，可选择先行一期肠造口，择期恢复肠道连续性。

（李乐平 禚洪庆）

bēikǒuzhēng

杯口征 （cup mouth sign） 空腔脏器内注入造影剂后由于占位或其他原因造成堵塞处形似杯口状，常见于肠套叠、输尿管结石、胆管癌等疾病（图）。

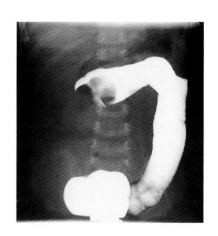

图 杯口征（靖昌庆供图）

（李乐平 靖昌庆）

mábìxìng chánggěngzǔ

麻痹性肠梗阻 （paralytic ileus） 神经反射或毒素刺激引起肠壁肌肉功能紊乱，使肠蠕动丧失或肠管痉挛，但无器质性肠腔狭窄的肠梗阻。与机械性肠梗阻相同的是，麻痹性肠梗阻也是肠内容物在肠道中通过障碍；但是，与机械性肠梗阻不同的是，麻痹性肠梗阻罕有引起肠穿孔者。

病因 ①腹部手术中的机械性刺激：多由于术中肠管及其系膜受牵拉刺激影响肠蠕动所致，一般须待术后2~3天，方能恢复蠕动节律。②腹腔内感染：尤其是穿孔性、弥漫性腹膜炎后。③神经反射性刺激：各种绞窄痛，如肾绞痛、胆绞痛、卵巢囊肿蒂扭转及精索绞窄后，均可发生反射性肠麻痹。④胸腹部或脊柱中枢神经的损伤。⑤腹膜后的病变：如感染、出血、肿瘤等。⑥肠系膜病变：如肠系膜血管阻塞、肿瘤、扭转等均可因神经冲动传导到肠壁受阻而出现肠麻痹。⑦其他：长期的乙醚麻醉，肾衰竭或血电解质异常（如低钙血症或高钙血症），某些药物和甲状腺功能低下以及腹外其他部位的感染如肺炎、脑膜炎或各种败血症等偶尔也可引起反射性肠麻痹。

临床表现 ①腹胀：麻痹性肠梗阻的突出表现是明显的腹胀。腹胀的范围往往是全腹，但一般不伴有肠型，多是由于肠道蠕动暂时消失或蠕动不协调，气体及消化液积聚所致。②腹痛：多为持续性腹部胀痛，而无机械性肠梗阻的阵发性腹绞痛。③恶心呕吐：呕吐物多为胃内容物，呕吐物无粪味。④排气排便停止：腹部手术后的麻痹性肠梗阻待肠蠕动恢复正常的节律，肠道气液能顺利排出体外，则腹胀亦随之消失。⑤全身症状：腹胀严重的患者可有呼吸困难，脉搏细弱；因体液大量丢失，患者极度口渴，尿量减少；病史较长可有营养状况不良，消瘦水肿。查体腹部膨隆，腹式呼吸消失，见不到肠型及肠蠕动波；腹部压痛多不显著；叩诊呈均匀鼓音，肝浊音界缩小或消失；听诊时肠鸣音明显减弱或完全消失。

诊断与鉴别诊断　根据病史、临床表现，结合 X 线、CT 等检查，诊断即可明确。血液检查和一般肠梗阻无异；腹部立位 X 线平片可见两侧膈肌升高，全肠祥胀气，胃、小肠和结肠有轻度至重度扩张，有多个气液平面。该病应与机械性肠梗阻相鉴别，后者常与肠腔堵塞、小肠先天性畸形和肠外压迫等疾病有关，临床表现以阵发性腹绞痛为主要表现，听诊肠鸣音亢进，机械性肠梗阻时 X 线检查见充气与胀大的肠管仅限于梗阻以上的肠管，充气肠祥大小不一。

治疗　包括两个方面：处理发病原因和治疗肠祥麻痹。

原发病因的处理　因为肠麻痹本身是自限的功能性症状，一旦产生肠麻痹的原因得到解除时，肠麻痹的症状也将得到解除。腹部手术后或腹膜炎等所致的肠麻痹给予胃肠减压、肾绞痛者给予解痉和肾囊周围封闭、纠正电解质紊乱后，肠麻痹能明显减轻或自行痊愈。

非手术疗法　该病的主要治疗手段。①药物治疗：应用各种副交感神经兴奋剂，如毒扁豆碱、新斯的明、垂体素等，对预防和治疗麻痹性肠梗阻有一定疗效。中药或针灸亦有一定效果。②胃肠减压：可明显减轻患者腹胀，减低肠腔内压力，改善肠壁血液

循环。③脊髓麻醉或腰交感神经阻滞的应用：通过抑制内脏交感神经而治疗麻痹性肠梗阻，但这种内脏神经的抑制是暂时性的，无持久的疗效。④其他可刺激肠蠕动的方法：如灌肠或者开塞露肛入。⑤营养支持：应注意纠正电解质紊乱及酸碱失衡。⑥抗感染治疗：尤其是腹膜炎所致的麻痹性肠梗阻，可控制细菌生长，减少毒素吸收。

手术疗法　麻痹性肠梗阻患者一般进行非手术治疗大多都可获得痊愈。但在经胃肠减压等非手术疗法失败，或不能排除机械性或绞窄性肠梗阻的情况下，偶尔可以考虑行肠减压造瘘术。

（李乐平　禚洪庆）

jìngluánxìng chánggěngzǔ

痉挛性肠梗阻（dynamic ileus）

肠壁肌肉痉挛性收缩引起肠腔缩小、肠内容物运行不畅而导致的肠梗阻。临床上极为少见，但确有存在。该病多见于神经质的女性，以中年人居多。

病因　①肠腔因素引起的肠壁痉挛：肠壁溃疡及血运障碍，肠腔内的异物、寄生虫、炎症、刺激性食物等引起肠痉挛导致梗阻。②自主神经反射引起的肠管痉挛：腹部外伤或手术，肠套叠等，通过腹腔神经丛及肠系膜下神经丛的反射作用，引起肠管痉挛导致梗阻。③中枢神经系统引起的肠痉挛：脑肿瘤、脑脓肿、癫病等偶尔也可引起肠痉挛导致梗阻。④其他如中毒等因素引起的肠痉挛：食物中毒及其他不明原因中毒，如重金属中毒等。另外，吗啡可使肠壁紧张，蠕动减少而发生便秘，使结肠内压升高，引起痉挛性肠梗阻。有长期应用吗啡引起结肠扩大，甚至形成巨结肠者。值得注意的是，虽然有

许多原因可以引起肠痉挛，但真正能引起梗阻者则罕见。多数是作为其他肠梗阻因素的一种辅助因素而存在，如蛔虫性、胆石性或异物性肠梗阻时，其致梗阻因素有时并不足以堵塞全部的肠腔而形成梗阻，此时，肠壁肌肉受到梗阻因素的刺激发生痉挛收缩而形成肠腔闭塞。

发病机制　肠的痉挛性病变可累及肠管的任何部位。肠管的受累范围可局限于某段肠管，致肠管环状狭窄；偶尔也可同时累及肠道多处，形成多个节段性的狭窄；还可累及整个大肠，使其成为一条坚硬的索状物。最常受累的是降结肠、乙状结肠和末段回肠，痉挛的肠管常呈苍白、贫血状，肠管细小而变硬，与上、下正常肠管间有明显的分界线。如痉挛的时间较久其近端肠腔可致继发性扩大、肠壁肥厚，其远端肠腔变小、肠壁变薄。

临床表现　与机械性肠梗阻症状类似。患者常有明显腹痛，多表现为绞痛，程度不等，以脐周最明显，多为短暂性。小肠梗阻者有恶心、呕吐症状，结肠梗阻者有停止排便排气等；长期梗阻患者常可见到肠型，或能扪及腹部索状物；伴有肠鸣音亢进，严重者出现气过水声。因此，临床上常易与机械性肠梗阻混淆。药物如前面所提到的吗啡引起的肠梗阻，无器质性肠腔狭小，多为功能性，即由于肠壁肌肉运动紊乱而影响肠内容物的顺利通过，常无典型的绞痛、呕吐、恶心等症状，腹痛轻微或无腹痛，主要表现为肛门排气或腹胀，常被忽视。

诊断　该病诊断并不容易。仔细追问病史是诊断的基础，若有反复发作史而能自行缓解者，

加之相关病因，应怀疑该病。临床表现结合 X 线检查可做出初步诊断。该病 X 线检查胀气多不明显，可发现肠管充气、扩张及液平面等；应用解痉药物后肠管充气影像消失是其重要特点。结肠痉挛者，行钡剂灌肠检查可见到肠腔明显变窄甚或不能通过此时常可被误诊为结肠癌，但结肠痉挛黏膜无充盈缺损或其他机械性梗阻病灶。B 超、CT、MRI 检查虽对该病的诊断意义不大，但可以帮助排除肠道或腹腔其他脏器的器质性病变所致的机械性梗阻。虽然如此，要将该病与机械性肠梗阻作明确的鉴别仍十分不易。

鉴别诊断 该病需与麻痹性肠梗阻和机械性肠梗阻相鉴别。①麻痹性肠梗阻：多继发于腹部手术后腹腔炎症病变、胸腹部或脊柱外伤等刺激，临床以持续性腹部胀痛为主要症状，无绞痛发作，肠鸣音减弱或消失，全腹膨胀，肠型不明显。X 线检查示胃肠道普遍胀气小肠充气，肠袢大小较为一致。②机械性肠梗阻：多由小肠堵塞小肠畸形和肠外压迫等因素所引致。临床表现为突发的剧烈性腹痛，腹胀明显，呕吐主要为胃内物。X 线检查示充气与胀大的肠管仅限于梗阻以上的小肠，充气肠袢大小不一。

治疗 如能确立痉挛性肠梗阻，而非机械性肠梗阻，一般宜先采用各种非手术疗法。

非手术治疗 解除肠道痉挛，减轻肠道内压。包括：禁饮食，胃肠减压；使用解痉剂如阿托品、山莨菪碱等；也可以腹部热敷，注意避免腹部烫伤；对于神经因素引起者可慎重的考虑应用镇静剂，如地西泮、苯巴比妥、水合氯醛等。经非手术治疗大都可以解除梗阻，尤其外伤或感染所引

起的肠痉挛等效果更好。

手术治疗 经非手术治疗病情不能解除者，特别是不能明确排除机械性肠梗阻时需剖腹探查。①术中找到痉挛狭窄的肠袢，在麻醉的作用下将肠袢受到牵拉刺激后，即可见肠管逐渐松弛扩大，并恢复到正常形态，梗阻随之解除，此时就可确定肠痉挛的诊断。②术中发现局部因素导致肠痉挛的患者，如肠腔内的异物等，应给予去除。③术中发现痉挛肠壁苍白，血液循环不佳者，可在肠系膜根部用 1% 的普鲁卡因 40~60ml 封闭或者温盐水纱布覆盖，常可见肠壁色泽逐渐红润。

痉挛性肠梗阻无论采取哪种疗法，若未能消除病因，都有复发的可能。对于这种反复发作的病例，手术必须慎重考虑，手术治疗时必须努力设法找出致病原因并将其去除。

（李乐平　糜洪庆）

jīxièxìng chánggěngzǔ

机械性肠梗阻（mechanical ileus）

机械性因素引起肠腔狭窄、肠内容物不能正常运行通过肠腔而导致的肠梗阻。该病能引起腹部及全身病理生理变化。

病因及发病机制 引起机械性肠梗阻的原因多为肠腔狭窄、腹膜粘连以及绞窄性疝、肠套叠、肠扭转等。造成肠腔狭窄的原因又可分为三类：①各种原因导致肠管本身的狭小，包括先天性畸形和后天性病变，前者如婴儿小肠旋转不良、闭锁、肠套叠，后者常见的是肿瘤。②肠腔内的异物堵塞，如肠道内寄生虫、秘结粪便。③肠管外的病理性压迫，如腹腔内粘连、肠管外肿物压迫。

值得注意的是，因腹腔内肠袢间的粘连或者粘连带而引起的粘连性肠梗阻是比较常见的，大

多数为手术原因所致，目前估计手术后肠粘连约占慢性肠梗阻的半数以上。粘连组织的存在是引起粘连性肠梗阻的根本原因，但是粘连的存在却不等于必然会引起机械性肠梗阻，只有当粘连引起肠管折叠、曲折或是扭转，或者粘连带直接卡压肠管才会引起梗阻症状。有此种梗阻时，如能采用胃肠减压、灌肠或是中药治疗，可使症状解除，部分需要用手术治疗。另外，随着肿瘤尤其是恶性肿瘤发病率增高，癌性梗阻并不少见。老年人结肠癌有一部分即以梗阻症状就诊，小肠肿瘤多以间质瘤以及转移癌灶为主。

机械性肠梗阻可以是慢性和不完全性的，也可以是急性和完全性的。如为慢性部分性梗阻，梗阻以上的肠管因为蠕动增加而肌层组织变得肥厚，肠腔也变得粗大，梗阻以下的肠管则多缩小塌陷。急性完全的梗阻一旦发生，梗阻部位以上的肠管有大量液体及气体淤积，肠管明显扩张，管壁变薄；过高的肠腔压力会影响肠管黏膜血供，造成部分黏膜溃疡坏死。黏膜屏障的损伤继发的毒素吸收、恶心呕吐所致的水电解质、酸碱平衡失调以及高腹压所致的呼吸困难等可诱发全身的病理生理变化，甚至休克、循环衰竭。

临床表现 具有典型的肠梗阻的共性表现，腹痛、腹胀、呕吐和排气排便障碍。共性之外还有一些特殊之处。①腹痛：梗阻部位以上肠管蠕动加剧而发生绞痛，为阵发性。阵痛往往突然来临，但开始时较轻，逐渐加重至高峰，持续几分钟后在逐渐减轻至消失，间歇一定时间后绞痛又重新发作，一般疼痛有增无减，疼痛程度越来越强，间歇期越来

越短。此外，患者常感觉有"气团"在腹内窜动，到达一定部位时腹痛最剧烈，感觉气团能通过或肛门少量排气后腹痛可减轻或消失。②呕吐：梗阻早期，呕吐多为反射性的，呕吐物多为发病前所进食物，以后呕吐将因部位不同而有所不同，主要和梗阻程度及梗阻位置高低有关。绞痛最剧烈时常有呕吐，呕吐后疼痛一般有所减轻。高位肠梗阻可引起频繁呕吐，呕吐物容量甚多。低位的肠梗阻，尤其是低位小肠（回肠）梗阻可以有相当一个时期没有呕吐，随着病情发展，肠腔膨胀显著，肠内充满积液、积气引起肠袢逆蠕动将会引起呕吐，呕吐物往往先为胃十二指肠、胆胰消化液，随后可出现臭味的棕黄色肠液。单纯的结肠梗阻因为常形成闭袢梗阻，一般腹胀明显而无明显呕吐。③腹胀：和梗阻位置及程度有关。④完全性肠梗阻可能全无排气排便，病程早期或较高位肠梗阻可能有梗阻部位以下积存气便排出，因此腹痛后有排气排便不能排除完全性肠梗阻的可能，更不能排除肠梗阻的诊断。⑤全身表现：梗阻程度重且病程较长，由于脱水及全身消耗，将表现为精神萎靡、脉搏细弱；过高的肠腔压力会损伤黏膜屏障，毒素吸收加重全身炎性反应甚至休克、循环衰竭。部分患者可出现肠管穿孔。查体腹部膨隆，可出现肠型及胃肠蠕动波，腹部有压痛，部分患者可触及腹部包块，腹部叩诊呈鼓音，听诊有高亢的肠鸣音或气过水声，肠道内大量积气时呈高调的金属音。

诊断　病史及临床症状、体征，结合血液及腹部立位 X 线平片可确诊。腹部 X 线平片有重要的诊断价值，如发现小肠内有积

气或者气液平面存在时，可作为肠梗阻的证据。CT 检查可以鉴别肠梗阻的原因及部位。

鉴别诊断　①其他绞痛病变如胆道或是泌尿系统结石绞痛，以及卵巢扭转。②某些炎性病变如急性胰腺炎、胆囊炎。③急性胃肠炎等。

治疗　包括非手术及手术治疗，前者目的主要在于矫正肠梗阻所致的生理紊乱，后者在于解除梗阻。

非手术治疗　①禁饮食。②胃肠减压，可以减少肠腔压力，改善肠管血运，防止细菌繁殖及毒素吸收。③补充液体及纠正电解质紊乱、酸碱失衡。④抗感染治疗，因为腹腔内感染多为混合感染，需应用广谱抗生素并联合应用针对厌氧菌的抗生素。⑤营养支持，是改善全身状况的重要措施。⑥腹胀严重可以应用温盐水灌肠。⑦中医中药治疗。⑧其他：可根据病情选用镇静、止痛、解痉药物。

手术治疗　非手术治疗无效以及肠管内肿瘤、嵌顿疝、先天性肛门闭锁、肠扭转不良等需要手术治疗；粘连性肠梗阻非手术治疗5天效果不佳，可行手术治疗。①剖腹探查，解除梗阻因素。②梗阻病灶的一期切除和吻合术。③肠袢的短路吻合术。④肠造口术，部分可行二期造口肠管再吻合术。

预后　急性完全性肠梗阻目前死亡率仍较高，一般在 5% 左右。造成死亡的原因有①延误诊断。②延迟处理。③手术准备不足。④治疗策略失误。⑤病情本身的因素：年老体弱，肠袢极度膨胀，恶性肿瘤晚期，合并肠管绞窄并广泛坏死的。

（李乐平　禚洪庆）

血运性肠梗阻（vascular intestinal obstruction）　各种原因引起肠系膜血管发生阻塞，肠管血运发生障碍，失去蠕动能力但肠腔本身无狭窄或阻塞的肠梗阻。血运性肠梗阻肠腔本身并无狭窄或阻塞，而血供障碍可最终导致肠壁坏死，后果尤为严重。患者多为 30~70 岁的成年人，男性多于女性。

病因　受累血管可能是动脉、静脉，或动静脉同时受阻，一般而言，动脉阻塞的概率较静脉阻塞为高，动脉阻塞的原因以栓塞为主，静脉阻塞几乎全部是血栓形成。其中以发生在肠系膜动脉，特别是肠系膜上动脉者多于肠系膜静脉。

动脉栓塞及血栓形成　多为肠系膜上动脉栓塞，栓子常来源于心脏，如心肌梗死、心房颤动、心内膜炎等的附壁血栓，也可来源于主动脉壁上粥样斑块。最易发生在肠系膜上动脉出口处远端狭窄处，常见部位在中结肠动脉出口以下。肠系膜上动脉血栓形成，多在动脉硬化狭窄的基础上产生，常涉及整个肠系膜上动脉。

静脉血栓形成　常继发于：①门静脉系统淤血或充血。肝硬化门静脉高压、门静脉受肿瘤压迫导致淤血。②腹部手术或外伤。外伤、腹部手术损伤肠系膜静脉，脾切除术及门-体分流术残留血管盲端及继发性血小板增多，极易造成门脉系统血栓。③血液高凝状态。凝血因子、抗凝血酶Ⅲ、蛋白 C、蛋白 S、相关凝血因子缺乏或者基因突变、真性红细胞增多症、癌症、长期口服避孕药等。④感染。腹部、盆腔的化脓性感染，如阑尾炎、胰腺炎、腹盆腔脓肿等，临床上大多数病例为继

发性肠系膜静脉血栓。

临床表现 常引起肠壁的出血性梗死，肠壁水肿、充血，肠腔内和腹腔内有大量血性渗液。受累肠管越长，病情进展越快，后果越严重。动脉阻塞对肠管血供的影响较静脉阻塞更为直接，因而前者的起病急骤，症状剧烈。根据血管血运障碍的性质、部位和病情缓急不同，临床表现有一定的差异。多数病例起病急骤，有剧烈的腹痛、呕吐、腹泻、腹胀，常表现为中上腹剧烈的绞痛，有时早期出现休克。腹痛在起病初期剧烈，常为持续性而有阵发性加剧，查体体征轻微；随着病情进展，肠管渐失去活力，于是腹痛症状渐趋缓和，这并不是病情缓解的表现。呕吐早期多为反应性的，腹腔内血性渗液可以呕出，常为暗红色的浑浊液体，类便隐血试验阳性，或者呈黑便。因此非手术治疗的肠梗阻患者胃肠减压管里引出暗红色血性液体，需警惕是否为血运性肠梗阻。部分病例表现为轻度腹痛和腹胀，呈现亚急性或者慢性病程，在一定时期内表现为不完全性机械性肠梗阻的症状，早期诊断比较困难，容易误诊为不完全性的单纯性肠梗阻而采取非手术治疗，等病情进展甚至出现休克症状再剖腹探查时，往往肠管生机已不存在。发病初期，可表现为症状与体征不符即腹痛患者症状重而体征轻，可无明显体征，腹部平坦、触软，肠鸣音存在。肠祥逐渐失去生机，腹部可逐渐膨隆、腹壁压痛、反跳痛，肠鸣音减弱，有时完全消失。

诊断 典型的血运性肠梗阻诊断并非十分困难，相关病史、突然出现的中上腹剧烈绞痛、轻微体征、呕血或黑便出现，辅以

超声或 CT 可明确诊断。重要的是对于不典型的病例，诊断时要注意血运性肠梗阻的可能，并及时观察病情，及早地做出诊断，以免延误治疗时机。①实验室检查：发病早期，白细胞正常或略增多。随着病程进展，肠壁淤血、渗出、坏死，血液浓缩出现，血细胞比容升高，白细胞显著增多。②腹部立位 X 线平片：常为最初的检查，其缺乏特异性，多为不均匀积气和气液平面的肠梗阻表现。③超声检查：作为一种无创检查，操作简便，可检测肠系膜血流、肠壁及肠系膜增厚的程度和腹腔渗液的多少。但是患者肠道积气常会影响系膜血管检查结果。④CT 检查：受腹胀干扰少，可提示肠系膜静脉血栓形成、肠管壁增厚、内有积液积气、条索状肠系膜等；并且可全面客观的观察腹腔状况，对一部分急腹症做出鉴别诊断。当高度疑诊血运性肠梗阻时，CT 血管造影及三维重建对诊断和判断血栓范围更有价值。

治疗 一经确诊，必须立即处理。

非手术治疗 只能适用于血管阻塞不全及肠管尚未发生坏死的病例。在腹痛 8 小时以内无腹膜刺激征者可尝试非手术治疗，以抗凝溶栓为主，解痉、扩血管为辅，同时积极纠正酸碱平衡失调、电解质紊乱，辅以抗感染治疗。非手术治疗过程中，需要严密观察患者腹痛及腹部体征变化。但是肠祥是否已经坏死在剖腹前是很难确定的，并且一旦贻误手术时机，只能加重肠祥坏死的程度及范围。所以一般情况下，非手术治疗适用于情况过于严重且不耐受手术的患者，或作为手术治疗预防血栓再形成的辅助治疗。

手术治疗 ①肠祥切除术：

最重要的是判断需要切除肠祥的范围。②血栓取出术。③栓塞血管切除并移植或者短路手术。手术切除范围不足、术后未抗凝治疗、手术操作粗暴影响血管内皮等可导致血栓再形成。

预后 由于诊断困难、病情发展迅速、手术后血栓再形成、小肠切除范围过长导致的营养状况不良等因素，血运性肠梗阻患者预后比较差，死亡率高。

（李乐平 禚洪庆）

dānchúnxìng chánggěngzǔ

单纯性肠梗阻（simple intestinal obstruction） 各种原因引起肠内容物不能通过肠管但肠管血运正常的肠梗阻。神经性梗阻一般为单纯性肠梗阻；机械性肠梗阻中，肠管本身病变、肠腔内堵塞及肠外压迫所致的肠梗阻常为单纯性；粘连性肠梗阻一般是单纯性的。值得注意的是，单纯性肠梗阻和绞窄性肠梗阻的鉴别在临床上有重要意义。但是，这种肠梗阻分类只表示某一特定病例在某一特定时段的病变情况，而不能说明病变的全过程。例如，许多绞窄性肠梗阻在发病初期可能仅是单纯性的。

临床表现 ①腹痛：梗阻发生时，由于梗阻部位以上的肠管强烈蠕动，表现为阵发性腹部绞痛，腹痛逐步加剧至高峰，持续数分钟后缓解，间隙期可以完全无痛，但过一段时间后可以再发。疼痛部位多在中腹部，也可偏于梗阻所在部位。腹痛发作时，可伴有肠鸣，查体时可见到肠型和肠蠕动波。如果腹痛的间歇期不断缩短，以至成为剧烈的持续性腹痛，应警惕可能是绞窄性肠梗阻的表现。不完全性肠梗阻，腹痛较轻，在一阵肠鸣或排气后可见缓解。慢性肠梗阻亦然且间隙

期更长。②呕吐：程度取决于梗阻的部位和性质；梗阻部位越高、程度越完全，呕吐出现越早、越频繁。③腹胀：是较迟出现的症状。肠梗阻的情况下，梗阻以上的肠腔内将有明显的积气和积液，造成肠管膨胀。一般梗阻性质越急肠内积气较多，梗阻时间越长肠内积液较多。梗阻肠袢内积气主要来源有消化过程产生、血液弥散到肠管中及下咽的气体。因此应用胃肠减压抽空胃内气体可以缓解症状。梗阻肠袢中的积液主要来自消化道的分泌。④停止排气和排便。⑤全身症状：单纯性肠梗阻患者一般无明显的全身症状，但呕吐频繁和腹胀严重者，会有脱水症状。血钾过低者，可有疲软、嗜睡、乏力和心律失常等症状。查体腹部膨隆，可出现肠型及胃肠蠕动波，腹部有压痛，腹部叩诊呈鼓音，听诊有高亢的肠鸣音或者气过水声，肠道内大量积气时呈高调的金属音。

诊断　病史及临床症状、体征，结合血液及腹部立位 X 线平片多可确诊。腹部 X 线平片有重要的诊断价值，如发现小肠内有积气或者气液平面存在时，可作为肠梗阻的证据。CT 检查可以鉴别肠梗阻的原因及部位。

鉴别诊断　单纯性肠梗阻和绞窄性肠梗阻区分时注意以下要点：①前者多腹痛较轻，后者则腹痛发作急骤，剧烈，呈持续性伴阵发性加重。②前者无呕吐或呕吐较轻，后者呕吐出现较早且频繁发作。③前者一般无全身性变化或长期单纯性肠梗阻者出现全身性变化，后者早期出现全身性变化，如脉搏增快，体温上升，白细胞计数增高，或早期即有休克倾向。④前者一般仅有腹部压痛，后者常有腹膜刺激征或有固定局部压

痛和反跳痛。⑤前者呕吐物一般为胃内容物或消化液，若出现血性或肛门排出血性液体则考虑绞窄性肠梗阻的发生。⑥前者仅发现小肠内有积气或者气液平面，后者 X 线腹部平片显示孤立胀大的肠袢，位置固定不随时间而改变，或肠间隙增宽显示有腹腔积液。因为单纯性肠梗阻可能演变为绞窄性肠梗阻，临床上特别要密切观察病情变化，一旦出现绞窄性肠梗阻，立即积极处理。

治疗　包括非手术治疗及手术治疗。

非手术治疗　①禁饮食。②胃肠减压。③补充液体及纠正电解质紊乱、酸碱平衡失调。④抗感染治疗。⑤营养支持，是改善全身状况的重要措施。⑥腹胀严重可应用温盐水灌肠。⑦中医中药治疗。⑧其他：可根据病情选用镇静、止痛、解痉药物。

手术治疗　非手术治疗无效以及肠管内肿瘤、先天性肠闭锁等需要手术治疗；粘连性肠梗阻保守治疗 5 天效果不佳，可行手术治疗。手术方式有：①剖腹探查，解除梗阻因素。②梗阻病灶的一期切除和吻合术。③肠袢的短路吻合术。④肠造口术，部分可行二期造口肠管再吻合术。

(李乐平)

jiǎozhǎixìng chánggěngzǔ

绞窄性肠梗阻 （strangulating intestinal obstruction）

肠壁血运发生障碍的肠梗阻。常见于肠系膜血管受压迫、血栓形成或血管栓塞形成。绞窄性肠梗阻的诊断在临床上有重要意义，因为肠管绞窄如不能及时解除，肠管缺血必然导致肠壁坏死和穿孔，以致患者常因严重的腹膜炎和中毒性休克而死亡。

病因　①机械性肠梗阻中，

肠扭转、肠套叠等常合并血运障碍，为绞窄性肠梗阻。②肠系膜血管受压、血栓形成或栓塞。③肠管高度膨胀，导致肠壁小血管受压而影响血供。

发病机制　绞窄性肠梗阻时，肠管渗出明显，尤其是肠系膜静脉血流受阻的病例更为严重，临床上也更为多见，肠扭转、肠套叠以及绞窄性疝均属此类。如梗阻肠袢较长，失血渗液量达相当数量可引起休克。早期渗液为粉红色，晚期渗液为棕黑色，这是因为肠管失去生机，肠内容物的毒素以及坏死组织分解物深入腹腔所致。此时，毒素被腹膜吸收而引起全身的中毒症状和休克表现，这是引起死亡的重要原因。

临床表现　有肠梗阻共有的临床表现，腹痛、呕吐、腹胀和停止排气排便，但绞窄性肠梗阻病情较重。持续的剧烈腹痛，或阵发性腹痛转变为持续性腹痛，腹痛出现压痛反跳痛和腹肌强直，腹胀不明显，肠鸣音无明显亢进，呕吐物、胃肠减压含血性液，或者便血，可有感染性休克表现。

诊断与鉴别诊断　主要和单纯性肠梗阻鉴别，有以下表现时应考虑有绞窄性肠梗阻的可能：①腹痛发作急骤，剧烈，呈持续性伴阵发性加重，疼痛的部位较为固定。②呕吐出现较早且频繁发作。③早期出现全身性变化，如脉搏增快，体温上升，白细胞增多，或早期即有休克倾向。④有腹膜刺激征或有固定局部压痛和反跳痛。⑤腹部有局部隆起或可触及孤立胀大的肠袢。⑥呕吐物为血性或肛门排出血性液体。⑦腹腔有积液，穿刺为血性液体。⑧X 线腹部平片显示孤立胀大的肠袢，位置固定不随时间而改变，或肠间隙增宽显示有腹腔积液。

⑨经积极的非手术治疗而症状无明显改善。鉴别要点见单纯性肠梗阻。虽有以上特点，但其诊断仍较困难。

治疗　诊断比较困难，常因过久的采用非手术治疗而造成肠袢坏死而导致严重后果。其诊断一旦成立，一般需要采取手术治疗。一般先解除其梗阻的原因，然后再确定肠袢的血运是否良好，对于失去生机的肠袢必须予以切除。全身情况良好者，可将坏死肠袢一期切除吻合；全身情况不佳或是肠袢生机难以判断的，可将肠袢暂时外置或者在病变近端肠袢做小肠造口术，至全身情况恢复后再行二期手术。患者常合并脓毒血症或感染性休克，需要同时处理。

（李乐平　禚洪庆）

gāowèi chánggěngzǔ

高位肠梗阻（high intestinal obstruction）　梗阻部位在十二指肠或者空肠导致肠内容物通过障碍的肠梗阻。

病因及发病机制　高位肠梗阻是依据梗阻位置确定的，因而能引起肠梗阻的疾病只要发病位置在十二指肠或者空肠，都可以称之为高位肠梗阻。①先天性疾病：肠旋转不良、十二指肠闭锁或狭窄和环状胰腺等。②占位性病变：壶腹部癌、十二指肠乳头癌、十二指肠间质瘤、空肠上段肿瘤等。③肠外压迫性疾病：腹腔内粘连、十二指肠淤滞症（肠系膜上动脉综合征）等。④肠管内异物。⑤胃十二指肠或上段空肠术后吻合口狭窄。⑥其他。

临床表现　具有典型的肠梗阻的共性表现，腹痛，腹胀，呕吐和排气排便障碍。共性之外还有一些特殊之处。①腹痛：高位肠梗阻腹痛比较缓和，可为上腹胀满不适、上腹胀痛，或者轻度的阵发性绞痛，多在进食后不久产生，至嗳出大量气体或呕吐后缓解。②恶心、呕吐：高位肠梗阻比较明显的一个症状，出现早而且频繁，吐出物容量甚多，呕吐物多为发病前所进食物，食物吐尽或者禁饮食后吐出物主要为胃液、十二指肠液以及胰液和胆汁，呕吐后疼痛明显减轻。③腹胀：由于呕吐频繁，肠腔内积气、积液甚少，一般腹胀并不明显。④高位肠梗阻可能有梗阻部位以下积存气便排出，因此腹痛后有排气排便不能排除完全性肠梗阻的可能，更不能排除肠梗阻的诊断。⑤全身表现：由于频繁呕吐，脱水明显，表现为精神萎靡、脉搏细弱；患者大量消化液丢失，多有电解质紊乱及酸碱平衡失调；营养状况差，患者逐渐消瘦，甚至合并感染、休克、死亡。查体腹部平坦或仅有上腹部胀满，上腹部有压痛，部分患者可触及腹部包块，听诊肠鸣音稍弱，有时可及上腹部振水音。

诊断　病史及临床症状、体征，结合影像学检查可确诊。腹部 X 线钡剂有重要的诊断价值，表现为胃十二指肠显著淤滞和扩张，钡剂可在十二指肠某处突然中断，有时可见逆蠕动。肠系膜上动脉压迫综合征患者可见典型的笔杆征。内镜、CT 检查可以鉴别肠梗阻的原因及部位。

治疗　包括非手术及手术治疗，前者目的主要在于矫正肠梗阻所致的生理紊乱，后者在于解除梗阻。

非手术治疗　①禁饮食。②胃肠减压，可以减少肠腔压力，改善肠管血运，防止细菌繁殖及毒素吸收。③补充液体及纠正电解质紊乱、酸碱平衡失调。④抗感染治疗，因为腹腔内感染多为混合感染，需应用广谱抗生素并联合应用针对厌氧菌的抗生素。⑤营养支持，是改善全身状况的重要措施。⑥其他：可根据病情选用镇静、止痛、解痉药物。

手术治疗　非手术治疗无效以及或者为肿瘤性病变的，可行手术治疗。①剖腹探查，解除梗阻因素。②梗阻病灶的一期切除和吻合术，如胰十二指肠切除术。③短路吻合术。

（李乐平　禚洪庆）

dīwèichánggěngzǔ

低位肠梗阻（low intestinal obstruction）　梗阻部位发生在回肠、结肠或直肠，肠内容不能正常通过的肠梗阻。

病因　低位肠梗阻的确定主要是根据梗阻发生的部位，比较常见的如大肠恶性肿瘤、憩室、克罗恩病、肠套叠、粪石或异物堵塞、肠结核、乙状结肠扭转等，老年人结直肠恶性肿瘤所致的梗阻临床并不少见。

临床表现　①腹痛：梗阻部位以上的肠管蠕动，表现为阵发性腹部绞痛，持续数分钟后缓解，间歇期可以完全无痛。结肠梗阻有时可以疼痛不显著而仅有腹胀。②呕吐：低位肠梗阻除初期的反射性呕吐以外，可以有一个相对较长的时期没有呕吐，而要等到肠腔膨胀显著，肠内充满积液和积气至引起肠袢逆蠕动时才将肠内容物反流入胃，然后引起呕吐。这时吐出物往往先为胆汁性液体，其后即为具有臭味的棕黄色肠液。粪样呕吐多见于低位小肠梗阻，单纯的结肠梗阻一般无此表现。③腹胀：是较迟出现的症状，但常见，且较明显。低位小肠梗阻的腹胀主要是在腹中部或下腹部，结肠梗阻时常为全腹胀。④停止排气和排便。⑤全身症状：低位肠梗阻呕吐相对较少，且由于膨胀肠腔较长，滞留液体的回吸收较多，脱水及电解质紊乱症状相对较轻。查体腹部膨隆，可出现肠型及胃肠蠕动波，腹部有压痛，腹部叩诊呈鼓音，听诊有高亢的肠鸣音或者气过水声，肠道内大量积气时呈高调的金属音。结肠梗阻形成闭袢性肠梗阻时肠型多为腹部周围，个别患者可有穿孔继发的腹膜炎体征。结肠梗阻和低位小肠梗阻大部分临床表现是一致的，但是由于回盲瓣活瓣作用的存在，结肠梗阻时小肠内容物可以进入结肠，而结肠的内容物不能反流可形成闭袢性肠梗阻。

诊断 病史及临床症状、体征，结合腹部立位 X 线平片可确诊。低位小肠梗阻，扩张的肠袢在腹中部，呈"阶梯状"排列，结肠内无积气。而结肠梗阻时扩张的肠袢在腹部周围，可见结肠袋，盲肠胀气常明显，小肠内胀气可不明显。CT 检查可以鉴别肠梗阻的原因以及部位。

治疗 包括非手术治疗及手术治疗。

非手术治疗 ①禁饮食。②胃肠减压，对闭袢性肠梗阻效果一般。③补充液体及纠正电解质紊乱、酸碱平衡失调。④抗感染治疗。⑤营养支持，是改善全身状况的重要措施。⑥中医中药治疗。⑦其他：可根据病情选用镇静、止痛、解痉药物。

手术治疗 非手术治疗无效以及肠管内肿瘤、先天性肠闭锁等需要手术治疗。结肠梗阻因其常为闭袢性，治疗上单用胃肠减压等非手术治疗的方法多不满意，因而要施行手术治疗。手术方式有：①剖腹探查，解除梗阻因素。②肠造口术，结肠的闭袢性梗阻

多因不能较好的进行术前肠道准备，需要行结肠造口减压，部分可行二期造口肠管再吻合术。③肠袢的短路吻合术。④梗阻病灶的一期切除和吻合术，适用于术前肠道准备良好的情况。

（李乐平　靖洪庆）

wánquánxìng chánggěngzǔ

完全性肠梗阻（complete intestinal obstruction）

肠管完全被堵塞致肠内容物不能通过的肠梗阻。这种肠梗阻分类只表示某一特定病例在某一特定时段的病变情况，而不能说明病变的全过程。完全性肠梗阻往往是由不完全性肠梗阻演变而来。

临床表现 ①腹痛：由于梗阻完全，肠内容物完全不能通过，梗阻部位以上的肠管强烈蠕动，表现为阵发性腹部绞痛，疼痛起病早且程度较重，缓解期也相对较短。腹痛发作时，可伴有肠鸣，查体时可见到明显的肠型和肠蠕动波。②呕吐：一般而言，梗阻部位越高、程度越完全，呕吐出现越早、越频繁。③腹胀：肠梗阻的情况下，梗阻以上的肠腔内将有明显的积气和积液，造成肠管膨胀。梗阻时间越长肠内积液较多，梗阻越完全，气液淤滞越严重，腹胀症状也越明显。梗阻肠袢内积气主要来自于消化过程产生、血液弥散到肠管中及下咽的气体，梗阻肠袢中的积液主要来自消化道的分泌。④停止排气和排便：完全性肠梗阻可能无排气排便，但是腹痛后有排气排便不能排除完全性肠梗阻的可能，更不能排除肠梗阻的诊断。⑤全身症状：完全性肠梗阻所致的临床症状更为显著，进展更为迅速，因此脱水和全身消耗更严重，表现为精神萎靡、脉搏细弱、电解质紊乱及酸碱失衡；过高的肠腔

压力会损伤黏膜屏障，毒素吸收加重全身炎性反应甚至休克、循环衰竭。部分患者可出现肠管穿孔。查体腹部明显膨隆，可出现肠型及胃肠蠕动波，腹部有压痛，腹部叩诊呈鼓音，听诊有高亢的肠鸣音或者气过水声，肠道内大量积气时呈高调的金属音。

诊断 病史及临床症状、体征，结合血液及腹部立位 X 线平片可确诊。腹部立位 X 线平片有重要的诊断价值，如发现小肠内有积气或者气液平面存在时，可以作为肠梗阻的证据，完全性肠梗阻肠袢膨胀的程度更为严重。CT 检查可以鉴别肠梗阻的原因及部位。

治疗 包括非手术治疗及手术治疗。

非手术治疗 ①禁饮食。②胃肠减压，可以减少肠腔压力，改善肠管血运，防止细菌繁殖及毒素吸收。③补充液体及纠正电解质紊乱、酸碱平衡失调。④抗感染治疗，因为腹腔内感染多为混合感染，需应用广谱抗生素并联合应用针对厌氧菌的抗生素。⑤营养支持，是改善全身状况的重要措施。⑥其他：可根据病情选用镇静、止痛、解痉药物。

手术治疗 非手术治疗无效以及肠管内肿瘤、先天性肠闭锁、绞窄性肠梗阻所致的完全性肠梗阻等需要手术治疗。手术方式有：①剖腹探查，解除梗阻因素。②梗阻病灶的一期切除和吻合术。③肠袢的短路吻合术。④肠造口术，部分可行二期造口肠管再吻合术。

（李乐平　靖洪庆）

bùwánquánxìng chánggěngzǔ

不完全性肠梗阻（incomplete intestinal obstruction）

肠管部分被堵塞导致肠内容物通过障碍的

肠梗阻。可造成肠管本身解剖及功能上的改变及全身病理生理上的紊乱，是腹部外科常见疾患。不完全性肠梗阻定义的依据是肠腔梗阻的程度，因而能引起肠内容物通过障碍的疾病都可以作为不完全性肠梗阻的病因。

临床表现 ①腹痛：由于梗阻不完全，肠内容物能部分或较缓慢的全部通过梗阻部位，梗阻部位以上的肠管需要克服的阻力相对要小，不需要过于强烈的蠕动，腹痛的程度也就相对缓和。由于梗阻程度不一，可表现为腹部胀满不适、胀痛或阵发性腹部绞痛，缓解期也相对较短。②恶心、呕吐：一般而言，梗阻部位越高、程度越完全，呕吐出现越早、越频繁。不完全性肠梗阻起病初期可在一相对较长的时间里没有呕吐，随着梗阻时间延长、程度加重，可出现恶心、呕吐，呕吐物多为所进食食物。③腹胀：肠梗阻的情况下，梗阻以上的肠腔内将有明显的积气和积液，造成肠管膨胀。一般不完全性肠梗阻，气液淤滞程度较轻，腹胀症状也不明显。④停止排气和排便：不完全性肠梗阻可以有排气排便，因而腹痛后有排气排便不能排除肠梗阻的诊断；排气排便后腹痛腹胀可缓解。⑤全身症状：一般较轻，长期可出现水电解紊乱、营养不良等。查体腹部膨隆，多数为上腹或脐周轻度膨隆，有的可出现肠型及胃肠蠕动波，腹部触软，叩诊呈鼓音，听诊有肠鸣音活跃，病情较重时可有高亢的肠鸣音或气过水声。

诊断 病史及临床症状、体征，结合血液及腹部立位 X 线平片可确诊。不完全性肠梗阻肠曲膨胀的程度较轻，有的仅可见数个胀气肠袢，气液平面不明显。

CT 检查可以鉴别肠梗阻的原因及部位。

治疗 包括非手术治疗及手术治疗。

非手术治疗 ①禁饮食。②胃肠减压，可以减少肠腔压力，改善肠管血运，防止细菌繁殖及毒素吸收。③补充液体及纠正电解质紊乱、酸碱平衡失调。④抗感染治疗，因为腹腔内感染多为混合感染，需应用广谱抗生素并联合应用针对厌氧菌的抗生素。⑤营养支持，是改善全身状况的重要措施。⑥其他：可根据病情选用镇静、止痛、解痉药物。

手术治疗 非手术治疗无效以及肠管内肿瘤、合并血运障碍的不完全性肠梗阻等需要手术治疗。手术方式有：①剖腹探查，解除梗阻因素。②梗阻病灶的一期切除和吻合术。③肠袢的短路吻合术。④肠造口术，部分可行二期造口肠管再吻合术。

（李乐平 糜洪庆）

bìpànxìng chánggěngzǔ

闭袢性肠梗阻（closed loop obstruction） 一段肠袢两端完全堵塞导致肠内容物通过障碍的肠梗阻。

病因 ①肠扭转：是最常见的原因之一，一段肠袢以其系膜为长轴发生旋转，常见于乙状结肠和小肠，肠扭转发生后，其中间肠管的两端被完全堵塞。肠扭转的根本原因是先天性的肠袢及其系膜过长，致其活动性大，常在某种发病因素促使扭转形成，如肠袢的重力作用或者体位的突然改变所造成的惯性运动。腹腔内粘连束带恰好将肠袢固定于腹壁某一点者，也易引起肠扭转。②结肠梗阻：如结肠癌，由于回盲瓣活瓣作用的存在，结肠梗阻时小肠内容物可以进入结肠，而

结肠的内容物不能反流可形成闭袢性肠梗阻。③其他：如腹内疝或者腹外疝致部分肠管嵌顿、肠道内异物等。

临床表现 肠扭转和嵌顿性疝因常累及肠系膜血管血运，因而和结肠的闭袢性梗阻有共性又各有其特殊性。①腹痛：肠扭转所致的闭袢性肠梗阻主要表现为急性机械性肠梗阻，腹部绞痛剧烈，多位于脐周或小腹部，为持续性且有阵发加剧。②呕吐：肠扭转时因为系膜及系膜血管受牵拉扭转，可诱发反射性呕吐，呕吐发生早且剧烈；结肠闭袢性肠梗阻时除初期的反射性呕吐以外，可以有一个相对较长的时期没有呕吐。③腹胀：如闭袢为全部小肠，则呕吐剧烈而腹胀较轻；如闭袢为较短肠袢，则该肠袢可高度膨胀且局限，有时可在体表扪及；如闭袢为乙状结肠，患者左腹部膨胀及压痛明显，可见肠型；如闭袢为结肠，则为全腹胀，肠型多位于腹部周围。④停止排气和排便。⑤全身情况：闭袢性肠梗阻高度扩张，可造成肠壁张力性损害，再加上系膜血管如有血运障碍，可造成肠袢出血、肠壁坏死、腹腔漏液，甚至穿孔性腹膜炎、休克、循环衰竭等不良后果。查体腹部膨隆，可出现局限性肠型，因而腹胀常常不对称，腹部有压痛，有时隔腹壁可扪及有压痛的包块，即为病变肠袢，腹部叩诊呈鼓音，有时可叩出移动性浊音；听诊有高亢的肠鸣音或者气过水声。结肠梗阻形成闭袢性肠梗阻时肠型多为腹部四周，病情严重者可有穿孔继发的腹膜炎体征。

诊断 病史及临床症状、体征，结合腹部 X 线检查可确诊。①腹部立位 X 线平片：有重要的

诊断价值，闭袢型肠梗阻X线显示以肠系膜为轴心形成的小跨度卷曲肠袢，因系膜的水肿挛缩变短，使肠袢形成特殊排列状态，如C字形、8字形等。当闭袢的近端肠管内大量气体和液体进入闭袢肠曲时，致使闭袢肠曲扩大形成中央有一分隔带的椭圆形边缘光滑的肠袢影，状如咖啡豆，故称为咖啡豆征。当闭袢肠曲内完全为液体所充满时，表现为类圆形轮廓较清楚的软组织密度肿块影，称为假肿瘤征。闭袢性乙状结肠扭转，乙状结肠明显扩张，横径可超过10cm。立位时，可见两个较宽的液平面，扩张的乙状结肠呈马蹄形。②钡剂灌肠检查：钡剂充盈乙状结肠下部，向上逐渐变细，尖端指向一侧，呈鸟嘴状。③CT检查：可以鉴别肠梗阻的原因及部位。

治疗　包括非手术治疗和手术治疗。

非手术治疗　非手术治疗常不能解决问题，一般作为术前准备。①禁饮食。②胃肠减压，对闭袢性肠梗阻效果一般。③补充液体及纠正电解质紊乱、酸碱失衡。④抗感染治疗。⑤营养支持，是改善全身状况的重要措施。⑥闭袢性肠梗阻时慎用灌肠，易加重肠道内高压，导致穿孔。⑦中医中药治疗。⑧其他：可以根据病情选用镇静、止痛、解痉药物。

手术治疗　由于非手术治疗效果一般较差，并且常合并血运障碍，大多需要手术治疗。常用手术方式有：①剖腹探查，解除梗阻因素；探查系膜血管及累及肠袢的血运，无生机肠管要切除。②肠造口术，结肠的闭袢性梗阻多因不能较好的进行术前肠道准备，需要行结肠造口减压，部分

可行二期造口肠管再吻合术。③肠袢的短路吻合术。④梗阻病灶的一期切除和吻合术：适用于术前肠道准备良好的情况。

（李乐平　諶洪庆）

niǎozuǐzhēng

鸟嘴征（angle sign）　空腔脏器行造影检查时可见梗阻点两端肠腔渐进性狭窄，类似鸟嘴状（图）。其发生机制是梗阻部位两端肠管呈渐进性狭窄，至梗阻部位完全梗阻，行检查时钡剂无法通过，而呈现逐渐缩窄的鸟嘴征，常见于乙状结肠扭转和贲门失弛缓症。

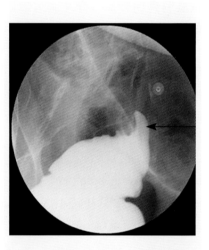

图　鸟嘴征（箭头）（李乐平供图）

（李乐平　諶洪庆）

mànxìng xiǎocháng jiǎxìng gěngzǔ

慢性小肠假性梗阻（chronic intestinal pseudo-obstruction，CIP）　胃肠道神经及肌肉病变引起的肠道运动功能障碍性疾病。表现为慢性、反复发作或持续存在的肠道扩张和肠道运动障碍而无肠道机械性梗阻，婴儿和成年人均可以发病，女性多于男性，有家族史。

病因　目前病因并不十分清楚，在多数患者胃肠道组织中发

现胃肠平滑肌或胃肠神经病变，因此推测此为病因。一般认为，慢性假性肠梗阻可分为原发性和继发性两类。

原发性慢性假性肠梗阻　又称慢性特发性假性肠梗阻，其病因不清楚，可能与染色体显性遗传有关，许多患者具有家族史，且可累及胃肠道以外的一些脏器（如膀胱），故有人称之为家族性内脏肌病或遗传性空肠内脏肌病。根据肠壁的病变情况可分为以下三种。①肌病性假性肠梗阻（内脏肌病）：病变主要在肠壁平滑肌，可分家族性或散发性。其主要病理变化是肠壁环行肌或纵行肌的退行性变，以后者为甚。②神经病性假性肠梗阻（内脏神经病）：病变主要在肠壁肌肉间神经丛的神经，可为散发性或家族性。其病理变化主要表现为神经元和神经元突起的退行性变和肿胀。③乙酰胆碱受体功能缺陷性假性肠梗阻：无肌肉或神经的器质性异常发现，但生理试验测定有肠运动功能的异常，其发生可能与肠平滑肌的毒蕈碱乙酰胆碱受体功能的缺陷有关。

继发性慢性假性肠梗阻　多继发于其他疾病或因滥用药物所致。①可导致胃肠道平滑肌病变的疾病：硬皮病、进行性全身性硬化症、皮肌炎、多发性肌炎、全身性红斑狼疮、淀粉样变、强直性肌营养不良、进行性肌营养不良等。②内分泌疾病：甲状腺功能减退症、糖尿病、嗜铬细胞瘤。③神经性疾病：帕金森病、家族性自主性功能失调、精神病、小肠神经节病。④毒物和药物性原因：毒性原因如铅中毒、蘑菇中毒，药物副作用如酚噻嗪类、三环抗抑郁药、抗帕金森病药、神经节阻滞剂、可乐

定等。⑤感染：Chagas 病，病毒感染（巨细胞病毒、EB 病毒感染等）。⑥电解质紊乱：低血钾、低血钙、低血镁、尿毒症。⑦其他：空回肠旁路、空肠憩室、脊索损伤、恶性肿瘤等。其中以系统性硬化症致慢性假性肠梗阻为多见，其主要病理变化为肠壁平滑肌萎缩和纤维化，又以环行肌的病变为甚。

病理　各种慢性假性肠梗阻的病因最终可导致胃肠平滑肌和神经病变，表现为平滑肌病变和神经系统病变。①平滑肌病变：原发性慢性假性肠梗阻肠平滑肌的固有肌层空泡样变性及纤维化，继发性患者肠平滑肌则无空泡样变性，表现为平滑肌纤维化和萎缩。②神经系统病变：包括两种。降解性神经病变的特征是肌间神经丛数量减少，但机制尚不明确。炎症性神经病变的特征是肠神经系统的神经节或轴突周围有大量的淋巴细胞和浆细胞浸润，CD4+细胞和 CD8+细胞介导的细胞免疫和体液免疫可能是其机制。

临床表现　主要表现为慢性或反复发作的恶心、呕吐、腹痛、腹胀。发作期可为数天、数周、数月不等，间以缓解期，缓解期可达数月至数年。腹痛常位于上腹部或脐周，呈持续性或阵发性，患者腹痛部位与病变部位有关，以胀痛为主，程度轻重不等，少数患者伴有不同程度的腹泻或便秘，有的腹泻和便秘交替出现。常有腹部膨隆，振水音，叩诊呈鼓音，但无肌紧张，触软，轻度压痛，肠鸣音减弱或消失，体重减轻、营养不良常见。

诊断　该病症状没有特异性，因而诊断比较困难。辅助检查主要包括是腹部 X 线平片和消化道钡剂造影方法，前者最为常用。

腹部 X 线片可见到胃、小肠和结肠广泛的充气扩张，并有多个液平面，而机械性肠梗阻患者在梗阻远端无气体存在。因原发性慢性假性肠梗阻的病变可累及全胃肠道，钡剂检查须从食管至直肠。假性肠梗阻患者一般均有胃扩张和胃排空延迟的 X 线表现，十二指肠常扩张，钡剂在十二指肠及小肠内移动极缓，甚至可潴留数天之久。消化道测压检查食管测压显示其下端压力减低、蠕动消失或紊乱，而上段食管和胃可显示正常，十二指肠及结肠测压亦见异常。测定小肠压力，可以较准确地区别机械性与假性小肠梗阻以及假性小肠梗阻的病理类型，避免不必要的剖腹探查，同时还作为预后指标。

肠梗阻患者有以下情况者应考虑该病的可能：①梗阻症状在儿童或青春期开始出现，在梗阻发作的间歇期腹胀不能完全消失。②有家族史。③有吞咽困难或排尿无力者。④体重减轻，营养不良。⑤有引起假性肠梗阻诱因。⑥有雷诺现象或硬皮病体征。

目前认为对 CIP 的诊断应具备以下三点：①小肠梗阻的 X 线表现。②小肠运动异常的依据。③排除机械性肠梗阻。其中①③为必备条件，有条件者，做小肠肌电图、小肠通过时间等功能检查。确诊依据为小肠组织学检查 Smith 银染色阳性。

治疗　治疗原则是保证患者足够的热量摄入，维持水电解质平衡，控制疼痛，防止梗阻恶化。包括非手术治疗和手术治疗。

非手术治疗　①营养支持：饮食要求低脂肪、低乳糖和低纤维素饮食。此外要适量补充维生素 B_{12}、维生素 D、维生素 K 和微量元素等；急性发作时应禁食、

持续胃肠减压，可以减少肠腔压力，改善肠管血运，防止细菌繁殖及毒素吸收；由于本病均有不同程度的吸收障碍，营养不良，加之饮食和药物治疗效果不佳，因此大部分患者需要全肠外营养（TPN）治疗，尤其是重症患者，长期 TPN 治疗是维持生命的唯一方法，同时积极纠正酸碱平衡失调及电解质紊乱。②药物治疗：主要是胃肠动力药，目的在于刺激小肠收缩，恢复正常小肠的蠕动功能，如乙酰胆碱、促胃液素、乌拉坦、甲氧氯普胺、类固醇、卡巴胆碱、苯丙胺、普萘洛尔等，红霉素具有胃动素样作用，可有效促进胃肠蠕动，治疗假性小肠梗阻有一定疗效。③抗生素治疗：小肠内细菌过度繁殖可引起脂肪吸收不良，发生脂肪泻，用抗生素治疗可减轻症状。

手术治疗　一旦确诊，原则上不施行手术。但是对症状持续存在而不能完全除外机械性肠梗阻时，剖腹探查是必要的。术中若未发现机械性肠梗阻原因时，应进行病变肠段全层切除，行组织学检查以明确性质。对不同部位病变采用不同的手术方法：当食管症状为主时，可行气囊扩张术；以胃的症状为主时，可行迷走神经切断加胃窦切除、胃空肠 Roux-en-Y 吻合术；若病变局限于一段小肠时，可行短路术。对于严重患者，小肠移植可能是一种有前途的治疗方法，但目前临床应用尚有困难。

（李乐平　靖昌庆）

fùjiǎnzhèng

腹茧症（abdominal cocoon）以小肠被茧状包裹在一层异常的致密、灰白色质韧、硬厚的纤维膜内形似蚕茧为其特征的原因不明的特殊类型的肠梗阻。又称先

天性小肠禁锢症、包裹性腹膜炎、小肠茧状包裹症、局限性小肠外膜包绕症、包膜内粘连性肠梗阻和小肠节段性纤维包裹症群、腹腔茧状包裹症等。奥夫钦尼可夫（Owtschinnikow）于1907年以慢性纤维包裹性腹膜炎首次报道；1978年富（Foo，音译）等报道了10例，并命名为"腹茧症"，后该名称被医学界广泛接受。临床上缺乏对其认识，诊断时常较困难，是腹部外科比较少见的疾病。因其病因不同，临床表现不一，认识上也不一致，由于临床极少见，其病因尚不明确，表现又缺乏特异性，故诊断困难，误诊率较高，治疗方面也存在较多争议，患者往往因肠梗阻而行剖腹探查术后才得以明确诊断。

病因及发病机制 确切病因和发病机制尚不清楚，多见于青少年女性患者，但也可见于成年人，可能与慢性腹腔炎症有关。原位肝移植后发生包裹性腹膜炎，患者均有低热，腹膜炎症或细菌感染的征象，除考虑与慢性感染炎症有关外，还可能与特异性的体质或基因有关。病理特征为包膜以增生的纤维结缔组织为主，有炎性细胞浸润并可伴有透明样变性或玻璃样变性。目前有多种学说：①先天畸形：胚胎发育过程中腹膜发生变异构成此病，小肠或结肠旋转不良、大网膜缺如或缩短，演变成茧状包裹；部分腹茧症患者同时合并隐睾或子宫及附件缺如和发育异常。②外部异物刺激：由于腹腔的外伤、手术、腹腔内灌注化疗、过敏、寄生虫等导致腹腔纤维蛋白渗出，机化后形成包膜。③病毒感染：由于在纤维组织渗出物中发现淋巴细胞和浆细胞存在，因此，福勒（Fowler）提出该病可能与病毒感染有关。④药物影响：长期服用 β_2 受体阻滞剂，降低了控制细胞正常生长的环磷酸腺苷酸（cAMP）与环磷酸鸟苷酸（cGMP）的比例，致胶原过度生成及腹腔纤维化，并形成纤维包裹肠管。⑤女性生殖道逆行感染：富（Foo，音译）1978年报道该病多发于热带、亚热带地区的月经期女性，认为该病系由女性经血倒流或生殖道逆行感染引起的亚临床腹膜炎致纤维蛋白等渗出机化后形成包膜。⑥血源性亚临床型腹膜炎（原发性腹膜炎）：有原发疾病，如肝硬化、肾炎、恶性肿瘤及心功能衰竭伴有腹水、结核性腹膜炎等患者中腹茧症的发生率更高。恶性肿瘤的播散型病灶产生的各种细胞因子如IL-6、IL-8等也可能是形成腹茧症的原因之一。

临床表现 常无特异性临床表现，可分为肠梗阻型和症状隐匿型。患者常有较长的病史，可长达20年，诉有间断性腹痛腹胀等不完全肠梗阻的症状，可自行缓解或经治疗后缓解，此为症状隐匿型；也有部分患者出现急性肠梗阻的症状，腹痛腹胀加剧，称之为肠梗阻型，也有肠梗阻型患者以亚急性或者慢性肠梗阻和腹部包块为首发症状。症状多与小肠被纤维膜禁锢形成腹部包块、肠管间粘连或机械性肠蠕动障碍形成有关。可表现为反复腹痛、腹胀、恶心及呕吐，排气排便减少，甚至停止排气排便。腹部检查可见肠型或蠕动波，可触及腹部包块，肠鸣音减弱或亢进。大多以各类肠梗阻行剖腹探查而发现。症状隐匿型多为腹部其他手术探查或尸检时偶然发现。

诊断 腹茧症是一种少见的腹腔疾患，临床表现无特异性，临床医师对其认识不足，术前诊断困难，需要通过手术和病理检查才能确诊。以下几种情况提示要考虑诊断该病：①肠梗阻原因不清，发病初期经非手术治疗可缓解。②有腹部外伤、腹膜炎，腹腔灌注化疗等病史患者；青年患者多见，无性别差异。③临床表现以腹痛、腹胀、呕吐、排气、排便减少等不完全性肠梗阻症状为主。④体检可触及圆形或椭圆形边界清楚的包块，表面光滑，边界清楚可移动，大小可变化。⑤腹部X线平片示小肠扩张积气，有液平面。⑥小肠钡剂造影显示菜花征；或位于中腹部形成动度受限、蠕动较差、排列紊乱、加压后不易分离的肠袢。⑦B超检查示腹部包块内有粘连肠管及厚度不一的纤维膜形成的混杂回声。⑧CT或MR检查示小肠肠管粘连成袢，肠管狭窄为增厚的腹膜所包裹。虽然有以上提示及多种辅助检查，术前诊断腹茧症仍存在困难。若手术探查发现全部或部分小肠被包裹在一层灰白色、致密的纤维膜内；病理示纤维结缔组织，则可确诊。

鉴别诊断 ①结核性腹膜炎所致的腹膜纤维化：患者可有结核病史，表现为腹膜与肠管及网膜间有不易分离的广泛致密粘连，网膜增厚，收缩成团，悬在横结肠处，结核菌素实验可为阳性，病理可见典型的干酪样肉芽肿。②硬化性腹膜炎：患者常先有腹膜透析和腹膜腔注射药物的病史，其后有腹痛、腹胀症状，发作越来越频繁，且逐渐加重直至不能进食，腹壁触诊呈僵硬表现，压痛不明显，肠鸣音无明显亢进，腹壁平片可见多个小液气平，少有扩张肠袢，CT检查示肠管间组织密度增加、增宽，但无增厚腹膜所包裹。③腹膜包裹症：表现为小肠包绕在一层相对正常的腹膜当中，与肠管无粘连，其来源是胚胎发育中残留的脐囊，属发育异常。

治疗 因为腹茧症引起的肠管粘连进展缓慢，较少引起完全性肠梗阻或肠绞窄，如果症状隐匿而于其他术中意外发现，或者症状轻微，可不予治疗或仅给予对症治疗即可。目的是缓解症状，包括胃肠减压、纠正电解质紊乱、肠外营养、中医中药治疗等。

症状明显且反复发作者，可能导致完全性肠梗阻，应实施手术治疗。手术的目的是通过切除包裹小肠的纤维膜解除纤维素对肠道的禁锢，对于包裹胃、大网膜等不引起肠梗阻的纤维素膜，可以不予处理。手术原则为彻底切除包膜、松解粘连、切除囊带、解除包膜对小肠的禁锢。手术具体方式根据包膜的包裹程度而定，尽可能切除全部或部分包膜，如包膜与肠管及肠管之间粘连较重，亦不能为追求包膜切除而勉强分离粘连，以防止损伤肠袢；更切忌切除无病变的肠管或将被包裹的小肠当做肿瘤切除，最终导致肠瘘、肠坏死、短肠综合征、反复肠粘连肠梗阻等严重并发症。小肠若无狭窄，一般不行肠切除术。切除包膜后时可行肠管排列术以及阑尾切除术，为预防术后粘连及包膜的再形成，可以在关腹前腹腔内放置中分子右旋糖酐、透明质酸钠、无菌石蜡油等防粘连剂，术后加强营养、早期活动，应用促进肠蠕动以及抑制纤维素形成的药物，结合针灸、理疗，均可帮助胃肠功能尽快恢复，有效避免粘连的发生。

(李乐平 靖昌庆)

yìnghuàxìng fùmóyán
硬化性腹膜炎 (sclerosing peritonitis)
腹膜与肠袢、肠袢与肠袢之间有致密的瘢痕粘连，难以分离而导致的以肠梗阻为主要表现的疾病。其与腹茧症的区别是无薄膜包裹。该病是腹膜透析的一种少见但非常严重的并发症，腹膜纤维化、严重粘连、包裹导致的肠梗阻伴腹膜炎是其特征。该病于 1981 年在澳大利亚首次被报道。该病总的发病率为 1.9%～4.2%。该病的病死率较高，通常死于小肠梗阻、脓毒血症、营养不良。

病因 病因学不明，但被认为是多因素的。硬化性腹膜炎的原因不清楚，可能与以下一些高危因素有关，如腹膜透析液的生物相容性差、使用 β 受体阻滞剂、腹腔化疗及急性腹膜炎等，另外患者基因的易感性也可能是致病原因之一。透析相关药剂如含酒精的消毒剂、醋酸透析液、细菌滤网上的内毒素、透析液中的葡萄糖在高温消毒时的降解产物等均可能会导致硬化性腹膜炎的发病。此外，硬化性腹膜炎还继发于腹腔感染，如真菌性腹膜炎。最近有报道系统性红斑狼疮、卵巢肿瘤患者会导致硬化性腹膜炎的发生。

临床表现 常有腹膜透析后腹膜腔注射药物的病史，其后有腹痛腹胀等表现，临床表现常不典型，主要包括腹痛、恶心、呕吐、腹部包块、腹水、体重减轻、不全性肠梗阻或完全性肠梗阻，以及由此而引起的吸收和营养不良。严重的腹膜炎症状可能在透析的开始就会出现，会一直持续到腹膜透析停止后的数月。

诊断 通常在因腹部严重疾病行剖腹探查时意外发现此病，CT 和超声检查的腹膜表现目前也有助于诊断该疾病。腹部 X 线平片表现为小肠袢扩张伴有气液平面，腹膜及小肠壁钙化，有时可见肠壁增厚。腹部 B 超检查除肠梗阻和包裹性腹水外，常见小肠壁增厚。CT 表现为腹膜增厚、小肠壁增厚且僵硬、肠袢扩张伴有气液平面，但无腹茧症特征性的包裹性增厚的纤维膜。

治疗 以非手术治疗为主，肠外营养支持可以长期维持并改善患者的营养状况及生活质量。肠外营养支持在改善营养状态的同时有利"肠道休息"，通过其他综合保守支持治疗有利于肠道梗阻的解除。近来有研究报道除使用皮质激素外，可加用免疫抑制剂如环孢素 A、环磷酰胺、硫唑嘌呤等治疗，帮助控制炎性反应，促进肠梗阻的缓解。停止腹膜透析或转为血液透析有助于病情的缓解，手术切除硬化包裹的腹膜总体上不能达到满意的治疗效果，若行小肠切除，有导致短肠综合征的危险。近来报道手术治疗术后并发症死亡率高，一般不宜选用。

(李乐平 靖昌庆)

jíxìng chángxìmóshàngdòngmài bìsè
急性肠系膜上动脉闭塞 (superior mesenteric artery occlusion)
各种原因导致的肠系膜上动脉栓塞或动脉血栓形成，出现血管闭塞从而导致肠缺血继而大面积肠管坏死的外科急腹症。目前发病率呈逐年升高的趋势，急性肠系膜上动脉闭塞的发生占肠系膜血管疾病的1/3 以上，急性肠系膜上动脉闭塞分为肠系膜上动脉栓塞和肠系膜上动脉血栓形成，两者的发生率分别为 55% 和 45%。

病因 分为两类。① 急性肠

系膜上动脉栓塞：以心源性栓塞最多见，患者多有风湿性心脏病与慢性心房颤动，急性心肌梗死后的左心室，或既往心肌梗死后形成的附壁血栓，心内膜炎，瓣膜疾病或瓣膜置换术后等；心肌缺血或心律失常；主动脉钙化斑块脱落，动脉瘤血栓脱落，介入操作导致的医源性动脉栓塞等。另外肠系膜上动脉是腹主动脉的一个较粗分支，分支处呈锐角，易发生栓塞。②急性肠系膜上动脉血栓形成：由于解剖特点的原因，动脉粥样硬化或其他慢性动脉病变常发生在肠系膜上动脉的起始狭窄部，心力衰竭、心肌梗死、失水、心输出量减少等可促使该部血栓形成。肠系膜上动脉血栓形成多在已有肠系膜上动脉粥样硬化性狭窄基础上急性血栓形成，糖尿病和高血压患者也易于急性血栓形成。

发病机制 无论是栓子还是血栓形成，动脉被堵塞后，远端分支即发生痉挛。受累肠管呈苍白色，处于缺血状态。肠黏膜不耐受缺血，急性肠系膜动脉闭塞10分钟后，肠黏膜的超微结构即有明显改变，缺血1小时后，组织学上的改变即很清楚。急性缺血的初期，肠平滑肌收缩，其后因缺血而松弛，血管痉挛消失，肠壁血液淤滞，出现发绀、水肿，大量富含蛋白质的液体渗至肠腔。缺血后短时间内虽然病理生理改变已很明显，如动脉血流恢复，小肠仍可具有活力，但将有明显的再灌注损伤。缺血继续长时间后，肌肉与浆膜将坏死，并出现腹膜炎，肠管呈发绀或暗黑色，浆膜呈潮湿样，易破有异味，肠腔内细菌繁殖，毒性产物被吸收，很快因中毒与大量液体丢失而出现休克与代谢性酸中毒。血管闭塞在肠系膜上动脉出口处，可引起十二指肠悬韧带以下全部小肠及右半结肠的缺血坏死。较常见的部位是在结肠中动脉出口以下，也可引起十二指肠悬韧带和回盲瓣之间的大部分小肠坏死。闭塞愈靠近主干远端，受累小肠范围愈小。当轻度缺血得到纠正后，肠黏膜将再生，新生的绒毛形状不正常，有萎缩，并有暂时性的吸收不良，其后渐恢复，部分坏死的肠组织将在瘢痕愈合以后出现小肠节段性狭窄。

临床表现 肠系膜上动脉栓塞或血栓形成都造成缺血，故两者的大多数临床表现相同。所有患者都有腹痛症状，腹痛多为突发性剧痛，剧烈的腹部绞痛是最开始的症状，常于上腹和脐周最重，也可是全腹、右下腹或耻骨上区。腹痛难以用一般药物所缓解，其后有肠坏死，疼痛转为持续，多数患者伴有频繁呕吐，呕吐物为血水样。约1/4患者有腹泻，并排出暗红色血液。腹痛程度与肠道缺血的严重性并不一致。体格检查腹壁常松软，如果尚未出现肠梗死则无腹膜刺激征，肠鸣音的有无并无诊断价值。腹痛症状严重而腹部体征轻微，因此称之为"症状与体征分离"。如果腹穿抽出血性液体则提示已发生缺血性肠坏死。

诊断 详细而全面地询问病史和疾病发展过程是正确诊断的基础。有以下病史及临床和实验室检查结果支持该病的诊断：①50岁以上不明原因的腹痛，既往心脑血管疾病史，特别是房颤或瓣膜病，或脑或肢体栓塞病史，应高度警惕该病。②易于引起高凝状态的疾病可诱发肠系膜血管血栓形成。③患者腹痛症状严重而腹部体征较轻，症状与体征分离，同时实验室检查缺乏特异性，已除外其他急腹症，应考虑该病。④肠系膜缺血导致的肠梗阻特点是不出现高调肠鸣音或金属音，肠鸣音在阵发性腹痛发作时是较低的，有较少量的排气或血便。⑤增加消化道功能负担时引起症状变化，如患者进食或饱餐后腹痛加重，空腹时缓解或减轻。⑥腹部选择性动脉造影提示血管栓塞或血栓形成，临床中也常应用无创性的腹部血管增强CT，亦有较高的诊断价值。

治疗 包括支持疗法、介入治疗和手术治疗。治疗原则是迅速去除血管内栓子，恢复肠系膜上动脉的血供。

支持疗法 使用广谱抗生素，防止肠道细菌易位引起感染，使用罂粟碱扩张肠系膜血管及解除肠管痉挛，使用肝素全身抗凝，密切观察病情变化，急性肠血管栓塞患者术后的监测治疗甚为重要。

介入治疗 若患者无明显腹膜炎体征、无明确肠坏死的证据，可进行选择性动脉造影，如发现有栓塞及血管痉挛时，可经动脉导管溶解栓子，或经皮血管腔内气囊成形术、放置内支撑。介入治疗的同时仍需密切观察腹部体征变化，若出现腹膜炎，则应行剖腹探查术。

手术治疗 目的是及时祛除肠系膜上动脉的栓子，恢复肠管血供，处理缺血的肠管。原则上先切开取栓，取栓成功后，根据缺血肠管的血供恢复情况再决定肠管的实际切除范围。肠系膜血供恢复后一部分缺血的肠管有可能恢复活力，应该仔细观察加以保护，尽量避免过多地切除肠管。对于肠管坏死界限清楚的病例，可以行坏死肠管切除，一期肠吻合术。其优点是保持了肠管的连续性，减少了消化液丢失，患者生活质量高。缺点是，对于肠管血供不可靠或术后肠管可能继续坏死的病例，一期肠吻合术后可能因肠管血供不良出现吻合口瘘或术后肠管可能继续坏死。因此，切除范围至少应包括坏死肠管上下端各15cm的正常肠管，同时将已有栓塞的系膜一并予以切除。如果肠管缺血范围较大，广泛肠切除势必引起短肠综合征，可以将可疑肠段提出切口外做袢式造口，备观察用，待肠管病变不再继续发展后再决定是切除还是还纳腹腔。应切开减压外置肠段，以免因肠管病变及外置造成的麻痹和梗阻导致肠管扩张，加剧病变肠管的缺血性改变。手术后应行疏通微循环、扩血管、抗凝祛聚治疗，以降低复发率和病死率。同时监测有关凝血机制方面的各项指标，根据情况进行药物剂量的调整，防止术后继发性出血。另外，还应加强抗感染、营养支持等综合治疗。早期诊断、及时干预对改善预后极为关键。

（李乐平 靖昌庆）

fēibìsèxìng jíxìng chángquēxuè

非闭塞性急性肠缺血（non-blunting acute intestinal ischemia） 间接因素引起广泛血管收缩，而非肠系膜血管主干明显阻塞形成的急性肠缺血临床综合征。在急性肠缺血或小肠坏死的患者中，20%~30%的动脉或静脉主干上未发现有明显的阻塞。该疾病本身表现不典型、诊断困难、多合并其他全身严重疾病，易发生肠坏死，病死率超过70%。

病因及发病机制 病因是一些间接引起广泛血管收缩的因素，心肌梗死、充血性心力衰竭、心律不齐、主动脉瓣闭锁不全、肝、肾疾病，休克，利尿引起的血液浓缩等都是潜在的诱因，可导致心排出量下降、低血容量、低血压，使肠管处于一种低灌压及低灌流状态。当低血容量、组织低灌注时，血管内流体静力压小于血管壁的张力，血管塌陷，黏膜下层形成短路，绒毛顶部出现缺氧、坏死，继而累及黏膜及肠壁的深层。休克患者使用缩血管药物可延长血管收缩状态而加速肠坏疽的发生。另外，部分非闭塞性肠缺血的患者曾接受过洋地黄化，可直接对肠系膜上动脉的平滑肌产生作用引起血管收缩。

临床表现 几乎全部发生在导致低血流、低灌注的疾病如充血性心力衰竭等情况。临床表现与急性肠系膜上动脉闭塞相似，唯过程较急性上肠系膜动脉闭塞缓慢，发病早期腹部查体结果与患者主诉的严重程度不相符。这类患者以剧烈腹痛、腹胀伴发热、乏力起病，常有呕吐、腹泻及血便。早期的腹痛较急性肠系膜上动脉栓塞或血栓形成轻，部分患者表现为不明原因的腹胀和胃肠出血。当肠坏死时则出现严重腹痛和呕吐，接着有急骤血压下降和脉速、发热、水泻或肉眼血便。查体早期腹肌柔软，腹部压疼点不固定，肠鸣音存在。病情进展，当肠坏死发生后，腹膜刺激症状甚为明显，并可出现休克。

诊断与鉴别诊断 很少能在早期或术前做出诊断。年龄>50岁，有冠心病、心脏瓣膜病、充血性心力衰竭、心律失常、低血压病史者为高危人群。当他们出现剧烈腹痛，腹部体征又不相符时，应想到非闭塞性急性肠缺血的可能性。75%的患者有白细胞增加，常有血液浓缩。彩色多普勒超声和CT可排除肠系膜静脉和门静脉血栓形成。选择性动脉造影是主要诊断措施，可发现肠系膜上动脉主干没有闭塞，而在中、小分支可有散在的阶段性狭窄，只表现有动脉硬化存在，在除外急性肠系膜动脉闭塞后可诊断该病。静脉相可排除静脉血栓形成。非闭塞性急性肠缺血引起的血运性肠梗阻与机械性肠梗阻并肠绞窄在术前很难鉴别，开腹探查术中的鉴别诊断尤为重要。

治疗 治疗非闭塞性急性肠缺血的同时找出病因，积极治疗原发病，对充血性心力衰竭，心律不齐等加以处理，使血管收缩的因素去除，改变循环功能。经选择肠系膜上动脉造影诊断明确后，在动脉主干未闭塞的情况下可以灌注血管扩张剂，是否应用抗凝剂尚存在争论。在非闭塞性肠缺血的早期不伴有腹膜炎时，首选血管扩张药物如罂粟碱、妥拉唑林等输注，同时要祛除诱因，胃肠减压、吸氧、抗生素等治疗。经保守治疗后病变肠管血运改善，症状好转，有可能减少不必要的手术。但由于诊断难以确定，治疗较晚，保守治疗多难以缓解病情。当出现明显腹膜炎时，应尽快剖腹探查，探查重点是病变肠管的范围和生命力，范围广泛的坏死肠管往往无法切除，预后不佳。范围局限者可行部分肠管切除、吻合。对保留肠管活力有怀疑者，可考虑术后早期24~36小时再次剖腹探查。术后继续输注血管扩张药物。由于非闭塞性肠缺血是在严重原发病基础上发生，诊断难以确定，治疗不及时，术中判断肠缺血损伤程度和范围有困难，术后肠缺血损伤可继续发展，病情难以控制，预后不佳。由于该病在原有严重疾病基础上发生，发生后治疗又难以及时，并发症多，死亡率高达 80% 以上，必须要积极重视低血流状态的发生与及时处理，方可从源头上减少该病的发生。

（李乐平　靖昌庆）

chángxìmóshàngjìngmài xuèshuān xíngchéng

肠系膜上静脉血栓形成（superior mesenteric vein thrombosis）

各种原因引起肠系膜上静脉血栓形成，导致的肠系膜血管缺血性病变。相对少见，约占肠系膜缺血性病变的 10%。它起病隐匿，早期无明显的临床症状与体征，因此早期诊断困难，多数患者在出现肠坏死后才得到确诊，此时已失去最佳治疗时机，且治疗效果欠佳，死亡率较高，病死率高达 20%~50%。

病因　可分为两类，即原发性和继发性。原发性的病因不明确，可能为移动性血栓性静脉炎的内脏静脉表现。发病率占 10%~20%，这些患者中有曾患过周围静脉炎如游走性静脉炎。继发性血栓形成常伴有其他疾病：①肝硬化或肝外压迫引起门静脉充血和血液淤滞，或涉及门静脉系统的手术，包括肾移植、脾切除术等，主要累及肠系膜上静脉和脾静脉，也可蔓延到门静脉和肠系膜下静脉。②心功能不全，或外伤、巨大创伤引起的失血性休克，血容量减少，血液浓缩。③引起血液高凝状态的疾病及药物，如真性红细胞增多症、抗磷脂综合征、同型半胱氨酸血症和口服避孕药史。④先天性凝血功能异常，如遗传性抗凝血酶 III 缺陷症、遗传性蛋白质 C 缺陷症、遗传性蛋白质 S 缺陷症等。⑤腹腔内严重感染，如急性化脓性腹膜炎。⑥腹腔恶性肿瘤的直接压迫，肿瘤化疗后，或肿瘤引起的血液高凝状态。

临床表现　与其他肠壁血运性疾病一样，肠系膜上静脉血栓形成患者的腹痛部位常不固定，临床症状与体征不相符，压痛较轻而腹部疼痛不适显著是其特点。早期临床表现无特异性，表现不典型，难以与其他急腹症相鉴别。常表现为进行性的腹部不适，腹胀，食欲不振等，同时多伴有大便稀，次数增加。这些症状可持续 1~2 周，然后突发剧烈腹痛、呕吐等，约 20% 患者出现腹泻和血便，粪便隐血试验阳性几乎在超过 50% 的患者中存在。腹部症状的严重程度和血栓病变累及的血管范围、部位有直接关系，患者可能会出现轻微的腹部症状，甚至没有腹部症状，起病隐匿、缓慢，并逐步加重。但也有急性起病的患者，可以表现为急腹症。出现腹部压痛和反跳痛往往预示着透壁性的肠缺血、坏死，肠坏死时可出现呕血、黑便等消化道出血的症状。

诊断　有赖于对该病的深入认识。肠系膜上静脉血栓形成患者的腹痛部位常不固定，临床症状与体征不相符，压痛较轻而腹部疼痛不适显著是其特点。对于腹痛、腹胀的患者，如果既往存在凝血功能异常、有深静脉血栓病史、腹腔感染或腹腔手术史，如脾切除、肝硬化门静脉高压等疾病时，要高度怀疑肠系膜上静脉血栓形成的可能，除一般血常规、生化、淀粉酶、腹部立位 X 线平片等检查外，可行 D-二聚体排除。此时需要进一步行 CT 肠系膜静脉显像，MRI 肠系膜血管显像或血管超声检查以明确诊断。

治疗　主要包括：①密切观察病情变化，禁饮食、胃肠道减压，缓解消化道压力，减轻缺血刺激。②积极治疗原发病，补充血容量，纠正存在的严重循环血容量不足。③密切观察肠道出血以及监测血色素的改变。④早期、积极的抗凝治疗，结合病史、体征、辅助检查一经提示肠系膜上静脉血栓形成，应立即给予抗凝治疗。早期积极的抗凝治疗可以有效地防止血栓的进一步蔓延，增进自身纤溶，增加侧支循环的开放和建立，可以有效地控制症状，缓解病情，有效地降低肠道缺血和坏死的概率。抗凝治疗已经成为目前大家公认的肠系膜上静脉血栓形成的首选治疗方案，发病时间少于 1 周的同时给予溶栓治疗，超过 1 周则以抗凝为主，监测患者的血小板和活化部分凝血激酶时间。⑤非手术治疗期间应严密观察症状和体征变化，若患者病情逐步加重，大量血便、腹膜炎征兆，存在肠道缺血坏死，应立即急诊手术探查，主要包括切除坏死肠管和肠系膜上静脉或门静脉切开取栓。肠系膜上静脉血栓形成往往累及分支，因此坏死可能仅累及一段肠管，但血栓有蔓延的可能，术后发生瘘的机会偏高，因此实施静脉切开取栓术的可能性极小，静脉切除的范围应该包括含有静脉血栓的全部系膜。⑥术后易再次血栓形成，应进行抗凝 3 个月。

（李乐平　靖昌庆）

mànxìng chángxìmóxuèguǎn bìsè quēxuè

慢性肠系膜血管闭塞缺血（chronic mesenterium vascular occlusion）

动脉粥样硬化等原因引起的肠系膜血管管腔狭窄闭塞的临床综合征。又称肠绞痛或腹绞痛。是肠系膜血管疾病中的一种。该病多发于中老年人，因腹腔内脏的三条动脉：腹腔干、肠系膜上和肠系膜下动脉间有交通支，该疾病很少出现肠坏死。

病因 动脉粥样硬化、管腔狭窄以致闭塞是慢性肠系膜血管闭塞的主要病因。腹部创伤或腹主动脉瘤累及腹腔动脉、肠系膜上下动脉也可引发此病。

临床表现 进食后出现腹部弥漫性绞痛是该病的主要症状，出现在餐后 15~30 分钟，2~3 小时腹痛达到高峰，后逐渐缓解，疼痛可向背部放射。腹痛的程度和持续时间与进食的量有关。轻者仅有饱胀不适或轻微钝痛，重者为剧烈绞痛伴恶心和呕吐。有些患者表现为腹胀、便秘或腹泻，粪便多呈泡沫状，含大量气体和脂肪。多数患者有明显的体重下降。疾病迁延持续数月后可进展为急性肠系膜血栓形成和肠梗死。60%~90%的患者上腹部可闻及收缩期杂音。

诊断 中老年患者，有冠状动脉粥样硬化、脑血管硬化、周围动脉闭塞、腹部外伤或腹主动脉瘤病史，反复发作餐后腹部胀痛或腹部剧烈绞痛伴恶心和呕吐，而腹部体征又不相符的患者，腹痛可自行缓解，此时应考虑到慢性肠系膜血管闭塞的可能。心瓣膜病、充血性心力衰竭、心律失常、低血压病史者为高危人群。当他们出现剧烈腹痛，腹部体征又不相符时，应想到非闭塞性急性肠缺血的可能性。腹部 X 线平片和钡剂造影、B 超和 CT 检查可协助排除胆囊炎、胰腺炎、溃疡病、腹腔或腹膜后的肿瘤。动脉造影可帮助诊断该病。造影前为预防急性血管闭塞，应先纠正血液浓缩，应用血管扩张剂。造影时先进行腹主动脉造影，侧位像观察腹腔动脉干和肠系膜上动脉

的出口有无异常，然后分别进行腹腔动脉干、肠系膜上下动脉的造影，观察这 3 根主要动脉的硬化和侧支循环的情况。

治疗 大部分症状轻的患者可通过试用非手术治疗缓解病情，包括应用血管扩张剂、低分子右旋糖酐防止血液浓缩，少量多次进餐，静脉营养减轻肠道负担。若症状逐渐加重，应积极手术治疗，以解除腹部绞痛，避免发生急性肠梗死。手术主要是血管重建，改善胃肠道血液供应。手术方式主要包括：①血管内膜剥脱术。②肠系膜血管狭窄段切除，然后将该动脉植入腹主动脉。③应用自体血管搭桥术。

（李乐平　靖昌庆）

chánglòu

肠瘘（intestinal fistula） 肠管之间、肠管与其他脏器或者体外出现的病理性通道。造成肠内容物流出肠腔，引起感染、体液丢失、营养不良和器官功能障碍等一系列病理生理改变。

分类 根据肠瘘瘘口是否与体外相通可分为内瘘和外瘘，肠内容物不流出腹壁，如小肠间内瘘、小肠结肠瘘、小肠胆囊瘘、小肠膀胱瘘、直肠阴道瘘等为肠内瘘。肠管与体外相通则称肠外瘘。根据瘘口的位置分为高位瘘和低位瘘，十二指肠悬韧带下方 100cm 范围内的肠瘘为高位瘘，远段回肠瘘则为低位瘘。根据小肠瘘排液量的多与少又可分为高流量瘘和低流量瘘，将 24 小时空腹肠液排出量>500ml 定为高流量瘘，<500ml 称为低流量瘘。

病因 常见原因有手术、创伤、腹腔感染、恶性肿瘤、放射性损伤以及肠道炎症与感染性疾病、先天性疾病等。手术所致为肠瘘最常见的原因，是术后发生

的一种严重并发症，常见的有吻合口瘘、残端瘘、直肠阴道瘘、直肠膀胱瘘等；手术分离粘连损伤肠壁后亦可造成肠瘘；腹部手术后安放引流管不当，压迫、磨损肠壁可形成外瘘。腹部钝性或锐性损伤可造成十二指肠或空回肠或结直肠瘘。炎性肠病如克罗恩病、肠结核等和肠道肿瘤均可形成肠瘘，克罗恩病和腹腔脓肿等炎性疾病尚可造成肠段间的内瘘。胆囊内结石可引起胆囊十二指肠瘘。急性坏死性胰腺炎并发脓肿后也可破溃入肠道而形成肠瘘。先天性异常卵黄管未闭可造成先天性脐部肠瘘。此外恶性肿瘤的放疗亦可引起肠道内瘘。

临床表现 比较复杂，其病情轻重受多种因素的影响，包括肠瘘的类型、原因、患者身体状况以及肠瘘发生的不同阶段等。肠内瘘可引起如腹泻、营养障碍、反复发作腹痛、寒战、高热，甚至黄疸、感染性休克、呕吐结石、嗳气中有粪臭味等。阴道直肠瘘可见经阴道排出肠内容物或气体；直肠膀胱或尿道瘘可见经尿道排气或肠内容物。肠外瘘一般表现为瘘口形成，瘘口中有肠液、胆汁、气体、粪便或食物流出；伴有感染、营养不良、水电解质和酸碱平衡失调。腹腔感染可引起弥漫性腹膜炎、脓毒血症等；消化液的丢失造成消化吸收障碍，加之感染进食减少，常出现低蛋白血症、水肿、消瘦等；常见的水电解质酸碱平衡紊乱主要是低钾低钠、代谢性酸中毒。肠瘘后期，病情得不到控制，较易出现胃肠道出血、肝脏损害等多器官功能障碍。

诊断 根据临床表现及病史和辅助检查，肠瘘的诊断多无困难。实验室检查有利于明确患者

感染、营养等情况，指导临床治疗。瘘管造影和消化道造影可有助于明确瘘的部位、大小、瘘管的长短、走行以及脓腔范围，瘘口与皮肤的距离等。通过口服胃肠造影剂，进行 X 线或 CT 扫描，不仅可以明确肠道通畅情况和瘘管情况，还可协助进行术前评价，帮助确定手术时机。结肠胃内瘘或结肠十二指肠内瘘，胃镜、十二指肠镜或结肠镜可见瘘口。小肠内瘘的患者在做消化道造影时可发现造影剂通过"短路"。对肠瘘的诊断需明确以下重要问题：①肠瘘的病因，是手术、创伤、腹腔感染、恶性肿瘤、放射性损伤以及肠道炎症与感染性疾病、先天性疾病等哪种疾病引起。②肠瘘的类型，明确是肠外瘘还是肠内瘘。③肠瘘的位置，明确是高位肠瘘还是低位肠瘘。④肠瘘的数目，是单个瘘还是多发瘘。⑤瘘管的走行情况，瘘管的形状、长度、有无脓腔存在、是否与其他脏器相通。⑥肠瘘的流量，高流量的肠瘘对患者病理生理影响大。⑦有无腹腔脓肿和其他并发症。⑧患者的营养状态和重要器官功能情况，是否存在水电解质和酸碱平衡紊乱。

治疗　治疗原则：①肠内瘘的治疗首先要解决原发病变，如为克罗恩病或其他腹腔内炎性病变所致，应先控制原发病的急性病变，然后施行手术治疗。②肠外瘘的治疗因不同病期而异：发病后 2~4 周的治疗关键是及早通畅地引流，控制感染，同时纠正低血容量和水电解质紊乱，注意保护瘘口周围皮肤；病情稳定后给予静脉营养，条件允许可行肠内营养，以增强体质，争取肠瘘自行闭合；当发病后 6~8 周感染控制后，全身情况良好时，对于

复杂难以自愈的肠瘘可进行确定性手术治疗。

（李乐平　禚洪庆）

chángnèilòu

肠内瘘（internal bowel fistula）　肠管出现了瘘口而未与体外相通，肠管瘘口与其他空腔脏器如胆道、尿路、生殖道或其他肠段相通，致肠内容物穿入另一肠襻或其他空腔脏器中的肠瘘。

病因　常由损伤、感染、结石和肿瘤浸润所致。腹部损伤可能造成小肠与小肠之间的内瘘。克罗恩病和腹腔脓肿等炎症性疾病可造成不同肠段间的内瘘，胆囊或胆管与肠段间也可形成内瘘，当胆囊因炎症与十二指肠发生粘连后，胆囊内结石可压迫胆囊粘连处造成缺血、坏死后成为胆囊十二指肠瘘，胆囊瘘也可通入结肠。急性坏死性胰腺炎并发脓肿后也可破溃入肠道而形成肠瘘。结肠癌晚期浸润可引起结肠十二指肠内瘘，壶腹癌可并发病理性胆肠内瘘。

临床表现　可因肠内容物流入所累及的空腔脏器不同而有所不同。小肠之间的内瘘可无症状，有时可引起腹泻、急性感染、营养障碍等表现。肠管与其他脏器的内瘘，多因继发性严重感染引起相应显著症状，如胆囊十二指肠内瘘可反复发作腹痛、寒战、高热，甚至黄疸和感染性休克。胆囊胃瘘的患者甚至会出现少有的呕吐结石现象。结肠胃内瘘患者，腹泻为共有症状，部分患者便中可含有未消化食物，嗳气中有粪臭味。伴有结肠远端梗阻者，可呕吐粪样物，患者迅速消瘦。

诊断　出现以下情况者应考虑存在胆囊、胃、十二指肠内瘘：①年龄较大，胆石症长期反复发作或急性发作时有突然缓解史。

②B 超检查原先发现胆囊中有较大结石，近期检查发现原先结石消失或移位至肠腔，特别出现胆石性消化道梗阻。③腹部 X 线平片见到胆道积气，X 线钡剂检查显示胆内瘘的部位，纤维胃镜检查发现瘘口，且有胆汁流出。出现腹泻、嗳气伴粪臭味，便中含有未消化的食物时应考虑存在结肠胃瘘，可行胃镜或结肠镜检查，帮助诊断。一旦怀疑肠内瘘，应尽快行消化道造影，明确诊断。CT 的连续扫描也常有利于肠内瘘的诊断，特别是对同时合并腹腔脓肿的患者。

治疗　治疗原则：①肠内瘘的治疗首先要解决原发病变，如为克罗恩病或其他腹腔内炎性病变所致，应先控制原发病的急性病变，然后施行手术治疗。②充分的术前准备，纠正水电解质平衡紊乱，纠正贫血、低蛋白血症。③切除瘘道和肠道病变，缝闭肠腔与其他脏器相通的瘘孔。可施行单纯瘘口修补术，如胆囊十二指肠瘘可在分离二者间粘连后切除十二指肠瘘口四周的瘢痕组织后横行缝合创口，再切除病变的胆囊。如内瘘处肠管有瘢痕狭窄、肿瘤或重度炎症等，宜切除病变肠段作对端吻合。

（李乐平　禚洪庆）

chángwàilòu

肠外瘘（enterocutaneous fistula）　各种原因造成的肠管与体外相通，形成病理性通道，出现消化液溢漏病理生理综合征的肠瘘。肠外瘘约 80% 发生于腹部手术之后，是腹部外科一种严重并发症。肠外瘘的病死率 5.3%~23%，随着医学科学的飞跃发展，肠外瘘认识观念有了新的变化，诊治经验有了进一步积累，治疗效果也有了长足的进步。

病因 引起肠外瘘的病因复杂多样。①手术误伤肠壁或血运,这种原因导致的肠瘘最常见,南京军区南京总院 1971～2001 年收治的 1250 例患者中 72.6% 是手术后并发症,腹腔内粘连严重、手术野严重不良是各种误伤的常见因素。②各种腹部损伤,包括开腹性外伤和闭合性外伤、穿透性损伤、火器伤、刺伤、刀刃伤等。③各种炎性疾病,急性或慢性炎症和特异性感染,先有弥漫性或局限性腹膜炎,腹腔脓肿的过程,脓肿自行穿破或手术切开后,开始表现为肠外瘘,如溃疡性结肠炎、克罗恩病、肠结核;各种疾病引起的肠绞窄和急性穿孔。④肿瘤侵蚀腹壁溃破。⑤肠梗阻处理不得当,出现绞窄性肠梗阻,发生肠破裂、坏死和严重腹腔感染,并发肠瘘的机会甚高。⑥放射损伤。

临床表现 腹部手术创伤或感染后,开始有腹痛、腹胀及体温升高,继而发生局限性或弥漫性腹膜炎,腹内脓肿征象,以后脓肿向腹壁切口或引流口穿破,长时间排出胆汁样及粪样液体。严重时可见外口有外翻的肠黏膜形成的唇状瘘;较小的肠外瘘可表现为经久不愈的感染性窦道,窦口长期间隙性排出少许肠内容物或气体。由于瘘口周围皮肤长期受到流出消化液的浸渍或腐蚀,常发生糜烂和出血。患者有不同程度的水、电解质及酸碱平衡紊乱和低蛋白血症等内环境失衡表现,如缺水、水肿和消瘦,常可引起肠祥间脓肿、瘘口周围脓肿而出现体温、白细胞增多等感染症状,严重者可引起脓毒症,最后可致多器官功能障碍。

诊断 腹部特别是胃肠手术后或创伤患者炎症反应持续存在或再次出现,有腹膜炎体征,以及腹腔引流的量和质的任何变化都应考虑到发生瘘的可能,在伤口或引流的位置出现胆汁样及粪样液体,即提示出现肠外瘘。应结合 X 线腹部平片、全消化道造影、B 超或 CT 腹部检查确定。当疑有肠瘘发生,但未形成瘘管时,选择全消化道造影明确是否存在肠瘘、肠瘘的部位、类型、数量、大小、行径以及肠管的连续性,远端有无梗阻、有无脓肿等。当瘘管形成者,可行瘘道造影,从而为治疗提供帮助。目前 CT 是临床诊断肠外瘘尤其是肠外瘘合并腹腔和盆腔脓肿的理想方法。

治疗 在肠外瘘的诊断确立后,根据肠外瘘的不同时期、类型、位置,评估患者的一般情况、营养状况及外科情况,制订治疗策略和计划。肠外瘘的治疗首先是要控制感染,而早期有效的引流是控制感染及治疗肠外瘘的关键。此后需要肠外营养支持联合生长抑素为肠外瘘的自愈提供足够的营养底物及良好的前提条件。当患者出现唇状瘘或经久不愈的瘘口 6～8 周仍不愈合,而此时感染已经控制,全身情况良好时,可选择手术治疗,手术时需要尽可能切除瘘,恢复肠道的连续性,做到精确吻合,正确合理引流。若不能行瘘切除吻合,则可应用带蒂全层肠片肠瘘内口修补术。

(李乐平　糵洪庆)

xiǎocháng bùfen qiēchúshù

小肠部分切除术 (partial excision of small intestine)

在临床上应用极广,切除范围根据病情而定,切除过多会造成短肠综合征,须慎重处理。

适应证 ①各种原因引起的小肠肠管坏死,如绞窄性疝、肠扭转、肠套叠、肠系膜外伤等。②小肠严重广泛的损伤,修补困难者。③肠管炎性溃疡产生穿孔,局部组织炎性水肿脆弱,不能修补或修补不可靠者。④肠管先天性畸形(如狭窄、闭锁),或因肠结核、节段性小肠炎所致局部肠管狭窄者,一段肠祥内有多发性憩室存在者。⑤小肠肿瘤。⑥部分小肠广泛粘连,导致梗阻,不能分离,或虽经分离,但肠壁浆肌层损伤较重,肠壁菲薄,活力不可靠者。⑦复杂性肠瘘。⑧因其他手术需要切取部分小肠做移植。

手术方法 气管插管全身麻醉或硬膜外麻醉,患者仰卧位取腹部正中切口、旁正中切口或经腹直肌切口,切口设计以距所切除小肠最近、创伤最小为原则,也可腹腔镜探查后经腹腔镜切除。根据病情不同,手术中评估小肠切除范围:恶性小肠肿瘤手术切除范围应足够大,避免局部复发,切缘一般应该大于5cm;良性小肠疾病可适当缩小。手术中需要正确判断肠管的活力,应在有活力的肠管处切断,避免吻合或造口后的肠管缺血坏死。一般先确定拟切除处,楔形结扎切断小肠段所属的肠系膜血管,然后用肠钳夹闭两端肠管,离断肠管,切除病变小肠。剩余小肠吻合或造口。

常见并发症 发生率较低,常见有短肠综合征、腹腔内出血、肠管内疝、腹膜炎、粘连肠性梗阻、吻合口瘘、吻合口出血、吻合口狭窄、盲祥综合征等。

(李乐平　糵洪庆)

xiǎocháng zàokǒushù

小肠造口术 (small intestine enterostomy)

因小肠无法完成吻合,永久或临时性将小肠经腹壁引出固定,实现粪便或消化液排出手术。包括小肠单腔造口和双腔造口。小肠造口手术是一个简单实用的手术，常和腹部其他手术同时使用，目的是进行肠内营养或作肠内抽气和抽液减压。根据目的与造口部位不同，可分为：①荷包缝合小肠插管造口术。②隧道式小肠插管造口术。③小肠外置造口术。

适应证 ①荷包缝合小肠插管造口术：适用于肠梗阻时的肠道排气减压。②隧道式小肠插管造口术：适用于不能进食的患者，进行肠内营养，如暴发性重症胰腺炎的患者。③小肠外置造口术：适用于小肠破损严重、或小肠水肿严重，患者一般情况差，不能耐受复杂手术，或是远端肠祥有病变需要旷置，对于低位直肠癌完成吻合后，根据吻合情况及患者全身情况，有时行临时性回肠末端双腔造口术，待直肠吻合口愈合完好患者一般情况改善后可行还纳术。

手术方法 小肠造口术可在气管插管全身麻醉或硬膜外麻醉下进行，病重难以耐受者可在局麻下进行。①荷包缝合小肠插管造口术：多根据小肠扩张的部位，选择中腹部左、右腹直肌切口，长约4cm。将近端扩张的肠管挤推排空，在选择做减压的肠祥上，用不吸收线做直径1.5cm的荷包缝合，中央戳孔后，插入前端带有侧孔的F16~18号导管约15cm长，收紧并结扎荷包线，并将导管稍向肠腔远端推送，使造口处肠壁内翻埋入。选择离造口最近的腹壁戳孔，将导管引出，并将其缝合绑扎固定在腹壁上。在腹腔内缝合腹膜与肠管，使造口部的肠壁和腹膜紧贴。②隧道式小肠插管造口术：切口多选左上腹经腹直肌切口。在距空肠起始部

约20cm的部位用不吸收线做直径1.5cm的荷包缝合，中央戳孔后，向肠管远端插入前端带有侧孔的直径约3mm导管需要的长度，收紧并结扎荷包线。将肠腔外的导管用不吸收缝线做肠壁浆肌层缝合包埋，长6~8cm。在离造口处最近的腹壁戳孔引出，固定方法同Stamm法。提起的肠壁应保持良好的血供，无张力。③小肠外置造口术：将选择好的肠祥游离，把肠祥从腹部适宜的部位引出腹壁，长4~5cm。在无血管区的肠系膜处切开系膜约2cm，置入玻璃棒或塑料棒，穿过系膜孔，将肠祥搁置在腹壁上。将肠管周围同腹膜缝合。关闭腹壁切口后，通过肠管破损处或切开肠管，置入减压管引流。

常见并发症 ①腹腔内或拖出的肠管狭窄。②腹腔内造口同腹壁固定时肠管扭曲成角，造成肠梗阻。③拔除造瘘管后，肠黏膜外翻形成外瘘。④肠液或食糜经造口处溢出，进入腹腔形成腹膜炎。⑤肠管拖出腹腔后，张力大，肠壁血供差，造成肠管坏死。⑥外置造口术后，肠管回缩内陷，形成肠内瘘。

(李乐平)

xiǎocháng wěnhéshù
小肠吻合术（anastomosis of small intestine） 利用手工缝合或吻合器完成两个小肠断端连续性的手术。可分为端-端吻合术、侧-侧吻合术和端-侧吻合术。

适应证 ①端-端吻合术：最常用，也最符合生理状况，适用于两断端肠管管径相近或相差不多的吻合。②侧-侧吻合术：适合于两断端肠管的管径相差较大，如肠梗阻时近段肠管极度扩张，而远端肠管较细或正常；或适用于小肠短路手术时。③端-侧吻合

术：右半结肠切除术后，小肠同结肠的吻合；胰十二指肠切除术后、胆总管囊肿切除术后行胆管空肠吻合；全胃切除术后为减少小肠液的反流行Roux-en-Y的Y型小肠吻合等。

手术方法 小肠吻合术一般在气管插管全身麻醉下进行，采用仰卧位。①端-端吻合术：用细丝线先从肠管的系膜侧将上、下两段肠管断端做一针浆肌层间断缝合，在其对侧缘也缝一针，作为牵引。然后用可吸收线间断全层缝合吻合口后壁，针距一般为0.3cm。将肠管两侧的牵引线结扎。再缝合吻合口前壁，缝针从一端的黏膜入针，穿出浆膜后，再自对侧浆膜入针穿出黏膜，使线结打在肠腔内，将肠壁内翻，完成前壁缝合。用细丝线做浆肌层间断缝合，针距0.5cm，进针处距第一层缝线以外0.3cm左右。在前壁浆肌层缝毕后，翻转肠管，缝合后壁浆肌层。完毕后间断缝合关闭小肠系膜裂孔。②侧-侧吻合术：如做肠切除，应先将远、近断端分别用全层连续缝合加浆肌层间断缝合闭合断端，然后进行侧侧吻合。吻合方法为先用肠钳夹住选定做吻合的两段肠管，以免切开肠壁时肠内容物外溢。将两钳并排安置后，在对系膜侧中线偏一侧约0.5cm处，将两段肠壁做一排细丝线浆肌层间断缝合，长约肠壁周径的2倍。用纱布垫保护后，在缝线两侧（即两段肠壁的系膜对侧中线）各切开肠壁约5cm。吸尽切开部分的肠内容物，钳夹并结扎出血点。用可吸收缝线从切口一端开始做吻合口后壁全层间断缝合，再转至吻合口前壁做全层内翻间断缝合，完成吻合前壁缝合。撤除肠钳后在吻合口前壁加做浆肌层间断缝合。

③端-侧吻合术：远侧肠段断端先行缝合关闭。距关闭端约 3cm，将近侧肠管断端的系膜侧和对系膜侧固定于远端肠管的对系膜侧肠壁上，然后将后壁浆肌层缝合。沿纵轴切开远侧肠管全层，用可吸收线间断缝合两侧肠管后壁全层，同法内翻缝合前壁全层。最后用丝线间断浆肌层缝合，并间断缝合关闭系膜裂孔。

常见并发症 ①术后肠吻合口瘘，食物或肠液进入腹腔，引起腹膜炎。②术后肠吻合口出血，出现便血，或黑便。③盲祥综合征：多见于端-侧吻合或侧-侧吻合的患者，由于吻合不符合正常肠管的蠕动功能，肠管残端形成囊状扩张，进一步发展，可形成粪块性梗阻或引起肠穿孔、肠瘘等，患者手术后常发生贫血、营养不良，经常有腹痛、腹泻等症状。

（李乐平　禚洪庆）

xiǎocháng wàilòu bìhéshù

小肠外瘘闭合术 （closure of small intestine enterocutaneous fistula）

关闭管状瘘、唇状瘘等小肠外瘘的手术。小肠外瘘很少能够自愈，当感染已控制、患者全身情况良好时或在瘘管发生后 2~3 个月或更长一些时间可以行小肠外瘘闭合术帮助其愈合。手术方式有瘘口局部肠祥楔形切除缝合术、肠段切除吻合术、带血管蒂肠浆肌层片或全层肠片修补术等。其中以肠段切除吻合术最为常用，肠浆肌层片用于修复肠段难以切除的瘘。

适应证 ①瘘口局部肠管楔形切除缝合术：适用于瘘口所在肠祥组织健康，瘢痕少，游离度好，腹腔内无感染、瘘口周围无严重粘连，瘘口直径不超过肠管直径的一半。②肠段切除吻合术：适合肠祥组织粘连、游离度差，

瘘口周围粘连者。③带血管蒂肠浆肌层片或全层肠片修补术：适用于肠祥不能切除，或切除有困难的肠瘘，如十二指肠降部或水平部瘘。

手术方法 一般在气管插管全身麻醉或连续硬膜外阻滞下进行，采用仰卧位。切口选择的原则应利于安全进入腹腔，充分暴露。可以瘘口为中心做直切口或横切口。①瘘口局部肠管楔形切除缝合术：先将肠瘘段肠管同周围组织游离，然后将瘘口周围的边缘瘢痕组织去除，修剪至正常组织，然后用可吸收缝线沿肠管的横轴行全层间断内翻缝合，然后用丝线浆肌层间断缝合包埋。②肠段切除吻合术：先将肠瘘段肠管同周围组织游离，切除包含瘘口、粘连成角、浆肌层破损多的肠管，注意保留足够长的小肠，以免发生短肠综合征。切除吻合的方法见小肠部分切除术和小肠吻合术。③全层肠片修补术：分离距瘘口 3cm 范围的粘连，修整瘘口边缘组织，丝线间断缝合瘘口。距十二指肠悬韧带 20cm 处切断空肠，远端切端关闭，近段切断在距远切端关闭口约 20cm 处做端侧吻合。远端肠祥侧面的浆膜面覆盖已缝合的瘘口部，再用丝线间断缝合空肠浆膜和瘘口肠祥的浆肌层，加强包裹。④带血管蒂肠浆肌层片修补术：分离距瘘口 3cm 范围的粘连，休整瘘口边缘组织，丝线间断缝合瘘口。截取较瘘口直径长约 2cm 的小肠一段，保留血供，吻合取材后的近远端肠管。沿截取肠管的对系膜缘切开，成为带血管蒂的肠片，刮除肠片上的肠黏膜，形成浆肌层片。把带蒂的浆肌层片覆盖瘘口，在浆肌层片和肠瘘口周围的浆肌层用丝线作间断缝合固定。

常见并发症 修补失败，会继续肠瘘。肠瘘肠段切除吻合、全层肠片修补术或带血管蒂肠浆肌层片修补术的患者术后还可发生肠吻合口瘘、肠吻合口出血、吻合口狭窄。术后患者有发生粘连性肠梗阻的可能。

（李乐平　禚洪庆）

Méikè'ěr qìshì qiēchúshù

梅克尔憩室切除术 （resection of Meckel's diverticulum）

梅克尔憩室一般不会引起什么不适。但少数患者该憩室可能感染（憩室炎），引起肠梗阻或肠出血。患者多因肠梗阻、溃疡出血、穿孔等并发症而就诊。一旦明确诊断，即应外科手术治疗，而且绝大多数是在急症情况下手术。但术前明确梅克尔憩室诊断者甚少，因此手术常常带有剖腹探查性质。

适应证 ①憩室并发肠梗阻。②憩室并发大出血，可考虑在积极抗休克同时进行手术，切除病灶，消除出血。③憩室并发穿孔、腹膜炎。④憩室并发肠套叠。⑤反复发作憩室炎。⑥其他原因开腹手术发现憩室存在：无论有无病变或临床症状，应切除憩室。

手术方法 手术方式根据憩室的大小和形状、手术时的情况不同。通常有以下几种方法：①憩室单纯切除术。憩室呈指状，形似阑尾或带蒂息肉状，可采用切除阑尾的方法切除此型憩室，在憩室根部用血管钳钳夹，钳上切断憩室，结扎根部，然后荷包缝合埋入残端。②憩室斜行切除吻合术。适用于憩室直径较粗者，基底部较宽，病变又局限于憩室本身者。用两肠钳在憩室基底部斜行钳夹，紧贴钳缘切除憩室。断面用苯酚消毒处理后，做全层间断结节缝合，然后浆肌层埋入。③憩室楔状切除术。选用两把肠

钳分别夹住憩室两侧端的回肠、肠钳尖端置于系缘，钳柄置于系膜对侧缘呈 V 形，将憩室基底及邻近的小肠部分肠壁完整切除。两切面靠拢对合行全层结节缝合，再行浆肌层埋入。④肠切除术。憩室并发症累及邻近肠段，如发生粘连肠管坏死、重度炎症水肿、异位胃黏膜致憩室出血波及到回肠段时，应果断行憩室肠切除术、一期肠端端吻合术。⑤腹腔镜下切除术。在做腹腔镜检查的同时，若发现有单纯梅克尔憩室者，在有条件及医生操作技术熟练的情况下，可行此手术。

常见并发症 ①憩室残株综合征：憩室切除不完全、残留部分憩室基底部组织，表现为局部不适、疼痛感。②吻合部肠腔狭窄：未严格按斜行或楔形切除憩室，保证肠道的通畅性，而引起吻合部位肠腔狭窄，影响肠内容通过。③吻合口瘘。④腹腔感染：因术中肠内容物污染腹腔，或憩室穿孔，腹腔内脓液清洗不净，术后残留腹腔炎症，如盆腔脓肿。⑤术后粘连性肠梗阻。

(李乐平 禚洪庆)

lánwěi jíbìng

阑尾疾病 (appendix diseases)

发生于阑尾的炎症性或肿瘤性病变。

阑尾解剖 阑尾是附着于盲肠顶端后部的管型器官，大多为腹膜所包绕，内腔开口于回盲瓣远侧 1.5~2.5cm 处，远端游离于右下腹腔。一般长 6~8cm，直径 0.6~0.8cm，但其长短粗细差异很大，最长可达 20cm，直径大于 1cm，最短不足 2cm，直径小于 0.3cm。亦有报道阑尾缺失，但极为罕见。

阑尾根部的体表投影常位于麦氏点上，阑尾的尖端指向有六种类型（图）。

胚胎时期阑尾为盲肠袋的狭窄终端，因此阑尾壁的结构与盲肠壁基本相同。阑尾壁的肌纤维与盲肠的结肠带相连续，沿结肠带向回盲部探查可至阑尾根部，是手术寻找阑尾的一种常用方法。阑尾系膜呈三角形，内有阑尾的血管、神经和淋巴管，因其较阑尾短，常使阑尾远端呈半月形弯曲。阑尾动脉属于回肠结肠动脉的一个终末分支，无侧支动脉，发生炎症或阑尾扭转引起动脉闭塞时将造成阑尾缺血坏死。阑尾静脉回流至门静脉，阑尾炎症的菌栓脱落可引起门静脉炎甚至细菌性肝脓肿。阑尾神经来自肠系膜上动脉周围的交感神经丛，相接于第 10 胸髓，当阑尾发生梗阻或炎症时，可引起分布于上腹部或脐周的定位模糊的内脏病。阑尾黏膜下层有很多淋巴滤泡，12~20 岁时最多，30 岁以后逐渐减少。

阑尾疾病分类 分为炎症性疾病和肿瘤性疾病。

炎症性疾病 常见的病因为阑尾管腔梗阻或细菌入侵，包括急性阑尾炎、慢性阑尾炎和特殊类型阑尾炎。特殊类型阑尾炎包括妊娠期急性阑尾炎、新生儿急性阑尾炎、小儿急性阑尾炎、老年人急性阑尾炎、异位阑尾炎、艾滋病患者阑尾炎、血吸虫性阑尾炎、阿米巴性阑尾炎和阑尾残端炎等。

肿瘤性疾病 阑尾肿瘤比较罕见，通常是在术中及尸检中发现，约占阑尾切除标本的 5%，大多数为良性肿瘤，仅有约 17% 为恶性肿瘤。阑尾良性肿瘤主要包含阑尾黏液囊肿、平滑肌瘤、纤维瘤和脂肪瘤等，其中以阑尾黏液囊肿最为常见。阑尾的恶性肿瘤主要有阑尾黏液囊腺瘤、阑尾类癌和阑尾腺癌等。

(姜洪池 孙 备)

Màishìdiǎn

麦氏点 (McBurney point)

右侧髂前上棘与脐部连线的中 1/3 与外 1/3 交界处。为阑尾基底部的体表投影（图）。但实际上阑尾基底部的位置可能稍有高低或略偏左右。急性阑尾炎最重要的体征是右下腹压痛，典型的压痛点较为固定和局限，常位于麦氏点或其附近，具有重要的诊断价值。

(姜洪池 孙 备)

图 常见的阑尾尖端指向

1. 回肠后位；2. 回肠前位；3. 盆位；4. 盲肠后位；5. 盲肠外侧位；6. 盲肠下位

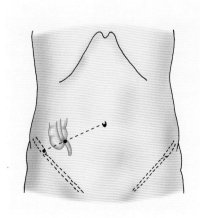

图 麦氏点

结肠充气试验（colon airing test）

患者取仰卧位，检查者在其左下腹加压或用手按压左侧降结肠，观察是否会引起右下腹疼痛的检查方法。又称 Rovsing 征。肠内积气被挤入盲肠，进入阑尾腔并刺激发炎的阑尾，引起右下腹疼痛，即为结肠充气试验阳性（图），表示炎症病变与结肠或盲肠有关，此试验在急性阑尾炎的诊断及鉴别诊断中具有重要意义。但结肠充气试验阴性并不能排除急性阑尾炎，因为如果结肠内有粪块堵塞或阑尾根部已经穿孔，此时压迫左侧降结肠则无法使气体进入阑尾腔引起刺激症状。

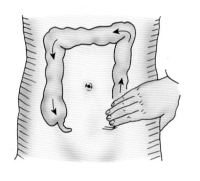

图　结肠充气试验

（姜洪池）

腰大肌试验（psoas test）

患者左侧卧位，使其右腿伸直并过度后伸，观察是否引起腰部疼痛的检查方法（图）。位于盲肠后位的阑尾发炎时，前腹壁的压痛不甚明显，在进行腰大肌试验时，发炎的阑尾刺激腰大肌引起患者腰部疼痛，为盲肠后位阑尾炎重要体征之一。但即使发炎的阑尾位于盲肠后位，如不能直接刺激腰大肌，试验结果仍为阴性。因此，此试验结果为阴性不能排除阑尾炎的诊断。

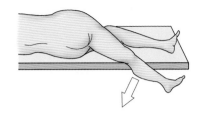

图　腰大肌征

（姜洪池　孙备）

闭孔内肌试验（internal obturator muscle test）

患者取仰卧位，屈曲右髋关节及右膝关节90°，将右腿向内旋转，观察是否引起下腹部疼痛的检查方法（图）。阑尾指向盆腔且较长时，进行闭孔内肌试验可使发炎的阑尾刺激闭孔内肌引起患者下腹部疼痛，为诊断盆位阑尾炎提供重要依据。但即使发炎的阑尾深达盆腔，如不能直接刺激闭孔内肌，试验结果仍为阴性。因此，此试验结果为阴性不能排除阑尾炎的诊断。

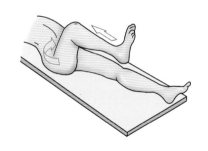

图　闭孔内肌试验

（姜洪池　孙备）

阑尾炎（appendicitis）

由多种因素而造成阑尾的炎性改变。是一种常见的外科疾病，以青年最为多见，男性多于女性。阑尾炎常被误称为盲肠炎，后者是盲肠非特异性炎症，属于另一种少见的肠道炎性疾患。

分类　按照病程急缓可分为急性阑尾炎和慢性阑尾炎。按照致病因素可分为细菌性阑尾炎、血吸虫性阑尾炎和阿米巴性阑尾炎。按照发病分群可分为妊娠期急性阑尾炎、新生儿急性阑尾炎、小儿急性阑尾炎、老年人急性阑尾炎、艾滋病患者阑尾炎。

病因及发病机制　常见病因为：①管腔梗阻。粪石、食物残渣、毛发团块或肠道寄生虫可阻塞阑尾狭窄的管腔，导致阑尾发生损伤而肿胀、扭曲。②病菌入侵。阑尾壁富含淋巴组织，病菌可由血液循环进入阑尾引起炎症反应。③生冷或不洁饮食、剧烈运动、精神紧张、便秘。可导致肠功能紊乱，影响阑尾血液循环或妨碍阑尾排空，为细菌感染创造条件。④神经反射。各种原因的胃和肠道功能紊乱，均可反射性引起阑尾环形肌和阑尾动脉的痉挛性收缩，引起阑尾炎症状。⑤阑尾类癌或结核等疾病。也可造成阑尾管腔梗阻、刺激或炎症而导致阑尾炎。

临床表现　不同类型阑尾炎临床表现差异较大，常见的临床表现为：

腹痛　由于每个患者的阑尾位置不同，发生腹痛的位置亦不同，高位阑尾可表现为右腰痛，而低位阑尾却有下腹坠痛。多数患者表现为右下腹痛和压痛。急性阑尾炎患者可出现转移性右下腹痛。阑尾发生坏疽时，可出现剧烈的绞痛，当阑尾即将穿孔时，疼痛特别严重，一旦穿孔后，阑尾腔内容物流出，压力减小，腹痛似有减轻，但疼痛范围却扩大。

一般表现　患者可以出现恶心、呕吐，伴随发热、头痛、全身无力、食欲减退，腹胀以及腹泻等症状。患者常喜弯腰屈膝姿势侧卧，实验室检查血中白细胞总数增多。

诊断 不同类型阑尾炎诊断有不同的要点，一般依据症状及体征，结合实验室检查可做出诊断。白细胞总数和中性白细胞数可轻度或中度增多，白细胞总数多在 $10×10^9$/L 以上，中性粒细胞比率常在 80% 以上，若发生穿孔出现腹膜炎，白细胞总数可升到 $20×10^9$/L 以上，但出现严重感染时白细胞总数也可减少。腹部 X 线检查可见盲肠和外结肠充气扩大，局部炎症明显时，可见右侧腰大肌边缘不清。X 线对于阑尾炎的主要诊断价值在于排除胃十二指肠溃疡急性穿孔、急性胆囊炎等；B 超可见阑尾横断面的同心圆结构，管壁增厚，亦可见粪石或气体产生的强回声；CT 可显示肿胀的阑尾，特异性强；腹腔镜可确诊阑尾炎并同时治疗。阑尾炎临床表现与肺炎、胸膜炎、急性肠系膜淋巴结炎、回肠炎、胃十二指肠溃疡急性穿孔、急性胆囊炎、右侧输尿管结石、异位妊娠破裂、卵巢囊肿扭转、附件炎、盆腔炎等相似，应注意鉴别。

治疗 不同类型阑尾炎有不同的治疗原则，一般分为手术治疗和非手术治疗。手术治疗主要包括阑尾切除术和阑尾脓肿切开引流术等。非手术治疗主要包括禁食、抗炎、补液、止痛等。进行非手术治疗时要密切观察病情变化，必要时应手术治疗。

(姜洪池 孙 备)

jíxìng lánwěiyán

急性阑尾炎（acute appendicitis）

多种因素造成的阑尾出现急性炎症。是外科急腹症中最常见的疾患，发病率约为 0.1%，死亡率为 0.1%~0.5%，男女比例为 (2~3)∶1。

病因及发病机制 ①阑尾腔机械性梗阻是引发急性阑尾炎的最主要原因。阑尾腔较细长，远端为盲端，近端开口于盲肠，极易被粪石或其他异物堵塞出口形成死腔，导致阑尾腔内分泌物淤滞其中不能排出，致使腔内压力增高阻碍静脉血液回流，阑尾壁充血水肿。腔内压力进一步升高阻碍动脉供血引起阑尾缺血坏死甚至穿孔。②阑尾腔无梗阻时细菌感染可直接导致阑尾炎的发生。细菌主要通过肠道内部、血液循环或邻近组织侵入阑尾。③支配阑尾肌肉和血管的神经在某些特定情况下（如便秘）反射性活动增强，导致肌肉和血管痉挛甚至形成血栓，造成阑尾缺血坏死进而引发细菌感染。

临床表现 包括症状和体征。

症状 ①转移性右下腹痛：是本病最典型的症状。②胃肠道症状：部分患者可有胃肠道症状，常见为恶心、呕吐、便秘、腹泻等。恶心、呕吐可能继发于早期反射性胃痉挛，也可由晚期病情加重至腹膜炎所致。便秘多由早期反射性肠抑制和晚期腹膜炎所致肠麻痹引起。腹泻多由于炎症扩散，盆腔内形成脓肿，刺激直肠引起功能亢进。③全身症状：单纯性阑尾炎多无明显全身症状，可伴有乏力、发热。化脓性阑尾炎早期乏力，伴发热、心率增加，寒战少见。坏疽性阑尾炎，全身反应明显且剧烈，伴有发热、心率增加，寒战。可出现中毒性休克甚至死亡。穿孔性阑尾炎，全身反应明显且剧烈，面色苍白、脉搏细速、呼吸急促、体温可能升高或降低。①右下腹固定压痛点：急性阑尾炎最重要、最常见的体征。压痛部位多见于麦氏点。压痛程度与病变程度相关，也受腹壁厚度、阑尾位置等诸多因素影响。阑尾穿孔时，压痛范围扩大，程度先变轻后加重。②腹膜刺激征：包括反跳痛、肌紧张、肠鸣音减弱或消失等，源于腹膜受刺激产生的自我防卫性反应。其程度及范围与阑尾炎症程度成正比。③右下腹肿块：阑尾炎性肿块或阑尾周围脓肿时可在右下腹扪及肿块。④结肠充气试验：一般呈阳性。⑤腰大肌试验：该试验阳性说明发炎的阑尾在盲肠后腰大肌前。⑥闭孔内肌试验：该试验阳性说明发炎的阑尾在盆位靠近闭孔内肌。⑦直肠指检：阑尾常位于直肠右前方，直肠指检可在直肠右前方引起压痛，如有阑尾脓肿可触及肿块。

诊断与鉴别诊断 主要依据症状及体征，结合实验室检查可做出诊断。血常规可有白细胞增多，严重时也可降低；X 线可排除胃十二指肠溃疡急性穿孔、急性胆囊炎等；B 超可见阑尾横断面的同心圆结构，管壁增厚，亦可见粪石或气体产生的强回声；CT 可显示肿胀的阑尾；腹腔镜可确诊急性阑尾炎并同时治疗。急性阑尾炎临床表现与胃十二指肠溃疡急性穿孔、急性胆囊炎、右侧输尿管结石、异位妊娠破裂、卵巢囊肿扭转、急性肠系膜淋巴结炎等相似，应注意鉴别。

治疗 原则上急性阑尾炎一旦确诊应立即行阑尾切除术。手术治疗安全有效，可减少并发症。但不符合手术条件时仍需非手术治疗。非手术治疗的适应证：早期急性单纯性阑尾炎；患者状况较差或客观条件不足；病程 48~72 小时，形成炎性包块；急性阑尾炎诊断尚未肯定；阑尾手术的术前准备。主要措施包括禁食、抗感染、补液、止痛等。

（姜洪池 孙备）

dānchúnxìng lánwěiyán

单纯性阑尾炎（simple appendicitis）

轻型阑尾炎或急性阑尾炎早期病变，病理变化多局限于黏膜及黏膜下层，黏膜表面有出血点及小溃疡的急性阑尾炎。阑尾腔内有少量渗出液。浆膜表面充血，失去正常光泽，含少量纤维素性渗出物。光镜下可见阑尾各层有中性粒细胞浸润。

病因及发病机制 一般认为由单纯性神经反射引起。当胃肠功能紊乱时（如便秘、腹泻等），反射性引起支配阑尾的神经系统功能活动增强，导致阑尾血管和肌肉痉挛，甚至阑尾血管内血栓形成，导致阑尾发生缺血坏死。而阑尾管腔内梗阻及细菌感染并不十分明显，不是主要病因。

临床表现 见急性阑尾炎。

诊断与鉴别诊断 见急性阑尾炎。

治疗 一经确认，立即手术。少数情况下可行非手术治疗。非手术治疗主要包括禁食、抗感染、补液、止痛等措施。应选择广谱抗生素。确诊单纯性阑尾炎，非手术治疗后效果不佳，非手术治疗后形成回盲部肿块，合并阑尾其他病变如肿瘤等情况可考虑行阑尾切除术。

（姜洪池 孙备）

huànóngxìng lánwěiyán

化脓性阑尾炎（suppurative appendicitis）

病变累及阑尾全层，阑尾肿胀明显，外层浆膜高度充血，表面覆盖大量纤维素性以及脓性渗出物的急性阑尾炎。又称蜂窝织炎性阑尾炎。阑尾周围亦可有少量脓液，形成局限性腹膜炎。通常由单纯性阑尾炎发展而来。阑尾与周围组织可有黏着，并被包入大网膜内。光镜下可见阑尾各层大量炎性细胞浸润，溃疡面深入肌层和浆膜层，管壁各层有小脓肿形成，阑尾腔内积脓（图1，图2）。

病因及发病机制 主要由细菌感染引起。多为链球菌、结肠杆菌等，还可为产气荚膜杆菌等厌氧菌。通过直接侵入、血行传播、邻近感染等途径进入阑尾，引起炎性反应，导致阑尾充血坏死。化脓性阑尾炎一般不伴阑尾腔梗阻。

临床表现 见急性阑尾炎。

诊断与鉴别诊断 见急性阑尾炎。

治疗 一旦确认，应立即手术。只有在某些情况下才行非手

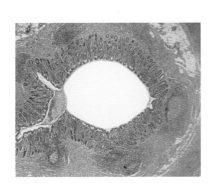

图1 正常阑尾 HE×40（姜洪池供图）

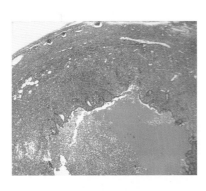

图2 化脓性阑尾炎阑尾 HE×40（姜洪池供图）

术治疗。

非手术治疗 诊断尚未确定及发病48～72小时可采用非手术治疗。主要包括禁食、抗感染、补液、止痛等措施。尽量选择广谱抗生素。

手术治疗 适应证：确诊化脓性阑尾炎；非手术治疗后形成回盲部肿块；合并阑尾其他病变如肿瘤。手术方法：术前禁食、镇静，不必灌肠，适当静脉补液并应用抗生素。一般选用硬膜外麻醉，也可局麻，小儿需采用全身麻醉。常用切口包括麦氏切口、右下腹旁正中或经腹直肌切口和腹直肌旁切口。自切口进入腹腔后，在髂窝找到盲肠，沿结肠带找到阑尾，化脓性阑尾炎时多伴有小肠充气，故不易发现阑尾，术中应注意，且阑尾周围多有粘连，需小心分开周围网膜及小肠，游离阑尾。将盲肠及阑尾轻轻拉至切口外。切断阑尾系膜并结扎其血管，切除阑尾。用湿纱布蘸净局部脓液，脓液较多时需冲洗。阑尾残株消毒，荷包缝合将其埋入盲肠。粘连严重或渗出较多时需放置引流。阑尾切除术后常见的并发症包括切口感染，腹膜炎或腹腔内脓肿，门静脉炎，内瘘、外瘘，粪瘘，阑尾残端炎及出血等。

（孙备 姜洪池）

huàijūxìng lánwěiyán

坏疽性阑尾炎（gangrenous appendicitis）

阑尾管壁全层坏死，坏死范围可仅限于阑尾一部分或累计整个阑尾，呈暗紫色或黑色的急性阑尾炎（图1，图2）。属于重型阑尾炎，多见于儿童和老年人。部分坏死多由嵌顿梗阻所致，于梗阻处或梗阻远端发生坏死；广泛坏死多为化脓性阑尾炎后期变化，也可由阑尾血管栓

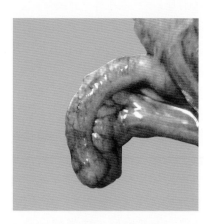

图1　正常阑尾（姜洪池供图）

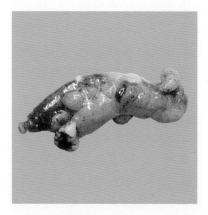

图2　坏疽性阑尾炎阑尾（姜洪池供图）

塞所致。阑尾腔内充满血性脓液，阑尾周围亦可有脓性渗出液，并被大网膜包裹。

病因及发病机制　阑尾腔内梗阻及细菌感染是其主要病因。粪石等引起阑尾腔梗阻，在梗阻处或梗阻远端引起缺血，进而导致阑尾组织局部或广泛坏死，引发细菌感染，加重阑尾炎性反应损伤。

临床表现　见急性阑尾炎。

诊断与鉴别诊断　见急性阑尾炎。

治疗　坏疽性阑尾炎以手术切除阑尾及处理并发症为主。但非手术治疗不可忽视。

手术治疗　适应证：确诊坏疽性阑尾炎；非手术治疗后形成回盲部肿块；合并阑尾其他病变如肿瘤。手术方法：术前禁食、镇静，不必灌肠，适当静脉补液并应用抗生素。一般选用硬膜外麻醉，也可局麻，小儿采用全身麻醉。常用切口部位包括麦氏切口、右下腹旁正中或经腹直肌切口和腹直肌旁切口。自切口进入腹腔后，在髂窝找到盲肠，进而找到阑尾，分离周围粘连的大网膜及小肠。坏疽性阑尾炎时小肠大量胀气不易暴露阑尾，可将其向内侧推开。将盲肠及阑尾轻轻提至切口中部或切口外。切断阑尾系膜并结扎阑尾动静脉，切除阑尾。阑尾残株消毒，荷包缝合将其埋入盲肠。坏疽性阑尾炎脓液渗出较多时，需清洗腹腔并放置引流。阑尾切除术后常见的并发症包括切口感染，腹膜炎或腹腔内脓肿，门静脉炎，内瘘、外瘘，粪瘘，阑尾残端炎，盲肠壁脓肿及出血等。

非手术治疗　适应证：患者状况较差或客观条件不足；合并局限性腹膜炎，形成炎性肿块；炎性肿块形成脓肿；阑尾手术的术前准备。主要措施包括禁食、抗感染、补液、止痛等措施。

（姜洪池　孙备）

chuānkǒngxìng lánwěiyán

穿孔性阑尾炎（perforating appendicitis）　阑尾发生坏死穿孔的急性阑尾炎。属于重型阑尾炎，多见于儿童和老年人。老年人阑尾壁萎缩变薄，淋巴滤泡退化甚至消失，阑尾腔变细，一旦出现阑尾感染，发展迅速，很早便出现阑尾穿孔。小儿阑尾壁薄，一旦阑尾腔发生梗阻或出现血运障碍，极易引起坏死穿孔。穿孔后，阑尾腔内包含感染细菌的脓性分泌物进入腹腔，可局限于阑尾周围形成脓肿，也可扩散至全腹形成弥漫性腹膜炎。

病因及发病机制　多由坏疽性阑尾炎引起，也可由化脓性阑尾炎产生，少数梗阻性阑尾炎早期也可发生。粪石、寄生虫等引起阑尾腔梗阻嵌顿，在梗阻处或梗阻远端引起缺血，使得阑尾组织局部或广泛坏死，合并细菌感染，加重阑尾损伤。阑尾腔内充满血性脓液，腔内压力增加，当阑尾腔内压力足够大且阑尾壁坏死严重时可引发阑尾壁穿孔。穿孔部位多位于阑尾根部或近端对系膜缘侧。

临床表现　见急性阑尾炎。

诊断与鉴别诊断　见急性阑尾炎。

治疗　以手术治疗为主，但非手术治疗也有重要作用，需结合实际情况做出最佳选择。

非手术治疗　适应证：发病48～72小时，急性期症状减轻或已形成盆腔脓肿；穿孔后形成的脓肿刚刚破裂，处于休克状态；穿孔后形成的脓肿破裂已久，病情平稳；穿孔后形成弥漫性腹膜炎中毒症状极为严重或持续时间较长尚能稳定。非手术治疗方法：置患者于半卧位，渗出液聚积于盆腔，防止感染扩散；入院24～48小时禁食，减少胃肠蠕动促使炎症局限；右下腹适度热敷，促使炎症消散；应用广谱抗生素控制感染；维持水和电解质紊乱；止痛对症治疗。严密观察患者病情变化，出现病情恶化者，应立即改为手术治疗。

手术治疗　适应证：患者为老年人或儿童；不能明确诊断者，病变可为其他急腹症；阑尾脓肿有破裂危险者，或毒素吸收严重出现高热者；穿孔发生不久，中毒现象极为严重者；经非手术治疗无效，病情恶化者。手术尽量尾切除术，但阑尾周围粘连明显则不宜勉强，穿孔后形成脓肿者，应选择离脓肿最近的体表处做切口，切开腹膜，分离粘连肠襻或大网膜，探入脓腔，引出脓液并放置引流管。

（姜洪池　孙　备）

lánwěi zhōuwéi nóngzhǒng

阑尾周围脓肿（periappendiceal abscess）

急性阑尾炎化脓坏疽或穿孔时，如发生较慢，大网膜与附近的肠管趋向并包裹阑尾形成的脓肿。此过程使炎症局限化，不致发生弥漫性腹膜炎。由于阑尾位置变异较多，阑尾周围脓肿可形成于回盲部、盆腔、腰部或结肠旁沟、盲肠后或腹膜后以及横膈下等。常表现为右下腹边缘清楚、压痛明显的肿块，不同部位的脓肿可有不同的临床表现。

诊断　急性阑尾炎形成局限脓肿时，由于病程早期有急性炎症表现，一般不难诊断。如果病变过程缓慢，急性炎症表现不明显，局部形成的肿块还应与其他疾病鉴别，如盲肠结核、盲肠癌肿、慢性肠套叠和陈旧性宫外孕破裂等。B超、CT、钡剂灌肠及纤维结肠镜等检查可提高诊断率并有助于鉴别诊断。

治疗　阑尾周围脓肿如不治疗，可有不同结局：①少量脓液被完全吸收，肿块消失。②脓液继续增多致肿块破溃，引起弥漫性腹膜炎，或侵入其他脏器形成内瘘，或侵入腹壁形成腹壁窦道。③脓液部分被吸收，周围纤维增生形成厚壁的慢性脓肿。

非手术治疗　适于发病72小时以上，且有下列情况者：①患者已度过急性期，且病情正在好转。②肿块边缘清楚、压痛不明显、感染无扩散迹象。③脓肿破裂不久（不超过3小时），患者一般情况差；或破裂已久（超过3天），患者一般情况稳定。非手术治疗一般包括：①置患者于半卧位，使渗出液积聚于盆腔，防止感染扩散。②入院24～48小时禁食，以减少肠蠕动促使炎症局限化。③右下腹热敷，以促使炎症消散。④抗生素治疗控制感染。⑤维持水和电解质平衡。在非手术治疗期间，医师应严密观察患者病情变化，任何时候发现病情恶化者，应立即改为手术治疗。

手术治疗　适用于：①患者为老年人或儿童。②不能明确诊断者。③阑尾脓肿有破裂危险者，或毒素吸收严重出现高热者，或穿孔发生不久者。④经非手术治疗无效，且病情恶化者。手术治疗一般行阑尾周围脓肿切开引流术，是否行阑尾切除术应根据术中具体情况而定。如阑尾已经脱落，应尽量取出，闭合盲肠壁以防止肠瘘。如果脓肿局限于右下腹，且病情平稳，可置引流，待脓肿消退后再行阑尾切除术。

（姜洪池　孙　备）

mànxìng lánwěiyán

慢性阑尾炎（chronic appendicitis）

反复发作的轻度或亚急性阑尾炎，或没有急性阑尾炎发作史的阑尾慢性炎症。前者多有明确的急性阑尾炎发作病史，但由于急性炎症发作时病灶没能彻底除去，病情迁延不愈，但临床表现较急性阑尾炎轻。后者没有明确的急性阑尾炎发作史，症状和体征多不确切，多为右下腹隐痛，麦氏点偶有压痛，可能与阑尾慢性梗阻有关。

病因及发病机制　阑尾壁多增生肥厚，阑尾短粗且坚韧，表面呈灰白色，周围有大量纤维粘连，系膜厚且坚硬，为阑尾急性炎症造成的纤维组织增生。阑尾的管腔狭窄甚至闭塞，多因黏膜瘢痕所致，或阑尾壁的纤维组织增生造成，多出现在阑尾的远端，并向根部蔓延。当阑尾根部管腔闭塞而远端黏膜仍有分泌功能，黏液可聚积在阑尾远端形成阑尾黏液囊肿，甚至形成阑尾憩室。慢性阑尾炎的阑尾管腔中多存在一个或多个粪石。慢性阑尾炎时，阑尾周围常存在粘连，多为过去的阑尾炎症造成。粘连可导致阑尾发生屈曲或纠结，引起阑尾腔梗阻。此外，阑尾腔内的寄生虫或异物、阑尾壁内虫卵聚积、阑尾淋巴组织增生、阑尾类癌或结核等，也可造成阑尾管腔梗阻、刺激或炎症而导致慢性阑尾炎。

临床表现　非常复杂，患者的症状和体征多不典型，与腹腔内其他脏器的慢性病变表现相似。反复发作的轻度或亚急性阑尾炎多有明确急性阑尾炎发作病史，此后间歇反复发作，但均为轻度或亚急性，往往不如初次剧烈，平时可无明显不适。患者在间歇发作时可有上腹部不适、类似溃疡病的胃部不适，或有腹胀、便秘等症状。最主要的表现是右下腹疼痛和固定性压痛，但不明显。转移性右下腹痛非常少见。反复多次发作后，右下腹偶可触到增大的索条状阑尾，质硬并有压痛。无急性阑尾炎发作病史者，经常有慢性右下腹绞痛发作。疼痛的程度轻重不一，或仅有持续性的右下腹隐痛或不适，可伴有消化系统症状，如食欲减退、腹胀、便秘等。腹痛多无明显诱因，但多见于剧烈运动、劳累或饮食不慎等。慢性阑尾炎时，阑尾周围常存在粘连。阑尾黏着的部位不同，腹痛可有不同的性质：阑尾若黏着在前腹壁常有腹壁压痛和皮肤过敏；若黏着于腰大肌者腹痛可放射至大腿内侧；若黏着于盲肠处可出现轻度肠梗阻症状。

诊断 反复发作的轻度或亚急性阑尾炎者，以往曾有典型的急性阑尾炎发作病史，之后有持续的或反复发作的右下腹疼痛和局限性压痛，诊断并不困难。过去无典型的急性阑尾炎发作病史者，仅表现为右下腹不规则疼痛，或伴有消化系统症状，此类慢性阑尾炎则很难诊断。胃肠钡剂X线检查有很重要的诊断价值。典型的征象为阑尾狭窄变细、扭曲或间断充盈，阑尾固定或纠结；阑尾显影处可有明显的压痛，若阑尾未充盈，盲肠内侧可有局限性压痛；阑尾充盈后，48小时以后仍未见排空。出现以上征象时则高度怀疑慢性阑尾炎，但不能单凭X线就确诊为慢性阑尾炎，还需除外可能引起右下腹痛和压痛的阑尾以外的疾患。临床术前诊断为慢性阑尾炎者，约35%的患者经手术证实为其他疾病误诊为慢性阑尾炎。临床中可能与慢性阑尾炎症状相似而误诊的疾病非常多，常见的有：胃十二指肠疾病，如胃十二指肠溃疡、慢性胆囊炎、慢性结肠炎、便秘、肠道憩室、回盲部肿瘤等；盆腔器官的病变，如慢性输卵管炎、盆腔炎、卵巢功能紊乱等；其他疾病，如肠系膜淋巴结炎、肾盂肾炎、肾积水、腹壁神经痛、肠道寄生虫等。

治疗 诊断明确者应手术切除阑尾。如术中发现阑尾增粗坚韧、系膜缩短变硬、阑尾扭曲纠结，周围粘连严重，可证实术前慢性阑尾炎的诊断，术后患者腹痛和消化系统症状应消失。如术中发现阑尾基本正常，无任何明显病变，则应怀疑术前慢性阑尾炎的诊断。此时，应详细探查阑尾附近器官，如盲肠、回肠末端、右侧输卵管、小肠系膜等，必要时可作右侧旁正中切口，探查胃、十二指肠和胆囊，如有病变则做相应处理。不可认为阑尾为附属器官，切除并无大碍，以免造成术后粘连性肠梗阻，加重腹痛和消化系统症状。

（姜洪池 孙备）

rènshēnqī jíxìng lánwěiyán

妊娠期急性阑尾炎（acute appendicitis during pregnancy） 在妊娠期间发生的急性阑尾炎。由于妊娠期阑尾位置变化较大，大网膜难以包裹发炎的阑尾，炎症易于扩散，对孕妇和胎儿的危险性均较大。一般孕妇的发病率为0.1%，中期妊娠的发病率有所提高，可能与胎儿的生长速度加快有关。

病因及发病机制 妊娠期间的阑尾位置随着妊娠的进展而有所改变，阑尾由原位逐渐向上、向外移位，盲肠与阑尾逐渐被胀大的子宫所覆盖。妊娠3个月后阑尾可位于髂嵴下二横指，妊娠5个月后可达髂嵴水平，至妊娠8个月时可位于髂嵴上二横指，分娩10天后可返回原位。妊娠造成阑尾位置的变化使妊娠期间的急性阑尾炎临床表现不典型，不易诊断和治疗。妊娠后期，盆腔及邻近器官充血，阑尾发炎的机会增多且炎症发展较快，急性阑尾炎穿孔、坏疽的发生率增高。此外，大网膜和小肠被胀大的子宫推向一侧，远离阑尾部位，故急性阑尾炎穿孔后炎症不易被局限，常引起弥漫性腹膜炎。分娩后的子宫骤然缩小，也可使局限的感染再度扩散。急性阑尾炎还会波及子宫浆膜，刺激子宫收缩，可导致流产或早产，甚至导致胎儿缺氧而死亡。

临床表现 妊娠早期急性阑尾炎的临床表现典型，与一般急性阑尾炎相似。但至妊娠中、后期，腹部疼痛和压痛部位开始向上、向外移位。当阑尾被胀大的子宫所覆盖时，右腰部疼痛可重于腹痛，压痛点也由右下腹转移至右外侧腹部或腰部。由于子宫胀大，阑尾位于腹腔深处，腹肌紧张不易查出，甚至急性阑尾炎已经穿孔并发弥漫性腹膜炎时，因子宫将前腹壁顶起，前腹壁可既无压痛亦无肌紧张，压痛仅限于两侧腹部。因此，妊娠期急性阑尾炎造成的腹部体征较实际的病变程度为轻，常会延误诊治。正常孕妇白细胞常在$10 \times 10^9/ml$以上，红细胞沉降率（血沉）通常也增高，因此这些实验室检查的价值不如一般急性阑尾炎患者。

诊断 临床表现典型，诊断不难。妊娠中、晚期急性阑尾炎的诊断和鉴别有时有一定困难，延误诊断的后果也较一般患者危险，阑尾不仅穿孔率高，而且并发弥漫性腹膜炎的可能性也较大。因此，早期正确诊断十分重要。

应详细询问病史，注意妊娠中、后期急性阑尾炎的腹部压痛点较一般患者高，腹部体征较实际的病理变化轻。子宫胀大导致的临床症状不典型，但按照阑尾位置的变化规律，仍能找到急性阑尾炎的腹痛和压痛点，做出明确诊断。当诊断不明确时应重复检查，避免漏诊。当怀疑为急性阑尾炎时，即使中腹部无腹膜刺激征，若腹部两侧有疼痛或压痛，应考虑阑尾已经穿孔并导致弥漫性腹膜炎。诊断性腹腔穿刺发现有脓液，或穿刺液涂片发现有细菌，则有助于急性阑尾炎的诊断。

鉴别诊断 孕妇在妊娠早期常出现恶心、呕吐、便秘、腹部不适等现象，有时与急性阑尾炎的胃肠道症状不易鉴别。妊娠中期，孕妇卵巢囊肿蒂扭转引起的腹痛和腹膜刺激征不易与急性阑尾炎鉴别。妊娠的常见并发症急性肾盂肾炎引起的腹痛、发热等症状也会给诊断带来困难。妊娠晚期发生的急性阑尾炎常刺激胀大的子宫引起子宫收缩，常常被误诊为单纯先兆流产。分娩后的急性阑尾炎也有可能被误诊为产褥热。

治疗 该病既是一种外科疾病，也是一种产科疾病，因此其诊断和治疗常需外科和产科医师的密切合作。一切治疗措施都要考虑到孕妇和胎儿的安全。妊娠早期急性阑尾炎的处理与一般年轻女性的急性阑尾炎处理相似，但应及早处理，以免在妊娠中、晚期阑尾炎复发而造成处理困难。多数认为妊娠中期阑尾炎只要诊断明确，应手术切除阑尾。妊娠后期阑尾炎，常因临床表现不典型而延误诊断，并且由于大网膜保护作用的消失而导致炎症容易扩散，因此应早期诊断，早期手术治疗，保障孕妇和胎儿的安全。妊娠期急性阑尾炎抗生素的使用应慎重，炎症轻者可不用，确实需要使用也应选用对胎儿无害的抗生素，以防造成胎儿畸形。

（姜洪池 孙 备）

xīnshēng'ér jíxìng lánwěiyán

新生儿急性阑尾炎 （neonatus acute appendicitis） 新生儿（出生后不满 28 天的婴儿）发生的急性阑尾炎。非常少见，仅占全部小儿阑尾炎的 0.04%，死亡率可

高达 50%~80%。因新生儿阑尾的解剖特殊，临床症状和体征不典型，早期诊断十分困难，很容易延误诊治。

病因及发病机制 新生儿阑尾基底部较宽，末端较细，阑尾长度相对较短，一般为 2.5~3.5cm，阑尾在盲肠的开口呈漏斗状。阑尾壁薄，淋巴滤泡增生不明显，不易发生由淋巴滤泡增生或粪石所致的阑尾腔梗阻。新生儿进食所含液体成分较多，多处于平卧位，肠蠕动较强，并且更换尿布时抬起小儿双下肢，促进阑尾内引流，也不易形成阑尾腔梗阻，因此新生儿急性阑尾炎发病率十分低。患病原因主要是细菌侵入。可从肠腔直接侵入或经血液循环侵入。由于新生儿阑尾壁薄，淋巴滤泡增生不明显，并且大网膜发育不全，包裹能力较差，一旦发生阑尾炎症时，易发生阑尾穿孔及腹膜炎，如延误诊治可导致肠梗阻，甚至腹腔脓肿，死亡率极高。

临床表现 无特殊性，患儿可有发热、哭闹、拒食、呕吐、腹泻、腹胀、排气排便停止、嗜睡等表现。新生儿腹肌发育不全，炎症刺激可出现腹壁红肿，肌紧张不明显。肠梗阻时肠鸣音可减弱或消失。右侧阴囊偶有水肿。白细胞大多明显增多。阑尾穿孔者腹部立位平片可见膈下游离气体，诊断性腹腔穿刺可抽出脓性混浊液，带臭味。

诊断 由于新生儿不能提供病史且查体不合作，无典型的临床表现，难以早期诊断，阑尾穿孔率高达 80%。以下情况可有助于诊断：①患儿出现发热、拒食、呕吐、腹泻、腹胀、排气排便停止等表现。②患儿腹胀严重，右下腹有压痛，腹壁红肿。③腹部

立位 X 线平片出现膈下游离气体，腹部右侧存在腹腔积液，腹壁脂肪线消失。④诊断性腹腔穿刺抽出脓性臭味液体。即便如此，新生儿急性阑尾炎也常误诊为胎粪性腹膜炎、坏死性小肠炎、消化道穿孔、肠梗阻、先天性巨结肠，甚至新生儿肺炎等。

治疗 预后的关键在于早期诊断，早期手术治疗。切勿过分强调术前诊断的确切，手术指征明确时应立即剖腹探查，以免阑尾穿孔，继发腹膜炎、肠梗阻、腹腔脓肿等并发症，增加患儿死亡率。术前应积极纠正患儿因呕吐、拒食、腹泻等造成的水及电解质紊乱和酸碱失衡，选用广谱抗生素。手术以阑尾切除术为主，必要时行腹腔清洗及引流。术后继续应用抗生素并加强全身支持治疗。

（姜洪池 孙 备）

xiǎo'ér jíxìng lánwěiyán

小儿急性阑尾炎 （acute appendicitis in infants and children） 小儿发生的急性阑尾炎。是儿童期最常见的急腹症之一。由于小儿解剖、生理和智力发育上的特点，其急性阑尾炎的病情远较成年人严重，病情发展快，诊断相对困难，穿孔机会较多，死亡率很高，一般为 2%~3%，约为成年人的 10 倍。

病因及发病机制 小儿阑尾壁薄，一旦阑尾腔发生梗阻或出现血供障碍，极易引起坏死穿孔。发病 24 小时后的患儿约有半数发生阑尾穿孔，48 小时后阑尾穿孔率可高达 70%，远高于成年人。小儿的大网膜发育尚不完全，在阑尾出现炎症时大网膜包裹局限炎症的能力较成年人差，炎症扩散发展为弥漫性腹膜炎的机会更多。年龄越小化脓性感染越难局

限，并且在非穿孔的情况下即可蔓延为腹膜炎。小儿的腹膜吸收能力较强，一旦发生腹膜炎，中毒现象严重，加之小儿机体的抵抗力弱，因此极易造成严重的生理紊乱。此外，腹痛是小儿的常见症状，在急性阑尾炎发病时，家长或医生常误以为腹痛为便秘、肠道寄生虫引起，会延误治疗。

临床表现　发病前常有上呼吸道感染、扁桃体炎等诱因，所以腹痛不一定是最初的症状，患儿可表现为发热、恶心、呕吐、腹泻等前驱症状。学龄前以后患儿的症状类似于成年人，表现为中腹或脐周疼痛，6~10小时转移至右下腹部，可伴有恶心、呕吐、食欲差等消化道症状，活动减少。小儿对病史的回答往往不清楚，仅表现为烦躁哭闹、拒食、腹胀等，由于炎症局限困难，广泛播散，腹痛也不像成年人那样局限于右下腹部。腹部查体往往不能合作，需要观察患儿的哭闹和抵抗动作来推断有无压痛。由于小儿腹肌薄弱，腹肌紧张不足以反映腹膜刺激情况，特别是婴幼儿，腹膜炎症较重时腹部仍软，应提高警惕。直肠指检可发现阑尾周围有无浸润和脓肿形成，有时可以触及索条样肿胀的阑尾。腹腔穿刺检查有助于诊断，可判断出腹腔内有无感染。腹部B超可显示出发炎的阑尾或阑尾脓肿，特别对婴幼儿阑尾炎有重要的诊断价值。

诊断　小儿年龄越小，越不能提供可靠的病史，查体越不能配合，诊断也越困难。为避免延误诊治，小儿有腹痛、呕吐、腹泻以及原因不明的发热时，都要想到急性阑尾炎的可能。腹部压痛和肌紧张是最重要的体征，但一定要确定是固定性的压痛和肌紧张，而且要至少检查3次。腹部查体不满意但仍怀疑为急性阑尾炎者可行直肠指检。但应在腹部查体之后进行，否则因直肠指检造成小儿痛苦，腹部查体将无法进行。怀疑有腹膜炎者可行腹腔穿刺术，穿刺液涂片发现脓细胞或细菌时，有助于确定诊断。经上述检查仍不能确定诊断，但又不能排除急性阑尾炎时，应将患儿留院严密观察病情，一般在发病12小时以上时症状和体征逐渐明显，诊断较为容易。小儿急性阑尾炎还要注意与常见的小儿疾病鉴别，如急性肠系膜淋巴结炎、原发性腹膜炎、急性胃肠炎、肠痉挛症、急性肾盂肾炎、肠套叠、肠蛔虫病等。

治疗　除非患儿全身状况极差不能耐受手术，小儿急性阑尾炎均应积极手术治疗，以免阑尾穿孔形成弥漫性腹膜炎，危及生命。患儿年龄越小，免疫功能越低，越应及早切除阑尾。若已形成阑尾脓肿，应非手术治疗待其吸收后再切除阑尾，以免造成医源性穿孔而污染腹腔。术前应加强支持疗法，因小儿呕吐腹泻、拒食等造成的内环境紊乱较成年人显著。术后应加强护理，以免小儿术后经常剧烈啼哭引起创口崩裂等并发症。

（姜洪池　孙　备）

lǎoniánrén jíxìng lánwěiyán

老年人急性阑尾炎　（gerontism acute appendicitis）　老年人发生的急性阑尾炎。为特殊类型阑尾炎。发病率不高，但并发症多，病情往往复杂，死亡率高。

病因及发病机制　随着年龄的增长，老年人的脏器在不断萎缩，功能在不断减退，机体的防御功能较弱，加之老年人大网膜多有萎缩，以致急性炎症很难局限，很快形成弥漫性腹膜炎。老年人大多有血管硬化，一旦发炎可使血管栓塞导致阑尾迅速坏死。老年人阑尾壁萎缩变薄，淋巴滤泡退化甚至消失，阑尾腔变细，一旦出现阑尾感染，发展迅速，很早便出现阑尾穿孔。老年人急性阑尾炎第2天既可出现阑尾坏死，第3天便可出现阑尾穿孔和弥漫性腹膜炎。感染侵袭整个腹腔，液体渗出量大，患者很快出现血容量不足，同时腹腔感染的细菌和毒素大量被吸收，使患者在很短时间内出现全身性的脓毒血症和休克。此外，老年人多有呼吸系统、心血管系统、泌尿系统疾病，使急性阑尾炎的病情更加复杂，术后并发症较年轻人多，如下肢深静脉血栓形成、坠积性肺炎、肠系膜血栓等，为诊断和治疗带来很大困难。

临床表现　由于老年人机体功能减退，对疾病的反应较差，急性阑尾炎的症状和体征较实际的病理改变轻。有的老年患者已经出现阑尾穿孔和腹膜炎，但患者却感到无多大痛苦。由于反应能力差，老年患者起病多不突然，腹痛多不剧烈，转移性右下腹痛、右下腹压痛出现相对较少或较慢。由于腹肌萎缩变薄或皮下脂肪较多，右下腹肌紧张也不明显。此外，急性阑尾炎引起的全身反应如体温、白细胞计数等变化也不明显，甚至没有变化。

诊断　由于老年人急性阑尾炎的临床表现不典型，并且腹部不适、便秘、腹泻、腹胀为老年人常见表现而不引起注意，以致常被延误诊断。尽管腹痛和固定性压痛不是很显著，但其仍是诊断的重要依据，即使症状不典型，也应怀疑有急性阑尾炎的可能，以免延误诊断而出现阑尾穿孔和弥漫性腹膜炎而增加患者的死亡率。如患者已出现弥漫性腹膜炎表现，腹腔穿刺可为诊断提供直接证据。此外，老年人急性阑尾炎还要注意与老年人其他常见疾病相鉴别，如心血管疾病、胃肠道疾病、肾病、前列腺疾病、胆囊炎等。

治疗 由于老年人急性阑尾炎进展快，穿孔早，并且患者症状和体征较实际病变程度轻，因此老年人急性阑尾炎强调早期诊断，早期手术治疗。年龄不是手术治疗的禁忌证，无严重其他系统疾病的老年人完全可以耐受阑尾手术。由于老年人多存在其他疾病，术前多有水电解质紊乱和酸碱失衡甚至有器官功能衰竭，手术风险较年轻人大。因此应强调老年人急性阑尾炎的围术期管理，控制老年患者的其他疾病，使其安全度过围术期。术前应对老年患者作全面的身体检查，并与相关科室医师会诊，对手术风险进行准确的评估。由于老年患者对手术的耐受程度低，应选择合适的麻醉方式，不宜进行复杂的手术，如术中发现阑尾已经坏死，与周围组织粘连严重，或已有阑尾脓肿者，则不宜过度分离组织、强行切除阑尾，可单纯进行阑尾周围脓肿切开引流术。术后应加强护理，预防术后并发症的发生。

（姜洪池 孙 备）

yìwèi lánwěiyán

异位阑尾炎（aberrance appendicitis）

位置异常的阑尾发生的阑尾炎。正常阑尾随盲肠固定在右髂窝内，阑尾根部位于盲肠下极，体表投影在麦氏点上。异位的阑尾可位于腹腔或盆腔的任何部位（图）。

分类 常见的异位阑尾炎有：肝下阑尾炎、左位阑尾炎、盆位阑尾炎、腹膜外位阑尾炎、盲肠壁内阑尾炎。中肠发育过程中旋转出现异常，或旋转没有完成，或中间停止在某个部位，都可造成盲肠和阑尾出现异位：旋转后下降不够则导致盲肠和阑尾停留于右上腹部、肝下方；旋转后下降过多则导致盲肠和阑尾位于盆腔内；旋转不全或方向错误则导致盲肠和阑尾位于左腹部；盲肠过长则导致阑尾偏向左或到达盆腔入口处；升结肠固定不足则导致盲肠和阑尾移动至中腹部，甚至左侧。

临床表现 因阑尾位置异常，异位阑尾炎的临床表现与一般急性阑尾炎的表现有很大不同。①肝下阑尾炎：患者常感右上腹痛，上腹部有压痛和肌紧张。转移性腹痛在右上腹或右侧脐旁，为阑尾的实际位置。腹部 X 线可见盲肠积气位于肝下。②左位阑尾炎：阑尾随盲肠位于左下腹，阑尾发炎时表现为转移性左下腹痛，左下腹固定性压痛和肌紧张。腹部透视或 B 超检查可发现相应的内脏转位表现。③盆位阑尾炎：盲肠和阑尾位置过低，阑尾根部位于髂前上棘水平线以下的盆腔

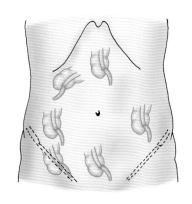

图　异位的阑尾可位于腹腔的任何部位

中，阑尾发炎时表现为盆腔疼痛，易与妇科、泌尿系统炎症混淆。④腹膜外位阑尾炎：阑尾位于壁腹膜外，多见于后腹膜外，阑尾固定于后腹壁上。阑尾发炎时局部疼痛不重，甚至腰痛重于腹痛。炎症发展迅速，易在腹膜后间隙形成脓肿。查体时可发现右下腹有深压痛，腰大肌试验阳性。⑤盲肠壁内阑尾炎：临床表现与一般急性阑尾炎相似，有不同程度的腹痛，也可出现转移性右下腹痛，右下腹压痛和肌紧张。但阑尾在术中不易找到，个别被误诊为阑尾缺如。

诊断 临床表现因阑尾的位置变化而不同，不易诊断。熟知异位阑尾炎的各种类型和临床表现方可提高诊断率。异位阑尾炎的转移性腹痛的特点是转移部位不一定在右下腹，更不一定在麦氏点。无转移性腹痛的患者可结合必要的辅助检查，如腹部 X 线、B 超、CT 等检查。对极少数难以确诊的病例，可采用腹腔镜检查，明确诊断并同时经腹腔镜切除阑尾。

治疗 一旦确诊，应积极手术治疗。对疑似患者只要有局限性腹膜炎存在，应及时剖腹探查，以免阑尾穿孔形成弥漫性腹膜炎。术前应正确判定阑尾的位置以选定切口，切口的选择应接近压痛点。肝下阑尾炎采用经右上腹直肌切口；左位阑尾炎采用经左侧腹直肌切口；盆位阑尾炎可采用右下腹直肌切口或下移的麦氏切口。如术中找不到阑尾，不宜翻动小肠，可略扩大切口，先找到右侧结肠，于 3 条结肠带的汇合处寻找阑尾，若仍存在困难，应想到阑尾位于盲肠壁内或腹膜后的可能，切不能草率地认为阑尾缺如，造成漏诊。如发现盲肠壁

内条索状物，应切开浆膜层或浆肌层，以确定是否为盲肠壁内阑尾，避免分破盲肠壁造成严重并发症。腹膜外位阑尾炎以后腹膜外位居多，可逆行切除，不缝合后腹膜。如脓性分泌物多应引流后腹膜间隙。

(姜洪池 孙 备)

àizībìng huànzhě lánwěiyán

艾滋病患者阑尾炎 (appendicitis in HIV infection patient)

艾滋病患者发生的阑尾炎。由于艾滋病患者人数逐渐增多，艾滋病患者阑尾炎也越来越多见。由于艾滋病患者的自身免疫功能受到了严重抑制，其阑尾炎的病理变化与免疫功能正常者不同，表现为白细胞增多不明显甚至低于正常水平，常会延误诊治。

临床表现 临床症状与体征与免疫功能正常者相似，也会出现转移性右下腹痛，可伴恶心与呕吐，常有低热。右下腹可出现压痛、反跳痛和肌紧张。血常规检查仅1/3患者表现为白细胞轻度增多，其余均在正常范围之内或低于正常值。腹痛与腹部体征与艾滋病患者特有的胃肠道炎症表现相似，如巨细胞病毒性结肠炎、急性盲肠炎等，由于后者往往通过非手术治疗可治愈，因此常会延误阑尾炎诊治，形成穿孔性阑尾炎，穿孔率高达44%。

诊断 由于手术会给艾滋病患者带来很大的风险，因此要明确诊断，防止误行手术。但这也常会延误阑尾炎的治疗。诊断可根据临床症状和体征。由于白细胞增多不明显甚至降低，血常规往往不能提供有力依据。B超、CT检查可有助于诊断。腹腔镜检查确诊率高，但应谨慎使用，以免带来不必要的损伤。此外，还要着重与艾滋病患者特有的胃肠

道炎症相鉴别。

治疗 人类免疫缺陷病毒感染或艾滋病不是阑尾切除的手术禁忌证。急性阑尾炎诊断明确后应及早手术切除阑尾，同时联合高效广谱抗生素治疗，可获得较好的短期生存。80%左右患者术后有不明原因的持续性发热1周以上，但无脓毒血症表现，白细胞不增多。

(姜洪池 孙 备)

xuèxīchóngxìng lánwěiyán

血吸虫性阑尾炎 (schistosomiasis appendicitis)

血吸虫虫卵沉积于阑尾黏膜下引起阑尾梗阻而导致的急性阑尾炎或慢性阑尾炎。多见于40~60岁。

病因及发病机制 血吸虫是寄生在宿主静脉中的扁形动物。寄生于人体的主要有日本血吸虫、曼氏血吸虫和埃及血吸虫。中国流行的是日本血吸虫。血吸虫尾蚴侵入人体通过血液循环进入肝，或通过粪便排出体外。血吸虫尾蚴侵入静脉或淋巴管，移行至肠系膜静脉中，发育为成虫，再产卵。虫卵大量汇集在小静脉，小静脉内压力增高而破裂，血吸虫卵由此沉积于阑尾黏膜下。随着虫卵的变性、坏死、钙化并堆积于阑尾，使阑尾壁增厚，阑尾腔狭窄，容易发生粪便滞留进而梗阻引起阑尾炎症，如伴发细菌感染，则可导致阑尾的急性化脓或坏疽。

临床表现 与一般急性阑尾炎相似。典型症状有转移性右下腹痛，伴发热和消化系统症状。查体可发现右下腹局限性压痛和肌紧张。患者同时可有肝脾及胃肠道的血吸虫病变表现，如肝大、脾大、腹水、腹泻、黏液脓血便，以及不同程度的消瘦和乏力等。粪便可检查出虫卵或毛蚴。

诊断 与一般急性阑尾炎极难鉴别，确诊还需病理诊断。病理切片可见阑尾壁显著增厚，以黏膜下为重，血吸虫虫卵多为陈旧性，仅见卵壳或伴有钙化，多沉积于黏膜及黏膜下。患者在血吸虫疫区的生活史有助于术前诊断。此外，血吸虫阑尾炎患者常有肝脾和胃肠道血吸虫病变，可表现为低蛋白血症、肝大、脾大和脾功能亢进，腹泻及黏液脓血便等。

治疗 由于患者阑尾黏膜下有血吸虫卵沉积，较一般急性阑尾炎更易穿孔，导致急性腹膜炎，非手术治疗难以奏效，因此血吸虫性阑尾炎应早期手术。血吸虫性阑尾炎患者既有阑尾局部的病理改变，也有血吸虫病引起的全身病理改变，因此术后并发症较一般急性阑尾炎多。术中应注意保护切口，还应探查肠系膜及升结肠等处是否存在血吸虫肉芽肿，妥善处理包埋阑尾根部以防发生粪瘘。应放宽放置引流管的指征，有血吸虫病史的患者即使炎症不重也应放置引流管，以便监测粪瘘，或用于脓肿的通畅引流。手术切除的阑尾应常规做病理检查，明确诊断。如确诊为血吸虫性阑尾炎，术后针对血吸虫作规范的驱虫治疗，防止血吸虫病引起进一步的器官损害。

(姜洪池 孙 备)

āmǐbāxìng lánwěiyán

阿米巴性阑尾炎 (amebic appendicitis)

阿米巴侵袭阑尾，引起阑尾炎症反应或阑尾腔梗阻导致的急性阑尾炎或慢性阑尾炎。

病因及发病机制 人体唯一致病型阿米巴为溶组织阿米巴。阿米巴包囊进入人体后，经胃到达小肠，被碱性的肠液消化后虫体脱囊而出并分裂为阿米巴滋养

体。当机体抵抗力正常时，阿米巴滋养体不侵犯肠黏膜，仅随粪便排出。如机体或肠道抵抗力下降，阿米巴滋养体可侵入肠壁，寄生于肠黏膜或黏膜下层，形成溃疡。常见的发病部位为盲肠、升结肠，其次为乙状结肠和直肠。阿米巴滋养体侵袭阑尾十分罕见，为盲肠或结肠阿米巴感染的延伸，阿米巴多见于阑尾管腔中，侵袭阑尾黏膜或黏膜下层十分少见。

临床表现 无典型临床表现，可有发热、腹痛、腹泻、恶心和呕吐以及白细胞增多等类似急慢性阑尾炎的表现。个别患者可伴有阿米巴痢疾。

诊断 阿米巴性阑尾炎和细菌性阑尾炎的症状和体征相似，阿米巴引起的炎症反应也可引起白细胞增多，术前诊断阿米巴性阑尾炎几乎不可能。若患者有痢疾病史或疫区生活史，或粪便内找到阿米巴包囊或滋养体，或有肠阿米巴的确凿证据，可怀疑为阿米巴性阑尾炎。诊断还需依赖于术中或术后病理检查。

治疗 是否应手术治疗以及何时手术治疗仍存争议。有的观点认为阿米巴性阑尾炎急性期阑尾水肿严重，组织较脆，不易切除，此时进行阑尾切除术将会增加死亡率和并发症的发生率。也有观点认为早期诊断和治疗将显著减少死亡率和并发症发生率，早期手术不是已有急腹症表现患者的禁忌证。争议尽管存在，但阿米巴性阑尾炎大多都按急性阑尾炎予以阑尾切除，术后常规病理检查才得以明确诊断。因此，手术切除病变阑尾，迅速的病理学诊断、及时的抗阿米巴治疗（如甲硝唑、依米丁）才是改善阿米巴性阑尾炎预后的关键。

（姜洪池 孙 备）

lánwěi cánduānyán

阑尾残端炎（stump appendicitis）

阑尾切除术时遗留残端过长而导致的阑尾残端发炎。是阑尾切除术后较少见的并发症。

病因及发病机制 阑尾切除术时遗留残端（图）超过 1cm，易形成阑尾残端炎。阑尾残端遗留过长的常见原因有：①阑尾局部炎症水肿严重并与周围组织广泛粘连，辨认不清阑尾根部与盲肠交界处。②阑尾系膜或肠脂垂过于肥厚使阑尾根部界限不清。③盲肠壁内阑尾、盲肠固定或阑尾异位，导致术野深，暴露差，术者仅把阑尾的游离部分切除。④切口过小或麻醉效果不好导致阑尾显露不清。⑤手术医生经验不足，为求阑尾残端结扎可靠，人为地将残端保留较长。因此，阑尾残端的正确处理是预防阑尾残端炎的关键。

临床表现 可发生于阑尾切除术后数天或数年，甚至数十年。临床表现类似于术前的阑尾炎表现，常有转移性右下腹痛、恶心、呕吐及发热症状，右下腹有局限性压痛和肌紧张，还可触及痛性包块。若阑尾切除术包裹残端的荷包形成脓肿破裂，可突发高热和腹膜炎症状。

诊断 阑尾切除术后患者再次出现阑尾炎表现或无法解释的右下腹持续性疼痛，应考虑到阑

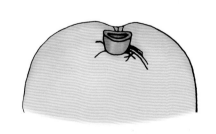

图 阑尾切除时遗留残端

尾残端炎，绝不能因已行阑尾切除术而轻易排除阑尾疾病而延误诊断，以致多在形成腹膜炎时才再次手术。白细胞因炎症反应而增多。B 超检查可显示出阑尾残端的炎症表现，有助于阑尾残端炎的诊断，还可同时与右侧输尿管结石、右侧输尿管炎、肠道肿瘤、卵巢囊肿、异位妊娠等疾病鉴别。术前钡剂灌肠可见阑尾残端充盈或不规则充盈，残端过长，形如短小阑尾，局部有明显触痛。但阑尾残端炎的急性期不宜选用此项检查，以免残端充盈后加之局部挤压导致穿孔。此外，纤维结肠镜检查更能直接了解阑尾残端的情况。

治疗 以行阑尾残端切除为主。一般采用右下腹经腹直肌切口，便于延长切口，暴露手术野。若阑尾残端病变不重，完整分离出残端后予以切除，可用大网膜包盖，防止粪瘘发生；若合并荷包脓肿，应拆除荷包缝线，洗净积脓并放置引流；若回盲部局部炎症严重，甚至有局灶性坏死者，必要时可考虑回盲部切除或右半结肠切除术。

（姜洪池 孙 备）

lánwěi zhǒngliú

阑尾肿瘤（tumor of appendix）

阑尾肿瘤比较罕见，通常是在术中及尸检中发现，约占阑尾切除标本的 5%，多数为良性肿瘤，仅约有 17% 为恶性肿瘤。阑尾良性肿瘤主要包括阑尾黏液囊肿、平滑肌瘤、纤维瘤和脂肪瘤等，其中以阑尾黏液囊肿最为常见。阑尾恶性肿瘤主要有阑尾黏液囊腺瘤、阑尾类癌和阑尾腺癌等。

临床表现 临床表现缺乏特异性，病变早期肿块较小时无症状，肿瘤较大仅表现为腹部隐痛

和右下腹肿块，如有继发感染可出现急性阑尾炎症状，发生扭转肿块急剧增大，表现为剧烈腹痛、恶心、呕吐等。大多数阑尾肿瘤为术中或尸检意外发现。

诊断 术前、术中误诊率极高。B超、X线钡剂造影、CT和MRI均难以对阑尾肿瘤的良恶性进行判断。阑尾肿瘤的诊断还需术中或术后病理检查。患者出现以下情况应警惕阑尾肿瘤的可能：①既往长期右下腹痛，有阑尾炎或阑尾周围脓肿病史，有明显的右下腹肿块者的中老年人患者。②右下腹肿块生长缓慢，经抗感染治疗无明显消退或仅部分消退。③B超检查示右下腹有囊实性包块或实性肿块，且能排除右侧卵巢或输卵管病变。④钡剂灌肠提示盲肠内侧有弧形压迹或有不规则充盈缺损，阑尾管腔狭窄、充盈不全或间断者。⑤腹部CT、MRI示盲肠或回盲部增厚，阑尾或阑尾周围出现囊实性肿块影伴有钙化。如高度怀疑为阑尾肿瘤，应行B超、钡剂X线造影、CT、MRI和纤维结肠镜等检查。阑尾黏液囊肿和阑尾黏液囊腺瘤，B超可见阑尾部有一液性暗区，呈圆形或椭圆形，壁较光滑。X线钡剂造影显示回盲部有占位性病变，盲肠与末端回肠受到挤压，盲肠内侧缘有光滑弧形压迹。阑尾腺癌X线钡剂造影显示盲肠内侧缘有不规则压迹或充盈缺损，黏膜皱襞紊乱。如诊断仍不明确，必要时可行剖腹探查。术中凡遇阑尾病变不典型时应作快速冷冻切片病理检查，确定诊断后决定手术方式，避免再次手术。

治疗 包括单纯阑尾切除术，阑尾联合回盲部切除术，根治性右半结肠切除术等，术式取决于术中肿瘤冷冻切片的病理类型、

部位、大小以及其与周围组织脏器的关系。

（姜洪池 孙 备）

lánwěi niányè nángzhǒng

阑尾黏液囊肿（appendiceal mucocele）

阑尾根部因慢性炎症或粪石而梗阻，阑尾远端黏膜细胞不断分泌黏液，黏液不能排出且无细菌污染，在阑尾腔内聚积形成的囊肿。不是真性肿瘤，只是一种滞留性囊肿。该病较为罕见，占阑尾疾病的0.1%~0.4%。该病常见的并发症有急性阑尾炎、急性肠梗阻、囊肿破裂、囊肿继发感染和囊肿坏死出血等，如与小肠粘连而引起肠梗阻、肠套叠或肠扭转等。

病因及发病机制 阑尾腔内的黏液不断聚积，致腔内压力增高使黏膜细胞受压变扁，分泌功能变弱并最终丧失，阑尾壁的肌层也逐渐萎缩消失，代之为纤维组织或呈玻璃样变，故囊肿一般不超过5cm×8cm。根据梗阻部位不同，临床表现为两种类型：①全阑尾型。梗阻位于阑尾根部，整个阑尾形成一个囊肿，体积较大，外形如香蕉或梨形。②末端型。梗阻离阑尾根部有一段距离，远端囊肿呈鼓状或蘑菇状。囊肿破裂可导致内容物进入腹腔，引起肠粘连或肠梗阻。当继发感染时可产生急性炎症表现。此外，囊肿可与小肠粘连引起肠梗阻、肠套叠或肠扭转。

临床表现 体积较小者一般无症状，多为腹腔内其他手术中偶然发现。体积较大的囊肿无感染时临床表现与慢性阑尾炎相似，右下腹可触及圆形、光滑的肿物。如囊肿内有急性感染，可出现转移性右下腹痛、右下腹压痛和肌紧张，白细胞增多，类似于急性阑尾炎。B超检查显示右下腹有

囊性占位。钡剂灌肠X线检查表现如下：①阑尾常不充盈，回盲部黏膜光滑完整。②肿块位于结肠外，压迫盲肠使之变形，产生弧形光滑压迹，并引起回肠和盲肠的间隙扩大。③部分囊壁有钙化表现。

诊断 该病的发病率低，体积小的一般没有明显症状，体积较大的与慢性阑尾炎症状相似，腹痛可为隐痛，患者常可忍受而未能及时就诊，因此阑尾黏液囊肿的误诊率极高。术前常误诊为卵巢囊肿、盲肠肿瘤或阑尾脓肿等。如患者有反复发作的慢性阑尾炎病史，且右下腹可触及圆形、光滑的包块，结合B超和钡剂灌肠X线检查，可有助于提高诊断的正确率。

治疗 唯一有效的治疗方法是将阑尾及囊肿一并切除。因该病与阑尾黏液囊腺瘤在肉眼上无法鉴别，囊肿应完整切除，勿使囊肿破裂，引起腹腔种植。术式取决于囊肿部位、大小、性质及其与周围组织脏器的关系。如囊肿较小，位于阑尾末端，距阑尾根部有一定距离可行单纯阑尾切除术。全阑尾型可行阑尾联合回盲部部分切除术。如囊肿较大且粘连严重，已有肠梗阻征象，应适当扩大切除范围。如囊肿已自发性破裂，常引起腹腔内粘连，术中应尽量清除腹腔内黏附的胶冻样物质，并冲洗腹腔，以免引起腹腔粘连。阑尾黏液囊肿常在术中意外发现，单凭外观不能区别阑尾黏液囊肿与阑尾黏液腺癌，故应常规行术中冷冻切片病理检查。

（姜洪池 孙 备）

lánwěi niányè nángxiànliú

阑尾黏液囊腺瘤（appendiceal mucinous cystadenoma）

阑尾的腺上皮不典型增生或腺瘤性息

肉阻塞管腔，使黏液潴留于阑尾腔内形成的阑尾真性肿瘤。非常少见，占阑尾手术切除标本的 0.25%~0.5%。可伴卵巢黏液性囊腺瘤。好发于阑尾中段，大体标本可见阑尾增粗，扩张呈囊状。切面可见瘤内充满大量淡黄色或白色胶冻样黏液。囊内黏液可侵入阑尾壁的肌层，甚至穿透阑尾壁，与周围组织发生粘连。阑尾黏液囊腺瘤可继发囊壁变薄、囊壁广泛的溃疡和钙化。显微镜下可见腺上皮不典型增生并有乳头状突起（图）。腺体内充满黏液，囊壁结缔组织内有大片的黏液湖，有时可见炎细胞浸润。

阑尾黏液囊腺瘤无论是否破裂，瘤细胞均可脱落至腹腔。在腹膜、大网膜和腹腔脏器的表面形成胶冻样肿物，形成腹膜假性黏液瘤。阑尾黏液囊腺瘤一般不会发生淋巴道和血行转移，不会侵入脏器实质内。

临床表现 类似慢性阑尾炎，较大的阑尾黏液囊腺瘤在右下腹可触及肿块，继发感染时有急性阑尾炎的表现。阑尾黏液囊腺瘤的 B 超图像与阑尾黏液囊肿相似，表现为阑尾部有一液性暗区，呈圆形或椭圆形，壁较光滑。X 线钡剂造影显示回盲部有占位性病

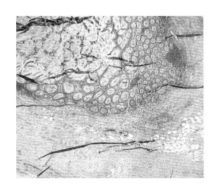

图　阑尾黏液囊腺瘤 HE×40
（姜洪池供图）

变，盲肠与末端回肠受到挤压，盲肠内侧缘有光滑弧形压迹。CT 显示回盲部囊性圆形或椭圆形病灶，囊肿壁光整，可伴有钙化，边界清晰，内容物为水样密度。阑尾黏液囊腺瘤可并发急性阑尾炎、肠扭转、肠梗阻、肠套叠、囊肿坏死出血、腹腔假性黏液瘤及囊肿癌变等。

诊断 无特殊的临床表现，实验室及辅助检查也缺乏特异性，因此术前诊断十分困难，误诊率极高，常误诊为急慢性阑尾炎，大多数患者是在术中发现，术后病理才证实为该病。阑尾黏液囊腺瘤术前主要应与阑尾黏液囊肿、阑尾周围脓肿、阑尾黏液腺癌、卵巢囊肿等鉴别。

治疗 大多数观点认为，阑尾黏液囊腺瘤为交界性或者低度恶性的阑尾肿瘤。强调手术完整切除病灶。如果肿瘤较小且位于阑尾末端，与阑尾根部有一定的距离可行单纯阑尾切除术。肿瘤位于盲肠根部或分布于全阑尾时，可以行阑尾联合回盲部部分切除术。如果肿瘤过大，粘连严重并且有肠梗阻征象，应扩大切除范围，对肿瘤体积较大并且有可能恶变者应行根治性右半结肠切除术。

阑尾黏液囊腺瘤破裂后黏液溢出可引起腹腔内种植，因此手术时应轻柔操作，强调保持肿瘤完整，切勿强行分离粘连，避免穿刺以及取样做病理，以免囊壁破裂黏液外溢。可采用较大的切口，充分暴露术野，利于术中操作，可用大纱布将肿瘤与周围组织隔开等保护措施。如进入腹腔后发现肿瘤壁已破裂，应尽量清除溢出的黏液，术毕反复冲洗腹腔，以氟尿嘧啶稀释于生理盐水冲洗浸泡，防止术后发生腹腔假

黏液瘤。术中单凭外观不能区别阑尾黏液囊腺瘤与阑尾黏液腺癌，因此应常规行术中冷冻切片病理检查，根据肿瘤的性质决定采取何种术式。

（姜洪池　孙　备）

lánwěi lèiʼái

阑尾类癌（carcinoid of appendix）　源于阑尾嗜银细胞（Kultschitzky 细胞）的恶性肿瘤。占全部阑尾肿瘤的 90%，占阑尾切除标本的 4%。也是最常见的消化道类癌，占胃肠道类癌的 45%。因为类癌分泌的胺类物质首先经门静脉进入肝内灭活，再流至肺被肺细胞灭活，故阑尾类癌一般不会发生类癌综合征，但在合并有多发小肠类癌或肝广泛转移，以及肝灭活功能较差时，胺类物质会大量进入血液引起症状。

病理 约 75% 的阑尾类癌位于阑尾尾部，少数位于阑尾体部、根部。阑尾类癌表现为黏膜下肿物，结节状，直径 0.1~1.5cm，少数超过 2cm。多为单发。质硬呈灰白色，没有包膜，但界限相当清楚，可有红肿、渗出等炎症表现。肿瘤较大时可发生糜烂、出血。位于阑尾尖端的类癌常为典型的钟锤结构。体部类癌较尾部大，阑尾壁增厚，或呈环状生长。阑尾类癌镜下多数为小而单一的细胞呈团块状或巢状生长、岛状及腺管状排列；少数癌细胞弥散分布，浸润生长。肿瘤细胞呈嗜银性，重氮反应阳性；超微结构显示肿瘤细胞充满多形性致密核心分泌颗粒。

临床表现 因阑尾类癌多生长在阑尾的远端，不易发生梗阻，因此大多数阑尾类癌无明显临床表现。生长在阑尾体部或根部的阑尾类癌可引起阑尾管腔梗阻，引发急慢性阑尾炎。阑尾类癌引

起类癌综合征极为少见。

诊断 术前几乎不能做出诊断。多数患者为阑尾切除术或其他腹部手术时意外发现。因此，术者在行阑尾切除时不仅要观察阑尾有无红肿、化脓、坏疽或穿孔，还要注意观察有无硬结或肿块。在行其他腹部手术时，亦要仔细观察阑尾。当发现切除的阑尾有较硬的圆形肿物或局部增厚，应沿阑尾系膜缘剖开，剖面如为棕褐色或黄色，需行术中冷冻切片病理检查，以免漏诊。

治疗 阑尾类癌属低度恶性肿瘤，具有侵袭和转移的能力，对放疗和化疗均不敏感，发现后应手术切除。术中意外发现时应仔细探查阑尾、小肠尤其是回肠、结肠系膜淋巴结和肝脏有无转移。直径小于 1cm、局限于阑尾且无转移者，可行单纯阑尾切除术。行右半结肠切除术的适应证为：①直径大于 2cm。②位于阑尾根部并且侵及盲肠。③侵及阑尾系膜、回盲部肠壁。④区域淋巴结肿大、快速活检证实有转移。肿瘤直径 1~2 cm 者，可根据肿瘤大小、部位、浸润程度、全身情况和手术条件确定术式。对合并有肝转移者，应根据原发病灶和肝转移情况以及患者状态，决定一期或分期手术。若术中未发现而术后病理发现有该病时，年轻患者可考虑再次手术；年迈体弱者可不必再次手术，观察其变化，因阑尾类癌可随年龄增长而发生退化。

预后 该病恶性程度和远处转移率较低，生长缓慢，自然病程较长，单纯阑尾切除术可治愈绝大多数直径在 2cm 以内的阑尾类癌，即使有转移者亦有较好的预后。

(姜洪池 孙 备)

lánwěi xiàn'ái

阑尾腺癌（adenocarcinoma of appendix） 一种罕见的阑尾恶性肿瘤。1882 年伯杰（Berger）首先报道，在阑尾切除标本中约占 0.14%，恶性程度高，多见于 50 岁以后患者。该病多无特殊症状及体征，偶以阑尾炎为首发症状，故多数患者在术中或术后发现。阑尾腺癌包含黏液型及结肠型两种病理类型。阑尾黏液腺癌又称阑尾黏液囊腺癌（图），源于阑尾黏液囊腺瘤，多分化良好，可见大量黏液湖，与卵巢囊腺癌类似，易破裂及腹腔播散，导致腹膜假性黏液瘤，术后易复发；阑尾结肠腺癌多为息肉状或溃疡状，源于管状或管状绒毛状腺瘤，与结肠腺癌类似。

临床表现 ①右下腹痛：是该病的主要表现。肿瘤压迫阑尾根部，阑尾腔变窄或闭塞，腔内分泌物排出受阻，黏液积聚腔内，亦可并发感染，使腔内压力增加，导致右下腹持续疼痛。多数患者可无明显腹痛。压痛部位多见于麦氏点。压痛点始终局限在固定位置，并发穿孔时可扩散至全腹。②右下腹包块：阑尾可被大网膜包裹，并与周围组织粘连形成包块。③腹膜刺激征：包括反跳痛、肌紧张、肠鸣音减弱

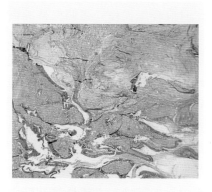

图 阑尾黏液腺癌 HE×40（姜洪池供图）

或消失等，阑尾穿孔后可出现右下腹局部腹膜刺激征。④全身症状：恶性肿瘤消耗症状，包括消瘦、乏力、发热、食欲减退等。⑤并发症：主要包括阑尾穿孔及肠梗阻。因阑尾壁薄，管腔狭小，加之分泌物阻塞及肿瘤浸润，极易并发阑尾穿孔。临床上出现局部腹膜刺激征。当肿瘤压迫或浸润肠道时，可导致机械性肠梗阻或动力性肠梗阻，出现便秘。直肠指诊在直肠右前方阑尾所在方向可触及炎性肿块，并伴有压痛。

诊断 主要依据症状、体征及病史，结合实验室检查可做出诊断。多数患者为阴性症状，故诊断较难。并发急性阑尾炎时血常规可有白细胞计数增加，进展至全身消耗时可有血红蛋白的降低；X 线钡剂灌肠可见盲肠段呈不规则压迹或充盈缺损，黏膜皱襞紊乱；B 超可见右下腹块状影，边界不清，低回声；CT 可见右腹部低密度肿块，周围界限不清；纤维结肠镜检查可见盲肠向外隆起，黏膜糜烂、水肿，取病理检查即可明确诊断。阑尾腺癌应与急性阑尾炎、慢性阑尾炎、阑尾周围脓肿、阑尾黏液囊肿、阑尾黏液囊腺瘤等相鉴别，急性阑尾炎手术时若发现局部肿物应怀疑该病，并行术中冷冻切片检查以确诊。

治疗 与右半结肠癌治疗原则相似，以手术治疗为主，辅助化疗、放疗。

手术治疗 ①单纯阑尾切除术：阑尾腺癌分化良好，无淋巴转移，未侵及血管，未侵及黏膜下层，可考虑行单纯阑尾切除术。②右半结肠切除术：单纯阑尾切除术后 5 年生存率为 20%，而右半结肠切除术后则为 63%。可疑

阑尾腺癌者需认真探查，术中冷冻切片确诊后即行根治性手术，以免行二次根治手术。③右半结肠切除术加双侧卵巢切除术：阑尾腺癌极易种植转移至卵巢，因此对女性患者术中应注意探查，必要时快速活检，以确定是否切除卵巢。

化学治疗 ①术前化疗：术前动脉灌注化疗为经皮股动脉插管，进入肠系膜下动脉及直肠上动脉或髂内动脉，将氟尿嘧啶、丝裂霉素等注入。②术中化疗：利用氟尿嘧啶、丝裂霉素等行肠腔化疗、门静脉化疗及术中温热灌注化疗。③术后化疗：对 Dukes C 期患者采用术后铂剂、氟尿嘧啶及亚叶酸钙化疗，而对 Dukes B 期患者是否术后化疗尚有争议。

放射治疗 阑尾腺癌不属放疗敏感肿瘤，但放疗对其亦有一定疗效。术后放疗易出现放射性肠炎、吻合口狭窄、瘘及粘连，故多采用术前放疗。

腹膜切除术加化疗 阑尾黏液腺癌常伴有腹腔转移，并因肿瘤压迫肠道并发肠梗阻，导致死亡。肿瘤多侵犯腹膜表面，深度侵犯罕见。腹膜切除及围术期腹腔或全身丝裂霉素、氟尿嘧啶化疗可延长生存期。

(姜洪池)

lánwěi qiēchúshù

阑尾切除术 （appendectomy）

应用开腹技术切除阑尾的手术。是一种普外科最基本、最常用的手术。手术操作一般不复杂，但阑尾的位置和病理改变程度存在差异，这造成手术难度相差很大，不可轻视。手术指征为：①急性阑尾炎和慢性阑尾炎或慢性阑尾炎急性发作，经非手术治疗无效者。②穿孔性阑尾炎行引流 3 个月后。③阑尾其他病变如黏液囊肿、类癌或肿瘤。

患者手术前应禁食，但不必灌肠，适当静脉补液并应用抗生素。一般选用硬膜外麻醉，小儿则需全身麻醉。常见的切口部位有麦氏切口（图），右下腹旁正中或经腹直肌切口和腹直肌旁切口。麦氏切口为通过标准麦氏点的斜形切口，长 4~6cm，切口虽不大，但暴露良好，术后切口愈合牢固，极少发生切口疝。目前大多数急性阑尾切除都用麦氏切口。自切口进入腹腔后，在髂窝内找到盲肠，然后进一步寻找阑尾。找到阑尾后，尽量将其提到切口外，处理阑尾系膜并切除阑尾，阑尾残端用碘酒、乙醇（酒精）涂擦处理后，用荷包缝合将残端包埋入盲肠。阑尾炎症较轻且局限时，可不必放置引流。

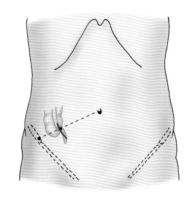

图　麦氏切口（红线示）

常见并发症 包括切口感染，腹膜炎或腹腔内脓肿，门静脉炎，内瘘、外瘘，粪瘘，阑尾残端炎以及出血等。

(姜洪池)

fùqiāngjìngxià lánwěi qiēchúshù

腹腔镜下阑尾切除术 （laparoscopic appendectomy）

应用腹腔镜技术切除阑尾的手术。1983 年德国医生泽姆（Semm）首次应用。具有安全、美容、创伤小、漏诊率低、术后疼痛轻、恢复快、并发症少、住院时间短等优点。

适应证 单纯性阑尾炎；化脓性阑尾炎、坏疽性阑尾炎或穿孔性阑尾炎合并腹膜炎者；慢性阑尾炎；肥胖的阑尾炎患者；老年人急性阑尾炎及小儿急性阑尾炎；不能完全排除其他腹部外科疾病及女性内生殖系统疾病者；行腹腔镜其他手术时的附带阑尾切除术。

手术方法 常规术前准备并排空尿液，可不留置胃管和尿管。麻醉选择全麻或连续硬膜外麻醉。腹腔镜腹部操作孔的数量和部位变化较大，常用的有三孔法和二孔法（图）。一般将盲肠向左牵引即可见到阑尾；亦可先找到结肠带，沿结肠带寻找阑尾。找到阑尾后，提起阑尾系膜末端，游离并处理阑尾动脉。用超声刀或双极电凝处理阑尾系膜直至阑尾根部。结扎并切断阑尾根部，阑尾残端用超声刀凝固后用聚维酮碘（碘伏）消毒，无须荷包包埋。切除后的阑尾，可经 10mm 套管取出体外，完全不接触切口，降低切口感染机会。手术结束前，应用冲洗导管将腹腔内的积血和脓液彻底洗净，并以温盐水冲洗腹

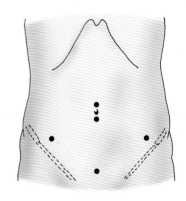

图　腹腔镜下阑尾切除术常用的操作孔

腔，防止腹腔脓肿的形成。

常见并发症 有出血、切口感染、术后肠粘连、阑尾残端瘘、周围组织电凝或电灼伤等。

(孙 备 姜洪池)

lánwěi zhōuwéi nóngzhǒng qiēkāi yǐnliúshù

阑尾周围脓肿切开引流术

（incision and drainage of periappendiceal abscess） 切开阑尾周围脓肿并放置引流管将脓液引流至体外的手术。

阑尾周围脓肿常见于回盲部、盲肠后或盆腔内等处，不同部位的脓肿有不同的处理方法：①回盲部脓肿。为阑尾周围脓肿最常见者，内壁由盲肠、升结肠、大网膜和小肠等粘连而成，外壁为腰部腹膜。如不及时治疗，多数脓肿将与肠道、阴道或膀胱等形成内瘘，或破入腹腔，形成弥漫性腹膜炎。手术切口位于脓肿最突出、浅表的部位。切开腹膜时应小心用纱布将脓肿与腹腔内其他组织分隔开，在脓肿波动感最强烈的地方分离并进入脓肿。用吸引器吸尽脓液，然后在脓腔内放置合适的软橡胶引流管，切口少数间断全层缝合。引流管拔管时间应根据脓液引流量的多少，切勿过早拔管。②盆腔脓肿。由回盲部脓肿蔓延或盆位急性阑尾炎引起，脓液分布于膀胱直肠窝内。此类脓肿有破入直肠或阴道的倾向，不宜过早经直肠穿刺引流，以免损伤其他肠管。一般待其增大欲穿破直肠时才进行经直肠穿刺引流。否则，宜行经耻骨上切开引流术。③盲肠后脓肿。盲肠后位急性阑尾炎可导致盲肠后脓肿，脓肿位置较深，患者常有明显的腰大肌刺激症状。患者取左侧卧位，切口位于髂嵴与第10肋顶端之间。分开腹肌可见水肿的壁腹膜，切开腹膜进入盲肠后间隙。探入脓肿并用吸引器吸净脓液，在脓腔中放置合适的引流管，少数间断缝合切口。

(孙 备 姜洪池)

jié-zhícháng jí gāngguǎn jíbìng

结直肠及肛管疾病

（disease of colon，rectum and anus） 结直肠及肛管良性恶性疾病的总称。恶性疾病主要包括结直肠癌、结直肠类癌、肛管及肛门周围恶性肿瘤等；良性疾病主要包括结直肠炎症性疾病、息肉性疾病、痔、肛瘘、肛周脓肿等。

临床表现 该类疾病主要以消化道症状为主。结直肠疾病主要表现为排便习惯改变，如便血、腹泻、排便里急后重感，也可合并全身表现，如贫血、低蛋白血症、消瘦和乏力等；若合并肠梗阻，可出现腹痛、腹胀、恶心呕吐等表现；肛管直肠良性疾病根据疾病不同，临床表现可不相同，如痔主要表现为无痛性便后鲜血；肛瘘表现为外口排出黏液或脓液；肛周脓肿表现为肛周疼痛和感染表现。

诊断 该类疾病诊断上主要依靠消化道相关检查，如直肠指检、内镜检查、气钡双重造影、CT 或 MRI 检查等。直肠指检有助于发现肛管直肠良恶性病变；内镜检查可发现结直肠肛管病变，并可通过内镜取活组织病理检查明确诊断，若结合超声内镜检查，还可判断肿瘤的浸润深度；气钡双重造影可发现下消化道病变，并有助于病变的定位诊断；CT 和 MRI 检查有助于结直肠病变的定位诊断，对于恶性肿瘤还可判断肿瘤对周围组织的浸润深度、淋巴结有无转移和远处转移情况等。

治疗 多以手术治疗为主，如为结直肠及肛管恶性疾病，首选手术切除，术后根据不同疾病决定是否行化学治疗和放射治疗；结直肠良性疾病，根据不同疾病种类采取不同治疗方法，如结直肠炎性疾病，首选非手术治疗，出现并发症或恶变时可考虑手术治疗；结直肠息肉性疾病，可考虑内镜下切除、手术切除等不同的治疗方法；痔、肛瘘和肛周脓肿等肛门直肠良性疾病多采取手术治疗，手术方法根据病情往往有所不同。

(王振军)

zhǒuxīwèi

肘膝位

（genucubital position） 又称膝胸位。患者双膝跪于检查床上，头颈部垫枕，双前壁屈曲胸前，肘关节贴床，臀部抬高，两膝略分开，大腿垂直床面，与髋关节成 60°，头偏向一侧（图）。该体位患者肛门部显露清楚，肛门镜与硬式乙状结肠镜插入方便，是直肠肛管最常用的检查体位，也是前列腺按摩的常规体位。但该体位不适宜用于年老体弱患者。

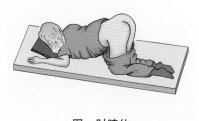

图 肘膝位

(王振军)

cèwòwèi

侧卧位

（lateral decubitus） 多采用左侧卧位，患者臀部靠近床边，左下肢稍屈曲，右下肢屈曲90°贴近腹壁。此体位适用于女性患者，或体质较差、不能行肘膝位检查者，也是直肠指检、结肠镜检查常用的体位（图）。

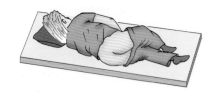

图　左侧卧位

（王振军）

jiéshíwèi

截石位（lithotomy position）
患者仰卧于检查床上，臀部靠近床边，双下肢分开抬高并屈曲外展，放到托腿架上，能最大限度显露会阴（图）。是直肠肛管手术的常用体位，做双合诊时亦选择该体位。如时间过长或体位不当，可导致局部皮肤压伤、下肢深静脉血栓和腓总神经损伤等并发症。

（王振军）

zhícháng zhǐjiǎn

直肠指检（digital rectal examination）
以示指经肛门伸入直肠，触诊肛管、直肠有无病变的检查方法。是一种简单而重要的检查方法，对及早发现肛管、直肠癌具有重要意义。60%～80%的直肠癌可在直肠指检时发现。便血和排便习惯改变的患者应常规行直肠指检。

检查方法　①右手戴手套并涂以润滑液，先检查肛门周围有无压痛、瘢痕、肿块、瘘管、疣状物及外痔等。②示指轻轻按摩肛缘，使括约肌松弛，嘱患者做深呼吸，缓慢插入示指测试肛管括约肌的松紧度，正常时仅能伸入一指并感到肛门环收缩，在肛管后方可触及肛管直肠环。③手指顺时针或逆时针全面触诊，检查肛管直肠壁有无触痛、波动、肿块及狭窄，触及肿块时要检查其大小、形状、位置、硬度及活动度。④根据要求，必要时作双合诊检查。⑤手指退出后，观察指套有无血迹或黏液（图）。

直肠指检可触及下列常见的肛门直肠病变。①直肠癌：肿物呈结节状、不规则、边缘隆起，基底固定，表面有溃疡，指套可有脓血和黏液。②直肠息肉：肿物质软，可推动，有时可触及息肉蒂部，注意避免与直肠内粪便混淆，指套可有血染。③肛瘘：可触及自外口向肛门方向的条索样质硬瘘管，齿状线处有时可触及小的硬结。

注意事项　①指检前要详细了解病史，避免漏诊或误诊。②在直肠指检时会有排便的感觉，应安慰患者，告知其不会排便。

③在膝胸位指检时，需注意避免遗漏直肠后壁。④直肠前壁距肛缘4～5cm，在男性可触及直肠壁外前列腺，在女性可触及子宫颈，不要误认为病理性肿块。⑤若指套血染，指检未触及肿物，应行结肠镜检查，避免漏诊近端肠管病变。⑥肛裂患者如需行直肠指检，应在局麻下进行。⑦检查前壁时，如在前列腺上方或女性的直肠子宫陷凹处触及硬节，应考虑腹腔内癌肿种植可能。⑧骶骨前区可能会有外压性肿物，如囊肿、神经鞘瘤或骶尾骨软骨瘤。

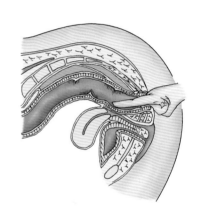

图　直肠指检

（王振军）

gāngménjìng jiǎnchá

肛门镜检查（anoscopy）
经肛门通过肛门镜观察肛管、直肠有无病变的检查方法。是诊断痔、肛裂和其他肛管病变的最佳方法，也是进行肛门操作或治疗肛管病变的重要方法。肛门镜有多种型号可供选用，有些肛门镜自带光源，操作较为方便，可同时采集图像，但价格昂贵。检查之前应先作肛门视诊和直肠指检，如有局部感染、肛裂、肛门狭窄、妇女月经期或指诊时患者已感到剧烈疼痛，则不宜行肛门镜检查。

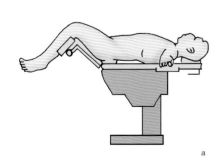

图a　侧面观

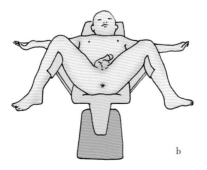

图b　正面观

图　截石位

检查方法 患者多选用肘膝位和截石位。①肛门镜尖端及镜身涂以润滑剂，检查者右手持镜，用拇指顶住镜芯，左手拇指和示指分开臀沟，显露肛门，用肛门镜头轻压肛缘片刻，使括约肌放松。②将肛门镜先朝脐孔方向缓慢推入，通过肛管后改向骶凹。③肛门镜全部推入后拔出镜芯，注意有无血迹。④照入灯光，查看直肠内黏膜颜色，有无溃疡、出血、息肉、肿瘤及异物等。⑤缓慢退镜，边退边观察，在齿状线处注意有无内痔、肛瘘内口、肛窦炎和肛乳头肥大。⑥斜口肛门镜检查时需转动观察，在镜身转动时，需放入镜芯，以免损伤肛管直肠壁，也可减轻患者不适。

注意事项 ①肛门镜有圆口和斜口两种，在进行肛门部手术操作时，多采用斜口。②记录病变部位时，首选按病变位置记录，如：左前方、右侧方等；也可采用时钟定位记录方法，并注明体位，如检查时取肘膝位，则肛门后方中点为 12 点，前方中点为 6 点；截石位则记录方法相反。

(王振军)

yǐzhuàngjiéchángjìng jiǎnchá

乙状结肠镜检查 （sigmoidoscopy）

通过乙状结肠镜观察、直肠乙状结肠有无病变的检查方法。常见的有硬式乙状结肠镜和纤维乙状结肠镜。检查前应做肠道准备，并作肛门视诊和直肠指检。

检查方法 ①患者取膝胸位、截石位或侧卧位，肠镜尖端及镜身涂以润滑剂，右手持镜并用拇指顶住镜芯，左手拇指和示指分开臀沟，显露肛门，用肛门镜头轻压肛缘片刻，使括约肌放松。②将肛门镜先朝脐孔方向缓慢推入约 5cm，旋转进入直肠，取出

镜芯，接上目镜和光源，直视下向骶凹方向进镜。③镜身进入 8cm 后改为水平方向进镜，进镜 6~13cm 处可发现 3 个半月形直肠瓣。④进镜 15cm 处，可见肠腔变细及较多黏膜皱襞，此处为直肠乙状结肠交界处。进入乙状结肠后，需适当充气扩张肠腔，便于进镜。进镜 25~30cm，即进入乙状结肠远端，此时患者常感到下腹不适或腹痛。⑤肠镜全部进入后，缓慢退出，边退出边观察，包括黏膜的颜色、有无出血点、溃疡、息肉、肿瘤、脓性分泌物等，并可进行活组织检查。

注意事项 ①检查者在检查期间动作应轻柔，遇有阻力或患者剧痛时，不要强行检查，以避免出血和穿孔等并发症。②如果肠腔内有粪便影响进镜和观察，可灌肠后再检查。③取活检时，应避开血管，在肿瘤边缘钳取组织，以防出血或穿孔。④钳夹后若创面出血，可用肾上腺素溶液棉球按压或凝血酶喷洒止血。⑤为避免漏诊，需旋转镜头观察肠腔全貌，并仔细观察距肛缘 5cm 的直肠，此处在进镜时因存在镜芯而未能观察。

常见并发症 ①肠穿孔：发生率为 2/100 000~1/10 000，穿孔多发生在炎症性肠病、憩室炎、放射性肠炎或肿瘤等已有肠道病变者，充气、活检和电凝均可导致穿孔。②菌血症：下消化道的所有内镜检查均可能导致菌血症，人工心脏瓣膜和体肺循环分流术的高危患者，需预防性使用抗生素。

(王振军)

zhòngdúxìng jùjiécháng

中毒性巨结肠 （toxic megacolon）

炎症性肠病表现为严重中毒症状和结肠扩张的严重并发症。

主要见于暴发型或重症溃疡性结肠炎患者。其特征是严重的中毒症状及节段性或全结肠扩张，最明显的扩张部位在横结肠。该病起病急、发展快，如不及时诊断治疗，预后凶险，病死率高。

病因及发病机制 发生于炎症性肠病的急性及重症发作期，常因钡剂灌肠、结肠镜检查、低钾血症、使用抗胆碱能药物或阿片类药物而诱发。严重的结肠炎症累及肌间神经丛和肌纤维，部分或全部结肠失去收缩能力，张力减退，肠内容物与气体大量积聚，导致肠腔明显扩张。由于结肠快速扩张，肠壁变薄，血循环障碍或肠壁脓肿穿透，易发生急性肠穿孔。细菌过度生长及其产生的毒素进一步使肠腔扩张，并可导致腹膜炎。细菌毒素进入循环系统，产生全身中毒症状。结肠病理变化除溃疡性结肠炎的特点外，主要表现为重度炎症、深溃疡、隐窝脓肿及假性息肉等。

临床表现 全身表现为病情急剧恶化，毒血症明显、高热、心动过速、血压降低、反应迟钝、嗜睡、全身衰竭。腹部迅速膨隆，排气排便减少或停止，压痛，叩诊呈鼓音，肠鸣音减弱或消失。腹壁出现压痛、反跳痛及肌紧张时，常提示合并肠穿孔。

诊断 早期诊断依靠严密监护和腹部 X 线平片检查。血常规示白细胞及中性粒细胞显著增多。常有贫血、脱水及电解质紊乱。X 线腹部平片可见节段性或全结肠扩张，以横结肠为著。如果出现腹腔内游离气体，提示肠穿孔。炎症性肠病患者出现严重腹痛、腹胀、排便次数骤增和血水样便，要警惕中毒性巨结肠出现。若排便突然停止，出现持续腹痛、腹

胀、肠鸣音减弱或消失，伴有全身中毒症状，白细胞显著增多，X 线腹部平片示结肠扩张超过 6cm 则可诊断。

该病应注意与细菌性痢疾、阿米巴痢疾、伤寒、霍乱、假膜性肠炎、缺血性结肠炎、憩室炎等疾病相鉴别。

治疗 包括非手术治疗和手术治疗。

非手术治疗 密切监测患者生命体征变化，禁食水，持续胃肠减压，肛管排气。纠正水、电解质及酸碱平衡失调，纠正低蛋白血症。间断变换体位或采取膝胸位，有利于结肠内气体排出和减轻腹胀。避免使用任何诱发或加重腹胀的药物，如阿片类药物、抗胆碱能药、止泻药等。应用糖皮质激素，可减轻全身中毒症状和局部炎症反应。针对细菌感染和肠穿孔的危险，需应用广谱抗生素。

手术治疗 积极非手术处理 2~3 天病情无缓解，或发生结肠进行性扩张，中毒症状进一步加重，并发肠穿孔或大出血，应立即手术治疗。手术方式多采用全结肠切除术和回肠造口术。患者情况不允许行结肠切除或切除困难者，可先行回肠或横结肠造口术，择期行结肠切除术。

（王振军）

yǐzhuàngjiécháng niǔzhuǎn

乙状结肠扭转（sigmoid volvulus）

乙状结肠以其系膜为中轴发生旋转导致的肠腔部分或完全梗阻。以老年男性多见，男女发病比率约 2:1。扭转可呈顺时针或逆时针方向，乙状结肠是结肠扭转的最常见部位，其他依次为盲肠、横结肠和结肠脾区。

病因 ①乙状结肠过长。②对应的肠系膜较长，但系膜基底部较窄，结肠输入和输出袢很靠近。③多渣饮食，肠腔内粪便积存，可使肠袢重量增加，体位突然改变或强烈的肠蠕动可诱发扭转。扭转对肠管血供的影响程度，主要取决于扭转的角度和松紧程度。扭转超过 180°，可造成肠梗阻，但无较窄；超过 360°，则肠壁血供受到影响，形成绞窄性闭袢性肠梗阻。慢性扭转多有反复发作病程，可自然回复。

临床表现 主要表现为腹痛、进行性腹胀和停止排气排便，直肠指检示直肠内空虚。临床上分为亚急性（约 80%）和急性（约 20%）。

亚急性乙状结肠扭转 多见于老年男性，常有慢性便秘史，部分患者有类似发作史。主要表现为下腹部持续性胀痛、阵发性加重和进行性腹胀，恶心、呕吐，但呕吐量少。查体可见明显不对称性腹部膨隆，腹壁轻度压痛，一般无腹膜刺激征。主要为低位不完全或完全性肠梗阻表现。

急性乙状结肠扭转 多见于青年人，起病急，发展迅速。腹痛剧烈，为全腹弥漫性绞痛，呕吐出现早而频繁，腹胀较亚急性者轻，但腹膜刺激征明显。主要为典型的绞窄性低位肠梗阻表现。

诊断 诊断主要依靠病史及临床表现、影像学检查及结肠镜检查。老年男性，有慢性便秘或既往有类似腹痛史，呈低位肠梗阻表现，部分患者左中下腹可扪及囊性肿块，应考虑乙状结肠扭转。

腹部 X 线平片 可见巨大的孤立肠袢自盆腔直达左中上腹，甚至可达左膈下，占据腹腔大部。在巨大肠袢内，常可见两个处于不同平面的液气平面（图 1）。近端结肠和小肠有不同程度胀气。

钡剂灌肠检查 钡剂在直肠与乙状结肠交界处受阻，尖端呈锥形或鸟嘴形（图 2）。该检查方法仅适用于一般情况较好的早期病例，有腹膜刺激征或腹部明显压痛时，禁行此项检查，以免发生肠穿孔。

结肠镜检查 对疑为乙状结肠扭转者可明确诊断，并可同时对肠扭转进行复位，而且可排除诱发乙状结肠扭转的肠道病变。

治疗 应按肠梗阻治疗原则进行处理，包括禁食水、胃肠减

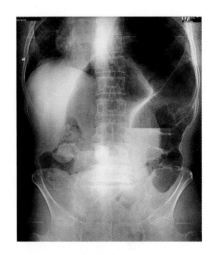

图 1 乙状结肠扭转腹部 X 线平片表现（韩加刚供图）
可见巨大肠袢

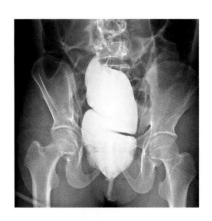

图 2 乙状结肠扭转钡剂灌肠表现（韩加刚供图）
可见鸟嘴征

压、纠正水、电解质及酸碱平衡失调。

非手术治疗 在无腹膜刺激征的情况下，可试用非手术复位。温盐水低压灌肠温热高渗盐水或肥皂水 500ml 缓慢灌肠，通过水压促使乙状结肠复位，灌肠压力不可过高，不可重复使用，以免发生穿孔。该方法复位率不高，为 5%～10%。

乙状结肠插管 患者取肘膝位，乙状结肠镜插至扭转处认真观察肠黏膜，若发现黏膜颜色改变，怀疑有肠壁血供障碍，不宜采用。若黏膜正常，可将涂有润滑剂的粗导尿管或肛管小心通过扭转处，进入扩张的肠袢内，立刻会有气体和粪便排出，扭转肠袢可能自行复位，肛管放置 48 小时，以免复发。该方法复位率可达 80%～90%。

结肠镜复位 一般在乙状结肠镜复位失败后采用。结肠镜能够在直视下发现大范围肠黏膜有无坏死，并可通过扭转部位进行复位，而且可以排除肠道病变。此法盲目性小，比较安全，成功率亦高。

虽然非手术复位成功使患者避免了急诊手术，但复发率很高，因此复位后应尽早接受择期手术治疗。

手术治疗 适应证包括：①非手术疗法失败。②有肠坏死及腹膜炎征象。③血性肠内容物。④反复发作的乙状结肠扭转。

非手术治疗成功，可择期行乙状结肠切除并一期吻合术；如有肠坏死，或术中污染严重、患者一般情况较差，可行 Hartmann 手术；如患者一般情况尚好，术中无严重污染，可行乙状结肠切除并一期吻合。

（王振军）

mángcháng niǔzhuǎn

盲肠扭转（cecal volvulus）

盲肠连同回肠末端和升结肠同时发生旋转引起，可引起肠腔部分或完全梗阻，影响肠管的血液供应。是肠梗阻的少见原因，发生率约占急性肠梗阻的 1%。1841 年罗基坦斯基（Rokitansky）首次报道。该病在肠扭转病例中占 25%～30%，发病年龄较年轻，女性多于男性。可分为两种类型：①以回肠结肠血管为轴的旋转，回肠和盲肠换位，约占 90%。②盲肠平面向前、向上翻折，在翻折处形成梗阻，约占 10%。

病因及发病机制 正常情况下，盲肠附着在后腹壁，不会发生扭转。发病原因主要为胚胎发育过程中，壁腹膜未能与盲肠和升结肠融合，导致局部固定不全、形成回盲部系膜乃至完全性肠道旋转不良。10%～20% 的正常人群出现异常游离的盲肠和升结肠。发病诱因主要有以往手术引起的腹腔内粘连、远端肠梗阻、腹胀、妊娠、先天性腹膜束带、剧烈呕吐、长期便秘、麻痹性肠梗阻等。

临床表现 主要为中腹部或右下腹急性发作绞痛，阵发性加重，可伴有恶心呕吐、停止排气排便。腹部查体表现为腹胀不对称，可触及下腹部或右侧腹部胀气包块，听诊肠鸣音亢进。肠壁绞窄时，可有腹膜刺激征。

诊断 仅依靠临床症状和体征很难做出诊断，腹部 X 线平片是主要的辅助检查手段，典型表现为单个卵圆形扩张肠袢，有液气平面，又称"咖啡豆"征，常位于上腹部和左上腹部，易被误认为是胃扩张，但胃肠减压无缓解；梗阻部位近端可见黏膜皱襞及多个液气平面，梗阻远端结肠

无胀气。钡剂灌肠可见盲肠部位梗阻导致的"鸟嘴征"。这些表现具有特征性改变。由于该病罕见，易与一般急腹症相混淆，因此术前正确诊断率较低。

治疗 该病一经诊断，应及时行剖腹探查术。如盲肠无坏死，可考虑采用盲肠复位固定术，即将盲肠复位后固定于右侧腹壁，也可加用盲肠置管造口或阑尾切除置管造口加强固定。因上述方法复发率较高，也可采用右半结肠切除术。合并肠坏死但无肠穿孔和腹膜炎者，行右半结肠切除术加一期吻合；有肠穿孔和腹膜炎者，若患者条件允许，可选用右半结肠切除术加一期吻合，或者选用右半结肠切除术加回肠造口术。

（王振军）

huímángbàn zōnghézhēng

回盲瓣综合征（ileocecal valve syndrome）

各种原因导致回盲瓣非特异性水肿，以反复腹泻、右下腹疼痛及体重减轻为主要表现的临床综合征。又称回盲括约肌综合征。1953 年德布雷（Debray）首次报道，1955 年卡塞尔（Casser）命名为回盲瓣综合征。多见于青年男性及肥胖女性。如果回盲瓣与回肠黏膜共同脱入盲肠，称为回盲瓣脱垂综合征（ileocecal valve prolapse syndrome），又称回盲部脂肪过多症。

病因及发病机制 病因可分为五类：①回盲瓣特发性或损伤性水肿。②回肠黏膜脱垂入盲肠。③回盲部黏膜下脂肪沉积。④回盲部良、恶性肿瘤。⑤寄生虫性（阿米巴原虫）或非特异性炎症累及回盲瓣。回盲瓣充血、水肿、肥厚、瘢痕形成，可见弥漫性脂肪瘤性浸润。由于回盲部病变，导致回盲括约肌活动增强，引起

痉挛或增生，造成末端回肠蠕动加强，肠内容物推进加快，出现腹痛、腹泻等症状。

临床表现 主要为反复腹泻，右下腹疼痛，伴体重下降。还可表现为恶心、呕吐、食欲减退、腹胀、便秘、活动性出血、黑便等。查体有腹胀，肠鸣音亢进，右下腹压痛，但无反跳痛及肌紧张。病因为回盲瓣脱垂者，往往腹泻与便秘交替出现，右下腹可触及包块。

诊断 该病无特异性临床表现，易与慢性阑尾炎或肠道肿瘤混淆。确诊常须钡剂灌肠检查，表现为回盲瓣区充盈缺损，呈伞状，中央有裂隙，并有局部压痛；CT表现为回盲部肠壁增厚，小肠扩张（图）；结肠镜检查可以发现典型的回盲瓣改变。部分患者需剖腹探查方能确诊。

治疗 症状较轻患者可自行缓解，无须特殊治疗。症状明显者，可给予对症处理，如镇静剂对腹痛有效，抗菌药物对腹泻有效。如回盲瓣有明显解剖异常，或症状严重，非手术治疗无效，并发肠梗阻、肠道大量出血，或与阑尾炎、肿瘤难以鉴别时，可考虑手术治疗。如能够排除恶性肿瘤，可行回盲部切除术或切开盲肠、切除肥厚的回盲括约肌；

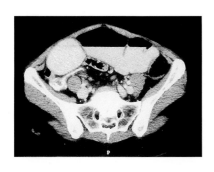

图　回盲瓣综合征 CT 表现
（韩加刚供图）
可见小肠明显扩张，回盲部狭窄

如无法排除恶性肿瘤，可行右半结肠切除术；对局限于回盲瓣的良性肿瘤，可行结肠镜下高频电切术。

（王振军）

kuìyángxìng jiéchángyán

溃疡性结肠炎（ulcerative colitis，UC）

病因不明的肠道慢性非特异性炎症。可发生在结肠和直肠的任何部位，亦可累及末端回肠，其中以直肠和乙状结肠最为常见。病变主要累及黏膜和黏膜下层。1859 年威尔克斯（Wilkes）首先描述此病。该病在中国较西方国家少见，且病情一般较轻。可发生于任何年龄，高发年龄是 15～30 岁，其次为 50～70 岁。男女发病率无显著差别。

病因及发病机制 病因和发病机制尚不明确，可能与下列因素有关。①自身免疫机制：某些因素作用于肠黏膜细胞，引起抗原抗体反应，从而导致肠道破坏和炎症。②遗传因素：该病有家族发病倾向，白种人发病率明显高于黄种人。③食物因素：某些食物（如牛奶和鸡蛋）可使病情加重，去除此类食物病情可缓解。④感染因素：某些可传染的细菌或病毒可能诱发该病，部分病例应用抗生素治疗有效。⑤精神刺激：心理和精神因素虽然不是该病的始动因素，但在病情恶化和对治疗反应中有一定意义。

病理 连续性弥漫性黏膜和黏膜下非特异性炎症，较少累及肌层和浆膜层。多自直肠黏膜开始，逆行向近端呈连续性蔓延，可累及全结肠甚至回肠末端。活动期黏膜固有层内大量弥漫性中性粒细胞、淋巴细胞、浆细胞、单核细胞、嗜酸性粒细胞等细胞浸润。中性粒细胞浸润肠上皮，

可形成隐窝炎和隐窝脓肿，破溃后出现片状溃疡。肉眼可见黏膜充血、水肿，表面呈细颗粒状，质脆易出血。病变很少侵及肌层，因此穿孔、瘘管和周围脓肿少见。少数严重病例可累及肌层和浆膜层，导致中毒性巨结肠，甚至并发肠穿孔。炎症反复发作，黏膜结构破坏，溃疡周围黏膜隆起，突入肠腔形成炎性息肉。长期炎症刺激可导致肠腔狭窄和癌变。癌变多为低分化、呈浸润性、预后较差。

临床表现 在不同患者中表现不同，根据临床严重程度可分为三度。①轻度：腹泻每天少于4次，便血、贫血轻或无，无发热、脉速，血沉正常。②重度：腹泻每天超过6次，有明显黏液脓血便，体温＞37.5℃，脉搏＞90次/分钟，血沉＞30mm/h，血红蛋白<100g/L。③中度：介于轻重度之间。

根据发病缓急和病情进展情况可分为四型。①慢性反复发作型：起病缓慢，症状较轻，病程缓慢，间歇发作，有缓解期。②慢性持续型：起病或急或慢，继之为慢性病程。③暴发型：起病急骤，症状严重，病情恶化快，并发症多。④初发型：无既往史的首次发作。

慢性反复发作型 起病缓慢，初期症状不明显，逐渐出现腹泻、腹痛和脓血便。经过一般性对症治疗或未经治疗，症状可好转或消失，病情缓解。缓解期长短不一，以后症状可再复发。复发可与精神紧张、感染、饮食不当、泻药、过度疲劳等因素有关。

慢性持续型 腹泻、腹痛和脓血便等症状长期持续存在，无明显缓解期，出现慢性营养不良症状。

暴发型　占全部病例 10% 左右，起病突然，频发腹泻每天可达 20 次以上，粪便为水样，混以血、黏液及脓液。常伴里急后重感，甚至出现肛门失禁，约 2/3 患者出现腹痛，排便后可稍缓解，但很快又发作。全身症状可有发热、呕吐、脱水、贫血、低蛋白血症和电解质、酸碱平衡失调等表现。

病情长期发展，可出现肠道并发症和肠外并发症。肠道并发症包括中毒性巨结肠、肠穿孔、肠道大量出血、肠梗阻、假性息肉、恶变等。肠外并发症包括眼病（结膜炎、葡萄膜炎）、皮肤病变（结节性红斑、坏疽性脓皮病）、骨关节病（急性关节炎、强直性脊柱炎）、口腔溃疡和静脉栓塞等。

诊断　主要根据临床表现、结肠镜检查、影像学检查（图 1，图 2）及病理活检等。在排除菌痢、阿米巴痢疾、慢性血吸虫病、肠结核等感染性结肠炎及克罗恩病、缺血性结肠炎、放射性肠炎的基础上，患者有持续性或反复发作黏液血便，合并以下四项中的任何一项，即可诊断该病。①结肠镜检查：黏膜充血、粗糙或呈细颗粒状，脆易出血，附有黏液、脓血性分泌物；可见多发性浅溃疡、糜烂或假性息肉，大多从直肠开始，呈弥漫性分布，结肠袋往往变钝或消失（图 3）。②黏膜活检：呈炎性反应，并伴有糜烂、溃疡、隐窝脓肿、腺体排列异常、杯状细胞减少及上皮化生。③钡剂灌肠检查：黏膜粗乱或呈细颗粒状；多发性浅龛影或小的充盈缺损；肠管缩短，结肠袋消失可呈管状。④切除或病理解剖可见该病的特征性病理改变。

鉴别诊断　临床诊断中比较困难的是与结肠克罗恩病的鉴别，两者有许多相似之处，两种病均是非特异性炎症，有慢性反复发作史，主要症状为腹痛、腹泻（表）。

此外，该病尚需与感染性疾病（细菌性痢疾、肠阿米巴病、结肠结核）、非感染性疾病（缺血性肠炎、放射性肠炎）和非炎性肠道疾病（结肠息肉、癌性病变）相鉴别。

治疗　以非手术治疗为主，非手术治疗无效或出现严重并发症时，可考虑手术治疗。

非手术治疗　包括一般治疗和药物治疗。

一般治疗　强调卧床休息、饮食调整和营养支持。活动期患者应充分休息，避免精神过度紧张；控制饮食，避免牛奶和乳制品摄入，给予易消化、低渣、少刺激的营养丰富的流食或半流食；病重者应给予肠内营养或全胃肠外静脉营养支持；纠正水、电解

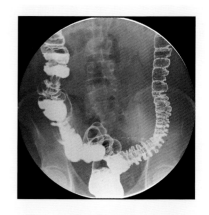

图 1　溃疡性结肠炎下消化道造影表现（韩加刚供图）

可见降结肠黏膜粗乱，呈细颗粒状，多发性小的充盈缺损

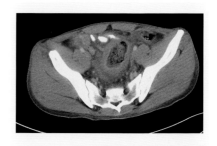

图 2　溃疡性结肠炎 CT 表现（韩加刚供图）

可见乙状结肠肠壁水肿、增厚、僵硬

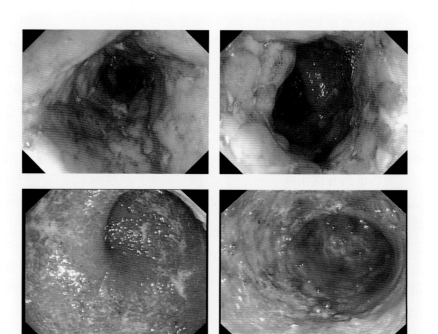

图 3　溃疡性结肠炎结肠镜下表现　（韩加刚供图）

可见黏膜充血、粗糙或呈细颗粒状，脆易出血，附有黏液、脓血性分泌物，多发性浅溃疡、糜烂及假性息肉，呈弥漫性分布，结肠袋变钝或消失

表　溃疡性结肠炎与结肠克罗恩病的鉴别

鉴别点	溃疡性结肠炎	结肠克罗恩病
症状	脓血便多见	脓血便少见
病变分布	病变呈连续性	病变呈节段性
累及直肠	多见	少见
累及末端回肠	罕见	多见
肠腔狭窄	少见，中心性	多见，偏心性
瘘管、肛周病变、腹部包块	罕见	多见
内镜表现	溃疡浅，黏膜弥漫性充血水肿、颗粒状，质脆	纵行溃疡、鹅卵石样改变，病变间黏膜外观正常（非弥漫性）
病理特征	固有层全层弥漫性炎症、隐窝脓肿、隐窝结构明显异常、杯状细胞减少	裂隙状溃疡、非干酪性肉芽肿、黏膜下层淋巴细胞聚集

质平衡紊乱，尤其是低钾血症；贫血者可予输血，低蛋白血症可予输注白蛋白。对腹痛、腹泻患者应慎用抗胆碱能药物或止泻药，对重症患者应禁用，因有诱发中毒性巨结肠的危险；对重症有继发感染患者，应用广谱抗生素，合并厌氧菌感染时联用甲硝唑。

药物治疗　①氨基水杨酸类药物：柳氮磺胺吡啶（SASP）是常用药物，口服后在结肠分解为5-氨基水杨酸（5-ASA）发挥抗炎作用，适用于轻、中度患者或重度经糖皮质激素治疗已缓解的患者。主要不良反应有：a. 与服药剂量相关。如恶心、呕吐、食欲减退、头痛、可逆性男性不育等，餐后服药有助于减轻消化道反应。b. 变态反应。有皮疹、粒细胞减少、自身免疫性溶血、再生障碍性贫血等，应定期复查血象。口服 5-ASA 新型控释制剂适用于对 SASP 不耐受患者，疗效与SASP 相似，不良反应减少，但价格较贵。②糖皮质激素：适用于急性发作期，对氨基水杨酸类药物疗效不佳的轻中度患者，特别适用于重度患者及急性暴发型患者。③免疫抑制剂：硫唑嘌呤可

用于激素治疗效果差或对激素依赖的慢性持续型患者。

手术治疗　合并穿孔、大出血、肠腔狭窄伴肠梗阻、癌变、难以忍受的顽固性结肠外症状（坏疽性脓皮病、结节性红斑、肝功能损害、眼的并发症和关节炎）、暴发型结肠炎合并中毒性巨结肠积极非手术治疗无效者。儿童和青少年出现营养不良和生长发育迟滞时也应考虑手术治疗。

术式选择　具体术式需根据下列因素确定：①患者年龄与全身状况。②是否存在不典型增生和癌变。③病变的范围、程度和缓急。④患者对排便节制的要求。⑤术前肛管括约肌功能。⑥疾病的确诊状况。

手术方式　见全结肠切除术。

预后　大部分患者呈慢性病程和反复发作，轻度和长期缓解者预后较好，急性暴发型、慢性持续活动、有并发症、年龄超过60 岁者预后较差。长期病程者有癌变风险，对病程 10 年以上的全结肠炎患者和 30 年以上的节段性结肠炎患者，至少 2 年 1 次结肠镜检查。

（王振军）

缺血性结肠炎（ischemic colitis）

结肠血管闭塞性或非闭塞性疾病，导致结肠血供不足或回流受阻引起的疾病。是下消化道出血的常见原因之一，早期诊断较为困难。常见于老年人，女性发病率高于男性。病变多局限于左半结肠。1963 年博利（Boley）首次提出该病，1966 年马斯顿（Marston）将其命名为缺血性结肠炎，并根据严重程度分为一过型、狭窄型和坏疽型，后又根据临床表现重新分为非坏疽型和坏疽型。

病因及发病机制　全身血液循环异常或肠系膜下血管病变引起结肠缺血，均可引起该病的发生。原因可以分为血管闭塞性和非闭塞性两类。

闭塞性　①大动脉闭塞：是最常见原因，包括栓子、血栓、动脉粥样硬化碎片脱落，或原发性动脉壁病变，如闭塞性动脉粥样硬化斑块或动脉炎。②小动脉分支病变：可影响动脉血流，如糖尿病、放射性动脉病、自身免疫性动脉炎。③静脉闭塞：导致的结肠缺血，可继发于血液高凝状态、门脉高压症和胰腺炎。④外压性结肠血管闭塞：如粘连、扭转、结肠扩张（假性肠梗阻）。

非闭塞性　①缺血性结肠炎：可能由于各种原因导致的低灌注状态，引起强烈的肠系膜血管收缩，多见于右半结肠。②严重的血管缩窄：可能继发于服用可卡因、鼻黏膜充血消除药物、洋地黄、口服避孕药及非类固醇类药物等。

结肠血管床的血流障碍在理论上均可导致缺血性结肠炎，尤其在血管交通支缺如或发育不良时。结肠脾区包含了肠系膜上血

管和肠系膜下血管供应的分界点（Griffiths 点），血管之间的吻合弓称为 Riolan 弓，实际上约 50% 的病例缺少这种吻合，因此缺血性结肠炎经常累及脾区或在脾区附近的左侧结肠最为明显。

临床表现 无特异性症状和体征，临床表现根据缺血的严重程度、范围和发展速度有所不同。主要表现为腹痛、腹泻和便血。腹痛一般呈阵发性或持续性绞痛，位于左下腹及脐周，进食后加重，老年人可不典型；腹泻多继发于腹痛，呈黏液便或稀水样便，因大量肠液渗出、肠蠕动过快及肠黏膜坏死等因素导致，部分患者可出现里急后重；便血量一般较少，为鲜血或暗红色；也可伴有发热、食欲减退、恶心、呕吐、腹胀、便秘等。查体可有轻度腹胀和腹部压痛，若出现肠坏死可有肌紧张和反跳痛。肠鸣音可亢进或减弱，甚至消失。直肠指检可有血染。

诊断 包括以下几种方法。

血常规 白细胞及中性粒细胞增多。

粪常规 可见红细胞和白细胞，粪便隐血试验阳性。

腹部 X 线平片 常在结肠脾区附近发现特异性指压征，可见充气扩张的结肠和小肠，在严重的病例中，可见结肠壁内气体。

血管造影检查 诊断意义不大，因为该病多为小血管栓塞引起，但可以发现大血管病变，确定梗死的程度及范围。

CT 和 MRI 检查 可显示肠壁环周增厚、肠腔狭窄、扩张积气，门静脉内气体及腹腔内游离气体，肠系膜动脉栓塞等改变，有重要诊断价值。多普勒超声血管检测对判断血管闭塞有一定价值，但易受肠胀气干扰。

结肠镜检查 是诊断该病的主要方法（图），可确定病变的部位、范围和严重程度，也可行病理检查，以排除肿瘤、结核等疾病。镜下见病变黏膜与正常黏膜界限清楚，依据发病时间，内镜表现可分为三期。①急性期：发病 1~3 天，肠腔内可见血性液体，黏膜充血、水肿、片状淤斑、点状出血、糜烂，血管网消失；病理检查可见黏膜或黏膜下水肿、炎性细胞浸润和毛细血管内纤维素血栓形成。②亚急性期：发病 3~7 天，以溃疡形成为特征，溃疡成纵行或匐匍分布，边界清楚，周围黏膜充血、水肿；病理检查见纤维素血栓形成和含铁血黄素沉着，黏膜上皮再生，形成肉芽组织。③慢性期：持续 2 周~3 个月，表现为水肿逐渐消失，有肉芽组织及瘢痕形成，严重者导致肠腔狭窄及纤维化；病理检查见黏膜腺体不完整，间质组织增生及纤维化。

结肠气钡双重造影 具有一定的诊断价值，表现为黏膜结构紊乱、指压征、肠腔狭窄、多发龛影等。病情较重病例由于肠腔过度注气，会加重病情，严重时可导致肠穿孔，应严格掌握适应证，不作为首选检查。若怀疑肠坏死，则禁忌行钡剂灌肠。

腹腔灌洗或腹腔镜探查 疑难病例可采用，应注意的是灌洗液淀粉酶或白细胞增多无特异性。

治疗 治疗应以减轻缺血性损伤、促进损伤组织修复为目的。

非手术治疗 可采用禁食、胃肠减压、扩张血管、抗凝、静脉输液、广谱抗生素等措施，并积极治疗原发病，补充血容量，纠正心衰、休克及酸碱平衡失调等。另外，吸氧有助于减轻肠道的缺氧损伤。对大多数病例，经 1~2 天可以缓解。

手术治疗 如出现明显腹膜

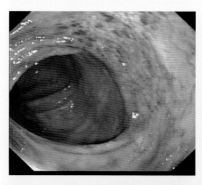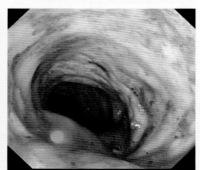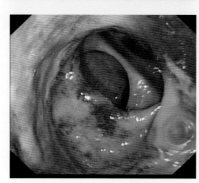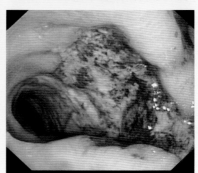

图 缺血性结肠炎结肠镜下表现

可见病变黏膜与正常黏膜界限清楚，有肉芽组织、瘢痕及溃疡形成

炎、肠梗阻、持续性便血和不能除外肿瘤时，可考虑手术治疗。术中判断结肠缺血的程度常很困难，切除坏死肠段时需确保吻合肠管有充足的血供。如果结肠病变范围广泛，可行次全结肠切除术或全结肠切除术。如果无法判断血供情况，可行肠段切除后结肠造口术。

（王振军）

jiécháng sǔnshāng

结肠损伤（injury of colon）

较常见而诊断处理相对复杂的腹腔内空腔脏器损伤。最早在《圣经·旧约全书》中就有用剑刺入腹部引起结肠损伤的记载。无论是平时或战时，结肠损伤在腹部创伤中均占有重要的位置，占腹部贯通伤的15%～39%。结肠内容物水分少而细菌含量多，发生损伤后，腹膜炎出现较晚，但较严重。部分结肠位于腹膜后，损伤后易漏诊，常引起严重的腹膜后感染。

病因及发病机制 结肠呈M形，几乎遍及整个腹腔，创伤性休克、腹腔内其他脏器损伤、骨盆骨折、颅脑损伤、胸部损伤和广泛软组织挫伤等均可能合并结肠损伤，而单发结肠损伤仅占20%。结肠损伤多为腹部贯通伤，战时以火器伤为主，和平年代常见为锐器刺伤和医源性损伤。闭合性腹部外伤主要为车祸、摔伤、冲击伤和挤压伤等，结肠的游离部位最易受损伤，其中乙状结肠最为常见，这可能与乙状结肠过长，易形成闭袢有关。近年来，闭合性腹部外伤发病率迅速升高。

结肠的主要功能是吸收水分和储存粪便，粪便中细菌的种类超过400种，占固体重量的20%～30%。结肠内容物进入腹腔内或腹膜后间隙，引起严重感染，易出现感染中毒症状。

临床表现 主要为细菌性腹膜炎表现，严重者可有感染中毒症状。查体有腹部压痛、反跳痛和肌紧张，以受伤部位为著，肠鸣音减弱或消失，直肠指检可有指套血染。临床表现往往与损伤的部位、程度、伤后时间、致伤原因及有无合并伤等因素相关。钝性腹部伤所引起的结肠损伤约25%可无腹痛；损伤轻、穿孔小、肠内容物溢出少或迟发性穿孔者，往往症状不明显，且发展缓慢，或出现轻微—缓解—加重的腹痛变化过程；如合并腹胀、体温升高、脉搏加快，意味着病情加重。

诊断 正确诊断依赖于病史采集、体格检查和必要的辅助检查。结肠损伤的早期，尤其是没有出现腹腔污染之前，正确诊断较为困难。①直肠指检：常不能触及病变，若有指套血染，常提示直肠上段或结肠损伤。②腹部X线平片：发现膈下游离气体，提示腹腔内结肠穿透性损伤可能；若观察到腹膜后花斑状阴影，提示存在腹膜外结肠损伤可能；还可发现有无腹腔内异物留存。③B超检查：在合并腹腔出血时有一定诊断价值，对单纯结肠损伤早期意义不大。④CT检查：对腹膜外结肠损伤有一定诊断价值，可发现腹膜外组织炎性水肿和脓肿形成。⑤诊断性腹腔穿刺和腹腔灌洗：是重要的检查方法，简便易行，准确率达90%，但阴性结果不能除外诊断。腹腔镜检查阳性率较高，但无法发现腹膜外结肠损伤。

治疗 对于无合并损伤、腹部症状轻微、体征不确切时，可积极非手术治疗。如确诊穿透性结肠损伤，或非手术治疗过程中症状、体征加重并高度怀疑穿透性结肠损伤，应尽快剖腹探查。

非手术治疗 包括禁食禁水、胃肠减压、维持水、电解质和酸碱平衡，应用针对革兰阴性杆菌的广谱抗生素和针对厌氧菌的药物。

手术治疗 手术指征包括：①有明确腹膜刺激征。②腹腔内游离气体。③腹膜后感染或气肿。④腹腔穿刺活腹腔灌洗阳性。由于结肠壁薄、血供差、愈合能力弱、肠内容物含细菌多，故结肠破裂的治疗较为特殊。少数穿孔小、裂口整齐、腹腔污染轻、全身情况良好的患者，可以考虑一期缝合修补或一期切除吻合。对于腹腔内或腹膜后严重污染、合并严重多发伤、全身情况差、手术时间已延误的患者，可在结肠破损修补或切除吻合后，于近端行结肠造口术，二期还纳造口。随着急救措施、早期诊断和感染控制等条件的进步，施行一期修补或切除吻合的病例有增多趋势。

预后 对结肠损伤应高度重视，争取早期发现并采取积极治疗。最初结肠损伤采用非手术治疗，死亡率达90%；后来采用结肠造口方法，死亡率降至35%；随着诊断和治疗技术的进步，死亡率已降至5%以下。

（王振军）

jié-zhícháng xīròu

结直肠息肉（colorectal polypus）

隆起于结直肠黏膜表面的肿物。在未明确病理性质之前统称为息肉，明确病理性质后则按分类直接命名。如结肠管状腺瘤、直肠原位癌、结肠炎性息肉等。息肉数量上可分为单发性和多发性，形态上可分为无蒂、亚蒂和有蒂。结直肠息肉的发病率存在地区差异，中国的检出率为14.8%～17.8%，在国外日本的检出率高达40%。发病率随年龄增长而增加，自30岁开始增多，60～80岁的发病率最高，可达40%～60%。病理上以腺瘤性息肉多见，约占70%，其次是增生性息肉和炎性息肉。

病因及发病机制 目前仍不清楚。腺瘤的发生是多个基因改变的复杂过程，可能与环境因素导致基因异常表达有关；增生性息肉或炎性息肉则与感染和损伤有关。散发性结直肠癌中，结直肠息肉的APC基因突变率明显升高，而正常结直肠黏膜、炎性息肉和增生性息肉中均无APC基因突变。

分类 不同类型息肉的病理表现、生物学行为和预后不同。由于肿瘤性息肉恶变率较高，而非肿瘤性息肉基本不恶变，因此分类的关键是区分肿瘤性息肉和非肿瘤性息肉。1968年莫森（Morson）提出息肉分类方案，根据单发或多发、新生性或非新生性特点进行分类。1981年中国肠癌病理专业协作组对结直肠息肉进行了分类。①新生性息肉：包括管状腺瘤、绒毛状腺瘤和管状绒毛状腺瘤。②炎性息肉：包括溃疡性结肠炎、克罗恩病、阿米巴病、血吸虫病和嗜酸性肉芽肿等引起的息肉。③错构瘤性息肉：有幼年性息肉综合征、波伊茨-耶格综合征（黑斑息肉综合征）和神经纤维瘤病等。④化生性息肉：又称增生性息肉，属非肿瘤性息肉。⑤黏膜肥大性赘生物。

病理 根据息肉的不同分类，特点有所不同。

管状腺瘤 占腺瘤总数的75%～90%，绒毛成分<20%。大部分有蒂，常多发，呈球形或梨形，表面光滑，多数直径为1～2cm，直径3cm的占5%～10%。

绒毛状腺瘤 占腺瘤总数的7%～15%，绒毛成分>80%。大部分无蒂，单发多见，呈菜花状，表面不光滑，直径一般>2cm，好发于直肠和乙状结肠，恶变率较高，可达40%～50%。

管状绒毛状腺瘤 占腺瘤总数的5%～10%，绒毛成分为20%～80%，中等大小，多为厚柄的蒂，表面部分呈绒毛状或者结节状。

幼年性息肉 好发于6岁以下的幼儿，亦可见于青年人。约60%发生在距肛门10cm内的直肠内，多为单发，有蒂，呈球形，直径1～2cm，表面光滑或呈结节状，也可以有分叶，常伴有糜烂或浅溃疡，是一种错构瘤，偶尔可见灶状重度非典型增生乃至原位癌。

加德纳综合征 家族性腺瘤性息肉病合并多发性骨瘤和多发性软组织肿瘤，多于中年发病，与遗传相关，癌变倾向明显，50岁后恶变率近乎100%。

特科特综合征 家族性腺瘤性息肉病同时伴有中枢神经系统恶性肿瘤，如脑髓母细胞瘤、胶质细胞瘤和垂体瘤等。临床罕见，腺瘤恶变早，预后差，女性多见。

炎性息肉 继发于结直肠炎性疾病，并非真性息肉。一般为多发，无蒂，直径<0.5cm，表面光滑，质脆。一般不发生癌变。

血吸虫性息肉 继发于慢性血吸虫病，血吸虫卵沉着于结直肠黏膜下，引起纤维组织增生，形成虫卵结节。一般较小，呈小球状或条索状，呈簇状分布，中央为橘黄色，周围为灰白色。可进一步发展成为炎性肉芽肿，有癌变倾向。

良性淋巴样息肉和息肉病 由结直肠黏膜下大量淋巴细胞和淋巴滤泡组成，表面覆盖正常黏膜上皮。多发生在直肠腹膜返折处以下，以单发为主，直径多<1cm，呈半球形凸起，白色或灰黄色，表面光滑。不发生恶变。

化生性息肉 又称增生性息肉，特征是腺体延长和扩张，细胞分化正常，属非肿瘤性息肉。多见于中、老年人，好发于直肠和乙状结肠，多为单发，呈小丘状隆起，直径多<5mm，表面光滑，色稍苍白。不发生恶变。

黏膜肥大性赘生物 息肉无蒂光滑，直径多<0.5cm，颜色与周围黏膜相同，质软。组织学表现为黏膜增生隆起，被覆上皮无异型性。不发生恶变。

临床表现 无特异性临床表现，多在行结肠镜检查（图1）或气钡双重造影检查（图2）或出现并发症时才被发现。最常见的临床表现是便血，多为鲜红色或暗红色，量不多，偶有下消化道大出血，长期的慢性失血可导致贫血。较大的息肉可导致肠梗阻和肠套叠，引起腹部绞痛、便秘等症状。直肠内的有蒂息肉可随排便脱出肛门外。

诊断 一般通过直肠指检、结肠镜检查和气钡双重造影检查，可明确诊断。息肉常为多发性，有条件者应尽可能行全结肠镜检查。结肠镜的定位准确性较差，常须加做气钡双重造影准确定位。有家族性、遗传性息肉或息肉病患者，可通过家庭随访和定期检查发现新患者。

治疗 结直肠息肉切除的目的是为了明确诊断和预防结直肠癌的发生。腺瘤性息肉是癌前病变，即使很小，亦应切除。增生性、炎症性及错构瘤性息肉少有

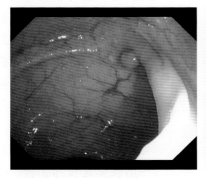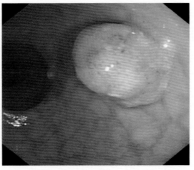

图 1a，1b   可见亚蒂小息肉

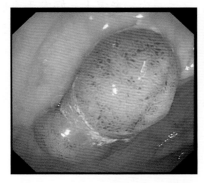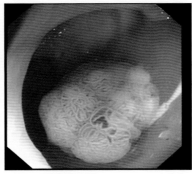

图 1c，1d   可见亚蒂息肉，表面呈脑回状

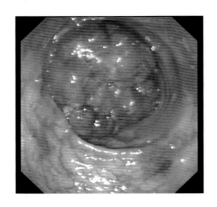

图 1e   可见巨大息肉，能引起肠梗阻

图 1   结直肠息肉结肠镜下表现（韩加刚供图）

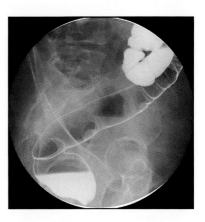

图 2   结直肠息肉气钡双重造影
表现（韩加刚供图）
可见乙状结肠多发充盈缺损，
提示为结肠多发息肉

于有蒂腺瘤；腺瘤越大，恶变的可能性越大；绒毛状成分越多，癌变的概率越大。病因及发病机制目前仍不清楚。可能的来源有深部的隐窝细胞、嗜酸性上皮细胞和肠黏膜淋巴滤泡。已知环境毒素和遗传倾向性是导致肿瘤性息肉的重要因素。研究表明，影响腺瘤性息肉与结直肠癌发病的危险因素基本一致。腺瘤的发生是包括 APC、c-myc 和 K-ras 等多个基因突变的复杂过程。

结直肠管状腺瘤（colorectal tubular adenoma）   大肠腺瘤中最常见的一种。曾称腺瘤样息肉或息肉样腺瘤。腺管成分占 80% 以上。于 1976 年由世界卫生组织根据其组织学表现命名。占腺瘤总数的 75%～90%，被认为是结直肠癌的前期病变。

临床表现   大多数管状腺瘤无任何症状。最常见的症状是便血，呈鲜红色或暗红色，出血量一般不多，偶可见大出血，长期慢性失血可引起贫血。较大的息肉可导致肠梗阻和肠套叠，引起腹部绞痛、便秘等症状。直肠内的有蒂息肉可随排便脱出肛门外，

恶变，但内镜下不易与腺瘤鉴别，也应尽可能切除。

绝大多数的结直肠息肉可经内镜电凝切除。对不适合内镜切除者，若息肉位于直肠，可经肛门手术切除；若息肉位于结肠，可采取腹腔镜或开腹手术切除，息肉定位困难者，可行术中结肠镜检查定位。

内镜下切除息肉如为恶性，若恶变局限于黏膜层，切缘干净，无须追加扩大手术；若癌变浸润

至黏膜肌层，或切缘不净，应追加手术。

（王振军）

jié-zhícháng zhǒngliúxìng xīròu
结直肠肿瘤性息肉（colorectal neoplastic polyps）   结直肠黏膜上皮细胞增生形成具有肿瘤生物学特性的肿物。根据组织学特征和生物学行为不同可分为管状腺瘤、绒毛状腺瘤和管状绒毛状腺瘤，具有一定的恶变率，被称为癌前病变。广基腺瘤的癌变率高

导致排便不尽感。

诊断 一般通过直肠指检、结肠镜检查和气钡双重造影检查，可明确诊断。

治疗 一旦发现，应及时切除。切除的方法应根据腺瘤的大小、数目、部位、有无癌变来选择。有蒂管状腺瘤若直径小于2cm，首选内镜下电凝切除并作病理检查；距肛缘小于6cm的管状腺瘤，可经肛手术切除；距肛缘稍远的息肉，可经肛内镜微创手术切除；结肠和直肠上段息肉，可行内镜电切、内镜联合腹腔镜或开腹手术，行息肉或肠段切除术。若息肉恶变并侵犯黏膜下层，或伴有淋巴结转移，则应行结肠癌根治性手术。

结直肠绒毛状腺瘤（colorectal villous adenoma） 腺瘤增生的上皮向黏膜凸起，形成乳头状或绒毛状，组织学上超过80%的成分是绒毛状结构。又称乳头状腺瘤。质地较软，多无蒂，呈绒毛状或粗颗粒状隆起，体积通常大于管状腺瘤，表面可覆盖黏液。是一种具有明确癌变倾向的腺瘤，癌变率约为40%，被认为是结直肠癌的前期病变。发病率占腺瘤总数的7%～15%，好发于直肠和乙状结肠。绒毛状腺瘤多为单发，可与管状腺瘤合并存在。

临床表现 主要表现为便血、排便习惯改变和黏液便，易被误诊为慢性肠炎或痢疾。较大的绒毛状腺瘤可分泌较多黏液，具有特征性但却少见的症状：黏液性腹泻、低钾血症、低钠血症和脱水，该症状最初由麦基特里克（McKittrick）和惠洛克（Wheelock）于1954年报道。部分靠近肛门的有蒂绒毛状腺瘤可在排便时脱出肛门，并可引起肛门坠胀、便秘、里急后重和腹痛等症状。

诊断 一般通过直肠指检、结肠镜检查和气钡双重造影检查，根据形态特征，即可做出正确诊断。小的绒毛状腺瘤质地较软，边界欠清，易被漏诊；较大的腺瘤需注意整个腺瘤的质地和活动度，以初步诊断有无癌变。

治疗 单发绒毛状腺瘤，若直径<1cm，可考虑内镜下电凝切除；若直径>1cm，应考虑经腹局部切除或行肠段切除术；若距离肛缘<6cm，可考虑经肛门局部切除，切除范围需包括腺瘤周围0.5～1cm的正常黏膜。绒毛状腺瘤癌变率高，边界欠清，局部切除容易残留、复发。

结直肠管状绒毛状腺瘤（colorectal tubulovillous adenoma） 腺瘤由腺管和绒毛两种结构组成，各超过瘤体的20%，占结直肠腺瘤的5%～10%，癌变率约为20%。腺瘤中等大小，多为厚柄的蒂，表面部分呈绒毛状或结节状。临床表现、诊断及治疗同结直肠管状腺瘤。

（王振军）

jié-zhícháng fēizhǒngliúxìng xīròu

结直肠非肿瘤性息肉（colorectal non-neoplastic polyps）

较少发生癌变的结直肠息肉。主要包括幼年性息肉、增生性息肉和炎性息肉三类。组织发生目前仍不清楚，增生性息肉或炎性息肉则与感染和损伤有关，幼年性息肉可能与下列因素相关：①来源于黏膜固有层间质成分的错构瘤。②黏膜慢性炎症导致腺管开口阻塞，黏液滞留。③在错构瘤的基础上合并炎症。

多无特异性，最常见的是便血，多为鲜红色或暗红色，量不大，长期的慢性失血可导致贫血。偶有腹痛、腹泻、黏液便和黏液血便。直肠内的有蒂息肉可随排

便脱出肛门外。多行结肠镜检查或气钡双重造影检查或出现并发症时才被发现。确诊需依靠病理学检查。该病少有恶变，但内镜下不易与腺瘤鉴别，应常规行活检病理学检查，并尽可能切除。

（王振军）

jié-zhícháng yòuniánxìng xīròu

结直肠幼年性息肉（colorectal juvenile polyps）

幼年时结肠直肠正常组织异常增生而形成的肿物。又称先天性息肉。为错构瘤性息肉。1908年费尔泽（Verse）首次报道。1957年贺瑞林（Horrilleno）命名为幼年性息肉。发病率占住院小儿的0.075%，多见于10岁以下儿童，也可发生于成年人，女性多见。70%～80%为单发息肉，多发于直肠和乙状结肠。由于有腺管囊性扩张的特征，也称潴留性息肉。

病因及发病机制 尚不清楚，可能与以下原因相关：①来源于黏膜固有层间质成分的错构瘤。②黏膜慢性炎症导致腺管开口阻塞，黏液滞留。③在错构瘤的基础上合并炎症。④可能与遗传因素有关。

病理 腺管呈囊性扩张，充满黏液及中性白细胞。间质内有出血和毛细血管充血，有大量淋巴细胞、单核细胞、中性粒细胞、嗜酸性粒细胞浸润。腺管表面上皮常脱落引起便血，内镜下可见充血发红的息肉。

临床表现 主要表现为便血、息肉脱出肛门外和息肉自行脱落，可以有腹痛、腹泻、里急后重、肛门瘙痒和脱肛，偶可导致肠套叠。便血多为鲜红色，附于粪便表面，量不多。息肉自肛门脱出多见于儿童排便时，便后自行缩回，占24%～65%，自然脱落者为5.0%～13.2%。成年人息肉脱

出肛外及自然脱落者少见。

诊断 主要依靠直肠指检和内镜检查。直肠指检可触及带蒂质软肿物；内镜检查可见息肉明显紫红色，不分叶，多有蒂，表面常有糜烂及白苔附着。

治疗 通常采用内镜下电凝切除，对脱出肛门的长蒂息肉可经肛门切除，术后很少复发。

（王振军）

jié-zhícháng yánxìng xīròu

结直肠炎性息肉（colorectal inflammatory polyps）

继发于肠道慢性炎症的息肉。又称假性息肉。常继发于溃疡性结肠炎、血吸虫病、阿米巴痢疾及肠结核等。一般为多发，无蒂，直径小于0.5cm，表面光滑。为慢性非特异性炎症所致。如炎症能获得控制，息肉可随之消失，如为慢性持久的炎性刺激，息肉有恶变可能。

除原发病表现外，一般症状不典型，偶有腹泻、黏液便和黏液血便。主要通过内镜检查和病理检查诊断。内镜检查可见息肉直径一般很小，无蒂，息肉表面多有充血，部分可见水肿和糜烂（图）。病理学检查可见息肉由不规则扩张的腺管和纤维组织构成，有炎性细胞浸润。该病为可逆性，一般不发生癌变，往往炎症消退

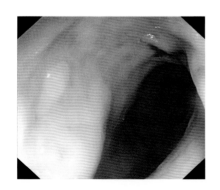

图　炎性息肉结肠镜下表现
（韩加刚供图）

可见扁平炎性息肉，色苍白、水肿

后，息肉可自行消失，无须治疗，治疗主要针对原发病。一般认为该病不发生癌变，但溃疡性结肠炎病史超过10年以上者，常合并癌变。

（王振军）

jié-zhícháng xīròubìng

结直肠息肉病（colorectal polyposis）

以结直肠内布满大小不一息肉或腺瘤（数量通常在100枚以上）为表现的疾病。是一种较少见的结直肠疾病，与结直肠息肉的区别在于息肉或腺瘤的数目不同。该病可分为肿瘤性息肉病、错构瘤性息肉病和其他息肉病。①肿瘤性息肉病：主要包括家族性腺瘤性息肉病、加德纳综合征和特科特综合征。②错构瘤性息肉病：正常组织构成的非肿瘤性增生息肉病。以正常细胞过度生长和组织结构紊乱为特征性表现。较少见，临床表现复杂，诊断较为困难，具有发展为消化道恶性肿瘤和（或）合并其他恶性肿瘤的危险性。主要包括波伊茨-耶格综合征、幼年性息肉综合征、多发性错构瘤综合征和卡纳达-克朗凯特综合征。③其他息肉病：更为少见，主要包括增生性息肉病、炎症性息肉病、多发性淋巴性息肉病。

（王振军）

jiāzúxìng xiànliúxìng xīròubìng

家族性腺瘤性息肉病（familial adenomatous polyposis，FAP）

以结直肠内布满大小不一腺瘤为特征的常染色体显性遗传病。较少见，结直肠内腺瘤数量自数十到数百不等，可达数千。1882年哈里森（Harrison）和克里普斯（Cripps）认为此病与家族史有关。该病不是先天性疾病，通常随着青春发育逐渐出现，一般15~25岁开始出现症状，30岁左

右最为明显。男女发病率相同，外显率为95%。20%~25%的患者无家族史，为基因突变新发患者，其后代仍延续常染色体显性遗传。发病率为1/15 000~1/10 000，如不及时切除，40岁左右多将癌变，约占所有结直肠癌的1%。

病因及发病机制 病因已经明确，是位于5号染色体5q21上的APC基因发生突变所致。该基因最早于1986年由郝雷拉（Herrera）等发现，1987年通过基因连锁分析，发现APC基因是FAP的致病基因，1991年分别由金茨勒（Kinzler）和西庄（Nishisho，音译）等将该基因克隆成功。除APC基因外，至少还有一个相关基因可以导致FAP，其中位于19p13.3的Axin基因家族可能是最好的候选基因。该病发病机制已经在细胞水平和分子水平上明确。但临床上约有20%的患者没有家族史，基因检查也可正常，可能为体细胞基因突变而非遗传发病。在家族成员中，仅发病患者才能将该病遗传给后代，若35~40岁仍未发病，一般认为不会再发病。

临床表现 主要症状是便血（脓血便、黏液血便或鲜血便）或黏液便、腹泻，可伴有腹痛、体重下降。一般出血量不大，腹痛仅为隐痛不适。早期临床症状较轻，往往不引起重视；晚期可有肠道出血、全身乏力、消瘦、贫血、肛门坠胀和里急后重等，少数甚至发生肠梗阻和肠穿孔。

诊断 有家族史、有便血、腹泻、黏液便和腹痛等临床症状，应高度怀疑该病。诊断需符合下列条件之一：①腺瘤数量>100个（图1）。②有家族史，腺瘤数量>20个。诊断方法如下。

粪便隐血试验 可作为筛查

方法，对50岁以上、有消化道症状或FAP患者的直系亲属应每年检查，如为阳性，进一步行结肠镜检查。

内镜检查 是该病的主要诊断方法，可检查全部结肠，发现整个结直肠布满大小不一的息肉，数量常超过100个，部分肠段可见密布的大小息肉，难以发现正常黏膜。肠镜可通过活组织检查明确有无癌变。肠镜未发现腺瘤者，无症状的第一代亲属无须再行肠镜检查。该病确诊后，必须定期复查肠镜观察息肉变化，复查方法见加德纳综合征。对20岁以上患者应行胃镜检查，了解上消化道有无息肉。若未发现息肉，每5年检查一次；若发现腺瘤，每1~2年复查一次。

X线气钡双重造影 可见到肠管有密集的小充盈缺损，钡剂排空后可见杂乱的蜂窝状改变，正常黏膜皱襞消失，肠管僵直，但肠腔多无狭窄。（图2）

基因检查 APC基因检测可用于FAP诊断，可信度可达100%。

肠外体征和症状 许多肠外表现可先于肠道息肉出现，如胃、十二指肠息肉、先天性视网膜色素上皮肥大（cogenital hypertrophy of the retinal pigment epithelium, CHRPE）可提示FAP。1935年卡伯特（Cabot）首次发现CHRPE与FAP相关。眼底检查发现双眼多灶病变作为诊断标准，在60%~80%的FAP患者中表现阳性，诊断特异性约为100%。眼底检查已成为未患病第一代亲属的辅助检查。

治疗 目的是消除息肉或延缓腺瘤性息肉的发展，阻断癌变的发生。

药物治疗 非甾体抗炎药（non-steroidal antiinflammatory drugs, NSAIDs）可用于FAP腺瘤的防治，其作用机制主要在于抑制了环氧化酶-2（Cyclooxygenase-2, COX-2）的活性和前列腺素合成来促进息肉消退、抑制肿瘤细胞增生、增加黏膜上皮细胞凋亡，还可以减少其他部位息肉的增生。传统的NSAIDs药物如舒林酸等因对消化道正常细胞中的COX-1也有抑制作用，因此副作用较明显，主要包括消化道不适和溃疡。选择性COX-2抑制剂，包括罗非昔布和塞来昔布能选择性抑制COX-2，因此胃肠道副作用小，患者耐受性好。

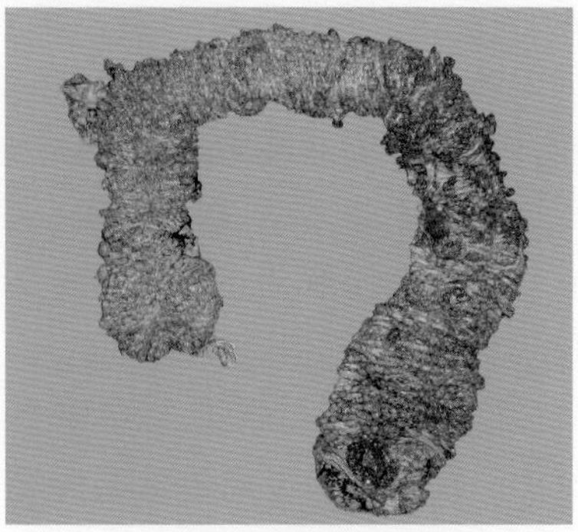

手术治疗 是治疗该病的最佳方法。对确诊的患者一般提倡早期根治/预防性手术治疗。手术方式见全结肠切除术。

预防 FAP高危人群通常需要从10~15岁开始每年接受肠镜检查，直至35岁，然后每3年检查一次。上消化道内镜检查通常从20~25岁开始，时间间隔取决于十二指肠息肉的严重程度。若确诊FAP，须每隔1~3年接受一次上消化道内镜检查，重点检查肝胰壶腹。

IPAA和IRA术后应每3~6个月接受肠镜检查，若发现直肠腺瘤可以在内镜下电凝切除，若无法电凝切除或化学预防，可考虑手术切除直肠。

预后 FAP的恶变风险为100%，未接受治疗的FAP患者平均预期寿命为42岁，接受结肠切除术可显著延长寿命。术后的主要死因是上消化道肿瘤和硬性纤维瘤。十二指肠或壶腹周围腺癌的发生率为4%~12%，硬性纤维瘤的发生率为20%，主要发生在结肠切除术后。

（王振军）

Jiādénà zōnghézhēng

加德纳综合征（Gardner syndrome） 以结直肠多发性息肉合并多发性骨瘤和软组织肿瘤为特征的常染色体显性遗传病。属于家族性腺瘤性息肉病（FAP）的一种，由APC基因突变而发病，具有高度恶变潜能，男女发病率相同。1951年加德纳（Gardner）通过对一个患病家系的详细研究，认为结直肠息肉病与骨肿瘤、软组织肿瘤有相关遗传性。1958年史密斯（Smith）把具有结直肠息肉病、骨瘤和软组织肿瘤这三个特征的疾病命名为加德纳综合征。

临床表现 以胃肠道息肉、

图1 家族性腺瘤性息肉病（韩加刚供图）
可见全结肠遍布大小不一的腺瘤性息肉

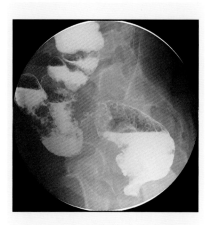

图2 家族性腺瘤性息肉病气钡双重造影表现（韩加刚供图）
可见到肠管有密集的小充盈缺损

硬纤维瘤和骨瘤最为常见，还可合并其他表现。

胃肠道息肉　大多发生在结直肠，数量可达 100 个以上，也可见于胃和十二指肠与小肠。息肉发生始于青春期，多在 30 岁才出现临床症状，如下消化道出血、腹痛、腹泻、贫血、肠梗阻和黏液便等。息肉有明确的恶变潜能，青春期恶变率为 5%，30 岁可达 50%，50 岁后近乎 100%。

硬纤维瘤　多位于手术切口、腹腔（多位于肠系膜）和腹膜后，是少见的良性软组织肿瘤，可呈浸润性生长，见于 15%～30% 的患者。硬纤维瘤来源于肌肉或筋膜组织，没有包膜，常侵犯周围结构。腹腔内的硬纤维瘤能导致严重的并发症，如疼痛、肠梗阻、肠瘘、输尿管梗阻、肾功能衰竭等（图）。

骨瘤　多呈良性、生长缓慢，约见于 70% 的患者，出现早于肠息肉和硬纤维瘤。约 50% 发生于面颅骨，常侵犯上颌骨和下颌骨；也可发生于鼻旁窦，累及长骨、指（趾）骨。软骨发生的骨瘤罕见。骨瘤一般无症状，或仅表现局部肿胀，外观不对称。3 个或以上的多发骨瘤被认为是该综合征的表现。

其他表现　①皮肤病变：最常见的是皮脂腺囊肿，好发于头

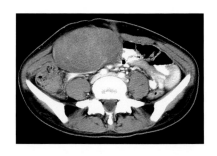

图　腹壁硬纤维瘤 CT 表现
（韩加刚供图）

面部和胸、背部。此外还有纤维瘤、神经纤维瘤、脂肪瘤、平滑肌瘤和皮肤色素性病变。②牙齿异常：如牙瘤、多生牙、阻生牙，常与骨瘤同时出现，也是该综合征的早期症状。③视网膜色素斑：在肠息肉发生之前出现，为早期诊断的标志之一。④其他恶性肿瘤：如壶腹部肿瘤、肾上腺癌和甲状腺癌等的发生率增加。

诊断　根据上述临床表现及家族遗传倾向，采用相应的辅助检查，诊断并不困难。肠息肉病可以通过结肠镜检查确诊；骨瘤可以通过 X 线平片检查确定，有 3 个以上骨瘤的患者应该考虑到该病；硬纤维瘤可以通过超声、CT 或 MRI 检查确定；基因筛查可检测出 APC 基因突变。具备典型的结直肠息肉病、骨瘤和软组织肿瘤三联征或具有两个以上特征表现的病例，可以确诊。

治疗　应针对胃肠道息肉、硬纤维瘤、骨瘤和其他合并症予以处理。

胃肠道息肉的治疗　未经治疗恶变率为 100%，因此一经诊断应行预防性结直肠切除术。手术方法见溃疡性结肠炎。目前多采用全结直肠切除加回肠贮袋肛管吻合术（ileal pouch anal anastomosis，IPAA）术式，因其不仅切除了大部分病灶，而且避免了结肠造口术，提高了生活质量。环氧合酶-2（COX-2）抑制剂被用于治疗腺瘤性息肉，但是否能够降低癌变风险仍不确定。

硬纤维瘤的治疗　是该综合征另一个难以处理的病症。对于腹外或腹壁的硬纤维瘤，如果能够安全切除，没有累及重要的血管神经，可手术切除，即使术后复发，亦可再次手术切除；如果无法安全切除，可考虑药物治疗。

治疗难点是腹腔内或多发硬纤维瘤。前者属于对生命有威胁的硬纤维瘤，病情稳定且不能手术者可定期随访，不能切除者行药物治疗，仅对可安全切除者行手术治疗。对于多发硬纤维瘤，建议首先采用药物治疗，尽可能避免手术，尤其是具有高度复发风险或合并多发肿瘤的患者，可先采用舒林酸治疗；如果患者对舒林酸不耐受，可考虑应用塞来昔布。

其他合并症的治疗　对于有症状或影响外观的骨瘤、牙瘤、皮脂腺囊肿，应采用手术治疗，骨瘤切除范围应包括病变周围 1～2cm 正常组织。软组织肿瘤也可用冷冻疗法。

预防　早期发现和治疗非常重要，对下列高危人群应该进行系统检查。①家族性腺瘤性息肉病病史，未证实 APC 突变。乙状结肠镜检从 13～15 岁开始至 30 岁每年 1 次，30～60 岁每 3～5 年 1 次。②证实 APC 突变，患者未手术治疗。从 10～12 岁开始乙状结肠镜检每 6 个月 1 次，结肠镜检每年 1 次，建议在 25 岁前接受手术。③证实 APC 突变，接受了手术治疗。IPAA 术后每年肛门镜检查，IRA 术后每年直肠镜检查。该综合征确诊后每 3 年 1 次上消化道内镜检查，如发现上消化道多发息肉，每年 1 次内镜检查。此外，还应对家族成员进行随访，以便早期发现和治疗。

（王振军）

Tèkētè zōnghézhēng

特科特综合征（Turcot syndrome）　以家族性腺瘤性息肉病合并中枢神经系统恶性肿瘤为特征的遗传性疾病。1959 年特科特（Turcot）等首先报道了两名同胞兄妹，均患结直肠多发性腺瘤与中枢神经系统恶性肿瘤，提出该

类肿瘤不是偶发，其性状间存在特殊的联系。该综合征临床罕见，腺瘤恶变早，预后差，年轻女性多见。

病因及发病机制 是一种罕见的遗传病，多为单发病例，患者多在婚前死亡，无法获得足够的有效信息，因此对其临床表现和遗传方式尚有很多争议。该综合征实际包含两类疾病：一属常染色体显性遗传，归类为家族性腺瘤性息肉病的一种特殊表现形式；另一属常染色体隐性遗传，以特科特（Turcot）和鲍曼（Baughman）报道的家族为基础，伊藤（Itō，音译）研究了6个家族后发现，所有家族都是同胞内发生，患者父母未患病。

临床表现 症状通常在20岁左右出现，可出现脑部肿瘤引起的症状，如头痛、晨吐、复视、运动意识障碍等；也可出现结肠息肉病引起的腹痛、腹泻、便血或黏液脓血便等，两者均可为首发症状。结肠息肉数量在20~100个，全结肠散在分布，体积较大，直径可大于3.0cm，癌变率高且年龄较轻；中枢神经系统肿瘤多发于大脑半球，也有发于小脑、脑干部及脊髓者，肿瘤可以是胶质母细胞瘤、星形细胞瘤、髓母细胞瘤等。还可伴随其他病变，如胃肿瘤、十二指肠肿瘤、小肠肿瘤、脂肪瘤、内分泌系统肿瘤、淋巴瘤等，皮肤可见咖啡牛乳色斑。

诊断 根据结直肠多发性腺瘤，合并中枢神经系统恶性肿瘤，结合临床表现、内镜检查、CT和MRI检查，可明确诊断。

治疗 以手术治疗为主。结肠腺瘤性息肉恶变率高，如病变进行性发展可行结肠切除术；如无癌变倾向可定期随访或内镜下息肉电凝切除。中枢神经系统肿瘤可考虑静脉化疗、手术切除和放射治疗。

预后 较差，大部分病例在确诊后数年内死亡，5年存活率小于5%。对无症状患者的监测非常重要，以便及早明确诊断，采取有效的治疗措施。如发现有进展中的结肠肿瘤，应及时行结肠切除术。

（王振军）

Bōyīcí-Yēgé zōnghézhēng

波伊茨-耶格综合征 （Peutz-Jeghers syndrome） 胃肠道多发性息肉同时伴有皮肤黏膜黑色素沉着的常染色体显性遗传病。又称色素沉着息肉综合征、黑斑息肉综合征。1921年波伊茨（Peutz）首先报道该综合征，1944和1949年，耶格（Jeghers）分别对该病进行了详细系统的描述，故称为波伊茨-耶格综合征。2002年波特（Burt）报道的发病率约为1/200 000。该病的息肉为错构瘤结构，恶变率为2%~3%，存在"错构瘤—腺瘤—腺癌"演变顺序，也可由错构瘤直接转为癌。

病因及发病机制 该病的错构瘤性息肉可变成腺瘤和癌，因此致病基因可能是一种肿瘤抑制基因。1998年，延内（Jenne）等和海明基（Hemminki）等几乎同时将致病基因定位在19号染色体短臂的13.3区域，该基因编码为一种新的丝氨酸/苏氨酸激酶（LKB1/STK11）。该基因突变后，可启动错构息肉信息，增加肿瘤易感性，导致各种并发症的发生。但并非所有色素沉着息肉综合征患者均出现STK11基因的突变，约40%的家族性患者和50%的散发病例没有该基因突变，说明该病遗传具有异质性。

临床表现 可见于任何年龄，以青少年多见，平均年龄26岁，主要有以下临床表现。

口唇黑斑 是该病的典型特征，表现为呈簇状分布的黑色或深棕色雀斑样斑点，直径为1~2mm，分布不均，不高出皮面。主要分布在口唇皮肤和颊黏膜，围绕口、眼、鼻分布，也可见于手掌、脚趾和足底，少数见于胸腹壁、会阴和肛门周围（图1）。黑斑在儿时即可出现，皮肤黑斑随年龄增长可逐渐消退，但黏膜黑斑终身存在，这对该病诊断非常重要。

胃肠道多发息肉 是该病另一个主要特征，通常也是患者就诊的首发症状。息肉多发生在小肠和十二指肠，结直肠次之，胃最少见，在输尿管、膀胱、气管等器官也可存在（图2）。患者主要表现为腹痛、反复发作的肠套叠和肠梗阻、消化道出血，严重者可引起肠坏死。腹痛原因通常为巨大息肉本身或继发的肠套叠，多为阵发性绞痛，可自行消失。由于息肉破溃出血，患者可有便血，有时可出现急性消化道大出血，慢性失血可导致贫血。

生殖系统肿瘤 多见于女性，包括卵巢环状小管性索瘤（sex cord tumor withannular tubules，SC-TAT）、卵巢黏液瘤、输卵管黏液性新生物。病变均为双侧多灶性，直径多＜3cm。多发生于中、青年，可伴有月经不规律和雌激素水平升高，可以出现性早熟，多预后良好，但约有2%的患者恶变。少数男性患者可发生双侧多灶性睾丸肿瘤，多在10岁前出现乳房女性化发育，生长加快，骨龄提前，有10%~20%的患者发生恶变。

其他部位恶性肿瘤 患者还可并发其他部位的恶性肿瘤，常见的有乳腺癌、胰腺癌、甲状腺

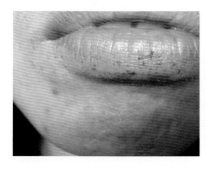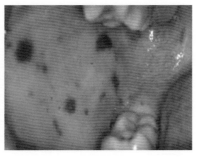

图1　口唇皮肤和颊黏膜深棕色斑点，分布不均，不高出皮面（韩加刚供图）

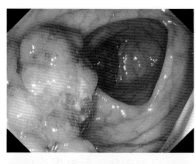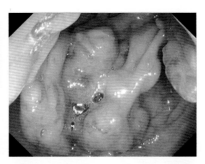

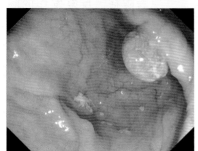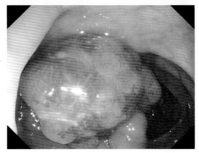

图2　波伊茨-耶格综合征结肠镜下表现（韩加刚供图）
可见多发结肠息肉

癌、多发性骨髓瘤和皮肤癌，也可有胆囊癌、支气管腺癌、胆管肿瘤等。

诊断　根据家族史、皮肤黏膜色素斑及胃肠道多发息肉可以诊断此病。

家族史　为家族遗传性疾病，属常染色体显性遗传。患者后代中男女各有50%携带遗传基因，患者中有阳性家族史者占40%～53%，无家族史者可能由于体细胞基因突变造成，其患者后代仍有发病的可能。

皮肤黏膜病变　是该病特征性的临床表现，其病理变化主要是基底细胞层黑色素和黑色素细胞增多所致。

胃肠道多发息肉　是该病的重要特征，可通过内镜或气钡双重造影检查诊断。小肠息肉的诊断较困难，气钡双重造影、小肠镜和选择性肠系膜动脉造影有助于诊断。腹部X线平片或B超对息肉并发的肠套叠诊断有一定意义，CT对诊断肠套叠有一定特征性。

治疗　皮肤黏膜色素斑一般不需治疗，若有美容要求，可采用激光、冷冻等方法治疗。错构瘤息肉有一定的癌变危险性，而且可能引起肠套叠和出血，一旦诊断明确，应早期干预。目前认为积极地干预是必要的，因为随着年龄的增加，息肉的复发频率在降低。

散在的无症状小息肉可暂不处理；个别息肉若直径达1cm应行内镜下电切术。若直径大于3cm、反复腹痛症状、肠套叠应考虑手术治疗，手术包括息肉切除术、套叠复位术或肠部分切除术。较大的个别息肉可局部切除；息肉密集或合并出血的肠段可行肠切除术；如怀疑癌变或确诊为癌变，应行根治术。术中尽可能保留肠管，避免短肠综合征的后果。

患者术后仍有息肉恶变的可能，应每1～2年行胃镜、全消化道造影或者肠镜检查一次，并注意检查肝、胰腺、卵巢和睾丸的情况。

（王振军）

yòuniánxìng xīròu zōnghézhēng

幼年性息肉综合征（juvenile polyposis syndrome，JPS）　以胃肠道多发性幼年性息肉为特征的常染色体显性遗传病。是结直肠息肉病的一种。1964由麦科尔（McColl）首次描述，多在10岁以内发病，成年患者仅占15%，是儿童最常见的结肠直肠肿瘤之一，该病少见，20%～50%患者有家族史，息肉为错构瘤结构。属于常染色体显性遗传病。

息肉可分布于整个消化道，尤以直肠上段和乙状结肠多见，胃和小肠也较多见。息肉多呈圆形、无蒂、表面光滑。常见的临床表现有便血、肿块脱出肛门、缺铁性贫血、低蛋白血症、腹痛、腹泻、黏液便和直肠脱垂，常伴有其他先天性畸形，如先天性心脏病、颅脑畸形、腭裂、多指（趾）和内脏旋转不良等。发生于幼儿的幼年性息肉综合征症状尤其突出，患儿多于 2 岁前死亡。主要依靠直肠镜或乙状结肠镜检查，发现结肠直肠内多发息肉。确诊依靠病理检查，主要表现为扩张水肿的基质包绕囊状扩张、充满黏液的腺体，平滑肌少见。该病被认为是潜在的恶性肿瘤前期状态，需积极治疗，治疗和随诊见家族性腺瘤性息肉病。

（王振军）

duōfāxìng cuògòuliú zōnghézhēng

多发性错构瘤综合征（multiple hamartoma syndrome）

以胃肠道多发性息肉伴面部丘疹、口腔黏膜乳头状瘤和手足角化病为特征的常染色体显性遗传病。又称考登综合征（Cowden syndrome）。较少见，表现为可发生于多种器官的错构瘤，易发生癌变。1963 年利奥伊德（Lioyd）等首先报告，并以被报告患者家族考登（Cowden）命名此病。好发于消化道、皮肤、乳腺和甲状腺，错构瘤性息肉可见于整个结直肠，数目较少。该病多见于白种人，男女比例约为 1∶1.6，平均发病年龄 39 岁。

病因及发病机制 致病基因位于 10q23，称为磷酸酶-张力蛋白（phosphatase and tensin homolog，PTEN）基因，具有诱导细胞周期停止和程序性细胞凋亡，调节细胞粘连、移动和分化的作用，是一种肿瘤抑制基因，可发生多种变异。其启动子的突变缺失可造成 PTEN 蛋白合成异常，引起肌醇三磷酸通路调节异常，从而导致该病发病。

临床表现 主要表现为胃肠道多发性息肉伴有面部丘疹、肢端角化症和口腔黏膜乳突样病变等。

消化道病变 发生率较高。①息肉主要分布于直肠、乙状结肠和降结肠，大小不等，多密集分布，也散在分布。②食管内可见白色扁平样隆起小息肉。③胃内可见丘疹样大小不等的息肉，表面为正常黏膜，息肉间黏膜粗糙不平。④全小肠可见多发息肉，以十二指肠最多。

皮肤黏膜病变 好发于头面部皮肤，为多发性扁平小丘疹，也可见白斑、咖啡牛乳色斑等病变；口腔黏膜、牙龈可见细小的疣状小丘疹；四肢末端可见半透明的中央凹陷的角化性和小圆石样丘疹。亦有少数合并皮肤恶性黑色素瘤、扁平上皮癌、基底细胞癌等。

甲状腺 约 70% 的患者可合并甲状腺病变，如甲状腺腺瘤、甲状腺癌、甲状腺炎和甲状舌骨囊肿等。

乳房 约 80% 女性患者合并乳房病变，如乳腺纤维腺瘤等。部分患者可合并乳腺癌，多为双侧性，发病年龄较低。

诊断 根据该病的临床表现，X 线气钡双重造影和内镜检查发现结直肠内多发性息肉，病理活检证实为错构瘤病变，即可确诊。

1983 年塞勒姆（Salem）提出了以皮肤、口腔病变为主，以肢端角化症为次的诊断标准。①主要诊断标准：皮肤扁平小丘疹；口腔黏膜疣状小丘疹。②次要诊断标准：肢端角化症；掌角化症。③有考登综合征家族史。确诊所需的条件是：主要标准中的 2 条均具备；或主要标准中的任 1 条加次要标准中的任 1 条；或主要标准中的任 1 条加该病家族史；或次要标准的 2 条加该病家族史。

治疗 错构瘤性息肉的癌变危险性较高，一旦诊断明确，应早期干预。散在的无症状小息肉可暂不处理；个别息肉若直径达 1cm 可行内镜下电凝切除术；若直径>3cm、反复腹痛症状、肠套叠应考虑手术治疗，手术包括息肉切除术、套叠复位术或病变肠段切除术。如怀疑癌变或确诊为癌变，应行根治术。术中应尽可能保留肠管，避免短肠综合征的发生。

（王振军）

Kǎnàdá-Kèlǎngkǎitè zōnghézhēng

卡纳达-克朗凯特综合征（Canada-Cronkhite syndrome）

以胃肠道错构瘤性息肉病、过度色素沉着、脱发和指（趾）甲营养不良为表现的一组临床综合征。又称胃肠道息肉病-秃发-色素沉着-指甲萎缩综合征或多发性消化道息肉综合征。是结直肠息肉病的一种。1955 年由卡纳达（Canada）和克朗凯特（Cronkhite）首次描述。该病为非遗传性疾病，精神紧张和体力劳累是其高危因素，全球均有散发报道，以日本报道居多，发病年龄多在 50~70 岁，男性多于女性。

病因及发病机制 尚不清楚，多数研究认为是获得性、非遗传性疾病。精神紧张、过度劳累和长期服用药物被认为是该病的高危因素。可能的病因有：细菌或病毒感染、缺乏生长因子、砷中毒、吸收障碍、营养不良、维生素缺乏以及免疫功能紊乱等，但均未取得充分的证据。

临床表现 最常见的临床症状是慢性腹泻、腹痛和食欲减退，也可有指（趾）甲萎缩、脱发、皮肤色素增多、体重减轻、便血、呕吐等其他症状。

腹泻 为最常见消化道症状，

由于肠黏膜弥漫病变和（或）细菌过度生长，导致胃肠道消化吸收功能不良。多为间歇性大量水样便，亦可为黏液便或肉眼血便。腹泻可造成失水和电解质紊乱。

腹痛 多与腹泻同时发作，多数患者为绞痛。常位于剑突下或下腹部，伴有消化不良和腹部胀满。可能与肠道运动功能亢进、肠管痉挛以及不全梗阻有关。

皮肤毛发改变 指（趾）甲萎缩、脱发、脱毛及皮肤色素沉着。指（趾）甲萎缩是疾病进程中的固有表现，从甲近端开始萎缩、变薄、脱落。毛发脱落以头发脱落最为明显，而且进展迅速，面部、躯干、四肢和阴部体毛亦可脱落。色素沉着常见于上下肢、额部、面部，为深浅不同的棕色斑块。

其他 患者可有食欲减退、体重减轻、易感疲劳和精神不振，可能与低蛋白血症、贫血和电解质紊乱有关。部分患者可有恶心、呕吐、味觉异常、厌食、周围神经病变和白内障等表现。

诊断 典型病例诊断并不困难，中老年患者发生慢性严重腹泻、低蛋白血症、消瘦、贫血，检查有胃肠道多发息肉、毛发脱落、指（趾）甲萎缩及皮肤色素沉着四联征，在排除其他胃肠道息肉病后即可做出诊断。

实验室检查 可有轻度至中度贫血、低蛋白血症、维生素缺乏、电解质紊乱和胃酸缺乏等。

X线检查 消化道钡剂检查可见胃内多发性充盈缺损，大小不等，胃黏膜皱襞影广泛粗大；小肠可见多发息肉样充盈缺损或肠黏膜粗厚，其中以十二指肠内最多。气钡双重造影可见结肠和直肠内广泛存在的充盈缺损。

内镜检查 是确诊的主要手段。对食管、胃、十二指肠及结直肠息肉的分布、大小、外观等判断准确，并可取活检行组织学检查。镜下可见多数息肉为无蒂宽基息肉，息肉表面为浅表性糜烂及周围黏膜增厚。

病理检查 典型的息肉组织学特征为上皮组织完整，腺体迂曲增生，有的呈囊状扩张，内充满蛋白样液体或浓稠的黏液；固有层水肿，并有慢性炎症；周围黏膜充血，浅表糜烂以及嗜酸性粒细胞浸润。

治疗 该病尚缺乏有效的治疗手段，常用的非手术治疗方法包括：对症处理、营养支持、糖皮质激素、抗生素等。手术治疗适应证：①大出血经非手术治疗无效者。②并发肠梗阻或肠套叠者。③疑有恶变倾向（伴不典型增生）或已证实恶变者。手术方法主要为切除受累肠段以缓解症状；如怀疑癌变或确诊为癌变，应行根治术，术后定期随访。

（王振军）

zēngshēngxìng xīròubìng

增生性息肉病 （hyperplastic polyp disease）

由增生引起的息肉病。一种少见的非遗传性结直肠息肉病，是结直肠息肉病的一种。法伊尔特（Feyrter）和韦斯特许斯（Westhues）分别在1929年和1934年描述。多见于老年患者，部分患者有近端结肠癌或家族史。息肉多见于直肠和乙状结肠，直径通常小于5mm。多无明显症状，偶有便血。肠镜检查可见息肉直径较小，大小均一，表面光滑，无蒂，颜色与肠壁相似，易被忽略。主要依靠结肠镜检查，发现结直肠内多发息肉。确诊依赖病理检查，可见腺管排列着增生上皮，柱状细胞核杯状细胞消失，腺体呈锯齿状。该病无癌变倾向，一般不需要特殊治疗。

（王振军）

yánzhèngxìng xīròubìng

炎症性息肉病 （inflammatory polyp disease）

由慢性炎症刺激引起的息肉病。是结直肠息肉病的一种。多见于克罗恩病和溃疡性结肠炎，也可见于慢性血吸虫病患者。炎症性息肉本身不会癌变，但它们通常出现在结肠癌发生率高的背景疾病情况下，如克罗恩病和溃疡性结肠炎，故处理和随访均应重视（见结肠克罗恩病、溃疡性结肠炎和结肠血吸虫病）。

（王振军）

duōfāxìng línbāxìng xīròubìng

多发性淋巴性息肉病 （multiple lymphoid polyposis，MLP）

以胃肠道多发性广基息肉为特征的胃肠道非霍奇金淋巴瘤。是结直肠息肉病的一种。1961年由科尔内斯（Cornes）首次报道，该病罕见，仅占胃肠道恶性肿瘤的1/10 000 ~ 1/1000，发病年龄40~60岁，男女比例为（2~3）：1。无特异性临床表现，主要表现为腹痛、腹泻、腹胀、黑便和体重下降。诊断要点为：①中老年患者，男性居多。②内镜检查发现胃肠道多发性息肉，直径多在0.5~4.0cm。③可发生全身多处转移。④组织病理学检查可见黏膜或黏膜下层的弥漫性或结节性浸润，常无淋巴上皮损害，肿瘤细胞为单一形态的轻度不规则的小淋巴样细胞，常围绕残留的生发中心生长。⑤免疫表型分析CD19、CD20、CD22阳性，CD2、CD3、CD10、CD23阴性，生发中心为多克隆表达。⑥分子遗传学异常，表现为t（11；14）（q13；q32）及JH/bcl-1融合基因存在。

该病预后不佳，治疗以化疗为主，平均生存时间 2~3 年。应用大剂量放射治疗辅以自体骨髓干细胞移植对部分患者可能有益。

（王振军）

yíchuánxìng fēixīròubìngxìng jiézhícháng'ái zōnghézhēng

遗传性非息肉病性结直肠癌综合征（hereditary non-polyposis colorectal cancer syndrome, HNPCC）

由错配修复基因突变引起的常染色体显性遗传病。占所有结肠直肠癌的 5%~15%。1913 年沃辛（Warthin）报道了与遗传相关的肿瘤家系，当时家族中最常见的是胃癌，因此命名为 G 家族。1966 年林奇（Lynch）等提出了两个有癌倾向的家系，当时命名为癌症家族综合征，也称为林奇综合征（Lynch syndrome），1971 年提出了 HNPCC 的概念。HNPCC 发病年龄平均 44 岁，多为右侧结肠癌，多发性结直肠癌的发病率明显升高，子宫内膜癌、卵巢癌和胃癌等其他恶性肿瘤发病率亦明显高于正常人群，预后较散发性结直肠癌患者好。

病因及发病机制 1993 年，在 HNPCC 中发现错配修复（mismatch repair，MMR）和微卫星不稳定（microsatellite instability，MSI）表型。HNPCC 的遗传学基础为 MMR，已发现 70 余种 HNPCC 相关的 DNA 错配修复基因突变，主要有 hMSH2、hMLH1、hPMS1、hPMS2、hMSH6、hMSH3 等，其中 hMSH2 和 hMLH1 约占 80%，hPMS1 和 hPMS2 约占 10%。MMR 基因发生突变，错配修复蛋白的表达量就会下降、不表达或出现截短，导致 DNA 复制错误增加，基因组中简单重复序列发生延长或缩短，导致微卫星不稳定（microsatellite instability，MSI）发生，促使细胞向肿瘤细胞转化，导致结直肠癌的发生。

临床表现 见结肠癌和直肠癌。

诊断 诊断标准尚不统一，最重要的有阿姆斯特丹标准（Amsterdam）Ⅰ、阿姆斯特丹标准Ⅱ、日本修正标准、贝塞斯达（Bethesda）方案和可疑 HNPCC 诊断标准，其中以阿姆斯特丹标准Ⅰ最为精确，为不同国家和实验室的研究者提供了统一的工作标准，目前仍是诊断该病的金标准。中国抗癌协会于 2003 年制定了中国 HNPCC 家系筛检标准。

阿姆斯特丹标准Ⅰ 至少 3 个亲属患有经组织学证实的结直肠癌，其中 1 人为另外 2 人的一级亲属；至少连续两代人患病；至少 1 人结直肠癌诊断年龄 <50 岁；排除家族性腺瘤性息肉病。该标准 1990 年制定，由于较为严格，可能遗漏部分家系，适用于大家系的诊断，但随着现代社会大家系的减少而适用性降低。

阿姆斯特丹标准Ⅱ 家系中至少 3 个亲属患有组织学证实的 HNPCC 相关肿瘤（结直肠癌、子宫内膜癌、小肠癌、输尿管癌或肾盂癌）；其中 1 人为另外 2 人的一级亲属；至少连续两代人患病；至少有 1 人诊断年龄 <50 岁；排除家族性腺瘤性息肉病。

日本修正标准 家系中一级亲属有 3 例或 3 例以上结直肠癌患者；家系中一级亲属有 2 例结直肠癌患者，并伴以下情况之一：结直肠癌诊断年龄 <50 岁；右侧结肠癌；同时性或异时性多原发癌；结肠外恶性肿瘤。

贝塞斯达方案 符合阿姆斯特丹标准家系中的患病个体；患有两种 HNPCC 相关肿瘤的个体，包括同时性或异时性结直肠癌或相关的结肠外癌症；结直肠癌患者，一级亲属中患有结直肠癌和（或）HNPCC 相关结肠外恶性肿瘤和（或）结直肠腺瘤，其中一例癌症患者的诊断年龄 <45 岁，腺瘤的诊断年龄 <40 岁；诊断年龄 <45 岁的结直肠癌或子宫内膜癌的患者；诊断年龄 <45 岁的未分化型右半结肠癌患者；诊断年龄 <45 岁的印戒细胞癌型结直肠癌患者；诊断年龄 <40 岁的腺瘤患者。

可疑 HNPCC 诊断标准 不符合阿姆斯特丹标准的家系；家系中至少有 2 例组织学诊断的结直肠癌患者，其中的 2 例必须是一级亲属关系；至少 1 例为多发性结直肠癌患者（包括腺瘤）或至少 1 例结直肠癌发病 <50 岁或至少有 1 例家系成员患 HNPCC 相关肠外恶性肿瘤。

中国标准 家系中至少有 2 人组织学证实的结直肠癌患者，其中的 2 例为父母与子女或同胞兄弟姐妹的关系，并且符合以下任一条：至少 1 人为多发性结直肠癌患者（或腺瘤）；至少 1 人结直肠癌发病小于 50 岁；家系中至少 1 人患 HNPCC 相关肠外恶性肿瘤（胃癌、子宫内膜癌、小肠癌、肾盂输尿管癌、卵巢癌、肝胆系统癌）。该标准符合中国国情，对于符合标准的家系应行 hMLH1、hMSH2 基因免疫组织化学和 MSI 检测，若两者均为阴性，无须进行突变检测；若两者之一为阳性，则需接受基因突变检测。

治疗 诊断和筛选 HNPCC 肿瘤的重要意义在于指导治疗及家系中突变基因携带者决策。

手术治疗 手术方式应根据患者的具体情况选择不同术式。①对于结肠癌或年轻的近端结肠有进展期腺瘤的该病患者，应行

全结肠切除或结直肠切除术。②对于直肠癌患者应考虑行全结直肠切除、回肠造口或回肠贮袋肛管吻合术。③对于女性患者，考虑到发生女性生殖器恶性肿瘤的可能性较大，如无生育要求或年龄超过 55 岁且已绝经的女性患者，建议同时行子宫及双侧附件切除。④若患有其他肿瘤，应常规手术切除，术中不建议预防性切除结肠。⑤不建议对 HNPCC 家族的遗传受累者进行预防性全结直肠切除。

化学治疗 见结肠癌。

分子靶向治疗 针对肿瘤异常的信号通路，具有高选择性、低毒性和高治疗指数。药物有甲磺酸伊马替尼、利妥昔单抗注射液、曲妥珠单抗等，目前在临床实践中已取得一定疗效。此外尚有针对 RAS 通道的靶向治疗药物，如基质金属蛋白酶抑制剂、COX-2 受体抑制剂等药物也开始应用。

预防 非甾体抗炎药（nonsteroidal antiinflammatory drugs, NSAIDs）可直接影响选择性环氧合酶-2（COX-2）的活性，从而减少前列腺素 E_2（PGE_2）等致癌物质的产生，减缓结直肠癌的发生。目前在 HNPCC 患者中进行化学药物预防性干预治疗仍处在初步临床研究阶段。

对 HNPCC 家族成员均应做长期随访，定期复查肠镜，并注意有无肠外肿瘤发生；对女性患者，还应定期行女性生殖器官检查，包括子宫内膜病理学检查和妇科 B 超检查等。

（王振军）

jiécháng qìshìbìng

结肠憩室病（colonic diverticulosis） 肠黏膜及黏膜下层经肠壁肌层缺损处向外形成多个囊状突出的疾病。憩室壁仅有黏膜、黏膜下层和浆膜层，缺少肠壁肌层，因此是假性憩室。常为多发，大小不一，绝大多数为后天形成，主要位于乙状结肠，其次为盲肠和升结肠。40 岁之前很少发病，随年龄增长，发病率逐渐增高，发病年龄高峰在 60～80 岁，多见于女性。多数无症状，无须处理，多以并发症为首发表现。19 世纪初之前发病罕见，自 1920 年以后在西方国家的发病率逐渐增加，近年来在世界范围内发病率逐年增高趋势。

病因及发病机制 一般认为该病发生与经济水平和饮食习惯密切相关，经济发达地区明显高于经济欠发达地区，可能与膳食结构中纤维素成分摄入多少有关。结肠过敏性炎症、习惯性便秘、肠易激惹综合征、肠道慢性梗阻及炎症性肠病人群有较高的发生率。该病的发生至少需要两个因素：①肠腔内压力升高。长期低纤维饮食，粪便量减少和黏稠，通过结肠缓慢，结肠运动失调，粪便秘结；肠易激惹综合征者结肠动力学调节障碍。两者均可使肠腔内压力显著增高。②结肠壁结构异常与缺陷。结肠纵行肌层不完全覆盖结肠，而是形成三条结肠带，结肠带间的肠壁只靠环肌维持肌张力；肠系膜两侧是系膜血管穿过肠壁的位置，肌肉薄弱。当结肠内压升高时，肠壁薄弱点易发生憩室。

临床表现 约 80% 结肠憩室病无临床症状，少数患者有腹部不适、厌食、胃肠胀气、恶心和排便习惯改变，如腹泻、便秘等。只有出现并发症时才出现相应的临床表现。

急性憩室炎 最常见的并发症，常表现为左下腹或耻骨上疼痛，可有便秘和腹泻，如炎症靠近膀胱，可有尿路刺激症状。查体可以有下腹部压痛、肌紧张，有时可触及边界不清而有压痛的包块。

出血 憩室发生部位常靠近穿过肠壁的血管支，血管被侵蚀破溃，引起出血，是下消化道出血的常见原因，表现为便血。大多数患者为少量出血或仅为粪便隐血试验阳性，少数表现为大量出血。

憩室穿孔 常由憩室炎发展而来。表现为突发下腹痛，逐渐弥漫至全腹。查体有腹部压痛、肌紧张和反跳痛等腹膜刺激征，有时可触及炎性包块，也可有感染中毒症状。腹部 X 线平片可见腹腔内游离气体。B 超或 CT 可见腹腔内脓肿形成。

内瘘形成 常为结肠膀胱瘘，发生率为 2%～4%。表现为尿路刺激症状和尿路感染，尿液中可有粪便或气体，也可有肛门排尿。查体可触及盆腔包块或无阳性体征。结肠镜、气钡双重造影、静脉肾盂造影或膀胱镜可协助诊断。

肠梗阻 严重憩室炎或结肠壁炎症可引起肠壁增厚或受压，引起肠梗阻。表现为腹痛、腹胀、呕吐、便秘或肛门停止排气排便。

诊断 临床表现无特异性，诊断主要依赖结肠镜检查和影像学检查。

结肠镜检查 憩室表现为光滑、圆形或椭圆形开口的肠壁凹陷，黏膜正常。憩室很小或内翻时，需充气后详细观察（图1）。

影像学检查 ①X 线腹部平片：在憩室穿孔时可发现膈下游离气体。②气钡双重造影：典型表现为类圆形囊袋影突出于肠腔外，轮廓完整，与肠腔有细颈相连（图2）；或肠壁腔面点状、圆

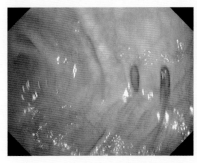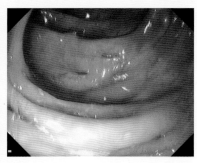

图1 结肠憩室病内镜镜下表现（韩加刚供图）
可见结肠壁凹陷，提示为结肠多发憩室

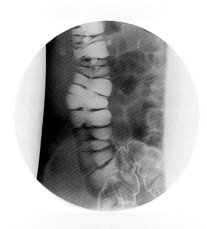

图2 结肠憩室病气钡双重造影表现（韩加刚供图）
可见升结肠多发龛影，提示升结肠多发憩室

形、管状或细线状向外突出；24小时后仍可见钡剂残留。③其他检查：B超或CT有助于腹腔或盆腔内炎性包块的诊断。憩室合并出血时，可考虑行肠系膜血管造影明确出血部位。

该病临床诊断较为困难，有时需与阑尾炎、盆腔炎性疾病、结肠肿瘤、溃疡性结肠炎、缺血性肠病、泌尿系统疾病相鉴别。

治疗 若无并发症无须特殊治疗。须注意调节生活饮食习惯，多进食高纤维食物；避免暴饮暴食和进食刺激性食物；保持排便通畅，定时排便，必要时使用通便药物和灌肠。

非手术治疗 结肠憩室病合并急性憩室炎时，若无并发症可先采用非手术治疗。治疗原则包括禁食、胃肠减压、静脉补液和应用广谱抗生素等。胃肠减压仅在考虑结肠梗阻时采用。抗生素的选用应针对革兰阴性杆菌和厌氧菌。大多数病例经非手术治疗1周左右可缓解。

手术治疗 根据病情分为择期手术和急诊手术。

择期手术 适应证：①反复发作结肠憩室炎。②合并内瘘形成。③肠梗阻不能除外肿瘤者。④长期应用免疫抑制剂者。手术尽可能切除包含所有憩室的肠段，行一期吻合。内瘘患者在切除病变后，尽可能一期修补缺损。

急诊手术 适应证：①急性憩室炎非手术治疗无效。②并发穿孔、脓肿形成或弥漫性腹膜炎者。③并发大出血者。手术方法主要有：①穿孔缝合后局部引流。②脓肿切开引流，或加作近端肠造口。③切除病变肠段，视患者全身和局部情况行一期吻合或肠造口。

（王振军）

jiécháng qìshìyán

结肠憩室炎（colonic diverticulitis）

结肠憩室颈部由于肠壁环肌的收缩而狭窄，使憩室内粪便和分泌物无法排出而引起的炎症。

多伴有临床症状，是结肠憩室病最常见的并发症。由于憩室壁缺乏肌层，发生炎症后容易穿孔，形成脓肿。

临床表现 左下腹或耻骨上急性腹痛发作，有下腹部压痛、肌紧张和反跳痛，可有便秘和（或）腹泻，多有低热。血常规示白细胞增多。可有便血或粪便隐血试验阳性。如炎症靠近膀胱，可有尿频、尿急、尿痛等膀胱刺激症状。

脓肿 是急性憩室炎最常见的并发症，可位于肠系膜、腹腔、盆腔或腹膜后。查体可在腹部触及边界不清有压痛的包块，部分患者直肠指检可扪及触痛肿块，伴不同程度的感染中毒症状。若脓肿破裂或憩室炎急性穿孔，可引起急性腹膜炎的症状和体征。

瘘管 邻近空腔脏器与病变炎症结肠粘连，憩室脓肿溃破至粘连的空腔脏器，形成瘘管。常见为结肠膀胱瘘，其发生率为2%～4%。表现为尿路刺激症状和尿路感染，尿液中可有粪便或气体，也可有肛门排尿，查体可触及盆腔包块。此外还有结肠小肠瘘、结肠阴道瘘和结肠皮肤瘘等。

肠梗阻 严重憩室炎可引起肠壁增厚或受压，引起肠梗阻。表现为腹痛、腹胀、呕吐、便秘或肛门停止排气排便。

诊断 主要依靠临床表现，老年患者出现类似阑尾炎的症状和体征，但疼痛和压痛位置主要位于左下腹或耻骨上，或出现下腹部炎性包块，应考虑急性憩室炎的可能。结肠镜下可见憩室开口处及附近黏膜充血、水肿、糜烂及炎性渗出物，并可以除外结肠肿瘤及其他结肠病变。气钡双重造影可见肠壁不规则轻度狭窄；若发生憩室穿孔，可在肠壁外发现钡影；其他肠段仍可见多发憩室影像。B超或CT有助于腹腔或盆腔内脓肿的诊断。

治疗 若无并发症可先采用非手术治疗，包括禁食、胃肠减压、静脉补液和应用广谱抗生素等。在考虑结肠梗阻时采用胃肠减压。抗生素的选用应针对革兰阴性杆菌和厌氧菌。大多数病例经非手术治疗1周左右可缓解。

手术治疗适应证包括：①憩室炎急性穿孔，并发急性弥漫性腹膜炎。②腹腔脓肿形成，且进行性发展。③合并大出血。④积极非手术治疗无效，不能除外肿瘤者。手术时应考虑患者的全身情况和局部炎症病变，手术方法见结肠憩室病。

（王振军）

jiécháng āmǐbābìng

结肠阿米巴病（colonic amoebiasis）

溶组织阿米巴原虫侵入结肠黏膜和黏膜下层引起的急性或慢性炎症性疾病。最常见部位是盲肠，其次是升结肠、直肠和乙状结肠。该病在全球以热带和亚热带为高发区，中国主要分布在农村，夏秋季高发，青春期或青年男性多见。

病因及发病机制 人吞入含有阿米巴包囊的食物或水后，包囊在小肠末端释放出阿米巴滋养体，进入结肠内分裂为小滋养体，在某些因素影响下，侵入结肠壁内，转变为大滋养体大量繁殖，吞噬组织细胞和红细胞，溶解破坏结肠壁黏膜层形成烧瓶样溃疡。病变较轻时，呈散在分布，一般不侵入黏膜肌层。急性重病时，可造成大片黏膜坏死脱落，并向肠壁深层发展，甚至穿破浆膜层，导致肠穿孔。结肠内阿米巴原虫和继发慢性感染可使大量纤维组织增生，组织反复破坏和愈合，

形成结肠阿米巴肉芽肿，使肠壁增厚、肠腔狭窄，可引起肠梗阻症状。阿米巴原虫经门静脉进入肝，可形成肝脓肿。盲肠内的阿米巴病，可侵犯阑尾根部，引起阑尾炎。

临床表现 典型表现为阿米巴痢疾，呈间歇性腹泻，每天数次至10余次，腥臭、血性黏液样便，呈果酱样。间歇期排便基本正常。反复发作者可有贫血、乏力、腹部不适等症状，查体可扪及结肠部位轻度压痛。与外科有关的问题除阿米巴性肝脓肿外，尚有阿米巴病结肠穿孔、结肠阿米巴肉芽肿和阿米巴性阑尾炎。

阿米巴病结肠穿孔 多位于盲肠、阑尾和升结肠。大多数为慢性发病，无剧烈腹痛，无法确定具体穿孔时间。表现为进行性腹胀、呕吐、全身情况恶化。查体可有局部腹膜刺激征，肠鸣音消失。

结肠阿米巴肉芽肿 以慢性腹痛和排便习惯改变为主要表现，可诱发肠套叠和肠梗阻。查体在右髂窝可及活动的光滑肿物，有压痛。

阿米巴性阑尾炎 与普通急性阑尾炎相似，易形成阑尾周围脓肿。

诊断 症状缺少特征性，诊断主要依靠实验室检查。对慢性腹泻病因不明确者，应怀疑此病。典型的结肠阿米巴病起病缓慢，中毒症状较轻，排果酱样粪便，反复发作。确诊需在粪便或组织中发现阿米巴病原体。血清学检查可检测到阿米巴抗体阳性。结肠镜可发现结肠内散在溃疡，边缘整齐，溃疡间黏膜正常，溃疡边缘组织涂片或活检可见滋养体。

阿米巴病结肠穿孔 有急性腹膜炎表现，腹部X线平片可见

膈下游离气体，结合急性阿米巴痢疾病史，可以确诊。但多数病例以急腹症行探查手术，术中仍可能忽视此病。若发现结肠穿孔较大且肠黏膜或肠壁大片坏死时，应怀疑阿米巴病。穿孔处取肠内容物行涂片检查可发现阿米巴滋养体而确诊。

结肠阿米巴肉芽肿 慢性腹痛和排便习惯改变，气钡双重造影提示结肠充盈缺损及肠腔狭窄，粪常规检查发现阿米巴滋养体即可诊断。结肠镜检查可取组织活检行病理检查，并有助于除外结肠肿瘤。

阿米巴性阑尾炎 多于术中发现阑尾病变，同时存在盲肠增厚，阑尾切除后，形成阑尾残端瘘，经久不愈。分泌物或肉芽组织病理检查发现阿米巴滋养体可确诊。

治疗 应卧床休息、肠道隔离、纠正水电解质紊乱，必要时输血。对所有患者采用抗阿米巴治疗，为取得最佳疗效，可联合用药。①阿米巴病结肠穿孔：一旦诊断穿孔，应急诊手术探查。小的穿孔可缝合修补后，局部引流。大的穿孔修补后难以愈合，可切除病变肠段加两断端造口，或行穿孔结肠外置术；若患者病情危重，可行近端肠管造口，对穿孔部位充分引流。术后积极抗阿米巴治疗。②结肠阿米巴肉芽肿：确诊后可积极抗阿米巴治疗，如药物治疗无缓解，可考虑手术切除病变肠段。③阿米巴性阑尾炎：对阑尾切除术后的残端瘘，经积极抗阿米巴治疗多可愈合。

（王振军）

jiécháng xuèxīchóngbìng

结肠血吸虫病（colonic schistosomiasis）

日本血吸虫卵沉积于结肠壁内引起的虫卵肉芽肿。

根据马王堆西汉女尸体内发现的血吸虫卵，证明在西汉时期中国长江流域已有日本血吸虫病流行。患者主要为农民及渔民，以15~30岁青壮年男性多见。病变以乙状结肠和直肠最为显著。

病因及发病机制　血吸虫卵沉积于肠壁的黏膜和黏膜下层，反复感染和成虫不断产卵，肠壁反复发生炎症变化和纤维化，引起肠壁增厚，部分黏膜萎缩，部分黏膜增殖形成息肉。在慢性炎症刺激、纤维增生和息肉形成的基础上，有发展成为结肠癌可能。慢性炎症纤维组织增生可使阑尾管腔狭窄梗阻而诱发阑尾炎。

临床表现　可无任何症状和体征。有症状的患者表现为腹痛、腹泻，为稀便，可有脓血便，伴里急后重。查体可有腹膜刺激征，腹部饱满和柔韧感。可合并有消瘦、乏力、贫血、发热、过敏反应、肝大、脾大和腹水。

诊断　疫水接触史是诊断的必要条件。长期不明原因的腹痛、腹泻、便血肝大和脾大，应考虑此病。粪便检查发现血吸虫卵，提示体内有血吸虫寄生。慢性结肠血吸虫病患者，肠壁纤维化，虫卵不易进入肠腔，粪便检查常为阴性，肠镜下肠黏膜活检有助于诊断，并可除外有无癌变。血清学检查为主的综合筛查方法具有重要诊断价值。疫区阑尾炎行阑尾切除术时，应常规行组织压片检查，检查有无血吸虫卵。血吸虫病引起肠腔狭窄时，气钡双重造影可发现肠管僵硬、充盈缺损和肠管狭窄等征象。

治疗　一经诊断，应用抗血吸虫药物治疗。合并阑尾炎、肠梗阻或肿瘤时，须手术治疗。①血吸虫性阑尾炎：治疗与普通阑尾炎相同。因盲肠和阑尾有血吸虫病变，操作时可能会遇到阑尾受牵拉断裂或残端闭合困难的情况。②肠梗阻：确定诊断后，先行抗血吸虫药物治疗，部分病例有可能因结肠肉芽肿消退而缓解。若为纤维性结肠狭窄，则应手术治疗，可根据病情切除病变肠段后，行一期肠吻合或肠造口。③结肠癌：结肠血吸虫病并发的结肠癌，须病理检查确诊。治疗原则同一般结肠癌。多为腺癌，细胞分化良好，恶性程度低，转移较晚，早期手术预后较好。

（王振军）

jiécháng Kèluó'ēnbìng

结肠克罗恩病（colonic Crohn disease）　病因未明的结肠肉芽肿性炎性疾病。病变多呈节段性、非对称性分布，易出现肠梗阻或穿孔等并发症。1932年克罗恩（Crohn）等首次报道了一种发生于末端回肠的穿透肠壁炎性疾病，称为末端回肠炎，后被命名为克罗恩病（Crohn disease，CD）。该病以欧洲和美洲为高发区，中国发病率较低，可见于任何年龄，以20~40岁中青年居多，男女发病率相近。

病因及发病机制　病因尚不明确，目前认为可能系多种因素的综合作用，主要包括环境、免疫以及遗传等因素。①免疫因素：该病是一种累及肠黏膜免疫系统的疾病，可能的原因有肠黏膜通透性增加、肠黏膜上皮对抗原呈高敏状态、肠上皮内短链脂肪酸的代谢障碍等。②遗传因素：该病有家族性发病的特点，可能是多基因位点调控的复杂基因异质性疾病。亲属发病率高于普通人群，15%~20%患者的近亲发病。位于16q12的NOD2基因通过激活转录因子在发病中起着重要作用。③感染因素：65%的克罗恩病组织中发现结核分枝杆菌的DNA成分；细菌滞留能促进该病的发生，而粪便转流能防止其复发；应用抗生素和促生态制剂对部分患者有益，提示感染可能与克罗恩病的发病有关。④其他：吸烟可能与克罗恩病的发病及其恶化有关。与不吸烟者相比，吸烟者的复发危险性明显升高，可能是通过血栓形成以及血管炎等起作用。

病理表现　炎性病变可累及胃肠道的任何部位，好发于距回盲瓣15~25cm的末端回肠和右半结肠。炎症自黏膜下层分别向黏膜层和浆膜层蔓延，累及肠壁全层，肠壁增厚变硬，肠腔狭窄；受累肠段呈节段性，病变之间肠段保持正常；黏膜溃疡呈深裂隙状，黏膜呈鹅卵石样外观。深裂隙状溃疡、全肠壁炎症和非干酪性肉芽肿是克罗恩病的三项组织学特征。裂隙状溃疡可深达黏膜下层乃至肌层；炎症表现为肠壁内淋巴细胞和浆细胞浸润，淋巴管闭塞；肉芽肿出上皮细胞和巨细胞构成，分布在黏膜下层、浆膜下层和区域淋巴结。肠壁全层病变引起肠壁增厚，肠腔狭窄，甚至引起肠梗阻；炎症侵透浆膜，与邻近脏器形成粘连；炎症可继发感染形成脓肿，脓肿溃破可形成内外瘘。

临床表现　缺乏特异性临床表现，往往在出现肠梗阻、肠穿孔和腹腔脓肿等并发症时做出诊断。10%~25%的病例急性起病，可表现为急腹症，临床上酷似急性阑尾炎。慢性腹泻、腹痛、发热和体重下降是此病的重要症状。

腹痛　多为脐周或右下腹间歇性疼痛，排便后可以缓解。炎症侵及壁腹膜时，可出现持续性腹痛。腹痛可由肠梗阻引起，伴有肠梗阻症状。查体常有腹部压痛，多位于右下腹，合并肠穿孔或腹腔脓肿时，可有腹肌紧张和反跳痛。

腹泻 80%～90%的患者表现为腹泻，多为糊状，无脓血和黏液。若病变位于远端结肠、直肠或肛门，可以有黏液血便和里急后重。

腹部肿物 见于10%～20%的患者，多位于脐周和右下腹，常为病变肠段及其系膜与邻近器官粘连形成的炎性肿物或脓肿。

瘘管形成 是该病的特征表现，是由病变溃破肠壁至邻近器官或组织所致。瘘管分为内瘘和外瘘，内瘘可通向其他肠管、膀胱、输尿管等处。肠-肠内瘘较少有症状，少数可引起腹泻加重和营养不良；结肠膀胱瘘可表现为尿痛、尿气和尿粪。外瘘通向皮肤，可见气体和粪便排出。

肛周病变 主要表现为肛周脓肿、肛瘘和肛裂。有时可作为首发的临床表现。

全身症状 肠道活动性炎症可出现间歇性发热；继发感染可引起高热和毒血症。慢性腹泻、食欲减退及慢性消耗可引起体营养不良、体重减轻、贫血、低蛋白血症等。

诊断 该病临床症状一般无特异性、进展缓慢，诊断主要依赖结肠镜检查及活检。结肠镜下可见病变呈节段性、非对称性分布，可见裂隙状溃疡、鹅卵石样改变、肠腔狭窄、肠壁僵硬、瘘管等（图）。黏膜活检可见非干酪样肉芽肿，是该病的典型组织学改变。气钡双重造影可见节段性黏膜粗乱、线状溃疡或裂隙、鹅卵石征、假息肉、多发性肠腔狭窄或肠壁僵硬、瘘管形成等征象。

CT、MRI有助于发现肠壁增厚、盆腔或腹腔脓肿。

治疗 若无严重并发症，首选非手术治疗；只有当非手术治疗无效或发生并发症时，才考虑手术治疗。

非手术治疗 见溃疡性结肠炎。需指出的是，该病非手术治疗的疗效逊于溃疡性结肠炎，相当一部分患者最终因并发症需要手术治疗。

手术治疗 适应证：①非手术治疗无效者。②出现并发症者，如肠梗阻、肠穿孔、肠瘘、腹腔脓肿和肛周疾病等。③难以排除肿瘤或结核病者。

肠段切除术 切除范围可根据病变范围确定，如末端回肠及盲肠切除、末端回肠及右半结肠切除、结肠大部分或全切除、结肠及直肠全切除。若直肠黏膜正常且无肛周疾病，可行末端回肠及全结肠切除、回肠直肠吻合术。术后约1/3患者因复发再次手术切除直肠。行结肠部分切除术的患者，复发率更高。术中在处理增厚、水肿和质硬的系膜时，结扎血管尤其需要小心。

瘘管切除术 无症状的内瘘患者，可非手术治疗。若引起严重腹泻和营养不良，应考虑手术

治疗。手术原则上应切除瘘管及病变肠段，修补穿孔脏器。外瘘患者，应争取切除病变，若存在困难，可考虑短路手术。

肛周疾病的治疗 对于该病引起的肛周感染、肛瘘等肛周疾病，尽可能行简单有效的引流手术，避免复杂手术。因为患者术后常形成经久不愈的创面，疼痛严重，难以处理。若肛周疾病严重，导致直肠阴道瘘，或引起肛门失禁，可考虑行结肠直肠切除术或旷置手术。

预后 该病是一种自限性疾病，经治疗可好转，也可自行缓解，但多数患者反复发作，长期不愈，其中部分患者出现并发症而须手术治疗，预后较差。

（王振军）

jiécháng'ái

结肠癌（colon cancer） 源于结肠黏膜上皮细胞的恶性肿瘤。是胃肠道常见的恶性肿瘤之一。可发生在盲肠、升结肠、横结肠、降结肠和乙状结肠等部位。男女比例为（2～3）：1，普通人群中40～65岁发病率较高。该病在北美、西欧、澳大利亚等地的发病率较高，在亚洲、非洲、拉丁美洲等地发病率较低。在中国尤其在大城市，由于生活水平提高，

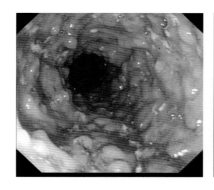
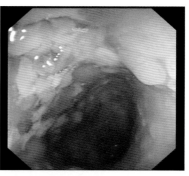

图 结肠克罗恩病内镜下表现（韩加刚供图）
可见节段性鹅卵石样改变、裂隙状溃疡、肠腔狭窄、肠壁僵硬

饮食结构改变，发病率呈上升趋势。

病因及发病机制 尚不清楚，可能与下列因素有关。

饮食与致癌物质 约50%的结肠癌与饮食因素有关，如高脂肪、高蛋白饮食，肉类、鱼类食物的高温烹调，缺乏新鲜蔬菜及纤维素饮食等。流行病学研究发现增加纤维素、钙和维生素D的摄入量可降低结肠癌的发病率。

慢性炎症 溃疡性结肠炎、结肠克罗恩病、结肠血吸虫病引起的慢性炎症，使肠黏膜反复破坏和修复发生癌变。

遗传因素 遗传易感性在结肠癌的发病中具有重要地位，如家族性腺瘤性息肉病和遗传性非息肉病性结直肠癌综合征的家族成员是结肠癌的高危人群。

癌前病变 大部分结肠癌来自腺瘤恶变，"正常黏膜—腺瘤—癌变"顺序经历10~15年，在此癌变过程中的遗传突变包括癌基因激活、抑癌基因失活、错配修复基因突变和基因过度表达等。

其他 以往患乳腺癌、卵巢癌、宫颈癌等妇科肿瘤接受过放疗的患者，发生结肠癌的风险高于正常人群；此外，肥胖、绝经后激素应用、烟草等也是引发结肠癌的重要因素。

病理分型 主要包括大体分型和组织学分型。

大体分型 ①溃疡型：最为常见，约占50%以上，肿瘤向肠壁深层生长并向周围浸润，中心凹陷，边缘呈围堤样隆起，易出血，分化程度较低，转移较早。②肿块型：肿瘤向肠腔内突起，呈结节状、息肉状或菜花状隆起，向周围浸润少，预后较好，好发于右半结肠。③浸润型：肿瘤沿肠壁浸润生长，肠壁弥漫性增厚，肠腔狭窄，分化程度低，转移较早，预后差，易发生肠梗阻，好发于左半结肠。

组织学分型 ①管状腺癌：最为常见，癌细胞排列呈腺管或腺泡状排列，根据分化程度可分为高、中和低分化腺癌。②乳头状腺癌：癌细胞排列呈乳头状结构。③黏液腺癌：肿瘤由分泌黏液的癌细胞构成，恶性程度较高。④印戒细胞癌：肿瘤由印戒细胞构成，胞核偏向胞质一侧，恶性程度高，预后差。⑤未分化癌：癌细胞较小，形态较一致，排列无规律，易侵入血管和淋巴管，预后差。⑥腺鳞癌：含有腺癌和鳞癌成分，多为中低度分化，主要见于直肠下段和肛管，较少见。同一肿瘤中可出现两种或两种以上的组织类型，且分化程度不一致，这是结肠癌的组织学特征。

扩散和转移途径 主要有四种：直接浸润、淋巴转移、血行转移和种植转移。

直接浸润 可向肠壁深层、环向和纵向三个方向浸润扩散。结肠癌两侧纵向浸润一般不超过5cm；直肠癌向远侧纵向浸润一般不超过2cm。癌肿环形浸润肠壁一周约需2年。向肠壁深层浸润可穿透肠壁侵入邻近脏器。

淋巴转移 为主要转移途径。结肠的淋巴结分为四组：①结肠上淋巴结。②结肠旁淋巴结。③中间淋巴结。④中央淋巴结。结肠癌淋巴转移通常逐级扩散。直肠癌的淋巴转移分三个方向：①高位和中位直肠癌主要向上方转移至直肠上动脉、腹主动脉周围的淋巴结。②低位直肠癌向侧方引流到盆腔侧壁的髂内淋巴结。③齿状线以下肿瘤向下方引流至髂内淋巴结。

血行转移 肿瘤可沿门静脉转移至肝，也可转移至肺、骨和脑等处。肿瘤致结肠梗阻和术中挤压肿瘤，易引起血行转移。

种植转移 肿瘤侵透肠壁，癌细胞可脱落种植到腹腔内，常见于大网膜、肿瘤周围腹膜和盆底腹膜返折处。在卵巢种植生长的继发性肿瘤，称克鲁肯贝格瘤（Krukenberg tumor）。结肠癌如出现血性腹水多为腹腔内种植转移。

病理学分期 临床病理分期对于评估肿瘤进展、治疗方案及预后有重要意义。国际上一般采用改良的Dukes分期（表1）及国际抗癌联盟（Union for International Cancer Control，UICC）的TNM分期（表2）。

临床表现 早期无明显症状，肿瘤进展到一定程度，根据部位不同可出现不同的临床表现。临床上以横结肠中部为界，分为左、右半结肠两部分。

右半结肠癌 右半结肠腔大，肠内容物多为液态，肿瘤多为隆起型，肠梗阻少见。以腹痛、贫血和腹部肿块等为主要表现。①腹痛：见于75%患者，多为隐痛，常位于右下腹。②贫血：见

表1 结肠癌 Dukes 分期

A 期：肿瘤局限于肠壁内，未穿出深肌层，且无淋巴结转移者

B 期：肿瘤侵犯浆膜层或浆膜外组织，无淋巴结转移者

C 期：有淋巴结转移者

C1 期：癌灶附近肠旁及系膜淋巴结转移者

C2 期：系膜根部淋巴结转移，尚能根治切除者

D 期：远处器官转移、局部广泛浸润或淋巴结广泛转移不能根治性切除者

表2　结肠癌 TNM 分期

T 代表原发肿瘤

　　T_x：原发肿瘤无法评价

　　T_0：未发现原发肿瘤

　　T_{is}：肿瘤局限于上皮内或仅侵犯固有膜，又称原位癌

　　T_1：肿瘤局限于黏膜或黏膜下层

　　T_2：肿瘤侵犯固有肌层

　　T_3：肿瘤穿透固有肌层达结、直肠周围组织

　　T_4：肿瘤穿透脏腹膜或侵及其他脏器或组织

N 代表区域淋巴结

　　N_x：区域淋巴结无法评价

　　N_1：转移到 1~3 个区域淋巴结

　　N_2：转移到 4 个及以上区域淋巴结

M 代表远处转移

　　M_x：远处转移无法评价

　　M_0：无远处转移

　　M_1：有远处转移

于 55% 患者，常因肿瘤坏死、慢性失血引起。③腹部肿块：见于 50% 患者，肿块质硬，继发感染时有压痛。④排便习惯改变：早期可有脓血便，排便次数增多，肿瘤进展可出现便秘与腹泻交替。

左半结肠癌　左半结肠腔小，肠内容物多为固态，肿瘤多为浸润型，肠梗阻多见。以便血、腹痛和腹部肿块等为主要表现。①便血：见于 70% 患者，为便血或黏液血便，部分患者可见鲜血便。②腹痛：见于 60% 患者，可为隐痛，合并肠梗阻时可表现为腹部绞痛，伴有腹胀、肠鸣音亢进、肛门停止排气排便。③腹部肿块：约 40% 的患者可触及左下腹肿块。

由于慢性失血、肿瘤溃烂、感染、毒素吸收等，患者可出现贫血、消瘦、乏力、低热等全身症状。晚期可出现肝大、黄疸、腹水、锁骨上淋巴结肿大和恶病质等。

诊断　早期症状多不明显，易漏诊。对有下列表现的患者应考虑有无该病可能，做进一步检查：①原因不明的进行性贫血、消瘦、乏力或食欲减退。②出现便血或黏液血便，或粪便隐血试验持续阳性。③近期出现排便习惯改变。④近期出现腹胀、腹部隐痛不适。⑤可扪及腹部肿块。

粪便隐血试验　可检查有无消化道出血病灶，阳性者需作进一步检查。

直肠指检　应常规检查，可扪及直肠占位及盆腔有无转移性肿块。若发现指套血染，而直肠内未扪及肿瘤，应怀疑结肠癌的可能。

血清癌胚抗原（CEA）测定　CEA 对结直肠癌的诊断和术后监测较有意义，其水平与杜克斯分期呈正相关，与预后有一定关系，但不能用于早期诊断，主要用于监测术后复发。在术前 CEA 不升高的患者中，监测意义不大。

结肠镜检查　是目前结肠癌诊断的首选检查，能够发现结肠内病变，并可取活检行病理检查。因存在视角盲区，可能漏诊部分病变，而且对病变的定位较差，需与 X 线检查相配合（图1）。

影像学检查　①胸部 X 线平片：肿瘤晚期患者可发现有无肺部转移灶。②腹部 B 超检查：有助于判断有无肝转移，腹部扪及肿块时，对判断肿块性质有一定价值。③气钡双重造影检查：是结肠癌的重要检查方法，可见肿瘤部位的肠壁僵硬、结肠袋形态不规则或消失、肠腔狭窄、充盈缺损等表现，且有助于肿瘤的定位诊断（图2）。对早期结肠癌的诊断意义不大。④CT 检查：是术前常用的检查方法，有助于术前

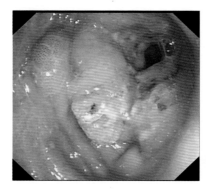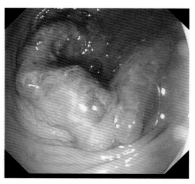

图1　结肠癌结肠镜下表现（韩加刚供图）

可见溃疡性肿物，肠腔狭窄

判断肿瘤分期和评估手术切除的可能性。能了解结肠肿瘤的大小和形态，可见不规则肠壁增厚和肠腔狭窄，可判断肿瘤对周围组织器官有无浸润，同时能够发现有无肝转移灶和腹腔内有无肿大淋巴结（图3），CT仿真肠镜还可显示肠腔狭窄和肠壁僵硬的形态（图4）。⑤MRI检查：有助于评估肿瘤的大小、邻近器官受侵情况及淋巴结肿大情况（图5）。

治疗 原则上采取以手术切除为主的综合治疗措施。

术前肠道准备 目的是排空结肠内粪便，减少结肠内细菌数量，防止术后腹腔和切口感染的机会，保证吻合口的愈合。①排空肠道：有多种方法，包括术前1天口服甘露醇、硫酸镁、番泻叶、聚乙二醇或磷酸钠等。②肠道抗生素应用：术前3天开始口服庆大霉素或卡那霉素或新霉素，加服甲硝唑或红霉素。

Meta分析指出，结肠癌手术可以在不接受肠道准备的情况下安全实施，并不增加手术风险和术后并发症。但在下列情况应常规采用：需要术中处理息肉样病变或需行术中结肠镜检查时；腹腔镜手术时，由于存在术中病灶定位困难的缺点；存在小的无法触及的病变时。

手术切除 是治疗结肠癌的最重要方法。肿瘤局限于肠壁或侵透肠壁或仅有区域淋巴结转移者应行根治性手术；肿瘤浸润邻近脏器者，若原发灶能完整切除，应争取行受侵脏器的部分或全部联合切除；若肠系膜根部淋巴结已不能清除或已有远处转移，应争取切除原发肿瘤，以解除梗阻和减少肿瘤负荷为目的。

根治性切除术 手术切除范围应包括肿瘤本身及两侧至少10cm的正常肠段，以及区域的全部肠系膜和淋巴结。①右半结肠切除术：适用于右半结肠癌，包括盲肠、升结肠、结肠肝曲部癌。切除范围包括末端回肠10~20cm、盲肠、升结肠、横结肠右半部、右侧部分大网膜和区域肠系膜。在根部结扎回结肠动脉、右结肠动脉和中结肠动脉右支。淋巴结清扫范围包括结扎血管根部的淋巴结及其切除区域系膜的淋巴结。无法切除时可行回肠-横结肠

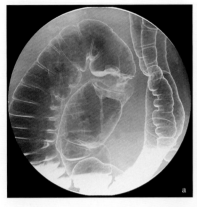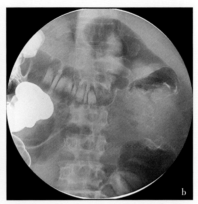

图2 结肠癌气钡双重造影表现（韩加刚供图）

a. 横结肠近肝区处肠壁僵硬，肠腔狭窄，呈"苹果核"征；b. 降结肠近脾区处肠壁僵硬，肠腔狭窄，呈"苹果核"征

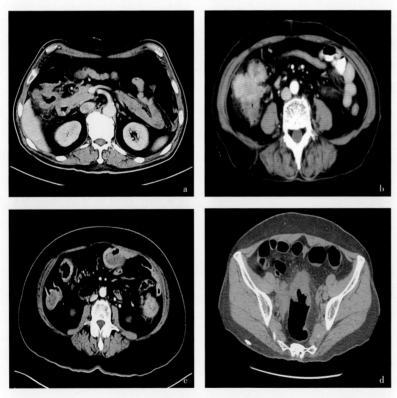

图3 结肠癌CT表现（韩加刚供图）

a. 结肠脾区癌，可见横结肠肝区肠壁增厚，肠腔狭窄，周围脂肪浸润，肿瘤侵犯十二指肠；b. 升结肠癌，可见升结肠肠壁增厚，肠腔狭窄，周围脂肪浸润；c. 降结肠癌，可见降结肠肠壁增厚，肠腔狭窄，周围脂肪浸润；d. 乙状结肠癌，可见乙状结肠肠壁增厚

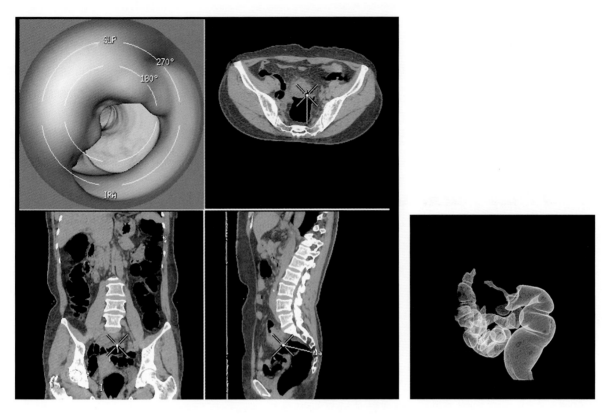

图4　结肠癌CT仿真肠镜表现（韩加刚供图）
可见乙状结肠肠腔狭窄、肠壁增厚，提示乙状结肠癌

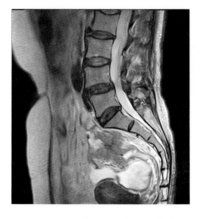

图5　结肠癌MRI表现（韩加刚供图）
可见乙状结肠肠腔狭窄、肠壁增厚，与周围组织关系密切，提示乙状结肠癌

侧侧吻合，解除梗阻。②横结肠切除术：适用于横结肠中部癌。切除范围包括全部横结肠及其系膜、部分升结肠和降结肠、大网膜。③左半结肠切除术：适用于结肠脾曲、降结肠和乙状结肠癌。切除范围包括横结肠左半、降结肠、乙状结肠及其相应的系膜、左半大网膜。若乙状结肠肿瘤较小，位于乙状结肠中部且乙状结肠较长，可行单纯乙状结肠切除术。

姑息性手术　适用于无法根治切除的患者，包括系膜根部淋巴结无法切除、广泛腹膜种植、远处脏器转移及肿瘤局部广泛浸润无法根治等。尽可能切除原发肿瘤，若无法切除或条件不允许切除，可考虑行捷径手术或梗阻近端肠造口术，以解除肠梗阻。

梗阻性结肠癌的治疗　肠梗阻是结肠癌的常见并发症之一。由于回盲瓣的存在，结肠梗阻形成闭袢，肠腔极度扩张，易导致肠壁缺血、坏死和穿孔。应当首先采取胃肠减压、纠正水电解质和酸碱平衡失调等措施，早期实施手术。①右侧结肠癌应行右半结肠切除加回肠结肠一期吻合。②左侧结肠癌可考虑如下手术：梗阻近端行横结肠造口，二期手术切除肿瘤；切除肿瘤，远端关闭，近端造口，二期吻合；切除肿瘤，一期吻合，近端肠造口，二期关闭造口；切除肿瘤后，术中行结肠灌洗，一期吻合。③若结肠癌无法切除，可考虑行梗阻近端肠造口或捷径手术解除梗阻。

结肠癌穿孔的治疗　多见于梗阻性结肠癌，也可见于肿瘤侵透肠壁。多见于盲肠，由于结肠内容物进入腹腔，产生弥漫性腹膜炎，易出现中毒性休克。一旦诊断明确，在积极胃肠减压、纠正水电解质和酸碱平衡失调、抗生素治疗的前提下，应急诊手术。手术应一期切除肿瘤，若为右侧结肠癌穿孔，全身条件允许，可行一期吻合；若为左侧结肠癌穿孔，宜在切除肿瘤后，行近端肠造口。由于肠穿孔导致癌细胞进入腹腔播散和种植，因此患者术后预后不佳。

化学治疗 对病理诊断为 Dukes 分期 B 期以上的患者，均应接受以 5-氟尿嘧啶（5-FU）为基础的化学药物辅助治疗，给药途径包括肠腔内给药、门静脉给药、腹腔灌注给药、腹腔温热灌注化疗和静脉给药，其中以静脉给药为主。对 C 期和 D 期患者、有高危因素的 B 期患者（脉管癌栓、神经侵犯或术中意外穿孔等）应采用辅助性化疗。化疗方案有多种，目前一线联合化疗药物的组成主要有三个方案。①mFOL-FOX6 方案：为奥沙利铂、5-FU 和甲酰四氢叶酸钙的配伍。②CapeOX 方案：为奥沙利铂和卡培他滨的联合用药。③FOLFIRI 方案：为伊立替康、5-FU 和甲酰四氢叶酸钙的配伍。一般化疗要持续 6 个月。

其他辅助治疗 免疫治疗、靶向治疗、基因治疗目前仍处于研究阶段，有着良好的应用前景。靶向药物如抗表皮生长因子受体单克隆抗体（西妥昔单抗，cetuximab）、重组人源性抗血管内皮生长因子单克隆抗体（贝伐珠单抗，bevacizumab）已经开始用于晚期或转移性结肠癌的治疗，取得了一定的疗效。

随访 复发多在术后 2 年内出现，因此应加强随访。每 3~6 个月接受病史询问、体检和 CEA 检查，共 2 年，然后每 6 个月 1 次，共 5 年；有复发高危因素的患者，可行胸部/腹部/盆腔 CT 检查，每年 1 次，共 3 年；1 年内接受结肠镜检查，如术前未行全结肠检查，应在术后 3~6 个月检查，若结肠镜发现腺瘤，需 1 年内复查，若未发现异常，则 3 年内复查，然后每 5 年 1 次。

（王振军）

结肠类癌（colic carcinoid） 源于结肠黏膜隐窝深部颗粒细胞的低度恶性神经内分泌肿瘤。肿瘤细胞起源于内胚层，呈巢状排列，在病理学上类似癌的形态，被称为类癌，有潜在恶性的特点，但生长缓慢，为低度恶性肿瘤。大多数位于右半结肠，其中盲肠约占 50%。右半结肠类癌细胞分泌 5-羟色胺，在病程晚期或伴有肝转移时可产生类癌综合征。该病具有多源性肿瘤的特点，发生率为 2%~4.5%。转移发生率高达 60%，发现时多有区域淋巴结或肝、肺转移，预后较差。

病理特点 ①大体观察：多呈结节状凸向肠腔，广基隆起，边界清楚，黄色或苍白色，直径通常小于 1cm，表面多有正常黏膜覆盖，质地较硬。瘤体较大者中央可出现溃疡，形成脐样外观。②组织形态：典型的类癌细胞较小，呈多边形、卵圆形或柱形，胞质中等量，细胞核圆深染，染色质分布较均匀，无明显核仁，无或很少有核分裂象。细胞排列结构颇具特征，一般分为四型。①腺样型：细胞排列呈腺管样、菊团样或带状，此型最多见。②条索型：细胞排列呈实性条索。③实性团块型：细胞排列呈实性团块状。④混合型。

该病良恶性从细胞形态难以区分，可从以下几点来鉴别：①核分裂，<1/10HPF 多为良性，>2/10HPF 多为恶性。②肿瘤大小，直径<1cm 很少发生转移，>2cm 者多发生转移。③浸润范围，侵及固有肌层常发生转移。④DNA 倍体，良性者多为二倍体，恶性者多为异倍体，且为非整倍体。

临床表现 多数类癌体积较小，且结肠肠腔较大，因此多无明显症状。随着肿瘤进展，可以引起肠道功能紊乱、腹痛或不同程度的梗阻症状。该病合并肝转移时，可以出现下列类癌综合征的表现。

阵发性皮肤潮红 多发生于胸部以上，如颜面、颈部、上胸部等，表现为散在的界限清楚的皮肤片状潮红，一般持续 2~5 分钟，可自行消退，如果持续时间较长，可以变成紫红色，局部水肿，伴有心跳加快、血压下降等。多由于情绪激动、过劳或进食诱发，是类癌综合征最常见的症状之一。

腹泻、腹痛 多发生在进食后或清晨，为稀便或水样泻，每天 5~6 次，最多可达 20~30 次，严重者导致水电解质紊乱。腹泻常可伴有腹痛，偶尔和其他症状同时出现。

气喘 多伴随腹泻或阵发性皮肤潮红发生，一般持续约 10 分钟，与支气管平滑肌痉挛有关。

纤维组织增生引起的症状 纤维组织增生常发生于浆膜或内膜，如腹膜、右心内膜（三尖瓣、肺动脉瓣）、胸膜、心包膜以及一些小血管的外膜等。常出现相应的症状和体征，如三尖瓣或肺动脉杂音，胸痛等。

诊断 早期多无明显症状，随着肿瘤的进展，可有不同程度的症状出现，但缺乏特异性，常需气钡双重造影、B 超、结肠镜等检查以协助诊断。病理检查是重要的诊断方法，根据肿瘤的组织学特点，一般不难做出诊断。

气钡双重造影 对原发灶的定位诊断有较高的价值，可明确肿瘤的部位，并发现多发灶。结肠病变有四种类型。①肿块型：呈多个结节融合。②息肉型：充盈缺损样改变。③浸润型：肠段浸润狭窄。④肠梗阻型：钡剂通过受阻。

结肠镜检查 可在直视下观察到病变情况，并能取活检行组织学检查，是诊断该病的安全、有效和可靠方法。对于怀疑有结肠类癌的患者，应常规进行。表现为半球形无蒂息肉状向肠腔内隆起，壁僵硬，表面黏膜大部分光滑，灰黄色，中央常见凹陷。邻近黏膜可有充血、水肿、浅糜烂或溃疡，易误诊为结肠癌。

B 超与 CT 扫描 无助于该病的早期诊断，但对于了解进展期病变的范围、有无肝和腹腔淋巴结转移以及估计手术范围有重要价值。

组织病理学检查 ①细胞核的形态、大小、染色较一致，分裂象较少，异形不大，核仁不突出。②胞质透明或呈嗜酸性细颗粒状，可有嗜银和亲银染色反应。③细胞为多边形或类圆形，排列呈特殊的缎带状、花环状、菊花团、鹿角样的实性巢状或腺样结构，癌细胞间彼此间隔均匀，排列整齐。④类癌间质常有纤维组织增生，伴有类癌综合征者间质纤维组织增生更明显。

治疗 对化疗和放疗不敏感，一经确诊，应以手术治疗为主。

手术治疗 由于结肠类癌有高度的潜在恶性，易发生局部浸润和淋巴结转移，故多主张行根治性手术治疗，包括肿瘤两侧至少 5cm 的肠段、区域系膜和淋巴结；对合并有肝转移者也应争取切除，如无法切除可行肝动脉栓塞、肝动脉插管化疗等措施；对无法耐受手术或已有广泛转移者，可行捷径手术或近端肠造口术，以解除梗阻。

对少数肿瘤直径≤1cm、局限于黏膜下层、未浸润肌层的患者，可选择内镜下治疗，以内镜下黏膜切除术（endoscopic mucosal resection，EMR）较为恰当，通过黏膜下注射肾上腺素生理盐水或通过吸引将黏膜提高后圈套切除，切缘须距离肿瘤边缘 0.5cm。也可采用内镜下黏膜剥离术（endoscopic submucosal dissection，ESD）。应对切除标本的完整性和边缘做详细标记，若切缘阳性或病理检查提示肿瘤已侵及肌层，应进一步行根治术。

化学治疗 对化疗多不敏感，主要用于广泛转移、不能耐受手术或行姑息性切除者。常用药物有 5-氟尿嘧啶、多柔比星、达卡巴嗪、顺铂、卡莫司汀、甲氨蝶呤、环磷酰胺等。其中 5-氟尿嘧啶加链佐星或 5-氟尿嘧啶加洛莫司汀联合应用较为有效。用量应低于常规化疗剂量，以减少不良反应。

预后 较其他胃肠道类癌差，5 年生存率约为 40%，预后与肿瘤侵犯深度、肿瘤大小、有无淋巴结和肝脏转移、就诊时的症状以及手术方式密切相关，无转移者 5 年生存率为 77%，有区域淋巴结转移时为 65%，有远处转移时仅为 17%。

（王振军）

zhícháng'ái

直肠癌（rectal cancer） 源于直肠黏膜上皮细胞的恶性肿瘤。是消化道常见的恶性肿瘤，发生在乙状结肠直肠交界处至齿状线之间。中国直肠癌具有以下特点：①直肠癌发病率高于结肠癌，约1.5:1。②中位和低位直肠癌约占 70%，多数直肠癌可在直肠指检时触及。③青年人（<30 岁）约占 15%，高于西方国家。

病因及发病机制、病理分型、扩散和转移途径、病理学分期 见结肠癌。

临床表现 早期常无明显症状，仅有少量便血和排便习惯改变。肿瘤破溃形成溃疡或感染时，可产生明显症状。

直肠刺激症状 排便次数增多，便意频繁，便前有肛门下坠感，伴里急后重或排便不尽感。

癌肿破溃感染症状 粪便表面带血是直肠癌最常见的症状，系肿瘤破溃所致，约占 80%。并发感染可有黏液脓血便。

肠腔狭窄症状 初时粪便变形、变细，严重时出现腹痛、腹胀、排便困难等肠梗阻表现。若肿瘤累及肛门括约肌，则有疼痛。

肿瘤侵犯前列腺、膀胱时，可出现尿频、尿痛、血尿和排尿困难等表现。侵犯骶神经丛可出现骶尾部持续性剧烈疼痛。

诊断 根据病史、体格检查、影像学和内镜检查不难做出诊断。但直肠癌早期症状不明显，初期多表现为便血和排便次数增多，易被误诊为痔或痢疾，因此对有上述表现者，应认真行下列检查。

直肠指检 简单易行，是最基本和最重要的直肠癌诊断方法，50%~75%的直肠癌可通过直肠指检发现。可确定肿瘤部位、大小、范围、固定程度、与周围脏器的关系，以及距肛缘距离等。

实验室检查 主要有粪便隐血试验和血清癌胚抗原（carcinoembryonic antigen，CEA）检测。约 80%的直肠癌有便血，因此粪便隐血试验可作为直肠癌筛查的常规检查。CEA 检测的敏感性较高，而特异性较差，不适用于早期诊断，但对估计预后、监测疗效和术后复发有一定意义。术前 CEA 升高的直肠癌患者，若术后下降表示手术效果好，若不下降或升高意味着复发或转移。对术前 CEA 不升高者，术后监测意义不大。

内镜检查 包括直肠镜、乙状结肠镜和结肠镜检查。对所有指检怀疑直肠癌者均应行内镜检查，可明确肿瘤的部位、大小、肛缘距离等情况，并可取活检行病理检查。结肠镜检查可排除多发癌，应作为术前常规（图1）。

影像学检查 ①气钡双重造影检查：对直肠癌的诊断意义不大，主要用于排除多发癌和息肉病（图2）。②腔内超声检查：可探测肿瘤浸润肠壁的深度和邻近脏器受累的情况，对术前评估肿瘤临床分期和选择手术方式具有重要指导价值。③CT 检查：有助于了解肿瘤的大小、邻近脏器受侵犯、淋巴结受累和有无远处转移灶等情况，对术前分期具有重要意义（图3）。④MRI 检查：有助于判断肿瘤的浸润深度及淋巴结受累情况，在直肠癌的术前分期和术后复发诊断方面优于 CT（图4）。⑤PET/CT 检查：并非直肠癌的常规检查方法，对于病程长和肿瘤固定的直肠癌患者，为排除远处转移及评价术后有无复发，有条件者可考虑行 PET/CT 检查。

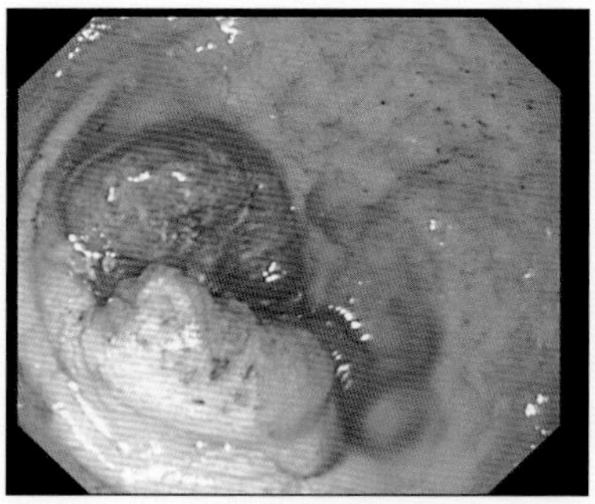

治疗 手术切除仍然是直肠癌的主要治疗方法。根据肿瘤分期，术前、术后予以化学药物治疗、放射治疗和免疫治疗，可提高疗效。临床上将直肠癌分为低位直肠癌（距肛缘5cm 以内）、中位直肠癌（距肛缘5~10cm）和高位直肠癌（距肛缘10cm 以上）；而解剖学上则根据直肠血供、淋巴回流、有无浆膜覆盖等因素，以腹膜返折为界将直肠分为高位和低位，这两种分法对直肠癌根治术式选择、手术操作的规范以及效果评价都具有重要价值。

手术治疗 以根治性手术为主，切除范围包括肿瘤在内的两端足够肠段（下切缘距肿瘤下缘2cm）、全部直肠系膜或至少包括肿瘤下缘下 5cm 的直肠系膜、周围淋巴结及受浸润的组织。手术方式主要有如下几种。

内镜治疗 ①电切：适用于直径<5mm 的黏膜内癌。②套圈切除：适用于有蒂、亚蒂或无蒂的早期直肠癌。③黏膜切除：适用于表面型病变，特别是平坦、凹陷型病变。④经肛门内镜显微手术（transanal endoscopic microsurgery，TEM）：适用于距肛门16cm 以内的早期直肠癌。优点是

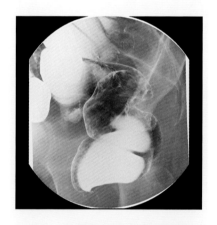

图1 直肠癌内镜下表现（韩加刚供图）

图2 直肠癌气钡双重造影表现（韩加刚供图）
可见直肠侧壁充盈缺损

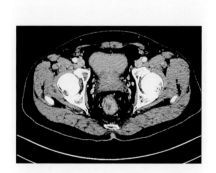

图3 直肠癌 CT 表现（韩加刚供图）
可见直肠壁增厚，以左侧壁为著，直肠周围脂肪间隙中可见肿大淋巴结

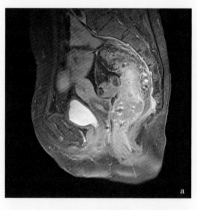

图4a 矢状面

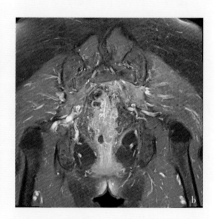

图4b 冠状面

图4 直肠癌 MRI 表现（韩加刚供图）
可见直肠肿瘤及周围间隙

切除后创面可以缝合，避免了术后出血、穿孔等并发症。

局部切除术 完整切除肿瘤及其周围 1cm 肠壁，不清扫淋巴结。适用于中、低位直肠癌；肿瘤直径<2cm；肿瘤局限于黏膜下层，未侵及肌层；组织学类型为高、中分化。手术入路主要有经肛门途径、经骶后途径和经括约肌途径。

经腹会阴联合切除术 又称 Miles 手术。适用于肿瘤下缘距齿状线<2cm 的低位直肠癌。切除范围包括乙状结肠远端、全部直肠、肠系膜下动脉及其区域淋巴结、全直肠系膜、肛提肌、坐骨直肠窝内脂肪、肛管及肛门周围 3~5cm 的皮肤、皮下组织及全部肛管括约肌，左下腹行永久性结肠造口（见经腹会阴联合切除术）。

后盆腔脏器清扫术 主要适用于女性患者，肿瘤侵犯子宫时。手术切除范围基本同经腹会阴直肠切除术，一并切除阴道后壁、子宫和双侧附件。

全盆腔脏器清扫术 主要适用于肿瘤侵犯膀胱时。手术切除范围为经腹会阴直肠切除术，在男性一并切除膀胱、前列腺和部分尿道，女性切除子宫、附件、膀胱和部分尿道。需做永久性结肠造口及尿路改道术。该手术创伤大，并发症较多，患者术后生活质量较差。

直肠低位前切除术 又称 Dixon 手术。适用于高位、中位及部分低位直肠癌，肿瘤下缘距齿状线≥2cm。原则上要求远端切缘距肿瘤下缘至少 2cm。由于吻合口位于齿状线附近，术后患者可能会出现排便次数增多，排便控制能力较差。结肠 J 形贮袋可能有助于改善排便功能（见经腹直肠癌切除术）。

经腹直肠癌切除、近端造口、远端封闭手术 又称 Hartmann 手术。适用于全身和局部情况很差，不适宜吻合者。手术切除包含肿瘤肠段，缝闭远断端直肠，并作近断端结肠造口（见经腹直肠癌切除术）。

全直肠系膜切除术 强调直视下锐性解剖，重视对自主神经丛的保护。手术原则为：①直视下锐性解剖直肠系膜周围盆筋膜壁层和脏层之间无血管的界面。②切除标本的直肠系膜完整无撕裂，或在肿瘤下缘 5cm 切断直肠系膜。③保护膀胱功能及性功能所依赖的自主神经。④增加保肛概率，减少永久性造口。⑤低位吻合重建，可考虑用吻合器加结肠贮袋与直肠或肛管吻合（见全直肠系膜切除术）。

结肠造口术 适用于急性肠梗阻及不能耐受肿瘤切除手术者，目的是解除梗阻。可分为临时性和永久性，单腔造口和双腔造口。造口位置可位于横结肠、乙状结肠或末端回肠（见结肠造口术）。

腹腔镜直肠切除术 腹腔镜直肠手术正处于发展阶段，该手术具有创伤小、疼痛轻和术后恢复快的优点；缺点是操作精细复杂，需要丰富的手术经验，对手术器械的依赖性较强。

化学治疗 包括术前、术中和术后化疗，用药以 5-氟尿嘧啶（5-FU）为基础。

术前化疗 术前化疗联合放疗可使肿瘤缩小和降期，有利于提高保肛手术成功率，降低局部复发率，且对生存期无不利影响。

术中化疗 ①肠腔化疗：术中肠腔内灌注 5-FU 药物化疗，1960 年由鲁斯洛（Rousselot）等首先倡导使用。②门静脉化疗：经肠系膜上静脉分支或胃网膜右静脉插管，手术当天起连续缓慢滴入 5-FU 行门静脉化疗。③术中温热灌注化疗：术中腹腔内灌注 42~45℃的化疗药物。

术后化疗 对 Dukes C 期的根治性切除术后患者应采用辅助性化疗。化疗方案见结肠癌。化疗方案主要有：①mFOLFOX6 方案：为奥沙利铂、5-FU 和甲酰四氢叶酸钙的配伍。②CapeOX 方案：为奥沙利铂和卡培他滨的联合用药。③FOLFIRI 方案：为伊立替康、5-FU 和甲酰四氢叶酸钙的配伍。对 Dukes B 期的患者，主要用于高危因素患者（脉管癌栓、神经侵犯和术中意外穿孔）。一般化疗要持续 6 个月。

放射治疗 包括术前、术中和术后放疗。

术前放疗 适用于高度恶性、瘤体巨大、Dukes B 期和 C 期的病变。可以使肿瘤降期或缩小，提高手术切除率；减少远处转移；降低局部复发率；提高术后生存率。

术中放疗 适用于瘤体较大而无法切除或复发病例。术中直视下放疗，可提高肿瘤组织的照射剂量并减少正常组织的损伤。

术后放疗 适用于 Dukes B 期和 C 期、手术切除不彻底、术中穿孔、低分化肿瘤、神经和血管侵犯的患者，也适用于局部复发的患者。可降低局部复发率，提高术后生存率。

其他辅助治疗 免疫治疗、靶向治疗、基因治疗目前仍处于研究阶段，有着良好的应用前景。直肠癌引起肠腔狭窄无法手术者，可考虑用电灼、冷冻和激光等局部治疗，或放置自扩张支架，以解除梗阻。

随访 见结肠癌。

（王振军）

zhícháng lèi'ái

直肠类癌（rectal carcinoid）

源于直肠黏膜隐窝深部颗粒细胞的低度恶性神经内分泌肿瘤。其组织结构类似癌，有潜在恶性的特点，但生长缓慢，较少发生转移。该病发病率较低，发病年龄高峰为41~70岁，男性略多于女性，多位于距肛缘4~7cm处，直径0.5~1cm，以直肠前壁居多。

病理特点 见结肠类癌。

临床表现 多数生长缓慢，早期常无明显症状，多在内镜检查时发现。随着病情进展，少数患者可出现会阴部不适、便秘、腹泻、排便习惯改变、便血、肛门疼痛、体重减轻及肠梗阻等症状。直肠指检通常可以触及圆形、光滑、可移动、质硬的黏膜下结节，若肿瘤浸润肌层可固定，大多呈粟粒或绿豆大小，肉眼呈灰黄色。由于直肠类癌很少分泌大量5-羟色胺（5-HT），大多数患者无颜面潮红、腹泻等类癌综合征的表现。

诊断 由于大部分患者缺乏特异性症状，诊断主要依靠直肠指检和内镜检查，最后确诊须靠病理，可疑病变应行银染色及免疫组化检查。

直肠指检 是必要而简便的检查手段。该病多发生在距肛缘8cm以内，单发，前壁多见，直肠指检多可触及。如触及圆形、光滑、质硬的黏膜下结节，推之可移动，应警惕该病。若病变侵及深肌层时，移动度明显降低。

内镜检查 是确诊的主要方法。内镜下的典型表现为黏膜下隆起状结节，质硬，表面黏膜光滑，颜色呈灰黄色（图）。活检阳性率取决于取材技术，若从结节中心深取组织或高频电切全瘤活检一般可确诊。早期肿瘤尚未固定，咬取活检常能得到确切的诊断；若病变浸润肌层，则咬取活检难以准确获得肿瘤组织，常需切除活检。

超声内镜检查 若黏膜下肿瘤较大，表面黏膜形成溃疡，则普通肠镜很难正确判断肿瘤的真正大小、肠壁起源和组织学特征，此时确定浸润深度的最有效方法是直肠超声内镜检查。通过超声内镜可以测得直肠类癌的大小，并清楚显示肿块浸润深度。

B超和CT检查 无助于该病的早期诊断，但可了解有无肝和腹腔淋巴结转移。

治疗 对化疗和放疗不敏感，手术切除应作为首选的治疗方法，也是可能治愈该病的唯一方法。应根据肿物的大小，结合浸润深度及组织学类型确定手术方式。

肿瘤直径≤1cm、局限于黏膜下层、未浸润肌层 可选择经肛门或骶尾部切口局部切除，切缘距离肿瘤边缘0.5cm即可。也可选择内镜下治疗，以内镜下黏膜切除术（endoscopic mucosal resection，EMR）较为恰当，通过黏膜下注射肾上腺素生理盐水或通过吸引将黏膜提高后圈套切除。也可采用经肛门内镜微创手术（transanal endoscopic microsurgery，TEM）和内镜下黏膜剥离术（endoscopic submucosal dissection，ESD）。

肿瘤直径在1~2cm、未侵及肌层、无淋巴结转移 可选择经肛门或经骶尾部局部扩大切除，切缘距离肿瘤边缘至少1cm，需深达肌层。应对切除标本的完整性和边缘做详细标记，若切缘阳性或病理检查提示肿瘤已侵及肌层，应进一步行根治术。

肿瘤直径>2cm、侵及肌层、淋巴结转移 应首选根治性手术，包括经腹会阴联合切除术和直肠低位前切除术。若无法行根治性手术，也应持积极态度，姑息性手术也可改善患者预后。即使肿

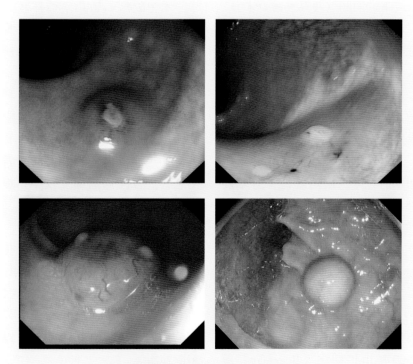

图 直肠类癌内镜下表现（韩加刚供图）

可见直肠黏膜下结节状隆起，表面黏膜光滑，质硬

瘤复发，也可再次探查，争取再次根治性切除肿瘤。

预后 取决于肿瘤的生物学特性和进展程度，其中以肿瘤直径大小和是否浸润肌层最为重要。该病生长缓慢，恶性程度低，预后较好，5 年生存率超过 80%，即使发生转移，经积极治疗也可长期带瘤生存。

（王振军）

lèi'ái zōnghézhēng
类癌综合征（carcinoid syndrome）

肿瘤细胞分泌 5-羟色胺（5-HT）等生物活性物质，引起以皮肤潮红、腹痛、腹泻、支气管痉挛和心瓣膜病变等为特征的临床综合征。约 85% 的类癌发生在胃肠道，好发顺序依次为阑尾、小肠、直肠、十二指肠、胃、结肠和食管，10% 在支气管，也可发生在其他脏器如喉、卵巢、胰腺、前列腺和皮肤。

病因 类癌是来源于神经内分泌细胞的肿瘤，能够产生具有生物活性的胺类和肽类物质，包括 5-HT、组胺、缓激肽、儿茶酚胺、前列腺素、血管活性肠肽等。5-HT 对周围血管和肺血管均有直接收缩作用；对支气管也有强力收缩作用；对节前迷走神经和神经节细胞有刺激作用，可使胃肠道动力增加、分泌增加，引起腹痛、腹泻；循环可引起心内膜纤维化；组胺可引起面部潮红和心脏病变。①这些生物活性物质随循环至肝灭活，如果超过肝灭活能力，或类癌细胞转移到肝，其分泌的生物活性物质通过肝静脉直接进入体循环，导致这些生物活性物质在血液中的浓度升高，则引起该综合征。②支气管类癌细胞产生的生物活性物质直接进入体循环，在无转移的情况下也可引起该综合征。③肺和卵巢类癌分泌的生物活性物质也可以通过门脉系统引起该综合征。

临床表现 主要表现为以下几方面。

皮肤黏膜 常为最早出现的症状，多由于情绪激动、热水、饮酒、过劳或进食诱发，是该综合征最常见的症状之一。表现为发作性皮肤潮红，主要发生于胸部以上，如头面部、颈部、上胸部等，表现为散在的界限清楚的皮肤片状潮红，一般持续 2~5 分钟，可自行消退，若持续时间较长，可变成紫红色和苍白色，局部水肿，伴有心跳加快、血压下降等。一天可发作数次，随病情进展，皮肤潮红历时延长，以至变为持续性。部分患者可表现为硬皮病样病变。

消化系统 多数患者出现轻度腹泻，为间歇性，多见于餐后或清晨，严重时每天 20~30 次，常导致营养不良、脱水及电解质紊乱。因常合并消化性溃疡、肠梗阻或肝转移癌，可伴有痉挛性腹痛、肠鸣音亢进等胃肠道症状。部分患者可出现肝大。

呼吸系统 主要为过度换气、哮喘及呼吸困难等症状，多伴随腹泻或阵发性皮肤潮红发生，一般约持续 10 分钟，与支气管平滑肌痉挛有关。

心血管系统 纤维组织增生发生在心内膜和瓣膜，多见于右心内膜，引起三尖瓣反流、三尖瓣狭窄、肺动脉狭窄和关闭不全等。表现为右心增大，颈静脉怒张，可闻及三尖瓣或肺动脉瓣杂音，可出现心肌纤维化等。

内分泌系统 在代谢和内分泌方面，类癌综合征还包括糖耐量降低和胰岛素分泌损害，血浆生长激素和血清黄体酮类激素水平升高。

浆膜病变 由于纤维组织在浆膜沉积，如腹膜、胸膜、心包膜等处，常引起胸膜、腹膜粘连和缩窄性心包炎的相应临床表现。

类癌危象 短期内出现明显血压波动（低血压或高血压）、持续性皮肤潮红、哮喘发作、窒息、意识模糊及昏迷等征象，若不及时处理常危及生命。

其他 可出现多汗、竖毛肌收缩、血管神经性水肿、指间关节疼痛、癫痫样发作、情绪异常及精神失常等，与类癌细胞分泌大量生物活性物质入血有关。男性患者可出现性功能减退和阳痿。

诊断 根据皮肤潮红、腹泻、腹痛、哮喘、右心瓣膜病变和肝大等表现，结合血清 5-HT，尿-羟吲哚乙酸升高可以确诊该综合征。

血液学检查 血清 5-HT 水平升高。嗜铬粒蛋白 A 是许多神经内分泌细胞所含的一种蛋白质，其增高可作为类癌的诊断和复发的标志物。

尿液检查 尿液中的 5-羟色胺代谢产物 5-羟吲哚乙酸明显升高，有助于明确诊断。为了避免发生假阴性或假阳性结果，试验前 48 小时，不可服用某些药物（如噻嗪类、利血平等），避免进食富含色氨酸的食物（如梨、香蕉、菠萝、番茄、茄子以及核桃等）。

放射性核素标记 约 80% 的类癌细胞具有 2 型生长抑素受体，故可应用生长抑素放射标记协助诊断类癌，并明确解剖定位。除直径<1cm 的阑尾类癌外，可用于任何类型的类癌检查。

影像学检查 内镜检查和气钡双重造影可发现消化道类癌；B 超、CT 和 MRI 检查可发现较大肿瘤、转移的淋巴结和肝转移。

B 超或 CT 引导下的经皮肝穿刺活检诊断类癌的正确率超过 90%。

组织病理学检查 内镜和手术取活组织行病理检查可发现特征性病理改变，有助于确诊。光镜下可见类癌细胞排列呈腺样型、条索型或实性团块型，细胞较小，呈多边形、卵圆形或柱形，胞质中等量，细胞核圆深染，染色质分布较均匀，无明显核仁，无或很少有核分裂象，嗜银或亲银染色阳性。电镜可见类癌细胞内含大量圆形颗粒，直径为 100～300nm。

治疗 包括一般治疗、手术治疗和化学治疗。放射治疗对类癌一般无效。

一般治疗 包括镇痛、止泻及纠正水电解质紊乱等对症处理，α 肾上腺素能受体阻断剂、H_2 受体阻断剂及氯丙嗪可用于治疗皮肤潮红；5-HT 受体阻断剂、甲氧氯胺及血管紧张素对发作性皮肤潮红伴有严重低血压者有效；肾上腺糖皮质激素可预防和治疗类癌危象和支气管类癌引起的严重皮肤潮红；生长抑素可缓解面色潮红和腹泻，生长抑素和干扰素还可控制转移性类癌的生长。

手术治疗 手术切除功能性类癌组织，是治疗该综合征的最有效方法。应尽可能行根治性手术，包括原发灶和所有转移病灶一并切除。即使无法获得根治，也应行姑息性切除，患者亦可获得较好预后。对于转移灶无法手术者，可行动脉插管局部栓塞和化疗。

化学治疗 见结肠类癌。

预后 尿 5-羟吲哚乙酸含量越高，患者的生存期越短，主要死亡原因为心力衰竭、肝衰竭和恶病质。

（王振军）

jié-zhícháng línbāliú

结直肠淋巴瘤（colorectal lymphoma）

源于结直肠黏膜下层淋巴组织的恶性肿瘤。较少见，仅占结直肠恶性肿瘤的 0.1%～0.5%，主要累及盲肠和直肠。男性发病率高于女性，男女比例约为 2:1。该病可发生于任何年龄，但多数患者诊断时超过 50 岁。

病因及发病机制 与免疫状况的改变相关，如获得性免疫缺陷综合征（acquired immune deficiency syndrome，AIDS）、巨球蛋白血症、溃疡性结肠炎、克罗恩病和乳糜泻等。其发生机制可能为持续反复的自身抗原刺激或免疫缺陷患者的反复感染，免疫细胞发生增殖反应，同时 T 细胞缺失或功能障碍，结直肠黏膜下层的淋巴组织对抗原刺激的增殖反应缺少自身调节控制，最终出现无限增殖，导致淋巴瘤发生。

经典分期 可根据病变累及的范围进行分级。Ⅰ级：病变局限于肠壁；Ⅱ级：病变累及肠壁和区域淋巴结；Ⅲ级：累及主动脉旁淋巴结，或直接浸润到邻近的脏器。

临床表现 结肠淋巴瘤主要表现为腹痛，通常为肿瘤部位的绞痛；其他症状主要有腹部肿块、便血、排便习惯改变、体重减轻、乏力、恶心、呕吐和发热。肿瘤进展可引起肠套叠及肠梗阻，该病有时以原因不明的持续性或反复性发热为首发症状，体温可达 39℃ 以上。

直肠淋巴瘤的临床表现主要取决于是否形成溃疡。病变早期，直肠黏膜完整，可有直肠坠胀感；黏膜形成溃疡，可有便血和黏液血便；肿瘤进展侵及肛管，可有剧烈疼痛。

诊断 临床表现无特异性，诊断需依靠下列检查。

影像学检查 ①气钡双重造影：表现为局灶性或弥漫性充盈缺损，与结直肠癌、溃疡性结肠炎、克罗恩病和肉芽肿性结肠炎难以区分。②CT 检查：有助于病变的定位和分期。③PET 检查：在该病的诊断中具有一定意义，敏感性和特异性均较高。

内镜检查 是诊断该病的主要检查方法，其活检病理检查对诊断至关重要。内镜下可见息肉状肿物、弥漫性肠炎和黏膜下结节，采用多部位深取材的方法，有助于提高活检标本的组织病理学诊断阳性率。

组织病理学检查 标本类似于息肉状、溃疡型或弥漫型肿物，可见浅表溃疡和坏死，肠壁增厚呈橡胶样硬度，切面显示黏膜明显增厚，常有脑回状皱襞，黏膜厚度可达 1～2cm。黏膜明显增厚是紧密排列的肿瘤细胞浸润的结果。确诊须行免疫组织化学检查。

治疗 应采用手术、放射治疗和化学治疗相结合的综合治疗措施。

手术治疗 病变局限于肠壁及区域淋巴结，应行根治性切除术；有远处转移时，可考虑行姑息性切除，有助于局部控制，并可预防出血、穿孔和梗阻（见结肠癌和直肠癌）。

化学治疗 是该病的重要辅助治疗方法。常用的方案有：CHOP 方案（联用环磷酰胺、多柔比星或米托蒽醌、长春新碱、泼尼松）和 COPP 方案（联用环磷酰胺、长春新碱、丙卡巴肼和泼尼松）。

放射治疗 对不可切除或术中残留的肿瘤，应接受放射治疗。一般在术后 3～4 周开始，总剂量为 30～40Gy。

预后 预后与细胞类型有一定关系，主要与分期密切相关。5 年总体生存率约为 50%，复发率可达 20%~25%，区域淋巴结受累者 5 年生存率仅为 12%，姑息性切除者预后更差。合并人类免疫缺陷病毒（human immunodeficiency virus，HIV）感染患者的生存时间一般小于 1 年。

（王振军）

jié-zhícháng zhǐfángliú

结直肠脂肪瘤（colorectal lipoma）

源于肠壁内脂肪结缔组织的良性肿瘤。为仅次于腺瘤性息肉的良性肿瘤。发病率约 0.2%，好发于 50~70 岁，平均年龄 60 岁，男女发病率相同，最常见发病部位是盲肠、升结肠和乙状结肠。

病因及发病机制 尚不明确。可能与全身脂肪代谢缺陷和惠普尔病（Whipple disease）有关。约 90% 病变位于黏膜下，10% 位于浆膜下。黏膜下肿瘤向肠腔内生长，偶有黏膜肌层覆盖，表面黏膜可充血、溃疡和坏死，也可保持正常的外观；浆膜下肿瘤常起源于肠脂垂，向腹腔内生长。

临床表现 结肠脂肪瘤多没有症状和体征，肿瘤直径 >2cm 时，约 1/3 患者可出现腹痛、腹泻、便血、便秘、肠梗阻和肠套叠等。出现可触及肿物可能为脂肪瘤本身、粪便梗阻或肠套叠。直肠脂肪瘤罕见，患者可有直肠刺激症状，直肠指检可触及柔软、光滑的分叶状肿物。

诊断 临床表现无特异性，诊断主要依赖于辅助检查。

气钡双重造影 常显示为边缘清晰、表面光滑的圆形或卵圆形充盈缺损。肿瘤由于质软，形状可随肠蠕动或人为压迫而改变，即挤压征，为该病的特异表现。水灌肠技术利用脂肪和水的不同吸收系数，脂肪瘤的 X 线透射度相对增加，有助于诊断该病。

内镜检查 是术前诊断的重要手段，常表现为淡黄色球形肿块，并具有内镜下特征：①对肿瘤表面施压，而呈现出黏膜下脂肪特异性的淡黄色。②活检钳压迫后凹陷，松开后形状迅速复原，称枕垫征。③活检钳提起表面黏膜，内部脂肪组织可随之隆起，称帐篷征。④对肿瘤活检后，内部脂肪组织可自黏膜破损处突出，称"裸露脂肪征"。

CT 检查 是目前最值得推荐的确诊方法，可以准确诊断该病，并能显示肿瘤与肠壁及周围组织的关系。CT 表现为脂肪密度一致的均一性肿物，注射造影剂后肿瘤无强化。

MRI 检查 对该病诊断较为敏感，脂肪组织呈高信号强度，利用脂肪抑制技术，可增加对脂肪组织的敏感性，可较好区分肿瘤与周围组织的关系。

组织病理学检查 大体外观可见黄白色脂肪组织切面，包膜完整，与周围组织分界清楚；镜下表现为有纤维包膜围绕的成熟脂肪组织。

治疗 极少恶变，对于无症状者，确诊后可不处理。对有症状者，若直径 <2cm 和略带蒂的脂肪瘤，可考虑内镜下电凝切除术；若直径 ≥2cm，可考虑行局部切除，或肠壁切开加脂肪瘤切除术；对多发性脂肪瘤或未除外恶性肿瘤者，多采用肠段切除术。直肠脂肪瘤可考虑经肛门行基底部结扎或切除术。

（王振军）

jié-zhícháng jiānzhìliú

结直肠间质瘤（colorectal interstitialoma）

源于结直肠壁多潜能间质干细胞的肿瘤。由未分化或多能的梭形、上皮样或多形性细胞组成，免疫组化多数过度表达 CD117 和（或）CD34，属于消化道间叶性肿瘤中的胃肠道间质瘤（gastrointestinal stromal tumor，GIST）的范畴。发病率 1/1 000 000~2/1 000 000，占 GIST 的 5%~10%。该病无性别差异，发病高峰为 50~70 岁，40 岁以下少见，发病年龄越小，恶性程度越高。

病因及发病机制 位于染色体 4q12~13 的 c-kit（CD117）原癌基因的功能获得性突变是 GIST 的主要发病机制，80%~90% 的 GIST 存在该基因突变，多由该基因第 11 外显子、少数由第 9 或 13 外显子上发生突变而致病。c-kit 原癌基因编码 kit 蛋白（干细胞因子受体），属于酪氨酸激酶家族，c-kit 基因异常导致 kit 蛋白功能异常，在无干细胞因子配体结合的情况下，kit 蛋白出现非配体依赖性活化，从而激活下游的信号传导通路，改变正常的增生和凋亡过程，导致肿瘤的不断增殖。缺乏 c-kit 基因突变的 GIST 可能具有其他的活化机制，包括 c-kit 基因非编码区的基因组变化、调节 kit 细胞传导通路中表达和功能的变化，以及与 kit 相互作用的蛋白表达或活性改变。酪氨酸激酶受体血小板衍生生长因子受体 α 的突变也可能是 GIST 的致病因素。

临床表现 早期可无任何临床症状和体征，肿瘤进展时症状亦无特异性，容易与结直肠癌相混淆，可出现便血（约占 50%）、腹痛（约占 35%）、呕吐（肠梗阻引起）和乏力（贫血引起），约 50% 患者在出现症状时已经有转移性病变。临床表现与肿瘤大小有关，右半结肠间质瘤以腹痛、腹部肿块为主，左半结肠和直肠以排便习惯改变、便血为主。

诊断 由于该病临床表现无特异性，故早期诊断困难。重要的辅助检查包括气钡双重造影、内镜、CT 或 MRI 检查，确诊依赖于组织病理学检查。

气钡双重造影 对肠腔内病变及黏膜情况显示较好，可表现为黏膜平展、浅表溃疡形成和充盈缺损，但局部肠壁柔软。对直径大于 5mm 的肿瘤检出率可超过 90%。

内镜检查 主要特点为黏膜下肿物，呈粉红色或白色，可有脐状凹陷或溃疡，覆盖白苔或血痂，触之易出血。由于肿瘤位于肠壁肌层，表面黏膜多正常，内镜下组织活检常因未达到肌层深度而无法确诊。超声内镜是较敏感的检查方法，可发现直径小于 2mm 的肿瘤，超声内镜检查配合穿刺活检的诊断准确率可达 91%（图 1，图 2）。

CT 或 MRI 检查 表现为囊实性占位，偶有钙化，可有完整包膜。能直接显示肿瘤的大小、形态、内部结构、边界以及对周围组织的浸润情况，还可发现有无转移灶，有利于肿瘤的诊断、

分期及鉴别诊断。

病理学检查 ①大体标本可见肿瘤包膜完整、表面光滑或与周围组织粘连、血管丰富。切面灰白或灰红色，呈颗粒状或鱼肉状，可有出血、坏死、囊性变等。②组织学形态可分为梭形细胞型、上皮样细胞型和混和型，但难以与平滑肌瘤和神经鞘瘤等区分。③免疫组织化学染色是诊断该病的重要依据，CD117（阳性率 95%）、CD34（阳性率 70%）、平滑肌抗体（阳性率 40%）、S100（阳性率 5%）和结蛋白（阳性率 2%）对辅助诊断十分有用。组织学符合典型间质瘤表现、CD117 阳性即可诊断该病。约 5%组织形态学可疑的病例 CD117 染色阴性，推荐延迟萌发 1（delay of germination 1，DOG1）和（或）巢蛋白（Nestin）、血小板源性生长因子受体 α（platelet-derived growth factor receptor alpha，PDGFRA）进行诊断，需要应用分子生物学手段检测 c-kit 和 PDGFRA 基因的突变情况来辅助诊断。

治疗 主要治疗手段是手术治疗和分子靶向治疗。

手术治疗 是最主要和最有

效的治疗方法，手术切除范围应根据肿瘤的大小、部位、性质和患者的全身情况综合考虑。应完整切除距离肿瘤两侧至少 5cm 正常肠段，同时强调术中无瘤操作，避免肿瘤破溃和术中播散。该病很少发生淋巴结转移，除非有明确淋巴结转移证据，否则不必常规清扫。并发出血、梗阻或穿孔时，可以考虑行姑息性手术，术后行辅助治疗。对于低位直肠间质瘤，肿瘤低度恶性且直径小于 2.5 cm 者可行局部切除，而高度恶性和直径较大时，可行经腹会阴联合切除术。

分子靶向治疗 对于下列患者应采用分子靶向治疗：①肿瘤直径≥3cm 和（或）核分裂象数目≥5/50 高倍镜视野。②术中出现肿瘤破裂。③肿瘤转移复发或无法切除。首选甲磺酸伊马替尼治疗，该药选择性抑制酪氨酸激酶受体，通过与 ATP kit 膜内激酶区的结合位点结合抑制信号转换，阻断细胞膜内信号的活化，导致细胞增殖的抑制和凋亡的恢复。甲磺酸伊马替尼治疗的疾病控制率约为 80%，客观缓解率约为 45%；若治疗失败，可考虑应用苹果酸舒尼替尼（多靶点酪氨酸激酶抑制剂）。分子靶向治疗的不良反应主要为：水肿、恶心、腹痛、腹泻、乏力、白细胞减少、皮疹和出血，其中以出血最为严重。大部分患者随着治疗时间的延长，药物的副作用会逐渐减轻。

预后 该病是具有潜在恶性的肿瘤，手术切除的 5 年总体生存率约为 60%，已有转移或不能手术患者的 5 年生存率<35%。肿瘤大小和细胞核分裂象数目（每 50 个高倍镜视野）是肿瘤恶性程度的重要指标。

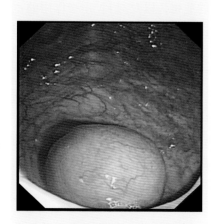

图 1 结肠间质瘤内镜下表现（韩加刚供图）

可见黏膜下肿物，表面黏膜正常

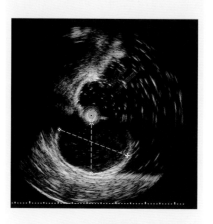

图 2 结肠间质瘤超声内镜下表现（韩加刚供图）

可见黏膜下肿物

（王振军）

gāngguǎn-gāngmén zhōuwéi èxìng
zhǒngliú

肛管-肛门周围恶性肿瘤（anal canal and perianal cancer）

齿状线以下至肛门周围 6cm 范围内的恶性肿瘤。其中齿状线以下至肛门开口部位的称为肛管恶性肿瘤；以肛门为中心，直径为 6cm 圆形区内的称为肛周恶性肿瘤。肛管恶性肿瘤发病率高于肛周恶性肿瘤，前者女性多见，后者男性多见，多见于老年人。

病因及发病机制 该病的发生是遗传因素、慢性炎症刺激、免疫状态和病毒感染等多因素作用的结果。①遗传因素：可能与 11 号染色体长臂（11q22）或 3 号染色体短臂（3p22）突变有关。②慢性炎症刺激：慢性肛瘘和炎症性肠病的肛门部癌发病率明显升高。③吸烟：男女吸烟者发生肛管癌的危险性增加。④病毒感染：免疫缺陷患者中，人乳头瘤病毒（human papilloma virus, HPV）感染患者的肛管和肛门部癌的发生率增加，肛门部尖锐湿疣、男性同性恋者与肛管癌密切相关。

临床表现 无特异性，与直肠癌、直肠息肉、痔、肛瘘和肛周湿疹的临床表现相似。肛管上段肿瘤以便血和疼痛为主；肛管下段肿瘤初期无疼痛和瘙痒，形成溃疡后出现排便时疼痛，伴里急后重和便不尽感；肿瘤浸润括约肌可出现肛门失禁；肛门周围肿瘤多以出血、疼痛、瘙痒及分泌物增多为主要表现。

诊断 由于临床表现无特异性，诊断多依靠直肠指检、影像学检查和内镜检查，其中内镜检查可同时取病理活检。该病确诊依赖组织病理学检查。

治疗 包括手术治疗、放射治疗和化学治疗。表浅、原位或微小浸润性肿瘤，可考虑行局部切除术；进展期肿瘤多采用经腹会阴联合切除术，加或不加腹股沟淋巴结清扫。除小病灶外，肿瘤原发部位、盆腔和腹股沟区域可行放射治疗；化疗药物多采用丝裂霉素和 5-氟尿嘧啶等，也可采用冷冻、激光、干扰素等治疗。

（王振军）

gāngguǎn-gāngmén zhōuwéi
línzhuàngshàngpǐái

肛管-肛门周围鳞状上皮癌（anal canal and perineal squamous cell carcinoma）

源于肛管和肛门周围鳞状上皮的恶性肿瘤。占 50%~75%，根据部位可分为肛管鳞状上皮癌和肛周鳞状上皮癌，其预后与肿瘤分化程度及有无淋巴转移有关。肛管鳞状上皮癌直径较小，但细胞分化差、易浸润周围组织器官、早期发生淋巴和血行转移、恶性程度高、预后差；肛周鳞状上皮癌肿瘤直径可以很大，虽然容易浸润周围组织器官和发生淋巴、血行转移，但细胞分化较好，恶性程度低，预后较好。

临床表现 根据部位不同，临床表现亦有所不同。

肛管鳞状上皮癌 多表现为持续性肛门疼痛，便后加重，可伴有便血、粪便变细、排便次数增多和排便不尽感。直肠指检可及隆起型固定肿物，质硬、固定和压痛。

肛周鳞状上皮癌 多表现为肛缘缓慢生长肿物，伴肛周不适和皮肤瘙痒，疼痛和便血少见。若肿瘤进展形成溃疡，可出现疼痛和出血。查体在肛周可及质硬肿物，并有溃疡；腹股沟淋巴结易发生转移而肿大。

诊断 根据部位不同，诊断依据亦有所不同。

肛管鳞状上皮癌 临床表现无特异性，易与直肠癌、内痔和肛瘘等混淆。根据病史，应常规行直肠指检，若肛管内触及肿物，应行肛门镜或结肠镜检查，并取活检行病理学检查明确诊断。

肛周鳞状上皮癌 对肛周肿物或仅为肛周皮肤瘢痕质硬，应高度怀疑此病，但易与肛裂、肛门湿疣、肛周克罗恩病、肛周瘙痒症、基底细胞癌、肛瘘和肛周非特异性溃疡等混淆。肿瘤进展形成溃疡后，边缘凸起，可有出血，可高度怀疑此病。确诊需取组织行病理学检查。

治疗 根据肿瘤的部位、有无周围组织器官浸润和淋巴结转移确定治疗方式。

局部切除 仅适用于早期肛管鳞状上皮癌，表现为肿瘤表浅、直径小、活动性好、无远处转移和局部浸润、细胞分化较高。对于直径<2cm、活动性可、细胞分化较好、无远处转移和局部浸润的肛管癌，可行广泛性局部切除，包括肿瘤周围至少 2.5cm 的皮肤和皮下组织，必要时应切除深部肌肉，皮肤的巨大缺损可考虑植皮或使用生物材料填充。

经腹会阴联合切除术 适用于肿瘤直径较大、固定、细胞分化差、有周围组织器官浸润者。手术技术见经腹会阴联合切除术，不同之处在于，需广泛切除肛周皮肤和脂肪组织、不清扫盆腔淋巴结和不在根部结扎肠系膜下动脉。若合并腹股沟淋巴结转移，可一期或二期行淋巴结清扫。

放疗和化疗 在该病治疗中具有重要地位，具有与根治性手术相似的疗效，部分患者经放、化疗后可治愈。放疗由帕皮伦（Papillon）于 1973 年等推荐作为

该病的首选治疗方法，而化疗可减少放疗剂量和增强疗效。放疗应总量约 30Gy，照射肛门、盆腔和腹股沟等处；化疗药物主要为 5-氟尿嘧啶和丝裂霉素。放化疗结束后 6 周行病理学检查，若未发现肿瘤组织，可继续观察，若发现有肿瘤残留，则需考虑行经腹会阴联合切除术。

预后 治疗效果与直肠癌相似，5 年生存率约为 50%。

（王振军）

gāng guǎn- gāngmén zhōuwéi jīdǐxìbāo'ái

肛管-肛门周围基底细胞癌
（anal canal and perineal basal cell carcinoma） 源于肛管及肛门周围基底细胞的恶性肿瘤。基底细胞癌是一种皮肤恶性肿瘤，又称基底细胞上皮癌或侵蚀性溃疡等。1827 年雅各布（Jacob）首先描述，1902 年克龙派切尔（Krompecher）描述了其病理特征。肛管和肛门周围的基底细胞癌极少见，无性别差异，直径多为 1~3cm，局限于肛缘，少数侵及齿状线。其特点是局部生长缓慢，能导致广泛组织破坏，转移少见。患者多有肛门肿物感觉，可伴有出血、疼痛、瘙痒及分泌物增多。典型的病变为结节及结节性溃疡，生长缓慢，常由结节中央发生溃疡，边缘呈珍珠样隆起。早期诊断困难，因病变小而表浅，不易被患者重视，临床上常被误诊为湿疹、皮炎、痔、肛裂和肛周湿疹等，确诊依赖病理活检。以广泛性局部切除为主，个别早期病例及术后可采用放疗；若病变范围较大，侵及直肠齿状线以上，可采用经腹会阴联合切除术；另外也可采用冷冻、激光、干扰素等治疗。

（王振军）

yīxuégāngyuán'ái

一穴肛原癌（cloacogenic cancer） 源于直肠齿状线上方狭窄环形区移行上皮的恶性肿瘤。又称移行-泄殖腔源癌。直肠齿状线上方狭窄的环形区是胚胎一穴肛的残余，由柱状上皮、鳞状上皮、移行上皮或三种混合上皮组成。1956 年由格林瓦尔斯基（Grinvalsky）和赫尔维格（Helwig）首先命名。该病少见，好发于齿状线及其上下毗邻区域，发病率约占肛门直肠恶性肿瘤的 1%，女性多见，好发于 40~60 岁。

病因及发病机制 尚不清楚，该病好发于同性恋人群，可能与感染人乳头状瘤病毒有关；还可能与吸烟、免疫缺陷和肛门直肠炎性疾病有关。

临床表现 便血是最常见的临床表现，排便次数增多、里急后重、腹泻、排便困难及肛门区疼痛不适亦较多见，与低位直肠癌和肛门癌临床表现相似。

诊断 该病临床表现无特异性，根据临床表现难以做出诊断，确诊需依靠组织病理学检查，表现为肿瘤周边细胞呈规则栅栏样。直肠指检在齿状线附近可触及不规则结节。内镜检查可明确肿瘤的部位、大小、肛缘距离等情况，并可取活检行病理检查。直肠腔内超声检查可探测肿瘤浸润肠壁的深度和邻近脏器受累的情况，对术前评估肿瘤临床分期和选择手术方式具有重要指导价值；CT 和 MRI 检查有助于了解肿瘤的大小、邻近脏器受侵犯、淋巴结受累和有无远处转移灶等情况。

治疗 一经确诊，应行经腹会阴联合切除术，术后予以放射治疗和化学治疗。对于原发病灶小，无周围侵犯，分化程度好的患者，亦可做肿瘤局部切除加术

后放射治疗。

预后 该病切除术后的 5 年生存率约为 50%。预后与细胞分化程度和有无转移有关，高分化和中分化者 5 年生存率可达 90%，未分化者则不足 5 年。

（王振军）

gāngguǎn-zhícháng hēisèsùliú

肛管直肠黑色素瘤（anal canal and rectum melanoma） 源于肛管和直肠黑色素细胞的恶性肿瘤。恶性度极高、预后极差，主要位于齿状线附近。1857 年穆尔（Moore）首次报道。该病较罕见，占所有恶性黑色素瘤的 0.2%，占肛门直肠肿瘤的 0.5%，女性发病高于男性，不同种族的人群在发病率及发病年龄方面无差异。

病因及发病机制 可能与良性黑痣、人类免疫缺陷病毒（human immunodeficiency virus，HIV）感染和基因缺失有关。①良性黑痣：多数患者有良性黑痣病史，可能为黑痣反复受到良性刺激或损伤所致。② HIV 感染：该病在同性恋、双性恋及其他感染 HIV 的人群中的患病率较高，提示可能与 HIV 感染相关。③基因缺失：有研究发现该病患者肿瘤抑制基因 NF1 等位基因缺失。

分期及转移途径 该病分为三期：Ⅰ期肿瘤局限，无局部浸润；Ⅱ期有局部浸润，但无远处转移；Ⅲ期有远处转移。该病转移方式主要有三种：①血行转移。发生较早，主要转移至肝、肺、骨、脑。②淋巴转移。与肛管、直肠的其他恶性肿瘤相同，可早期发生腹股沟、闭孔、腹主动脉旁和髂总动脉旁淋巴结转移。③直接浸润。肿瘤易沿肠壁向上蔓延，并侵及盆腔组织，但子宫、膀胱等邻近器官较少累及。

诊断 该病缺乏特殊症状，初诊时确诊率低，易与息肉、肛门直肠脱垂、血栓性外痔和直肠癌相混淆。直肠指检多可触及息肉或结节或溃疡样肿块，对诊断十分重要；内镜检查可发现有或无色素性息肉或结节或溃疡样肿块，色素性肿块常呈紫蓝或棕褐色；该病确诊需依靠组织病理学检查，在细胞胞质中找到黑色素颗粒，并做病理特殊染色，多巴反应显示氧化酶活力，或行免疫组织化学染色：多克隆癌胚抗原（carcino embryonic antigen，CEA）抗体、黑色素瘤特异性抗体（HMB-45）、S100 蛋白、波形蛋白标记阳性等均有助于诊断；电镜检查发现黑色素小体或前黑色素小体有助于确诊。

治疗 手术切除是主要的治疗方法，化疗和免疫治疗有助于巩固手术效果、减轻痛苦和延长生命，该病对放疗不敏感。手术目的是尽量延长生存期和提高生存质量，减少死亡率。若肿瘤较早，无远处转移，可采取经腹会阴联合切除术加根治性腹股沟淋巴结清扫术；若肿瘤较晚，存在远处转移，可行经肛门局部广泛切除手术。术后可采用化疗和免疫治疗，化疗药物可考虑、达卡巴嗪、雷莫司汀、长春新碱、羟基脲、卡莫司汀和放线菌素 D 等；免疫治疗多采用干扰素和卡介苗。

预后 该病的恶性程度高，出现转移早，预后极差，仅少数肿瘤局限并且是相当早期或生物学行为良好的患者，在术后能够长期存活。影响预后的主要因素是疾病的分期，与肿瘤的大小和侵犯深度密切相关，侵犯深度＜2mm 者预后较好，≥2mm 者预后较差。

（王振军）

肛周佩吉特病（perianal Paget disease） 以边界清楚的湿疹样斑伴有顽固性瘙痒为损害特征，表皮内分散或成群的佩吉特细胞为组织学特征的上皮内腺癌。该病少见，低度恶性，属乳腺外佩吉特病（Paget disease）。1893 年达里耶（Darier）首次报道。该病起病慢，病程长，出现症状到确诊时间平均为 4 年，平均发病年龄为 59~65 岁，无性别差别。

病因及发病机制 尚不明确，主要有以下观点：①来源于组织深部的顶浆分泌性腺癌或外分泌性腺癌，特别是汗腺癌。②来源于肛周表皮内的原位腺癌，又称上皮内瘤变。③由伴发的同时性或异时性的邻近内脏器官癌肿向表皮内扩散所致。④由未知的致癌因子作用于上皮、大汗腺或直肠肠腺产生。

临床表现 典型的特征是边界清楚的湿疹样斑伴顽固性瘙痒。①肛周顽固性瘙痒常为初起症状，可伴有疼痛，也可能无自觉症状，仅表现为湿疹样外观。②病变起初常为肛周红色或灰白色斑片，逐渐向周围浸润，表面有结痂、脱屑及渗液，类似湿疹，长期不愈。③若累及肛管黏膜，多合并直肠癌；累及尿道，易发生尿道癌；累及宫颈，易发生宫颈癌。

诊断 临床表现无特异性，容易误诊。对于下列情况，应高度怀疑该病：①肛周边界清楚的湿疹伴顽固性瘙痒，局部应用皮质类固醇药物不能缓解。②肛周溃疡长期不愈，排除其他疾病者。③肛周损害伴有直肠癌、尿道癌或宫颈癌者。组织病理学检查是唯一有效的确诊方法。

治疗 治疗方案取决于肿瘤是否存在侵袭性，手术是该病唯一有效的治疗方法，必要时辅助以放疗和化疗的综合治疗。若为侵袭性生长，应采用经腹会阴联合切除术；若无侵袭性，可采用扩大局部切除术，切除病损组织及其周围至少 1cm 的正常皮肤，加或不加植皮手术。

术中应该对切缘进行冷冻切片病理检查，若切缘阳性，应继续切除病变组织；若病变侵及皮肤附属器，切除组织要达基底深筋膜；病变侵及深部的直肠、尿道或宫颈时，在扩大局部切除的基础上，尚需行直肠癌、尿道癌或宫颈癌的根治术；口服维 A 酸或阿维 A 酯可以用于慢性复发型患者，复发病例也可采用光动力治疗。

化疗不能消除病变，对拒绝手术或者无法手术者，局部应用 5-氟尿嘧啶可以改善局部症状；对合并肛管直肠恶性肿瘤的患者，在经腹会阴联合切除术后，应予以化疗，或考虑联合放化疗。放疗可以缓解病变发展。

预后 取决于病变的浸润深度、有无淋巴结转移和切缘是否阳性，病变侵及内脏器官者预后差，手术切除不彻底是复发的重要因素。多数患者皮损可限于局部复发而存活多年，预后相对较好。该病很少见，但伴发结直肠癌的比例较高，治疗前应常规行直肠指检、电子肠镜等检查，手术后须密切随访。

（王振军）

肛管直肠损伤（anal canal and rectal injury） 肛管、直肠因有骨盆保护，损伤较其他脏器少见，诊断和治疗较复杂。第一次世界大战期间，直肠损伤占腹部损伤的 2.4%，此后多次战争的调查显示，直肠损伤占腹部损伤的比例最高为 30.6%。如漏诊、误诊或治疗不当可导致肛管直肠瘘、肛门失禁或肛门狭窄等严重并发症，甚至危及生命，死亡率可达 4%~22%。直肠上段在腹膜返折之上，损伤后易发生腹膜炎及感染中毒症状。腹膜返折之下的肛管直肠周围存在骨盆直肠间隙、直肠后间隙、坐骨肛管间隙、肛门周围间隙等，内有疏松脂肪结缔组织，血供较差，感染易于扩散；肛管直肠内粪便的细菌含量高，损伤后发生局部及全身感染的机会较大，损伤后可造成严重的肛管、直肠周围感染，还可造成直肠膀胱瘘、直肠阴道瘘、肛瘘、肛门狭窄及肛门失禁等。

病因及发病机制 肛管直肠损伤可由以下原因引起。

非医源性损伤 ①火器伤：各种枪弹、爆炸物所引起的损伤，战时多见，常合并有其他脏器损伤。②机械性损伤：如骨盆骨折断端造成的刺伤，自高处坠落跌坐在直立的钢筋等棒状物体上，自然分娩过程中发生会阴撕裂，精神异常者自行将玻璃瓶、棍棒等插入肛管内，以及经直肠性交引起的肛管、直肠裂伤。

医源性损伤 ①机械性损伤：包括内镜检查与治疗、肛管插入、灌肠操作及手术损伤等。②化学性损伤：包括注射治疗内痔或直肠脱垂时的化学性损伤，误用来苏水灌肠导致的碱性烧伤等。

临床表现 轻度肛管直肠损伤常无典型临床表现，可见肛门少量出血，腹部查体常无阳性发现，直肠指检可有指套血染，提示直肠损伤。肛管直肠破裂伤，根据损伤部位不同，分别具有相应的临床表现。

腹膜返折之上直肠损伤 又称腹膜内直肠损伤。主诉腹痛，以下腹部为著，可伴有恶心、呕吐、发热、肛门出血等。查体可发现下腹部压痛、肌紧张和反跳痛，直肠指检有指套染血，亦可触及受损部位，部分严重病例还可出现大网膜或肠管经破裂部位脱出。

腹膜返折之下直肠损伤 又称腹膜外直肠损伤。主诉可有腹痛，与腹膜内损伤相比，主要位于下腹盆腔，疼痛相对较轻。查体以下腹部压痛为主，多无腹膜炎表现，逐渐出现局部感染和全身感染中毒症状。直肠指检常可以触及受损部位及压痛，有指套血染。

肛管损伤 局部疼痛明显，可发现肛管、肛门括约肌、肛门周围皮肤损伤和肛门出血。严重时可导致肛门周围间隙的感染与脓肿，造成肛门狭窄或肛门失禁等排便功能障碍。较容易做出正确诊断。

复合性损伤 腹膜内、腹膜外与肛管损伤中的两种或三种同时发生的情况，可同时具有腹部、直肠下段和肛周症状。

诊断 依靠病史及直肠出血可初步诊断肛门直肠损伤。根据损伤部位不同，诊断要点如下。

腹膜返折之上直肠损伤 腹痛、腹胀，肠鸣音减弱或消失，肝浊音界缩小或消失，腹部有压痛及反跳痛。直肠指检可有触痛，指套血染；内镜检查可明确损伤的性质，部位及类型；X 线平片可发现膈下游离气体；B 超提示腹腔内积液；腹腔穿刺可抽出不凝血或含肠内容物浑浊液体，对于腹膜内直肠损伤具有重要诊断价值。

腹膜返折之下直肠损伤 多数无腹膜炎症状，亦可有下腹部局限性腹膜炎，可有血尿。直肠指检可扪及直肠壁肿胀，肠壁破损，触痛明显，指套血染。B 超或 X 线平片可见盆腔或腹膜后巨大血肿。

肛管损伤 由于部位表浅，可直接观察和检查，容易做出正确诊断。检查应包括对肛门括约肌是否损伤、损伤程度及功能状态的评价。

肛管直肠损伤常合并邻近组织结构的损伤，若同时有膀胱、尿道、骨盆及腹腔内脏器损伤时，可具有相应的临床表现。

治疗 应尽早治疗。对于非破裂性损伤，可行非手术治疗；破裂性损伤的治疗应根据损伤的不同部位和程度选择手术方法。

腹膜返折之上直肠损伤 全身和局部情况较好者，特别是就诊及时、损伤较小时，应修补直肠破损，可以不做近端肠造口术，主要见于已行肠道准备的内镜检查、直肠息肉电切和盆腔手术中的医源性损伤；对于损伤严重无法修补者，可切除损伤肠段，行一期吻合；腹腔、盆腔污染严重者，应加作近端肠造口术。

腹膜返折之下直肠损伤 应充分引流直肠周围间隙以防感染扩散，并行近端肠造口术，转流粪便，保证直肠伤口愈合。会阴部损伤严重，直肠和肛门括约肌无法修复时，可考虑行永久性近端肠造口术。骶前静脉丛的出血往往难以控制，必要时可结扎双侧髂内动脉，亦可填塞压迫止血。

肛管损伤 轻度肛管损伤，如肛管壁擦伤、轻度裂伤且污染较轻时，可局部清创缝合；损伤严重，如伤口深在，合并括约肌撕裂时，可加做近端肠造口，不强求损伤彻底清创和一期修复。清创时应考虑到肛门功能，尽量保留正常的括约肌组织。愈合后定期扩肛，预防肛门狭窄。

预后 肛管直肠损伤的主要死亡原因是治疗延误、治疗不当和感染相关并发症。诊疗手段的提高已经使死亡率显著降低，伤后并发症的合理治疗应引起充分关注，从而提高患者的生活质量。

（王振军）

gāngliè

肛裂（anal fissure） 低位肛管皮肤全层裂开后形成的小溃疡。溃疡大多数为线性，也可呈梭形或椭圆形。其长 0.5～1.0cm，与肛管纵轴平行。该病是青壮年产生肛管剧痛的常见原因，男性多发，多数位于肛门后正中线上，位于前方者女性多见，其他部位出现裂口，应警惕结核、炎症性肠病或肿瘤等可能。

病因及发病机制 尚未明确。最初认为慢性便秘患者粪块较大、质硬，肛管后方皮肤缺乏肌肉支持，较为薄弱，排便时承受压力也最大，排出时容易造成肛管皮肤擦伤甚至撕裂，反复发生，引起裂口纤维化，失去自愈能力，导致肛裂形成。肛门器械检查、肛门手术、分娩、异物塞入、创伤等也易造成肛管损伤。肛管附近的慢性炎症，如肛窦炎、梅毒、结核等，导致局部形成皮下小脓肿，溃破后形成慢性溃疡，经久不愈形成肛裂。而最近的观点认为，肛裂是由于内括约肌高紧张性造成的肛门局部相对缺血而导致，肛裂患者直肠静息压较正常人高，肛门括约肌处于痉挛状态，造成血流减少，肛管后部血液循环差，容易出现黏膜缺血，久之形成溃疡导致肛裂。慢性肛裂反复发作，基底较深且不平整，边缘增厚纤维化；肛裂上端的肛乳头水肿、肥大；裂口下端皮肤局部炎症，致使浅静脉及淋巴回流受阻，局部组织水肿和纤维变性，形成结缔组织性外痔，因在查体时先看到此痔，后看到肛裂，有助于诊断，称前哨痔。

临床表现 典型症状是疼痛、便秘、出血。疼痛为周期样疼痛，即排便时肛裂局部受刺激引发刀割样剧痛，然后短暂缓解，随后由于内括约肌反射性痉挛，再次出现剧痛，可长达半小时甚至数小时。患者因为疼痛而害怕排便，造成便秘加重，粪便更为干结，出现"怕痛—忍便—便干—更痛"，形成恶性循环。肛裂患者便血为排便时滴血或便后粪便表面带血或纸上有血，为少量鲜血。肛裂反复不愈合则形成慢性肛裂，出现典型的肛裂三联征：肛门溃疡、肛乳头肥大和前哨痔。长期慢性炎症刺激，造成局部瘢痕增生，引起肛管狭窄，导致排便困难。

诊断 具有明显的临床特点，只要结合症状、体征，诊断并不困难。具有典型的周期样疼痛、便秘及出血。分开臀部可见溃疡面，新鲜肛裂边缘整齐，质软，底浅，色红易出血。慢性肛裂深而硬，灰白色，不易出血，溃疡下方可见结缔组织外痔——前哨痔。直肠指检和肛门镜会引起患者剧痛，不宜进行。

鉴别诊断 主要与下列疾病相鉴别。①肛周皮肤皲裂：常由肛门瘙痒症、肛门湿疹等导致，溃疡浅而短，未到肛管，疼痛轻而出血少，无周期性疼痛特点，瘙痒较重。②肛门结核：溃疡形态不规则，疼痛轻，病理检查可见结核结节和干酪样坏死。③肛门基底细胞癌：溃疡形态不规则，质硬，表面凹凸不平，边缘隆起，并有奇臭味和持续疼痛，病理切片可见癌细胞。

治疗 新鲜肛裂表浅、病程短，无明显的肛裂三联征，可通过非手术疗治愈，包括多饮水，增加膳食纤维摄入，口服缓泻剂松软、润滑粪便，采用温水坐浴，溃疡面涂抹消炎止痛类软膏，使用硝酸甘油软膏或栓剂等。

对经久不愈，非手术治疗无效的慢性肛裂，以及出现明显的肛裂三联征、已有瘢痕性狭窄、合并有症状的痔、合并肛瘘者，可采用手术治疗。将溃疡连同前哨痔、肥大的肛乳头一并切除，同时进行侧方内括约肌切断术，减少术后括约肌痉挛，有利愈合，创面不予缝合。术后保持排便通畅，保持局部清洁，进行温水坐浴，直至完全愈合。

（王振军）

gāngguǎn-zhícháng zhōuwéi nóngzhǒng

肛管直肠周围脓肿（perianal abscess） 肛管直肠周围间隙发生化脓性感染形成的脓肿。简称肛周脓肿。多由肛窦、肛腺细菌感染引发，发病率高，占肛门直肠疾病的3%～6%，20～40岁为发病高峰期，男性多见，脓肿可自行破溃或引流术后形成肛瘘。常见致病菌大肠埃希菌、链球菌、金黄色葡萄球菌和铜绿假单胞菌等，常为多种病菌混合感染。肛周皮下脓肿最常见。

病因及发病机制 隐窝-肛腺感染-肛周脓肿学说是其主要发病机制。肛周感染并不一定存在肛管皮肤或直肠黏膜破损才发生，肛门直肠交界处有6～8个漏斗状的肛隐窝，内有肛腺开口，肛腺分泌的黏液由此排出，润滑粪便。肛隐窝易残留粪便，引起肛腺导管堵塞或感染。肛门直肠周围存在多个由肌肉及疏松结缔组织构成的间隙，感染易沿周围丰富的淋巴组织和静脉向各疏松间隙扩散，形成脓肿。医源性操作也可导致肛周脓肿，如注射疗法、直肠周围注射疗法、乙状结肠镜检查、局部麻醉、肛门直肠手术等，这些操作如造成直肠壁损伤，会引起直肠后间隙脓肿感染，形成脓肿。直肠外伤、直肠憩室感染、直肠癌溃破、引起局部感染，控制不佳也会形成直肠周围脓肿；尿道、会阴部、骶尾骨等处手术也可引起脓肿。患者身体虚弱，营养不良、免疫抑制状态或患有各种慢性消耗性疾病时，较正常人发生肛周脓肿概率升高。根据脓肿所在的肛门直肠解剖学间隙，可将肛周脓肿分为肛周皮下脓肿、坐骨直肠窝脓肿、骨盆直肠窝脓肿、直肠后窝脓肿、高位肌间脓肿。

临床表现 常见症状为肛周红、肿、热、痛和肛门功能障碍。较浅部位脓肿局部症状明显，疼痛剧烈，脓肿张力较大，可伴有发热等全身症状，一旦脓肿自然破溃或手术引流，局部症状或全身症状迅速缓解。深在部位脓肿表面红肿不明显，直肠指检可及直肠壁或盆腔痛性波动性包块，但深部脓肿全身症状明显，可引发急性寒战、高热及全身无力，甚至出现下腹部腹膜炎症状。

诊断 需要结合症状、体征、实验室检查及影像学检查综合考虑。患者出现肛周红、肿、热、痛等炎症表现，可伴发高热等全身症状。查体可扪及肛周或直肠壁内痛性波动性包块。血常规检查可提示白细胞增多。B超检查无痛、简便易行，可准确判断脓肿部位及范围，为确诊的可靠依据，在超声引导下还可进行脓肿穿刺及切开引流。

鉴别诊断 诊断并不困难，但需与以下疾病进行鉴别。①肛门直肠良性肿瘤：肿块局限、活动性好、边界清晰、生长缓慢，多无红、肿、热、痛等炎症表现，病理活检可明确诊断。②肛门直肠恶性肿瘤：可出现排便习惯及性状改变，肿块质硬、边界不清、活动度差、表面不光滑，一般无痛，但合并感染后可出现局部炎症表现，需进行病理检查予以除外。③化脓性大汗腺炎：多处于肛周皮下部位，位置表浅，破溃时出现黏稠白粉粥样脓液，可有臭味。

治疗 首先应保持局部清洁，采用温水坐浴、理疗及镇痛药物等手段进行对症治疗，应用抗生素控制感染。

积极的手术切开引流是唯一可靠的治疗方法，手术可分为脓肿引流术和脓肿引流加挂线术，脓肿引流手术对脓肿进行切开引流后，部分患者痊愈而部分患者将形成肛瘘，再进行二次手术。脓肿引流加挂线术的患者避免了肛瘘二期挂线手术，但患者愈合时间延长，复发率也高。

根据脓肿的部位及范围，可选用单纯切开引流术、脓肿一次切开缝合术、直肠内切开引流术、一期切开引流挂线术等。手术要遵循以下几个原则：①穿刺后应及时切开引流，防止脓液向其他间隙扩散。②切口选择，齿状线以下行放射状切口，而齿状线以上应采用弧形或直切口，防止损伤括约肌。③切口应足够大，保证引流通畅，应用手指探查脓腔，并将其内的纤维分隔分开。④应寻找脓肿在肛门直肠侧的开口，如果此开口通过括约肌，则应采用挂线疗法，避免损伤括约肌。⑤肛提肌以上脓肿手术时要注意保护耻骨直肠肌、肛提肌和肛门括约肌，避免术后肛门失禁。

⑥对脓液应进行细菌培养及药敏试验，指导临床用药。

（王振军）

肛周皮下脓肿（perianal subcutaneous abscess） 发生在肛周皮下部位的脓肿。为肛周脓肿最常见类型，占肛周脓肿的40%～45%。

病因及发病机制 多为肛裂引起，少数继发于肛腺感染。在肛门周围皮下形成的脓肿，为最常见的一种脓肿。脓肿一般不大，患者全身感染症状较轻，而局部疼痛剧烈，开始时胀痛，化脓时跳痛，排便时疼痛加剧。局部检查，可发现肛门旁有明显红肿、硬结或触痛，如脓肿已局限成脓，可有波动感。

临床表现 患者局部症状明显，全身症状较轻。主要表现为肛周疼痛，初为胀痛，感染加重时表现为跳痛，排便及就座时疼痛加剧。脓肿位于肛门前方可导致患者排尿困难，位于肛门后方可导致尾骶部疼痛。寒战高热少见。脓肿如自发破溃，症状很快缓解。

诊断与鉴别诊断 诊断需要结合症状、体征及肛门镜检查综合考虑。患者出现肛周红、肿、热、痛等炎症表现，可伴有发热。查体发现局部皮肤红肿，触痛明显，可触及硬结或波动感。血常规检查可提示白细胞增多。B超或CT可判断脓肿部位及范围，为确诊的可靠依据。肛门镜检查有时可发现肛裂或见脓液自肛隐窝排出。鉴别诊断见肛管直肠周围脓肿。

治疗 保持局部清洁，坚持每天便后清洗肛门，采用温水坐浴、理疗及镇痛药物等手段进行对症治疗，应用抗生素控制感染。

应及早进行脓肿切开引流术，即使局部无明显包块或波动感时，仅存在疼痛也提示需要引流。通常行放射状切口，应保证引流通畅，亦可加用生理盐水冲洗。如果肛瘘内口明显且通过括约肌，可同时采用一期脓肿切开加挂线引流，但如果内口不明确、脓肿位置高、范围大，则不宜行一期手术。

（王振军）

zuògǔzhíchángwō nóngzhǒng

坐骨直肠窝脓肿 （ischiorectal abscess）

多由肛腺感染经外括约肌向外扩散到坐骨直肠间隙而形成的脓肿。又称坐骨间隙脓肿。临床比较常见，脓肿大而深在。

病因及发病机制 多由肛腺感染经外括约肌向外扩散至坐骨直肠窝，也可由肛周脓肿扩散至坐骨直肠窝形成。由于坐骨直肠间隙宽大，故形成的脓肿具有大而深在的特点。如不及时切开引流，脓肿可向下进入肛周皮下间隙，再自皮肤破溃而出，形成肛瘘。或向对侧坐骨直肠窝扩散，形成马蹄状肛周脓肿。

临床表现 主要症状为肛门直肠持续性胀痛，继而出现跳痛，排便或活动时疼痛加剧，伴有排便困难和里急后重。可出现寒战高热、头痛、乏力、食欲减退等全身症状。坐骨直肠窝脓肿大而深在，肛周可及较大痛性包块，双臀不对称。脓肿自行破溃时，可见脓液自肛门排出。

诊断 应结合症状、体征及影像学检查综合考虑。患者出现臀部巨大红肿、张力较大痛性包块，感剧痛，后期可见脓液自肛门排出。直肠指诊患侧可及痛性包块，并可触及波动感。血常规检查可提示白细胞增多。B超、CT及MRI检查可判断脓肿部位、范围及与周围结构毗邻关系，为确诊的可靠依据，并可引导穿刺及切开。由于可导致患者剧烈疼痛，肛门镜及乙状结肠镜不建议在急性期进行。

鉴别诊断 诊断并不困难，但需与以下疾病进行鉴别。①肛周毛囊炎和疖肿：好发于肛周皮下，初为红、肿、痛的小结节，逐渐增大，数天后，结节中央部位组织坏死，形成黄白色脓栓。脓栓脱落排脓后，症状逐渐消失。直肠指检无内口。②骶骨前畸胎瘤：位于直肠后壁侧，肿块光滑，无明显压痛，可有囊性感及分叶。CT及MRI检查可明确诊断，可见散在钙化点或牙齿。其他见肛管直肠周围脓肿。

治疗 保持局部清洁，改变饮食及排便习惯，保持排便通畅，坚持每天便后清洗肛门，采用温水坐浴、理疗及镇痛药物等手段进行对症治疗，应用抗生素控制感染。

坐骨直肠窝脓肿易向周围扩散，故应及早发现并进行脓肿切开引流术，手术可在腰麻或骶麻下进行，压痛最明显处进行粗针穿刺，抽出脓液后，做小切口，切口应尽可能靠近肛门，但要距肛门2.5cm以外，以免损伤肛门括约肌。靠近肛门而不取波动感最强处是为了避免形成需长时间才能愈合的大伤口，便于下一步的瘘管切开术。使用血管钳插入脓腔分开腔内的纤维间隔，修剪切口皮缘，腔内填塞油纱便于引流。如果脓液引流量超过90ml，提示脓肿可能已累及对侧坐骨直肠窝，或者已向头侧穿透肛提肌进入骨盆直肠间隙，需进一步处理。患者引流术后数小时发热等症状可缓解。

（王振军）

gǔpénzhíchángwō nóngzhǒng

骨盆直肠窝脓肿 （pelvicrectal fossa abscess）

多由肛腺脓肿或坐骨直肠间隙脓肿穿破肛提肌进入骨盆直肠间隙形成的脓肿。又称肛提肌脓肿。临床可以多种类型混合存在，约23%的患者合并肥胖和糖尿病。

病因及发病机制 可因肛腺感染发展而来，易可因近期腹部手术史、盆腔感染史及克罗恩病引发。脓肿多由高位肌间脓肿或坐骨直肠窝脓肿向头侧延伸，穿破肛提肌而形成。

临床表现 全身症状明显而局部症状较轻，可有寒战高热、大汗、头痛、呕吐、全身倦怠等，局部可感觉肛门直肠坠胀疼痛、里急后重，部分患者伴有排尿困难。直肠指检或肛门镜于肛提肌上方可及直肠黏膜隆起，压痛明显并有波动性，穿刺可抽出脓液。

诊断与鉴别诊断 需结合症状、体征、B超、CT、MRI及肛门镜检查综合考虑。患者出现寒战高热等全身症状，伴有肛周及臀部疼痛。或肛门镜于肛提肌上方可及痛性波动性包块，穿刺可抽出脓液。B超检查可明确脓肿位置及范围，并可引导穿刺。CT及MRI检查可提供脓肿所在部位、范围、与周围结构毗邻关系等客观依据，对于治疗具有重要意义。鉴别诊断见肛管直肠周围脓肿。

治疗 保持局部清洁，坚持每天便后清洗肛门，采用温水坐浴、理疗及镇痛药物等手段进行对症治疗，应用抗生素控制感染。

准确详细的掌握病史，了解感染的可能病因，如近期是否存在克罗恩病史或腹部手术史等。应根据脓肿发生的原因制定治疗方案，及时充分地进行切开引流：盆腔败血症引发的脓肿应进行直肠或阴道引流，继发于经括约肌肛瘘的脓肿应行外引流。如果未确定脓肿来源而盲目切开，将导致严重后果：内口位于肛隐窝时，进行经直肠引流会导致严重盆腔败血症。而内口位于肛提肌上方，进行会阴部引流则会导致高位括约肌外肛瘘。引流后局部脓腔可放置引流管，利于冲洗促进其愈合。

（王振军）

zhícháng hòuwō nóngzhǒng
直肠后窝脓肿 （rectal post fossa abscess）

发生在肛门后方直肠后深间隙的脓肿。该脓肿可沿坐骨直肠窝扩散。此间隙位于外括约肌深部、肛提肌的下侧。

病因及发病机制 直肠后窝位于直肠后方、外括约肌深部及肛提肌的下侧，可以和两侧坐骨直肠窝相交通，出现两侧坐骨直肠间脓肿或马蹄形脓肿。

临床表现 症状与骨盆直肠脓肿相似，患者常自觉肛门直肠坠胀疼痛、里急后重，骶尾骨有钝痛，并可向下肢放射。可有寒战高热、大汗、头痛、呕吐、全身倦怠等全身表现。尾骨与肛门之间有深压痛，直肠指检可及直肠后壁痛性包块，有波动感。

诊断与鉴别诊断 需要结合症状、体征及影像学检查进行综合考虑。患者出现肛门直肠坠痛，骶尾部钝痛，且向下肢放射，可伴有发热。直肠指检可及直肠后壁痛性包块。血常规检查可提示白细胞增多。B超、CT及MRI检查可明确脓肿部位及范围，为确诊的可靠依据。从直肠和尾骨间进行穿刺，抽出脓液有助于诊断。诊断并不困难，但需与尾骨前囊肿、畸胎瘤、脂肪瘤、脊索瘤及其他肛门直肠疾病鉴别。

治疗 保持局部清洁，增加膳食纤维摄入，改变排便习惯，坚持每天便后清洗肛门，采用温水坐浴、理疗及镇痛药物等手段进行对症治疗，应用抗生素控制感染。

应及时进行切开引流，需做肛门后深部引流。手术可在腰麻或骶麻下进行，术中可发现内口多位于后正中线上，与坐骨直肠窝脓肿基本相同，只是切口更偏向后方。在压痛最明显处进行粗针穿刺，抽出脓液后，做小切口，切口应尽可能靠近肛门，但要注意避免损伤肛门括约肌。使用血管钳经切口向直肠后方插入脓腔分离纤维间隔，排尽脓液。冲洗脓腔后置橡皮管引流。

（王振军）

gāowèi jījiān nóngzhǒng
高位肌间脓肿 （superior position intermuscular abscess）

位于括约肌间隙上部，直肠纵肌和环肌之间，肛提肌上方的脓肿。常误认为是黏膜下脓肿。

病因及发病机制 常由肛窦感染引发，形成括约肌间脓肿，脓肿继续增大，向头侧延伸蔓延而成高位肌间脓肿。表现为直肠低位的包块，位于括约肌间隙上部，而非黏膜下脓肿。

临床表现 发病隐匿，患者常感肛门直肠胀满不适、钝痛，排便时加重，常在脓肿破溃后，有脓液或黏液自肛门排出时才发现，可伴有发热等全身症状。

诊断与鉴别诊断 需要结合症状、体征及肛门镜检查综合考虑。患者出现肛周钝痛不适，有脓液或黏液自肛门排出，可伴有发热。视诊肛周无明显红肿，直肠指检于肛管上端或直肠下端可扪到光滑椭圆形包块，边缘清晰，张力较大，可有压痛或波动感。脓肿破溃后可扪及破口。肛门镜检可发现开口，周围加压时可见脓液流出。血常规检查可提示白细胞增多。B超、CT及MRI检查可判断脓肿部位及范围，为确诊的可靠依据。鉴别诊断见坐骨直肠窝脓肿。

治疗 保持局部清洁，改善饮食及排便习惯，坚持每天便后清洗肛门，采用温水坐浴、理疗及镇痛药物等手段进行对症治疗，应用抗生素控制感染。

应及时自直肠内进行脓肿切开术，手术可在腰麻或骶麻下进行，肛门镜显露脓肿。先确定内口，多位于隐窝水平并沿肌间向头侧方向走行。自内口处插入探针，向头侧约2cm左右自黏膜穿出，用另一探针带双线分别将两侧的黏膜及肌肉结扎，4天左右脓腔可完全开放。若脓肿已破裂，需将开口扩大能容纳一指尖，即可达到引流功能。若同时合并肛周脓肿或坐骨直肠窝脓肿，应先处理后者，再处理高位肌间脓肿。术后应定期复查，明确脓肿无残存及复发。

（王振军）

gānglòu
肛瘘 （anal fistula）

肛管或直肠与肛周皮肤相通的肉芽肿性管道。由内口、瘘管和外口三部分组成，是常见的直肠肛管疾病。内口常位于直肠下部或肛管，多为一个，外口在肛周皮肤上，可为一个或多个。肛瘘每年的发病率约为1/10 000，任何年龄都可发病，以30~50岁男性多见，男女比例约为2∶1。经久不愈或间歇性反复发作为其特点，长期不愈可诱发肛周癌。

病因及发病机制 多由直肠肛管周围脓肿引起，因此内口多在齿状线上肛窦处，脓肿自行破溃或切开引流处形成外口，位于肛周皮肤上。由于外口生长较快，脓肿常假性愈合，导致脓肿反复发作破溃或切开，形成多个瘘管和外口，使单纯性肛瘘成为复杂性肛瘘。一般肛瘘内壁由非特异性肉芽组织构成，后期腔壁可以上皮化，壁外层有大量纤维组织。

结核、溃疡性结肠炎、人类免疫缺陷病毒（human immunodeficiency virus，HIV）感染、克罗恩病等特异性炎症、化脓性汗腺炎、放线菌病、白血病、腹腔或盆腔恶性肿瘤、肛管外伤感染也可引起肛瘘，但较为少见。

分类 肛瘘的分类方法很多，主要有以下两种。

按瘘管位置高低分类 将肛瘘分为两类。以肛门外括约肌深部为标志，瘘管经过此线以上为高位，此线以下为低位，此种分类方法临床较为常用。①低位肛瘘：瘘管位于外括约肌深部以下。可分为低位单纯性肛瘘（只有一个瘘管）和低位复杂性肛瘘（有多个瘘口和瘘管）。②高位肛瘘：瘘管位于外括约肌深部以上。可分为高位单纯性肛瘘（只有一个瘘管）和高位复杂性肛瘘（有多个瘘口和瘘管）。

按瘘管与肛门括约肌的关系分类 常用的是 Parks 分类，将肛瘘分为四类（图 1）。①括约肌间型（低位肛瘘）：约占肛瘘的70%，瘘管位于内外括约肌之间，内口在齿状线附近。②经括约肌型（低位或高位肛瘘）：约占25%，瘘管穿过外括约肌、坐骨直肠间隙。③括约肌上型（高位肛瘘）：约占4%，瘘管在括约肌间向上延伸，越过耻骨直肠肌，向下经坐骨直肠间隙穿透肛周皮肤。④括约肌外型（高位肛瘘）：仅占1%。常因外伤、恶性肿瘤、克罗恩病引起。

美国结直肠医师协会提出：复杂性肛瘘是指治疗后会引起肛门失禁的肛瘘。当瘘管穿越外括约肌的30%～50%（高位括约肌间、括约肌上方、括约肌外方）、女性肛门前方瘘、多发瘘管、复发性瘘、合并肛门失禁、局部接受放射治疗和合并克罗恩病的肛瘘均为复杂性肛瘘。

临床表现 最常出现的症状是外口排出黏液或脓液、红肿、疼痛、瘙痒和排便不畅。外口排出脓液或黏液为主要症状，较大的高位肛瘘，因瘘管位于括约肌外，不受括约肌控制，常有粪便及气体排出；外口愈合或引流不畅，瘘管中形成脓肿，引起明显疼痛；由于分泌物的刺激，使肛门部潮湿、瘙痒，有时形成湿疹；高位复杂肛瘘，因慢性炎症长期刺激引起肛管直肠环纤维化，或瘘管包围肛管形成半环形纤维索环，影响肛门括约肌的舒缩，出现排便不畅；瘘管引流不畅出现积脓，可伴有发热、寒战、乏力等全身感染症状，脓肿穿破或切开引流后，症状缓解。

诊断 肛周皮肤可见单个或多个外口，轻微隆起，挤压时有脓液或黏液排出。外口的数目及与肛门的位置关系对诊断肛瘘很有帮助：外口数目越多，距离肛缘越远，肛瘘越复杂。1887 年古德索（Goodsall）提出 Goodsall 规律（图 2）：在肛门中间画一横线，若外口在横线后方，瘘管常是弯型，内口常在肛管后正中处；若外口在线前方，瘘管常是直型，内口常在附近的肛窦上。若瘘管位置较低，自外口向肛门方向可触及条索样瘘管。确定内口位置有助于明确诊断和选择手术方法。直肠指检时在内口处有轻度压痛，有时可扪到硬结样内口及条索样瘘管。通过肛门镜有时可发现内口。经外口探查瘘管有造成假性通道的可能，宜用软质探针。上述方法不能确定内口时，还可自外口注入 2% 亚甲蓝溶液 1～2ml，观察塞入肛管及直肠下端的白湿纱布条的染色部位，有助于判断内口位置；碘油瘘管造影是临床常规检查方法；肛管内超声检查可以区分肛瘘与周围组织的关系，可分辨多数瘘管内口位置。对复杂性肛瘘，可以选择 MRI 以明确瘘管的行径。对复杂、有多次手术史、病因不明的肛瘘患者，应作钡剂灌肠或结肠镜检查，以排除克罗恩病、溃疡性结肠炎等。

治疗 在急性感染期可应用抗生素、局部理疗、坐浴、脓肿

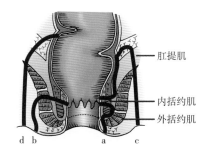

图 1 肛瘘的四种解剖类型

a. 括约肌间型；b. 经括约肌型；c. 括约肌上型；d. 括约肌外型

肛提肌
内括约肌
外括约肌

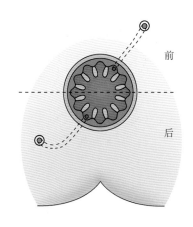

前

后

图 2 肛瘘 Goodsall 规律

切开引流等。少数肛瘘可经局部引流、冲洗和抗感染治疗后愈合，多数肛瘘难以愈合，需手术治疗，若长期反复发作，可能形成复杂的多个内外口的肛瘘。治疗原则是治愈感染，并尽量不损害肛门功能。如预计手术导致肛门功能明显缺陷乃至失禁，则建议采取挂线引流非手术治疗，暂不手术。手术方式很多，应根据内口位置高低、瘘管与肛管括约肌的关系来选择。手术应在全身麻醉、鞍麻或局部麻醉下进行，尽量避免损伤肛管括约肌，防止肛门失禁。手术方法有挂线疗法、肛瘘瘘管切除术、肛瘘瘘管切开术及肛瘘栓填塞术等。

（王振军）

zhì

痔（hemorrhoid） 肛垫病理性肥大、移位及肛周皮下血管丛血液淤滞形成的团块（图）。是最常见肛门良性疾病，素有"十人九痔"之说。中国1977年普查发病率为52.17%，女性多于男性。传统上将其分成内痔、外痔及混合痔三种。痔为良性病变，本身不会恶变。

病因及发病机制 该病是多种因素长期作用的结果，肛垫下移学说认为痔源于血管性肛垫病

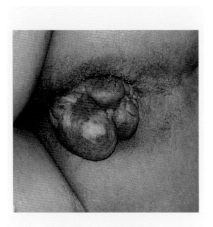

图 痔（王振军供图）

变并产生临床症状，为正常的组织结构，普遍存在于所有年龄、性别及种族人群内，肛垫的弹性回缩能力减弱，充血下移，出现脱垂、出血、疼痛等症状，称为痔。久坐、久站、久蹲、酗酒、嗜辣、腹泻、便秘、妊娠、分娩、腹压增高，以及肛门部卫生处理不净等，都会诱发痔。

临床表现 常见为排便时出血、疼痛、瘙痒或包块脱出。长时间便血，可致不同程度的贫血，甚至休克，危及生命。痔坏死、感染严重时可引起全身感染。

诊断与鉴别诊断 要根据症状、体征、直肠指检、粪便隐血试验和肛门镜检查来确定。建议作用力排便动作时指检，有利于内痔、外痔的判定，了解肛管功能情况，更重要的是能够除外一些其他疾病，尤其是低位直肠或者肛管恶性肿瘤。患者在某些情况下会将直肠肛门的不适症状归为痔，从而引起误诊，耽误治疗。肛门镜直观、明确，但观察范围较小，建议采用直肠乙状结肠检查避免遗漏近端结肠炎症和肿瘤。当患者肛门镜检并不能和症状严重程度相吻合且存在病史不典型、年龄大于40岁或者有家族肿瘤史等危险因素时，建议行纤维结肠镜或下消化道造影除外结肠肿瘤。

需与肛裂、直肠息肉、直肠脱垂、直肠癌、肛乳头肥大及肛乳头瘤、恶性黑色素瘤及结肠出血相鉴别。尤其是直肠癌，临床上常出现直肠癌误诊为痔而延误治疗，当出现粪便带血或粪便隐血试验阳性的情况下，一定要首先除外结直肠肿瘤性病变的可能。

治疗 可参照以下原则：①无症状的痔不用治疗，不能见痔就治。②有症状的痔首选非手术治疗。③痔的治疗以消除症状

为目的，在手术中应注意保护正常或病变较轻的肛垫。

改变饮食结构、养成良好的排便习惯是治疗痔各种方法的基础，其他包括多饮水、多进膳食纤维、保持排便通畅、治疗腹泻、温水坐浴、保持会阴清洁等可降低发生痔的风险，应避免饮酒和食用辛辣食品。口服药物有消脱止、爱脉朗、静可福等，外用药物有太宁栓、马应龙痔疮膏等，结合使用可消肿止痛、促进创面愈合。

其他疗法包括注射疗法、套扎法，手术治疗包括经典术式Milligan-Morgan法，即外剥内扎术和痔上黏膜环切术（procedure for prolapse and hemorrhoid，PPH），后者符合生理、缓解率高，住院时间短，术后疼痛轻。

（王振军）

nèizhì

内痔（internal hemorrhoid） 位于齿状线上方，由肛垫肥大、下移形成的痔。由血管、平滑肌、弹性纤维和结缔组织构成。表面被覆直肠黏膜，多位于左侧、右前和右后。内痔发病率最高，占痔的52%~64%。

病因及发病机制 病因目前不明，1975年美国汤姆森（Thomson）提出的肛垫学说：认为该病是肛垫、肛垫弹性纤维、肛垫血管发生病理学改变，下移并产生临床表现。饮食结构与排便习惯不良、久坐久立、便秘、嗜烟酒、食辣、腹泻、妊娠、分娩、腹压增高以及不注意肛门部卫生等，都是内痔的诱发原因。

临床表现 主要症状是无痛鲜血便或在排便时有痔脱出，可为便后滴血甚至射血，慢性隐匿性失血导致贫血比较少见，需进一步检查除外其他疾病。脱出于

齿状线以下会引起黏液及粪便渗漏，局部瘙痒。严重的内痔可伴发排便困难、血栓、嵌顿和绞窄。疼痛不多见，除非合并肛裂、肛周脓肿等情况。

分期 根据内痔脱出的程度，将其分为四期：Ⅰ度，便血，但无痔脱出；Ⅱ度，便血，排便时痔脱出，但可自行还纳；Ⅲ度，痔脱出后不能自行还纳，需用手还纳；Ⅳ度，痔脱出无法还纳或者嵌顿。这种分级有助于选择治疗手段，不同程度的内痔推荐的治疗方案不同。

诊断与鉴别诊断 内痔的诊断要根据症状、体征、直肠指检和肛门镜检查来确定，参照内痔分级做出具体的诊断，以便制定相应的治疗方案。鉴别诊断见痔。

治疗 包括非手术治疗和手术治疗。一般来说，治疗方案要根据内痔的严重程度，再结合患者个人的具体情况来制定。目前认为：Ⅰ度内痔可以选择生活习惯调整和药物治疗；Ⅱ度内痔选择药物治疗、套扎疗法、注射疗法，同时结合生活习惯调整；Ⅲ度内痔选择手术切除、套扎疗法，同时结合药物和生活习惯调整；Ⅳ度内痔选择手术切除，在痔脱出合并嵌顿时要采取急诊手术切除，同时结合药物治疗和生活习惯的调整。

非手术治疗 在很多情况下，内痔导致的不适症状可以通过简单的方法来改善及缓解，比如注意局部卫生，避免过度用力排便，养成良好的饮食习惯，使用药物使粪便软化、成形和规律。内痔注射疗法、胶圈套扎疗法、铜离子电疗法等方法简单有效，是选择手术治疗前宜选用的疗法。

手术治疗 以下情况出现时需考虑内痔切除术：①当患者进行了长期正规的非手术治疗仍效果不理想。②痔脱出严重需手法复位。③内痔嵌顿。④合并肛周脓肿、肛裂、肛瘘。⑤合并有症状外痔及皮赘过大时。

痔切除的经典术式为 Milligan-Morgan 法，即外剥内扎术和痔上黏膜环切术，手术需在麻醉下进行，方法简单，疗效确切，采用新技术和设备如超声刀、微波刀及结扎速切割闭合系统（Ligasure）进行痔切除术能够减少术后疼痛。直肠黏膜环切钉合术（PPH），使用吻合器环形切除部分直肠和肛管黏膜及黏膜下组织，目前认为可使痔组织复位，同时切断直肠下动脉终末分支来阻断肛垫血供，该法具有术后疼痛轻、缓解率高，恢复快的优点。

（王振军）

wàizhì

外痔（external hemorrhoid）位于齿状线以下，由直肠下静脉属支皮下静脉病理性扩张、血栓或纤维化形成的痔。外痔表面覆盖皮肤，为鳞状上皮，不能还纳肛内，以肿胀和疼痛为主要症状，出现血栓或皮下血肿可致剧痛，出血少见。临床分为静脉曲张性外痔、结缔组织性外痔、炎性外痔和血栓性外痔。

病因及发病机制 解剖学因素：直肠静脉及其分支缺乏静脉瓣，血液回流困难、容易淤积。人为直立动物，坐立时，肛门直肠均位于最下部，重力和腹压导致局部静脉回流受阻。静脉血管在不同高度穿过肌层，血液回流容易受粪便压迫影响。静脉穿过黏膜下层的疏松组织，周围缺乏支架固定容易扩张迂曲。久坐久立、肛门部感染、肝硬化、心功能不全、饮食不节、腹压升高等因素为外痔形成的诱因。

根据组织成分不同，分为四种。①静脉曲张性外痔：齿状线以下痔外静脉丛瘀血曲张，在肛门缘形成的圆形、椭圆形柔软包块。凡是引起痔形成的各种原因，都可引起静脉曲张性外痔，包括：由久坐久立、长期便秘、长期腹泻、腹压持续增高、感染等。②结缔组织性外痔：是慢性炎症刺激反复发作致肛缘局部皮肤纤维化、结缔组织增生，形成皮赘。主要为增生的纤维结缔组织，扩张血管少见，可为单发或多发。也可为血栓性外痔和肛门手术遗留结果，感染后可感疼痛。③炎性外痔：由肛门损伤后感染导致，或由肛裂引起肛周皮赘发炎和水肿形成。④血栓性外痔：是外痔中较常见的一种，常因过猛用力排便、剧烈活动或剧烈咳嗽导致肛门缘静脉破裂，血液渗出到结缔组织内，成为血栓，形成肛门部皮下圆形或椭圆形包块，伴有剧痛。初起时较软，数天后变硬，如未感染，3~4 周可完全吸收；如反复感染，导致结缔组织增生，可形成结缔组织外痔；如感染加重，可形成肛周脓肿。

临床表现 不同类型外痔可有不同的临床表现。①静脉曲张性外痔：一般无痛，无出血，仅觉肛门坠胀或有异物感。②结缔组织性外痔：常无症状，偶有肛门瘙痒、坠胀或异物感，合并感染时可有疼痛。③炎性外痔：患者常觉肛门部灼痛、潮湿、瘙痒，活动过多或便后症状可加重。④血栓性外痔：用力排便后，肛缘皮下突起圆形或椭圆形包块，可有剧痛，活动或排便时疼痛加重。直肠下部、肛门部异物感。

诊断与鉴别诊断 诊断需结合症状、体征及肛门镜检查，按照痔的分类和外痔分型做出判断，详细的病史和仔细的查体是确诊所需的重要依据。如怀疑肿瘤可切除后送病理检查除外。该病主要与肛管癌（包括基底细胞癌和鳞癌）和肛管黑色素瘤相鉴别。肛管癌触之质硬，与周围组织边界不清，切除活检可明确诊断。肛管黑色素瘤容易被误诊为痔组织，特别是某些无色素的恶性黑色素瘤，更易被误诊。直肠指检、直肠镜检查极为重要。对可疑病变，应行组织活检。

治疗 不同类型的外痔需采取不同的治疗措施：①静脉曲张性外痔：既可非手术也可手术治疗，可采用局部热敷、坐浴，保持肛门周围清洁，防止其感染。彻底治疗可行静脉丛剥离术与静脉丛切除术。②结缔组织性外痔：治疗时应指导患者调整饮食习惯，增加膳食纤维的摄入，养成良好的排便习惯，保持肛门周围清洁。如并发感染导致肿痛时，可进行坐浴，使用抗生素。若外痔过大影响肛周清洁卫生或反复感染水肿者，可进行手术切除治疗。③炎性外痔：患者应适当休息，使用药物即可取得满意效果，如服用缓和的镇痛药，必要时可口服或静点抗生素。发病24小时内冷敷，24小时以后改为热敷，并指导患者坐浴。急性发作期禁止手术，须待炎症消退、缓解后才能考虑手术切除治疗。④血栓性外痔：为临床多发病，如血栓出现2~3天，疼痛逐渐消失，可选择非手术治疗，指导患者坐浴、服用缓泻剂以及使用缓和的镇痛药，7~10天肿块可消退。如疼痛剧烈、血栓出现在48小时内或出现溃疡及溃破，建议手术治疗，以手术切除或手术切开剥离血栓为主。未感染者有可能在4~5周自愈。

(王振军)

hùnhézhì

混合痔（combined hemorroids）

内痔和相应部位的外痔静脉丛共同曲张、扩大，相互沟通吻合形成的痔。内痔和外痔处于不同的部位而没有融合到一起不能称为混合痔。混合痔可单发也可多发，发展到绕肛门一周时称为环形混合痔。根据外痔情况可将混合痔分为结缔组织性混合痔、静脉曲张性混合痔、炎性混合痔和血栓性混合痔。临床上以前两者居多。

病因及发病机制 发病的原因与痔相同，直肠上静脉、直肠下静脉丛具有壁薄以及没有静脉瓣的特点，构成了混合痔形成的解剖基础。常见的诱因有习惯性便秘、腹内压增高、直肠下端和肛管的慢性炎症、长期的饮酒及刺激性饮食等。混合痔一般情况下先出现内痔，而后又伴发外痔。症状兼有内痔和外痔的特点，或以其中一种为主，出血及脱垂为其主要临床表现。后期可出现嵌顿，嵌顿后血液回流不畅，局部组织水肿，又加重了痔核的嵌顿，形成恶性循环，严重者导致痔组织坏死，蔓延至直肠壁，引起盆腔严重感染，导致脓毒血症。感染局限在肛门局部时，患者出现里急后重、肛门坠胀感等不适。不建议强力复位，因其易使感染扩散，引起黏膜下，肛周或坐骨直肠窝脓肿，形成门静脉菌血症甚至脓毒血症，严重者可致死。

临床表现 与内痔、外痔相同，兼有内痔和外痔的症状，一般情况下先出现内痔，后又伴发外痔。出血和脱垂可都比较明显，也可以其中一个症状为主。混合痔早期便血为无痛、间歇、鲜血便，偶见滴血和射血，一般数天后便血可自行停止。便秘、粪便

干硬、饮酒及进刺激性食物等可诱发出血，长期反复出血，可导致贫血。混合痔后期可见痔块脱垂，也有少数患者以脱垂为首发症状，轻者只在排便时脱垂，可自行复位，重者需用手推回，伴有排便不净感、排便费力等。严重者咳嗽，行走时即可脱出肛外，且还纳困难，严重影响患者生活质量。部分混合痔无明显出血，但嵌顿、绞窄的概率比单纯内痔多。肛门部神经丰富，感觉敏锐，痔组织水肿、感染、坏死时，患者会感到不同程度的疼痛，尤其是混合痔脱出嵌顿后不能复位时，疼痛剧烈。瘙痒：直肠黏膜长期受痔核的刺激，产生炎性渗出，使分泌物增多，分泌物流出后刺激肛门周围皮肤瘙痒不适，严重者形成湿疹。坠胀：痛性外痔的主要症状，内痔感染、嵌顿和绞窄性坏死，也可导致剧烈坠痛。便秘：患者可因出血而人为的控制排便，造成习惯性便秘，便秘又会加重痔的程度。

诊断与鉴别诊断 诊断要根据症状、体征、直肠指检和肛门镜检查来确定。患者可有鲜血便、脱垂的症状。查体时可嘱患者作用力排便动作，有利于痔类型的判定，并做直肠指检以了解肛管功能，尤其是能够除外低位直肠或者肛管恶性肿瘤等疾病。鉴别诊断见痔。

治疗 患者应改变饮食结构、养成良好的排便习惯，保持排便通畅。应多饮水、多进膳食纤维、保持排便通畅，同时应治疗腹泻、保持会阴清洁、坚持温水坐浴等，应避免饮酒和食用辛辣食品。

当内痔属于一期至二期，外痔不严重，无明显症状时，可给予非手术治疗，包括坐浴、使用一些药物或擦剂，保护痔黏膜，

减轻局部炎症，促进创面愈合。同时给予抗感染、止血、止痛对症处理。

经过长期严格非手术治疗后，症状缓解不明显，严重影响生活质量时，可考虑进行择期手术。手术方法很多，应根据患者的具体情况选择适合的手术方法。内痔注射、外痔切除术适用于外痔为结缔组织的混合痔。外剥内扎术适用于外痔为静脉曲张的混合痔。痔上黏膜环切术（procedure for prolapse and hemorrhoids, PPH）手术即痔上黏膜环切术，使用管型吻合器，环形切除痔上方3~4cm的直肠黏膜，同时吻合上下段直肠，使下移的肛垫恢复到正常位置，并阻断痔核血供，导致痔核萎缩，手术耗时短，术后恢复快，疼痛轻，对日常生活质量影响小。环形混合痔治疗难度最大，可选择PPH术或环痔分段结扎术，后者愈合慢、创伤较大。

（王振军）

qiánshàozhì
前哨痔（sentinel pile）
肛裂长期不愈合，裂口下端皮肤局部炎症，致使浅静脉及淋巴回流受阻、局部组织水肿和纤维变性而形成的结缔组织性外痔。又称哨兵痔。是慢性肛裂特有的症状之一。有时直径可达3~4cm。

病因及发生机制 长期便秘患者粪质干硬，排便时用力较大，粪便排出时裂伤肛管皮肤，长期反复的损伤使裂口深达皮肤全层，形成肛裂。肛裂长期不愈合，分泌物沿裂口流出，刺激下方局部皮肤，导致局部炎症，浅静脉及淋巴回流受阻，发生组织水肿和纤维变性，形成结缔组织性外痔，多呈细长形。肛裂好发于截石位6点和12点处，故前哨痔的发病也多位于此处。

临床意义 前哨痔与肛裂、肛乳头肥大同时存在，临床上称为肛裂三联征，是慢性肛裂的特征性表现，有助于肛裂的诊断。由于在检查时因先看到此痔而后看到肛裂创面，故称为前哨痔。后期感染加重可伴发肛周脓肿及肛瘘，应及时治疗。

治疗 前哨痔是慢性肛裂的一个外在表现，需要针对肛裂本身进行治疗，肛裂愈合后，该痔就会得到一定程度的缓解。慢性肛裂通过严格非手术治疗效果不理想时，需进行手术，手术时将肛裂、肥大肛乳头及前哨痔一并切除，可同时行侧方内括约肌切断术。

（王振军）

zhícháng tuōchuí
直肠脱垂（rectal prolapse）
肛管、直肠甚至乙状结肠下端向下移位，黏膜或全层肠壁经肛门向外突出的疾病。在各年龄段均可发病，老年人、幼儿、久病体弱者多见。女性发病率高于男性，与骨盆下口较大及分娩等因素有关，男性患者常具有某些潜在的易患因素，如肿瘤。

病因及发病机制 骶骨发育尚未成熟的小儿或发育有缺陷的成年人，体质虚弱的老年人，合并吸收障碍或慢性消耗性疾病导致营养不良者，结直肠肿瘤患者，腰骶神经损伤及某些既往有直肠肛门手术史的患者为该病的易患人群。慢性咳嗽、顽固性便秘、排尿困难、重体力劳动、慢性腹泻及多胎等因素引起腹内压持续增加，易损伤直肠上端在骶岬部位的固定点，推挤近侧肠管套入远侧肠管，造成直肠乙状结肠交界处的肠套叠，腹压增加的因素持续存在，套入的肠管逐渐增加，腹压减少后套叠的肠管复位。套叠与复位反复出现，进一步损伤直肠侧韧带与肛提肌，加重病情，最后从肛门脱出。关于直肠脱垂的发病机制，有以下两种学说：①直肠脱垂为真性直肠套叠通过肛门括约肌突出肛外，患者常存在直肠阴道陷凹或直肠膀胱陷凹深在、侧韧带松弛以及直肠与骶骨间连接不良。②直肠脱垂是盆腔陷凹腹膜的滑动性疝，而滑动性疝在某种程度上也可视为肠套叠，只是程度较轻，没有影响到整圈肠壁。

分级 过去临床上将直肠脱垂分为完全性直肠脱垂和不完全性直肠脱垂两种。部分性脱垂（不完全性脱垂）脱出部位仅为直肠下端黏膜，完全性脱垂为直肠的全层脱出，严重者直肠、肛管均可翻出至肛门外。1975年中国首届肛肠会议统一标准，将直肠脱垂分为三度。Ⅰ度脱垂：排便或增加腹压时，直肠黏膜脱出肛门外，长度在3cm以内，便后脱出部分可自行回纳，无明显自觉症状。Ⅱ度脱垂：排便或增加腹压时直肠全层脱出，长度在4~8cm，不能自行还纳，需用手助其还纳，多伴有肛门括约肌松弛。Ⅲ度脱垂：排便或增加腹压时肛管、直肠、部分乙状结肠脱出肛门外，长度在8cm以上，手法复位困难。可伴有肛门括约肌松弛，直肠黏膜糜烂、肥厚，便血，肛门失禁等症状。

临床表现 最常见的症状为脱垂，初起，排便时可感觉有肿物脱出，并可自行缩回。可伴有排便不净、直肠胀满感及黏液排出，经常脱出会造成黏液污染内裤。时间较久者肛提肌及肛管括约肌收缩乏力，咳嗽、喷嚏、行走及稍用力都会脱出，常需要手法复位，患者会因害怕尴尬而不敢出门，尤其是参加一些公开活动。50%~80%的患者可出现肛门失禁，尤其是女性，这些患者存在内括约肌无力或阴部神经传导障碍。某些患者肛门和直肠感觉迟钝，不能自主排便，引起便秘，严重便秘的患者可伴有用力排便的病史。而另外一些患者直肠易激惹且收缩强力，常出现腹泻。脱垂在直肠内反复下降和回缩，引起黏膜充血水肿，肠黏膜受损伤可引起出血，常由肛门流出大量黏液和血性物。患者常感盆腔和腰骶部坠胀、会阴部及股后部钝痛等。长期脱垂可引发肛周感染。如脱垂未能及时复位，脱垂肠段可发生水肿、绞窄，甚至有坏死的危险，嵌顿时可伴有剧烈疼痛。脱垂可导致泌尿生殖系统下降，可以出现尿失禁、尿频等症状。

诊断　要结合症状、体征、内镜检查及造影等检查。①肛门视诊：嘱患者蹲位做排粪动作，可发现排粪时有柔软团块状肠黏膜自肛门脱出肛外（图），严重者可在立位时存在。②直肠指检：了解直肠黏膜情况，要注意观察肛门括约肌的紧张性和收缩性，以及是否能自主收缩耻骨直肠肌，肌肉功能好的患者，手术处理直肠脱垂后，预期排便控制较好。

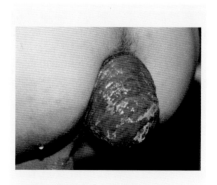

图　直肠脱垂（王振军供图）

③直肠镜检查：简便易行，是诊断直肠脱垂的一种非常重要的检查方法，要注意区分是完全性直肠脱垂还是不完全性直肠脱垂，此外直肠乙状结肠部位的息肉和肿瘤可为引起套叠的始发因素。④钡剂灌肠造影：了解有无冗长的乙状结肠。⑤排粪造影：为诊断直肠脱垂前状态和排便障碍性疾病的最有效的影像学手段。可见排便时先出现直肠内套叠，再出现为直肠外脱垂。

鉴别诊断　①痔脱垂：痔脱垂出现水肿和血栓时，外观类似直肠脱垂，真正的直肠脱垂为结构完整、边缘清楚的同心圆结构。②直肠息肉：巨大的直肠息肉向肛门外脱垂也易误诊为直肠脱垂，息肉状病变常为活动的，直肠指检可将其与直肠下端及肛管分开，直肠镜可确诊。

治疗　儿童直肠脱垂是一种自限性疾病，发育正常的婴幼儿绝大多数可以在5岁前自愈，以非手术治疗为主，对于伴有营养不良而治疗护理条件不足的患儿，自愈的可能性较小。成年人直肠脱垂多为完全性全层脱出，非手术治疗效果不佳，但应教导患者如何不用力排便，因为术后如果在肛周纤维还没有将直肠和周围组织固定之前用力排便，会增加直肠脱垂复发的概率。伴随便秘的患者应通过调整饮食结构、使用缓泻药来建立正常的肠道习惯。伴有肛门失禁的老年患者应进行提肛锻炼和生物反馈训练，有助于患者术后控制排便，但对于直肠基础压力降低的患者，生物反馈训练意义不大。

手术的目的不仅仅是控制脱垂，同时应考虑肛门失禁和便秘的控制，选择手术要考虑不同患者的要求，预期寿命不长的患者适合行单纯直肠乙状结肠切除，而年轻肛门失禁患者建议选择直肠固定术同时行盆底修补，合并明确结肠慢传输的患者，应选择全结肠切除术或次全结肠切除术。

手术的具体途径可经腹部、经会阴部、经腹会阴联合及经骶部。包括：①脱垂肠管切除术。②脱垂黏膜切除术或折叠术。③肛门环缩术。④骨盆底修补术或加强术。⑤直肠悬吊术和固定术。⑥提高或封闭直肠膀胱或直肠子宫陷凹的手术。⑦肠管或肠系膜缩短术。⑧修补会阴部滑动性疝。手术各有优劣，需针对不同情况选定手术方式，有时甚至需实施联合手术才能治愈。肠套叠是直肠脱垂的主要发病机制，治疗以针对直肠本身为主。

（王振军）

gāngmén shījìn

肛门失禁（faecal incontinence）

神志清楚而肛门节制和排便功能障碍，以不能随意控制排便和排气为主要症状的疾病。又称大便失禁。该病是排便功能紊乱的外在表现，患者失去控制排气、排便的能力，造成躯体和精神上的痛苦，严重地影响患者的生活质量。

病因及发病机制　正常排便过程涉及粪便性状、直肠容积、肛门直肠部的感觉传入、肛管张力及支配耻骨直肠肌和肛管外括约肌的神经系统的健全程度等环节，上述环节受到影响均可能导致该病。常见原因包括括约肌损伤、结直肠疾病、神经系统疾病等。①括约肌损伤：最常见的损伤为肛管直肠部手术和产伤，直接破坏肛管直肠环、肛门括约肌和肛提肌。内痔环切术或直肠拉出手术造成肛管皮肤大范围缺损或肛门瘙痒症经皮内注射治疗，破坏了皮内感受器，失去了对气体和黏液刺激的感觉及反射，导致括约肌不能及时收缩，形成感觉性肛门失禁。某些肛门直肠和会阴部手术，切断括约肌、耻骨直肠肌或肛尾韧带，或破坏肛管和直肠的正常角度，最终造成肛门失禁。此外，暴力、药物注射、灼伤、冻伤等均可破坏局部结构引起肛门失禁。②结直肠疾病：直肠肿瘤可直接浸润破坏括约肌，炎症可伴发腹泻、直肠脱垂及肛门松弛，导致控便功能不良。累及括约肌支配神经的疾病使肛门括约肌失去收缩功能而导致肛门失禁。混合痔、环形内痔、脱肛等可使肛门括约肌长期处于过度扩张状态而松弛，年老体弱者括约肌萎缩无力，导致括约肌功能减弱，出现肛门失禁。

临床表现 根据失禁的程度不同，可分为完全性失禁和不完全失禁两种。①完全性失禁：干便、稀便及气体的排出均不能控制。②不完全性失禁：仅能控制干便，而不能控制稀便和气体。病变较轻时，偶然出现粪便污染内裤，病情进展则粪便经常漏出而污染内裤，并伴有气体失禁。严重患者不能随意控制排便和排气，甚至咳嗽、下蹲、走路、睡眠时都可有粪便或肠液流出，患者肛门及会阴部潮湿、糜烂、瘙痒，可伴湿疹样改变及疼痛。

诊断 详细的病史和仔细的体格检查是确诊的必要依据，诊断结果应包含对失禁病因的判断，有助于制定治疗方案，达到理想效果。①需详细询问初起时症状及演变，有无肛门失禁的诱因，有无肛直肠部手术史、放射史及外伤史，有无神经系统、代谢方面的疾病及泌尿系统病史、目前失禁的程度、排便习惯及粪便性

状的变化等。②视诊：不完全失禁患者肛门闭合不紧，局部有粪便残留。完全性失禁可见肛门松弛呈圆形，可伴有畸形、缺损、瘢痕，肛周可残留粪便、黏液等，局部皮肤可呈湿疹样改变。③直肠指检：肛门括约肌松弛，张力减弱，收缩时括约肌及肛管直肠环收缩不明显或完全消失，肛门括约肌受损可扪及局部缺损和瘢痕。④直肠镜检查：可了解肛管黏膜状态、肛门闭合情况及肛管部有无畸形。纤维结肠镜检查可除外溃疡性结肠炎、克罗恩病、结肠息肉、结直肠癌等情况。⑤排粪造影检查：可动态了解直肠、肛管、肛门括约肌解剖形态及协同作用的功能，便于了解肛门失禁的原因，并能评估失禁的严重程度。⑥肛管测压：可测定内、外括约肌及耻骨直肠肌有无异常，此病患者肛管基础、收缩压均降低，内括约肌反射松弛消失，直肠感觉膨胀耐受容量减少。⑦肌电图测定：确定控制排便的肌肉是否存在神经损伤及判断损伤程度。⑧肛管超声检查：能够清晰了解肛管直肠壁各层结构及毗邻组织的形态，可判断有无括约肌受损，有助于明确便失禁病因，对于较小的缺损有较高的灵敏度。

治疗 治疗方案应依据病因及损伤程度来制定，如失禁为继发症状，则需治疗原发疾病，如中枢神经系统疾病、代谢性疾病、肛管直肠疾病等，原发疾病得到控制后，肛门失禁可自行缓解或得到改善。

非手术治疗 ①调整饮食结构、加强功能锻炼、养成良好的排便习惯。以清淡饮食为主，增加膳食纤维摄入，少吃刺激性或油腻的食物。②加强体育锻炼，

增强体质，提高机体各脏器的活力，坚持提肛动作20~30次/天，锻炼肛门功能，增强肛门括约肌的收缩能力。③解决造成腹压升高的合并疾病，如慢性咳嗽、前列腺肥大等。④肌电反馈：适用于神经性肛门失禁，将刺激电极置于外括约肌内，用电刺激括约肌和盆底肌，使之形成感觉反馈和有规律收缩，可改善失禁症状。

手术治疗 主要针对肛门括约肌损伤，修复其缺陷，恢复或替代其功能。常见可采用肛门括约肌修补术、肛门括约肌成形术、肛门括约肌折叠术、皮片移植肛管成形术等。

肛门括约肌修补术 目的是清理受损括约肌两断端的瘢痕组织，端端或重叠缝合，恢复括约肌的完整性，适用于损伤不久、括约肌缺损不足1/2者。如存在伤口感染应在6~12个月内修补，过晚修补，括约肌会出现已萎缩变性，导致术中寻找及缝合困难，影响疗效。

肛门括约肌成形术 适用于括约肌缺损大于1/2或完全破坏而无法行括约肌修补术的患者，多用股薄肌或臀大肌移植于肛管周围，代替或加强括约肌功能，可部分缓解失禁症状。股薄肌主要优点是肌力较强，收缩大腿时可产生收缩肛管作用。采用动力性股薄肌成形术，即股薄肌成形术后，再植入一电极以刺激股薄肌，解决了快缩肌肉易疲劳不能持续收缩的缺点，使移位的股薄肌长期保持张力而恢复排便自制。缺点是刺激器价值昂贵，且易感染，长期效果不确切。臀大肌重建肛管括约肌肌力优于股薄肌。预防感染是成形手术的关键，如术后发生感染，移植的带血管神经蒂的肌束会因炎症而纤维化，

导致手术失败。

肛门括约肌折叠术 适用于括约肌松弛的患者，折叠缝合部分括约肌达到缩紧括约肌的目的，有肛管前方括约肌折叠术及经阴道外括约肌折叠术，后者切口离肛门较远，感染机会较少。

皮片移植肛管成形术 适用因肛管皮肤缺损和黏膜外翻引起肛门失禁者，将带蒂皮片移植于肛管内，来改善患者失禁症状。

人工括约肌 包括肛门环绕术和美国人工肛门括约肌系统（American Medical System，AMS）动作装置。前者利用弹性硅化橡胶环或聚丙烯材料作为环绕肛门的假体，严重便秘患者慎用。后者类似于人工尿道括约肌，包括3个橡胶组件：可膨胀套囊、压力调节气球和可以开关的气泵，术后进行限制性饮食。两者利用这些植入装置代替肛门括约肌功能，对于那些除了造口没有其他选择的患者是恢复排便的最好选择。

若以上手术方法均得不到满意的效果，而失禁给患者造成异常痛苦，最终可考虑行结肠造口术，改善患者生活质量。

（王振军）

mànxìng biànmì

慢性便秘 （chronic constipation）

持续1~3个月的持续或间歇性便秘。表现为粪便干燥、坚硬、排出困难、伴排便不净、肛门阻塞感，不使用泻药时，7天内自发排空粪便不超过两次或长期无便意，给患者带来极度烦恼。慢性便秘发病率大于2%，女性高于男性，随年龄增长而升高。

病因及发病机制 排便为神经肌肉协调运动的过程，任何环节障碍均可能导致便秘。一般来说影响排便的因素包括年龄、饮食习惯、排便习惯、代谢性疾病、精神因素、肠道神经系统异常等。根据导致便秘的机制不同，慢性便秘分为：①结肠慢传输型便秘。指结直肠传输粪便功能障碍引起。结肠运动形式中最重要的形式为蠕动，由稳定向前的收缩波组成。有一种蠕动很快且推行远，称为集团性蠕动，是维持肠道正常功能所必需的。此类患者肠道蠕动减少，影像学或肠道功能检查可发现全胃肠或结肠传输功能低下，通过时间延长。②出口梗阻型便秘。正常排便时，粪便进入直肠，经神经反射引起肛门内括约肌松弛，直肠收缩使直肠内压力大于肛管压力，促进粪便排出。肛门、直肠解剖结构异常引起肛门内外括约肌功能障碍、失协调及排便动力障碍时，就会导致排便困难，引发便秘。此时，胃肠道或结肠传输功能正常，而肛门直肠动力学、排粪造影、耻骨直肠肌电图可发现异常，如盆底肌失协调、肛门内外括约肌功能障碍等。常见病因包括直肠狭窄、直肠前膨出、直肠脱垂、耻骨直肠肌综合征、孤立性直肠溃疡综合征等。③混合型便秘，同时存在慢传输和出口梗阻两种因素，以其中某种原因为主，也可以两者均不典型。

临床表现 慢传输型便秘常见症状为无便意、排便次数减少、排便间隔延长、粪便干燥质硬，某些患者甚至长达十余天无排便，可伴有腹胀等不适。结肠传输试验可发现肠道排空时间延长。出口梗阻型便秘患者直肠肛门及盆底存在功能障碍，临床上表现为排便量少、排便费力，伴有肛门下坠、阻塞感及排便不净感等，有时可出现肛周疼痛。某些患者需要用手插入肛门协助排便。直肠前膨出患者将手插入阴道可协助排便，老年人和女性多见。

诊断 采用罗马Ⅲ标准：至少满足以下标准中的两项或两项以上。①至少25%的排便费力。②至少25%的排便为块状或硬便。③至少25%的排便未排尽感。④至少25%的排便肛门直肠有梗阻或堵塞感。⑤至少25%的排便要用人工手法帮助排便。⑥每周排便少于3次。未使用泻药患者中，稀便少见。

尚不够诊断肠易激综合征（irritable bowel syndrome，IBS）。

目前的症状持续至少3个月，且诊断前症状出现至少6个月。

鉴别诊断 ①其他胃肠疾病：胃癌、十二指肠狭窄、囊性纤维化病等。②结直肠疾病：结直肠癌、假性肠梗阻、结直肠憩室病、克罗恩病、乙状结肠扭转、肠易激综合征、缺血性结肠炎或溃疡性结肠炎。③肛门部疾病：肛裂、肛门狭窄、肛管直肠周围脓肿、血栓性外痔等。④神经源性结肠：先天性巨结肠、巨结肠及巨直肠、神经节细胞减少症、美洲锥虫病（American trypanosomiasis；Chagas disease）等。

治疗 首选非手术治疗，但经过严格的非手术治疗无效或出现功能障碍症状时，部分患者可从手术中获益。手术治疗虽可使部分患者获益，但由于手术创伤、可能出现的并发症导致部分患者术后症状改善不明显，甚至个别患者症状加重，在选择手术时一定要慎重。除非以下情况，否则不要轻率进行手术：①经过严格的非手术治疗，药物和综合治疗效果均不佳。②出现严重的功能障碍，患者难以继续耐受。③确认患者没有严重的精神疾患，且并非代谢性及神经源性疾病。

④检查发现存在解剖或生理方面异常，导致便秘症状，且可以通过手术来纠正。

手术主要目的为纠正粪便传输和排出两个过程中的缺陷，不同病因应采取不同的方式治疗。在多种情况下，两种病因同时存在，应仔细分析两者在便秘过程中哪个相对起主导作用，谨慎选择手术方式，确保手术效果。如术前评价错误，或忽略了某一种因素，就会影响手术效果，术后易复发。

结肠慢传输型便秘 常选用全结肠切除术或次全结肠切除术，结合回肠直肠或盲肠直肠吻合重建消化道。手术创伤大，术后易出现并发症，手术适应证一定要严格把握：①有确切的结肠无张力的证据。②无出口梗阻。③肛管有足够的张力。④临床上无明显的焦虑、忧虑及精神异常。⑤无弥漫性肠道运动失调的临床证据。术前应告知患者手术目的为消除便秘症状，形成规律排便，而对伴发的其他症状并不一定能够得到缓解。保留盲肠及回盲瓣、保留部分乙状结肠会导致术后复发率增高。吻合口过低会出现排便次数增多，某些患者甚至会出现肛门失禁。既有结肠传输功能障碍又合并有直肠排空障碍的混合型慢性便秘的患者，在结肠切除的应同时解决导致直肠排空障碍的疾病或异常。

出口梗阻型便秘 根据导致出口梗阻的具体原因选择手术方式。①直肠前膨出：手术目的是纠正解剖异常和消除直肠前膨出的症状，应根据直肠前膨出类型选择不同的手术方式，Ⅰ型直肠前膨出采用经直肠修补，Ⅱ型直肠前膨出采用经阴道修补或加内括约肌水平折叠，Ⅲ型直肠前膨出可采用经腹和阴道联合修补吻合器经肛门直肠部分切除术具有创伤小效果佳的优势。②直肠内套叠：可采用痔上黏膜环切术（PPH）、经肛门吻合器直肠部分切除术（Starr 手术）、Delorme 手术、经直肠远端直肠黏膜纵行折叠术、硬化剂注射疗法、胶圈套扎疗法、经腹直肠固定术等术式。③耻骨直肠肌综合征：采用闭孔内肌自体移植术可取得较理想疗效。采用耻骨直肠肌全束部分切除术，早期效果肯定，远期疗效差。

（王振军）

zhíchángqiánpéngchū

直肠前膨出（prerectal bulging）

各种原因所致直肠前壁和阴道后壁突入阴道内的疾病。又称直肠前突。由于直肠前壁、直肠阴道隔、阴道后壁薄弱造成，本质为直肠前壁和阴道后壁疝。是女性出口梗阻型便秘的常见原因之一。该病为女性，老年女性多见。

分类 根据解剖部位可以将直肠前膨出分为低位（阴道下1/3）、中位（阴道中1/3）和高位（阴道上1/3）三种类型。中高位前膨出常合并盆腔脏器脱垂，比如子宫脱垂、盆底疝。低位前膨出多存在直肠阴道隔内筋膜或直肠括约肌上部缺陷，与分娩时会阴撕裂有关。其中最常见的类型为中位前突。

病因及发病机制 为排便时直肠前壁过度突入阴道的一种病理状态。正常排便时，腹压升高，盆底肌松弛，肛管直肠角度变钝，盆底呈漏斗状，肛管成为最低点。粪便在排便压力下排出，由于骶曲的存在，下排粪块的垂直分力为排便动力，而水平分力则作用于直肠前壁使其向前突出。男性直肠前方存在前列腺，直肠不易前突，前列腺切除术后局部空虚，缺乏支持，可导致发病。女性由于前方较空虚，该水平分力则作用于直肠前壁易使其向前突出。直肠阴道隔中有腹会阴筋膜，并有提肛肌纤维在相互交织，两者可加强直肠阴道隔的强度，来抵抗导致前突的分力，排便时直肠阴道隔不致过度前突而改变粪块运行方向。年龄增大、分娩、盆腔及肛门部手术史及长期不良排便习惯使盆底受损而松弛，尤其是分娩时，可使肛提肌裂隙中的交织纤维撕裂，降低了直肠阴道隔的强度，在受到排便水平分力时导致直肠前壁向阴道内突出。

临床表现 最常见的症状是便秘，患者常自觉排粪困难，伴有肛门部坠胀。用力排粪时腹压增高，部分粪便经压力的作用下坠入前突内，停止用力后粪便又回到直肠，导致排便困难。由于粪块积存在直肠内，患者自觉排便不尽、肛门下坠而竭力排便，腹压增加，推挤松弛的直肠阴道隔，从而加重前突，形成恶性循环，症状越来越重，部分患者需灌肠才能排便，或在肛周、阴道内加压协助排便，甚至将手指伸入直肠内扣挖粪块。80%以上患者可合并肛门直肠病变，如痔、直肠脱垂、肛裂、肛瘘、耻骨直肠肌综合征、会阴松弛等，患者出现直肠疼痛、出血、肛门失禁等症状，与此有关。

诊断 根据上述典型病史、症状及体征，诊断并不困难。患者多有便秘症状，部分患者可有用手辅助排便病史。直肠指检可以触及肛管上端的直肠前壁有一圆形或卵圆形突向阴道的薄弱区，用力排便时突出可更明显，甚至突出阴道外（图）。排粪造影为确诊的最佳方法，可以见到直肠前

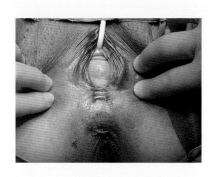

图　直肠前膨出（王振军供图）

壁向阴道突出，钡剂排出困难。前突的形态可为袋状、鹅头角状或土丘状，边缘光滑，其内多有钡剂嵌留。依据排粪造影检查结果，直肠前突可以分为三度：轻度，前突深度为 0.6～1.5cm；中度为 1.6～3cm，重度>3.1cm。气囊排出试验将连接气囊的导管插入肛门壶腹部，注入 100ml 气体。嘱患者用力做排便动作，了解直肠的排泄功能。正常人 5 分钟内可以将气囊排出，直肠前膨出患者排出时间超出 5 分钟。盆底动态 MRI 对于其诊断具有直观准确的优势。

鉴别诊断　①阴道后疝：为阴道和直肠间的腹膜疝入阴道内，疝内容物包括网膜、小肠等，患者多有盆腔下坠感，可行直肠和阴道内检查，直肠前膨出为局部薄弱感，而阴道后疝拇指和示指间有饱满感。必要时可行排粪造影予以鉴别，鉴别阴道后疝可防止手术对腹内容物误伤。②直肠后突：为慢性肌紧张导致肛提肌分离，盆底分离使直肠下降向后突出，排粪造影可区分两者。

治疗　首先可采用非手术治疗，改善饮食习惯，增加膳食纤维的摄入，多饮水，每天饮水大于 3000ml，服用缓泻剂协助排便，不主张采用泻剂及灌肠。同时加强锻炼，改善腹肌及膈肌力量。

部分患者经过以上治疗，症状得到缓解。

手术的目的是消除前突，疏通排出道，加固直肠阴道隔，恢复正常排便功能。直肠症状持续一年以上，经过 3 个月正规非手术治疗症状无好转，需用手压迫阴道或会阴才能排便，排粪造影发现膨出大于 4cm，排粪造影提示前膨出内造影剂不能排空或仅少量排出。满足以上 3 个以上条件可考虑手术治疗，且术前应全面考虑导致顽固性便秘的病因，根据患者的病情轻重及其肛管直肠并发症的情况选择术式。手术方式主要有以下三类：经阴道后壁手术、经肛门直肠修补术和经腹手术。通常，低位直肠前膨出可采取门括约肌成形术修复破裂的会阴体及括约肌损伤。中位直肠前膨出可采取经阴道或经肛门入路手术，经肛门手术可同时治疗肛门直肠病变，易为患者接受。高位直肠前膨出建议采用经阴道法修复，可以更好地观察近端阴道情况。存在阴道穹脱垂和阴道后疝时可采用经腹治疗。

需注意，直肠前膨出多合并有痔、肛瘘、肛裂、结肠慢传输、直肠内套叠、会阴下降等。术前应充分评估，术中应同时治疗合并疾患，否则会影响疗效。

（王振军）

zhícháng nèitàodié

直肠内套叠（intrarectal invaginate）　排便时近侧直肠单纯黏膜层（或全层）叠入远侧肠腔（或肛管）内，但未超过肛缘的功能性疾病。又称直肠内脱垂、隐性直肠脱垂或不完全性直肠脱垂等。是出口性梗阻性便秘的常见原因之一，发病率为直肠脱垂的 3～5 倍，占结肠直肠疾病的 5%。多发生在直肠远端，部分患者可累及

直肠中段。

病因及发病机制　确切病因尚不清楚。目前认为乙状结肠及直肠冗长是发病的必备条件。而便秘是引起发病的重要因素，两者互为因果。因直肠前壁承受来自直肠子宫（膀胱）陷凹的压力，故脱垂多从直肠前壁黏膜开始，前壁黏膜脱垂进一步发展，将牵拉直肠后壁和侧壁黏膜，形成全周黏膜脱垂。病变进一步进展则会形成直肠全层套叠。当脱垂在直肠或肛管内形成>3mm 厚的环状套叠时即为直肠内套叠，≥5mm 者多为全层套叠。排便时粪便刺激直肠下端引起便意，同时，直肠黏膜向下脱垂阻塞肠腔，阻止近端肠内容物进入远端直肠，用力反而会加重阻塞，便意愈重。腹部放松后，黏膜回缩，肠腔开放，则可再次解出少量粪便。骨盆肌肉松弛、肛门括约肌功能减弱、腹压增加以及导致肛提肌和直肠周围支持组织松弛的直肠肛门局部病变均可引起发病。分娩造成盆底肌损伤和子宫后倾可促进病情发展。将直肠内套叠视为直肠脱垂的前期，后期会发展为直肠脱垂。

临床表现　男性较多，其症状为顽固性排便困难，常见排便费时费力、排便不净及肛门阻塞感，且用力越大，阻塞感越重，将栓剂或手指插入肛门可帮助粪便排出。这是因为插入的手指或栓剂将脱垂的直肠黏膜复位，解除了梗阻。久之，患者可形成以此种习惯帮助排便。某些患者排便时可出现下腹部或骶部疼痛，偶排血便或黏液便。部分患者可伴有抑郁或焦虑等精神症状。

诊断　当患者排便次数增加、便不尽，便量少且伴阻塞感时应考虑该病可能。①直肠指检：可

及直肠内黏膜松弛或肠腔内黏膜堆积，上下活动。②乙状结肠镜检查：检查时套叠多已复位，可在内套叠处发现糜烂、溃疡、黏膜红斑或水肿，应避免误诊为直肠炎症，嘱患者增加腹压可见直肠黏膜下降堆积。③钡剂灌肠造影：可了解乙状结肠是否冗长。④排便动态造影：是该病确诊依据，典型病例侧位片可见黏膜脱垂呈漏斗状，部分患者有骶骨直肠分离现象，还可确定直肠内脱垂、直肠脱垂的起始部位，有助于判断直肠排空情况。通过测定骶直间距、骶骨或骶尾骨曲率、排便过程中有无骶骨直肠分离等，可判断直肠的固定程度。⑤肛管直肠测压：有助于了解肛门括约肌等的功能，测压的结果表明其存在肛管压力的降低，其中直肠黏膜脱垂有肛管静息压降低，而全层直肠套叠则存在肛管静息压和咳嗽压的降低。

治疗 应以非手术治疗为主，严格掌握手术适应证，术后继续调节饮食结构，改善排便习惯，加强功能锻炼等，防止复发。

一般治疗 多饮水，增加膳食纤维摄入，纠正不良排便习惯，避免过久用力排便，加强肛提肌与括约肌锻炼，适当服用如口服乳果糖等缓泻剂，不建议使用刺激性或高渗性泻药。太宁栓等黏膜保护剂有通便或减轻症状作用。

硬化剂局部注射疗法 利用药物局部刺激作用，产生无菌性炎症，使直肠黏膜与肌层或直肠与周围组织间呈多点的局部纤维化粘连，从而达到固定松弛的直肠黏膜的作用。注射疗法适用于黏膜脱垂或无盆底脏器移位的全层脱垂，常用的硬化剂有消痔灵注射液、5%鱼肝油酸钠及95%乙醇等。直肠黏膜纵行缝合加硬化

剂注射固定术通过缝扎注射使直肠黏膜的环形套叠变成纵行折叠，提高黏膜的张力和支撑作用，硬化剂又使黏膜组织呈柱状固定在肠壁上，解除了用力排便时的套叠梗阻。

黏膜套扎术（胶圈套扎疗法）
介于注射疗法和手术疗法之间的有效疗法，使用胶圈套扎器在齿状线上方做肠黏膜多处套扎，去除多余黏膜，应用普遍，简单有效、费用低，因套扎点位于齿状线上方1cm以上，通常无痛。

手术治疗 直肠内脱垂致顽固性排便困难经非手术治疗无效后，可借助外科手术治疗改善症状。目的是纠正形态学异常，去除病因，阻断引起直肠脱垂的各因素间的相互影响，但不能过分强调回复解剖意义上的正常，否则会加重盆底神经及肌肉损伤，症状不但不改善，反而会有部分患者病情加重。术前应结合结肠传输试验、肌电图、肛管测压等检查分析多因素对排便的影响，经过严格的非手术治疗后方可考虑。手术方法包括经腹及经会阴两种途径，包括直肠固定术、乙状结肠切除术、直肠黏膜间断缝扎术、Delorme 手术、PPH 手术、Starr 手术及 Ripstein 手术等。

（王振军）

chǐgǔzhíchángjī zōnghézhēng
耻骨直肠肌综合征（puborectal muscle syndrome） 局部感染等因素造成耻骨直肠肌肥厚，伴有反常性收缩并失去舒张功能的疾病。又称盆底痉挛综合征或耻骨直肠肌肥厚。该病可使患者盆底出口处梗阻，导致排便障碍。病理特点为耻骨直肠肌纤维肥大，局部可伴有炎症反应。

病因及发病机制 尚不明确，一般认为局部感染引发局部炎症，

刺激耻骨直肠肌痉挛，排便时粪便通过导致疼痛加剧，反射引起耻骨直肠肌反常收缩，长期痉挛会导致肌纤维水肿、纤维化和瘢痕化，从而造成耻骨直肠肌肥厚，且失去舒张功能。此外，长期便秘、使用泻药、医源性损伤、长期的精神紧张状态，也是导致该综合征的原因。正常排便时，肛门括约肌与耻骨直肠肌应处于松弛状态，以便粪便排出，而该综合征患者排便时肌肉呈过度收缩状态，肛管不能开放，造成排便困难。

临床表现 主要症状为缓慢进行性加重的排便困难，排便费力而过度用力排便，排便时间过长，粪块细小，排便次数增加且有排便不净感。部分患者排便时可有肛门区域疼痛，处于精神紧张状态。

诊断 需要结合症状、体征及辅助检查综合考虑。①患者出现缓慢进行性加重的排便困难，排便费力而过度用力排便。排便次数增加，每次便量减少且有排便不净感，须服用泻剂或灌肠，且用药效果越来越差。②直肠指检：耻骨直肠肌明显肥厚肛门括约肌张力增高，边缘锐利，可有触痛，肛管功能长度增加。③肛管压力测定：提示肛门收缩压和舒张压均增高，排粪反射曲线异常，肛管长度增加，可达 5.0～6.0cm。④气囊逼出试验：提示50ml 或 100ml 气囊排出均延迟或不能排出，而正常情况下多在5分钟内排出。⑤盆底肌电图：提示耻骨直肠肌有反常的肌电活动。⑥排粪造影：排便时肛管未松弛，有耻骨直肠肌压迹，静止及用力排便时均有"搁架征"。⑦CT 及 MRI 检查：对耻骨直肠肌综合征的诊断具有重要意义，有

助于选择进一步检查方法、手术方式及为预后评估提供客观依据。

治疗 具体的治疗方案应由患者病变程度决定。早期症状轻病史短的患者可选择非手术治疗。①调节饮食：可服用富含纤维素的食物，保持排便顺畅，使用缓泻剂或低容量灌肠。②温水坐浴：可缓解局部肌肉痉挛，减轻疼痛。③扩肛：简单有效，可在局麻下进行，采用指法或扩肛棒扩肛，扩张至4指，持续约5分钟左右，每周1次，若结合排便反馈训练效果更好。④生物反馈疗法：包括压力反馈、肌电反馈及排粪造影反馈，肌电反馈最为常用。

长期非手术治疗无效，症状加重，可考虑手术治疗。主要针对耻骨直肠肌肥厚、瘢痕形成进行处理，手术可采用经骶尾下切口切断部分耻骨直肠肌的方法，解决肛管狭窄，从而通畅排便。术前要仔细对患者情况进行评估，排除影响手术效果的其他原因。术前局部可进行理疗和气囊扩肛，使瘢痕软化，改善肛管直肠的顺应性。手术可采用腰麻或骶麻，于尾骨尖向下做长4.0~5.0cm正中切口，解剖分离耻骨直肠肌，切开耻骨直肠肌肌束1.5cm宽。手术治疗短期内可获得满意效果，但不持久，部分患者术后2~3个月后可再次出现排便困难，甚至较术前更重。该综合征有时常与其他功能性出口梗阻性病变同时存在，如直肠内套叠、直肠前膨出、会阴下降等。术前应进行鉴别，以免影响手术效果。

（王振军）

gūlìxìng zhícháng kuìyáng zōnghézhēng

孤立性直肠溃疡综合征（solitary rectal ulcer syndrome）

以鲜血便、黏液便、里急后重、排便困难、排便不净感、肛周坠胀疼痛以及肠道功能异常为主要症状的疾病。又称直肠良性孤立性溃疡、直肠良性非特异性溃疡。多见于成年人，中年人多见，无性别差异。多数患者直肠下段前壁有单个溃疡，距肛缘6~10cm，活检有典型的组织学改变，非恶变，但易与恶性疾病混淆。

病理 ①黏膜表面浅溃疡形成。②黏膜肌层增生肥厚，平滑肌细胞向固有膜内生长。③固有膜内纤维组织增生。④腺体变性、坏死及增生反应。⑤部分黏膜层及黏膜下层黏液池形成。组织学改变可能为黏膜脱垂、组织缺血和损伤共同作用的结果。

病因及发病机制 病因尚不明确，考虑为多种因素导致。①直肠前壁脱垂与盆底异常：直肠前壁脱垂导致患者排便欲望，患者频繁用力试图排便，结果又加重了脱垂的程度，形成恶性循环。大多数患者存在慢性便秘，有长期用力排便病史，并有里急后重及排便不净感，有的患者每天排便次数大于20次，有的排便时间超过2小时，而便量并不多。患者常自行用手解除阻塞，容易损伤直肠黏膜，导致溃疡形成、炎性反应及纤维化。此外，脱垂的直肠黏膜刺激盆底反射性收缩，而在正常排便时盆底肌肉应处于舒张状态，异常收缩的耻骨直肠肌造成脱垂的直肠黏膜缺血，导致局部溃疡。②直肠脱垂与隐匿性直肠套叠：部分患者在用力排便时发生直肠脱垂，用手指或用力收缩外括约肌试图来还纳，脱垂顶部受损伤而形成溃疡。部分患者因为套叠产生便意，并竭力排便，导致套叠部位缺血形成溃疡。这也解释了溃疡多位于直肠较高部位的原因。③其他因素：

可能与肠道炎症、血管异常、细菌或病毒感染等有关。

临床表现 可出现所有肛门直肠疾病的症状。如便血、大出血、黏液便、便秘、排便困难、里急后重、排便不净、自行手指插入肛门诱导排便、直肠肛门疼痛、腹泻、肛门失禁等。便血为鲜红色血便，多于用力排便后出现，量少，少部分可出现大出血，需要输血及手术干预，出血原因为创伤、黏膜充血及出血。黏液便与直肠前壁脱垂或直肠套叠相关，经过直肠脱垂或套叠的治疗后消失。存在溃疡的患者出血、疼痛、排便费力、里急后重及自行手指插入肛门诱导排便出现概率较高。该病患者还可出现肠道功能异常，大多数患者存在用力排便病史，急便感为最常见的肠道功能异常，每天排便可达20次之多，患者还可出现便秘或腹泻。合并完全性直肠脱垂的患者可出现肛门失禁。部分患者可出现精神方面的症状。

诊断 应根据该病的临床表现特点和组织学改变的特征，并结合内镜等检查做出诊断。①患者无特征性症状，可出现所有肛门直肠疾病的症状。②腹部查体多无明显异常证据，直肠指检可扪及直肠下段前壁增厚的黏膜溃疡，触痛，伴有脱垂的患者做排便动作时可扪及脱垂顶端，指套血染伴有黏液。③乙状结肠镜检查：可导致外括约肌痉挛引起剧痛，顺应性差，但该病的诊断多建立在内镜检查上，可见单发难愈溃疡，也可为多发，位于距肛缘5~7cm处直肠前壁，表浅，大小不等，形状各异，基底覆有灰白色坏死物，接触易出血。行内镜检查时如嘱患者用力做排便动作，可发现伴发的黏膜脱垂或套叠。④钡剂灌肠：有助于鉴别结肠肿瘤或炎症性肠病，对溃疡诊断意义不大。⑤排便造影：可发现合并的黏膜脱垂和直肠套叠，同时还能够发现盆底痉挛、会阴下降等异常情况。⑥内镜超声：可发现括约肌缺损，部分患者可发现内括约肌断裂，溃疡周围直肠壁增厚。⑦病理检查：这是区别该综合征与肿瘤、炎症性肠病及确诊的最可靠依据。其特征性表现是黏膜固有层血管闭塞，黏膜肌增厚并被纤维充填，肌层纤维化并增厚，可突向肠腔，黏膜下有异位腺体。

鉴别诊断 ①结直肠肿瘤：该征患者腺体细胞具有一定的异型性，腺体大小不一，加上内镜活检取材组织较小并有破碎，故易与肠癌混淆，必要时溃疡切除明确诊断，需要注意的是要警惕年轻患者罹患结直肠癌。当腺体增生反应明显时，易与腺瘤混淆，应加以鉴别。②肛门直肠性传播疾病：如淋病、尖锐湿疣、梅毒等，需结合血清学检查与病理活检鉴别。③痔：该病可并发痔。痔核硬化结节间可见残留的扩张血管，血管周围纤维化明显，黏膜下层纤维组织中的平滑肌增生不明显。④炎症性肠病：并发直肠炎的患者，要注意与克罗恩病以及溃疡性结肠炎患者进行鉴别，病理活检和影像学检查有助于两者区分。

治疗 非手术治疗主要目的为改善患者排便费力的症状，建议患者进食高纤维素饮食，使用缓泻药，保持排便通畅，并使用栓剂或灌肠协助排便。同时教导患者坐在马桶上的时间不要超过1分钟。生物反馈疗法可用于合并出口梗阻性便秘者，纠正肌肉异常收缩，有助于消除症状，特别是对经直肠固定术后仍存在症状者，但治疗效果有待进一步观察。目前尚没有证据表明局部或全身使用激素有确切意义。

手术治疗应严格掌握手术适应证，除非患者症状本质上归于长期反复用力排便，否则不要轻率采取手术。直肠固定术，可解除直肠脱垂或直肠套叠，效果取决于是否存在直肠脱垂或套叠。如果患者存在结肠慢传输，同时切除冗长的乙状结肠较单纯的直肠固定术效果良好。长期慢性出血的患者可从直肠切除及结肠造口或经腹会阴切除手术中获益。溃疡局部切除术并发症发生率高，目前不建议进行。内括约肌切开术与肛门直肠肌切除术，远期效果不佳且可导致肛门失禁。耻骨直肠肌分离术，少部分患者症状可得到改善。其他手术方式还有Delorme术、直肠腔缩小术等，效果均不理想。

预后 很大一部分患者治疗后效果不佳，随访变化不大。溃疡一旦形成，就有经久不愈的趋势，可长达数年甚至几十年，极少数患者溃疡可以自愈，但即使经过治疗，伴发的症状仍可能存在。目前未有恶性变的报道。

（王振军）

肛门直肠性传播疾病（sexually transmitted diseases in anorectum） 发生在肛门直肠的性传播疾病。性传播疾病指通过性交传播的疾病。性传播疾病病原可以为细菌、病毒或寄生虫，常见淋病、传染性软疣、尖锐湿疣、梅毒、获得性免疫缺陷综合征（艾滋病）等。20年来，性传播疾病发病率升高，同时肛交人数增多，肛门直肠受性病感染的概率增加，多性交伙伴行为增加

了性病的传播机会，此外非肛交、接触受污染的物品等也可受到感染。感染病原的种类及受感染部位不同，患者可出现不同的症状。肛门直肠性传播疾病患者常存在其他器官受染或非性传播疾病，此时诊断会有一定困难，需引起人们关注。

病因及发病机制 致病原可以为细菌、病毒或寄生虫，常见的种类有淋球菌、传染性软疣病毒、人乳头瘤病毒（human papilloma virus，HPV）、梅毒、人类免疫缺陷病毒（human immuno-deficiency virus，HIV）等，传播途径主要通过肛交直接接触。近年来，肛交人群越来越多，且不仅局限于男同性恋人群，美国的调查显示14%～27%的男性和19%～35%的女性有肛交史，肛交人群很少使用安全套，有人甚至从来不用。肛门直肠的黏膜十分脆弱，肛交易造成黏膜破损，导致肛门直肠罹患性传播疾病。性传播疾病患者泌尿生殖器官的分泌物中也可带有致病原，经由会阴流至肛周，引起肛门直肠受累。还有部分患者通过接触性传播疾病患者使用过的物品，如卫生洁具等受染，这些物品被污染携带致病原而具有传染性。

临床表现 与具体的致病原种类有关。①细菌性性传播疾病：可无临床症状或出现局部瘙痒、血便或黏液脓血便、里急后重、会阴部及肛门部疼痛、腹泻与发热等症状。直肠镜检可见直肠炎、异常排泄物（淋病或弯曲杆菌属细菌感染为黏液脓血便、衣原体感染为血性便）、肛门溃疡与脓肿形成。②病毒性性传播疾病：可出现肛门直肠疼痛、排泄物异常、出血和局部瘙痒（传染性软疣患者可有皮肤病损，无痛，呈扁平、

圆形并有脐形凹陷）。肛门镜检查可发现疱疹、溃疡或疣体。③寄生虫性性传播疾病：以全身症状明显，如发热、抽搐、血性泻等。典型的阿米巴溃疡肛门镜下呈沙漏状，而贾第鞭毛虫所致的溃疡呈弥散存在。此外，症状的出现和感染部位有关，齿状线远侧上皮富含感觉神经纤维，受累后可导致剧痛、里急后重感，而齿状线近端直肠表面覆盖柱状上皮细胞，感染后以直肠炎、血便以及脓便为主，可无明显疼痛。此外，性传播疾病可累及全身多个器官，相关症状会掩盖肛门直肠的不适，诊断时需加以注意以免漏诊。

诊断　要依靠症状、体征和病原学检查，不同种类的病原引起的皮损外观可具备其各自特点，病变部位活检与血清学检查是确诊的重要依据。①细菌性性传播疾病：诊断要结合临床症状、体征、粪便及排泄物检查以及内镜检查结果。②病毒性性传播疾病：诊断应依据切取、刮取活检及特殊染色，血清学检查有助于确诊。③寄生虫性性传播疾病：皮损具有独特特点，诊断需结合刮取物或切取活检结果。病原学结果一方面为确诊提供有力依据，并有助于制定有效的治疗方案，有重要意义。

治疗　具体方案要依致病原种类来定。①细菌性性传播疾病：首先要明确致病原的种类，不同的致病原可采用相应的敏感抗生素。②病毒性性传播疾病：皮损治疗主要以切除或毁损为手段，再兼以抗病毒治疗，如疱疹病毒可用阿昔洛韦治疗。特别要注意的是，艾滋病的治疗原则发生了较大的变化，由最初的针对HIV进行治疗到现在的采用药物控制患者病程进展，使之处于艾滋病

前期阶段而不发病。③寄生虫性性传播疾病：治疗应在明确致病原因后，可采用全身用药，如阿米巴与贾第鞭毛虫的治疗可采用甲硝唑，而贝氏等孢球虫对复方新诺明治疗敏感。

预防　预防和治疗同样重要。①对高危人群进行宣传教育，避免危险性行为，尤其是肛交。②筛查无典型症状的患者，并及时治疗。③采用确实有效的治疗措施。④患者的性伙伴应进行筛查，确认有无受染，并采取正确的措施。

（王振军）

àizībìng xiāngguān gāngmén-zhícháng jíbìng

艾滋病相关肛门直肠疾病

（anorectal disease associated with AIDS）　人类免疫缺陷病毒（HIV）感染导致肛门直肠出现各种症状的疾病。约34%的艾滋病患者出现肛门直肠症状，局部表现以病毒感染、机会性感染和肠道恶性肿瘤为主，青壮年多见，男性发病率高于女性，尤其是男同性恋。

病因及发病机制　HIV可通过直接接触患者的体液、血液、精液、阴道分泌物等进行传播，肛交、危险性行为、共用注射器吸毒、输注被污染的血制品以及哺乳等均可导致传染，拥有多个性伙伴增加了感染的概率。眼泪、唾液和汗液，病毒数量很少，多不会导致艾滋病的传播，一般接触并不能传染艾滋病。

与梅毒、淋病等其他的性传播疾病不同，后者一般先有病原体入侵部位，导致局部病变，病变进一步进展而发展到其他器官，而HIV本身并不会引发任何疾病，艾滋病肛门直肠局部的症状，不表现为病毒入侵直接导致的局部

皮肤和黏膜反应，而表现为免疫系统崩溃后而罹患的机会性感染、特征性恶性肿瘤。HIV侵入体内后，攻击CD4$^+$的T淋巴细胞，导致其死亡。CD4$^+$T淋巴细胞称为辅助性T淋巴细胞，在体内细胞免疫系统内扮演着类似警察的重要角色。HIV感染后不仅减少了CD4$^+$T淋巴细胞的数量，同时也减弱了其识别病原的能力。此外，受到HIV感染的影响，体内的巨噬细胞吞噬能力下降，B淋巴细胞产生抗体的功能减弱，最终导致患者机体免疫力下降或消失，容易受到致病原的攻击。甚至一些致病力较弱，在免疫功能正常时不能致病的病原体，侵入人体内导致各种疾病，称为机会性感染。艾滋病患者机体对机体肿瘤丧失了识别和清除的能力，易于罹患各种肿瘤。故此，艾滋病肛门直肠部位的临床表现基本上也就是各种病毒感染、机会感染和恶性肿瘤。

临床表现　常表现为各种机会性感染、病毒感染、恶性肿瘤，男同性恋发生此类肛管直肠恶性病变的概率较一般人为高。常见疾病有以下几种。①结核：可出现水样泻、脱水、吸收障碍，伴剧烈腹痛，肛周可发现脓肿或溃疡。结核菌素试验阳性率仅为10%~40%。肠镜病理活检可见干酪样坏死灶及嗜酸杆菌。②巨细胞病毒感染：是艾滋病患者最常见的肠道感染类型，超过10%患者可出现此类感染。常表现为直肠炎，出现腹泻、发热、体重减少及便血情况。诊断需要结合直肠镜检，可见肛管溃疡，基底部作擦拭活检可发现巨细胞病毒。巨细胞病毒引起的直肠炎可导致致命出血及穿孔。③卡波西肉瘤：艾滋病患者最常见的恶性肿瘤，

男性多见，上消化道发病率高。出现在肛管直肠部位常表现为腹泻、里急后重感及便血。查体见隆起的梅子样疣状物，活检易出血，常因无意中组织活检而发现。④非霍奇金淋巴瘤：艾滋病患者罹患非霍奇金淋巴瘤的概率较正常人为高，与免疫抑制和 EB 病毒感染有关。常见症状为高热、里急后重及肛周疼痛，常误诊为肛周脓肿，局部可发现红斑或硬结，切除活检可以确诊，预期寿命少于 12 个月。⑤肛管恶性肿瘤：男同性恋易患这类恶性疾病，目前认为肛交为恶性肿瘤发病高危因素，HPV 感染也为潜在发病原因。好发部位为肛管直肠移行区和直肠黏膜，活检有助于确诊。肛管鳞癌常有生殖部疣病史。⑥肛裂：为艾滋病患者常见的肛门直肠部位疾病，需与艾滋病特异性溃疡相鉴别，活检 HPV16，HPV18 阴性，常见症状为周期性疼痛、便秘及便血。

诊断 首先应确诊艾滋病，包括详细了解病史，有无危险性行为等可能感染 HIV 的高危因素。仔细查体，检查口咽、肛门部位有无真菌感染引发溃疡，了解全身淋巴结情况，明确有无卡波西肉瘤等恶性肿瘤。实验室检查：严重细胞免疫缺陷，特别是 $CD4^+T$ 淋巴细胞缺陷。分离检测阳性或 HIV 抗体确证试验阳性者，均可确诊为 HIV 感染。要注意通常感染 2~6 周机体才能产生 HIV 抗体而被检出，要注意此阶段的患者出现假阴性结果。

鉴别诊断 需要与以下疾病进行鉴别：①原发性免疫缺陷病。②其他继发性免疫缺陷病，如使用皮质激素或放化疗后等引起继发免疫缺陷。③特发性 $CD4^+T$ 淋巴细胞减少症，和艾滋病症状相似，但无 HIV 感染。④自身免疫性疾病，如结缔组织病、血液病等，也可出现发热及消瘦。⑤淋巴结肿大疾病：如霍奇金病、淋巴瘤、血液病等。

治疗 对于艾滋病的治疗有了新的进展，可以检测病毒的负荷及其活动，新的治疗方案侧重于重建患者的免疫系统和有效改善患者生活质量。但这些方法并不能够治愈艾滋病，因此，就诊于外科的艾滋病患者会越来越多。对艾滋病目前尚无确切有效的治疗方法。可采用抗 HIV 药，如齐多夫定（叠氮胸苷，AZT）等，来延长患者存活期，增强患者体质。免疫增强剂，如白介素、干扰素等对治疗艾滋病患者的免疫缺陷有一定的作用，但效果不佳。

根据艾滋病患者肛管直肠不同病变采用不同的方案进行治疗。①结核：多为耐药菌株，常规抗结核治疗效果不佳，需采用大环内酯类、喹诺酮类等药物，可有一定疗效。②巨细胞病毒感染：巨细胞病毒引起的直肠炎常导致命出血及穿孔，需急诊手术处理，采取次全结肠切除、末端回肠造口，但术后死亡率极高。轻症患者可采用药物控制症状。③卡波西肉瘤：放化疗、干扰素治疗效果不佳。仅在出现并发症时才考虑手术治疗，且切除范围应局限在病变部位，不应扩大切除范围。除肺卡波西肉瘤外，其他部位卡波西肉瘤并非艾滋病患者死亡原因，但胃肠道卡波西瘤的出现提示预后较差，尤其是合并感染时。④非霍奇金淋巴瘤：通常采用联合化疗，不建议手术治疗。手术目的仅为切除肿瘤，解除梗阻，要保证切缘干净，是否恢复肠道连续性要视患者情况而定。要注意使用药物可加重免疫抑制，造成病变进展。⑤肛管恶性肿瘤：可采用放化疗相结合的治疗方案，患者预后差，且患者多虚弱而难以耐受治疗。⑥肛裂：清创及病变部位封闭可以缓解症状。

艾滋病患者肛管直肠部位多为小手术，如脓肿切开引流、经直肠活检、痔切除、内括约肌切开术及肛瘘手术等，但伤口愈合是一个严重问题，且术后死亡率、并发症及复发率不能预测，需要临床医师注意。

（王振军）

gāngmén jiānruìshīyóu

肛门尖锐湿疣（anal condyloma acuminatum）
肛门及肛周皮肤黏膜交界处的疣状赘生物。属性传播疾病，常伴有生殖器病变，肛门部发病患者占该病的 15% 左右。20 世纪 60 年代中期以来，该病发病率明显升高，成为肛肠外科最常见的性传播疾病，每年有近百万新发病例。致病原为人乳头瘤病毒（human papillomavirus，HPV），具有生长速度快，易于复发的特点。多数肛门尖锐湿疣患者具有肛交史，并且，该病和艾滋病关系十分密切。近年来研究还表明尖锐湿疣与肛门直肠肿瘤发生、发展关系密切，与肛门鳞癌、疣状癌发病有关。

病因及发病机制 致病原为 HPV，属于乳多空病毒科 A 组，是一组嗜上皮组织的小双链 DNA 病毒，至今发现有 130 种以上，HPV 感染后引起皮肤及黏膜的增生性改变。根据病原体与肿瘤的关系，将其分为低危型和高危型两种，HPV6 和 HPV11 存在于良性疣内，而某些亚型如 HPV16 和 HPV18 则更具有侵袭性，常与发育不良及恶性肿瘤相关联。肛门尖锐湿疣发病的内在原因是细胞免疫功能降低或免疫缺陷，对病毒抵抗力差。外因可能与局部皮肤通气差、潮湿、易感染以及活动时容易受到摩擦损伤有关。

传播途径 ①直接性接触：和感染者发生不洁性行为，包括肛交或者非肛交，约占1/3。②间接传染：可能与使用的浴池、桑拿浴室或卫生洁具等受污染有关，这类患者占1/3。③自身传染：激光电灼疗法有可能导致自身传染，采用激光治疗外阴、会阴等尖锐湿疣后，可能会发生肛周复发，此类患者占所有肛门尖锐湿疣患者的1/3。

临床表现 潜伏期为1~8个月不等，平均为3个月。患者自我感觉多不明显，通常可发现局部有大小不同的粉白色疣状物，肛门可存在瘙痒、出血、疼痛、肛周灼痛以及局部潮湿感。疣体质地柔软，表面湿润或有出血，初发时为少数微小淡红色丘疹，生长迅速，成倍增殖，倾向融合或互相重叠，可生长为成簇的花瓣状疣体，其根部多细而孤立，某些形成菜花状、乳头状、蕈状或鸡冠状。肛门镜检查有时可看到病变延至肛管内。巨型疣体如巨大尖锐湿疣（giant condyloma acuminatum, Buschke-Lowenstein tumor）非常罕见，此类疾病具有侵袭性，可形成瘘，和疣状癌及鳞癌相关。局部搔抓、摩擦可使疣体破损、表面糜烂，从而出现渗液、出血和继发感染，常伴有恶臭味。

诊断 需要结合患者病史、症状、体征、内镜、醋酸白试验以及病理检查等综合判断。①病史：患者近半年内多有不洁性行为、婚外或婚前性行为、性伴感染史，少数患者通过接触污染的用具受染，新生儿则可通过产道

受到感染。②症状：患者可出现肛门部痛痒不适，瘙痒呈局限性、阵发性，多因湿度变化和衣物摩擦而引起发作，夜间或安静时瘙痒明显。还有烧灼感、蚁行感，持续时间长，可影响睡眠。直肠可伴有疼痛、便血、便急等症状。③体征：典型皮损为肛周等部位出现丘疹，生长迅速，增长成为菜花状、鸡冠状、刺状、乳头状肉质赘生物，表面粗糙角化，凹凸不平，部分可有大的肿瘤状增生物，常伴有恶臭味。④肛门镜或乙状结肠镜检查：是必须进行的，因为一小部分患者存在肛管内病变，甚至有一些患者仅存在肛管内病变。检查可见齿线上下和直肠末端淡红色乳头状、菜花状柔软赘生物，质脆，触之易出血。⑤醋酸白试验和碘黄试验：有助于诊断。醋酸白试验，将5%醋酸涂于尖锐湿疣表面，3分钟后可见湿疣表面变白。碘黄试验，将鲁格液涂于疣表面，3分钟后疣表面变黄。⑥核酸杂交可检出HPV-DNA相关序列，聚合酶链式反应（polymerase chain reaction, PCR）可见特异性HPV-DNA扩增区带。⑦血清学检查：可以了解病毒信息。通过先进病毒检测系统，能迅速明确病毒抗体、病毒类型、病毒数量。⑧组织学病理检查：可确诊，特点为疣状赘生物角化不全，棘层增厚，表皮突增长，可有较多核分裂象，基底层细胞排列规则，增生表皮细胞与真皮界限清楚。

典型病例，根据其临床表现，就可做出诊断，必要时可做组织病理学检查，进一步确诊。但是少数不典型的皮损需要借助细胞学、免疫组化甚至核酸杂交技术才能确诊。

鉴别诊断 根据临床表现该

病一般不难诊断，但需要与下列疾病进行鉴别。①扁平湿疣：多无蒂而呈扁平样隆起，大小不等，境界清晰；单生或群生，质地柔软，表面可有破溃，分泌物有臭味。②上皮癌：多见于中老年人，质地硬，可有恶臭，对周围组织有明显的浸润，病理检查可确诊。③增殖型肛门结核：结节周围有炎症红晕，边界清楚，中央呈乳头状瘤样突起，分泌物为污秽脓液，分泌物涂片可查到结核杆菌，病理学检查可找到结核结节。

治疗 治疗尖锐湿疣方法很多，但没有任何一种疗法可以完全阻断病变过程，防止其复发。联合使用可能具有一定优势。因复发率高，故而须紧密随访，及时治疗。

非手术治疗 ①鬼臼树脂：对于尖锐湿疣具有细胞毒性，但对于正常皮肤具有刺激性，导致局部剧烈疼痛。仅可施用在疣体上，限用于微小疣体、肛外疣体，不建议重复使用，反复使用导致局部并发症和潜在的全身毒性，如：感觉异常，多神经炎，麻痹性肠梗阻，发热，白细胞减少，血小板减少症等。此方法无须麻醉且价格低廉，但效果不理想。②二氯乙酸：比较鬼臼树脂而言刺激性较小，能够用来除去肛外及肛内的病灶。两种方法复发率均高。③干扰素β：具有一定效果，但是可出现全身症状以及流感样症状。④冷冻治疗：-196℃液氮能使疣体坏死脱落，经1~3次治疗，一般均能消除疣体，治疗过程中使用抗生素可预防感染。⑤电灼治疗：常和切除术合用，使用高频电针或电刀切除、烧灼病灶，效果明显，被临床上广泛采用，适用于体积小的疣，特别是带蒂的疣，术后会遗留瘢痕，

须在局部麻醉、区域阻滞或全身麻醉下进行。操作者均会吸入灼烧后的气体。⑥CO₂激光烧灼气化：也可达到与电灼治疗相同的效果，且操作简单，病灶较易去除，局部可遗留轻微瘢痕，但复发率较高，且价格昂贵，阴道和肛管内病灶亦不易消除。操作者均会吸入灼烧后的气体。

手术治疗 手术切除需在区域阻滞或全身麻醉下进行。适用于多发性或巨大尖锐湿疣，术前行醋酸白试验或碘黄试验进行染色，确保显露所有疣体，再利用小的手术剪精确切除，深度应达皮肤或黏膜全层，疣基底部注射聚肌胞 2mg。手术切除可以得到病理标本，进行组织学诊断，且对病灶间组织损伤小。较大的病灶进行切除后，周围散在小病灶也可采用其他治疗。

预防 ①注意个人卫生，保持会阴部清洁干燥。②洁身自爱，避免不洁性生活。③避免肛交等不正当性行为。④提倡不用公用毛巾、浴巾、不在共用的浴缸中沐浴，预防间接感染。⑤患者在未彻底治愈前，避免性生活，以免传染给其他人。⑥严密随访，防止复发。

（王振军）

méidú xiāngguān gāngmén-zhícháng jíbìng

梅毒相关肛门直肠疾病

（anorectal diseases associated with syphilis） 梅毒螺旋体侵犯肛周皮肤和直肠黏膜，出现局部梅毒损害症状的疾病。该病属于全身性感染，可以侵犯全身任何器官和组织，感染肛门直肠部位主要表现为肛周梅毒疹、肛门扁平湿疣、梅毒性直肠炎、肛门部硬下疳和直肠梅毒瘤等。多由同性恋或肛交者经肛门皮肤黏膜传

染，也可由输血直接传染给受血人，间接接触日常用品，浴具、餐具等而传染者不多。

病因及发病机制 是梅毒螺旋体感染引起的疾病，原发的肛门直肠梅毒感染源于直接插入，两性均可。梅毒螺旋体进入人体后，几小时后侵入附近淋巴结，2~3天即可进入全身血循环而播散全身。3周后梅毒血清学检查阳性，此期为一期梅毒。8~10周产生全身广泛性早发梅毒疹，1~2年出现复发性梅毒疹，称为二期梅毒。4年以上梅毒疹发作称为三期梅毒。

临床表现 梅毒的原发病变为梅毒性溃疡，又称硬下疳，在受感染后约3周时出现，但也有3个月后才出现症状。开始为模糊的红色斑疹，迅速成长为丘疹而后破溃形成溃疡，溃疡边界清晰，多呈圆形，基底部橡皮样硬化。其他部位的梅毒性溃疡多无疼痛，但肛周梅毒性溃疡可导致剧烈疼痛，导致某些病例起初被诊为肛裂，延误治疗时机。单发病灶多见，但也可多发、离心样分布或镜像样排列。如果病灶未引发疼痛，患者未就诊，溃疡可在3~4周愈合。通常病变发生在直肠肛管后壁，易误认为肛管癌或孤立性直肠溃疡。无溃疡的直肠炎可导致里急后重感、直肠疼痛以及黏液脓便。所有这些病变均可合并腹股沟橡皮样淋巴结肿大。

二期肛门直肠梅毒表现出现在梅毒性溃疡愈合后6~8周，梅毒螺旋体扩散至全身，导致发热不适、体重减少、头痛、骨骼肌肉疼痛等症状，迅速出现红色斑丘疹，常累及掌心与足底，擦破部位丘疹可增长融合形成大片灰白色或粉红色疣状物，称为扁平

湿疣，常发生在肛周和生殖器部位，可分泌黏液，瘙痒并有难闻气味。黏液内富含螺旋杆菌，传染性强。二期梅毒还可见直肠息肉样病变，光滑、分叶状，位于黏膜下；或表现为溃疡型。

三期梅毒目前少见，但梅毒瘤也有报道出现，后期身体衰弱可以导致肛门括约肌麻痹及肛周疼痛。

诊断 梅毒的诊断必须慎重，应结合病史、体检、临床症状、实验室检查及直肠镜检查等进行综合分析，然后做出诊断。暗视野显微镜找到梅毒螺旋体，对于一期和二期梅毒有确诊意义，要注意时首先利用盐水冲洗，再搔刮获取标本；感染后4~6周荧光螺旋体抗体吸收试验即可出现阳性结果，性病研究实验室玻片试验（venereal disease research laboratory slide test，VDRL slide test）对未治疗的一期梅毒患者阳性率为75%，二期梅毒为100%。快速血浆反应试验为诊断试验，能够进行滴度定量，治疗后3~6个月应重复检测，评价治疗效果。

鉴别诊断 一期病变可以不经治疗而缓解，临床上容易误诊为肛裂，二期病变主要应与尖锐湿疣区别，三期病变应与直肠癌区别。此外，因该病与软下疳、生殖器疱疹、性病性淋巴肉芽肿及腹股沟肉芽肿都可表现为以肛门、生殖器部位溃疡为特征，需要与这些疾病相互鉴别。肛门部的硬下疳须与单纯疱疹、软下疳、鳞癌相鉴别；二期梅毒肛门皮疹须与皮肤真菌病、痤疮、银屑病、扁平苔藓等相鉴别；扁平湿疣须与尖锐湿疣、鳞癌等相鉴别；肛门二期梅毒黏膜疹须与念珠菌病、其他原因所致的肛门直肠溃疡相鉴别；肛周皮肤梅毒性白斑，须

与白癜风、汗斑等相鉴别；梅毒性直肠炎须与各种非特异性直肠炎相鉴别；直肠梅毒瘤须与直肠肛管的恶性肿瘤相鉴别。

治疗 建议采用药物治疗，一期及二期梅毒，建议采用苄星青霉素。治疗后 24 小时内可出现头痛和肌痛，为梅毒螺旋体死亡毒素释放入血引发全身反应，可给予解热镇痛药对症处理。梅毒合并艾滋病的患者治疗困难，一般建议使用 10~14 天青霉素治疗，要针对神经梅毒延续用药。梅毒出现黏膜病变时即具有传染性，患者的性伙伴均应进行梅毒筛查，即使其快速血浆反应试验为阴性，疾控中心的建议应随访观察 90 天以上。

预防 ①避免与梅毒患者性交或接吻。②避免接触梅毒患者使用过的物品。③梅毒患者应及时接受治疗，其所有性伙伴应进行筛查。④洁身自好，减少危险性行为，加强性病防治。⑤做好孕妇胎前检查，检查结果阳性者应中止妊娠。

(王振军)

gāngmén-zhícháng línbìng
肛门直肠淋病（gonorrhea of rectum and anus）

由淋球菌感染所致的肛门直肠疾病。淋病是世界范围内发病率最高的性传播疾病之一，肛门直肠淋病的发病率趋于增加。肛门直肠淋病易患人群为男同性恋，约 40% 就诊性病门诊的男同性恋被检出淋病，常为肛交接触而感染，大多为肛门直肠单独感染。女性患者可由于长期泌尿生殖系统感染，尿道或阴道分泌物经会阴流至肛门部位受染，和男性患者不同，肛门直肠部位单独感染者罕见。

病因及发病机制 淋病的病原菌为淋球菌，属革兰阴性双球菌，一般潜伏期为 2~8 天。女性患者首先为下泌尿生殖道受感染，长期泌尿生殖系统感染之后，尿道或阴道分泌物流经会阴污染肛门，也有患者因使用受污染的体温计或灌肠器而感染。淋球菌进入人体后，首先借助菌毛黏附于局部的上皮表面，继而被柱状上皮吞噬进入胞内，并在细胞内大量繁殖，致使上皮细胞坏死分解，细菌被排出细胞外，进入周围组织。菌体死亡后释放内毒素，与补体、IgM 等作用，诱导中性粒细胞聚集、吞噬，引发局部炎症反应，导致局部充血、水肿、黏膜上皮损伤、感染、坏死及局部粘连。炎症后期组织修复，柱状上皮被鳞状上皮所代替，导致黏膜增厚、变硬。黏膜下层、腺窝等部位由结缔组织代替修复，引起纤维化，导致管腔狭窄。鳞状上皮对淋菌抵抗力较强，肛门周围的上皮多为鳞状上皮，故肛管淋球菌感染较少见。肛管直肠被淋球菌感染后，细菌主要侵袭肛管和直肠移行区、直肠隐窝和直肠黏膜上的柱状上皮，所以，直肠肛门部位淋球菌感染所引起的病变主要是淋球菌性直肠炎。

临床表现 和泌尿生殖系统淋病不同，该病患者通常无明显症状，出现不适时可感觉肛门瘙痒、黏液便、便秘、排便疼痛及直肠胀满感等，患者自觉症状也多不严重。由于症状不典型，故对患者进行科普宣教颇为重要，无论其哪个部位感染，其性伙伴均应接受筛查。肛门直肠淋病确诊后及时使用有效抗生素治疗，多不会留下后遗症，造成肛门直肠狭窄、肛裂、肛管直肠周围脓肿及肛瘘者罕见。局部病变控制不佳，感染扩散时可出现全身症状，可出现单侧化脓性大关节炎，

感染进展可出现肝周炎、心包炎、心内膜炎及脑膜炎等病变，出现相应症状。

诊断 ①该病的诊断必须结合病史、临床表现和病原学检查，才可确诊。仅凭症状诊断不能确定。②患者可存在接触史，如性伴感染史、不洁性行为、接触淋病患者污染的物品等，新生儿可经母亲垂直传播。③患者急性期可出现肛门瘙痒、黏液便、便秘及直肠胀满感等，有时出现里急后重和自肛门流出较多黄白色恶臭的稀薄液体，并带有血丝。肛门部皮肤可出现糜烂及溃疡，引发排便时剧痛。感染扩散后可出现全身症状：如发热、心率加快和周身不适等症状。慢性期患者主要感觉肛门瘙痒不适，排便时肛门可有轻微疼痛，愈合时形成较多瘢痕可导致肛门狭窄，出现排便困难及粪便变细。④视诊可见肛管肿胀充血，可有糜烂或溃疡，溃疡愈合后可见瘢痕。直肠指检时直肠触痛、肿胀、灼热等。⑤肛门镜可见直肠炎表现：黏膜充血水肿、表面附着厚重的黄白色脓性分泌物，外部施压，可见脓液自肛隐窝流出。⑥病原学检查为确诊的重要依据，直肠分泌物涂片能够进行快速诊断，可见多形核中性粒细胞内革兰阴性双球菌，在肛门镜直视下活检可明显提高检测的灵敏度，达 79%。因常用的润滑液含有抗生素，会影响培养结果，所以肛门镜只能使用清水润滑。培养时采用 Thayer-Martin 培养基可有较高灵敏度，但需时较长，一般为 48~72 小时。还可对培养的菌株进一步做糖发酵试验、荧光抗体试验等，具有特征性表现，能确诊淋球菌感染。要注意急性期不建议施行肠镜检查，因其易刺激直肠，造成患者

剧痛。

鉴别诊断 该病易与痢疾、溃疡性结肠炎及直肠癌等相混淆，临床上需要特别注意。①直肠癌：患者排便习惯和性状改变，如排便次数增加、血便、粪便变细等症状。直肠指检具有重要意义，可触及质硬、表面不光滑肿块，直肠管腔狭窄，退出指套有血染。可伴有贫血、低热等全身症状，确诊须靠病理活检。②痢疾：主要表现为里急后重、腹痛腹泻、黏液脓血便，常出现寒战高热，查体左下腹具有压痛，肠鸣音活跃；血常规检查可见白细胞增多，便常规可见大量脓细胞、红细胞并有吞噬细胞；取脓血部分进行细菌培养可检出痢疾杆菌。③溃疡性结肠炎：长期持续性或反复发作性的黏液脓血便，可有其他系统症状，如关节、皮肤、眼、口及肝胆等肠外表现。结肠镜检查见黏膜充血、水肿、粗糙呈颗粒状，可有脓性分泌物附着，病变明显时可见多发、弥漫存在的糜烂或溃疡。黏膜活检可见隐窝炎细胞浸润、隐窝脓肿、隐窝结构异常、杯状细胞减少、隐窝上皮增生，固有膜内弥漫性炎细胞浸润。

治疗 早发现、早治疗、早隔离是治疗肛门直肠淋病有效的措施。一旦确诊，患者应尽量卧床休息，肛门直肠局部可采用热敷或温水坐浴，保持局部清洁及缓解疼痛等不适症状。

该病首选敏感广谱抗生素进行治疗，应遵循及时、足量、规范用药的原则，选择有效的治疗方案。因淋球菌适应性很强，可产生多种耐药机制。最初选用磺胺类药物治疗淋病，但不久后就出现耐药。青霉素也曾作为治疗淋病的主要药物，但从 20 世纪 90 年代中期也开始出现耐药。耐药的机制可能为染色体突变或质粒获得。监测淋病耐药情况具有重要意义，为此世界卫生组织（World Health Organization，WHO）建立了全球网络对进行监测。治疗时，首先要了解当地淋球菌的耐药情况，对于耐药菌需采用新的抗生素或联合用药，才能达到满意的效果。

淋球菌治疗推荐使用药物包括头孢曲松钠、环丙沙星、大观霉素等。最常见的治疗方案为头孢曲松钠加环丙沙星，或者大观霉素加丙磺舒。怀疑合并衣原体感染时建议加用多西环素，此类患者占淋病患者总数的 45% 左右。其他常见的治疗方案包括头孢曲松钠加环丙沙星和口服头孢克肟。淋病的治愈率约为 95%，泌尿生殖系统淋病患者治疗后如无症状不建议进行复查随访，但肛门直肠淋病患者通常无症状，故要求其在 3 个月内进行复查以除外复发。此外，和患者有密切接触者，应接受检测或进行经验治疗。

肛门直肠淋病局部出现并发症时需采用手术治疗，如肛管直肠周围脓肿，需切开引流；形成肛瘘者，应温水坐浴，控制局部炎症，同时使用有效药物控制淋病，再进行手术切除；肛门狭窄者首先应控制淋病活动，再采用扩肛或切开等方法进行治疗。

（王振军）

xìngbìngxìng línbā ròuyázhǒng

性病性淋巴肉芽肿（lymphogranuloma venereum） 由沙眼衣原体感染引起的全身性疾病。又称腹股沟淋巴肉芽肿、第四性病等。主要侵犯淋巴组织。美国常见，散在发病，高发年龄在 30 岁左右，男女比例约为 5：1，但女性患病后病情比男性严重。肛门沙眼衣原体感染通过肛交和粪口途径传播，由于部分患者感染后无明显症状，易被忽视，造成性交活跃人群中较高的感染率。感染后 10 天，可出现直肠炎或逐渐进展为性病淋巴肉芽肿。

病因及发病机制 引起性病淋巴肉芽肿的病原体是沙眼衣原体，微量免疫荧光法可将其分为 L_1、L_2 和 L_3 三种亚型，该病多为 L_2 亚型引起。人类是该病的唯一自然宿主，主要通过性接触传播，肛门区域通过肛交和粪口途径感染，也可因接触患者分泌物而间接传染。主要引起淋巴系统病变，潜伏期 7~10 天，首先出现外生殖器疱疹、糜烂，1~6 周后出现腹股沟淋巴结肿大，后期破溃流脓。病原体经淋巴管引流到直肠部位，可引发直肠炎。直肠黏膜外观红斑样，可见糜烂及肉芽肿，呈颗粒状，质脆，接触易出血，进一步发展可出现类似克罗恩病的溃疡、脓肿及狭窄。狭窄部位多于齿状线及其上方，肛周结缔组织增生，导致肛门闭合不全。

临床表现 患者常有不洁性交史，潜伏期 7~10 天。早期症状为 5~6mm 单个丘疹、疱疹及溃疡，也可为数个，无明显不适，数日不愈，愈合后无瘢痕遗留。多出现在外生殖器及会阴部，也可发生在肛周、口腔等处。中期发病于 1~4 周，男性表现为腹股沟淋巴结肿，初始为孤立、散在、质硬淋巴结，可有疼痛及触痛，病情进展淋巴结融合成团，以腹股沟韧带为界将肿大的淋巴结上下分开，皮肤呈槽沟状，称为槽沟征。数周后淋巴结软化出现波动感，破溃后排出黄色浆液或脓血性液，形成多发窦道，呈"喷水壶状"，迁延难愈，愈后留下瘢痕。女性初起感染多发生在阴道下部，淋巴引流区域为直肠及髂部淋巴结，引发直肠炎及淋巴结炎，初为少量血便，随后出现脓性分泌物，可有腹痛、腹泻、里急后重及腰背疼痛等，后期可发展成肛管直肠周围脓肿、肛瘘。出现淋巴结炎症时可出现轻重不等的全身症状，如寒战高热、关节痛、乏力、呕吐以及肝大和脾大等。长期反复发作的腹股沟淋巴管炎可导致肛门直肠狭窄及生殖器象皮肿，出现排便次数增多、粪便变细及排便费力等症状。

诊断 需结合病史、症状、体征及实验室检查做出诊断，依赖于病原体分离及血清学检查，基因诊断对于确诊十分重要。①常有不洁性交史，潜伏期 7～10 天发病。②早期为外生殖器疱疹、糜烂与溃疡。中期出现腹股沟淋巴结肿大，融合成团，进一步发展淋巴结破溃流脓，形成多发窦道，女性可发生直肠炎。急性淋巴结炎时，可出现寒战高热及关节痛等全身症状。晚期导致生殖器象皮肿及直肠狭窄。③肛门视诊：可见肛管直肠周围脓肿、肛瘘和肉芽肿。直肠指检及颗粒感，后期可及肛门狭窄。④淋巴结活检：可见卫星状脓肿，由上皮样细胞岛组成，其中心坏死，充满多形核细胞。⑤衣原体培养：抽取化脓淋巴结内脓液进行接种培养，可分离出衣原体，但敏感性不高。⑥血清学检查：最有帮助的是补体结合试验，于感染 4 周后出现阳性，滴度 1∶64 以上有诊断意义，但对性病淋巴肉芽肿并无特异性，仍要结合临床。⑦尿样 PCR 检测：衣原体 DNA 阳性使快速检测成为可能。⑧结肠镜检查：可见肠黏膜充血、水肿、表面颗粒状并覆有脓性黏液，也可见糜烂及溃疡。

鉴别诊断 该病应与软下疳、梅毒、直肠癌以及化脓性淋巴结炎相鉴别。①软下疳：流行于非洲，病原体为杜克雷嗜血杆菌，最初为红色丘疹，发展成为脓疱，破溃后形成边界清楚的痛性溃疡，易出血。部分患者可出现腹股沟淋巴结炎，但常局限于单侧，刮取渗出物涂片、染色后光镜下可见杜克雷嗜血杆菌。②梅毒：一期梅毒可伴发腹股沟淋巴结肿大，单侧或双侧出现，坚硬无痛，很少破溃。暗视显微镜可发现梅毒螺旋体，梅毒血清学实验可加以鉴别。③直肠癌：患者出现排便习惯及粪便性状改变：排便次数增加、粪便变细、血便及黏液脓血便，直肠指检及质硬、菜花样肿块，可伴肠腔狭窄。确诊依靠病理活检。④化脓性淋巴结炎：痛性淋巴结，光滑，活动可，表面皮温升高，无融合，不破溃，可伴随有畏寒高热等全身症状。多可由下肢炎症引起。

治疗 该病主要经过性交传染，洁身自好是远离该病最好的手段。该病不同阶段可有不同表现，易造成误诊，确诊常需多项实验室检查，所以一旦怀疑患病，应去正规医院就诊。治疗遵循早发现、早治疗的原则，才有效避免需手术治疗才能解决的晚期并发症。未愈前禁止性生活，以免传染给别人。

药物治疗可采用多西环素或红霉素。其他药物包括四环素、米诺环素、阿奇霉素、克拉霉素、复方新诺明等。

对于未完全梗阻的直肠肛门狭窄，可采用扩肛法缓解狭窄症状，手法要轻柔，以免损伤肛门，造成出血、穿孔等。

患者如出现直肠狭窄和梗阻，结肠造口术是最佳选择。

(王振军)

yòubànjiécháng qiēchúshù

右半结肠切除术（right hemicolectomy） 切除末端回肠 10～20cm、盲肠、升结肠、横结肠右半部和右半部大网膜，并在根部结扎回结肠动脉、右结肠动脉和中结肠动脉右支的手术（图 1）。若在根部结扎中结肠动脉，称为扩大右半结肠切除术；若保留中结肠动脉，称为升结肠切除术。

适应证 ①回盲部、升结肠及结肠肝区肿瘤，如升结肠癌、

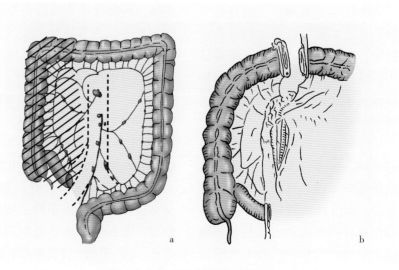

图 1 右半结肠切除术的切除范围

交界性肿瘤或多发息肉。②回盲部、升结肠病变导致肠梗阻或并发肠坏死者，如回盲部肠套叠、盲肠扭转和回盲部肠核。③盲肠、升结肠严重损伤，不能修补者。④其他，如局限于右侧结肠的炎症、出血和畸形等。

手术方法　患者取平卧位，采用右旁正中或右侧经腹直肌切口，探查腹腔内脏器有无转移。沿盲肠、升结肠外侧切开腹膜，从肾前筋膜表面分离疏松结缔组织，并游离回肠末端 10～20cm；正确的分离间隙位于腹膜后脂肪和肠系膜之间，注意避免损伤输尿管、性腺血管和腔静脉，不要将十二指肠与肠系膜一并提起；在胃网膜右血管弓外切断胃结肠韧带右侧部分，包括右半大网膜，切断肝结肠韧带和胃结肠韧带，于结肠系膜内切断结肠中动、静脉右支；于血管根部切断右结肠动、静脉和回结肠动、静脉，清除脂肪淋巴组织；在预定线上切断回、结肠，行回肠与横结肠吻合。间断缝合回肠与横结肠的系膜切缘，以防发生内疝（图2）。

常见并发症　肠系膜上血管损伤出血、十二指肠损伤和右侧输尿管损伤是较常见的并发症。

肠系膜上血管损伤出血　游离右半结肠后，过度牵拉容易撕裂肠系膜上静脉；沿肠系膜上静脉清扫淋巴结时，若动作粗暴，也容易损伤该血管。术中的细致操作，避免过度牵拉血管有助于预防该并发症的发生。

十二指肠损伤　由于十二指肠紧邻结肠肝区，在游离该部位时，容易被损伤，尤其在肿瘤已侵透浆膜层的情况下。在分离十二指肠前间隙时，遵循自内向外、自上向下的原则，保证后腹膜的完整性，有助于避免损伤十二指肠。

右侧输尿管损伤　尤其见于肿瘤浸润后腹膜壁层的情况。为避免损伤输尿管，应沿解剖间隙细致操作，必要时暴露出右侧输尿管，予以牵引保护。

（王振军）

héngjiécháng qiēchúshù

横结肠切除术（transverse colon resection）

切除横结肠及其系膜、大网膜、部分升结肠和降结肠，并在根部结扎中结肠动脉的手术（图）。

适应证　①横结肠中部恶性肿瘤。②横结肠多发息肉。

手术方法　患者取平卧位，采用上腹部正中切口，探查腹腔内脏器有无转移。于横结肠系膜根部缝扎中结肠动脉和静脉，沿胃网膜血管弓切开胃结肠韧带，于胰腺下缘切断中结肠动脉和静脉，清除周围淋巴脂肪组织；切开降结肠脾区外侧腹膜，游离结肠脾区，注意勿撕裂脾下极被膜；切开升结肠肝区外侧腹膜，游离结肠肝区；提起横结肠，距离肿瘤两侧 10cm 横断结肠，注意保证肠管断端血供良好和无张力，行结肠与结肠吻合。

常见并发症　脾损伤和吻合口漏是常见的并发症（见*左半结肠切除术*）。

（王振军）

zuǒbànjiécháng qiēchúshù

左半结肠切除术（left hemicolectomy）

切除横结肠左半、脾区、降结肠和乙状结肠及其相应的系膜、左半大网膜，并在根部结扎中结肠动脉左支、左结肠动脉和乙状结肠动脉第一支的手术（图）。若在根部结扎肠系膜下动

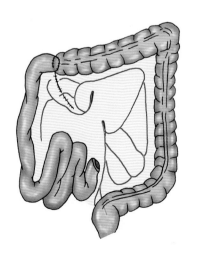

图2　右半结肠切除术后，行回肠和横结肠吻合，关闭系膜裂孔

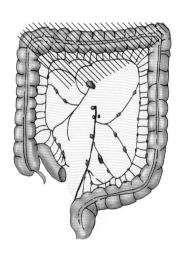

图　横结肠切除术的切除范围

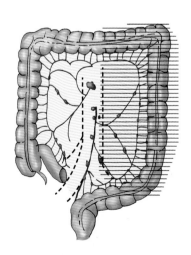

图　左半结肠切除术的切除范围

脉，称为扩大左半结肠切除术；若为脾区结肠肿瘤，可仅在根部结扎中结肠动脉和左结肠动脉。

适应证 ①结肠脾区、降结肠、乙状结肠恶性肿瘤。②左半结肠多发性息肉。③左半溃疡性结肠炎非手术治疗无效，合并出血、穿孔、梗阻或疑有恶变时。④左半结肠憩室炎合并出血、穿孔或肠梗阻者。

手术方法 患者取平卧位，采用左旁正中或左侧经腹直肌切口，探查腹腔内脏器有无转移。切开左侧胃结肠韧带和大网膜，切断脾结肠韧带，游离结肠脾区；切开降结肠和乙状结肠外侧腹膜，从肾前筋膜表面分离疏松结缔组织，注意避免损伤左肾、输尿管和性腺血管；于根部切断中结肠动脉和静脉左支和左结肠动脉和静脉，并继续切断乙状结肠动脉和静脉，清扫血管根部脂肪淋巴组织；距离肿瘤两侧至少 10cm 切断肠管，保证肠管断端血运良好和无张力，行结肠与结肠吻合。

常见并发症 左侧输尿管损伤、脾和胰尾损伤、吻合口瘘是术后较常见的并发症。

左侧输尿管损伤 尤其见于肿瘤浸润后腹膜壁层的情况。为避免损伤输尿管，应沿解剖间隙细致操作，必要时暴露出右侧输尿管，予以牵引保护。

脾和胰尾损伤 游离结肠脾区时，过度牵拉肠管，可撕裂脾脏下极；小的裂伤经过局部压迫、应用止血纱布等处理后可止血；若积极处理后无效，可能需要切除脾。若结肠系膜内脂肪较多，在未辨认清楚血管的情况下盲目缝合，可引起胰尾血肿；缝合时勿包含过多组织，仅缝合肠系膜的腹膜层，则较为安全。

吻合口瘘 吻合口血液供应不良、局部有张力、局部感染、缝合技术不合要求、全身状态较差和合并糖尿病是引起吻合口瘘的原因。术中若发现吻合口存在张力，应分离右侧胃结肠韧带和大网膜，松解横结肠，必要时游离结肠肝区；若怀疑吻合口血供不良，应切除血供欠佳肠管后再行吻合；术前改善患者全身状态和控制血糖亦有助于降低吻合口瘘的发生。

(王振军)

quánjiécháng qiēchúshù

全结肠切除术（total colectomy）

将全部结肠切除的手术。根据结肠疾病的性质、范围和患者的情况，该手术有三种方法：①全结肠、直肠切除及回肠造口术（total proctocolectomy and permanent ileostomy，TPC）。②全结肠切除、回肠-直肠吻合术（total colectomy and ileorectal anastomosis，IRA）。③全结肠、直肠切除及回肠贮袋肛管吻合术（ileal pouch anal anastomosis，IPAA）。

适应证 结肠多原发癌；家族性腺瘤性息肉病；溃疡性结肠炎非手术治疗无效，合并出血、穿孔、梗阻或疑有恶变时。

手术方法 患者取平卧位，采用正中切口或左旁正中切口，探查腹腔内脏器有无转移。沿盲肠、升结肠外侧切开腹膜，从右肾前筋膜表面分离疏松结缔组织，并游离回肠末端 10~20cm，切断回肠，注意避免损伤右侧输尿管、性腺血管和腔静脉；切断肝结肠韧带，游离结肠肝区，避免损伤十二指肠水平段；沿胃网膜血管弓自右向左切断大网膜和胃结肠韧带，切断脾结肠韧带，游离结肠脾区，注意避免撕裂脾下极；于降结肠和乙状结肠外侧切开腹膜，游离降结肠和乙状结肠，注意避免损伤左侧输尿管和性腺血管；于结肠系膜内切断结肠中血管，于血管根部切断回结肠血管、右结肠血管、左结肠血管和肠系膜下血管，清除脂肪淋巴组织；游离直肠，在低位切断直肠；根据情况分别实施：直肠残端缝闭，回肠右下腹永久性造口术；行回肠与直肠吻合术；切除全部直肠，建立 J 形、S 形、H 形和 W 形回肠贮袋，与肛管吻合。

TPC 能够切除所有的病变和可能复发的肠段，避免了不典型增生和癌变的危险，是最经典、彻底的术式。主要缺点是永久性回肠造口和会阴部伤口并发症，不易被年轻患者所接受。主要适用于老年患者、合并直肠癌和肛门功能较差的患者。

IRA 术中保留 7~10cm 直肠，切除其余的所有结直肠，行回肠直肠吻合。该手术损伤小、保留了排便、排尿和性功能，避免永久性回肠造口。但没有彻底消除疾病复发和癌变的危险，术后必须至少每半年进行 1 次内镜直肠检查，对发现的息肉及时进行电灼或手术切除。同时应用药物治疗。此式式适用于育龄期妇女、高龄或肠道息肉少的患者。

IPAA 保留了术后排便、排尿和性功能，避免永久性回肠造口，切除了所有患病的肠段，彻底消除了病变复发和癌变的危险，已经成为治疗溃疡性结肠炎和家族性腺瘤性息肉病的主要术式。患者应每 2 年行内镜检查评价储袋。该术式的优点是：①切除了所有患病的肠段，彻底消除了病变复发和癌变的危险。②保留会阴部副交感神经，避免了术后发生排尿和性功能障碍。③避免了永久性回肠造口。④保留术后肛门排便功能。IPAA 禁忌证主要有肛门括约肌功能低下、直肠末端明显不典型增生或癌变等。

常见并发症 造口相关并发症、尿潴留、排便习惯改变、吻合口瘘、吻合口狭窄和回肠贮袋炎是术后常见的并发症。

造口相关并发症 常见的有造口坏死、回缩、脱垂、狭窄和造口旁疝等并发症。保证造口回肠无张力、末端血供良好、避免造口直径过大或过小以及将造口经腹直肌引出等措施，有助于预防造口并发症。

尿潴留 大多数患者术后均有排尿困难，应常规留置导尿管，术后 3 天拔除，膀胱功能多可恢复，少数患者可能长期存在，需长期留置尿管或行膀胱造瘘术。术中损伤盆腔神经丛、术后疼痛、男性患者前列腺肥大等因素均可引起，术中保护好盆腔神经丛和围术期良好的镇痛有助于预防该并发症。

排便习惯改变 若吻合口位置很低，则患者术后可能发生排便次数增多和肛门失禁等并发症。回肠贮袋有助于改善术后短期内的排便控制能力。

吻合口瘘 吻合口血液供应不良、局部有张力、局部感染、缝合技术不合要求、全身状态较差和合并糖尿病是引起吻合口瘘的原因。术中保证吻合口血供良好和无张力是预防吻合口瘘的重要措施；术前改善患者全身状态和控制血糖亦有助于降低吻合口瘘的发生。

吻合口狭窄 吻合口存在张力和局部血供不良是吻合口狭窄的重要原因。一旦发生狭窄，可经肛门多次扩张；若扩肛治疗失败，可考虑手术治疗。

回肠贮袋炎 是 IPAA 术后的主要长期并发症，表现为长期发热、腹泻、便血、尿急、腹痛、腹胀及其他全身中毒症状；肠镜下可见黏膜水肿、颗粒状、易出血，伴有溃疡、隐窝脓肿。原因尚不清楚。口服甲硝唑、抗生素、肠道菌群调节药物和抗类风湿药物常有效。少数严重的贮袋炎，贮袋功能丧失，继发各种并发症，须手术切除贮袋。

(王振军)

yǐzhuàngjiécháng qiēchúshù

乙状结肠切除术 （sigmoidectomy） 切除乙状结肠及相应的系膜，并在根部结扎乙状结肠动脉的手术（图）。

适应证 ①乙状结肠较长，肿瘤较小且位于乙状结肠中部者。②乙状结肠多发性息肉。③乙状结肠扭转，并发肠坏死者。④乙状结肠憩室炎合并出血、穿孔或肠梗阻者。

手术方法 患者取平卧位，采用左旁正中或左侧经腹直肌切口，探查腹腔内脏器有无转移。切开乙状结肠外侧腹膜，从乙状结肠系膜深面分离疏松结缔组织，注意避免损伤左肾、输尿管和性腺血管；于根部切断乙状结肠动

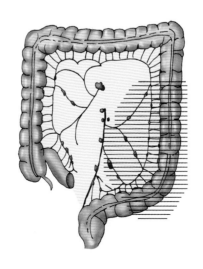

图 乙状结肠切除术的切除范围

脉和静脉，清扫血管根部脂肪淋巴组织；距离肿瘤两侧至少 5cm 切断肠管，保证肠管断端血供良好和无张力，行结肠与结肠吻合。

常见并发症 左侧输尿管损伤和吻合口瘘是术后较常见的并发症。

左侧输尿管损伤 左侧输尿管在乙状结肠深部走行，在解剖间隙不清、盲目钳夹和肿瘤浸润后腹膜壁层的情况下，容易损伤。为避免损伤输尿管，应沿解剖间隙细致操作，必要时暴露出右侧输尿管，予以牵引保护。

吻合口瘘 吻合口血液供应不良、局部有张力、局部感染、缝合技术不合要求、全身状态较差和合并糖尿病是引起吻合口瘘的原因。术中若发现吻合口存在张力，应切开降结肠外侧腹膜，松解降结肠系膜，必要时游离结肠脾区；若怀疑吻合口血供不良，应切除血供欠佳肠管后再行吻合；术前改善患者全身状态和控制血糖亦有助于降低吻合口瘘的发生。

(王振军)

huímángbù kuàngzhìshù

回盲部旷置术 （exclusion of ileocecum） 回盲部肿瘤或炎症无法切除，行回肠和横结肠吻合，使粪便转流的手术。

适应证 ①回盲部或升结肠肿瘤浸润周围组织，无法切除，合并肠梗阻者。②回盲部炎性疾病，与周围组织粘连严重，无法切除，合并肠梗阻者。③回盲部炎症或肿瘤。患者全身情况较差，无法耐受切除手术，可以暂行该手术。

手术方法 患者取平卧位，采用右旁正中或右侧经腹直肌切口，探查回盲部病变的性质和范围，以及腹腔内脏器有无转移。吻合方式主要有两种。①回肠-横

结肠侧侧吻合术：将距回盲部25cm处回肠与横结肠中部行侧侧吻合，使吻合口能通过两指，间断缝合回肠系膜与横结肠系膜之间的裂隙，适用于回盲部有梗阻者。②回肠-横结肠端侧吻合术：距回盲部15~20cm横断回肠，远断端缝闭，近断端与横结肠中部行端侧吻合，是吻合口能通过一拇指，间断缝合系膜裂隙，适用于回盲部尚未梗阻者。

常见并发症　常见的是吻合口狭窄和吻合口瘘。

吻合口狭窄　由于回肠肠腔较小，吻合后可能发生狭窄。纵行切开对系膜侧肠壁，可增大吻合口直径，减少狭窄的发生。

吻合口瘘　由于梗阻存在，患者常合并营养不良和梗阻近端肠管水肿，若同时存在吻合口局部有张力、局部感染、缝合技术不合要求或合并糖尿病，可能引起吻合口瘘。术中回肠的吻合部位应距离回盲部至少15cm，以保证回肠血供良好；横结肠吻合部位应选择游离的横结肠中部，以保证吻合口无张力；术前改善患者全身状态和控制血糖亦有助于降低吻合口瘘的发生。

（王振军）

jiécháng zàokǒushù

结肠造口术（colostomy）为治疗某些结直肠疾病（如直肠癌、溃性结肠炎、肛管直肠损伤等），将病变近端结肠提出腹壁开口，替代原来肛门的排便功能，使粪便出口改道的手术。1793年由迪雷（Duret）首先成功实施。

分类　①按造口部位：分为盲肠造口术、横结肠造口术和乙状结肠造口术。②按造口类型：分为单腔造口术和袢式造口术。③按保留时间：分为永久性造口术和暂时性造口术两种。永久性造口术多用于某些肿瘤或炎性疾病，无法手术切除者，不再还纳造口；暂时性造口术多用于急性肠梗阻、结直肠损伤或某些结直肠良性疾病，使粪便暂时改道，二期手术还纳造口。一般来讲，结肠造口术主要有以下几种。

乙状结肠单腔造口术　切断乙状结肠，远端封闭，近端提出腹壁开口的手术。是最常实施的造口手术。①适应证：行经腹会阴直肠切除术者；结直肠肿瘤切除后，无法一期吻合者；肛门、直肠严重外伤、穿孔或梗阻者；严重的反射性直肠炎或肛门直肠瘘管者。②手术方法：充分游离近端结肠，保证良好血供。在左下腹腹直肌处做一长2~3cm的横形切口，十字形切开腹直肌前鞘，沿肌纤维分离腹直肌，十字形切开腹直肌后鞘、腹横筋膜和腹膜，保证造口可容纳2指。自造口处提出近端结肠，高出皮肤水平3~4cm，间断缝合肠管全层和皮肤真皮层。也可采用腹膜外造口，钝性分离腹膜外潜行管道，自结肠左侧腹膜处剪开，将近端结肠经此管道提出腹壁外造口。

乙状结肠袢式造口术　乙状结肠肠袢提出腹壁行双腔造口的手术。是常用的暂时性结肠造口手术，操作简单，减压效果显著，造口还纳容易，缺点是造口较大，护理不便。①适应证：肛门、直肠严重外伤、穿孔或狭窄者；复杂性肛瘘、直肠膀胱瘘或直肠阴道瘘手术前的准备。②手术方法：左下腹经腹直肌切口长5~7cm，十字形切开腹直肌前鞘，沿肌纤维分离腹直肌，十字形切开腹直肌后鞘、腹横筋膜和腹膜，提出乙状结肠。在肠袢下穿过肠系膜放置支撑管，将结肠系膜和肠脂垂与腹膜间断缝合，将肠壁与皮肤间断缝合，造口周围用油纱布包绕覆盖，纵行切开肠壁，开放造口。

横结肠袢式造口术　横结肠肠袢提出腹壁行双腔造口的手术。较为安全有效，能够完全减压和转流粪便，缺点是造口较大，护理不便。①适应证：无法切除的左半结肠癌，伴有肠梗阻者；左半结肠癌合并肠梗阻，切除手术前行肠造口减压；左半结肠癌切除吻合术后，为预防吻合口瘘发生；复杂性肛瘘、直肠膀胱瘘或直肠阴道瘘手术前的准备；左半结肠严重外伤、穿孔修补后，为保证修补处愈合。②手术方法：在脐与剑突连线中点的右侧做一长5~7cm的横形切口，切断腹直肌，提出横结肠。分离附着在横结肠边缘的大网膜，在肠袢下穿过肠系膜放置支撑管，将结肠系膜和肠脂垂与腹膜间断缝合，将肠壁与皮肤间断缝合，造口周围用油纱布包绕覆盖，纵行切开肠壁，开放造口。

盲肠造口术　盲肠提出腹壁开口的手术。该手术的肠道减压效果较差，若有其他结肠造口术或内转流术可供选择，则不宜选择该手术。①适应证：急性结肠梗阻（尤其是升结肠和横结肠梗阻），全身情况差，无法耐受一期切除或其他结肠造口术或内转流术；结肠吻合不满意，尤其是横结肠吻合，可考虑该手术。②手术方法：右下腹斜切口，提出盲肠。在盲肠结肠带处行双荷包缝合，荷包中央戳孔后置入蕈状导管，内环荷包缝线打结后剪线，外环荷包缝线打结后，缝合固定在腹膜上。逐层缝合切口，造口管自切口或另戳孔引出，固定到皮肤上。

常见并发症　主要为造口缺

血坏死、回缩、狭窄、脱垂和穿孔等。

造口缺血坏死 多见于结肠单腔造口术。原因可能为：游离肠管过程中，损伤结肠血供；造口肠管游离不够，提出造口后因张力过大而影响血供；造口直径过小压迫结肠系膜血管；缝合固定造口时，误伤血管。轻者坏死黏膜脱落后可自行愈合，严重者需切除后重新造口。保护造口肠段血供、充分游离肠管、造口直径勿过小、缝合固定造口时避免损伤血管，有助于预防该并发症。

造口回缩 多见于袢式造口术。原因可能为：造口肠段游离不充分、肠袢过短和过早拔除支撑管等。若为部分回缩，造口未入腹腔，可暂时采用非手术治疗；若造口已缩入腹腔，导致腹膜炎，需急诊手术。充分游离造口肠袢和延长支撑管的拔除时间，有助于预防该并发症。

造口狭窄 多见于单腔造口术。原因可能为：造口肠段浆膜层与腹壁各层间断缝合导致炎性肉芽组织增生和瘢痕挛缩、造口坏死回缩和造口直径过小等。轻者可多次扩张治疗；重者需环形切除造口周围组织，重新缝合。仅缝合造口边缘肠壁全层与皮肤、保护造口肠段血供、充分游离肠管、造口直径勿过小、缝合固定造口时避免损伤血管，有助于预防该并发症。

造口脱垂 多见于袢式造口术。原因可能为：造口直径过大、腹内压力过高和过早拔除支撑管等。轻者可手法还纳脱出肠管，重者需手术切除。固定袢式造口术宜用不吸收缝线、延长支撑管留置时间和适宜的造口直径，有助于预防该并发症。

造口穿孔 多由于术中电凝损伤、固定造口肠管缝线穿透肠壁全层和牵拉时撕裂肠壁等造成。大部分会导致造口旁瘘道，确诊后应手术治疗，多需切除造口重新留置。术中细致轻柔操作、固定肠壁缝线勿入肠腔、利用肠系膜固定缝合，可有助于预防该并发症。

造口旁疝 发生率随随访时间延长而升高。原因可能为：造口位置、造口技术、围术期处理不当，术后营养不良、腹内压高、肥胖等，而腹壁完整性破坏是发生造口旁疝的最根本原因。症状轻微者可非手术治疗，严重者需行造口旁疝修补术。

造口周围皮肤病变 更换造口袋时手法不当，可能撕脱皮肤，引起损伤性皮炎，保证手法轻柔和使用相应的皮肤护理产品可预防发生；造口处粪便对周围皮肤的刺激，可导致接触性皮炎，选择良好的造口位置和减少粪便对皮肤的刺激可预防发生。

（王振军）

quánzhíchángxìmó qiēchúshù

全直肠系膜切除术（total mesorectum excision，TME） 切除全部直肠系膜或至少包括肿瘤下缘5cm直肠系膜的手术。1982年由希尔德（Heald）首次提出。直肠系膜由腹膜及盆筋膜脏层包绕直肠周围的脂肪、血管、淋巴和神经组织构成，是具有重要临床意义的解剖结构。直肠癌的局部转移多在直肠系膜范围内，所以该手术提高了肿瘤完整切除率。同时，该手术强调直视下锐性解剖，重视对自主神经丛的保护，对术后排尿、排便及性功能影响较小，术中骶前出血率降低，患者术后生活质量提高。该手术在临床实施以来，明显降低了局部复发率，提高了中低位直肠癌的生存率和生活质量。

适应证 T_1～T_3期直肠中下段癌。对于直肠上段和直肠、乙状结肠交界处，以及侵犯壁层筋膜或周围器官、骶骨的直肠癌，该手术并无必要。

手术方法 患者取头低脚高截石位，于肠系膜下血管根部切断、结扎，清除血管周围淋巴结。切除乙状结肠系膜，进入骶前间隙，于直视下锐性解剖直肠系膜周围盆筋膜壁层和脏层之间的无血管界面，直至肛提肌平面，保证直肠系膜的完整。辨认并保护性功能及膀胱功能所依赖的自主神经。靠近盆壁锐性分离直肠侧韧带，避免钳夹结扎。前方在直肠膀胱（或子宫）陷凹前约1cm切开盆底腹膜，沿腹膜会阴筋膜（peritoneoperineal fascia）即Denonvillier筋膜前面解剖至触及前列腺尖端或至直肠阴道隔的底部。距癌灶下缘5cm切断直肠系膜，2cm切断直肠，移除标本，行乙状结肠与直肠或肛管吻合术（图）。

常见并发症 骶前静脉出血、输尿管损伤、吻合口瘘、吻合口狭窄、盆腔自主神经损伤、排便习惯改变和局部复发是术后常见的并发症。

骶前静脉出血 是严重的并发症，可危及生命。原因多系操

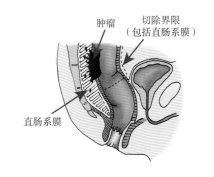

图 全直肠系膜切除术

作粗暴、解剖不清或病变较晚而勉强切除等。一旦发生切勿盲目钳夹，应立即压迫出血点，若出血量不大，可用热盐水纱布、止血纱布或明胶海绵压迫 20~30 分钟；若出血量较大，可用涂有骨蜡的图钉按压止血；若出血无法有效控制，可吸净周围的出血，迅速切除，然后以大凡士林纱布填塞压迫止血，术后 5 天左右轻轻拨出，基本上无再次出血。

输尿管损伤　因输尿管走行于需清除的结缔组织中，易造成损伤，多发生在输尿管进入盆腔和膀胱处，尤其见于结扎肠系膜下血管、游离直肠侧韧带和缝合盆底腹膜时。术中解剖游离出输尿管，予以保护，可减少损伤发生率。若术前检查提示肿瘤巨大，浸润周围组织，可于术前放置输尿管导管。一旦术中发现损伤，可即刻吻合，留置输尿管支架，术后 3 个月行膀胱镜检查拔除。

吻合口瘘　由于吻合口位置低，术后容易发生吻合口瘘。引起吻合口瘘的主要因素包括吻合口缺血、吻合口存在张力、吻合缺陷、骶前血肿和盆腔引流不畅。正确的吻合技术、创面严密止血、保证吻合口血供良好和无张力有助于预防吻合口瘘的发生。一旦发生，可考虑行结肠造口术。

吻合口狭窄　吻合口存在张力、局部感染和局部血供不良是吻合口狭窄的重要原因。一旦发生狭窄，可经肛门多次扩张；若扩肛治疗失败，可考虑手术治疗。

盆腔自主神经损伤　广泛切除双侧韧带、清除髂内淋巴结以及对盆筋膜深面进行分离容易损伤盆腔自主神经，单侧损伤会导致性功能障碍，双侧损伤将引起排尿功能障碍。预防措施为术中辨认出自主神经并在其内侧锐性分离。但如癌灶侵犯神经，则需切除单侧或双侧神经。

排便习惯改变　由于吻合口位置较低，患者术后可能发生排便次数增多和肛门失禁等并发症。部分患者与术后吻合口瘘和盆腔感染有关。结肠贮袋有助于改善术后短期内的排便控制能力。行近端结肠造口，术后肛门功能锻炼也可改善术后肛门功能。

局部复发　术中直肠系膜切除不足和环周切缘阳性是术后局部复发的主要原因。故术中直肠系膜切除要求锐性分离并达肿瘤远端 5cm，避免牵拉、挤压肿瘤，防止脏层筋膜在分离过程中破损。

（王振军）

jīngfùgāngmén zhícháng qiēchúshù
经腹肛门直肠切除术（abdominoanal rectum resection）

经腹切除直肠病变，剥除直肠黏膜，经肛门行结肠肛管吻合的保留肛门的手术。又称 Parks 手术。于 1972 年帕克斯（Parks）最先提出，最初是针对直肠阴道瘘设计的直肠远端黏膜剥除、近端直肠拖出与齿状线吻合的手术技术，成为治疗放疗后直肠阴道瘘的一种经典方式。该手术证实在肛门括约乃肌至齿状线水平切除直肠不会导致肛门失禁，从而打破了必须保留远端 6~8cm 直肠才能保留排便控制功能的理论。1982 年帕克斯（Parks）将该手术用于行直肠切除术后为保留肛门行结肠肛管吻合术的直肠癌患者。

适应证　①可经腹切除但经腹吻合困难的直肠良、恶性肿瘤。②直肠阴道瘘。③因炎症性肠病行回肠贮袋后重建肠道的连续性。

手术方法　①手术体位及腹部手术操作：见全直肠系膜切除术。将直肠分离至盆底肌水平，根据近端结肠的长度决定是否需游离降结肠和脾曲结肠，可以利用结肠近断端制作结肠贮袋。②会阴部手术操作：适当扩肛后牵开肛门和残余直肠，于齿状线上方约 0.5cm 处黏膜下注射肾上腺素盐水，使黏膜隆起，然后用电刀环周剥除直肠黏膜，确切止血。确认肛管直肠黏膜已剥离至肛门直肠环上方，向外切断直肠壁，与腹部手术会师（图 1）。将近端结肠从残端直肠肌管和肛管拖出，与齿状线处的肛管间断缝合，使结肠黏膜与肛管黏膜对合（图 2）。常规行预防性横结肠造口，术后 3 个月做造口还纳。

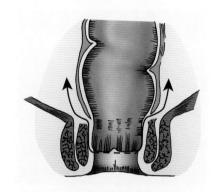

图 1　经腹肛门直肠切除术的肛管横断平面

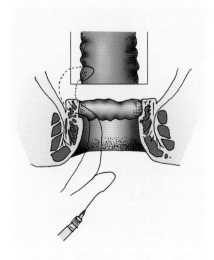

图 2　经腹肛门直肠切除术结肠-肛管吻合方法

常见并发症 吻合口瘘、肛门失禁、直肠狭窄和肿瘤复发是常见的并发症。

吻合口瘘 由于吻合口位置低，术后容易发生吻合口瘘，并可进一步造成盆腔感染。预防的关键在于保证吻合口无张力和吻合处血供良好，常需游离降结肠和结肠脾曲。

肛门失禁 由于吻合口位置很低，患者术后可能发生排便次数增多和肛门失禁等并发症。剥除直肠黏膜时避免损伤深面的肛门内括约肌、尽量多保留直肠和行结肠贮袋有助于预防术后的肛门失禁，改善术后短期内的排便控制能力。

直肠狭窄 吻合口存在张力和局部血供不良是吻合口狭窄的重要原因。一旦发生狭窄，可经肛门多次扩张；若扩肛治疗失败，可考虑手术治疗。

局部复发 术中远切缘阳性是术后局部复发的主要原因。术中避免挤压肿瘤和保证肿瘤远切缘 2cm 有助于降低术后复发率，必要时行术中快速冷冻切片病理检查确定切缘是否阳性。

（王振军）

nèikuòyuējī qiēchúshù
内括约肌切除术（intersphincteric resection，ISR） 切除部分齿状线和肛管内括约肌的超低位保肛手术。主要用于直肠低位良恶性肿瘤。1977 由利特尔（Lyttle）和帕克斯（Parks）首次用于因炎症性肠病而行全结、直肠切除的患者。1991 年顺佩利克（Schumpelick）和布朗（Braun）用于低位直肠癌的保肛手术。该手术通过切除全部或部分内括约肌，相当于延长了直肠癌的远切缘，既保证了肿瘤的根治，又保留了肛门的部分或全部功能。王振军提出的改良部分内括约肌切除术，保证根治的前提下，最大可能地保留了肛门功能（图）。

适应证 ①低位直肠的广泛、广基绒毛状腺瘤，或腺瘤恶变。②早期（$T_1 \sim T_2$）直肠癌。③部分 T_3 直肠癌，特别是接受术前放化疗者。④直肠间质瘤。⑤癌灶距离肛门有一定距离，但因盆腔极度狭窄而无法行盆腔吻合者。

手术方法 分为腹部和会阴部手术操作。①腹部手术操作：患者取头低脚高截石位，于肠系膜下血管根部切断、结扎，清除血管周围淋巴结。切除乙状结肠系膜，进入骶前间隙，于直视下锐性解剖直肠系膜周围盆筋膜壁层和脏层之间的无血管界面，保证直肠系膜的完整，继续向下切断骶骨直肠韧带，达肛管直肠肌环的上方，相当于齿状线水平。辨认并保护性功能及膀胱功能所依赖的自主神经。靠近盆壁锐性分离直肠侧韧带，避免钳夹结扎。前方在直肠膀胱（或子宫）陷凹前约 1cm 切开盆底腹膜，沿腹膜会阴筋膜即 Denonvillier 筋膜前面解剖至触及前列腺尖端或至直肠阴道隔的底部。②会阴部手术操作：用拉钩或缝线牵引充分显露肛门，距离肿瘤下缘 1～2cm，自肛门的内外括约肌间沟处切开皮肤、皮下组织，找到内外括约肌间隙，用电刀沿间隙向近侧作锐性分离，继续向上切断肛提肌与内括约肌的附着处，与盆腔手术游离层面汇合。用 3-0 的可吸收线或 1 号丝线将结肠与肛门部皮肤一层间断缝合吻合，也可以将远端结肠作为贮袋再行吻合。

常见并发症 排便习惯改变、吻合口瘘、吻合口狭窄、局部复发是术后常见的并发症。

排便习惯改变 由于吻合口位置很低和内括约肌切除，患者术后可能发生排便次数增多和肛门失禁等并发症。结肠贮袋有助于改善术后短期内的排便控制能力。行近端结肠造口，术后肛门功能锻炼也可改善术后肛门功能。

吻合口瘘 吻合口血液供应不良、局部有张力、局部感染、缝合技术不合要求是引起吻合口瘘的重要原因。术中严密止血、正确的吻合技术、保证吻合口血

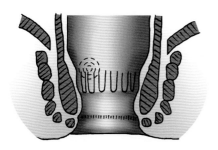

图 a 内括约肌切除术

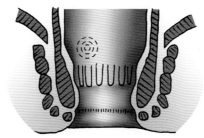

图 b 部分内括约肌切除术

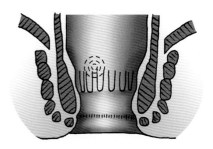

图 c 改良部分内括约肌切除术

图 内括约肌切除术

运良好和无张力是预防吻合口瘘的重要措施。术中行肠造口无助于预防吻合口瘘，但可以减少吻合口瘘发生后的并发症。

吻合口狭窄 吻合口存在张力、局部感染和局部血供不良是吻合口狭窄的重要原因。一旦发生狭窄，可经肛门多次扩张；若扩肛治疗失败，可考虑手术治疗。

局部复发 远切缘和环周切缘阳性是术后局部复发的主要原因。术前行直肠内超声或 MRI 检查确定肿瘤未侵出内括约肌、行术前放化疗、术中辨认内外括约肌间隙有助于降低术后复发率；术中需行直肠远切缘和环周切缘快速冷冻切片病理检查，若切缘阳性，则应增加切缘距离或实施经腹会阴联合切除术。

（王振军）

jīnggāngménkuòyuējīntújìng dīwèi
zhícháng zhǒngliú qiēchúshù

经肛门括约肌途径低位直肠肿瘤切除术（trans-sphincteric resection of low rectal tumor）

经肛门后方切断肛门括约肌环进行直肠局部或节段切除的手术。又称 Mason 手术。1917 年贝文（Bevan）首次报道该术式，由于外科医生对术中切断肛门括约肌持有疑虑，该术式较少被采用。1970 年梅森（Mason）报道了该术式的大量研究，后来人们将该术式称为 Mason 手术。从解剖学角度而言，该手术适合于直肠部分切除，包括直肠壁部分切除和直肠节段性切除术，也适于较早期直肠癌的部分切除术。

适应证 ①肿瘤直径小于等于 3cm，累及范围≤肠周径的40%。②肿瘤下缘距肛缘的距离≤10cm。③肿瘤局限于肠壁。④无盆腔淋巴结和远处转移。若出现下述情况：低分化腺癌、黏液腺癌或证实有局部淋巴结转移，应改行直肠癌根治术。

手术方法 ①患者取俯卧位，自第 5 骶骨上缘至肛缘做纵形直切口。②切除尾骨，分别切断肛门外括约肌深组和浅组，并各自作标记，切开盆底肌，暴露直肠后壁。③根据肿瘤的部位、大小、范围和累及肠壁的程度决定施以直肠壁部分切除或直肠节段切除：前者需距离肿瘤周缘至少 1cm 切除肠壁，横行间断缝合。后者需游离直肠环周，切除含有肿瘤的肠段，行直肠与直肠端-端吻合。④按标记准确对组缝合肛门外括约肌（图）。

常见并发症 肛门失禁、切口感染、直肠皮肤瘘、直肠狭窄和肿瘤复发是常见的并发症。

肛门失禁 可能与术中对各组肛门括约肌的切开和缝合不当或术后发生严重的伤口感染致缝合的括约肌裂开等因素有关。准确分组缝合肛门括约肌有助于预防肛门失禁的发生。一旦发生，经肛门功能训练、局部温热坐浴等非手术治疗，可在一定程度上恢复肛门节制功能。

切口感染 多由于尾骨切除后的缺损难以缝合，导致尾骨窝的积液引起。充分的肠道清洁准备、预防性应用抗生素、充分冲洗伤口和术毕放置引流管是预防切口感染的关键。术中明确肿瘤位置后，直肠近端填塞干纱布，可有效防止肠内容物污染切口。切口感染后，经冲洗、换药等处理多可愈合。

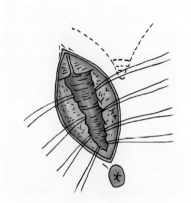

图 a 经括约肌切除术手术切口

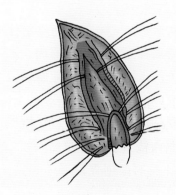

图 b 切开肛门括约肌

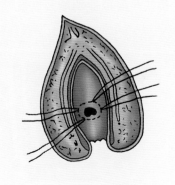

图 c 直肠前壁肿物楔形切除

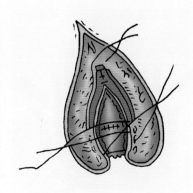

图 d 缝合切口

图 经肛门括约肌途径低位直肠肿瘤切除术手术操作

直肠皮肤瘘 多由于仅间断缝合直肠后壁切口，未行肌层的加强缝合。术中仔细地切除和缝合直肠后壁肿瘤、准确修复切断的各组肛门括约肌、术毕时在尾骨窝处放置引流是预防直肠皮肤瘘的关键。瘘管冲洗、换药，调整饮食保持粪便成形、避免腹泻，多可愈合；若长期不愈，可考虑行结肠造口。

直肠狭窄 多表现为不同程度的排便困难、便不净感和下坠感，直肠指检发现肛管有不同程度狭窄。直肠切缘行横行间断缝合，可减少直肠狭窄的发生。一旦发生，经反复扩张处理可渐缓解。

肿瘤复发 切除范围不足或切缘癌细胞残留是肿瘤术后局部复发的主要原因。术前直肠内超声或 MRI 准确分期和距离肿瘤边缘至少 1cm 切除肠壁有助于预防复发。

（王振军）

jīnggāngmén nèijìng wēichuāng shǒushù

经肛门内镜微创手术（transanal endoscopic microsurgery，TEM）

以特制内镜系统经肛门局部切除直肠肿瘤的微创保肛手术方法。1983 年由比斯（Buess）首次报道，后于 2001 年详尽描述了设计思路与技术操作。该操作所用内镜口径大、视野清晰、操作方便；可以完成镜下切开、止血、结扎、缝合等多种手术操作；能够实施直肠局部切除，切除病变范围大，手术安全性高。与传统的外科手术相比，该手术操作简单、创伤小、并发症发病率低、术后恢复快，对术后排便功能和性功能影响较小。

适应证 ①病变距肛缘 4 ~ 18cm。②无蒂或复发性直肠腺瘤，瘤体直径占肠腔 3/4 周径以内。③局限于黏膜下层的低复发危险直肠癌（中高分化、无淋巴转移和神经浸润）。④局限于固有肌层的低复发危险直肠癌，无法耐受根治性手术者。⑤瘘或吻合术后的直肠狭窄。⑥直肠脱垂。

手术方法 可在全麻或局麻下施行，根据肿瘤位置确定患者的手术体位（前壁→俯卧折刀位；侧壁→侧卧位；后壁→截石位），原则是使直肠镜插入后肿瘤位于视野下方。瘤体的黏膜下层注射肾上腺素溶液以使黏膜隆起和减少出血。用电刀标出切除边界，腺瘤切缘 0.5cm，切至黏膜下层；癌肿切缘 1.0cm，行全层肠壁切除；术前不能排除恶性时，应选择全层肠壁切除。手术标本钉在硬纸板上标注方向，立即送病理检查，根据病理结果判定是否需要扩大手术范围或开腹根治性切除。将单丝可吸收缝合线的一端用银夹固定，连续缝合，缝线另一端亦用银夹固定。

常见并发症 并发症发生率为 4% ~ 20%。常见的并发症有肛门出血、直肠切口裂开、肛门功能损害、术中切穿肠壁进入腹腔、直肠阴道瘘和术后肿瘤复发等。

肛门出血 多由于术中止血不彻底、直肠切口缝合不严密、缝合后切口裂开或扩肛引起的痔静脉出血所致，常可自行止住。术中严格止血、选择适当的缝线、改进缝合技术、确保创面缝合严密等有助于预防术后出血。

直肠切口裂开 与直肠切口张力过大或缝合技术缺陷有关。表现为术后肛门排出脓血性液体，常伴发热，直肠指检或肠镜检查可确诊。多数经非手术治疗可以痊愈。

肛门功能损害 手术操作所需内镜直径达 4cm，可致肛门括约肌过度拉伸。术后部分患者可有一过性肛门失禁，常于数天至 3 个月内恢复。术前评价括约肌的紧张度，必要时行直肠肛门生理检查排除肛门括约肌功能不良，以防术后肛门失禁。

术中切穿肠壁进入腹腔 多见于腹膜返折线以上的病变行全层肠壁切除时。若术中及时发现可在直视下缝合，或中转开腹修补或加做近端肠造口；若术后因腹腔感染发现，则应开腹探查修补穿孔，同时行近端肠造口。

直肠阴道瘘 多见于病变位于直肠前壁，需行全层肠壁切除时。对于直肠阴道相邻段的病变，应严格掌握切除深度，勿超过直肠外脂肪；此外，适当使用超声刀可减少对阴道壁的热损伤。

术后肿瘤复发 多与术前病例选择不当、病变切除不彻底以及直肠癌切除后未进行辅助治疗等有关。严格掌握手术指征以及术前行直肠内超声或 MRI 评估肿瘤浸润肠壁深度，有助于预防术后复发。

（王振军）

jīngfù-huìyīn liánhé qiēchúshù

经腹会阴联合切除术（abdominoperineal resection，APR）

切除包括乙状结肠远端、全部直肠、肠系膜下动脉及其区域淋巴结、全直肠系膜、肛提肌、坐骨直肠窝内脂肪、肛管及肛门周围 3 ~ 5cm 的皮肤、皮下组织及全部肛管括约肌，于左下腹行永久性结肠造口的手术（图 1）。又称 Miles 手术。1908 年迈尔斯（Miles）首先提出，由于直肠癌除原发灶外，还存在着周围的转移病灶，因此在切除原发灶的同时，还应该对其周围转移的组织进行广泛切除。Miles 手术一直沿用至今，100 多年来在手术技巧上仅有微小的改进。该手术的优点在于手术切除彻底和治愈率高；缺点是手术创伤大，并发症发生率较高，需做永久性结肠造口。

适应证 肿瘤下缘距肛缘6cm以内的进展期直肠癌；肛管癌及肛门周围癌；与周围器官无癌性浸润，否则宜行其他器官联合切除术；全身状态良好，能耐受手术者。

手术方法 患者取头低足高的膀胱截石位，大腿外展120°左右。取下腹部正中切口向右绕脐或左下腹旁正中切口，自耻骨联合至脐上2~4cm处，切开腹膜时应保护膀胱，进腹后探查腹腔内有无转移和肿瘤能否切除。自乙状结肠外侧切开侧腹膜，游离乙状结肠及其系膜，注意显露并保护左侧输尿管及生殖血管。向下切开直肠左侧盆底腹膜。同法沿乙状结肠右侧切开侧腹膜及直肠右侧盆底腹膜，并与对侧汇合。提起乙状结肠，游离出肠系膜下动脉并在根部结扎，清扫周围淋巴脂肪组织。沿骶前筋膜与直肠系膜之间锐性分离骶前间隙，向

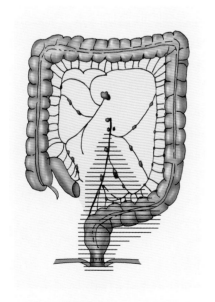

图1　经腹会阴联合切除术的切除范围

下至尾骨尖水平，注意保护骶前神经丛；沿直肠前壁锐性分离直肠与膀胱或子宫之间的间隙，直至盆底肌；切断直肠两侧直肠侧韧带。距离肿瘤近端至少10cm横断乙状结肠，近端自左下腹经腹直肌提出造口。

双荷包缝合封闭肛门，距离肛缘3~5cm梭形切口，自会阴中点至尾骨尖处，切断肛尾韧带和肛提肌，与经腹部分离的骶前间隙汇合，将标本自会阴部切口牵出，在直视下解剖直肠前壁，移除标本。冲洗创面，骶前放置引流管，在会阴部另戳孔引出。缝合盆底腹膜，分层缝合会阴部切口。

常见并发症 该手术范围较大，操作较多，易出现如下的技术错误及并发症。

输尿管损伤　输尿管走行于需清除的结缔组织中，易造成损伤，多发生在输尿管进入盆腔和膀胱处，尤其见于结扎肠系膜下血管、游离直肠侧韧带和缝合盆底腹膜时。术中解剖游离出输尿管，予以保护，可减少损伤发生率。若术前检查提示肿瘤巨大，浸润周围组织，可于术前放置输尿管导管。一旦术中发现损伤，可即刻吻合，留置输尿管支架，术后3个月行膀胱镜检查拔除。

尿道损伤　多由于在前列腺区过多使用电凝所致。若术中发现尿道损伤，应即刻予尿道修补或尿道成形术；若术后发现尿道损伤，需行插管或尿道成形术；若术后发生尿道狭窄，需行尿道扩张或尿道成形术。

骶前静脉出血　见全直肠系膜切除术。

盆腔自主神经损伤　广泛切除双侧韧带、清除髂内淋巴结以及对盆筋膜深面进行分离容易损伤盆腔自主神经，单侧损伤会导

致性功能障碍，双侧损伤将引起排尿功能障碍。预防措施为术中辨认出自主神经并在其内侧锐性分离。

会阴部伤口感染　多由于术中污染和手术时间过长所致。一旦发生，需切开引流或敞开伤口换药。术中确切止血、预防性应用抗生素、充分冲洗伤口和术毕会阴放置引流有助于降低感染率。

造口相关并发症　见结肠造口术。

手术进展 由于直肠的下1/3段完全被直肠系膜覆盖，系膜在肛提肌起点水平向远端逐渐变细，在括约肌上方逐渐减少和消失。传统的经腹会阴联合切除术过程中，沿盆腔解剖平面解剖，随着直肠系膜缩窄而到达肛管上方完成腹部手术的游离；会阴部手术则在进入盆腔后切除贴近直肠的肛提肌与腹部手术汇合，这样就在标本上均形成一狭窄的"腰"部，对于不能保留肛门的直肠癌来讲，这个部位恰是癌灶所在的部位，也是环周切缘阳性甚至肠管穿孔发生率较高之处。2005年瑞典的霍尔姆（Holm）提出了柱状腹会阴联合切除术（cylindrical abdominoperineal resection），又称经肛提肌外腹会阴联合切除术（extralevator abdominoperineal excision）该手术与传统经腹会阴联合切除术的不同在于，盆腔操作仅仅止于直肠系膜开始缩窄处（肛提肌起始部），而从会阴部全部切除肛提肌、低位直肠系膜和肛管，使标本成为没有狭窄腰部的圆柱形，采用臀大肌皮瓣移植技术或者生物补片重建盆底。相对于传统的经腹会阴联合切除术，该手术增加了肿瘤周围组织的切除量，降低了环周切缘的阳性率和肠管穿孔率，初步结果显示有助

于降低局部复发率和提高生存率（图2，图3）。

（王振军）

jīngqiánhuìyīn chāodīwèi zhícháng qiēchúshù

经前会阴超低位直肠切除术

（anterior perineal plane for ultralow anterior resection of the rectum）　经腹游离直肠中上段，经前会阴平面途径游离直肠下段并切除标本的超低位保肛手术。又称APPEAR手术。主要用于直肠低位良恶性肿瘤。2008年英国的威廉斯（Williams）首先报道，对某些传统手术无法保留肛门的低位直肠病变，该手术提供了一种可供选择的超低位吻合保肛的方法。

适应证　①低位直肠的广泛、广基绒毛状腺瘤，或腺瘤恶变。②早期（T_1，T_2）直肠癌。③溃疡性结肠炎。④直肠损伤。若肿瘤侵犯肛门外括约肌或T_3期肿瘤，不应实施该手术。

手术方法　分为腹部和会阴部手术操作。①腹部手术操作：见内括约肌切除术。为保证吻合口无张力，需充分游离结肠脾区和横结肠左半。②会阴部手术操作：在直肠-阴道或直肠-前列腺之间的平面注射肾上腺素盐水。在肛缘-阴道或肛缘-阴囊之间的会阴中部做弧形切口（图1），沿肾上腺素盐水的浸润层面向上解剖，与腹腔内手术层面会合，避免损伤肛门括约肌或直肠/阴道壁。在女性，解剖层面位于阴道后壁和直肠前壁之间，会阴体的前方；在男性，解剖层面位于直肠-尿道/前列腺之间，游离并切断直肠尿道肌，保护尿道，将直肠前壁与前列腺分离。游离直肠环周，向上与腹腔内游离层面会合，向下达耻骨直肠肌和肛门外括约肌的交界处（图2，图3）。于肛门直肠交界处上方横断直肠，将腹腔内结肠拖出与肛管行端端吻合（图4）。所有患者接受预防性回肠造口。

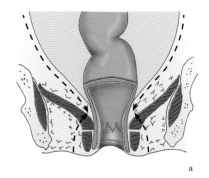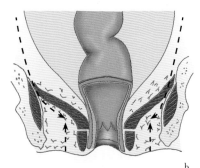

图2　传统经腹会阴联合切除术和柱状腹会阴联合切除术的比较

a. 传统经腹会阴联合切除术，盆腔解剖平面沿直肠系膜内收，到达肛管上方；会阴部操作过程中，切除贴近直肠的肛提肌与盆腔手术平面汇合，在标本上形成一狭窄的腰部；b. 柱状腹会阴联合切除术，盆腔操作仅止于直肠系膜缩窄处，从会阴部全部切除肛提肌、低位直肠系膜和肛管，使标本成为没有狭窄腰部的圆柱形

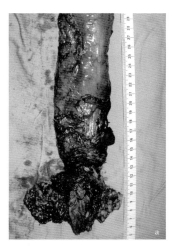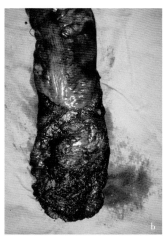

图3　传统经腹会阴联合切除术和柱状腹会阴联合切除术手术标本的比较（韩加刚供图）

a. 传统经腹会阴联合切除术手术标本存在狭窄的腰部；b. 柱状腹会阴联合切除术手术标本呈圆柱状

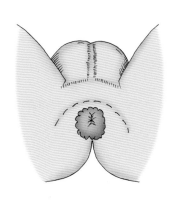

图1　肛缘-阴道或肛缘-阴囊之间的会阴中部做弧形切口

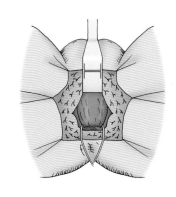

图2　解剖暴露直肠远端直肠

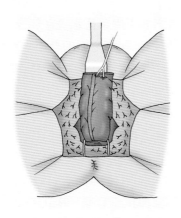

图3 游离外括约肌上方远端直肠

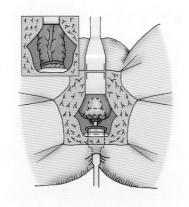

图4 使用吻合器在直视下行结肠-肛管吻合

常见并发症 见内括约肌切除术。

（王振军）

jīngfù zhícháng'ái qiēchúshù

经腹直肠癌切除术（transabdominal rectal cancer resection）

经腹部切口切除直肠肿瘤的手术。主要适用于高中位直肠癌。分为两种：①直肠低位前切除术，又称 Dixon 手术。要求远端切缘距肿瘤下缘 2cm 以上，肿瘤肠段切除术后行肠吻合（图1）。②Hartmann 手术，缝闭远断端直肠、近断端肠造口（图2），1923 年哈特曼（Hartmann）提出切除直肠肿瘤后行结肠造口，避免了会

阴切除，该手术被称为 Hartmann 手术。1930 年狄克逊（Dixon）在直肠癌切除术后一期肠吻合，由于其在经腹直肠癌切除术方面的巨大贡献，该手术被称为 Dixon 手术。Dixon 手术术后的排便控制较为满意，但盆腔内吻合较为困难，随着新的缝合材料、间断缝合技术和吻合器械的应用，该手术发生并发症的风险逐渐降低，已经成为直肠癌外科治疗的常用术式。

适应证 Dixon 手术和 Hartmann 手术的适应证有所不同。

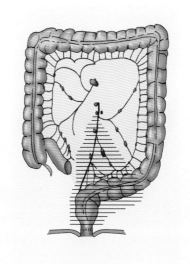

图1 直肠低位前切除术的切除范围

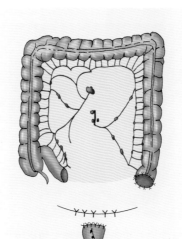

图2 Hartmann 手术

Dixon 手术 ①肿瘤下缘距离肛缘 6cm 以上的进展期直肠癌。②无明显淋巴结转移和局部浸润。③早期或女性进展期直肠癌，肿瘤下缘距肛缘距离可在 6cm 以内。随着手术技术和吻合器械的进步，目前该手术的唯一绝对禁忌是肿瘤侵犯肛管或侵及直肠括约肌。

Hartmann 手术 ①直肠肿瘤距离肛缘 6cm 以上。②癌肿局部广泛浸润或远处转移而无法根治。③直肠癌合并肠梗阻。④全身情况较差，无法耐受根治性切除术者。⑤高龄体弱，术前肛门功能不良者。

手术方法 Dixon 手术的手术操作方法见全直肠系膜切除术。Hartmann 手术的手术切口、肠管游离和淋巴结清扫技术见全直肠系膜切除术，游离完直肠后，距离肿瘤下缘至少 2cm 横断直肠，远断端缝闭，切除肿瘤肠段后，乙状结肠近断端提出左下腹造口，造口手术操作方法见结肠造口术。

常见并发症 见全直肠系膜切除术和结肠造口术。

（王振军）

tuōchūshì zhícháng qiēchúshù

拖出式直肠切除术（pull through operations on the rectum）

经腹或肛门切除直肠病变，将乙状结肠自肛门拖出，经肛门行结肠肛管吻合保留肛门的手术。1939 年巴布科克（Babcock）、1945 年培根（Bacon）和 1955 年布莱克（Black）分别报道该术式的不同操作，后又有多次改进。由于并发症较多和低位前切除术的广泛应用，该术式目前应用较少。

适应证 见经腹肛门直肠切除术。

手术方法 手术体位及腹部操作见全直肠系膜切除术。在切除直肠肿瘤后，实施会阴部操作。

适当扩肛后牵开肛门，经肛门剥除肛管直肠黏膜或不剥除，将乙状结肠自肛门拖出 6～7cm，将直肠残端与结肠浆肌层间断缝合固定或不缝合（图）。术后 2 周在齿状线水平切断拖出肠段，将断端与齿状线间断缝合。

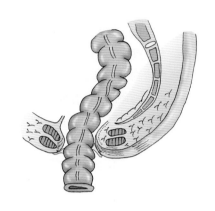

图　拖出式直肠切除术

常见并发症　吻合口瘘、肛门失禁、肛周湿疹、直肠狭窄和肿瘤复发是常见的并发症。

肛周湿疹　由于拖出吻合的结肠外翻黏膜有较多的分泌物，容易引起肛门周围皮肤湿疹，引起瘙痒、疼痛、肛门潮红、湿润、肛周皮肤破溃等不适。

其他并发症　见经腹肛门直肠切除术。

（王振军）

fùqiāngjìng jié-zhícháng shǒushù

腹腔镜结直肠手术（laparoscopic colorectal surgery）　通过腹部微小创口将腹腔镜器械置入腹腔实施的结直肠手术。1990 年雅各布斯（Jacobs）首次成功实施腹腔镜右半结肠切除术，1992 年科克林（Kockerling）实施首例腹腔镜直肠切除术。随着手术技术的提高，腹腔镜器械的发展，以及麻醉和全身支持水平的提高，该技术得到快速发展并广泛应用于临床，由最初的治疗良性疾病发展到治疗恶性肿瘤。与传统手术相比，腹腔镜手术具有创伤小、干扰少、疼痛轻和恢复快的优点，缺点是手术难度大、学习曲线长。

适应证　与传统开腹手术相似，包括结、直肠良恶性肿瘤、炎性疾病、多发性息肉等。相对手术禁忌证包括：①肿瘤直径>6cm 和（或）与周围组织广泛浸润。②腹部严重粘连、重度肥胖者、结肠直肠癌的急症手术（如急性梗阻、穿孔等）和心肺功能不良者。手术禁忌证包括：①全身情况不良，虽经术前治疗仍不能纠正或改善者。②有严重心、肺、肝、肾疾患而不能耐受手术者。

手术方法　主要有以下几种。

腹腔镜右半结肠切除术　采用气管内插管全身麻醉，取截石位或分腿位，头低足高左侧倾斜体位；建立气腹，在脐孔或耻骨上戳孔放置镜头，脐左下、右下腹、左上腹和右上腹分别戳孔；探查确定病变部位、有无淋巴结及腹腔转移等情况。手术操作常采用由内向外、从下向上、先处理血管和非接触肿瘤的方法。首先解剖出回结肠血管、右结肠血管及结肠中血管，分别置以血管夹闭并剪断，清扫血管根部淋巴结；切断胃结肠韧带；沿结肠外侧自髂窝至结肠肝曲切开后腹膜，将升结肠从腹后壁游离；注意勿损伤十二指肠腹膜后部、右侧输尿管、睾丸或卵巢血管；右上腹作与标本相应大小的切口，塑料套保护切口；将拟切除的回肠末端 10～15cm、盲肠、升结肠、横结肠右半部分和结肠系膜提出体外，切除标本后行回肠-横结肠吻合；系膜裂孔可缝合或不缝合。

腹腔镜横结肠切除术　采用气管内插管全身麻醉，取仰卧位分腿位，头高足低；建立气腹，在脐下戳孔放置镜头，右中腹、左中腹、剑突与脐之间分别戳孔；切开胃结肠韧带，游离结肠肝曲和脾区，在结肠中动脉根部以血管夹夹闭并剪断，上腹部做与标本相应大小的切口，塑料套保护切口，提出标本，在体外距离肿瘤两侧 10～15cm 横断结肠，缝合关闭肠系膜裂孔，行肠吻合。

腹腔镜左半结肠切除术　采用气管内插管全身麻醉，取仰卧分腿位，头高足低，向右倾斜；脐下戳孔放置镜头，右上腹、左上腹、脐左分别戳孔；于腹主动脉前切开降结肠右侧腹膜，以血管夹夹闭并剪断左结肠动脉和乙状结肠第 1～2 支；剪开降结肠及乙状结肠外侧腹膜，分离左侧结肠及其系膜；切开胃结肠韧带，游离结肠脾区，夹闭并剪断中结肠动脉左支；左侧腹切口，提出标本，行左半结肠切除，行横结肠-乙状结肠吻合。

腹腔镜乙状结肠切除术　采用气管内插管全身麻醉，取仰卧分腿位，头低足高，向右倾斜；脐上戳孔放置镜头，左侧上腹和右侧腹上腹，左下腹和右下腹分别戳孔；于乙状结肠系膜右侧解剖出肠系膜下动脉，清除血管根部淋巴结；钳夹后切断乙状结肠动脉，保留直肠上动脉；于乙状结肠外侧切开侧腹膜，游离乙状结肠，距肿瘤远端5cm 横断肠管；左下腹切口，将带有肿瘤的乙状结肠提出腹腔外切除，于腹腔内行结肠-直肠端端吻合，若乙状结肠游离，可将肠段提出腹腔外吻合

腹腔镜经腹直肠切除术　采用气管内插管全身麻醉，取仰卧分腿位或截石位，头低足高；上戳孔放置镜头，左下腹和右侧腹上腹，左下腹和右下腹分别戳孔；于乙状结肠系膜右侧解剖出肠系

膜下动脉，清除血管根部淋巴结，钳夹后切断肠系膜下动脉或直肠上动脉；遵循全直肠系膜切除术的原则，游离直肠至肿瘤下方至少3cm，距肿瘤远端至少2cm处横断直肠；左下腹切口，提出标本，切除肠段；于腹腔内行乙状结肠-直肠端端吻合。

腹腔镜经腹会阴联合直肠切除术　麻醉、体位、戳孔位置、腹腔内操作同腹腔镜经腹直肠切除术；直肠游离在后方达尾骨尖，侧方达肛提肌，前方达前列腺尖水平；会阴部操作见经腹会阴联合切除术。

常见并发症　分为两类，一类是所有腹腔镜手术的常见并发症；另一类是结直肠手术的特有并发症（见右半结肠切除术、横结肠切除术、左半结肠切除术、乙状结肠切除术、经腹直肠癌切除术和经腹会阴联合切除术）。

血流动力学变化　多见于伴有心脏、肺部疾患的老龄患者。气腹压力增加和头高足低体位容易增加心脏负荷，有导致心肌缺血、心肌梗死、充血性心力衰竭和术中低血压的危险；充气后腹内压升高，通过迷走神经反射可引起心率减慢，因此应控制充气压力。遇有低血压、心动过缓可用麻黄素和（或）阿托品防治。

皮下气肿　气腹针置于腹膜前皮下组织内、戳孔过大、多次穿刺、气腹压力过高、手术时间过长、术中套管未固定好，均易引起皮下气肿。皮下气肿一般不严重，数日内可自行吸收。气腹前证实气腹针已进入腹腔、避免术中套管退出及摆动幅度过大、使用带螺纹的套管防止套管脱出、术毕先从套管排出大部分残气后再拔套管，有助于预防皮下气肿。

二氧化碳栓塞　二氧化碳通过开放的小静脉以及气腹针误入血管是主要原因。临床表现取决于气体进入血管的量和速度，大量栓塞可致死。一旦发生应立即停止手术、解除气腹、吸入纯氧和左侧卧位，必要时采取抽除气泡、高压氧等综合治疗措施。

与气腹有关的其他并发症包括气胸、纵隔气肿、网膜气肿和高碳酸血症。在保证合适术野和操作空间的基础上，气腹压力应维持在较低水平，术中应实时监测二氧化碳量、肺通气和循环状态，注意选用合适的手术体位，有助于降低气腹引起的各种并发症。

下肢静脉血栓形成　可能与气腹使腹内压超过下肢静脉血液回流的压力，引起下肢静脉血流缓慢及术后血液高凝状态有关。围术期使用下肢间断加压装置、抗血栓弹力袜等物理方法及肝素等抗凝药物有助于血栓预防。

戳孔疝　可能与性别、肥胖、不同入路和操作等有关。尽量用直径小的穿刺套管、避免过分延伸手术戳孔及手术结束时缝合戳孔腹壁全层是预防戳孔疝的重要措施。

（王振军）

gāngguǎn-zhícháng zhōuwéi nóngzhǒng qiēkāi yǐnliúshù

肛管直肠周围脓肿切开引流术（incision and drainage of anal canal and perirectal abscess）

通过切开脓肿表面使脓腔开放，通畅引流的手术。是肛周脓肿唯一可靠的治疗方法。肛周脓肿一旦形成，不易自行吸收，自行破溃形成的引流也不通畅，故一经确诊，应及时切开，避免更多的组织受到感染而坏死。手术分为分期手术和一次性根治手术，后者的关键在于是否正确处理脓肿内口，内口判定有误是术后遗留肛瘘的根本原因。

适应证　肛周脓肿一旦确诊，均应及早切开引流，无明显波动感并非手术禁忌证。

手术方法　可根据患者的具体情况，在骶管麻醉或硬膜外麻醉下进行。根据脓肿所在部位不同，采用相应的手术方式。穿刺后应及时切开，保证通畅引流。如脓肿经过括约肌或脓肿高位、范围较大，则建议仅行引流手术。

肛周皮下脓肿　放射状切口，切口应保证引流通畅，切开皮肤后，使用血管钳及手指探查脓腔，并将其内的纤维分隔分开。为避免日后遗留肛瘘，应寻找内口，将其与切口之间的组织切开。如发现内口通过括约肌，可采用挂线引流，避免切断括约肌环，或用切割挂线。修剪切口，保证引流通畅，清除腔内坏死组织，并置凡士林纱布引流。

高位肌间脓肿　应自直肠内进行脓肿切开术，使用肛门镜显露脓肿，内口多位于隐窝水平并沿肌间向头侧方向走行。自内口处插入探针，向头侧进入约2cm后自黏膜穿出，用另一探针带双线分别将两侧的黏膜及肌肉结扎，4天左右脓腔可完全开放。若脓肿自发破溃，需将开口扩大能容纳一指尖，即可达到引流功能。若同时合并肛周脓肿或坐骨直肠窝脓肿，应先处理后者，再处理高位肌间脓肿。术后应定期复查，明确脓肿无残存及复发。

骨盆直肠窝脓肿　应根据脓肿发生的原因制定治疗方案，进行相应的切开引流术。盆腔败血症引发的脓肿应自直肠或阴道进行内引流，继发于经括约肌肛瘘的脓肿应行外引流。如果未确定脓肿来源而盲目切开，将导致严重后果：内口位于肛隐窝时，进行经直肠引流会导致严重盆腔败血症；内口位于肛提肌上方时，进行会阴部引流则会导致高位括约肌外肛瘘。引流后局部脓腔可放置引流管进行引流，并可通过其进行冲洗，促进其愈合。

坐骨直肠窝脓肿 在压痛最明显处以粗针穿刺，抽出脓液后，切开引流。使用血管钳插入脓腔分开腔内的纤维间隔，修剪切口皮缘，腔内填塞油纱便于引流。如果脓液引流量超过90ml，提示脓肿可能已累及对侧坐骨直肠窝，或者已向头侧穿透肛提肌进入骨盆直肠间隙，需进一步探查处理。

直肠后窝脓肿 需做肛门后深部外引流。术中可发现内口多位于后正中线上，操作与坐骨直肠窝脓肿基本相同，只是切口更偏向后方。在压痛最明显处进行粗针穿刺，抽出脓液后，做小切口，切口应尽可能靠近肛门，但要注意避免损伤肛门括约肌。使用血管钳经切口向直肠后方插入脓腔分离纤维间隔，排尽脓液。冲洗脓腔后置橡皮管引流。

常见并发症 ①延迟愈合：创面越大，愈合越慢，粪便污染的概率越大。可采用冲洗、温水坐浴，保持创面清洁，促进创面生长，保证创面自基底部开始愈合，防止假性愈合而脓肿复发。②肛门失禁：手术可能造成一定程度控制排便功能的损伤，发生率为10%~50%，特别是同期采用挂线或部分括约肌切断者。建议在脓肿范围大、位置高者，仅作引流手术。③肛瘘：大部分引流手术后形成肛瘘，可二期微创处理。部分患者接受引流加切割挂线或其他方式的所谓一次性根治手术，仍可遗留肛瘘，并伴发肛门功能损伤。

（王振军）

gānglòu lòuguǎn qiēchúshù

肛瘘瘘管切除术 （anal fistulectomy） 明确肛瘘内口后，将瘘管全部切开并清除全部管壁至正常组织，创面内小外大，充分敞开引流，切口逐渐愈合的手术。是治疗肛瘘的常用方法，常和其他方法联用。

适应证 严格非手术治疗3个月不能愈合的低位肛瘘；继发于结核、炎症性肠病等的肛瘘，无活动性结核，无结核中毒症状。

手术方法 根据患者具体情况，手术可在局麻、鞍麻、腰麻或全麻下进行。首先应确定肛瘘内口，使用探针从外口置入，轻柔试探，同时手指在肛门内感知探针经过位置。瘘管狭窄或成角严重时，可从内口置入探针或从内外口同时置入探针，但均不可使用暴力。此外 Goodsall 规律、详细的体格检查、内镜检查、牵引瘘管法、瘘管造影术、肛管内超声以及 MRI 检查等均有助于寻找内口。沿探针方向自内口至外口切开全部瘘管，在创面两侧皮肤各作切口，切行向下至瘘管深层，整块切除瘘管，并将瘘管分支、瘢痕全部切除，直至显露健康组织，创面横切面成 V 形。复杂肛瘘存在多个外口或内口，可于肛管内置入纱布，在最先出现的外口注入亚甲蓝，观察各内口位置。探查最先形成的瘘管，将其整块切除，再逐个探查各瘘管分支，分别进行处理，要防止切除过多造成术后肛门狭窄。修剪创面周围皮肤，使切口外部比底部更宽，有利于充分引流，保证其从底部由深至浅自然愈合。可采用括约肌挂线的方法避免损伤括约肌引发肛门失禁。创面敞开并使用敷料轻轻填塞，填塞物可以是凡士林纱布、聚维酮碘（碘

（王振军）

伏）纱布或普通纱布。术后第2天取下敷料，开始温水坐浴，鼓励患者清洗伤口，可使用专用冲洗装置，保持创面处于清洁状态。

常见并发症 ①延迟愈合：括约肌分离越多，愈合越慢，粪便污染的概率越大。可采用冲洗、温水坐浴，保持创面清洁，促进创面生长。②肛门失禁：手术会造成一定程度的控便功能的损伤，发生率为10%~50%，如果预计导致患者大便干燥，则建议暂行挂线引流。③复发：最可能的原因是内口判定有误和瘘管组织未充分清除，术中应仔细寻找内口，充分清理瘘管组织。④尿潴留：选择合适麻醉，术中控制输液量，减少手术创伤可降低其发生率。如出现尿潴留，应予导尿或短期留置尿管。

（王振军）

gānglòu lòuguǎn qiēkāishù

肛瘘瘘管切开术 （anal fistulatomy） 确认肛瘘内口后，将瘘管全部切开，并清除切口两侧瘢痕组织，创面充分敞开，引流通畅，切口逐渐愈合的手术。是治疗肛瘘最常采用的手术方法。第一次治疗失败会增加再次治疗的复杂程度，增加患者治疗风险。

适应证 适用低位直型或弯型肛瘘，尤其适用于皮下瘘的治疗。

手术方法 根据患者具体情况手术可在局麻、鞍麻、腰麻或全麻下进行。首先应确定内口：切开前可用探针从外口置入，轻柔试探。当瘘管狭窄或成角严重时，可从内口置入探针或从内外口同时置入探针，均不能强行用力。此外 Goodsall 规律、详细的体格检查、内镜检查、牵引瘘管法、瘘管造影、肛管内超声以及 MRI 检查等均可帮助确定内口。如果探针可以通过，沿探针走行

切开即可，如探针未能通过而不确定瘘管走行时，须沿上皮化的瘘管谨慎解剖，直到和内口汇合。采用电刀切开瘘管，因为肛周血运丰富，使用电刀可以保证干净的手术野，有利于确认瘘管的走行。去除瘘管表面部分皮肤，修剪切口使断面成 V 形，并且切口外部应比内口切开处更宽，使创面充分敞开引流，利于其从基底部开始由深至浅自然愈合。用刮匙搔刮清除瘘管壁肉芽组织，保证手术的彻底性。如果担心切开内口导致括约肌损伤引发肛门失禁，可以采用括约肌挂线的方法，也可以采用一期括约肌修补术。肛管黏膜切缘和其下的括约肌用可吸收线缝合止血，其余部位创面敞开并使用敷料轻轻填塞，填塞物可以是凡士林纱布、聚维酮碘（碘伏）纱布或普通纱布。术后第 2 天取下覆盖敷料，并开始温水坐浴，鼓励患者用力清洗伤口，可使用专用冲洗装置，保持创面处于清洁状态。

常见并发症 ①延迟愈合：括约肌分离越多，愈合越慢，粪便污染的概率越大。可采用冲洗、温水坐浴，保持创面清洁，促进创面生长。②肛门失禁：手术会造成一定程度控便功能的损伤，发病率为 10%～50%，括约肌切开过多，预计会造成患者肛门失禁或肛门功能异常，应改行挂线引流，避免直接切开。③复发：复发率一般为 4%～10%，复发最可能的原因是内口判定有误和瘘管组织未充分清除。

（王振军）

guàxiàn liáofǎ

挂线疗法（thread drawing therapy） 利用橡皮筋或丝线等材料，剖开或引流瘘管的手术。是治疗高位肛瘘的常用方法，通过结扎括约肌，使受累括约肌发生血供障碍，逐渐缺血坏死，缓慢断开，或者结扎线作为瘘管的引流物，以利窦道内渗液排出，避免形成脓肿，缓解局部症状。该手术的优点在于肛门括约肌虽被切断，但由于结扎造成炎症反应，两断端已与周围组织发生粘连，减小了肛门括约肌回缩和分开的程度，是一个逐渐切割并逐渐愈合的过程，能够减少因肛门括约肌断开导致肛门失禁的概率。

适应证 适用于瘘管累及部分或大部分括约肌的肛瘘，采用挂线可避免肛门失禁；可作为复杂性肛瘘切开疗法或切除疗法的辅助方法；长期挂线用于克罗恩病患者的括约肌外瘘的治疗，挂线平均时间持续在一年以上，主要目的是引流而防止脓肿发生。

手术方法 可在局部麻醉下进行，用探针缓慢轻柔的从外口经瘘管内口穿出，准确地找到瘘管内口，切忌使用暴力，以免形成假道。使用电刀切开内、外口之间的皮肤和肛管黏膜，注意保留并避免切开括约肌。在瘘管内口侧穿出的探针前端系线，可选用双重粗丝线，也可使用橡皮筋，退出探针时使缝线从内口穿过瘘管而在外口穿出，收紧缝线，使被扎紧的括约肌组织处于缺血状态。术后保持局部清洁，建议 40℃温水坐浴，可使用抗生素 3～5 天预防感染。一般术后 10 天左右，括约肌和周围组织因缺血坏死而断裂，缝线自行脱落。若 14 天后缝线没有脱落，须再次扎紧。创面生长较慢，约在缝线脱落后 4～5 周愈合。针对复杂肛瘘的挂线，可同时多处挂线，或采用分阶段治疗，使之先成为单纯性肛瘘，再予以挂线治疗。

常见并发症 ①出血：创面出血可采用局部压迫或加压包扎，出血量较大时需进行缝扎止血。②肛门失禁：如括约肌大部分或全部被挂线切断，则肛门从向心性收缩变为偏心性收缩，部分患者容易出现不同程度的肛门功能缺陷。

（王振军）

nèizhì zhùshè liáofǎ

内痔注射疗法（internal hemorrhoid injection treatment） 利用硬化剂（或其他药物）制成药液经注射于痔核基底部位，引起黏膜下组织纤维化，使痔核硬化萎缩、坏死、脱落的治疗方法。最早于 1869 年由约翰·摩根（John Morgan）报道，硬化剂包括鱼肝油酸钠与十四烷基硫酸钠，但最安全的仍是 5% 的苯酚植物油。该法操作简单，创伤小，对于局限的、有症状的内痔患者，尤其适用出血和不耐受其他疗法者，是较为合理的选择。但近年报道，该疗法短期效果尚满意，但长期随访则远不如许多其他疗法。

适应证 主要适用于内痔的治疗，但其疗效有所不同，非脱出性内痔、出血性内痔效果最为理想。Ⅰ期内痔注射后可达到完全治愈。Ⅱ期内痔核较小者注射后疗效接近Ⅰ期内痔，痔核较大者或接近于Ⅲ期内痔者，效果较差，但也可起到缓解出血，使痔核萎缩的效果。Ⅲ期内痔注射疗法疗效较前两者差，一般不建议采用，但对于高龄、合并症多，全身状况不佳，手术耐受差或长期出血导致严重贫血的患者，注射疗法仍可作为一种较为合理的选择。

禁忌证 外痔、感染性内痔及内痔血栓形成、感染或嵌顿者禁止使用注射疗法，外痔会引起疼痛，而形成溃疡或坏死的内痔，注射后会引起感染扩散。皮赘、肛瘘、肿瘤及肛裂也不建议采用注射疗法。

治疗方法 操作可在腰麻或全麻下进行，患者取俯卧折刀位或左侧卧位，轻柔扩肛，插入肛门镜，仔细观察肛门直肠内情况，并记录下日期、痔核所在位置、注射部位和注射剂量，以便术后对比评价治疗效果。注射建议采用长的成角针头，有利于暴露痔部位。抽取硬化剂，将针头穿过内膜进入痔核中心，要避免注射入血管腔，确认针头位置在黏膜下后，在每一块的黏膜下层缓慢注射一定量的硬化剂，注射部位会出现类似荨麻疹样团块，提示注射层面正确。不同的硬化剂所使用的剂量不同，要注意每次注射的总量不要超过建议剂量。

常见并发症 ①组织坏死：一般是因为注射部位过浅、硬化剂过量或两次注射间隔过短，大多不会影响疗效，但严重者可导致肛门狭窄。②血栓形成及坏死：比较少见，建议采取坐浴、止痛药及外用药物等非手术治疗。③肛门部灼痛：是重复采用硬化剂注射疗法的远期并发症，需要全身应用镇痛药物，故不建议反复使用注射疗法。④石蜡瘤：多见于使用了以油脂为溶剂的硬化剂。⑤肛周脓肿与脓毒血症：对于高危患者（如心脏瓣膜病患者等），建议预防性使用抗生素。

（王振军）

gānglòushuān tiánsāishù

肛瘘栓填塞术（anal fistula plug procedure） 利用脱细胞生物材料填塞肛瘘瘘管，促进肛瘘愈合的微创手术。脱细胞生物材料是将真皮组织中引起宿主免疫排斥反应的所有细胞成分、主要组织相容性复合体（major histocompatibility complex，MHC）Ⅰ类和

Ⅱ类抗原去除，同时完整保留了组织的细胞外基质和立体支架结构，植入体内后，作为支架，逐渐出现新生血管生成、成纤维细胞增殖、自身胶原沉积和最终被吸收，由机体自身的组织取代。2006年约翰逊（Johnson）等首次成功利用脱细胞猪小肠黏膜下层材料填塞治疗肛瘘。2007年王振军等首次利用脱细胞真皮基质填塞治疗肛瘘，取得了一定的效果。肛瘘栓治疗肛瘘具有痛苦小、操作简便、术后恢复快、患者易于接受、生活质量和满意度较高、不影响肛门功能的优点，为肛瘘，尤其是复杂肛瘘的治疗提供了新的方向。

适应证 包括经括约肌肛瘘；肛门阴道瘘；括约肌间肛瘘和括约肌外肛瘘。

禁忌证 包括贮袋-阴道瘘；直肠阴道瘘（由于瘘管较短）；肛瘘合并脓腔存在；存在任何可疑感染的肛瘘，如合并肛门直肠脓肿、脓腔、有硬结或脓性引流物的肛瘘；对肛瘘栓过敏；术中无法准确判断肛瘘外口和内口的位置等。

手术方法 可选用硬膜外阻滞、腰麻或全身麻醉，患者俯卧折刀位或左侧卧位。以探针或亚甲蓝染色法等，确定内口位置，以无菌盐水或过氧化氢溶液冲洗瘘管，搔刮瘘管，以探针自肛瘘外口探入内口，使用缝线系住圆锥形肛瘘栓较细的一端，自肛瘘内口拖入。调整位置，使肛瘘栓填塞整个管腔，修剪内口处多余的肛瘘栓，使用，可吸收缝线8字缝合将肛瘘栓固定到肛门内括约肌，封闭内口。修剪外口的肛瘘栓与皮肤齐平，不予固定。扩大肛瘘外口以利于瘘管引流（图）。

常见并发症 肛瘘栓脱出、感染和复发是常见的并发症。

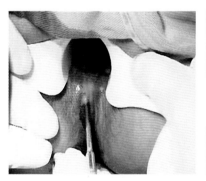

图a 搔刮窦道

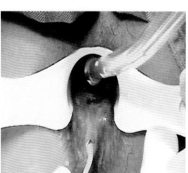

图b 冲洗窦道

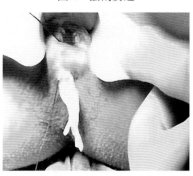

图c 自肛瘘内口拖入肛瘘栓

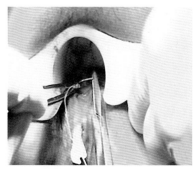

图d 缝合内口

图 肛瘘栓填塞术（王振军供图）

①肛瘘栓脱出：瘘管内径过大、肛瘘栓塞入过紧、固定错误（如固定在黏膜上，而不是括约肌上）和术后腹压增加均可能引起肛瘘栓脱出，导致治疗失败。②感染：内口未完全缝闭、合并瘘管脓腔和局部感染均可能引起肛瘘栓治疗后局部感染，表现为术后 1 周左右肛瘘外口有脓性分泌物渗出，是引起治疗失败的主要原因。③复发：与肛瘘栓脱出、感染以及存在瘘管侧支有关。大多数肛瘘在 3 个月内愈合，因此判断手术是否失败的时间不能少于 3 个月。为了获得更高的成功率，需要准确的技术操作、选择适当的患者以及避免用于合并局部感染的病例。

（王振军）

nèizhì kāifàng qiēchúshù

内痔开放切除术 （internal hemorrhoid ectomy）

痔切除术包括 Milligan-Morgan 术（又称外剥内扎术）、创面半开放式手术（Parks 手术）和创面闭合式手术（Ferguson 手术）。Milligan-Morgan 术（又称外剥内扎术）是内痔开放切除的经典方法。该手术的要点是在内痔下方做 V 形切口，沿肛门内括约肌表面向上剥离到痔块的根部，局部缝合结扎，切除痔组织。相对应的是创面半开放式手术（Parks 手术）或创面闭合式手术（Ferguson 手术）。

适应证　适用于坏疽性内痔和环形痔，或由于技术操作失误，或其他原因，使用小号的肛门牵开器也无法缝闭切口的情况。在欧洲 Milligan-Morgan 手术用得最多，而在美国则多采用 Ferguson 手术。

手术方法　Milligan-Morgan 术：术前行低容量灌肠，根据患者情况手术可在局部麻醉、鞍麻、腰麻或全身麻醉下进行。患者取折刀位，过度肥胖或有呼吸系统疾病者可选择左侧卧位。置入肛门牵开器，显露痔组织。组织钳夹持痔组织下方皮赘，或缝针固定。牵拉痔组织，沿皮赘底部周边呈 V 形剪开，切口应超过肛缘。切除外痔静脉丛，暴露外括约肌的皮下部。将切口向肛管内延伸，将肛门内括约肌小心地与解剖平面分离。游离整个痔血管从，用可吸收线缝扎血管蒂部，切除痔块。残余的小内痔可使用小剪刀切除。可使用超声刀、电刀、激光或手术刀等进行手术，有学者采用 Ligsure 设备进行痔切除，出血少，创伤小。术中出血点可用电凝止血。在黏膜下或皮下潜行分离并切除一段静脉，可减少术后出血。根据术中具体情况及术者个人习惯，可将一处或几处切口开放或全部开放。

常见并发症　①疼痛：可给予止痛药物对症处理，温水坐浴亦可部分缓解疼痛。②感染、肛瘘：术后精心护理可避免局部感染，切口深而窄表面易粘连形成兜状，导致感染，甚至形成肛瘘，一旦发生，需对创面边缘进行再修整。③肛门失禁：部分患者术后早期可出现肛门失禁症状，多于 6 周～2 个月恢复控便能力。④急性尿潴留：与疼痛、水摄入过多及脊髓麻醉有关，若患者术后 6 小时未小便，且下腹胀痛，可进行导尿或短期内保留导尿。⑤肛裂：少见，与痔术后创面不愈合有关，可耐心等待其愈合。也可选用括约肌扩张或内括约肌切开治疗，但手术有导致肛门失禁可能，故要慎重选择。⑥皮赘形成：患者术后切缘周围皮肤水肿形成皮赘，通常无痛，可出血及瘙痒，术中修整创面可减少其

形成概率，保持局部清洁、温水坐浴加快水肿消退。

（王振军）

gānglliè qiēchúshù

肛裂切除术 （excision of fissure）

将肛门溃疡、肛乳头肥大和前哨痔一并切除，显露出深部的正常组织，必要时切断部分肛门内括约肌的手术。优点在于清除彻底、创面宽大、引流通畅及便于新生肉芽组织从创面基底生长。其缺点在于创面较大，愈合慢。

适应证　出现典型肛裂三联征，即伴有肛门溃疡、肛乳头肥大和前哨痔；慢性肛裂合并有症状的内痔，且肛门狭窄尚不严重；慢性陈旧性肛裂，经久不愈，非手术治疗无效。

手术方法　选用用局部麻醉或腰麻，聚维酮碘（碘伏）消毒。肛门松弛后，戴手套用示指涂以液状石蜡轻轻扩肛，用肛门镜或隐窝钩观察隐窝，如存在肛裂与隐窝相通，予以切开引流。由齿状线至肛门口外 2cm，围绕肛裂周围做棱形或伞形切口，锐性分离达溃疡的基底层，肛门溃疡、肛乳头肥大和前哨痔，并清除所有不健康组织，直至显出深部的正常组织。剪切时仅剪去裂口边缘及底部的瘢痕组织，清理范围不要超过齿状线，要避免损伤括约肌，同时保留正常肛管皮肤。结扎预切除组织的根部，移去手术标本。手术结束后，建议轻度扩肛。严格止血，敷以凡士林纱布，再以纱布加压包扎。必要时行侧面垂直切断部分肛门内括约肌。术中应观察是否合并皮下瘘管，并给予相应处理。如果肛门外括约肌皮下组织长期受肛裂影响而纤维化，变硬而没有弹性，应在近齿状线处将其切断，能减轻术后肛门括约肌痉挛引起的疼

痛，并有利于创面引流和愈合。术后温水坐浴，并保持排便通畅。

常见并发症 ①疼痛：温水坐浴，止痛对症处理。②感染：保持局部清洁，便后清洗有助于避免感染。③肛门狭窄：避免大面积损伤肛管黏膜，可防止术后肛门狭窄。④延迟愈合：保持清洁，定期坐浴有助于愈合。⑤肛门失禁：术中应注意避免损伤肛门括约肌，如出现肛门失禁症状应采用手术修补。

（王振军）

nèikuòyuējī qiēduànshù

内括约肌切断术（internal anal sphincterotomy）

为治疗肛裂而切断肛门内括约肌，阻断肛门内括约肌痉挛所致疼痛和局部缺血，促进局部创面愈合的手术。布罗迪（Brodie）最早于 1839 年开始进行此术式，但当时他并不明确切开的是哪部分肌肉。1951 年艾森哈默（Eisenhammer）首次明确提出切开肛门内括约肌治疗肛裂。肛门内括约肌是直肠环状肌远端的延续，长度基本等同于肛管，于肛门外括约肌内侧可触及。作用是维持肛管处于闭合状态，属于不随意肌。完全切断内括约肌会对肛门功能有一定影响，其应用已逐渐减少。

适应证 主要适用于肛裂的患者。

禁忌证 存在肛门失禁风险的患者，如合并产伤的女性、既往有肛门手术史者或肛管测压值低者，术前应告知拟采取此手术患者失禁的风险。目前发现，肛门内括约肌切开长度和肛门失禁的风险有直接关系，切开的范围应当视术中具体情况决定，如担心出现肛门失禁，可视情况酌情切开少部分肛门内括约肌。

手术方法 分为开放式肛门内括约肌切断术和闭合式肛门内括约肌切断术，一般认为两者对肛裂的治疗具有相同的疗效，而并发症并没有明显区别。

开放式内括约肌切断术 主张经侧方切断肛门内括约肌，而逐渐淘汰直接在肛裂表面进行手术，原因是后者常伴有匙孔样畸形，影响排气的控制功能。术前进行低容量灌肠排空肠道。可在局麻下进行手术，患者取折刀位、左侧卧位或截石位。常规聚维酮碘（碘伏）消毒，轻柔扩肛，使用撑开器暴露术野，通过观察和触摸辨认括约肌间沟。在沟外侧 0.5cm 做纵形切口 1~5cm，血管钳分离肛门内括约肌，避免损伤肛门外括约肌。要求切开的肛门内括约肌宽度等同于肛裂的长度，切开时用直角钳挑起内括约肌，利用电凝谨慎切开，勿损伤肛管直肠黏膜，电凝彻底止血。内括约肌切断后一般不会出现肛门失禁，如果患者既往有肛门直肠手术史而担心肛门失禁，可酌情切开少部分内括约肌。术后创面可使用敷料覆盖。

闭合式内括约肌切断术 和开放式手术不同，入路为切开部位相对应的肛周皮肤，使用窄刀插入至肛门内括约肌处，利用经验与手感切开内括约肌，手指压迫局部止血。缺点在于并非直视下辨认及切开，不能准确判定切开程度，止血不确切。

常见并发症 ①血肿：压迫止血，如大量出血则需要进行缝扎止血。②肛周脓肿和肛瘘：形成脓肿时需切开引流，形成肛瘘后要确认内口位置，并行瘘管切除术。③肛门失禁：合并产伤的女性、既往有肛门手术史者或肛管测压值低者多见，术中仔细解剖，避免损伤外括约肌，术后失禁风险大的患者可酌情少部分切开内括约肌。④钥匙孔样畸形：肛裂切除和后正中线行内括约肌切开后的并发症，常见黏液渗出、肛周瘙痒，避免选用后正中线行肛门括约肌切开。发生后清创效果不理想，需采用肛门括约肌成形术治疗。⑤复发：可采用坐浴、软化粪便的措施促进愈合，如效果不理想，需再次行肛门内括约肌切开。

（王振军）

jiāoquān tàozā liáofǎ

胶圈套扎疗法（rubber band ligation）

以特制套扎器械将胶圈套扎于痔根部，利用胶圈阻断痔的血供，使之缺血、坏死及脱落，创面逐渐愈合的治疗方法。该方法最早于 1963 年由巴伦（Barron）报道，因套扎点在齿状线或以上不敏感区域，通常无痛。该方法简单、有效、费用低。术后有效率为 75%~90%，优于红外线光凝或内痔注射疗法。

适应证 ①Ⅰ~Ⅲ期内痔和混合痔的内痔部分。②存在脱垂的情况时，胶圈套扎疗法的效果更明显。③对痔上黏膜环切术（PPH）或其他疗法后痔块或肛垫回缩不全者，可作为补救治疗。④其他：直肠局灶性病变，如直肠炎性息肉，直肠血管瘤或血管畸形等，也可考虑采用套扎疗法。

禁忌证 ①单纯外痔；混合痔的外痔部分。②肛乳头肥大（会导致疼痛不适）。③直肠息肉疑有恶变患者。④免疫缺陷患者。

治疗方法 患者取膝胸位、截石位或侧卧位，术野皮肤常规进行消毒与铺巾。插入肛门镜，消毒直肠内术野，显露内痔块和齿状线。确认套扎点，套扎前要对预套扎部位进行痛觉测试，确保该部位无痛觉，切勿扎住齿状线或肛管皮肤，否则可引起剧痛或重度坠胀感。固定痔块可有负压吸入和钳夹两种办法。经肛门窥器置入枪管并对准目标，在负压抽吸下或使用痔钳固定预套扎组织，扣动扳机释放胶圈，将目标组织牢牢套住。释放负压或松开痔钳，退出肛门镜，手术完成（图）。被套扎的痔组织约在1周后脱落。某些痔切除标本中发现恶性肿瘤侵袭，因胶圈套扎法无法得到病理标本，会遗漏病变。如果怀疑病变恶变时，建议进行活检。

常见并发症　套扎疗法的并发症少，有以下几种：①疼痛：套扎痔块的数目和疼痛的概率有关，不建议拆除胶圈，坐浴、止痛药等可以减少疼痛的程度。②胶圈滑脱：胶圈可断裂和滑脱，与胶圈的自身缺陷有关，也可能为被结扎组织膨胀产生张力所致。③溃疡：胶圈脱落后局部形成溃疡面，可采用坐浴和服用止痛药物来处理。④迟发性出血：约1%患者术后出现迟发性出血，与蒂部发生感染和过早被切断有关。⑤肛周感染、脓毒血症：确切原因不明，部分发生此类情况的患者存在免疫缺陷，另外一部分患者可能术前即存在肛周感染。治疗的措施包括积极清创、使用抗生素，高压氧治疗有一定的帮助，如果病情不能控制，甚至需要进行肠造口。

预后　并发症少、效果良好、操作简单、患者接纳性好，可作为大部分患者痔切除手术的替代疗法，当然，它的疗效并不能等同于手术的疗效。而对于外痔、肛乳头肥大、肛裂等，手术治疗优于胶圈套扎疗法。

（王振军）

xuèshuānxìng wàizhì qiēchúshù

血栓性外痔切除术（resection of thrombosed external hemorrhoid）

将外痔血栓连同曲张的外痔静脉丛一并剥离切除，去除肿胀及再次血栓形成根源的手术。较非手术治疗症状缓解快、效果理想、不易复发。血栓性外痔为肛周或肛管皮下豌豆状暗紫色痛性隆起，常由进食刺激性食物、竭力排便等因素导致肛周皮下静脉破裂，血液淤积于皮下而形成。血栓出现在48小时以内，或者出现溃疡或溃破出血；病变处疼痛剧烈，进行非手术治疗效果不佳。手术可在局部麻醉或腰麻下进行，聚维酮碘（碘伏）消毒，围绕血栓性外痔周围做楔形切口，将同一部位的血栓连同曲张的外痔静脉丛一并剥离切除。术中应避免损伤括约肌，同时保留正常肛管皮肤。伤口原则上开放以保证充分引流。严格止血，敷以凡士林纱布，再以纱布加压包扎。要注意血栓性外痔应切除而不是切开，采用单纯的血栓剥离术，仅仅摘除局部血栓，但混合痔的外痔部分或曲张的外痔静脉丛依然存在，局部仍然容易肿胀，导致局部疼痛，甚至术后在原病变部位再次形成血栓。术后并发症：①出血。加压包扎，出血量大时需缝合止

血。②感染。保持局部清洁，温水坐浴可加速创面愈合。

（王振军）

gāngménkuòyuējī xiūbǔshù

肛门括约肌修补术（anal canal sphincter neoplasty）

对缺损的肛门括约肌进行修补成形，以便改善患者肛门控制功能的手术。肛门括约肌损伤多由肛门部手术、创伤及产伤等导致，继发患者排便功能障碍。肛门部手术或创伤导致肛门括约肌损伤的患者术后效果较好，由于产伤导致、存在神经病变或合并肠易激综合征的患者手术效果不理想。

适应证　肛门括约肌缺损导致肛门失禁的患者。存在直肠阴道瘘并非手术的禁忌证。

手术方法　术前行B超或MRI检查明确肛门括约肌的缺损部位及程度，确认存在解剖异常。B超检查痛苦小，能提供肛门括约肌更多的信息，采用广泛。手术在全身麻醉下进行，患者手术体位与缺损位置有关，后位缺损的患者取折刀位，前位缺损的患者宜取截石位，以方便术者进行操作。以瘢痕组织为中心弧形切开，并包绕肛管半周。切口应避开中线，防止损伤尾骨尖。找到坐骨直肠窝的脂肪，确认肛门括约肌的外侧。仔细解剖游离表面的肛管黏膜，分离出缺损部位侧方的足够长的正常括约肌，保留肛管直肠黏膜可在一定程度上防止术后肛门狭窄。使用剪刀或电刀游离括约肌两断端，注意支配外括约肌的神经即会阴神经多于折刀位10～12点进入，应仔细分离辨认，避免游离过程中损伤神经。清除括约肌断端之间瘢痕组织，括约肌断端部分瘢痕组织可部分保留，因瘢痕组织缝合后较正常肌组织不易被撕裂。修补可

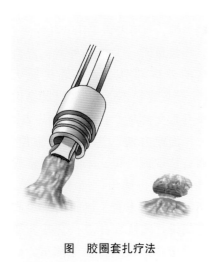

图　胶圈套扎疗法

以采用端端吻合也可以采用重叠修复，重叠范围一般约 1.5cm，避免缝合过紧影响血供。建议使用可吸收缝线减少脓肿、肛瘘、肛门狭窄的发生。当肛门外括约肌缺损较大，无法完成修补时，可以考虑将其固定在相应的耻骨直肠肌上。最后缝合表面黏膜组织关闭切口，切口中部可开放利于引流。如修补后局部皮肤缺损而不能关闭切口，可开放创面，保持局部清洁促进愈合。皮肤 Z 形成形术效果不佳，不建议使用。如存在肠道准备不充分、局部感染形成脓肿的可能性大、括约肌缺损较多、曾进行过肛门括约肌修补、合并克罗恩病或严重肥胖患者等情况，建议进行预防性近端结肠造口，避免愈合过程受到排便影响。产伤导致的患者，常需要同时重建会阴体。术后使用缓泻剂保持排便通畅，防止粪便嵌顿污染切口，避免局部脓肿的形成。

常见并发症 ①断裂：修补部位断裂是手术失败的最常见原因，与修补部位存在张力有关，术后可使用缓泻剂避免用力排便，如怀疑断裂可行 B 超检查明确诊断，可考虑再次手术。②肛周脓肿与肛瘘：是手术失败的重要原因之一，术前肠道准备不充分或考虑术后形成脓肿可能性大时可进行预防性结肠造口，保证手术效果，防止术后感染。③肛门狭窄：术中保留足够多的肛管黏膜、使用可吸收缝线可减少此类情况发生。

（王振军）

gāngménkuòyuējī chéngxíngshù

肛门括约肌成形术 （anal sphincteroplasty） 对于肛门括约肌功能完全丧失，无法进行修补者，用带有血供及神经的骨骼肌移植进行肛门括约肌重建的手术。肛门

部手术、创伤及产伤等可造成肛门括约肌损伤，引发患者肛门失禁，当肛门括约肌缺损大于 1/2 甚至全部破坏时，已不能进行简单的修补来恢复其功能，需用股薄肌或臀大肌移植于肛管周围，代替或加强肛门括约肌功能。先天性无括约肌患者也可以采用此方法。

适应证 适用于肛门括约肌大部或完全破坏、先天性无括约肌以及不能用肛门括约肌修补术治疗者。

手术方法 常用臀大肌或股薄肌移植于肛管周围，代替或加强肛门括约肌的功能。股薄肌移植的优点主要是肌力较强，收缩大腿时可产生收缩肛管作用。臀大肌移植肌力要优于股薄肌，并且和肛门括约肌有协同收缩作用，认为应用臀部肌肉较股薄肌更符合生理。但其疗效主要依赖紧绕造成的不全梗阻，实际效果并不好。

手术可在全身麻醉或联合麻醉下进行，患者取俯卧折刀位，常规聚维酮碘（碘伏）消毒，做两侧骶部切口切开皮下及筋膜，深达臀肌显露臀大肌肌腹，找到臀肌下缘部分，将长约 6cm、宽 4cm 带蒂臀大肌肌束自骶骨起点向两侧游离，解剖时须避免损伤坐骨神经及重要血管，将每侧肌肉按肌肉纹理分成两条，此四条肌肉将用来包绕肛管。在两侧坐骨结节内侧各作半月形切口暴露坐骨结节部滑膜，通过两个切口向前至会阴部、向后在尾骨坐骨尖水平作皮下潜行性隧道，切忌戳破直肠肠壁及肛管。让肌肉经过隧道围绕肛管，头侧肌肉拉向前侧，尾侧肌肉拉向后侧，交叉有利于肌肉在收缩时形成剪力，断端间重叠缝合，并保持一定的

张力。缝合皮肤，放置引流。

动力性股薄肌成形术，即股薄肌成形术后，再植入一电极以刺激股薄肌，使其从 Ⅱ 型快缩易疲劳的肌肉转为 Ⅰ 型慢缩不易疲劳的肌肉，解决了快缩肌肉易疲劳不能持续收缩的缺点，使移位的股薄肌长期保持张力而恢复排便自制。缺点是刺激器价值昂贵，且易感染，长期效果不确切。

常见并发症 ①感染：转移的带神经血管蒂的肌束如因感染而引起纤维化，是导致手术失败的重要因素，所以预防感染是手术成功的关键。手术时必须严格遵循无菌操作，术前应做充分的准备如增加营养、清洁肠道及肠道抗生素的应用。②断裂：缝合部位断裂可手术失败，减少缝合张力，术后可使用缓泻剂避免用力排便。

（王振军）

zhícháng tuōchuí zhùshè liáofǎ

直肠脱垂注射疗法 （injection therapy for rectal prolapse） 将硬化剂注射到直肠脱垂部位的黏膜下层内或直肠周围，通过药物的刺激作用，使局部黏膜与肌层间或直肠与周围组织间产生无菌性炎症，局部组织纤维化，从而起到粘连固定脱垂黏膜作用的治疗方法。常用硬化剂有：5% 苯酚植物油、70% 乙醇、30% 盐水等。老年人及儿童患者效果较好，而成年人容易复发。

适应证 适用于经过严格非手术治疗无效者，黏膜脱垂或全层脱垂但无盆腔脏器移位的患者。

禁忌证 肠炎、腹泻、肛门周围急性炎症。

治疗方法 可在腰麻或全身麻醉下进行操作，患儿需采用镇静措施，取俯卧折刀位或左侧卧位，插入肛门镜，观察肛门直肠

内情况。一般按截石位 3、6、9、12 等部位呈柱状由松弛的黏膜上方开始，自上而下行退出式注射，将硬化剂注射于直肠黏膜下或直肠周围，要避免将硬化剂注入黏膜层，否则会导致黏膜坏死。如不慎注入黏膜层时，黏膜会立即变白，此时要立即将针插深。也可经肛周皮肤，在直肠指检下做直肠周围注射，使直肠与周围粘连固定，不再下垂。如果一次注射效果不理想，1 个月后可重复注射。

常见并发症 ①组织坏死：硬化剂注射至黏膜层可造成局部黏膜坏死。②肛周脓肿、坐骨直肠窝脓肿、甚至脓毒血症：使用硬化剂超过 35ml 患者发生感染概率增加，对于高危患者（如心脏瓣膜病患者等），建议预防性使用抗生素。③复发：建议进行盆底肌锻炼，使用缓泻剂软化粪便，养成良好的饮食及排便习惯可降低复发风险。

（王振军）

zhìshàng niánmó huánqiēshù

痔上黏膜环切术 （procedure for prolapsed hemorrhoid）

使用痔上黏膜环切术（PPH）环形吻合器对痔上直肠黏膜及黏膜下层组织进行环形切除及吻合的手术。在肛垫学说理论基础上设计的痔的新手术方式，该手术切除直肠下端 2～3cm 黏膜和黏膜下组织，同时完成上下段直肠的吻合，恢复直肠下端正常解剖结构，使肛垫复位，同时切除黏膜下组织，阻断痔上动脉对痔区的血液供应，术后痔体萎缩，能有效治疗重度脱垂痔。1993 年意大利隆哥（Longo）首先将此技术用于治疗痔的脱垂。由于该手术方法符合生理，手术简单，术后并发症少，目前在国内外得到迅速的推广和应用。

适应证 ①Ⅲ度脱垂痔，需用手还纳。②Ⅳ度非复杂性痔，患者无法手法还纳，但手术或通过改良的外科技术可复位。③部分症状重，但非手术治疗效果不佳脱垂较轻的痔。

禁忌证 ①脓肿、坏疽：是绝对禁忌，手术本身无法明确感染来源，还可造成感染扩散。②肛门狭窄：无法插入吻合器，造成手术无法进行。③直肠全层脱垂：尚无明确证据证实该手术可以消除真性直肠脱垂。

手术方法 肠道准备和体位，术前一天进行肠道机械性准备，清理肠道内粪便，手术采用硬、腰麻或局部麻醉，患者取截石位或折刀位。常规用聚维酮碘（碘伏）消毒会阴部皮肤和直肠肠腔。适当扩肛，了解痔核大小、分布、脱垂情况及有无并发症（如有无肛乳头肥大）。用 3 把无创钳分别夹住肛缘皮肤，使痔块和直肠下端黏膜轻度外翻，用特制的CAD33 环形肛管扩张器的内芯进行扩肛，然后插入透明肛管扩张器，取出内栓，确定齿状线位置，根据痔核分布及脱垂情况设计荷包缝合位置。距离齿状线上方 3～4cm 处用 2-0 进口肠线沿黏膜下层作一个荷包缝合，并确保缝合完整。适当收紧荷包缝线，示指插入直肠了解荷包缝合的实际位置和收紧情况。将特制的吻合器张开到最大程度，在其顶部涂抹聚维酮碘（碘伏）或液状石蜡，经肛管扩张器将其头端插入到荷包缝线的上方，确认吻合头放置超过荷包缝合线圈，然后收紧缝线并打结。用配套的持线器经痔吻合器侧孔将缝线拉出，向手柄方向用力牵引结扎线，使被缝合结扎的黏膜及黏膜下组织进入吻

合器套管内。在向外用力牵引结扎线的同时，顺时针方向旋紧吻合器，直至显示红色指示针到近底部，收紧吻合器并击发，同时完成内痔上方及黏膜下层组织的切除和缝合。吻合器击发后，保持其在关闭状态 20 秒，逆时针方向松开吻合器，轻轻拔出，认真检查吻合口部位是否出血，活动性出血部位，局部用 3-0 进口肠线缝合止血，退出扩张器。亦可采用双荷包缝合痔上黏膜（图）。

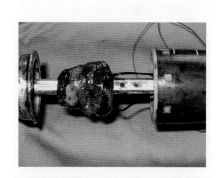

图 痔上黏膜环切术（王振军供图）

常见并发症 ①尿潴留：可能与腰麻及术后肛门疼痛引起膀胱逼尿肌松弛和膀胱颈括约肌痉挛有关，术后 6 小时无法自主排尿者需要导尿。②出血：主要位于吻合口部位，吻合后要认真检查吻合口是否有活动性出血，对于有搏动性出血应缝合止血。③肛门疼痛：可能与术中扩肛引起的肛门皮肤裂伤有关。④排便次数增多：里急后重和直肠刺激症状。⑤排便困难：少数患者术后吻合口狭窄，可持续 1 年左右。⑥直肠穿孔：可发生后腹膜积气和纵隔积气，盆底脓毒症，出现持续的疼痛和里急后重。此外，还可发生直肠狭窄，直肠阴道瘘、术后肛交易损伤生殖器等。

（王振军）

肝疾病（liver disease）

发生在肝的所有病变的总称。包括感染性疾病、肿瘤性疾病、血管性疾病、代谢性疾病、中毒性疾病、自身免疫性疾病、遗传性疾病及肝内胆管结石症等。感染性疾病病原体包括病毒、细菌、寄生虫等，如病毒性肝炎、细菌性肝脓肿、肝结核、肝包虫病等。肿瘤性疾病包括各种良性和恶性肿瘤，如原发性肝癌、继发性肝癌、肝血管瘤、肝脂肪瘤、肝肉瘤等。血管性疾病包括巴德-吉亚利综合征（布-加综合征）、门静脉海绵样变等。代谢性疾病指代谢障碍引起的肝疾病，如脂肪肝、肝豆状核变性。中毒性疾病包括酒精性肝病、药物性肝病等。自身免疫性疾病包括原发性胆汁性肝硬化、红斑狼疮引起的肝炎等。遗传性疾病包括遗传性多囊肝病、先天性肝内胆管扩张症、先天性肝纤维化等。肝脏疾病患者多有右上腹不适或疼痛，伴有恶心、呕吐、腹胀、厌油腻、皮肤巩膜黄染等症状。血液化验检查多有转氨酶升高，胆红素升高等肝功受损表现。肝脏超声检查、增强CT和MRI对于肝疾病诊断具有重要意义。

（修典荣）

gānsǔnshāng

肝损伤（liver injury）

由外伤导致的肝血肿或肝破裂。是第二位的腹部外伤，仅次于脾损伤。根据肝损伤程度，美国创伤外科学会（American Association for the Surgery of Trauma，AAST）将肝损伤分为六级（表）。

病因 肝是人体最大的实质脏器，位于右季肋下。正常肝不超出肋弓，肋骨、脊柱构成的骨性框架为肝提供保护。但肝位置固定，在腹部外伤中容易受损。根据损伤机制的不同，肝损伤分为开放性损伤和闭合性损伤。开放伤可于腹部表面探及伤口，闭合性损伤在腹部表面多无明显表现。开放性损伤多见于锐器刺伤或火器伤，分为贯通伤和非贯通伤。闭合性损伤多由钝性损伤导致，主要是撞击和挤压，多见于交通事故、塌方、坠落伤。肝闭合性外伤多合并有其他脏器损伤，表现为多处伤、多发伤，临床上较为凶险。

临床表现 一般有明确外伤史，伤后多有腹痛。肝被膜下血肿仅表现为右上腹部疼痛，向右肩部放射，可伴有恶心、呕吐；被膜下血肿迟发破裂，可导致腹腔内出血、失血性休克。浅表肝裂伤出血，多可自行止血，表现为肝区钝痛，由于胆汁外漏不多，一般无胆汁性腹膜炎。严重肝脏裂伤可导致腹腔内大出血，表现为失血性休克，胆汁外渗较多，可有腹膜炎体征。肝血管损伤时，出血剧烈，往往失去救治机会。肝损伤继发感染可导致肝脓肿、膈下积脓，产生感染中毒症状。肝损伤累计胆道者，出血破入胆道，可出现上消化道出血。

诊断 根据病史和临床表现，结合辅助检查，该病诊断多较明确。CT和B超检查对于肝损伤检查有重要意义。若患者生命体征平稳，应常规行CT检查，评估肝损伤程度，决定手术方式。B超检查方便快捷，可在床旁进行，便于动态观察病情变化。肝损伤时往往暴力较剧烈，应警惕有无复合伤的可能，避免遗漏。B超和CT检查可见肝被膜不完整、肝实质或被膜下血肿、腹腔可见游离积液，诊断性腹腔穿刺可抽得不凝血（图）。

治疗 肝损伤的急救处理包括保持呼吸通畅，开放静脉通路以及维持生命体征。对于存在休克者，在抗休克治疗的同时处理肝损伤。根据损伤程度不同，肝损伤可以采取非手术治疗或者手术治疗。

非手术治疗 适用于Ⅰ级、Ⅱ级、Ⅲ级被膜下血肿，血肿无扩展，无活动性出血；循环稳定；

表 肝损伤分级

分级	类型	损伤程度
Ⅰ	血肿	被膜下血肿，不扩展，小于肝表面积的10%
	裂伤	包膜撕裂，无活动性出血，裂伤深度小于1cm
Ⅱ	血肿	被膜下血肿，不扩展，占肝表面积的10%~15%
	裂伤	包膜撕裂，活动性出血，裂伤深度1~3cm
Ⅲ	血肿	被膜下血肿，持续扩大或小于肝表面积的50%；包膜下血肿破裂，伴活动性出血；肝实质内血肿大于2cm
	裂伤	肝实质裂伤深度大于3cm
Ⅳ	血肿	肝实质内血肿破裂，伴活动性出血
	裂伤	肝实质裂伤，累及25%~75%肝叶
Ⅴ	裂伤	肝实质裂伤，累及75%以上肝叶
	血管损伤	肝周静脉损伤：肝后下腔静脉、肝静脉
Ⅵ	血管损伤	肝离断

损伤为多处，相应分级增加一级

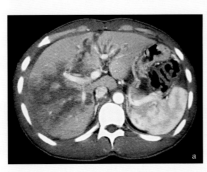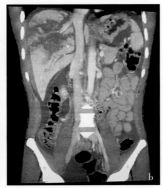

图　肝脏外伤 CT 表现（修典荣供图）

a. 增强 CT；b. 图为冠状位重建，可见肝被膜不完整、肝内血肿和肝裂伤，腹腔游离积液

无腹膜炎患者。非手术治疗应持续监测患者生命体征和血常规变化，有条件者应复查 B 超或 CT。予以绝对卧床 2 周，抗生素预防感染，合理使用止血药。由于被膜下血肿存在迟发破裂可能，临床上应予以重视。

手术治疗　当患者存在活动性出血或者非手术治疗无效时，应在积极维持循环的同时行手术治疗。手术原则为彻底止血，结扎胆管和血管断端，清除坏死组织，引流肝脏创面，同时还应探查腹腔除外其他损伤。腹腔镜手术可以用来探查腹腔，处理简单的肝损伤。出血少、创缘整齐的浅表裂伤可在清创后，行单纯肝裂伤缝合术。肝裂伤较深（>3cm），坏死组织较多者，为避免术后肝脓肿形成，可行肝扩大清创，结扎相应血管和胆管断端，将大网膜填塞于残腔予以缝合。肝损伤清创缝合后不能控制的动脉出血，可采取肝动脉结扎术。肝损伤坏死严重者，可行部分肝切除；局限于一叶或损伤相应分支血管时，可行规则肝切除。左右肝广泛损伤、难以控制的出血、凝血功能严重异常患者，可行纱布填塞术以控制出血、挽救生命，但填塞术后易继发感染或出现致命的再出血。因此在填塞术后应尽早取出填塞纱布，多于术后第 3~5 天开始取出纱布，一般 7~10 天将填塞纱布全部取出。同时纠正全身一般状况，改善凝血功能，酌情行二期手术。肝大血管损伤出血剧烈，特别是下腔静脉和肝静脉损伤，手术难度极大，死亡率高达 80%。阻断第一肝门后出血无明显减少，应考虑存在下腔静脉或者肝静脉损伤。第二肝门处血管损伤可在切开膈肌或胸腹联合切口下予以修补，肝后下腔静脉损伤可在阻断下腔静脉并建立转流的条件下予以修补，合并严重右半肝损伤者，可行右半肝切除术后修补肝后下腔静脉，手术中应避免下腔静脉或者肝静脉产生空气栓塞。

预后　与损伤程度相关，Ⅰ级、Ⅱ级损伤较轻，非手术治疗效果满意；Ⅲ级、Ⅳ级损伤较重，需手术治疗，预后较好；Ⅴ级损伤严重，手术困难，术后并发症多，死亡率高；Ⅵ级损伤罕见，几乎无生存可能。

（修典荣）

gāngǎnrǎnxìng jíbìng

肝感染性疾病（liver infectious diseases）　病原体侵入肝，并在肝滞留繁殖引起的疾病。病原体包括细菌、病毒、真菌和寄生虫。常见细菌有大肠埃希菌、金黄色葡萄球菌、链球菌以及类杆菌等，可以引起肝脓肿、化脓性门静脉炎。病毒以肝炎病毒最为常见，如甲型肝炎病毒、乙型肝炎病毒、丙型肝炎病毒。免疫缺陷或口服免疫抑制剂时，巨细胞病毒、人疱疹病毒、腺病毒等也可以感染肝引发肝炎。常见肝的寄生虫有多种原虫和蠕虫，常见原虫为溶组织阿米巴原虫和疟原虫，常见蠕虫有细粒棘球绦虫、多房棘球绦虫，华支睾吸虫可以寄生在肝内胆道中。肝原发性真菌感染少见。

（修典荣）

xìjūnxìng gānnóngzhǒng

细菌性肝脓肿（bacterial abscess of the liver）　化脓性细菌在肝内大量繁殖引起局部组织坏死液化导致的化脓性炎症。其中胆源性肝脓肿是细菌性肝脓肿最常见的类型。

病因及发病机制　肝为门静脉和肝动脉双重血供，血供丰富，肝血窦内肝巨噬细胞有强大的吞噬能力，对细菌入侵有很强的抵抗力，但患者出现免疫力低下或者胆道梗阻时易产生肝脓肿，常见的免疫力低下因素包括糖尿病、严重的营养不良以及使用免疫抑制剂等。遗传性多囊肝、肝包虫囊肿等可以继发感染导致肝脓肿。肝脓肿细菌来源主要有以下途径：胆道系统、门静脉系统、肝动脉系统、淋巴系统以及直接侵入。原因不明的肝脓肿，称为隐源性肝脓肿。肝动脉系统源性和门静脉系统源性肝脓肿发生较少，以胆源性肝脓肿最为常见。胆道系统和门静脉系统来源的常见致病菌为大肠埃希菌，还可见厌氧性链球菌、铜绿假单胞菌以及变性杆菌，动脉系统来源和隐源性感染以金黄色葡萄球菌为主。肝脓肿以混合性感染为主，单一细菌感染少见。随着抗生素的广泛使用，细菌性肝脓肿的发病率明显降低。

胆道系统存在肝内外胆管结石、胆管狭窄、胆道肿瘤或者胆道寄生虫时可以引起胆道梗阻和感染，感染可以累及肝内胆管，而梗阻性黄疸会降低肝内单核-巨噬系统的清除能力，为细菌在肝内的繁殖提供了条件，从而导致肝脓肿的形成。胆源性肝脓肿在肝内呈节段性分布，常累及左肝，反复发作可以导致肝组织破坏以及萎缩。门静脉回流区域的感染如化脓性阑尾炎、憩室炎、脐部化脓性炎症以及盆腹腔脓肿可以导致门静脉属支的炎症并形成菌栓，菌栓脱落进入肝从而导致肝脓肿。全身其他部位的化脓性炎症如皮肤软组织感染、肺炎、细菌性心内膜炎以及骨髓炎等可以引发菌血症或者脓毒症，经肝动脉系统侵及肝导致肝脓肿。肝周器官的化脓性炎症可以经过淋巴系统或者直接累及肝从而导致肝脓肿，常见于化脓性胆囊炎、膈下脓肿以及肾周脓肿等。肝开放性外伤，细菌可以直接进入肝导致肝脓肿。肝穿刺活检、肝动脉结扎术以及肝囊肿穿刺引流时，如果消毒不彻底可以导致医源性肝脓肿。

胆道系统、动脉系统和门静脉系统来源的细菌性肝脓肿常为多发性肝脓肿，外伤性和隐源性来源的细菌性肝脓肿多为单发性肝脓肿。

临床表现　多见于中年以上男性。发病前多有原发病的症状，如胆源性肝脓肿可以有黄疸、胆绞痛以及发热等症状，肝脓肿症状多与胆道感染症状重合；门静脉系统源性肝脓肿可有急性阑尾炎症状等。

细菌性肝脓肿起病急骤，脓肿形成后大量细菌和坏死物质入血导致感染中毒症状，出现寒战、高热，严重时可以导致感染中毒性休克。多有明显肝区钝痛，呼吸时明显，可以向肩背部放射。膈下积脓时，可以有膈肌刺激症状、顽固性呃逆。细菌性肝脓肿破入腹腔可以引发弥漫性腹膜炎；穿透膈肌破入胸腔可以引发脓胸，合并气管瘘时，脓液可以经气管排出；脓肿穿透心包可以导致心包填塞、循环紊乱和化脓性心包炎；脓肿穿透消化道可以形成内瘘。细菌性肝脓肿长期迁延不愈，可以导致严重的营养不良。

多发性脓肿临床表现典型，症状体征较重，单发性脓肿症状体征相对较轻。

诊断　诊断主要依靠病史、临床表现和影像学检查，病原学检查对于细菌性肝脓肿的诊断和治疗有重要意义，病因不明者应该注意是否存在胆道疾病或者糖尿病。胆道感染患者治疗效果不满意或者治疗过程中病情突然加重，应该考虑胆源性肝脓肿的可能。①患者近期存在细菌性肝脓肿的病因，突发高热、寒战、上腹痛。查体上腹部压痛、肝区叩痛明显。脓肿位于右肝时，压痛多位于右上腹；脓肿位于左肝时，压痛多位于剑突下。脓肿位于肝脏浅表时，相应肋间或者背部可以见皮肤肿胀。②实验室检查：患者血常规白细胞明显增多，中性粒细胞占90%以上，伴有明显核左移，可以见中毒颗粒。肝功能异常，肝转氨酶、碱性磷酸酶、胆红素可有升高。长期迁延不愈时，可以出现贫血、白蛋白降低。细菌性肝脓肿患者应该进行血培养、脓液培养，脓液培养应该进行需氧培养和厌氧培养。③影像学检查：B超和增强CT对细菌性肝脓肿的诊断有重要意义。B超检查可见肝内多发或单发的无回声或者低回声区，脓肿壁厚为强回声，内壁不光滑，周围可见组织水肿带。CT平扫为肝内圆形或者类圆形低密度区，周边可见水肿带，增强CT可见脓肿壁明显强化，部分脓腔内可见气泡或者气液平（图1）。胆源性肝脓肿影像学检查同时有肝脓肿表现和胆道疾病表现，如胆管结石、胆管扩张、胆道肿瘤或者胆道寄生虫等（图2）。

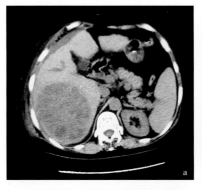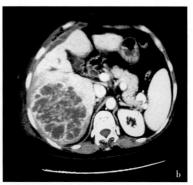

图1　细菌性肝脓肿 CT 表现（修典荣供图）
a. CT 平扫，可见肝右后叶不均匀低密度区；b. 增强 CT，脓肿壁可见明显强化

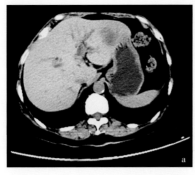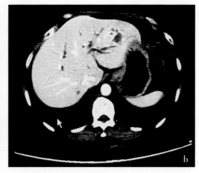

图2　胆源性肝脓肿CT表现（修典荣供图）
a. CT平扫，可见左肝外叶胆源性肝脓肿，呈低密度影；b. 增强CT，可见周围环形强化，肝内胆管广泛扩张

鉴别诊断　细菌性肝脓肿应与阿米巴性肝脓肿、原发性肝癌以及膈下脓肿相鉴别。胆源性肝脓肿主要应与引起胆源性肝脓肿的原发疾病相鉴别。①阿米巴肝脓肿：有阿米巴肠炎病史和脓血便史，粪便中可以找到阿米巴滋养体，病史较长，起病缓慢，症状较轻，全身情况较好，血常规白细胞增多不明显，嗜酸性细胞分类明显增多。②原发性肝癌：肿块巨大时可以伴有中央区坏死液化，并发感染时应与肝脓肿相鉴别，患者多有肝炎、肝硬化病史，甲胎蛋白明显升高，必要时穿刺进行病理检查加以明确。③膈下脓肿：临床症状类似于肝脓肿，近期多有消化道穿孔、弥漫性腹膜炎、腹腔化脓性感染以及上腹部手术史，CT可以区别膈下脓肿和肝脓肿，但两者可以互为因果在临床上同时存在。

治疗　主要包括抗生素治疗、穿刺引流以及手术治疗。处理肝脓肿的同时要针对病因积极治疗，合并胆道梗阻者要通畅引流胆道，血源性感染者要处理原发病灶，糖尿病患者要控制血糖。细菌性肝脓肿患者症状重、病史长，应该加强全身治疗，改善营养状况，必要时可以间断输入白蛋白。胆源性肝脓肿病情复杂，手术治疗风险极大，可以先行穿刺引流，待脓肿消退后再行根治手术治疗。

抗生素治疗　是该病的基础性治疗，其他治疗均应在抗生素治疗的基础上进行，多发小脓肿、急性期末局限的脓肿宜采用抗生素治疗。细菌性肝脓肿多为混合感染，抗生素治疗主要针对大肠埃希菌、金黄色葡萄球菌和厌氧菌。在细菌培养和药敏结果之前可经验性使用广谱抗生素，根据治疗效果和药敏结果调整抗生素使用。

穿刺引流　肝脓肿穿刺可以在B超引导或者CT引导下进行，能迅速改善患者感染中毒症状，脓液需要进行需氧和厌氧细菌培养。脓液黏稠患者可以用糜蛋白酶冲洗脓肿腔和引流管，以防坏死组织堵塞。对液化不完全或者纤维分隔较多者，单次穿刺引流效果有限，往往需要多次穿刺引流。

手术治疗　适用于穿刺引流效果不佳、肺叶遮盖或腹腔脏器遮盖不宜穿刺者。手术治疗主要有肝脓肿切开引流术和肝叶切除术。肝脓肿切开引流术包括经腹腔切开引流术、腹膜外脓肿切开引流术。脓肿破入腹腔或胸腔应立即手术，腹腔和胸腔同时引流。肝叶切除术主要用于以下情况：①引流术后脓肿腔闭合困难，窦道长期不愈合。②肝内胆管结石导致的肝脓肿。③局限于一叶的多发脓肿，肝实质损伤严重。④不能排除恶性者。肝叶切除术可导致感染播散，急性期一般不进行肝叶切除术。

预后　该病是一种严重的细菌感染性疾病，抗生素的使用明显降低了发病率和死亡率。早期发现，早期治疗，预后良好。细菌性肝脓肿要寻找病因，去除原发病，避免再次发作。如胆源性肝脓肿，在穿刺引流和抗生素治疗后多可治愈，其关键在于早发现、早治疗，如果形成肝内广泛多发脓肿时病情危重，死亡率高。对胆道原发疾病要积极治疗避免复发。

（修典荣）

āmǐbāxìng gānnóngzhǒng

阿米巴性肝脓肿（amebic abscess of liver）　阿米巴原虫经结肠溃疡进入门静脉系统，在肝内大量繁殖导致的肝脓肿。常见于热带和亚热带地区。

病因及发病机制　病原体为溶组织阿米巴的滋养体，是阿米巴肠病的常见并发症。多数阿米巴性肝脓肿形成于阿米巴痢疾的急性期，部分阿米巴性肝脓肿形成于阿米巴痢疾之后的数年内，部分患者无明显阿米巴肠炎病史。溶组织阿米巴的包囊经胃液消化释放出虫体，经过两次分裂形成阿米巴滋养体。阿米巴滋养体侵入结肠黏膜或者黏膜下，分泌溶组织酶，形成浅溃疡，多见于盲肠和升结肠。结肠溃疡处的阿米巴滋养体可以经小静脉进入门静脉系统，进而到达肝。进入肝的阿米巴滋养体大部分被肝血窦内的单核-巨噬系统清除，未被清除的部分阿米巴滋养体在肝繁殖可以导致肝炎症，引起肝肿大、疼痛和黄疸。阿米巴滋养体堵塞门静脉小分支，可以导致局部肝实质坏死。阿米巴滋养体可以产生溶组织酶，溶解周围组织形成脓肿。阿米巴肝脓肿脓液可达2000ml以上。脓液多为无菌性，由溶解的肝组织、红细胞和少量结缔组织构成，呈巧克力色或棕红色。脓液内仅含有少量阿米巴滋养体，脓肿壁组织内可见较多阿米巴滋养体。

临床表现 多见于中年以上男性，发病前多有痢疾病史，有黏液血便。阿米巴肝脓肿多位于右肝后叶，常为单发。阿米巴肝脓肿急性起病或缓慢发病，临床症状较轻，以弛张热或间歇热为主，体温38～39℃，可伴有寒战。继发细菌感染时，感染中毒症状明显加重，出现高热。局部症状主要是肝区疼痛不适，可以放射至右肩背部。阿米巴性肝脓肿病程较长，消耗症状明显，如贫血、食欲减退以及营养不良。肝脓肿破入腹腔可以导致弥漫性腹膜炎、膈下积脓，穿透膈肌破入胸腔可以导致脓胸，合并气管瘘时脓液可以经气管排出。脓肿穿透心包可以导致心包填塞、循环紊乱和心包炎。脓肿穿透消化道可形成内瘘。

诊断 主要依靠病史、临床表现、免疫学检查、影像学检查、病原学检查对阿米巴肝脓肿的诊断和治疗有重要意义。①中年男性长期不规律发热、食欲减退、上腹痛，近期有黏液脓血便痢疾症状，对诊断有提示意义。查体可触及肿大的肝。如脓肿位于肝浅表，相应肋间或背部可见皮肤

肿胀，有时肋下可触及质软脓肿。②患者血常规白细胞增多，中性粒细胞比例和嗜酸粒细胞比例升高。病史较长者可有贫血表现。③患者可产生抗阿米巴抗体，通过血清补体结合试验能够检测体内是否存在抗阿米巴抗体，进而提示是否存在阿米巴感染。其他检测抗阿米巴抗体的方法有：免疫电泳、间接血凝法、间接免疫荧光试验和酶联免疫吸附试验。由于阿米巴感染后抗体可长期存在，阿米巴肠炎也可导致抗体检测阳性，临床使用受到一定限制。④粪便检出阿米巴滋养体或包囊对于诊断阿米巴肝脓肿有一定意义，结肠镜下观察是否存在阿米巴肠炎，还可镜下活检明确是否存在阿米巴感染。超声引导穿刺见典型巧克力色脓液，多提示阿米巴肝脓肿，但脓液中很少能检出阿米巴滋养体。阿米巴肝脓肿脓液是无菌的，但仍应做常规细菌培养，明确是否存在继发的细菌感染。⑤B超和增强CT检查对阿米巴肝脓肿的诊断有重要意义。B超可见肝内单发的无回声或低回声区，脓肿位置多浅表，周围可见组织水肿带。CT平扫为肝内圆形或类圆形低密度区，周边水肿带，增强扫描可见脓肿壁明显强化。

鉴别诊断 应与细菌性肝脓肿、原发性肝癌等相鉴别。细菌性肝脓肿起病急骤，症状较重，血常规白细胞明显增多，脓液和血培养可以证实为细菌感染。原发性肝癌肿块巨大时可以伴有中央区坏死液化，并发感染时多为细菌感染，无典型阿米巴巧克力样脓液，应注意与阿米巴性肝脓肿相鉴别。

治疗 包括药物治疗、穿刺引流和手术治疗，以药物治疗为

主。该病病史较长，可以导致严重营养不良，应加强全身治疗，补充水溶性维生素和脂溶性维生素，必要时可以间断输入血浆或者白蛋白。

药物治疗 是该病的主要治疗方法，常用药物有盐酸依米丁、氯喹林、甲硝唑和喹诺酮类。抗阿米巴药物临床效果明显，单一用药即可治愈急性期阿米巴肝脓肿。首选药物为甲硝唑，其次为喹诺酮类，效果不佳时可采用盐酸依米丁或氯喹林。由于阿米巴肝脓肿病原体来源于肠道内感染，因此愈后仍需药物治疗，彻底清除肠道阿米巴病原体。阿米巴肝脓肿体积较大，药物治疗不佳时可穿刺引流治疗。

穿刺引流 可以在超声或CT引导下进行，反复穿刺和引流可以导致继发细菌感染，穿刺时须无菌操作。因为留置引流导致继发感染概率大，穿刺治疗一般不放置引流。脓肿腔大于500ml或者穿刺效果不佳者可行穿刺引流术。对继发感染的阿米巴肝脓肿，应尽早穿刺引流，以减轻感染中毒症状。

手术治疗 主要有脓肿切开引流术和肝叶切除术。阿米巴肝脓肿切开引流可致脓肿播散，易继发细菌感染，临床较少使用。但对以下情况应采用脓肿切开引流术：①继发细菌感染，综合治疗效果不佳。②药物和穿刺引流治疗效果不明显。③肺叶遮盖或腹腔脏器遮盖不宜穿刺者。肝叶切除术用于以下情况：①引流术后窦道长期不愈合。②病史迁延，脓肿壁厚，引流后脓腔不闭合。③左肝外叶脓肿。脓肿破入腹腔或胸腔应立即手术，腹腔、胸腔同时引流。

预后 药物治疗阿米巴性肝

脓肿的效果满意，多不需穿刺引流或者手术治疗，预后较好。但应注意对阿米巴肠炎的治疗，避免复发。

（修典荣）

xuèyuánxìng gānnóngzhǒng

血源性肝脓肿 （ hemogenous hepatic abscess ）

病原体经门静脉或肝动脉进入肝引起的肝脓肿。主要病原体有细菌和原虫。前者主要为葡萄球菌，导致细菌性肝脓肿。后者主要是阿米巴滋养体，导致阿米巴肝脓肿。血源性肝脓肿多有原发病灶。皮肤软组织感染、肺炎、细菌性心内膜炎、骨髓炎，可引起菌血症或脓毒症，经肝动脉系统侵及肝导致肝脓肿。阿米巴肠炎溃疡处的阿米巴滋养体可经门静脉系统进入肝，导致阿米巴性肝脓肿。血源性肝脓肿多为肝多发性脓肿，脓毒症者还可合并肺脓肿、脑脓肿，病情较重。治疗血源性肝脓肿的同时还要积极治疗原发病灶。

（修典荣）

jíxìng huànóngxìng ménjìngmàiyán

急性化脓性门静脉炎 （ acute suppurative pylephlebitis ）

由门静脉引流区域化脓性感染引起的门静脉主干及其属支化脓性炎症。随着抗生素的广泛使用，发病率明显下降。

病因及发病机制 门静脉引流区域的化脓性病灶均可以导致急性化脓性门静脉炎，常见的有急性化脓性阑尾炎、盆腹腔脓肿、肛周脓肿、化脓性胆管炎以及脐部脓肿等。年轻患者以急性化脓性阑尾炎最为常见，婴儿以脐部脓肿最为常见，老年人多见于胆道梗阻和恶性肿瘤继发的感染。病变范围可局限于相应门静脉属支，细菌栓子经血源性途径可侵及门静脉主干或者整个门静脉系统，表现为静脉内膜和内膜下大量中性粒细胞浸润，可见菌栓。常见致病菌是革兰阴性杆菌，多合并厌氧菌感染。

临床表现 发病前有其他化脓性感染症状，如化脓性阑尾炎、脐部脓肿等。化脓性门静脉炎表现为高热、寒战、菌血症或脓毒症。累及门静脉主干和肝内门静脉系统时可有肝大、肝区疼痛。化脓性门静脉炎可导致血源性肝脓肿，沿门静脉分布，常为多发。还可导致门静脉血栓形成，出现消化道淤血症状，累及脾静脉时可有脾大。

诊断与鉴别诊断 在门静脉引流区域化脓性炎症的基础上出现的肝区疼痛和肝功异常，应考虑化脓性门静脉炎的可能。查体可有肝大、肝区叩痛，血常规白细胞明显增多，以中性粒细胞升高为主。可有肝转氨酶及胆红素升高，血沉加快，合并菌血症时血培养可呈阳性，但由于肝的滤过作用血培养阳性率不高。B超和增强CT可见肝门静脉管径增宽，静脉壁增厚，内膜不光滑，可见菌栓或血栓，产气菌感染时CT可见门静脉气体影。合并肝脓肿时，可见肝内多发低密度区，周边可见水肿带，增强CT脓肿壁可有强化。化脓性门静脉炎应与其他原因导致的肝脓肿相鉴别，如骨髓炎、细菌性心内膜炎导致的肝脓肿。

治疗 该病以抗生素治疗为主，鉴于血培养阳性率低，可以经验性使用大剂量广谱抗生素，同时覆盖革兰阴性杆菌和厌氧菌，根据治疗效果和药敏试验的结果调整抗生素使用。对形成肝脓肿患者可以穿刺引流。合并门静脉血栓患者，早期应抗凝治疗避免血栓扩展，大部分患者可以形成侧支循环，不需要进一步处理。治疗门静脉炎的同时还应该积极治疗原发病灶，如化脓性阑尾炎可以行阑尾切除，盆腹腔脓肿和脐部脓肿需要切开引流。还要加强全身治疗，补充维生素，改善营养状况。

预后 该病早期发现，及时治疗，预后良好。治疗不及时导致多发肝脓肿者预后差，死亡率高。

（修典荣）

gānjiéhé

肝结核 （ hepatic tuberculosis ）

结核杆菌在肝大量生长繁殖引起的疾病。多继发于其他系统的结核病变。

病因及发病机制 其他系统的结核杆菌通过血行途径、淋巴途径或者直接蔓延至肝，常见的原发病变有肺结核、结核性腹膜炎、肠结核以及淋巴结核等。由于原发结核灶微小或者已愈合，临床上难以发现原发病灶。肝为门静脉和肝动脉双重血供，肝血窦内肝巨噬细胞具有强大的吞噬能力，胆汁能抑制结核菌生长，因此肝脏不易被结核菌感染，肝结核多见于免疫功能低下者。根据发病部位和形态可分为以下四类：肝浆膜结核、肝粟粒性结核、肝结核瘤、结核性肝脓肿。①肝浆膜结核：结核性腹膜炎的一部分，表现为肝浆膜面的粟粒样结节。②肝粟粒性结核：全身性粟粒性结核的一部分，通过血行途径播散，多由结核原发病灶经肝动脉播散至肝。③肝结核瘤：粟粒性结核灶融合形成的单个或多个较大结核性病灶，中央为干酪样坏死，可见钙化，周围可见肉芽组织增生形成的纤维包膜。④结核性肝脓肿：肝结核瘤中央液化坏死，形成结核性肝脓肿，可继发细菌感染。

临床表现　多见于青壮年，肝结核患者多有结核中毒症状，如长期低热、盗汗、乏力、食欲减退以及血沉加快等。累及肝实质者，表现为肝大，肝区疼痛、肝功能异常。肝结核瘤少见，表现为肝实性占位，压迫胆管可致黄疸。结核性肝脓肿继发细菌感染可以有高热、寒战等表现，临床较少见。

诊断　临床症状不典型，起病隐匿，因此诊断困难。①不明原因的发热、肝大、肝功异常、既往结核病史，应考虑肝结核的可能。查体有肝大，肝区叩痛。②实验室检查：可有贫血，结核活动期可有血沉加快，结核抗体阳性，结核菌素试验呈强阳性等。③影像学检查：粟粒性肝结核、肝结核瘤、结核性肝脓肿可见肝内占位以及钙化。④肝穿刺活检：对于肝结核的诊断具有重要意义。

鉴别诊断　其他系统结核病变行药物治疗时可以导致肝功能异常，应与肝结核相鉴别，药物导致的肝功能异常在更换或者停用抗结核药物、保肝治疗后可明显好转。粟粒性肝结核、肝结核瘤应与肝癌鉴别，肝癌无结核中毒症状，多有肝炎或者肝硬化病史，肿瘤标志物明显升高。结核性肝脓肿，脓肿壁多有钙化，应注意与肝包虫病、细菌性肝脓肿等相鉴别。肝包虫病多有疫区接触史，CT可有典型表现，免疫学检查阳性。细菌性肝脓肿感染中毒症状较重，多有高热、寒战，局部疼痛明显。

治疗　以药物治疗为主，主要采用短程督导化疗。抗结核药物主要有异烟肼、利福平、吡嗪酰胺、链霉素以及乙胺丁醇等，抗结核药物可以损伤肝。肝结核化疗时应监测肝功、保肝治疗。肝结核瘤化学药物治疗效果差，故多应手术治疗。局限于一叶的肝结核瘤，肝外无活动性结核、肝功可耐受者，可以采取肝叶切除术，术前和术后均应化疗。对不能排除肝癌的肝结核瘤，可以行手术切除，术后应化疗避免结核播散。

预后　经足疗程、规律性化疗后肝结核多能治愈，肝结核瘤手术效果满意。

（修典荣）

gān'ái

肝癌（liver carcinoma）　发生于肝的原发性或转移性上皮来源恶性肿瘤。分为原发性肝癌和继发性肝癌（转移性肝癌），以继发性肝癌多见，肝细胞癌高发区以原发性肝癌多见。原发性肝癌主要包括肝细胞癌、肝内胆管细胞癌、混合型肝癌，以肝细胞癌最为常见。原发于其他系统的癌灶可以通过门静脉、肝动脉、淋巴组织或直接蔓延侵及肝，表现为继发性肝癌，可分为同时性转移和异时性转移。继发性肝癌以消化道恶性肿瘤最为常见，结直肠癌、肺癌、食管癌、泌尿生殖性肿瘤、乳腺癌、甲状腺癌等均可转移至肝。

（修典荣）

yuánfāxìng gān'ái

原发性肝癌（primary liver carcinoma）　原发于肝细胞或肝内胆管细胞的恶性肿瘤。以肝细胞来源最为常见，是中国成年人最常见的肝恶性肿瘤。原发性肝癌多见于中老年患者，男性多见，分布具有明显地域性。东亚、东南亚、南非为肝癌高发区，欧美国家肝癌发病率相对较低。

病因及发病机制　该病是多种因素共同作用的结果。流行病学和实验室研究均表明，肝细胞癌和肝炎病毒、肝硬化相关。肝炎病毒包括乙型肝炎病毒、丙型肝炎病毒、丁型肝炎病毒。乙型肝炎病毒感染人群中的肝细胞癌发病率明显高于正常人群，中国乙型肝炎病毒感染率较高是肝细胞癌高发的原因之一。慢性肝炎病毒感染可以导致肝硬化，约70%的肝癌患者存在肝炎后肝硬化，慢性肝炎病毒感染也可以不经过肝硬化阶段直接导致肝细胞癌。动物实验表明黄曲霉素能够诱发肝细胞癌，流行病学研究也表明黄曲霉素和肝细胞癌发病有关。玉米、花生、大米在潮湿环境容易产生黄曲霉感染，黄曲霉素在霉变的花生、玉米中含量极高。饮用水硝酸盐、亚硝酸盐含量超标，水源的藻类污染也与肝细胞癌发病有关。华支睾吸虫感染、先天性肝内胆管扩张症是肝内胆管细胞癌的高危因素。肝脏腺瘤样增生、不典型腺瘤样增生认为是肝细胞癌的癌前病变，特别是不典型腺瘤样增生易转变为高分化肝细胞癌。

病理　按照组织学来源，原发性肝癌分为肝细胞癌、肝内胆管细胞癌和混合型肝癌，其他少见病理类型还有原发性透明细胞型肝癌等。肝细胞癌来源于肝实质细胞，占原发性肝癌的90%，肝纤维板层癌是特殊类型的肝细胞癌。肝内胆管细胞癌来源于肝内胆管上皮细胞，多无肝炎、肝硬化病史，多见淋巴结转移。混合型肝癌既有肝细胞成分又有胆管细胞成分，彼此分隔或混杂，临床上少见。根据细胞分化程度又分为高分化、中分化、低分化。肝细胞癌的发病可呈多中心性和多阶段性，可在肝内发现多处分化程度不同的病灶，同一病灶内可见不同分化程度的肝癌细胞。大体标本根据肿瘤的大小和分布分为肿块型、结节型、弥漫型和小肝癌。小肝癌指直径≤3cm的单发肿瘤。弥漫型肝癌遍布肝，分化差，进展快，临床少见。肿块型肝癌病灶直径≥5cm，可形成假包膜，中心有坏死，其中≥10cm者称为巨块型肝癌（图1，图2）。

转移途径 有肝内播散、血行转移、淋巴转移、直接浸润和种植转移。肝癌能够侵犯门静脉，形成门静脉瘤栓，从而在肝内播散，先累及同侧肝，后波及对侧肝，形成多发病灶。高分化、有包膜者肝内播散概率低。肝癌侵犯肝静脉，形成瘤栓，进入血液循环从而在全身播散，常见血行转移部位是肺，其次为骨、脑、肾、肾上腺等。肝细胞癌不易发生淋巴结转移，肝内胆管细胞癌淋巴结转移多见，常见为肝门部淋巴结转移。肝癌突破肝脏包膜可侵及周围器官，膈顶处肝癌可侵犯膈肌，右肝肝癌可侵犯胆囊和结肠。肿瘤细胞脱落可在腹腔种植转移，多见于肝癌破裂和手术医源性种植。

临床表现 起病隐匿，早期症状不明显，肿瘤体积较大时可有上腹部不适、疼痛、发热、乏力、食欲缺乏、腹胀等。晚期肝细胞癌和肝内胆管细胞癌患者可有黄疸表现。肝硬化患者可有腹水、静脉曲张、上消化道出血等。患者常出现癌旁综合征，表现为血糖异常、红细胞增多症、乳房发育等。10%患者可出现肝癌破裂，突发腹痛，表现为腹腔内出血。患者多可于肋下触及肿大的肝，质硬，表面结节不平。

诊断 肿瘤标志物和影像学检查对于肝细胞癌的诊断具有重要意义，肝细胞癌的诊断标准为：①甲胎蛋白（alpha fetoprotein, AFP）>400μg/L，除外妊娠、生殖系胚胎源性肿瘤、活动性肝病及转移性肝癌，并能触及肿大、坚硬及有大结节状肿块的肝或影像学检查有肝癌特征的占位性病变者。②AFP≤400μg/L，除外妊娠、生殖系胚胎源性肿瘤、活动性肝病及转移性肝癌，有两种影像学检查有肝癌特征的占位性病变或有两种肝癌标志物（甲胎蛋白异质体、异常凝血酶原、γ谷氨酰胺转移酶同工酶Ⅱ、岩藻糖苷酶）阳性及一种影像学检查有肝癌特征的占位性病变者。③有肝癌的临床表现并有肯定的肝外转移病灶（包括肉眼可见的血性腹水或在其中发现癌细胞）并能排除转移性肝癌者。诊断困难时可通过超声或CT引导下行肝穿刺活检，以获得病理诊断。但穿刺病理阳性率较低，且有肝癌破裂出血、针道转移的风险，临床上不作为常规检查方法。

肿瘤标志物 主要有甲胎蛋白（AFP）、甲胎蛋白异质体、异常凝血酶原（abnormal prothrombin, AP）、γ谷氨酰胺转移酶同工酶Ⅱ（GGT-Ⅱ）、岩藻糖苷酶（α-L-fucosidase, AFU）、糖链抗原199（carbohydrate antigen 199, CA199），其他还有碱性磷酸酶同工酶Ⅰ、醛缩酶同工酶、α1-抗胰

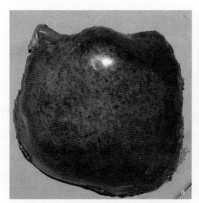
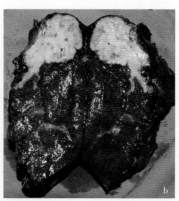

图1 肝细胞肝癌（修典荣供图）
可见肿瘤直径约5cm，切面灰白，侵袭性生长

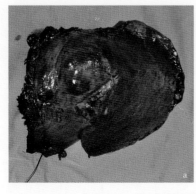
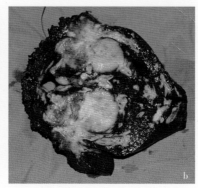

图2 左肝胆管细胞肝癌（修典荣供图）
可见肿瘤直径约5cm，切面灰白，远端可见扩张胆管

蛋白酶等。甲胎蛋白使用最为广泛，可用于肝癌的筛查，甲胎蛋白异质体、异常凝血酶原、γ谷氨酰胺转移酶同工酶Ⅱ和岩藻糖苷酶是对 AFP 的补充，特别对诊断 AFP 阴性肝癌有帮助。AFP 是来源于肝和卵黄囊的糖蛋白，半衰期 4 ~ 7 天，正常范围 0 ~ 25μg/L。以 AFP > 400μg/L 为诊断依据时，假阳性率为 2%。10% ~ 20% 肝细胞癌患者 AFP 并不升高，肝内胆管细胞癌患者 AFP 多为正常。胃癌、肠癌、胆管癌等其他消化道肿瘤 AFP 也可升高，一般不超过 300μg/L。AFP 可以用来评估预后，AFP 越高，临床分期越晚，预后越差。在根治性切除或肝移植术后，血 AFP 水平按照半衰期逐渐减退至正常，AFP 下降满意与否与肝癌预后相关。术前 AFP 升高的肝癌患者如术后 AFP 再次升高，则提示复发。CA199 是一种糖蛋白抗原，胚胎时期在体内有广泛表达，成年人主要生成于胰腺和胆管，正常值小于 37U/ml，肝内胆管细胞癌可有明显升高。胰腺癌和其他胆道恶性肿瘤也可以明显升高，在梗阻性黄疸和胆管炎时也可以有明显升高。

影像学检查 主要的影像学检查包括 B 超、CT、MRI、肝动脉造影，正电子发射型计算机断层显像（positron emission tomography，PET）和亲肿瘤代谢显像也可用于肝癌的诊断。①B 超检查：表现为肝内圆形或类圆形实性占位，肿瘤中央有坏死时可见液性无回声区，肝被膜可见隆起，合并肝硬化可见肝结节不平。可见门静脉或肝静脉瘤栓，肝门可见肿大淋巴结。②增强 CT：是肝细胞癌检查的主要手段，高分辨率 CT 可以发现直径<1cm 的肝细胞癌病灶。CT 平扫时可见肝硬化，左右肝比例失调，肝内可见圆形或类圆形低密度区，周围可见假包膜，中央坏死时可见更低密度区。肝细胞癌为肝动脉供血，动脉期时肝细胞癌强化明显强于周围正常肝组织，门静脉期和延迟期强化迅速减退，病灶强化明显弱于周围正常肝组织，整个过程呈现"快进快出"。合并瘤栓时，相应血管可见充盈性缺损（图 3）。③MRI 检查：对软组织分辨率高，便于肝癌和良性肿瘤的鉴别，能够发现 1 ~ 1.5cm 以上的病灶。T_1 加权像上为等信号或长 T_1 信号，肿瘤出血或脂肪变时可为高信号，周围假包膜为环绕肿瘤低信号。T_2 加权像上肝癌为长 T_2 信号。钆喷酸葡胺（GD-DTPA）增强扫描时，肝癌强化表现类似于增强 CT。超顺磁性氧化铁（SPIO）和肝特异性造影剂（普美显）有助于病灶检出（图4）。④肝动脉造影：对于诊断小肝癌敏感性最高，通过数字减影血管造影（digital subtraction angiography，DSA）可以发现 0.5 ~ 1cm 的肿瘤。造影可见肿瘤供血动脉迂曲，肿瘤实质可见染色和动静脉瘘。肝动脉造影为有创检查，仅在临床上不除外肝癌、而其他影像学检查又不能发现病灶或需与其他疾病鉴别时使用。

鉴别诊断 肝细胞癌应与继发性肝癌、肝良性肿瘤、肝脓肿、肝硬化相鉴别。①继发性肝癌：多无病毒性肝炎和肝硬化病史，AFP 多无明显升高，有原发病灶，增强 CT 延迟期可有典型"牛眼征"。②肝良性肿瘤：肿瘤标志物多为阴性，多无病毒性肝炎和肝硬化病史，无肝癌典型影像学表现。③肝腺瘤、局灶结节性增生：与 AFP 阴性肝癌鉴别困难时，可行穿刺活检。④肝脓肿：肝癌中央坏死时应与肝脓肿相鉴别，肝脓肿多有感染中毒症状，无病毒性肝炎和肝硬化病史，肿瘤标志物多为阴性。⑤肝硬化：是肝癌的高危因素，AFP 可有升高，但多小于 300μg/L。

临床分期 由于原发性肝癌

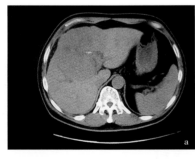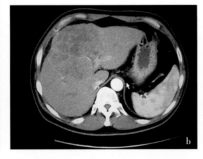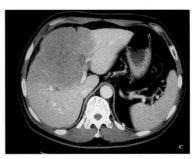

图3 肝细胞肝癌 CT 表现（修典荣供图）

a. CT 平扫，可见均匀一致的低密度区域；b. 增强 CT 动脉期，可见瘤体自周边强化及肿瘤供血动脉；c. 增强 CT 延迟期，可见病灶密度低于周围肝实质

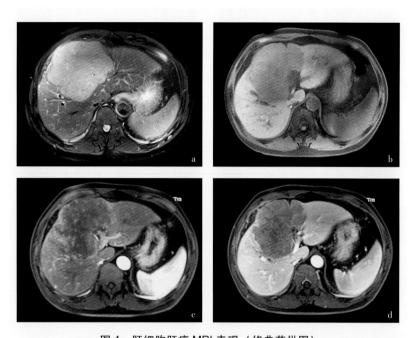

图4　肝细胞肝癌 MRI 表现（修典荣供图）
a. T_2 加权像，可见长 T_2 信号；b. T_1 加权像，可见长 T_1 信号；c. 增强 MRI 动脉期，可见瘤体自周边强化；d. 增强 MRI 延迟期，可见病灶信号低于周围肝实质

多合并有肝硬化，对于患者的临床分期应该兼顾原发性肝癌的生物学特性和肝硬化的评估，以便更好地指导预后。原发性肝癌的临床分期标准较多，使用较广的有国际抗癌联盟（UICC）的TNM分期和2001年广州会议制定的原发性肝癌临床分期（表1，表2）。由于上述两种临床分期较为繁琐，在实际操作过程中，常使用以下简单的临床分期。Ⅰ期（早期）无明确肝癌症状及体征；Ⅱ期（中期）超过Ⅰ期标准而无Ⅲ期证据；Ⅲ期（晚期）有恶病质、黄疸、腹水或远处转移之一者。

治疗　包括手术治疗、局部治疗、经导管肝动脉化疗栓塞（transcatheter hepatic arterial chemoembolization，TACE）、放射治疗、化学治疗、免疫治疗和靶向治疗。首选手术切除治疗，经导管肝动脉化疗栓塞为姑息性治疗，短期效果满意，可作为肝移植之前的辅助治疗。

手术治疗　手术治疗包括根治性切除术、非切除性手术治疗、肝移植术。

根治性切除术　肝癌患者首选治疗手段，能够明显改善预后，不应轻易放弃根治性切除机会。原发性肝癌的手术切除范围要求距离肿瘤边界1~2cm，对于肝功能尚可、全身状况能够耐受手术、无肝门侵犯、无明显心肺功能禁忌、无远处转移和肝内广泛播散者均应进行手术切除。对于合并瘤栓患者，如能完整取出瘤栓，避免术中播散，仍可行根治性切除。对肿瘤体积大、残余肝体积不足患者，无法进行一期切除，可先行门静脉栓塞治疗，使残余肝体积代偿性增大，以获得二期手术机会。肝癌的手术切除可选择规则性肝切除术或肝部分切除术，规则性肝切除为肝段、肝叶或半肝的切除，能够按照先处理血管、胆管，再处理肝断面的顺序进行，更符合肿瘤治疗学原则，避免医源性播撒。由于肝癌患者

表1　原发性肝癌 TNM 分期

原发肿瘤（T）分期
　T_x　原发肿瘤不明
　T_0　无原发癌证据
　T_1　肿瘤结节≤2cm，无血管侵犯
　T_2　肿瘤结节≤2cm，侵犯血管；或多发结节局限一叶，最大不超过2cm，未侵犯血管；或实质结节>2cm，未侵犯血管
　T_3　肿瘤结节>2cm，侵犯血管；或多发结节局限于一叶，最大不超过2cm，侵犯血管；或多发结节局限于一叶内，最大直径>2cm，伴或不伴血管侵犯
　T_4　多发结节，超出一叶；或侵犯门静脉主要分支或肝静脉分支
淋巴结转移（N）分期
　N_0：局部淋巴结无转移
　N_1：有局部淋巴结转移
远处转移（M）分期
　M_0：无远处转移
　M_1：有远处转移
临床分期
　Ⅰ期为 $T_1N_0M_0$
　Ⅱ期为 $T_2N_0M_0$
　Ⅲ期
　　Ⅲa期为 $T_3N_0M_0$
　　Ⅲb期为 $T_{1~3}N_1M_0$
　Ⅳ期
　　Ⅳa期为 $T_4N_{0~1}M_0$
　　Ⅳb期为 $T_{1~4}N_{0~1}M_1$

分期	肿瘤	瘤栓	淋巴结转移	远处转移	肝功能Child分级
Ⅰa	单个<3cm	无	无	无	A
Ⅰb	单个或两个≤5cm，局限于半肝	无	无	无	A
Ⅱa	单个或两个结节≤10cm，局限于半肝 两个≤5cm，分别在左右半肝	无	无	无	A
Ⅱb	单个或两个结节>10cm，局限于半肝	无	无	无	A
	两个>5cm，分别在左右半肝	无	无	无	A
	任意	门脉分支、肝静脉或胆管瘤栓	无	无	A
	任意	无	无	无	B
Ⅲa	任意	门静脉主干或下腔静脉瘤栓	有或无	有或无	A或B
	任意	有或无	有	有或无	A或B
	任意	有或无	有或无	有	A或B
Ⅲb	任意	有或无	有或无	有或无	C

多合并有肝硬化，肝储备功能差，在保证切缘距离的基础上，进行肝部分切除术，能够减少肝切除体积，提高手术安全性，但是肝部分切除术在处理肝断面时，可能会有严重的出血，将导致手术失败。原发性肝癌术后易复发，肝细胞癌复发多见于肝内局部复发，还可以有腹腔复发和远处转移；肝胆管细胞癌多无肝硬化，肝可切除性大，但术后易出现淋巴结转移。

非切除性手术治疗 包括各种肝动脉结扎（栓塞）术、全埋入式肝血管灌注装置植入术和各种手术下的局部治疗。原发性肝癌多由肝动脉供血，通过去除肝动脉血流，能够达到治疗肿瘤的目的，适用于不能耐受肝癌根治性切除手术的患者。常用的手术方式有肝动脉结扎及栓塞术、间歇性肝动脉阻断术。肝动脉结扎（栓塞）术后能够促进肿瘤坏死缩小，短期效果满意，但是随着侧支循环的建立，肿瘤会继续发展。全埋入式肝血流灌注装置植入术能够进行肝的持续灌注化疗，提高肝动脉结扎（栓塞）术的效果，两者联合使用时疗效优于其他姑

息治疗方法。

肝移植术 对于无法手术根治切除、无肝外侵犯的肝癌患者可行肝移植治疗。肝癌患者肝移植术后易复发，特别是肝内胆管细胞癌更易复发，符合"米兰（Milan）标准"和"美国加州大学旧金山分校（UCSF）标准"的肝细胞癌患者肝移植后效果较好。

局部治疗 依靠化学或物理的方法直接作用于肿瘤瘤体，达到杀灭肿瘤细胞的目的。常用的局部治疗有经皮瘤内无水酒精注射、微波固化、射频消融和液氮冷冻治疗。主要用于各种不能手术切除的原发性肝癌，特别适用于复发癌和不能手术切除的小肝癌。射频消融是目前广泛使用的局部治疗措施，≤3cm的肝细胞癌是射频消融的理想适应证。>5cm的肝细胞癌单次消融治疗效果有限。

经导管肝动脉化疗栓塞 是肝癌治疗的重要方法，其原理与肝动脉结扎及栓塞术类似，创伤较小、便于反复进行。该方法能够暂时控制肿瘤生长或使肿瘤缩小，但随着动脉侧支循环的建立，

肿瘤会继续发展，需要再次经导管肝动脉化疗栓塞。反复栓塞会加重肝损害和门脉压力使病情恶化。该方法短期预后好，但一般认为5年生存期仅为5%~15%，所以经导管肝动脉化疗栓塞后能够获得手术机会者仍应积极手术治疗。

放射治疗 适用于无法手术切除、局限于肝的患者，对于术后复发者也可进行放射治疗。术中肝断面有残余癌或淋巴结转移者，可术中银夹标记，术后行放射治疗。

化学治疗 以肝动脉灌注化疗最为有效，口服或全身静脉化疗效果有限。常用化疗药物有5-氟尿嘧啶（5-FU）、丝裂霉素、多柔比星、卡铂等。

免疫治疗 常用的免疫治疗药物有卡介苗、干扰素、肿瘤坏死因子、免疫核糖核酸等。

靶向治疗 以索拉菲尼为代表，能延长晚期肝细胞癌患者生存期。

预后 原发性肝细胞癌恶性程度高，肿瘤生长迅速，未经治疗，一般仅生存3~6个月。早期发现、早期治疗对于预后有决定

性意义。肝细胞癌体积小、包膜完整、无瘤栓、肝硬化程度轻者预后好。小肝癌手术切除后5年生存率可达60%~70%。在肝细胞癌治疗手段中，手术切除后5年生存率可达30%~50%，各种姑息治疗远期效果有限，5年生存率一般10%~20%。肝内胆管细胞癌切除后，切缘阴性、无淋巴结转移者5年生存率可达60%，合并淋巴结转移者预后较差。

（修典荣）

áipáng zōnghézhēng

癌旁综合征（paraneoplastic syndrome）

肿瘤自身代谢异常或对机体产生各种影响引起的非肿瘤直接相关的内分泌或代谢方面的临床综合征。又称伴癌综合征。包括皮肤、内分泌、神经、血液、消化、骨关节、泌尿系统等相应临床症状，某些情况下，这些临床症状是肿瘤的首发或主要表现。这些症状并非原发肿瘤或转移灶引起，在切除原发肿瘤后症状可减轻或消失；如术后肿瘤复发，相应症状也再次出现。及早发现癌旁综合征的相关症状，对发现隐匿肿瘤和早期肿瘤有临床意义。病因与肿瘤代谢产物（包括异位激素的产生）、肿瘤对机体的影响、异常免疫反应有关，部分症状原因不明。主要临床表现包括：血糖代谢异常，高血糖或低血糖；高血脂；高血钙；红细胞增多症；男性乳腺发育；肾上腺皮质功能亢进；甲状腺功能亢进症；类癌综合征；肥大性骨关节病变和肢端肥大样综合征；皮疹；重症肌无力；脊髓、周围神经病变；出血和血栓形成，纤维蛋白原升高或降低；弥散性血管内凝血；血小板和红细胞异常等。约15%的恶性肿瘤会出现该综合征，多见于肝癌、肺癌、乳腺癌、肾癌及

绒癌。该综合征在原发性肝癌最常见的症状有：低血糖、红细胞增多症、血小板增多、男性乳房发育、高纤维蛋白原血症、高血脂等。

（修典荣）

jìfāxìng gān'ái

继发性肝癌（secondary hepatic carcinoma）

起源于其他器官的癌灶转移至肝所致的恶性肿瘤。又称转移性肝癌。

病因及发病机制　肝是各种恶性肿瘤常见的转移部位。肝接受肝动脉和门静脉的双重血供，而且肝血窦上皮间隙较大，有利于肿瘤细胞进入肝实质。恶性肿瘤可以通过门静脉、肝动脉、淋巴管或直接蔓延转移至肝。继发性肝癌常来自消化道的肿瘤转移，其次有血液系统肿瘤、胸部肿瘤、泌尿生殖系统肿瘤、头颈部肿瘤转移等。消化道肿瘤主要通过门静脉回流至肝，在肝形成多发转移灶，转移灶多靠近肝表面，常见的消化道肿瘤有结直肠癌、胃癌、胰腺癌。胆囊癌和胆管癌可以通过直接浸润或淋巴转移侵及肝，在肝内形成转移灶。血液系统肿瘤以淋巴瘤最为常见，胸部

肿瘤包括肺癌和食管癌，主要通过血行转移经肝动脉播散至肝。根据发现转移灶和原发灶时间的先后顺序，可将转移癌分为同时性转移和异时性转移，同时性转移指原发癌与转移灶同时发现，异时性转移指迟后于原发癌发现转移灶。50%~60%的结直肠癌患者出现转移灶，肝转移最为常见。结直肠癌局部临床分期越晚，越易出现肝转移，肿瘤浸润越深、体积越大、淋巴结阳性越多更易出现肝转移。15%~25%的结直肠癌患者会出现同时性肝转移，异时性肝转移更常见，常于术后复查发现，多数出现于术后3年内。与异时性转移相比，同时性转移往往合并晚期的疾病状态、肝转移灶更多、更明显的肝双侧侵犯和更差的预后。

病理　可为单发或多发病灶，以弥漫分布多发病灶为主。转移灶大小不等，多靠近肝被膜，中央可有坏死液化。其组织结构和原发病灶一致，如甲状腺癌肝转移可见甲状腺腺体结构，肺癌肝转移灶可见鳞癌结构（图1）。

临床表现　以原发病灶症状为主，如胰腺癌可有上腹部疼痛

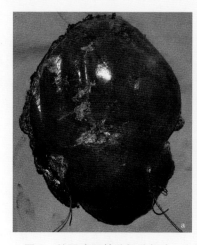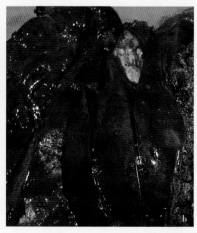

图1　结肠癌肝转移切除标本，剖面可见多发实性结节（修典荣供图）

和黄疸，直肠癌可有血便。患者多无明显病毒性肝炎和肝硬化表现，甲胎蛋白阴性。肝功能检查可有碱性磷酸酶升高，部分患者可有转氨酶和胆红素升高。

诊断 主要依靠影像学检查，同时性转移可在术中探查时发现肝脏多发转移灶。异时性肝转移可发生于原发癌灶根治手术后，术后相应肿瘤标志物再次升高往往提示复发。肿瘤标志物如癌胚抗原（carcinoembryonic antigen，CEA）对于监测结直肠癌术后复发有重要意义，结直肠癌侵犯超出固有肌层者，术后 2 年内每 3~6 个月应监测一次癌胚抗原，而后 5 年内每半年监测一次癌胚抗原，每年进行一次腹腔 CT 复查，以便早期发现异时性转移。腹腔镜探查对于诊断继发性肝癌有重要意义，超声或 CT 引导下穿刺活检可获得病理诊断。继发性肝癌属晚期肿瘤，应同时明确是否存在其他部位的转移灶，如头颅 CT 或 MRI 检查，明确有无脑转移，骨扫描明确有无骨转移等。全身亲肿瘤代谢显像和正电子发射型计算机断层显像（positron emission tomography，PET）可以诊断继发性肝癌，对评估原发灶和全身多发转移也有重要意义。

癌胚抗原 是一种糖蛋白，正常范围<5ng/ml，最早从结肠癌组织中分离提取，属于肿瘤胚胎抗原。CEA 在早期胎儿的胃肠道及某些组织中均有表达，胎儿 6 个月以后和出生以后合成量迅速减少。CEA 在许多恶性肿瘤中都有明显升高，包括消化道肿瘤、肺癌、肾癌、乳腺癌、卵巢癌、子宫内膜癌。CEA 在部分良性疾病中也可升高，如结肠炎、胰腺炎、支气管哮喘、慢性支气管炎等。CEA 对于消化道肿瘤敏感度和特

异度较高，广泛用于消化道肿瘤的标志物，特别是结直肠癌。癌胚抗原可以用于肿瘤治疗疗效评估和术后复发监测。根治性手术 6 周后，CEA 可恢复正常，如术后 CEA 再次升高提示肿瘤有复发可能。

影像学检查 主要包括 B 超、CT、MRI、肝动脉造影、PET 和亲肿瘤代谢显像也可用于继发性肝癌的诊断（图 2）。

B 超检查 方便快捷，是继发性肝癌的主要筛查手段，对 2cm 以上转移癌较敏感。继发性肝癌在 B 超检查时可为低回声或高回声，高回声外可见低回声环绕区，形成"牛眼征"。胰腺癌转移灶多为低回声，后壁无回声增强。术中超声多普勒检查能将探头直接置于肝表面，灵敏度高，对于判定肝转移灶数目和转移灶位置有重要意义。术中超声对于直径小于 1cm 的病灶更敏感，能发现 CT 和 MRI 不能检出的转移灶。

增强 CT 检查 是肝癌转移的主要检查手段，可以发现直径<1cm 的病灶。CT 平扫肝内可见多发圆形或类圆形低密度区，部分患者转移灶为单发，可见钙化、囊性变、坏死液化、出血等。增强 CT 动脉期可见转移灶边缘不规

则强化，门脉期可见均匀或不均匀强化，延迟期转移灶强化消退。部分转移灶为中央无强化的低密度区，周边可有水肿带，增强扫描时为周围环形强化，表现为"牛眼征"。

MRI 检查 对软组织分辨率高，便于判断肝占位性质，能发现 CT 不能检出的病灶。T_1 加权像为稍长信号，T_2 加权像为稍长信号，周边可有高信号环带，称为"亮环征"。钆喷酸葡胺（GD-DT-PA）增强扫描时，继发性肝癌强化表现类似于增强 CT（图 3）。肝特异性造影剂（普美显）和磁共振弥散成像的使用能提高病灶检出率。

鉴别诊断 应与原发性肝癌相鉴别。原发性肝癌多有病毒性肝炎和肝硬化病史，AFP 明显升高，CEA 多为正常，增强 CT 可有典型"快进快出"表现。单纯 AFP 升高多提示原发性肝细胞癌，AFP 和 CEA 同时升高或单独 CEA 升高多提示继发性肝癌。

治疗 继发性肝癌属晚期肿瘤，治疗时应综合考虑原发病灶、转移灶和患者全身情况。结直肠癌肝转移患者可耐受手术切除、除外全身多发转移，对原发病灶可根治性切除的情况下。肝转移灶可切除的患者可考虑切除肝转

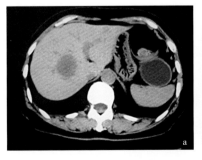
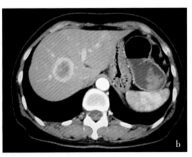

图 2 继发性肝癌 CT 表现（修典荣供图）
a. CT 平扫，可见均匀一致的低密度区域；b. 增强 CT 延迟期，可见病灶周边明显强化，形成"牛眼征"

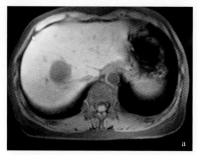 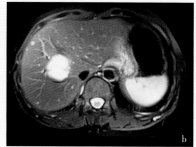 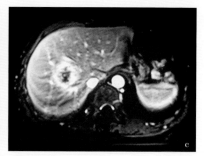

图 3　继发性肝癌 MRI 表现（修典荣供图）
a. T_1 加权像，可见长 T_1 信号；b. T_2 加权像，可见长 T_2 信号；c. 增强扫描，可见病灶周边环形强化

移灶。术前要进行详尽的影像学检查，以评估继发性肝癌和原发肿瘤的可切除性，明确是否存在肝外转移灶。对不能手术治疗的患者，可行放化疗、去动脉治疗和局部治疗。对不能完全切除的继发性肝癌，原则上不对无并发症原发病灶进行根治性切除，以姑息性放化疗为主。对于存在严重并发症的原发肿瘤，可进行姑息性手术，如合并肠梗阻的结直肠癌可行造瘘治疗或姑息性切除。

手术治疗　包括肝切除术和非切除性手术治疗。

肝切除术　包括肝部分切除术和规则性肝切除术，由于继发性肝癌为多发性，对于集中在一叶或一侧的多发转移灶，可行一叶切除或半肝切除，孤立病灶可行局部切除。术中超声检查对于发现肝转移灶有重要作用，手术切除可在术中超声指引下进行，显示转移灶和重要血管的关系，提高手术安全性。对于肝弥漫性转移灶，经检查证实无肿瘤原发部位复发、无肝外转移，特别是原发肿瘤切除后无瘤间歇期较长患者可选择肝移植，用于不可切除继发性肝癌的治疗。

肝转移是结直肠癌患者根治手术后死亡的主要原因，结直肠癌治疗如不切除肝转移灶预后极差，选择性地对结直肠癌肝转移

患者进行根治性切除有获得治愈的可能。对结直肠癌肝转移灶可切除或潜在可切除的患者，首选的治疗手段仍是根治性切除。结肠癌肝转移的手术切除基本原则是剩余肝体积足以维持肝功能和手术切缘阴性。肝转移灶的部分切除或减瘤手术不能延长生存期，因此只有能够完全切除所有已发现的病灶时才考虑手术。

同时性结直肠癌肝转移根治手术包括原发病灶的根治性切除和肝转移病灶的同期手术切除或分期肝切除术。对不可切除性肿瘤，通过术前化疗减少肝转移灶体积可获得手术机会，这类肿瘤称为潜在可切除，所进行的术前化疗称为转化性化疗。对残余肝体积小不能耐受手术切除的患者，还可采取门静脉结扎、栓塞和（或）肝实质的离断，促使肝体积代偿性的增生，以获得手术切除机会。对于潜在可切除的转移性肝肿瘤，在转化性放化疗时，每2个月要重新进行 CT 和 MRI 检查，以评估肿瘤可切除性。化疗会产生肝损害，或因为疾病的进展导致错过"手术窗口期"。奥沙利铂、伊立替康化疗会带来肝窦阻塞综合征或脂肪性肝炎的潜在风险，影响肝转移灶的切除。术前化疗可使某些转移灶完全缓解，但完全缓解的转移灶内仍含有肿

瘤细胞，从而给手术切除范围的选择带来困难。异时性结直肠癌肝转移的治疗对于可切除患者可采取直接手术或化疗后行手术切除，对于不可切除或潜在可切除的患者应采用联合靶向药物的转化治疗以尽量获得手术机会。

非切除性手术治疗　见原发性肝癌。

经导管肝动脉化疗栓塞　见原发性肝癌。

局部治疗　依靠化学或物理的方法直接作用于肿瘤瘤体，起到杀灭肿瘤细胞的目的。常用的局部治疗有经皮瘤内无水酒精注射、微波固化、射频消融和液氮冷冻治疗。主要用于各种不能手术切除的继发性肝癌，特别是异时性肝转移癌。对于化疗敏感的肝转移癌，通过局部治疗可延长生存期。

放射治疗　适用于不能切除的继发性肝癌，仅用于缓解症状。

化学治疗　对化疗敏感程度取决于原发病灶组织学类型，对于化疗敏感的结直肠癌、肺癌和卵巢癌，可行静脉或口服化疗，不仅能治疗肝转移灶，对血液中的癌细胞和全身其他系统的转移灶也能起到治疗作用。对局限于肝的转移灶，行灌注化疗，能增加转移灶内的药物浓度，降低全身化疗反应。结直肠癌肝转移的

化疗方案。

靶向治疗 主要药物有帕尼单抗、西妥昔单抗、贝伐珠单抗，贝伐珠单抗是目前靶向治疗的常用药物，为重组的人类单克隆IgG1抗体，通过抑制人类血管内皮生长因子（vascular endothelial growth factor，VEGF）的生物学活性而起作用，主要用于结直肠癌转移的治疗。贝伐珠单抗可以和氟尿嘧啶联合使用，或者同FOLFOX、FOLFIRI方案联合使用。使用贝伐珠单抗期间进行手术可影响伤口愈合，增加出血风险，但术前及时停药5~8周可有效避免手术出血和伤口愈合的并发症。西妥昔单抗和帕尼单抗靶向作用于表皮生长因子受体（epidermal growth factor receptor，EGFR），主要用于治疗结直肠癌转移，特别是RAS野生型患者。

预后 属晚期肿瘤，整体预后差。预后和原发肿瘤性质密切相关，结直肠癌肝转移预后优于胃癌、胰腺癌、胆管癌，腺癌优于其他上皮恶性肿瘤。结肠癌肝转移灶体积越大（大于5cm）、转移灶越多（多于4个）预后越差。结直肠癌肝转移行根治性手术后5年生存率可达30%~50%。

（修典荣）

gānnángxiàn'ái

肝囊腺癌（hepatic cystadeno-carcinoma） 源于肝内胆道的囊性恶性肿瘤。少见。

病因 病因尚不明确，与肝炎病毒感染和肝硬化无明显关联，由肝囊腺瘤恶变而来。

临床表现 表现为肝内多房性囊肿，囊内分隔明显，内壁有结节，囊液可为黏液性或浆液性，合并囊内出血可为咖啡样。多见于中年女性患者，早期无明显症状。肿瘤体积增大可产生上腹部胀痛、包块等不适，引起胆道梗阻可导致黄疸，患者血糖链抗原199（CA199）和糖链抗原125（CA125）升高，甲胎蛋白正常，囊液糖链抗原199（CA199）升高和糖链抗原125（CA125）升高明显。肝囊腺癌诊断困难，容易以肝囊肿进行治疗，行开窗或穿刺治疗后，很快复发。

诊断与鉴别诊断 诊断主要依靠病理诊断，术前与肝囊腺瘤鉴别困难。肝内囊性病变，影像学提示为多房性、囊内分隔及乳头明显、囊壁有强化，应考虑囊腺癌可能。

治疗 手术切除是首选治疗方法，切除范围距离肿瘤边界2cm，可选择肝部分切除术或规则性肝切除术。对于不能手术切除患者，可行放化疗，囊肿内可放置引流以减轻症状。开窗和穿刺治疗有腹腔内播散可能，因此对于术前或术中考虑囊腺癌者，应行根治性切除。

预后 预后较好，多数患者根治性切除后可长期生存。

（修典荣）

gānxiānwéibǎncéng'ái

肝纤维板层癌（fibrolamellar carcinoma of the liver） 含较多纤维基质排列成板状的肝细胞癌。是一种特殊类型的肝细胞癌，临床仅占肝细胞癌总发病率的1%~2%。男女发病率相近，多发于青少年，欧美国家多见，东亚及非洲南部少见。

病因 尚不明确，疾病存在明显地域差异，与生活习惯、人种基因有关，和肝炎病毒感染、肝硬化无明显关联。

病理 单发病灶，多见于左叶，肿瘤分叶状，质地较硬呈膨胀性生长，与正常肝组织分界清楚，可有包膜，直径通常大于10cm，呈巨块型。典型特点为增生的纤维基质在肿瘤中央形成瘢痕，并形成放射状分布的纤维板，将肿瘤分割成条带状，纤维板中央可见斑点状钙化。显微镜下肿瘤细胞体积呈多边形，胞质嗜酸性，细胞核大，核分裂象较少见。多发病灶者侵袭性强，最常见的转移部位是腹腔淋巴结、腹膜以及肺。

临床表现 无特征性，常见腹部包块和上腹部不适。大多数患者无肝硬化和乙型肝炎病毒感染，甲胎蛋白多阴性。

诊断 无肝硬化年轻患者中，若发现肝内巨大肿块，应考虑纤维板层癌，诊断主要依靠影像学和病理学检查。CT平扫为低密度肿块影，边缘清晰，可有分叶。中央瘢痕可见斑点状钙化，呈星状或不规则低密度影，动脉期肿瘤实质均匀或弥散性早期强化，门静脉期肿瘤实质强化消退快，密度低于周围肝组织，中央瘢痕在动脉期及门静脉期多无明显强化（图）。MRI检查 T_1 加权像上多为均匀一致低信号，T_2 加权像上多为不均匀高信号。

鉴别诊断 应与局灶性结节增生、普通肝细胞肝癌、巨大肝血管瘤、肝腺瘤相鉴别，部分病例鉴别需依靠病理。①局灶性结节增生：有中央星形或放射状瘢痕，甲胎蛋白阴性，但病变体积小，一般不超过5cm，无包膜，少见钙化，CT延迟期中央瘢痕可有明显强化。②普通肝细胞癌：可出现纤维瘢痕，但数量较少，钙化罕见，临床常有肝硬化和甲胎蛋白升高。③肝血管瘤：典型肝血管瘤CT增强扫描可见"快进慢出"表现，MRI检查有"灯泡征"。④肝腺瘤：常为单发圆形病灶，有包膜及瘤内出血，CT增强

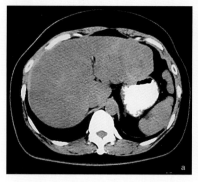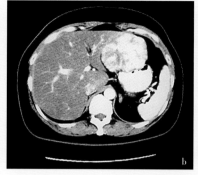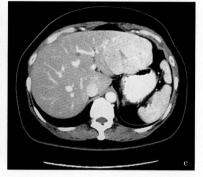

图 肝纤维板层癌CT表现（修典荣供图）

a. CT平扫，可见肿瘤位于左肝外叶，直径8cm；b. 增强CT动脉期，可见肿瘤强化，瘤内可见纤维瘢痕；c. 增强CT延迟期，可见纤维瘢痕无强化

扫描动脉期强化不均匀，门静脉期为等密度或低密度，临床多见于长期口服避孕药的中青年女性。

治疗 首选手术切除治疗，肝纤维板层癌有包膜，患者多无肝硬化，能耐受较大范围手术切除。肿瘤体积巨大患者可采取半肝切除或者扩大半肝切除，无法手术切除患者可介入栓塞治疗、化疗或肝移植。

预后 肝纤维板层癌生长缓慢，手术切除率高，预后较好，术后复发可再切除。

(修典荣)

gānjiānyèzǔzhī láiyuán èxìng zhǒngliú

肝间叶组织来源恶性肿瘤

（hepatic mesenchymal tissue malignancy） 源于间叶组织（包括结缔组织、肌肉、脂肪、血管、淋巴管、骨、软骨、淋巴组织、造血组织等）的肝恶性肿瘤的总称。又称肝肉瘤。该病多见于儿童，包括肝血管母细胞肉瘤、肝纤维肉瘤、肝平滑肌肉瘤、肝上皮样血管内皮瘤、肝骨肉瘤、肝卡波西肉瘤、肝淋巴肉瘤、肝未分化肉瘤等，以肝血管母细胞肉瘤最常见，其余肿瘤临床上罕见。病因不明确。其中肝卡波西肉瘤和肝淋巴肉瘤多见于获得性免疫缺陷综合征（acquired immunodeficiency syndrome，AIDS）患者，

肝血管母细胞肉瘤和接触某些化学物质有关。该病早期多无明显症状，肿瘤体积增大可出现肝大、上腹不适、疼痛、恶心、呕吐、食欲减退等症状，影响肝功能时可出现肝衰竭。体积较大的肝血管肉瘤可破裂出血，横纹肌肉瘤多发于肝内胆管，可有黄疸、发热表现。诊断主要依靠影像学检查和病理，病理学检查对诊断有决定性意义。主要与肝癌、肝良性肿瘤鉴别。以手术切除为主要治疗手段，术后辅以放化疗。肝上皮样血管内皮瘤、肝卡波西肉瘤以放化疗为主。该病恶性程度高，发现时多为晚期，手术切除率低，预后差，特别是肝纤维肉瘤、肝上皮样血管内皮瘤、肝未分化肉瘤。

(修典荣)

gānxuèguǎn mǔxìbāo ròuliú

肝血管母细胞肉瘤（liver vessel blast cell tumor carneus）

源于肝血管内皮细胞的肉瘤。又称肝血管肉瘤、恶性血管内皮瘤、内皮母细胞瘤。是肝肉瘤中最常见的类型，多见于老年患者，男性多见。

病因 病因不明。可能和接触某些化学物质或药物有关，如氯乙烯、无机砷、类固醇激素、雌孕激素等。

病理 常见多发病灶，单发结节少见。由于瘤体内出血，肝表面可见灰白色结节和出血灶混杂分布。肿瘤呈实性结节，部分呈海绵状囊腔，囊腔内可见不凝血（图1）。镜下肿瘤由内皮细胞构成类似肝巨噬细胞，有吞噬现象，肿瘤细胞沿肝窦浸润性生长，破坏肝细胞和静脉壁。肿瘤细胞有成血管倾向，瘤体内可见出血灶，间质结缔组织较少。

临床表现 早期多无明显症状，随着肿瘤体积增大典型症状为肝大，伴有腹痛、腹胀、发热。肿瘤破裂可表现突发上腹痛，腹腔内出血。肿瘤生长迅速，出现消耗症状，厌食、体重减轻。肝功能进行性恶化，晚期可出现脾大、腹水、黄疸等。

诊断 临床诊断困难，主要依靠病理诊断。老年患者，有氯乙烯接触史，查体肝大。实验室检查可有血小板减少、凝血功能下降、转氨酶和胆红素升高。影像学检查对诊断有一定提示作用，主要是增强CT、MRI和血管造影。CT平扫可见肝内多发低密度影，边界不清，增强CT动脉期可见中央斑点样强化，门脉期和延迟期病灶周边可见结节样强化（图2）。MRI之T_1加权像为低信号区，因伴有瘤内出血，T_2加权

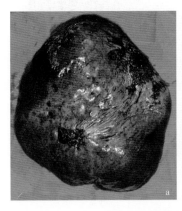
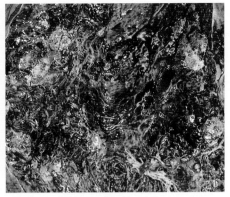

图1　肝血管母细胞肉瘤（修典荣供图）

a. 为大体标本，表面可见灰白色结节和出血结节相间；b. 为剖面图，可见实性结节和海绵样血窦相间

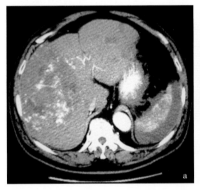
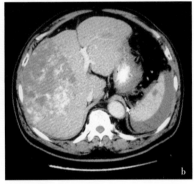

图2　肝血管母细胞肉瘤CT表现（修典荣供图）

a. 增强CT动脉期，可见中央斑点样强化；b. 增强CT门脉期，病灶周边可见结节样强化

像为混杂高信号区。超声或CT引导下穿刺能获得病理诊断，但有肿瘤破裂出血风险。

鉴别诊断　应和肝血管瘤、肝癌加以鉴别。①肝血管瘤：生长缓慢，较少出现肝衰竭和瘤内出血。影像学上病变边界清楚，增强CT为边缘向中央的强化过程，核磁共振 T_2 加权像可有灯泡征。鉴别困难时，主要依靠病理诊断。②肝癌：多有肝炎、肝硬化病史，肿瘤标志物增高，增强CT扫描有典型"快进快出"表现。

治疗　该病恶性度高，生长迅速，发现时往往肿瘤体积较大、肝功能差，手术切除率低。对于能耐受手术切除患者，可采用手术切除，注意避免术后肝衰竭。不能切除的肿瘤可采用放化疗。

预后　预后差，主要死亡原因是肝衰竭、肿瘤破裂出血，诊断后平均生存期在6~12个月。早期发现，早期治疗，有长期生存病例报道。

（修典荣）

gān'èxìng xiānwéi zǔzhīxìbāoliú

肝恶性纤维组织细胞瘤（hepatic malignant fibrous histiocytoma）　源于组织细胞的肝恶性肿瘤。又称恶性纤维黄色肉芽肿或纤维黄色肉瘤。由组织细胞、成纤维细胞和多种炎细胞构成，无包膜，肿瘤细胞异型性明显，可见瘤巨细胞和核分裂象。该病是常见的软组织肉瘤，以老年人多见，多发生于深部软组织，四肢最为常见，其次为腹膜后，肝原发的恶性纤维组织细胞瘤较罕见。该病是乏血供肿瘤，常为单发，多见于肝右叶，肿瘤中央容易出血、坏死形成囊性变。肿瘤体积巨大多在10cm以上，表现为腹部包块、肝大，主要症状有肝区疼痛、发热、消瘦，肿瘤标志物多为阴性。影像学检查见肝内单发巨大包块，中央可有坏死液化形成囊肿，边界不清。CT增强扫描见肿瘤轻度强化，肿瘤周边可见环形强化，为受挤压的血管和肝组织。该病与肝癌鉴别困难，鉴别主要依靠病理。CT或B超引导下穿刺活检因取材有限，诊断困难，不易与炎症性肉芽肿鉴别。此外，还应与肝脓肿、肝囊腺瘤、炎性假瘤相鉴别。该病术前诊断困难，多为手术病理证实。肿瘤体积巨大手术困难，恶性程度高、预后差，易血性转移和局部复发。

（修典荣）

gānliángxìng zhǒngliú

肝良性肿瘤（hepatic benign tumors）　肿瘤细胞分化成熟，生长缓慢，无浸润和转移。肝良性肿瘤一般较少见，其中以血管瘤最为常见。根据肝良性肿瘤的细胞来源，主要分为上皮来源、间叶组织来源。上皮来源良性肿瘤包括肝细胞来源、胆管上皮来源和肝细胞胆管混合来源。肝细胞来源的良性肿瘤主要指肝细胞腺瘤，胆管上皮细胞来源的包括肝囊腺瘤、胆管腺瘤、胆管错构瘤。间叶组织来源的包括肝血管瘤、肝脂肪瘤、肝平滑肌瘤、肝淋巴管瘤、肝纤维瘤、肝错构瘤。肝瘤样病变包括肝局灶性结节性增生、肝结节再生性增生、肝腺瘤样增生、肝孤立性坏死结节。其他少见的还有肝畸胎瘤、肝炎性假瘤、肝假脂肪瘤。部分肝良性肿瘤来源于胚胎时期发育异常的其他组织，如肾上腺残余瘤、异位胰腺等。肝良性肿瘤早期一般多无明显临床症状，当肿瘤生长到一定体积时可产生压迫症状。肝细胞腺瘤和肝血管瘤可发生破裂出血，导致腹腔内出血。随着影像学的发展，超声多普勒、CT、MRI 的使用，肝良性肿瘤在临床中发现越来越多。肝良性肿瘤预后良好，有手术指征的良性肿瘤，手术切除效果良好。部分肝良性肿瘤可恶变成恶性肿瘤，如肝囊腺瘤可恶变为肝囊腺癌、肝腺瘤样增生认为是肝癌的癌前病变。

(修典荣)

gānxuèguǎnliú

肝血管瘤 (hepatic hemangioma) 源于血管内皮细胞的肝良性肿瘤。分为肝海绵状血管瘤、肝毛细血管瘤、肝硬化性血管瘤和肝血管内皮细胞瘤，以肝海绵状血管瘤最为常见。肝血管瘤可发病于任何年龄，尸检发病率 0.35%～7%。肝海绵状血管瘤多见于 30～50 岁，女性较男性多见。肝毛细血管瘤和肝硬化性血管瘤较少见，肝硬化性血管瘤被认为是肝海绵状血管瘤的退变。肝血管内皮细胞肿瘤多见于新生儿和婴幼儿，是一种先天性疾病，还可累及肺、骨骼，表现为肝多发结节，无包膜，界限清晰，内皮细胞增生活跃者可恶变成血管肉瘤。

病因及发病机制 通常认为与胚胎时期肝血管发育异常有关，进而引起血管瘤样增生，导致血管瘤。其他可能的病因有：肝内血肿机化后，血管再通形成的血管扩张；肝内局部循环阻滞，导致血管扩张；毛细血管壁感染后，

管壁扩张，呈瘤样结构；肝组织局部坏死后血管扩张。女性患者在怀孕或口服避孕药物时肝血管瘤体积可明显增大，雌性激素可能与血管瘤生长有关。

临床表现 早期多无明显临床症状，肿瘤体积较大时可产生压迫症状，如上腹部不适、呕吐、疼痛等。血管瘤在外伤或者医源性穿刺后可表现为破裂出血，少数体积较大的浅表血管瘤可自发性破裂，临床较少见，自发性破裂多见于婴幼儿。巨大血管瘤由于瘤体内血流缓慢，反复形成血栓并继发纤溶，导致消耗性凝血功能障碍，表现为血小板和血纤维蛋白原减低，称为卡萨巴赫-梅里特综合征 (Kasabach-Merritt syndrome)。约 1/4 血管内皮细胞瘤可合并有动静脉短路，严重时可导致心力衰竭，危及生命。

诊断与鉴别诊断 多无明显症状，诊断主要依靠影像学检查。主要影像学检查方法有超声多普勒、增强 CT、MRI 及血管造影等。肝海绵状血管瘤影像学检查较为典型，硬化性血管瘤影像学表现多不典型。该病应与肝癌、局灶结节性增生、肝腺瘤、肝血管母细胞肉瘤鉴别。影像学不典型鉴别困难时，特别是不能除外恶性时可切除病变以获得病理诊断。

治疗 该病是良性疾病，肿瘤无明显症状或体积<5cm 时，可临床观察。对于体积>10cm 的血管瘤、有临床症状者、生长迅速的血管瘤、位置浅表的血管瘤、易破裂者、合并卡萨巴赫-梅里特综合征者及不除外恶变者应采取相应治疗方式。婴幼儿肝海绵状血管瘤，因自发破裂概率较高，应积极手术；婴儿血管内皮瘤因常合并有动静脉分流，未行治疗

者死亡率高，一经发现应积极治疗；怀孕期间血管瘤会有明显增大，青年女性，较大浅表血管瘤应积极手术，避免怀孕期间血管瘤破裂。主要治疗方式为手术治疗，其他治疗方式还有介入栓塞治疗、微波固化治疗、冷冻治疗、放射治疗、射频治疗等。微波固化治疗、冷冻治疗、射频治疗多在超声引导下穿刺治疗，穿刺过程中可能会产生血管瘤破裂出血。对肝血管瘤破裂患者应行急诊手术或介入栓塞治疗。

手术治疗 手术方式主要为肝血管瘤切除术和肝切除术，其他手术方式包括血管瘤捆扎术、肝动脉结扎术、肝移植术等，腹腔镜手术也广泛用于该病的治疗，可根据血管瘤的位置、大小和解剖关系决定手术方式。

肝血管瘤切除术 适用于包膜完整、存在解剖间隙的浅表血管瘤。血管瘤属膨胀性生长，挤压周围正常肝脏组织，形成疏松的间隙，可沿此间隙分离，能够避免正常肝组织的破坏，减少术中出血。对于存在粘连或靠近第一、第二肝门处血管瘤，一旦分破血管瘤或损伤大血管会导致难以控制的出血。

肝部分切除术 对于肝脏浅表血管瘤，可采用此术式。手术方便快捷、不需长时间阻断肝脏血供。

规则肝切除术 体积较大的血管瘤、位置深在的血管瘤应采取规则肝切除术，包括肝叶或半肝的切除。巨大血管瘤，如剩余肝脏增生明显，可行左三叶或右三叶肝切除，但手术损伤大、术后存在肝功能衰竭风险，应慎重选择。

血管瘤捆扎术 患者一般情况差、不能耐受肝切除时，可采

用血管瘤捆扎术。血管瘤破裂出血急诊手术时，可采用血管瘤捆扎术，以控制出血。血管瘤捆扎术主要用于小于 15cm 的浅表肝血管瘤，捆扎线应避免从瘤体经过。血管瘤捆扎后可在瘤体内形成血栓，瘤体机化缩小，从而治愈血管瘤。靠近肝门处血管瘤，行捆扎术时应注意避免损伤重要血管或胆管。

肝动脉结扎术　适用于肝血管瘤累及大血管患者；肿瘤周围无正常肝组织，不能行捆扎术患者；血管瘤破裂动脉性出血，不能控制时。通过选择性结扎肝血管瘤所在的肝叶或者半肝的动脉，或结扎肝固有动脉，从而减少血管瘤血供，瘤体缩小。对于肝功能异常患者，行肝动脉结扎后有肝功能进一步恶化风险。单纯的动脉结扎不能治愈血管瘤，往往需要辅助术后放射治疗。

肝移植术　巨大血管瘤或者多发血管瘤，无法手术切除，患者出现肝衰竭时可采用肝移植术。

介入栓塞治疗　经股动脉插管，选择性的栓塞瘤体的供血动脉，同时注入血管硬化剂。常用的栓塞物有碘油、微球、吸收性明胶海绵或者弹簧圈；常用固化剂为平阳霉素。介入栓塞治疗，对患者创伤较小，术后仅有轻微发热、化疗反应等。但部分患者广泛栓塞可导致肝内胆管缺血，甚至坏死，出现肝脓肿或者黄疸。对于存在明显动静脉短路的肝血管瘤，不适于使用介入栓塞治疗。

放射治疗　单纯放射治疗效果不佳，易造成肝损害，因此主要作为辅助治疗使用。肝血管瘤捆扎术、肝动脉结扎术和介入栓塞术后对残存瘤体进行放射治疗，促进瘤体进一步机化、缩小。

预后　该病为良性疾病，极少见癌变，预后良好，手术效果满意。但由于外力或者自发性血管瘤破裂，病情多较凶险，危及生命。

（修典荣）

gānhǎimiánzhuàng xuèguǎnliú

肝海绵状血管瘤（hepatic cavernous hemangioma）

剖面呈蜂窝状，可压缩，形似海绵的肝血管瘤。是肝血管瘤最常见的类型。该病边界清楚，可位于肝表面或者肝深部。浅表肝血管瘤呈蓝紫色或紫红色，质地柔软，内部充满血液（图 1）。光镜下见大小不等囊状血窦，内附成熟血管上皮，血窦内充满红细胞，血窦之间为纤维结缔组织。女性多见，以右肝病变为主，大部分为单发，少量为多发。

病因　可能为胚胎时期肝内血管发育异常导致，雌性激素可能与肿瘤生长相关。

临床表现　早期症状不明显，肿瘤体积较大时可有上腹部不适、疼痛等症状。血管瘤破裂时表现为腹腔内出血，卡萨巴赫-梅里特综合征时可有消耗性低凝状态。

诊断　影像学检查是主要诊断依据，包括超声多普勒、增强 CT、MRI、血管造影等，肝海绵状血管瘤影像学检查较为典型。①超声多普勒：表现为肝内圆形或类圆形占位，界线清晰，直径<4cm 血管瘤多呈现高回声信号，较大血管瘤可呈现高回声与低回声的混合信号，多普勒检查可见血流信号。②增强 CT：该病的主要检查手段。CT 平扫时呈均匀一致的低密度区，CT 值约 30HU，动脉期时由瘤体周边向中央开始强化，并逐渐播散扩大，静脉期时血管瘤呈均匀一致的等密度或略高密度，整个过程呈现"快进慢出"（图 2）。③MRI：T_1

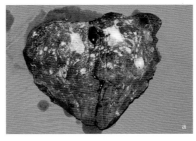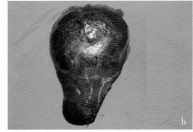

图 1　肝海绵状血管瘤（修典荣供图）

可见右肝巨大血管瘤，直径约 17cm，呈紫红色，质地柔软，剖面状似海绵

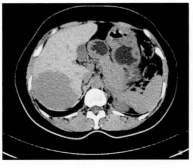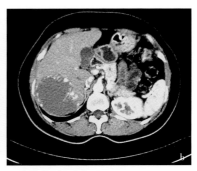

图 2　肝海绵状血管瘤 CT 表现（修典荣供图）

a. CT 平扫，可见右肝后叶均匀一致的低密度区域，b. 增强 CT，可见瘤体自周边向中央开始强化

加权像肝海绵状血管瘤呈低信号改变，T$_2$加权像呈均匀高信号，即"灯泡征"。钆喷酸葡胺（GD-DTPA）增强扫描可见肿瘤自周边向中央强化，直至填充整个瘤体（图3）。

鉴别诊断 肝海绵状血管瘤应与肝癌、局灶结节性增生、肝腺瘤鉴别。①肝癌：原发性肝癌多有病毒性肝炎和肝硬化病史，甲胎蛋白明显升高，CT平扫为低密度区，肿瘤体积较大时可见中央区坏死，动脉期呈迅速不均一强化，门脉期或延迟期呈低密度区，整个过程呈现"快进快出"。继发性肝癌有原发病灶，CT增强扫描可有典型牛眼征。②局灶结节性增生：临床较少见，是第二常见的肝良性肿瘤。CT平扫为等密度或低密度，动脉期强化明显，可见粗大供血动脉，部分可有中央星状或放射状瘢痕。无肝海绵状血管瘤典型CT强化过程，MRI无"灯泡征"，部分情况下难以与不典型肝血管瘤鉴别。③肝腺瘤：常见于育龄期女性，与口服避孕药相关，CT平扫为等密度或低密度，动脉期强化明显，无中央星状或放射状瘢痕。无肝海绵状血管瘤典型CT强化过程，MRI无"灯泡征"，部分情况下难以与不典型肝血管瘤鉴别。

治疗及预后 见肝血管瘤。

（修典荣）

gānmáoxìxuèguǎnliú

肝毛细血管瘤（hepatic capillary angioma） 毛细血管增生明显、血管间隔中纤维组织丰富的肝血管瘤。患者多无明显症状，常于影像学检查时偶然发现。超声显示为肝内强回声信号、边界清，内部多无明显血流信号，增强CT多无典型强化征象。该病应与肝癌相鉴别，肝癌多有肝炎、肝硬化病史，肿瘤标志物升高，典型肝癌增强CT动脉期可有明显强化，两者难以鉴别时可穿刺活检或切除。该病预后良好。

（修典荣）

gānyìnghuàxìng xuèguǎnliú

肝硬化性血管瘤（hepatic sclerosing hemangioma） 纤维化明显、可见较多玻璃样变和瘢痕组织的肝血管瘤。通常认为是肝血管瘤发展的终末阶段。肝血管瘤在病变发展过程中会出现瘤内血栓，血栓机化后会有纤维结缔组织长入，形成瘢痕或者玻璃样变性，是一种退行性改变。多无明显临床症状，主要是影像学发现，但影像学表现多不典型。部分肝硬化性血管瘤因瘢痕组织

和玻璃样变性较少，增强CT表现类似于典型血管瘤"快进慢出"的表现。部分肝硬化性血管瘤含有较多分布不均匀的瘢痕组织和玻璃样变性，导致影像学不典型，CT平扫病灶多为低密度区，动脉期无明显强化，门脉期无强化或边缘可见轻度强化。该病由于影像学检查不典型，难以与肝癌鉴别，特别是肿瘤标志物阴性的原发性肝癌或继发性肝癌。MRI检查对于鉴别肿瘤性质有一定帮助，部分患者仍需要行穿刺活检或者手术病理加以明确。该病是良性肿瘤，预后良好，罕见破裂和卡萨巴赫-梅里特综合征，一般不需手术治疗。大部分患者接受手术切除，主要是因为不能除外恶性，需明确诊断。

（修典荣）

gānxiànliú

肝腺瘤（hepatic adenoma） 源于肝细胞和胆管细胞的肝良性肿瘤。包括肝细胞腺瘤、胆管细胞腺瘤和混合型腺瘤。1944年沃维（Warvi）报道。肿瘤细胞成分同时包括肝细胞和胆管细胞，称混合型腺瘤，多见于儿童，生长较快。肝胆管细胞腺瘤又分为肝胆管腺瘤和肝胆管囊腺瘤，后者又称肝囊腺瘤。

病理 肝细胞腺瘤多见于肝

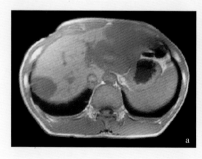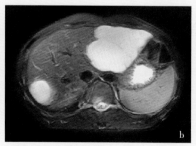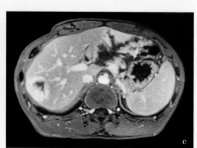

图3 肝海绵状血管瘤MRI表现（修典荣供图）

a. T$_1$加权像，可见右肝均匀一致低信号区；b. T$_2$加权像，呈均匀高信号，可见"灯泡征"；c. 增强扫描（钆喷酸葡胺，GD-DTPA），可见肿瘤向中央强化，接近填充整个瘤体

右叶，肿瘤边界清楚，多有完整包膜。单发腺瘤直径2~30cm，多大于10cm；多发腺瘤直径多小于4cm。镜下肝细胞腺瘤的肿瘤细胞与正常肝细胞类似，体积略大，异型性不明显。肝胆管细胞瘤多见于肝被膜下，直径一般不超过2cm，肿瘤无明显包膜，光镜下肿瘤细胞为类似于胆管上皮细胞的瘤样细胞。肝胆管囊腺瘤为多房囊性肿瘤，囊内为黏液或清亮液体，囊壁内衬立方上皮或柱状上皮。

病因及发病机制 肝细胞腺瘤多见于20~39岁的育龄期女性，与口服避孕药有关，服用避孕药女性的发病率是正常人群的10倍，偶见于糖皮质激素治疗的男性患者。口服避孕药导致的肝细胞腺瘤多为单发，多发肝细胞腺瘤罕见，多发肝细胞腺瘤与糖原贮积症有关。除外口服避孕药引起的多发肝细胞腺瘤，当肝细胞腺瘤多发大于4个，称为肝细胞腺瘤病。肝胆管细胞腺瘤以男性多见，多与遗传性多囊肝病、肝毛细血管扩张症等先天性疾病相伴。肝胆管囊腺瘤以女性患者多见，可能与胚胎时期发育异常有关。

临床表现 早期多无明显症状，肿瘤体积生长到一定程度可表现为腹部包块，可于肋下触及质硬包块，光滑，无压痛。肿瘤可产生压迫症状，包括恶心、呕吐、上腹不适等。肝腺瘤由动脉供血，体积较大时常出现瘤内出血，如发生破裂会导致严重腹腔内出血。瘤内出血常表现为突发右上腹疼痛、发热，合并有破裂可出现全腹疼痛、腹膜炎体征和失血性休克表现（图1）。

诊断 育龄期女性、5年以上口服避孕药病史对于诊断有重要提示。早期多无明显症状，肿瘤标志物阴性，影像学检查可发现肝病变，但缺乏特异性。常用影像学检查包括B超、增强CT、MRI和肝动脉血管造影。难以诊断者，可行超声或CT引导下穿刺活检，以获得病理诊断，但穿刺病理有时难以鉴别高分化肝细胞肝癌和肝细胞腺瘤。①B超检查：表现为肝内圆形或卵圆形实性占位，边界清晰，通常为低回声信号，瘤体血供丰富。②CT检查：CT平扫多为肝内圆形或类圆形、等密度或略低密度区，合并瘤内出血可见囊性变，新鲜出血为高密度影，增强CT动脉期肿瘤强化明显。肝腺瘤增强CT影像缺乏特异性，不典型（图2）。③MRI检查：肝腺瘤核磁共振影像缺乏特异性，通常为边界清晰圆形或卵圆形占位，T$_1$加权像和T$_2$加权像为高信号，脂肪抑制后T$_1$加权像高信号无变化。钆喷酸葡胺（GD-DTPA）增强扫描时，各期可有不同程度强化。④肝动脉血管造影：可见肝腺瘤供血动脉，血供丰富，瘤体区域为均匀一致肿瘤染色，周边可见透明带。

鉴别诊断 该病临床表现及影像学缺乏特异性，鉴别诊断困难，主要与原发性肝癌、肝血管瘤、局灶性结节增生鉴别。①原

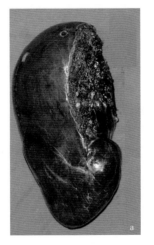
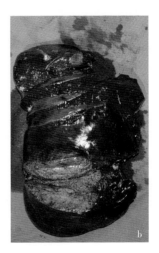

图1 肝细胞腺瘤（修典荣供图）
可见右肝两处肝细胞腺瘤，直径分别为10cm和3cm

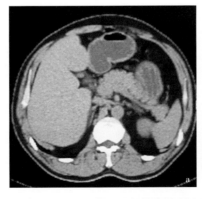
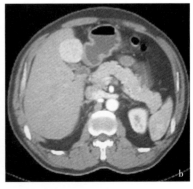

图2 肝细胞腺瘤CT表现（修典荣供图）
a. CT平扫，可见等密度区域；b. 增强CT动脉期，可见明显强化，边界清楚

发性肝癌：有肝炎病史和肝硬化表现，甲胎蛋白明显升高，典型CT扫描为"快进快出"表现。鉴别困难时可行穿刺病理加以明确，分化良好的原发性肝癌与肝细胞腺瘤鉴别困难，需多处切片反复镜检才能确定。②肝局灶性结节增生：与肝腺瘤鉴别困难，两者影像学表现类似。肝腺瘤多见于服用避孕药的育龄期女性，而中央星形或放射状瘢痕对于局灶性结节增生有重要意义，采用超顺磁氧化铁（superparamagnetic iron oxide，SPIO）进行MRI增强扫描对鉴别有一定帮助。③肝血管瘤：典型血管瘤CT增强扫描为"快进慢出"表现，MRI检查可有"灯泡征"。不典型肝血管瘤与肝腺瘤鉴别困难，MRI增强扫描对于鉴别有一定帮助。

治疗　该病虽为良性疾病，但其破裂出血风险较大、有恶变可能，因此应尽早行手术治疗。该病为多发病灶，手术难以彻底切除病灶时，可选择性切除破裂出血风险较大腺瘤，浅表、肝被膜下直径>5cm腺瘤应予以切除。主要手术方式包括肝切除术和肝腺瘤包膜内切除术，其他手术方式包括肝动脉结扎栓塞术、肝移植术等，腹腔镜手术也可用于肝腺瘤的治疗。根据肝腺瘤的位置、大小和邻近解剖结构决定手术方式。为预防术后复发，要尽量彻底切除病灶，包括周围部分正常肝组织。

肝切除术　该病的主要手术方式，特别是不能除外恶性时。对于体积较小的浅表肝腺瘤，可行包括腺瘤在内的局部切除。由于肝腺瘤包膜完整，也可沿包膜完整切除肿瘤。深部肝腺瘤或体积较大时可采取规则肝切除术，包括肝叶或半肝的切除。

肝腺瘤包膜内切除术　肝腺瘤位于大血管周围、第一或第二肝门处、全身状况差，不能将肿瘤完整切除者，可于包膜内将肿瘤全部或大部切除，手术简单安全，出血少。

肝动脉结扎栓塞术　适用于肝腺瘤病；累及大血管，无法行局部切除者；肝腺瘤破裂出血，不能控制；巨大肝腺瘤，无法切除者。通过选择性结扎肝腺瘤所在肝叶或半肝的动脉，或结扎肝固有动脉，从而减少肝腺瘤血供，使瘤体缩小，进而降低破裂出血风险。可在结扎相应血管的同时，使用微球或吸收性明胶海绵对瘤体进行栓塞，可控制肿瘤生长，避免破裂。

肝移植术　对于肝腺瘤病患者，肝衰竭时可采用肝移植术；肝腺瘤体积巨大不能切除者，为避免致死性的破裂出血，可选择肝移植术。

预后　手术效果确切，预后良好，少见癌变和复发。

（修典荣）

gānjúzàoxìng jiéjié zēngshēng

肝局灶性结节增生（focal nodular hyperplasia，FNH）　由结节性排列的肝细胞、胆管、血管、纤维结缔组织、肝巨噬细胞构成的肝良性肿瘤。1958年，埃德蒙森（Edmondson）首次提出的肝内瘤样病变。病因不明确，可能是肝细胞对局部动脉畸形的反应性增生，与口服避孕药无明显相关性。

病理　大体标本切面上可见中心星形瘢痕和放射性纤维分隔，是其典型特征，钙化少见。光学显微镜下肝局灶性结节增生由肝细胞、血管、胆管、肝巨噬细胞构成。肝细胞非正常排列，无正常肝小叶结构及中央静脉。纤维间隔内可见小血管、胆管炎性细胞浸润。动静脉壁增厚，偏心，可见管腔闭塞。肝巨噬细胞散在分布于整个病灶。电子显微镜下肝局灶性结节增生肝细胞类似于正常肝细胞，仅有细胞间隙增大。肝局灶性结节增生无包膜，但周围正常肝组织受压、周围血管和炎性反应可形成假包膜（图1）。

临床表现　临床少见，女性患者多见，可见于任何年龄，以30~50岁多见。大部分为单发病灶，多位于肝被膜下，直径多小于5cm，少部分患者为多发。临床多无明显症状，少见坏死、出血及破裂。少部分患者可有上腹部不适、肝大或腹部包块。

诊断　无明显症状，肿瘤标志物阴性，主要依靠影像学诊断，包括B超、增强CT、MRI增强扫描和肝动脉造影等检查。①超声检查：表现为肝内圆形或卵圆形实性占位，低回声多见，边界清晰，血供丰富，病灶内可见扭曲或放射状动脉血流。②增强CT：CT平扫呈圆形或类圆形等密度或略低密度实性占位，边界清楚，少见钙化。增强CT部分病灶可以显示中央瘢痕，动脉期除中央瘢

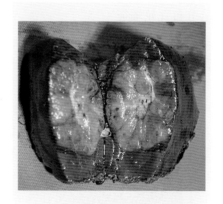

**图1　肝局灶性结节增生标本
（修典荣供图）**

可见肝局灶性结节增生直径约4cm，边界清楚，中央可放射状瘢痕

痕和纤维间隔外病灶迅速均匀一致强化,可见粗大迂曲的供血动脉,门脉期和静脉期病灶密度下降,门静脉期可呈略高密度区,静脉期为等密度或略低密度区。中央瘢痕在平扫时呈低密度;动脉期,瘢痕多为低信号,可显示辐射状纤维分隔;瘢痕内造影剂较周围组织清除较慢,在延迟扫描时呈高密度。中央瘢痕和动脉期除中央瘢痕外均匀一致的强化对诊断有重要价值,无中央瘢痕者影像学检查不特异(图2)。③MRI检查:通常 T_1 加权像为略低信号或等信号,中心瘢痕信号更低,T_2 加权像是等信号或略高信号,中央瘢痕如含有较多血管成分,可表现为 T_2 加权像上高信号。钆喷酸葡胺(GD-DTPA)增强扫描后病灶迅速增强,中央瘢痕无明显强化,延迟扫描时中央瘢痕可有强化。肝局灶性结节增生含有肝巨噬细胞,其对铁元素的吸收类似于正常肝组织。采用阴性对比剂超顺磁氧化铁(superparamagnetic iron oxide,SPIO)扫描,病灶体积明显缩小,仅留瘢痕组织,借此可以与不含肝巨噬细胞的肝腺瘤和肝癌鉴别。③肝动脉血管造影:可见迂曲的中央供血动脉,病灶血供呈放射状分布(轮辐征)。对于影像学难

以明确诊断患者,可行超声引导或 CT 引导下穿刺活检,获得病理诊断。

鉴别诊断 该病要与原发性肝癌、肝血瘤、肝腺瘤、肝纤维板层癌鉴别。影像学有中央瘢痕和典型强化扫描特征,诊断局灶性结节增生较可靠。对于无典型瘢痕者,局灶性结节增生与肝腺瘤和肝癌影像学类似,鉴别诊断较困难。①原发性肝癌:有肝炎病史和肝硬化表现,甲胎蛋白明显升高,典型 CT 扫描为"快进快出"表现。鉴别困难者,可行穿刺病理加以明确。②肝血管瘤:典型 CT 增强扫描有"快进慢出"表现,MRI 可有"灯泡征",不典型肝血管瘤与局灶性结节增生鉴别困难,MRI 增强扫描对于鉴别有重要意义。③肝腺瘤:多见于育龄期女性,常有口服避孕药病史,肝腺瘤影像学无中央星形或放射状瘢痕,增强 CT 动脉期强化明显,肝腺瘤和局灶性结节增生影像学表现类似,鉴别困难,采用 SPIO 进行 MRI 增强扫描对鉴别有一定帮助。④肝纤维板层癌:肿瘤标志物阴性,可见放射状纤维分隔,应注意于肝局灶性结节增生鉴别,肝纤维板层癌体积巨大,多在 10cm 以上,肿瘤有包膜,多有钙化。大部分纤维分隔

内不含血管,因此纤维分隔增强扫描无强化。

治疗 该病属于良性疾病,生长缓慢,较少发生破裂出血,无明显癌变倾向,对于诊断明确病例可临床观察病情变化。对于临床上难以与肝腺瘤或肝癌鉴别的患者,仍应积极手术切除,明确诊断。手术方式可选择肝局部切除术或规则性肝切除术。

预后 该病预后良好,术后较少复发。

(修典荣)

gānjùdà zàishēngxìng jiéjié
肝巨大再生性结节 (hepatic macroregenerative nodules)
肝内体积明显大于其周围结节的结节状病变(直径在 1cm 或 8mm 以上)。又称腺瘤样增生、异型增生结节。多见于结节性肝硬化,也可见于正常肝,是一种癌前病变。

病因 多继发于肝硬化、肝损伤、局灶坏死。

病理 该病主要依靠病理诊断,通常具有几个肝汇管区结构,结节直径 1~3cm,多不具有包膜,细胞具有一定异型性,但达不到肝癌诊断标准。肝巨大再生性结节细胞可为小细胞或者大细胞,根据细胞异型性可分为 I 型和 II 型。I 型指结节细胞异型性和组织结构异型性不明显,又称普

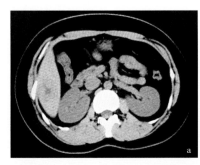
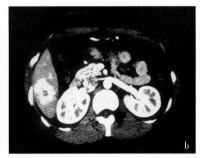
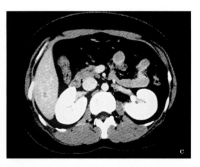

图 2 肝局灶性结节增生 CT 表现 (修典荣供图)

a. CT 平扫,可见肝右后叶低密度区,密度更低的中央瘢痕;b. 增强 CT 动脉期,可见现除中央瘢痕外均匀一致的强化;c. CT 延迟扫描,可见中央瘢痕有强化

通腺瘤样增生或普通异型增生结节。Ⅱ型指结节细胞异型性和组织结构异型性明显，又称不典型腺瘤样增生或不典型异型增生结节，根据细胞异型程度又可分为轻度不典型腺瘤样增生和重度不典型腺瘤样增生。Ⅱ型肝巨大再生结节特别是重度不典型者，由于显著的细胞异型性和单克隆源性，具有明显的癌变倾向。目前多使用异型增生结节和腺瘤样增生描述此类肝异常增生结节，一般认为肝癌变发生过程是：腺瘤样增生→不典型腺瘤样增生→内含癌结节的不典型腺瘤样增生→肝细胞肝癌。

临床表现　多无特异性临床表现，多为临床影像学发现或肝手术切除标本发现，发生于肝炎后肝硬化的肝巨大再生结节患者可表现为肝硬化相关临床症状。

诊断　影像学检查是诊断该病的重要依据，最终诊断主要依靠病理学。①B超检查：肝巨大再生结节边界清楚，可表现为高、中、低回声，术中超声对于发现肝异常结节具有重要意义，超声引导下穿刺病理对于诊断具有决定意义。②CT检查：CT平扫为等密度或低密度，增强CT强化不明显。③MRI检查：表现为短T_1信号和短T_2信号。④血管造影：结节多无染色。

鉴别诊断　该病主要与肝细胞癌鉴别，后者多具有典型影像学表现，肿瘤标志物明显升高。肝巨大再生结节特别是重度不典型增生者，部分情况下与肝细胞癌鉴别困难。

治疗　肝巨大再生结节，特别是不典型增生者，是癌前病变，具有显著的癌变倾向，目前多主张手术切除治疗，切除治疗困难者可采用局部射频消融或无水酒

精注射治疗，肝动脉栓塞对该病效果不明显。

预后　该病为癌前病变，早期发现，早期切除，预后较好。

（修典荣）

gānjiéjié zàishēngxìng zēngshēng

肝结节再生性增生 （nodular regenerative hyperplasia of liver, NRHL）

肝细胞增生性结节取代被破坏的正常肝小叶结构形成的肝弥漫性小结节性病变。

病因及发病机制　病因不清，可能与肝实质内微循环障碍有关，门静脉终末分支闭塞和减少，导致相应血供区域肝细胞萎缩，而血供正常区域肝细胞增生，形成再生结节，是肝对异常血供的一种非特异性适应性改变。免疫功能异常可能和发病有关，常合并自身免疫性疾病，如系统性红斑狼疮、类风湿性关节炎、干燥综合征等，可有抗核抗体、抗双链DNA抗体阳性。炎症性肠病、服用免疫抑制剂或遗传因素也可能与该病有关。

病理　肝弥漫粟粒样结节，直径1~2mm。光镜下可见正常肝小叶结构不清，肝纤维化不明显。弥漫增生性结节由正常肝细胞构成，排列成肝板。结节周围肝组织萎缩，肝窦扩张，可见汇管区门静脉闭塞。

临床表现　以门静脉高压为主要表现，可有乏力、水肿、腹胀、腹水、脾大、上消化道出血等表现。合并有自身免疫疾病、血液疾病、炎症性肠病可有相应症状。化验检查可见肝功能异常、血小板降低。

诊断　临床诊断困难，主要依靠病理诊断，影像学多提示肝弥漫病变，可见食管胃底静脉曲张、腹水、脾大等。细针穿刺取材有限，诊断困难，肝楔形切除

活检诊断较可靠。

鉴别诊断　与肝硬化难以鉴别，主要依靠病理。肝硬化有肝炎病史、酗酒史，肝硬化纤维化较明显，肝结节再生性增生无纤维化或少量纤维化。还应与肝癌、肝腺瘤病加以鉴别。肝癌多有肝炎、肝硬化病史，肿瘤标志物增高，增强CT有典型"快进快出"表现。肝腺瘤病肝多发病灶，多见于糖原贮积症患者。

治疗　主要是针对门静脉高压进行治疗，根据病情可行分流或断流手术，脾功能亢进者可行脾切除术，同时治疗合并的全身系统性疾病。

预后　预后取决于门静脉高压的严重程度和治疗效果，合并的系统性疾病对预后也有影响。

（修典荣）

gānzhīfángliú

肝脂肪瘤 （hepatic lipoma）

以脂肪组织为主要成分的肝良性肿瘤。全部由脂肪组织构成的肿瘤称单纯性脂肪瘤，镜下可见较多成熟脂肪细胞；瘤体内含有较多血管成分称血管脂肪瘤；含有平滑肌成分称血管平滑肌脂肪瘤；瘤体具有造血功能称髓样脂肪瘤。

临床表现　起病隐匿无明显症状，多为偶然发现，男女发病率无差异，约10%肾平滑肌脂肪瘤患者可合并肝平滑肌脂肪瘤。

诊断　临床无症状，肿瘤标志物阴性，诊断依靠辅助检查，包括B超、CT、MRI等检查。①B超检查：表现为肝内圆形或卵圆形强回声病灶，边界清晰。②CT检查：CT平扫肿瘤密度接近于脂肪，CT值在-90HU，边界清晰，无明显强化。③MRI检查：T_1加权像和T_2加权像上为高信号区，可被压脂像抑制。

鉴别诊断　应与肝内灶性脂

肪浸润、假脂肪瘤相鉴别。肝内灶性脂肪浸润CT表现为楔形或不规则低密度区域，边界不清，增强CT可有强化。假脂肪瘤是位于肝表面有完整纤维包膜的脂肪组织团块。

治疗 以手术切除为主。诊断明确的较小脂肪瘤可密切观察，临床观察有明显增大者可选择肝部分切除术，对位置深在的脂肪瘤可选择规则肝切除。

预后 该病为良性肿瘤，预后良好。

（修典荣）

gānnángxiànliú

肝囊腺瘤（hepatic cystadenoma）

源于胆道的肝囊性良性肿瘤。又称肝胆管囊腺瘤。临床较少见。

病因及发病机制 可能的来源有胚胎时期发育异常形成的肝内迷走性胆管、异位卵巢或胚胎前肠残余。多数女性患者含有卵巢样间质，雌孕激素可能对囊腺瘤的发生起一定的作用。

病理 表现为肝内囊肿，与胆道不通，常为多房，有分隔，内壁可有结节，囊液可为黏液或淡黄色清亮液。大部分肝囊腺瘤光学显微镜下可分为三层，最内层为单层柱状黏液细胞，类似于胆道上皮，细胞基质成分较多，偶见立方上皮；中层可见梭形间质细胞，类似于卵巢间质，称为"卵巢样间质"；外层为胶原纤维构成。

临床表现 多见于中年女性患者，早期无明显症状。肿瘤体积增大可以产生上腹部胀痛、包块等不适，引起胆道梗阻可以导致黄疸，约50%患者可以有糖链抗原199（CA199）升高，甲胎蛋白正常。

诊断 肝内囊性病变，影像学提示为多房性、囊内有分隔或乳头，应考虑囊腺瘤可能（图）。囊肿开窗或穿刺治疗时发现囊液为黏稠黏液或治疗后较快复发，应考虑肝囊腺瘤可能。该病最终诊断主要依靠病理证实。

鉴别诊断 应与单纯性肝囊肿、肝囊腺癌、卡罗利病相鉴别。①单纯性肝囊肿：表现为肝内囊性病变，一般为单房性，无分隔，囊液多清亮。②肝囊腺癌：肝囊腺瘤有恶变可能，术前和肝囊腺癌鉴别困难，需手术切除病理加以明确。③卡罗利病：表现为肝内多发或单发囊肿，与胆道相同，囊内为胆汁样液体。

治疗 该病行囊肿开窗、穿刺或内引流治疗手术复发率极易复发，肝囊腺瘤可恶变为囊腺癌，因此首选手术切除治疗，手术切除多选择肝部分切除术。

预后 该病手术切除预后良好，部分患者可复发。

（修典荣）

gāncuògòuliú

肝错构瘤（hepatic hamartoma）

肝细胞、胆管、血管和结缔组织混乱排列形成的先天性瘤样畸形。多见于婴幼儿。肿瘤多为单发，可压迫周围肝组织形成假包膜。早期无明显症状，肿瘤体积增大可产生压迫症状。查体可于右肋下触及质硬包块，无压痛，B超和CT检查提示肝内占位性病变。应与肝癌和肝母细胞瘤鉴别，肝母细胞瘤多见于儿童，两者都有甲胎蛋白升高，肝癌影像学有"快进快出"表现。治疗以手术切除为主，可采用肝部分切除术或规则性肝切除术。良性肿瘤，预后良好。

（修典荣）

gānjītāiliú

肝畸胎瘤（hepatic teratoma）

源于原始胚胎组织的肝良性肿瘤。肿瘤含有三胚层的组织结构（如毛发、骨骼、肌肉、神经组织、皮肤、黏膜上皮等）。发病与肝内残存的原始胚胎组织有关，多见于婴幼儿，临床上较少见。早期症状不明显，体积增大可产生上腹部胀痛，压迫周围组织可产相

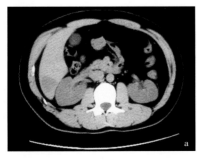
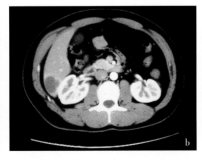
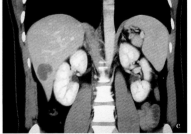

图 肝囊腺瘤 CT 表现（修典荣供图）
a. CT 平扫，为低密度区；b. 增强 CT 动脉期，可见囊肿壁有强化；c. 冠状位重建，可见囊内分隔

应症状。影像学上为肝内囊实性占位，其内可见钙化影，为骨骼、牙齿等结构。该病为良性肿瘤，少见恶变报道，治疗以手术切除为主，预后良好，可长期存活。

(修典荣)

gān yánxìngjiǎliú

肝炎性假瘤 （hepatic inflammatory pseudotumor）

慢性非特异性增殖性炎症形成的肝占位性病变。病灶有完整包膜。镜下可见较多炎细胞，以浆细胞为主，周围肝组织汇管区可见明显炎症或纤维化，发病可能与肝内血管病变致局部坏死形成脓肿，愈合过程中胆汁渗漏至肝实质有关。诊断主要依靠病理，治疗以手术切除为主，预后良好。

(修典荣)

gānnángzhǒng

肝囊肿 （hepatic cyst）

肝各种囊性疾病的总称。根据病因主要分为寄生虫性肝囊肿和非寄生虫性肝囊肿，根据囊肿个数分为单发性囊肿和多发性囊肿，以多发性囊肿常见。寄生虫性肝囊肿，主要是肝包虫病，是人畜共患疾病，多见于牧区。分为两种，一种是细粒棘球蚴病，病原为细粒棘球绦虫的囊状幼虫；另一种是多房棘球蚴病，或泡状棘球蚴病，病原体是泡状棘球绦虫的囊状幼虫，较少见。非寄生虫性肝囊肿，是肝囊肿的主要类型，包括寄生虫囊肿以外的所有肝囊肿，发病率1%～2%。肝囊肿具体分类如下图。

病因及发病机制　单纯性肝囊肿主要是由胚胎时期发育异常导致；遗传性多囊肝病主要是由于基因突变导致；创伤性肝囊肿是外伤后形成的假性囊肿，由于肝包膜完整，外伤所导致的积血或积液吸收之后形成纤维结缔组织包裹的囊肿，囊壁内没有上皮细胞覆盖；肿瘤性囊肿主要包括肝囊腺瘤、肝囊腺癌、囊性畸胎瘤及皮样囊肿等，偶见肿瘤侵及胆管导致的潴留性囊肿；炎症性囊肿主要是肝内胆管的炎症或结石导致胆管狭窄，形成的潴留性囊肿，较少见。

临床表现　寄生虫性肝囊肿多有全身症状，感染或穿破周围组织时可有相应症状；非寄生虫性肝囊肿早期多无明显症状，囊肿体积大时可有压迫症状。

诊断与鉴别诊断　肝囊肿的诊断主要依靠影像学诊断，如B超、CT及MRI等检查。肝囊肿应与肝脓肿、先天性胆管扩张症、血管瘤鉴别。

治疗　肝囊肿诊断后，需要明确其属于何种类别，以决定下一步治疗措施。对寄生虫性肝囊肿，一经诊断即需治疗，包括药物治疗和手术治疗；单纯性肝囊肿无症状时不需治疗；遗传性多囊肝病可行囊肿开窗缓解症状，晚期肝衰竭时需行肝移植术；对肿瘤性肝囊肿，应行手术治疗。

(修典荣)

dānchúnxìng gānnángzhǒng

单纯性肝囊肿 （simple liver cyst）

肝内具有包膜的液性占位的先天性非寄生虫性肝囊肿。囊肿可为单发或多发。多见于右肝，左右肝比例约为1：2。囊肿的直径0.5～30cm，囊壁光滑，呈乳白色或灰蓝色，表面可见胆管和血管（图1）。

病因及发病机制　病因尚不明确。可能为胚胎时期异常发育形成迷走胆管，最终扩张形成囊肿；也可能与胎儿时期胆管炎，导致肝内小胆管闭塞，远端扩张或肝内胆管变性，局部堵塞所致。

病理　光学显微镜下，单纯性肝囊肿分为三层。外层是受压的肝组织，可见血管和胆管，具

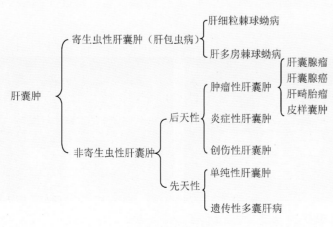

图　肝囊肿的分类

肝囊肿 ┤
- 寄生虫性肝囊肿（肝包虫病） ┤
  - 肝细粒棘球蚴病
  - 肝多房棘球蚴病
- 非寄生虫性肝囊肿 ┤
  - 后天性 ┤
    - 肿瘤性肝囊肿 ┤
      - 肝囊腺瘤
      - 肝囊腺癌
      - 肝畸胎瘤
      - 皮样囊肿
    - 炎症性肝囊肿
    - 创伤性肝囊肿
  - 先天性 ┤
    - 单纯性肝囊肿
    - 遗传性多囊肝病

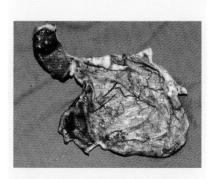

图1　单纯性肝囊肿部分切除标本（修典荣供图）

可见囊壁光滑、菲薄

体组织成分视囊肿位置而定，肝实质内的单纯性肝囊肿，其外层含有肝实质；肝被膜下的单纯性肝囊肿，其外层为肝被膜。中间层含有较多致密纤维结缔组织，细胞成分较少。内层为疏松结缔组织，细胞成分较多，内衬上皮结构，多有分泌功能，以柱状或立方上皮多见。囊液性质多为浆液性、中性或碱性，颜色清亮或黄绿色，内含黏蛋白、酪氨酸、白蛋白、胆固醇、碎屑颗粒等。合并感染可为脓性；合并囊内出血可为血性、陈旧血性或咖啡样黏稠液体；合并胆瘘者，可含有胆汁。

临床表现 中青年女性患者多见，发病较隐匿，多无明显症状，大部分患者为体检发现或偶然发现。较大囊肿可于肋下触及，表现为上腹部无痛包块。囊肿可压迫周围组织，导致相关症状：压迫胃及十二指肠，可表现为恶心、呕吐、腹胀、上腹疼痛；罕见压迫胆道，可导致黄疸。囊肿合并囊内出血或感染时，囊肿可迅速增大，并出现上腹部疼痛，向右后肩背部放射。偶见囊肿破裂和带蒂囊肿扭转，可导致右上腹突发疼痛，表现为急腹症。

诊断 主要依靠影像学检查。①B超检查：超声检查方便快捷，无明显创伤。表现为肝内圆形或卵圆形无回声病灶，包膜完整，囊壁光滑，无明显增厚，可有后壁增强现象和边缘影。如合并出血或感染，囊液信号不均匀，可见絮状物。②CT检查：对于诊断具有重要意义，特别是观察囊肿在肝内位置。单纯性肝囊肿表现为肝内均匀一致的液性占位，与周围组织界限清晰，囊壁光滑菲薄，无明显增厚。平扫囊内密度接近于水，CT值在0~20HU。对

比增强后，囊内无增强，较周围正常肝组织明显减低（图2）。③MRI检查：对该病诊断有较高价值，特别是对于其他辅助检查不能完全确定的囊性占位具有重要作用。表现为肝内圆形或卵圆形占位，边界清晰。T_1加权像为低信号，T_2加权像为高信号。磁共振弥散成像对于鉴别肝囊肿有重要意义。

鉴别诊断 主要与以下疾病鉴别。①肝包虫病：多为多发囊肿，单发囊肿少见。多见于牧区，有传染病接触史，如与牛、羊接触史。包虫皮内试验（卡索尼试验，Casoni test）对于肝包虫病的诊断具有重要意义，其准确率90%~95%。CT及B超检查可见囊壁钙化，囊内可见子囊。单纯性肝囊肿囊壁无钙化，囊肿内无子囊。②遗传性多囊肝病：可有明确家族史，多为多发囊肿，早期偶见单发囊肿，多合并有肾囊肿。多囊肝和单纯性肝囊肿均可表现为肝脏多发囊肿，但多囊肝为肝脏弥漫多发囊肿，其病因为基因突变。对于少数患者，在缺乏家族史情况下，遗传性多囊肝病和多发性单纯性肝囊肿鉴别困难，可行基因检测。③肝脓肿：表现为液性占位，多有感染中毒症状，CT检查脓肿周边可见水肿

带，增强扫描可见脓肿壁明显强化。④卡罗利病：可表现为肝内多发囊肿，但囊肿均与胆道相通，易出现相关胆道感染症状。

治疗 该病是一种良性疾病，无明显症状时可不治疗，但要定期复查以观察囊肿生长情况，除外有无癌变倾向。当囊肿增大产生压迫症状，或出现囊内出血、感染时，或不能除外恶变时，则需治疗。单发囊肿治疗效果较好。对于多发性单纯性肝囊肿，由于张力较大囊肿治疗缩小后，周边其他囊肿囊内压力减低，囊液分泌增加，周边囊肿继续增大，治疗效果相对不佳。

穿刺治疗 对于有症状或直径大于5cm的单纯性肝囊肿，穿刺是最简单的治疗方法。肝囊肿急性感染时，也宜先行穿刺引流，待急性炎症消退后可行根治手术。对于肝包虫病穿刺治疗应慎重。局部麻醉后在超声引导或者CT引导下，经皮穿刺肝囊肿，尽量将囊内液体抽出或放置引流管。对于较大囊肿，可分次间断穿刺抽取囊液，每次可放出1/4~1/3的囊液，具体视患者耐受程度而定。由于囊液分泌受囊内压力影响，穿刺后囊内压力迅速降低，会促进囊液分泌加速，部分情况下甚至病情加重，因此对于较大囊肿，

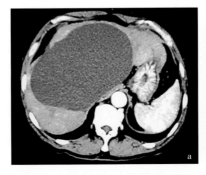
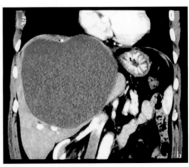

图2 单纯性肝囊肿CT表现（修典荣供图）

a. 可见囊肿直径约18cm，边缘清晰；b. 可见囊液及囊肿壁均无明显强化

以引流为宜，使囊肿逐渐缩小。穿刺治疗可以有效缓解单纯性肝囊肿的压迫症状，但是由于未对肝囊肿囊壁进行灭活处理，单纯穿刺后复发率极高。为减少穿刺治疗后囊肿复发，穿刺治疗多与硬化剂治疗联用。常用的硬化剂有无水乙醇、泛氨酸、米诺环素，其中乙醇使用最为广泛。经皮穿刺抽净肝囊肿内囊液后，可向肝囊肿内注射适量的乙醇，多为抽出囊液量的 1/4～1/3，一般不要超过 100ml。在硬化剂与囊壁充分接触一定时间后，反复冲洗至清亮，将硬化剂冲出，穿刺完成后予以抗生素预防感染。对于较大囊肿，特别是直径>10cm 的囊肿，需要多次穿刺引流，硬化剂注射治疗。穿刺引流、硬化剂注射治疗创伤小，并发症少，患者仅有上腹部不适或低热。肝囊肿穿刺引流与硬化剂配合使用，能有效地使囊壁失活，可降低术后囊肿复发率，但由于硬化剂灭活囊壁有可能不完全，仍可能复发。对于合并胆瘘、囊内出血或囊肿破裂的者，不适于硬化剂注射治疗。

手术治疗 穿刺引流和硬化剂注射治疗虽已广泛应用，但手术治疗仍是单纯性肝囊肿重要的治疗方法，特别是对囊内出血、囊肿破裂、扭转以及怀疑恶变的患者。手术方式主要是肝囊肿开窗术、肝囊肿切除术、根治性切除术、囊肿内引流术及腹腔镜肝囊肿手术等。

根治性切除术 对于需行囊肿切除患者，由于囊肿位置深在或高度怀疑恶变，可行根治性切除。对于怀疑恶变，不除外肝囊腺癌者，可连同囊肿周围正常肝组织行肝部分切除术或规则性肝切除术。对于位置深在者，可行规则肝切除术。根治性切除对患者损伤较大，应慎重选择。

囊肿内引流术 肝囊肿与小肠行吻合，实现囊液的内引流。适用于合并胆瘘、囊壁较厚的单纯性肝囊肿。一般多行 Roux-en-Y 吻合，为预防术后囊肿反流性感染，吻合口要足够大，且保证足够的空肠祥短臂长度。

腹腔镜肝囊肿手术 已广泛用于肝囊肿的治疗，而且有微创的优势，患者恢复快。常采用囊肿开窗术，也可以完成囊肿切除和根治性切除。手术应注意出血和术后胆瘘等并发症，切开囊肿壁时，应注意避开囊肿表面粗大的血管和胆管。对于位置深在的肝囊肿、巨大肝囊肿、解剖位置复杂的肝囊肿，采用腹腔镜手术应慎重。

预后 该病整体预后良好，极少见癌变，但仍应警惕肝囊腺癌的可能。单发性囊肿在穿刺硬化或手术治疗后可治愈，多发性囊肿行穿刺硬化或手术后可缓解症状，穿刺硬化和手术治疗均有复发可能。

（修典荣）

yíchuánxìng duōnáng gānbìng

遗传性多囊肝病 （autosomal dominant polycystic liver disease, ADPLD）

遗传因素导致的肝多发囊肿性疾病。又称成年人多囊肝病。简称多囊肝病。囊肿大小不一，早期可为单发性囊肿，绝大部分为多发性囊肿，可局限于半肝或双侧弥漫分布。囊肿间肝组织结构正常，囊壁薄，内层为上皮细胞，外层为胶原样组织，囊肿不与胆道相通。大体标本肝呈蜂窝状，囊液清亮，不含胆汁。

病因及发病机制 该病是一种家族遗传性疾病，系基因突变所致，多为常染色体显性遗传。基因突变引起胚胎时期肝内胆管发育异常，造成肝内多发囊肿。目前已知的突变基因包括多囊肝基因 PRCKSH、SEC63 和多囊肾基因 PKD1、PKD2。由于遗传性多囊肝和遗传性多囊肾在突变基因上的一致性，约 50% 多囊肝患者合并多囊肾，并可见脾、胰腺、卵巢多发囊肿。

临床表现 早期多无明显症状，随着囊肿数量增多和体积增大，表现为肝大，可压迫周围组织，出现恶心、呕吐、腹胀、上腹疼痛等症状。由于肝组织再生能力较强，多囊肝合并多囊肾患者往往会先出现肾衰竭，肝衰竭出现较晚或不出现。正常肝组织受压萎缩破坏严重，可产生肝衰竭、门静脉高压，出现肝功能异常、腹水、脾大、上消化道出血，并导致死亡。主要并发症包括囊内出血和感染，囊内出血表现为囊肿突然增大和上腹部疼痛，囊内感染症状类似于肝脓肿，可有高热、肝区疼痛，囊内感染破裂可导致弥漫性腹膜炎。少数囊肿可癌变。

诊断 多发囊肿，弥漫分布，有家族史，合并多囊肾者诊断该病较明确。影像学检查对诊断该病有重要意义，B 超和 CT 检查表现为肝内多发大小不等囊肿，囊肿之间可有正常肝组织，当合并有囊内出血或者感染时囊肿内信号不均匀，影像学检查可同时发现多囊肾（图1，图2）。

鉴别诊断 根据遗传病家族史和典型影像学检查诊断该病多较明确。对于没有家族史的新发病例，应注意和单纯性肝囊肿、肝包虫病、肝囊腺瘤、卡罗利病鉴别。①单纯性肝囊肿：可为单发囊肿或多发囊肿，无明显家族遗传性，单发囊肿容易与遗传性

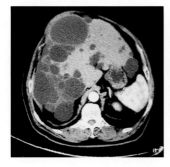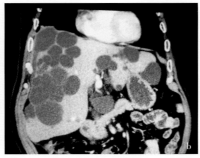

图1　遗传性多囊肝病CT表现（修典荣供图）

a. CT增强扫描；b. 冠状位重建图像，可见肝脏多发均匀一致低密度区，囊壁光滑，增强扫描无明显强化

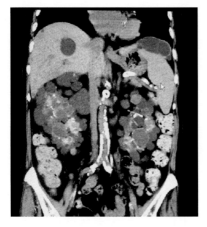

图2　遗传性多囊肝病合并多囊肾CT表现（修典荣供图）

CT平扫冠状位重建图，可见肝脏多发囊肿，双侧肾多发囊肿，为多囊肝合并多囊肾

多囊肝病鉴别，多发囊肿时鉴别困难。②肝包虫病：为多发囊肿，常见于牧区，有传染病接触史，包虫皮内试验（卡索尼试验，Casoni test）阳性，CT及B超检查可见囊壁钙化，囊内可见子囊。③肝囊腺瘤：表现为肝内囊性占位，多房性，可有分隔及囊壁乳头，囊液多为黏液性，临床诊断困难，主要依靠病理诊断。④卡罗利病：可表现为肝内多发囊肿，但囊肿均与胆道相通，以胆管结石和反复发作胆管炎为主要症状。

治疗　该病最终会导致肝衰竭，现有治疗主要以缓解症状、治疗并发症、保护肝功能、尽可能延缓疾病进展为目的。对于肝衰竭的终末期患者，可以进行肝移植术，部分合并有多囊肾致肾衰竭者，可采取肝肾联合移植术。患者无明显症状时可不治疗，早期干预囊肿对患者并无明显获益，但要定期复查观察囊肿生长情况、有无癌变倾向。当囊肿增大产生压迫症状，影响肝功能、出现囊内出血、感染或不能除外恶变时，应积极采取措施延缓疾病进程，治疗并发症。主要的治疗方法有肝囊肿穿刺、手术治疗和肝动脉栓塞治疗。多发囊肿如存在一个或几个较大囊肿并导致压迫症状时，可在超声引导下进行穿刺硬化治疗。对合并感染的囊肿，可行穿刺引流治疗。对肝多发弥漫性囊肿，特别是囊肿直径偏小时（<5cm），穿刺硬化治疗使用受限。由于张力较大囊肿治疗缩小后，周边其他囊肿囊内压力减低，囊液分泌增加，周边囊肿会明显增大，再次形成新的较大囊肿。单次穿刺硬化治疗效果有限，患者往往需要反复多次穿刺硬化治疗。手术治疗方法包括肝囊肿开窗术、肝部分切除术，可行腹腔镜手术或者开腹手术。肝囊肿开窗术是主要手术方法，对于合并出血或不能除外恶变的囊肿，可

行肝囊肿切除术或包括囊肿在内的肝部分切除术或规则性肝切除术。该病累及的肝叶动脉血供明显占优，而相应的门静脉闭塞或者缩窄。因此对于囊肿相对集中的肝段或者肝叶，通过选择性的肝动脉栓塞可特异性地栓塞囊肿血供，而不影响门静脉血供和正常肝实质的血供。使囊肿缩小闭塞，而相应肝实质增生，从而减轻症状，延缓疾病进程。

预后　在产生症状后通过积极治疗，能够改善症状，延缓疾病进程，可避免终末期严重肝衰竭的出现。

（修典荣）

xiāntiānxìng gānxiānwéihuà

先天性肝纤维化（congenital hepatic fibrosis）　肝小叶汇管区结缔组织增生纤维化的先天性肝疾病。最早于1961年由克尔（Kerr）提出。先天性肝纤维化多可合并先天性肾疾病，如多囊肾、海绵肾。先天性肝纤维化可导致肝内胆管扩张，表现为先天性肝内胆管扩张。该病为常染色体隐性遗传疾病，多有家族史。光镜下见肝小叶汇管区纤维组织增生，门静脉分支减少或闭塞，小叶结构正常，一般无假小叶形成。肝内胆管可扩张，扩张胆管内覆正常胆管上皮。

临床表现　发病人群无明显年龄段，多于婴幼儿期起病，早期仅有肝大。随着疾病进展以门静脉高压、上消化道出血为典型症状，多出现于3岁后，如呕血、黑便、脾大等，但肝功能多为正常。伴有肾疾病者可有肾性高血压、肾衰竭表现，伴有胆管扩张者可有胆道感染、黄疸表现。

诊断　患者多有家族史，表现为门静脉高压、上消化道出血。门静脉造影提示肝前门静脉通畅，

门静脉分支减少、变细或受压。病理学是诊断的主要依据,可通过肝穿刺获得病理诊断。

鉴别诊断 应与先天性肝内胆管扩张、小儿肝硬化相鉴别。①先天性肝内胆管扩张:又称卡罗利病,主要症状为肝内胆道扩张引起的胆道感染和结石。Ⅰ型卡罗利病为单纯性肝内胆管扩张,不合并有肝纤维化;Ⅱ型卡罗利病合并有肝纤维化。先天性肝纤维化患者以门脉高压、上消化道出血为主要表现,部分患者可合并有肝内胆管扩张。两者属独立疾病,但可同时存在。②小儿肝硬化:多在6岁以后发病,表现为门脉高压症、肝功异常。病毒性肝炎、肝豆状核变性、先天性胆道闭锁是小儿肝硬化的常见原因。鉴别诊断困难时,可行肝穿刺以获得病理诊断,肝硬化光镜下可见典型假小叶形成。

治疗 该病属遗传性疾病,无根治性治疗方法,治疗主要针对门静脉高压,避免致死性的上消化道出血。对脾功能亢进、上消化道反复出血患者,可行断流手术、分流手术或经颈内静脉门体分流术(transjugular portosystemic shunt,TIPS)。门静脉高压、反复消化道出血时,可采用肝移植术。

预后 由于患者肝功能正常,分流或断流手术效果满意。合并肝内胆管扩张,出现黄疸、胆道感染患者,预后差;合并有肾脏病变,出现肾性高血压、泌尿系感染、肾衰竭,预后差。

(修典荣)

gānbāochóngbìng

肝包虫病(hepatic hydatid disease) 棘球绦虫的囊状幼虫进入肝并在肝内生长发育所引起的人畜共患病。又称肝棘球蚴病。人是棘球绦虫的中间宿主。流行于牧区,城市居民可有散在发病。包括肝细粒棘球蚴病和肝多房棘球蚴病,以前者多见,后者又称泡状棘球蚴病或滤泡型肝包虫病。肝细粒棘球蚴病的病原体是细粒棘球绦虫的囊状幼虫,肝泡状棘球蚴病的病原体是多房棘球绦虫的囊状幼虫。该病早期可无明显症状,随着疾病发展可产生全身中毒或者过敏症状,囊状幼虫进一步生长,可产生上腹部包块,压迫周围器官产生相应症状,继发细菌感染和破裂是最常见的并发症。诊断主要依靠病史、查体、血清学检查和影像学检查。主要与肝囊肿、遗传性多囊肝病、肝脓肿、肝血管瘤、肝癌、肝囊腺瘤等鉴别。该病的治疗包括药物治疗和手术治疗,药物治疗以阿苯达唑为首选,手术方式有内囊摘除术、肝切除术等。该病为感染性疾病,治疗效果满意。

(修典荣)

gānduōfángjíqiúyòubìng

肝多房棘球蚴病(hepatic echinococcosis multilocularis) 多房棘球绦虫的囊状幼虫进入肝并在肝内生长发育所引起的人畜共患病。又称肝泡状棘球蚴病或滤泡型肝包虫病。是一种人畜共患性疾病。

病因 多房棘球绦虫和细粒棘球绦虫生活史基本相同,多房棘球绦虫的终宿主多为狐,少数为犬,虫卵耐低温。多房棘球蚴多为微小囊泡,无明显角质层,不形成内囊,呈浸润性生长,直接破坏肝组织,中央可有坏死。侵入门静脉可导致肝内播散,也可经血液或淋巴系统转移至远处器官,如脑、肺。

临床表现 多房棘球蚴在人体内生长缓慢,多不形成头节和生发囊,对人体损害以直接浸润破坏肝为主,症状出现较晚。主要表现为肝进行性肿大,通常可于肋缘下触及质硬、结节不平的肝表面,晚期可有肝硬化症状。

诊断 该病早期症状不明显,诊断主要依靠传染病接触史、影像学检查和免疫学检查。患者是否有传染病疫区接触史,处理过疫区动物毛皮,特别是狐类的毛皮。查体可于肋下触及肿大的肝,质硬,结节不平。影像学检查主要包括B超检查和CT。超声可见肝内大小不等的光团,中央可见液性无回声区。CT平扫表现为肝内密度不均、形状不规则的病变,可见斑点样钙化影,增强扫描无明显强化,中央可见液性低密度区。包虫皮内试验、间接凝血试验、酶联免疫吸附试验和补体结合试验在多房棘球蚴病患者表现为阳性,但由于多房棘球蚴病和细粒棘球蚴病存在免疫交叉现象,上述免疫学检查不能区分细粒棘球蚴病和多房棘球蚴病,免疫电泳和特异抗原检查对于区分细粒棘球蚴病和多房棘球蚴病有一定帮助。

鉴别诊断 该病应注意和肝癌、肝硬化、肝囊腺瘤鉴别。①肝癌:患者无疫区接触史,免疫学检查阴性,肿瘤标志物升高,增强CT可有典型"快进快出"表现,且钙化较少。②肝硬化:患者无疫区接触史,多有肝炎病史,免疫学检查阴性,少见钙化,影像学表现为弥漫分布的实性结节。③肝囊腺瘤:为肝内多房性囊肿,可有分隔及囊壁乳头,囊液多为黏液性,无疫区接触史,免疫学检查阴性。

治疗 首选手术切除,对于一般情况差,不能耐受手术或术后复发无法手术的患者可采取药物治疗。手术是该病的主要治疗方式，切除病灶及周围肝组织，可行肝部分切除术或规则性肝切除术。为防止术中播散或术后复发，术前和术后要予以药物治疗。药物治疗以大剂量阿苯达唑为主，疗程2~3年。

预后 早期手术治疗效果良好，晚期合并肝硬化，预后较差。未经治疗，死亡率极高。

预防 早期发现病灶，在疫区加强疾病普查和定期体检。避免水源和食物污染，进行狐类动物毛皮操作时，加强防护。

（修典荣）

gānxìlìjíqiúyòubìng

肝细粒棘球蚴病（hepatic echi-nococcosis granulosus）

细粒棘球绦虫的囊状幼虫进入肝并在肝内生长发育所引起的人畜共患病。细粒棘球蚴病主要累及肝和肺，少见于肾、骨骼和脑。

病因 细粒棘球绦虫以犬科动物为终宿主，主要包括狼、犬、狐，人和羊、马、牛、骆驼为中间宿主。细粒棘球绦虫的成虫寄生在犬科动物小肠内，孕节和虫卵随终宿主的粪便排出体外。排泄的粪便污染草场和水源，人、羊、牛、骆驼等中间宿主吞食虫卵而导致感染。虫卵进入中间宿主后，在十二指肠孵化成六钩蚴，六钩蚴穿透肠黏膜进入门静脉系统，继而进入全身血液循环。棘球蚴可累及全身各个器官，约70%棘球蚴停留在肝，以右肝多见，此外还可累及肺、肾、肌肉、脑、眼眶等各个部位。

病理 细粒棘球蚴在肝内先发育成初期的包虫囊肿，囊体逐渐增大形成内囊，内囊和宿主之间形成一层纤维结缔组织，构成外囊，外囊可形成钙化。内囊内壁分为角质层和生发层，角质层在外，生发层在内。生发层是棘球蚴的本体，可以产生生发囊、子囊和原头蚴。子囊内含有大量原头蚴，子囊内又可产生孙囊。原头蚴、生发囊、子囊和脱落的生发层碎片悬浮在囊液中，称为囊砂。包虫囊内液体含有大量原头蚴、子囊、少量糖和蛋白质、肌醇、尿素、无机盐等。囊液经囊壁可吸收入血，引起免疫反应，产生各种过敏症状，但这种免疫反应不能预防再次感染。细粒棘球蚴囊肿每年增大约4cm，病史较长者囊液可超过10 000ml。囊肿增大，可发生破裂，相应头节进入周围组织形成新的包虫囊肿，可在肝内形成多发包虫囊肿，腹腔种植可于大网膜、盆腔、肠系膜形成继发性包虫囊肿。幼年患者多为单发囊肿，成年患者多为多发囊肿（图1）。

临床表现 该病症状早期可无明显症状，随着疾病发展可产生全身中毒或过敏症状，表现为低热、消瘦、恶心、皮肤瘙痒、荨麻疹等。囊肿进一步增大，表现为上腹部包块，并产生相应压迫症状。压迫胃和十二指肠可导致上腹饱胀、呕吐；压迫下腔静脉可导致双下肢水肿；压迫胆道，可导致梗阻性黄疸；压迫膈肌，

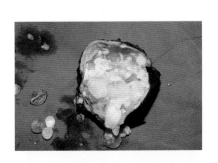

图1 肝细粒棘球蚴病标本（修典荣供图）

肝细粒棘球蚴病囊肿，直径8cm，其内可见子囊

可导致呼吸困难；压迫肾盂，可导致肾盂扩张；压迫门静脉，可导致腹水和脾大。

囊肿感染和穿破周围组织是该病最常见并发症。囊肿穿破胆道可产生腹痛（胆绞痛）－黄疸－荨麻疹三联征，严重时表现为过敏性休克或急性化脓性胆管炎发作，穿破胆管可引起囊内感染，囊肿发展为脓肿，囊内寄生虫死亡，随即发生干酪样变性，囊壁增厚钙化；囊肿破入腹腔可导致过敏性休克、弥漫性腹膜炎，并可出现腹腔广泛种植；囊肿穿破膈肌可破入胸腔，导致胆汁性胸膜炎或化脓性胸膜炎，合并支气管瘘时，痰液中可有胆汁、子囊或者囊壁碎片；偶见囊肿穿破心包、肾盂和下腔静脉者。

诊断 病史、查体和影像学检查，免疫学检查及传染病疫区接触史对于肝棘球蚴病的诊断具有重要意义。查体以肝大为主要表现。位于肝浅表的囊肿可于肋下触及，柔软有波动感，多无触痛。部分较大囊肿可产生包虫囊肿震颤征，以手轻叩囊肿所致腹部包块，另一手于对侧可触及深处震颤。患者血常规检查可有嗜酸性粒细胞增多、贫血表现，肝功能检查可有转氨酶升高。常规情况粪便中不能检出子囊或者虫卵，但囊肿破入胆道患者，粪便检查可检出子囊。影像学检查对细粒棘球蚴病诊断有重要意义，特别是CT检查。X线检查可见膈肌抬高，偶见囊肿钙化，对诊断价值有限。超声可见单囊或者多囊的无回声区，囊内可见子囊及囊壁钙化，少数囊内可见囊沙强回声。CT平扫表现为肝内单发或者多发圆形或者类圆形低密度囊肿病灶，可见囊内子囊，囊壁和囊内可见钙化，增强扫描囊壁无

明显强化（图2）。根据该病的不同发展阶段，有不同的影像学表现。早期子囊集中在母囊周边，随着子囊增大，可充满母囊。内囊破裂时，可与外囊分离，表现出"飘带征"、"双边征"、"水上莲花征"，是该病的特殊表现。人体免疫系统接触到囊液或棘球蚴囊肿的其他结构能够产生特异性抗体，借助检测这些免疫产物，可用于诊断细粒棘球蚴病，并可监测复发。主要的免疫学检查有两种。①包虫皮内试验（卡索尼试验，Casoni test）：以无菌的细粒棘球蚴囊肿囊液作为皮试液，1：100 稀释 0.2ml 皮内注射，15 分钟~24 小时观察结果，以直径达到 2cm 为阳性。包虫囊液皮内实验简便易行，阳性率 90%~95%，在临床中使用较广泛。由于正常人群包虫皮内试验之后再次行皮内试验多为阳性，且该病患者痊愈后可终生皮内试验阳性，实验假阳性率较高，不适宜作为筛查试验或者监测复发。②特异抗体检测：主要有间接凝血试验、酶联免疫吸附试验和补体结合试验，以机体产生的针对棘球蚴的免疫球蛋白为检测对象，敏感性和特异性均较高。补体结合试验在痊愈 2~6 个月后转阴，如细粒棘球蚴病治愈后 1 年仍未转

阴，则提示体内有残余病灶。补体结合试验可用来监测复发，评估疗效。以上免疫学检查均不能区分细粒棘球蚴病和泡状棘球蚴病，免疫电泳和特异抗原检查对于区分两者有一定帮助。囊肿穿刺活检一般不建议用于该病的诊断，穿刺可引起囊肿破裂，导致严重并发症，如过敏性休克、腹腔种植。但对于难以诊断的患者，可在超声引导下进行细针穿刺活检，以获得病原学或者病理诊断。

鉴别诊断 该病主要与单纯性肝囊肿、遗传性多囊肝病、肝囊腺瘤、肝脓肿和肝结核瘤相鉴别。①单纯性肝囊肿：可为多发囊肿或单发囊肿，无传染病接触史，单纯性肝囊肿囊壁无钙化，囊肿内无子囊，免疫学检查阴性。②遗传性多囊肝病：为遗传性疾病，可有明确家族史，无明显疫区接触史，多为多发囊肿，早期偶见单发囊肿，多合并有肾囊肿，表现为肝弥漫性多发囊肿，无肝细粒棘球蚴病典型影像学表现，免疫学检查阴性。③肝囊腺瘤：表现为肝内囊性占位，多房性，可有分隔及囊壁乳头，囊液多为黏液性，无疫区接触史，免疫学检查阴性。④肝脓肿：感染中毒症状较重，多有高热、腹痛，CT检查脓肿周边可见水肿带，增强

扫描可见脓肿壁明显强化，免疫学检查阴性。肝细粒棘球蚴病合并感染时，也可表现为肝脓肿，但由于外囊和内囊的存在，炎性反应一般不重，CT 显示周围水肿带不明显，囊壁强化不典型。⑤肝结核瘤：可表现为肝内干酪样病变，可见钙化，应注意与肝细粒棘球蚴死后囊肿干酪样变性相鉴别，免疫学检查和肝穿刺可以提供鉴别依据。

治疗 以手术为主，对一般情况差，不能耐受手术或术后复发无法手术的患者可以采取药物治疗。为防止术中播散或术后复发，可以在术前和术后进行两周时间的药物治疗。超声引导下囊肿穿刺也可用来治疗该病，临床使用尚不广泛。对急性胆道并发症如急性化脓性胆管炎，可于内镜下放置鼻胆管引流。

手术治疗 是该病的主要治疗方式，手术方式主要有内囊摘除术和肝切除术。对合并感染，继发肝脓肿的患者在行手术摘除内囊的同时，应腔内放置引流，积极抗感染治疗。内囊摘除术是治疗该病的主要手术方式。肝细粒棘球蚴囊肿较大，囊腔不易闭合、慢性感染囊壁增厚或肝损坏严重者，可行肝部分切除术或规则性肝切除术。对浅表病变可行肝部分切除术，对病变局限于一叶或半肝的患者，可行规则性肝切除术，包括肝段切除术、肝叶切除术、半肝切除术。肝切除术可以避免内囊摘除术中包虫播散和术后囊肿腔不闭合，但手术风险大，创伤大。

药物治疗 主要使用苯咪唑类药物和异喹啉衍生物，前者包括甲苯咪唑和阿苯达唑，后者主要为吡喹酮。阿苯达唑和吡喹酮能迅速杀灭头节和生发层，但吡

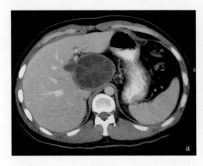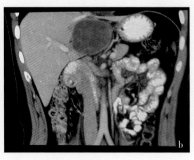

图2 肝棘球蚴病 CT 表现（修典荣供图）
可见尾状叶细粒棘球蚴囊肿，直径 8cm，囊内有多发子囊

喹酮在囊内药物浓度低，临床以阿苯达唑使用最为广泛，效果最好。药物治疗的总体有效率30%~40%。

预后 该病手术效果确切，预后良好，术后约10%患者复发。一般不导致死亡，其死亡主要原因是肝衰竭、继发感染、囊肿破裂致的弥漫性腹膜炎或过敏性休克。

预防 在疫区加强宣传教育，增强人民群众的防病意识。加强疫区动物的防疫，特别是犬类，防止病畜内脏被犬科动物吞食，避免食物和水源的污染。

（修典荣）

gānlièshāng fénghéshù

肝裂伤缝合术（hepatic laceration stitching）

通过肝实质拉拢缝合，闭合肝损伤导致的组织损伤手术。分为单纯裂伤缝合术和填塞缝合术，前者直接拉拢缝合活力正常的肝组织，后者将大网膜或可吸收止血材料填塞在肝裂伤内拉拢缝合。

适应证 出血少、创缘整齐的肝部浅表裂伤，清创后可直接行单纯裂伤缝合。裂伤深度大于3cm，清创后组织缺损较大，可行填塞缝合术。部分患者凝血功能紊乱，裂伤创面渗血严重，止血困难时，施行填塞缝合术能起到止血和防止胆漏的作用。

术前准备 术前要维持循环稳定，纠正贫血，改善凝血功能，预防性使用抗生素。应预先处理合并症，对合并气胸者，先行胸腔闭式引流，再施行气管插管全麻手术。

手术方法 选择正中切口或者旁正中探查切口，能迅速进腹探查。肝裂伤手术困难时，可横向延长切口，形成"┤"或"┞"切口。如术前明确诊断肝外伤，也可采用肋缘下切口。打开

腹腔吸净积血、取出血块后，迅速以大量纱布填塞腹腔。探查腹腔时，先探查肝脾，再探查膈肌，然后沿消化道依次探查胃、十二指肠球部、小肠、结肠及相应系膜。盆腔主要探查直肠、膀胱、子宫及附件。打开胃结肠韧带，探查胃后壁和胰腺。如怀疑腹膜后出血或者穿孔，还应打开后腹膜探查十二指肠和肾。腹腔探查既要全面彻底，还应结合外伤机制、术前检查和术中情况有所侧重，如左肝外伤应排除合并脾脏外伤；有出血应重点探查实质脏器；腹膜后积气要重点探查十二指肠、结直肠。手术原则是先处理实质脏器破裂出血，后处理空腔脏器穿透性损伤，空腔脏器损伤先处理污染重者。经探查证实肝裂伤后，要估计出血量和损伤程度，决定手术方案。如肝出血迅速，探查困难，可间断阻断肝门入肝血流。对肝裂伤清创止血，结扎创面血管和胆管断端。缝合裂伤两侧正常肝组织，勿留死腔。对缝合困难的严重裂伤，可将大网膜填塞于裂伤内，放置引流，逐层缝合伤口。

常见并发症 有胆漏、出血、感染等。术后要维持循环稳定，密切观察腹腔引流性质，严重胆漏患者可行经皮经肝胆道穿刺引流，必要时再次行手术治疗。肝损伤患者术后易出现凝血功能紊乱，必要时输注新鲜冰冻血浆，改善凝血功能。门静脉系统出血者，可使用垂体后叶素和生长抑素；动脉出血者，可行介入栓塞治疗。术后出血非手术治疗无效时，可再次手术治疗。术中冲洗腹腔，术后通畅引流，可预防腹腔感染。术中彻底清创，缝合不留死腔，可避免术后肝脓肿。

（修典荣）

gānqīngchuāng yǐnliúshù

肝清创引流术（hepatic debridement and drainage）

去除坏死和感染组织，引流肝创面的手术。适用于肝被膜下血肿合并感染和严重的火器贯通伤。肝火器伤伤道狭窄，清创困难，宜采用清创引流术。术前要维持循环稳定，纠正贫血，改善凝血功能，使用抗生素，警惕并处理多发伤、多处伤。被膜下血肿合并感染者，打开肝血肿包膜，清除坏死组织和脓液，结扎创面的血管和胆管，敞开肝创面并放置引流。对未有大血管和胆管损伤的肝贯通伤，可冲洗清创、止血后放置引流管。常见并发症有胆漏、出血、感染播散、引流效果不满意等。

（修典荣）

gānnóngzhǒng qiēkāi yǐnliúshù

肝脓肿切开引流术（hepatic abscess incision and drainage）

切开脓肿壁，引流脓肿腔治疗肝脓肿的手术。主要有经腹腔脓肿切开引流术、腹膜外脓肿切开引流术。前者又称前侧肝脓肿切开引流术，后者又称后侧肝脓肿切开引流术。前侧肝脓肿切开引流术适用于各个部位的肝脓肿，后侧肝脓肿切开引流适用于肝右后叶和肝裸区的脓肿。经前侧途径引流右后叶和肝裸区的脓肿，需较大的手术切口和广泛的游离才能显露脓肿部位，手术创伤大，可采用后侧途径。

适应证 适用于分隔较多、脓液黏稠，穿刺引流效果不佳的肝脓肿。脓肿部位难以穿刺引流和脓肿破裂的患者也适应该术。

术前准备 术前纠正营养状况，抗生素治疗，预防术后感染播散。完善影像学检查，明确脓肿部位以便选择手术入路。

手术方法 前侧入路可选择

（修典荣）

肋缘下切口，左侧肝脓肿还可选择腹直肌旁切口。术中注意保护切口和腹腔，避免污染。游离肝，暴露脓肿部位，穿刺脓腔抽出脓液后，扩大穿刺部位。脓腔内分隔较多者，须用手指轻轻分离，吸净脓液，脓肿腔放置引流，固定。要一并处理肝脓肿患者腹腔内原发感染灶，如化脓性阑尾炎要施行阑尾切除术，阑尾周围脓肿或其他腹腔脓肿应予以引流，合并胆总管梗阻者，予以T管引流。后侧入路选择左侧卧位，右侧脊柱旁沿第12肋斜行切口，逐层切开至肋骨表面，剥离骨膜并部分切除第12肋。肋床上横切口，至肾上极和肝之间的腹膜后间隙，以手指钝性向上分离至肝脓肿腔，穿刺抽得脓液后，扩大穿刺部位，吸净脓液，以手指分离脓腔内分隔，放置引流。手指分离脓腔内分隔时要轻柔，损伤脓腔内残存的血管和胆管会导致出血和胆漏。脓腔内出血时，可采取压迫、电凝或缝扎止血。难以判断出血部位或广泛渗血时可用纱布填塞，填塞纱布可与术后3~5天取出。

常见并发症 常见并发症有感染播散、胆漏、出血。

(修典荣)

gānbāochóng nángzhǒng nèináng zhāichúshù

肝包虫囊肿内囊摘除术 (extirpation of hepatic hydatid cyst internal cyst)

切除肝包虫内囊，保留外囊的手术。适用于未合并细菌感染的肝包虫囊肿。术前应药物治疗，改善营养状况和凝血功能，完善影像学检查，明确囊肿部位。手术方法：采用肋缘下手术切口，逐层进腹，游离肝，暴露包虫囊肿部位。切开包虫囊肿前，可用浸有10%甲醛溶液的纱布垫保护切口和腹腔，穿刺包虫囊肿，可见正常无色透明包虫囊液，合并感染时呈脓性，存在胆瘘时含有胆汁。确定包虫囊肿后，扩大穿刺部位，吸净囊内液体，注入10%甲醛液，5~10分钟后吸出，如此反复2~3次。包虫囊内液体含有胆汁合并胆瘘时，不可注入大量甲醛，避免损伤胆道。取出内囊，以浸有10%甲醛棉球擦拭外囊内壁，生理盐水冲洗外囊。检查外囊内壁，彻底止血，胆瘘处予以缝扎。切除多余外囊囊壁，拉拢缝合，勿留死腔。外囊腔过大，直接拉拢缝合困难时，可填塞大网膜再行缝合。囊肿腔有胆瘘者，外囊腔内放置引流。常见并发症有包虫播散、胆漏、出血、过敏性休克。

(修典荣)

gānnángzhǒng kāichuāngshù

肝囊肿开窗术 (fenestration of hepatic cyst)

部分切除肝囊肿囊壁，通过腹腔吸收能力引流囊肿的手术。最早由林天佑 (Lin TY) 于1968年提出用于治疗多囊肝的手术方式，现已被广泛用于单纯性肝囊中的治疗。手术应保持囊壁开放，实现囊肿腹腔引流，借助腹膜和腹腔内网膜吸收囊液，从而治疗囊肿。适用于各种肝囊肿的治疗，特别是肝浅表巨大肝囊肿的治疗。当囊肿合并出血、感染或者胆瘘时，该手术方式为禁忌。术前要完善影像学检查，明确肝囊肿位置，除外肝包虫囊肿和肿瘤性肝囊肿。手术方法：根据囊肿位置选择手术切口，多采用肋缘下切口。游离肝，显露拟行开窗术的囊肿。细针穿刺囊肿，观察分析囊液性质。正常囊液为淡黄色清亮液体，有出血时囊液呈血样或咖啡色，囊液中混有胆汁提示胆瘘，黏液状囊液提示肿瘤性囊肿。选择囊肿最低处切开囊壁，尽可能多地切除囊肿壁以敞开引流，止血，标本送病理检查。切开囊肿壁时要避开囊肿壁表面的血管和胆管，防止出血或胆漏。探查囊壁有乳头或分隔时，应予以活检，依据病理明确诊断。囊壁可采用碘酊、无水乙醇或甲醛溶液灭活。囊肿合并胆瘘或感染，囊肿腔内应放置引流。常见并发症为胆漏、出血、囊肿复发。开窗处引流不畅可导致囊肿复发，囊肿壁灭活有预防囊肿复发的作用。

(修典荣)

gānnángzhǒng qiēchúshù

肝囊肿切除术 (resection of hepatic cyst)

完整切除肝囊肿的手术。主要用于有蒂的肝囊肿，合并囊内出血、慢性感染、考虑肝囊腺瘤或者不能除外恶变者，应采取肝囊肿切除术。有蒂肝囊肿可在蒂根部结扎切断，完整切除囊肿。浅表位置的肝囊肿，可沿囊肿壁和肝实质的间隙游离，完整切除肝囊肿。肝囊肿囊壁多较薄，术中易分破囊壁，且肝实质内的游离会导致出血，因此临床上多不采用。浅表位置的肝囊肿合并慢性感染、出血或者不能除外恶性时，可直接行肝部分切除术。

(修典荣)

gānxuèguǎnliú qiēchúshù

肝血管瘤切除术 (resection of liver hemangioma)

沿血管瘤解剖边界完整切除肝血管瘤的手术。肝管瘤破裂或损伤会导致大血管出血，对存在粘连或靠近肝门处血管瘤，可连同周围正常肝组织一并切除。血管瘤属膨胀性生长，挤压周围正常肝组织形成疏松的间隙，可沿此间隙分离血管瘤，能避免损伤正常肝组织、减少术中出血。适于直径>10cm、包膜完整、存在解剖间隙的血管瘤。要详尽地进行影像学检查，明确瘤体周围血管和胆管分布情况，评估血管瘤切除的可行性。手术方法：根据切除部位选择手术切口，多选择肋缘下切口。进腹后游离肝，显露肝血管瘤。切除血管瘤时多采用半肝入肝血流阻断。阻断入肝血流后，肝血管瘤体积会明显缩小，与周围肝组织界限清晰，便于沿解剖间隙分离切除，减少出血。较大的肝断面可拉拢缝合或以大网膜填塞缝合。主要并发症包括出血、胆漏、感染、血管瘤复发等，其中以术中术后出血最为常见。

（修典荣）

肝部分切除术 （partial hepatectomy）

gānbùfen qiēchúshù

以病灶为中心连同周围正常肝组织一并切除的手术。肝癌切除边界要求距肿瘤 2cm，行肝部分切除术要有足够的切除范围。对合并肝硬化的肝癌患者，肝部分切除术能减少肝切除体积，提高手术安全性。因肝部分切除术不是规则性肝切除术，肝断面有严重出血时会导致手术失败。规则性肝切除术更符合肿瘤学原则，预后更好，临床应根据病情选择肝部分切除术和规则性肝切除术。术前要详尽地进行影像学检查，明确切除范围内重要血管或胆管位置分布，评估肝部分切除术的可行性。适用于不超过肝一叶或一段范围的肝病变，如肝边缘的局限性肿瘤等，特别适用肝功能储备有限的肝硬化患者。手术方法：可选择肋缘下切口或旁正中切口。进腹后游离肝，显露切除部位。切肝可在阻断或不阻断入肝血流情况下进

行，切除边界应距原发性肝癌病灶 2cm，肝内遇到的所有管道均切断、结扎，检查肝断面有无出血和胆漏。肝断面较大时采用拉拢缝合或大网膜填塞缝合。主要并发症有出血、胆漏、损伤血管和胆管等。

（修典荣）

肝左外叶切除术 （lelf lateral lobe hepatectomy）

gānzuǒwàiyè qiēchúshù

切除肝左外叶的手术。切除肝镰状韧带左侧肝组织（左肝外叶），包括肝第Ⅱ、Ⅲ段，切除标记线在膈面为镰状韧带左侧 1cm，脏面为左侧纵沟（图）。

适应证　适用于局限在左肝外叶范围内的肝病变，如肝癌、肝血管瘤、肝腺瘤、肝囊肿、肝脓肿、肝内胆管结石、左肝外叶创伤等。

术前准备　见左半肝切除术。

手术方法　患者取平卧位，常采用右肋缘下斜切口。进腹探查，游离并切断肝圆韧带、镰状韧带、左冠状韧带、左三角韧带，充分游离左肝外叶。打开左侧纵沟处 Glisson 鞘，分离出门静脉矢状部，切断并结扎左肝外叶门静脉分支，一并切断结扎与之伴行的左肝外叶动脉和胆管。（将肝推向下方，解剖第二肝门。在下腔静脉主干左侧打开肝包膜，游离肝左静脉后予以结扎。观察肝表

面，肝内外叶之间可出现明显颜色变化，以颜色分界线为标记切肝。颜色变化不明显者，可按照解剖分界线切肝，在镰状韧带左侧 1cm 处切开肝实质，切断肝左静脉后，左肝外叶完全离体。）左肝外叶切除术较简单，可在不阻断肝血流下进行。切除左肝外叶后检查肝断面有无出血和胆漏，放置引流管，逐层缝合切口。术中应避免损伤或结扎左侧门静脉主干，以免影响术后左肝内叶血供。

常见并发症　左肝外叶手术切除范围小，术后并发症风险较小，常见有出血、胆漏、肝门部血管或胆管损伤等。

（修典荣）

左半肝切除术 （left hemihepatectomy）

zuǒbàngān qiēchúshù

切除肝正中裂左侧肝脏组织的手术。切除左肝内叶（第Ⅳ段）和左肝外叶（第Ⅱ、Ⅲ段）。切除标记线在膈面为胆囊至下腔静脉的连线，脏面为胆囊床左侧沿正中裂至横沟，转向左侧纵沟，位于尾状叶和左肝内叶之间（图）。

适应证　适用于正中裂左侧超出左肝外叶范围的肝的病变，如肝癌、肝血管瘤、肝腺瘤、肝囊肿、肝脓肿、局限于左侧的肝内胆管结石、左肝外伤等。活体肝移植时，供体可行左半肝切除术，将左半肝移植给受体。有些

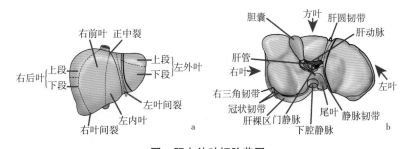

图　肝左外叶切除范围
a. 肝膈面；b. 肝脏面，蓝线左侧为切除区域

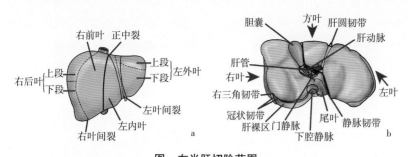

图 左半肝切除范围
a. 肝膈面，蓝线为正中裂；b. 肝脏面，蓝线左侧为切除区域

情况下，局限于左肝内叶的肝病变，也可行左半肝切除术。

术前准备 肝手术复杂、风险大，多合并有肝基础疾病，应充分进行术前准备，包括营养状况的改善、肝功能的改善、凝血功能异常的纠正等，术前应充分备足血源，包括悬浮红细胞、血浆、血小板等。术前要进行各种影像学检查，以评估可切除性及发现可能的解剖变异。肝手术之前应进行肝增强 CT、MRI 检查，必要时进行肝血管造影，以评估手术的可切除性及发现存在的解剖变异，第一肝门和第二肝门处有无大血管侵犯，特别要注意变异的左肝动脉和胆管。Child-Pugh 评分 A 级患者可耐受 70%肝切除，对于肝硬化患者，肝切除一般不超过 50%。为避免术后出现肝衰竭，术前应充分评估肝储备功能。除 Child-Pugh 分级外，常用的方法有靛青绿 15 分钟潴留率、口服糖耐量试验、胰高血糖素负荷试验、动脉血酮体比测定等。难以判定肝储备功能时，可通过薄层 CT，计算出预计保留的肝体积，通过与标准肝体积相比，评估可切除性。

手术方法 患者取平卧位，采用右肋缘下斜切口。进腹探查后，逐次游离并切断肝圆韧带、镰状韧带、左冠状韧带、左三角韧带，打开肝胃韧带，使左半肝充分游离。向上翻起左半肝，解剖第一肝门，打开肝十二指肠韧带，分离出左肝动脉，予以断扎。打开左侧横沟处 Glisson 鞘，分离出左肝门静脉和左肝管，予以断扎。将肝推向下方，解剖第二肝门。在下腔静脉主干左侧打开肝脏包膜，在肝实质内小心分离，游离肝左静脉，予以阻断。观察肝表面颜色变化，左右肝之间可出现明显颜色变化，以颜色分界线为标记切肝。对于颜色变化不明显者，可直接肝正中裂左侧 1cm 进行切肝。切肝可在阻断或不阻断入肝血流情况下进行，肝内所有遇到的管道均予以切断、结扎。离断肝实质方法常用的有指捏法、钳夹法，其简便易行，对于离断肝实质的小出血可以使用电刀烧灼。其他离断肝实质的方法有：超声刀、水射刀、超声吸引装置、氩气刀等。完成肝实质离断后，左半肝仅有肝左静脉未断，断扎肝左静脉，左半肝完全离体。

常见并发症 主要有损伤大血管或者胆管、术后出血、腹腔感染、胸腔积液、胆漏、肝衰竭等。肝衰竭是肝手术严重的并发症，多发生于左半肝切除术或右半肝切除术合并有肝硬化的患者。对正常肝行左半肝切除，一般不会引起肝衰竭。术后肝衰竭的主要原因有术中肝血流阻断、术中出血和低血压、肝切除过多、麻醉影响等。术后肝衰竭分为急性和慢性肝衰竭。前者多发生于术后 1~2 天，后者发生于几天至数周。临床表现可以为高热、肝性脑病、肝功能进行性恶化、低蛋白血症、腹水、凝血功能异常等。预防术后肝衰竭，术前要充分评估肝功能，特别是合并肝硬化的患者，在保证切除肿瘤的基础上，尽可能多的保留肝组织。对于部分巨大肝肿瘤，可先行栓塞化疗或者结扎门静脉相应分支，减小肿瘤体积并促进肝代偿性增生，以获得切除机会。术中注意缩短肝血流阻断时间，尽量不使用全肝血流阻断。术中术后注意维持动脉氧分压，避免肝细胞缺氧，对肝细胞再生和肝功能恢复有重要作用。

(修典荣)

gānzuǒsānyè qiēchúshù
肝左三叶切除术（extended left hemihepatectomy） 切除右肝前叶（第 V、Ⅷ 段）和左半肝（第 Ⅱ、Ⅲ、Ⅳ 段）的手术。又称扩大左半肝切除、左侧肝极量切除术。是规则性肝切除术的一种。切除标记线在肝膈面为右侧叶间裂左侧 1cm，脏面位于肝门右切迹延长至肝边缘处，向左转向横沟上缘，沿横沟转至左侧纵沟。一般肝左三叶切除不包括尾状叶，如手术需要可一并切除尾状叶（图）。

适应证 适用于主体位于左半肝又侵及右肝前叶的各种病变，如原发性肝癌、转移性肝癌、肝血管瘤等。拟行肝左三叶切除者，一般要求肝功能 Child-Pugh 评分为 A 级，可通过 CT 检查测算残余肝体积，评估是否会出现肝衰竭。由于左三叶切除范围大，残存肝体积有限，手术风险大，应

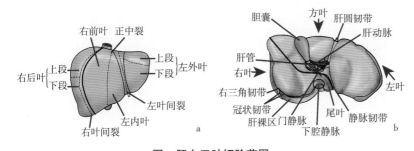

图　肝左三叶切除范围
a. 肝膈面；b. 肝脏面, 蓝线左侧为切除区域

慎重使用, 特别是肝硬化患者。

术前准备　术前通过影像学检查, 评估肝门处大血管、膈肌受侵情况, 有无瘤栓, 是否存在远处转移, 注意有无血管和胆管变异。其他术前准备见左半肝切除术。

手术方法　患者取平卧位, 采用上腹部人字形切口。探查腹腔, 明确腹腔内有无转移和膈肌受侵情况。逐次游离并切断肝圆韧带、镰状韧带、左右冠状韧带、左右三角韧带, 打开肝胃韧带、肝肾韧带, 充分游离肝。切除胆囊, 显露并解剖第一肝门。肝门右切迹处切开肝实质, 在右肝门静脉主干、右肝动脉和右肝管上方的肝实质内分离相应的右肝前叶分支, 予以切断结扎。打开左横沟处 Glisson 鞘, 分离出左侧肝动脉、门静脉和左肝管, 予以断扎。将肝推向下方, 解剖第二肝门, 游离肝左静脉、肝中静脉, 予以结扎。观察肝脏表面, 右肝前后叶之间可出现明显颜色变化, 以颜色分界线为标记切肝。对颜色变化不明显者, 可直接于右叶间裂左侧 1cm 处切肝, 肝内遇到的管道均切断、结扎。仅结扎肝右静脉左侧的分支, 切勿结扎肝右静脉主干。将肝左三叶向上翻起, 解剖第三肝门, 沿下腔静脉前壁分离肝组织, 结扎肝短静脉。邻近第二肝门时, 将肝左静脉、

肝中静脉分别切断、缝扎。术中注意保护右肝后叶的动脉分支、门静脉分支和肝静脉分支, 以免术后影响右肝后叶的功能。肝左三叶完全离体后, 检查肝断面有无出血和胆漏, 放置引流管, 可用大网膜覆盖肝断面, 逐层缝合切口。

常见并发症　主要有胆漏、出血、腹腔感染、胸腔积液、气胸、肝衰竭等。肝左三叶切除体积较大, 术后发生肝衰竭的风险较大。

(修典荣)

gānyòuhòuyè qiēchúshù

肝右后叶切除术 （hepatic right posterior lobectomy）

切除右肝后叶的手术。切除标记线在肝膈面为右侧叶间裂右侧 1cm, 脏面位于肝门右切迹延长线上。右肝后叶分为上下两段, 下段即第 Ⅵ 段, 上段即第 Ⅶ 段。肝右后叶的肝蒂位于 Rouviere 沟内, Rouviere 沟是胆囊床背侧肝实质内的浅表

凹陷, 沿此处打开肝脏包膜, 即可在肝实质内分离出右后叶的肝蒂（图）。

适应证　局限在右肝后叶的肝病变, 如原发性肝癌、转移性肝癌、肝良性肿瘤、肝外伤、肝内胆管结石等。

术前准备　肝第 Ⅵ 段通常存在粗大的肝短静脉, 直接汇入下腔静脉, 称为肝右下静脉, 术前应该根据影像学检查确认其是否存在。其他术前准备见左半肝切除术。

手术方法　患者取平卧位, 暴露困难者可将右侧躯体垫高, 左倾 30°, 右手固定于头架。可采用右肋缘下斜切口或 J 形切口, 膈顶肿瘤显露困难者可采用胸腹联合切口。进腹探查游离并切断肝圆韧带、镰状韧带、右冠状韧带、右三角韧带、肝肾韧带、肝结肠韧带, 完全游离右半肝。切除胆囊, 解剖第一肝门, 打开肝板, 分离断扎肝动脉的右后分支。向深处解剖肝门, 在肝实质内解剖断扎右后叶门静脉分支和胆管分支。也可在 Rouviere 沟内直接解剖右肝后叶的肝蒂, 结扎切断。游离肝裸区, 向左侧翻起右半肝, 慎防撕裂右侧肾上腺静脉, 依次结扎第三肝门处肝短血管, 完全显露下腔静脉右前壁。要小心结扎切断粗大的肝右后静脉, 避免术中大出血。肝蒂血管

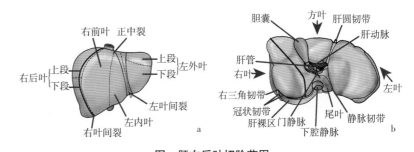

图　肝右后叶切除范围
a. 肝膈面；b. 肝脏面, 蓝线右侧为切除区域

切断后肝表面与右肝前后叶之间可出现明显颜色变化，以颜色分界线为标记切肝。颜色变化不明显者，可行术中超声，明确右肝静脉位置或直接沿右叶间裂进行切肝。肝内遇到的管道均切断、结扎，右肝后叶离体后，检查肝断面有无出血和胆漏，放置引流管，逐层缝合切口。

常见并发症 肝右后叶病变可以与膈肌粘连，游离肝裸区时损伤膈肌可以合并气胸，其他并发症有出血、胆漏、损伤血管以及胆管等。

（修典荣）

yòubàngān qiēchúshù

右半肝切除术（right hemihepatectomy）

切除肝正中裂右侧肝组织的手术。即切除右肝前叶（第Ⅴ、Ⅷ段），右肝后叶（第Ⅵ、Ⅶ段）和尾状叶右段。切除标志线在肝膈面为胆囊至下腔静脉右侧连线右侧 1cm，脏面为胆囊床左侧沿正中裂至腔静脉右侧（图）。

适应证 适用于侵犯右肝前叶和右肝后叶的各种病变，如肝癌、肝血管瘤、肝腺瘤、肝囊肿、肝脓肿、局限于右侧的肝内胆管结石、外伤等。活体肝移植时，供体可行右半肝切除术，将右半肝移植给受体。

术前准备 由于右半肝体积比左半肝大，切除范围较广，术前要充分评估肝功能，合理选择手术方式，避免术后出现肝衰竭。右肝病变时左半肝可有明显的代偿性增生，行右半肝切除相对较安全。术前影像学检查要注意右肝血管和胆管，由于变异，右肝常有粗大的肝短静脉直接汇入下腔静脉，这常见于右肝后叶。若靠近第二肝门处有肿瘤，要注意肿瘤是否侵犯大血管和膈肌。

手术方法 一般采用平卧位，暴露困难者可将右侧躯体垫高，左倾30°，右手固定于头架。手术切口可采用右肋缘下斜切口或 J 形切口，肿瘤显露困难者可使用双侧肋弓下人字形切口。进腹探查后，逐次游离并切断肝圆韧带、镰状韧带、右冠状韧带、右三角韧带、肝肾韧带、肝结肠韧带。为方便解剖第一肝门、分离右肝动脉和肝门静脉，可先切除胆囊。解剖第一肝门，打开十二指肠韧带，分离出右肝动脉，予以断扎。在第一肝门和右侧横沟处分离出右侧门静脉分支和右肝管，予以断扎。游离第二肝门，在肝实质内小心分离，游离肝右静脉，予以切断，血管缝线缝扎。游离肝裸区，向左侧翻起右半肝，注意不要损伤右侧肾上腺静脉，依次结扎第三肝门处肝短血管，完全显露下腔静脉右侧壁。肝表面左右肝之间可出现明显颜色变化，以颜色分界线为标记切肝。对于

颜色变化不明显者，可直接沿正中裂右侧 1cm 进行切肝。切肝可在阻断或不阻断全肝入肝血流的情况下进行，肝内所有遇到的管道均予以切断、结扎，特别注意结扎肝中静脉的终末支，根据临床情况决定是否保留肝中静脉。完成肝实质离断后，右半肝完全离体。将切断的镰状韧带和圆韧带固定于原位置，防止左半肝扭转或下垂引起相应症状。检查肝断面有无出血和胆漏，放置引流管，逐层缝合切口。

常见并发症 主要有术后出血、腹腔感染、胸腔积液、胆漏、肝衰竭、腹水以及气胸等。游离右半肝时，要避免损伤膈肌，以免术后出现气胸。右半肝体积较大，术后易出现肝衰竭，特别是术前合并有肝硬化患者，术中要尽可能多的保留肝组织，肝实质离断时，尽量缩短入肝血流阻断时间。

（修典荣）

gānyòusānyè qiēchúshù

肝右三叶切除术（extented right hemihepatectomy）

切除右半肝（第Ⅴ、Ⅵ、Ⅶ、Ⅷ段）和左肝内叶（第Ⅳ段）的手术。又称扩大右半肝切除术、右侧肝极量切除术。切除标记线在肝膈面为镰状韧带右侧 1cm，脏面沿左侧纵沟右侧转向肝门横沟上缘，经肝门右切迹向背侧达下腔静脉右侧，据情况可一并切除尾状叶（图）。

适应证 适用于右半肝和左肝内叶的病变。由于肝右三叶切除范围大，残存肝体积有限，仅适用于肝功正常或者左肝外叶体积代偿性增生明显患者。患有肝硬化、左肝外叶代偿增生不明显者，不宜行肝右三叶切除。术前要充分评估患者肝功。残余肝体积不足需行肝右三叶切除时，可

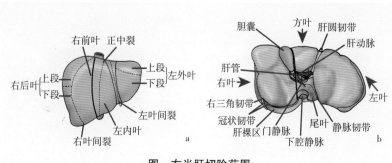

图 右半肝切除范围
a. 肝膈面；b. 肝脏面，蓝线右侧为切除区域

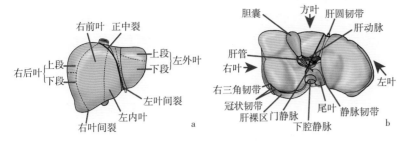

图 肝右三叶叶切除范围
a. 肝膈面；b. 肝脏面，蓝线右侧为切除区域

先行右半肝和第Ⅳ段门静脉栓塞，促进左肝外叶增生后，以争取获得手术机会。

术前准备 见左半肝切除术。

手术方法 可采用右肋缘下斜切口或 J 形切口，肿瘤显露困难者可采用双侧肋弓下切口。探查腹腔，明确腹腔内有无转移和膈肌受侵情况。游离并切断肝圆韧带、镰状韧带、左右冠状韧带、左右三角韧带，打开肝胃韧带、肝肾韧带，充分游离肝。切除胆囊，解剖第一肝门，打开十二指肠韧带，分离断扎右肝动脉。在第一肝门和右侧横沟处分离断扎右侧门静脉和右肝管。向上掀起肝脏，在肝横沟和左侧纵沟内解剖出门静脉矢状部和囊部，显露左肝内叶的门静脉分支、动脉分支和胆管分支，予以结扎切断。游离第二肝门，在肝实质内分离肝右静脉、肝中静脉，切断后血管缝扎。游离肝裸区，向左侧翻起右半肝，依次结扎第三肝门处肝短血管，完全显露下腔静脉右侧壁。肝表面左肝内外叶之间可见明显颜色变化，以颜色分界线为标记切肝。颜色变化不明显者，可直接沿镰状韧带右侧 1cm 切肝，肝内遇到的管道均切断、结扎。检查肝断面有无出血和胆漏，可用大网膜覆盖肝断面，放置引流管，逐层缝合切口。

常见并发症 该手术肝切除范围广，术后应注意肝衰竭风险，其他并发症有出血、胆漏、气胸、胸腔积液、腹水、损伤血管和胆管等。

（修典荣）

gānzhōngyè qiēchúshù

肝中叶切除术 （middle lobus hepatectomy）
切除肝左右叶间裂之间肝组织的手术。包括肝的第Ⅳ、Ⅴ、Ⅷ段。切除标记线：肝膈面上右侧切除边界为右侧叶间裂左侧 1cm，左侧边界为左侧叶间裂右侧 1cm。脏面上右侧切除边界为肝门右切迹延长线至肝边缘处，左侧边界为左侧纵沟向后转至横沟上缘（图）。

适应证 局限于右前叶和左内叶的病变，主要适用于肝恶性肿瘤。肝中叶切除也可用于肝门部胆管癌和胆囊癌的扩大根治。

术前准备 肝中叶切除，手术部位集中在肝门附近，术前应

通过影像学检查明确主要血管侵犯、瘤栓情况和血管、胆管的相关变异。其他术前准备见左半肝切除术。

手术方法 患者取平卧位，采用上腹部人字形切口。探查腹腔，明确腹腔内有无转移和膈肌受侵情况。游离并切断肝圆韧带、镰状韧带、右冠状韧带、右三角韧带，打开肝胃韧带、肝肾韧带，充分游离右半肝。游离肝裸区，将肝推向下方，解剖第二肝门，分离结扎肝中静脉。切除胆囊，显露并解剖第一肝门。在肝门右切迹处切开肝实质，在右肝门静脉干、右肝动脉和右肝管上方的肝实质内分离右肝前叶分支，予以切断结扎。切开横沟至左纵沟处肝实质，分离出左肝内叶的门静脉分支、肝动脉分支和胆管分支，予以断扎。观察肝表面，右肝前后叶之间与左肝内外叶之间可见明显颜色变化，以颜色分界线为标记切肝。颜色变化不明显者，可直接沿右叶间裂左侧 1cm 和左侧叶间裂右侧 1cm 进行切肝。中叶肝切除有两个肝断面，均从膈面斜向下腔静脉右侧，断面在腔静脉前会合。切肝可在阻断部分或全肝入肝血流情况下进行，肝内遇到的管道均切断、结扎。靠近第二肝门时，将肝中静脉切

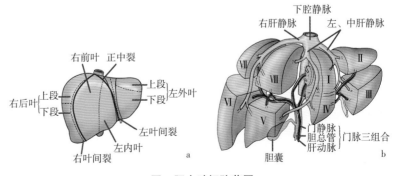

图 肝中叶切除范围
a. 为肝脏面，蓝线间为切除区域；b. 切除肝第Ⅳ、Ⅴ、Ⅷ段

断，中叶肝完全离体，检查肝断面有无出血和胆漏，放置引流管，拉拢缝合肝断面，或用大网膜覆盖肝断面后再拉拢缝合。

常见并发症 该手术操作集中于肝门部，而且有两个肝断面，易出现出血、胆漏、血管和胆管的损伤，其他并发症有肝衰竭、腹水、胸腔积液等。

(修典荣)

gānduàn qiēchúshù

肝段切除术（segmental hepatectomy） 切除 Couinaud 分段法中肝一段或几段的手术。肝段切除术可以是切除第 I 段至第 VIII 段中的任意一段，也可以是多段的切除，如 V 段 + VIII 段切除术（右肝前叶切除术）、IV 段 + V 段切除术、V 段 + VI 段切除术、VII 段 + VIII 段切除术等。I 段切除术又称尾状叶切除术，IV 段切除术又称左肝内叶切除术或肝方叶切除术（图）。

适应证 局限于一段或几段的肝外伤和良性肿瘤。对局限于一段或几段的原发性肝癌和转移癌，能保证足够切除范围者也可行该手术。与肝叶切除术或半肝切除术相比，该手术能减少肝切除体积，因此更适合肝储备功能有限的患者。与肝部分切除术相比，该手术能保证切除范围，切除周围卫星灶，符合肿瘤治疗学原则。恶性肿瘤行该手术前要进

行详尽的影像学检查，明确主要分支血管受侵程度、预计术后残余肝血流情况，评估肝段切除的可行性。

手术方法 首先用染料标记法或肝段肝蒂阻断法标记手术切除范围。染料标记法是在术中超声引导下，穿刺门静脉分支注入染料，相应区域被染色，从而确定切除范围。肝蒂阻断法是在肝门部和肝实质内解剖结扎肝段的肝蒂，依颜色变化确定切除范围。也可以通过肝表面的解剖标志进行肝段切除术，如第 IV 段的左侧解剖标志在肝脏膈面为镰状韧带。切肝多在阻断入肝血流情况下进行，全肝入肝血流阻断是阻断肝十二指肠韧带内的肝动脉和门静脉，以间断阻断为主，正常肝单次阻断一般不应超过 20 分钟，肝硬化者单次阻断不超过 15 分钟，累计阻断一般 60~90 分钟。半肝入肝血流阻断是在第一肝门处分别阻断左侧或右侧肝蒂，单次阻断一般不超过 30 分钟。残余肝的存活依赖肝血流和胆道的通畅。肝的血液流入道是 Glisson 系统的肝动脉和门静脉，血液流出道是肝静脉，主要包括肝左静脉、肝中静脉、肝右静脉。左肝外叶（第 II、III 段）主要依靠肝左静脉回流，左肝内叶（第 IV 段）依靠肝左静脉和肝中静脉回流，右前叶（第 V、VIII 段）依靠肝右静脉和肝中静脉回流，右后叶（第 VI、VII 段）依靠肝右静脉回流。如需要切断血液流出道或流入道，则应一并切除相应的流入道供应区域或流出道引流区域。第 IV 段肿瘤侵犯左侧门静脉主干须切除左门静脉时，应一并切除左半肝，单纯的第 IV 段切除并不适用。第 VII 段肿瘤侵犯肝右静脉须切除肝右静脉时，应一并切除右后叶，

否则术后第 VI 段静脉回流受阻，影响肝功能。肝短静脉为肝血液回流提供了另外的途径，但是肝短静脉往往口径较细，单独依靠肝短静脉回流，往往会回流不畅。第 VI 段往往会有粗大肝短静脉，直接汇入下腔静脉，称为肝右下静脉。在第 VII 段肿瘤侵犯肝右静脉或切除第 VII + VIII 段时，需要切除肝右静脉，如存在肝右下静脉，仍可保留第 VI 段。

常见并发症 常见并发症有出血、胆漏、损伤主要血管和胆道等，手术切除范围较小，术后发生肝衰竭风险较低。

(修典荣)

gānwěizhuàngyè qiēchúshù

肝尾状叶切除术（hepatic caudate hepatectomy） 切除肝尾状叶（肝第 I 段）的手术（图）。肝尾状叶位于下腔静脉和第一肝门之间，左侧是静脉韧带，右侧是肝右后叶，背侧为下腔静脉，腹侧为肝中静脉、门静脉主干、门静脉右支和肝第 IV 段，头侧延伸至肝中静脉根部。肝尾状叶分为左尾状叶和右尾状叶，左尾状叶又称 Spigel 叶，右尾状叶又分为尾状突和腔静脉旁部。左尾状叶的门静脉血供来自左门静脉主干的横部，是肝尾状叶门静脉血供的主要来源，占主导地位，动脉来自左肝动脉，胆管汇入左肝

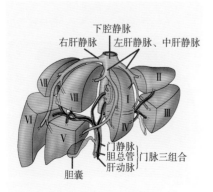

图 Couinaud 肝脏分段

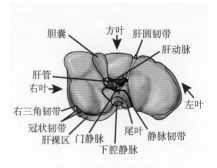

图 肝尾叶切除范围
肝脏面，蓝线为切除区域

管。右尾状叶的门静脉血供来自右门静脉，动脉来自右后叶动脉，胆管汇入右肝管。肝尾状叶的静脉回流主要通过肝短静脉，直接汇入下腔静脉。右尾状叶的肝短静脉多汇入下腔静脉前壁，左尾状叶多汇入下腔静脉左侧壁，肝尾状叶的静脉回流还可通过肝右后下静脉回流至下腔静脉。肝尾状叶切除术包括单纯尾状叶切除术、联合其他肝段切除的尾状叶切除术（联合尾状叶切除术）。

适应证 局限在尾状叶的肿瘤，可行单纯尾状叶切除术。超出尾状叶的肿瘤，可行联合尾状叶切除术。单纯尾状叶切除术，手术复杂、创伤大，临床使用较少。联合尾状叶切除术相对简单，但切除范围较大，对肝功能储备要求较高。

手术方法 单纯尾状叶切除术入路包括左侧入路、右侧入路、前方正中入路。不论何种入路的肝尾状叶切除术都要切断相应门静脉分支、肝动脉分支、胆管分支，与第一肝门分离；切断引流静脉，与第二肝门和下腔静脉分离；切断肝实质，与周围肝组织分离。左侧入路经下腔静脉左侧游离切断肝短静脉，右侧入路经下腔静脉右侧游离切断肝短静脉。由于第一肝门和第二肝门处血管的固定作用，肝活动度受限，所以经左、右侧入路切断肝短静脉和血管分支时易造成术中出血。前方正中入路沿正中裂切开肝实质，显露肝中静脉左侧壁，直达尾状叶表面，处理血管较方便。联合尾状叶切除术有左半肝切除术+尾状叶切除术、右半肝切除术+尾状叶切除术、肝中叶切除术+尾状叶切除术三种手术方式。根据肿瘤位置、大小、侵及范围选择手术入路，根据手术入

路选择手术切口，进腹后游离肝要彻底，术中超声定位肝中静脉、肝右静脉。切除胆囊，解剖第一肝门，断扎尾状叶门静脉、动脉和胆管分支。从下腔静脉左侧或右侧依次结扎肝尾状叶的肝短静脉分支，将肝尾状叶从下腔静脉上游离。肝尾状叶腹侧切除边界为肝中静脉；左侧边界为静脉韧带；头侧切至肝中静脉根部。尾状叶右侧切除边界较难确定，可术中超声定位肝中静脉和肝右静脉，也可在超声引导下定位门静脉右后分支，注入染料显现肝右后叶，作为右侧切除标记。

常见并发症 术中易损伤重要血管导致大出血。联合肝尾状叶切除术，因肝切除体积较大，注意避免术后发生肝衰竭。

（修典荣）

gāndòngmài jiézā jí shuānsèshù
肝动脉结扎及栓塞术（hepatic artery ligation and embolization）

结扎肝动脉（或分支）或向动脉内注入栓塞剂从而阻断肝动脉或其分支血流的手术。常用的栓塞剂有碘化油、明胶海绵、微球等。肝癌和肝血管瘤不能手术切除、血管瘤破裂不能切除或缝扎止血时，可行肝动脉结扎及栓塞术。对胆道出血、肝外伤动脉出血，也可施行该手术。部分肝癌患者肝动脉结扎及栓塞术后，肿瘤体积明显缩小，能获得Ⅱ期手术切除机会。患者术前存在严重肝功能异常或门静脉血供障碍，动脉结扎术后可出现严重肝衰竭，术前应严格把握适应证。该手术后1~2个月，肝可形成侧支循环，失去动脉血供而缩小的肿瘤可再次生长，对为获得手术切除机会的肝动脉结扎栓塞患者，应适时手术。该手术可在腹腔镜下进行。

适应证 适用于肝癌、肝血管瘤、肝外伤和肝动脉源性出血。患有门静脉血栓、瘤栓或海绵样变、中度肝硬化，不宜行该手术。

术前准备 除进行术前常规准备，还要进行影像学检查，必要时血管造影明确肝动脉走行，是否存在迷走动脉或替代肝动脉。

手术方法 右肋缘下切口，进腹后游离肝，显露第一肝门和肝十二指肠韧带，确定肝动脉结扎部位。局限于单侧的肝肿瘤或外伤可结扎相应侧肝动脉，胆道出血或累及双侧的肿瘤可结扎肝固有动脉。打开 Glisson 鞘，游离结扎相应动脉。若行肝动脉栓塞，可将肝动脉远端结扎，在近端剪开动脉壁置管，注入栓塞剂后结扎肝动脉近端。

常见并发症 术后可有发热、肝区疼痛、恶心、呕吐等不适，对症治疗后多可缓解。严重并发症主要有肝脓肿、胆囊坏疽、肝衰竭、肿瘤坏死出血、肿瘤破裂等。肝脓肿形成原因是肝实质或肿瘤缺血坏死，与胆道缺血有关，脓肿形成后可穿刺引流和抗生素治疗。胆囊动脉栓塞影响血供导致胆囊坏疽，治疗无效或穿孔须手术切除胆囊或胆囊造瘘。

（修典荣）

quánmáirùshì gānxuèguǎn guànzhù zhuāngzhì zhírùshù
全埋入式肝血管灌注装置植入术（subcutaneous implantation of the delivery system to hepatic vessels）

埋入皮下的药囊通过导管与门静脉或肝动脉相连通的手术。该手术可单独使用，也可作为肝动脉结扎术和肝癌姑息切除术的补充治疗。根据导管植入部位不同，分为肝动脉途径、门静脉途径和肝动脉-门静脉双途径。肝恶性肿瘤多为动脉血供，

灌注化疗以动脉灌注为主。门静脉瘤栓时，可采用双途径灌注化疗。动脉途径主要选择肝左动脉、肝右动脉、胃十二指肠动脉、胃右动脉及胃网膜动脉。门静脉途径主要选择脐静脉、结肠中静脉、胃网膜右静脉。

适应证　适用于能够耐受手术和化疗的中晚期肝癌患者。

术前准备　术前要进行影像学检查，必要时血管造影，明确肝动脉走行、门静脉是否存在瘤栓或者海绵样变。

手术方法　右肋缘下切口，经动脉途径须显露第一肝门和肝十二指肠韧带，游离并结扎胃右动脉和胃十二指肠动脉，在动脉近端开口置入灌注装置导管，导管末端可置于肝固有动脉、左肝动脉或右肝动脉。导管内注入亚甲蓝，根据肝染色情况判断导管位置是否合适。导管可固定于胃十二指肠动脉远端，将药囊埋置于切口皮下与导管连接，灌注化疗药物或栓塞剂。经门静脉途径需切断肝圆韧带，近肝处分离脐静脉，扩张管腔，打开脐静脉和门静脉分隔后置入导管。因脐静脉汇入门静脉左支，经脐静脉植入导管时可注入亚甲蓝确定导管位置。

常见并发症　有皮下药囊埋置处感染、药囊或导管脱出移位、导管堵塞、药囊破裂、出血等。

（修典荣）

fùqiāngjìng gānshǒushù

腹腔镜肝手术（laparoscopic liver operation）　腹腔镜下治疗各种肝疾病手术的总称。根据技术细节分为腹腔镜辅助肝切除术、完全腹腔镜肝切除术、手助腹腔镜肝切除术和机器人腹腔镜肝切除术。1991年赖克（Reich）首次报道腹腔镜肝部分切除术，随后1993年瓦杨德（Wayand）报道腹腔镜肝转移癌部分切除术，1996年阿萨格拉（Azagra）报道腹腔镜左肝外叶切除，1997年胡舍尔（Huscher）报道腹腔镜右半肝切除术。2008年发表的路易斯维尔宣言（Louisville statement）明确了腹腔镜肝切除的安全性和有效性，并按照手术难度将腹腔镜肝切除术分为三级：Ⅰ级活检和楔形切除；Ⅱ级左外叶切除和位置靠前的肝段切除（Ⅳb、Ⅴ、Ⅵ段）；Ⅲ级半肝切除、三叶切除以及通常被认为是困难的位置靠后的肝段切除（Ⅳa、Ⅶ和Ⅷ段）。随着技术的进步，腹腔镜肝切除的适应证得到了进一步扩展，几乎所有开腹肝手术均可在腹腔镜下完成。以腹腔镜半肝切除术、三叶切除术、肝中叶切除术和肝右后叶切除术为代表的腹腔镜大范围切除术（laparoscopic major hepatectomy，LMH）仍然认为是巨大的挑战，代表着腹腔镜肝切除术的巅峰。肝血流丰富，管道结构密布，对腹腔镜的技术要求高，包括肝蒂的游离、出血的控制、断面的处理等。腹腔镜手术还需要特殊的器械和设备，如术中超声探头、内镜下切割闭合器、Ligasure血管闭合系统超声刀、腹腔镜下超声吸引装置（CUSA）等（图1，图2）。腹腔镜手术需要建立气腹，对患者心肺功能要求较高。上腹部严重粘连或肿瘤体积较大，腹腔镜肝手术较困难，是相对禁忌。部分结直肠癌肝转移患者，腹腔镜手术能同时完成结直肠癌的根治和肝转移癌的切除，极大地减少了手术创伤。

适应证　适用于各种肝手术，包括肝囊肿开窗术、肝部分切除术、肝段切除术、肝叶切除术及半肝切除术。还可用于肝肿瘤射频消融治疗等。

术前准备　术前准备同其他开腹手术。

手术方法　多以脐部为进镜孔，肝囊肿开窗术一般选择3个操作孔，右半肝切除术时选择5~6个操作孔，上腹部切口4~6cm取出标本。腹腔镜手术可用超声探头扫描肝，标记重要血管和肿瘤位置，引导手术切除，避免损伤大血管。腹腔镜下肝门入肝血流的阻断可使用阻断带。肝实质的离断可使用电灼、超声刀、腹腔镜下超声吸引装置或内镜下切割闭合器等。血管和胆管的离断可采用丝线打结、钛夹、血管锁夹或使用内镜下切割闭合器。使用肝门阻断带能减少切肝时的出血，但腹腔镜下手术时间长，需长时间阻断血流，易发生缺血再灌注损伤。使用内镜下切割闭合器能缩短手术时间，增加手术安全性。腹腔镜手术操作困难或出现镜下

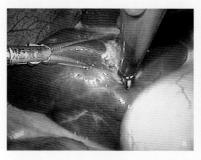
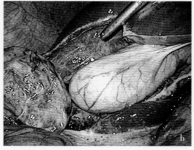

图1　腹腔镜肝手术（修典荣供图）

a. 腹腔镜下使用超声刀切断肝实质；b. 腹腔镜肝囊肿开窗术

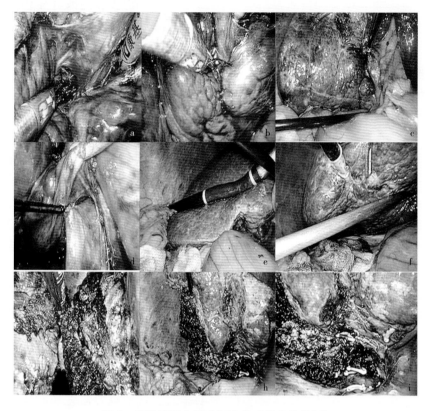

图2 腹腔镜肝右后叶切除术（修典荣供图）

a. 腹腔镜下游离右后肝蒂；b. 腹腔镜下结扎右后肝蒂；c. 腹腔镜下肝脏缺血线；d. 为腹腔镜下解剖第三肝门，结扎肝短静脉；e. 腹腔镜下术中超声；f. 腹腔镜下 Ligasure 离断肝实质；图 e~i 为腹腔镜下肝断面及肝蒂断端

严重出血，应果断中转开腹。

常见并发症 术中出血、气栓，其他并发症同开腹手术。

（修典荣）

ménjìngmài gāoyāzhèng

门静脉高压症（portal hypertension，PH） 由于各种原因引起门静脉血流受阻、血液淤滞，导致门静脉压力升高。临床表现为脾大、脾功能亢进、食管-胃底静脉曲张破裂出血、腹水等症状。

病因与分类 根据发生梗阻的部位，门静脉高压症可分为肝前型、肝内型和肝后型。肝前型门静脉高压症的常见原因是肝外门静脉栓塞、门静脉先天性畸形以及外在压迫。肝内型又可分为窦前型、窦后型及窦型，其中窦前型门静脉高压症的最常见原因为血吸虫性肝硬化，窦后及窦型门静脉高压症最常见原因为肝炎后性肝硬化，其次为酒精性肝硬化及胆汁性肝硬化。肝后型门静脉高压症的常见原因有巴德-吉亚利综合征（Budd-Chiari syndrome）、缩窄性心包炎、严重右心衰等。

病理生理 门静脉由肠系膜上静脉和脾静脉汇合而成，肠系膜下静脉多注入脾静脉。正常门静脉压力为 13 ~ 24cmH$_2$O（1cmH$_2$O = 98Pa），平均 18cmH$_2$O。门静脉位于两个毛细血管网之间，无静脉瓣，与腔静脉之间存在四个交通支，即胃底-食管下段交通支，直肠下端-肛管交通支，前腹壁交通支以及腹膜后交通支。当各种原因引起门静脉血流受阻，导致门静脉高压症时，常发生以下病理变化：①脾大、脾功能亢进，外周血细胞减少。②交通支开放形成静脉曲张，食管-胃底曲张静脉破裂可导致上消化道大出血，腹壁静脉曲张以脐为中心向上、下延伸，状如"海蛇头"，直肠、肛管静脉丛扩张导致痔疮。③出现腹水，主要与门静脉系统毛细血管床的滤过压升高、血浆胶体渗透压下降、继发性醛固酮分泌过多、淋巴液生成过多、抗利尿激素分泌增加等因素有关。④肝解毒功能减弱，大量有毒物质对大脑产生毒性作用，导致肝性脑病。⑤部分患者并发门静脉高压性胃病，与胃壁淤血水肿、黏膜下动-静脉交通支开放、黏膜防御屏障破坏等因素有关，少数可导致上消化道出血。

临床表现 ①脾大、脾功能亢进：临床就诊的所有患者均有不同程度的脾大，发生大出血时脾可暂时缩小。一般均有脾功能亢进，其中以血小板及白细胞减少最为明显，而红细胞减少出现较晚和较轻。②上消化道出血：曲张的食管-胃底静脉一旦破裂，患者会发生大量呕血、黑便，常为部分患者临床就诊的主要原因。由于门静脉高压、凝血机制障碍及血小板减少等原因，出血常难以自行停止。③腹水：患者常有不同程度的腹水，表现为腹胀、尿量减少尿色深黄等。④肝病体征：患者常有慢性肝病面容，皮肤巩膜黄染，可见肝掌及蜘蛛痣。可见腹壁浅表静脉曲张，以肚脐为中心呈放射状分布，状如海蛇头，大量腹水者状如蛙腹，移动性浊音阳性；可触及肿大的肝和脾，但晚期肝硬化患者因肝脏萎缩难以触及；久病者尚可见男性乳房发育。

诊断 ①患者常有慢性肝炎、肝硬化、血吸虫病或长期大量饮酒等病史。②有脾大、脾功能亢进、呕血黑便、腹水等临床表现。③血常规检查：红细胞计数减少，贫血多呈正细胞正色素性，少数呈正细胞低色素性；亦常见白细胞和血小板计数减少。④肝功能检查：肝功能指标多为正常或轻度异常。⑤影像学检查：超声、CT 及 MRI 发现肝实质弥漫性病变、脾大、腹水等，钡剂显示有食管-胃底静脉曲张。⑥内镜检查：显示有食管-胃底静脉曲张。

治疗 针对病因和临床症状采取以内科治疗为主的综合治疗，应因人而异，采取个体化治疗方案。

一般治疗 注意休息、加强营养，摄入高蛋白、高糖类及低脂饮食，避免使用肝毒性药物，戒酒等。

非手术治疗 ①以拉米夫定、阿德福韦或恩替卡韦等抗乙肝，干扰素抗丙肝治疗。②应用谷胱甘肽、硫普罗宁、磷脂酰胆碱、苗三硫等保肝利胆药物。③应用生长抑素、普萘洛尔等降低门静脉压力。④对发生食管-胃底静脉曲张破裂出血者可利用血管加压素及三腔二囊管压迫止血。

内镜治疗 经过内镜套扎食管下段及胃底曲张静脉，或内镜下硬化剂注射。

介入治疗 ①通过介入的方法栓塞部分脾动脉，以达到减少脾静脉血流，降低门静脉压力，并可在一定程度上控制脾功能亢进症状。②TIPS（见经颈静脉肝内门体分流术）。

手术治疗 可以根据不同病情采用脾切除术、门-奇断流术（包括冠状静脉结扎术、贲门周围血管离断术、胃底横断术、食管下段胃底切除术等）或门体分流术（包括门腔分流术、脾肾分流术、肠腔分流术、脾腔分流术、冠腔分流术、脐腔分流术、经颈静脉肝内门体静脉分流术等）。对晚期门静脉高压症，肝移植术应

是目前唯一较为理想的根治性治疗措施。

（卢实春　李传云）

gāndà

肝大 （hepatomegaly；hepatomegalia）

肝的体积及重量大于正常范围。曾称肝肿大，可由多种疾病引起，是临床查体的重要体征之一。正常成年人肝大小约为长径 25cm×上下径 15cm×前后径 15cm，重量约占体重的 1/50。

病因 引起肝大的疾病很多，包括感染性和非感染性因素。感染性因素主要有病毒性肝炎、传染性单核细胞增多症、黄热病、巨细胞病毒感染、斑疹伤寒、急性梗阻性化脓性胆管炎、慢性胆管炎、原发性硬化性胆管炎、细菌性肝脓肿、肝结核、钩端螺旋体病、回归热、肝梅毒、阿米巴性肝脓肿、血吸虫病、华支睾吸虫病、胆道蛔虫病等。非感染性因素常见有中毒性（如四氯化碳、乙醇、苯巴比妥），淤血性（如充血性心力衰竭、心肌病、心包填塞），胆汁淤滞性（如胆总管结石、胆管癌、胰头癌），代谢障碍性（如脂肪肝、肝淀粉变性、肝豆状核变性），肝硬化（门脉性、血吸虫性、坏死后性），肿瘤和囊肿（如肝癌、肝血管瘤、肝囊肿）等。

症状体征 ①腹痛：主要为右上腹隐痛。②黄疸：病毒性肝炎、胆汁性肝硬化、肝外胆道梗阻多见。③消瘦：肝癌、肝硬化可伴明显消瘦。④腹水：肝癌、肝硬化、重型肝炎等可见。⑤蜘蛛痣和肝掌：见于慢性肝实质性病变。⑥凝血功能异常：如紫癜、牙龈出血等，常见于严重肝病、长期阻塞性黄疸等。

治疗 要积极寻找和治疗原发病。如为肝脓肿或囊肿，可行经皮穿刺治疗，脓腔内可注入抗

生素或甲硝唑，囊肿内可注入无水乙醇或复方铝溶液等硬化剂。

（卢实春　李传云）

pídà

脾大 （splenomegaly）

脾的体积与重量大于正常范围。曾称脾肿大（图）。可由多种疾病引起，是临床常见的重要体征。正常脾浊音界在左腋中线第 9～11 肋间；宽 4～7cm，前方不超过腋前线，正常情况下一般摸不到脾，如仰卧位或侧卧位查体摸到了脾的边缘应认为脾大。

病因 引起脾大的疾病很多，包括感染性和非感染性因素。感染性因素主要有病毒感染、立克次体感染、细菌感染、螺旋体感染、寄生虫感染、血吸虫病、慢性疟疾、黑热病、梅毒等。非感染性因素常见有淤血（如肝硬化、慢性充血性右心衰竭、慢性缩窄性心包炎或大量心包积液、巴德-吉亚利综合征、特发性非硬化性门脉高压症等）、血液病（如白血病、恶性淋巴瘤、骨髓纤维化等）、结缔组织病（如系统性红斑狼疮、皮肌炎、结节性多动脉炎等）、组织细胞增生症（如莱特勒-西韦病、黄脂瘤病综合征、嗜酸性肉芽肿）、脂质沉积症（如戈谢病、尼曼-皮克病）、脾肿瘤与脾囊肿等。

症状体征 ①上腹饱胀不适：

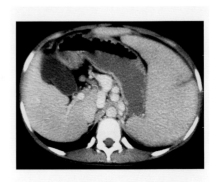

图　CT 增强扫描见脾明显增大（李传云供图）

主要由脾压迫邻近器官所致。②贫血：见于血液病性脾大，如白血病、血小板减少性紫癜、肝硬化等。③黄疸：见于溶血性贫血、慢性病毒性肝炎、肝硬化等。④出血点或淤斑：见于白血病、血小板减少性紫癜等血液病性脾大。⑤肝及淋巴结肿大：见于恶性淋巴瘤、淋巴细胞性白血病、结缔组织病等。⑥肝病面容、肝掌及蜘蛛痣：见于慢性病毒性肝炎、肝硬化。⑦皮疹：多见于伤寒、斑疹伤寒、败血症、亚急性感染性心内膜炎等。⑧水肿、腹水：见于慢性右心衰竭、缩窄性心包炎、肝硬化等。

治疗原则 脾大常是某些疾病的重要体征，因此，对脾大患者，首先要积极寻找和治疗原发病。若脾大伴有明显的脾功能亢进，而治疗原发病疗效不显著时，可考虑行脾切除术。

（卢实春 李传云）

zhīzhūzhì

蜘蛛痣（spider nevus） 皮肤黏膜上小动脉末端分支扩张形成类似蜘蛛的血管痣（图）。又称蛛网状痣、蜘蛛样毛细血管扩张症、蜘蛛血管瘤等。常见于慢性肝炎、肝硬化、肝癌等肝功能不全患者，也可见于妊娠期妇女及健康人。蜘蛛痣大小不一，小者直径2~3mm，大者可达1cm以

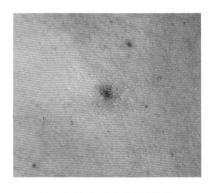

图 蜘蛛痣（李传云供图）

上，其中心稍隆起，用笔尖按压中心红斑，则其周围毛细血管褪色，移去压力后即刻复原，最常见于面部、颈部及胸部，亦可见于手、肩及其他部位。

发生机制 蜘蛛痣产生的主要原因是雌激素代谢紊乱，其发生与机体雌激素的水平直接相关。肝是人体雌激素代谢的主要器官，肝发生病变时，对雌激素的灭活能力下降，造成雌激素在体内大量堆积，引起皮肤黏膜小动脉扩张，形成蜘蛛痣。

临床意义 蜘蛛痣是慢性肝病的重要体征之一，是诊断肝病的重要参考指征。尤其是形态典型、多发、长时间持续不退的蜘蛛痣，应首先考虑到有慢性肝炎、肝硬化及原发性肝癌等慢性肝病的可能。

治疗原则 患有肝疾病并发的蜘蛛痣，首先要积极治疗原发病。蜘蛛痣则可用激光治疗，通过高能量激光的光热反应，使扩张的小动脉发生凝固性坏死，甚至碳化或汽化，从而消灭蜘蛛痣。对较大的蜘蛛痣可行反复多次的激光治疗。

（卢实春 李传云）

hǎishétóu

海蛇头（caput medusae） 位于脐周围的腹壁浅表静脉以脐为中心向四周伸展、迂曲形成的静脉曲张，状如海蛇之头。又称水母头。常见于门静脉高压症患者。肝门静脉系统的附脐静脉，在脐周围通过腹壁上静脉及胸腹壁静脉与上腔静脉相交通，通过腹壁下静脉及腹壁浅静脉与下腔静脉相交通。门静脉高压时，位于脐周围的交通静脉大量开放，导致以脐为中心的腹壁浅表静脉曲张，形成"海蛇头"（图）。门静脉高压的特征性体征之一，尤其是形

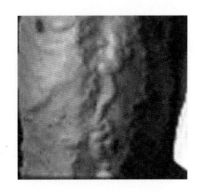

图 海蛇头（李传云供图）

态典型、长时间持续不退的海蛇头，应首先考虑此病。该征无须行针对性治疗，肝门静脉压力降低后脐周静脉交通支关闭，海蛇头即可自行缓解。

（卢实春 李传云）

yídòngxìng zhuóyīn

移动性浊音（shifting dullness） 因体位改变而出现腹部叩诊时浊音区移动的现象。腹腔内有较多腹水时（1000ml以上），因重力作用腹水积聚在腹腔低处而叩诊呈浊音。检查时先让患者仰卧，从中间向左侧叩诊，发现浊音时板指不动，让患者右侧卧再叩诊，如果呈鼓音则为移动性浊音阳性（图）。移动性浊音是判断腹水常用的重要方法，是很多疾病的共同症状。最多见于慢性肝炎、肝硬化、肝癌等，也可见于结核性腹膜炎、肾病综合征、心功能不

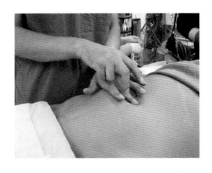

图 移动性浊音叩诊手法（李传云供图）

全、腹膜癌等患者。

发生机制 ①门静脉压力增高：正常时肝窦压力仅 0～2mmHg，门静脉高压时大量液体渗透至肝淋巴间隙，造成肝脏淋巴液生成过多，从肝包膜直接漏入腹腔形成腹水。②血浆胶体渗透压降低：肝硬化时白蛋白合成能力下降，导致血浆白蛋白降低，血浆胶体渗透压降低，大量的液体渗透至组织间隙，形成腹水。③血浆中心钠素相对不足和机体对其敏感性降低、雌激素灭活减少、抗利尿激素分泌增加导致的排水功能障碍和前列腺素分泌减少，造成肾血管收缩，肾灌注量下降，肾血流量重新分布。

临床意义 移动性浊音是慢性肝病的重要体征之一。尤其是典型、长时间持续不退的移动性浊音，伴有腹胀、恶心、食欲减退等临床症状时，应首先考虑到有肝硬化、原发性肝癌等慢性肝病的可能。

治疗原则 移动性浊音不是疾病，只是很多疾病尤其是慢性肝病体格检查时发现的一个阳性体征，因此，首先要积极治疗原发病。对于长期大量腹水引起腹胀、恶心、食欲下降等相应症状时，可行腹腔穿刺，间断抽放腹水，一般每天放腹水量不应超过1000ml，否则易诱发肝昏迷及加重低蛋白血症。

(卢实春　李传云)

qūyùxìng ménjìngmài gāoyāzhèng

区域性门静脉高压症（local portal hypertension，LPH）　由于局部病变使脾静脉血液回流受阻导致的胃脾区域门静脉属支压力升高。又称胰源性门静脉高压症、胃脾区门静脉高压症等。属于肝外型门静脉高压症的一种特殊类型，约占肝外型门静脉

高压的 5%，是唯一能够彻底治愈的门静脉高压症。临床常表现为脾大、脾功能亢进和孤立性胃底静脉曲张，少部分可出现上消化道出血，但无肝硬化和肝功能损害。

病因 最常见于急性和慢性胰腺炎，约占病因的 50%；其次为胰腺体尾部的良性或恶性肿瘤，如胰腺假性囊肿、体尾部胰腺癌等；少见于胰管结石、后腹膜肿瘤、胃癌、胃溃疡慢性穿孔、结肠（脾区）癌、脾静脉周围淋巴结肿大、左肾脓肿等。

病理生理 门静脉由脾静脉和肠系膜上静脉两个主要属支汇合而成，故门静脉循环可分为脾胃区和肠系膜区，脾静脉紧贴胰腺后上缘，故胰腺和后腹膜的肿块、炎症以及脾本身的病变等均可导致脾静脉受压以致血栓形成，造成脾静脉血液回流受阻，在脾胃区形成区域性高压状态，脾静脉血液经胃短静脉→胃底静脉丛→冠状静脉，回流至门静脉，形成侧支循环，成为孤立性胃底静脉曲张的病理基础。随着静脉压力进一步升高，食管下段交通支开放，经奇静脉、半奇静脉，回流至上腔静脉，导致食管下段静脉曲张，可发生上消化道出血。

临床表现 ①腹痛：常表现为反复上腹部疼痛，多为胰腺炎、胰腺肿瘤等原发病的表现。②脾大、脾功能亢进：临床就诊的所有患者均有不同程度的脾大，且常伴有不同程度的脾功能亢进。③上消化道出血：为部分患者临床就诊的主要原因，内镜检查可发现食管静脉重度曲张，红色征阳性，为门-奇静脉分流所致。④贫血：部分患者就诊时可有中度到重度贫血及其相关症状。

⑤肝病体征：多无明显肝大、黄疸、腹水亦较少见，无皮肤色素沉着、蜘蛛痣及男性乳房发育等慢性肝病征象。

诊断 ①患者有明确的原发性病变，如胰腺疾病、腹膜后肿瘤、脾脏病变等。②明显的脾大，伴有或不伴有上消化道出血。③血常规：红细胞计数减少，贫血多呈正细胞正色素性，少数呈正细胞低色素性；亦常见白细胞和血小板计数减少。④肝功能检查：肝功能指标多为正常或轻度异常。⑤影像学检查：超声、CT及 MRI 可发现胰腺病变或后腹膜占位，脾呈不同程度肿大，脾静脉受压迫而狭窄或血栓形成，血流受阻，脾门周围及胃短静脉、胃网膜静脉扩张、迂曲，而门静脉主干及其分支无扩张，肝质地正常，无明显肝硬化征象（图）。⑥内镜检查：发现有孤立性胃底静脉曲张，少数见食道下段静脉曲张。⑦特殊检查：a. 门静脉压（portal venous pressure，PVP）及肝静脉楔压（wedged hepatic vein pressure，WHVP）测定。PVP 正常或轻度升高，WHVP 正常，说明该病为区域性阻塞，肝门静脉主干压力无异常。b. 直接或间接肝门静脉造影。为观察肝门静脉系统病变的重要方法，本病肝门静脉造影表现为门脉主干及肝内门脉分支无异常，而脾静脉受压、阻塞。c. 肝穿刺活检。可见肝小叶及汇管区结构正常，没有肝弥漫性再生肝结节。

该病的诊断需结合临床及以上相关辅助检查结果综合考虑，并须绝对排除各种病因的肝硬化性门脉高压。对有脾大伴脾功能亢进而肝功能正常者，首先应考虑到该病可能，胃镜或钡剂检查发现孤立性胃底静脉曲张时尤应

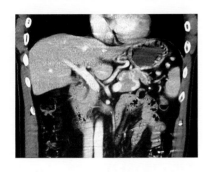

图 a　脾静脉受胰腺肿物挤压而移位、闭塞

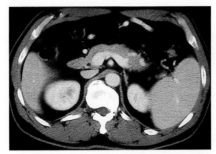

图 b　胰腺肿物挤压脾静脉而移位、闭塞，脾明显增大，肝形态无异常

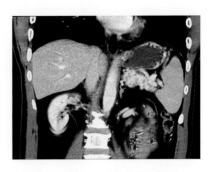

图 c　胰腺肿物挤压脾静脉，脾门周围及胃短静脉、胃网膜静脉扩张、迂曲

图　区域性门静脉高压症 CT 增强扫描（李传云供图）

注意，若同时合并有胰腺疾病或腹膜后占位则可确诊该病。

治疗　针对病因和区域性门静脉高压两个方面，应因人而异，采取个体化方案。

原发病的治疗　区域性门静脉高压本身并不是孤立的疾病，而是由周围脏器原发疾病所导致的结果，而这些原发疾病一般都需要手术处理。对原发病的手术应首先考虑解除对脾静脉的压迫。胰腺炎、胰腺假性囊肿患者往往胰周粘连严重，手术有一定难度，可施行胰腺体尾部分切除术及囊肿内引流术。胰腺或腹膜后肿瘤应争取行根治性切除。

区域性门静脉高压的治疗　对脾功能亢进明显的区域性门静脉高压患者，在处理原发病灶的同时应行脾脏切除术，对食管-胃底静脉重度曲张、有出血史的患者应加行贲门周围血管离断术。对年老体弱、不能耐受手术的患者，可考虑介入治疗，行选择性脾动脉部分栓塞术，以达到减少脾静脉血流，降低胃脾区域门静脉属支压力，并可在一定程度上控制脾功能亢进症状。对食管-静脉曲张行内镜套扎或硬化剂注射。若脾功能亢进症状较轻，胃镜提示孤立性胃底静脉轻度曲张的患者，可仅处理原发病灶，保留脾。

预后　主要取决于原发病的性质，若原发病为良性病变，脾切除之后可获得永久治愈。

（卢实春　李传云）

tèfāxìng ménjìngmài gāoyāzhèng

特发性门静脉高压症（idiopathic portal hypertension，IPH）

门静脉分支闭塞性纤维化和硬化导致的门静脉高压症。又称非肝硬化性门静脉纤维化、非硬化性门静脉高压或肝门静脉硬化症。临床常表现为贫血、脾大和上消化道出血，但无肝硬化和肝外门静脉阻塞。患者多为青年男性或中年女性，临床起病隐匿，具体发病时间常叙述不清。该病在日本和印度最为常见，在西方国家占门静脉高压症的 3%～4%。

病因　至今尚不明确。有学者认为，长期接触或摄入氯化乙烯、砷以及细胞毒药物（如硫唑嘌呤、白消安）等与该症发病密切相关，因此提出了毒性物质学说，认为上述因素可引起肝内门脉分支根部或窦内皮损伤，产生静脉炎症或血栓形成。另据报道，患者多有从幼年起生活在环境卫生较差或有反复肠道感染的背景，据此提出细菌抗原学说。

临床表现①上消化道出血：常为患者临床就诊的主要原因，2/3 以上患者经内镜可检出食管静脉重度曲张，红色征阳性，为门静脉高压时门-奇静脉分流所致。②脾大：临床就诊的所有患者均有不同程度的脾大，且伴有明显的脾功能亢进。③贫血：患者就诊时多有中度到重度贫血及其相关症状。④肝病体征：多无明显肝大、黄疸、腹水亦较少见，无明显皮肤色素沉着、蜘蛛痣及男性乳房发育等慢性肝病征象。

诊断　①患者有上消化道出血和脾肿大、贫血的临床表现。②血常规检查：红细胞计数减少，贫血多呈正细胞正色素性，少数呈正细胞低色素性；亦常见白细胞和血小板计数减少。③肝功能检查：肝功能指标多为正常或轻度异常。④影像学检查：超声、CT 及 MRI 表现为肝门静脉主干及其分支显著扩张，大量门-腔侧支循环开放，脾呈不同程度肿大，脾静脉增粗、血流量增加，但肝脏质地正常，无明显肝硬化征象（图）。⑤内镜检查：发现有中度到重度食管胃底静脉曲张。⑥特

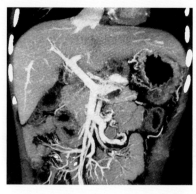

图 a　门静脉主干及大分支扩张，小分支减少，形似枯树干

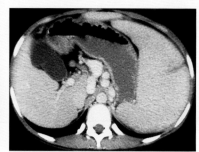

图 b　肝内门脉分支稀疏，根部狭窄，脾明显增大

图　特发性门静脉高压症 CT 增强扫描（李传云供图）

殊检查：a. PVP 及 WHVP 测定。PVP 明显升高，常超过 20cmH$_2$O，WHVP 正常或轻度升高而明显低于 PVP，说明该病为肝内窦前性阻塞。b. 直接或间接门静脉造影。观察门静脉系统病变的重要方法。常表现为门脉主干显著增宽但无阻塞，肝内门脉分支数目减少、形态不规整，细小门脉分支可见有明显的根部狭窄或突然中断，并可见有胃底-食管下段、脐周、直肠周围及腹后壁大量门腔侧支循环开放，胃左静脉、附脐静脉可见明显离肝血流。c. 肝穿刺活检。可见肝内汇管区周围纤维化，门脉分支有不同程度纤维化及硬化，部分门脉分支可见有机化血栓及再通，但肝小叶结构保持正常，没有肝脏弥漫性再生肝结节。d. 核扫描。^{99m}Tc-SC 肝脾放射显像可见肝脾显影，但骨髓不显影，是该病与肝硬化的显著区别。

该病的诊断需结合临床及以上相关辅助检查结果综合考虑，并须绝对排除各种病因的纤维化、肝硬化和肝外门静脉阻塞等。

治疗　主要是针对门静脉高压并发症的防治，包括药物治疗、内镜治疗、介入治疗及手术治疗。

药物治疗　①降低门脉压力药物：常用药物有普萘洛尔、硝酸异山梨酯、单硝酸异山梨酯、螺内酯等。一般可根据病情选择一种或两种药物联用。②中医中药：益气养阴、活血化瘀等中医药辨证施治。

内镜治疗　经过内镜套扎食管下段及胃底曲张静脉，或内镜下注射硬化剂。

介入治疗　主要是通过介入的方法栓塞部分脾动脉，以达到减少脾静脉血流，降低门静脉压力，并可在一定程度上控制脾功能亢进症状。

手术治疗　见门静脉高压症。

预后　该病为慢性迁延性疾病，一般不进展为肝硬化，预后取决于对静脉曲张破裂出血及脾功能亢进的防治效果，总体疗效比肝硬化失代偿期为好，大多数可正常生活，50% 患者自疾病开始生存期可达 25~35 年。

（卢实春　李传云）

dòuxíng ménjìngmài gāoyāzhèng

窦型门静脉高压症（sinusoidal portal hypertension）

由于各种原因引起肝窦部梗阻，致门静脉血流受阻、血液淤滞，导致门静脉压力升高。临床表现为脾大、脾功能亢进、食管胃底静脉曲张破裂出血以及腹水等症状。最常见的原因为乙型肝炎或丙型肝炎引起的肝硬化（图 1），其次为酒精性肝硬化以及胆汁性肝硬化（图 2）。

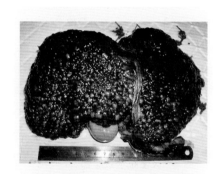

图 1　肝炎后肝硬化手术切除标本（卢实春、李传云 供图）

肝移植切除病肝标本见肝脏极度萎缩，各叶比例失调，表面见大量硬化结节

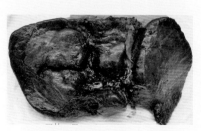
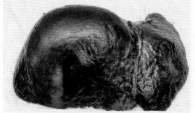

图 2　胆汁性肝硬化手术切除标本（卢实春、李传云 供图）

肝移植切除病肝标本见肝脏萎缩，各叶比例失调，表面因胆汁淤积而呈灰黄色，可见大量硬化结节

临床表现 见门静脉高压症。

诊断 ①患者常有肝炎后肝硬化、酒精性肝硬化或胆汁性肝硬化等病史。②有脾大脾功能亢进、呕血黑便、腹水（图3）等临床表现。③血常规：白细胞和血小板明显减少，可有贫血，多呈正细胞正色素性，少数呈正细胞低色素性。④肝功能检查：转氨酶及胆红素升高。⑤影像学检查：超声、CT及MRI发现肝实质弥漫性病变、脾大、腹水等，钡剂显示有食管－胃底静脉曲张（图4）。⑥内镜检查：显示有食管－胃底静脉曲张。

治疗 见门静脉高压症。

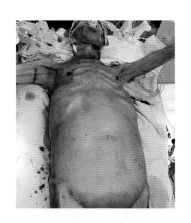

图3　大量腹水致腹部膨隆，状如蛙腹（卢实春、李传云 供图）

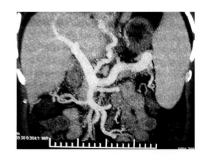

图4　窦型门静脉高压症腹部CT增强扫描（卢实春、李传云 供图）
脾大、脾静脉增宽、胃冠状静脉扩张迂曲

（卢实春　李传云）

dòuqiánxíng ménjìngmài gāoyāzhèng
窦前型门静脉高压症（pre-si-nusoidal portal hypertension）

由于各种原因引起肝内窦前部位梗阻，致门静脉血流受阻、血液瘀滞，导致门静脉压力升高。最常见原因为血吸虫性肝硬化，血吸虫在门静脉系统内发育成熟后产卵，形成虫卵栓子，沉积于肝小叶间汇管区的门静脉小分支内，从而引起门静脉小分支的血栓性内膜炎及其周围的纤维化，导致门静脉血流受阻，门静脉压力升高。

临床表现 见门静脉高压症。

诊断 ①患者常有血吸虫性肝硬化病史。②有脾大脾功能亢进、呕血黑便、腹水等临床表现。③血常规检查：白细胞和血小板明显减少，可有贫血，多呈正细胞正色素性，少数呈正细胞低色素性。④肝功能检查：肝功能指标多为正常或轻度异常。⑤影像学检查：超声、CT及MRI发现肝实质弥漫性病变、脾大、腹水等；钡剂造影显示有食管、胃底静脉曲张。⑥内镜检查：显示有食道、胃底静脉曲张。

治疗 针对病因和临床症状采取综合治疗，应因人而异，采取个体化治疗方案。

一般治疗 注意休息、加强营养，摄入高蛋白、高碳水化合物及低脂饮食，应用吡喹酮硝硫氰胺治疗血吸虫，避免使用肝脏毒性药物，戒酒等。

非手术治疗 ①及时补足血容量，纠正休克；大出血患者，收缩压小于80mmHg，估计失血量在800ml以上者，应快速适量输血及血浆。②使用血凝酶、氨甲环酸、氨甲苯酸、卡巴克络等止血药物。③血管加压素：通过促使内脏小动脉收缩、减少门静

脉血流量，以降低门静脉压力，达到止血目的。④应用生长抑素、普萘洛尔等，可降低门静脉压力。⑤对有肝功能异常者可酌情选用谷胱甘肽、硫普罗宁、磷脂酰胆碱、茴三硫等保肝利胆药物。⑥对发生急性食管胃底静脉曲张破裂出血者可利用三腔双囊管压迫止血（见三腔双囊管压迫止血）。

内镜治疗 经过内镜套扎食管下段及胃底曲张静脉，或内镜下硬化剂注射，为急性期控制出血的首选方法，应在出血后2~3天进行。

介入治疗 ①通过介入的方法栓塞部分脾动脉，以达到减少脾静脉血流，降低门静脉压力，并可在一定程度上控制脾功能亢进症状。②对药物及内镜治疗效果不佳，且肝功能较差，难以耐受手术的食管胃底曲张静脉破裂出血的患者，以及等待肝移植者，可通过介入放射的方法，经颈内静脉或股静脉途径在肝内肝静脉与门静脉主要分支间建立通道，置入支架管以实现门体分流，可明显降低门静脉压力，有效防治曲张静脉破裂出血（见经颈静脉肝内门体分流术）。

手术治疗 对肝功能较好，以脾大、脾功能亢进为主要表现的患者，单纯切脾即可获得满意疗效。对伴有广泛的食管和胃底静脉曲张，并有严重的或反复曲张静脉破裂出血者，治疗见门静脉高压症。

（卢实春　李传云）

dòuhòuxíng ménjìngmài gāoyāzhèng
窦后型门静脉高压症（post-si-nusoidal portal hypertension）

由于各种原因引起肝内窦后部位梗阻，致门静脉血流受阻、血液淤滞，导致门静脉压力升高。最

常见原因为乙型肝炎或丙型肝炎引起的肝硬化，其次为酒精性肝硬化及胆汁性肝硬化。

临床表现 见门静脉高压症。

诊断 ①患者常有肝炎后肝硬化、酒精性肝硬化或胆汁性肝硬化等病史。②有脾大脾功能亢进、呕血黑便、腹水等临床表现。③血常规检查：白细胞和血小板明显减少，可有贫血，多呈正细胞正色素性，少数呈正细胞低色素性。④肝功能检查：提示转氨酶及胆红素升高。⑤影像学检查：超声、CT及MRI发现肝实质弥漫性病变、脾大、腹水等，钡剂显示有食管、胃底静脉曲张。⑥内镜检查：显示有食管、胃底静脉曲张。

治疗 见门静脉高压症。

(卢实春)

gānqiánxíng ménjìngmài gāoyāzhèng

肝前型门静脉高压症 （prehepatic portal hypertension）

由于各种原因引起肝外门静脉梗阻，致门静脉血流受阻、血液淤滞，导致门静脉压力升高。常见原因为门静脉血栓形成，亦可见于门静脉先天发育异常、肝外门腔静脉畸形（Abernethy 畸形）及门静脉海绵样变性。多见于小儿，肝功能多正常。

临床表现 ①腹痛：常见于急性门静脉系血栓形成的患者，多为上腹部胀痛，以餐后为甚。②脾大、脾功能亢进：临床就诊的所有患者均有不同程度的脾大，发生大出血时脾可暂时缩小。一般均有脾功能亢进，其中以血小板及白细胞减少最为明显，而红细胞减少出现较晚且较轻（图）。③上消化道出血：曲张的食管胃底静脉一旦破裂，患者会发生大量呕血、黑便，常为部分患者临床就诊的主要原因。由于门静脉

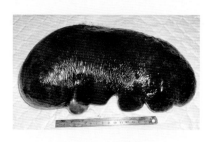

图 肝前型门静脉高压症手术切除标本（卢实春、李传云 供图）
脾充血性肿大

压力升高、凝血机制障碍及血小板减少等原因，出血极为汹涌，常难以自行停止。④腹水：患者常有不同程度的腹水，表现为腹胀、尿量减少及小便深黄等。⑤肝病体征：患者常有慢性肝病面容，面色黧黑，皮肤巩膜黄染，可见肝掌及蜘蛛痣；可见腹壁浅表静脉曲张，以肚脐为中心呈放射状分布；有大量腹水者状如蛙腹，移动性浊音阳性；可触及肿大的脾。⑥实验室检查：白细胞和血小板明显减少，可有贫血，多呈正细胞正色素性，少数呈正细胞低色素性；肝功能指标多为正常或轻度异常。

诊断 ①患者常有门静脉血栓病史。②有脾大脾功能亢进、呕血黑便、腹水等临床表现。③血常规：白细胞和血小板明显减少，可有贫血，多呈正细胞正色素性，少数呈正细胞低色素性。④影像学检查：超声、CT及MRI发现门静脉阻塞性病变、脾大、腹水等；钡剂显示有食管胃底静脉曲张。⑤内镜检查：显示有食管胃底静脉曲张。⑥特殊检查：a. 间接门静脉造影。有较为特异性征象，其主要表现为门静脉及肠系膜上静脉不显影。b. 肝穿活检。肝组织多无肝硬化表现，无假小叶形成。

治疗 针对病因和临床症状采取综合治疗，应因人而异，采取个体化治疗方案。

一般治疗 注意休息、加强营养，摄入高蛋白、高碳水化合物及低脂饮食，避免使用肝脏毒性药物，戒酒等。

非手术治疗 ①门静脉血栓形成急性期可以试用尿激酶或链激酶溶栓治疗。②应用生长抑素、普萘洛尔等降低门静脉压力。③对发生食管胃底静脉曲张破裂出血者可利用血管加压素及 三腔二囊管压迫止血。

内镜治疗 经过内镜套扎食管下段及胃底曲张静脉，或内镜下硬化剂注射。

介入治疗 ①通过介入的方法栓塞部分脾动脉，以达到减少脾静脉血流，降低门静脉压力，并可在一定程度上控制脾功能亢进症状。②经股动脉插管至肠系膜上动脉和（或）脾动脉行溶栓、抗凝治疗。

手术治疗 见门静脉高压症。

(卢实春　李传云)

niánmóxià wèidǐqūzhāngjìngmài féngzāshù

黏膜下胃底曲张静脉缝扎术 （submucous fundus gastricus varicose vein transfixion）

为达到控制或预防食管胃底静脉曲张破裂出血的目的，缝扎黏膜下胃底曲张静脉的手术。主要适用于门静脉高压伴有广泛的食管和胃底静脉曲张，并有严重的或反复曲张静脉破裂出血者，以及各种门体分流术后再出血者。此术式能有效防治食管胃底曲张静脉破裂出血，操作亦相对简单，对术者的技术要求不高，在基层医院即可实施，且由于此手术部分阻断了门奇分流，增加了向肝门静脉血液灌注，从而在一定程度上

改善了肝功能，术后肝性脑病的发生率相对较低，故目前应用较多。但因食管下端及胃底壁层之间，包括黏膜下层、环行肌、纵行肌以及浆膜层周围有极其丰富的血管网，它们之间有广泛的交通支，所以黏膜下胃底曲张静脉缝扎术断流不够彻底，并且术后尚会形成新的门奇交通支，故此手术并不能彻底解决该处的出血问题，术后再出血率仍在 20% 以上。

适应证 ①无严重心、肺、肾等重要脏器疾病，一般状况尚可，能够耐受手术。②血清白蛋白纠正至 30g/L 以上，凝血酶原时间延长不超过正常对照的 50%，腹水基本消失，无活动性肝炎。③门脉高压症并发食管胃底静脉破裂出血，经正规非手术治疗出血不能得到有效控制者，可考虑行急诊黏膜下胃底曲张静脉缝扎术。④食管胃底曲张静脉破裂出血，经非手术治疗出血已停止，一般情况改善，为防止再度出血可行择期黏膜下胃底曲张静脉缝扎术。⑤门脉高压症食管胃底静脉重度曲张，红色征阳性，有潜在出血危险者，可行预防性黏膜下胃底曲张静脉缝扎术。⑥各种门体分流术后再发生大出血者，可考虑行黏膜下胃底曲张静脉缝扎术。

禁忌证 ①年老体弱不能耐受手术者。②伴有严重心、肺、肾等重要脏器功能不全者。③肝癌患者。④有大量腹水者。

手术方法 ①体位：患者取仰卧，左腰部垫高 15° ～ 30°。②麻醉：通常予以全身麻醉，以确保麻醉效果，利于手术操作。③切口：多采用上腹正中切口或左侧经腹直肌切口。④探查、测压：逐层切开腹壁进入腹腔，首先进行仔细检查，排除腹腔肿瘤等情况，此后选择胃网膜右静脉分支置管至门静脉测定门静脉压。⑤脾切除：门脉高压患者一般均有明显脾肿大，且临床伴有明显的脾功能亢进，需行脾切除术，之后再次测定门静脉压。⑥黏膜下胃底曲张静脉缝扎术：于胃底前壁距贲门 3～4cm 切开胃壁，切口长 5～6cm，吸出胃内容物，向前上方牵拉胃底前壁，即可充分暴露贲门。仔细观察胃底静脉曲张程度及有无活动性出血。用 1 号丝线行曲张静脉两重或三重缝扎，针距以 1～1.5cm 为宜，有活动性出血者于出血点上下各缝扎一针即可止血。胃底静脉无明显曲张者，于胃底距贲门 1cm 和 2cm 行两周间断缝扎。为防止胃壁缺血坏死或穿孔，缝扎只限于黏膜下层，不可穿破浆肌层。胃壁切口全层间断缝合，并间断缝合浆肌层。术后再次测定门静脉压。⑦关闭腹腔：冲洗手术野，彻底止血，放置腹腔引流管，逐层缝合腹壁切口。

常见并发症 麻醉意外、术中及术后出血、胸腔积液、脓胸、胃壁穿孔、胃漏、急性胃潴留、呃逆、腹腔内感染、膈下脓肿、脾静脉及门静脉血栓形成、腹水、皮肤切口感染、肝衰竭、肝性脑病、肝肾综合征等。

（卢实春 李传云）

sānqiāngshuāngnángguǎn yāpò zhǐxuè

三腔双囊管压迫止血（Sengstaken-Blakemore tube compression hemostasis）

应用三腔双囊管对食管及胃底曲张静脉出血进行充气压迫从而达到确切止血的方法。主要用于门静脉高压引起的食管胃底静脉曲张破裂出血的急救治疗。

方法 首先检查三腔双囊管各气囊及管腔通道是否完整、通畅。液状石蜡润滑管壁后，经鼻孔置入胃腔，用注射器将空气 250～300ml 注入胃气囊，使之充气，用止血钳将此管腔夹闭。将三腔双囊管向外牵引至中等弹性阻力感，这表示胃气囊已压于胃底部，再适度拉紧三腔双囊管，系牵引绳，通过滑车固定于床头架上持续牵引，牵引重量 0.5～1.0kg，牵引角为 40°～50°，牵引物距离地面 30cm 左右，这样可以达到充分压迫的目的。经观察仍未能完全压迫止血者，可再向食管囊内注入空气 100～200ml，然后夹闭此管腔，以直接压迫食管下段的扩张静脉。减压前需先服液状石蜡 20ml，约 10 分钟后再去除止血钳，让气囊逐渐缓慢自行放气，抽吸胃管观察是否有活动出血，若发现仍有活动出血，须即刻再行充气压迫。若无活动出血，30 分钟后仍需再度充气压迫 12 小时，然后再服液状石蜡、放气减压，留管观察 24 小时，若无活动出血，即可拔管。

不良反应及注意事项 置管操作要在呕血的间歇进行，需取得患者的配合；操作动作要轻柔，插管过程中应注意避免因呕吐或胃内容物反流引起误吸甚至窒息；掌握胃气囊和食管气囊的注气量，气囊内压力不宜过低或过高；妥善安置牵引，牵引物重量适宜，首次胃囊充气持续压迫时间要短于 24 小时，以防气囊压迫过重或压迫过久引起黏膜糜烂；三腔双囊管压迫止血一般以 3～5 天为限，若有继续出血，可适当延长压迫时间；牵引过程中若需经胃管灌注药物或流质食物，首先应确定胃管是否在胃腔内，避免误入气囊发生意外；治疗过程中要加强护理，注意防止窒息、鼻翼压迫性坏死等并发症。

（卢实春 李传云）

ménqíduànliúshù

门奇断流术 （portalazygous disconnection）

为达到控制或预防食管胃底静脉曲张破裂出血的目的，切断门静脉与奇静脉之间血流通道的手术。其具体手术方式有多种，包括贲门周围血管离断术、冠状静脉结扎术、胃底横断术、食管下段胃底切除术、黏膜下胃底曲张静脉缝扎术等，这些方法均能有效防治食管胃底曲张静脉破裂出血，且由于此类手术切断了门奇分流，增加了向肝门静脉血流灌注，从而在一定程度上改善了肝功能，可减少肝性脑病的发生，故目前应用较为广泛。但由于断流不彻底、术后新生门奇静脉交通支的形成等原因，各种门奇断流术后仍有一定的静脉曲张破裂出血发生率，一般为 $10\% \sim 20\%$。

适应证 ①无严重心、肺、肾等重要脏器疾病，一般状况尚可，能够耐受手术。②血清白蛋白纠正至 $30g/L$ 以上，凝血酶原时间延长不超过正常对照的 25%，腹水基本消失，无活动性肝炎。③门脉高压症并发食管胃底静脉破裂出血，经正规非手术治疗出血不能得到有效控制者，可考虑行急诊门奇断流术。④食管胃底曲张静脉破裂出血，经非手术治疗出血已停止，一般情况改善，为防止再度出血可行择期门奇断流术。⑤门脉高压症食管胃底静脉重度曲张，红色征阳性，有潜在出血危险者，可行预防性门奇断流术。⑥各种门体分流术后再发生大出血者，可考虑行门奇断流术。

禁忌证 ①年老体弱不能耐受手术者。②伴有严重心、肺、肾等重要脏器功能不全者。③肝癌患者。④有大量腹水者。

手术方法 见黏膜下胃底曲张静脉缝扎术。

常见并发症 麻醉意外，术中及术后出血，食管穿孔，食管胃吻合口漏，胸腔积液，脓胸，腹腔内感染、膈下脓肿，脾静脉及门静脉血栓形成、腹水，皮肤切口感染，肝衰竭，肝性脑病，肝肾综合征等。

（卢实春 李传云）

guānzhuàng jìngmài jiézāshù

冠状静脉结扎术 （ligation of gastric coronary vein）

为达到控制或预防食管胃底静脉曲张破裂出血的目的，结扎胃冠状静脉的手术。主要适用于门静脉高压伴有广泛的食管和胃底静脉曲张，并有严重的或反复曲张静脉破裂出血者，以及各种门体分流术后再出血者。此术式能有效防治食管胃底曲张静脉破裂出血，操作亦相对简单，对术者的技术要求不高，在基层医院即可实施，且由于此手术部分阻断了门奇分流，增加了向肝门静脉血液灌注，从而在一定程度上改善了肝功能，术后肝性脑病的发生率相对较低，故目前应用较多。但因食管下端及胃底壁层之间，包括黏膜下层、环行肌、纵行肌以及浆膜层周围有极其丰富的血管网，它们之间有广泛的交通支，所以冠状静脉结扎术断流不够彻底，并且术后尚会形成新的门奇交通支，故此手术并不能彻底解决该处的出血问题，术后再出血率仍在 20% 以上。

适应证 ①无严重心、肺、肾等重要脏器疾病，一般状况尚可，能够耐受手术。②血清白蛋白纠正至 $30g/L$ 以上，凝血酶原时间延长不超过正常对照的 50%，腹水基本消失，无活动性肝炎。③门脉高压症并发食管胃底静脉破裂出血，经正规非手术治疗出血不能得到有效控制者，可考虑行急诊冠状静脉结扎术。④食管胃底曲张静脉破裂出血，经非手术治疗出血已停止，一般情况改善，为防止再度出血可行择期冠状静脉结扎术。⑤门脉高压症食管胃底静脉重度曲张，红色征阳性，有潜在出血危险者，可行预防性冠状静脉结扎术。⑥各种门体分流术后再发生大出血者，可考虑行冠状静脉结扎术。

禁忌证 ①年老体弱不能耐受手术者。②伴有严重心、肺、肾等重要脏器功能不全者。③肝癌患者。④有大量腹水者。

手术方法 ①体位：患者取仰卧，左腰部垫高 $15° \sim 30°$。②麻醉：通常予以全身麻醉，以确保麻醉效果，利于手术操作。③切口：多采用上腹正中切口或左侧经腹直肌切口。④探查、测压：逐层切开腹壁进入腹腔，首先进行仔细检查，排除腹腔肿瘤等情况，此后选择胃网膜右静脉分支置管至门静脉测定门静脉压。⑤脾切除：门脉高压症患者一般均有明显脾大，且临床伴有明显的脾功能亢进，需行脾切除术，之后再次测定门静脉压。⑥冠状静脉结扎术：一般按从下至上的顺序沿胃小弯依次游离冠状静脉之主干、胃支、食管支、高位食管支及其伴行动脉，逐一结扎、切断，注意保护迷走神经干，以防术后发生胃排空障碍，术后再次测定门静脉压。⑦关闭腹腔：冲洗手术野，彻底止血，放置腹腔引流管，逐层缝合腹壁切口。

常见并发症 麻醉意外、术中及术后出血、食管穿孔、胸腔积液、脓胸、急性胃潴留、呃逆、腹腔内感染、膈下脓肿、脾静脉及门静脉血栓形成、腹水、皮肤切口感染、肝衰竭、肝性脑病、肝肾综合征等。

（卢实春　李传云）

bēnménzhōuwéixuèguǎn líduànshù

贲门周围血管离断术（paraesophagastric devascularization）

为达到控制或预防食管胃底静脉曲张破裂出血的目的，离断门静脉与奇静脉交通支的手术。主要适用于门静脉高压伴有广泛的食管和胃底静脉曲张，并有严重的或反复曲张静脉破裂出血者，以及各种门体分流术后再出血者。此术式能有效防治食管胃底曲张静脉破裂出血，操作亦相对简单，对术者的技术要求不是甚高，在基层医院即可实施，且由于此类手术切断了门奇分流，增加了向肝门静脉血液灌注，从而在一定程度上改善了肝功能，可减少肝性脑病的发生，目前应用较为广泛。但因食管下端及胃底壁层之间，包括黏膜下层、环行肌、纵行肌以及浆膜层周围有极其丰富的血管网，它们之间有广泛的交通支，且贲门周围血管离断术后尚会形成新的门-奇交通支，故此手术并不能彻底解决该处的出血问题，术后再出血率仍为10%~20%。

适应证　①无严重心、肺、肾等重要脏器疾病，一般状况尚可，能够耐受手术。②血清白蛋白纠正至30g/L以上，凝血酶原时间延长不超过正常对照的25%，腹水基本消失，无活动性肝炎。③门静脉高压症并发食管胃底静脉破裂出血，经正规非手术治疗出血不能得到有效控制者，可考虑行急诊贲门周围血管离断术。④食管胃底曲张静脉破裂出血，经非手术治疗出血已停止，一般

情况改善，为防止再度出血可行择期贲门周围血管离断术。⑤门脉高压症食管胃底静脉重度曲张，红色征阳性，有潜在出血危险者，可行预防性应用。⑥各种门体分流术后再发生大出血者。

禁忌证　年老体弱不能耐受手术者，伴有严重心、肺、肾等重要脏器功能不全者，肝癌患者，有大量腹水者。

手术方法　①体位：患者取仰卧，左腰部垫高15°~30°。②麻醉：通常予以全身麻醉，以确保麻醉效果，利于手术操作。③切口：多采用上腹正中切口或左侧经腹直肌切口。④探查、测压：逐层切开腹壁进入腹腔，首先进行仔细检查，排除腹腔肿瘤等情况，此后选择胃网膜右静脉分支置管至门静脉测定门静脉压。⑤脾切除：门脉高压患者一般均有明显脾肿大，且临床伴有明显的脾功能亢进，需行脾切除术，之后再次测定门静脉压。⑥贲门周围血管离断：一般按胃左侧、胃后、胃右侧、食管周围的顺序依次游离左膈下动静脉、胃后动静脉、胃冠状静脉的胃支、食管支和高位食管支及其伴行动脉，逐一结扎切断，进一步游离食管下段约6cm，离断此段食管内的所有穿支血管，注意保护迷走神经干，以防术后发生胃排空障碍，术后再次测定门静脉压。⑦关闭腹腔：冲洗手术野，彻底止血，放置腹腔引流管，逐层缝合腹壁切口。

常见并发症　包括麻醉意外、术中及术后出血、食管穿孔、胸腔积液、脓胸、急性胃潴留、呃逆、脾静脉及门静脉血栓形成、腹腔内感染、膈下脓肿、腹水、皮肤切口感染、肝衰竭、肝性脑病、肝肾综合征等。

（卢实春　李传云）

wèidǐ héngduànshù

胃底横断术（stomach fundus transection）

为达到控制及预防胃底静脉破裂出血的目的，横行切断并楔形切除部分胃底的手术。主要适用于门静脉高压伴有广泛的食管和胃底静脉曲张，并有严重或反复曲张静脉破裂出血者。是既往治疗食管下端胃底曲张静脉破裂出血的常用术式，但由于其操作相对复杂，手术创伤较大，且术后并发症较多，目前已逐渐被各种门腔分流术及门奇断流术所取代。

手术方法　患者取仰卧位，左腰部垫高15°~30°；通常全身麻醉，多采用上腹正中切口或左侧经腹直肌切口；逐层切开腹壁进入腹腔，如探查发现脾显著增大，且伴有明显脾功能亢进，则需首先切除脾，此后自胃底部贲门下方5~6cm处，向上分别游离胃大弯和胃小弯，将胃左静脉和胃短静脉逐一结扎切断，直达食管下段5~10cm；在贲门下方约5cm处用两把大直钳以楔形夹角钳夹胃底部，在两钳之间横断胃底，并切除两钳之间的一段楔形胃壁，然后分别翻起上下两端胃后壁，彻底缝扎胃壁上的曲张静脉。以胃肠吻合的方法，全层间断或连续缝合胃壁两断端，此后间断缝合浆肌层。术后放置腹腔引流管（图）。

常见并发症　包括麻醉意外，术中及术后出血，胃吻合口漏，腹腔内感染、左膈下脓肿，皮肤切口感染，术后肝衰竭等。

（卢实春　李传云）

shíguǎnxiàduàn wèidǐ qiēchúshù

食管下段胃底切除术（resection of lower esophagus and stomach fundus）

为到控制或预防食管胃底静脉曲张破裂出血的

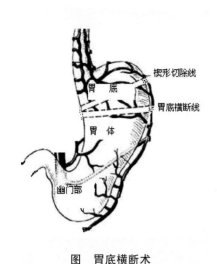

图 胃底横断术

目的，切除食管下段及部分胃底的手术。是一种较为彻底的、止血较为充分的门奇静脉断流术，主要用于门静脉高压伴有广泛的食管和胃底静脉曲张，并有严重的或反复曲张静脉破裂出血者，尤其适用于分流术或其他断流术后再出血者。因食管下端及胃底壁层之间，包括黏膜下层、环行肌、纵行肌以及浆膜层周围有极其丰富的血管网，它们之间有广泛的交通支，其他断流及常用的分流手术很难彻底解决该处的出血问题，再出血率在 10% 以上，而食管下段胃底切除术则具有更确切的控制出血及预防再出血的疗效，为既往外科临床治疗食管下端胃底曲张静脉破裂出血的常用术式。但由于其操作相对复杂，对术者的技术要求较高，手术创伤大，出血量多，必要时尚须做胸腹联合切口，肝功能较差的患者难易耐受，且术后并发症较多，目前很少采用。

手术方法 ①体位：患者取仰卧，左腰部垫高 15°～30°。②麻醉：通常予以全身麻醉，以确保麻醉效果，利于手术操作。③切口：多采用上腹正中切口或左侧经腹直肌切口，对于再次手

术的病例常需作胸腹联合切口，以充分暴露手术野，利于术中操作。④游离食管下段及胃底：逐层切开腹壁进入腹腔，如探查发现脾脏显著增大，且临床伴有明显的脾功能亢进，则需首先切除脾，之后自胃底部贲门下方 5～6cm 处，向上分别游离胃大、小弯，将胃左静脉和胃短静脉逐一结扎切断，直达食管下段 5～10cm。⑤切除食管下段和胃底：在贲门下方约 5cm 处用两把大的直钳钳夹胃底部，在两钳之间横断胃底，缝合关闭下端残胃切口，然后分别翻起上下两端胃后壁，彻底缝扎胃壁上的曲张静脉，向上游离胃底后壁直至食管下段 5～6cm 处，距离贲门 3～5cm 离断食管下段，包括两侧迷走神经干。⑥胃食管吻合：在残胃前壁做一食管口径大小切口，以全层间断或连续缝合的方法，行食管下段与残胃端侧吻合，此后间断缝合浆肌层，由于切断了两侧迷走神经，故应加作胃幽门成形术，以防止术后胃排空障碍。⑦关闭腹腔：冲洗手术野，彻底止血，放置腹腔引流管，逐层缝合腹壁切口。

常见并发症 包括麻醉意外，术中及术后出血，食管胃吻合口漏，胸腔积液，脓胸，腹腔内感染，左膈下脓肿，腹水，皮肤切口感染，肝衰竭，肝性脑病，肝肾综合征等。

（卢实春 李传云）

méntǐ fēnliúshù

门体分流术 （portosystemic shunt）

为达到降低肝门静脉压、控制食管下段及胃底曲张静脉破裂出血及预防再出血的目的，建立门静脉系统与下腔静脉系统之间的吻合，使高压的肝门静脉血经吻合口流入低压的下腔静脉的手术。主要适用于门静脉高压伴有广泛

的食管胃底静脉曲张者，尤其是严重的或反复的曲张静脉破裂出血者。

适应证 ①无严重心、肺、肾等重要脏器疾病，一般状况尚可，能够耐受手术。②血清白蛋白纠正至 30g/L 以上，凝血酶原时间延长不超过正常对照的 25%，腹水基本消失，无活动性肝炎。③门脉高压症并发食管胃底静脉破裂出血，经正规非手术治疗出血不能得到有效控制者，可考虑行急诊门体分流术。④食管胃底曲张静脉破裂出血，经非手术治疗出血已停止，一般情况改善，为防止再度出血可行择期门体分流术。⑤门脉高压症食管胃底静脉重度曲张，红色征阳性，有潜在出血危险者，可行预防性门体分流术。⑥脾切除-门奇断流术后再发生大出血者，可考虑行门体分流术。

禁忌证 年老体弱不能耐受手术者，伴有严重心、肺、肾等重要脏器功能不全者，肝癌及有大量腹水的患者。

手术方法 有多种方式，包括脾肾分流术、脾腔分流术、肠腔分流术、冠腔分流术、脐腔分流术等。常见并发症包括麻醉意外，术中及术后出血，吻合口狭窄及血栓形成，腹腔内感染、膈下脓肿，皮肤切口感染，肝性脑病，术后肝衰竭等。由于此类手术可明显减少肝血液灌注，从而加重肝损害，术后肝性脑病发生率较高。

（卢实春 李传云）

ménqiāng fēnliúshù

门腔分流术 （portacaval shunt）

为达到降低门静脉压的目的，将门静脉后壁与下腔静脉前壁行侧侧吻合，使一部分高压的门静脉血经吻合口流入低压的下腔静脉

的手术。主要适用于门静脉高压伴有广泛的食管和胃底静脉曲张，并有严重或反复曲张静脉破裂出血者，以及脾切除或其他分流手术后再出血者。虽然此术式降压效果确切，但吻合口大小难以准确控制，且其操作相对复杂，对术者的技术要求高，术后并发症多，肝性脑病发生率高达 70% 以上，故目前临床较少使用。

手术方法 患者取仰卧位，腰部垫高；通常全身麻醉，多采用右肋缘下 L 形切口或右侧经腹直肌切口；逐层切开腹壁进入腹腔，首先进行仔细检查，如有门静脉、下腔静脉血栓形成或坏死后性肝硬化、肝极度萎缩等情况，则应放弃分流手术；纵行切开肝十二指肠韧带，沿胆总管及肝固有动脉后方仔细游离暴露门静脉，于温氏孔后方切开下腔静脉前面的后腹膜，游离暴露下腔静脉前壁，于门静脉后壁及下腔静脉前壁相应位置分别夹一心耳钳，分别剪出直径约 9mm 的梭形孔，用无损伤针连 5-0 单股聚丙烯缝合线先连续外翻褥式缝合法吻合后壁，针距 1.5mm 左右，然后以相同方法吻合前壁，分别在两角端加固；为防止术后吻合口扩大，可在吻合口周围套一直径 1cm 的塑料环，以限制其压力性扩张；术后放置腹腔引流管。

常见并发症 包括麻醉意外，术中及术后出血，吻合口狭窄及血栓形成，腹腔内感染、皮肤切口感染，术后肝衰竭，肝性脑病等。

（卢实春 李传云）

pí-shèn fēnliúshù
脾肾分流术（splenorenal shunt）

为达到降低门静脉压，同时解决脾功能亢进的目的，在行脾切除的同时，利用脾静脉近端与左肾静脉前壁行端侧吻合术，使高压的门静脉血经吻合口流入低压的肾静脉的手术。主要适用于门静脉高压伴有广泛的食管和胃底静脉曲张，并有严重的或反复的曲张静脉破裂出血者。脾肾分流术为既往外科临床治疗食管下端胃底曲张静脉破裂出血的常用术式，但因吻合口较小，术后易发生狭窄和血栓形成，同时肝性脑病发生率亦较高，渐被选择性分流术所替代。

手术方法 患者取仰卧位，左腰部垫高 15°～30°；通常予以全身麻醉，以确保麻醉效果，利于手术操作；多采用上腹正中切口或左侧经腹直肌切口；逐层切开腹壁进入腹腔，首先进行仔细检查，包括肝、脾、肾及脾静脉和肾静脉的情况，如有脾静脉、门静脉血栓形成或坏死后性肝硬化、肝极度萎缩等情况，则应放弃分流手术；切脾步骤见脾切除术；在左肾静脉前壁上夹一心耳钳，剪去一片相当于脾静脉口径的梭形管壁，用无损伤针连 3-0 丝线先连续外翻褥式缝合法吻合后壁，然后以相同方法吻合前壁，行脾静脉-左肾静脉吻合；然后冲洗手术野，彻底止血，放置腹腔引流管，逐层缝合腹壁切口。

常见并发症 包括麻醉意外，术中及术后出血，吻合口狭窄及血栓形成，腹腔内感染、左膈下脓肿，皮肤切口感染，术后肝衰竭等。

（卢实春 李传云）

chángqiāng fēnliúshù
肠腔分流术（mesocaval shunt）

为达到降低门静脉压的目的，将肠系膜上静脉与下腔静脉前壁行端侧吻合，使来自肠系膜上静脉血液经吻合口流入低压的下腔静脉的手术。主要适用于门静脉高压伴有广泛的食管和胃底静脉曲张，并有严重或反复曲张静脉破裂出血者，脾切除或其他分流手术后再出血者。但由于其操作相对复杂，对术者的技术要求高，且术后并发症多，肝性脑病发生率高，临床较少使用。

手术方法 患者取仰卧位，腰部垫高；通常全身麻醉，多采用右侧经腹直肌切口；逐层切开腹壁进入腹腔，首先进行仔细检查，了解肝病变程度，如肝硬化程度较重，肝极度萎缩，或为坏死后性肝硬化，则应放弃分流手术；切开十二指肠外侧腹膜，沿十二指肠及胰头后方与腹膜后的解剖间隙钝性分离，直至显露出胰头后方的肠系膜上静脉和下腔静脉，探查肠系膜上静脉扩张程度，及下腔静脉情况，若肠系膜上静脉直径超过 1cm，则可考虑行肠腔分流术，如有肠系膜上静脉、下腔静脉血栓形成，则不适于手术；距根部约 0.5cm 结扎切断肠系膜上静脉，将其拉至下腔静脉前方，于下腔静脉前壁上夹一心耳钳，剪去一片相当于肠系膜上静脉口径的梭形管壁，用无损伤针连 5-0 单股聚丙烯缝合线先连续外翻褥式缝合法吻合后壁，针距 1.5mm 左右，然后以相同方法吻合前壁，分别在两角端加固；术后放置腹腔引流管。

常见并发症 包括麻醉意外，术中及术后出血，吻合口狭窄及血栓形成，腹腔内感染、皮肤切口感染，术后肝衰竭，肝性脑病等。

（卢实春 李传云）

píqiāng fēnliúshù
脾腔分流术（splenocaval shunt）

为达到降低门静脉压的目的，同时解决脾功能亢进的问题，在行脾切除术时，利用脾静脉近端与下腔静脉前壁行端侧吻合术，使高压的门静脉血经吻合口流入低压的下腔静脉的手术。主要适用于门静脉高压伴有广泛的食管和胃底静脉曲张，并有严重的或反复的曲张静脉破裂出血者。脾腔分流术为既往治疗食管下端胃底曲张静脉破裂出血的常用术式，但因吻合口较小，术后易发生狭窄和血栓形成，同时肝性脑病发生率亦较高，近年渐被选择性分流术所替代。

手术方法 患者取仰卧位，左腰部垫高 15°～30°；通常予以全身麻醉，以确保麻醉效果，利于手术操作；多采用上腹正中切口或左侧经腹直肌切口；探查腹腔：逐层切开腹壁进入腹腔，首先进行仔细检查，包括肝、脾、脾静脉及下腔静脉情况，如有脾静脉、门静脉以及下腔静脉血栓形成，或坏死后性肝硬化、肝极度萎缩等情况，则应放弃分流手术；切除脾：步骤见脾切除术；脾静脉-下腔静脉吻合：游离后腹膜，暴露肝十二指肠韧带后方的下腔静脉，在其前壁上夹一心耳钳，剪去一片相当于脾静脉口径的梭形管壁，用无损伤针连 5-0 单股聚丙烯缝合线先连续外翻褥式缝合法吻合后壁，然后以相同方法吻合前壁；关闭腹腔：冲洗手术野，彻底止血，放置腹腔引流管，逐层缝合腹壁切口。

常见并发症 包括麻醉意外，术中及术后出血，吻合口狭窄以及血栓形成，腹腔内感染、膈下脓肿，皮肤切口感染，术后肝衰竭等。

(卢实春 李传云)

guānqiāng fēnliúshù

冠腔分流术（coronarycaval shunt）

为达到降低门静脉压的目的，将冠状静脉与下腔静脉前壁行端侧吻合，使高压的门静脉血经冠状静脉流入低压的下腔静脉的手术。属于高选择性分流术，为目前各种分流术中最具有合理的解剖生理学和血流动力学基础的术式，较肠腔、门腔和脾肾分流术效果更佳，主要适用于门静脉高压伴有广泛的食管和胃底静脉曲张，并有严重或反复曲张静脉破裂出血者，脾切除或其他分流手术后再出血者，以及曾有肝昏迷而不适于其他门体分流术者。但由于其操作相对复杂，对术者的技术要求高，且术后并发症多，临床较少使用。

手术方法 患者取仰卧位，腰部垫高；通常全身麻醉，多采用左肋缘下 L 形切口或左侧经腹直肌切口；逐层切开腹壁进入腹腔，首先进行仔细检查，探查冠状静脉扩张程度，及肝脏和下腔静脉情况，若冠状静脉直径超过 0.5cm，则可考虑行冠腔分流术，如有冠状静脉、下腔静脉血栓形成或坏死后性肝硬化、肝极度萎缩等情况，则应放弃分流手术；沿胃小弯游离冠状静脉，左至胃左动脉左侧，右至胰头上缘，分别结扎胃壁属支，自右侧端结扎切断冠状静脉，经 Winslow 孔将其拉至位于肝十二指肠韧带后方的下腔静脉处，游离后腹膜暴露该处的下腔静脉，在其前壁上夹一心耳钳，剪去一片相当于冠状静脉口径的梭形管壁，用无损伤针连 5-0 单股聚丙烯缝合线先连续外翻褥式缝合法吻合后壁，然后以相同方法吻合前壁；术后放置腹腔引流管。

常见并发症 包括麻醉意外，术中及术后出血，吻合口狭窄以及血栓形成，腹腔内感染、皮肤切口感染，术后肝功能衰竭等。

(卢实春 李传云)

qíqiāng fēnliúshù

脐腔分流术（omphalocaval shunt）

为达到降低门静脉压的目的，将附脐静脉起始端与下腔静脉前壁行端侧吻合，使高压的门静脉血经附脐静脉由吻合口流入低压的下腔静脉的手术。主要适用于门静脉高压伴有广泛的食管和胃底静脉曲张，并有严重或反复曲张静脉破裂出血者。是治疗食管下端胃底曲张静脉破裂出血的有效术式，但由于其操作相对复杂，对术者的技术要求高，手术创伤较大，且术后并发症较多，临床很少使用。附脐静脉为门静脉与腔静脉之间的潜在腔隙，由脐周静脉网形成后汇入门静脉左支囊部，正常情况下处于关闭状态，直径仅有 0.5～1mm，但在门静脉高压时可重新开放，其直径常扩张至 20mm 以上。

手术方法 手术时患者取仰卧位，腰部垫高；通常全身麻醉，多采用上腹正中切口或左侧经腹直肌切口；逐层切开腹壁进入腹腔，首先进行仔细检查，探查附脐静脉扩张程度，及肝脏和下腔静脉情况，若附脐静脉直径超过 10mm，则可考虑行脐腔分流术，如有附脐静脉、下腔静脉血栓形成或坏死后性肝硬化、肝极度萎缩等情况，则应放弃分流手术；自脐周切断附脐静脉，游离至入肝处，在肾静脉平面游离暴露下腔静脉，在下腔静脉前壁上夹一心耳钳，剪去一片相当于附脐静脉口径的梭形管壁，用无损伤针连 5-0 单股聚丙烯缝合线先连续外翻褥式缝合法吻合后壁，然后以相同方法吻合前壁；术后放置腹腔引流管。

常见并发症 包括麻醉意外，术中及术后出血，吻合口狭窄以及血栓形成，腹腔内感染、膈下胀肿，皮肤切口感染，术后肝衰竭等。

(卢实春 李传云)

xiōngdǎoguǎn jǐngnèijìngmài
wěnhéshù
胸导管颈内静脉吻合术（thoracic ductjugular vein anastomosis）

为促进淋巴回流、加速腹水吸收，将胸导管与颈内静脉行端端吻合，使高压的胸导管淋巴液经吻合口流入低压的颈内静脉的手术。主要适用于门静脉高压所致顽固性腹水的治疗，并可在一定程度上降低门静脉压力，对食管胃底静脉曲张破裂出血亦有一定的防治作用。门静脉高压时顽固性腹水的形成与胸导管引流不畅致淋巴回流障碍、腹水吸收缓慢有一定关系。在正常生理情况下，胸导管直径仅为 1~5mm，其末端注入静脉角处相对狭窄并具有瓣膜，此解剖结构可以控制淋巴液注入血液循环的速度，并可有效防止血液逆流入淋巴管。在门静脉高压时，随着腹水的形成，淋巴回流增加，胸导管压力逐渐升高而超过颈内静脉压，管腔扩张、迂曲，其直径常达 6~10mm，但其末端的狭窄及瓣膜结构保持不变而导致"功能性不全梗阻"，严重影响了淋巴回流速度，成为腹水形成的重要因素。故进行胸导管颈内静脉吻合对促进腹水吸收、降低门静脉压力、减少曲张静脉破裂出血有一定的效果。但因胸导管壁薄，手术操作比较困难，对术者的技术要求高，手术成功率较低，栓塞率高，另外，此手术转流的仅为淋巴液，腹水的消退依赖于腹膜淋巴管的缓慢吸收，术后腹水消退需时较长，故临床很少使用。

适应证 ①无严重心、肺、肾等重要脏器疾病，一般状况尚可，能够耐受手术。②凝血酶原时间延长不超过正常对照的 50%，无活动性肝炎。③门脉高压并发有顽固性腹水者。④门脉高压症并发食管胃底静脉破裂出血，经非手术治疗出血已停止，一般情况改善，为防止再度出血可行择期胸导管颈内静脉吻合术。⑤脾切除-门奇断流术后再出血者：断流不彻底及新的侧支血管形成是断流术后再出血的主要原因，胸导管颈内静脉吻合术不受术后腹腔内广泛粘连的影响，应为治疗再出血的理想选择。

禁忌证 ①年老体弱不能耐受手术者。②伴有严重心、肺、肾等重要脏器功能不全者。③严重肝功能不全者（Child-Pugh 评分>12 分）。④晚期肝癌伴有颈部淋巴结转移。⑤颈部切口部位有局部感染者。

手术方法 患者取仰卧位，面部朝向右侧，肩下垫高。常规消毒，局部麻醉后在左侧锁骨内 1/3 上方沿皮纹做一长约 5cm 切口，逐层游离，暴露并切断胸锁乳突肌锁骨头，游离左颈内静脉至与锁骨下静脉汇合处的静脉角，在其外上方可见管壁薄弱的胸导管，其内为半透明的淋巴液。若胸导管明显扩张，直径>5mm，则适于行胸导管颈内静脉吻合术。仔细游离胸导管，在其注入静脉角处结扎，其远心端用无创血管夹夹住后离断。距静脉角 3~4cm 结扎并离断颈内静脉，其近心端亦用无创血管夹夹住。将胸导管和左颈内静脉做对端吻合，用无损伤针连 6-0 单股聚丙烯缝合线先连续外翻褥式缝合法吻合后壁，然后间断外翻缝合前壁，术后于吻合口下方常规放置橡皮引流条。

常见并发症 包括麻醉意外、淋巴漏、术后吻合口阻塞及狭窄、

切口感染、术后肝衰竭、肝性脑病等。

(卢实春 李传云)

jīng jǐngjìngmài gānnèi méntǐ fēnliúshù
经颈静脉肝内门体分流术（transjugular intrahepatic portosystemic shunt，TIPS）

为降低门静脉压、控制食管下端胃底曲张静脉破裂出血，通过介入方式在肝内建立肝静脉与门静脉通道，使高压的门静脉血经通道流入低压的下腔静脉的手术。是一种介入治疗门脉高压的微创性方法，属限制性门体分流术，对控制曲张静脉破裂出血及顽固性腹水具有确切的疗效，且创伤小、手术禁忌证相对较少，在大出血的情况下，只要血压稳定也可施行。但术后难以保持肝内分流道长期通畅，极易发生通道狭窄和阻塞，严重影响其远期疗效，且通道口径的大小难以准确把握，分流道过小难以达到理想的降压作用，再出血率高，分流道口径过大则明显减少肝脏血液灌注，从而加重肝脏损害，术后肝性脑病发生率较高。

适应证 ①无严重心、肺、肾等重要脏器疾病，一般状况尚可，能够耐受手术。②凝血酶原时间延长不超过正常对照的 50%，无活动性肝炎。③门脉高压症并发食管胃底静脉破裂出血，经正规非手术治疗出血不能得到有效控制者，可考虑行急诊 TIPS；经非手术治疗出血已停止，一般情况改善，为防止再度出血可行择期 TIPS。④脾切除-门奇断流术后再发生大出血者：断流不彻底及新的侧支血管形成是断流术后再出血的主要原因，TIPS 不受术后腹腔内广泛粘连的影响，应为治疗再出血的首选方法。⑤肝移植前的准备性治疗，以防止等待肝源

的过程中发生大出血。⑥广泛性肝静脉狭窄闭塞型巴德-吉亚利综合征：可经肝静脉开口部的下腔静脉穿刺门静脉建立分流通道。⑦儿童胆道闭锁导致的门脉高压。

禁忌证 ①年老体弱不能耐受手术者。②伴有严重心、肺、肾等重要脏器功能不全者。③严重肝功能不全者（Child-Pugh 评分>12 分）。④中晚期中央性肝癌患者。⑤败血症。⑥门静脉阻塞。⑦肝囊性病变伴中央性囊肿。

手术方法 患者取仰卧位，通常予以基础麻醉。穿刺右颈静脉置入血管鞘，在超滑导丝引导下行超选择性肝右静脉插管、造影，在超声引导下经肝右静脉行肝内门静脉支穿刺，置入超强导丝至门静脉主干，以造影导管行门静脉造影和测压，了解食管和胃底静脉曲张程度。以球囊导管扩张肝静脉至门静脉通道，放置支架管。建立通道成功后再次测压和造影以评估降压效果。术中可同时行冠状静脉及胃短静脉栓塞术，从而可起到"限制性分流+断流"的双重目的。

常见并发症 包括麻醉意外、颈部穿刺处血肿、心包穿破致心包填塞、腹膜内出血、胆道出血、肝包膜血肿、黄疸、术后复发性消化道再出血、通道阻塞及通道狭窄、支架脱落或移位、腹腔内感染、肝性脑病、肝衰竭等。

（卢实春 李传云）

dǎndào jíbìng
胆道疾病（disease of the biliary） 发生于胆道系统的疾病。如胆道先天性畸形、胆囊结石、肝内外胆管结石、胆道炎症、胆道出血及胆道肿瘤等。

胆道解剖特点和功能 胆道系统由肝内胆管、肝外胆管组成。肝内胆管起自毛细胆管→小叶间胆管→肝段、肝叶胆管→左右肝管。肝外胆管是从左右肝管开始，汇合成肝总管，再与从胆囊出来的胆囊管汇合成胆总管，胆总管进入十二指肠内段有 Oddi 括约肌围绕，以控制胆汁和胰液的排出并防止十二指肠液反流。胆道的影像就如同一棵大树。胆道系统具有分泌、储存、浓缩与输送胆汁的生理功能，肝细胞和胆管每天分泌胆汁 800~1000ml，并受神经内分泌调节。胆囊有浓缩、储存和排出胆汁的作用，肝每天分泌的胆汁绝大部分进入胆囊，经胆囊浓缩 5~10 倍后储存，胆汁会根据食物的种类和数量，经体液和神经调节排出胆道进入肠道帮助消化食物。

常见胆道疾病 胆石症按结石部位分为胆囊结石、肝外胆管结石和肝内胆管结石，胆石症最主要的危险是引起胆道感染，根据结石的部位不同可并发胆囊炎、胆管炎等疾病。胆道出血是上消化道出血常见原因之一。胆道寄生虫病以胆道蛔虫病最常见，胆道华支睾吸虫病次之。胆道肿瘤包括良性和恶性肿瘤，如胆囊息肉、胆道腺瘤、胆囊癌及胆管癌。

临床表现 与胆道的解剖位置和生理功能有关。患者可无症状，发作时主要表现为消化道症状和与胆道相关的症状。如右上腹痛，可向右侧肩胛部和背部放射，胆囊炎时可伴畏寒发热，白细胞增多；急性胆管炎时会出现查科三联征（Charcot triad）或雷诺五联征（Reynolds pentad）。胆道阻塞时可出现梗阻性黄疸。胆道出血时可出现周期性上消化道出血表现。根据病变部位不同，体检可出现典型的墨菲征（Murphy sign），甚至腹膜炎表现。

诊断 出现与胆道相关的症状和体征是诊断胆道疾病的主要依据，B 超检查诊断准确性高，对于 B 超诊断有困难的可以选择经皮肝穿刺胆道造影（PTC）、内镜逆行胰胆管造影（ERCP）、CT、MRI 或磁共振胰胆管造影（MRCP）等检查帮助诊断，内镜超声对胆道恶性病变诊断率高，检查 CEA、CA199、CA125 等肿瘤标志物对胆道恶性肿瘤诊断有帮助。

胆道疾病大多数可根据病史、临床表现和实验室检查做出初步诊断，但还可以选择以下的特殊检查。①超声检查：由于具备无创、经济、准确的优点，是胆道疾病首选的筛选性检查，对胆道结石的诊断准确率达 90% 以上，此外，术中超声检查和内镜超声检查对术中定位和鉴别胆道的病变有特殊的意义。②PTC：是一种有创性检查，对诊断胆道结石、判断胆道阻塞的原因和部位有很大的帮助。对胆道梗阻引起的黄疸还可以同时置管引流胆汁。③ERCP：是一种有创性检查，不但可以获得肝内外胆管和胰管的影像诊断，对于有胆道狭窄或胆总管结石可同时给予治疗。④CT、MRI 或 MRCP：能清楚显示肝内外胆管扩张的范围和程度，对胆道的病变显示比较清楚，但费用稍高。MRCP 诊断意义与 PTC 一样，且 MRCP 是无创性的检查，目前已代替 PTC 检查。⑤术中和术后胆道造影：术中胆道造影可即时了解胆道病变的情况，为手术方式的选择提供有意义的影像资料。术后经 T 型管或胆道引流管造影，有助于再次了解胆道术后情况及确定能否拔除 T 管或引流管。⑥胆道镜检查：能直接观察胆道内有无病变、病变的性质、部位，而且能取出胆道结石、扩张狭窄的胆管等。

治疗 主要有药物治疗，如消炎利胆药、抗生素、解痉止痛药、排石药等。另外，非手术引流也是胆道疾病常用的治疗手段，如经皮肝穿刺胆道引流（PTCD）、经内镜鼻胆管引流（ENBD）和置内支架引流等。手术治疗主要有腹腔镜胆囊切除术、开腹胆囊切除术或胆囊造口术，胆总管切开探查取石、T管引流术，胆肠吻合术，肝切除术等，胆道肿瘤首选手术切除。

（梁力建）

dānshízhèng

胆石症（cholelithiasis） 胆囊或胆道系统内形成结石，引起腹痛、黄疸、发热等症状的疾病。胆石症是最常见的胆道疾病，其发病率随年龄增长而增高。近年来，影像学检查如B超、CT等检查的普及，在自然人群中，胆石症的发病率达10%左右。随着中国人的生活条件及营养状况的改善，胆石症的发病率有逐年增高的趋势，尤其是胆囊结石的发病率显著增高。

分类 按结石所含得成分，分为三类：胆固醇结石、胆色素结石、混合型结石，其中以胆固醇结石最为多见。①胆固醇结石：以胆固醇为主要成分。②胆色素类结石：以胆色素为主，胆固醇含量<45%，多为胆色素混合结石。纯胆色素结石，呈黑色小结石（图）。

根据结石剖面特征分成为八类：①放射状石。②放射年轮状石。③岩层状叠层石。（此三类是以胆固醇为主的结石）。④铸形无定形结石。⑤沙层状叠层石。⑥泥沙状石。（④～⑥主要是以胆红素为主的结石）。⑦黑结石。⑧复合结石。

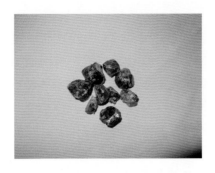

图　胆结石（中山大学附属第一医院供图）

按发生的部位来分，可分为胆囊结石、肝外胆管结石和肝内胆管结石，其中胆囊结石约占全部结石的50%。①胆囊结石：多为胆固醇类结石。少数结石含钙量高，X线平片上可显影。②肝外胆管结石：多为胆色素混合结石。胆囊结石坠入胆总管者为继发性结石，其成分与胆囊结石相同。③肝内胆管结石：绝大多数为多发，多见于肝左叶，分布在二、三级肝胆管内，小块状或铸型，均为胆色素混合结石。上述三种结石也可联合存在，如胆囊结石合并胆总管结石，胆总管结石合并肝内胆管结石。

病因及发病机制 胆石症的成因较为复杂，不同种类的结石成因不同。

胆固醇结石 均在胆囊内形成。目前认为胆固醇结石的形成要具备以下条件：①胆汁中胆固醇过饱和。②胆汁中的胆固醇成核过程异常。③胆囊功能异常。④雌激素可促进胆汁中的胆固醇过饱和，与胆固醇结石形成有关，所以，胆固醇结石在女性中多发。

胆色素结石 主要成分为胆红素钙，胆石发生在胆道的不同部位时，其症状并不完全相同。现按胆囊结石、肝外胆管结石及肝内胆管结石分别描述其临床表

现。大多数为胆色素混合性结石。主要发生在肝内外胆管。胆汁淤滞、胆道感染是胆色素结石形成的主要原因。

临床表现 胆石发生在胆道的不同部位时，其症状并不完全相同。

胆囊结石 ①胆绞痛或上腹痛：胆绞痛是一种内脏痛，多数是因胆囊管被结石暂时性梗阻所致。如果胆囊有急性炎症并存时，则胆囊壁可有不同程度的充血、水肿或增厚等病理表现。典型患者常有反复发作的上腹部疼痛，多位于右上腹或上腹部，重者表现为绞痛，疼痛可因进食而加重；部分病例疼痛可于夜间发作。②恶心与呕吐：多数患者在胆绞痛发作时伴有恶心、呕吐，呕吐后胆绞痛有一定程度的减轻。③消化不良：表现为对脂肪和其他食物的不能耐受，常表现为过度嗳气或腹部膨胀，餐后饱胀及早饱、胃灼热等症状。④畏寒、发热：当并发急性胆囊炎时，可有畏寒、发热；当胆囊积水继发细菌感染形成胆囊积脓或坏疽、穿孔时，则寒战、发热更为显著。⑤黄疸：单纯胆囊结石并不引起黄疸，当伴有胆总管结石，或胆囊结石排入胆总管引起梗阻时可出现黄疸，部分患者伴有皮肤瘙痒。⑥右上腹压痛：部分患者在体检时，右上腹可有压痛。如并发急性胆囊炎时，则右上腹明显压痛，肌紧张，有时可扪及肿大的胆囊，墨菲征（Murphy sign）阳性。⑦胆心综合征：因胆囊结石等胆道疾病，反射性引起心脏功能失调或心律的改变，而导致的一组临床综合征称为胆心综合征，而患者的冠状动脉或心脏并无器质性病变。

肝外胆管结石 发生在肝总

管及胆总管内的结石，最多见的是胆总管结石，约有 15% 的胆囊结石患者可并存有胆总管结石，且随年龄的增加，两者并存的比例增高。反之，约 95% 的胆总管结石患者并存有胆囊结石。当胆石引起胆总管梗阻即可产生典型症状与体征。其临床表现主要与胆道阻塞、胆管内压力增高、胆汁排泄受阻以及胆汁并发细菌感染等因素密切相关。典型症状有胆绞痛、寒战、高热及黄疸，称为胆总管结石的三联征，即查科三联征（Charcot triad）。①上腹疼痛或绞痛：90% 以上的胆总管结石患者有上腹部或右上腹部疼痛或绞痛，可放射至右肩背部。体检时在剑突下和右上腹有深压痛，炎症重者常伴腹肌紧张，肝区可有叩击痛。如胆囊管通畅者，有时也可扪及肿大的胆囊。发生绞痛的原因是结石嵌顿于胆总管下端壶腹部后，胆总管梗阻并刺激奥迪括约肌和胆管平滑肌所致。绞痛可在进食油腻食物后诱发，或体位改变、身体受到颠簸后诱发。②寒战与高热：约 75% 的胆总管结石患者因并发胆道细菌感染而引起寒战与高热，体温可达 40℃。寒战、高热的原因是感染向肝内逆行扩散，致病菌及其毒素经肝血窦、肝静脉至体循环而导致全身性感染的结果。少数胆总管结石者急性胆管梗阻同时伴严重胆管内感染而引起急性化脓性炎症时，则称为急性化脓性胆管炎（重症急性胆管炎），可出现低血压、中毒性休克及败血症等全身中毒的临床表现。③黄疸：约 70% 的胆总管结石患者，在上腹绞痛、寒战、高热后的 12~24 小时即可出现黄疸。发生黄疸的机制是因结石嵌顿于乏特壶腹部不能松动，胆总管梗阻不能缓解所

致，常伴有皮肤瘙痒，尿呈浓茶色，粪便色泽变淡或呈现陶土色。多数患者黄疸可呈波动性，在 1 周左右可有所缓解，系因胆管扩张以后，结石有所松动之故或系结石经松弛的括约肌而排入十二指肠的缘故。

肝内胆管结石　原发于左右肝管分叉处以上部位的结石，称为肝内胆管结石。结石可广泛分布于肝内胆管系统，也可散在于肝内胆管的某一分支内，也可发生在某一肝叶或肝段的胆管内。结石发生于左侧肝内胆管者多见。主要表现有：①上腹部疼痛。肝内胆管结石的症状常不典型。散在于肝内胆管的较小结石通常不引起症状，或仅表现为右上腹和胸背部的持续性胀痛或钝痛。一般不发生绞痛。②黄疸。一般的肝内胆管结石不出现黄疸，只有当双侧或左、右叶的胆管均被结石阻塞时才出现黄疸，此时多数可伴有胆绞痛或较剧烈的疼痛。如并发胆道感染时，也可出现寒战与高热，重者亦可发展为急性化脓性胆管炎。③上腹部压痛。体检时常可触及肿大的肝脏并有压痛，少数可有肝区叩击痛。

诊断　主要依据临床表现、实验室及影像学检查结果做出正确诊断。该病诊断要点：①胆囊结石。可无症状或仅有上腹不适，饭后满胀感，厌油食等。体征甚少。结石移动或嵌顿在胆囊颈时有剧烈绞痛。不伴有急性炎症者，数分钟或数小时后，自行缓解。常因进油食或饱餐后发作。②肝外胆管结石。剑突下间歇性阵发性疼痛或绞痛，常伴有黄疸、发热。症状决定于结石阻塞程度和有无感染。③肝内胆管结石。症状根据病变范围、感染程度而异。可无症状或肝区经常胀痛不适。

肝有剧痛和不对称肿大。

鉴别诊断　主要包括与胆绞痛相鉴别的疾病和与黄疸相鉴别的疾病。

与胆绞痛相鉴别的疾病　①胆道蛔虫症。②急性胰腺炎。③消化性溃疡穿孔。④心绞痛或急性心肌梗死。⑤其他疾病：如与急性肠梗阻、急性肠扭转、肠穿孔、急性阑尾炎并发穿孔、肠系膜血管栓塞或血栓形成、女性宫外孕及卵巢囊肿蒂扭转等疼痛性疾病相鉴别。

与黄疸相鉴别的疾病　①急性病毒性肝炎。②胰头癌。③乏特壶腹癌。④其他疾病：如与胆总管癌、原发性肝癌转移至肝门部淋巴结（肿大的淋巴结可压迫胆总管而致黄疸）等黄疸性疾病相鉴别。

治疗　目的在于缓解症状，减少复发，消除结石，避免并发症的发生。急性发作期宜先行非手术治疗，待症状控制后，进一步检查，明确诊断；如病情严重、非手术治疗无效，应在初步诊断的基础上及时进行手术治疗。

非手术治疗　主要适应证为：初次发作的青年患者；经非手术治疗症状迅速缓解者；临床症状不典型者；发病已逾 3 天，无紧急手术指征，且在非手术治疗下症状有消退者。常用的非手术疗法：卧床休息、禁饮食或低脂饮食、输液、纠正水电解质紊乱和酸碱平衡失调、抗感染、解痉止痛、利胆和支持对症处理。有休克应加强抗休克的治疗，如吸氧、维持血容量、及时使用升压药物等。经上述治疗，多能缓解，待度过急性期后 4~6 周，再行确定性胆道手术，可使患者免受再次手术的痛苦。

经皮肝穿刺胆道引流（PTCD）

对胆管严重梗阻或化脓性胆管炎者，可行 PTCD 术，以引流胆道、降低胆道压力、控制感染、减少病死率、赢得手术时间等。

内镜下括约肌切开术（EST）近年来治疗内镜的迅速发展，如内镜下十二指肠乳头切开取石（用气囊或网篮取石），碎石网篮碎石，经口胆道镜直视下激光、液电及高频电流碎石等对胆管结石的治疗都取得良好的效果，尤其对不宜做手术或不能耐受手术的患者，提供了新的治疗措施。

手术治疗 ①胆囊切除术：是胆囊结石、急慢性胆囊炎的主要外科治疗方法，可彻底消除病灶，手术效果满意。胆囊切除后，胆管可代偿性扩大，对生理影响不大，仅对胆汁不能充分浓缩，使脂肪消化稍减弱，所以胆囊切除对患者无害。手术方法有两种：由胆囊底开始的所谓逆行法和自胆囊颈开始的顺行法胆囊切除术，多采用前者。此法可避免胆管误伤，而后者出血少。对大多数病例，可采用腹腔镜胆囊切除术。②胆囊造瘘术：不常用，仅适用于胆囊周围炎性粘连严重、切除胆囊困难很大，可能误伤胆（肝）总管等重要组织者；胆囊周围脓肿，胆囊坏疽、穿孔、腹膜炎，病情危重者；或年老全身情况衰竭、不能耐受胆囊切除术者。目的是切开减压引流，取出结石，度过危险期，以后再酌情行胆囊切除术，因患者要再次手术，故不可滥用。③胆总管探查引流术：是治疗胆管结石的基本方法。目的为探查胆道通畅的情况，取出其中结石，冲洗胆道，T 管引流，消除胆道感染。防止遗漏病变，必要时可配合术中胆道造影或胆道镜。④胆肠内引流术：a. 胆总管十二指肠吻合术。分侧-侧吻合

与端-侧吻合。可使胆汁经短路流入肠道。因为容易发生的上行感染，基本不用。b. 奥迪括约肌切开成形术。该手术实质上是一种低位胆总管十二指肠吻合术，但是较复杂，有一定并发症，临床上也基本不用。c. 胆管空肠 Roux-en-Y 吻合术或不离断空肠的改良祥式吻合术：该手术是治疗胆管结石、胆管炎常用的手术方法。它能将食糜转流，减少了上行感染机会，手术机动性大，吻合口无张力、吻合口大，能有效避免再狭窄。从长远效果和并发症的发生率上观察，较胆总管十二指肠吻合术吻合更优越。⑤肝叶切除术：适用于肝内胆管结石多，局限于一侧肝叶（段）内，不能采用其他手术取净结石者，或肝组织有萎缩者。应切除病变肝叶（段），以根除病灶。

预防 主要包括胆囊结石和肝内胆管结石的预防。

胆囊结石 一级预防主要有：①胆囊结石的形成与胆汁中胆固醇浓度过饱和有关，因此，控制饮食中胆固醇的过多摄入是维持胆汁保持一定稳定性的重要手段。在日常生活中，合理调整膳食结构，少食含胆固醇较多的脂肪类食物，多食富含高蛋白的食物、蔬菜及新鲜水果，妊娠期妇女尤其要引起足够的重视。另外，平时要进行适当的体育锻炼，防止脂肪在体内过度积存。②每年应定期体检，包括肝胆 B 超检查，便于早期发现、早期治疗。

肝内胆管结石 主要是针对继发性肝内胆管结石而言，肝外胆管结石及胆道蛔虫病是引起肝内胆管结石的主要原因。因此，肝内胆管结石的一级预防主要有：①积极治疗肝外胆管结石的同时，预防肝内胆管结石的发生、明确

诊断后应尽早手术探查胆总管，取净结石，通畅胆汁引流，同时早期应用敏感抗生素，积极有效地控制胆道感染。胆汁引流通畅和控制胆道感染，是预防肝内胆管结石的重要环节。②防治胆道蛔虫症。胆道蛔虫病是肝胆管结石的重要成因，对其的防治不容忽视。

（梁力建）

dǎnnáng jiéshí

胆囊结石（cholecystolithiasis）

胆囊内以胆固醇为主的混合性结石。该病主要见于成年人，女性常见。尤其是经产妇和服用避孕药者多见，男女比例约为 1∶3。随着年龄增长，其性别差异减少，50 岁时，男女比例为 1∶1.5，老年人中男女发病率相等。这可能与雌激素在胆囊结石形成中的作用有关。

病因及发病机制 病因复杂，是多种因素所致。目前认为其基本因素为：①胆汁中的胆固醇过饱和。胆汁中的胆固醇浓度明显增高，胆汁酸盐和卵磷脂含量相对减少，不足以转运胆汁中的胆固醇，此种胆汁为胆固醇过饱和胆汁，即为成石胆汁。②胆固醇的成核过程异常。胆囊结石患者的胆汁中存在成核因子如糖蛋白、黏蛋白和钙离子，可促使成核和结石形成。③胆囊功能异常。胆囊收缩功能差，胆汁淤滞利于结石形成。④雌激素可促进胆汁中的胆固醇过饱和。与胆固醇结石形成有关，所以，胆固醇结石在女性中多发。

临床表现 症状取决于结石的大小、部位及有无阻塞和炎症等。约 50% 的胆囊结石患者终身无症状，即隐性结石。较大的胆囊结石可引起中上腹或右上腹闷胀不适，嗳气和厌食油腻食物

等消化不良症状。较小的结石于饱餐、进食油腻食物后，或夜间平卧后结石阻塞胆囊管而引起胆绞痛和急性胆囊炎。由于胆囊的收缩，较小的结石有可能通过胆囊管进入胆总管而发生梗阻性黄疸，然后部分结石又可由胆道排入十二指肠，部分结石则停留在胆管内成为继发性胆管结石。结石亦可长期梗阻胆囊管而不发生感染，仅形成胆囊积水，此时便可触及无明显压痛的肿大胆囊。胆囊结石在无感染时，一般无特殊体征或仅有右上腹轻度压痛。但当有急性感染时，可出现中上腹及右上腹压痛、肌紧张，有时还可扪及肿大而压痛明显的胆囊。墨菲征常阳性。

有症状胆囊结石患者的主要临床表现为：①消化不良。大多数患者在进食后，特别是进食油腻食物后，出现上腹部或右上腹的隐痛、饱胀不适，常伴嗳气、呃逆等，易被误诊为胃病。②胆绞痛。当饱餐、进食油腻食物后胆囊收缩，或睡眠时体位改变，结石移位并嵌顿于胆囊壶腹部或颈部，胆汁排空受阻，胆囊内压升高，胆囊强力收缩而发生阵发性绞痛。疼痛位于上腹和右上腹部，多伴恶性呕吐，可向肩胛部和背部放射。③继发性胆管结石。小的结石可通过胆囊管进入并停留于胆总管内形成继发性胆管结石。进入胆总管的结石可通过肝胰壶腹括约肌（奥迪括约肌）引起损伤或嵌顿于壶腹部引起胰腺炎，称为胆源性胰腺炎。④其他。如米里齐综合征（Mirizzi syndrome）：持续嵌顿和压迫胆囊壶腹部和颈部的结石，可引起胆总管狭窄或胆囊胆管瘘，以及反复发作的胆囊炎、胆管炎及梗阻性黄疸；解剖学变异，尤其是胆囊管与肝总管平行是发生该病的重要原因。⑤胆囊积液：胆囊结石长期嵌顿但未合并感染时，胆汁中的胆色素被胆囊黏膜吸收，并分泌黏液性物质，形成胆囊积液。积液呈透明无色，称为白胆汁。⑥结石及炎症的反复刺激可诱发胆囊癌。

诊断 主要根据病史和体格检查发现，B超检查可见胆囊内有结石光团和声影，并随体位改变而移动，则可确诊。如发现胆囊增大或胆囊壁增厚时提示胆囊积液或有急性胆囊炎；部分胆囊结石为充满型，虽然胆囊无明显萎缩，胆囊壁也无明显增厚，此种胆囊已经失去正常的生理功能。术前B超图像定量分析尚能预测胆结石的种类。

治疗 治疗的历史较长、方法较多，但仍以手术治疗为主。

手术治疗 胆囊切除术是胆囊结石治疗的最佳选择（图）。胆囊结石反复发作引起临床症状；嵌顿在胆囊颈部或胆囊管处的胆囊结石可导致急性胆囊炎，甚至胆囊坏疽穿孔；慢性胆囊炎可使胆囊萎缩，胆囊无功能，长期炎症刺激还可导致胆囊癌；结石充满胆囊，虽无明显临床症状，实

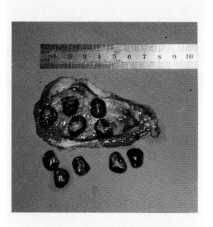

图　胆囊结石手术标本（中山大学附属第一医院供图）

际上胆囊已无功能。上述情况均应视为胆囊切除术的适应证。

胆囊切除术包括腹腔镜胆囊切除术（laparoscopic cholecystectomy，LC）、开腹胆囊切除术（open cholecystectomy，OC）及小切口胆囊切除术（open minicholecystectomy，OM）。LC是目前应用广泛、创伤最小的胆囊切除术，具有伤口小、对腹腔内脏器干扰小、术后恢复快、住院时间短等优点。LC的并发症主要有血管损伤、出血、胆汁漏和胆道损伤。小切口胆囊切除术，创伤小，直视下手术，安全可靠，术野清洁，也是属于微创手术范围，近远期效果均较好。

其他疗法 包括口服溶石药、灌注药物溶石治疗、体外冲击波碎石治疗、经皮胆囊碎石溶石及胆囊闭腔术等，上述各种方法危险性大，效果又不肯定。

无症状性胆囊结石的处理 少数患者患有胆囊结石，但无临床症状，偶然在体检中发现，一般认为无须立即行胆囊切除术，只需观察和随诊，有下列情况时，可考虑手术治疗：①口服胆囊造影胆囊不显影。②结石直径超过3cm。③合并瓷化胆囊。④合并糖尿病者在糖尿病已经控制时。⑤有心肺功能障碍者。因后两种情况，一旦急性发作而被迫施行急诊手术时，危险性较择期手术大。总的来说，对年轻患者可采取较积极的手术态度，对老年患者可采取保守态度。

预后 胆囊切除术治疗胆囊结石和胆囊炎效果是肯定的，胆囊切除术后根除了胆囊结石引起的各种并发症，去除了可能发生胆囊癌的危险因素。胆囊切除术后常见的并发症有：胆管残留结石、胆瘘及肝外胆管损伤。开腹

胆囊切除术的胆管损伤发生率为 0.08%~0.3%，是严重的并发症。个别患者术后仍有右上腹绞痛、恶性呕吐、饱胀不适等症状，统称为胆囊切除术后综合征（postcholecystectomy syndrome），又称胆囊切除术后胆道功能障碍。其常见原因有：①胆总管内残余结石。②肝胰壶腹括约肌（奥迪括约肌）狭窄。③胆囊管残留过长。④胆道功能紊乱，与奥迪括约肌痉挛有关。

（梁力建）

dǎnjiǎotòng
胆绞痛（cholecystalgia）

胆石从胆囊移行至胆囊管或胆总管，或从扩张的胆总管移行至胆汁出口处（如壶腹部）时发生嵌顿，引起胆囊或胆总管平滑肌收缩及痉挛，试图将胆石排出而产生的右上腹部绞痛。

病因及发病机制 胆绞痛大都在饱餐或进高脂肪餐后数小时内，或在腹部受到震动，如在崎岖的山路上驱车、骑马后发作。静止的或嵌顿的胆结石并不引起典型的胆绞痛。胆绞痛常发生于油脂餐之后，因而一些患者不敢进肉食，养成偏食的习惯。

临床表现 疼痛多在上中腹或右上腹，开始时呈持续性钝痛，以后逐渐加重甚至出现难以忍受的剧痛。疼痛可持续不断，也可自然减轻。患者常坐卧不安，弯腰、翻滚，用拳头紧压腹部，甚至哭喊；疼痛常放射至右肩胛处或右肩部。痛时大汗淋漓、面色苍白，常伴恶心、呕吐。胆总管下端的结石梗阻较胆囊的结石梗阻更容易伴发恶心呕吐。胆石退入胆囊或进入十二指肠后，疼痛可完全消失；有时可因胆管局部扩张而减轻，直至胆石移动位置时再度发作。有些患者反复发作，

另一些则经数月至数年的缓解期后再复发，低脂肪饮食可减少发作的机会。胆绞痛时如伴发胆道感染，则可有寒战高热，24~48 小时后可出现黄疸。当阵发性的胆绞痛、寒战高热、黄疸的症状群出现时，提示有胆道梗阻和感染，临床上将此种热型称为查科热，又称间歇型肝热。

胆绞痛发生时相伴随的其他症状、体征决定于胆管之梗阻程度和有无感染，多数患者曾有一次或多次急、慢性胆囊炎发作史或胆道蛔虫病史，然后在一次剧烈的绞痛后出现黄疸，表示结石已进入胆总管，或在胆总管内形成后已发生嵌顿和阻塞。胆石所致的胆道阻塞通常是不完全和非持续性的，完全性阻塞毕竟属少见，故约 20% 患者可以不感右上腹绞痛，40% 的患者虽有绞痛但无黄疸，其余患者则多数在腹痛发生后数小时至 1~2 天开始有黄疸，且持续数天后即可逐渐消退。如胆总管内结石不能排出至十二指肠，则腹痛势必再发，并可再度出现黄疸，且复发的次数往往愈趋频繁，程度亦多愈加严重；但也有部分患者在一次发作后相隔 10 余年不再复发，至下次发作时胆总管内结石直径已 1~2cm，或发作时仅有轻微腹痛而不复出现黄疸者。少数病例于某次发作后可致胆道完全阻塞，黄疸持续不见消退，颜色甚深呈黄绿色，皮肤瘙痒显著，粪便呈陶土色，且有明显消瘦现象，与胰头癌很难鉴别。此类患者胆道探查时往往可见巨大的结石嵌顿在壶腹部；或有多量之泥沙样结石阻塞在胆总管或肝管内。少数情况术中胆总管内见不到结石，其结石大多系胆管内压力过大而自行排入肠内或由于麻醉后括约肌松弛而有

利于结石排出。然而，在结石移动的过程中，患者多有反复的胆绞痛发作史，发作时除阻塞外常并有胆道感染症状，胆囊不肿大，一般仍可与胰头部癌区别。患者发作时多无腹肌强直，但上腹部或右上腹可有轻度触痛。肝大，质地坚实，稍有触痛，但一般胆囊则多不可扪及。脾有时也可肿大，多数患者黄疸明显，病容憔悴，神情抑郁，时有消瘦现象。

胆囊结石引起的绞痛，有时发生部位可不典型。有时疼痛放散到下胸部及左胸部，在老年患者易被诊为冠心病。高位急性阑尾炎、右侧肾绞痛、急性胰腺炎等亦应与胆绞痛鉴别。

（梁力建）

Mǐlǐqí zōnghézhēng
米里齐综合征（Mirizzi syndrome）

持续嵌顿和压迫胆囊壶腹部或颈部的结石，引起肝总管狭窄（或胆囊胆管瘘），表现为反复发作的胆囊炎、胆管炎及梗阻性黄疸等症状体征的临床综合征。是有症状型胆囊结石少见的临床表现之一。发病率占胆囊切除术患者的 0.7%~1.1%。解剖学变异，尤其是胆囊管和肝总管平行是发生该综合征的重要条件。该综合征在临床上并不常见。由于该综合征的患者在行胆囊切除时易引起胆管损伤，手术处理存在特殊性。而胆囊颈或胆囊管结石嵌顿可致胆囊癌的发生率上升，这都需要有一名称来概括这些症状，故米里齐综合征这一概念使用至今，但其意义已更为广泛，现多指由于胆囊颈部或胆囊管结石嵌顿和（或）其他良性疾病压迫或炎症波及引起肝总管或胆总管不同程度梗阻，导致胆管炎、梗阻性黄疸为特征的一系列综合征。

（梁力建）

suōzhǎixìng shí'èrzhǐchángrǔtóuyán

缩窄性十二指肠乳头炎（stenosing duodenal papillitis）

包括肝胰壶腹括约肌（奥迪括约肌）狭窄和缩窄性十二指肠乳头炎，是一种胆道常见病变。此症是引起胆囊切除术后综合征的一个重要原因。

病因及发病机制 胆总管在胰头后下行，斜向十二指肠第二段中部的内侧。多数情况下，胆总管与十二指肠壁并行一段很短的距离（8~22mm），然后穿入十二指肠壁，其下端在十二指肠黏膜下走行，形成胆总管的壶腹部，即肝胰壶腹（Vater 壶腹），最后开口于十二指肠乳头（即 Vater 乳头）。胆总管开口和胰管开口各有其独立的括约肌，总称肝胰壶腹括约肌（奥迪括约肌），十二指肠壁内胆总管段有调节胆道系统内压力及胆汁流量的作用。缩窄性乳头炎的病因主要与胆石症有关，胆囊结石患者的肝胰壶腹乳头炎病变，很可能是细小的胆囊结石通过胆总管排出时，引起括约肌强烈痉挛，结石损伤乳头黏膜并导致持续的慢性炎症、水肿，最终导致纤维组织增生及括约肌狭窄。

临床表现 常表现为持续性胀痛，进食油腻食物后加重，胸背部可有牵涉痛。急性发作时可有恶心呕吐，也可伴发黄疸。实验室检查可有血清胆红素及碱性磷酸酶升高。有些患者因胆囊结石行胆囊切除术后，症状可在一段时间内缓解，但不会完全消失，随后症状再次出现并逐渐加重，但其腹痛性质不同于手术前的胆石绞痛，此种情况常被笼统的称为胆囊切除术后综合征，其中有很大一部分患者，是由于肝胰壶腹括约肌狭窄引起。肝胰壶腹括

约肌纤维化狭窄也可同时引起胰管出口狭窄和阻塞，表现为急慢性胰腺炎的反复发作。

诊断 术前诊断常用静脉法胆道造影：静脉注射胆道显影剂后 2~3 小时的 X 线片上，胆总管和肝胆管的显影密度不是变浅而是加深，即所谓滞留密度增加症。术中诊断肝胰壶腹括约肌狭窄的标准是 F10 号橡胶导尿管不能通过括约肌进入十二指肠。

治疗 当患者有明显的临床症状和胆管开口狭窄，应予以手术治疗。手术方法有三类：①内镜括约肌切开术（endoscopic sphincterotomy，EST）。②开放法经十二指肠镜肝胰壶腹括约肌成形术。③胆总管与十二指肠或空肠吻合术。

经十二指肠镜肝胰壶腹括约肌切开术的创伤小，患者恢复快，常是治疗肝胰壶腹括约肌狭窄的首选方法。切开长度一般为 1.5cm；若切开>2.0cm 时，则可能发生十二指肠穿孔。术后并发症有：急性胰腺炎、急性胆管炎、胃肠道出血、十二指肠穿孔、腹膜后间隙感染、胆管开口再狭窄等。对于胆总管下端狭窄较长的患者，可行胆总管十二指肠吻合术或胆管空肠吻合术。

(梁力建)

gānwàidǎnguǎn jiéshí

肝外胆管结石（calculus of extrahepatic duct）

可分为原发性和继发性两种。原发性占大多数，指原发于胆管系统内的结石，多数为胆色素结石或混合性结石；继发性是指胆囊内结石排至胆管内的，多数为胆固醇结石。

病因及发病机制 大多数胆管结石患者都有在进油脂食后、体位改变后胆绞痛，这是因为结石在胆管内向下移动，刺激胆管

痉挛，同时阻塞胆汁流过所致。腹痛多发生在剑突下和右上腹部，阵发性剧烈绞痛，常向右后肩背部放射，同时有恶心、呕吐等消化道症状。如果胆管内结石不能顺利排入肠道，继续阻塞胆管，将会导致胆管内的炎症感染。同时胆管内压升高，胆道内的细菌将会逆行扩散，致病菌和毒素通过肝窦到肝静脉中，再向上逆行进入体循环内引起全身感染中毒症状，如寒战和高热等。由于胆汁不能流入肠道，从而会在梗阻 1~2 天后出现黄疸、尿色变黄、大便颜色发白。这种梗阻性黄疸如长期未愈，会带来慢性胆汁淤积性肝硬化，最终还会出现肝门静脉高压症。许多肝外胆管结石患者的绞痛和黄疸常在发作 1 周左右缓解，这是因为结石阻塞胆管后胆管扩张，使嵌塞的结石能够有所松动，或是排入肠道。但是如果不能彻底解决患者产生结石的内在原因，如胆道感染、胆道狭窄、胆道畸形等等，在不久上述症状仍复发。

临床表现 主要取决于有无梗阻和感染，如结石阻塞胆管并继发胆管炎，则会出现典型的三联征，即腹痛、寒战高热和黄疸。①腹痛：多数患者有胆绞痛，绞痛部位在剑突下和右上腹部，呈阵发性刀割样，常向右肩背部放射，伴有恶心、呕吐，胆绞痛常发生在进油脂食和体位改变后，身体的颠簸如在崎岖的山路驱车，也可诱发胆绞痛。②寒战高热：大部分患者在胆绞痛后出现寒战和高热，这是胆管内压升高，胆道感染逆行扩散，致病细菌和毒素通过肝窦到肝静脉内，再进入体循环内引起的全身感染症状。③黄疸：如胆管结石嵌于肝胰壶腹部而不能松解时，在腹绞痛和

高热后 1~2 天即可出现黄疸，许多胆管结石患者的胆绞痛和黄疸常在发作 1 周左右缓解，这种间歇性症状是肝外胆管结石的特点。体格检查时，剑突下和右上腹部有深压痛，如感染炎症较重可有右侧腹肌紧张，肝区有叩击痛，如胆管下段梗阻而胆囊管又通畅时，胆囊会肿大被触及。

诊断 根据典型的腹痛，寒战高热和黄疸，检验结果提示血清胆红素升高，尿中胆红素升高，尿胆原降低或消失，粪中尿胆原降低。再结合 B 超等影像学检查见胆管扩张，胆管内见结石影像的特点，肝外胆管结石的诊断多不困难。

治疗 包括内镜治疗和手术治疗。

内镜治疗 既往多采用开腹手术方法。随着内镜治疗技术的发展，内镜技术的进步，肝外胆管结石越来越多地应用微创治疗。对于结石不多、体积不大的肝外胆管结石可行内镜逆行胰胆管造影（endoscopic retrograde cholangiopanecreatography，ERCP）同时行内镜下括约肌切开术（endoscopic sphincterotomy，EST）。结石<1.0cm 者，采用乳头括约肌球囊扩张后取石，结石>1.0cm 者，采用网篮取石，结石>1.5cm 者机械碎石后用网篮或取石球囊取出碎裂结石。ERCP、EST 的并发症有急性胰腺炎、出血、穿孔、网篮嵌顿。

手术治疗 对于消化内镜下无法取出的肝外胆管结石可采用手术治疗，原则是：尽可能在手术中取尽结石；去除感染的病灶；保证手术后胆管引流通畅。手术方法采用胆总管探查，切开取石和引流术，如伴有胆囊结石和胆囊炎变，情况允许时可同时行胆囊切除术。常遇到的情况有三种：①上下端均通畅，无其他病变。可行胆总管切开取石 T 形管引流术或者行腹腔镜下胆总管探查取石术。胆总管探查取石放置 T 形管引流，是多年来传统的方法。可以有效防止胆汁外渗，避免术后胆汁性腹膜炎和局部淤胆感染，安全可靠，并可在术后通过 T 形管了解和处理胆道残留结石等复杂问题。特别是中国原发性胆管结石发病率高，并存肝内胆管结石和肝内外胆管扩张狭窄等复杂病变者较多，很难保证胆总管探查术中都能完善处理。因此大多数情况下仍应放置 T 形管引流为妥。T 形管材料多选择乳胶管，容易引起组织反应，一般在 2~3 周可因周围粘连形成窦道。用硅胶管或聚乙烯材料的 T 形管，组织反应轻，不易形成窦道，拔管后发生胆汁性腹膜炎的机会较多，不宜采用。T 形管的粗细，应与胆总管内腔相适应。经修剪后放入胆总管的短臂直径不宜超过胆管内径，以免缝合胆管时有张力。因为张力过大、过紧，有导致胆管壁血供不足或裂开、胆汁溢出和日后发生胆管狭窄。若有一定程度胆总管扩张者，最好选用 22~24F 的 T 形管，以便术后用纤维胆道镜经窦道取石。缝合胆总管切口，以 2-0 或 3-0 号的可吸收线为好。因为丝线等不吸收线的线结有可能进入胆总管内成为结石再发的核心。胆总管缝合完成后，可经 T 形管长臂，轻轻缓慢注入适量生理盐水试验是否缝合严密，若有漏水应加针严密缝合，以免术后发生胆汁渗漏。关腹前将 T 形管长臂和肝下腹腔引流管另戳孔引出体外，以免影响腹壁切口一期愈合。腹腔镜胆总管探查取石主要适于单纯性胆总管结石，并经术前或术中胆道造影证明确无胆管系统狭窄和肝内胆管多发结石者。因此这一方法多数为继发性胆总管结石行腹腔镜胆囊切除术时探查胆总管。切开胆总管后多数需要经腹壁戳孔放入纤维胆道镜用取石网篮套取结石，难度较大，需要有熟练的腹腔镜手术基础。取出结石后可根据具体情况决定直接缝合胆总管切口或放置 T 形管引流。②上端通畅，下端有炎性狭窄等梗阻病变。如无法用手术解除时，则可适用胆管肠道内引流术，常用胆管空肠改良袢式吻合术或胆管空肠 Roux-en-Y 吻合术。胆管空肠改良袢式吻合术由于不切断空肠，又无明显影响肠道的电生理的传导，肠道能按其自身的节律顺向蠕动，不会造成胆汁引流袢的蠕动障碍，减少了术后反流性胆管炎的发生率，也有利于术后胃肠道功能的早期恢复。并且其手术时间短，操作简单安全，术后并发症少。所以，目前在很多医院已经基本取代了经典的 Roux-en-Y 吻合术，成为胆管肠道内引流。③下端通畅，而上端有梗阻因素。此时常为肝内胆管结石，则应按肝内胆管结石处理；如发现胆管内为泥沙样结石，胆管扩张，亦可在第一次胆管切开取石时，即行胆肠吻合术。所有患者术前都要纠正水、电解质紊乱和酸碱平衡失调，使用有效抗生素控制感染，加强肝功能的保护，术后注意全身营养和水、电解质、酸碱平衡，合理使用抗生素，防治各种并发症。

预防 预防的原则是：合理调整饮食结构；积极预防控制感染；早期发现，早期治疗。①由于胆结石的形成与胆汁中胆固醇浓度过饱和有关，因此控制饮食中胆固醇的过多摄入是维持胆汁保持一定稳定性的重要手段。在日常生活中，合理调整膳食结构，少食含胆固醇较多的脂肪类食物，多食富含高蛋白的食物、蔬菜及新鲜水果，妊娠期妇女尤其要引起足够的重视。另外平时要进行适当的体育锻炼，以防止脂肪在体内过度积存。②积极治疗肝外胆管结石的同时预防肝内胆管结石的发生，诊断后应尽早治疗，取净结石，通畅胆汁引流，同时早期应用敏感抗生素，积极有效地控制胆道感染。胆汁引流通畅和控制胆道感染是预防肝内胆管结石的重要环节。另外，胆道蛔虫病是肝内胆管结石的重要成因，对其防治不容忽视。③每年应定期体检，包括肝胆 B 超检查，便于早期发现、早期治疗。

(梁力建)

dǎnzǒngguǎn jiéshí

胆总管结石 (common bile duct stones)

位于胆总管内的结石。根据其来源可分为原发性胆总管结石和来自胆囊的继发性胆总管结石。

病因及发病机制 ①原发性胆总管结石：病因和形成机制尚未完全明了。研究结果认为这种结石的生成与胆道感染、胆汁淤滞、胆道寄生虫病关系密切。结石外观多呈棕黑色、质软、易碎、形状各异、大小及数目不一。有的状如细沙或不成形的泥样，故有泥沙样结石之称。这种结石的组成是以胆红素钙为主的色素性结石。经分析其主要成分为胆红素、胆绿素和少量胆固醇以及钙、钠、钾、磷、镁等和多种微量元素。在矿物质中以钙离子的含量最高并易与胆红素结合成胆红素钙。此外尚有多种蛋白质及黏蛋白构成网状支架。有的在显微镜下可见寄生虫的壳皮、虫卵和细菌聚集等（图）。②继发性胆总管结石：形状、大小、性状基本上与同存的胆囊结石相同或相似。数量多少不一，可为单发或多发，若胆囊内多发结石的直径较小、并有胆囊管明显扩张者，结石可以大量进入胆总管、肝总管或左右肝管。

临床表现 临床表现及病情的轻、重、危，完全取决于结石阻塞时的程度和有无胆道感染。发作时阵发性上腹部绞痛，寒战发热和黄疸三者并存查科三联征（Charcot triad），是结石阻塞继发胆道感染的典型表现。由于胆总管扩张，加之胆囊的收缩，胆总管的蠕动，可使结石移位或排除。一旦梗阻解除，胆汁不流通症状得以缓解。但如胆道感染严重，并发急性梗阻性化脓性胆管炎时，病情发展迅速，近半数患者很快出现烦躁、谵语或嗜睡、昏迷以及血压下降和酸中毒等感染性休克表现，如不及时治疗，常在 1~2 天甚至数小时内因循环衰竭而死亡。①病史中具有反复发作性剑突下或右上腹绞痛，伴恶心呕吐、发冷发热和黄疸等症状，呈波动状态。②有程度不同的皮肤、巩膜黄染，多有剑突下或右上腹压痛、肌紧张，可有胆囊肿大、肝大并有触痛。③血白细胞

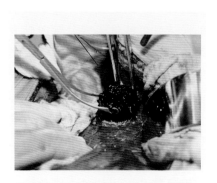

图 胆总管结石（中山大学附属第一医院供图）

及中性粒细胞增多、核左移。可有梗阻性黄疸的检验表现，血胆红素定量（尤其是直接反应胆红素）增高且常有波动；肝、肾功能有不同程度损害。病程长者有贫血、低蛋白血症等。尿胆红素升高。④静脉胆道造影、经皮肝穿刺胆管造影（PTC）、内镜逆行胰胆管造影（ERCP）、CT、B 超、核素扫描等检查，显示胆管扩张、有结石影。可有胆总管下段部分梗阻、排空迟缓征象。

诊断 胆总管结石急性梗阻、炎症发作期，根据病史和典型表现，一般的临床诊断并不困难。但由于胆总管结石的病因、病理和治疗与整个胆道系统密不可分。因此对其诊断除了明确胆总管的结石和病理状况以外，还必须全面了解包括胆囊和肝在内的整个胆道系统的病理状况。是否存在胆囊和肝内胆管结石及其数量分布、有无肝胆管的狭窄、扩张和解剖变异、并发肝脓肿、肝硬化、肝组织萎缩等改变，以便选择合理的治疗方法，争取最佳效果。为此必须依靠现代影像学诊断，如 B 超、CT、ERCP 和 PTC、磁共振胰胆管造影（MRCP）检查等。实验室检查：在急性梗阻性胆管炎时主要为白细胞和中性粒细胞增多等急性炎症表现，血胆红素增高和转氨酶增高等梗阻性黄疸和肝功能受损的表现。若较长时间的胆管梗阻、黄疸或短期内反复发作胆管炎，肝功能会明显受损。

治疗 胆总管结石患者多因出现疼痛、发热或黄疸等急性胆管炎发作时就诊。急性炎症期手术，难以明确结石位置、数量和胆道系统的病理改变，不宜进行复杂的手术处理，需要再手术的机会较多。但若梗阻和炎症严重，

非手术治疗常难以奏效。因此急诊情况下恰当掌握手术与非手术治疗的关系，具有重要性。一般情况下，应尽量避免急诊手术。采用非手术措施，控制急性炎症期，待症状缓解后，再择期手术为宜。经强有力的抗炎、抗休克、静脉输液保持水、电解质和酸碱平衡、营养支持和对症治疗，经皮肝穿刺胆道引流（PTCD）必要时行内镜下括约肌切开术（EST），放置鼻胆管引流减压，多能奏效。经非手术治疗 12~24 小时，不见好转或继续加重，如持续典型的查科三联征或出现休克、神志障碍等严重急性梗阻性化脓性重症胆管炎表现者，应及时行胆道探查减压。胆总管结石外科治疗原则和目的主要是取净结石、解除梗阻，通畅引流，防止感染。

内镜括约肌切开术（endoscopic sphincterotomy，EST）适于数量较少和直径较小的胆总管下段结石。特别是继发性结石，多因结石小、数量少，容易嵌顿于胆总管下段、壶腹或乳头部。直径 1cm 以内的结石可经 EST 取出。此法创伤小，见效快，更适于年老、体弱或已做过胆道手术的患者。经纤维内镜用胆道子母镜取石，需先行 EST，然后放入子母镜，用取石网篮取石。若结石较大，应先行碎石才能取出。此法可以取出较高位的胆管结石，但操作比较复杂。

开腹胆总管探查取石 仍然是治疗胆总管结石的主要手段。胆总管探查取石 T 管引流术，是多年来传统的方法，可以有效防止胆汁外渗，避免术后胆汁性腹膜炎和局部淤胆感染，安全可靠，并可在术后通过 T 形管了解和处理胆道残留结石等复杂问题。

腹腔镜胆总管探查取石 适于单纯性胆总管结石，并经术前或术中胆道造影证明确无胆管系统狭窄和肝内胆管多发结石者，此法多用于继发性胆总管结石行腹腔镜胆囊切除术时探查胆总管。

胆总管下段狭窄、梗阻的处理 无论原发性或继发性胆总管结石并胆总管明显扩张者，常有并存胆总管下端狭窄梗阻的可能。术中探查证实胆总管下端明显狭窄、梗阻者，应同时行胆肠内引流术，建立通畅的胆肠通道。①胆总管十二指肠吻合术：手术比较简单、方便、易行，早期效果较好，过去常被采用。但因这一术式不可避免发生胆道反流或反流性胆管炎，反复炎症容易导致吻合口狭窄，复发结石，远期效果欠佳，特别是吻合口上端胆管存在狭窄或肝内胆管残留结石未取净者，往往反复发生严重胆管炎或胆源性肝脓肿。因此，胆总管十二指肠吻合术今已少用。多主张仅用于年老、体弱、难以耐受较复杂的手术并已明确吻合口以上胆管无残留结石、无狭窄梗阻者。吻合口径应在 2~3cm，防止日后回缩狭窄。②胆总管十二指肠间置空肠吻合术：将一段长 20~30cm 的游离空肠两端分别与胆总管和十二指肠吻合，形成胆总管与十二指肠间用空肠架桥式的吻合通道。虽然在与十二指肠吻合处做成人工乳头或延长空肠段达 50~60cm，仍难以有效防止胆道反流并易引起胆汁在间置空肠段内滞留、增加感染因素。手术过程也比较复杂，远期效果和手术操作并不优于胆总管空肠吻合术，现已少用。③胆总管空肠吻合术：不离断空肠的改良袢式吻合或 Roux-en-Y 吻合，利用空肠与胆总管吻合，容易实现

3~5cm 的宽大吻合口，有利于防止吻合口狭窄。空肠的游离度大、操作方便、灵活，尤其并存肝总管、肝门以上肝胆管狭窄或肝内胆管结石者，可以连续切开狭窄的肝门及左右肝管乃至 Ⅲ 级肝胆管，解除狭窄，取出肝内结石，建立宽畅的大口吻合。适应范围广、引流效果好。辅以各种形式的防反流措施，防止胆道反流和反流性胆管炎，是目前最常用的两种胆肠内引流术式。④奥迪括约肌切开成形术：早年较多用于胆总管末端和乳头狭窄患者，切开十二指肠行肝胰壶腹括约肌切开、成形。实际上如同低位胆总管十二指肠吻合，而且操作较十二指肠吻合复杂、较易发生再狭窄，远期效果并不优于胆总管十二指肠吻合术。特别是近年来 EST 成功用于临床和逐渐普及，不开腹、创伤小、受欢迎。适于肝胰壶腹括约肌切开成形术的病例，均可采用 EST 代替，并能获得同样效果，因此开腹肝胰壶腹括约肌切开成形术已极少采用。⑤中西医结合非手术治疗：一般性胆管炎发作在有力的抗炎、非手术治疗过程中使用一些中药方剂舒肝、利胆、解痉、止痛作为辅助治疗，有一定效果。中西医结合排石法，对于结石小、数量少、不伴胆管狭窄、肝胰壶腹括约肌功能正常者，曾有排石成功的报道。但较大的结石，不能排出，多发结石难以排净，并易再发，特别是明显胆管梗阻并发重症胆管炎、不明结石数量和大小、是否存在胆管狭窄等情况下，经非手术治疗不能在短时间内缓解、好转者，仍应及时进行胆总管手术探查引流，以免发展成严重的胆源性感染性休克等严重后果。

（梁力建）

gānnèidǎnguǎn jiéshí

肝内胆管结石（calculus of intrahepatic duct）

发生于左右两肝管汇合部以上的结石。国外的肝内胆管结石发病率较低，一组2700例胆系手术中仅占1.3%，且大多数为继发于胆囊的胆总管结石经上行移居在肝内胆管而形成（图1）。在中国，肝内胆管结石的发病率较高，特别是在福建、江西和山东等省肝内胆管结石的发病率占胆系结石的30%~40%。发病率较高的原因可能与蛔虫所致胆道感染有关，亦可能与饮食中低蛋白、低脂肪饮食有关。肝内胆管结石可广泛分布于两肝叶胆管各分支内，亦可局限于一处，一般以左肝外叶或右肝后叶最为多见，可能与该处胆管弯度较大和胆汁引流不畅等有关。中国肝内胆管结石大多数是原发性胆管结石，其性质以胆色素钙结石为主，并多数合并有肝外胆管结石。

病因及发病机制　发病原因与胆道感染、胆道寄生虫、胆管解剖变异及胆汁滞留有关。感染是导致结石形成的首要因素，感染的原因常见的是胆道寄生虫感染和复发性胆管炎，差不多所有的肝内胆管结石患者的胆汁培养均可检出细菌；感染细菌主要是来源于肠道，常见的细菌是大肠埃希菌以及厌氧菌。大肠埃希菌

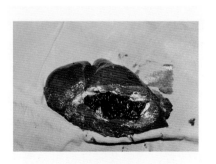

图1　肝内胆管结石手术标本
（中山大学附属第一医院供图）

属和一些厌氧菌感染时产生的β-葡萄糖醛酸苷酶和在胆道感染时产生内生性葡萄糖醛酸苷酶，能使结合型胆红素水解生成游离胆红素而沉着。胆汁滞留是肝内胆管结石形成必要条件，只有在胆汁滞留的条件下，胆汁中的成分才能沉积并形成结石。引起胆汁滞留有胆道炎性狭窄和胆道畸形；在梗阻的远端胆管内压力升高，胆管扩张，胆流缓慢，有利于结石的形成。此外，胆汁中的黏蛋白、酸性黏多糖、免疫球蛋白等大分子物质，炎性渗出物，脱落的上皮细胞、细菌、寄生虫、胆汁中的金属离子等，均参与结石的形成。由于胆管解剖位置的原因，左侧结石比右侧多见，左侧最常见的部位为左外叶、右侧为右后叶，可双侧同时存在结石，也可多肝段、肝叶分布。部分患者可合并肝外胆管结石。病理改变主要是结石造成肝内胆管的胆汁滞留、急慢性炎症、炎症狭窄和近端扩张。扩张的胆管积聚结石，进一步加重胆管梗阻，导致反复胆管炎、肝脓肿、全身脓毒症、胆道出血。长期的慢性炎症可诱发胆管癌，也可导致肝段或肝叶纤维化、肝硬化、门静脉高压症。

肝内胆管结石的分布往往可分为以下三种类型。①弥漫型：结石几乎充满整个肝内外胆管系统。②散在型：少数的结石分布于肝内胆管的某些分支，最常见于两个肝内胆管的汇合处之上，此处管腔较为膨大，结石可停留于该部不易下降。③区域型：常发生在有胆管狭窄或结石梗阻的基础上，结石分布的范围呈肝叶、肝段或半肝的区域性分布。

临床表现　根据病程及病理的不同，其临床表现可以是多方面的，从早期的无明显临床症状的局限于肝内胆管某段肝管内的结石，至后期遍及肝内外胆管系统甚至并发胆汁性肝硬化、肝萎缩、肝脓肿等的晚期病例，故临床表现十分复杂。其临床表现主要是急性胆管炎，包括胆道梗阻查科三联征（上腹部绞痛、寒战发热、黄疸）以及重症胆管炎的雷诺五联征（Reynolds pentad）。其临床特点有：①各年龄段均可发病。无明显性别差异。②上腹部疼痛，可能为典型胆绞痛或持续性胀痛，有的患者疼痛不明显，而寒战发热非常厉害，周期发作。③可有长期的胆道病史或伴有寒战发热、黄疸的急性胆管炎史。④患侧肝区及下胸部有经常性疼痛不适，常放射至背、肩部。⑤一侧肝管梗阻时，可无黄疸或黄疸甚轻。⑥合并有重症胆管炎时，全身情况比较严重，且急性发作后恢复较慢。⑦检查时，肝区压痛和叩击痛明显，肝呈不对称性肿大并有压痛。⑧全身状况受影响明显，90%患者有低蛋白血症，1/3患者有明显贫血。⑨晚期有肝大、脾大及门静脉高压症表现。

诊断　诊断较复杂，对于单纯胆管结石，无明显临床表现者，易误诊为肝炎、胃病等。除根据上述临床表现外，影像学检查包括B超、CT、经皮肝穿刺胆管造影（PTC）、内镜逆行胰胆管造影（ERCP）、磁共振胰胆管造影（MRCP）等检查可显示肝内胆管结石的部位、大小、数量多少和肝胆管的狭窄、扩张的情况，对确定诊断和指导治疗有重要的意义。PTC和ERCP采用X线造影的方法，能清楚地显示肝内胆管结石的分布情况，以及了解有无肝内胆管狭窄、完全阻塞或局限

性扩张，对诊断和指导治疗有很重要意义。

B 超检查　是肝内胆管结石诊断的首选方法，一般估计诊断准确率为 50%～70%。肝内胆管结石的超声图像变化较多，一般要求在结石远端的胆管有扩张才能做出肝内胆管结石的诊断，因肝内管道系统的钙化也具有结石样的影像表现。

CT 检查　因肝内胆管结石主要是含胆红素钙的色素性结石，钙的含量较高，故 CT 能清楚地显示出来，诊断符合率为 50%～60%。CT 还能显示出肝门的位置、胆管扩张及肝大、萎缩的变化，系统地观察各个层面 CT 照片，可以了解结石在肝内胆管分布的情况（图2）。

X 线胆道造影　包括 PTC、ERCP。是用于肝内胆管结石诊断的经典方法，一般均能做出正确的诊断，PTC、ERCP 的诊断符合率为 80%～90%、70%～80%。X 线胆道造影应满足诊断和手术的需要，一个良好的胆道造影片应能够全面了解肝内胆管系统的解剖学变异和结石的分布范围。胆道造影应注意以下问题：①应有多方位 X 线摄片。②某一肝段或肝叶胆管不显影时，应注意鉴别，结石梗阻只是其中的原因之一，

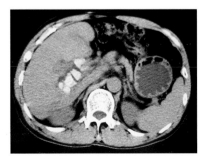

图2　肝内胆管结石 CT 表现
（中山大学附属第一医院供图）

应作其他检查进行鉴别。③不要满足某一处病变的诊断，因可能会造成漏诊。④在分析胆道造影片时，尽可能取得最近的造影片，因病情可能有进展。

PTC 和 ERCP 的 X 线造影特征有：①肝总管或左右肝管可见狭窄，其近端胆管扩张，并可见结石影。②左右肝管或肝内部分胆管不显影。③左右叶胆管呈局限性、纺锤状或哑铃样扩张。B 超检查虽不如 PTC 或 ERCP 确诊率高，但在诊断肝内胆管结石仍有 80% 的准确性，其最大优点是方法简便且为无损伤性检查，故目前常作为肝内胆管结石的首选诊断方法。

CT、MRCP 检查　能较直观的反映结石的部位、大小、胆管位置、合并的肝萎缩、肝硬化、门脉高压等，并能及时发现胆管癌。另外，可以通过手术探查来诊断，即在手术中仔细探查肝内胆管，这是肝内胆管结石最可靠的诊断方法。手术中除顺序探查肝外胆管外，还应注意肝脏的触诊，特别是左肝叶的检查，有时还须应用双合诊的检查方法，检查肝内有无结石存在。用取石钳、T 形管冲洗等方法探查肝内胆管；术中胆管造影常是肯定肝内胆管结石的诊断手段，并能用以指导和选择手术方式；术中胆道镜检查能在直视下看到肝内胆管分支内的结石，有时还能通过胆道镜用结石篮和气囊导管等取出结石。

鉴别诊断　下列疾患，凡可出现右上腹疼痛和黄疸者，鉴别诊断时均应加以考虑。①先天性疾患：如胆总管囊肿、溶血性黄疸。②炎性疾患：如传染性肝炎、慢性胰腺炎、急性胆囊炎。③外伤性病变：如手术后胆总管的狭

窄。④寄生虫病：如胆道蛔虫病、胆道华支睾吸虫病。⑤癌症：如肝癌、胰头癌、胃癌等。上述疾患，以传染性肝炎、胆道蛔虫病、胰头癌等比较常见。

常见并发症　①急性化脓性胆管炎：是其常见的并发症，主要表现为右上腹痛、寒战高热和黄疸，引起胆道感染的常见细菌为革兰阴性杆菌或是厌氧菌，以大肠埃希杆菌为多见，更常是混合性感染。当结石嵌顿于胆管下端即出现急性化脓性胆管炎，经过消炎解痉治疗，局部炎症水肿消退，结石浮动，嵌顿解除，上述症状和体征消退，因而表现为波动性黄疸。B 超可发现肝内外胆管扩张或胆管结石；可有白细胞增多等实验室检查表现。一般认为急性化脓性胆管炎应先进行消炎解痉利胆补液治疗，症状缓解后再行择期手术。但在非手术治疗过程中要严密观察，一旦出现急性梗阻性化脓性胆管炎，应考虑手术。②胆源性肝脓肿：由于肝内胆管结石并发感染未能及时手术引流或肝内小肝管结石嵌顿所致化脓性小胆管炎，炎症波及周围组织而形成。以多发性小脓肿多见。可有右上腹痛也可能没有腹痛，表现为寒战高热，为弛张热型，黄疸可有可无，病程一般较长。该病经过短期非手术治疗未能奏效，应手术引流胆道，若为弥漫性小脓肿，引流胆道即可。若为单个大脓肿或多发性脓肿外尚有较大的脓肿时，除作胆道引流外，同时要行脓肿引流。③胆道出血：是原发性胆管结石的较严重的并发症。④胆源性肝硬化：是肝内胆管结石的晚期并发症，严重时伴有门静脉高压症、脾大及脾功能亢进。除有肝胆管结石的症状外，还有肝硬化和门

静脉高压症的表现。如果患者无门静脉高压症，则应尽早行胆道探查术，将肝内结石尽量取净，一部分患者肝功能可望恢复。若伴有门静脉高压症则处理较复杂困难，患者情况允许可一期行胆道探查取石和脾切除手术，然后再行彻底的肝胆管结石手术来处理复杂的肝内病变。否则应行分期手术，首先作胆道探查取石，再次行肝门静脉高压手术，最后处理复杂的肝胆管手术。这类患者病情重，处理困难，病死率高，有时不管怎样做手术预后都极差。因而对于肝胆管结石最好在没有出现症状或刚出现症状时即行手术，以减少肝功能损害。⑤胆管癌：大多数学者认为胆管癌的发生与肝内胆管结石有关。特别是肝内胆管结石并感染者发生肝内胆管癌较多，又称胆管细胞型肝癌。往往被原发性胆管结石的症状所掩盖，术前容易漏诊。原发性胆管结石患者近来出现上腹痛发作频繁并加剧，且局限于某一个部位，腹部查体右上腹或剑突下明显压痛，尚可扪及有压痛的包块，应怀疑此病。进一步做B超和CT检查可同时发现肝内结石及肝内局限性或弥漫性占位性病变，基本可明确诊断。这类患者一般甲胎蛋白（alpha fetoprotein，AFP）为阴性。由于为肝胆管结石反复炎症纤维化增生所致，胆管细胞型肝癌多为硬癌，内有较多的纤维结缔组织。主要为局部浸润性生长，肝内跳跃性转移及远处转移较少。若肿块巨大已累及周围组织及邻近器官，行肿块大部切除，即减体积手术，也有较好疗效。⑥胆源性胰腺炎。⑦肝衰竭：肝内胆管结石的主要病理改变是胆道梗阻和感染；由于肝胆管系统与肝实质细胞的直接关系，重症肝胆管炎常伴有严重的肝细胞损害，甚至导致大片的肝细胞坏死，发生肝功能衰竭，成为良性胆道疾病死亡的主要原因。⑧全身营养不良：可有贫血、低蛋白血症等表现。

治疗　以手术治疗为主，疗效较好。但由于未能彻底解决肝内胆管结石的病灶，特别在右肝管分支内结石以及伴有胆管狭窄者，仍有20%~30%病例的手术疗效不满意，故手术后中西医结合的药物治疗仍有必要，不能偏废。手术的治疗原则是取尽结石、去除病灶、通畅引流、防止复发。术中尽量取尽结石和解除胆管狭窄。在矫正胆管狭窄和解除梗阻的基础上可作胆肠内引流术，以扩大胆管的流出道。如病变局限于左侧肝叶可作肝叶切除，以根治病灶。

手术治疗　由于肝内胆管结石常呈节段性分布，肝切除术是常用的有效的手术方法。清除肝内病灶作肝叶切除手术，主要指左肝叶切除。左肝外侧叶切除是最常用的手术方式。经肝断面的肝内胆管进一步清除结石，将肝断面的肝内胆管与空肠改良祥式吻合术。如同时右肝管伴有少许结石，还可作肝内、外胆管空肠联合吻合术。对右肝内胆管结石，也有人作右肝叶切除术，但多数人认为此种手术创伤太大，不宜采用。因此，双侧肝内有广泛性多发性结石或右肝内胆管结石，一般不作肝叶切除术，尽量取尽结石，作改良祥式胆管空肠吻合术。对于肝门部胆管狭窄的患者，一般采用高位胆管切开取石术。最好胆总管切口延长至肝管汇合处，在直视下经左右肝管开口处彻底清除各分支内的结石，同时切开狭窄的肝内胆管。结石位于肝浅表部位者，经肝实质切开肝内胆管，取出结石，放置T形管或作胆肠内引流术。胆肠内引流术一般较多采用肝管、肝总管或胆总管空肠改良祥式吻合术。奥迪括约肌成形术和胆总管十二指肠吻合术由于术后常发生严重的逆行感染，故近年来，已较少应用于肝内胆管结石的治疗。对无法切开的右肝管二级以上分支的狭窄，可经胆管切口进行扩张，置入长臂T形管或U形管作支撑引流，此种引流管一般须放置1年以上。

关于肝内胆管术后残余结石的治疗，近几年来较多采用纤维胆道镜经T形管窦道取石，其成功率可达90%以上。术后6周，拔除T形管经T形管窦道放入胆道镜至胆管内，在直视下用取石篮取出结石。更有学者报告经此途径用激光或震波等方法将结石击碎后排出体外。由于肝内胆管结石多数为色素性钙结石，经T形管溶石疗法的疗效不够满意。

药物治疗　手术治疗很难彻底，故手术后需要长期服用中西利胆药物，对保证胆汁引流的通畅，促使残余结石的排出和减少结石的复发有重要的作用。手术后不少患者仍会发生不同程度的胆管梗阻和感染等症状，此时应给抗感染和利胆药物，并改善全身情况。如梗阻完全，感染较严重时，仍须再次手术以解除梗阻，引流胆道和控制感染。

（梁力建）

dǎndào gǎnrǎn

胆道感染（infection of biliary tract）　胆道系统急性和慢性炎症的总称。胆道内有细菌感染，包括急性胆囊炎、慢性胆囊炎、急性胆管炎、慢性胆管炎、急性梗阻性化脓胆管炎等，发病率一般占急腹症第二位，但在中国沿海与南方的一些省份中已上升为第一位，成为外科的常见、多发、难治疾病。

病因及发病机制　主要包括以下几方面。

胆道梗阻　胆道感染多与胆道梗阻有关，中国常见导致胆道梗阻的原因依次为：结石、寄生虫感染（蛔虫、华支睾吸虫）、纤维性狭窄、胆肠吻合术后吻合口狭窄、医源性胆管损伤狭窄、先天性肝内外胆管囊性扩张症、先天性胰胆管汇合畸形、十二指肠乳头旁憩室、原发性硬化性胆管炎、各种胆道器械检查操作等，中国西部则以胆管继发结石和肝胰壶腹周围肿瘤较多见。正常肝分泌胆汁的压力为 3.1kPa（32cmH$_2$O）。当胆管压力超过 3.43kPa（35cmH$_2$O）时，肝毛细胆管上皮细胞坏死、破裂，胆汁经肝窦或淋巴管逆流入血，即胆小管静脉反流，胆汁内结合和非结合胆红素大量进入血循环，引起以结合胆红素升高为主的高胆红素血症。如果胆管高压和严重化脓性感染未及时控制，肝组织遭到的损害更为严重，肝细胞摄取与结合非结合胆红素的能力急剧下降，非结合胆红素也会明显增高。

胆管内细菌繁殖　正常人胆管远端肝胰壶腹括约肌和近端毛细胆管两侧肝细胞间的紧密连接分别构成肠道与胆道、胆流与血流之间的解剖屏障；生理性胆汁流动阻碍，细菌存留于胆管黏膜上；生理浓度时，胆汁酸盐能抑制肠道菌群的生长；肝巨噬细胞和免疫球蛋白可形成免疫防御屏障，因此正常人胆汁中无细菌。当胆道系统发生病变时（如结石、蛔虫、狭窄、肿瘤和胆道造影等）可引起胆汁含菌数剧增，并在胆道内过度繁殖，形成持续菌胆症。细菌的种类绝大多数为肠源性细菌，以需氧革兰阴性杆菌阳性率最高，其中以大肠埃希杆菌最多见，细菌产生大量强毒性毒素是引起本病全身严重感染症状、休克和多器官衰竭的重要原因。胆道梗阻后，胆管内压升高，胆管黏膜充血水肿，黏膜上皮糜烂脱落，形成溃疡。胆小管内胆汁淤积，肝充血肿大。病变晚期肝细胞大片坏死，胆管黏膜炎性溃烂累及相邻的门静脉分支，在肝内形成多发性脓肿及胆道出血。肝窦扩张，大量细菌和毒素经肝静脉进入体循环引起全身性化脓性感染和多脏器功能损害。

胆道感染可单独存在，但多与胆石症同时并存，互为因果。胆石症可引起胆道梗阻，胆汁淤滞，细菌繁殖，导致胆道感染。感染的胆道又易于形成结石，胆石如阻塞胆管则有 80%～90% 合并感染，感染常见细菌为大肠埃希菌、铜绿假单胞菌、厌氧菌等。胆石症在静止期可无明显症状及体征，或仅有上腹部不适、隐痛、厌油腻饮食等症状；当胆道某一部位发生胆石移动、梗阻或细菌感染时，可出现中右上腹绞痛、发热、黄疸等症状，右上腹可出现压痛、肌紧张、反跳痛或扪及肿大胆囊之底部。重症感染可并发胆囊坏疽穿孔、胆道出血、肝脓肿、中毒性休克等。

临床表现　腹痛、寒战发热、黄疸是胆道梗阻、感染而致急性胆管炎的典型症状，称为查科三联征，如果胆道梗阻未能解除，感染未被控制，病情进一步发展，则可发生急性梗阻性化脓性胆管炎。患者可出现神志改变、血压下降等中毒性休克征象时，称为雷诺五联征。

诊断与鉴别诊断　胆囊炎应与传染性肝炎相鉴别，后者肝大，白细胞可不增多且有肝功能减退现象。急性胆囊炎、胆管炎伴发腹膜炎时，应与其他原因所致腹膜为如阑尾炎、胰腺炎及消化道穿孔（如伤寒肠穿孔）等症相鉴别。除一般病史、体征及 X 线检查外，B 超检查可测知胆囊大小及囊壁是事粗糙增厚，腹腔穿刺检查也有助于诊断。

治疗　包括非手术治疗和手术治疗。

非手术治疗　胆道感染可采用非手术疗法，包括解痉挛、镇痛及抗感染治疗。如氨苄西林、庆大霉素、先锋霉素及甲硝达唑为常用抗菌药物。因多不能进食，故亦须静脉补液维持营养及水分。

手术治疗　适应证：①胆汁性腹膜炎确诊后应争取尽早手术。②高热、中毒性休克，经短时间纠正无显著改善或病情恶化者。③在治疗过程并发有肝脓肿、胰腺炎、胆囊坏死穿孔。④胆管结石、瘢痕狭窄非手术不能解除者。手术原则是：解除胆道的梗阻、充分引流减低胆内压。术前应积极准备，包括输血、补液、静脉输入抗生素及纠正休克等措施。如经 3～6 小时的积极治疗，症状未见好转，即应行急诊手术以免失去抢救机会。

预后　一般胆道感染经非手术治疗可以消退自愈，但伴发腹膜炎者，须经积极准备后进行手术治疗。

（梁力建）

jíxìng dǎnnángyán

急性胆囊炎（acute cholecystitis）　胆囊发生的急性化学性和（或）细菌性炎症。是一种常见疾病，在中国位居急症腹部外科疾患的第二位。分为结石性胆囊炎（95%）和非结石性胆囊炎（5%）。

病因及发病机制 急性结石性胆囊炎是由于结石阻塞胆囊管，造成胆囊内胆汁滞留，高浓度胆盐损害胆囊黏膜而引起急性炎症，并可进一步继发细菌感染。其主要致病原因：①结石嵌顿于胆囊管或胆囊颈，胆囊管梗阻，胆汁滞留、浓缩，高浓度胆汁酸盐损害胆囊黏膜。②细菌感染，多为继发性感染，主要为革兰阴性杆菌，以大肠埃希菌最常见，其他有肠球菌、铜绿假单胞菌，通过胆道逆行侵入胆囊。③化学刺激，胰液经共同通路反流入胆道内引起胰酶性胆囊炎。胆囊随着疾病的进展表现四种不同的病理改变：急性单纯性胆囊炎，急性化脓性胆囊炎，坏疽性胆囊炎及胆囊穿孔。

炎症早期表现为黏膜充血水肿，炎性细胞浸入胆囊黏膜，称为急性单纯性胆囊炎。当病变累及胆囊壁全层，囊壁增厚，胆囊内充满脓液，浆膜面有纤维素和脓性渗出物，则称为急性化脓性胆囊炎。如胆囊梗阻仍未解除，胆囊内压力增高，血管受压，导致血供障碍引起胆囊局部或广泛出血和坏死，称为坏疽性胆囊炎。胆囊急性炎症，积液或积脓，胆囊张力过大，使胆囊壁缺血坏死，胆囊发生穿孔。

胆囊穿孔部位多发生于胆囊底部或结石嵌顿的胆囊壶腹部或颈部。胆囊穿孔后，胆囊内容溢入腹腔，有数据统计，30%的病例形成弥漫性腹膜炎，50%被网膜和周围组织包裹，渗液局限于胆囊周围，20%与邻近胃肠道相通，形成胆囊胃肠道瘘，此时胆囊内急性炎症经内瘘口得到引流，

炎症可很快消退。急性胆囊炎胆囊内脓液进入胆管和胰管，可引起胆管炎或胰腺炎。

临床表现 多数患者发作前曾有胆囊疾病的病史。临床症状表现为突发右上腹阵发性绞痛，多于饱餐、进食油腻食物、劳累及精神因素有关。常伴有恶心、呕吐、厌食等消化道症状。①上腹痛：疼痛与胆绞痛相似，表现为中上腹和右上腹的持续钝痛或剧烈绞痛，疼痛常放射到右肩胛下区或背部。患者不停变换体位来缓解疼痛。急性胆囊炎患者的疼痛持续时间长，常大于5小时，可至数天。结石性胆囊炎常在夜间急性发作，在平卧或侧卧位时，漂浮在胆汁中的结石可以突然堵塞胆囊颈而造成阵发性胆囊强烈收缩。若病变进一步加剧，炎症波及胆囊的浆膜层，或影响到壁腹膜时，除了阵发性绞痛外，患者还可有持续性右上腹部剧痛。疼痛可放射到右肩部或右肩胛下区。②寒战高热：急性胆囊炎患者由于细菌和毒素的吸收，发展到一定程度可出现全身性感染，患者体温可高达40℃，并伴寒战。在感染得到控制，随着疼痛的缓解，寒战和高热也逐渐消失。③黄疸：10%～15%患者可有轻度黄疸，黄疸一般不深。出现黄疸的原因是因为肿大的胆囊压迫邻近的胆总管。也可能是胆囊急性感染波及肝胆系统所造成的。在感染控制和炎症消退后，黄疸自行消退。如果黄疸起因于胆囊颈部结石压迫肝总管，临床称为米里齐综合征。

除上述症状外，急性胆囊炎在发病早期可有上腹部区域性压痛，叩击右上腹部时疼痛加剧。当病变加重，胆囊周围有炎性渗出而波及腹膜时，右上腹的压痛

范围加大、程度加深，并可出现反跳痛和肌紧张。用左手示指压于右上腹肋缘下，嘱患者深呼吸，如出现突然吸气暂停，临床上称之为墨菲征阳性。是急性胆囊炎的典型体征。胆囊内有积液或已形成脓肿时，肝下缘可触及边缘不清的压痛性肿块。

诊断 根据典型的临床表现，结合实验室及影像学检查，诊断一般无困难。①阵发性腹绞痛发作及右上腹压痛、肌紧张征象，墨菲征阳性。②实验室检查：白细胞增多（1.2～1.5）×10^9/L，血清转氨酶升高，碱性磷酸酶升高，部分患者有血清胆红素及血清淀粉酶升高。③影像学检查：B超检查可显示胆囊增大，囊壁增厚，可见双边征，胆囊内可见结石光团。核素 ^{99m}Tc-IDA 做胆系扫描和照相，胆囊因胆囊管阻塞而不显示，从而确定急性胆囊炎的诊断。

鉴别诊断 典型的急性胆囊炎可从临床表现中获得诊断，B超是诊断急性胆囊炎的好方法。在诊断有疑问时，可应用核素 ^{99m}Tc-IDA 作胆系扫描和照相，在造影片上常显示胆管，胆囊因胆囊管阻塞而不显示，从而确定急性胆囊炎的诊断。此法正确率可达95%以上。腹部X线平片、CT、内镜逆行胰胆管造影（ERCP）可以起辅助诊断的作用。一般急性胆囊炎的诊断并不困难，但应与肝脓肿、十二指肠溃疡、结肠肝曲及右上腹部的病变相鉴别。个别位于右膈下阑尾炎的症状常与胆囊炎相混淆，在诊断时应想到此可能。

治疗 急性胆囊炎的治疗包括手术治疗及非手术治疗，最终治疗是手术治疗。

非手术治疗 对症状较轻的急性单纯性胆囊炎，可考虑先用

非手术疗法控制炎症，待急性期过后进行择期手术。对较重的急性化脓性或坏疽性胆囊炎或胆囊穿孔，应及时进行手术治疗。非手术疗法对大多数（80%～85%）早期急性胆囊炎的患者有效。此法包括解痉镇痛，消炎利胆，抗生素的应用，纠正水电解质和酸碱平衡失调，以及全身的支持疗法。在非手术疗法治疗期间，必须密切观察病情变化，如症状和体征有发展，应及时改为手术治疗。特别是老年人和糖尿病患者，病情变化较快，更应注意。约1/4的急性胆囊炎患者将发展成胆囊坏疽或穿孔。关于急性胆囊炎应用抗生素的问题，由于胆囊管已阻塞，抗生素不能随胆汁进入胆囊，对胆囊内的感染不能起到预期的控制作用，胆囊炎症及并发症的发生与否，并不受抗生素应用的影响。但是抗生素的应用可在血中达到一定的药物治疗浓度，可减少胆囊炎所造成的全身性感染，以及能有效地减少手术后感染性并发症的发生。对发热和白细胞较多者，特别是对一些老年人，或伴有糖尿病和长期应用免疫抑制剂等有高度感染易感性的患者，全身抗生素的应用仍非常必要。

手术治疗 目前对于手术时机的选择还存在着争论，一般认为应采用早期手术。早期手术不等于急诊手术，而是患者在入院后经过一段时期的非手术治疗和术前准备，并同时应用B超和核素检查进一步确定诊断后，在发病时间不超过72小时的前提下进行手术。早期手术并不增加手术的死亡率和并发症率。对非手术治疗有效的患者可采用延期手术，一般在6周之后进行。手术方法有两种：①胆囊切除术，在急性期胆囊周围组织水肿，解剖关系常不清楚，操作必须细心，以免误伤胆管和邻近重要组织。有条件时，应用术中胆管造影以发现胆管结石和可能存在的胆管畸形。②胆囊造口术，主要应用于一些老年患者，一般情况较差或伴有严重的心肺疾病，估计不能耐受胆囊切除手术者，有时在急性期胆囊周围解剖不清而致手术操作困难者，也可先做胆囊造口术。胆囊造口术可在局部麻醉下进行，其目的是采用简单的方法引流胆囊炎症，使患者度过危险期，待其情况稳定后，一般于胆囊造口术后3个月，再做胆囊切除以根治病灶。对胆囊炎并发急性胆管炎者，除作胆囊切除术外，还须同时作胆总管切开探查和T形管引流。

随着老年人群中胆石症的发病率增加，老年胆囊炎患病人数也不断增多，老年人的胆囊炎在其发病中有其特殊性：①临床表现比较模糊，一般化验检查结果常不能确切地反应病变的严重程度，容易发生坏疽和穿孔，常伴有心血管，肺，肝和肾等内脏的疾病。②全身抗病能力与免疫功能低下，对手术耐受性差，手术后并发症与死亡率均较一般人高，特别急症手术后的死亡率更高，有时可达6%～7%，故对老年胆囊炎患者的治疗，应首先考虑非手术治疗，如需手术应争取感染控制后再做择期胆囊切除术。但在另一方面，如手术指征明确，仍应积极早期手术，手术内容从简，如胆囊造口术等，以暂时缓解急性情况。

（梁力建）

双边征（double contour sign）

胆囊炎时胆囊壁增厚水肿，超声检查可见囊壁弥漫性增厚呈强回声带，因水肿形成的环状低回声带。超声检查时，健康人胆囊壁的回声是均匀的，厚度不超过3mm（多数人为2mm），表现为一围绕椭圆形液体腔的边缘回声。此征系胆囊壁浆膜下水肿、出血以及炎性细胞浸润等改变所导致。导致胆囊壁增厚并发生双边征，既有胆囊本身的原因，也有胆囊外的因素。其发生原因可以分为四类。①胆囊炎症：急慢性胆囊炎、慢性胆囊炎急性发作是发生双边征最常见的原因。炎症的病理过程表现为充血、水肿、渗出。急性胆囊炎尤其是急性化脓性胆囊炎时，炎细胞直接浸润到浆膜下，使胆囊壁水肿、充血增厚呈双边征的超声改变。在慢性胆囊炎时，胆囊壁增厚的原因为：肌层肥厚以及黏膜下层结缔组织增生，同时在上皮肌层和结缔组织内常常发生纤维化。②低蛋白血症：当血浆白蛋白<30g/L时，血浆胶体渗透压下降，大多数患者出现胆囊壁增厚水肿。③其他可引起胆囊淋巴、血液回流障碍的疾病：门静脉高压症、右心功能不全、巴德－吉亚利综合征（Budd-Chiari syndrome）、门静脉内癌栓或血栓形成等疾病可以使胆囊血液、淋巴回流受阻从而导致胆囊壁增厚甚至水肿出现双边征。④急性肝炎：胆囊壁增厚是病毒性肝炎的一种常见肝外表现形式，形成机制目前还不完全清楚，可能是肝炎病毒对胆囊壁的直接刺激作用。综上所述，导致胆囊壁增厚并双边征的病因较为复杂，需要结合患者具体的临床表现、检验检查结果才能对双边征的原因及临床意义做出正确的判断。

（梁力建）

Mòfēizhēng

墨菲征 (Murphy sign)

检查时医师以左手掌平放于患者右胸下部,以拇指指腹勾压于肋弓下缘右侧锁骨中线处(近似于胆囊位置),然后嘱患者缓慢深呼吸,在吸气过程中发炎的胆囊下移时碰到用力按压的拇指,即可引起疼痛,此为胆囊触痛,如因剧烈疼痛而致吸气中止为该体征阳性。1903年,美国约翰·本杰明·墨菲 (John Benjamin Murphy) 首次描述。墨菲征的病理基础是结石等所致的胆囊管梗阻导致胆囊炎症性改变,前列腺素的释放导致胆囊炎症加重,急性胆囊炎患者吸气过程中发炎的胆囊下移时刺激腹膜而产生疼痛。墨菲征对急性胆囊炎的诊断具有较高的敏感性,约97.2%,特异性较低,仅48.3%,其阳性预测价值约70%,阴性预测价值约93.3%。在老年患者中其敏感性较低,所以老年患者表现为墨菲征阴性时,并不能排除急性胆囊炎的可能。该征对不同病因导致的右上腹痛具有鉴别意义,墨菲征阳性主要见于急性胆囊炎,而在肾盂肾炎、胆总管结石病及上行性胆管炎则表现为阴性。该征对急性胆囊炎的诊断具有重要意义,但不能作为单独诊断的标准,需要结合病史、实验室检查及影像学检查方能做出正确诊断。

(梁力建)

mànxìng dǎnnángyán

慢性胆囊炎 (chronic cholecystitis)

胆囊的慢性炎症。大多是由于急性胆囊炎反复发作迁延而来,致使胆囊萎缩,囊壁增厚,胆囊功能不良,少数也可慢性起病。慢性胆囊炎在中国多见,女性发病率高,女:男为2~3:1。其中,大部分为慢性结石性胆囊炎,占70%~95%,少数为非结石性胆囊炎。

胆囊应用解剖 ①胆囊:呈梨形,位于肝脏面的胆囊窝内。长8~12cm,宽3~5cm,容量40~60ml。胆囊分为胆囊颈、胆囊体和胆囊管三部分,但无明显界限。胆囊底作为左右肝的分界,胆囊体借疏松组织及其壁上的腹膜反折附于肝脏面的胆囊窝上,胆囊窝内有小血管、淋巴管或迷走小胆管,手术中应妥善处理,以免术后出血或形成胆汁漏。胆囊颈为胆囊体向上弯曲变窄部分,呈囊状突出称Hartmann袋,结石常滞留于此处。胆囊颈延伸成胆囊管,长2~3cm,直径0.3cm,汇入胆总管。胆囊管汇入胆总管有很多变异,如汇入右肝管、与肝总管较长的并行段、从不同角度和位置汇入胆总管等,手术中需加以注意。②胆囊三角 (Calot三角):由胆囊管、肝总管、肝下缘构成的三角区域。胆囊动脉发自右肝动脉,也有发自其他动脉如肝固有动脉、肝左动脉等,无论发自何处的胆囊动脉,90%以上均由此区通过。通过此区的还有肝右动脉、副右肝管。胆总管由胃十二指肠动脉、肝总动脉等相互吻合成丛状的血管网供血。胆囊和肝外胆道的静脉直接汇入门静脉。胆囊淋巴流入胆囊淋巴结和胆总管周围淋巴结,肝外胆管淋巴引流到肝总管和胆总管后方淋巴结。③胆囊的生理功能:胆囊有浓缩、储存和排出胆汁的作用。肝每天分泌的胆汁绝大部分进入胆囊,经浓缩5~10倍后储存。根据食物的种类和数量由体液和神经调节排出胆道。胆囊黏膜能分泌少量黏液(约20ml/h)以保护和润滑黏膜。当胆囊管梗阻时,胆汁中胆红素吸收,胆囊内仅存胆囊黏膜分泌的无色透明的黏液,故为白胆汁,又称胆囊积水。胆囊切除后,胆总管能部分扩张、代偿胆囊的浓缩功能。

病因及发病机制 可分为慢性结石性胆囊炎和慢性非结石性胆囊炎。①慢性结石性胆囊炎的病因主要是由于结石、炎症等的反复刺激。胆囊壁有不同程度的炎性细胞的浸润,在镜下可见黏膜萎缩,胆囊壁各层有明显的结缔组织增生纤维组织增生,有淋巴细胞和单核细胞浸润,黏膜上皮向囊壁内凹陷生长,有时深达肌层,形成Rokitansky-Aschoff窦。病变严重者,胆囊壁纤维增厚,与周围组织粘连,甚至瘢痕形成,可发生不同程度的收缩,囊腔可完全闭合,导致胆囊功能减退,甚至完全丧失功能。②除了结石性胆囊炎外,也有一部分患者,临床诊断为慢性胆囊炎,但胆囊内并无结石。这种情况称为慢性非结石性胆囊炎。慢性非结石性胆囊炎时胆囊的病理变化可与结石性胆囊炎相似,从轻度的慢性炎性细胞浸润到胆囊黏膜的严重破坏、纤维化、萎缩等。引起此种病理变化的原因很多,如胆囊管的部分梗阻、胆囊内胆汁长时间滞留、细菌或病毒感染、浓缩胆汁的刺激、胰液反流、胆道的真菌及寄生虫感染、过敏反应等。

临床表现 无特异性,多数患者有胆绞痛病史,常见的是右上腹部或肩背部隐痛,食后饱胀不适,嗳气,进食油腻食物后可有恶心,偶有呕吐。较少有畏寒、高热和黄疸。在老年人,可无临床症状,称无症状性胆囊炎。体格检查时右上腹区有轻压痛和不适感,墨菲征可呈现阳性。B超可见胆囊缩小、壁厚、内存在结石或充满结石，胆囊收缩功能差。诊断常无困难。慢性胆囊炎的临床表现常因是否急性发作，是否出现并发症而不同。慢性胆囊炎在非发作期的症状很不典型。主要表现是胃肠功能紊乱，如上腹部不适、食后上腹部饱胀、压迫感及嗳气，有些患者进食油脂较多食物如鸡蛋、肥肉等容易引起以上症状加剧。患者还有右上腹或中上腹部隐痛，或向右肩背部放射。慢性胆囊炎急性发作期的临床表现同急性胆囊炎。其原因多为胆囊结石所致的胆囊颈梗阻。

慢性胆囊炎因结石压迫或感染波及周围器官时可出现并发症。所受影响的器官不同，出现的临床表现也不尽相同。其并发症有：①米里齐综合征。②胆囊胆管瘘。是较少见的并发症，是炎症破坏胆囊壁及肝胆管壁造成的胆囊与肝总管间的内瘘。③胆囊十二指肠（或结肠）瘘。反复的胆囊炎症造成胆囊与邻近的十二指肠（或结肠）发生粘连，在粘连处穿透胆囊壁和十二指肠（或结肠）壁后形成胆囊十二指肠（或结肠）瘘。

鉴别诊断 ①胆囊胆固醇沉积症：是一种胆囊内胆固醇代谢紊乱所造成的疾病，约50%以上的胆固醇沉积症同时有胆固醇结石。胆固醇沉积症的胆囊黏膜外观酷似草莓，临床上又称草莓样胆囊。②胆囊腺肌症：胆囊黏膜腺体和肌层组织明显增生，病变部位胆囊壁明显增厚。③胆囊神经瘤病：较少见，胆囊组织内有大量神经纤维的增生。

治疗 有症状的慢性结石性胆囊炎经过解痉止痛、低脂饮食、消炎利胆等治疗后，有可能使症状缓解。但并不能防止胆绞痛和并发症的发生，更不能从根本上治愈该病，只有胆囊切除术才是

唯一有效的根治办法。

慢性非结石性胆囊炎主要表现为消化道症状，腹痛不明显时，抗酸利胆及抗炎治疗对控制症状有一定的帮助。这类患者切除胆囊后常仍有消化道症状存在，治疗效果欠佳，手术治疗应慎重。非结石性慢性胆囊炎若无明显临床症状或症状较轻者，一般不作手术治疗。

（梁力建）

jíxìng gěngzǔxìng huànóngxìng dǎnguǎnyán

急性梗阻性化脓性胆管炎

（acute obstructive suppurative cholangitis，AOSC） 因胆道梗阻和细菌感染，胆道内压升高，肝胆血屏障受损，大量细菌和毒素进入血循环，造成以肝胆系统病损为主，合并多器官损害的全身严重感染性疾病。又称急性重症胆管炎（acute cholangitis of severe type，ACST）。急性胆管炎和急性重症胆管炎是胆管感染发生和发展的不同阶段和程度。急性梗阻性化脓性胆管炎在病理和病因上并非属于特殊的类型，而只是代表一个疾病的严重过程。

病因及发病机制 包括以下几方面。

胆道梗阻和胆压升高 导致胆道梗阻的原因有多种，中国常见的病因依次为：结石、寄生虫感染（蛔虫、华支睾吸虫）、纤维性狭窄、胆肠吻合术后吻合口狭窄、医源性胆管损伤狭窄，先天性肝内外胆管囊性扩张症、先天性胰胆管汇合畸形、十二指肠乳头旁憩室、原发性硬化性胆管炎、各种胆道器械检查操作等，西方国家则以胆管继发结石和肝胰壶腹周围肿瘤较多见。正常肝分泌胆汁的压力为3.1kPa。当胆管压力超过3.43kPa时，肝毛细胆管

上皮细胞坏死、破裂，胆汁经肝窦或淋巴管逆流入血，即胆小管静脉反流，胆汁内结合和非结合胆红素大量进入血循环，引起以结合胆红素升高为主的高胆红素血症。如果胆管高压和严重化脓性感染未及时控制，肝组织遭到的损害更为严重，肝细胞摄取与结合非结合胆红素的能力急剧下降，非结合胆红素也会明显增高。

胆管内细菌繁殖 正常人胆管远端肝胰壶腹括约肌和近端毛细胆管两侧肝细胞间的紧密连接分别构成肠道与胆道、胆流与血流之间的解剖屏障；生理性胆汁流动阻碍细菌存留于胆管黏膜上；生理浓度时，胆汁酸盐能抑制肠道菌群的生长；肝吞噬细胞和免疫球蛋白可形成免疫防御屏障，因此正常人胆汁中无细菌。当胆道系统发生病变时（如结石、蛔虫、狭窄、肿瘤和胆道造影等）可引起胆汁含菌数剧增，并在胆道内过度繁殖，形成持续菌胆症。细菌的种类绝大多数为肠源性细菌，以需氧革兰阴性杆菌阳性率最高，其中以大肠埃希杆菌最多见，细菌产生大量强毒性毒素是引起本病全身严重感染症候、休克和多器官衰竭的重要原因。胆道梗阻后，胆管内压升高，胆管黏膜充血水肿，黏膜上皮糜烂脱落，形成溃疡。胆小管内胆汁淤积，肝充血肿大。病变晚期肝细胞大片坏死，胆管黏膜炎性溃烂累及相邻的门静脉分支，在肝内形成多发性脓肿及胆道出血。肝窦扩张，大量细菌和毒素经肝静脉进入体循环引起全身性化脓性感染和多脏器功能损害。梗阻发生后的细菌繁殖、内毒素血症、高胆红素血症、和细胞因子如肿瘤坏死因子（tumor necrosis factor，TNF）、氧自由基的过度激活

等对机体的损害共同导致了 AOSC 的发生。

临床表现 大多数患者之前有反复发作的胆道病史，部分患者有胆道手术史。发病早期表现为急性胆管炎的症状，即上腹部剧烈疼痛、寒战高热和黄疸，又称查科三联征。当胆管梗阻和感染进一步加重时，其临床表现将继续发展，出现低血压和神志改变，与之前的三种症状统称为雷诺五联征（腹痛、寒战高热、黄疸、低血压、神志改变），雷诺五联征是诊断 AOSC 不可缺少的诊断依据。

患者体温常持续高达 39～40℃或更高，脉搏快而弱，血压降低，呈急性重病容。剑突下及右上腹部有不同范围和不同程度的压痛和腹膜刺激征，可有肝大及肝区叩痛，有时可扪及肿大的胆囊。该病发病急骤，病情进展快，是胆道外科的急症，如未及时治疗，病情继续恶化，将发生急性呼吸衰竭、急性肾衰竭，严重者可在短期内死亡，AOSC 是胆道良性疾病的首要死亡原因。

诊断 根据病史，临床典型的雷诺五联征表现、结合实验室及影像学检查等即可诊断。对于不完全具备典型雷诺五联征者，当脉搏 > 120 次/分，白细胞计数 > 20×10^9/L，体温 > 39℃或 < 36℃，血小板降低，就应考虑诊断为 AOSC；这一诊断标准应用于临床能解决大多数患者早期诊断。另外，在急性梗阻性肝胆管炎中，由于梗阻部位较高，肝外胆管无梗阻，临床症状可不典型，疼痛不重，无腹膜刺激征，无黄疸或者黄疸较轻，而以全身感染、肝区叩痛为主要表现，诊断时要加以注意。下列辅助检查可帮助诊断：①B 超检查。是最常应用的

简便、快捷、无创伤性辅助诊断方法，可显示胆管扩大范围和程度以估计梗阻部位，发现结石、蛔虫、大于 1cm 直径的肝脓肿、膈下脓肿等。②胸和腹部 X 线平片。有助于鉴别诊断脓胸肺炎、肺脓肿、心包积脓、膈下脓肿、胸膜炎等。③CT 检查。CT 不仅可以看到肝胆管扩张、结石、肿瘤、肝大、萎缩等的征象，有时尚可发现肝脓肿。若怀疑急性重症胰腺炎，可作 CT 检查。④内镜逆行胆管引流（endoscopic retrograde biliary drainage，ERBD）、经皮肝穿刺胆道引流（percutaneous transhepatic drainage，PTCD）。既可做应急的减压引流，又可造影从而确定胆道阻塞的原因和部位，但有加重胆道感染或使感染淤积的胆汁溢漏进腹腔的危险。⑤磁共振胰胆管造影（MRCP）。可以详尽地显示肝内胆管树的全貌、阻塞部位和范围。图像不受梗阻部位的限制，是一种无创伤性的胆道显像技术，已成为理想的影像学检查手段。

鉴别诊断 在详细了解病史、症状、体征等的准确资料后，依据患者的实际特点，应做好与急性胆囊炎、消化性溃疡穿孔或出血、急性坏疽性阑尾炎、食管静脉曲张破裂出血、重症急性胰腺炎以及右侧胸膜炎，右下大叶性肺炎等鉴别。在这些疾病中，都难以具有急性梗阻化脓性胆管炎的基本特征，仔细分析，不难得出正确的结论。

治疗 原则是解除胆道梗阻并引流，及早而有效地降低胆管内的压力。临床经验证实，很多危重患者手术中切开胆总管排出大量脓性胆汁后，胆管内压力降低，患者情况即可好转。所以，解除胆道梗阻，通畅引流是治疗

的关键。

非手术治疗 ①抗感染治疗：可使用足量广谱的抗生素。②抗休克治疗：补充血容量，必要时可应用升压药物；纠正水电酸碱紊乱。③对症治疗：包括解痉、止痛、退热等。④非手术方法的胆道减压，常用的有经皮肝穿刺胆道引流（PTCD）和经内镜鼻胆管引流（endoscopic nasobiliary drainage，ENBD）。

PTCD 可在超声或 X 线引导下进行。目前常用的是超声引导下的 PTCD，这项技术的主要优势有：超声动态显示肝内胆管扩张程度及走行、彩色多普勒超声能区分扩张的胆管及周围的重要血管，为穿刺部位和路径的选择提供依据，提高了穿刺的安全性，故在临床上应用广泛。

ENBD 是在内镜逆行胰胆道造影（ERCP）的基础上发展起来的常用内镜胆道引流方法，是在内镜下将直径 6～10Fr 的聚乙烯管经十二指肠乳头插至胆道系统再由鼻腔引出体外。已经被广泛应用于胆道胰腺疾病的诊断与治疗。PTCD 和 ENBD 对于胆道结石或胆胰系肿瘤引起的梗阻性黄疸、化脓性胆管炎可迅速降低胆道内压力，减轻黄疸，改善肝功能，为手术及其他治疗创造条件，并可同时行胆道造影、胆汁取样培养、抗生素液冲洗等检查和治疗，是目前治疗胆胰系疾病的简便安全又行之有效的重要手段。

非手术治疗的目的是改善患者的全身情况并为手术治疗做准备。非手术治疗的时间一般控制在 6 小时以内。部分患者治疗后，病情趋于平稳，腹痛、发热减轻，血压趋于稳定，全身情况好转，则可继续治疗，一般可于度过急性期之后，再择期施行手术。如

果病情严重或治疗后病情继续恶化者，应紧急手术。对于仍有休克者，应在抗休克的同时进行手术治疗。

手术治疗　目的是解除梗阻和引流胆道，所以手术应力求简单有效。通常采用的是胆总管切开减压、T形管引流。

（梁力建）

Chákē sānliánzhēng
查科三联征（Charcot triad）
腹痛、寒战发热及黄疸为特点的症状和体征。是一般急性胆管炎的典型症状。急性胆管炎是细菌感染引起的胆道系统的急性炎症，大多是在胆道梗阻的基础上发病。常见的病因有胆管结石、胆道蛔虫、胆道狭窄、胆管壶腹部肿瘤、原发性硬化性胆管炎、胆肠吻合术后、经T形管或经皮肝穿刺胆管引流（PTCD）术后亦可引起。胆道梗阻部位可在肝外、肝内胆管。患者起病初期出现畏寒发热、严重时明显寒战高热。疼痛部位和程度与梗阻部位有关，肝外梗阻者疼痛明显，肝内梗阻者疼痛较轻。绝大多数患者会出现明显的黄疸，但梗阻部位局限于一侧胆管的患者，黄疸可不明显。体格检查：患者常有持续高热，体温达 $39\sim40℃$，脉搏快而弱，常大于120次/分钟，血压降低。患者呈急性病容，右上腹、剑突下有压痛和不同程度的反跳痛；左右可有肝大，肝区常有叩痛，有时可扪及肿大的胆囊。检验结果：白细胞多大于 $20\times10^9/L$，中性粒细胞亦明显增多，血小板减低，最低时可达 $10\times10^9/L$，提示预后不良。凝血酶原时间延长，肝功能受损。其他表现如肾功能受损、低氧血症、失水、酸中毒、电解质紊乱也较常见。如果病情继续发展，发生急性梗阻性化脓性胆管炎，在查科三联征的基础上，同时又出现休克和精神症状，则称为雷诺五联征。

（梁力建）

dǎndào jìshēngchóngbìng
胆道寄生虫病（biliary parasitosis）
某种寄生虫在人体胆道系统内生长繁殖，对胆道系统及肝所致的疾病。主要包括胆道蛔虫病、胆道华支睾吸虫病、肝片形吸虫病。在生物界，两种不同的生物共同生活的情况并不少见，而寄生是其中一种，其表现为共生者中一方受益，即寄生虫；另一方受损，即宿主。胆道寄生虫属于前者，在生理学上依赖于人体，而人体则属于后者，为寄生虫提供营养物质及居住场所——胆道。

寄生虫生活史　指寄生虫完成生长、发育、繁殖以及宿主转换的整个过程，这个过程需要适宜的外界环境和宿主，包括了寄生虫侵入人体、在人体内移行、寄生、繁殖及离开宿主。根据其生活史寄生虫大致分为两类。①直接型：生活史中只有一种宿主，其排出宿主的时候已经具备了感染性，或者在外界发育至感染期便可直接感染人体，如蛔虫即属这种类型。②间接型：生活史中需要中间宿主，虫体在中间宿主的体内发育到感染期才能感染人体，如华支睾吸虫就是这个类型，其先后以螺类和鱼虾类作为中间宿主，最后再感染人体。

寄生虫对宿主作用　寄生虫通过各种方式对宿主细胞、组织、器官甚至整个系统造成损伤，总结可有三点。①机械性损伤：寄生虫的侵入、移行、运动等均会累及人体相应组织损伤或者破坏，如蛔虫进入胆道必须通过肝胰壶腹括约肌，这个过程中，虫体活动刺激肝胰壶腹括约肌剧烈收缩以及痉挛，人体会感到剧烈的腹部绞痛，有时虫体嵌顿在壶腹部，疼痛会更加剧烈，令人难以忍受。②抢夺营养：寄生虫所需的营养物质几乎全部来自于人体，当其在人体内生长、发育并大量繁殖时，人体失去大量的糖类、蛋白质、脂肪以及各种微量营养物，可引起宿主营养不良、贫血。③毒性和免疫损伤：寄生虫的分泌物、排泄物、虫卵以及死亡的虫体对宿主都是有害的，这些物质可引起人体产生免疫病理反应或直接的组织损伤，如华支睾吸虫，其代谢产物可造成胆管上皮炎症，胆管壁增厚，附近肝实质的萎缩，严重时可发展为癌变。另外其排泄物、虫卵、虫体可作为结石生成的中心，引起胆石症。

寄生虫防治　鉴于寄生虫疾病属于传染性疾病，我们除了针对寄生虫本身的内科、外科治疗外，还应该做好以下的工作：①控制或消灭传染源。②切断传播途径。③保护易感人群。④加强监测寄生虫病。

（梁力建）

dǎndào huíchóngbìng
胆道蛔虫病（biliary ascariasis）
蛔虫在人体胆道系统内生长繁殖，对胆道系统及肝所致的疾病。是常见的肠道寄生虫病之一。一般情况下蛔虫寄生于小肠中段，在某种条件下，蛔虫可进入十二指肠，通过十二指肠乳头肝胰壶腹括约肌进入胆管，蛔虫进入胆道后，大部分停留在胆总管内，小部分进入胆囊，也可进一步上行至肝总管或左右肝管，甚至进入扩张的肝内胆管中。蛔虫进入胆道有时也可以退出胆道，在胆道内的生存时间一般为1周至1个月。主要来源于卫生条件较差的农村地区，好发于儿童及青壮年，尤以21~30岁最多见，女性多于男性，多数患者均肠道蛔虫病史。

病因及发病机制 蛔虫进入胆道时，由于虫体机械性刺激，引发肝胰壶腹括约肌剧烈收缩或痉挛，会产生剧烈的绞痛。当虫体完全进入胆总管后，疼痛有所缓解。蛔虫在胆总管内引起机械性胆道梗阻，可致胆道内压力增高，胆汁排空不畅淤积。由于蛔虫的活动，梗阻常为不完全性，很少引起黄疸。蛔虫所带入的细菌（主要为肠杆菌属）可在胆道内繁殖，引起急性化脓性胆管炎、急性胆囊炎，并可进一步导致肝脓肿、败血症、胆道出血等并发症，危及生命。蛔虫在胆道内死亡后的尸体碎片或虫卵可作为成石核心形成胆道结石，主要是胆色素结石。蛔虫虫卵在肝组织内可形成蛔虫卵性肉芽肿，易被误诊为肝肿瘤。

临床表现 腹部疼痛是该病的主要表现。起病较急，突发性腹部的剧痛或绞痛，主要位于剑突下方或略偏右侧，多为阵发性，钻顶样疼痛感，可向右侧肩背部放射。不同患者疼痛持续时间及间歇期长短不一，间歇期如正常人。当虫体完全进入胆道时，疼痛明显减轻，甚至无疼痛感。部分患者可伴有恶心、呕吐等消化道症状。寒战、发热一般不明显，黄疸也不常见。患者腹痛症状和腹部体征的不一致性为本病的特点。当腹痛时检查腹部，绝大多数患者无腹肌紧张，剑突下或右季肋区可有压痛，但无反跳痛，右季肋区有叩击痛。

诊断 根据胆道蛔虫病的好发年龄、易患人群及典型的临床表现，绝大多数可确诊。有条件的可行下列检查。①B超检查：简便、经济、无创伤。可见胆管扩张，胆总管内蛔虫声像。②十二指肠引流液蛔虫卵检查。③内镜逆行胰胆管造影（ERCP）：可确诊肠道蛔虫，并可同时做取虫、冲洗、注药等治疗。④经皮肝穿刺胆管引流（PTCD）胆汁引流虫卵检查，有创伤，现在基本不用。⑤其他实验室检查：如嗜酸性粒细胞增多、粪便集卵测定阳性有助于协助诊断。以上辅助检查可根据患者情况、医疗条件选用，但不应该过分追求查到虫卵，在检查同时应积极治疗以缓解患者的痛苦。

鉴别诊断 ①急性胰腺炎：腹痛为持续性剧痛，位于上腹偏左，向腰背部放射，无钻顶感。发病后全身情况恶化较快，血清淀粉酶增高明显。②急性胆囊炎、胆囊结石：起病稍缓慢，腹痛逐渐加剧，多位于右上腹部或剑突下，呈持续性腹痛，阵发性加重，但疼痛不及胆道蛔虫病时严重。腹部查体时右上腹压痛明显，可有腹肌紧张和反跳痛。③上消化道溃疡穿孔：发病较急骤，上腹剧痛很快就波及全腹部，为持续性疼痛；查体腹肌紧张、压痛及反跳痛显著；X线立位检查多见膈下游离气体。④急性胃肠炎：有阵发性腹部绞痛，并恶心、呕吐，有肠道蛔虫病时也可吐出蛔虫，但疼痛程度不及胆道蛔虫病时剧烈，位置也多在脐周，多伴有腹泻；腹部查体时无腹肌紧张，无压痛及反跳痛，叩诊因有肠胀气而呈鼓音，听诊肠鸣音亢进。

治疗 包括非手术治疗和手术治疗两类。

非手术治疗 目前治疗原则为解痉止痛、利胆驱虫、防治感染。①解痉止痛：解除痉挛可应用抗胆碱能药物，如肌注阿托品、654-2。单用解痉药物止痛效果欠佳时可加用镇痛药物，如盐酸哌替啶，也可加用维生素K类、黄体酮等肌内注射或穴位注射。②利胆驱虫：33%硫酸镁溶液、乌梅丸、胆道驱蛔汤均有利胆消炎和排虫作用。驱除肠道蛔虫应在症状缓解期进行，选用使虫体麻痹之药物如哌嗪、己二酸哌嗪、四咪唑、驱虫灵、噻嘧啶、阿苯达唑等。不宜用虫体痉挛收缩的驱蛔药如山道年（驱蛔素）、驱虫丹等。③防治感染：用上述利胆中西药有一定的抗感染作用，根据目前抗感染治疗的原则，要早期使用针对革兰氏阴性杆菌的抗生素，可大剂量、短时间应用，必要时使用抗厌氧菌药物治疗。④纠正水电解质代谢紊乱与酸碱平衡失调。

手术治疗 对非手术治疗无效或有并发症的患者可考虑手术治疗。

适应证 ①胆道蛔虫病频繁发作，经各种非手术治疗难以控制，有继发感染、穿孔等并发症的危险。②合并胆道结石，发生梗阻性化脓性胆管炎者。③影像学检查发现胆道内多条蛔虫者。④已并发严重胆道感染、胆道出血或胆道穿孔者。⑤并发急性胰腺炎非手术治疗无效者。⑥经过治疗后急性期症状缓解，但非手术治疗4~6周后检查仍有胆总管扩张或胆管内死虫残留者。

手术方法 ①胆道蛔虫病无并发症时可采用胆总管切开取虫及T形管引流术（图），有条件时可行术中胆道镜检查以避免多条蛔虫存在时漏取。术后置T管引流便于局部用药或冲洗，拔管前行造影检查如有残留蛔虫再经T管窦道用胆道镜取出。②内镜技术发展很快，内镜外科已成为一

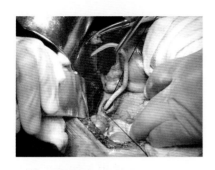

图 胆道蛔虫病（中山大学附属第一医院供图）

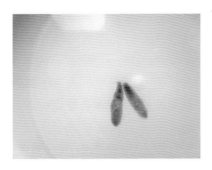

图 华支睾吸虫（中山大学附属第一医院供图）

门新的专业，对于胆道蛔虫病，可行 ERCP 内镜下括约肌切开术（EST）取虫，兼有检查和治疗的目的，较开腹手术简便、创伤小、并发症少。

手术注意事项 ①剖腹手术时应尽可能探查全部胆道取出所有蛔虫。②注意肝、胰腺的探查以便及早发现并发症并及时处理。③如发现有肠道蛔虫应排向远端小肠或结肠，然后经胆道插入导管进入十二指肠，注入 2% 山道年酒精溶液及 33% 硫酸镁溶液驱虫。

（梁力建）

dǎndào huázhīgāoxīchóngbìng
胆道华支睾吸虫病（clonorchiasis sinensis）

由华支睾吸虫寄生于人体肝内胆管所引起的寄生虫病。又称肝吸虫病。因人体摄入了含有活的华支睾吸虫囊蚴的淡水鱼虾，吸虫寄生在人体的胆管内并引起胆汁淤积、胆管损伤及肝损害的疾病。该病在人类历史上十分久远。

病因及发病机制 华支睾吸虫（图）可以寄生于人、猫及狗体内，其繁殖生成虫卵随着胆汁——肠道——粪便——水体的路径排出体外，在水中以淡水螺类作为第一中间宿主，螺内其孵化成尾蚴。尾蚴又以淡水鱼为第二宿主，附着在淡水鱼的肌肉内发

育成囊蚴。人食用了生的或者没有煮熟的含囊蚴的鱼肉而被感染，囊蚴在人体内逸出的幼虫经过十二指肠壶腹而进入胆道系统，其逆着胆汁的流动向上，用吸盘吸附于胆管内，从胆管内皮吸取营养，一个月后发育为成虫，若不予治疗，其寿命可达 10~30 年。

病理 华支睾吸虫在寄生的过程中生成了大量虫卵和死亡的虫体，可以引起胆道的梗阻，胆汁流出受阻的同时极易合并细菌感染，导致胆道的急慢性炎症，病理上可见虫体刺激胆管而使胆管壁纤维增生、管腔狭窄。肝门静脉周围有慢性炎症细胞浸润，其纤维组织也可增生。虫体和虫卵均可成为结石形成的核心，导致胆石症。若疾病进一步发展，可出现胆汁淤积、肝细胞受损、走向肝硬化。长期的慢性炎症可能促发胆管细胞恶变，导致胆管细胞癌。偶有虫体进入胰管引起胰腺炎。

临床表现 症状多表现为发热、上腹胀痛、食欲减退、肝区不适感、轻度黄疸、慢性腹泻等，并不特异。体征方面可触及肝大或压痛。如有并发胆石症、胆管炎、胆囊炎或胰腺炎等，会出现相应的临床表现，在此不详细叙述。

诊断 因其临床表现呈非特异性，故确诊需要配合流行病学资料以及实验室检查。①流行病学资料：必须询问患者是否有食用未经煮熟的淡水鱼或虾类，有无去过华支睾吸虫的疫区，对诊断很有帮助。②实验室检查：患者血常规可见嗜酸性粒细胞增多，免疫学方面可用检查患者血清中的华支睾吸虫特异性抗体，而粪便或十二指肠液检查虫卵则是确诊的实验。

治疗 包括非手术治疗和手术治疗。

非手术治疗 该病以针对病原的药物治疗为主，吡喹酮作为首选用药，毒性低、吸收快，对华支睾吸虫有满意的疗效。治疗 3 个疗程后虫卵转阴率达 90% 以上。

手术治疗 对于已有胆囊炎、胆管炎、胆石症及胰腺炎的患者，可予相应的胆囊切除、胆道取石、摘除虫体等手术治疗。对于已发生恶变，发展成胆管癌的患者，应根据病变的大小、部位及浸润范围选择相应的手术治疗（见胆管癌）。需注意的是不管行何种手术，术后常规行药物驱虫治疗。

（梁力建）

dǎndào zhǒngliú
胆道肿瘤（carcinoma of biliary tract）

原发部位在胆道系统的肿瘤。包括胆囊、胆管的肿瘤，可分为良性肿瘤与恶性肿瘤。胆道的恶性肿瘤，在中国消化道恶性肿瘤排序中居第五位，占全部恶性肿瘤死亡的 0.48%，即每年约有 4500 人死于胆道恶性肿瘤。中国以胆囊癌最为常见，约占胆道肿瘤的 1/3，女性多见，患者主要是 50~70 岁的老年人。胆囊癌的分类主要依靠病理类型及 Nevin 分期。

胆管癌的分类还欠缺统一的

标准。胆管系统从组织学来说是一个整体，各级的胆管在组织结构和细胞组成上无明显的区别。我们通常所说的肝内胆管和肝外胆管，两者从病理到临床学并无标志性的区别。一般而言，二级胆管的分支以上的各级胆管，被认为属于肝内胆管范畴，这部分的胆管均被肝实质所包围。由此划分未被肝实质所包绕的胆管部分为肝外胆管。但肝门部的胆管汇合向来存在多种解剖，可出现多种情况下的二级肝管分支直接在肝外汇合于肝总管，这时候就很难确定哪里为肝内、肝外胆管的分界。朗迈尔（Longmire）曾将肝外胆管简单地分为上、中、下三部分，其定义胆囊管开口以上的为上段胆管、胆囊管开口至胰腺上缘的为中段胆管、胰头后方及内部分至穿入十二指肠壁之前的为下段胆管；而皮特（Pitt）将胆道系统分为肝内胆管、肝门周围胆管和远端胆管，其中远端胆管癌包括以往的胆管中、下段癌。肝内胆管癌包含胆管细胞癌（原发性肝癌的一类）及来源于较大的肝内胆管的胆管癌。黄志强也建议把胆管系统划分为三个段，即肝内胆管、肝门部胆管和肝外胆管。

综合上述观点和临床特点，如今通常把胆管癌分类为肝内胆管癌、肝门部胆管癌、胆管中段癌和胆管下段癌，需注意的是壶腹部癌一般不包括在胆管癌的分类中。对于肝门部胆管癌的范围，美国癌症联合委员会有具体的定义：累及胆囊管开口以上的上 1/3 的肝外胆管，并通常会扩展至左右两肝管汇合部的一侧或双侧肝管的癌。凡是已侵犯肝门部胆管分叉处者，无论疾病开始时原发于肝外胆管还是原发于肝内胆管，

都可归于肝门部胆管癌。

胆管癌的男性发病率略高于女性，其发病的峰值年龄比胆囊癌要年轻约 10 岁。胆管癌的发病率存在有一定的地区差异，此病在亚洲地区的发病率要比欧美国家的发病率高，这可能与胆管疾病在前者较为常见有关。另外，近年来的统计数据表明发病有上升的趋向。从尸检资料可以看出，胆管癌为尸检总数的 0.01% ~ 0.46%。

（梁力建）

dǎnnáng'ái

胆囊癌（carcinoma of gallbladder）　原发于胆囊组织的恶性肿瘤。又称原发性胆囊癌。在胃肠道肿瘤的发病率中居第五位，近年更有增加的趋势，可见其并不是少见的疾病。而其更令临床医生关注的，是胆囊癌的早期确诊率低，这也导致手术后 5 年生存率极低的原因之一。同时，胆囊癌的发生与胆囊结石之间有密不可分的关系，胆囊结石是一常见病，但由于胆囊癌的恶性行为，所以胆囊结石不可忽视，临床上应积极治疗胆囊结石。世界上该病发病率最高的国家为墨西哥和玻利维亚。法国胆囊癌的发病率为男性 0.8/10 万人，女性 1.5/10 万人。美国统计结果为胆囊癌的发病率（2.2 ~ 2.4）/10 万人，占消化道恶性肿瘤发病率及病死率第五位。

病理　原发性胆囊癌多源于胆囊黏膜的腺癌（70% ~ 90%），偶有来自其他类别的组织细胞。根据其病理学特征，可以分为：①硬化型。是该疾病最为常见的类型，由于其含纤维组织丰富，癌的质地较硬。②胶样癌。该类型癌细胞生成了大量的假黏液蛋白，膨胀的细胞向胆囊腔内突出

生长，形成赘生物。③乳头状腺癌。肿瘤细胞形成乳头状肿物向囊腔内突出生长，常伴有坏死、出血。④鳞状上皮癌。来自胆囊黏膜的上皮化生成鳞状上皮。

除了病理分型，临床医生也采用 Nevin 对胆囊癌的定期和分级标准，以此指导治疗： I 期（S_1）：癌组织局限在胆囊的黏膜内。II 期（S_2）：肿瘤侵犯了胆囊黏膜外的肌层。III 期（S_3）：肿瘤侵犯了胆囊壁的全层组织。IV 期（S_4）：肿瘤侵犯了胆囊壁全层并伴有胆囊淋巴结的肿大。V 期（S_5）：肿瘤侵犯了肝或其他部位及有淋巴结的转移。

而根据胆囊癌细胞分化的程度，在病理上又可分为高分化（G_1）、中等度分化（G_2）和低分化（G_3）三级。

TNM 分期：1995 年国际抗癌协会（UICC）制订并开始使用 TNM 方法来给胆囊癌的分期作以下规范，以便更好地指导诊断和治疗。T 是指原发肿瘤，N 指淋巴结，M 指远处转移（表）。

淋巴转移作为胆囊癌转移最主要的方式之一，其转移的情况关系到胆囊癌手术治疗方案的选择。若肿瘤局限于胆囊黏膜层时，一般没有淋巴结转移；而当浸润至肌层后，淋巴结受侵犯的比例高达 62.5%。在发病率较高的日本，其外科学会关于胆囊癌的规约中，胆囊癌的淋巴引流途径基本与胆管癌是一致的，因此在胆囊癌的根治切除中，需要行较为广泛的引流淋巴结区域清扫，手术难度相当大。

除了淋巴转移，胆囊癌的局部浸润以肝侵犯最为常见，近年来随着对胆囊癌认识的提高，早期发现并予早期治疗的病例比例增加，所以肝转移的发生率较早

表 胆囊癌 TNM 分期

T：指原发肿瘤

  T_{is}：指原位癌

  T_x：指因各种原因原发肿瘤的具体情况无法进行评估

  T_1：肿瘤已经侵及黏膜或黏膜肌层

  T_2：肿瘤已经侵及肌层的周围结缔组织，但仍未突破浆膜或侵犯肝

  T_3：肿瘤突破了浆膜层（腹膜脏层）；或已经直接侵犯一个邻近的脏器（浸润肝脏的深度少于 2cm）

  T_4：肿瘤突破浆膜层且浸润肝的深度大于 2cm 和（或）侵及二个以上的邻近脏器

N：指区域淋巴结

  N_x：指因各种原因区域淋巴结的具体情况无法评估

  N_0：没有区域淋巴结的转移

  N_1：在胆囊附近的胆囊管、胆总管的周围和（或）肝门部淋巴结已有转移

  N_2：离胆囊较远的胰头旁、肝门静脉周围、十二指肠旁、腹腔动脉和（或）肠系膜上动脉周围的淋巴结已有转移

M：指远处转移

  M_x：指远处转移的具体情况无法评估

  M_0：没有远处转移

  M_1：已有远处转移

年有一定的下降。

关于胆囊癌的血行转移常出现于该病的晚期，可发生肝转移、肺转移等全身转移。部分胆囊癌可沿神经转移，是胆囊癌较为独特的转移方式。另外，胆管腔内播散转移也是胆囊癌的一种特殊的转移方式，其病理大多属于乳头状癌等类型，约占乳头状癌的 19%。有这种特殊转移方式的肿瘤，若能行根治性胆囊切除术加胆总管内的游离瘤栓取出后，患者远期疗效良好。

诊断 胆囊癌起病较为隐匿，多无特异性表现，临床表现出现的顺序多为腹痛、恶心、呕吐、黄疸和体重减轻等。临床上可将胆囊癌的症状归为三大类。①急性胆囊炎的症状：较多病例有短暂的右上腹痛、发热、寒战、恶心、呕吐的病史，提示为急性胆囊炎。约有 1% 的病例因急性胆囊炎手术发现有胆囊癌存在，此时病变常属于较早期，切除率高，生存期和预后均较佳。②慢性胆囊炎的症状：许多原发性胆囊癌的患者症状和慢性胆囊炎类似，

临床上较难区分，应高度警惕良性病变合并胆囊癌，或者良性病变演变成胆囊癌。③胆道恶性肿瘤：若患者有右上腹痛严重、黄疸、体重逐渐减轻、全身情况差等，提示肿瘤病变常较晚期，疗效差。另外还有罕见的症状如上消化道出血、胆道梗阻等。

胆囊癌患者多数因为上腹疼痛、右上腹的肿块和黄疸而入院发现及治疗，当此"三联征"已存在时，临床诊断胆囊癌已无困难，但此时患者多已属晚期，很多患者已经失去了根治手术的机会，预后极差。所以关键是提高早期胆囊癌患者的术前确诊率，对临床上有上述症状并怀疑为胆囊癌者应作以下辅助检查。

B 超检查 是首选的检查方法。虽对病变性质的确定以及分期的判断比较局限，但能检出绝大多数病变，特别对微小病变识别能力较强，方便用于普查及随访。其缺点也体现在易受到患者肥胖和胃肠道气体的干扰，假阳性和假阴性结果较其他检查高。近年来国内外开展的超声内镜技

术很好地克服了这些缺点，其分辨率高，成像清晰，可客观地显示胆囊壁的三层结构，对微小病变识别和良恶性鉴别诊断价值高。

CT 检查 CT 对胆囊癌诊断的敏感性约为 50%，但对早期胆囊癌的诊断不如 B 超，但其观察胆囊壁三层结构情况的能力要优于 B 超。早期诊断要点有：①胆囊壁局部或整体增厚超过 0.5cm，且呈不规则状，厚薄不均一，增强扫描时胆囊壁有明显强化。需注意厚壁型胆囊癌与慢性胆囊炎相鉴别，后者呈均匀性增厚。②胆囊腔内可有肿块影，基底多较宽，增强扫描有明显的强化，肿块密度比肝实质低而比胆汁高。需注意与胆囊息肉和腺瘤相鉴别，后者基底部较窄。③若合并胆囊炎或胆囊结石时有相应的 CT 征象。

MRI 检查 MRI 表现与 CT 相似，可有厚壁型、腔内肿块型、弥漫型等。磁共振胰胆管成像（MRCP）使含有水分的胆管、胰管显影，生成水造影结果。胆汁和胰液作为天然的液体对比剂，令磁共振造影在胆管及胰管检查中具有独特的优势。胆囊癌表现为胆囊壁的不规则变形、僵硬、或胆囊腔内有肿块影。MRCP 在胆胰管内有梗阻时有较高价值，但对无胆道梗阻的早期胆囊癌效果仍比不上 B 型超声检查。

肿瘤标志物 至今仍未发现对胆囊癌的特异性肿瘤标志物。癌胚抗原（CEA）和糖链抗原（CA199）在胆囊癌患者血和胆汁中均有一定程度的阳性率。胆囊癌患者血清 CEA 的阳性率为 54.1%；CA199 为 81.3%。两者可作为辅助诊断和切除手术后的随访观察。

另外一些检查如内镜逆行胆

胰管造影（ERCP）、经皮肝穿刺胆管造影（PTC）、细胞学检查都有一定的诊断价值，但对早期诊断意义不大。

治疗 近年来，人们对胆囊癌的生物学行为认识逐渐加深，加上影像学检查的日益普及、影像技术的发展和完善使得胆囊癌术前诊断率有所提高，同时原发性胆囊癌的外科治疗模式也产生了一定的发展和变革。

早期胆囊癌的手术 处于上述的 Nevin Ⅰ、Ⅱ期划分为早期胆囊癌。早期胆囊癌和腺瘤性息肉发生局部恶变者，均可行单纯胆囊切除术达到治疗目的，但连同肝包膜一起切除效果更佳。也有学者认为，由于胆囊壁淋巴管非常丰富，胆囊癌可在极早期已经发生淋巴转移，并且早期出现肝转移也不罕见，所以尽管是处于早期阶段，也有根治性切除的必要性。根治性手术的切除范围具体包括完整的胆囊切除、楔形切除距离胆囊床 2cm 的肝组织、肝十二指肠韧带淋巴结（还包括肝门部淋巴结）、胰后上淋巴结清扫。

中晚期胆囊癌的手术 处于上述的 Nevin Ⅲ、Ⅳ、Ⅴ期划分为中晚期胆囊癌。已有临床证据表明，对于 Nevin Ⅲ、Ⅳ、Ⅴ期的胆囊癌患者，包括胆囊癌根治术和扩大根治术的手术只要能取得根治性切除，就能提高患者的生存率。扩大根治术的标准切除范围是指在做肝中叶、扩大的右半肝或肝三叶切除的同时，必须清扫胰十二指肠后上淋巴结、肝十二指肠韧带淋巴结、腹主动脉下腔静脉淋巴结和腹腔动脉周围淋巴结，主要仅做右半肝切除并不合适，因为胆囊的位置处于肝左、右叶之间。也有学者提出加

做病灶邻近的浸润转移脏器的切除，浸润比较严重的甚至需加做胰十二指肠切除术。

晚期胆囊癌患者选择多脏器联合切除的扩大治愈性切除手术比非治愈性切除者有较高的生存率，但其不足之处是会增大术后的并发症率（接近 50%）和手术的病死率，特别是对已经发生了梗阻性黄疸和肝功能损伤的患者。

术后发现胆囊癌的处理 由于相当一部分患者的胆囊癌不是在术前或者术中发现的，而是在术后病理检查而得出恶性的结果，这类患者一般建议再次手术行根治性切除。具体遵循以下原则：①T_1 期患者。一般行单纯胆囊切除术便已足够，不需要再次开腹行根治性切除手术。②T_2 期患者。约有一半的患者已有淋巴结的转移，再次行手术时发现近半数有癌残余或原手术时的癌组织种植，故单纯胆囊切除术不能达到根治的目的，需要再次施行手术。③T_3 患者。情况和 T_2 者大体相同。④T_4 患者。则需具体分析，区别对待。过去认为若已达这种类型，患者的预后恶劣，即使再次切除也难以达到良好效果；但现在认为在无淋巴结转移的情况下，再次手术行治愈性切除之后可能收到较好效果，故应分别对待。

（梁力建）

dǎnguǎn'ái

胆管癌（carcinoma of bile duct）

原发于胆管系统组织的恶性肿瘤。原发于胆囊的和胆管下端壶腹部的肿瘤一般不归入胆管癌。发生于胆管不同部位的癌，可能具有不同的生物学行为和临床特性，因而将胆管不同部位的癌分别对待，在临床上是非常必要的。胆管癌的病因目前尚未能明确，认为与以下多种因素有关。①胆

石症：一直被认为是胆管癌的原因之一。胆石的机械刺激而引起胆道的慢性炎症改变可能是诱发胆道黏膜癌变的一个原因。约有 1/3 胆管癌患者合并有胆道结石。②胆管囊性疾病：胆管系统的囊性疾病改变常发生癌变（见卡罗利病）。③原发性硬化性胆管炎：原发性硬化性胆管炎患者发生胆管癌的机会远高于普通人。④慢性溃疡性结肠炎：胆管癌与慢性溃疡性结肠炎间的关系已有客观的证据，慢性溃疡性结肠炎的患者中，胆管癌的发生率 0.4%～1.4%，其发生率是一般人群的 10 倍。⑤华支睾吸虫病：华支睾吸虫能致胆管上皮长期的刺激，可能与胆管癌的发生有关，特别是在中国南方被认为与胆管癌的发生有关。⑥胆道内引流术：托基（Tocchi）于 2001 年报道在 1967～1997 年对 1003 胆道内引流术后的患者平均 129.6 月随访，总的胆管癌发生率 5.5%（55 人），明显高于一般人群。

肝内胆管癌 又称胆管细胞癌或周围型肝内胆管癌。

病理 日本肝癌研究组在 1994 年就提出将肝内胆管癌分成三种类型：肿块型、胆管周围浸润型、胆管内生长型。这三种类型的肝内胆管癌在肿瘤生物学行为上有各自的特点。周围型肝内胆管癌和肝细胞癌一样是由多能肝干细胞分化，因而在生长和转移上，周围型肝内胆管癌兼有胆管癌和肝细胞癌的各自特点。

在病理学上，周围浸润型肝内胆管癌早期癌结节会浸润至肝组织而形成肿块，并沿淋巴扩展和门静脉在肝内转移，形成卫星结节。瘤体不断增大，随后侵犯 Glisson 鞘，经淋巴引流向肝门转移，可到达肝门淋巴结和肝十二

指肠韧带的淋巴结。而胆管内生长型的肝内周围型胆管癌则是呈乳头样生长，多发生在接近肝门的较大肝内胆管。

临床表现与诊断 临床表现多不典型，可有消化道症状如腹痛、腹胀、黄疸、乏力、食欲减退及上腹部包块。周围型肝内胆管癌在影像学上的初期表现是肝内的占位性病变，可向肝门部侵袭，到了疾病后期，它和原发于肝门部胆管癌向上侵犯肝实质者较难鉴别。

治疗 主要包括病肝切除、肝外胆管切除与淋巴结清扫的联合应用。另外，肝移植也是治疗的手段之一。

肝门部胆管癌 指累及了胆囊管开口及其近端的 1/3 肝外胆管，可以扩展至肝管汇合部、一侧或双侧肝管的恶性肿瘤，占肝外胆管癌的 60% ～ 70%，而近年其发病率更呈逐年上升的趋势。肝门部胆管癌有其特殊的解剖关系及生物学行为，它较易在早期侵犯肝门区血管、淋巴组织、神经以及邻近的肝组织，因此手术切除率较低。发病率高和手术切除率低之间的矛盾使肝门部胆管癌的治疗效果不佳，为此国内外许多学者就其治疗展开了探索（图1）。

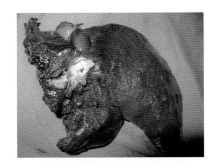

图 1 肝门部胆管癌手术标本
（中山大学附属第一医院
供图）

病理 肝门部胆管癌具体可分为四种类型：乳头状癌、结节状癌、硬化型癌和浸润型癌。前2种类型的胆管癌分化程度较高，手术的效果较好；后两种类型的胆管癌由于有浸润，且肝内外的胆管组织均受侵犯，故手术切除率较低。但硬化型癌却是临床最为常见类型。

临床分型（Bismuth 四型分型法） Ⅰ型：肿瘤局限于肝总管；Ⅱ型：肿瘤侵犯汇合部；Ⅲ型：起始于左侧或右侧肝管的癌；Ⅳ型：已侵犯左侧及右侧肝管。

临床表现 多见于男性，好发年龄为 50 ～ 59 岁。临床表现主要为无痛性进行性黄疸，尿色可呈褐黄色或茶色，粪便呈白陶土色，可伴上腹部不适、厌油、食欲减退，晚期患者出现乏力、消瘦、全身情况差。主要体征是皮肤、巩膜黄染，肝可因淤胆而肿大等。

诊断 多因肝受损及胆管阻塞，肝功能及血生化检查可示转氨酶升高、总胆红素及直接胆红素等明显升高；可有不同程度的低蛋白血症或水电解质紊乱；CA199 可升高。确诊还需要以下的辅助检查。①B 超检查：为首选方法，可见肝内胆管明显扩张，而肝外胆管无扩张，胆囊不大，有时可见肝门部软组织肿块影及肝门部周围淋巴结肿大等。彩色多普勒超声检查可见肿瘤与门静脉、肝动脉三者关系，这个关系尤为重要，用于术前评估肿瘤切除的可能性。②CT 检查：能精确显示肝门部肿瘤的大小、部位和有无血管侵犯，这是临床医生施行手术切除的直观依据。CT 联合B 超检查是肝门部胆管癌术前必不可缺的。③经皮肝穿刺胆管造影（PTC）：可清晰并直观地显示

肝内外胆管的形态异常。可能并发出血和胆瘘，为减少并发症发生，可在超声引导下进行，并强调在操作中严格遵守无菌原则，在造影结束后尽量抽出注入的造影剂。某些近端高位的肝门部胆管癌，由于左、右肝管已不相通，穿刺一侧肝叶的经皮肝穿刺胆管引流（PTCD）得不到完整的胆管树影像，此时应予双侧的胆管穿刺。某些患者胆道已完全梗阻，PTC 也只能对梗阻部位以上的胆管造影，不能显示梗阻以下的情况和肿瘤的大小，这是 PTC 的局限所在，结合内镜逆行胆胰管造影则可弥补。④内镜逆行胆胰管造影（ERCP）：其使用是为了明确梗阻远端胆道的情况，只有结合 PTC 才能起作用。近年已不把 ERCP 列入胆管癌的常规检查，因为对于完全梗阻病例不能显示梗阻以上部位，对术前的评估意义不大；对于不完全梗阻病例，逆行造影可能会把肠道细菌带到肝内胆管，引起胆道感染。⑤磁共振胆胰管造影（MRCP）：可以替代有创性检查显示肝内胆管树的全貌、肿瘤的部位和范围、有无肝内外的侵犯和转移，是目前肝门部胆管癌比较理想的检查手段。

鉴别诊断 因症状主要是梗阻性黄疸表现，临床上应与胆总管结石、胆囊癌浸润胆管、原发性硬化性胆管炎等疾病鉴别。需要在结合病情的发展的基础上，根据实验室及影像学检查，做出明确的诊断。

治疗 包括以下几种方法。

根治性切除 是目前唯一的公认的治愈肝门部胆管癌方法。根治性切除的切除范围是在肿瘤上缘至少 1cm 以上切断肝管，远端范围包括胆囊切除、胆总管低位切断、门静脉及肝动脉周围的

淋巴、脂肪、神经及结缔组织一并切除。根据胆管癌切除时切缘有无癌残留，可将手术方式分为：①R₀切除。切缘无癌细胞。②R₁切除。切缘镜下可见癌细胞。③R₂切除。切缘内肉眼见有癌组织。需达到 R_0 切除才是根治性切除。

肝门部胆管癌术式的选择要视肿瘤大小、部位、邻近脏器受侵犯等情况而定。基本可按照 Bismuth-Corlette 分型来选择，对Ⅰ型肿瘤可采取肿瘤局部的切除，Ⅱ型行局部切除联合尾叶切除，Ⅲ型行局部切除附加尾叶、右半肝（Ⅲa）或左半肝（Ⅲb）切除，Ⅳ型偶可行肝门部胆管切除术，或行肝移植。

注意以下的情况应视为进行手术的禁忌证：①双侧肝内的转移。②双侧二级以上肝管受侵犯。③肝门部广泛的淋巴结转移。④肝固有动脉或左右肝动脉同时受侵犯。⑤双侧门静脉或门静脉主干受侵犯包裹。⑥局部转移、腹膜种植。

经过不断的努力，近年来肝门部胆管癌的外科治疗效果已有提高，但是行肝门部胆管癌扩大根治性切除术时所得的好处被其高手术死亡率和高并发症率所抵消。因而马达里亚加（Madariaga）提出，就肝门部胆管癌这一疾病，单纯地追求根治性切除是不行的，因为很少能达到令人满意的结果，效果还不如寻求较低手术并发症和低死亡率的姑息性切除。黄志强教授也有相似观点：当前手术根治肝门部胆管癌占少数，只发生在少部分早期发现并行早期手术的患者，对大多数患者而言，更重要的是争取达到更好的姑息性治疗效果和尽量减低手术后并发症率。可见欧美及中国并不认可忽略患者生活质量而一味地行根治性切除，但日本对该疾病则持积极的态度，大家意见的分歧主要有以下几点：①关于术前准备。有梗阻性黄疸的患者手术前是否需常规行胆道引流，待血清胆红素水平降低以改善肝功能，历来都存在较大的分歧。中国普遍认为只在遇到有需要行右肝广泛切除或肝、胆、胰、十二指肠切除时的少数病例中使用 PTCD。但日本医学界则倾向行积极的术前准备，说明了术前门静脉栓塞增强了患者承受扩大根治性肝叶切除的能力，使因余肝较小而要放弃手术的患者有机会行根治手术。②是否应该常规行尾状叶切除。由于尾状叶胆管开口于肝门部胆管分叉处，肝门部胆管癌患者的尾状叶是否该切除也是存在争议的，如果按根治性切除的要求，切除尾状叶无可厚非，但切除尾状叶会明显增大手术风险和复杂程度。因此中国观点较保守，只当尾叶受累时才行尾叶切除。但是根据曹（Tsao，音译）的研究报道显示，尾状叶切除可以提高根治性切除效果。曹（Tsao，音译）于 2000 年比较了美国 Lahey 医疗中心 100 例（1980～1995 年）与日本名古屋大学 155 例（1977～1995 年）肝门部胆管癌的手术治疗。在美国组，25 例患者行手术切除，有 4 例切除了尾状叶，总的 5、10 年生存率分别为 7%、0%；在日本组，122 例患者行手术切除，其中 89% 的患者切除了尾状叶，总的 5、10 年生存率为 16%、12%。因此曹（Tsao，音译）认为，在肝门部胆管癌的手术治疗中，尾状叶的切除更易取得根治性切除。③血管侵犯时处理的方法。肝门部胆管癌若侵犯血管是会严重阻碍根治性切除的施行。血管切除和重建会导致较高的手术死亡率和并发症发生率。格哈茨（Gerhards）报道了 12 例扩大肝切除和血管切除，死亡率达到 50%，认为近端胆管癌时应放弃血管切除。但是仁村（Nimura，音译）于 2003 年的研究中 43 例门静脉切除的患者，3、5、10 年生存率分别为 18%、6%、0%。绀户（Kondo，音译）于 2003 年回顾分析了 1998～2002 年因肝或胆道肿瘤接受了右肝叶切除、尾叶切除联合门脉重建的病例，具体方法是若门静脉受侵犯，在游离肝前施行门脉重建。结果提示门静脉重建组（10 例）与非血管重建组（11 例）在手术死亡率及肝功能影响方面无区别。说明了门静脉切除在肝门部胆管癌的治疗中是可行的。④淋巴结清扫范围：淋巴结的清扫范围根据肝门部胆管癌淋巴结的转移情况而改变。北川（Kitagawa，音译）对日本名古屋大学医院的 110 例肝门部胆管癌切除的 2652 个淋巴结进行病理检查，结果发现淋巴结转移的阳性率为 35.5%，其中肠系膜上动脉淋巴结阳性者为 17.4%，腹主动脉旁淋巴结阳性率为 17.3%，腹腔动脉周围淋巴结阳性者为 6.4%。说明肝门部胆管癌根治性切除术行扩大的淋巴结清扫也是必要的。

肝移植术　对于肝门部胆管癌的肝移植术必须严格选择病例，因为肝移植术后肿瘤复发率较高，可达 20%～80%。

内引流术　作为姑息性手术。①左肝内胆管空肠吻合术：把左肝管外下支与空肠行 Roux-en-Y 吻合术。但如果左肝管受累，或肝左叶已萎缩，则不能选用此法。②右肝内胆管十二指肠吻合术：

游离胆囊，在胆囊床内找到扩张的右肝管，用胆囊作间置十二指肠吻合。

导管引流 包括经皮穿刺置管引流、术中置 U 形管引流等。对晚期肝门部胆管癌患者，引流可解除梗阻，改善肝功能，延长患者的生存时间的同时改善生存质量。

中下段胆管癌 中段胆管是指胆囊管开口以下至胰腺上缘的胆总管；下段胆管是指胰腺内胆管至进入十二指肠壁之前的胆管。因为中、下段胆管癌在临床表现和治疗方法上有较多的相同之处，故两者一同介绍。

病理 多呈硬化狭窄的改变，可使胆总管腔完全闭塞，梗阻上游的胆管明显扩张，中段胆管癌常阻塞胆囊管开口，此时胆囊可以缩小、空虚，内有无色的黏液；下段胆管癌未阻塞胆囊管开口，此时胆囊肿大，内含黏稠的黑绿色的胆汁。中下段胆管癌大部分是腺癌，多分化较良好，可有较多的纤维组织增生；但少部分的低分化腺癌会发展迅速，扩散至整个胆道，侵犯邻近组织、脏器、血管和神经也很常见，手术切除率低。乳头状腺癌也比较少见，可见癌组织向胆管腔内生长、质软，这种类型的胆管癌，梗阻不完全，无胆管周围浸润，故手术切除的效果较好。

临床上的胆总管癌，发生淋巴结转移的概率较高，常见的转移部位有肝十二指肠韧带、胰腺、腹腔动脉及肠系膜动脉周围淋巴结、大网膜、腹膜等。肝转移也见于部分病例。晚期病例可见有肝动脉、门静脉的侵犯。

临床表现 多见于男性。患者早期多有不规则的腹胀和上腹不适感，典型症状是进行性加重的梗阻性黄疸，可伴有尿黄、陶土色大便、皮肤瘙痒，晚期出现恶病质的症状。伴有胆石病的患者，也可以出现胆管炎的症状，使病情变得复杂。黄疸可呈波动性，也间有消退者。患者多有较重的黄疸，可有明显消瘦，由于其黄疸出现较早，增加了早期诊断的可能性。腹部检查的主要发现为肝稍肿大，中段胆管癌当侵犯胆囊管与肝总管的汇合部时，则临床表现类似Ⅰ型的肝门部胆管癌，胆囊多空虚、缩小，对于下段胆管癌患者，可触及胆囊肿大，这点与壶腹部周围癌较难鉴别；晚期患者可合并脾大。注意右上腹部处一般不能扪到肿瘤包块。

诊断 ①实验室检查：主要为梗阻性黄疸的表现，血胆红素升高，有肝功能损害者可伴有血清转氨酶升高。CEA、CA199 均可升高，但无特异性。②影像学检查：B 超检查仍是最常用的检查方法，可发现胆管梗阻的表现，例如肝内胆管扩张、胆囊肿大等，但对胆管癌病灶本身多显示不清。近年来发展起来的内镜超声，可以清晰、准确地显示胆管肿瘤，并能分辨肿瘤与门静脉、肝动脉三者之间的关系，还能判别区域淋巴结是否有转移，对于诊断非常有优势。CT 和 MRI 检查结果有可以补充 B 超的检查结果，CT 扫描能较清晰地显示肝外胆管的肿瘤，同时可鉴别出胰头癌和壶腹部周围癌。PTC 和 ERCP 检查能得到直观的胆道显像，但需两者联合施行才显示梗阻上、下方全部胆道，两个检查都属于侵入性的，存在着各种并发症，因此一般不采用（图 2）。

治疗 目前认为根治性手术切除是唯一的治愈方法。由于中、下段胆管癌患者的黄疸症状出现较早，有利于早期发现，手术时可将胆管周围的组织、淋巴引流连同胰头部、十二指肠一并切除，因而手术切除率较肝门部胆管癌高，预后也更好。手术的方法一般采用胰十二指肠切除术和胆囊切除。有学者提出对中下段胆管癌行保留幽门的胰十二指肠切除，这样可保留胃储存及消化功能。但前提是幽门上下组淋巴结未转移。

某些局限于中段的胆管癌，恶性程度不高，有时可采用局部切除联合肝总管空肠吻合的术式。但这种治疗方法仅对于局限、高分化的胆管癌可行，若是向管腔内生长的乳头状腺癌，局部切除和胆肠吻合已经可得到良好的效果。然而对于恶性程度较高的中段和下段胆管癌，其发展迅速，并可以转移至胰腺周围和腹腔动脉周围淋巴结，则不能行上述术式，而应采取包括胆囊、肝十二指肠韧带上组织以及胰腺头部和十二指肠的广泛切除作为根治性切除，这样能有效提高手术后的 5 年生存率。

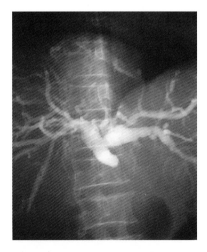

图 2 中下段胆管癌 PTC 表现
（中山大学附属第一医院
供图）

对于失去手术机会的晚期患者，则可行阻塞以上的肝胆管空肠 Roux-en-Y 型吻合术，也可选择内、外置管引流术。

（梁力建）

dǎnnáng xīròuyàng bìngbiàn

胆囊息肉样病变（gallbladder polypoid lesions）

形态学和影像上的名词，泛指胆囊腔内突出的病变。通常所说的息肉是指致炎因子或其他因子长期、反复的刺激下，导致上皮、腺体、肉芽组织增生所形成的结节，例如肠息肉、鼻息肉。它包括了多种良性的和早期恶性病变。其特点是大多没有典型的临床症状，随着医疗水平的发展，特别是 B 型超声在临床上广泛使用以来，其统计的发病率日渐升高，患者也越来越年轻。中国报道以 B 型超声做健康检查时，胆囊息肉样病变的发现率约是 0.82%，可见其是一个常见病。

病理分型 当前对胆囊息肉样病变的分类多采用 1970 年克里斯坦森（Christensen）和依沙克（Ishak）提出的病理分类方法，简单地分为真性肿瘤和假性肿瘤两类。真性肿瘤以腺瘤（如乳头状与非乳头状腺瘤）多见，假性肿瘤以胆固醇息肉、胆囊腺肌增生多见，特别是欧美国家，腺肌增生症（弥漫型、节段型、局限型）病例比例较高（表）。

真性肿瘤 主要包括腺瘤和来源于间质的胆囊良性肿瘤。

胆囊腺瘤 源于胆囊黏膜上皮的良性肿瘤，约占胆囊良性病变的 23%，占同期胆囊切除病例的 1%。女性患者比较多见。有部分病例会伴有胆囊结石。胆囊腺瘤多部分为单发，有少数患者多发；腺瘤可发生在胆囊的各个部位。胆囊腺瘤根据形态学又被分为乳头状腺瘤和非乳头状腺瘤。两者发病率无明显区别。腺瘤和假性肿瘤不同的的，其有较高的恶变率，为 25%~28.3%，恶变率会随着腺瘤的体积增大而增高。腺瘤组织学上有明显的恶变移行迹象，有统计显示的胆囊浸润癌中相当一部分有腺瘤组织残余，说明了胆囊腺瘤是胆囊癌的癌前病变。胆囊腺瘤恶变的病例一般为年龄偏高的女性。腺瘤癌变的同时多伴有胆囊结石，因此认为腺瘤癌变与胆囊结石的存在以及其对胆囊黏膜的反复机械性刺激关系密切。这个观点的另一个证据是不伴胆结石的腺瘤很少发生恶变。

来源于间质的胆囊良性肿瘤 此类良性肿瘤比较罕见，包括脂肪瘤、血管瘤、平滑肌瘤和颗粒细胞瘤等。其中血管瘤、脂肪瘤及平滑肌瘤的病理类型与发生在其他部位的同类肿瘤是没有区别的。

假性肿瘤 又常被称为非肿瘤性病变。主要有息肉、增生性病变和组织异位症等。其中，胆囊息肉最为常见，由于超声显像技术的发展，胆囊息肉的检出率明显地提高。

胆囊息肉 据中国 1989 年的统计报道，胆囊息肉占胆囊息肉样病变的 67%。其中胆囊的胆固醇性息肉是最为多见的胆囊息肉样病变，而且近年来有明显增加的趋势，其在胆囊息肉样病变中所占的比例也逐年增大。其病因主要与胆固醇体内代谢紊乱有关。息肉的形成过程如下：胆囊黏膜层固有膜下出现大量的单核细胞（泡沫细胞）聚集并吞噬胆固醇的结晶，所形成的小肿块突出于胆囊腔内，常是多发且体积较小，直径为 3~5mm，一般是缓慢生长，不会迅速地增大。随着疾病发展，息肉的数目可增可减，有时息肉可脱落并随胆汁排出，在排出胆囊或胆总管的过程中引起胆绞痛。胆固醇息肉恶变可能性极低。炎性息肉严格意义上不属于真正的肿瘤，属于假性肿瘤。其同样是胆囊黏膜的固有膜上大量慢性炎性细胞浸润而形成的向胆囊腔内突起的炎性肉芽肿，故在胆囊有慢性结石或炎症的情况下特别容易发生。

胆囊增生性病变 包括腺肌瘤样增生和腺瘤样增生。①腺肌瘤样增生：是一种胆囊壁表现为肥厚性改变的疾病，有胆囊上皮和平滑肌增生。又可分为局限型、节段型和弥漫型三种。其中局限型绝大多数发生在胆囊的底部，这种亚型又被称为腺肌瘤。其恶变率为 3.1%~6.4%。②腺瘤样增生：可呈局灶性增厚，也可呈弥漫性的黏膜增厚。可分为绒毛状和海绵状两种，绒毛状则以高的

表 胆囊息肉样病变

真性肿瘤	
上皮来源	乳头状与非乳头状腺瘤
间质来源	血管瘤、脂肪瘤、平滑肌瘤、颗粒状肌母细胞瘤、纤维瘤、神经纤维瘤
假性肿瘤	
增生性	腺肌增生症（弥漫型、节段型、局限型）；腺瘤样增生（乳头状、海绵状）
组织异位	胃，肠黏膜，胰、肝，肾上腺、甲状腺组织
息肉	胆固醇性息肉、炎性息肉
其他	寄生虫感染、纤维黄肉芽肿性炎症

乳头状的黏膜隆起为特征；海绵状以分支状的腺体为特征，可伴有囊状扩张。目前暂无该病有关的恶变病例的报道和研究。

组织异位症 此病比较罕见，即在胆囊发现来源于非胆囊的组织，已报道的异位组织有胃黏膜、胰腺组织、小肠黏膜，更有发现异位组织来源于实质性脏器如肝和甲状腺等。以上的异位组织结节都位于胆囊壁内，其中发生于胆囊管或胆囊颈附近比较多见。

其他的良性假瘤 更为罕见，包括寄生虫感染形成的肉芽肿、创伤性神经瘤和缝线肉芽肿和纤维肉芽肿性炎症等。

临床表现 多无典型的临床表现，通常是在体检 B 超检查时发现。但部分患者因为合并有胆囊结石，所以也可能有明显的临床症状，即表现为胆囊结石的消化道症状（见胆囊结石）。一些体积大的胆囊息肉，特别是位于胆囊颈部的息肉，在堵塞胆囊管而引发胆绞痛，引起急性胆囊炎。

诊断 诊断并不是依靠临床表现，而主要依靠 B 型超声检查，随着 B 型超声的普及和发展，胆囊息肉样病变的检出率亦得到明显提高，B 型超声诊断与金标准病理检查的符合率已经到达 90% 以上，但是 B 型超声检查毕竟还需要依赖于仪器的先进行与操作者的经验。

治疗 胆囊切除术是该病的首选治疗措施。具体是否需要立即进行手术主要依靠两个因素来判断：①是否有临床症状。②是否疑为恶变或潜在恶变的可能性。如前所述，胆固醇性息肉和炎性息肉较少恶变，而腺瘤型息肉则被视为癌前病变，但这些都是病理结果，术前较难鉴别。目前比较公认的观点为：①合并有其他

胆囊疾病，如胆囊结石、急慢性胆囊炎、胆囊寄生虫，并有明显症状者，均应行手术治疗。②无明显临床症状的多发性胆囊息肉，不需立即手术，可继续观察，B 型超声随诊。③直径在 1cm 以下的无临床症状的单发性息肉，应定期观察，若病变有明显增大趋势，应予手术。④大小在 1cm 以上的单发息肉或者位于胆囊颈部者（有可能引起胆绞痛者），不论是否有临床症状，均应行手术治疗。⑤若怀疑有胆囊癌的可能者，虽不能肯定，也应该考虑手术治疗，并且应行术中病理活检以进一步明确。

也有学者认为小于 1cm 的胆囊息肉样病变并不能完全排除胆囊癌的可能，因此主张一经发现胆囊息肉样病变，不论大小和有无症状，即行胆囊切除术。过去有学者认为胆囊切除术后大肠癌的发病率会上升，现在多个研究得出结果显示胆囊切除术与大肠癌的发病率无关。

（梁力建）

Kǎluólìbìng

卡罗利病（Caroli disease） 又称先天性肝内胆管囊状扩张症。是一种较为少见的先天性胆道疾病，1958 年由法国医生卡罗利（Caroli）首先系统描述并报道其特征性表现而命名。按临床分型，先天性胆管状扩张Ⅳ型里的肝内、外胆管囊肿及Ⅴ型肝内胆管囊状扩张均属于卡罗利病，又称交通性海绵状胆管扩张症。它是先天性胆管囊状扩张中较特殊和较难处理的一组病例。随着现代影像技术的飞速发展，临床病例的发现率呈上升趋势，对其认识也趋全面及客观。

病因 如前先天性胆管囊状扩张所述，多数学者认为该病是

因胚胎发育过程中胆管发育异常所致先天性结构薄弱或交感神经缺如引起，也有观点认为卡罗利病系一种常染色体隐性遗传病。其依据是有报道该病有兄妹同患的病例，故不能排除其有家族性遗传的可能性。

肝内胆管囊肿癌变发生率高，2%~7%，比无此疾病的人群肝胆管癌发生率高近 100 倍，比患肝内胆管结石人群的癌变率高出 10 倍，因此也是癌前病变。其恶性变的病因有以下几点：①先天性胆管细胞发育异常而形成的原发性囊肿，其本来就有恶性癌变的倾向。②由于长期胆汁淤积，胆汁中的有害物质（如甲基胆蒽之类）有致癌作用，若有黄疸，其进展则更为迅速。③若存在肝内胆管结石持续物理性刺激，引起慢性炎症，诱发癌变。④胆汁的生产和运输受阻，影响了人体内维生素 A 的吸收，继而维生素 A 的缺乏导致鳞状上皮细胞变性可间变为癌。⑤胆汁淤积、炎症等因素，使原来存在于胆管内起保护作用的黏蛋白被破坏，更增加了癌变的可能性。

病理分型 病理改变体现为肝内各级的胆管可发生圆形或梭形囊性扩张，直径为 0.5~5cm 不等，外观如葡萄状，这些扩张与胆道相通。病变可局限在肝的某一叶或半肝，严重者可弥漫整个肝脏。囊壁呈慢性炎症改变，因在肝内，可合并肝内胆管结石、肝脓肿和膈下脓肿等。肝病变的轻重视胆管炎发作程度及病程的长短，反复多次的胆管炎发作，则肝实质硬化、门脉高压症者多见；若为小儿即发现该病，则肝实质改变轻微。

目前中国无统一的分类标准，一般可将该病分为两型：Ⅰ型

（单纯型），具体表现为肝内胆管节段性囊状扩张，一般有合并肝内的胆汁淤积、胆管结石形成和感染，常有反复发作的腹痛、发热、胆管炎症甚至肝脓肿，若病情得不到控制更严重者会出现败血症。和Ⅱ型的区别是暂无肝硬化、肝纤维化、肝门静脉高压症等表现，此型若行肝组织活检可见肝实质是正常的。Ⅱ型（弥漫型或肝门静脉周围纤维化型），其具体表现为肝内的末端小胆管扩张，而近端的较大胆管仅有轻度扩张，此型常合并有先天性肝纤维化、肝硬化、门静脉高压症。肝组织活检结果表明，此型有小胆管增生扩张伴淤胆，汇管区慢性炎细胞浸润，这种慢性炎症使纤维组织增生。两种都可合并不同程度肾小管扩张，重者形成海绵肾或肾囊肿。对于上述两型的发病情况，国外文献报道以Ⅱ型为主，中国则以Ⅰ型为主。

黄志强根据卡罗利病的胆道造影所得影像学改变，按照肝内囊肿的分布与病理改变分成四型：Ⅰ型，单纯型或局限型，多按照正常肝叶划分而分布，不伴有肝纤维化或肝硬化；Ⅱ型，弥漫性胆管扩张伴有肝纤维化；Ⅲ型，弥漫性伴有节段性分布的肝内囊肿群；Ⅳ型，合并有胆总管囊状扩张。这种分型方法对治疗方案的具体制定具有良好的指导价值。

先天性肝内胆管囊状扩张症并非一单纯病变，常伴发肾小管的囊性扩张和其他脏器的囊性改变，目前认为是合并发生肾囊性病变，尤其是肾小管囊状扩张即髓质海绵肾。但它却可以引起肾结石形成、并迁延不愈的肾盂肾炎，甚至引起肾性高血压。若发现海绵肾或多囊肾，对该病诊断有一定辅助价值。若发现肝内胆

管节段性扩张，同时伴有先天性肝纤维化或多囊肾、多囊肺、肾小管扩张等病变，多在发生胆管炎前即已有肝硬化病变，称为卡罗利病综合征。

临床表现 该病好发年龄不一，儿童到老年均有发病，以30~50岁患者居多。该病隐匿，进展缓慢。大多患者会因长期肝内胆汁潴留但未及时发现，而直到生成了肝内的胆管结石或者胆道感染后才出现临床症状。通常已经有并发症或者反复胆道感染者，预后不佳。该病无典型症状，确诊较难，特别是老年患者，较易误诊。所以我们应该密切注意以下常见症状体征：①发热：其表现和胆道急性炎症感染相同，可伴寒战。②常有恶心呕吐。③可因扩张的囊肿破裂出血而出现黑便甚至呕血，但一般出血量不大。④常有上腹部疼痛的表现。大部分患者为右上腹部隐痛或胀痛，疼痛程度与炎症程度有密切关系。⑤肝脾大，其中肝大小与病程的严重程度成正比。触诊时肝的表面光滑，边缘较钝，压痛并不明显，质地中等。⑥其他：恶病质的症状如乏力、消瘦、贫血等也常在疾病的后期出现。注意卡罗利病患者中约有55%会合并胆总管囊肿。

诊断 该病多发于儿童或青少年，女性略多，但也有报道女性多于男性。既往由于对该病认识不足，检查方法较为单一，多需要行经皮肝穿刺胆管造影（PTC）或术后T形管造影等直接胆道造影方可确诊。凡存在原因不明的畏寒、发热，表现为反复发作的胆管炎者，尤其既往有胆道手术史，而排除了术后的胆管狭窄或吻合口狭窄者，应考虑是否该病。可行B超、CT、内镜逆

行胰胆管造影（ERCP）、MRI及核素扫描等检查，均有助于该病确诊。

B超检查 可见肝内多发性的葡萄状囊状暗区，肝内胆管合并肝内胆管结石可呈强回声团。囊肿沿左右肝管分布并与肝管相通，也可表现为节段性地扩张。部分高分辨超声可见扩张的胆管包绕着门静脉形成"囊肿尾征"。

CT检查 主要表现为平扫显示肝内多发胆管扩张、增粗，呈粗树枝状、葡萄状的低密度影，可累及整个肝，肝门区较大的胆管反而没有明显扩张，可鉴别于胆管梗阻性疾病造成的胆道扩张。肝内可见多个大小不等的囊状低密度影。囊状低密度影与扩张的管状结构相连接，增强扫描时不会强化，与囊肿相通的肝内胆管表现为囊肿尾征，可见囊肿与管道相连通为本病的特征CT表现，也由此可鉴别先天性肝囊肿。若有合并结石，胆管和囊肿内可见多个等密度或高密度结石影。并发胆管炎时，可因炎症肝内胆管壁明显增厚，平扫囊内CT值稍微增高。增强后可见低密度的扩张胆管内有高密度门静脉分布于肝内胆管内，这是异常扩张的胆管包围着门静脉分支的平面投影，这个特殊的CT影像对诊断该病有很大的帮助，称为中心斑点征。依据CT的这种中心斑点征充分结合临床诊断卡罗利病并不困难。而卡罗利病Ⅱ型除了可见肝内小胆管扩张外，同时有门静脉高压症和肝硬化的CT表现。

ERCP检查 可直观地显示肝内外胆管囊状扩张的具体情况，如大小、范围、程度以及有无肝内胆管内结石影，并可直接提示病理改变，是比较理想的检查；但如果疾病存在巨大的肝外囊状

扩张或有肝总管、胆总管的狭窄时，ERCP 检查对肝内胆管扩张病变会显示不清。此时，则需要依赖 PTC，它同样可以清晰显示肝内胆管扩张程度和范围，为治疗方案的选择提供重要依据。但 PTC 和 ERCP 两者都有引发胆管炎、并发胆瘘甚至腹腔内出血的风险。

MRI 检查 随着 MRI 技术的发展，加上其无创的优点，其在胆道疾病的诊断中应用越来越广泛。MRI 显示卡罗利病患者肝内多发分支状管样结构伴葡萄状或囊状改变，囊状影中是流空血管信号影；T_1 加权像呈低信号，T_2 加权像呈明显高信号。磁共振胰胆管造影（MRCP）更能清晰地显示此征象。MRCP 的原始图像经重建后可多方旋转及多角度立体地观察，直观而准确，而且无须增强扫描即可立体显示胆管扩张的部位、大小以及有无结石存在，尤其在不宜行 ERCP 及 PTC 时，更显其特殊的诊断价值。

治疗 目前治疗较为复杂及困难，效果也并不令人满意。该病的治疗原则是尽量切除病灶即肝内、外的囊肿，同时解除胆道梗阻，建立通畅引流。局限于某一肝叶的扩张胆管，可施行患侧肝叶切除术。两侧、多发的肝内、外囊肿、特别是合并门脉高压者，肝移植是行之有效的方法。

预后 国外肝移植治疗卡罗利病取得了较为理想的疗效。斯塔泽（Starzl）移植研究所回顾分析自 1982 年至 2002 年肝移植治疗卡罗利病的临床资料显示，5 年和 10 年总体生存率为 90% 和 78%。目前认为肝移植对于卡罗利病是一种治愈性和有效延长生命、患者生活质量的治疗方式。

（梁力建）

原发性硬化性胆管炎（primary sclerosing cholangitis） 肝内外胆管炎症和纤维化导致多灶性胆管狭窄，引起肝纤维化胆汁性肝硬化，最终导致门静脉高压症和肝衰竭的慢性胆汁淤积性疾病。由于中国患原发性硬化性胆管炎者并不常见，因此该病发病率数据不准确。据 1991 年流行病学调查资料推算（该发病数是从与该病高度相关的溃疡性结肠炎发病率间接推算得到），在瑞典的发病率为 6.3/10 万人。发病以男性多见，目前统计数据是男女患者比例为 2∶1，一般患者该病出现明显症状和被诊断出来的年龄在 25~50 岁，少数患者是儿童。

病因及发病机制 根据前沿研究，原发性硬化性胆管炎可能是一种自身免疫性疾病，在某些非特定细菌毒素或者感染源进入消化道后，一些具有遗传敏感性的个人会激活自身的免疫导致以下可能的机制：①T 淋巴细胞浸润于肝门管区及胆管周围损伤自身的组织，具有免疫辅助诱导功能的 T 淋巴细胞亚型 CD4 肝门管区组织，有抑制免疫和细胞毒性的 T 淋巴细胞 CD8 细胞主要损伤胆管的周围。②患者血液中抗细胞核因子、抗中性白细胞胞质抗体以及各种异常的免疫球蛋白水平会升高。另外，原发性硬化性胆管炎常伴发免疫相关疾病如硬化性甲状腺炎，溃疡性结肠炎，风湿关节炎，系统性红斑狼疮，腹膜后纤维化等。由以上的证据，医学界推断原发性硬化性胆管炎是一种自身免疫性疾病。

原发性硬化性胆管炎的发病与遗传有一定关系。这个观点的有力证据来自一个临床观察：该研究观察 6 例来 3 对的同胞兄弟、姊妹和双胞胎，发现他们先后发生原发性硬化性胆管炎和炎性肠病。随着研究进一步深入，发现原发性硬化性胆管炎患者血液中与遗传高度相关的人体白细胞抗原如 HLA D8、DR3、DRw52α 等对偶基因有增高。但仍有很多研究表明遗传与原发性硬化性胆管炎并非直接相关。

病理 显微镜下可见胆管的周围有大量炎细胞，这些慢性炎细胞以及增生的显微组织包绕着整个胆管，这种现象和胆管癌的病理改变十分相似，但其发展又与胆管癌不尽相同，其后胆管壁会因为增生增厚，失去了胆管的正常弹性，引起管腔狭窄，狭窄有时是呈珍珠链般的狭窄，有时是整个胆管均呈狭窄；有时是肝内的胆管狭窄，有时是肝外的胆管狭窄，更多时候是肝内和肝外的胆管同时受累。这时如果切开肝脏观察，可以见到胆管壁的明显增厚、变硬，胆管壁增厚至正常 8 倍以上，因此胆管不再通畅，胆汁呈黏稠状，淤积在胆管内。

临床表现 主要表现为间歇性上腹部特别是右上腹的疼痛，疼痛的程度因人而异，一部分患者会有发热、畏寒，或出现一过性皮肤、巩膜黄染；少数患者会发展为重症胆管炎，这部分患者多是胆管受累及胆管内结石形成，因此感染中毒症状常更重。部分患者早期可无明显不适，血液肝功能检查发现血清碱性磷酸酶持续升高，进一步行胆道影像学检查诊断为原发性硬化性胆管炎，更有患者经检查诊断为该疾病后 15 年无临床症状。疾病晚期则会有胆汁性肝硬化的表现：持续黄疸，腹壁静脉怒张，腹水，肝大，脾大，上消化道曲张静脉破裂出血以及肝昏迷。

原发性硬化性胆管炎常伴发溃疡性结肠炎，故溃疡性结肠炎的症状如慢性腹泻，腹痛，肉眼血便等也会出现。同理，若伴发其他免疫相关疾病如硬化性甲状腺炎、风湿性关节炎、系统性红斑性狼疮、腹膜后纤维化等，也会出现这些疾病的相关临床表现。

诊断　根据原发性硬化性胆管炎的临床表现、血液生化指标及病理学的结果来诊断缺乏特异性，必须在排除其他疾病的前提下，综合分析结果才能做出诊断，可以说是一个排他性的针对诊断。实验室检查主要有以下异常：①血清胆红素的升高差异较大，并且常有波动。②血清碱性磷酸酶升高，伴有轻微的转氨酶升高。③约50%的患者血浆 IgM 水平增加。

虽然诊断有一定难度，但该病也有一个最具说服力的检查：胆道造影，包括经皮肝穿刺胆管造影（PTC），内镜逆行胆胰管造影（ERCP）和经 T 形管胆管造影。

肝穿刺活检其改变不属特异性，胆管癌和其他自身免疫性肝炎也可有类似的组织学改变。医学界也尚未发现用于诊断原发性硬化性胆管炎的特异性标志物。

需要注意，过去曾经认为发现患者有胆管结石即应排除原发性硬化性胆管炎诊断，近年来大量的资料表明，胆管结石是原发性硬化性胆管炎病变发展的一个过程。

鉴别诊断　①胆管癌：患者发病年龄通常在40~50岁，临床表现有进行性无痛性黄疸，多伴体重减轻或消瘦，病理学检查可以确诊。部分胆管癌无明显肿块形成，而表现为弥漫性胆管壁浸润、增厚致管腔狭窄，肉眼上看难以与原发性硬化性胆管炎区别，但根据胆道造影可见引起梗阻处上游的胆管全面扩张，这与原发性硬化性胆管炎的影像表现不同，病理组织学检查则是作为区分的金标准。原发性硬化性胆管炎具有恶变倾向，因此不论医师还是患者都应考虑到恶变的可能性。若出现黄疸突然加重，或是胆道造影显示胆道节段性明显扩张，甚至出现肿块，则应想到疾病已演变成胆管癌。另外血清肿瘤标志物和胆道细胞学检查也有助于诊断。②自身免疫性肝炎：其症状、血液学检查及病理学发现与原发性硬化性胆管炎有相似处。虽其区别可见于免疫球蛋白的 IgG 明显升高、肝活检除发现慢性炎性细胞浸润、常见碎片状坏死肝细胞，但是最明确的区别手段仍是胆管造影。③胆管结石病：发病年龄较为年轻，40 岁以下多见，这类患者常有多年胆管炎病史。由于反复感染所导致的胆管瘢痕性狭窄，多在较大胆管的汇合部及胆总管，狭窄上游胆管在胆道造影下呈圆柱状扩张。病理学检查，狭窄上游增厚的胆管壁同样有急性或慢性炎症细胞浸润。

治疗　治疗原发性硬化性胆管炎目前尚无令人满意的方法，无论是药物治疗或是手术治疗均为姑息性治疗，只能延缓疾病，不能从根本上改变原发性硬化性胆管炎的疾病进展，只能治标而不能治本。目前对于原发性硬化性胆管炎的治疗主要是针对胆道梗阻，以及晚期的胆汁性肝硬化。

药物治疗　目前有针对炎症、免疫、淤胆的药物治疗。免疫抑制剂方面，秋水仙碱与泼尼松联合治疗，虽有缓解症状，但无明显临床益处。熊去氧胆酸作为利胆药物已用于治疗原发性硬化性胆管炎，但上述治疗对肝病理学改变无明显改善。

介入治疗　主要包括胆管取石、冲洗或引流，放置内支架，经十二指肠镜切开肝胰壶腹括约肌。但介入治疗对肝胆管高位狭窄是鞭长莫及。由于原发性硬化性胆管炎的胆管狭窄一般是弥漫性，单纯作括约肌切开者多是利用此宽敞切口作进一步治疗。若只用探条或气囊管扩张治疗，胆道再狭窄机会较大，为弥补这个缺陷，近年主张采取扩张狭窄同时加上内支架联合治疗，支架保持数月后更换或取掉。

手术治疗　过去该病的手术治疗只针对肝外或肝门部病变为主的病例，方式以胆肠吻合术、对大胆管的扩张等手术治疗为主，目的是缓解胆道梗阻，防止胆道感染。尽管也有许多长期存活病例的报道，但保守的手术治疗并不能使原发性硬化性胆管炎走向其最终结果。

随着肝移植已经趋向成熟，许多发达国家把肝移植作为原发性硬化性胆管炎首选治疗手段。据欧美的病例联合报道，原发性硬化性胆管炎行肝移植术后 5 年生存率达 74% ~ 78%，可见手术成功率高，疗效显著。

预后　有报道 75% 患者可存活到明确诊断后 9 年。但若患者出现了临床症状，则有接近 50% 的患者将在 6 年之后发生肝衰竭，而只能选择肝移植。对于无症状原发性硬化性胆管炎患者由于大多不能及时发现，病程通常不易评估，多数学者认为在 3 ~ 6 年后出现症状。近年发现原发性硬化性胆管炎行肝移植术后胆管狭窄复发的病例，狭窄的部位不仅局限在胆管吻合口，而且见于肝内的胆管，庆幸的是以轻中度狭窄多见，重度者少。

(梁力建)

dǎnnáng chuānkǒng

胆囊穿孔（perforation of gall-bladder）

多因各种因素引起胆囊壁破损，造成胆汁从胆囊外流，引起患者不同程度腹膜炎症状的疾病。是一种常见的胆囊急性疾病。

病因发病机制 胆囊是一个囊性器官，其主要功能是储存和浓缩胆汁。进食后，胆囊会蠕动而将胆汁排入胆总管进而入肠道参与食物的消化，所以各种原因引起的胆汁排出受阻都会引起胆囊内压力增高，压迫胆囊壁的小动脉供血，从而导致胆囊壁的缺血坏死，引起炎性反应，胆囊壁变薄，最终会引起胆囊穿孔，如胆囊结石嵌顿在胆囊颈部、胆总管结石、胆道蛔虫等。胆囊穿孔后胆汁进入腹膜腔，部分患者会出现胆汁性腹膜炎，死亡率非常高。还有一部分患者穿孔后，穿孔被大网膜及周围组织自然粘连包裹形成胆囊周围脓肿或胆囊积液。另外还有小部分患者为慢性穿孔，与周围组织器官粘连，并穿透器官组织形成瘘，如胆囊、十二指肠瘘，胆囊结肠瘘，胆囊腹壁瘘等。

临床表现 患者突然出现右上腹部剧烈的疼痛，疼痛比较局限，并伴有恶心、呕吐等，同时存在胆道梗阻的还会出现梗阻性黄疸，后出现发热，这是由于胆汁漏出对腹膜的刺激引起的，开始为胆汁性腹膜炎，比较局限，当并发感染而演变成化脓性腹膜炎累及全腹时，会出现寒战、高热。全腹剧烈疼痛，甚至出现感染性休克，此时病情非常危重，死亡率极高。胆囊穿孔后由于周围组织的包裹而形成局部的脓肿和积液，病情比较局限，只出现右上腹部的疼痛，无其他明显的症状。查体可以发现明确的局部腹膜炎体征，局部的压痛、反跳痛及肌紧张。当形成化脓性腹膜炎时，就会出现全腹的压痛反跳痛，板状腹。墨菲征阳性。如果胆囊穿孔后病变局限形成局部积液及脓肿，可以在右上腹触及肿块，并有压痛，同时可触及肿大的胆囊。

诊断 患者有胆道疾病的病史，如急性胆囊炎、胆囊癌、胆囊腺肌病、胆道结石及胆道蛔虫症等，或有胆道手术史，结合临床表现及辅助检查可以做出诊断。辅助检查包括：B 超发现胆囊壁的连续性中断，胆囊周围出现液性暗区。对胆囊穿孔要进行多角度、多体位、全面的 B 型超声检查，基本能发现胆囊穿孔部位。即使 B 超未探及胆囊壁连续性中断，若在胆囊炎的基础上有明确的胆囊周围积液，应考虑胆囊穿孔。因此必须重视 B 超检查，以提高早期诊断率。胆囊慢性穿孔患者腹膜刺激征等临床表现亦不甚明显，可通过 B 超显示胆囊窝有一复合性囊性肿块向上蔓延侵入肝以及超声孔眼征来诊断，同时胆囊内或胆总管内有结石的可看到有结石影，对胆囊穿孔的病因学诊断也有很大的帮助。诊断性腹腔穿刺如果能够穿出胆汁样液体，诊断即可基本明确。CT 能够进一步加以明确诊断。

治疗 胆囊急性穿孔一经诊断，要在积极的术前准备后立即行手术治疗。对于高龄、存在基础性疾病的患者也要积极手术，在抗感染和处理基础性疾病的同时行早期手术治疗。对于急性穿孔，行胆囊造瘘和腹腔冲洗能够起到很好的治疗效果，再行一期的胆囊切除术，对胆道穿孔或胆囊穿孔伴有胆道梗阻的患者同时应行胆道探查。对于慢性穿孔如胆囊穿孔伴胆囊周围脓肿，抗炎非手术治疗有效的状况下，待脓肿壁形成、腹腔内充血、水肿消退，再行脓肿切开、引流，胆囊切除术或胆道探查术；若体征和中毒症状不能控制，应及时行手术治疗。

（梁力建）

dǎndào chūxuè

胆道出血（hemobilia）

肝胆疾病、外伤、感染等引起的肝内外胆道系统的大量出血。是胆道疾病和手术后的严重并发症，同时是上消化道出血的常见病因，需与其他引起上消化道出血的疾病进行鉴别诊断。胆道出血临床上分为外伤性和感染性胆道出血、医源性及其他原因引起的胆道出血。由于出血使胆道压力增高、血凝块的刺激，可有胆绞痛、梗阻性黄疸和上消化道出血三联征。并可出现休克。

当出现消化道出血时，如何鉴别是胆道出血还是其他消化道出血对于后期治疗极为重要，胆道出血的特点可归结于以下几点：①有胆道结石、感染、肝胆手术（外伤）和出血性疾病史。②有寒战高热、黄疸和上腹绞痛后出现呕血、黑便，伴肩背部放射痛。③出血可自行停止，出血后上述症状即可缓解。④出血 1 周左右发作一次，反复出现，具有周期性。胆道出血的治疗一般先采取非手术治疗，但部分情况下要求采取手术治疗就必须手术止血，治疗引起胆道出血的原发性胆道疾病等。

（梁力建）

wàishāngxìng dǎndào chūxuè

外伤性胆道出血（traumatic hemobilia）

由外伤所致的胆道出血。外伤是胆道出血的常见病因，其病情凶险、病程反复且容易误诊，非手术治疗和传统的手术治疗多难以奏效，病死率较高。肝外伤或者医源性损伤是其常见原因。

临床表现　患者多有明显的腹部外伤史，多在伤后的 1~2 周，患者突然出现上腹部的剧烈绞痛，其性质与胆绞痛相似，然后出现呕血、便血，并伴有脉搏加快，血压下降，头晕等血容量不足的症状，经过处理后，胆道出血多能停止，但经过数天或一两周后，又突然出现复发，如此反复发作，患者可由于大量的失血而导致严重贫血或者失血性休克而死亡。查体可以发现患者有外伤的伤痕，右上腹有明显的压痛。并可触及肿大的肝或者胆囊。

诊断　在一些诊断比较困难的患者可以通过辅助检查来加以鉴别而确诊，胃肠钡剂 X 线检查可以排除由食管下段曲张静脉破裂及溃疡出血。B 超可以发现肝破裂的裂痕，出血部位可看到液性暗区。CT 同样可以发现肝受伤的部位及出血的部位。经皮肝动脉造影可以明确出血的血管，有利于手术中的止血。

治疗　首先必需明确出血的部位，只有对出血准确的定位，才能更准确、更迅速的止血，首选的方法就是经皮肝动脉造影，明确出血的来源，然后经导管栓塞出血的血管以便迅速止血。当外伤引起的出血量较大，无法通过血管栓塞进行止血的，如肝破裂引发的出血，破裂的血管较多，难以明确出血来源，应行手术治疗，手术中先阻断入肝血流后，再进行血管结扎止血，部分难以结扎止血的可通过肝叶切除或肝部分切除进行止血。

gǎnrǎnxìng dǎndào chūxuè

感染性胆道出血（infectious hemobilia）　由感染所致的胆道出血。其中由胆道蛔虫引起的胆道出血最为常见，其次是胆道结石等。

分类　主要分为两类。①肝内胆管出血：比较常见，这是由于肝内胆管与血管的解剖关系比较密切，一般是紧密伴行的，尤其是肝动脉，且肝动脉的压力较大，所以当肝内胆管的感染而引起炎症时，胆管破溃后常常累及到肝动脉，从而引起较大量的出血。②肝外胆管出血：由于肝外胆管在十二指肠韧带等部位与胆管的解剖位置关系没有肝内胆管那么密切，故而肝外胆管引起出血比较少见，通常是由于胆囊或者肝外胆管的溃疡引起的出血，出血量比较少，但也有少部分在胆道蛔虫症、化脓性胆管炎、胆总管手术等的情况下，胆管黏膜的深穿透性的溃疡，从而引发伴行肝动脉的大出血。

病因及发病机制　胆道感染引起出血的机制主要有：当胆道存在引起炎症的因素时即可能导致胆道的炎症，炎症后期时易引发化脓性胆管炎，从而引发肝脓肿，肝脓肿向肝门静脉破溃后就容易出现胆道的大出血，同时胆道炎症本身对胆管壁有侵袭作用，当胆管壁穿透后炎症就会腐蚀到与胆管并行的各类血管，从而引发胆道出血。

临床表现　主要是由于严重的胆道感染或胆道蛔虫病而引起的，故通常在出血前都会有右上腹部的绞痛，也就是胆绞痛。疼痛的程度与胆管梗阻痉挛的程度有关。随后才会出现胆道的出血，也就是上消化道的出血，患者会出现呕血的症状，通常在经过处

理以后出血会暂时停止，但经过一段时间又会再次复发。由于存在感染，部分患者会出现一些感染性的全身症状，如发热，在化脓性胆管炎时甚至会出现寒战高热。

治疗　首选的治疗方法是经皮选择性肝动脉造影及栓塞术，尤其是对于病情危重、手术后胆道出血的患者。经皮选择性肝动脉造影及栓塞术是一种通过血管介入手段有选择性地注入造影剂观察哪条血管出血，并注入硬化剂对出血血管进行栓塞的一种止血方法，是一种创伤较小的治疗方法，尤其适合那些病情危重而又无法进行手术止血的患者。

对于感染性胆道出血的患者，在较短时间准备后，如果适合进行手术的，要尽快进行手术止血，以治疗胆道的感染和控制出血。应首先控制胆道出血，处理引起胆道感染进而出血的胆道原发性病变。控制胆道出血常用的手术方法有：对于肝内胆管出血，在明确出血的血管后要迅速结扎相应的出血血管，而如果出血血管不能明确，则结扎相应的主干大血管如肝固有动脉。甚至还可以行肝叶和肝部分切除术，以快速控制出血。如果是肝外胆管引起的出血，如胆囊出血，可行胆囊切除术；若出血来自破溃的肝动脉，应切除和结扎相应的肝动脉。在控制胆道出血后，积极处理胆道病变，建立充分的胆道引流从而控制胆道的感染。

（梁力建）

dǎnyuánxìng yíxiànyán

胆源性胰腺炎（biliary pancreatitis）　由于胆汁的异常反流而进入胰管，使胰腺消化酶被激活，对胰腺自身及其周围脏器产生消化作用所致的急性炎性反应。在

急性胰腺炎的发病中，最为常见就是胆源性胰腺炎，约占发病总数的75%。

病因及发病机制 是一种自我消化作用，胆源性胰腺炎则是由于胆汁的异常反流而进入胰管内，激活由胰腺分泌的一系列消化酶，而产生的炎性反应综合征。最早提出的一个胆源性胰腺炎病因学假说是胰管与胆总管在进入十二指肠乳头之前会先形成一个共同的通道，如此一些小的结石在通过肝胰壶腹括约肌时造成的黏膜损伤引起十二指肠乳头水肿、狭窄和胰、胆管梗阻，胆、胰液逆流，引起胰腺导管内压力增高和胰腺组织的自身消化，导致急性胰腺炎的反复发作，胆囊内小结石或微小胆石（直径<3cm）的下移是引起胆源性胰腺炎的最常见因，70%胰腺炎患者的粪便中可找到结石，在粪便中出现结石之前可见患者症状的减轻和血尿淀粉酶的下降，充分证明了以上胆源性胰腺炎的病因学假说。

病理 可分为急性水肿性胰腺炎和急性坏死性胰腺炎。急性坏死性胰腺炎是由前者进一步发展而来的，急性水肿性胰腺炎主要表现为胰腺间质的炎性和水肿反应，而急性坏死性胰腺炎主要表现为胰腺的出血与坏死。

分期 该病整个病程大致分为三期。①急性反应期：发病前2周，主要表现为炎症反应症状，并可出现休克、呼吸衰竭、肾衰竭、脑病等主要并发症。②全身感染期：2周~2个月，以全身感染及深部真菌感染或双重感染为主。③残余感染期：时间为发病后2~3个月，主要表现为全身营养不良，腹膜腔或腹膜后存在残腔，引流不畅，窦道经久不愈。

临床表现 ①腹痛：一般都以突然出现的剧烈的腹痛为典型表现，开始于右上腹部，主要为胆绞痛，后转至正中偏左，并向左肩和左腰背部放射。有束带感。疼痛大多有一定的诱因，一般多见于饮食为诱因。②腹胀：腹胀常常与腹痛同时存在，在重型者中由于腹腔内渗出液的刺激和腹膜后出血引起，麻痹性肠梗阻致肠道积气积液而引起腹胀。一般都较为严重。③恶心、呕吐：2/3的患者有此症状，发作频繁，早期为反射性，内容为食物、胆汁。晚期则由麻痹性肠梗阻引起，呕吐物为粪样，常在腹痛发生之后，呕吐后腹痛不能缓解。④黄疸：由于胆管结石的存在，引起胆管阻塞，或胆总管下端或肝功能受损出现黄疸，黄疸越重，提示病情越重，预后不良。⑤发热：多为中度热：38~39℃，一般3~5天后逐渐下降。但重型者则可持续数天不降，提示胰腺感染或脓肿形成，并出现中毒症状，严重者可体温不升。合并胆管炎时可有寒战、高热。

轻症的急性水肿性胰腺炎患者仅有腹痛，腹部体检有轻度的腹胀，无明显的腹膜炎体征。重症的坏死性胰腺炎患者有明显的腹膜炎体征，有压痛、反跳痛及肌紧张。腹膜炎的程度可根据胰腺坏死的范围和程度而不同，可局限于上腹部，也可延及全腹。并可出现不同程度的休克，心动过速，血压下降等。有些患者会出现左侧胸腔的反应性积液。有些患者在腰部会出现水肿，皮肤呈片状青紫色改变，称为格雷·特纳征；脐周皮肤出现青紫色改变称为卡伦征，这种皮肤颜色的改变主要是由于胰液外溢至皮下组织间隙，溶解皮下脂肪而引起的。

诊断与鉴别诊断 除症状体征外，尚需做一下检查。

实验室检查 血和尿淀粉酶的测定是诊断急性水肿性胰腺炎的主要手段之一。血淀粉酶一般在发病后2小后开始升高，24小时达到高峰，可持续4~5天。尿淀粉酶则在急性胰腺炎发作后的24小时开始升高，但其下降比较缓慢，一般可持续1周。但由于一些疾病同样会引起淀粉酶的升高，因此，血尿淀粉酶的测定值要有非常明显的升高时才具有诊断急性胰腺炎的价值。如Somogyi法，正常最高值为150U，最少在500U以上才有诊断急性胰腺炎的价值。若采用Winslow法，正常值为8~32U，至少要到250以上才具有诊断意义。血钙降低与脂肪组织的坏死和组织内钙皂化形成有关。若血钙水平明显降低，低于2.0mmol/L时常预示着病情严重。胰腺内分泌功能减退，血糖可升高。

影像学表现 ①B超检查：是诊断的首选检查，可以看到胰腺呈现弥漫性肿大，水肿病变时，在B超显示下为均匀的低回声，若有出血坏死，可出现粗大的强回声。但B超容易受到气体的干扰，故出现肠腔胀气时，B超很难进行诊断。②CT检查：能够提高急性坏死性胰腺炎诊断的准确性，是手术治疗的基础。急性水肿性胰腺炎在CT下表现为胰腺弥漫性增大，密度不均，边界模糊；出血坏死型则在肿大的胰腺内可见泡状的低密度区，密度高于周围胰腺实质。

胆源性胰腺炎是一种急腹症，要与常见的胃十二指肠穿孔、急性胆囊炎、急性肠梗阻、肠系膜血管栓塞、急性心肌梗死等加以鉴别。一般先以血、尿淀粉酶升高作为诊断标准，再加上 B 超、CT 等影像学检查加以鉴别。

治疗 该病病程非常复杂，患者个体差异大，治疗方式也有较大的不同，所以，一定要根据不同的病因采取不同的治疗方案，才能达到预想的治疗效果。在治疗时首先要注意区分是轻症急性胰腺炎还是重症急性胰腺炎，是急性水肿性胰腺炎还是急性坏死性胰腺炎，并根据是否合并感染来区别加以治疗。胆源性胰腺炎其实是不同类型的胆道疾病继发急性胰腺炎而来的，胆道疾病与继发的急性胰腺炎，两者在临床症状的表现程度上也有所不同，有的以胆道疾病的症状为主，而有些则以急性胰腺炎的表现为主，处理上也有先后主次之分。同时胆道疾病中有无胆道梗阻的情况，同样在处理上会有所不同。故而在治疗胆源性胰腺炎时一定要注意临床表现以何种疾病表现为主，并判断是否有胆道梗阻，从而制定适当的治疗方案。但是，不论上述情况怎样，出现急性胰腺炎都必须遵循胰腺炎的一般治疗原则。

急性胰腺炎的一般治疗 治疗原则是尽量减少胰腺分泌，对症及相应的营养支持治疗。①禁食、胃肠减压：食物及胃酸进入十二指肠后，会刺激十二指肠黏膜分泌促胰酶素并刺激胰腺分泌胰酶，从而加重胰腺炎的发展，禁食及胃肠减压可以避免这一系列反应的发生，同时急性胰腺炎患者都有恶心、呕吐，腹胀等情况，所以禁食、胃肠减压同样可以减轻这些症状。②抑制胰液分泌及抗胰酶药物的应用：抗胆碱药物，如 654-2 和阿托品等，虽有抑制胰腺分泌作用，但会有口干等不适反应。H_2 受体阻断剂，

如西咪替丁，可抑制胃酸进而减少胰液的分泌，生长抑素能够明显抑制胰液的分泌，临床应用较多的为奥曲肽。③镇痛、解痉治疗：使用吗啡、哌替啶类止痛剂，由于这些镇痛剂都有产生肝胰壶腹括约肌痉挛，故需要与阿托品等药物合用。④营养支持治疗：计算每日患者出入量及热量的要求，合理供给，保证水电解质的平衡，早期由于需要禁食应以肠外营养供给为主，后期肠道功能一旦恢复，尽可能改为肠内营养。⑤抗感染治疗：联合使用敏感性强抗生素早期进行局部及全身抗感染治疗，选择的原则为：能透过血-胰屏障，脂溶性高。常用的抗生素有头孢类：头孢他定、头孢噻肟；喹诺酮类：环丙沙星、氧氟沙星；硝基咪唑类：甲硝唑、替硝唑；比较理想的联用方案：喹诺酮类+甲硝唑（替硝唑），不宜使用氨基苷类抗菌素。可使用抗真菌药物如氟康唑，以预防真菌感染。⑥中药治疗：有利于肠蠕动的恢复，减少肠源性感染，对多器官功能衰竭（multiple organ failure，MOF）有肯定的预防作用，并改善腹腔脏器的血供、减少炎性渗出、促进炎症消散，可应用复方清胰汤进行治疗。

根据胆源性胰腺炎发生时不同的临床表现采取不同的治疗方案，主要有以下几种情况：①胆道无梗阻并以胆道疾病类型为主：先采取非手术治疗，待炎症消退后，再处理胆道疾病，如胆囊切除术等。②胆道有梗阻并以胆道疾病为主的类型：应快速解除胆道梗阻，常需急诊手术，处理胆道病变如胆总管切开取石，T 形管引流，若胆囊未切除，同时行胆囊切除术。手术中处理好胆道病变时，再打开胃结肠韧带入小

网膜腔，探查胰腺，并作灌洗引流等。同时上述胆道病变如在有条件情况下，可通过内镜逆行胆胰管造影（ERCP）切开十二指肠乳头肝胰壶腹括约肌进行取石和鼻胆管引流，从而解除胆道梗阻的情况。③临床症状以胰腺炎为主的类型：这类病例常常属于重症胰腺炎伴有感染的类型，对于这一类患者在急性反应期先行非手术治疗：重点是加强监护，纠正血流动力学异常、营养支持、防治休克、肺水肿、急性呼吸窘迫综合征（acute respiratory distress syndrome，ARDS）、急性肾衰竭及脑病等严重并发症。对于出现严重感染、病情发展迅速、非手术治疗无效、生命体征不稳的患者，要及时进行手术治疗，手术治疗基本措施是坏死组织清除术和局部灌洗引流术，并联合应用敏感抗生素进行全身的抗感染治疗，抗生素使用原则同上。同时应加强营养支持治疗。

急性胰腺炎并发症的治疗 包括局部并发症和手术后常见的并发症的治疗。

局部并发症的治疗 ①急性液体的积聚：发生于急性胰腺炎的早期，主要位于胰腺内及胰腺周围，多为急性炎症期的渗出液积聚，一般多能够吸收，进一步发展则容易形成急性假性囊肿或胰腺囊肿。主要治疗为非手术治疗，由于这些积液多能够自行吸收，故不需要手术治疗。②胰腺及胰周组织坏死：是指胰腺实质的弥漫性或局灶性坏死，伴有胰周脂肪坏死。胰腺根据有无感染可区分为感染性和非感染性坏死等，处理的原则也不同，如果坏死伴有感染则需行手术治疗，手术清除坏死组织并加局部灌洗引流，而对于无菌坏死，则严密观

察，不需要穿刺或手术，都有可能吸收、液化包裹，但如果液化后形成囊肿压迫消化道则可能需要进行手术治疗。③急性胰腺假性囊肿：是指急性胰腺炎后形成的有纤维组织或肉芽组织囊壁包裹的胰液积聚。囊肿小于6cm并且无症状时常不需要特殊处理，应观察随访。若出现症状并且囊肿有增大趋势、并发感染时则需行手术引流。同时，囊肿经过3个月不吸收者，需作内引流。④胰腺囊肿：发生于急性胰腺炎胰腺周围包裹性积脓，伴随感染是其最常见临床表现。当胰腺及胰外侵犯区域经临床和影像学证实时，多需要行手术治疗。

手术后常见的并发症的治疗　①急性呼吸窘迫综合征（ARDS）：是急性胰腺炎最严重的并发症之一，也是主要的致死原因，应及时诊断，早期进行处理，在急性胰腺炎治疗过程中起到相当重要的作用。②出血：出血主要有三种情况。a. 创口的局部出血，一般出血量不大，不会引起血流动力学的改变，故只要局部加压止血包扎就可。b. 感染坏死组织侵袭大血管而导致大出血，出血非常迅猛，会引起全身血流动力学改变，应立即手术止血。c. 消化道出血，主要为应激性溃疡引起，只要采取非手术治疗即可。③瘘：主要为空腔脏器瘘包括小肠瘘、结肠瘘及胃瘘等，应及时造瘘并加以局部灌洗引流，部分能自愈，不能自愈的应手术处理。④感染：分为局部残余脓肿，全身脓毒血症以及真菌感染，积极有针对性地使用敏感的抗生素、抗真菌药物进行抗感染治疗，需手术治疗的应及早手术治疗并行引流。

（梁力建）

dǎnyuánxìng gānnóngzhǒng

胆源性肝脓肿（biliary liver abscess）　由于胆道疾病致使肝实质的脓肿。常因上行性感染和细菌向附近肝组织蔓延所致。胆源性肝脓肿常见于肝内胆管结石，合并胆管狭窄、感染。当由于结石、狭窄导致胆管阻塞而引起胆管内高压时，带有脓性毒素和细菌的胆汁逆向反流，致肝内毛细胆管破裂，发生胆源性肝脓肿（呈多发细小脓肿），甚至反流入血，引起胆源性败血症。胆源性肝脓肿感染的病原菌以大肠埃希菌最为常见，其次为厌氧性链球菌。

临床表现　既往多有胆结石、胆道手术，反复胆管炎等胆道疾病病史，并有急性胆道感染或重症胆管炎表现。胆源性肝脓肿起病时一般都比较急，主要表现为急性感染的症状。①寒战、高热：是肝脓肿中最为常见的症状，且反复的发作，体温较高，最高可达40℃左右，多为弛张热，常常伴有头痛，肌肉酸痛，并有脉率增快的表现。②肝区疼痛：肝脓肿由于炎症作用，内有脓液积聚，导致肝不断肿大，牵拉肝包膜内的神经，引起肝区的持续性钝痛，当肝脓肿向膈肌破溃时，脓液刺激膈肌并向右侧胸腔蔓延，会出现右侧的胸痛及右侧肩部的牵拉痛，甚至出现刺激性的咳嗽和呼吸困难。③乏力、恶心、呕吐、食欲减退：为全身的中毒性反应，还有些患者会出现腹痛腹泻等症状。体征主要的表现为肝区疼痛和肝大。右侧季肋区的叩击痛。如果脓肿位于肝的表面多累及到皮肤，肝区的皮肤会出现凹陷、水肿、红肿等。若脓肿位于右肝下部，常常可以看到右季肋部或右上腹饱满，可触及波动性的肿块，同时可以扪及肿大的肝，当脓肿穿破会出现局限性的腹膜炎，会有压痛、反跳痛，肌紧张。有胆道梗阻的患者甚至会出现全身皮肤黏膜的黄染。当脓肿向胸腔穿破时，常常会出现右肺底呼吸音减低，啰音及叩诊呈浊音。

诊断　首先血常规检查出现明显的感染表现，白细胞增多可达$15×10^9/L$，中性粒细胞增多，核左移。肝功能检查会出现谷草转氨酶（AST）、谷丙转氨酶（ALT）的轻度增高，出现梗阻性黄疸时，总胆红素和直接胆红素都会明显增多。X线检查可见肝明显增大，右侧膈肌抬高，右下肺不张，胸膜反应和反应性的胸腔积液。B超是诊断肝脓肿的首选检查，可以准确对肝脓肿进行定位，并测定脓肿的大小，距体表的距离，同时在B超下行脓肿穿刺已成为重要的治疗手段。必要时可进一步行CT、MRI等检查。

鉴别诊断　胆源性肝脓肿与其他肝脓肿不仅在病因上有所不同，在临床表现和治疗上也有很大的不同，临床上鉴别胆源性肝脓肿与其他肝脓肿尤其是阿米巴性肝脓肿就显得尤为重要。主要从以下几个方面来鉴别胆源性肝脓肿和阿米巴性肝脓肿：①病史：阿米巴肝脓肿常常有阿米巴痢疾的病史，而胆源性肝脓肿继发于胆道感染如化脓性胆管炎、胆道蛔虫、胆道结石梗阻等。②症状：阿米巴肝脓肿其起病比较缓慢，病史较长；而胆源性肝脓肿起病急骤，全身中毒症状比较明显，有寒战高热等表现。③体征：阿米巴肝脓肿引起的肝大比胆源性肝脓肿明显，有局限性隆起，但疼痛不如胆源性肝脓肿明显。④脓液：阿米巴肝脓肿引流出的脓液呈巧克力色，无臭味，可找到阿米巴滋养体。而胆源性肝脓肿脓液多为黄白色，涂片和培养都可见细菌。⑤粪便检查：阿米巴肝脓肿可在粪便中发现阿米巴滋养体及包囊。而胆源性肝脓肿没有。⑥治疗：阿米巴肝脓肿用抗阿米巴药后症状能明显好转，而对于胆源性肝脓肿无效。

治疗 包括非手术治疗和手术治疗。

非手术治疗 对于急性期的局限性的炎症，未形成大的脓肿而只是多发性的一些小的脓肿多采用非手术治疗，在不需要经手术处理胆道病变同时，治疗多采用大剂量的抗生素和全身的支持疗法，以促进脓肿的自愈。单个较大的脓肿，可在 B 超引导下行肝脓肿穿刺引流，并给予强有力的抗生素及全身的支持治疗，单个脓肿多能痊愈。

手术治疗 ①脓肿切开引流术：对于胆道原发病需手术治疗，且脓肿较大，可能穿破或已经穿破引起局部的腹膜炎或向胸腔穿破的，常常需要积极进行脓肿切开引流，并同时给予大剂量的抗生素进行治疗。②肝切除术：对于一些慢性的脓肿，或脓肿切开引流脓肿壁不塌陷，留有死腔，或窦道长期不闭合以及肝内胆管结石合并左外叶多发性脓肿，且该叶已严重破坏、失去正常功能的，要行手术切除。

(梁力建)

dǎnguǎn sǔnshāng

胆管损伤（damage of biliary tract） 任何原因造成胆管的病理改变，导致胆管的连续性受到破坏。分为外伤性胆管损伤和医源性胆管损伤。

病因及发病机制 外伤性胆管损伤主要是因为腹部外伤而导致的胆囊或者胆管损伤，比较少见，并且多伴有腹部内脏的损伤。而医源性胆管损伤则主要是由于胆道手术如胆囊切除术、腹腔镜胆囊切除术等引起的胆道损伤。此种情况在日常病例中比较多见，下文主要讨论医源性胆管损伤。医源性胆管损伤如果处理不当常常容易出现胆瘘、胆管狭窄、阻塞性黄疸等一系列严重的并发症。导致医源性胆管损伤的原因主要有：①胆管先天性的解剖变异。②各种原因引起胆囊炎症的反复发生，使局部组织粘连，胆囊三角解剖关系不清，尤其在急性胆囊炎发生的情况下，由于局部组织炎症水肿粘连，极易导致在解剖胆囊三角区时损伤胆管。或胆囊颈部或胆囊管结石嵌顿并与肝总管或胆总管粘连时，在解剖或切除胆囊过程中损伤胆管。胆囊周围器官组织的炎症等累及胆囊或胆管区。③由于手术操作者技术不熟练等引起的胆管损伤。胆管损伤根据症状发生的时间可分为早期胆管损伤和后期胆管损伤，早期胆管损伤主要是指在手术过程中可见到胆管破裂，胆汁的渗出，或术后短期内出现的胆道相应症状如梗阻，出血等。而后期胆管损伤主要是指经过手术后一段很长时间突然出现的不明原因的梗阻性黄疸、胆道炎症等，后通过检查或再次手术发现胆管损伤。而根据胆管损伤的部位又可分为高位胆管损伤和低位胆管损伤。

临床表现 早期胆管损伤主要表现在手术过程中可看到有胆汁漏出，将手术中的纱布染黄，大量的胆道出血等，术中胆道损伤较大时能够明确找到损伤部位，进而进行处理，有些胆道损伤在手术过程中并不能及时发现，在术后才表现出相应的临床症状，如当发生胆瘘时，胆汁刺激腹膜而引起胆汁性腹膜炎，患者会出现右上腹局部的疼痛，反跳痛，肌紧张等，当出现胆道出血时会出现呕血表现。外伤性胆管损伤的患者会有明显的外伤病史，同样可出现胆瘘、胆汁性腹膜炎的症状和表现。

晚期胆管损伤引起的临床症状常常在术后较长时间才出现，常表现为不明原因的梗阻性黄疸，黄疸程度持续加深，有些患者甚至出现右上腹痛并伴有黄疸、发热等症状，这类患者询问其病史常可以知道有胆道手术史。

诊断 除症状体征外，尚需做一下检查。包括 B 超、CT、内镜逆行胰胆管造影（ERCP）、经皮肝穿刺胆管造影（PTC）以及经 T 形管或腹腔引流管造影。①B 超检查：主要表现为肝内胆管扩张，肝外胆管连续性中断，胆总管显现不清。出现胆瘘时可以看到腹腔的局部积液等。②CT 检查：表现为肝内胆管扩张、胆管的连续性的中断，胆总管显示不清，并能更加清晰地发现膈下及肝下间隙由于胆瘘而形成的积液。③PTC、ERCP：注入造影剂可见到的胆总管远端显影不良，造影剂未入肝内，肝内胆管显影不好，或看到造影剂渗到肝外。PTC 显现肝内胆管扩张，造影剂于肝总管或胆总管上段中断或真性狭窄。T 形管造影显现胆总管或肝总管真性狭窄。腹腔引流管造影显现造影剂经狭窄肝管入肝内胆管，而胆总管不显影。胆瘘以及胆汁性腹膜炎是胆管损伤最有力、最直接的证据，通过它可以术中及时发现胆管损伤的部位，对胆管的修复极为有利。通过以上的临床症状及相应的辅助检查结果，可以及时发现早期的胆道损伤进而进行及时的治疗及修复。而对于后期的胆管损伤，通过以上临床症状及辅助检查，可以明确诊断并明确胆管损伤的部位，从而进行相应的治疗（图）。

治疗 术中发现胆管损伤，根据损伤部位和损伤程度，选择合适的手术方式；如果在术后24～72小时内发现胆管损伤的，可考虑手术，超过这个时间先给予充分引流，待炎症消退后，一般4～6周再进行修复和重建手术。损伤后修复时间的早晚对预后起着决定性的作用。及时发现和处理可避免胆汁渗出而引起的肝门部炎性水肿、感染、粘连以及肝功能损害。术中未能及时发现的胆管损伤，损伤部位愈靠近肝门，局部炎症愈重，部分患者会出现肝功能严重受损，形成胆汁性肝硬化、门静脉高压症。对此类患者，手术时机的选择更为重要。胆管损伤修复，必须遵从以下原则：①腹膜炎症必须得到很好的控制，不然容易导致感染的扩大。②保证以最小的手术创伤来对胆管进行修复。③胆道重建时必须切除狭窄部分的胆管，保证正常胆管与肠壁进行吻合。④吻合口必须保证足够大小，避

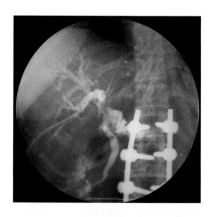

图　胆管损伤 PTCD 表现（中山大学附属第一医院供图）

免张力过大，同时保证黏膜对黏膜的吻合。⑤对胆管不能做过多的剥离，保证胆管有足够血供，防止胆管坏死。胆管损伤的处理方法主要包括手术治疗和非手术治疗。

手术治疗 包括早期胆管损伤处理和后期胆管损伤的处理。

早期胆管损伤处理（＜72小时）　①胆管缺损单纯修补：术中如果发现胆管壁裂口非常小（＜0.5cm），裂口周围胆管无狭窄（＞0.6cm），肝内外胆管无病理性改变，可考虑行单纯修补而不需要置 T 形管引流支撑。②胆管壁缺损修补置 T 形管引流术：术中发现胆管损伤较轻（＜1.0cm），用可吸收线缝合胆管缺口后置 T 管支撑引流，T 形管放置的时间为3～6个月。③胆管端-端吻合 T 形管引流术：术中发现胆管完全或大部分横断伤，切缘整齐，血供良好，胆管直径＞0.6cm，胆管壁及周围无明显炎症，可行端端吻合。用 4-0 或 5-0 可吸收线黏膜对黏膜端端吻合，支撑 T 形管使其一短臂通过吻合口支撑6～12个月。④胆管十二指肠吻合术：适用于年龄大、一般情况差、不能耐受长时间手术者。⑤Whipple术：术中发现胆总管远段胆胰肠结合部损伤，胰腺损伤重，难以修复可以考虑行胰十二指肠切除。⑥胆管空肠改良袢式吻合术：该术式适用于各型胆管损伤和胆管狭窄。

后期胆管损伤处理（＞72小时）　后期的胆管损伤由于反复的炎症容易导致胆管严重狭窄粘连，从而引起梗阻性黄疸，梗阻性黄疸持续时间较长就容易损伤肝功能，最终导致肝衰竭。所以很多学者建议在胆管损伤的情况下出现梗阻性黄疸，要早期进行

胆管修复手术，但由于胆管早期仍处于扩张状态，胆管壁非常薄，吻合过程中容易出现撕裂的情况，甚至引起后期的狭窄，因此，一般超过72小时诊断者，应于术后最早不短于4周行胆肠吻合术比较适宜，可在这段时间内进行胆道引流，以减轻肝功能的损害，这种方式的优点在于：胆管炎症经过一段时间后基本消退，扩张的胆管也恢复正常，有利于进行胆肠吻合，胆肠吻合口的张力小，能够防止术后吻合口瘘的发生。

非手术治疗 ①经 T 形管窦道狭窄胆管扩张术：适用于胆肠吻合口狭窄、手术损伤继发性狭窄、胆管下端炎性狭窄。总之只要狭窄的范围局限，经 T 形管窦道插管可及者均可完成胆道的扩张。②经皮经肝穿刺支架扩张：主要用于肝外胆管较短的良性狭窄，对较大的肝内胆管狭窄也可应用。先经气囊进行扩张，后置入支架。③内镜下括约肌切开术（EST）：仅适应于胆总管末端狭窄者，而且狭窄部位应小于3cm。④胆道镜治疗胆管狭窄：对手术、外伤引起的绝对狭窄可通过胆道镜放入特制的导管扩张留置。⑤ERCP：最常用的方法有内镜下乳头括约肌切开、鼻胆管引流和内支架放置术，如果引流通畅，一般经过2～4周引流，裂口即可自行愈合。

（梁力建）

dǎnlòu

胆瘘（biliary fistula）　胆道与体表或腹腔内脏形成的病理性通道。是胆道手术后常见较为严重的并发症。主要表现为胆汁性腹膜炎，具有较高的死亡率。胆道手术后胆瘘的发生率为0.51%～2.4%。

病因及发病机制 胆瘘的发生主要出现在以下手术中：①胆

囊切除术，是最常见的原因，胆囊切除过程中可能由于损伤肝胆囊床的毛细胆管而导致肝表面发生胆瘘，或者胆囊管由于炎症的原因导致其水肿而变脆，故结扎可能不牢靠或腹腔镜下胆囊切除术（laparoscopic cholecystectomy，LC）术后钛夹的脱落等，在术后容易发生胆汁从胆囊管断端漏出从而导致胆汁性腹膜炎的发生。②拔出 T 形管时，或误拔 T 形管、T 形管的脱落也可发生胆瘘，此种情况是发生胆瘘一个较为常见的原因，误拔 T 形管，拔管时方向不当，暴力可致 T 形管窦道或胆管撕裂而发生胆瘘。若患者年老体弱、营养不良、合并糖尿病或长期使用激素，使得窦道生长不好，胆管远端或乳头有狭窄或残石梗阻，拔管后都易发生胆瘘。③胆道镜取石过程中由于使用暴力而导致胆管的撕裂等也容易产生胆瘘。④胆肠吻合口瘘，在手术中行胆肠吻合缝合不牢靠，吻合口张力过大，或者残端游离过多血供不佳，术式选择不当都容易发生胆瘘。⑤肝断面胆管结扎不严密，胆汁也容易从肝断面渗出而发生胆瘘。⑥在行经皮经肝胆管造影（PTC）或内镜逆行胆胰管造影（ERCP）取石过程中切开乳头操作不当而导致穿孔也会引起胆瘘。

临床表现与诊断 主要的临床症状是在术后一段时间内发生，询问病史多有胆道手术史，主要表现为胆汁性腹膜炎，右上腹疼痛，肌紧张，有反跳痛，当未及时给予治疗时，进一步导致细菌感染而引发化脓性腹膜炎，会出现全腹剧烈疼痛、板状腹、高热，甚至出现感染性休克，最终导致死亡。主要通过 B 超及胆道造影检查来诊断胆瘘。

治疗 胆瘘发生后，除补液、抗感染等常规处理外，最重要的是根据胆瘘的程度和病情轻重，选择合适的手术或非手术治疗。对单纯胆囊切除术，胆肠吻合术或肝叶切除术后引发的胆瘘，如果没有明显腹膜炎症状及体征，右上腹腔已置有管引流者，可采取非手术治疗的方法。在此过程中一定要保持引流管的通畅，动态 B 超观察腹腔内积液量，如积液量较多，引流不畅时也可以在 B 超引导下重新穿刺置管引流，同时要禁食、加强抗感染，及营养支持治疗等。而对于因 T 形管原因引发的胆瘘或上述原因引发胆瘘较重的有典型的腹膜炎症状体征的或腹腔感染，要及时行手术治疗。

(梁力建)

dǎnguǎn yánxìng xiázhǎi

胆管炎性狭窄（cholangitic stenosis）

胆道结石及胆道的感染引起的胆道炎症反复发作，黏膜糜烂，形成溃疡，结缔组织增生，瘢痕形成所致的胆管狭窄。胆管壁结构由于长期炎症侵袭而受到破坏，弹性纤维层受到破坏，周围胶原纤维增生，导致管壁缩窄，从而形成胆管狭窄。

病因及发病机制 大部分的胆管狭窄都合并有胆道结石。胆管狭窄的部位多呈环状、长条状，或呈节段性及多发性，狭窄部位上下的胆管黏膜多为正常，肝胆管狭窄近端多呈扩张状态，有的呈囊状扩张，其内常合并有胆色素结石。胆管炎性狭窄的好发部位为肝总管以上的胆管，尤其是左右肝管横段及左右肝管汇合部。由于胆管的狭窄，而导致胆汁排泄不畅，易引起梗阻性黄疸，长期的梗阻性黄疸对肝细胞有毒性作用，从而导致肝实质的损害并

发生严重改变，如肝的萎缩、纤维化，正常肝组织代偿性增大等，同时由于梗阻性黄疸的持续，发生胆汁淤积，易导致细菌的感染而并发胆管炎再次发生，从而不断加重胆管的狭窄，甚至引起急性梗阻性化脓性胆管炎而危及患者生命。

临床表现 合并有肝外胆管结石的胆管炎性狭窄的临床症状主要以肝外胆管结石的症状为主，取决于有无感染及梗阻。结石不大无继发感染时一般没有症状。但当结石嵌顿阻塞胆管并继发感染时，其表现为典型的查科三联征，即腹痛、寒战高热和黄疸。①腹痛：主要发生在剑突下及右上腹部，多为阵发性绞痛，或持续性疼痛阵发加剧，可向右肩部放射并常伴恶心、呕吐等症状。②寒战、高热：胆管梗阻继发细菌感染时，胆管内压升高，感染沿胆管逆行扩散，细菌及毒素最终经毛细胆管入肝窦进入肝静脉，再进入体循环而引起全身性感染。③黄疸：胆管梗阻后即可发生黄疸，其轻重程度、发生和持续时间取决于胆管梗阻的程度，是否并发感染等，有无胆囊炎等因素。黄疸时常有尿色变深，粪便颜色变浅，全身皮肤黏膜黄染，有的可出现皮肤瘙痒。胆石梗阻所致黄疸多呈间歇性和波动性。

当合并有肝内胆管结石时，一般无明显症状，或仅有肝区及胸背部的胀痛不适，而当肝内胆管结石也合并感染梗阻时，同样会出现腹痛，寒战高热。而是否出现黄疸得看是否双侧胆管都发生梗阻或是否处于胆汁性肝硬化晚期，同时胆管狭窄并发肝内胆管细菌感染时常会引起胆源性肝脓肿。

未合并肝内外胆管结石，但

有胆管狭窄的患者合并感染时同样出现以上症状，当年龄较大的患者有胆管狭窄并出现消瘦等情况要注意是否合并胆管癌的发生。

诊断 B超检查可明确发现胆管内结石及胆管扩张影像。经皮肝穿刺胆管造影（PTC）及内镜逆行胰胆管造影（ERCP）可了解结石的部位、数量、大小以及胆管狭窄的部位和程度。一般首选B超检查，必要时可加行ERCP或PTC。CT在诊断胆管狭窄的部位程度可以更加明确，故常常在上述检查不明确时采用。有时胆管炎性狭窄与硬化性胆管癌很难鉴别，常常需要在手术过程中做冷冻切片检查以明确诊断。

治疗 在明确炎性狭窄的部位及是否合并有结石的情况下，一般采取手术治疗，首先手术必须在胆管炎症得到很好的控制情况下进行，当肝胆管狭窄以上伴有多发性结石并合并有肝实质改变如硬化、萎缩等多采用肝叶切除术。当狭窄位于左右两肝管汇合部，应先取尽结石，而后将狭窄肝管切开并行肝门部胆管整形后行胆肠吻合术以解除狭窄。当狭窄位于左右两肝管位置较高处，应行肝门部左右肝管联合广泛切开，清除内部结石后行广口的胆肠吻合。手术过程中注意取狭窄部分胆管组织性病理检查明确是否有恶变可能。对于无法手术解除的胆管狭窄可通过介入途径放入胆道支架来进行扩张，从而解除梗阻。治疗的主要原则就是去除结石，解除胆管狭窄及梗阻，通畅胆道引流。

（梁力建）

gěngzǔxìng huángdǎn

梗阻性黄疸 （obstructive jaundice）

肝外胆管或肝内胆管阻塞所致的黄疸。由肝外胆管阻塞所致称为肝外梗阻性黄疸；由肝内胆管阻塞所致的称为肝内梗阻性黄疸。患者常有皮肤瘙痒。黄疸早期皮肤呈金黄色，稍后呈黄绿色，晚期呈绿褐色甚至近似暗黑色，提示有持久的胆汁淤积。患者出现尿颜色明显加深如浓茶样，大便呈白陶土色，提示胆道完全梗阻，如梗阻性黄疸持续存在常提示肿瘤可能；而结石引起黄疸者，梗阻可以反复，梗阻缓解后即转趋黄色。

临床表现 引起梗阻性黄疸病因如此之多，故而梗阻性黄疸在临床上的表现也是多种多样的，可以通过临床上的症状及相应的辅助检查加以鉴别与诊断引起梗阻性黄疸的病因，从而有针对性地进行治疗。①由肿瘤引起的恶性梗阻性黄疸：主要表现为黄疸的持续存在，并有不断加重的趋势，这些患者年龄偏大，并常伴有体重减轻，恶病质等表现，部分肿瘤在腹部可以触及肿块。辅助检查B超及CT、胆道造影可以明确肿瘤的存在（图）。②由于结石而引起的梗阻性黄疸：黄疸的程度会反复变化，当结石完全嵌顿引起胆道的炎症水肿导致胆道完全性梗阻时，黄疸会有所加深；而当结石松动、炎症水肿消退时，黄疸会有所减轻。同时结石引起

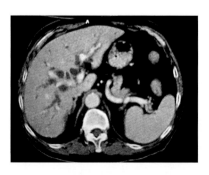

图　胆管癌引起的梗阻性黄疸CT表现（中山大学附属第一医院供图）

的梗阻常常伴有右上腹的绞痛，并发感染时会出现发热等症状。通过B超及CT等可以明确诊断。③急性化脓性胆管炎、硬化性胆管炎也能引起梗阻性黄疸：最常见的表现为发热，弛张热并伴有寒战的多为急性化脓性胆管炎，而低热数天不退常见于硬化性胆管炎。④胆道蛔虫引起的梗阻性黄疸：有胆道蛔虫常伴有上腹部的绞痛，通过影像学检查可以明确诊断。⑤胆总管囊肿引起的梗阻性黄疸：在腹部常能触及腹块。同样通过B超或CT检查可以明确诊断。

梗阻性黄疸的患者如果黄疸持续存在，胆汁淤积在肝内，对肝细胞有毒害作用，损害肝功能，会出现一系列消化道症状，如食欲减退，腹胀，恶心、呕吐等，最终会出现胆汁淤积性肝硬化，最终引起肝衰竭。

诊断 肝功能检查有助于鉴别肝细胞性黄疸和梗阻性黄疸，而梗阻性黄疸的定位和病因诊断则有赖于影像学的检查，甚至肝穿刺活检。

治疗 在明确病因后，就必须采取相应的治疗方法，肿瘤引起的恶性梗阻性黄疸多采取手术治疗，切除肿瘤，解除肿瘤的梗阻或压迫是治疗恶性梗阻性黄疸最好方法。而当肿瘤难以切除时，我们或可通过介入的方法放入胆道支架来扩张胆道，从而使胆汁引流通畅，也是一种非常有效的手段。对于结石引起的梗阻性黄疸的治疗原则就是取尽结石，解除梗阻，通畅引流。胆管炎症常常通过一些非手术治疗减轻炎症即可解除梗阻，对于由于炎症引起的胆道狭窄则需通过手术加以治疗。

（梁力建）

dǎndàojìng jiǎnchá

胆道镜检查（choledochoscopy） 以纤维电子胆道镜对胆道进行临床检查的方法。胆道镜检查分为术前经皮胆道镜、术中胆道镜及术后胆道镜检查。

临床应用 在临床应用较多的为术中及术后胆道镜。术中胆道镜检查主要的适应证为：胆道结石的诊断与治疗，胆道出血的定位与止血，胆道肿瘤、不明原因的梗阻性黄疸、胆道狭窄、胆道先天性异常的诊断等。术后胆道镜检查主要的适应证为：主要用于术后带有 T 形管的患者，利用胆道镜通过拔除 T 形管后形成的窦道进入胆道对残留结石进行取石。胆道镜也有相应的禁忌证：在胆道较细（小于 0.5cm）或胆道壁较薄的情况下禁用，有严重心肺功能异常或出凝血功能异常的患者要慎用，或因为胆道以外疾病引起的发热时要停止胆道镜检查（图）。

检查方法 ①消毒：胆道镜的消毒，手术操作者的消毒，胆道镜检查必须完全在无菌状态下进行。②胆道镜的入路：术中胆道镜主要经过胆总管切口进入胆

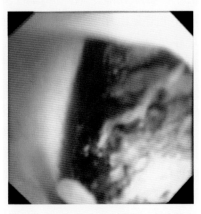

图 胆管内结石胆道镜检查
（中山大学附属第一医院供图）

道；而术后胆道镜则主要通过 T 形管引流形成的窦道进入胆道进行相关的诊断及治疗。③胆道镜进入胆道后一般先检视近端胆总管，左右两肝管，二级和三级肝管，有时甚至可以达四级肝管，退镜的过程中检查左右两肝管汇合处，肝总管及胆囊管口。在内镜下确定胆管内有结石后，根据情况可进行碎石或者通过插入取石网篮取出结石。而后再检查胆总管远端，直至看清楚壶腹部为止。由胆道镜看到的肝胰壶腹括约肌部，观察其是否有异常，一般不需要将胆道镜伸入十二指肠内。在进行胆道镜检查时切忌使用暴力，以免引起胆道出血、损伤。在进行胆道镜检查过程中要不断进行胆道冲洗，以便冲净胆道中的胆汁、胆泥、血液等，利于窥视病变，冲洗水压不宜过高，否则易引起胆道感染，一般以 9.6kPa 压力即可；或将盐水吊瓶悬高于患者 1m 即可。胆道镜检查完成后无论是术中还是术后都要进行一定时间的胆道引流。

临床意义 术中胆道镜检查主要在于能够精确的对胆道疾病进行诊断并治疗，而术后胆道镜检查则可避免患者因残留结石而进行多次的开腹手术，胆道镜的应用为胆道疾病的治疗与诊断开辟了一个新途径，已经成为胆道外科一种常用的诊断治疗手段。

（梁力建）

dǎnnáng zàokǒushù

胆囊造口术（cholecystostomy） 以引流胆汁、降低胆压，消除胆道炎症为目的的手术。是一种较简单的急救手术。主要用于患者手术耐受力差，过长的手术和麻醉时间可能对患者不利而又必须及时引流解除梗阻的胆囊炎或胆石病的重危患者，能挽救生命，

改善全身及局部情况，为再次手术打下基础。但此手术必备前提条件是胆囊管及胆总管无梗阻。

适应证 ①对胆囊切除术有相对或绝对禁忌证的患者，如有严重的心、肝、肾、肺功能不全者。②病程超过 72 小时，全身中毒症状严重或情况很差不能耐受胆囊切除。或因炎症、水肿周围严重粘连，局部解剖关系不清，强行胆囊切除有损伤肝外胆道可能时。③限于技术和设备条件无力完成胆囊切除。④作为梗阻性黄疸术前减黄的一种手段。

禁忌证 严重的心、肝、肾或肺功能不全，或处于严重的中毒性休克状态，估计胆囊造口术过程中即可能发生意外者可酌情采用更为简单的经皮穿刺胆囊减压引流。

手术方法 充分暴露胆囊后先在其周围垫以盐水纱布加以保护，防止术中胆囊内容物溢出污染腹腔。一般在距肝面下约 2cm 处的胆囊底部选择造口点，如果胆囊张力高，可于选择的造口点处穿刺减压。以选择好的造口点为中心，用细丝线缝做两圈荷包缝线，内圈荷包缝线距造口点的距离 1.0cm，两圈荷包之间的距离约 0.5cm，用尖刀在预先选好的造口点处切开胆囊，注意边切开切以吸引器吸引，切勿使胆囊内容物流出而污染腹腔。胆囊底部切口约可通过示指即可，如发现胆囊腔内有结石可以经切口取出。腔内置入一条蕈状管或导尿管，深约 3cm，然后结扎预先缝好的双层荷包线，注意结扎时将胆囊壁内翻。胆囊下方应放腹腔引流管。

常见并发症 ①胆瘘：荷包包埋不满意或导管滑脱致胆汁流入腹腔，导致胆汁性腹膜炎。晚

期时，因胆囊管不通，拔除造瘘管后窦道长期不愈合，并有黏液流出。或拔除导管后经窦道口流出大量胆汁，说明胆总管下端梗阻，这类患者应再次手术处理。②腹腔感染：因术中污染或术后感染，胆汁漏入腹腔可导致肝下或膈下感染，严重者可形成脓肿，应早期发现和处理。

（梁力建）

kāifù dǎnnáng qiēchúshù

开腹胆囊切除术（cholecystectomy）

分顺行性（由胆囊管开始）切除术和逆行性（由胆囊底部开始）切除术两种。是胆道外科常用的手术。

适应证 主要适于：①急性胆囊炎发病在 72 小时内，或诊断为胆囊穿孔，可行急诊胆囊切除。②有症状的各种类型胆囊结石，包括单纯性胆囊结石、充满型胆囊结石、胆囊萎缩并结石、米里齐综合征等。③无症状的胆囊结石，合并慢性胆囊炎、胆囊增大或萎缩；结石直径超过 3cm；曾发生过胆源性胰腺炎；胆囊结石伴有胆囊息肉超过 1cm。④有症状的慢性非结石性胆囊炎。⑤肝癌患者行手术切除时，为日后行消融治疗而预防性切除。

手术方法 目的在于切除病变的胆囊，通常行此手术的患者一般都有急、慢性胆囊炎、胆囊结石或胆囊息肉样变等，外科治疗的目的是根治性胆囊切除，否则如仅行取石或切除息肉，则很有可能术后复发并有反复手术治疗倾向。开腹胆囊切除术可采用经腹直肌纵切口或右肋缘下斜切口，手术方式可分为顺行性和逆行性胆囊切除两种手术方式。两者的区别在于前者先处理胆囊管及动脉，即先由胆囊三角开始解剖处理，后者是先处理胆囊底部，

然后逐步解剖分离至胆囊三角再处理重要的管状结构。一般来说前者术式优先采用，因为其出血量少，手术方便。但如果因为多次手术粘连、解剖变异、病理等因素至胆囊三角解剖不清，则选用后一种术式可尽量避免胆管损伤等手术并发症的出现（图）。

顺行性胆囊切除术 要充分暴露胆囊及肝十二指肠韧带，术中可以提起胆囊底部及颈部以便更好暴露，于肝十二指肠韧带右侧游离缘开始解剖分离，切开胆囊颈左侧的腹膜，仔细寻找胆囊管，找到后不要轻易钳夹或切断，应继续分离出肝总管及胆总管，辨明三管（胆囊管、肝总管、胆总管）关系，然后在距胆总管约 0.5cm 处结扎胆囊管，可先暂不切断。在胆囊三角内寻找胆囊动脉，找到后尽量紧贴胆囊壁切断它，近侧断端应做缝扎并结扎，以免术后发生致命性的大出血。然后由胆囊底部开始在浆膜下剥离胆囊，直至剥离至胆囊管，再次确认三管关系无误后可切断胆囊管，其近胆总管侧残端缝扎并结扎避免胆瘘。

逆行性胆囊切除术 由胆囊底部开始解剖分离，逐步向胆囊管及胆囊三角解剖，分离过程中注意不能轻易切断任何可疑管道，

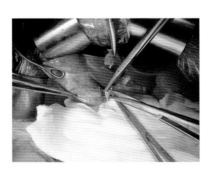

图 开腹胆囊切除术（中山大学附属第一医院供图）

一般采用此术式需要仔细耐心，在确认三管关系后才可切断胆囊管，有时因病理等因素确实辨认有困难亦可切开胆囊，以胆道探子插入帮助确认胆囊管。胆囊切除后视情况可以考虑放置腹腔引流。

常见并发症 主要有胆管损伤、出血。

（梁力建）

fùqiāngjìng dǎnnáng qiēchúshù

腹腔镜胆囊切除术（laparoscopic cholecystectomy，LC）

分为顺行性（由胆囊管开始）切除和逆行性（由胆囊底部开始）切除两种。是胆道外科常用的手术。传统的开腹胆囊切除术针对性差、创伤大、伤口愈合慢、易出现并发症，导致患者痛苦大、术后恢复不良的问题。自从腹腔镜胆囊切除手术发展以来，此术式迅速为外科医师及病患所接受。

适应证 ①有症状的胆囊结石。②有症状的慢性胆囊炎。③有症状的和有手术指征的胆囊隆起性病变。④急性胆囊炎经过治疗后症状缓解有手术指征者。⑤估计患者对手术的耐受良好者。

手术方法 其切除胆囊的手术过程和开腹胆囊切除亦一样，可选择顺行或逆行性切除。但与开腹胆囊切除手术相比有如下区别：腹腔镜下胆囊切除术是外科微创手术，它需要特殊的腹腔镜手术器械和设备，术中需要人工气腹，手术对患者创伤小，术后患者恢复较快。目前是胆囊切除术的首选术式。

为制造人工气腹、置入腹腔镜及手术器械，先要在患者腹壁上戳孔，根据术者的经验或术中患者胆囊的局部病变情况可能选择单孔、三孔或四孔法。三孔法戳孔位置：脐部、剑突下、右锁

骨中线肋缘下 2cm 处，如加戳右腋前线肋缘下 2cm 处孔则为四孔法。一般脐部戳孔处先放入气腹针，气腹针进入腹腔时操作者可以感觉到落空感，注入 CO_2 气体至腹腔内压力达 13mmHg，腹腔内置入腹腔镜，然后在视频监视下放入其他腹腔镜器械。手术除了为摄像显示系统监视而非直视、操作器械为腹腔镜专用器械外，手术切除胆囊过程与开腹手术一样。留在腹腔内夹闭胆囊管残端及胆囊动脉残端目前用生物夹或合成夹较多，钛夹一般不留在腹腔内。胆囊床浆膜电凝止血处理，可不缝合。一般由剑下戳孔取出切下的胆囊。视术中情况可放或不放置引流管，如放置引流管则可通过肋缘下戳孔引出，无须另戳孔引出（图）。

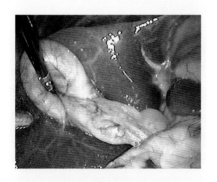

图　腹腔镜下胆囊切除术（中山大学附属第一医院供图）

（梁力建）

dǎnzǒngguǎn tànchá jí T guǎn yǐnliúshù

胆总管探查及 T 管引流术

（common bile duct exploration and T tube drainage）　探查胆道病变情况及治疗的手术。

适应证　梗阻性黄疸疑有胆道病变或病因不明者，或开腹手术时探查发现胆道可能有病变者，需切开胆管进行探查。切开胆管

后亦可处理其内的结石、蛔虫、血块等，同时引流胆道，以解决胆道的梗阻和感染。该手术可以辅以术中胆道造影、术中胆道镜协助探查及治疗。

手术方法　首先显露胆总管，将肝十二指肠韧带右侧腹膜切开，仔细分离使胆总管清楚显露，一般选择十二指肠上缘和胆囊管进入胆总管间，拟定胆总管切口，在选中的切口两侧各缝一针作牵引线，两线之间先以针穿刺抽出胆汁以证实为胆总管。提起牵引线，通过穿刺点作一长 1.5～2.0cm 纵形切口，注意切开胆总管前壁时不能刺入太深以免伤及胆总管后壁或门静脉，在切口处吸净流出的胆汁。切开胆总管后可向上探查左、右肝管，向下探查胆总管下部及其进入十二指肠处，如有发现结石、蛔虫可取出，如为泥沙样结石不易取净可以生理盐水反复冲洗，探查胆总管下端时最好用导尿管通过壶腹部，忌以金属胆道探子暴力强行通过，而形成假道或撕裂损伤。导尿管通过壶腹部后可以注入生理盐水，如导尿管下端到达十二指肠则注入的盐水流入十二指肠，如注入的盐水由胆总管切口溢出说明其下端有梗阻。行胆总管探查术时可以辅以术中胆道造影或胆道镜以帮助观察胆道病变情况并采取相应措施进行处理。胆道探查后需以 T 形管引流胆道，T 形管短臂长度为 3～4cm，短臂两端修剪成斜面，与长臂相对处剪一小凹口状以便将来利于拔除。T 形管短臂放入胆总管内后要确定其没有折叠或扭曲，然后以细丝线间断缝合胆总管切口，距切缘 0.1cm 处进针，针距 0.2～0.3cm，缝好切口后检查是否有渗漏，以生理盐水从长臂管内注入，但注

意注入压力不能太高，如发现有渗漏可以补针。放置烟卷或橡皮引流管在网膜孔处，腹腔引流管及 T 形管在腹壁分别戳孔引出（图）。

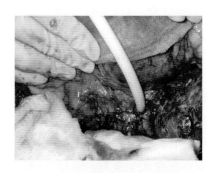

图　胆总管切开探查，T 形管引流术（中山大学附属第一医院供图）

（梁力建）

dǎnnáng-kōngcháng wěnhéshù

胆囊空肠吻合术

（cholecysto-jejunostomy）　用于胆肠内引流的手术。用于治疗胆道梗阻的胆肠内引流术是胆道外科中常用的手术，常用以治疗胆道的良性的和恶性的梗阻，并且常是一些胆道和胰腺手术的组成部分。针对胰头或壶腹周围癌等造成的胆道梗阻，胆囊空肠吻合术可作为一期减黄手术，待条件允许再行二期根治性切除，或晚期癌症患者的永久内引流手术方式。它可分为 Y 形和肠襻型吻合术两种手术方式。胆囊空肠 Y 形吻合术时，在距十二指肠悬韧带 15cm 处，将空肠肠系膜分离至其根部仔细止血，然后切断空肠肠管，术中要注意肠管两侧断端的血供情况，另外需要事先预计好吻合口不能存在有张力。将远侧空肠断端由横结肠前或后面上提至胆囊处，吻合口的大小视空肠直径而定，先以丝线间断缝合吻合口后壁外层，再以肠线间断内翻缝合后壁

内层，然后仍以肠线缝合前壁内层，之后用丝线缝合前壁外层，为减轻吻合口张力可将吻合口两侧与肝包膜缝合几针起固定作用。后将空肠近侧断端与空肠胆囊吻合口处约 30cm 处的空肠进行端-侧吻合。全部吻合完成后为防止内疝的发生，需缝合肠系膜间隙。胆囊空肠肠袢形吻合时在距十二指肠悬韧带 20cm 处，将空肠（在结肠前或后面）上提至胆囊，上提的空肠不切断而与胆囊底部做吻合，仍要注意预计好的吻合口不能存在有张力，吻合口的前、后外层以丝线做间断缝合，内层以肠线做间断缝合。然后再做空肠与空肠的侧-侧吻合。

（梁力建）

dǎnzǒngguǎn-shíèrzhǐcháng
wěnhéshù

胆总管十二指肠吻合术
（choledochoduodenostomy）

可分为胆总管十二指肠侧-侧吻合术、胆总管十二指肠端-侧吻合术。

适应证　此术式的目的是解除胆总管下端狭窄或阻塞所引起的胆汁流出道受阻，或手术造成胆道损伤后的一种胆道重建方式。其优点是与肝外胆管空肠吻合术相比，其术式简单易行，缺点是术后易造成胆道逆行感染。

手术方法　包括胆总管十二指肠的侧-侧吻合术和胆总管十二指肠的端-侧吻合术。

胆总管十二指肠侧-侧吻合术　不切断胆总管，将预定的吻合口侧的胆总管前壁与十二指肠前壁上缘分别缝固定牵引线，在牵引线之间的胆总管上段纵行切开至少 2cm 长切口，切开时注意勿伤及胆总管后壁及其后面的肝门静脉。再在十二指肠上缘做与肠管纵轴平行的切口与胆总管切口

等长，切口时随时吸净胆道内及十二指肠内容物，避免污染腹腔，仔细止血。先以丝线间断缝合吻合口后壁外层，再以肠线间断内翻缝合后壁内层，在缝合前壁之前视情况可在胆总管前壁另切一纵形切口，内放入 T 形管，如果吻合口足够大，也可不放。然后再逐层缝合吻合口前壁。

胆总管十二指肠端-侧吻合术　切断胆总管，在肝十二指肠韧带内仔细分离、游离胆总管，切勿伤及其后方的肝门静脉，在近十二指肠处的胆总管两侧缝牵引线，然后于牵引线下放切断胆总管，其远侧断端随即做双层缝闭，内层以可吸收线作全层间断内翻缝合，外层以丝线作浆膜间断缝合。为保证吻合口无张力，常要游离十二指肠将之上提至胆总管近侧断端，将胆总管近端两侧与十二指肠球部前壁上缘缝固定牵引线，吻合方法与侧侧吻合术相同。吻合后用手指探查吻合口直径大小与通畅情况，可以大网膜覆盖吻合口表面，在其周围缝合数针固定。胆总管十二指肠吻合术后放置腹腔引流管。

（梁力建）

gānwàidǎnguǎn-kōngcháng wěnhéshù

肝外胆管空肠吻合术（extra-hepatic cholangiojejunostomy）

可分为胆管空肠 Roux-en-Y 吻合术、胆管空肠袢式吻合术、胆管游离空肠段 Y 形吻合术。

胆管空肠 Roux-en-Y 吻合术
一般可视情况选用肝总管或左右两肝管与空肠做吻合。游离胆管后，在距十二指肠悬韧带 15cm 处切断空肠及其系膜至根部，将远侧断端的空肠缝闭并将之在结肠前或后上提至要吻合的胆管处，在距离空肠断端 3~4cm 的对肠系膜缘做纵形切口，此切口与胆管

吻合；在离远侧断端 45~50cm 的地方，将空肠的近侧断端与之做端侧吻合；最后在肠腔内放置 T 形管，其横臂经吻合口放在胆总管内，纵臂由吻合口的下方引出，通常为了便于放置可在胆肠吻合的前臂缝合之前放入 T 形管。

胆管空肠袢式吻合术　不切断空肠而将之在横结肠前或后上提至拟与胆管吻合处，亦切开对系膜缘空肠与胆管吻合，输入袢有空肠在距吻合口约 5cm 处结扎或缝扎以关闭，防止食糜通过时造成胆道感染，输出袢空肠在距离胆肠吻合口 50cm 的地方与输入袢空肠做侧-侧吻合。同样在肠腔内放置 T 形管。

胆管游离空肠段 Y 形吻合术
分别在距离十二指肠悬韧带 15cm 和 65cm 处切断空肠及其系膜至根部，就得到一段血供良好的游离空肠段，将空肠近、远两断端做端-端吻合，游离段空肠的近端封闭，于横结肠前或后上提至拟吻合处胆管，对系膜缘开口并与胆管吻合，在距空肠对端吻合口处远端 20cm 处，游离段空肠远端与之做端-侧吻合。肠腔内放置 T 形管。

（梁力建）

gānnèidǎnguǎn-kōngcháng wěnhéshù

肝内胆管空肠吻合术（intra-hepatic cholangiojejunostomy）

切除肝叶后肝内胆管与空肠吻合的手术。

适应证　①肝外胆管狭窄由于技术上的原因不能在肝门部进行修复及胆管空肠吻合，左右肝管仍互相沟通。②左肝管开口部狭窄不宜行肝左叶切除。③肝胆管结石及狭窄时的联合手术。④肝门部恶性肿瘤（原发性或继发性）引起肝外胆管阻塞不宜施行根治性手术。

禁忌证 ①胆管分叉部阻塞，左、右侧肝管不相沟通。②肝内胆管多数性狭窄未能纠正。③晚期肿瘤患者预计生存时间较短者。④伴有严重的梗阻性黄疸、腹水，不适宜于手术治疗。

手术方法 首先切除肝叶，然后在距十二指肠悬韧带15cm处切断空肠，远侧空肠断端上提，做肝管空肠Y形端-侧吻合，距吻合口50cm处，与近侧空肠断端做端-侧吻合，吻合方法同胆管空肠Roux-en-Y吻合术，并通过肠腔在肝内胆管放置引流管（图）。

常见并发症 ①肝左静脉损伤出血：行肝左外叶、左半肝切除术时，如术野暴露欠佳或过度牵拉肝脏，特别是当左后上缘静脉撕裂出血或血管结扎不牢、线结脱落、血管断端回缩时可发生大出血。肝左静脉损伤出血时切勿盲目钳夹或缝扎，应在加快输血的同时，以左手示指压住血管破口，吸净积血，用大弯针在血管破口近端连同部分肝组织一并缝合结扎，可达到止血目的。为避免损伤肝左静脉，在切肝到达左叶间裂上方处，暴露该静脉时，应在其主干上用血管钳连同部分肝组织一道夹住，然后切断加缝扎。也可在该静脉主干走行处（相当于镰状韧带膈面附着点延长线上深入肝组织1cm）贯穿缝扎，

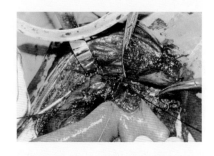

图 肝内胆管空肠吻合术（中山大学附属第一医院供图）

多可避免损伤该血管。②后期可发生胆管炎、吻合口狭窄、肝内胆管结石。③肝门部胆管肿瘤的发展，沿胆管扩展，可使左肝内胆管空肠吻合失去作用。

（梁力建）

dǎnzǒngguǎn duān-duān wěnhéshù

胆总管端-端吻合术（choledochocholedochostomy） 胆道损伤修复的手术。如系术中即发现胆道损伤，而胆道缺损范围不大，对端吻合不存在张力，则将胆道的两断端稍加游离修整后行端-端吻合。如系术后发现胆道损伤，则一般有瘢痕组织，修复手术时需要游离胆总管两端后做适当修整，但不能去除过多胆管组织，要求修整后两胆管对拢后无张力，以5-0可吸收缝线间断缝合，缝合要求黏膜对黏膜，外面再以丝线间断缝合加固。无论哪种情况下施行该手术，为了避免术后吻合口狭窄，均应该在吻合口下方胆管内放置T形管进行支撑（长臂不能从吻合口引出），而且支撑时间不应少于半年。适应证：①由于手术或外伤引起的胆管离断，宜即刻施行胆管端-端吻合术。②由于结石、慢性炎症经多次手术，遗有瘢痕狭窄，宜行瘢痕切除和胆管修建术。③少数先天性肝外胆管狭窄或闭锁，也可通过胆管重建术沟通胆道与肠道。

（梁力建）

dǎnguǎn chéngxíngshù

胆管成形术（choledochoplasty） 肝胆管空肠吻合术、肝门部肝胆管癌切除术、肝内胆管空肠吻合术时，由于肝胆管狭窄，或切除病变后肝断面胆管残端分支多且管径细小等原因不利于胆肠吻合手术操作，或勉强吻合可能在术后发生胆道狭窄，而需要在术

中行胆管成形后再与空肠吻合，就能最大程度地避免以上的不利因素发生。

适应证 肝门部胆管成形术适用于主要为左侧肝管开口处的环形狭窄，病变局限，范围小，周围瘢痕组织少，无肝纤维化、萎缩，狭窄以上肝管内结石已经清除。

手术方法 基本方法之一，是将肝胆管前壁部分剪开，构成胆肠吻合口的后壁，它的好处是可以扩大后壁的面积，使分开的两个狭窄的肝胆管开口汇成一个较大的开口，这样肝内胆管分支均开口于这个合成的后壁之上，前壁的缺损刚好与空肠吻合进行。另一个常用方法是将肝断面的胆管进行整形，游离并剪开，使其成为一喇叭口，这样就扩大了肝内胆管口径，然后再与空肠吻合。

常见并发症 ①胆漏：一般较少发生，多在术后早期，保持支撑引流T形管的通畅，可避免其发生。②再狭窄形成：往往由于残留结石的阻塞、胆管炎再发、纤维瘢痕增生造成。此种情况，在拔除支撑引流管后，近期即可发生。

（梁力建）

gāowèi dǎnguǎn'ái qiēchúshù

高位胆管癌切除术（proximal bile duct carcinoma resection） 切除肝门部胆管癌的手术。肝门部胆管癌指左右肝管至胆囊管开口以上部位的胆管癌。

适应证 ①临床确诊为胆管上端癌累及肝管的分叉部，如无手术禁忌及患者一般健康情况能耐受手术而有适当的医疗技术条件时，均宜选择根治性切除手术。②有一侧肝内转移或限于肝门部肝十二指肠韧带上淋巴结转移仍可做手术切除。③有肝叶增大-萎

缩复合征者需要同时做肝叶切除术。④诊断为胆管的乳头状腺瘤、乳头状腺癌、高度分化的肝管分叉处癌，若首次未行根治性手术，无手术的禁忌证时，可行再次手术切除。

禁忌证 ①肿瘤局部转移，如腹膜上肿瘤种植，网膜上肿瘤结节、沿肝圆韧带转移至脐部等。②肝十二指肠韧带以外的淋巴结转移不能包括在根治切除范围之内。③双侧肝内转移。④双侧肝管二级分支以上的侵犯。⑤血管造影显示双侧肝动脉或门静脉或其主干受累。⑥重度梗阻性黄疸，全身情况很差，不能耐受重大手术者。⑦患有病毒性肝炎，肝实质有弥漫性损害，根治性切除时行广泛肝切除需要十分慎重。⑧合并急性胆管炎者应首先引流胆管以控制感染，合并急性胆管炎者行根治性切除及肝切除术的病死率很高。

手术方法 肝门部胆管癌手术分为根治性切除术和姑息性手术，如果情况允许尽量行根治性切除，以获得最好的治疗效果（图）。当肿瘤侵犯至肝管的二级分支，根治性切除需包括肝叶的切除。术前估计十分重要，能否行根治性切除、是否要切除肝叶

及切除范围、患者对手术的耐受情况都应充分考虑到。就影像学资料可获得的信息来说，如果肿瘤仅有单侧肝内转移、双侧肝管侵犯在二级分支以下、实行肝叶切除术后对侧肝可以代偿功能可以考虑行根治性切除，肝门静脉侵犯对手术切除的可行性有决定性影响，如果肝门静脉主干受侵犯就失去根治性手术机会了。术中探查是第一步，探明肿瘤有无除肝胆道外的远处转移，肝门部胆管癌更多的是癌组织向周围组织的浸润，所以要探查其与周围组织的关系，肿瘤与血管的关系，最重要的是与肝门静脉的关系。确认肿瘤可以切除后逐步分离解剖，游离出胆总管并在胰腺上缘切断之，远侧断端结扎。骨骼化肝十二指肠韧带，即剥除韧带内除肝门静脉和肝动脉以外的所有组织，将胆囊由底部至颈部从胆囊床上分离出来，把要切除的组织包括肿瘤整块向下方牵拉然后予以切除。切除后将肝断面的胆管开口整形，整形后与空肠行胆肠吻合。为避免术后发生吻合口狭窄可通过肠腔放置胆道支撑管。

常见并发症 除一般重大手术后的并发症外，常见于肝门部胆管癌切除术后的严重并发症为：

①感染，可发生于膈下、肝下、U形管出肝处。②大量腹水。③应激性溃疡出血。④胆汁渗漏乃至较长时间的胆外瘘。⑤胆道感染。⑥肝肾衰竭，特别是在已有胆汁性肝硬化或病毒性肝炎后肝硬化行广泛肝切除术的患者。

（梁力建）

zhōng-xiàduàn dǎnguǎn'ái qiēchúshù

中下段胆管癌切除术（middle and lower bile duct carcinoma resection） 包括中段胆管癌切除术和下段胆管癌切除术。

中段胆管癌切除术 位于胆囊管开口至十二指肠上缘，实施手术时先使肝十二指肠韧带"骨骼化"，切除包括肿瘤及距肿瘤边缘 0.5cm 以上的胆管，切除胆管后远侧断端封闭，近侧断端与空肠做吻合术。

下段胆管癌切除术 位于十二指肠下缘至乳头部的胆管，手术切除需行胰十二指肠切除术，手术过程包括探查、切除、管道重建三步。探查目的是了解病变范围和切除可能，分别从胰头的外侧、下侧和上侧进行探查，先要切开十二指肠外侧的后腹膜，探查癌是否侵及主动脉或下腔静脉，再显露横结肠系膜，探查肠系膜上动、静脉情况，最后还要在胆总管与胃小弯之间分离显露肝动脉，看它是否被侵及；如果探查后认为能够切除则要切除胰头部、胃幽门窦部、十二指肠全部以及胆总管下段切除，将探查时胰头外、下、上三处的腹膜切口连接，逐步充分显露要切除的脏器，然后依次切断胆总管、胃、胰体、空肠，分离胰头钩突将需要切除的脏器整块切除。管道重建修复就是将胆总管、胰管以及胃分别与空肠吻合。

（梁力建）

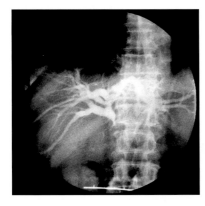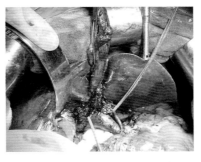

图 肝门部胆管癌（Bismuth type Ⅱ型）切除术（中山大学附属第一医院供图）

yíxiàn jíbìng

胰腺疾病（disease of pancreas）

源于胰腺的各类疾病的统称。包括胰腺先天性疾病、胰腺损伤性疾病、胰腺炎症性疾病、胰腺囊性病变和胰腺内外分泌肿瘤等。

胰腺先天性疾病　包括环状胰腺、异位胰腺、胰腺分离等。①环状胰腺：是胰腺胚胎期发育障碍所致的先天性解剖异常。胰腺组织呈环状包绕十二指肠降部，可引起先天性十二指肠梗阻。其症状主要与十二指肠压迫程度有关。②异位胰腺：是除正常胰腺解剖位置以外存在的胰腺组织。多位于上消化道，以胃和十二指肠为主。主要表现为出血、梗阻、憩室、肿块等。③胰腺分离：是胰腺的腹胰管和背胰管不能融合，分别汇入十二指肠，副胰管成为主要排泄管道。主要症状有上腹痛，向后背部放射，进食后加重。

胰腺损伤性疾病　包括由于各种外伤导致的胰腺脏器不同程度的损伤。如胰腺挫伤、裂伤、断裂等。根据胰腺损伤的严重程度可有腹痛、出血、休克等不同临床表现，甚至死亡。

胰腺炎症性疾病　主要为急性胰腺炎和慢性胰腺炎。①急性胰腺炎：诱因主要有胆道疾病、饮酒、高脂血症以及胰腺损伤等。表现为腹痛、腹胀、发热、消化道不适、脏器功能障碍等，有时甚至出现卡伦征（Cullen sign）和格雷·特纳征（Grey Turner sign）等体征，多提示病情严重。血尿淀粉酶明显增高，同时存在水、电解质和酸碱平衡的紊乱。结合动脉血气分析、B超、增强CT或MRI等辅助检查方法可以确诊。②慢性胰腺炎：病因包括酒精性、胆石性、特发性等。常见的表现

有腹痛、腹胀、上消化道不适、消瘦、腹泻、血糖增高、黄疸、腹部肿块等。结合各种胰腺功能检查、腹部X线平片、B超及超声内镜、CT、内镜逆行胰胆管造影（endoscopic retrograde cholangiopancreatography，ERCP）、磁共振胰胆管造影（magnetic resonance cholangiopancreatography，MRCP）等辅助检查方法可以确诊。

胰腺囊性病变　包括先天性胰腺真性囊肿、后天性胰腺真性囊肿、胰腺假性囊肿和胰腺囊性肿瘤等。①先天性真性囊肿：为胰腺先天性畸形病变，有囊性纤维病、多发囊肿、肠源性囊肿、孤立囊肿、胰腺内胆总管囊肿等类型。②后天性真性囊肿：为潴留性囊肿，多由胰管阻塞导致远端胰管、腺泡囊性扩张和胰液潴留所致。③胰腺假性囊肿：是继发于急性胰腺炎、慢性胰腺炎或胰腺损伤后的并发症。④胰腺囊性肿瘤：包括浆液性囊腺瘤、黏液性囊腺瘤和黏液性囊腺癌。

胰腺内外分泌肿瘤　①胰腺外分泌肿瘤：主要指胰腺癌，为消化道恶性肿瘤病变，其恶性程度高、预后差。表现为腹痛、食欲减退、消瘦、黄疸等。根据肿瘤所在部位不同，其临床症状也各不相同。②胰腺内分泌肿瘤：是由胰岛中某一种细胞为主形成的肿瘤，包括胰岛素瘤、胃泌素瘤、胰高血糖素瘤、血管活性肠肽瘤、生长抑素瘤、胰多肽瘤等。其临床表现因胰腺内分泌肿瘤所分泌的激素不同而各异。

（赵玉沛）

yíxiàn CT guànzhù

胰腺CT灌注（pancreas infuse CT）

基于连续快速动态扫描的CT成像技术。基本原理是在静脉内快速灌注对比剂的同时，对胰

腺选定层面进行连续多次同层动态扫描，从而采集到该层面每一像素的时间-密度（time-density curve，TDC）曲线，该曲线反映的是对比剂在该器官中浓度的动态变化，根据TDC计算靶器官单位组织单位时间的血流灌注量，从而反映出该器官实质水平的血供情况。CT灌注成像技术可以将胰组织与周围血管结构区分开来，且有将功能信息与良好的空间分辨力相结合的优点，具有重要的应用价值。该方法尤其适用于血供丰富的胰腺，血供水平的不同可以很好地鉴别胰腺内外分泌功能及病理改变。其中正常胰腺各部位的灌注量无明显差别；肝豆状核变性（hepatolenticular degeneration，Wilson disease）表现为肝、胰高灌注；胰岛细胞肿瘤表现为周边高灌注，中心坏死区低灌注；胰腺血管瘤也表现为高灌注；糖尿病和移植胰腺显示明显的低灌注。胰腺灌注CT的应用还包括通过反映微血管密度诊断胰腺内分泌肿瘤；通过比较胰腺癌组织和残余正常胰腺组织灌注的参数诊断胰腺癌以及急性胰腺炎患者胰腺坏死与一过性缺血的鉴别。

（赵玉沛　王维斌）

yíxiàn sānwéichóngjiàn jìshù

胰腺三维重建技术（pancreas three-dimensional reconstruction）

利用腹部多层螺旋CT的数据进行图像重建的CT成像技术。是研究胰腺病变与正常胰腺及其与周围血管的形态和位置的解剖关系，诊断胰腺病变的有力手段。不同于轴面获取数据的普通CT成像，应用多层螺旋CT实现各脏器任意角度的三维重建成像，是通过获得不同方向和截面成像数据从而更为精确地显示胰腺、周围血管

以及它们之间的关系。同时，可以通过调整窗宽、视野、亮度和灰度突出某一结构，更为直观地揭示胰腺位置、大小以及周围血管受累程度。增强多层螺旋CT检查及图像处理方法：检查前患者需禁食6~8小时，扫描前30分钟口服清水作为胃肠道阴性对比剂，非离子碘造影剂作为对比剂在扫描过程中经前臂静脉注射。使用多层螺旋CT进行平扫、动脉期、胰腺门脉期及延迟期四期扫描。扫描范围自肝上缘至髂峰上方。扫描完毕后由放射科专家对上述各期扫描的图像进行重建从而得到三维重建结果。胰腺三维重建的应用包括占位性病变诊断和可切除性的评估、胰胆管系统成像及胰腺周围血管重建等。近期研究结果显示，作为胰腺癌可切除性评估的重要手段，胰腺三维重建较MRI更具优势，主要体现在判断胰周血管的受累程度方面，其图像更加清晰、直观、准确和完整。

（赵玉沛　王维斌）

yíguǎnjìng jiǎnchá
胰管镜检查（pancreatoscopy）

将内镜插入到胰管内的检查方法。该检查是在内镜逆行胰胆管造影（ERCP）的基础上进行的，多使用子母镜。母镜多选用十二指肠侧镜，子镜分为两种：①带有成角系统和吸引/活检钳通道的细胰管镜，其优点是可直视下活检、刷检及抽取胰液，缺点是其直径较大，适用于乳头开口及胰管扩张的患者，否则需要行内镜下乳头括约肌切开术（Endoscopic Sphincterotomy，EST）。②不带有成角系统和吸引/活检钳通道的细胰管镜，多不需行EST，但无法直视操作。操作方法：首先将母镜插入十二指肠，根据乳头口大

小及子镜的选择，或行EST，之后将子镜插入胰管进行观察、活检、细胞刷检和抽取胰液检查。适用于不明原因的胰管扩张或狭窄，以及ERCP诊断不明的病变。对于结石阻塞胰管导致的胰腺炎，包括急性胰腺炎和慢性胰腺炎急性发作以及全身症状不允许或碘过敏的患者不适用。胰管镜检查对于各种胰腺疾病诊断的总阳性率为80%~90%。活检结果显示，经胰管镜活检与经ERCP活检结果无明显差异，但优于B超引导下细针穿刺活检；胰液细胞学检查分析结果显示，胰管镜检查胰液细胞学诊断的敏感性及特异性指标与ERCP相比较高或无明显差异。

（赵玉沛）

yíxiàn sǔnshāng
胰腺损伤（injury of pancreas）

外伤导致的胰腺损伤。在腹部损伤中发生率低于5%。胰腺是位于上腹部的腹膜后器官，常由外力将胰腺向腰椎挤压导致胰腺顿挫损伤，如车祸发生时方向盘撞击上腹部，亦可由枪弹和锐器所致形成胰腺穿透伤。90%的胰腺损伤伴有其他器官损伤，约50%的胰腺顿挫伤同时伴有十二指肠损伤，而胰腺穿透伤多伴有周围脏器、血管的联合损伤。胰腺损伤的临床分型多样，临床常用的分级有：按部位分为胰头损伤、胰体损伤、胰尾损伤、胰十二指肠联合损伤；按损伤程度分为：①轻度挫伤。②严重挫伤，小于胰周径的1/3。③部分断裂或完全断裂，大于胰周径的1/3为部分断裂，大于胰周径2/3为完全断裂。④胰十二指肠联合伤或联合其他器官伤。上腹部外伤病史，血淀粉酶持续增高，淀粉酶的异构酶即P淀粉酶升高，腹腔灌洗

液淀粉酶增高，腹部X线平片有腹膜后气体，均提示可能存在胰腺损伤。腹部CT、腹部超声、内镜逆行胰胆管造影（ERCP）及超声内镜检查可作为辅助检查手段。结合病史、症状、体征及辅助检查结果如仍无法明确诊断，可通过密切关注腹腔积液的性质及淀粉酶指标的改变，动态监测腹膜后间隙、胰腺及胰周的影像学变化从而早期明确诊断。胰腺损伤的发病率低，且在发病早期，出血和胰液外渗常局限于腹膜后，临床表现缺乏特异性，使得临床诊断困难，仍有多数胰腺损伤是在剖腹探查时发现。治疗原则包括缝扎止血、寻找胰管、适当清创、充分外引流及处理联合伤。并发症包括出血、胰瘘、感染/脓肿、假性囊肿、胰腺炎及胰腺内外分泌功能不全等。其预后与损伤的诊断、分级、有无联合损伤等密切相关。

（赵玉沛）

yíxiàn xiāntiānxìng jíbìng
胰腺先天性疾病（congenital disease of pancreas）

胚胎发育时期，由于各种原因导致的胰腺位置、形态及功能发生异常改变导致的胰腺疾病。其发病率低，临床少见，主要包括环状胰腺、异位胰腺、胰腺分离等疾病。

病因及发病机制　胚胎发育第4周时，前肠末端腹侧与肝憩室相融合，向外突出形成腹侧胰芽及背侧胰芽，两者分别形成腹侧及背侧胰腺原基。至胚胎第6~7周时，腹侧胰腺原基随着十二指肠发生旋转，其以十二指肠为中心旋转90°，转至背侧胰腺原基的后下方，并与其相融合。如该旋转过程发生异常，腹侧胰腺原基未能随十二指肠旋转，则可能完全或者部分围绕十二指肠降

部，从而导致环状胰腺的发生。在腹侧胰腺原基和背侧胰腺原基融合的同时，腹侧胰腺导管和背侧胰腺导管亦同时融合。腹侧胰腺导管与背侧胰腺导管的远端部分融合形成最终的主胰管，背侧胰腺导管的近侧部分逐渐退化消失，部分人群则保留形成副胰管。如在此胰管融合过程时发生异常，导致腹侧胰腺导管及背侧胰腺导管未融合，从而使得主胰管仅引流腹侧胰腺分泌的胰液，而副胰管成为引流胰液的主要引流管道，即形成胰腺分离。如原基在胚胎发育过程中部分残留在原肠中，随着原肠发育从而发生在消化道中继而形成异位胰腺。

临床表现 不同性质的胰腺先天性疾病可导致不同的临床表现。

诊断 可无任何症状，或者表现为非特异性的消化道症状，诊断较为困难。多为影像学检查或术中意外发现。腹部 B 超、CT、超声内镜、内镜逆行胰胆管造影（ERCP）、消化道造影等为常见的诊断手段，针对不同疾病可酌情选用。

治疗 对于无明显症状的胰腺先天性疾病可不用处理，随访观察。引起相应症状者可选择药物治疗、手术治疗、内镜治疗及介入治疗等。可根据病变性质、程度、部位、大小、与周围脏器关系等决定具体治疗方式。比如对于胰腺分离患者，若患者症状轻微或一般情况差，不能耐受手术者可考虑药物治疗，对于药物治疗效果不明显或副胰管狭窄明显者应考虑手术治疗。内镜及介入技术的进步使得一大部分患者可以通过内镜及介入治疗获得理想的治疗效果。

（赵玉沛）

yíxiàn fēnlí
胰腺分离（pancreas divisum）

胚胎发育时期，主胰管及副胰管未融合所致的胰腺先天性疾病。又称胰腺分裂、胰腺分裂症、胰管未融合（图）。国外报道发病率为 5%~7%，中国尚无大宗报道。

病因及发病机制 胚胎发育第 7 周时由于腹侧胰腺原基未转移至背侧与背侧胰腺原基相融合，导致腹侧胰管与背侧胰管未融合，从而使得主胰管仅引流腹侧胰腺分泌的胰液，而副胰管成为引流胰液的主要引流管道，由于副胰管开口于十二指肠副乳头，开口较小，且副胰管管径较细，无法充分引流胰液，从而导致胰液引流不畅。

临床表现 该病中青年多见，部分患者可无任何症状，仅在行内镜逆行胰胆管造影（ERCP）检查时发现。当副胰管开口狭窄，导致胰液引流不畅时可引起反复发作的急慢性胰腺炎，其常见症状表现为反复发作的上腹部疼痛不适，可向肩背部放射，油腻饮食后加重，部分患者可伴随恶心、呕吐、腹泻、消化不良等表现。

诊断 患者既往反复发作急性或慢性胰腺炎病史应考虑该疾病可能，其诊断主要依据十二指肠镜检查及胰管造影检查，内镜

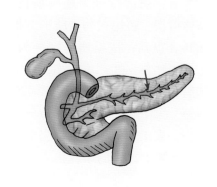

图　胰腺分离

下经十二指肠乳头插入主胰管造影可见主胰管短小，末端呈细枝样改变，而副乳头由于代偿作用，往往膨大，且开口较大，远端胰管可明显扩张或称囊泡样改变，近副胰管开口可见狭窄环。另外，主胰管及副胰管之间无交通支相连。

治疗 如患者无明显症状，可定期随诊，暂不处理。如患者症状轻微或一般情况差，不能耐受手术者可考虑药物治疗，主要为止痛、解痉、抑制胰液分泌、胰酶制剂类药物，同时应注意清淡饮食，生活规律，戒酒。对于药物治疗效果不明显或副胰管狭窄明显者应考虑手术治疗，手术目的主要为解除狭窄，通畅引流，手术方式可选用副乳头切开成形、胰管切开、胰管空肠 Roux-en-Y 吻合术等。内镜技术由于其微创、并发症少、治疗效果理想等优点，成为该疾病治疗的重要手段，可在内镜下切开狭窄处、球囊扩张、支架植入等。但其可引起出血、急性胰腺炎、支架移位、阻塞等，部分患者需再次内镜或手术治疗。

（赵玉沛）

yìwèi yíxiàn
异位胰腺（heterotopic pancreas）

先天性胰腺发育异常，导致胰腺组织在正常胰腺解剖位置以外部位异位聚集的胰腺先天性疾病。又称迷走胰腺或迷路胰腺。由吉恩·舒尔茨（Jean Schultz）于 1727 年首先报道。

病因及发病机制 其具体发病机制尚不明了，多认为腹侧及背侧胰腺原基在胚胎发育过程中部分残留在原肠中，随着原肠发育从而发生在消化道中，也有认为胚胎期胰腺原基与周围组织粘连而导致异位聚集。异位胰腺可发生于多个脏器，其中以消化道

最为常见，亦可偶见于肺、食管、纵隔、胆囊、精索等部位。按其组织学构成不同，异位胰腺可分为三型：Ⅰ型为具有完整的胰腺组织结构，包括正常腺泡、导管及胰岛，具有正常的胰腺内、外分泌功能；Ⅱ型为具有腺泡及导管，但无胰岛；Ⅲ型为仅有腺泡或者导管。

临床表现 可无任何症状，仅在尸检或手术时意外发现。出现症状的异位胰腺多表现为消化道非特异性症状，常常容易误诊为其他消化道疾病，根据其所在部位、大小、病变性质等可引起多种临床表现。如病变较大可表现为腹部包块，或导致消化道梗阻，如病变分泌胰液刺激消化道黏膜，可导致腹痛、消化道出血、穿孔等表现。根据其临床表现不同，将其分为不同的临床类型，包括隐匿型、肿瘤型、出血型、梗阻型、憩室型、溃疡型等。

诊断 由于该疾病临床表现容易与其他消化道疾病相混淆，因此，很难在术前做出正确诊断，往往是手术时意外发现，切除后病理证实。影像学及内镜技术的进步使得该疾病的诊断率大大提高，胃镜检查可发现位于胃腔的异位胰腺肿块，如有分泌物可取样测淀粉酶，活检可明确病理诊断，但如果病灶部位较深，可能为假阴性。B超、超声内镜（图）、消化道造影等均可以帮助明确病灶部位，如临床排除其他原因所致的消化道出血、溃疡、肠梗阻等，应考虑异位胰腺可能。

治疗 无症状的异位胰腺可不用处理，随访观察。对于手术意外发现时，可在完成原手术操作的同时切除异位胰腺组织。对于因异位胰腺导致的出血、肠梗阻等病例，术中可根据病灶部位、大小等决定手术方式，可选用病灶切除、胃部分切除、小肠部分切除等。对怀疑恶性者，可行术中冷冻切片明确良恶性，恶性者按照根治性切除标准手术。

（赵玉沛）

yíxiànyán

胰腺炎（pancreatitis） 各种原因导致胰腺酶类的异常激活而出现胰腺自我消化所形成的胰腺炎症性疾病。根据病程分为急性胰腺炎和慢性胰腺炎。病因中最常见的有胆道疾患、酒精中毒和高脂血症，其他还包括高血钙、药物、妊娠、先天解剖异常、自身免疫病、家族遗传等。在中国胆道疾病是该病的主要原因，在西方，酒精中毒为最多见原因。临床上可表现为不同程度的上腹部疼痛，多有油腻饮食、酗酒和暴饮暴食等诱因，可伴有严重的腹胀，合并感染患者会出现高热，少数严重病例可发生休克、多器官功能衰竭。实验室检查血、尿淀粉酶明显升高，腹部超声和CT检查有助于进一步明确诊断。治疗应针对病因和不同分期，采取相应治疗策略，多数患者经非手术治疗后可痊愈，部分严重病例需要手术干预。

（赵玉沛）

jíxìng yíxiànyán

急性胰腺炎（acute pancreatitis） 多种病因导致胰酶在胰腺内被激活后引起胰腺及其周围组织自身消化、水肿、出血甚至坏死的急性炎症性疾病。是常见的外科急性腹部病症。

病因及发病机制 病因主要有胆道疾病、酒精中毒、高脂血症以及胰腺损伤等。中国以胆道疾病为主，西方国家以酒精中毒因素为主。发病机制为由于各种原因引起的胰腺腺泡损伤，使其中的胰腺消化酶被异常激活后对胰腺及邻近器官产生消化作用导致急性炎症反应。按照病程及其严重程度可分为轻症急性胰腺炎和重症急性胰腺炎。

临床表现 该病的临床危重程度不一。常见的表现有：①急性腹痛症状：表现为突然发生于中上腹的剧烈疼痛，并可能向左肩和左腰背部放射。②腹胀：多与腹痛同时存在，一般较为严重。表现为腹腔内高压，有时甚至引起器官的功能障碍，称为腹腔间隔室综合征。③消化道不适症状：表现为较为频繁的恶心和呕吐，呕吐后腹痛不能缓解。④发热：病程早期可有中度发热，出现胆道梗阻或胰腺坏死感染时可有寒

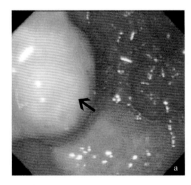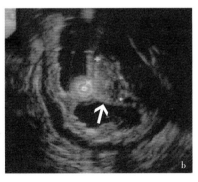

图 异位胰腺（箭）
a. 异位胰腺内镜下表现；b. 异位胰腺B超表现

战高热。⑤休克和器官功能障碍，常见于急性重型胰腺炎。

诊断 该病一般有胆结石、酒精中毒、高血脂等病因，或暴饮暴食、油腻饮食等诱因，临床表现上轻型急性胰腺炎主要为急性腹痛，伴有血尿淀粉酶的明显增高，并引起机体电解质紊乱和酸碱平衡轻度失调，病程具有自限性。急性重型胰腺炎还可以出现休克、脏器功能障碍等表现，以及胰腺坏死、胰腺假性囊肿等局部并发症。结合血尿淀粉酶、电解质测定、动脉血气分析、B 超、增强 CT 或 MRI 等辅助检查方法可以确诊。

鉴别诊断 需要与引起急性腹痛的其他疾病鉴别。①胃十二指肠穿孔：通常具有溃疡病病史，且血尿淀粉酶水平无明显增高。②急性胆囊炎：B 超可发现有胆囊炎症的相关表现，血尿淀粉酶不高。③其他：包括急性肠梗阻、急性心肌梗死等。

治疗 包括非手术治疗和手术治疗两个方面。

非手术治疗 是急性胰腺炎治疗的基础。其目的是使胰腺休息，减少胰液分泌，防止病情加重。内容包括禁食、胃肠减压，采用生长抑素抑制胰腺分泌，抑制胃酸分泌，对症止痛解痉，抗生素抗感染治疗，补充充足的液体和能量，纠正机体代谢紊乱以及中医中药治疗等。轻型急性胰腺炎一般可以痊愈。

手术治疗 主要适用于：①短期内疾病迅速进展，非手术治疗无效的暴发性急性胰腺炎，可以在密切监测的基础上采取手术，行腹腔减压、灌洗和引流。②明确存在胆道梗阻病因的急性胰腺炎，应早期手术解除胆道梗阻。③感染灶定位明确的急性胰

腺炎，可采取坏死组织清除和局部灌洗引流。④出现胰腺脓肿或伴有症状的胰腺假性囊肿的急性胰腺炎，可采取手术引流。

(赵玉沛)

Géléi · Tènàzhēng

格雷·特纳征（Grey Tuner sign） 急性胰腺炎病程发展至后期，体格检查时发现患者腰部水肿和皮肤呈青紫色改变的体征。又称腰肋部皮下淤斑征。其原因是腹腔内胰液外溢，到达腰部皮下脂肪组织，胰液溶解皮下脂肪并使毛细血管破裂出血，血液渗透至腹壁皮下，导致腰部皮肤青紫。该综合征是急性胰腺炎患者病情加重的临床表现之一。

(赵玉沛)

Kǎlúnzhēng

卡伦征（Cullen sign） 急性胰腺炎病程发展至后期，体格检查时发现患者脐部周边皮肤呈青紫色改变的体征。又称脐周部皮下淤斑征。其产生原因是腹腔内胰液外溢，到达脐周部皮下脂肪组织，胰液溶解皮下脂肪并使毛细血管破裂出血，血液渗透至腹壁皮下，导致脐周部皮肤青紫。该综合征是急性胰腺炎患者病情加重的临床表现之一。

(赵玉沛 司 爽)

qīngzhèng jíxìng yíxiànyán

轻症急性胰腺炎（acute interstitial pancreatitis） 仅引起轻微的脏器功能紊乱，临床恢复顺利，症状较轻的急性胰腺炎。约 80% 的急性胰腺炎患者属于此类，其临床症状为轻到中度，病程呈自限性。

病因及发病机制 病因主要有胆道疾病、酒精中毒、高脂血症以及胰腺损伤等。中国以胆道疾病为主，西方国家以酒精中毒因素为主。发病机制包括早期始

动因素和后期加重因素两个方面。

早期始动因素 ①胰酶异常激活后造成胰腺炎症损伤：由于 78% 的正常人胰管与胆总管汇合后经共同通道汇入十二指肠，故当胆总管结石阻塞共同通道后，胆汁反流入胰管，激活胰酶，产生对胰腺的自身消化作用，引起急性胰腺炎。当十二指肠肠内压力增高后，十二指肠液亦可反流入胰管，同样可以激活胰酶，引起急性胰腺炎。②酒精因素：酒精一方面对胰液的分泌有刺激作用，可以使胰管内压力增高、胰液成分改变；另一方面可以在乙醇脱氢酶的作用下生成乙醛，直接损伤胰腺组织。③高脂血症：高脂血症患者中甘油三酯在胰腺脂肪酶的作用下生成游离脂肪酸，可以直接损伤胰腺腺泡，引起急性胰腺炎。④其他：如妊娠、甲状旁腺功能亢进症、高钙血症等均可引起急性胰腺炎的发生。

后期加重因素 ①血液循环因素：血液循环障碍与急性胰腺炎的关系密切，可以使急性胰腺炎病情加重。引起急性胰腺炎的病因、胰腺消化酶激活后的自身消化作用均可导致血液循环中微血管结构破坏和通透性改变，产生血液循环障碍，从而进一步加重急性胰腺炎的损害。②白细胞过度激活和全身炎症反应：胰腺炎是炎症性疾病，在病程中产生复杂的全身反应，单核巨噬细胞、粒细胞、淋巴细胞等均涉及其中，使病情加重。

临床表现 以腹痛为主，伴有消化道不适等症状。①急性腹痛：是轻型急性胰腺炎的主要症状，一般有油腻饮食、暴饮暴食等诱因。部位多位于上腹部正中或偏左，胆源性急性胰腺炎疼痛起始部位为右上腹，之后转移至

左中上腹，并向左肩部、腰背部放射。严重时有腰背部放射痛。上述疼痛症状发生突然、程度剧烈，止痛剂往往不能缓解疼痛。②腹胀：多与腹痛症状伴随发生。少数患者腹胀不适程度甚至超越腹痛。③发热：病程早期可有中度发热，出现胆道梗阻时可有寒战高热。④消化道不适症状：如恶心、呕吐等，发作早而频繁，且呕吐后疼痛往往不能缓解。⑤黄疸：多提示存在胆道梗阻。轻型急性胰腺炎患者体征上以腹痛为主，无休克表现。腹部检查有轻度腹胀，上腹部正中或偏左有压痛，无腹部肿块、腹膜炎等体征，两侧腰背部一般也无触痛、叩痛。

诊断 需要结合患者的病史、临床表现和辅助检查等确定。具体诊断依据包括：①油腻饮食、暴饮暴食等病史。②急性腹痛：位于上腹部正中或偏左，胆源性急性胰腺炎疼痛起始部位为右上腹，之后转移至左中上腹，并向左肩部、腰背部放射，严重时可有腰背部放射痛。同时伴有轻度腹胀、中度发热、消化道不适等症状。③腹部查体：腹部正中或偏左有压痛，一般无腹部肿块、腹膜炎、腰背部触痛、叩痛等表现。④实验室检查：包括血尿淀粉酶、血电解质、血糖测定和血气分析等方面。血、尿淀粉酶检查在轻型急性胰腺炎的诊断中有重要作用。一般而言，急性腹痛患者伴有淀粉酶高于正常高值5倍以上，急性胰腺炎诊断基本确定；血电解质测定，血钙的降低多发生在发病2~3天，与脂肪组织坏死和组织内钙皂产生有关；血糖测定，发病早期因肾上腺皮质的应激反应，胰高血糖素分泌增加，可使血糖升高，后期因胰

岛细胞破坏、胰岛素分泌不足也可增高；动脉血气分析可以动态了解机体酸碱平衡失调和电解质紊乱的情况，还可以帮助判断呼吸功能。⑤影像学检查：包括B超、CT、MRI等。B超一般作为急性胰腺炎的首选检查，多可见胰腺弥漫性肿大，轮廓呈弧状膨出，胰腺内均匀的低回声分布，提示胰腺水肿。CT可见胰腺弥漫肿大，密度不均、边缘模糊，胰腺包膜"掀起"和胰周液性渗出等表现，在急性胰腺炎的治疗中往往进行多次CT扫描对比，帮助判断急性胰腺炎的疾病进展程度（图）。MRI、磁共振胰胆管造影（MRCP）等检查在判断胆胰管的情况方面有一定的优势。

鉴别诊断 该病应与胃十二指肠穿孔、急性胆囊炎、肠系膜血管栓塞、急性肠梗阻、急性心肌梗死等疾病鉴别。根据病史、急性腹痛伴淀粉酶明显增高等临床表现，以及B超、CT等辅助检查，可与上述疾病鉴别。

治疗 包括非手术治疗和手术治疗两个方面。以非手术治疗为主，多数患者症状可以缓解。

非手术治疗 治疗原则是减少胰腺分泌，使胰腺得到休息，防止病情向重症急性胰腺炎发展。具体措施包括：①禁食禁水、胃

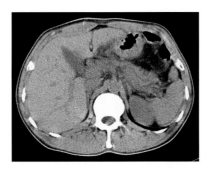

图 轻症急性胰腺炎CT表现
显示胰尾部肿胀

肠减压，避免食物和胃酸进入十二指肠后胰液大量分泌，同时还有缓解消化道不适症状的作用。②药物抑制胰腺分泌，采用生长抑素等药物可减少胰液分泌，缓解炎症。③对症处理疼痛，使用吗啡、哌替啶等镇痛药物，联合解痉药物，对症治疗疼痛。④预防性抗感染治疗，采用能通过血胰屏障的抗感染药物预防感染，包括头孢他啶、喹诺酮类等药物。⑤营养支持治疗，根据每天液体出入量和热量补液，维持水电解质和酸碱平衡，逐步由肠外转为肠内营养。⑥其他，包括中医中药治疗等，采用中药汤剂胃管注入，有助于缓解病情。

手术治疗 首先应当判断是否为胆源性胰腺炎。①若为非胆源性急性胰腺炎，采用非手术治疗即可。②若为胆源性急性胰腺炎且存在胆道梗阻，需急诊或早期手术解除胆道梗阻。如经十二指肠镜行奥迪括约肌切开取石、鼻胆管引流。或开腹手术行胆总管切开取石、T管引流，同时切除胆囊。并结合具体病因进行个体化治疗。③若不存在胆道梗阻，主要采用非手术治疗，待急性炎症消退后，再行手术治疗，处理胆道病变，包括胆囊切除、胆道探查等。

（赵玉沛）

zhòngzhèng jíxìng yíxiànyán

重症急性胰腺炎（severe acute pancreatitis） 伴有脏器功能障碍或出现胰腺坏死、脓肿、假性囊肿等局部并发症的急性胰腺炎。约20%的急性胰腺炎患者属于此类，其临床症状较重，可以并发一个或多个脏器功能障碍，也可以伴有严重的代谢功能紊乱。

病因及发病机制 见轻型急性胰腺炎。

病程分期 该病的病程可以分为三期，根据患者临床表现不同其病程可以包含一至三个分期。①急性反应期：发病2周以内，此阶段可有休克、呼吸功能障碍、肾功能障碍、脑病等并发症。②全身感染期：自发病2周~2个月，可有全身细菌感染、深部真菌感染或双重感染等表现。③残余感染期：发病2~3个月，可表现为全身营养不良，腹膜后或腹腔内残腔，引流不畅、窦道经久不愈、消化道瘘等。

临床表现 包括原发病灶引起的表现和局部并发症的表现两个方面。

原发病灶的表现 ①急性腹痛、腹胀：部位多位于上腹部正中或偏左，胆源性急性胰腺炎疼痛起始部位为右上腹，之后转移至左中上腹，并向左肩部、腰背部放射。上述疼痛症状发生突然、程度剧烈，止痛剂往往不能缓解疼痛。腹胀一般较重，多与腹痛症状伴随发生。少数患者腹胀不适程度甚至超越腹痛。②腹膜炎：腹部查体可发现有腹部压痛、反跳痛、肌紧张的腹膜炎三联征。根据胰腺坏死的范围和感染程度，腹膜炎可位于上腹部甚至全腹。听诊肠鸣音减弱，叩诊有移动性浊音。③发热：出现胆道梗阻或胰腺坏死感染时可有寒战高热，体温可达38.5℃以上。④消化道不适症状：如恶心、呕吐等，发作早而频繁，且呕吐后疼痛往往不能缓解。⑤胸腔积液：左侧胸腔多出现反应性积液，胸腔内有液体渗出。⑥其他体征：如卡伦征和格雷·特纳征等。

局部并发症的表现 ①急性积液：发生于病程早期，胰腺内或胰腺周围存在无囊壁包裹的液体，在影像学上发现为急性液体积聚，多可以自行吸收，少数可发展为急性假性囊肿或胰腺脓肿。②胰腺及胰腺周围组织坏死：根据感染与否，又分为感染性和无菌性胰腺及胰腺周围组织坏死。腹部增强CT是诊断胰腺坏死的最佳方法，可证实坏死病灶的存在（图）。坏死感染在临床上表现为脓毒综合征，CT可见坏死病灶，有时见"气泡征"。包裹性坏死感染临床上表现为不同程度的发热、虚弱、胃肠功能障碍等，多无腹膜刺激征，有时可触及上腹部或腰胁部包块。③急性胰腺假性囊肿：即急性胰腺炎后由纤维组织或肉芽囊壁包裹胰液积聚而成的囊性区域，有时经体表可以触及，影像学检查可明确之。④胰腺脓肿：发生于胰腺急性炎症区域周围的积脓包裹形成，含少量或不含胰腺坏死组织。胰腺脓肿最常表现为脓毒综合征，发生于重症急性胰腺炎的后期，即发病后4周。胰腺脓肿的特点为有脓液存在，细菌或真菌培养阳性，含少量或不含胰腺坏死组织，有别于胰腺感染性坏死。

诊断 该病根据在急性胰腺炎基础上出现脏器功能障碍或出现坏死、脓肿、假性囊肿等并发症即可确诊。具体诊断依据包括：①上腹部明显压痛、反跳痛、肌

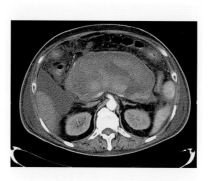

图 重症急性胰腺炎腹部增强CT表现
显示胰腺肿胀、坏死

紧张。腹胀、肠鸣音减弱或消失等临床表现。有时可触及腹部包块。偶见卡伦征和格雷·特纳征。②实验室检查：血尿淀粉酶明显增高，同时明确出现一个或多个脏器功能障碍，包括严重的代谢功能紊乱，如低钙血症、高糖血症等。如血钙低于2.0mmol/L，提示病情严重。动脉血气分析可以动态了解机体酸碱平衡失调和电解质紊乱的情况，还可以判断呼吸功能，对于重症急性胰腺炎有重要意义。③影像学检查：包括B超、CT、MRI等。B超结合腹腔穿刺有助于确诊。CT可见胰腺弥漫肿大，密度不均、边缘模糊，有助于判断急性胰腺炎的疾病进展程度。增强CT是诊断胰腺坏死的最有效方法。④APACHE评分≥8分或Balthazar CT分级系统≥Ⅱ级。

治疗 应当根据重症急性胰腺炎的不同病程选择不同的治疗方案，并针对不同的局部并发症进行相应的处理。

急性反应期的治疗 包括以下几方面。

针对病因的治疗 ①胆源性急性胰腺炎：若无胆道梗阻，可先行非手术治疗，待病情缓解后行进一步诊断和治疗；若伴有胆道梗阻，需及时解除梗阻。具体方法包括经纤维十二指肠镜下行奥迪括约肌切开取石和鼻胆管引流，也可行腹腔镜或开腹胆囊切除术，同时探查胆总管情况，明确胆总管下端是否存在阻塞。累及胰腺者根据需要可行小网膜囊胰腺区域引流；若不能明确是否存在胆道梗阻，非手术治疗无效时，可行内镜逆行胰胆管造影（ERCP）检查，明确病因，同时行胆道引流。②高血脂性急性胰腺炎：治疗上须限用脂肪乳剂，

并避免使用可能升高血脂的药物。同时可采用小剂量低分子肝素和胰岛素，有增加脂蛋白酶的活性、加速乳糜微粒的降解的作用。血脂吸附和血浆置换等快速降脂技术亦可采用。③酒精性急性胰腺炎：针对其可能的发病机制，强调减少胰液、胃酸分泌、改善十二指肠酸化状态，缓解奥迪括约肌痉挛，改善胰液的引流状态等。④高钙性急性胰腺炎：多与甲状旁腺功能亢进症有关，可给予降钙治疗和相应的甲状旁腺手术。⑤病因不明：注意在按病程分期选择相应治疗，同时注意观察有无隐匿性病因出现。

非手术治疗 ①禁食、胃肠减压、抑酸和抑制胰腺分泌等治疗，目的为使胰腺充分休息，减轻炎症反应。②液体复苏、保持水电解质和酸碱平衡、加强监护。可以动态监测中心静脉压、肺毛细血管楔压和血细胞比容等指标，指导液体复苏。及时纠正水电解质和酸碱平衡失调。应注意观察尿量和腹腔内压的变化，同时注意维护机体的氧供并监测内脏功能。③对症处理疼痛，使用吗啡、哌替啶等镇痛药物，联合解痉药物，对症治疗疼痛。④预防性抗感染药物应用：采用能通过血胰屏障的抗感染药物，如喹诺酮类、头孢他啶、碳青霉烯类及甲硝唑等。⑤预防真菌感染：可采用氟康唑或两性霉素B等抗真菌药物。⑥营养支持治疗：纠正内环境紊乱后，肠功能恢复前酌情使用肠外营养。肠功能恢复后就要早期开始肠内营养，应采用鼻空肠营养管输注法，逐步加量，调整营养液的速度、浓度和温度，避免腹痛、腹泻、腹胀的发生。⑦中医中药治疗，如生大黄等胃管内灌注或直肠滴注。

急性反应期还应注意的两种情况：①早期识别暴发性急性胰腺炎和腹腔间隔室综合征，在上述病因治疗和非手术治疗的同时，应密切观察脏器功能变化，若出现脏器功能障碍进行性加重，有暴发性急性胰腺炎的表现时，应创造条件争取早期手术引流。腹腔内压增加到一定程度（IAP≥25 cmH$_2$O）时，就会引发脏器功能障碍，出现腹腔间隔室综合征。应监测腹腔内压，及时采用腹腔内引流、腹膜后引流以及肠道内减压等措施降低腹腔内压。②治疗中出现坏死感染者应中转手术治疗，若怀疑有感染存在时应做CT扫描，甚至可以在CT导引下细针穿刺，判断胰腺坏死及胰腺外侵犯是否已有感染。若明确为坏死感染应立即中转手术治疗。包括胰腺感染坏死组织清除术、小网膜腔引流加灌洗术，以及根据具体情况行腹膜后坏死组织清除及引流术、胆总管引流术等。术中应做空肠营养性造瘘，必要时切口部分敞开。

全身感染期的治疗 ①抗感染治疗：根据细菌培养及药敏试验使用敏感的抗感染药物。②及时处理感染病灶：结合临床征象作动态CT监测，明确感染病灶所在部位，积极手术处理控制感染。对坏死感染，包括包裹性坏死感染，需行坏死组织清除引流术，术后持续灌洗，甚至再次清创；对胰腺脓肿可采用手术引流或经皮穿刺引流，根据引流情况及时调整引流；对累及胰腺外后腹膜腔者，应行腹膜后坏死组织清除及引流或经腰侧行腹膜后引流。需行空肠营养性造瘘。③抗真菌感染：根据菌种选用氟康唑或两性霉素B等抗真菌药物。④全身支持治疗：维护脏器功能和水电解质、酸碱平衡稳定。⑤营养支持：病情尚未缓解时采用空肠营养支持，病情缓解后逐步恢复饮食。⑥其他：若存在消化道瘘，需要根据瘘的类型采用相应的处理措施；若术后出现出血，针对出血原因进行治疗，同时监测和纠正凝血功能。

残余感染期的治疗 可通过造影明确感染残腔的部位、范围及毗邻关系，及时行残腔扩创引流。注意有无胰瘘、胆瘘及消化道瘘存在，对不同消化道瘘作相应的处理。继续强化全身支持治疗，加强营养支持，改善营养状况。

局部并发症的治疗 ①急性积液：多会自行吸收，无须穿刺或手术。②胰腺及胰腺周围组织坏死：对无菌性坏死原则上不行手术治疗，症状明显、治疗无效者再行手术处理；对坏死感染包括包裹性坏死感染，需要做坏死组织清除术加局部灌洗引流。③急性胰腺假性囊肿：囊肿<6 cm且无症状者不作处理；若存在症状、体积增大或继发感染者行经皮穿刺引流或手术引流；囊肿>6cm，经过3个月仍不吸收者行囊肿内引流术。对因症状出现或体积增大不能观察到3个月的患者，可根据术中情况决定是否作内引流，如果囊肿壁成熟，囊内无感染、无坏死组织则行内引流术，否则行外引流术。④胰腺脓肿：临床及CT证实有脓肿形成者，应立即行经皮穿刺引流或手术引流。

（赵玉沛）

yíyuánxìng fùshuǐ

胰源性腹水（pancreatic ascites） 非恶性胰腺疾病引起的渗出性腹水。其特点是腹水中淀粉酶水平很高，常超过1000U/L，并且蛋白质大于300 g/L。常见原因为胰腺假性囊肿漏且假性囊肿常与破裂的胰管相交通，占43%~80%。胰源性腹水在男性较女性多见，男女性比例为2∶1，年龄在20~50岁。儿童不常见，多由腹部外伤或先天性胰管梗阻所致。胰源性腹水的治疗方法包括非手术治疗、内镜下治疗和手术治疗。①非手术治疗：是应用下列一种或多种方法进行治疗，包括要素饮食、全肠外营养、穿刺引流、持续经皮引流、生长抑素类制剂等。目的是减少胰腺外分泌，排出腹水，促使腹膜接近漏出部位以使瘘管闭合。单纯非手术治疗的失败率达50%，而且死亡率也较高。②内镜下治疗：包括十二指肠乳头切开和胰管内支架置入。内镜逆行胰胆管造影（ERCP）证实胰管破裂者可行经乳头胰管支架置入，由于胰管常有部分梗阻，支架可促进胰管破裂的愈合。置管达到胰瘘的部位有效，经过括约肌内而不达到瘘的部位同样有效，后者将降低胰管内高压。③手术治疗：在手术之前，ERCP是必要的，因为要根据ERCP的结果决定手术方式。手术前瘘的定位对结果有很大影响。手术应切除尽可能少的胰腺组织。关于术式的选择，如果没有发现胰腺假性囊肿而有胰管瘘，可行胰管空肠Roux-en-Y吻合术；胰腺假性囊肿的治疗可根据囊肿的位置和大小行引流或切除术。在胰尾部小的假性囊肿可行远端胰腺切除术，如果未发现近段胰管病变，行胰腺残端缝合；如果有近段胰管梗阻，则行胰管空肠Roux-en-Y造瘘术。如果假性囊肿较大或位于近端，根据其位置和其与邻近胃肠道的关系，行囊肿胃造瘘术、囊肿十二指肠造瘘术或囊肿空肠造瘘术行内引流。也

可通过内镜行内引流。由于外引流复发率较高，不予推荐。

根据腹水的性质，一旦明确胰源性腹水的诊断，应行ERCP检查以明确瘘的部位，然后决定行手术治疗或胰管内支架治疗。由于支架治疗并发症很少，其作为第一选择似乎是合理的；手术仅用于瘘在胰尾部、不能行内支架治疗或支架治疗不成功的患者。非手术治疗仅作为等待手术治疗和内镜下治疗时的辅助治疗，但不应因此而推迟内镜下或手术治疗，因为胰源性腹水患者常需禁食以抑制胰腺分泌，病程延长将使患者一般情况恶化，出现并发症，贻误内镜下治疗和手术治疗的时机。

(赵玉沛)

mànxìng yíxiànyán

慢性胰腺炎 (chronic pancreatitis)

多种原因造成的胰腺实质弥漫性或局限性炎症与纤维性病变。常伴有胰管扩张与狭窄、胰管结石或胰腺钙化等，导致胰腺内分泌和外分泌功能进行性减低，并在临床上产生一系列的症状。如反复发作的上腹痛、消化不良、糖尿病等。该病的发生与饮食习惯、经济状况等因素密切相关。在欧美发达国家，其发病率较高，且多为饮酒所致的胰腺损害引起。在中国，随着饮食结构的改变和生活水平的提高，慢性胰腺炎的发病呈上升的趋势。该病任何年龄均可发生，中年多见，男性发病率高于女性，认为与饮酒因素相关。

病因及发病机制 病因包括酒精性、胆石性、特发性以及其他。欧美国家以酒精性因素为主，在中国以胆石性因素为主。①酒精性：在西方国家70%~90%的慢性胰腺炎由酒精所致。日本将

饮酒5年以上且每天酒精摄入100g以上列入慢性胰腺炎的诊断标准。近年来，中国酒精性胰腺炎的发病也呈上升趋势。长期摄入酒精后胰腺腺泡细胞呈过度分泌状态，由此引起一系列病理改变如蛋白栓形成、钙盐沉积、胰蛋白酶原激活等，使胰腺纤维化、胰管狭窄、胰管结石形成等，导致慢性胰腺炎。②胆石性：胆道疾病是中国造成慢性胰腺炎的主要原因。因胆管与胰管的解剖关系密切，胆道结石的移位、嵌顿、继发炎症均可导致胰管梗阻，胆汁、胰液引流不畅、胰管内压力增高，使得胰腺导管、腺泡破裂进而导致慢性胰腺炎产生。③特发性：占慢性胰腺炎的10%~30%，呈"两极分布"，即包括早发和迟发性特发性慢性胰腺炎两类，中位发病年龄分别为19岁和56岁。其病因和发病原因不明。④其他因素：吸烟被证实是慢性胰腺炎的独立致病因素。而遗传因素、自身免疫性胰腺炎、急性胰腺炎、高钙血症也与慢性胰腺炎的发病有关。

临床表现 常见的表现有上腹痛及伴随症状、消瘦、腹泻、血糖增高、黄疸、腹部肿块等。①腹痛及伴随症状：90%以上的患者表现为腹痛，多位于上腹部正中或偏左，向腰背部放射。平时为隐痛，发作时疼痛呈持续性疼痛，可持续数天，疼痛间歇期逐渐缩短，呈进行性加重。患者喜欢采用蜷曲体位以缓解疼痛，部分患者因长期服用止痛药物而成瘾。腹痛伴随症状主要表现为消化道不适，包括恶心、呕吐、嗳气、纳差等。②消瘦：患者因长期腹痛发作进食减少，且进食可诱发、加重疼痛，主动性摄入饮食减少。另一方面，由于胰腺

内外分泌功能减低使蛋白质、脂肪消化吸收障碍、糖代谢障碍等，使患者体重明显减轻，随着病程迁延体重减轻愈明显。③腹泻：慢性胰腺炎逐渐进展导致胰腺外分泌功能减低，患者出现脂肪泻，即粪便不成形，排便次数增多，粪便表面有油光、恶臭，甚至可见油滴浮于水面。脂肪泻是慢性胰腺炎的晚期症状，反映出胰腺实质和功能的严重破坏。④血糖增高：慢性胰腺炎逐渐进展，胰腺内分泌功能损害严重，逐渐出现血糖增高、甚至糖尿病，约2/3的患者糖耐量检测异常，10%的患者出现典型的糖尿病症状。以上腹痛、消瘦、脂肪泻和高血糖常被称之为慢性胰腺炎的四联征。⑤黄疸：部分患者可出现黄疸表现，主要原因为胰头部病变组织压迫胆总管造成胆管阻塞所致。⑥腹部包块：部分患者的胰周炎症性包块可在上腹部扣及，当并发假性囊肿时亦可触及包块。⑦其他：包括胰源性门脉高压、胰源性腹水等。

诊断 该病患者多有腹痛、消瘦、脂肪泻和高血糖等典型的临床表现，结合实验室检查和影像学检查多可诊断，部分患者需手术取得病理方可明确诊断。诊断依据有：①慢性胰腺炎患者多具有酗酒、胆道疾病或急性胰腺炎等病史。②具有腹痛、消瘦、脂肪泻和高血糖等典型的临床表现，部分患者还会出现黄疸等症状。一些患者在查体时在中上腹部和两侧季肋部有深压痛。有时还可触及上腹部包块。③实验室检查上包括胰腺血尿淀粉酶检查、粪便显微镜检查和胰腺功能检查。腹痛急性发作时可以检测到胰腺血尿淀粉酶增高，但在病程后期亦可无明显增高。粪便显微镜检查可看到粪便中的脂滴和未消化的肌肉纤维，进一步行苏丹Ⅲ染色可见中性脂肪被染成红色、圆形、大小不等的脂肪球。胰腺功能测定包括促胰酶素-胰泌素联合试验、胰泌素实验、葡萄糖耐量试验等。④影像学检查包括腹部X线平片、B超及超声内镜、CT、MRI、内镜逆行胰胆管造影（ERCP）、磁共振胰胆管造影（MRCP）等。腹部X线平片还见胰腺部位的钙化点或胰管结石。B超、超声内镜可显示胰腺外形、钙化点和结石等。CT可观察胰腺的形态、钙化点、胰管扩张情况以及胰腺囊肿等（图1），有时可采取超声内镜下穿刺活检，有助于明确诊断。ERCP检查可通过显影胰胆管的情况了解有无胰管的狭窄、扩张等。MRCP即磁共振胆胰管造影，较之ERCP具有无创、安全的优点，同样可以了解胰胆管的情况。⑤部分患者需经超声内镜、ERCP等途径穿刺活检甚至手术术中活检方有可能明确诊断。

鉴别诊断 主要应与胰腺肿瘤鉴别，两者在临床表现上类似，有时需借助穿刺活检方能确诊，但部分病例术中探查穿刺后仍无法鉴别；其次应与胃十二指肠溃疡、胆道疾病等鉴别。

治疗 主要包括非手术治疗、

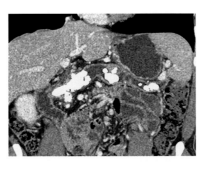

图1 慢性胰腺炎CT表现
显示胰管扩张、胰管内多发结石

内镜治疗和手术治疗三个方面。在慢性胰腺炎早期，胰腺组织受到炎症损伤但尚未出现胰腺内外分泌功能的减退，故此阶段应对症处理腹痛症状，控制胰腺炎的发作。在慢性胰腺炎后期，则应重点处理内外分泌功能障碍症状和各种并发症。

非手术治疗 ①控制饮食：避免暴饮暴食，低脂、高蛋白饮食，补充维生素，根据血糖情况调整糖的摄入。②戒酒：特别是酒精性胰腺炎患者，有助于延缓疾病进展、减少复发可能。③对症治疗：包括针对高血糖或糖尿病的治疗和针对腹痛的止痛治疗。前者需采用糖尿病膳食，口服或注射胰岛素；后者可有计划地合理应用镇痛药物。④口服胰酶制剂：可以减少胰腺分泌、降低胰管压力进而缓解腹痛症状，同时有助于食物的消化吸收。⑤营养支持治疗。

内镜治疗 近年来内镜治疗对于由胰管狭窄、胰管结石、假性囊肿等原因引起的慢性胰腺炎疼痛治疗应用愈来愈广。①胰胆管括约肌切开术：内镜下切开胰胆管括约肌，解除胰胆管出口狭窄，降低胰管内压力。②胰管扩张术：内镜下胰管插管，导入球囊或探条行狭窄部位扩张。③胰管支架置入术：将胰管支架置入狭窄部位，起到支撑、扩张的作用，主要适用于胰头部、十二指肠乳头周围胰管狭窄，同时远端胰管扩张者（图2）。④胰管取石术：将胰管内结石通过网篮套取，也可同时采用体外冲击波碎石后网篮取石。⑤胆道支架置入：对于存在梗阻性黄疸者，可采用胆道内支架置入，解除黄疸。⑥胰腺假性囊肿引流术：通过将囊肿与消化道联通，使得囊液经消化

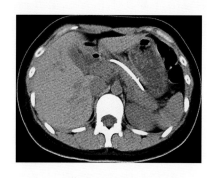

图 2　慢性胰腺炎胰管支架置入
术后 CT 表现
白色为胰管支架

道排出，从而治愈囊肿。

手术治疗　适应证包括：①其他治疗方法无效的顽固性疼痛。②存在胆总管梗阻、梗阻性黄疸。③直径 5cm 以上、有临床症状或存在感染出血等并发症的胰腺假性囊肿。④胰源性胸腹水。⑤胰源性门脉高压。⑥合并肠道梗阻者。⑦无法除外胰腺癌的可能。

慢性胰腺炎的术式较多，常见的有胰管减压术和胰腺切除术等。胰管减压术包括：①胰管空肠侧侧吻合术（Partington 法）。适用于胰管全程扩张且直径大于 0.8cm 者，将扩张胰管全程剖开与空肠侧侧吻合。②胰管胃侧侧吻合术（Warren 法）。将胰体部扩张的胰管纵行剖开与周围胃后壁侧侧吻合。③胰尾切除、胰腺空肠吻合术（Duval 法）。距胰尾部 5~6cm 切除胰尾和脾，将胰腺断端与空肠吻合。④其他。如胰管成形术等。其中胰管空肠侧侧吻合术引流减压效果较好，近年来被广泛采用。胰腺切除术包括：①胰头切除术。分为胰头十二指肠切除术、保留幽门的胰十二指肠切除术、保留十二指肠的胰头切除术等。②胰腺远端切除术。分为胰体尾切除和胰尾切除术等。③其他。如内脏神经破坏术、胰腺切除联合自体胰岛或胰腺移植

术等。

预后　该病患者的预后影响因素包括致病因素、并发症、治疗疗效等。慢性胰腺炎对胰腺实质和功能造成的损害是不可逆的。因此，针对胰腺内外分泌功能减低需要终生服用药物及饮食控制治疗，如口服胰酶制剂、降糖药物等。根据洛温费尔斯（Lowen-fels）等对 2000 余例慢性胰腺炎患者的统计，其 10 年生存率约为 70%，20 年生存率约为 45%。

（赵玉沛）

yíguǎn jiéshí

胰管结石（pancreatic duct stone）　位于胰腺导管内的结石。多见于慢性胰腺炎患者。

病因及发病机制　病因未明，与酒精刺激关系密切。正常胰液中存在一种磷酸糖蛋白即胰石蛋白，具有抑制钙盐形成结晶和沉淀的作用。由于某些病理因素的作用使胰液中蛋白质含量增加，同时因胰腺腺泡细胞损害使胰石蛋白产生减少，导致胰石蛋白在总蛋白质中的含量降低，其抑制钙盐形成结晶和沉淀的作用减弱，钙盐结晶沉淀后在胰管内形成胰管结石。

临床表现　该病可以使胰管狭窄、阻塞，造成胰液引流不畅，胰管内压力增高，导致胰腺腺泡细胞破裂，引起慢性胰腺炎。长期存在的结石还可以刺激胰腺导管上皮细胞，使之肥大增生甚至发生鳞状上皮化生等病变。其症状主要有：①腹痛。因胰管内压力增高以及胰腺慢性损害所致。②消瘦。因长期腹痛发作进食减少，且进食可诱发、加重疼痛，主动性摄入饮食减少。而且由于胰腺内外分泌功能减低使蛋白质、脂肪消化吸收障碍、糖代谢障碍等，使患者体重明显减轻。③高血糖

和脂肪泻。分别因胰腺内外分泌功能减低所致。④其他并发症。如胰管结石继发慢性胰腺炎后形成胰源性门脉高压症，胰管结石与胰腺癌的发生亦有一定关系。

诊断　主要依靠影像学检查。①X 线平片：可于上腹部见到钙化点。②B 超检查：诊断胰管结石的准确性较高，可达 90% 以上。③CT 检查：诊断敏感性更高，可以发现 1cm 以内的结石（图）。④磁共振胆胰管造影（MRCP）：可以全面了解胰胆管的情况。⑤内镜逆行胰胆管造影（ERCP）：可以诊断胰管结石，同时行取石等处理。⑥超声内镜：近年来超声内镜已成为处理胰管结石的重要手段。

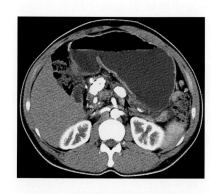

图　胰管结石增强 CT 表现
可见胰头部及胰腺体尾部多发结石（箭）

治疗　目的主要为解除梗阻、取出结石。方法包括：①非手术治疗。通过控制饮食、戒酒、对症及口服药物等手段控制病变进展、减少胰管结石形成，是胰管结石综合治疗的基础。②内镜治疗。通过内镜行胰胆管括约肌切开，胰管扩张取石，置入支架等，可以有效地取出结石、解除胰管梗阻。③手术治疗。多采用胰管切开取石、胰管空肠吻合术。

（赵玉沛）

yíxiàn nángxìng jíbìng

胰腺囊性疾病（cystic disease of pancreas） 胰腺囊性疾病的统称。其中种类繁多，病因和病理性质也不同，临床表现、治疗方法和预后各不一样，但它们共同的特点是胰腺囊性病变，即在胰腺内存在含有囊液的包块。

分类 分类的方法很多，比如按照发生的时间可以分为先天性和（后天）获得性；按照病因可以分为炎性、非炎性；按性质可以分为良性、恶性和交界性等。下面这个分类主要结合几种较常见的胰腺囊性病变来叙述。①非肿瘤性胰腺囊肿：最常见的是胰腺假性囊肿，其他比较少见的还有胰腺真性囊肿、胰腺潴留性囊肿等。②肿瘤性胰腺囊肿：常见的包括胰腺浆液性囊腺瘤、胰腺黏液性囊性肿瘤和胰腺导管内乳头状黏液瘤。胰腺实性假乳头状瘤相对不常见。其他的少见疾病还有胰腺囊性神经内分泌肿瘤、胰腺腺泡细胞性囊腺癌等（表）。

临床表现 多数患者没有症状，常为体检等偶然因素而发现。常见的症状包括：上腹痛、餐后饱胀感、包块、幽门梗阻症状、恶心、呕吐、腹泻、脂肪泻、体重减轻等。胰腺导管内乳头状黏液瘤的患者可表现为反复发作的胰腺炎。胰腺黏液性囊性肿瘤和

胰腺实性假乳头状瘤患者就诊时往往肿瘤已经较大，因而症状也比较明显。囊性肿瘤较大时常与胰腺癌有类似的临床表现，如疼痛、体重下降和黄疸等。

诊断与鉴别诊断 常见的检查方法包括腹部超声、CT、MRI、内镜超声（EUS）和内镜超声引导下细针穿刺（EUS-FNA）细胞学检查、肿瘤标志物检查和分子标志物检查。①腹部超声：无放射性，较安全，能鉴别囊实性，常为腹痛鉴别诊断的重要检查，因此许多囊性病变是通过超声首先发现的。但是超声也有局限，因为胰腺浅面的肠管、脂肪等影响而难以看清整个胰腺，而且超声检查的效果与操作者关系密切，因此超声并不是诊断的首选检查手段。②CT：常用于诊断和鉴别诊断。CT能反映出肿物的大小、囊肿形态、有无分隔、结节、钙化等。③MRI：与CT相比，T_2加权像上能更清晰地显示肿物是否与胰管相连，而且MRI也没有放射性，适合长期随访检查。④内镜超声（EUS）：在胰腺囊性病变的评估中有重要作用，因其有很高的空间解析度，对囊肿的特点可以进行细致的观察，因而被推荐作为评估胰腺囊肿的理想检查手段。EUS目前已经广泛应用了，但是也有人指出EUS的一些问题，比如它是一种侵入性操作，

需要一定的技巧完成，而且比较昂贵，也不是所有医院都能做。而且有一个问题是不同的医生对于结果的判断可能有很大不同。EUS的一个优势是可以进行细针穿刺。EUS-FNA是一种比较安全的技术，并发症较少而且多比较轻微，不过仍有人报道过感染、胰腺炎以及囊内出血等。⑤囊液的生化和肿瘤标志物检查：已经评估了数年。胰腺假性囊肿和胰腺导管内乳头状黏液瘤的囊液中淀粉酶常升高，而胰腺浆液性囊性肿瘤和胰腺黏液性囊腺瘤的囊液中淀粉酶值较低。肿瘤标志物中，癌胚抗原（carcinoembryonic antigen，CEA）被认为是鉴别黏液性和非黏液性肿瘤的最佳标志。胰腺假性囊肿和胰腺浆液性囊腺瘤的CEA值较低。目前，最常用得CEA截断值是192ng/ml，是由布吕格（Brugge）等提出的，鉴别黏液性和非黏液性囊肿时敏感度75%、特异度84%。

治疗 2007年哈立德（Khalid）和布吕格（Brugge）提出一个治疗肿瘤性胰腺囊肿的指南。首选进行腹部增强CT检查，然后一些病例需要EUS-FNA以检测囊液CEA或实性成分性质。如果是胰腺黏液性囊性肿瘤或是主胰管发生的胰腺导管内乳头状黏液瘤，建议切除。对分支导管发生的胰腺导管内乳头状黏液瘤并没有特

表 常见胰腺囊性疾病的特点

	黏液性囊腺瘤	导管内乳头状黏液瘤	实性假乳头状瘤	浆液性囊腺瘤	胰腺假性囊肿
性别	女>男	女=男	女>男	女>男	女=男
好发年龄（岁）	40~60	60~70	20~30	60~70	各年龄段
囊肿平均大小	>3cm	<3cm	>3cm	>3cm	>3cm
形态特点	有分隔、厚壁、大囊	胰管扩张、小囊大囊混合	实性结节和囊性混合伴出血	小囊	单腔厚壁
囊液	清亮黏液	清亮黏液	血性稀液	清亮稀液	深色稀液
恶变潜能	有	有	有	无	无

别肯定的建议。胰腺浆液性囊腺瘤只有在有症状或者无法与其他鉴别的时候考虑手术切除。所有假乳头状瘤建议切除。如果不接受手术治疗，随访复查的时间并没有建议，作者认为应该结合病变的类型和没有手术的原因综合考虑。

美国胃肠内镜学会（American Society for Gastrointestinal Endoscopy）关于胰腺囊肿的 EUS 检查指南认为：胰腺囊性病变不论大小均需诊断性评估，而单用 EUS 无法精确判断病变的类型和恶性潜能。此外，EUS-FNA 细胞学检查被认为敏感性不高，但对于胰腺黏液性囊性肿瘤和恶性肿瘤有很高的特异性。囊液生化检测可以提供一些有用的信息，但无法提供准确的诊断。指南也指出对于胰腺囊性肿瘤，目前还没有内镜治疗的方法，但是对于炎性胰腺积液，内镜下引流有一定作用。

目前关于胰腺导管内乳头状黏液瘤和胰腺黏液性囊性肿瘤诊疗的国际共识认为：对于所有主胰管或混合型胰腺导管内乳头状黏液瘤无论肿瘤大小，均应该切除。对于无症状的分支导管胰腺导管内乳头状黏液瘤患者，只要囊壁没有结节、主胰管没有扩张、囊肿没有增大，就可以通过 CT 或 MRI 观察。关于>3cm 的分支导管胰腺导管内乳头状黏液瘤是否要切除并没有明确结论，还需要进一步收集数据。

（赵玉沛）

yíxiàn zhēnxìng nángzhǒng

胰腺真性囊肿（pancreatic true cyst） 囊壁有柱状、立方或扁平上皮，囊内含清亮或浑浊液体的胰腺囊性病变。

分类 按 Howard & Jordan 分类法可分为先天性和后天获得性两类，后天获得性又可分为潴留性、寄生虫性和肿瘤性三种。先天性多见，并且常见同时伴有其他脏器的囊肿，如肝囊肿或肾囊肿。

先天性胰腺囊肿 是胰腺导管系统的先天性畸形所致，临床罕见，发病部位常见在胰尾。先天性胰腺囊肿进一步分类包括：孤立性胰腺囊肿、多发性胰腺囊肿、肠源性胰腺囊肿和皮样囊肿。其中，孤立性胰腺囊肿常常是单发和单房形态，多见于胎儿及婴幼儿，可位于胰腺的任何部位。多发性胰腺囊肿常见于合并其他先天性疾病，如胰腺囊性纤维化、多发性胰腺囊肿伴小脑肿瘤和视网膜血管瘤、胰腺囊肿并发多囊肾等，囊肿多见于胰腺的头、体部。肠源性胰腺囊肿非常罕见，囊壁中含有胃肠的黏膜上皮和平滑肌纤维，囊肿位于胰腺实质内或腺体表面。皮样囊肿是由于胚胎发育异常所致，囊肿中常常含有皮脂、汗腺、毛发，甚至牙齿，囊壁有钙化灶。

潴留性胰腺囊肿 是后天获得性胰腺真性囊肿，多由于胰管阻塞导致远侧胰管或腺泡发生囊性扩张，在临床上相对较为常见，占胰腺囊性疾病 10%~20%。潴留性胰腺囊肿进一步按病因分类包括：急慢性胰腺炎、胰管外受压和胰管内阻塞，后者如胰管的上皮化生、结石、寄生虫，以及炎症等；按形态分类则包括：胰管潴留性囊肿和胰管球形扩张等。

临床表现 先天性胰腺囊肿和后天潴留性胰腺囊肿表现不尽相同。

先天性胰腺囊肿 患者多无明显症状，常常在 2 岁前因体检发现腹部包块，或出生前行超声检查偶然发现该病，少数患者是在成年后才发现的。

潴留性胰腺囊肿 患者常见上腹疼痛、不适，疼痛部位与囊肿位置有关，疼痛性质多为持续性钝痛、胀痛或绞痛。发生原因可能多由于囊肿内压增高或压迫周围组织所致，并且囊肿多与胰管相通，进食后由于胰液分泌增加，导致囊肿内压进一步升高而使疼痛加剧。上腹部有时可及单发、圆形而边界清晰的肿块，当梗阻不完全时，随着分泌物的排出囊肿体积可变小，当完全梗阻时，囊肿逐渐增大，可伴随不同程度的压痛。此外，由于囊肿肿大时压迫胃肠道，或原发疾病所致胰腺的外分泌功能不足，可出现不同程度的上腹饱胀感、食欲减退等。

诊断 常见的影像学检查手段包括腹部平片、腹部超声、CT、MRI、内镜逆行胰胆管造影（ERCP）、超声内镜（EUS）、内镜超声引导下细针穿刺（EUS-FNA）细胞学检查、生化检查等。多种手段的联合应用可提高诊断的正确率。①腹部平片和上消化道造影：一般无特异性发现，当囊肿大至一定程度时，有时可显示胃、十二指肠、横结肠或降结肠的移位或受压改变。②腹部超声：可明确囊肿的部位、大小、单发或多发、囊壁薄厚、囊内回声情况，以及与周围脏器的关系，与超声内镜技术结合，可发现小于 2cm 的胰腺囊肿，明显提高诊断率，诊断准确率可达 95% 以上。③CT 及 MRI 检查：可客观显示胰腺囊壁的薄厚、内含物的情况及与周围组织的关系，如胰管、胆管、周围血管等，并且不受肠道积气干扰，更利于判断肿物的来源，易于与囊性肿瘤进行鉴别。其中潴留性囊肿多表现为类圆形、椭圆形结构，边界多清晰，囊壁可由于反复炎症刺激而不同程度增厚，囊壁光滑无壁结节。MRI的囊肿表现常常为T_1加权像低信号，T_2加权像高信号。④ERCP检查：可显示胰管的走行、直径，胰管是否中断，以及胰管和胆管的关系等，对于胰腺炎及胰腺肿瘤都有较高的诊断价值。潴留性囊肿本应与胰管相通，但随着囊肿不断增大，感染、出血发生率增加，可形成不再与主胰管相通的大囊肿，可表现出由于挤压产生的胰管中断、扭曲等征象，远端胰管扩张。⑤EUS-FNA细胞学检查：先天性囊肿的囊液淀粉酶基本正常，或稍有升高，囊液为清亮或浑浊的黄色液体，囊壁活组织检查时有时可见柱状、立方上皮组织。潴留性囊肿的囊液由于富含胰酶，一般淀粉酶水平显著升高，囊液清亮，囊壁活组织检查有时可见上皮样囊壁结构。

鉴别诊断 在辅助检查的帮助下，术前诊断胰腺囊性占位性病变并不困难，但由于胰腺真性囊肿与囊性肿瘤的临床表现、治疗和预后差别较大，故需与胰腺囊性肿瘤相鉴别。并且由于先天性胰腺囊肿和潴留性胰腺囊肿的形成机制、临床表现、治疗方面有较大差异，故分别进行鉴别诊断。

先天性胰腺囊肿 需与胰腺假性囊肿、胰腺囊腺瘤、潴留性囊肿相鉴别。①胰腺假性囊肿：多有胰腺炎、胰腺创伤等病史，故患者多有腹痛等临床症状。囊肿常位于胰腺外聚集，囊壁无上皮覆盖，囊液淀粉酶水平多呈显著性升高。②胰腺浆液性囊腺瘤：多见于老年女性，囊肿可出现在胰腺任何位置，多位于头颈部。

超声常常见囊肿有丰富血供，而先天性囊肿常缺乏血供，影像学常见边界清楚的蜂窝状的多囊性小囊病灶。最终病理可明确诊断。③潴留性胰腺囊肿：与先天性囊肿的最大不同之处为后天获得性。由于继发于各种原因导致的胰管梗阻，故发病年龄非婴幼儿。结合病史、实验室检查、影像学检查，可帮助发现病因。并且穿刺检查可发现囊液的淀粉酶水平明显升高。

潴留性胰腺囊肿 由于消化道症状较为突出，结合既往病史，常常可通过临床表现、辅助检查以及影像学检查而进行诊断。但少数囊肿由囊内高压、炎症、胰酶的消化作用而失去上皮结构，则与假性囊肿在手术前鉴别困难。此外，还需与胰腺其他囊性疾病、脓肿、胰腺癌等相鉴别。①其他胰腺囊性疾病：如假性囊肿、先天性囊肿以及胰腺囊性肿瘤等。术前根据病史、查体、实验室检查及影像学检查综合判断，多可对囊肿的性质有初步印象，但有时与假性囊肿鉴别困难，但假性囊肿多发更为常见，大小不一的囊肿多位于胰周，与潴留性囊肿不一致。具体诊断待手术病理进一步确认。②胰腺脓肿：可呈有病因的胰腺囊性病变，但患者常常有全身症状，如长期高热、畏寒寒战，以及脓毒血症的表现，上腹可出现局部体征、板状腹，实验室检查可有白细胞及中性粒细胞的升高，CT可能根据囊内液体密度的差异而鉴别，穿刺检查抽出脓液可明确诊断。③胰腺癌：胰腺癌如有中心性液化坏死，也可产生小囊肿，但整体仍为实性占位，患者常常有癌痛及恶性肿瘤消耗性表现，胰腺头部更加常见，相关肿瘤指标多呈显著升高。

影像学检查方面，潴留性囊肿以囊肿为主，几乎无实性成分，可协助鉴别诊断，超声内镜下可穿刺活检确诊。

治疗 手术治疗为首选治疗方案，手术以切除囊肿为目的，良性的真性囊肿预后良好。术中先探查囊肿位置、大小，明确是否与术前影像学一致，必要时穿刺证实，过程中避免囊液全部抽出造成下一步操作困难。

先天性胰腺囊肿 如囊肿位于胰腺体、尾部可行胰体尾部切除术或胰腺囊肿摘除术。考虑患者年龄常常较小，过程中应尽量保留脾。若囊肿位于胰腺头部或难以切除时，可考虑行囊肿空肠内引流术。术中需注意取囊壁组织活检送病理检查，以除外恶性可能。

潴留性胰腺囊肿 手术方式包括胰腺囊肿的局部摘除、胰腺囊肿内引流术等。对于囊肿较大、突出胰腺表面，应尽可能予以切除。难以切除的囊肿可以考虑行囊肿空肠内引流术。其中，囊肿空肠Roux-en-Y吻合术是最常用的内引流方式，吻合口在囊肿最低位，以减少胃潴留的发生率。旷置肠祥应保留$25 \sim 35cm$，以防止胃肠液体反流入囊肿内。该术式可用于胰腺任何位置的囊肿，尤其适用于横结肠肠系膜根部、与胃后壁无粘连的巨大囊肿。由于囊肿与胰管相通，故术后常见并发症为胰瘘，术前需充分交待。需注意的是，除了手术外，还应该同时对原发病进行治疗，去除病因。

（赵玉沛）

yíxiàn jiǎxìng nángzhǒng

胰腺假性囊肿（pancreatic pseudocyst） 囊壁由纤维组织和肉芽组织包裹形成，不含上皮成分，囊液清亮，含有大量的胰酶、胰脂肪酶、胰淀粉酶的胰腺囊性病变。是一种常见的胰腺囊性病变，可见于任何年龄，在成年人中主要继发于胰腺炎，在儿童中主要继发于腹部外伤引起的胰腺损伤。

病因　假性囊肿的形成与胰腺炎或外伤后胰腺实质及胰管破裂、胰酶渗出引起的急性液体聚积有关。假性囊肿可以是单发性或者多发性，主要位于胰头及胰尾部，偶见特殊部位如纵隔内、盆腔，多发性假性囊肿主要见于酗酒相关的胰腺炎患者。

临床表现　无特异性的临床表现，主要是由囊内高压及囊肿压迫周围脏器引起的症状。绝大部分患者可有持续性腹痛，常向背部放射，可伴有恶心、呕吐、食欲减退、体重减轻等，黄疸较少见。囊肿压迫胃及十二指肠可导致胃排空障碍，压迫下腔静脉可导致双下肢水肿，压迫脾静脉可引起区域性门脉高压，压迫输尿管可导致肾盂积水等。部分患者可扪及腹部包块，可有压痛。假性囊肿破裂、并发感染及出血时可发生严重的并发症。假性囊肿破裂可引起急性弥漫性腹膜炎和胰源性腹水，囊肿并发感染可引起发热、脓肿形成，严重者可引发感染性休克，危及生命。囊肿侵蚀血管或形成的假性动脉瘤破裂时可引发严重的出血，表现为囊肿急剧增大和失血征象，常需急诊手术。

诊断与鉴别诊断　根据病史、查体、实验室检查及影像学进行诊断。①病史及查体：在急慢性胰腺炎或腹部外伤后，出现持续上腹痛，伴恶心、呕吐、食欲下降等，应考虑到胰腺假性囊肿的可能。体格检查根据囊肿的部位及大小，可有不同发现，较大的囊肿可扪及腹部包块，有囊性感，常有深压痛，若继发感染可有腹膜刺激征。②实验室检查：无并发症的假性囊肿，血清学检查可提供的信息有限。部分患者血清淀粉酶和脂肪酶可升高，若囊肿压迫胆管系统，可有肝功异常及胆红素升高，囊肿合并感染时白细胞可升高。内镜逆行胰胆管造影（ERCP）或内镜超声（EUS）对囊肿进行穿刺，取得囊液进行生化检测，有助于鉴别炎性的囊肿和囊实性肿瘤。一般来说，囊肿的囊液黏度低于肿瘤，CEA 等肿瘤标志物浓度低于肿瘤，CEA＞400ng/ml 提示肿瘤可能性大。细胞学检查对囊肿及肿瘤的鉴别诊断有重要意义，但假阴性较高，细胞学阴性不能排除肿瘤诊断。③影像学检查：腹部超声简单无创，但是受限于操作者的技术、患者的一般状态、是否可配合以及肠气的影响，不作为胰腺疾病评估的首选方法。CT 敏感度高达 90% 以上，作为胰腺假性囊肿评估及随访的首选方法。假性囊肿一般表现为胰腺内或者胰周的囊性占位，囊内密度均匀（图），可有多发囊肿，胰腺实质可有萎缩及钙化，若有慢性胰腺炎胰管可呈串珠样扩张。假性囊肿的并发症，如脾动脉的假性动脉瘤、胆道梗阻及扩张、囊内出血等也可在 CT 上有较清晰的显示，若囊内出现气液平则提示脓肿形成。值得一提的是 CT 可以较为准确的评估囊肿壁的厚度，为治疗方法的选择提供依据。ERCP 和磁共振胰胆管造影（MRCP）不作为假性囊肿诊断的首选方法，但必要时可用于评估囊肿、胰管、胆管的关系。近年来 ERCP 在囊肿引流方式选择中的作用逐渐引起了更多的重视。MRI 不作为胰腺假性囊肿诊断的首选方法，但由于 MRI 对病变内实性成分，如囊内组织坏死、壁结节等的评估优于 CT，推荐应用于继发于急性坏死性胰腺炎的假性囊肿治疗性评估中。若囊内坏死较为严重，实性成分较多，导管引流效果不佳。④EUS：不作为胰腺假性囊肿诊断的首选方法，但当囊肿壁紧贴胃壁时可考虑内镜下引流。与囊肿紧邻的胃壁厚度超过 1cm 提示内镜下引流效果不佳。

胰腺假性囊肿主要与胰腺坏死液化包裹性病灶、胰腺脓肿、急性胰腺炎、其他胰腺的囊性肿瘤进行鉴别。

治疗　主要目的在于避免并发症的发生，主要包括感染和囊肿破裂引起的消化道出血和弥漫性腹膜炎。假性囊肿囊壁成熟需要 4~6 周或更久，在囊壁尚未成熟之前，若无并发症，建议随诊观察，对于大部分患者，胰腺假性囊肿可自行吸收，不需要任何干预，仅需要进行一些支持性治疗。若囊肿壁已成熟，随访观察没有自行吸收趋势或持续增大，产生了压迫症状，或出现了并发症，或怀疑恶性可能的时候需进行外科干预。外科干预的手段主要是引流，使用的有导管引流、

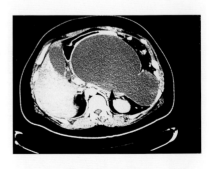

图　胰腺假性囊肿增强 CT 表现
可见腹腔巨大的低密度影，与胰腺关系密切（箭）

内镜下引流和手术内引流。

导管引流 经皮穿刺，放置导管引流囊液。由于失败率、复发率及感染风险较高，仅应用在囊肿出现感染征象需快速引流的情况下暂时使用，同时可获得病原学证据，便于调整抗生素的使用。导管引流的并发症发生率及死亡率均高于手术引流，不作为常规引流手段，操作前应行 ERCP 或 MRI 评估胰管有无狭窄及假性囊肿内是否存在实性成分，不适用于依从性不佳或影像学可见主胰管狭窄、囊内出血或实性成分较多的患者。对于行经皮导管引流的患者，应密切观察有无创口疼痛、感染、导管移位、堵塞等，及时处理。

内镜下引流 可以通过 ERCP 或 EUS 进行。行 ERCP 经十二指肠乳头引流，需要假性囊肿与胰管相通，而且影像学证实胰管无狭窄方可以进行。有效性及安全性均较高，复发率较低，主要并发症是急性胰腺炎。行 EUS 经胃壁或十二指肠壁向囊肿穿刺，放置 J 管引流，有效性、安全性、复发率与经 ERCP 十二指肠乳头引流无明显差异，主要并发症是出血。

手术内引流 是目前假性囊肿治疗的首选方法，指假性囊肿与胃肠道吻合。吻合口应尽可能大，以免吻合口狭窄，导致假性囊肿复发、引流不畅及感染，同时吻合口应选择假性囊肿最低位，引流效果较好。可行假性囊肿-胃吻合术，或假性囊肿-空肠 Roux-en-Y 吻合。引流术后应定时复查 CT，观察囊肿是否缩小，引流结束后可将引流管取出。此外，假性囊肿的患者应低脂饮食，若进食引起疼痛加剧可考虑肠外营养或放置空肠营养管进行肠内营养。

假性囊肿并发症的处理 ①出血：假性囊肿侵及血管或假性动脉瘤破裂引起，囊肿可迅速增大，同时患者有失血表现。需立刻急诊手术止血，或介入行动脉栓塞止血。对于怀疑囊内出血的患者，避免进行经皮导管引流或内镜下引流，以免引流不畅造成囊液的潴留甚至感染。②感染：患者可发热，白细胞增多，查体可有腹部压痛，应及时给予抗生素并迅速引流。③假性囊肿破裂：假性囊肿破裂进入消化道可造成消化道出血，或者破入腹腔引起急性弥漫性腹膜炎，需急诊手术处理。

预后 绝大部分假性囊肿可自行吸收，不需要进行任何外科干预，仅需要支持治疗。对于进行囊肿引流的患者，严重的并发症及胰腺坏死提示预后不良。囊肿引流的有效率在 90% 以上，复发率约 15%。

(赵玉沛)

yíxiàn nángxìng zhǒngliú

胰腺囊性肿瘤（pancreatic cystic tumor）

胰腺囊性病变中，由于炎症导致的胰腺假性囊肿占绝大多数，胰腺囊性肿瘤约占 10%。胰腺囊性肿瘤可分为良性、恶性和交界性三大类（表1）。常见的包括胰腺浆液性囊腺瘤、胰腺黏液性囊性肿瘤、胰腺导管内乳头状黏液瘤，胰腺实性假乳头状瘤相对比较少见，胰腺淋巴上皮性囊肿则罕见（表2）。

胰腺浆液性囊腺瘤 目前被认为是中央腺泡细胞来源的良性肿瘤，常有多个小囊，可发生于胰腺各部位。好发于女性，症状常由肿瘤持续增大引起。偶见单囊型，则与黏液性囊性肿瘤难以鉴别。影像学上，浆液性囊腺瘤

表 1 胰腺囊性肿瘤的 WHO 组织学分类

WHO 组织学分类
浆液性囊性肿瘤（Serous cystic tumors）
浆液性囊腺瘤（serous cystadenoma）
浆液性囊腺癌（Serous cystadenocarcinoma）
黏液性囊性肿瘤（Mucinous cystic tumors）
黏液性囊腺瘤（Mucinous cystadenoma）
黏液性囊腺瘤伴中度不典型增生（Mucinous cystadenoma with moderate dysplasia）
黏液性囊腺癌（Mucinous cystadenocarcinoma）
非浸润性（Noninfiltrating）
浸润性（Infiltrating）
导管内乳头状黏液腺瘤（Intraductal papillary mucinous adenoma）
导管内乳头状黏液性肿瘤伴中度不典型增生 ［Intraductal papillary mucinous neoplasm（IPMN）with moderate dysplasia］
导管内乳头状黏液癌（Intraductal papillary mucinous carcinoma）
非浸润性（Noninfiltrating）
浸润性（Infiltrating）
实性假乳头状瘤（Solid pseudopapillary tumors）

表2　几种常见胰腺囊性肿瘤的特点比较

	胰腺黏液性囊性肿瘤	胰腺导管内乳头状黏液瘤	胰腺实性假乳头状瘤	胰腺浆液性囊腺瘤
性别分布	女>男	女<男	女>男	女>男
好发年龄（岁）	40~60	60~70	20~30	60~70
临床表现	常为偶然发现，可有腹痛、腹部包块等症状	常为偶然发现，可有腹痛、胰腺炎或吸收不良的症状	常为偶然发现，少数有腹痛、腹部包块等症状	常为偶然发现，少数有腹痛、腹部包块等症状
形态学/影像学特点	多为单囊，有分隔、囊壁有时看见钙化。囊内如有实性成分则有恶性可能	胰管扩张。如伴有实性成分，则有恶性可能	囊性实性结节混合	典型者由小囊组成呈蜂窝状。偶可见单囊型
囊液特点	清亮黏液	较稠的黏液	常见血性液	清亮稀液
细胞学	黏液素（mucin）染色阳性。各种异型柱状上皮，细胞量<50%	mucin染色阳性。各种异型柱状上皮，细胞量<50%	特征性的分支状乳头伴黏液性基质，实性成分的细胞含量很大	立方细胞，糖原染色阳性，细胞量<50%
恶变可能	有	有	有	无
治疗	如无手术禁忌推荐手术切除	主胰管的导管内乳头状黏液瘤推荐手术切除，分支导管的导管内乳头状黏液瘤可根据不同临床情况观察或手术切除	建议手术切除	如无症状一般不需要治疗

的边界清楚，通常呈蜂窝状，约20%可见中央的疤痕征或钙化。其囊液通常较稀，约50%在细胞学分析可见的立方形糖原染色阳性细胞。传统认为它是良性的，在有症状或者无法明确诊断时考虑手术。

胰腺黏液性囊性肿瘤　与胰腺导管内乳头状黏液瘤类似的，具有细胞异型性、能分泌粘蛋白。不同的是，黏液性囊性肿瘤不沿胰腺导管生长，有卵巢样间质为其特征，通常位于胰体尾，性别分布女性多于男性。它也常见于老年患者，其恶变概率小于主胰管型的导管内乳头状黏液瘤。诊断手段首选增强薄层CT，如无法明确可进一步利用内镜超声（EUS）对囊液进行检测。与导管内乳头状黏液瘤不同，它不与胰管沟通，故常可以通过内镜逆行胰胆管造影（ERCP）或磁共振胰胆管造影（MRCP）进行鉴别。囊壁内常有多个分隔，囊壁可含有偏心钙化。如果大小超过3cm、

存在壁结节、实性成分或囊壁蛋壳样钙化者，这些提示有恶性可能。利用超声内镜引导下细针穿刺（EUS-FNA）可获得囊液，但该病与胰腺导管内乳头状黏液瘤的囊液很相似，约80%的囊液中CEA浓度高于200ng/ml，细胞学检测如发现恶性细胞，则可诊断黏液性囊腺癌或恶性导管内乳头状黏液瘤，但细胞学检测的灵敏度不甚佳（<50%）。治疗方案推荐手术切除，理由与导管内乳头状黏液瘤相同。没有恶变的黏液性囊性肿瘤预后良好。

胰腺导管内乳头状黏液瘤　性别分布男性略多于女性。肿瘤常位于胰头部位，胰管扩张是其特点，可累及主胰管或其他分支导管，病变常为多灶性或弥散性，并且在肉眼可辨别的肿瘤范围外可能有显微镜下可见的肿瘤扩及。组织学上可分为良性、恶性和交界性。它的自然病程尚不十分清楚，但有研究观察发现由腺瘤转变为侵袭性癌大概有5年的时间。

该病常见于老年人，但近些年来在一些中年人中也有发现。如果年龄较大、有症状、主胰管受累、主胰管扩张超过10mm、有囊壁结节、分支胰管的导管内乳头状黏液瘤大小超过3cm，那么被诊断时肿瘤是恶性的概率增大。但即便没有症状，恶性的可能性仍不小。以前IPMN常通过内镜逆行胰腺造影（ERCP）诊断，现今一般通过薄层CT加增强对比来诊断。诊断不明时还可通过EUS来鉴别。如果患者没有合并慢性胰腺炎或没有其他梗阻性肿物的时候，可以用EUS来观察胰管扩张为局灶性还是弥散性，还是多发的分支导管扩张。此外，利用EUS-FNA可以进行细胞学检查、肿瘤标志物浓度检测、分子分型诊断等。对于主胰管型导管内乳头状黏液瘤，行导管内超声检查可以帮助判断肿瘤的范围和有无腺体实质受累。ERCP可以观察肿瘤来源于主胰管还是分支导管，有无与恶变相关的乳头状突起以

及判断肿瘤的纵深范围。MRCP可以较清晰地观察主胰管，能发现囊性病变与主胰管的沟通。治疗方面，由于常常不能排除恶性的可能，并且对该病的自然病史仍缺乏了解，因此建议手术治疗，尤其是主胰管型导管内乳头状黏液瘤。对于分支导管型导管内乳头状黏液瘤，目前还不能绝对地推荐手术治疗，到底应该随诊观察还是手术切除，应根据存在的症状、囊肿分布和大小以及一些患者相关因素来决定。由于显微镜下导管内乳头状黏液瘤可以向肉眼所见病灶范围外有延伸，因此行部分胰腺切除时应通过冷冻切片判断切缘。预后方面，导管内乳头状黏液瘤伴侵袭性癌的，手术切除后仍有较高复发率，60%～70%，非侵袭性导管内乳头状黏液瘤手术切除后复发率较低（<10%）。

胰腺实性假乳头状瘤　是比较少见的胰腺肿瘤，有恶变可能，多发于年轻女性。常为实性成分和囊性成分混合，偶见钙化。它常有腹部包块的症状和体征，有时肿瘤的生长速度是比较快的。由于检查手段的发展，现在常在无症状期就被发现。EUS-FNA可见特征性的分支乳头和黏液样基质。一旦确诊，均建议手术切除。恶性肿瘤通过完全切除可以治愈，有时即使已有远处转移仍能够有较长的生存期。

胰腺淋巴上皮性囊肿　是罕见的囊性肿瘤，内衬成熟的角化鳞状上皮细胞，周围有单独的淋巴组织层包围。该病好发于男性，可发生于各年龄段，常无症状。诊断方面，B超检查可见囊内特征性的高回声，CT平扫呈高密度，MRI的T_2加权像呈颗粒状体信号，常可与其他胰腺囊肿鉴别。

如果仍然无法确诊，EUS-FNA通常会发现特征性的上皮细胞，以及小的成熟的淋巴细胞，背景为角质碎片、无核鳞状上皮细胞和多核的组织细胞。

（赵玉沛）

yíxiàn jiāngyèxìng nángxiànliú

胰腺浆液性囊腺瘤（pancreatic serous cystadenoma）

胰腺的囊性肿瘤，可发生于胰腺的任何位置，以女性多见，男女比例为1：（4～6），各年龄段均可发病，但以50岁左右患者常见。1978年孔帕尼奥（Compagno）、厄特尔（Oertel）和霍奇金森（Hodgkinson）首先提出胰腺浆液性囊腺瘤的概念。此后文献报道逐渐增多，根据美国麻省总医院1978～1998年的统计，浆液性囊腺瘤占胰腺囊性肿瘤的32%，在临床工作中意义较大。浆液性囊腺瘤被认为是一种良性肿瘤，恶变报道非常罕见。分为：①浆液性微囊性囊腺瘤（serous microcystic adenoma，SMA）是浆液性囊腺瘤最常见的病理类型，囊内大量薄壁小囊肿围绕中央瘢痕紧密排列，切面呈"蜂窝状"或"海绵状"，中央瘢痕多伴有局灶钙化，囊腔不与胰管相。②浆液性寡囊性囊腺瘤（serous oligocystic adenoma，SOA），由少量大囊组成，较SMA少见，主要见于胰头部，易与胰腺假性囊肿、胰腺黏液性囊腺瘤诊断不清。

临床表现　该病生长缓慢，不与胰管相通，早期无症状，常为偶然发现，如在体检或因其他疾病行相关检查时发现。肿瘤生长较大时可以产生压迫症状，不具有特异性。常见症状包括上腹痛、餐后饱胀感、胃排空障碍、恶心、呕吐等，黄疸及体重减轻较少见。肿瘤较大者可扪及腹部

包块。

诊断　该病无特异性的临床表现，主要依靠影像学检查进行诊断。

B超检查　作为腹部症状检查的重要手段，常可发现无症状的较小的浆液性囊腺瘤，对于鉴别肿瘤的囊性或实性有重要意义，但由于超声难以观察全胰，同时受检查者技术、患者一般状态、配合程度以及肠气的影响，不作为主要检查方法。

CT检查　是评估胰腺占位的主要影像学手段，SMA的典型CT征象为单发的囊性病变，由多个薄壁小囊（1～2 cm）构成，增强后可见囊壁及分隔强化，呈特征性的"蜂窝状"或"海绵状"，不与胰管交通（图）。约30%的SMA可见中央纤维瘢痕，部分伴星状钙化，对腺浆液性囊腺瘤诊断具有特异性。SOA由单个或多个较大囊腔（>2 cm）组成，无中央纤维瘢痕或钙化，与胰腺黏液性囊性肿瘤鉴别困难。

超声或CT下定位穿刺活检可以提高诊断的准确率，并对治疗有重要指导意义。超声内镜在评价胰腺囊性疾病中是一种较常用的方法，同时可以采集囊液

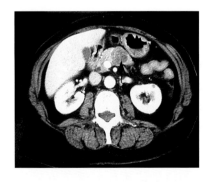

图　胰腺浆液性囊腺瘤增强CT表现

门静脉期可见胰腺体尾部边缘清晰的多囊性低密度影（箭）

及囊壁辅助诊断。

内镜超声 由于内镜超声可以同时观察囊肿及胰腺实质，配合细针穿刺（fine needle aspiration，FNA）可取得囊液进行生化、肿瘤标志物及细胞学检查，目前被认为是胰腺病变检查的重要手段。该病在超声内镜的图像上表现为蜂窝样改变，FNA取得囊液，囊液为水样，黏滞度低，淀粉酶、癌胚抗原（carcinoembryonic antigen，CEA）水平均较低，细胞学可见富含糖原的立方上皮。但由于内镜超声诊断中操作者主观判断为主，导致不同操作者对病变判断的一致性较低，同时FNA细胞学检查的灵敏度较低。FNA被认为是一种安全的检查手段，术后并发症发生率约2%，主要包括感染、胰腺炎及囊内出血。不需要预防性使用抗生素，尽量减少穿刺次数，同时尽可能将囊液吸净可以有效避免感染的发生。囊内出血多表现为一过性腹痛，不需要特殊处理。FNA对取得的囊液进行生化检测中，淀粉酶被认为是一项有意义的指标，在胰腺假性囊肿及胰腺导管内乳头状黏液瘤中升高，在胰腺浆液性囊腺瘤及胰腺黏液性囊腺瘤中较低；CEA和细胞学检查对于区分黏液性与非黏液性的囊实性占位有重要意义，通常将CEA阈值设置在200ng/ml，低于此值主要见于浆液性囊腺瘤和假性囊肿，敏感度可以到达75%，特异性84%。

鉴别诊断 该病主要需应与其他胰腺的囊实性占位进行鉴别诊断，包括胰腺黏液性囊腺瘤、胰腺假性囊肿、胰腺实性假乳头状瘤等，尤其是位于胰体尾部的大囊的浆液性囊腺瘤需与胰腺黏液性囊腺瘤鉴别诊断。胰腺黏液性囊腺瘤属于具有潜在恶性的囊实性占位，临床诊断后需手术治疗，故与良性的浆液性囊腺癌的鉴别极其重要。该病女性患者多见，胰体尾部多见，常常伴有钙化。由于该病病发展缓慢，常常缺乏早期特异性临床表现。可依据影像学中肿瘤位置、钙化情况、分房情况、囊壁特征等协助鉴别诊断。影像学以较大囊腔多见，常由单囊或少数大囊构成，囊腔直径多大于2cm，中央分隔少。囊壁厚度可各不相同，可有囊壁或分隔的偏心性钙化，与胰管不通。联合细针穿刺细胞学检查及囊液的肿瘤标志物检查可提高诊断率。肿瘤囊壁由产生黏液的柱状上皮细胞构成，故镜下以厚壁卵巢型间质和黏液为特征。黏液方面，由于囊壁细胞分泌淀粉酶较低，分泌CEA较高，常大于200ng/ml，且CEA水平随恶性程度增高而升高，分布范围较广，故可协助鉴别。

胰腺假性囊肿 常常存在诱因，如外伤史、酗酒史、急性胰腺炎病史或慢性胰腺炎急性发作史，少数情况下与肿瘤性梗阻有关。胰腺炎后假性囊肿形成的患者经常伴有血清淀粉酶升高，而胰腺浆液性囊腺瘤的淀粉酶水平则很低。胰腺炎后的假性囊肿形成也往往伴有胰腺内外分泌功能的明显减退，而浆液性囊腺瘤患者即使出现减退，程度也往往较轻。影像学检查可发现胰管扩张，可合并胰管结石、钙化存在。大多数CT表现为单发且无实性成分，无分隔及分叶存在；而浆液性囊腺瘤多呈密度不均的囊实性表现。约1/3的浆液性囊腺瘤囊壁可有钙化，但在假性囊肿的囊壁则钙化少见。ERCP可发现约70%的假性囊肿与胰管之间存在交通，但在浆液性囊腺瘤不会出现。术中冷冻病理检查可提供重要的诊断信息，镜下典型特征为囊肿无被覆上皮。

胰腺实性假乳头状瘤 好发青年女性，可发生于胰腺的任何部位。起病隐匿，同浆液性囊腺瘤类似，无明显症状，少数表现为腹痛、腹部肿块或者肿瘤压迫引起的腹部不适。因临床症状不典型使临床诊断较为困难。肿瘤通常体积较大、包膜完整，大多呈囊实性，内含出血和坏死物等。术前FNA细胞学检查可有助于鉴别诊断，镜下可见靠近肿瘤中心部分有假乳头形成，并常常相互移行。免疫组化是确诊的关键。由于该病属罕见的胰腺低度恶性肿瘤，根治性手术切除是唯一有效的治疗方法，但多能够局部切除，并且淋巴结浸润少，多不须淋巴结清扫，预后多良好。

治疗 传统认为胰腺浆液性囊腺瘤为良性肿瘤，对于有症状的胰腺浆液性囊腺瘤，或与胰腺黏液性囊性肿瘤难以鉴别的，应手术治疗。但1989年乔治（George）等报道了第1例胰腺浆液性囊腺癌病例，至今，其恶变率达到3%。因此，有学者认为只要患者全身情况允许、无手术禁忌，无论有无明显症状应考虑行肿瘤切除手术。

手术方式不应采取引流术（包括内、外引流手术）。因为会增加再次手术的风险及术后并发症的发生。采用何种手术方法，应结合肿瘤的部位、良恶性的判断、患者的全身情况及是否有手术禁忌证等情况综合判定。手术前确诊浆液性囊腺瘤较困难，大部分需要通过剖腹探查进行诊断和治疗。对于具有高危因素的病例，尤其应提高警惕。如老年患者，特别是年龄超过 70 岁者；有症状者；影像学资料提示其他部位如肝、肺或骨等存在占位病变；肿瘤学指标异常的患者。

在保证肿瘤得到完整切除的同时，还应掌握肿瘤的切除范围，注意保护患者的胰腺功能，缩小切除范围。一般无须行淋巴结清扫。对于胰头肿物，可行肿瘤局部切除或行经典的胰十二指肠切除术。对于胰颈部或胰腺中部的肿瘤，卡洛斯（Carlos）等提倡施行胰腺中部节段性切除，以保证胰腺功能，降低胰十二指肠切除术所带来的并发症的发生率。方法是近端使用闭合器切断并用不可吸收线连续缝合，远端行胰腺空肠 Roux-en-Y 吻合术。胰体尾部肿物，也可行单纯摘除术，但对 3cm 以上的囊性肿瘤不提倡摘除术，因为术后胰瘘的发生率增加。

并发症 术后胰腺残端的胰瘘是手术的主要并发症。胰瘘量一般不多，多 3 个月内能够闭合，因此一般不需要手术干预。但是需注意对胰瘘部位进行充分引流，避免形成腹腔内脓肿。

（赵玉沛）

yíxiàn niányèxìng nángxiànliú
胰腺黏液性囊腺瘤（pancreatic mucinous cystadenoma）

源于胰管上皮或腺泡并分泌黏液的胰腺囊性肿瘤。占胰腺外分泌肿瘤的 2%～5%，临床上较为少见。由于肿瘤囊壁由产生黏液的柱状上皮细胞构成，故以厚壁卵巢样间质和黏液为特征。女性患者多见。好发于胰体尾部，胰头部少见。一般为较大的囊性结构，单房或多房，厚壁，可有偏心性钙化，与胰腺的导管系统无交通。

临床表现 该病发展缓慢，缺乏早期临床表现。可能的早期表现为上腹部不适或隐痛，餐后饱胀感、恶心、呕吐等，但缺乏特异性，恶变时可有黄疸及体重下降。如果肿瘤位于胰体尾部，压迫症状多不明显，故发现时往往已经较大。临床上突出的表现为上腹部肿块或包块，黄疸较少见，但如果肿块位于胰头部，黄疸可能为唯一的早期表现。

诊断 常见的影像学检查包括超声、CT、内镜逆行胰胆管造影（ERCP）、内镜超声（EUS）、细针穿刺细胞学检查及血管造影等。影像学上，该病属胰腺囊实性占位，多位于胰腺体尾部，可依据肿瘤位置、钙化情况、分房情况、囊壁特征等协助鉴别诊断。

X 线钡剂检查 对肿瘤的定位有一定帮助，除了可一定程度上帮助除胃肠腔内病变外，由于就诊时肿瘤均较大，还可能见胃、十二指肠受压或移位现象。但不能完全排除来自肾、腹膜后的肿瘤或向腔外生长的胃后壁肿瘤。

腹部超声 肿瘤内部回声可呈多房性，可见粗条状分隔及低回声区；房腔形态轮廓多不规则、不完整，内部多为低-中回声；房间隔不规则增粗，可呈高回声。

CT 及三维重建技术 由于薄层螺旋 CT 及三维重建技术对于病变细节展示更为精细，如三维重建图像中纤细分隔及小房的显示，比轴位像更为清晰，一定程度提高了 CT 诊断的准确率，多表现为较大囊腔，常常由单囊或少数大囊构成，囊腔直径多大于 2cm，中央分隔较少。内壁多呈光滑，较少见乳头状实性组织突入腔内。囊壁厚度可各不相同，可有囊壁或分隔的偏心性钙化，与胰管不通（图）。

内镜超声 可观察到与腹部超声类似的超声形态表现，敏感性、特异性更好，但是因为受分辨率的限制，内镜超声不能显示直径小于 1mm 的小囊肿，有其一定的局限性。

细针穿刺细胞学检查 可见周围有黏液性、致密的卵巢样基质的立方或柱状上皮，区别于其他胰腺囊实性肿瘤。

生化及肿瘤标志物检查 黏液性囊腺瘤囊壁细胞分泌淀粉酶较低，但分泌癌胚抗原（carcinoembryonic antigen，CEA）进入囊液中，常大于 200ng/ml，且 CEA 水平随恶性程度增高而升高，分布范围较广，故联合检测一定程度上可提高非典型病变的诊断准确率。

鉴别诊断 该病应与其他胰腺囊性肿瘤相鉴别。胰腺囊性肿瘤多为良性，但也有一些具有恶性潜能，有可能进展为恶性因此鉴别各种胰腺囊性肿瘤至关重要。

胰腺浆液性囊腺瘤 病变可位于胰腺任何位置，常常位于胰腺头颈部，老年女性好发。影像学表现常常为边界清楚的多囊性病灶，可呈蜂窝状结构，由数个小囊构成，且小囊直径通常 ≤ 2cm，病灶中心常可见星形瘢痕，常见钙化。肿瘤囊腔内含有棕色或无色清亮水样液体，肿瘤边界不清，小囊可以延伸到周围胰腺组织。镜下可见囊壁衬以单层扁

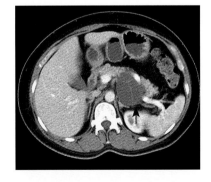

图 胰腺黏液性囊腺瘤增强 CT 表现
可见胰腺体尾部的寡囊性低密度影（箭）

平或立方上皮细胞，细胞核居中，胞质透明，富含糖原，不含或含有很少的黏液成分。但也有少部分的浆液性囊腺瘤会被误诊为黏液性囊腺瘤，形态多呈大囊，它的囊壁上皮细胞与典型蜂窝状的浆液性囊腺瘤并无区别。但由于病变由单囊或少数大囊构成，囊腔直径常常大于 2cm，故 1992 年莱万多夫斯基（Lewandrowski）等人将其单独分类为大囊型胰腺浆液性囊腺瘤。由于胰腺浆液性囊腺瘤内皮细胞不分泌 CEA，其囊液中的 CEA 水平常常很低，故也可联合细针穿刺囊液进行肿瘤标志物检查来协助鉴别。

胰腺导管内乳头状黏液瘤　是起源于主胰管或其主要分支的一种分泌黏液的乳头状肿瘤，常为单个囊性肿块或节段性侵犯导管，也有弥漫性浸润的报道。男性略多，高发年龄段为 60~70 岁，整个胰腺均可发生，胰头多见。临床上该病患者常有慢性胰腺炎样的症状，血清 CA199 及 CEA 阳性率低于 20%，故对于术前诊断价值不大。肿瘤与胰腺的导管相通，故行胰腺导管内镜检查、超声、ERCP 均有助于术前诊断。ERCP 可见十二指肠乳头肿胀，开口部扩张，有浓稠黏液溢出；影像学及超声常常显示胰管扩张，导管内有分泌黏液的乳头。大体检查可见囊腔内壁颗粒样或绒毛状。镜下表现常见上皮增生和黏液分泌，程度不同而表现不同。免疫组化方面，多数肿瘤过度表达 CerbB-2 蛋白。预后主要取决于是否有浸润性腺癌。

胰腺实性假乳头状瘤　罕见的胰腺低度恶性肿瘤，好发于青年女性，多见于胰头和胰尾，可发生于胰腺的任何部位。本病起病隐匿，多无明显症状，少数表现为腹痛、腹部肿块或者肿瘤压迫引起的腹部不适。因临床症状不典型、影像学特征不明显而使临床诊断较为困难。肿瘤通常体积较大、包膜完整，大多呈囊实性，切面呈分叶状，实性区呈淡棕色，可见出血、坏死和充满坏死物。镜下可见靠近肿瘤中心部分有假乳头形成，并常常相互移行。术前细针穿刺细胞病理学检查可有助于鉴别诊断，免疫组化是确诊的关键。外科根治性手术切除是唯一有效的治疗方法，由于恶性程度极低，多能够局部切除，预后一般良好。

胰腺囊性肿物　根据囊肿内面有无上皮衬覆而分为胰腺真性囊肿和胰腺假性囊肿。其中，假性囊肿无被覆上皮，常常存在胰腺炎、胰腺创伤等诱因，少数情况下与肿瘤性梗阻有关。假性囊肿可以很大，超出胰腺轮廓进入小网膜囊，甚至可穿入胃结肠韧带或肝胃韧带。大体上，囊壁厚，内面粗糙不平，不规则，囊内容物可浑浊或呈血性。而真性囊肿被覆扁平或低柱状上皮，但有时上皮可完全萎缩，囊内含有浆液、黏液或感染性出血而形成的混浊液体。

治疗　该病是一种良性黏液性肿瘤，但由于其有进展为黏液性囊腺癌的可能，并且最终诊断往往要待手术切除标本行病理检查后才能确定，故除了病变广泛转移、全身情况极差外，原则上所有的黏液性囊腺瘤均应手术切除。由于胰腺囊腺瘤常为多房性，引流效果差，且术后肿瘤仍将继续发展，甚至恶变，外引流术后还可以形成经久不愈的黏液瘘。因此不宜采用囊肿内、外引流术，理想的治疗应为包括所在部位部分正常胰腺组织的肿瘤完整切除。由于肿瘤有包膜，少与周围结构粘连，故切除率高，其分化程度高，预后较好。该病采用根治性切除术后的 5 年生存率明显优于姑息性切除，故条件允许下应力争根治性切除。术中探查如发现肿块为多房并且内含黏稠样褐色或黄色液体，则基本可明确诊断，应进行相应处理。如发现肿瘤有侵袭性，切除过程中尽量保持肿瘤的完整性，以减少种植性转移。

（赵玉沛）

yíxiàn niányèxìng nángxiànái
胰腺黏液性囊腺癌（pancreatic mucous cystoadenocarcinoma）　源于胰腺导管上皮的恶性肿瘤。属于胰腺囊性肿瘤，临床很少见，占所有胰腺恶性肿瘤的 1%~2%。男女性别分布有明显差异，好发于女性，发病年龄与胰腺导管腺癌类似。一般认为起源于有与卵巢近似的间质组织，好发部位是胰腺的体尾部，恶性程度较低。1978 年孔帕尼奥（Compagno）等通过临床总结及病理提出将胰腺囊性肿瘤区分为无恶变倾向的浆液性囊腺瘤以及黏液性囊性肿瘤，后者包括具有潜在恶性的黏液性囊性瘤和具有明显恶性的黏液性囊腺癌这两个亚型。目前多数学者仍认为该病是由黏液性囊腺瘤恶变而来，而这两个亚型只是病变发展的不同过程。

临床表现　该病临床症状隐匿，发展缓慢，早期多无症状，临床表现和过程与常见的良性囊性病变相似。可能的早期表现为上腹痛、闷胀和不适，轻重不一，容易被患者忽视，病程可达数年，2/3 患者出现腹部巨大肿物时才就诊，肿瘤可压迫或侵犯胰腺周围组织和脏器，如胆道、胰头或胃肠道，可出现黄疸、难以忍受的腰痛、不全肠梗阻和消化道出血，肿物压迫脾静脉时可出现脾大、腹水等体征。肿物常位于胰体尾部，有一定活动度。

诊断 辅助检查常常无特异性，并且影像学表现很少有特异性，类似胰腺黏液性囊腺瘤，良恶性病变的鉴别率低，故诊断困难，通常术前诊断率低。常见的影像学检查包括腹部 X 线平片、腹部 B 超、CT、MRI、内镜逆行胰胆管造影（ERCP）、内镜超声、细针穿刺细胞学检查、肿瘤标志物检查等。

腹部 X 线平片 诊断率低，当占位较大时有可能见到邻近器官受压推移征象，消化道钡剂及肾盂造影可一定程度上帮助排除胃及肾来源肿物。

腹部 B 超和 CT 检查 是诊断胰腺囊性肿瘤有效的手段，腹部 B 超可显示肿块的大小、囊壁的厚薄、边界、囊内的分隔及与周围脏器的关系等。但该病较少见，并且症状无特异性，尤其是在肿块较小阶段，诊断较为困难。其图像特点是低回声囊性占位，外壁常光滑，内呈多房性或有分隔，可伴有实性团块状回声；囊壁或间隔增厚而规则，有时可发现乳头状突起；囊腔有时与胰管相通。若发现有其他部位的转移病灶常常提示该病。CT 可以更多细节，不仅能显示囊性病变，还能显示囊壁的钙化、分隔等特征性表现。增强后囊壁强化明显，多囊分隔显示清晰，囊壁结节和肿瘤实性部分呈不同程度强化。典型表现是不均匀厚壁的大囊，时有钙化。囊壁乳头状突起一定程度上提示病变的恶性倾向，需考虑该病。

MRI 检查 与 CT 相比，T_2 加权像上能更清晰地显示肿物与胰管的关系，并且 MRI 也没有放射性，适合长期随访检查。

ERCP 检查 如发现有主胰管扩张则提示囊肿与胰管相通，若胰管梗阻、闭塞或胰管、胆管与囊肿的囊腔相通则可提示为恶性病变。

多种诊断技术的联合应用有助于提高诊断率，如内镜超声引导下细针穿刺细胞学检查及囊液的生化及肿瘤标志物检查，若肿瘤与主胰管相通，血清淀粉酶可明显升高。哈梅尔（Hammel）等发现术前囊液分析在区分假性囊肿与黏液肿瘤上有很强的特异性，如果囊液 CA199 及 CEA 明显升高，则强烈指向黏液性肿瘤，但仍不能作为提供恶性肿瘤的诊断依据。由于内镜超声引导下细针穿刺细胞学检查是一种侵入性操作，理论上也有出现肿瘤细胞种植、术后出现如胰腺炎、感染等严重并发症的风险，阳性率较低，因此有学者对于术前穿刺行囊液分析的必要性有所争议。术中病理，大体上肿瘤内壁常见有菜花样突起或乳头，囊内充满浑浊褐色黏稠液体或胶冻状液体。在镜下，囊壁上皮由富含黏液的高柱状细胞构成，类似导管上皮。同一囊内可同时存在分化良好的区域、未分化的恶性区域以及二者的移行区。

鉴别诊断 该病是一种胰腺囊性肿瘤，具有低度恶性，一旦怀疑，首先应考虑手术切除，应与良性胰腺囊性肿物相鉴别。

胰腺假性囊肿 多数是因胰腺炎、胰腺创伤所致，胰腺流出的胰液、渗出液、血液和坏死物堆聚在胰腺腺泡内或胰腺周围及小网膜囊，从而刺激周围组织的纤维结缔组织增生形成了纤维囊壁。因此几乎所有的假性囊肿都有症状，对于临床上疑似胰腺假性囊肿但并无相关胰腺创伤、大量酗酒史或既往有胆道病史的患者，应考虑到胰腺黏液性囊腺癌的可能。影像学方面，假性囊肿在腹部超声下大多为单房，囊壁边缘清晰、规则，囊内透声性好，当囊肿内有少量坏死组织或合并出血、感染时，可出现多发点状和（或）块状中强回声。在 CT 上显示为水样密度，囊壁薄而均匀，无囊壁结节。

胰腺真性囊肿 囊壁被覆扁平或低柱状上皮。分为先天性和后天获得性。后天获得性常由胰管结石、肿瘤阻塞胰管或寄生虫引起，一般为单腔，没有真正的包膜。先天性相对多见，属胰腺腺泡发育异常所致，故发病时多为小儿，常常伴有其他脏器的多囊性病变。

胰腺浆液性囊腺瘤 患者以老年女性为主，囊肿可出现在胰腺任何位置，多位于头颈部。影像学表现常常为边界清楚的呈蜂窝状的多囊性病灶且小囊直径通常≤2cm，病灶中心常可见星形瘢痕，常见钙化。肿瘤囊腔内一般是棕色或无色清亮水样液体。镜下可见囊壁衬以单层扁平或立方上皮细胞，细胞不含或含有很少的黏液成分。1992 年莱万多夫斯基（Lewandrowski）等发现大囊型胰腺浆液性囊腺瘤，发病率低，但影像学形态类似黏液性肿瘤，与假性囊肿和黏液性囊腺瘤不好鉴别。但由于浆液性囊腺瘤内皮细胞不分泌 CEA，其囊液中的 CEA 水平常常很低，故也可联合细针穿刺囊液进行肿瘤标志物测定来进协助鉴别。

胰腺黏液性囊腺瘤 临床症状体征相似，鉴别困难。影像学多表现为肿物由单囊或少数大囊构成，囊腔直径多大于2cm，中央分隔较少。内壁多呈光滑，较少见乳头状实性组织突入腔内。囊壁一般与胰管不通。由于潜在的恶性，如考虑该病，也需手术切除。

治疗 该病是一种低度恶性的黏液性肿瘤，应行积极的手术治疗。对于有大囊腔的肿瘤，不考虑选择内引流或外引流术，因为瘤体常常为多房型，引流不仅无效，并且还有囊内感染、出血，以及肿瘤种植的风险，延误手术时机。

手术切除是治疗该病的最佳方法。由于肿瘤多发胰尾部，手术切除率高，治疗效果好。本病倾向于压迫生长而非侵袭性生长，淋巴结转移及神经浸润也不常见，其恶性程度、浸润方式和预后与胰腺导管腺癌差异较大，故与胰腺癌的术式选择上有很大差别。首先，切除范围应超过瘤体。其次，切除过程中尽量保持肿瘤的完整性，以减少种植性转移。如果肠系膜上血管有所侵犯，应争取将肿瘤与血管一并切除。如肿瘤与周围脏器浸润粘连或转移灶，也应争取完整性切除。

（赵玉沛）

yíxiàn'ái

胰腺癌 （pancreatic cancer）

源于胰腺外分泌腺的恶性肿瘤。是一种高度恶性的消化道肿瘤，通常所说的胰腺癌是指胰腺导管腺癌，占胰腺癌的90%以上，此外还有胰腺腺泡细胞癌、囊腺癌及神经内分泌癌等，不同类型的胰腺癌预后不同。胰腺癌发病高峰为50~70岁，男女比例约为1.7：1，近年来发病率有逐渐上升的趋势。

病因及发病机制 吸烟是目前胰腺癌公认的危险因素，1986年WHO国际癌症研究中心（IARC）明确提出吸烟与胰腺癌的发生相关，并且随每天吸烟支数和吸烟年限的增加而增高。其他可能的危险因素还包括高蛋白高胆固醇饮食、糖尿病、慢性胰腺炎、既往消化道手术史、胰腺癌家族史等。胰腺癌的发病机制尚不明确，目前倾向于胰腺癌的发生是一个涉及多基因、多阶段的演变过程。

分期 采用美国癌症联合委员会（AJCC）胰腺癌TNM分期（表）。

临床表现 由于胰腺为腹膜后位器官，位置较深，故大多数患者的早期症状既不明显也不特异，往往在肿瘤压迫胆总管引起黄疸后才会被注意到，此时多数肿瘤已达晚期，约80%已无法切除。早期胰腺癌多引起腹痛、上腹部饱胀不适、腰背痛，随着病情进展，逐渐出现肝脏肿大、黄疸甚至腹水，同时伴有明显的食欲减退、腹泻、乏力、消瘦等消化道症状。一般来说，40岁以上患者，上腹部或背部不适而内镜检查未见异常，同时伴有新发糖尿病、体重减轻甚至黄疸时，需警惕胰腺癌可能。

诊断 早期诊断非常困难，确诊时患者多数已达晚期。常有的诊断手段包括肿瘤学检查、血清学检查、细胞学检查及影像学检查。

肿瘤学检查 目前已有许多肿瘤相关抗原被认为与胰腺癌相关，包括CA199、癌胚抗原（carcinoembryonic antigen，CEA）、胰

表　美国癌症联合委员会（AJCC）胰腺癌TNM分期（2010）

原发肿瘤（T）			
T_X	原发肿瘤无法评估		
T_0	没有原发肿瘤证据		
Tis	原位癌*		
T_1	肿瘤局限于胰腺内，最大直径≤2cm		
T_2	肿瘤局限于胰腺内，最大直径>2cm		
T_3	肿瘤侵犯至胰腺外，但未累及腹腔干或肠系膜上动脉		
T_4	肿瘤累及腹腔干或肠系膜上动脉（原发肿瘤不可切除）		
* 还包括 PanIn Ⅲ			
区域淋巴结（N）			
N_X	区域淋巴结无法评估		
N_0	无区域淋巴结转移		
N_1	有区域淋巴结转移		
远处转移（M）			
M_0	无远处转移		
M_1	有远处转移		
临床分期			
0 期	Tis	N_0	M_0
ⅠA 期	T_1	N_0	M_0
ⅠB 期	T_2	N_0	M_0
ⅡA 期	T_3	N_0	M_0
ⅡB 期	T_1	N_1	M_0
	T_2	N_1	M_0
	T3	N_1	M_0
Ⅲ 期	T_4	任何 N	M_0
Ⅳ 期	任何 T	任何 N	M_1

胚抗原（POA）、胰腺癌相关抗原（pancreatic cancer associated antigen，PCAA）和 CA242 等。

CA199　1979 年发现的一种与消化道癌相关的抗原，由大肠癌组织分离出来，通常在胰腺和肝胆系统疾病以及很多恶性肿瘤中表达，没有肿瘤特异性。CA199 的上升程度有助于鉴别胰腺炎和胰腺癌。CA199 水平下降与胰腺癌患者术后或化疗后的生存期相关。良性胆道梗阻时可能出现假阳性。

癌胚抗原　由大肠癌组织中分离出来的一种糖蛋白，对胰腺癌的诊断缺乏特异性，但 CEA 的动态变化对胰腺癌的预后估计有一定意义，胰腺癌复发时可再度升高。

胰腺癌相关抗原　主要存在于胰腺癌导管上皮细胞内，胰腺癌中的阳性率明显升高，有别于其他肿瘤患者及正常人群。

血清学检查　胰腺癌患者血清学改变可以出现在许多其他疾病中，不具有特异性，包括血糖、糖耐量异常，肝功能异常，胰腺外分泌功能异常等，可作为临床参考。

细胞学检查　对胰腺癌诊断有很大帮助，尤其是考虑进行新辅助化疗的患者，则必须得到组织病理学的确认。可以选择的诊断方法包括 B 超、CT、内镜超声（EUS）、内镜逆行胰胆管造影（ERCP）等多种途径引导下的细针穿刺（FNA）细胞学检查。但值得注意的是，由于胰腺癌质地较硬，故细胞学阴性也并不能完全排除胰腺癌的可能。

影像学检查　作为胰腺癌诊断最重要的手段，常用的有 CT、EUS、ERCP 及经皮经肝胆管造影（percutaneous transhepatic cholan-giography，PTC）等检查。

腹部增强 CT　作为最常用的影像学手段，诊断胰腺癌的阳性率可达 94%。胰腺癌的 CT 表现为胰腺占位，边界不清，密度不均，强化信号减低，累及周围器官，可侵犯周围血管，胰头癌者常能发现胰管胆管扩张及胆囊肿大（图）。胰腺增强 CT 结合血管三维图像重建可以较清晰地显示肿瘤与血管的关系，预测肿瘤可切除性的准确率在 80% 左右，是目前胰腺癌术前可切除性评估的最佳方法。

EUS 检查　相比腹部增强 CT，超声内镜对血管侵犯、区分浸润/非浸润病变更具优势。同时 EUS 引导下的细针穿刺活检可获得细胞学结果，提高了术前诊断率。一些治疗性的干预措施也能借助 EUS 进行，如腹腔干阻滞。

ERCP 检查　主要表现为主胰管狭窄、管壁僵硬、扩张、中断、转位及不显影或造影剂排空延迟等。ERCP 对于 CT 结果模棱两可的患者而言是一个有用的诊断工具，同时也可获得组织学结果。ERCP 时置入胆道支架也能在无法手术或手术必须延迟时减轻胆道梗阻，是一种有效的姑息治疗。

PTC 检查　适用于胰腺癌引起梗阻性黄疸的患者，穿刺后造影对确定胆道梗阻部位和性质有一定价值，可显示肝内外胆管扩张、胆管狭窄、管壁僵硬等。穿刺后置管引流胆汁，进行术前减黄，为手术做好准备。

鉴别诊断　主要需要与胰腺的炎性疾病以及周围脏器的占位性病变鉴别，包括慢性胰腺炎、自身免疫性胰腺炎、壶腹周围癌、胆管癌等。

慢性胰腺炎　是一种胰腺实质的炎性损害，常为胆源性或酒精性，胰腺实质可有纤维化、钙化、假性囊肿形成，临床表现主要为腹痛、腹泻或脂肪泻、消瘦等，表现常不特异，患者多有血糖或糖耐量异常，实验室检查可发现血清淀粉酶升高，影像学检查胰管串珠样狭窄、胰腺实质有钙化是特征性表现，区别于其他胰腺疾病。但需要注意的是，慢性胰腺炎病程较长的患者可合并胰腺癌，需进一步行其他检查进行鉴别。

自身免疫性胰腺炎　是 IgG4 相关硬化性疾病在胰腺的表现，临床表现与胰腺癌不易区分，但若合并其他自身免疫病可提示此病的可能性。影像学可见胰腺腊肠样肿大，周围有晕，密度减低，

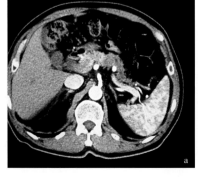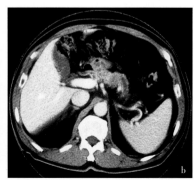

图　胰腺癌腹部增强 CT 表现

a. 动脉期可见胰头占位，强化不均；b. 门脉期可见胰头占位，强化不均匀，密度低于胰腺实质

延迟强化，血清学检查 IgG4 升高。自身免疫性胰腺炎对激素治疗反应良好，无须手术，鉴别意义很大。

壶腹周围癌　泛指起源于胰头、胆总管末端、壶腹部、十二指肠乳头及周围黏膜的恶性肿瘤。虽然来源不同，但由于引起相似的临床症状，手术方式相似，统称为壶腹周围癌。临床表现与胰腺癌类似，包括非特异性的上腹痛、背痛、食欲减低、腹泻、体重减低等，部分患者可出现黄疸及肝功异常。壶腹周围癌的诊断与胰腺癌类似，主要靠病理明确。与胰腺癌相比，非胰腺来源的壶腹周围癌预后相对较好。

胆管癌　绝大部分胆管癌患者会出现无痛性黄疸，以及一些非特异性的消化道症状。当合并感染时可出现胆管炎三联征表现（高热寒战、腹痛、黄疸）。影像学可鉴别。

治疗　手术切除是唯一有望根治胰腺癌的治疗方式，但由于大部分胰腺癌诊断时已达到晚期，手术切除率只有不到 20%。除外科手术外，辅助治疗手段包括放疗、化疗也是胰腺癌治疗的重要环节。

可切除标准　目前并无被广泛接受的胰腺癌切除标准。因此美国国家综合癌症网络（The National Comprehensive Cancer Network，NCCN）胰腺癌临床实践指南强调在制定诊断性治疗和判定可切除性时均应进行多学科团队会诊（multidisciplinary team，MDT）。目前获得大多数外科医生及学者认可的胰腺癌可切除标准如下：①无远处转移。②腹腔干和肠系膜上动脉周围有清晰的脂肪层。③肠系膜上静脉/门静脉通畅。随着胰腺癌扩大根治术的开展，满足以下标准的胰头/胰体癌也有手术切除的可能性：①轻度的肠系膜上静脉/门静脉受侵。②肿瘤围绕肠系膜上动脉小于 180°。③肿瘤包绕肝动脉但可以血管重建。④肠系膜上静脉小段闭塞可以重建及肿瘤围绕肠系膜上动脉、腹腔干小于 180° 的胰尾肿瘤。

常用的手术方式　胰腺癌有几种经典手术方式，根据肿瘤的位置和大小决定。常用的包括胰十二指肠切除术（Whipple 术）、扩大的胰十二指肠切除术、胰体尾部切除术。还有一些较少使用的术式，包括全胰切除术、次全胰切除术、保留幽门的胰十二指肠切除术等。

胰腺癌切除的完整性评分　R_0：肿瘤完整切除，所有切缘阴性；R_1：肿瘤不完整切除，切缘微转移；R_2：肿瘤不完整切除，唯有参与的大体残留病灶。目前 AJCC 推荐外科医师对肿瘤切除的完整性进行评分。R_0 切除是影响手术长期生存预后的重要因素，目前有证据表示 R_1 切除的生存获益可能和不手术仅行姑息化放疗相当。

胰腺癌术后辅助治疗　对于术后充分恢复的患者，在术后可考虑行辅助化疗或辅助化放疗。目前胰腺癌辅助治疗尚无标准方案，多选择基于吉西他滨或氟尿嘧啶的全身化疗。

对于不可切除的胰腺癌的治疗　不可切除的胰腺癌主要是指处于局部进展期或已有远处转移的肿瘤。此外，对于有严重并发症的患者，可行姑息性手术缓解症状。

姑息性手术　对于无法耐受大手术或晚期胰腺癌无法手术切除的患者，若出现梗阻性黄疸、上消化道梗阻时，可行姑息性手术。姑息性治疗的主要目的在于提高患者的生活质量，预防或减轻患者的临床症状。常用的姑息性手术术式包括胆肠吻合术、胃空肠吻合术、腹腔神经丛毁损术等等。近年来由于内镜的广泛使用及技术的提高，姑息手术已经开始逐渐让位于内镜引导下的胆道、胃肠道支架置入术，也可收到了较好的效果。

辅助治疗　全身治疗及局部放疗是局部进展期或已出现远处转移的胰腺癌患者的传统治疗手段。对于局部进展期和已有远处转移的肿瘤患者，若一般情况良好，NCCN 指南首选推荐参加临床试验，或采用吉西他滨和氟尿嘧啶互为一线、二线方案的序贯治疗。近年 FOLFIRINOX（氟尿嘧啶、亚叶酸钙、伊立替康和奥沙利铂）的联合方案也被推荐为一线方案，但因其毒副作用大，主要用于患者一般情况评分好时。若患者一般情况较差，则仅进行吉西他滨单药化疗，同时给予支持治疗。

胰腺癌切除术后复发的治疗　若为局部复发，NCCN 指南首选参加临床实验，若患者先前未进行过化放疗，可考虑化放疗，同时给予支持治疗。若为远处转移复发，同样首选考虑参加临床实验，对于术后 6 个月内复发的患者可更换一种新的化疗方案进行全身化疗，术后 6 个月后复发的患者可延续先前使用的化疗方案继续治疗，同时给予支持治疗。

胰腺癌新辅助治疗　对于术前评估肿瘤病灶可能切除的患者，国外越来越多的学者主张行新辅助治疗。所谓新辅助治疗是指术前给予放疗或化疗，以期减少原发肿瘤的肿瘤负荷，同时减少耐药肿瘤细胞株的数量。目前对于胰腺癌的新辅助治疗尚存在争议，也没有标准方案。对新辅助治疗有效的病例，由于病灶缩小，使手术范围相对缩小，有利于最大限度保留正常组织。初次评估为不可切除的患者在接受新辅助治疗之后，有15%~25%的患者因肿瘤缩小而得到再次评估可切除性、重新临床分期的机会。目前新辅助治疗并未有足够循证医学证据纳入常规诊治流程。

（赵玉沛）

Kùwǎxīyēzhēng

库瓦西耶征（Courvoisier sign）

体格检查时可触及胆囊肿大而无触诊疼痛的体征。其黄疸，即所谓"无痛性黄疸"的症状一般不是胆囊结石所造成的。胆囊结石的形成通常需要一段较长的时间，而导致胆囊壁皱缩并有一定程度的纤维化，胆囊不易明显扩张，且多伴有疼痛的症状。因此，胆囊明显扩张的病因通常是一些较短时间内导致胆管系统梗阻（主要是胆总管梗阻）的疾病，比如壶腹周围癌和胰头部恶性肿瘤等。但是，也有一些胆囊结石合并慢性胆囊炎的患者有胆囊扩张和无痛性黄疸的症状。1890年，瑞士外科学家卢德维格·耶奥里·库瓦西耶（Ludwig Georg Courvoisier）首先描述这一体征，因而以之命名。该征主要用于鉴别黄疸症状。但是随着现代诊疗手段和设备的进步，也有观点认为利用现代影像诊断学能更准确、更早期地诊断疾病，该征的重要性似不如前。

（赵玉沛）

yílòu

胰瘘（pancreatic fistula）

各种原因导致胰管破裂或损伤后，胰液从中漏出，导致胰腺和其他脏器或部位之间形成异常的通道。笼统来说，按照胰瘘沟通的不同脏器或部位可将胰瘘分为胰外瘘和胰内瘘。胰外瘘是指胰液经腹腔引流管或窦道流出体表，胰内瘘是指胰液漏至内脏器官或体腔而未漏出体表。术后胰瘘的发生率报道不一，中国报道胰十二指肠切除术后胰瘘的发生率在0%~21.8%。

病理生理　胰瘘带来的病理生理变化主要是外分泌异常。正常胰腺每天的分泌量为1~2L。胰液呈碱性，pH8.0~8.6，富含钠、钾、氯等电解质。由于胰瘘造成胰液的大量丢失，可引起程度不同的水电解质紊乱和酸碱代谢平衡失调，主要是酸中毒。除此之外，胰液还含有大量胰酶，这些胰酶一旦被活化，具有较强的分解能力，腐蚀性极强，由此可发生胃瘘、肠瘘、胆瘘和胰支气管瘘，腐蚀血管时可能发生致命性的大出血。胰腺外瘘口周围的皮肤可出现充血、糜烂、溃疡甚至出血，也可由于引流不畅形成假性胰腺囊肿，或合并感染。

病因及发病机制　主要发生于胰腺手术或外伤后，也是胰腺手术后常见的并发症之一。其常见病因包括胰腺手术、非胰腺腹腔手术、重症急性胰腺炎、胰腺外伤等。①常见的胰腺手术：如胰十二指肠切除术、胰腺肿瘤切除术、胰体尾部切除术、胰头或胰尾切除术、胰腺囊肿引流术等，均有可能引起胰瘘。其发生与患者本身的病情、胰腺腺体及胰管的情况、术者的技术水平、术中对于胰腺残端的处理等有关。一些危险因素包括高龄、胰管内径小、未能置入胰管内支架、手术失血多、手术时间长等。此外，胰腺残端的处理方法、术前化疗、应用生长抑素等均可影响胰瘘的发生。②非胰腺腹腔手术：术后胰瘘的原因，一是术前病变已经侵犯胰腺，二是术中损伤了胰腺，最常见的是脾切除术伤及胰尾发生胰瘘或胃大部切除术及胃癌根治术损伤胰腺造成胰瘘。③急性重症胰腺炎：导致的胰瘘是由疾病的自身特点引起的。急性重症胰腺炎发病之初即有胰腺组织坏死，其范围不断扩大，侵蚀胰管后造成胰液漏出，长时间引流到体外，即形成胰瘘，若积聚在胰周则形成胰腺假性囊肿或脓肿，胰腺脓肿也可以侵蚀胰管造成胰管继发破裂，导致胰瘘。④胰腺外伤：可直接导致胰管破裂引起胰瘘。⑤其他：一些继发性胰管破裂因素也是胰瘘的原因，比如胰腺的进行性坏死、胰腺的感染脓肿等。另外，胰瘘感染影响破损胰管的修复也是促使胰瘘形成的原因之一。

胰瘘发病机制是各种病因导致主胰管或分支胰管的破裂或断裂。主胰管或分支胰管部分破裂的称为部分性胰瘘，丧失胰液量较少，多能自然愈合。主胰管或分支胰管完全断裂的称为完全性胰瘘，丧失胰液量较多，难以自然愈合。根据胰液的流量的多少，亦可将胰瘘分为高流量胰瘘（>200ml/d）和低流量胰瘘（<200ml/d）。

临床表现　主要包括胰内瘘和胰外瘘两方面。

胰内瘘　胰腺与十二指肠或高位空肠形成内瘘以后，漏出的胰液直接进入肠道，可缓解原有的胰腺假性囊肿或胰周脓肿带来的症状和体征，甚至自愈。如果原来没有明显临床表现，内瘘形成后未引起出血感染等并发症，患者也可能无特殊症状。形成胰腺结肠瘘时由于胰液丢失，可引起程度不同的低钠、低钾和低钙血症，以及消化不良、代谢性酸中毒、营养不良等。胰腺内瘘亦可引起胸腔或腹腔积液。胰源性胸腔积液患者常感呼吸困难胸背痛、咳嗽，有时可有上腹胀。胰源性腹水患者有腹胀感，可伴有食欲减退、恶心呕吐，还可合并腹泻和水肿。急性型患者可在短期内出现明显的腹胀、腹痛，并出现腹膜炎体征。胰性腔积液、腹水利尿治疗通常效果不佳。

胰腺外瘘 多发生在术后。一般来说，术后第 1~2 周是胰瘘的好发期。低流量胰瘘除可引起外瘘口周围的皮肤改变外，一般无其他临床表现。高流量胰瘘可以出现与胰腺结肠瘘相似的临床表现。没有与消化道相通的、纯胰腺外瘘的漏出液是无色透明的清亮液体，胰淀粉酶含量>20 000 U/L（索氏单位）；混有淋巴漏出液时，淀粉酶含量为 1000~5000 U/L（索氏单位）；漏出液呈混浊、带胆汁色、绿色或黑褐色时，表明胰液已经与肠液混合，胰酶被活化，其腐蚀性可能引起组织的破坏、大出血等并发症。如果并发出血、感染或肠瘘，则有相应的临床表现。当胰瘘引流不畅时患者可出现腹痛、发热、肌紧张等症状。

诊断 术后第 3 天以后，吻合口或胰腺残端液体引流量每天超过 10ml 并连续 3 天以上，引流液中淀粉酶浓度高于正常血浆淀粉酶浓度上限 3 倍以上，可以诊断胰瘘。或者，存在临床症状，腹部彩超或 CT 等影像学检查发现吻合口周围液体积聚，穿刺证实积液中淀粉酶浓度高于正常血浆淀粉酶浓度上限 3 倍以上，亦可诊断胰瘘。其他一些常用的影像学检查还包括内镜逆行胰胆管造影（ERCP）和瘘管造影等。CT 检查可以帮助判断是胰外瘘还是胰腺假性囊肿，观察胰瘘周围是否有脓肿形成和坏死组织存在，大致了解假性囊肿的壁是否增厚等，并可揭示少见的胰内、外瘘，如胰腺支气管瘘和胰腺胸膜瘘，还可通过胰腺薄层扫描和造影剂增强进一步了解胰腺的病变情况、胰管的走行变化等。ERCP 对于胰外瘘可以了解瘘管与胰管及周围脏器的关系，瘘管有无分叉，胰瘘引流是否通畅等。在进行 ERCP 检查时，对于近端胰管有狭窄的还可同时行内支架治疗，多可促进胰外瘘的自愈。

鉴别诊断 胰瘘常需和胆瘘、腹水等鉴别。胆汁呈黄绿色，通常易区分。胰源性腹水和胰源性胸腔积液，应与肝硬化腹水或反应性胸腔积液等相鉴别。肝硬化患者肝功能异常，影像学检查有明显肝硬化表现，伴有脾大、脾功能亢进、门静脉系统扩张等，特别是食管胃底静脉曲张，且腹水淀粉酶不高。反应性胸腔积液量较少，穿刺放胸腔积液效果较好。结核性胸腹胸腔积液和反应性胸腔积液的淀粉酶均不高，癌性胸腔积液和腹水中可以查到癌细胞。

治疗 分为非手术治疗和手术治疗。

非手术治疗 大多数胰瘘患者可治愈。主要处理措施包括：①保持引流通畅，必要时可在 CT 或 B 超引导下重置引流管。②控制感染。③控制油脂类饮食及营养支持。④维持水电解质平衡。⑤抑制胰腺分泌，包括肠外营养、抑制胰酶活性和使用生长抑素类似物等。

手术治疗 主要适用于引流不畅或者伴有严重腹腔内感染的患者。通过手术重置引流管保持引流通畅，术中冲洗腹腔帮助控制感染，或者根据具体情况切除残胰、空肠造口等。

预后 胰内瘘的内镜治疗，死亡率和严重并发症发生率均较低，疗效较理想。胰外瘘的内镜治疗，可行内镜下胰管支架置放引流，促使瘘口闭合，疗效尚可。

(赵玉沛)

húfù zhōuwéi'ái

壶腹周围癌 （periampullary carcinoma） 壶腹部 2cm 以内，源于 Vater 壶腹、十二指肠乳头及周围黏膜以及胆总管下段的恶性肿瘤。传统上包括胰头癌。虽然来源不同，但这些肿瘤处于相近的解剖学部位，引起的临床表现类似，治疗方式也基本相同，甚至手术中也难以区分，故统称壶腹周围癌。壶腹周围癌的发病高峰在 50~70 岁，男性略高于女性，由于早期即可引起较明显的临床症状，如黄疸，故手术切除率相对较高。但胰头癌预后明显差于其他类型，其他类型的肿瘤累及胰腺时往往也提示预后不良。

病因 与许多恶性肿瘤相似，壶腹周围癌目前还没有找到明确的病因，吸烟、饮酒、胆道结石、慢性炎症等被认为是其危险因素，壶腹周围的良性肿瘤恶变也会导致其发生。此外，一些基因组学的研究显示，K-ras 基因的突变、微卫星不稳定等与壶腹周围癌的发病相关。

临床表现 该病的主要病理组织类型是腺癌，其次为乳头状癌、黏液癌等。肿瘤生长容易阻塞胆管和（或）胰管开口，导致胆汁和胰液的引流不畅，故常常较早引起黄疸和消化不良。无痛性波动性黄疸是该病最具特征性的表现，也有部分患者仅表现为无痛性黄疸。其他临床表现还包括消瘦、食欲减退、上腹部及背部疼痛、消化道出血、腹泻、呕吐、急性胰腺炎发作、急性胆管炎发作史等。十二指肠癌可出现十二指肠梗阻和上消化道出血相应症状。淋巴结转移比胰头癌出现晚，部分患者可触及腹部包块及锁骨上淋巴结肿大，远处转移多至肝，故还可发现肝大，常常提示肿瘤已达晚期不可切除。此外还可发现库瓦西耶征。

壶腹癌病理分型上多为腺癌，大部分为高、中分化，低分化腺癌约占15%。其黄疸呈波动性，出现常较早，可能与肿瘤的坏死脱落相关。患者常常合并胆管感染，故常伴随高热、寒战症状，甚至出现中毒性休克，一些患者还以此为首发症状，胰头癌则少见。少数患者可能被误诊为胆道结石或肝细胞性黄疸，故应与之鉴别。此外，肿瘤直接浸润肠壁形成肿块或溃疡，加上消化液、食物的机械性损伤，还可有便血、大便发黑等上消化道出血相应症状体征。

十二指肠腺癌一般位于十二指肠乳头附近，起源于十二指肠黏膜上皮。胆道梗阻一般不完全，故黄疸出现较晚，并且黄疸不深、进展缓慢。由于肿瘤出血，大便可有发红发黑等特点，患者常有口唇发白、眼结膜苍白等相应贫血体征。

胆总管下端癌的恶性程度较高，常指发生于胆总管下段的恶性肿瘤，故胆管壁增厚或呈肿瘤样，胆总管闭塞，近端扩张，胰管末端受累时可伴胰管扩张，黄疸进行性加重，可出现尿色如茶、陶土样大便，多不伴发热、寒战等胆道感染症状。

诊断 除胰头癌外，其他类型的壶腹周围癌由于临床症状出现较早，故早期诊断率相对较高。常用的诊断手段包括血清肿瘤标志物检查及影像学检查。最终肿瘤类型由术后病理明确。

肿瘤标志物 CA199是与胆胰肿瘤相关性较高的肿瘤标志物，此外还有CA125、CEA等，但由于肿瘤标志物敏感性及特异性均有限，故需结合症状、体征及其他临床检查共同诊断。

肝功能 由于肿瘤位于壶腹部，常引起阻塞性黄疸，血清胆红素升高，引起胆汁淤积性肝损害时会有肝酶升高。

粪便隐血试验 约85%患者可有粪便隐血试验阳性。

细胞学检查 内镜检查时同时取病理有助于诊断。经常采用的方法包括内镜超声（EUS）、内镜逆行胰胆管造影（ERCP）等引导下的细针穿刺（FNA）细胞学检查。

影像学检查 ①B超检查：可见胆总管和/或肝内胆管扩张、肝大、胆囊增大等间接征象，有助于提示患者行进一步检查。②消化道造影：可见十二指肠外上方有胆囊压迹，十二指肠第一二段处有胆总管压迹，病变处十二指肠黏膜中断，肠壁僵硬，当肿瘤较大时，可有"反3字征"。

③CT和MRI检查：可见十二指肠乳头部/胰腺钩突部软组织肿块，强化不均匀，伴有近端胆管及胰管扩张，表现为"双管征"，胆管扩张明显时可见"双环征"，肿块较大阻塞胆总管时可有胆总管"半月征"或"截断征"，同时可初步判断与周围大血管关系，对诊断以及治疗均有指导意义（图1）。④EUS：与CT相比，EUS对评估大血管受累程度敏感度高，同时可观察十二指肠黏膜受累程度，是目前对壶腹周围癌诊断和TNM分期最敏感的手段，但对远处转移的诊断敏感性不如CT。EUS检查的同时还可以置入支架，缓解黄疸症状（图2）。⑤经内镜逆行胰胆管造影：内镜下肿瘤形态上大致分为肿块型、溃疡型、混合型和特殊型四型，临床上常见混合型，大多肿瘤较巨大，内镜下易诊断，部分比较隐匿，需要进一步行细胞学才能明确诊断。壶腹癌可见十二指肠乳头隆起菜花样的肿物，不规则或呈结节状，易出血，胆管与胰管于汇合处多中断，近端可见胆胰管扩张，可在检查同时行支架植入术或鼻胆管引流，同时可取病理标本进行检测。十二指肠癌镜检时可见十二指肠降段黏膜溃疡、糜烂，取组织活检则可确诊。胆管下段癌

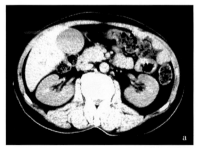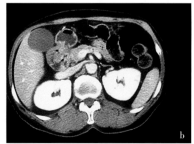

图1 壶腹周围癌CT表现

a. CT平扫，可见壶腹部软组织占位，边界不清，胆囊增大；b. 增强CT门脉期，可见胰头低密度灶，胆总管腔内软组织密度影，轻度强化

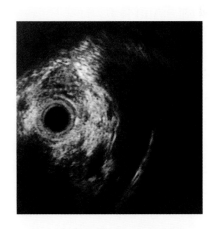

图2　壶腹周围癌内镜超声表现
胆管可见环腔1/2周的低回声
病变，未明显突破浆膜面

病例中胆总管一般不显影或梗阻上方见胆管扩张、下段中断，胰管可显影正常。磁共振胰胆管造影（MRCP）也有重要的诊断和鉴别诊断价值。

鉴别诊断　该病主要需与胆管结石等引起的胆管炎、胆管癌、胰腺癌以及十二指肠部的胃肠间质瘤（gastrointestinal stromal tumor，GIST）相鉴别。

胆管结石　患者可有反复发作的胆管炎病史，腹部超声可见胆管内高回声，不难鉴别，但应注意长期胆管结石引起慢性炎症有引起恶变的危险。

低位胆管癌　胆管癌可有梗阻性黄疸表现，但波动性黄疸少见，表现为无痛性胆囊增大、进行性加重的黄疸，常会引起胆管炎或化脓性胆管炎表现，影像学检查可见近端胆管扩张及胆管内软组织占位，低位胆管癌与壶腹周围癌发病位置及预后也有区别。

胰头癌　虽然传统定义把胰头癌归入壶腹周围癌，但在肿瘤的生物学特性和转归上两者都有明显不同。壶腹周围癌的恶性程度明显低于胰头癌，而胰头癌发展快，迅速出现周围组织、淋巴结甚至远处器官如肝、肺等转移，

黄疸出现晚，多数患者确诊时已是中、晚期，手术切除率和5年生存率都明显低于壶腹癌，预后也明显差于其他类型的壶腹周围癌，因此现常常将胰头癌单独列出鉴别。胰头癌常见临床症状为黄疸、消瘦和腹痛，与壶腹周围癌的临床表现易于混淆。ERCP在诊断和鉴别诊断上有重要价值。但胰腺其他部位肿瘤累及壶腹部或壶腹周围癌累及胰腺时通常提示肿瘤已达晚期，预后较差。

胃肠间质瘤　GIST是胃肠道最常见的良性肿瘤，根据部位不同可引起不同症状。CT多表现为圆形或类圆形肿物，密度均匀，边界清晰，可有钙化表现，恶变时肿瘤多较大，边界不清，可呈分叶状，密度不均，中央可出现出血、坏死等。CT检查及细胞学检查常常可帮助诊断。

治疗　包括手术治疗和辅助治疗。

手术治疗　手术切除是壶腹周围癌根治性的治疗方法，其中胰十二指肠切除术是目前最常采用的术式，此外还有保留幽门的胰十二指肠切除术，适用于肿瘤较小且无幽门周围淋巴结转移、十二指肠切缘阴性的患者。术中首先进行肿瘤可切除性评估，观察肠系膜根部有否受侵，切开胃结肠韧带显露肠系膜上静脉，Kocher手法触诊探查胰头后方钩状突情况，分离暴露胰头上缘软组织以了解门静脉和胆总管情况。探查后对可切除者决定术式，同时视情况行第1、2站区域淋巴结清扫术，若肿瘤已侵及门静脉或已有远处转移，或患者一般情况较差无法耐受手术者，可行姑息性手术，包括胆肠吻合术、胃肠吻合术等。消化道重建方式按胰腺残端空肠吻合、胆管空肠吻合、

胃空肠吻合顺序完成。

辅助治疗　壶腹周围癌术后辅助治疗的作用尚有待进一步评估，目前使用较为普遍的化疗方案为以氟尿嘧啶或吉西他滨为基础的同步放化疗。

（赵玉沛）

yíxiàn shénjīngnèifēnmì zhǒngliú

胰腺神经内分泌肿瘤（pancreatic neuroendocrine neoplasm，pNENs）　胰腺内多种具有分泌激素功能的细胞发展而形成的肿瘤。发生率很低，仅占胰腺肿瘤的1%~2%；尽管尸检患者中的发生率为0.5%~1.5%，但临床中有症状的小于1/1000。包含多种不同类型的肿瘤，根据发生率从高到低，大致排序为：无功能性胰腺神经内分泌肿瘤、胰岛素瘤、胰高血糖素瘤、促胃液素瘤、血管活性肠肽瘤、生长抑素瘤、其他类型胰腺神经内分泌肿瘤。

临床表现　大多数胰腺神经内分泌肿瘤的命名，是基于它们分泌的激素和由此产生的临床表现（表）。

诊断　影像学检查对于胰腺神经内分泌肿瘤的定位、分期、治疗方案的选择及术前、术后监测肿瘤生长或复发具有重要作用。①传统方法：包括B超、CT和MRI检查。超声检查的敏感度较低。普通CT和MRI，能够发现20%为1cm以下，30%~40%为1~3cm，和75%为3cm以上的胰腺神经内分泌肿瘤。螺旋CT和最新的MRI成像技术，发现原发灶的敏感度可达55%~78%。②其他的检查方法：包括内镜超声、血管造影和PET显像。内镜超声由于能贴近胰腺进行检查，从而发现直径2~3mm的微小肿瘤（敏感度约为82%），而内镜超声引导下细针穿刺细胞学检查还可

表　胰腺神经内分泌肿瘤的特点及其临床表现

肿瘤名称	细胞类型	分泌激素	临床表现	恶性比例（%）
胰岛素瘤	胰岛 B 细胞	胰岛素	低血糖	10~15
促胃液素瘤	G 细胞	促胃液素	严重消化道溃疡、腹泻	60~90
胰高血糖素瘤	胰岛 A 细胞	胰高血糖素	糖尿病、坏死性游走性红斑	60
血管活性肠肽瘤	胰岛 D1 细胞	血管活性肠肽	胰源性腹泻、胰性霍乱、弗纳-莫里森综合征	80
生长抑素瘤	胰岛 D 细胞	生长抑素	抑制综合征	–
胰多肽瘤	胰岛 PP 细胞	胰多肽	无症状或有腹泻	>60
神经降压素瘤	NT 细胞	神经降压素	低血压、血管舒张等	–
生长激素释放激素（GRF）肿瘤	GRF 分泌细胞	GRF	肢端肥大症	30
促肾上腺皮质激素释放激素（ACTH）瘤	ACTH 分泌细胞	ACTH	异位 ACTH 综合征	>95（指发生于胰腺的 ACTH 瘤）

帮助判断肿瘤类型。血管造影是放射介入的方法通过向胰腺供血血管注射造影剂对肿瘤进行观察的有创检查，敏感性约 70%。而正电子发射断层扫描（PET）通过放射核素在高功能区浓聚的原理，可使敏感性提高到 96%。此外，术中超声技术亦能提供胰腺的高分辨率图片，结合术者对胰腺的触诊，敏感性可达 83%～100%。

治疗　根据胰腺神经内分泌肿瘤的类型、分期，可以选择药物治疗（包括病因治疗、对症治疗）、手术治疗、生物治疗，和放化疗等不同治疗方法。对已经有肝转移的肿瘤，可以行肝肿物局部切除、栓塞治疗、血管结扎及肝移植术等。

预后　胰腺神经内分泌肿瘤的预后可能与原发灶的大小、部位、组织类型、有无肝或骨转移、血清肿瘤标志物的水平，以及肿瘤细胞增生指数（Ki67 指数）等多个因素有关。

（赵玉沛）

yídǎosùliú

胰岛素瘤（insulinoma）　源于胰岛 B 细胞的肿瘤。由于 B 细胞分泌胰岛素，大量的胰岛素释放进入血流，引起以低血糖为主的一系列临床症状。胰岛素瘤在有低血糖的情况下仍能维持胰岛素高水平分泌的机制目前尚不清楚。但有研究表明，与正常胰岛相比，胰岛素瘤中有一种胰岛素 mRNA 的变异型，其翻译效能增加且数量颇大。

病理　胰岛素瘤的大小，以及数目变异可以很大，可以是无数微小的显微镜下才能发现的胰岛素瘤，也可以是大小不等多发的肿瘤。90% 以上则是单发的圆形肿瘤，90% 的肿瘤直径在 2cm 内，胰头、体、尾三部的发生率基本相等。和其他内分泌肿瘤一样，肿瘤的大小和功能不一定呈平行关系。显微镜下肿瘤可以有包膜或无包膜，胰岛素瘤主要由 B 细胞构成，间质一般很小，常伴有淀粉样变，形态有时很像甲状腺髓样癌，可能属同一来源，即产肽激素系（APUD）细胞。电镜下瘤细胞内可见 B 细胞分泌颗粒，这是内分泌细胞肿瘤的特点。

临床表现　胰岛素瘤的典型临床症状为低血糖发作，低血糖症状发作如未确诊和得到治疗，发作次数常愈来愈频繁，症状愈来愈重，但进食后则恢复一如常人，对发作的表现一无所知，有的患者在家属的帮助下，认识到进食可以缓解，夜间加餐可以预防发作，通常呈现四组症状：①意识障碍：为低血糖时大脑皮质受到不同程度抑制的表现，如迷糊嗜睡、精神恍惚，以及昏睡不醒，也表现为头脑不清、反应迟钝、智力减退等。②交感神经兴奋的表现：为低血糖引起的代偿反应如出冷汗、面色苍白、心慌、四肢发凉、手足颤软等。③精神异常：为多次低血糖发作，大脑皮层进一步受到抑制和受损的结果，重者有明显精神病表现，故不少患者常常以精神病就治，经检查才明确系低血糖所致。④颞叶癫痫：与癫痫大发作相似，为最严重的神经精神症状，发作时知觉丧失、牙关紧闭、四肢抽搐，直至大小便失禁等。

胰岛素瘤患者在诊断前症状持续的中位时间多小于 1.5 年。然而，少数患者的症状很可能已经存在数十年。多达 20% 的患者在发现胰岛素瘤之前被误诊为神经性或精神性障碍。胰岛素瘤还常被误诊为癫痫发作，已报道 18% 的患者出现体重增加。

恶性潜能 恶性胰岛素瘤罕见，因此几乎没有关于其临床表现和长期预后的资料。这类肿瘤通常进展缓慢，有些患者即使出现肝脏或淋巴结转移仍能存活较长时间。胰腺内分泌肿瘤的生物学表现与组织学特征并不总是一致；即使是恶性肿瘤也会几乎或完全不表现出细胞多形性、核染色质深或核分裂象活跃性增加。因此，人们已制定出分期、分级系统，以便更好地研究和预测远期结局。例如，世界卫生组织使用了一种基于分期相关（即肿瘤原发灶<2cm vs>2cm，以及是否出现转移）和分级相关（核分裂率、神经周围浸润和淋巴血管侵犯、Ki-67指数）标准的分类方案，以估计胃肠胰腺神经内分泌肿瘤的恶性潜能。

诊断 胰岛素瘤的诊断分为定性及定位诊断。

定性诊断 ①Whipple三联征：空腹时具有低血糖症状和体征；血糖浓度在2.78mmol/L（50mg/dl）以下；静脉注射葡萄糖后症状立即缓解。②饥饿试验：临床症状不典型，空腹血糖>2.78mmol/L（50mg/dl）者可做此试验。每4~6小时测定1次血糖、胰岛素和C肽水平。如低血糖发作严重时，当血糖≤2.5mmol/L（45mg/dl）应即刻终止试验，并静脉注射50%葡萄糖60~80ml。尤其伴有肝病和垂体-肾上腺功能减退者亦可诱发严重低血糖，必须警惕。一般在禁食12~18小时后可诱发低血糖发作；禁食24小时阳性率为85%；禁食48小时阳性率为95%以上。禁食72小时为98%，增加运动诱发低血糖，尤其是血糖水平下降，而血浆胰岛素水平不下降，具有诊断意义。如经72小时禁食而仍未诱发低血糖者，可除外本病。此试验必须在严密观察下进行，并备好抢救措施，防止发生意外。③口服葡萄糖耐量试验（OGTT）：多次测定空腹血糖，而且<2.78mmol/L（50mg/dl），则对胰岛素瘤有重要诊断价值。一般认为在服糖后1小时呈早期低血糖症，或2~3小时出现低血糖并一直呈低平曲线时，这是因为胰岛素分泌增多，使血糖迅速被转化和利用。胰岛素瘤或胰岛组织增生时，具有自主性分泌，可能时而多，时而少，甚至暂停止分泌时，使受抑制的正常B细胞功能尚未恢复，此时可能出现糖尿病曲线，必要时静脉内留置针头，30分钟取血标本1次，连续5小时。④胰岛素和胰岛素原测定：除空腹及发作时血糖低于2.2mmol/L（40mg/dl）外，可采用下列试验：a.空腹发作时血浆胰岛素测定：正常人空腹静脉血浆胰岛素浓度，一般在5~20mU/L范畴内，很少超过30mU/L。但该病常有自主性分泌的高胰岛素血症，当患者于清晨空腹12~14小时后约80%可出现低血糖症并伴相对较高的血浆高胰岛素水平。对既有低血糖症又有高胰岛素血症的患者，血浆C肽测定有助于区分外源性胰岛素引起的人为的医源性低血糖症。胰岛素瘤95%患者C肽水平≥300pmol/L。然而低血糖症由于磺脲类药物引起者，不能用C肽测定排除。尿中这些药物的检测是必须的。但肥胖症、肢端肥大症、皮质醇增多症、妊娠后期、口服避孕药等可致高胰岛素血症。胰岛B细胞瘤性低血糖时，大多数胰岛素原水平升高，尤其是低血糖患者在测定胰岛素和C肽数据出现不一致时，测定胰岛素原是非常必要的，对鉴别内源性胰岛素和外源性胰岛素所致低血糖症是有诊断价值的。但不能仅仅胰岛素原升高，而做出低血糖症的诊断。b.胰岛素释放试验：以判断胰岛B细胞功能状态，可采用口服75g葡萄糖后做糖耐量试验，在每次测血糖水平同时取血测胰岛素水平。本病糖耐量曲线大都属低平，但胰岛素曲线相对较高，如各时点中其中1点高峰超过150mU/L则有助于本病的诊断。也可采用25g葡萄糖静脉注射法葡萄糖耐量试验，如曲线示胰岛素水平在各时点中其中1点高峰超过150mU/L，亦支持此病诊断。由于胰岛素瘤分泌胰岛素可以是间歇性的，可疑患者需要定期重新检查。

定位诊断 ①非侵入性检查：定性诊断明确后可使用影像学检查技术定位肿瘤。依据肿瘤的定位，计划手术类型。可行的非侵入性检查包括：多排螺旋CT灌注成像、磁共振成像、PET-CT。检查方法的选择取决于检查的可用性和当地的放射学技术。多排螺旋CT灌注成像是推荐的优选初始检查。②侵入性检查：对于有内源性高胰岛素血症性低血糖症且非侵入性放射定位检查结果阴性的患者，进行动脉钙刺激肝静脉取血测定胰岛素，经皮经门脾静脉置管分段测定胰岛素，超声内镜等检查。总之，恰当的术前定位检查加上术中超声检查和触诊，可识别98%的胰岛素瘤患者的一个或多个肿瘤。

鉴别诊断 ①婴儿持续性高胰岛素血症性低血糖症（persistent hyperinsulinemic hypoglycemia of infancy，PHHI）：也称家族性高胰岛素血症、先天性高胰岛素血症和原发性胰岛细胞增生（胰岛细胞增生症），这是一种通常呈染色体隐性遗传特征的遗传疾病，但已有常染色体显性遗传的报道。②非胰岛素瘤胰源性低血糖综合征（noninsulinoma pancreatogenous hypoglycemia syndrome，NIPHS）：见于成年人，并且也伴有胰岛增大和胰岛细胞增生症。该病不寻常的特征是低血糖发生于餐后2~4小时。胰岛素瘤典型的空腹低血糖在该病中较罕见。

治疗 包括以下几种方法。

手术治疗 手术是胰岛素瘤的主要治疗手段，且应尽早施行，因为长期低血糖发作可致中枢神经永久性损害，即使摘除了肿瘤，仍将遗留神经精神症状。

手术的关键：①彻底探查胰腺各部，配合术中 B 超检查可显著提高肿瘤的检出率，经验丰富的外科医生术中扪诊准确率可高达 90% 以上。②摘除一个肿瘤后，仍应警惕有多发肿瘤的存在，要避免遗漏；术中强调无糖输液和监测血糖以了解肿瘤组织是否切净。③应以冷冻切片或细胞学检查于术中证明摘除物或疑似部位组织是否胰岛组织。④如术中探查未发现肿瘤，行胰体尾切除术应持谨慎的态度。盲目的切除胰体尾并不能将病灶切除；如术中不能确定病变的性质，可暂关腹，术后有效控制低血糖症状基础上，再行详细的检查，或转到诊治经验丰富的治疗中心进一步治疗。对于瘤体位于胰腺上下缘、胰体尾或胰头腹侧的胰岛素瘤可采用腹腔镜下胰岛素瘤摘除术或胰体尾切除术。

复发的风险：研究表明成功切除胰岛素瘤后的 4 年内出现低血糖复发，可提示由于最初的肿瘤离断后残余的胰岛素瘤组织出现再生长。在这种情况下，肿瘤往往与最初的肿瘤位置相同。在首次手术后 4~18.5 年间出现复发。10 年和 20 年时的累积复发率分别为 6% 和 8%。Ⅰ型多发性内分泌腺瘤病（multiple endocrine neoplasia Ⅰ，MEN-Ⅰ）患者的复发更常见；其 10 年和 20 年的累积复发率均为 21%，而非 MEN-1 患者的 10 年和 20 年的累积复发率分别为 5% 和 7%（P<0.001）。

控制症状性低血糖的非手术治疗 对胰探查时遗漏胰岛素瘤的患者、不适合或拒绝进行手术的患者或有手术无法切除的转移性病变的患者，应该考虑进行非手术治疗。预防症状性低血糖的治疗选择包括：①二氮嗪：可减少胰岛素分泌，有时可用于控制低血糖。但该药物可引起显著水肿（可能需要大剂量的袢利尿剂）和多毛症。②奥曲肽：是一种生长抑素类似物。它能抑制生长激素分泌，但大剂量也会抑制促甲状腺素、胰岛素和胰高血糖素的分泌。虽然奥曲肽对控制胰高血糖素瘤、血管活性肠肽瘤和类癌相关的低血糖症状非常有效，但是它对症状性胰岛素瘤患者的效果较难预测。然而，对二氮嗪难治性的持续性低血糖的患者，奥曲肽可能是一种合理的选择。③依维莫司：尽管经验有限，但至少有一些数据提示，难治性病例可能对依维莫司治疗有反应。

放射治疗 使用体外放射疗法（radiotherapy，RT）治疗胰岛细胞瘤的经验有限。虽然以前认为胰腺神经内分泌癌是抗放射性的，但公开发表的病例报告和小规模的病例系列研究的数据提示，对于不适宜行手术切除的患者，放疗可达到较高的症状缓解率且肿瘤无局部进展率。目前仍没有专门关于症状性胰岛素瘤患者症状控制率的数据。

肝转移的定向治疗 肝和局部淋巴结是最常见的转移部位。①肝切除术：肝切除术适用于没有肝两叶弥散性受累、肝功能受损或广泛肝外转移（如肺、腹膜）的肝转移治疗。虽然大多数病例不能经手术治愈，但考虑到这些肿瘤缓慢生长的特性，延长生存期通常是可能的。一般来说，只有患者肝转移瘤数量有限时才会考虑手术切除，而且以治愈为目的时治疗最成功。②肝动脉栓塞术：肝转移瘤的大部分血供源自于肝动脉，而正常肝细胞的血供主要来自门静脉。这为肝动脉治疗性栓塞术提供了理论依据，其目的即引起转移瘤坏死，同时尽可能减少对正常肝实质的损伤。肝动脉栓塞术联合或不联合选择性肝动脉灌注化疗，经常作为不适合手术切除的症状性肝转移患者的姑息治疗。以激素分泌减少或影像学上肿瘤的消退来衡量的有效率一般超过 50%。③射频消融和冷冻消融：以肝转移为主的转移性病变的其他治疗方法包括射频消融和冷冻消融术，两者皆可单独使用或联合手术减瘤。这些操作可通过经皮或腹腔镜方法进行，可能比肝切除术或肝动脉栓塞术的损伤小。然而，这两种技术仅适用于较小的病灶，并且长期作用尚不确定。④放射性栓塞：另一种实现局部放疗的方法是将放射性核素［如，钇-90（^{90}Y）］与玻璃微球或树脂微球结合进行标记，并通过肝动脉选择性地运送至肿瘤。但显示该疗法有益的证据有限。⑤肝移植术：孤立性肝转移的患者尝试原位肝移植的人数非常少，同时，随访数据也不足以判断是否已真正达到完全治愈。供体器官在很多地区的获得较为有限，这限制了对这种方法的研究。

化疗和新疗法 全身性化疗的经验有限。首选的传统方案为链佐星和多柔比星，其缓解率可能在 10%~40%。这种方案的有效性和毒性（恶心、长期骨髓抑制、肾衰竭）尚不明确，这阻碍了其成为被普遍接受的标准一线治疗。含有口服活性烷化剂替莫唑胺的治疗方案也显示出抗肿瘤活性。选择链佐星/多柔比星或基于替莫唑胺的方案必须个体化，需考虑到口服的方便性、一般状况和日常生活活动能力以及两种治疗联合使用的预期副作用等。

治疗后监测 美国国家癌症综合网（National Comprehensive Cancer Network，NCCN）给出了基于专家共识的关于胰岛细胞瘤治疗后的指南：①切除术后 3 个月和 6 个月：病史与体格检查、肿瘤标志物以及 CT/MRI 检查。②长期：在术后 1~3 年，每 6~12 个月进行病史与体格检查以及肿瘤标志物检查，之后根据临床需要进行检查。推荐仅当临床上需要时才进行影像学检查。

（赵玉沛）

Huìpǔěr sānliánzhēng

惠普尔三联征（Whipple triad）

体内胰岛素分泌过多导致低血糖发作所引起的一组临床综合征。是胰岛素瘤的定性诊断标准。1935 年由美国医生惠普尔（George Whipple）提出，包括：①空腹时低血糖症状发作。②发作时血糖低于 2.8mmol/L。③进食或静脉注射葡萄糖可迅速缓解症状。90% 的胰岛素瘤患者根据惠普尔三联征即可得到正确诊断。胰岛素瘤定位诊断明确后，需积极手术治疗。

（赵玉沛）

yígāoxuètángsùliú

胰高血糖素瘤（glucagonoma）

源于胰岛 A 细胞的神经内分泌肿瘤。1942 年由贝克尔（Becker）首先报道，1963 年昂格尔（Unger）使用放射免疫法通过测定血清胰高血糖素水平对该病进行了首次诊断。1974 年，该肿瘤被马林森（Mallinson）等正式命名为胰高血糖素瘤。该病少见，在胰腺神经内分泌肿瘤患者中，出现胰高血糖素瘤的患者比例仅为 7%。该病多发于 50 岁左右人群，男女比例为 1 ：（2~3）。部分胰高血糖素瘤患者可能与多发性内分泌肿瘤 I 型（MEN-I）相关，这些患者通常还具有垂体瘤、胰岛细胞瘤或甲状旁腺瘤的家族史。

临床表现 包括坏死游走性红斑（necrolytic migratory erythema，NME）、唇炎、糖尿病、贫血、体重减轻、静脉栓塞，以及神经精神症状。其中，坏死游走性红斑和体重减轻是最突出的表现，65%~70% 的患者在就诊时就已经出现。

糖尿病可以出现在 75%~95% 的胰高血糖素瘤患者中。但胰岛 B 细胞功能正常，可以正常分泌胰岛素，所以胰高血糖素瘤患者所表现出的糖尿病，其血糖值升高并不严重，多数为轻度至中度的升高，能够通过饮食、口服药物或胰岛素得到很好的控制。该病还可以导致腹痛、食欲减退、腹泻、便秘等消化道症状。胰高血糖素瘤静脉栓塞的发生率约为 30%，是唯一能够导致血栓栓塞的内分泌肿瘤。此外，该病还可以导致运动失调、痴呆、视神经萎缩、近端肌肉无力等精神神经症状。

诊断 对于出现特异性 NME，伴糖尿病的患者，应高度怀疑胰高血糖素瘤。对于体重减轻、贫血、血中氨基酸浓度降低的患者，也应考虑胰高血糖素瘤的可能。由于大多数前面提到的临床表现并不特异，胰高血糖素瘤通常到了疾病的相对晚期阶段才被诊断。NME 作为胰高血糖素瘤患者的特征性皮损，往往是指导临床中做出正确诊断的重要表现。通过一些相关的定性、定位诊断可以协助胰高血糖素瘤的诊断。

定性诊断 首先，胰高血糖素瘤患者血中胰高血糖素水平升高。虽然除了胰高血糖素瘤以外，低血糖、饥饿、外伤、败血症、急性胰腺炎、腹部手术、肝衰竭及肾衰竭等许多其他疾病亦可导致血中胰高血糖素水平生理性增高，但增高的幅度一般较小，通常血中胰高血糖素浓度低于 500pg/ml。与此相反，对于胰高血糖素瘤的患者，其血中胰高血糖素的浓度往往高于 1000pg/ml（在确诊此病的人群中，胰高血糖素的平均浓度高达 1400 pg/ml）。同时出现 NME 和糖尿病表现的患者，血中胰高血糖素水平最高（最高可达14 300pg/ml）。尽管如此，对于胰高血糖素水平低于 500 pg/ml 的患者，如果他同时出现典型的临床表现，也不能除外胰高血糖素瘤的可能。

此外，还可以通过注射胰泌素激发胰岛 A 细胞分泌的方法，对难以确定诊断的患者进行分析。如果注射胰泌素之后，患者血中胰高血糖素水平明显升高，则考虑胰高血糖素瘤；反之，则排除该诊断。然而，在胰岛 A 细胞增生的患者中，此项实验可出现假阳性结果。

定位诊断 在做出定性诊断之后，需要行定位诊断以明确肿瘤部位及累及范围。

腹部 CT 检查 对考虑胰高血糖素瘤的患者进行定位诊断,应当首先选择腹部 CT 检查。由于在胰高血糖素瘤患者就诊的时候,原发肿瘤的体重通常较大,所以可以通过 CT 对绝大多数这类患者进行定位诊断(敏感性 86%)。腹部增强 CT 扫描在动脉期可以检测到体积更小的肿瘤。同时,CT 对于检查转移病灶也起着非常重要的作用。

内镜超声 可以检测到胰腺 2~3mm 的肿瘤,能够提供疾病部位相关的准确信息,并可协助进行胰腺肿瘤的细针穿刺活检。对 CT 难以发现的胰岛细胞肿瘤使用超声内镜进行检查,其敏感性和特异性分别可达 82% 和 95%。内镜超声的作用在于,对 CT 检查已经明确定位的肿瘤,可以使用内镜超声进行穿刺活检,更重要的是,对 CT 检查无法明确定位,而临床症状高度提示胰高血糖素瘤的患者,可以使用内镜超声进行检测,并同时行穿刺活检以明确诊断。

其他 血管造影对于高度血管化的胰腺神经内分泌肿瘤的检测具有很高的敏感性,但自从增强 CT 问世以来,血管造影在肿瘤检测方面的作用就基本被取代了。目前,血管造影基本只用于经肝动脉的栓塞和(或)化疗治疗。腹部超声能够看到较大的胰岛细胞肿瘤,但敏感性较低,特别是对体积较小、距离体表较远的肿瘤,发现率很低。

鉴别诊断 ①NME 或类 NME 皮损:可见于多种其他疾病,包括锌缺乏、糙皮病、恶性营养不良、晚期肝脏病变、中毒性表皮坏死、天疱疮,以及脓疱型银屑病等。②高胰高血糖素血症:可

见于饥饿等多种生理状态及其他神经内分泌肿瘤相关疾病。

治疗 50%~100% 的患者就诊时即已发生肿瘤转移,最常见的转移部位为肝,其次为区域淋巴结,之后为骨、肾上腺、肾和肺。根据就诊时疾病的不同时期,需要选择不同的治疗方式。

手术治疗 对于少数患者,如果就诊时肿瘤还局限在原发部位,手术治疗是最佳选择,一经确诊,应尽快施行手术。因为只有通过手术治疗,才有可能达到完全治愈。根据肿瘤的部位和大小不同,可选择不同的手术方式。如果肿瘤较小,可采用肿瘤摘除术;如果肿瘤较大,可行胰十二指肠切除术或胰体尾部切除术;如为多发肿瘤,可采用全胰切除术。对于大多数胰高血糖素瘤,由于主要位于胰体和胰尾部,手术方式可考虑胰体尾部切除术或远端胰腺次全切除术。适当的保留胰腺正常组织可以明显地提高术后患者的生存质量。手术切除原发肿瘤后,高胰高血糖素血症和 NME 均可得到迅速好转。然而,即使对于那些术前检查高度提示肿瘤没有转移的患者,手术完整切除的比例也仅为 30%。

对于就诊时已经发生肝转移,且转移灶同时累及左右半肝、肝功能受累,或广泛肝外转移(如广泛肺转移、腹膜转移)的胰高血糖素瘤患者,可以选择肝部分切除术。虽然这种手术方式不能将肿瘤完整切除,但可以使肿瘤生长速度减缓,可以显著降低患者血中胰高血糖素的浓度,缓解 NME,甚至在一些患者中,通过肝切除手术,NME 可以完全愈合。在此基础上,如果胰高血糖素瘤的原发灶是产生临床症状的主要原因,可以在肝切除的同时

行原发肿瘤切除手术。

胰高血糖素瘤肝转移患者还可以考虑行肝移植术。然而,目前为止,由于供体器官受到多种限制因素,胰高血糖素瘤肝转移而行肝移植术的患者数量还较少,随访数据也有待进一步补充。研究者认为,肝移植术在现阶段还只是一项研究性的方法,其结局还无法准确判断。

栓塞和化疗治疗 肝转移灶主要由肝动脉供血,而正常肝细胞主要由门静脉供血。这个解剖学的差异就为临床中采用栓塞和化疗方法治疗肝转移灶提供了可能。利用这个差异,在临床中,通过肝动脉对胰高血糖素瘤的肝转移灶进行栓塞和化疗治疗,可以达到诱导肿瘤细胞坏死,而同时最大限度地减少正常肝实质损伤的目的。

经肝动脉栓塞和(或)化疗,为失去手术治疗机会的胰高血糖素瘤肝转移患者提供了一种姑息性治疗的方法。栓塞可以使超过 50% 的患者血中胰高血糖素水平降低,或在影像学检查中表现出肿瘤体积缩小。此外,如果在栓塞治疗的同时,通过肝动脉注射化疗药物或链佐星,可以提高治疗的效果。

营养支持治疗 鉴于胰高血糖素瘤患者蛋白质代谢异常,营养支持治疗是治疗的一个必不可少的组成部分。对于手术的患者,术前应给予全胃肠外营养,而对于非手术的患者,肠内营养也会对患者一般情况的改善具有重要的作用。通过间断输注氨基酸和脂肪酸,可以使胰高血糖素瘤患者的 NME 消退。然而,营养支持治疗对于肿瘤生长速度和胰高血糖素瘤所产生的其他临床症状,没有明显的控制作用。

药物治疗 奥曲肽和干扰素α等生长抑素类似物对于胰高血糖素过量分泌所产生的临床症状具有较好的控制效果。奥曲肽能够抑制胰高血糖素的分泌，降低血中胰高血糖素的浓度，促进NME的愈合，改善糖尿病、腹泻、神经系统症状。而干扰素α能够使40%~50%胰高血糖素瘤患者的激素分泌水平降低，在20%~40%程度上抑制肿瘤生长，并在15%的患者中导致肿瘤体积缩小。此外，对于那些对奥曲肽耐药的患者，加用干扰素α，可以改善药物治疗效果。

预后 该病生长速度缓慢，但由于产生的临床表现不特异，发现时多已处于疾病的晚期。当肿瘤发生转移以后，就很难完全治愈。然而，即使肿瘤发生转移，患者在上述各种治疗方法的帮助下，仍能够获得相对较长的生存期（平均4.9年）。多因素分析研究发现年龄、肿瘤分级、是否转移，是影响患者预期生存期的最关键的三个因素。

（赵玉沛）

huàisǐ yóuzǒuxìng hóngbān

坏死游走性红斑（necrosis migrans erythema，NME）

胰高血糖素瘤患者经常出现的具有对称性、坏死性和游走性的皮肤病变。可以在93%的胰高血糖素患者中出现。1973年，因在一例患者身上发现颜面部、会阴和四肢的红色斑丘疹和斑块而得名。

发病机制 胰高血糖素瘤患者出现坏死游走性红斑的机制还不清楚，目前认为可能与以下几个方面相关。

高胰高血糖素血症 对于出现特异性NME的胰高血糖素瘤患者，当切除原发病灶，或通过药物治疗使血中胰高血糖素水平降低之后，皮肤NME多在1~2周内愈合消失。同时，对发生急性胰腺炎的患者使用外源性胰高血糖素进行治疗时，可以出现类似NME的皮肤受损表现。因此认为，高胰高血糖素血症与NME的发生相关。

低蛋白血症 在对胰高血糖素瘤患者进行营养支持治疗过程中，患者NME可得到不同程度的缓解。于是认为，低蛋白血症可能是导致NME的原因之一。

除此以外，还有研究认为，机体缺锌也可导致NME的发生。

临床表现 病变呈多形性或花纹样，多见于下肢、腹部和臀部皮肤，少数患者可表现为唇炎。病变为周期性，初期表现为局部的散在的淤点或丘疹，之后病灶逐渐扩大，病灶之间相互融合，发展成大泡状，中心部出现糜烂、渗出、结痂，之后愈合，颜色逐渐变淡或遗留紫斑，而皮损边缘可向外延伸，出现脱屑改变。整个过程持续7~14天。结痂和脱屑后局部不遗留瘢痕，但有时有色素沉积。坏死游走性红斑的病程从数天到数十年不等，一般为2年。由于病变各阶段表现不具明显特征性，在临床中常误诊为非特异性皮肤病。

诊断与鉴别诊断 除胰高血糖素瘤患者外，NME或类NME皮损还可见于多种其他疾病，包括锌缺乏、糙皮病、恶性营养不良、晚期肝病变、中毒性表皮坏死、天疱疮，以及脓疱型银屑病等。在确诊该病之前，很多胰高血糖素瘤患者，由于血中胰高血糖素水平不高，且缺乏典型的临床表现，其NME皮损被诊断为银屑病，或慢性湿疹。对于这类患者，可通过病理学检查进行鉴别，以明确诊断。

治疗 坏死游走性红斑作为胰高血糖素瘤的临床表现之一，其治疗方法基本与胰高血糖素瘤相同。①首选手术切除胰高血糖素瘤的原发灶和转移灶，控制和降低血中胰高血糖素的水平，从而促进NME的缓解和愈合。②对于已经无法手术的患者，可以考虑采用经肝动脉栓塞和（或）化疗的方法，缩小肿瘤细胞体积，减慢肿瘤生长速度，抑制肿瘤细胞分泌胰高血糖素。③进行营养支持治疗，补充机体缺少的氨基酸和锌，亦有助于促进NME的愈合。

（赵玉沛）

cùwèiyèsùliú

促胃液素瘤（gastrinoma）

分泌促胃液素的神经内分泌肿瘤。又称佐林格-埃利森综合征（Zollinger-Ellison syndrome）。曾称胃泌素瘤、卓-艾综合征。1955年，由美国佐林格（Zollinger）和埃利森（Ellison）首先描述。该病多发于20~50岁的人群，男女比例为（1.5~2）：1。在患有消化性溃疡的患者中，该病的患病率为0.1%~1%。然而，很多患者虽然具有促胃液素瘤的症状，但因为和幽门螺杆菌感染所造成的消化性溃疡症状类似，而被误诊，从而使该病的患病率在一定程度上被低估。该病可以是散发的，也可以与MEN-Ⅰ相关。

病因及发病机制 该病导致过量胃酸分泌主要由两方面原因造成，①胃酸对胃间质细胞具有营养作用。②胃酸通过释放组胺，对胃间质细胞的分泌具有巨大的刺激作用。

分期 根据肿瘤的大小（T），淋巴结转移的有无（N），以及是否远处转移（M），对肿瘤进行描述并进行临床分期（表）。

表　胃泌素瘤的 TNM 分期和临床分期

TNM 分期

T_X	原发瘤不能评估
T_0	手术或影像学诊断无原发瘤
T_1	原发瘤≤1.0cm
T_2	原发瘤 1.1~2.0cm
T_3	原发瘤 2.1~2.9cm
T_4	原发瘤≥3.0cm
N_X	淋巴结转移情况不能评估
N_0	无淋巴结转移
N_1	有淋巴结转移
M_x	远处转移情况不能评估
M_0	无远处转移
M_1	有远处转移

临床分期

0 期	T_0	N_0	M_0
Ⅰ 期	$T_{1~2}$	任何 N	M_0
Ⅱ 期	$T_{3~4}$	任何 N	M_0
Ⅲ 期	任何 T	任何 N	M_1

研究发现，临床分期不同的患者生存预后明显不同。

临床表现　包括以下几种。

消化性溃疡　超过 90% 的患者出现消化性溃疡的症状。与散发的消化性溃疡病相似，出现这个症状的患者，其病变通常表现为直径小于 1cm 的独立性溃疡。大多数溃疡（75%）位于十二指肠的第一部分，14% 位于十二指肠远端，还有 11% 位于空肠。相比于散发的消化性溃疡，胃泌素瘤患者的溃疡更容易复发。

腹泻　也是该病的一个突出的临床特征。引起腹泻的原因包括：①胃酸分泌速度过快，导致肠道内容量负荷过大，超出了小肠和结肠重吸收的能力。②过量胃酸分泌，超出了胰腺分泌碳酸氢根对酸性物质进行中和的能力。③小肠内容物处在这种特殊的低 pH 环境中，使得很多胰腺分泌的消化酶处于未活化的状态，从而干扰了胆汁酸对脂肪的乳化作用，

并会对小肠上皮细胞和小肠绒毛造成一定的损害。因此，消化不良与吸收不良共同造成了脂肪泻的结局。④血中胃泌素浓度过高可能会抑制小肠对水、钠的吸收，从而在一定程度上又造成了分泌性腹泻。

约 1/3 的胃泌素瘤患者在就诊时就已经出现了病灶转移。肝是最常见的转移部位，骨转移也比较常见，尤其以中轴骨为多，但发生骨骼转移的患者通常都已经发生了肝转移。

诊断　对于出现高胃酸分泌相关症状（如多发性溃疡、顽固性溃疡、十二指肠远端溃疡）、腹泻及既往或家族中有 MEN-Ⅰ 病史的患者，应该考虑到胃泌素瘤的可能。

定性诊断　激素测定实验常用于诊断该病，分别是空腹促胃液素测定、促胰液素激发实验和胃酸分泌实验。其中，空腹促胃液素测定和促胰液素激发实验比

较常用，还有一些其他检查，对于该病的诊断也有一些辅助作用，特别是促胰液素激发实验无法实施的时候，这些辅助的检查方法就显得更为重要。

空腹促胃液素测定　对所有怀疑促胃液素瘤的患者，都应该进行空腹促胃液素检查。正常血浆促胃液素水平的上限为 110pg/ml，当血浆促胃液素水平超过 1000pg/ml 时，就可以诊断促胃液素分泌异常。在此基础上，对于恶性贫血或萎缩性胃炎患者，其血浆促胃液素水平常常超过 1000pg/ml，此时如要排除胃酸缺乏导致的继发性高促胃液素血症，测定胃液 pH 就有着重要的作用。通常情况下，胰腺胃泌素瘤患者的空腹促胃液素水平高于十二指肠促胃液素瘤患者，肿瘤体积越大，发生转移灶的可能性越大，空腹促胃液素水平越高。然而，约 2/3 促胃液素瘤患者的空腹促胃液素水平在 150~1000pg/ml（71~475pmol/L），并没有达到正常值高限的 10 倍。因此，还需其他检查以协助疾病的诊断。

促胰液素激发试验　能够对多种原因造成的高促胃液素血症进行鉴别，因此，对所有怀疑促胃液素瘤，而空腹促胃液素测定结果未达诊断标准的患者，均应进行该实验。促胰液素能够刺激 G 细胞分泌胃泌素，因此，对大多数促胃液素瘤患者，当注射促胰液素之后，血浆促胃液素水平会有显著的增高。与此同时，促胰液素抑制正常 G 细胞分泌促胃液素，因此，对于其他原因导致的高促胃液素血症患者，注射促胰液素不会使血浆促胃液素水平升高。

胃酸分泌试验　20 世纪时，该实验对于促胃液素瘤的诊断具

有重要作用。而现在，对大部分医疗中心来说，这个实验已不再常规进行。由于操作起来比较复杂，前面讨论的几种诊断方法正在逐步取代这个检查。

血浆嗜铬素 A 测定　血浆嗜铬素 A 是神经内分泌肿瘤的血浆标志物，在多种亚型的神经内分泌肿瘤中都有增高，故无法通过它区分促胃液素瘤和其他神经内分泌肿瘤。但它在大多数促胃液素瘤患者中分泌增高，且其增高的程度与肿瘤大小呈正相关。因此，虽然这项检查对于诊断促胃液素瘤的敏感性和特异性均低于空腹促胃液素测定，但对于那些通过之前的试验都难以诊断的患者，血浆嗜铬素 A 的测定可以帮助其进行诊断。对恶性贫血所导致的继发性高促胃液素血症患者，其血浆嗜铬素 A 通常正常或接近正常。

钙输注试验　其敏感性和特异性都不如促胰液素激发试验高，操作起来也比较复杂，但是，对于促胰液素激发试验阴性的胃泌素瘤患者，钙输注试验结果可能为阳性。因此，对促胰液素激发试验阴性，而临床上高度怀疑促胃液素瘤的患者，可以尝试进行钙输注试验。

定位诊断　在做出定性诊断之后，需要行定位诊断以明确肿瘤部位及浸润范围。

两种比较常用的胃泌素瘤的定位方法是：生长抑素受体核素显像和超声内镜。在目前所有的检测方法中，生长抑素受体核素显像具有最高的敏感性，并且特别适合对肝转移和骨转移灶进行检测。超声内镜对体积较小的胰腺内分泌肿瘤定位准确性较高，并且能够进行肿瘤穿刺活检，从而通过病理学检查明确诊断。

如果能够合理使用上述两种检查方法，通常可以定位 90% 以上的胃泌素瘤。当临床上高度怀疑胃泌素瘤，而上述两种定位检查手段却没有找到瘤体，可以考虑采用其他方法进一步进行检查，如螺旋 CT 扫描、MRI、血管造影等等。尽管方法繁多，但有些时候，仍然只能通过剖腹探查、术中直接触诊、十二指肠内镜透照以及术中超声对肿瘤进行定位。

鉴别诊断　出现高促胃液素血症，需考虑以下几种原因相关的疾病：①无胃酸或低胃酸引起的继发性高胃泌素血症，如萎缩性胃炎迷走神经切断术后及应用奥美拉唑后胃酸缺乏等。②胃窦部 G 细胞增生。③胃出口梗阻。④残留胃窦综合征。⑤非促胃液素性胰岛细胞瘤引起的溃疡病。

治疗　治疗方式包括手术治疗和药物治疗。一般而言，对所有的该病患者，药物治疗都可以在一定程度上减轻其临床症状，但只有手术治疗，才有可能使疾病彻底治愈。其中，临床分期为Ⅰ期、Ⅱ期患者应常规手术治疗。

手术治疗　对于散发的，且没有转移迹象的胃泌素瘤患者，应该采用剖腹探查手术，切除肿瘤组织，以期达到彻底治疗的目的。彻底切除散发的促胃液素瘤可以阻止远期因肿瘤转移而导致的复发和死亡的可能。50% 以上的这类患者可以得到根治。与胰腺内促胃液素瘤相比，胰腺以外的促胃液素瘤（如位于十二指肠或胰周淋巴结），通过手术治愈的可能性更大。同时，因 MEN-Ⅰ起病的促胃液素瘤患者，临床上并不常规推荐进行剖腹探查术，因为 MEN 的多灶性特征会使得促胃液素瘤所导致的高促胃液素血症难以治愈。在促胃液素瘤切除术

后，胃酸的分泌可能并不能恢复到正常水平，因为术后仍会残留有过量的壁细胞，从而导致促胃液素水平持续性增高。促胃液素切除术后，约 40% 的患者还需要继续服用抗胃酸分泌的药物来控制胃酸过多，并且同时需要对胃酸的过量分泌进行长期密切监测。

此外，对于已经发生转移的胃泌素瘤患者，可以考虑肝段切除术、经肝动脉栓塞/化疗以及肝移植术，其治疗的适应证基本与胰高血糖素瘤患者的治疗适应证相同。

药物治疗　主要目的是控制该病患者的临床症状和消化性溃疡所产生的并发症。最常用的药物为质子泵抑制剂（PPI）。生长抑素类似物（如奥曲肽），在胰高血糖素瘤、血管活性肠肽瘤等其他类型胰岛细胞肿瘤中，能够非常有效的控制症状，并抑制相关激素的过量分泌，但对促胃液素瘤的治疗效果却不尽如人意。尽管奥曲肽能够降低促胃液素水平，在一定程度上抑制肿瘤生长，但在抗肿瘤活性方面，仍缺乏客观的证据。

预后　该病致死原因多为恶性肿瘤广泛转移生长。生存期主要与原发灶的大小和是否发生转移相关。此外，对于散发的胃泌素瘤患者，其就诊时空腹血浆促胃液素水平的高低，可以提示疾病发展的程度，并在一定程度上有助于估计该患者的预后。对于就诊时空腹血浆胃泌素轻度（0 ~ 499pg/ml）、中度（500 ~ 1000pg/ml）、重度（> 1000pg/ml）增高的患者，其 5 年生存率分别为：94%、92% 和 86%，对应的 10 年生存率分别为：86%、87% 和 73%。

(赵玉沛)

xuèguǎnhuóxìngchángtàiliú
血管活性肠肽瘤（vasosctive intestinal polypeptidoma）

分泌血管活性肠肽的神经内分泌肿瘤，年发生率约 1/10 000 000。大多数血管活性肠肽瘤位于胰腺内，临床上也可见到具有分泌血管活性肠肽功能的胰腺外肿瘤，如肺癌、结肠癌、肝癌、嗜铬细胞瘤等。有症状的胰腺血管活性肠肽瘤多为单发的、直径大于 3cm 的肿瘤，多位于胰尾部（约 75%）。在患者就诊时，60%~80% 的血管活性肠肽瘤已经发生转移。约 5% 的血管活性肠肽瘤可作为 MEN-Ⅰ 的表现之一。

发病机制 血管活性肠肽（vasoactive intestinal polypeptide, VIP）是一种含有 28 个氨基酸的多肽，作为中枢/外周神经系统重要的神经递质，VIP 具有多种生理功能：刺激胃肠道上皮细胞分泌和吸收、促进胆管上皮细胞分泌液体和碳酸氢盐、松弛食管下括约肌和肠道平滑肌、促进某些腺癌的生长、扩张血管、抗炎等作用。

临床表现 血管活性肠肽瘤常见于 30~50 岁的成年人和 2~4 岁的儿童，绝大多数患者都有血管活性肠肽瘤三联征的表现。即使在禁食条件下，血管活性肠肽瘤患者每天腹泻量均超过 700ml，其中约 70% 的患者每天腹泻量超过 3L。腹泻为水样泻，多为茶色，无味，具有分泌性腹泻的特征。除腹泻外，患者还可能出现低血钾和脱水相关临床症状，如乏力、恶心、呕吐、肌肉无力等。超过 75% 的患者会出现胃酸缺乏。此外，由于血管活性肠肽的血管舒张作用，部分患者会有潮红的症状。对于合并 MEN-Ⅰ 的患者，还可出现甲状旁腺功能亢进症、垂体瘤等相关症状。

诊断 当患者出现无法用其他原因解释的分泌型腹泻，血清中 VIP 浓度升高（>75pg/ml），即需怀疑血管活性肠肽瘤可能。影像学检查显示胰腺占位可支持诊断。其目的在于明确肿瘤部位，及浸润范围。由于肿瘤多大于 3cm，B 超和 CT 对肿瘤的检出率较高，可作为首选的检查手段。

鉴别诊断 由于分泌型腹泻常为患者最重要的临床表现，故需要与霍乱相鉴别。其他胰腺内分泌肿瘤，如胰多肽瘤，也可能出现水样泻、低血钾、胃酸缺乏相关症状，需要测定血清中相关激素水平以鉴别。此外，胰腺占位还需要与胰腺非神经内分泌肿瘤，如胰腺癌进行鉴别。

治疗 首选治疗为补液和纠正电解质紊乱。可采用奥曲肽、兰瑞肽等生长抑素类似物减少 VIP 分泌。干扰素-α 可能对某些难治性患者有效。对于有肝转移的患者，可考虑手术、动脉栓塞等治疗方法。

预后 该病患者的中位生存期为 103 个月，预期 5 年生存率为 88%，10 年生存率 25%。肿瘤小于 4cm，无转移，年龄 40~60 岁为提示预后较好的因素。

（赵玉沛）

xuèguǎnhuóxìngchángtàiliú sānliánzhēng
血管活性肠肽瘤三联征（triad of vasosctive intestinal polypeptidoma）

以水样泻、低血钾、胃酸缺乏或无胃酸为表现的临床综合征。又称胰霍乱、弗纳-莫里森综合征（Verner-Morrison syndrome）、WDHA 综合征（watery diarrhea, hypokalemia, achlorhydria 的首字母）。血管活性肠肽（VIP）能够与肠道上皮细胞表面受体结合，活化细胞腺苷酸环化酶，促进环磷酸腺苷的生成，使上皮细胞向肠腔内分泌的液体和电解质增多，导致分泌性腹泻和电解质紊乱。此外，VIP 还可以抑制胃酸分泌，导致胃酸缺乏或无胃酸。临床表现为：①水样泻：具有分泌性腹泻的特征，禁食条件每天腹泻量超过 700ml。②低血钾：乏力、恶心、呕吐、肌肉无力等表现。③胃酸缺乏：由于 VIP 抑制胃酸分泌。需要与霍乱和其他有类似表现的胰腺神经内分泌肿瘤鉴别。首选治疗为补液和纠正电解质紊乱。生长抑素类似物可减少 VIP 分泌。对于有肝转移的患者，可考虑手术。

（赵玉沛）

shēngzhǎngyìsùliú
生长抑素瘤（somatostatinoma）

源于胰岛 D 细胞的神经内分泌肿瘤。较少见，发病年龄平均为 50 岁，男女比例约为 1:1。1/3 生长抑素瘤的发生部位在胰腺内部，而胰腺内肿瘤中的 2/3 发生于胰头，剩下的生长抑素瘤多位于十二指肠，特别是壶腹和壶腹周围部位。少数生长抑素瘤可原发于肝、结肠和直肠。并不是所有生长抑素瘤都具有分泌功能。有些生长抑素瘤，特别是位于壶腹和壶腹周围部位的肿瘤，并不具有分泌功能；然而，对于位于胰腺内的生长抑素瘤，通常都能够分泌过量的生长抑素，从而导致一系列的临床症状。

发病机制 生长抑素通常以旁分泌的方式抑制其他一些激素的分泌，包括胰岛素、胰高血糖素、胃酸和生长激素，同时，它还对胃肠道功能具有直接作用，比如它可以抑制缩胆囊素的分泌，从而抑制胆囊的收缩、氨基酸的吸收和胃酸的分泌。它还能减少胃肠运动，从而延长食物在肠道的通过时间。

临床表现 几乎所有的该病患者都会出现胃酸减少，甚至出现无胃酸症的表现，此外，比较常见的临床表现包括腹痛和体重减轻。

胰腺内的生长抑素瘤 可能会表现为生长抑素瘤三联征，即糖尿病、胆囊结石和脂肪泻。该征在生长抑素瘤患者中的出现比例仅为10%。这些症状的出现是与生长抑素的生理功能密切相关的。胃酸分泌的减少是由于生长抑素可以抑制胃酸的分泌；糖尿病是因为生长抑素可以抑制胰岛素的分泌；胆囊结石的发生是由于生长抑素抑制缩胆囊素的释放，从而减少胆囊的收缩所致；而脂肪泻是因为生长抑素抑制了胰酶和碳酸氢根的分泌，同时抑制了肠道对脂肪类物质的吸收。

十二指肠的生长抑素瘤 与胰腺内生长抑素瘤不同，位于十二指肠的生长抑素瘤极少导致患者出现典型的生长抑素瘤三联征。它们大多不具有分泌过量激素的功能，因此其产生的主要临床症状常常以局部包块相关。最常见的临床表现为腹痛和黄疸。

诊断 由于临床表现不特异，在出现腹痛、黄疸、体重减轻的患者中，该病通常被误认为是胰腺或十二指肠肿瘤。如果患者在术前出现糖尿病、胆石症和脂肪泻三联征的表现，则应高度怀疑生长抑素瘤的可能。

定性诊断 对所有怀疑生长抑素瘤的患者，均应通过以下一些辅助检查来协助诊断。

空腹血浆生长抑素水平 诊断生长抑素瘤的最主要手段。正常人在清晨空腹状态下，血浆生长抑素水平低于100pg/ml，当空腹血浆生长抑素水平超过160pg/ml时，提示生长抑素瘤。然而，其他一些神经内分泌肿瘤也可能导致空腹血浆生长抑素水平轻度升高，从而使该实验出现假阳性结果。

激发实验 对临床上高度怀疑生长抑素瘤，而空腹血浆生长抑素水平又不足以诊断生长抑素瘤的患者，可以通过激发实验来进一步明确诊断。静脉注射甲苯磺酰丁脲（D860），或使用钙-五肽胃泌素先后静脉注射之后，对血中生长抑素水平进行监测。如果经过激发，血浆生长抑素水平明显升高，则可以诊断生长抑素瘤，反之，则排除此诊断。

其他 血糖测定，胃液分析等辅助检查亦有助于生长抑素瘤的诊断。

定位诊断 对诊断生长抑素瘤的患者，通过定位诊断，明确肿瘤的具体部位及浸润范围。B超、CT、MRI对胰腺原发肿瘤及其肝转移灶的发现率较高。胃肠钡剂及十二指肠低张造影对位于胰腺头部和十二指肠降段的肿瘤，诊断率高，但不适于发现胰腺体尾部的肿瘤。选择性腹腔动脉造影对该病的敏感性高，诊断率大于85%。

治疗 与其他神经内分泌肿瘤相似，手术治疗是治疗的首选方法。术式选择需根据肿瘤的大小、部位、性质等确定。然而，由于75%的患者在就诊时已经出现了肝转移，这使得根治性手术无法实施。

手术治疗 该病最常见的转移部位是肝。对于已经发生肝转移的生长抑素瘤患者，比较积极的手术方法是切除原发肿瘤的同时切除肝转移灶。虽然大多数患者通过手术治疗，并不能达到完整切除的目的，但鉴于生长抑素瘤生长较慢，通过减瘤手术可以使全身症状得以减轻。如果仅有一个较大的转移灶，采用手术切除是最恰当的方法，但需在术前进行评估，至少要有把握安全切除肿瘤总体积的90%以上，才可以进行手术。由于伤口愈合通常较差，对这种不能根治的患者进行手术，可能会增加局部手术并发症的发生率，从而使手术风险提高。

此外，还可以通过射频消融和冷冻治疗与减瘤手术相结合的方法，对肝转移灶进行治疗。少数肝转移的患者接受了肝移植治疗，但由于病例数少，随访数据不充足，因此目前难以确定肝移植治疗的效果，以及完全治愈能否实现。

栓塞治疗 肝转移灶主要依赖肝动脉供血。因此，栓塞治疗能够达到诱发转移灶坏死，而同时对正常肝实质伤害最小化的目的。对于生长抑素瘤，采用栓塞治疗，同时选择性通过肝动脉注射化疗药物，可以缓解患者的全身症状，减少肿瘤体积，但对患者生存期无明显改善作用。

药物治疗 与其他多种神经内分泌肿瘤一样，在患者体内注射生长抑素类似物奥曲肽能够抑制生长抑素瘤的分泌功能。对失去手术机会的患者而言，奥曲肽是缓解全身症状的一线治疗药物。市场上已经出现了长效的奥曲肽制剂，其作用时间长，血药浓度稳定，所产生的效果与之前的产品无明显区别。

40%~50%的生长抑素瘤患者，干扰素α（IFNα）能够较好的控制由于生长抑素过量分泌而产生的临床症状。20%~40%的患者中，干扰素α能够使肿瘤停止生长，15%的患者中，干扰素-α甚至能使肿瘤体积减小。此外，对于奥曲肽耐药的生长抑素瘤患者而言，干扰素-α能够有效地控制其临床症状。

化疗 对于无法手术治疗的患者，可以进行化疗。目前常用的化疗药物包括链佐星、氟尿嘧啶（FU）及多柔比星等。全身化疗对于转移灶的治疗作用有限，有研究认为，化疗可以使69%的患者减轻临床症状，但只能使10%的患者体内肿瘤体积减小。此外，由于相关研究较少，对于这些药物的化疗所产生的毒副作用，目前还了解不多，已知的副作用包括恶心、骨髓抑制、肾功能损伤。基于上述原因，化疗药物并非生长抑素瘤患者的一线治疗药物。

预后 由于大多数患者在就诊时已发生肿瘤转移，无论采用何种治疗方法，生长抑素瘤患者的预后较差。对原发灶位于胰腺的生长抑素瘤患者而言，其2年和5年生存率分别为30%和15%，原发灶位于十二指肠的生长抑素瘤患者生存期相对略高。

（赵玉沛）

yíduōtàiliú

胰多肽瘤（pancreatic polypeptidoma）
源于胰多肽细胞的神经内分泌肿瘤。胰多肽细胞（PP细胞）主要分布于胰岛周围，也有少量分布在胃黏膜、十二指肠、回肠、结肠和直肠等。胰多肽瘤是一种非常罕见的胰腺内分泌肿瘤。胰多肽瘤仅占胰岛细胞肿瘤的3.7%，而单纯胰多肽瘤则只占胰岛细胞来源肿瘤的1%~2%。该病多见于20~74岁，平均年龄51岁，男女发病无明显差别。部分胰多肽瘤可作为MEN-I的表现之一，可能与11号染色体长臂（11q13）上的基因突变有关。除位于胰腺的胰多肽瘤之外，临床上还可见到胰腺外的胰多肽瘤。

分类 大部分胰多肽瘤分布于胰腺，根据不同的病理学特点，可以大致分为三类。单纯胰多肽瘤、含有少量胰多肽细胞成分的胰腺混合内分泌肿瘤及胰多肽细胞增生。①单纯胰多肽瘤：是由博尔迪（Bordi）等人在1978年首次报道的，多数单纯胰多肽瘤都具有良性的生物学行为，但也有肿瘤转移至局部淋巴结和肝导致患者死亡的报道。②含有少量胰多肽细胞成分的胰腺混合内分泌肿瘤：除了单纯胰多肽瘤之外，超过半数的其他功能性胰腺神经内分泌肿瘤（如胰岛素瘤、胃泌素瘤、血管活性肠肽瘤、胰高血糖素瘤等）和无功能性的胰腺神经内分泌肿瘤中也含有胰多肽细胞成分，此类肿瘤被称为含有少量胰多肽细胞成分的胰腺混合性神经内分泌肿瘤。研究表明胰高血糖素瘤合并此类胰多肽瘤的概率最大，但具体机制尚不明确。③胰多肽细胞增生：近期采用年龄和性别匹配的正常受试者胰腺组织作为对照的临床研究提示，胰多肽细胞增生是胰多肽瘤的一种独立的病理类型。

发病机制 胰多肽（pancreatic polypeptide，PP）是由胰多肽细胞分泌的含有36个氨基酸的直链多肽。其确切的生理功能还不清楚，一般认为该胃肠激素能够抑制胆囊收缩、胃肠运动、胃排空、胰酶外分泌和肝糖原生成。食物是促进胰多肽释放的有利因素，特别是蛋白质和氨基酸。由食物引起的胰多肽释放可分为头期和胃肠期两个阶段：头期在嗅、视、咀嚼时即刻释放，15分钟即可达高峰；胃肠期在食物进入胃30分钟后达到高峰，以后食物进入小肠，胰多肽释放逐渐减少。迷走神经对胰多肽的释放也有刺激作用。在健康受试者中进行的研究表明，超过生理水平的胰多肽能够显著降低人的食欲和进食量，提示胰多肽是一种"饱足激素"（satiety hormone）。

临床表现 与其他胰腺神经内分泌肿瘤不同，尽管胰多肽瘤以过度分泌胰多肽为特点，但由于目前仍然难以确定的原因，大部分胰多肽瘤的患者缺乏明显而特异的临床症状。有些患者可出现腹泻（水样泻或脂肪泻）、胃酸分泌不足、体重减轻的症状。此外，还有部分患者是因肝大、腹痛、肝脏转移灶、阻塞性黄疸或上消化道出血进行检查时，意外发现胰多肽瘤。上消化道出血的原因包括肿瘤组织直接侵犯十二指肠或脾静脉/门静脉血栓继发的静脉曲张。一部分胰多肽瘤患者（含有少量胰多肽细胞成分的胰腺混合性神经内分泌肿瘤）的肿瘤细胞中除胰多肽外，还能分泌其他激素（如胰岛素，胃泌素等），从而导致相应症状。还有部分胰多肽瘤是MEN-I的表现之一，这部分患者还会有甲状旁腺功能亢进症、垂体瘤等相关症状。

诊断 多数胰多肽瘤患者没有特殊症状，故诊断比较困难。空腹和蛋白膳食刺激后血清中胰多肽水平对于诊断有重要的提示意义。有研究者建议对于血清胰多肽水平显著升高的患者，无论其是否有症状，均行开腹探查术，重点探查胰腺。但也有研究者建议在通过影像学等检查方法确切定位肿瘤位置后再行手术探查。

定性诊断 由于多种功能性和无功能性胰腺神经内分泌肿瘤都可导致患者血清中胰多肽水平

升高，故该病的定性诊断较为困难，需要病理检查以明确。一般认为对病理标本进行免疫组化染色，若肿瘤标本胰多肽染色阳性，则可诊断胰多肽瘤。若胰多肽染色阳性，而其他胰腺内分泌激素染色阴性，则可诊断为单纯胰多肽瘤。电镜下胰多肽瘤细胞中可见到丰富的直径 135~155nm 的圆形致密颗粒，胶体金标记蛋白 A 染色阳性。需要注意的是，由于胰多肽瘤的定性诊断依赖病理学证据，与许多其他内分泌肿瘤不同，胰多肽瘤的定性诊断大多是在手术后完成的。

定位诊断 目的在于明确肿瘤部位及浸润范围。B 超、腹部 CT、超声内镜、选择性血管造影等检查都可帮助了解肿瘤的部位、大小、数目及有无转移。近年来，有采用经口胰管镜定位肿瘤并行内镜下经乳头活检术对病变进行术前定性诊断的报道。由于胰多肽瘤可以发生于胰腺外组织，可以采用生长抑素受体显像技术定位胰外病变。

鉴别诊断 需要与其他引起的胰多肽升高的原因相鉴别：迷走神经兴奋，进餐，假性胰多肽瘤，炎症性肠病，肾衰和其他胰腺内分泌肿瘤如胰岛素瘤、促胃液素瘤、类癌综合征、血管活性肠肽瘤等。

治疗 该病患者通常无激素相关症状，因此治疗的目的主要是针对肿瘤本身。手术是治疗本病的首选方法。由于此类病例较为罕见，目前尚未就手术方式和范围达成共识。胰多肽瘤恶变概率未知，对于孤立的病变，可以仅切除病变。有时，胰多肽瘤还可见于胸腔和腹腔内胰腺外部位，可通过生长抑素显像法定位可疑病变后行探查手术。对于广泛转移，无法切除的胰多肽瘤，可采取链佐星联合多柔比星的化疗方案治疗。治疗后，患者的血清胰多肽水平多有明显下降，相当数量患者可恢复至正常水平。对于合并 MEN-I 的胰多肽瘤患者，其治疗方法则因其合并的其他内分泌疾病而异。

预后 该病发病率极低，尚缺乏大宗病例的预后报道。目前一般认为该病的疾病进程相对良性。

（赵玉沛）

shénjīngjiàngyāsùliú

神经降压素瘤（neurotensinoma） 源于胃肠道 N 细胞，以过度分泌神经降压素（neurotensin）为特点的胃-肠-胰腺神经内分泌肿瘤（gastro-entero-pancreatic neuroendocrine tumors，GEP-NETs）。极其罕见，目前世界范围内仅报道数十例。根据其病理特点，可以大致分为两类：单纯神经降压素瘤和混合神经降压素瘤。其中混合神经降压素瘤多见，此类肿瘤除过度分泌神经降压素外，还可分泌其他胃肠激素（如胰岛素、血管活性肠肽、胰高血糖素等）。而单纯神经降压素瘤则较为少见。绝大部分神经降压素瘤表现为孤立的体积较大的肿瘤，位于胰头或胰体。除位于胰腺的神经降压素瘤外，目前尚有胰腺外的神经降压素瘤相关报道，如肺等，但相当罕见。

发病机制 神经降压素（Neurotensin，NT）是一种 13 肽氨基酸，在神经系统中，神经降压素广泛分布于整个脑，以垂体和下丘脑中浓度最高；在胃肠道中由 N 细胞分泌，在回肠黏膜中含量最高。神经降压素在外周主要引起血压下降、皮肤血管舒张、发绀、静脉血管通透性增加、心动过速。在消化道，神经降压素能抑制小肠蠕动和降低食管下括约肌张力，抑制胃酸和胃蛋白酶分泌和胃排空，促进胰高血糖素、胰岛素、胰多肽释放。在中枢神经系统，神经降压素起到神经递质的作用，主要引起肌肉松弛、体温降低、减弱机体对疼痛刺激的反应等。脂肪是神经降压素的强有力刺激物，葡萄糖、氨基酸也能引起神经降压素含量增加。

临床表现 主要取决于神经降压素的生物学功能。患者可出现糖尿病、低血压、皮肤发绀、面色潮红、胫前水肿、胃食管反流、便秘、呕吐、反复发作性水样腹泻、胃排空延迟等临床症状。此外，混合神经降压素瘤除过度分泌神经降压素外，还可分泌其他多种胃肠激素，从而导致相应症状，如顽固性胃溃疡、腹泻、血管活性肠肽瘤三联征等。部分患者还可能出现肿瘤占位及肝转移所导致的相关症状，如腹痛、黄疸、瘙痒等。

诊断 由于神经降压素瘤患者的临床表现不甚特异，且常伴有其他胃肠激素分泌的相关症状，故该病的诊断较为困难。目前该病的诊断主要依赖病理，用光学显微镜，免疫组化化学方法，电子显微镜及应用放射免疫法检测肿瘤组织内的神经降压素，可确诊胰腺神经降压素瘤。

定性诊断 神经降压素瘤在获取组织标本前定性诊断比较困难，需要病理检查以明确。一般认为对病理标本进行免疫组化染色，若肿瘤标本中神经降压素染色阳性，则可诊断神经降压素瘤。若神经降压素染色阳性，而其他胰腺内分泌激素染色阴性，则可诊断为单纯神经降压素瘤。若同时存在其他胃肠激素染色阳性，则可诊断为混合神经降压素瘤。电子显微镜超微结构显示细胞内有圆形电子密度的颗粒，内质网发达，提示有内分泌功能。要注意的是，由于神经降压素瘤的定性诊断依赖病理学证据，与许多其他内分泌肿瘤不同，该病的定性诊断大多是在手术后完成的。

定位诊断 目的在于明确肿瘤部位及浸润范围。B 超、CT、MRI、选择性动脉血管造影等检查可显示直径在 1cm 以上的肿瘤，术中门静脉采血测定 NT 浓度也有定位作用。

鉴别诊断 该病临床表现与促胃液素瘤有相似，甚至重叠之处，需要注意鉴别。可通过测定血促胃液素水平、促胰液素刺激试验、胃酸分泌试验进行鉴别。此外，胰腺占位还需与非胰腺神经内分泌肿瘤，如胰腺癌等疾病进行鉴别。

治疗 手术治疗为神经降压素瘤的首选治疗方法，认为手术切除肿瘤可以治愈胰腺神经降压素瘤。切除肿瘤后，血清中神经降压素浓度可降至正常水平，临床症状也可明显缓解。根据肿瘤的位置、大小、是否转移决定手术方式：①胰十二指肠切除术：位于胰头部的肿瘤行胰十二指肠切除术。随着临床技术和监护手段的进步，术后严重并发症和病死率大为减少。有研究认为早期手术切除是目前治疗胰头部神经降压素瘤最为有效的方法。②胰体尾部切除术：局限于胰腺体尾部的肿瘤可做胰体尾部分切除术。③肿瘤摘除术：由于该病的恶变率未知，对于孤立单发、边界清楚的肿瘤，也可采用肿瘤摘除术，以降低手术并发症和病死率。④肝转移灶的治疗：可行手术或栓塞-化疗（肝转移灶主要由肝动脉供血，而正常肝细胞主要由门静脉供血。这个解剖学的差异就为临床中采用栓塞和化疗方法治疗肝转移灶提供了可能。利用这个差异，在临床中，通过肝动脉对肝转移灶进行栓塞和化疗治疗，可以达到诱导肿瘤细胞坏死，而同时最大限度地减少正常肝实质损伤的目的）。目前关于神经降压素瘤的化疗还存在争议，有研究者认为对于广泛转移，无法手术的患者可采取链佐星联合多柔比星的化疗方案治疗。

预后 由于病例数量极少，因此很难对神经降压素瘤患者的预后进行准确估计。一般认为该病大多数为良性病程，对手术治疗反应较好，很多患者都能通过手术获得治愈。而那些无法手术或手术难度较大的患者，采用链佐星等化疗药物的治疗，也可取得较为满意的疗效。

(赵玉沛)

yíxiàn lèi'ái
胰腺类癌（pancreatic carcinoid）
源于嗜银细胞的胰腺神经内分泌肿瘤。其恶性程度较低，发病率低，临床罕见，国外报道年发病率约为 4/1 000 000，其最具特征性的生化异常是 5-羟色胺（5-HT）及其代谢产物的过量生成，具体发病机制尚不明确。

临床表现 该肿瘤可分泌大量激素、生物活性物质等可引起类癌综合征表现，主要表现为以下几个方面：①间断性皮肤潮红：多见于面部、颈部及前胸部等部位，部分病例亦可遍及全身。皮肤潮红多在饮酒、情绪激动、疼痛等情况下诱发，间歇出现，呈鲜红色或紫色，持续时间不等，长者可持续 1～2 天，如反复发作，病程较长患者则会在颜面部等出现固定的皮肤改变，呈暗红色，可伴有毛细血管扩张等。多伴随眼眶周围水肿、流泪等症状。②呼吸系统症状：可表现为呼吸困难、喘憋等不适，易误诊为支气管哮喘，可与皮肤潮红等伴随出现。③心血管系统：主要症状包括心悸、头晕、血压降低甚至休克发生，多由于活性物质大量释放导致毛细血管扩张，有效循环血量减少所致。病史较长患者可出现心脏瓣膜病变及心衰。④消化系统：腹痛、腹泻、腹胀为常见表现，多由于肿瘤较大侵犯及压迫周围组织所致，晚期患者可有消瘦、贫血等。⑤其他：肿瘤可分泌其他内分泌激素导致相应症状，如分泌甲状旁腺素、胰岛素、胰高血糖素、生长激素等，亦可是无功能性胰腺神经内分泌肿瘤（MEN）的组成部分。

诊断与鉴别诊断 疾病早期可无任何症状，诊断困难，当患者出现多年不愈的间歇性皮肤潮红及不明原因的腹泻史者应考虑该疾病可能，另外合并喘憋、呼吸困难、腹痛、心悸等表现更支持该疾病诊断。需要和支气管哮喘、功能性消化不良等疾病鉴别。

对于有上述临床表现者，应进一步检查，行定性及定位诊断。①尿 5-羟吲哚乙酸（5-HIAA）测定：5-HT 及其代谢产物 5-HIAA 明显增高是该疾病的特征性改变，测定 24 小时尿液中 5-HIAA 含量有助于该疾病诊断。②若能行活检，标本行病理学检查可明确诊断。③定位诊断方面，腹部 B 超、CT、MRI、内镜超声等检查可明确病灶部位、大小、血运等情况，但无法与其他神经内分泌肿瘤鉴别，需结合典型临床表现诊断。

治疗 手术切除是该疾病最佳治疗方法，具体手术方式需根据患者肿瘤部位、大小、性质、有无肝转移等决定手术方式。①肿瘤摘除术：适用于肿瘤单发、直径较小、位置比较表浅的病灶，应注意保证切缘干净。②胰体尾切部除术：对于位于胰腺体尾部，多发肿瘤，与主胰管关系密切者，不适宜行单纯剥除，可考虑行胰体尾切除，如肿瘤与脾血管关系密切，保留脾困难者，可将脾一同切除。如有淋巴结转移者，则应同时行局部淋巴结清扫。③胰腺节段切除术：对于病灶位于胰颈、头部的病变可考虑使用此术式，该术式可避免切除过多正常的胰腺组织，减少术后糖尿病的发生率，并且吻合方式符合生理情况，保持了消化道的生理连续性，保证患者术后生活质量。术中近端胰腺残端关闭，远端胰腺残端行空肠 Roux-en-Y 吻合或者胰胃吻合。④胰十二指肠切除术：对于位于胰头背侧，直径较大，与主胰管、胆总管、关系密切者，可考虑采用此术式，该操作创伤大，术后并发症发生率高，围术期应加强监护。⑤肿瘤原发灶及肝转移灶姑息性切除：对于晚期，已有肝及腹腔广泛转移患者，病灶的姑息性切除可一定程度上缓解患者症状，配合术后的化疗、生长抑素等治疗，可改善患者预后。

对于无法手术者可考虑使用组胺受体拮抗剂，如赛庚啶、甲基麦角酸丁醇酰胺等药物，可缓解症状，但无法改善患者预后，另外使用生长抑素、化疗药物等对患者病情亦有一定改善。

(赵玉沛)

shēngzhǎngjīsùshìfàngyīnzǐliú

生长激素释放因子瘤（growth hormone releasing factor tumor）

可合成释放生长激素释放因子（GRF），引起肢端肥大等临床表现的神经内分泌肿瘤。最初由吉耶曼（R Guillemin）于 1982 年报道，临床罕见，其具体发病机制不清。发病部位肺部最为常见，其次为胰腺、小肠等部位。

临床表现　中青年多见，女性患者数多于男性，临床症状主要是由于肿瘤分泌的大量 GRF 引起的以肢端肥大为主要临床表现，患者手足粗大，皮肤增厚，前额弓隆起，颧骨突出，下颌部伸长，脸部变形等。另外部分生长激素释放因子瘤亦可合成分泌其他激素，从而引起相应症状，如分泌胰岛素、胃泌素等可引起低血糖、顽固性消化性溃疡、腹泻等临床表现。另外该疾病亦可作为 I 型多发性内分泌肿瘤（MEN-I）的组成部分，患者可同时合并库欣综合征、胃泌素瘤等其他内分泌肿瘤。

诊断　包括定性及定位诊断两方面。

定性诊断　对于肢端肥大患者应警惕该病可能，可抽血查生长激素及生长激素释放因子，如两个指标均明显升高，该病诊断基本成立，同时应查胰岛素、促胃液素素、催乳素、甲状旁腺素等除外多发性内分泌肿瘤可能。

定位诊断　可分为有创检查及无创检查两大类。有创检查包括血管造影等，该技术不作为常规手段，仅用于无创检查无法定位的复杂病例，由于 CT、MRI 等技术进步，该技术现已很少应用。无创检查方面包括：B 超、CT、MRI、内镜超声等，其中腹部增强 CT+胰腺灌注+三维重建是诊断胰腺占位性疾病的有效手段，同时亦可了解肿瘤周围大血管毗邻关系，指导手术方案的制定。近年超声内镜应用逐渐广泛，并且内镜超声引导下的细针穿刺（EUS-FNA）细胞学检查可以对胰腺肿物及胰腺周围的淋巴结进行组织学诊断。

治疗　如定性及定位诊断明确，应积极干预治疗：①手术治疗：手术根治性切除肿瘤是该疾病治疗的最佳手段，术中可根据病灶性质、部位、大小等决定具体手术方式，对于有淋巴结转移患者，术中应清扫周围淋巴结，改善预后。对于无法根治的患者，姑息性肿瘤切除亦可缓解患者症状，改善患者生活质量。②药物治疗：对于晚期无法手术切除或不能耐受手术患者可给予药物治疗，溴隐亭可通过激动垂体多巴胺受体从而减少生长激素的释放，从而缓解症状。另外生长抑素类似物亦可部分缓解症状。③介入栓塞、射频消融等：对于晚期无法手术患者可考虑此类治疗。

(赵玉沛)

wúgōngnéngxìng yíxiàn shénjīng nèifēnmì zhǒngliú

无功能性胰腺神经内分泌肿瘤（nonfunctioning pancreatic neuro-endocrine neoplasm，NF-pNET）

无特异性临床综合征表现的胰腺神经内分泌肿瘤。常于患者 50~60 岁时诊断。近年来由于影像学检查手段（如 CT 检查）的进步和普及，该病在所有胰腺神经内分泌肿瘤的所占比例有逐步上升的趋势。目前认为该病是最常见的胰腺神经内分泌肿瘤，占所有胰腺神经内分泌肿瘤的 50%~60%。

病因及发病机制　关于该病不表现出激素分泌相关的临床症状的原因，目前认为有多方面：①一部分无功能性胰腺神经内分泌肿瘤分泌不产生相应临床症状的肽类激素，如胰多肽、人绒毛膜促性腺激素（HCG）亚基、生长激素释放肽、嗜铬素等。②一些无功能性胰腺神经内分泌肿瘤虽可以分泌能够导致临床症状的激素，但却由于诸多因素影响而不产生相应表现，这些因素包括受体表达下调、血清中激素浓度过低、存在灭活物质、同时分泌具有抑制功能的肽类物质（如生长抑素）等。③一些无功能性胰腺神经内分泌肿瘤虽能够产生肽类激素，但却无法将其释放入血，故也不产生临床症状。

正是由于无功能性胰腺神经内分泌肿瘤不具有生物学功能，它们往往在诊断之前已经隐匿生长了较长时间。因此在诊断时，无功能胰岛细胞瘤的体积往往较大，能够很容易地通过影像学检查（如 CT 或 MRI）发现。

临床表现 该病患者没有激素分泌增多相关症状。约 35% 的患者是偶然（如体检或其他疾病诊治过程中）通过影像学检查发现的。患者最常见（超过 50%）的症状是腹痛。此外，根据肿瘤大小和转移部位，患者还可能以腹部包块、黄疸、腹水、脂肪泻、意识障碍等表现就诊，从而发现胰腺占位。部分患者可能合并 I 型多发性内分泌肿瘤（MEN-I），因此可有甲状旁腺功能亢进症、垂体瘤等相关症状。

诊断 主要依靠影像学检查和病理学检查。若患者通过影像学检查提示胰腺占位，病理学检查显示胰岛细胞来源的肿瘤，且不存在胃肠激素分泌相关的临床综合征表现，则可以诊断为无功能胰岛细胞瘤。

定性诊断 不能通过对病理标本进行组织化学染色的方法区分无功能性胰腺神经内分泌肿瘤和功能性胰腺神经内分泌肿瘤，因为大部分无功能性胰腺神经内分泌肿瘤的组织化学染色为阳性，提示该肿瘤属于胰腺神经内分泌肿瘤的一种。近期一项针对无功能胰岛细胞瘤的研究发现，约 50% 的无功能性胰腺神经内分泌肿瘤患者病理标本的胰岛素染色阳性，30% 患者的胰高血糖素染色阳性，40% 患者胰多肽染色阳性。

定位诊断 目的在于明确肿瘤部位及浸润范围。B 超和增强 CT 应作为首选的检查手段，血管造影时提示多血供的肿瘤。无功能性胰腺神经内分泌肿瘤大多表现为体积较大的单一占位，可位于胰腺的任何部位，分布特点上胰头-胰体-胰尾的发生率比值为 7∶1∶1.5。肿瘤的良恶性难以判断，恶性的主要判断标准为周围淋巴结或远处转移灶。值得注意的是，合并 MEN-I 的无功能性胰腺神经内分泌肿瘤多为多灶性病变。

鉴别诊断 该病需要与非胰腺内分泌肿瘤，如胰腺癌进行鉴别。此外，还需与其他胰腺神经内分泌肿瘤鉴别，鉴别要点在于：该病没有特异性临床症状，且血中激素水平正常或部分患者轻微升高。应当注意的是，一部分无功能性胰腺神经内分泌肿瘤也可分泌胰多肽，患者血中胰多肽水平可能升高，由于胰多肽升高并不引起临床症状，故这部分患者难以与胰多肽瘤进行鉴别。但考虑到该病与胰多肽瘤在临床表现和生物学行为上具有较大的相似性，因此临床上严格区分两者的意义不大。

治疗 手术治疗为首选。术式选择需根据肿瘤的大小、部位、性质等确定。①对于良性的有完整包膜的病变：可行肿瘤摘除或完整切除，一般预后较好。②对于局部恶性，难以完整切除的病变：是否应行手术还存在争议，这是由于无功能性胰腺神经内分泌肿瘤恶性程度较低，生长比较缓慢，此类患者若不行手术，中位生存期约 5 年。③对于已有转移的恶性病变：手术方式需要根据临床症状和肿瘤部位决定。一般认为应该在条件允许的情况下，尽量切除原发肿瘤，摘除转移灶，术后化疗，以延长患者生存期。

预后 能够完整切除的肿瘤预后较好，研究认为此类患者的术后中位生存期可达 7.1 年。局部恶性/难以切除的肿瘤（中位生存期 5.2 年）以及已有远处转移的病变（中位生存期 2.1 年）预后不佳。肿瘤直径大于 3cm 是提示预后不良的危险因素。

（赵玉沛）

I xíng duōfāxìng nèifēnmì zhǒngliú

I 型多发性内分泌肿瘤

（multiple endocrine neoplasia type I，MEN-I） 累及甲状旁腺、胰腺、垂体、甲状腺等内分泌腺体中的两个或者两个以上。又称多发性内分泌肿瘤 I 型。属于多发性内分泌肿瘤的一种类型，是一种具有常染色体显性遗传特征的肿瘤综合征，临床少见。年发病率为（0.01~2.5）/10 万，主要累及甲状旁腺、内分泌胰腺、垂体前叶、肾上腺皮质、胸腺等内分泌组织的多灶性内分泌肿瘤，其中肾上腺皮质疾病占 20%~40%，常为双侧增生性、无功能病变。

病因 发病与位于 11 号染色体长臂（11q13）上的 MEN-I 基因发生突变有关。该基因含有 10 个外显子，在遗传方式上属常染色体显性遗传。此病多为家族性遗传。

临床表现 MEN-I 的症状和

体征取决于累及患者肿瘤的类型。MEN-Ⅰ患者中半数以上可有2个内分泌腺瘤，20%患者有3个或3个以上的内分泌腺肿瘤，可伴或不伴有内分泌功能亢进。临床表现大多是由甲状旁腺的病变所致（80%~98%），其后分别是胰腺和十二指肠（40%~85%），垂体前叶（9%~40%）所致。至于甲状腺功能亢进症及肾上腺皮质腺瘤伴功能亢进者则更为少见。

甲状旁腺功能亢进症 甲状旁腺是MEN-Ⅰ中最主要的受累腺体，故甲状旁腺功能亢进症也是常见症状，但早期长时间也可无临床症状。由于甲状旁腺增生或腺瘤，使甲状旁腺激素分泌增多，产生骨代谢障碍，出现骨痛、病理性骨折。血钙增高可致肌无力、疲乏、便秘、恶心和呕吐，甚至因高钙血症而产生神经精神症状。尿钙排泄增加可引起泌尿系结石和肾功能损害，表现为肾绞痛、多尿和多饮等。

胰腺内分泌肿瘤导致的相关表现 MEN-Ⅰ中第二位受累腺体为胰腺。不同来源的胰腺神经内分泌肿瘤可分泌不同种类的激素。胰岛素瘤占患者的30%~75%，肿瘤分泌胰岛素，引起低血糖发作。胃泌素是除胰岛素瘤外最常见的胰腺神经内分泌肿瘤，伴有难治性、复合性消化性溃疡。多数患者溃疡呈多发性，部位不典型，出血、穿孔和梗阻发生率较高。其他病例，包括胰高血糖素瘤、生长抑素瘤、血管活性肠肽瘤等，对应分泌胰高血糖素、生长抑素、血管活性肠肽等，导致相应的临床症状，包括腹泻、皮肤潮红等。部分胰腺神经内分泌肿瘤患者肿瘤来源于多中心，常可见多发性腺瘤或弥漫性胰岛细胞增生。

垂体病变 MEN-Ⅰ患者50%~60%有垂体肿瘤，其中约25%分泌生长激素或生长激素和催乳激素，受累患者有肢端肥大症，临床上与散发性垂体腺瘤患者没有区别。25%~90%肿瘤分泌催乳素，约3%分泌ACTH，引起库欣病。其余大多为无功能。肿瘤局部扩张可挤压视神经，导致视力缺损，可伴有头痛以及垂体功能减退。

诊断 一般认为如果存在3个最常见的内分泌器官肿瘤（甲状旁腺、胰腺和垂体）中的2个，即可诊断为MEN-Ⅰ型。如一级亲属中至少一人患有1个上述肿瘤就可诊断为MEN-Ⅰ型家系。可检测MEN-Ⅰ基因突变。诊断标准见下。有2个或更多的下列体征，即可确诊为MEN-Ⅰ：①原发性甲状旁腺功能亢进症伴多腺体增生和（或）肿瘤，或复发性甲状旁腺功能亢进症。②十二指肠和（或）胰腺内分泌肿瘤：功能性（胰岛素瘤、胃泌素瘤、高血糖素瘤）和无功能性或多分泌肿瘤，并已用免疫组化方法证实，如胃的肠嗜铬样肿瘤。③垂体前叶瘤：功能性（生长激素肿瘤或肢端肥大症、泌乳素瘤）和无功能性或多分泌（生长激素、泌乳素、黄体生成素-卵泡刺激素、促甲状腺激素）病变，已用免疫组化证实。④肾上腺皮质肿瘤：功能性和无功能性。⑤胸腺和（或）支气管内分泌肿瘤（如前肠类癌）。⑥根据上述标准，伴MEN-Ⅰ的一级亲属（父母、兄弟姐妹或后代）。

治疗 对于MEN-Ⅰ型，手术切除肿瘤是治疗的第一选择。术中应尽可能彻底切除原发肿瘤及其转移病灶，减少肿瘤负荷，减少激素释放，使症状缓解，提高生活质量。放射治疗和化学疗法可以辅助使用，提高治愈率。

无症状性高钙血症患者一般不需要手术切除甲状旁腺，但应随访并核实有无症状及并发症，及时处理。有临床症状的患者应将亢进的甲状旁腺切除，术后定期复查，随诊剩余的甲状旁腺。术后根据血钙情况给予相应治疗。胰腺神经内分泌肿瘤应及时手术治疗，根据肿瘤部位以及肿瘤是否多发，选择相应的手术方式，术后根据是否存在肝转移配合使用生长抑素治疗。因胃泌素过多所致促胃液素瘤，可给予H₂受体阻断剂如西咪替丁、雷尼替丁，质子泵抑制剂奥美拉唑治疗。功能性垂体腺瘤依次为泌乳素瘤、生长激素瘤、ACTH瘤，此外还有无功能垂体腺瘤，可根据情况给予药物（溴隐亭，奥曲肽）、手术和（或）放射治疗。

（赵玉沛）

yíxiàn sǔnshāng pōufù tàncháshù
胰腺损伤剖腹探查术（exploratory laparotomy of pancreas injury） 怀疑存在胰腺损伤的探查手术。主要适用于：①腹部开放伤，疑有脏器损伤、腹腔内出血、腹膜炎者。②严重闭合性顿挫伤，上腹局部体征，血清及尿淀粉酶增高者。③腹部B超或CT发现胰腺断裂或不连续及小网膜囊内存在积液者。④经腹腔穿刺抽出不凝血且淀粉酶增高者。

手术方法 通常采用上腹部右侧经腹直肌切口，或根据具体情况可采用其他切口。清理腹腔积血，首先探查肝、脾、肠系膜血管有无出血，随后探查胃、小肠等消化道有无穿孔，如发现异常需妥善处理。剪开胃结肠韧带，提起胃，观察胃前后壁有无穿刺伤或挫伤。检查胰腺前部有无血肿、挫伤、包膜不完整或胰腺断裂，小网膜囊内有无积液、血肿。游离横结肠肝曲及横结肠右侧段，以 Kocher 法打开十二指肠外侧腹膜，从腹膜后将胰腺及十二指肠向前游离，以显露十二指肠第 2、3 段及整个胰腺头部，观察十二指肠及胰腺头部有无损伤，确定右肾及腹膜后血管有无损坏，如存在血管损伤，首要的治疗措施应为控制出血，纠正休克。随后需确定有无主胰管损伤，如胰腺实质破损处能直接观察到主胰管破损口可直接诊断；如肉眼无法判断时，可打开胰腺背侧后腹膜行双合诊，必要时可行术中胰管造影。当胰腺有较严重钝挫伤、穿刺伤或胰腺断裂、破碎时，即使未发现主胰管，亦应按主胰管损伤处理。未损伤主胰管的胰腺浅表裂伤、钝挫伤及血肿可予细丝线间断缝合，于外伤处放置多根引流管以充分引流。胰腺体尾部断裂伤，常采用胰体尾切除术直接切除远端胰腺，具体步骤见胰体尾部切除术；胰头或胰颈部断裂伤，可行近端胰腺关闭，远端胰腺与空肠 Roux-en-Y 吻合，避免了行胰腺次全切除术所致胰腺内分泌及外分泌功能缺乏相关并发症。胰头部严重损伤及胰十二指肠联合伤，常需缝合修复胰头裂伤及十二指肠穿孔。损伤近端横断十二指肠或可吸收线缝合幽门使十二指肠功能性横断，将空肠上提与胃行侧－侧吻合或 Roux-en-Y 吻合，起到食物改道的作用。于胆总管放置 T 管引流胆汁，行胃造口或空肠造口以利术后给予空肠营养。如存在胰头部严重出血无法控制，或胰头、十二指肠严重损伤无法修复时，可考虑行胰十二指肠切除术，具体步骤见十二指肠切除术。于病损处放置多根引流管，术后持续

负压吸引。术后 3 周内给予肠外营养，使用广谱抗生素预防感染。

常见并发症 包括术后早期出血、胰瘘、十二指肠瘘、腹腔感染、腹腔脓肿、胰腺假性囊肿、急性胰腺炎、多器官功能衰竭等。

（赵玉沛）

huàisǐyíxiànzǔzhī qīngchúshù

坏死胰腺组织清除术（debridement of devitalized pancreatic tissues） 清除坏死胰腺组织的手术。是急性坏死性胰腺炎常用的手术方法。主要适用于胰腺炎发病早期迅速出现病情恶化；或经积极治疗病情仍不见好转，确定或怀疑存在胰腺坏死并继发感染者。

手术方法 术前需积极抗休克治疗，纠正补充循环血容量，纠正酸中毒，纠正低氧血症，放置中心静脉导管。通常采用上腹正中切口或两侧肋缘下弧线或横行切口，切开腹膜后注意腹腔积液性状、量及气味，留取积液行常规、生化检查及细菌培养、药敏实验。探查肝、胆、胃、脾及盆腔有无异常，如确诊或怀疑胆源性胰腺炎需切除胆囊，行胆总管探查、T 管引流术。剪开大网膜，分离胃结肠韧带，游离十二指肠，显露胰腺。判断胰腺坏死区域及坏死范围，充分游离胰腺上缘，用手指或器械轻柔钝性剥离胰腺坏死组织，保护正常胰腺组织及周围重要脏器、血管。如遇出血，需严密止血，防止术后再发大出血。清除坏死组织，留取部分组织送细菌培养及药敏试验，余标本送病理学检查。如病变部位主要分布在胰腺头颈部，需游离结肠肝曲，Kocher 法打开十二指肠侧腹膜，向十二指肠水平部游离，清除胰头后方坏死组织。如腹膜后间隙存在大量坏死

组织及渗出物，需打开右侧结肠旁沟、游离肾周脂肪直至肠系膜根部，清除坏死组织，吸尽炎症渗出。如胰体尾部存在坏死炎症，应游离脾脏，剪开脾结肠韧带，打开左侧结肠旁沟至肠系膜根部，同法清除坏死组织。以 3% 过氧化氢溶液冲洗坏死区域和大量生理盐水冲洗腹腔。如情况允许，可行胃造口及空肠造口。对称放置多根引流管，进行充分引流。急性坏死性胰腺炎常需多次清创手术，故可缝合腹膜，而后间断减张全层缝合；如胰腺坏死范围较小，术后冲洗引流可完全清除坏死组织，亦可按常规方式逐层关腹。

常见并发症 包括胰腺坏死继发感染、术后出血、胰瘘、肠瘘、胰腺脓肿、胰腺假性囊肿等。

（赵玉沛）

yíguǎn-kōngcháng wěnhéshù

胰管空肠吻合术（pancreaticojejunostomy） 将扩张胰管纵行切开与肠管行侧－侧吻合的手术。是慢性胰腺炎的常用手术方式之一。主要适用于内科治疗无效的慢性胰腺炎所致的严重顽固性腹痛，伴主胰管明显扩张者。另外，亦可治疗其他疾病所致的主胰管狭窄、胰管囊肿、胰管结石等。

手术方法 通常采用右侧经腹直肌切口或上腹横弓形切口。首先探查胰腺与周围脏器关系，胆囊大小、形态是否正常，胆总管有无增粗及结石。Kocher 法游离十二指肠及胰头，探查胆总管胰后段。如术中发现胆囊或胆总管内结石，需一并处理。剪开胃结肠韧带，分离暴露胰腺被膜，探查胰腺。胃后壁与胰腺间粘连可锐性分离。行细针穿刺确定胰管位置，如穿刺失败，可行术中

B超协助定位。必要时，注射造影剂行胰管显影，了解胰管全程通畅情况。沿胰管纵行切开胰腺，但在胰头近十二指肠处保留0.8~1cm胰腺组织，以保护十二指肠血供。打通胰管内所有狭窄处，取尽胰管内结石，探查胰管与十二指肠是否通畅。切除的胰腺组织可送术中冷冻切片病理证实诊断。距屈氏韧带15~20cm处断空肠，关闭此肠袢远端开口，将空肠远端经结肠系膜无血管区穿透上提。纵轴切开对系膜缘肠壁，与切开的胰管行胰管空肠侧－侧吻合术。距离此吻合口30~40cm处将切断空肠近端断端与远端空肠侧壁行端－侧吻合，肠袢间可间断缝合关闭缺口。关闭结肠及空肠系膜缺口。冲洗手术野，彻底止血，放置腹腔引流管（图）。

常见并发症　包括术中及术后出血、胰肠吻合口瘘、腹腔感染、小网膜囊内积液等。

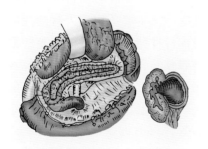

图　胰管纵行劈开，胰管空肠侧－侧吻合

（赵玉沛）

nèizàng shénjīng qiēduànshù

内脏神经切断术（splanchnicectomy）　切断内脏交感神经以缓解疼痛的手术。目前一般采用胸腔镜进行微创手术。适用于晚期胰腺癌及慢性胰腺炎患者，伴有剧烈持续腰背部疼痛无法耐受，对

麻醉镇静药物产生严重依赖或药物控制效果不佳者。全身麻醉采用双腔插管单侧通气。患者取左/右侧卧位，腰部放置软垫抬高。于腋前线第7肋间置入10mm穿刺套管，使肺部分萎陷及膈肌下降，胸腔压力维持在8 mmHg左右，插入30°角胸腔镜探查胸腔。胸腔镜直视下于腋后线第4肋间及第8肋间插入5mm穿刺套管，插入操作器械。用胸腔镜镜头将肺内积气排净，使肺叶充分塌陷，暴露后胸壁。寻找交感神经，于肋骨小头前方、壁层胸膜下方可见一条白色连珠状长链，其上一定间隔轻度膨大，即为交感神经干。完全显露整个胸腔后壁，沿肋膈反折切开在奇静脉（右侧）或降主动脉（左侧）入膈肌处外侧3 cm胸膜，沿此向下切开达第10或第11肋间，尽量向远端钝性游离内脏大神经。紧贴交感干小心游离内脏神经，逐一游离后钳夹切断或电凝切断。若能发现内脏小神经，也将其切断。检查无活动性出血及其他损失，放置闭式引流管，胸腔排气后常规关胸。常见并发症包括术后出血、气胸、肋间神经痛、肺炎、切口感染等。

（赵玉沛）

yíxiàn nángzhǒng zhāichúshù

胰腺囊肿摘除术（excision of pancreatic cyst）　单纯切除胰腺囊肿，而不过多切除正常胰腺组织的手术。适用于浅表、体积较小、与主胰管无相通，与周围组织粘连疏松易于剥离的胰腺假性囊肿或良性囊肿如先天性囊肿、潴留性囊肿、浆液性囊肿等。根据囊肿的部位，可以采用上腹部正中切口或弧形横切口，探查肝、胆、胃及盆腔有无异常。打开胃结肠韧带，暴露胰腺被膜；探查

确定囊肿形态及走行。采用钝性与锐性分离相结合的方式沿包膜界面将囊肿与周围胰腺组织分离开来。切除过程中尽量不损伤胰腺组织，避免损伤主胰管。如不慎损伤，需妥善结扎。囊肿完整切除后，可抽吸出囊液送细菌培养及淀粉酶测定，切取部分囊壁送冷冻切片病理检查，以除外恶性，以手指探查囊腔，注意腔内有无肿瘤样突起，可疑之处送病理检查。囊肿切除后缺口，可根据情况选择间断缝合，注意勿缝合过深，以免损伤或缝扎主胰管。囊肿如较小亦可不行缝合，以便充分引流。冲洗腹腔，彻底止血，放置腹腔引流管，常规关腹。常见并发症包括胰瘘、术后出血、腹腔积液、腹腔感染等。

（赵玉沛）

yíxiàn nángzhǒng nèiyǐnliúshù

胰腺囊肿内引流术（pancreatic cyst internal drainge）　将胰腺囊肿内的积液引流到肠管内的手术。胰腺假性囊肿常用手术方式。适用于囊壁成熟、较大且无继发感染或囊内出血的胰腺假性囊肿。根据囊肿位置及大小，可选择与邻近胃、十二指肠、空肠等吻合。囊肿空肠 Roux-en-Y 吻合具有防止逆流、吻合口瘘发生率低等优点，目前应用最为广泛。①囊肿空肠吻合术：通常采用上腹部弧形切口或经腹直肌切口，探查腹腔各脏器形态、大小有无异常，注意胆囊、胆总管有无病变。探查确定囊肿形态及走行，选择最低位做吻合。细针穿刺定位，抽吸出囊液送细菌培养及淀粉酶测定，切取部分囊壁送冷冻切片病理检查，以除外胰腺囊性肿瘤，以手指探查囊腔，注意腔内有无肿瘤样突起，可疑之处送病理检查。游离长40~50cm空肠袢，断

端缝合关闭，上提至囊肿最低处，切开对系膜缘空肠壁，与囊肿行侧-侧吻合，于吻合口远端30~40cm近端空肠断端与远端空肠侧壁行端-侧吻合，关闭小肠系膜缺口。吻合口放置腹腔引流管，常规关腹。②囊肿胃吻合术：手术切口及探查方法同上。于囊肿与胃后壁附着处对应胃前壁纵行切开，吸尽胃内容物，至胃后壁细针穿刺定位，吸取囊液送检，小块囊壁送冷冻检查，以除外胰腺囊性肿瘤。切除胃后壁及囊壁约4cm，探查囊内有无新生物，将囊壁与胃后壁行全层间断或连续缝合，放置胃肠减压管，关闭胃前壁。常见并发症包括术后出血、吻合口瘘、腹水、腹腔感染等。

(赵玉沛)

yíxiàn nángzhǒng wàiyǐnliúshù

胰腺囊肿外引流术（pancreatic cyst external drainage）

将胰腺囊肿内的积液引流到体外的手术。胰腺假性囊肿手术方式之一。适用于全身状况较差，无法耐受长时间手术或已经继发感染的假性囊肿患者。手术方式简单易行，但复发率较高。可采用全身麻醉或连续硬膜外麻醉，对危重患者亦可局部麻醉下手术。根据囊肿位置取上腹左侧或右侧经腹直肌切口，探查胰腺与腹腔内脏器关系，胆囊及胆总管有无增粗与结石。打开胃结肠韧带，显露囊肿，细针穿刺抽吸少许囊液确定位置，囊液送细菌培养及淀粉酶检查。切开囊壁，吸尽囊液，切取部分囊壁组织行冷冻切片，除外胰腺囊性肿瘤可能。探查囊腔，观察有无乳头状新生物及钙化。打通囊内各间隔，注意勿损伤囊壁。放置一乳胶管或蘑菇头状导管，间断缝合以闭合囊壁切口与导管间缺口，引流管至腹壁戳出固定。

于囊肿引流口处放置腹腔引流管，冲洗手术野，彻底止血，逐层关腹。术后持续引流，给予广谱抗生素及营养支持，根据囊液药敏结果调整抗生素。给予生长抑素抑制胰液分泌，促进囊肿闭合。有条件的单位也可以通过放射介入或超声引导下，经皮穿刺向假性囊肿置入引流管。最常见并发症为胰瘘，发生率可高达20%左右，其他还包括术后腹腔出血、腹水、腹腔感染、腹腔脓肿等。

(赵玉沛)

yídǎoxìbāoliú zhāichúshù

胰岛细胞瘤摘除术（excision of islet cell adenoma）

单纯剜除胰岛细胞瘤，而不过多切除正常胰腺组织的手术。适用于良性、单发、直径小于2cm，所在部位表浅，与主胰管无相通的胰岛细胞瘤。术前给予静脉输注葡萄糖或夜间进餐，防止低血糖症状发生。通常采用上腹部正中切口、经腹直肌切口或弧形横切口，探查肝、胆、胃及盆腔，打开胃结肠韧带，暴露胰腺被膜；Kocher法打开十二指肠外侧腹膜，游离胰头及十二指肠，行胰头全程双合诊，探查肿瘤大小、部位、与胰腺实质关系，探查中需警惕胰腺多发胰岛素瘤可能。如触诊未发现肿瘤，术中B超可协助诊断。切开肿瘤表面胰腺被膜，贯穿缝合肿瘤以牵引，钝性与锐性分离相结合，将肿瘤沿包膜界面与周围胰腺组织分离开来。逐一结扎胰腺断面的血管，切除过程中尽量不损伤胰腺组织，避免损伤主胰管。间断缝合瘤床切口，主胰管处勿缝合过深，以免损伤或缝扎主胰管。瘤床如较小亦可不行缝合。冲洗腹腔，彻底止血，于手术创面周围放置腹腔引流管，常规关腹。术后监测血糖变化，

给予生长抑素及抗生素预防胰瘘及感染。常见并发症包括胰瘘、急性胰腺炎、术后高血糖、短期肾上腺功能不全等。

(赵玉沛)

yítǐwěibù qiēchúshù

胰体尾部切除术（distal pancreatectomy）

胰腺体尾部病变的最常用手术。主要适用于：①胰腺体尾部的肿瘤。包括恶性肿瘤，如胰腺体尾部癌、囊腺癌、恶性胰岛素瘤等。②胰腺体尾部的良性或交界性肿瘤。如囊性腺瘤、假性囊肿、胰岛细胞瘤等。③胃癌根治术时附加胰体尾部及脾切除。通常采用上腹部弧形切口，也可采用左侧经腹直肌切口。腹腔探查明确有无腹腔内其他脏器转移或有无胰腺区域浸润。首先切断胃结肠韧带和脾胃韧带，将胃向上牵拉，在肠系膜上动脉的左侧沿较为正常的胰腺下缘剪开覆盖的腹膜，适当分离，到达脾静脉后方的腹膜后间隙，剪开胰腺上缘的后腹膜，然后引过一根橡皮导管作为牵引。切断脾结肠韧带，将横结肠脾曲分开，继而剪开脾肾韧带，沿脾后面的后腹膜间隙分离，逐渐将脾连同胰腺体尾部及其肿瘤向前、右方翻转，将脾挽出至腹部切口。从胰腺的下缘和脾下极逐步将胰腺游离，注意避免损伤左肾上腺和左肾静脉，因两者与胰体尾部关系甚为密切。沿胰腺上缘逐步钳夹、切断后腹膜及纤维脂肪组织，妥善止血并结扎该处的淋巴管。在胰腺上缘分离出脾动脉，切断并双重结扎脾动脉。在胰腺的背面分离出脾静脉及其与肠系膜上静脉的汇接部，切断并缝扎脾静脉，然后切断胰腺组织，将标本移出。在胰腺断端寻找主胰管，以细丝线单独结扎。可以对胰腺切缘进

行褥式缝合，或做间断缝合将切缘前后对拢。冲洗手术野，彻底止血，放置腹腔引流管。常见并发症包括术中术后出血、术后胰瘘、腹腔内感染、膈下脓肿、胰腺假性囊肿等。

（赵玉沛）

yí-shíèrzhǐcháng qiēchúshù

胰十二指肠切除术（pancreaticoduodenectomy）

胰腺头部病变常用手术方式。适用于胰头癌、胆总管中下段癌、壶腹周围癌、十二指肠癌、严重胰十二指肠损伤以及胰头部巨大良性或低度恶性病变，如胰腺导管内乳头状瘤、胰腺实性假乳头状瘤等。

手术方法 全身麻醉后患者仰卧位，切口采用右侧经腹直肌切口或正中切口。腹腔探查腹膜、盆腔、肝、胃、脾、大网膜、横结肠系膜及肝十二指肠韧带、肠系膜根部、胰腺周围淋巴结有无转移。如发现异常结节，需立即取组织行冷冻切片检查，若确诊为转移，应改行姑息性手术。剪开横结肠系膜，暴露胰腺体尾部。以 Kocher 法打开十二指肠外侧腹膜，从腹膜后将胰腺及十二指肠向前游离至腹主动脉右侧，对胆总管下段、壶腹部及胰头行双合诊，探查肿物大小、质地、活动度及与周围组织、血管间的关系，初步判断能否行胰十二指肠切除术。游离横结肠肝曲及横结肠右侧段，继续将十二指肠水平部游离，分离胰腺下缘，显露出肠系膜上静脉。剪开小网膜囊，将胃提起，显露胰腺上缘。小心钝性分离胰颈与肠系膜上静脉间潜在间隙，直至血管钳可沿门静脉表面穿过胰腺后方，至此可判定能否实施胰十二指肠切除术。游离胃大弯侧、小弯侧网膜并清扫相应的淋巴结，切除胃远端约 1/3，

近端胃断端缝合关闭。打开肝十二指肠韧带腹膜层，分离出肝总动脉及肝固有动脉，清除动脉周围的淋巴及脂肪组织，分离出胃十二指肠动脉，切断胃十二指肠动脉，近端双重结扎。切除胆囊，缝合胆囊床。于胆总管中段分离出胆总管全层，缝合牵引线，横断胆管，断端切缘送冷冻检查，切除胆总管外后方淋巴结。显露门静脉，沿门静脉前面向下分离直至与从肠系膜上静脉会合。于门静脉左侧胰腺上下缘各缝一牵引线，门静脉右侧胰腺予粗丝线结扎以减少出血，血管钳沿门静脉表面穿过胰腺后方，于肠系膜上静脉汇合入门静脉左侧切断胰颈部，切缘送冷冻切片检查。注意查找胰管位置所在，可予细丝线缝合为标记。将胃及胰头向右侧翻起，逐一结扎门静脉和肠系膜上静脉与钩突部之间的分支血管，离断胰腺钩突。松解十二指肠悬韧带即 Treitz 韧带，游离近端空肠，距十二指肠悬韧带 10～15cm 处横断空肠，游离近端空肠至十二指肠水平部，移去切除的整块组织。切除后的消化道重建方式多采用 Child 法：将远端空肠断端于结肠后上提与胰腺断端行吻合，具体吻合方式有多种，必要时在胰管中置入支撑管。距此吻合口 5～10cm 处行胆总管断端-空肠侧壁的端-侧吻合；在此吻合口远侧 35～40cm 处行胃空肠端-侧吻合，一般采用横结肠前输入端空肠对胃小弯侧的方式。关闭结肠、小肠系膜，冲洗手术野，彻底止血，于胆肠吻合口、胰肠吻合口各放置腹腔引流管一根，常规方法关腹（图）。

常见并发症 包括术后出血、胰瘘、胆瘘、胃肠吻合口瘘、胃排空功能障碍、腹腔感染等。

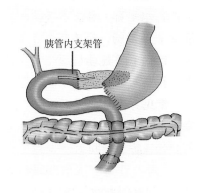

胰管内支架管

图 Child 法消化道重建

（赵玉沛）

bǎoliú yōumén de yí-shíèrzhǐcháng qiēchúshù

保留幽门的胰十二指肠切除术（pylorus-preserving pancreaticoduodenectomy，PPPD）

胰腺头部良性病变的一种手术方式。适用于胰头良性疾病如慢性胰腺炎、胰腺结石、胰头囊肿等，以及低度恶性肿瘤，如胰头实性假乳头状瘤、胰头神经内分泌肿瘤、早期胰头癌和早期壶腹周围癌等。麻醉、体位及手术探查步骤与方法见胰十二指肠切除术。确定可行胰十二指肠切除术后，分离胃十二指肠动脉，保留胃右动脉以保证十二指肠血供，注意保留胃窦及幽门处迷走神经终末支。游离幽门下十二指肠 3～5cm，清除幽门下淋巴结，横断十二指肠。打开肝十二指肠韧带腹膜层，显露肝总动脉、胆总管及门静脉，恶性疾病需清除肝十二指肠韧带淋巴结。于胆总管中段分离出胆总管全层，缝合牵引线，横断胆管，断端切缘送冷冻切片检查，切除胆总管外后方淋巴结。血管钳沿门静脉表面穿过胰腺后方，于肠系膜上静脉汇合入门静脉处切断胰颈部；继续游离十二指肠及胰头部，断胰钩部；松解十二指肠悬韧带，距其远端 10～15cm

处横断空肠，游离近端空肠及十二指肠水平部，移去胰头及钩突部及十二指肠，标本留送病理检查。胃肠道重建步骤及方法见胰十二指肠切除术。

常见并发症 包括胃排空障碍、术后出血、胰瘘、胆瘘、胃肠吻合口瘘、腹腔感染等。

（赵玉沛）

bǎoliú shí'èrzhǐcháng yítóu qiēchúshù
保留十二指肠胰头切除术
（duodenum-preserving resection of the head of the pancreas）

胰腺头部病变的手术方式之一。又称 Beger 手术。适用于伴有顽固性疼痛，胆总管胰腺段狭窄或阻塞，或合并十二指肠梗阻，胰源性门脉高压的胰头部肿块型慢性胰腺炎以及胰头部良性疾病或低度恶性疾病如胰腺实性假乳头状瘤、胰腺神经内分泌肿瘤等。

手术方法 通常选用右侧经腹直肌切口或腹部正中切口。常规探查腹盆腔各脏器，注意胰腺病变范围，有无胰管扩张以及肿物与邻近组织间关系。以 Kocher 法游离横结肠肝曲和横结肠右端，切开十二指肠外侧腹膜，将十二指肠第二、三段连同胰腺头部从腹膜后向前游离，以左手示指和中指在十二指肠后方，拇指在其前方，探查胰腺头部、钩突部及肠系膜血管间的关系。沿肿块周围分离，必要时可行胰头穿刺活检确定胰头占位的性质。在横结肠上缘剪开大网膜，切开胃结肠韧带，打开小网膜，显露胰腺。在胰腺的下缘找到肠系膜上动脉，剪开腹膜层及纤维脂肪组织，分离至肠系膜上静脉。剪开静脉前的疏松组织并向上分离，直至手指或血管钳能沿门静脉与胰腺颈部之间的潜在间隙伸至胰腺上缘。在胰腺上、下缘各缝一丝线结扎

止血并做牵引，血管钳沿门静脉表面穿过胰腺后方，于肠系膜上静脉汇合入门静脉左侧切断胰颈部，切缘送冷冻病理检查。注意查找胰管位置所在，放置细支撑管以标记。贴近十二指肠环，使用丝线在胰头部缝合一排，以便结扎止血，同时保留十二指肠的血供。沿缝线内侧弧形切开胰腺组织，彻底止血，沿胰腺组织边缘逐步切除胰头及钩突部。距十二指肠悬韧带即 Treitz 韧带 $20\sim25cm$ 处横断空肠，远端空肠上提与胰腺左侧断端行套入式吻合；如胰腺头部残留较多组织，可与空肠袢的对系膜缘行端侧吻合。胆总管下段狭窄者，可与此空肠袢再行胆肠吻合。关闭系膜裂孔，于胰肠吻合口上、下各放置一腹腔引流管，自腹壁引出。逐层关腹。

常见并发症 包括消化道出血、胰瘘、急性胰腺炎、腹腔内感染、十二指肠瘘、胆瘘等。

（赵玉沛）

quányí qiēchúshù
全胰切除术（total pancreatectomy）

完整切除全部胰腺组织的手术。主要适用于病变累及全胰腺或胰腺内有多发病灶；或肿瘤较大，担心常规胰十二指肠切除术无法干净切除肿瘤；或患者胰腺质地糟脆，存在胰肠吻合口瘘的风险等。

手术方法 全身麻醉成功后，患者处于平卧位，腰下软垫托起。切口可采用右侧经腹直肌切口或上腹部弧形切口。首先探查腹盆腔有无转移，血管有无浸润，肿瘤可否切除，探查步骤及方法同"胰十二指肠切除术"。判断需行全胰切除术后，剪开大网膜，切断胃结肠韧带及脾胃韧带，游离胃大弯侧、小弯侧网膜并清扫相

应的淋巴结，切除胃远端约 1/2，近端胃断端缝合关闭。清扫肝十二指肠韧带淋巴结，游离切断胃十二指肠动脉，近端双重结扎。切除胆囊，游离胆总管，横断胆总管。切开脾结肠韧带与脾肾韧带，游离脾脏及胰腺体尾部。将胰腺连同脾向右侧翻起，逐步分离胰腺上下缘及背侧的腹膜、脂肪组织及血管，直至分离出脾动脉起始处及脾静脉汇入门静脉处。脾动脉于胰腺上缘处丝线缝扎切断；脾静脉于与肠系膜下静脉汇合处缝扎切断。继续向右侧分离胰腺后壁与门静脉之间的间隙，将胰腺体尾部连同脾脏翻向右侧，游离结扎胰十二指肠上下静脉，结扎门静脉及肠系膜上动静脉和钩突部之间的交通血管，逐步切除钩突部。按照胰十二指肠切除术游离十二指肠与空肠起始段，距十二指肠悬韧带即 Treitz 韧带 $10\sim15cm$ 处横断空肠，移除切除的整块组织。消化道重建包括胆管空肠端侧吻合及胃空肠端侧吻合，两者距离 $40\sim50cm$ 为宜，具体吻合方法见胰十二指肠切除术。因胰腺全部切除，故无胰管空肠吻合。

常见并发症 包括术后出血、胆瘘、胃肠吻合口瘘、胃排空功能障碍、腹腔感染、糖尿病、胰腺外分泌功能丧失等。

（赵玉沛）

yuǎnduān yíxiàn cìquánqiēchúshù
远端胰腺次全切除术（distal subtotal pancreatectomy）

切除 $70\%\sim80\%$ 远端胰腺的手术。主要适用于：①伴剧烈疼痛，病变局限于胰体尾，胰管无明显扩张的慢性胰腺炎。②胰体尾部巨大占位性病变，或胰体尾病变合并慢性胰腺炎。③胰体尾部多发肿瘤或巨大恶性肿瘤。④慢性胰腺炎

合并脾静脉栓塞所致胰源性门脉高压等。通常采用上腹部横行切口，也可采用左侧经腹直肌切口或其他切口。腹腔探查腹盆腔内有无其他脏器转移，以及胰腺有无区域浸润。剪开大网膜，分离横结肠系膜，显露胰腺，向左游离至脾门处。分离胰腺下缘横结肠系膜的前叶腹膜，钝性游离胰腺后间隙，然后沿胰腺背缘与脾血管间隙小心向左侧分离，注意保护脾静脉，避免意外撕伤出血。于脾门处结扎切断胰腺与脾门血管交通支，分离出脾动脉及脾静脉，分次结扎及缝扎后切断。离断脾胃韧带、脾结肠韧带及脾肾韧带，使脾完全游离。将胰尾部及脾向右侧翻起，游离胰颈部后方与肠系膜上静脉之间的间隙。于腹腔干发出脾动脉起始处双重结扎切断脾动脉，脾静脉于汇入肠系膜上静脉处结扎切断。于胰腺预切除处右侧间断褥式缝合几针，切除远端予血管钳钳夹以止血。术者左手从后方穿过胰腺，右手以刀切断胰腺，移除标本。在胰腺断端寻找主胰管，以细丝线单独结扎。胰腺断面以细丝线

缝扎止血，在胰腺切缘约 1.0cm 处褥式缝合，有条件时可另做间断缝合将切缘前后对拢。冲洗手术野，彻底止血，于胰腺断端周围放置腹腔引流管，常规方法关腹。常见并发症包括术后出血、术后胰瘘、腹腔感染、膈下脓肿、胰腺假性囊肿、糖尿病等。

（赵玉沛）

fùqiāngjìng yíxiàn shǒushù

腹腔镜胰腺手术（laparoscopic pancreatic operation）

使用腹腔镜治疗胰腺疾病的手术。适用于胰腺各种疾病，目前已开展术式包括：腹腔镜胰腺探查术、腹腔镜坏死组织清除术、腹腔镜胰腺假性囊肿内引流术、腹腔镜胰管空肠吻合术、腹腔镜胰腺肿瘤摘除术、腹腔镜胰体尾切除术、腹腔镜胰十二指肠切除术及姑息性手术等。根据肿瘤部位可选择平卧位两腿分开或左侧抬高卧位。麻醉成功后，常规消毒皮肤铺无菌单，于脐下切开皮肤 10mm，用气腹针制造气腹成功后，插入 10mm 穿刺套管和 30° 角腹腔镜探查腹腔，右上腹部插入 5mm 穿刺套管，左上腹插入 5mm 和 11mm

穿刺套管，分别插入无损伤抓钳和超声刀或双极电凝刀。用抓钳拉紧胃结肠韧带，用超声刀或双极电凝刀打开胃结肠韧带、脾胃韧带和部分脾结肠韧带，显露胰腺（图）。胃结肠和脾结肠韧带血管可用双极电凝刀切断止血，超声刀便于锐性切断胃后壁和胰腺粘连，充分显露胰腺和脾门，打开胰腺被膜，探查肿瘤大小、性质、部位及与周边组织关系，必要时可联合使用腹腔镜超声技术，进一步定位，根据具体情况决定手术方式。如肿瘤为良性，位置表浅，与主胰管未相通，可行腹腔镜胰腺肿瘤摘除术；如为胰体尾部恶性或巨大良性肿瘤，可行腹腔镜胰体尾切除术；如为胰头部恶性或巨大良性肿瘤，可行腹腔镜胰十二指肠切除术。对肿瘤已属晚期，无法手术切除者，可行腹腔镜胃空肠吻合术和腹腔镜胆肠吻合术。

（赵玉沛）

pǐjíbìng

脾疾病（diseases of spleen）

原发于脾或因其他系统疾病继发脾病变的疾病。可分为原发性与

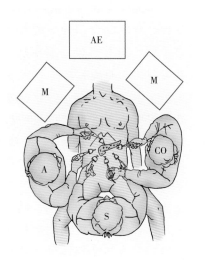
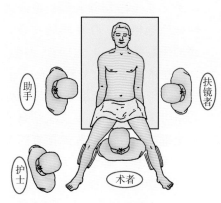
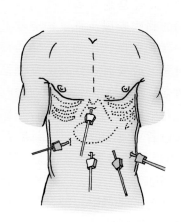

图 腹腔镜胰腺手术体位及穿刺套管
S：术者；A：助手；CO：扶镜者；AE：麻醉设备；M：监视器

继发性两类，原发性脾疾病指病变原发并集中于脾，继发性脾疾病则是脾病变仅为原发病（常见为全身性疾病）的病理变化之一。原发性临床上较少见，多数为继发性脾疾病。

早期由于受到"脾无用"观点的影响，脾领域的研究相对滞后，直到1952年金（King，音译）和舒马赫（Schumacker）报道了脾切除术后凶险性感染（overwhelming post-splenectomy infection，OPSI），人们才逐渐认识到脾对机体的重要性。作为全身最大的周围淋巴器官，其结构和功能复杂，是机体免疫-神经-内分泌网络调节中心的一个重要组成部分，具有造血、滤血、抗感染、抗肿瘤及维持机体内环境稳定的作用。但脾功能具有双向性和时相性的特点，如在发挥抗感染作用时，免疫细胞活化和炎症因子释放反而会对机体造成严重损伤。

由于脾的结构和功能特点，脾疾病主要继发于感染、瘀血性、结缔组织病、血液病、单核巨噬细胞病等全身性疾病。按脾受累后体积的变化可分为脾大或脾缩小（或脾缺如）两类。脾大合并脾功能亢进是绝大多数继发性脾疾病的临床表现。而脾缩小到一定程度或完全缺如则会出现特定的血液学改变，主要表现为红细胞形态及血细胞数量方面的改变。脾若完全缺如，会使儿童及少数成人患者免疫功能低下，易患严重感染，死亡率高。

脾位于左上腹，胃区严重的外力打击可引起脾破裂，撕裂其被膜和内部组织，是发生于车祸、暴力引起的腹外伤中最常见的严重并发症，是能够致死的急腹症之一，若经非手术治疗无效必须紧急抢救，较小的破裂可以缝合修补，但大多时候需将脾切除。

脾肿瘤临床上较为少见，其原因是：①脾为肿瘤免疫的重要器官，产生大量非特异性抗肿瘤物质，含有大量的T淋巴细胞，能抑制和杀灭肿瘤细胞。②脾的节律性搏动使癌细胞难以滞留。③脾输入淋巴管较少，脾动脉曲折弯曲且从腹主动脉呈锐角分出，使得癌栓较难进入。临床医生往往对其重视不够。加之该病早期多无明显症状，患者就诊时多已到晚期发生转移，致使根治手术困难，预后较差。

脾疾病的治疗，应针对引起脾疾病的病因做出相应处理。脾切除对各种脾疾病均有不同程度效果，此外还有脾节段切除、脾栓塞术、脾移植术等。

（李宗芳）

pípòliè

脾破裂（splenic rupture） 又称脾损伤（splenic injury）。是常见的腹部实质性脏器损伤之一。尽管脾位于左上腹深部，受胸廓、腹肌及背部保护，但整个脾实质非常脆弱，稍受外力即容易发生破裂，是腹腔内最容易因外伤而发生破裂的脏器。脾破裂多见于男性，男女比为10∶1，以20～40岁发病率最高，约占全部脾破裂患者的70%。

分类 按病因可分为外伤性、自发性与医源性，其中85%以上为外伤性。外伤性脾破裂还可分为开放性和闭合性，开放性脾破裂常由戳刺、子弹或爆炸引起，闭合性脾破裂则主要由摔伤、车祸和坠落等直接或间接原因引起，较常见。腹部闭合性损伤有可能发生48小时以上无症状的延迟性脾破裂。自发性脾破裂是指无明确外伤而发生的隐匿性破裂，而

医源性脾破裂是指手术中或侵入性检查时由于操作不当引起的脾破裂。

按病理解剖可分为中央型脾破裂（脾实质深部破裂，表浅实质及被膜完整，在脾髓内形成血肿）、被膜下脾破裂（被膜完整，被膜下脾实质周边破裂，形成膜下血肿）和真性脾破裂（即完全性脾破裂，被膜与实质同时破裂，形成腹腔内大出血）。根据破裂程度还有Schackford 5级（1981年）、Feliciano 5级（1985年）及美国创伤外科学会5级等不同分级方法，中华医学会外科学分会脾功能与脾脏外科学组于2000年在全国脾脏外科学术研讨会上确立了中国脾损伤的分级标准：I级为被膜下破裂或被膜及实质轻度损伤，手术所见脾裂伤长度≤5cm，深度≤1cm；II级为脾裂伤长度>5cm，深度>1cm，但脾门未累及，或脾段血管受损；III级为脾破裂伤及脾门或脾部分离断，或脾叶血管受损；IV级为脾广泛破裂，脾血管主干受损。根据分型和分级方法，有助于判断脾破裂程度，选择适当的治疗方法。

临床表现 取决于脾破裂的严重程度、出血量及速度、就诊时间以及是否伴随其他脏器的损伤。患者均有腹痛，在受伤后立即出现，一般局限于左上腹，若出血过多可扩散至全腹，以左上腹为著，还可因脾窝积血刺激左侧膈肌出现左肩部牵涉痛（Kehr征），若腹痛经历一缓解期后再度发生，则提示脾破裂由不完全性转为完全性。可较短时间内出现失血性休克征象，如烦躁、口渴、心悸、血压下降、脉搏增快等。脾浊音界增大，若腹腔内出血较多可出现移动性浊音。由于脾周有血凝块存在，患者左侧卧位时

右腰区呈鼓音，右侧卧位时右腰区呈浊音，左腰区固定性浊音，即 Balance 征。腹腔内出血积聚于盆腔时，直肠指检直肠膀胱陷凹饱满。被膜下脾破裂仅表现为左上腹局部轻度疼痛，无特殊症状，但有出现延迟性脾破裂的可能。

诊断　患者多有外伤史，左下胸及左上腹部外伤常可致脾破裂，左下胸肋骨骨折时更易发生。临床特点为腹腔内出血或出血性休克。诊断性腹腔穿刺可抽出不凝血液，也可选用诊断性腹腔灌洗。结合受伤史及 B 超检查一般可确诊，腹腔积血 100ml B 超即可确认，脾破裂时脾前出现液性暗区，脾被膜破裂时实质内会出现不规则的裂隙暗带，有双道轮廓征即可确诊被膜下出血，并且在探查脾区时患者常有探头下压痛。X 线腹部平片可见脾区阴影扩大，轮廓模糊，肋膈角变钝。核素扫描脾外形不清提示有被膜下血肿，线形或楔形的充盈缺损是破裂的特征性表现。CT 可清楚显示脾形态，并能确定有无合并腹腔内其他脏器损伤，确诊率可达 90% 以上。

治疗　脾切除术仍是广泛应用的方法，但随着脾外科解剖的研究和精确诊断技术的发展，非手术治疗和选择性保脾手术越来越为外科医生所接受。

非手术疗法　包括止血、补液等对症支持治疗，应严格控制适应证，主要针对伤情不重的被膜下血肿或轻度的脾实质撕裂，应进行严密的临床及实验室观察，同时做好各项手术准备，一旦患者出现腹痛加重，腹膜刺激征；24 小时输血超过 40ml/kg，血流动力学仍不稳定；血细胞比容稳定 24 小时后又下降超过 6%，且输血后不能迅速纠正；或发现腹

腔内其他脏器严重损伤者应立即手术。非手术治疗的患者至少 3 个月以内应禁止剧烈运动或大强度体力劳动。

手术疗法　包括选择性保脾手术和脾切除术。根据伤情，在抢救生命第一的原则下，尽量选择原位的保脾手术，并应留意有无病理变化的副脾。根据损伤分级可选用局部黏合剂或局部凝固止血、脾缝合修补、脾动脉结扎或栓塞、部分脾切除术，若损伤严重则行全脾切除，并行自体脾移植以保留脾功能。

预后　主要取决于损伤程度、失血量和合并伤的轻重，术前准备、手术操作和脾组织保留量也对预后有一定影响。若不及时治疗，90% 以上的患者可因失血性休克死于多器官功能衰竭。

(李宗芳)

chōngxuèxìng pídà

充血性脾大（congestive sple-nomegaly）　脾静脉压力增高，脾淤血导致脾大小超过正常的病理现象。单纯的充血性脾大，淤血原因去除后，肿大脾可明显回缩，但长期慢性淤血可因单核巨噬细胞系统与纤维组织增生而持续肿大。

病因及发病机制　脾是体内最大的贮血器官，各种原因造成的脾血液回流受阻，均可造成充血性脾大。如：肝硬化或特发性门静脉高压症、肝静脉阻塞（如巴德-吉亚利综合征）、门静脉及下腔静脉血栓形成、肿瘤栓子、先天或后天的血管畸形；各种原因引起的右心衰竭、缩窄性心包炎或心包大量积液均可致脾淤血而肿大。国内多见由肝炎后肝硬化和血吸虫性肝硬化引起的充血性脾大。

临床表现　常伴有肝硬化和

门静脉高压症的表现，如食管下端或胃底静脉曲张，腹水、消化不良等，同时伴有脾功能亢进和骨髓造血功能旺盛。由于原发病的差异尚可出现贫血、黄疸、肝病面容、肝掌及蜘蛛痣、水肿、心脏扩大等不同伴随症状。

诊断与鉴别诊断　脾大主要依靠触诊检查。必要时可用超声、X 线、CT 等确定脾的大小和形态。触诊发现脾大时，要注意脾大的程度、质地。详细了解病史和伴随症状等对充血性脾大的病因诊断有重要意义。引起充血性脾大的不同原发病的特点如下：①肝硬化，病程越长肿大越明显，其诊断根据肝炎或血吸虫病史、肝功能异常、门静脉高压临床表现，确诊需病理检查。②巴德-吉亚利综合征，剑突下及侧胸壁明显静脉曲张，B 超可见肝静脉或肝静脉下腔静脉入口以上部位的血栓或血管狭窄，下腔静脉造影可确诊。③特发性门静脉高压症，肝无硬化改变，肝功能大致正常，上消化道出血后无腹水、黄疸、肝性脑病等肝功能失代偿表现。④慢性右心衰竭，常因缺氧而发生脾萎缩，进展为心源性肝硬化时则多有脾大，患者有明确的心脏病史及其体征。⑤慢性缩窄性心包炎，需行 X 线、超声心动图检查，不典型病例需做右心导管检查。⑥门静脉血栓形成，可由腹部 B 超明确诊断。

充血性脾大需与感染性、血液病性脾大以及脾肿瘤或结缔组织病、戈谢病等引起的脾大相鉴别，患者病史、伴随症状、血常规、血液生化、凝血和免疫学检查有助于鉴别。

治疗　应结合患者的症状及其体征，确定原发病，针对原发病进行治疗。若患者伴有脾功能

亢进，原发病疗效不明显，且原发病和患者情况允许时，可行脾切除术。但脾切除后可发生门静脉系统血栓形成、脾切除术后凶险性感染等并发症，应严格掌握脾切除的适应证。

（李宗芳 张澍）

pígōngnéng kàngjìn

脾功能亢进 （hypersplenism）

多种疾病引起的表现为脾大，一种或多种血细胞减少，而骨髓造血细胞相应增生，且脾切除术后血常规恢复，症状缓解的临床综合征。简称脾亢。

病因 原发性脾亢病因不明，临床比较少见。继发性脾亢指在不同原发病基础上并发的脾亢，常见病因有：①门静脉高压症。各种原因导致的肝硬化，门静脉、脾静脉血栓形成及肝静脉阻塞。②感染性疾病。包括病毒性肝炎、传染性单核细胞增多症、疟疾、黑热病、血吸虫病、亚急性细菌性心内膜炎等。③造血系统疾病。淋巴瘤、白血病、恶性组织细胞病、遗传性球形红细胞增多症、骨髓纤维化、自身免疫性溶血性贫血等。④类脂质沉积症。戈谢病、尼曼-皮克病。⑤结缔组织病。系统性红斑狼疮、费尔蒂综合征。⑥其他。脾动脉瘤、海绵状血管瘤及癌肿转移等。

发病机制 主要有以下四种学说。

脾内阻留学说 即脾对血细胞的阻留和吞噬功能增强。脾亢时脾阻留血细胞增多与脾和血细胞两者变化有关：①脾组织结构改变及血细胞形态、脆性变化而致机械性阻留增多。②血细胞膜表面的物理化学特性改变引起的理化性阻留增多。正常情况下约1/3血小板及部分淋巴细胞可被阻留在脾内，而当脾大时阻留的血小板可达全身总数的60%~90%，红细胞可达30%。此外，脾大后血液在脾内循环时间也明显延长，正常脾血循环时间平均为2分钟，而脾大者可延长至1小时以上，循环时间延长不仅使细胞阻留增多，而且随着时间延长，脾血的葡萄糖浓度降低，酸度增高，导致血细胞活力下降，细胞膜稳定性差，更容易被吞噬破坏。血细胞在脾内阻留被破坏，还与脾巨噬细胞有密切关系，脾淤血增大后，巨噬细胞活性增强，大量吞噬流经脾的血细胞。另外，在门脉高压性脾亢时进入脾慢速循环的血细胞由于静脉压增高而流速更慢，血细胞与脾内巨噬细胞的接触机会加大，受到巨噬细胞破坏增多，也会导致血细胞的进一步破坏。

体液抑制学说 脾在正常情况下会分泌抑制骨髓造血功能的内分泌激素，一旦此激素分泌过多，可抑制骨髓细胞的成熟和释放，并增加血细胞破坏。

自身免疫学说 脾内的淋巴网状细胞发生了异常的免疫性变化，产生了针对自身血细胞的抗体，对自身血细胞进行攻击，使血细胞破坏增加。其中与脾亢关系最密切的是血小板相关免疫球蛋白（platelet-associated immuno-globulin，PA-IgG）。PA-IgG主要由脾产生，是结合在血小板膜表面糖蛋白上的一类血小板自身抗体，在肝硬化脾亢患者明显升高。结合有PA-IgG的血小板流经脾时，易被巨噬细胞捕获和吞噬。

稀释学说 当脾大时全身总血浆容积的增加，并且与脾重量的增加、红细胞减少有明显的相关性。戈谢病、球形红细胞症、淋巴瘤、慢性白血病等疾病伴发脾大的患者循环血细胞减少与血液稀释有关。

但以上任何一种学说都不能完全解释所有脾亢的发病机制。中国临床上最常见的是肝硬化门脉高压性脾亢，其中脾巨噬细胞吞噬破坏血细胞增多被认为是门脉高压性脾亢发生的重要因素。

临床表现 ①脾大：大部分病例均有脾大，可为轻、中及重度，但血细胞减少程度与脾大不成比例。②外周血细胞减少：常为白细胞或血小板减少，晚期病例则会发生全血细胞减少，各系细胞减少程度并不一致。红细胞减少时，患者可表现为面色苍白、头晕、心悸等贫血病症。白细胞减少时，患者抵抗力下降，容易感染、发热。血小板减少时则有出血倾向，可表现为紫癜或黏膜出血。③实施脾切除术后可使血细胞接近或恢复正常。

诊断 主要依赖其典型的临床表现，适当的辅助检查对确诊也有一定的价值。①影像学检查：对于肋下未触到脾者，可通过B超证实是否肿大，CT可测量脾大小并可显示病损的异常特征。^{99m}Tc、^{198}Au 或 ^{113m}In 等标记的胶体注射后脾区扫描，有助于对脾大小及形态的估计，并可确认脾内病变。②骨髓检查：可见到单系（或多系）细胞增生活跃，还可同时出现成熟障碍。并且骨髓涂片有助于判定原发病，如骨髓纤维化等。③^{51}Cr 标记的红细胞和血小板寿命和脾摄取功能检查：用来判定血细胞在脾内的阻留程度。④外周血涂片和血液化学检查：有助于病因诊断。如慢淋白血病有淋巴细胞增多，遗传性球形红细胞增多症有球形红细胞增多，维生素B_{12}升高可见于骨髓增殖性疾病，多克隆性高丙球蛋白血症可见于疟疾、结核等慢性感染。

治疗 首先要治疗原发病，缓解原发病的基础上有可能使脾缩小，脾亢减轻，甚至消失。脾亢病情轻重程度不同，需采用不同方案治疗，轻者间断口服药物治疗，只有严重病例才考虑脾切除或 X 线放射治疗，在切脾后应继续积极治疗原发疾病。由于失去脾的患者对荚膜菌所致的严重感染易感性较高，脾切除的适应证必须严格控制，脾切除后，还需严密观察血常规变化，防止血小板增高和血栓形成。脾切除术的指征有：①脾大显著，引起明显的压迫症状。②严重贫血，尤其是有溶血性贫血时。③血小板减少明显及出血症状。④粒细胞缺乏症，有反复感染史。

对脾亢患者应进行充分的术前准备。如贫血严重者给予输血，血小板减少有出血者应给肾上腺皮质激素治疗，粒细胞缺乏者应积极预防感染等。

射频消融和部分性脾栓塞术也具有较好的治疗效果，但应注意适应证和禁忌证。中医方面通过醒脾化积、软坚散结等方法也有一定治疗经验。

(李宗芳)

pígěngsǐ

脾梗死（splenic infarction） 脾动脉及其分支阻塞造成受累血管供血部位的组织缺血坏死。多见于真性红细胞增多症、脾动脉粥样硬化、肝硬化及各种心脏疾病。与其他脏器相比，脾梗死的发生率相对较高。脾梗死的范围大小不一，但很少累及全部脾，梗死愈合后由于纤维化和瘢痕可使脾局部轮廓凹陷。

病因及发病机制 能够引起脾动脉或分支血流急剧减少的情况均可能导致脾梗死。主要病因：①血液病。如真性红细胞增多症和镰状细胞贫血造成的微血管内凝血及血流停滞，慢性髓性白血病时肿瘤细胞浸润造成动脉内膜损伤，加速血栓形成等。②栓塞。如脾动脉内血栓形成，及亚急性心内膜炎或风湿性心内膜炎时异位栓子阻塞。③脾血管病变。如脾动脉粥样硬化时血管腔狭窄引起梗死。梗死可分为出血性和贫血性两大类，可为单发或多发，表现为基底靠近脾包膜的楔状梗死灶。全身性感染或尿毒症发生脾贫血性梗死时，病灶呈弥漫性分布，脾切面呈斑点状，又称斑点状脾。

临床表现 梗死面积较小时可无任何症状，少数患者可能出现低热、白细胞及中性粒细胞增多。梗死面积较大则可突发剧烈的左上腹胀痛或撕裂样疼痛，向左肩部放射，伴发热、恶心及呕吐，少数可出现腹水。若梗死累及脾包膜引起纤维素性脾包膜炎，患者可因呼吸时包膜摩擦而感到疼痛。查体可有左上腹压痛、叩击痛和腹肌紧张，若继发脾周围炎，脾区可有摩擦音。梗死继发感染可导致脾脓肿。

诊断与鉴别诊断 脾梗死临床少见，难以早期诊断，患者若自身有引起脾梗死的基础病变存在，出现脾区疼痛、发热等梗死的相关症状且影像学检查有脾梗死典型改变可作为确诊依据。实验室检查常为基础疾病的化验表现，影像学检查对确诊非常重要。①B 超检查：可见脾大或变形，脾实质内单个或多个楔形或不规则形的低回声区或无回声区，楔形底部朝向脾外侧缘，其尖端指向脾门，内部回声不均匀，散在强回声区。陈旧性梗死灶发生纤维化、钙化时，回声明显增强，后方伴有声影。②X 线检查：急性期胸片可见左膈抬高和少量胸腔积液，选择性脾动脉造影可见受累动脉中断及三角形无血管区，陈旧性病灶内偶见钙化。③CT 检查：表现为尖端朝向脾门的楔形低密度影，边界清楚，增强后与正常脾实质对比更清楚，少数可因伴有包膜下积液表现为脾周新月形低密度影，慢性脾梗死可见瘢痕导致的脾轮廓呈分叶状，包膜内陷。④MRI 检查：对脾梗死诊断较敏感，信号强度根据梗死时间有不同表现。急性和亚急性梗死区在 T_1 加权像和 T_2 加权像上分别为低信号和强信号区，慢性期在 MRI 各序列均呈低信号改变。

形态不典型的梗死需与脾淋巴瘤、脾结核、脾囊肿、脾脓肿或左膈下脓肿鉴别，发生左上腹剧烈疼痛者还需与肠梗阻、重症急性胰腺炎等相鉴别。

治疗 明确梗死发生的基础疾病，针对其进行治疗，梗死本身一般无须特殊处理，若出现脾脓肿可穿刺引流，必要时行脾切除术。对于左上腹疼痛剧烈或梗死反复发作者则需考虑行脾切除术。

预后 该病一般经过治疗预后良好，大部分病例可以自愈，若需行脾切除术，脾周围粘连广泛，手术难度大，则死亡率较高。

(李宗芳)

píjiéhé

脾结核（tuberculosis of spleen） 结核杆菌感染引起的脾病变。常作为全身性结核病的一部分，临床上很少见，好发于 20~40 岁的青壮年。国外数据显示结核病患者尸检时，脾结核发生率为 41.5%~100%，远高于临床确诊病例。

病因 全身结核性病变的局

部表现，多继发于肺结核之后，主要途径是血液传播，也可由淋巴及邻近脏器直接蔓延而来。未发现明确原发病灶，仅在脾病变者，也称为孤立性脾结核或局限性脾结核。

临床表现 起病缓慢，一般多表现为低热、乏力、食欲减退、盗汗和体重减轻等结核中毒症状。症状重者可出现寒战、高热。常伴有其他器官结核病表现。随着病情进展，可出现脾大，一般为轻、中度肿大，慢性血行播散性肺结核时脾可明显肿大达脐下或盆腔。多数患者自觉左上腹、左胸背部及腰部疼痛，少数可出现脾功能亢进，还可因脾静脉回流受阻导致食管胃底静脉曲张，有发生上消化道大出血的可能。结核性脓肿破溃会引起结核性腹膜炎。此外，还有全身症状较轻，仅表现为左上腹包块者。

诊断 脾结核临床表现及各项检查缺乏特异性，尚无统一的诊断标准。若患者出现脾大、结核中毒症状及体征，有结核病史或伴有其他脏器结核，结核菌素试验呈强阳性，影像学检查提示可能结核病变，诊断性治疗有效，此时应考虑脾结核可能。在临床检查仍不能确诊的脾疾病，进行B超或CT引导下脾穿刺、剖腹探查或腹腔镜检，将标本进行病理和细菌学检测是最准确可靠的诊断方法。

实验室检查 血沉多增快，可表现为贫血或全血细胞减少，偶有类白血病反应。

影像学检查 ①B超检查：对散在粟粒样结核结节显示不清，若发生干酪样坏死，则呈现回声不均匀的光团，不伴声影，可见不规则的液性暗区。②X线检查：可见脾大，脾内散在斑点状或小结节钙化灶，左膈肌抬高，对诊断仅有参考价值。③CT检查：可见脾内多发圆形或椭圆形低密度灶，脾门淋巴结肿大。

治疗 在抗结核病的综合治疗原则下进行，包括一般治疗，抗结核药物治疗及手术治疗。根据脾及全身病变情况制定具体方案，粟粒型及不宜手术或病情较轻的钙化型脾结核宜非手术治疗，以抗结核药物治疗为主。对于干酪样坏死灶较大或形成结核性脓肿、结核性巨脾伴脾功能亢进或并发脾性门脉高压上消化道出血应考虑行脾切除术。围术期应进行正规抗结核化疗及全身营养支持治疗。明确诊断后根据病情进行系统性的抗结核治疗及选择性手术治疗，该病预后一般比较良好。

（李宗芳）

pínóngzhǒng

脾脓肿（splenic abscess） 脾发生感染时出现的局部性脓液形成。由于脾能够滤过和吞噬血液中的微生物，具有抵抗局部感染的免疫能力，一般不易发生感染。脾脓肿较少见，多为全身感染的并发症，可表现为单发或多发。

病因及发病机制 一般为继发性脾脓肿，且原发病灶多不明显，症状可在原发感染灶消失后几周乃至几个月后出现，患者对前驱感染往往没有印象。常见原因有：①血行感染。原发感染的菌栓或脓栓经血运进入脾，吞噬细胞无法将其完全清除而形成脓肿，占总病例的 75%~90%。几乎所有化脓性感染都可能作为脾脓肿的原发病灶，败血症或脓毒血症、心内膜炎和产褥热是最常见的原发感染。②脾损伤或脾梗死。外伤形成的脾血肿或脾动脉结扎、栓塞引起的脾梗死可因阻留的细菌大量繁殖而导致脾脓肿，占总病例的 10%~25%。③邻近脏器的感染。也可以直接侵入脾引起脓肿，如肾周脓肿、膈下脓肿、急性胰腺炎、胃与结肠的肿瘤等，临床上较为少见，占总病例数的 10% 以下。④免疫抑制或缺陷，如长期使用免疫抑制药或获得性免疫缺陷综合征（艾滋病）患者可能发生脾感染引发脓肿。此外，脾囊肿可因继发感染而转变为脾脓肿。脾功能亢进、粒细胞缺乏症等也是该病的易感因素。脾脓肿的致病菌通常为葡萄球菌、链球菌或沙门菌。但在广泛使用抗生素的情况下，其致病菌谱也发生了改变，目前真菌（如白色念珠菌）、厌氧菌也较为常见。

临床表现 多不典型，常缺乏特异性症状。患者主要表现为寒战、发热，左上腹或左胸疼痛、触痛，脾区叩痛，左肩部放射痛及左侧膈肌运动受限等症状，并可伴有消瘦、乏力。脾脓肿患者合并其他脏器脓肿者占25%以上，病情常较重。约1/3患者脓肿破裂可并发弥漫性腹膜炎，或穿入胃、结肠和小肠。脾外伤性血肿继发感染形成的脓肿破裂常会合并大出血。

诊断 上述症状若继发于其他部位感染，特别是发生于败血症后，应考虑脾脓肿的可能。术前确诊很困难，易误诊为膈下、肝左叶和左肾等的脓肿，辅助检查对该病的诊断有重要参考价值。

实验室检查 白细胞和中性粒细胞常有显著增多，出现核左移，但也可能因长期应用抗生素而增加不明显。当合并脾功能亢进时，白细胞还可出现减少。脾感染严重时骨髓中幼稚细胞和网织细胞增多。

影像学检查 ①B超检查：显示脾增大，脾内单个或多个无回声暗区，腔壁较厚，边缘不平整且回声较强，后方回声增强。无回声区内散在点状回声影，可见液平，偶尔有气体回声。病灶在脾上极时可伴有左胸积液。②X线检查：多表现为膈肌抬高并有运动受限、脾阴影增大、左胸腔积液以及肺不张等非特异性征象，少数患者可见脾内出现液平面。钡剂透视示胃及横结肠向右前方移位，胃大弯侧有受压残缺现象。③CT检查：确诊率高，扫描可发现脾区肿块，脾内液性暗区，密度不均匀，边缘不规则，脓肿壁与脾实质相等。增强扫描时脓肿壁可增强，而内容物不增强。脾内可见散在的钙化斑。④动脉造影：敏感度高，能够发现2cm以内的病灶。造影可见脾大，动脉相时脾内有一无血管的膨胀性肿块，边缘粗糙，毛细血管期，脓肿呈现边缘不规则而模糊的充盈缺损，脓肿周围无染色及包绕血管，脾静脉正常。⑤放射性核素脾扫描：准确性高，但敏感性稍低。单发的较大脓肿表现为大片放射性缺损区，多发小脓肿（<3cm）呈放射性核素不均匀摄取图像。

治疗 单发脾脓肿可考虑在B超或CT引导下行穿刺抽脓或置管引流，可每天用生理盐水和抗生素冲洗脓腔，待症状、体征消失，脓腔闭合后，拔除引流管。如引流治疗失败，应及时转为手术治疗。对于多发性脾脓肿或结核性脾脓肿应行脾切除术，一般取左上腹经腹直肌切口进行探查，若发现脾周围有程度不等的粘连，分离后将脾切除，如粘连过于致密，脾切除困难，或患者全身情况差不能耐受手术，则可以在脓肿最表浅部位切开引流。此外还需要应用广谱、高效、敏感的抗生素以及全身支持治疗。一般选择第三代头孢菌素类和抗厌氧菌药物联合用药，长期应用应注意真菌感染问题，并根据穿刺引流脓液的细菌学培养结果，及时调整用药。

预后 该病预后较差，总病死率可高达40%～50%，相当部分是由于误诊漏诊而延误治疗所致。死亡原因主要是脾以外的脓肿或脓肿并发症。患者年龄和脾脓肿的数量也与患者的治疗效果及预后有关，高龄、多发性或全身败血症性脾脓肿病死率高。感染细菌种类和病死率无明显相关性。合并糖尿病和使用免疫抑制药等因素均可影响患者预后。近年来随着诊断和治疗水平的提高，脾脓肿的治愈率有所提高，若能早期诊断和治疗，病死率可降至7%以下。

(李宗芳)

pínángzhǒng

脾囊肿（splenic cyst） 脾组织的瘤样囊性病变。临床上十分罕见，多在B超检查或尸检时偶然发现，少数可因囊肿较大压迫邻近器官或表现为左上腹包块而被发现。国外学者报道脾囊肿超声检查发现率仅为1/1500，4.2万例尸检中发现32例，1600余次脾切除发现5例。

病因及分类 根据病因可分为寄生虫性和非寄生虫性，超过2/3的脾囊肿由寄生虫所致。根据囊壁有无内衬上皮又可分为真性和假性囊肿两类。

寄生虫性脾囊肿 为真性囊肿，由包虫病引起。又称脾棘球蚴囊肿，由幼虫经血进入脾内发育生长形成，囊内含寄生虫虫体或虫卵及坏死组织，常与肝肺棘球蚴病并存，在中国北方畜牧地区多见。

非寄生虫性脾囊肿 ①真性脾囊肿：起源于脾，发生原因是先天发育或组织误入所致，较少见。根据囊壁内含的不同细胞成分可分为有表皮样囊肿、皮样囊肿、血管瘤性囊肿和淋巴管瘤性囊肿等，常为单发。先天性囊肿、上皮样囊肿和内皮样囊肿亦属于此类。②假性脾囊肿：又称继发性脾囊肿，多为脾外伤、疟疾或血吸虫病的后遗症，与脾陈旧性血肿、梗死性局限性囊腔积液或炎症有关。囊壁完全由纤维结缔组织构成，无内衬细胞。③胰源性脾囊肿：胰腺组织误入脾内分泌积聚，可发生囊肿。

临床表现 寄生虫性脾囊肿以中青年多见，而非寄生虫性脾囊肿则以青少年多见。30%以上的患者因囊肿较小可无任何症状，当囊肿增大（>8cm）或刺激邻近脏器时可出现周围脏器受压和移位的表现。巨大囊肿可出现左上腹胀痛，可累及脐部并向左肩及左腰背部放射。胃肠道受压时可有腹胀、消化不良及便秘等。肾动脉或输尿管受压时，可出现高血压或肾积水。查体左上腹可扪及肿大的脾或囊性肿块，可活动或随呼吸上下移动，无触痛及肌紧张。

寄生虫性脾囊肿逐渐增大时有囊壁破裂的可能，囊壁破裂后释放到周围组织的头节又可发育成新的囊肿，因此幼年患者囊肿常为单发，而超过60%的成年患者均为多发。此外囊肿向腹腔破裂时可引起剧烈腹痛、呕吐，甚至过敏性休克，若破裂入胸腔或支气管则可引起胸膜炎或支气管瘘。囊肿若继发感染可转变为脾脓肿，而出现相应的临床表现。

诊断与鉴别诊断 依据病史、临床表现及影像学检查一般可以明确脾囊肿诊断，血常规及生化检查无明显异常，可有嗜酸性粒细胞增多，包虫皮内试验（卡索尼试验，Casoni test）呈阳性反应。寄生虫性脾囊肿根据疫区及狗羊接触史、脾大或左上腹包块及影像学表现，一般可确定诊断。影像学检查对脾囊肿的诊断具有重要价值。①X线腹部平片：可见脾影增大，膈肌上移，并可出现左上腹钙化灶，胃肠道或泌尿系造影可见胃大弯受压，结肠脾曲或肾移位等。②B超检查：可见脾实质内单发或多发的圆形或椭圆形无回声区，边界清晰。③CT检查：可见脾内类圆形边界清楚的水样密度囊性病变，增强扫描囊内无强化。④血管造影：可见血管缺失区或显影缺损。

脾囊肿常需与脾梗死、脾脓肿、脾淋巴瘤、恶性肿瘤脾转移和脾血管瘤等相鉴别，通过临床表现、影像学检查一般均可鉴别，若诊断困难可行细针抽吸活检或剖腹探查确诊。

治疗 脾囊肿可逐渐增大，增大到一定程度容易发生破裂，原则上应行手术治疗，但具体方案可由囊肿大小、部位及有无并发症决定。若囊肿较小且无明显症状者可密切随访，无须特殊治疗。若囊肿较大或位于脾门，则须行手术治疗，可经开腹或腹腔镜行脾切除术。考虑到脾对机体免疫功能的重要性，目前主张对于单发囊肿可行囊肿切除术或部分脾切除术，尤其对于年轻患者。如脾与周围组织粘连严重切除困难，囊肿为单发且合并化脓性感染时，可行囊肿开窗引流或内引流术。对于寄生虫性脾囊肿B超引导下的穿刺排液属绝对禁忌证，

囊液破裂流入腹腔可引起过敏性休克，甚至死亡，手术切除仍是首选方法，术中若发生囊液溢出，术后应用药预防复发。对于假性囊肿也可试行硬化治疗。

（李宗芳 张 澍）

píliángxìngzhǒngliú

脾良性肿瘤（benign splenic tumor）

原发于脾的良性肿瘤。临床上十分少见，多为单发，也可为全身多发性肿瘤的局部表现，起病隐匿，诊断较困难，常在剖腹探查或尸检时偶然发现。主要包括脾错构瘤、脾淋巴管瘤、脾血管瘤、脾纤维瘤、脾脂肪瘤等。

病因与分类 根据起源组织的不同，主要分为以下几种类型。①脾错构瘤：极罕见，脾胚基的早期发育异常，成熟细胞和组织过度生长导致脾正常构成成分的组合比例失调，瘤内主要是由失调的脾窦构成。②脾血管瘤：脾血管组织的胚胎发育异常所致，可包括脾海绵状血管瘤、脾窦岸细胞血管瘤、上皮样血管瘤。③脾淋巴管瘤：占脾良性肿瘤的2/3，是先天性局部淋巴管发育异常，阻塞的淋巴不断扩张形成。④脾炎性假瘤：机体对病原微生物或损伤等外界刺激产生过度的非特异性炎症反应或自身免疫的结果。

临床表现 该病多无特异性临床表现，病灶较小时无明显症状，病灶增大时可出现腹胀、腹部包块、隐痛等压迫症状。少数患者可有低热、乏力，及脾功能亢进表现。个别患者尤其是脾血管瘤，可发生自发性脾破裂，引起腹腔大出血致休克而死亡。

诊断 大部分肿瘤良恶性的判定有赖于手术探查与病理组织学检查，B超与CT初步诊断后，即可考虑手术探查。B超或CT引

导下脾细针抽吸活检，受患者呼吸影响，定位比较困难，并且有发生腹腔内大出血或脾假性动脉瘤的危险，应慎重选用。①B超检查：能显示脾大小、区分肿瘤的囊实性、有无包膜，可作为脾肿瘤的首选检查，彩色多普勒超声检查可了解肿瘤内部的血供情况，有助于判断肿瘤的性质。②X线腹部平片或造影：可见脾大及局部压迫征象，如上消化道钡剂透视示胃底及大弯部有压迹，钡剂灌肠可见横结肠脾曲被推向右方，但不具特异性。③CT检查：能比较准确显示肿瘤大小、形态及其与周围脏器的关系，能发现约1cm的病灶，还可了解周围脏器有无其他病变，是目前诊断脾肿瘤最有价值的影像学检查。④选择性腹腔动脉造影：可了解脾血管分布情况，可判断肿瘤性质。

鉴别诊断 脾良性肿瘤应与寄生虫性脾囊肿、脾原发性恶性肿瘤及脾转移性肿瘤相鉴别。①寄生虫性脾囊肿：X线检查可见囊壁钙化，血常规嗜酸性粒细胞增多及特异性血清试验阳性可确诊。②脾原发性恶性肿瘤：增长速度快，进行性消瘦等有助于鉴别。③转移性脾肿瘤：可见原发癌灶及多脏器损害的表现。

治疗 脾切除术是唯一有效的治疗手段，但病灶较小无临床症状者可密切随访，定期复查。若出现症状或不能排除恶性肿瘤者应施行脾切除术。对于确系良性肿瘤，可考虑行部分脾切除或脾切除术后自体脾组织异位移植，尽可能保留脾功能。脾良性肿瘤预后较好，有少数脾血管瘤可发生恶变，导致肿瘤扩散，其预后较差。

（李宗芳 江 维）

pí'èxìngzhǒngliú

脾恶性肿瘤 (malignant splenic tumor)

原发于脾的恶性肿瘤。临床上较脾良性肿瘤更为少见。脾原发性恶性肿瘤仅占全部恶性肿瘤的0.64%。脾原发性恶性肿瘤均为肉瘤，根据起源组织的不同可分为脾原发性恶性淋巴瘤、脾原发性血管肉瘤、脾恶性纤维组织细胞瘤。

病因与分类 脾原发性恶性肿瘤的起因尚未完全阐明，感染（某些病毒、分枝杆菌、疟原虫等）遗传因素及其他脾慢性疾病可能与之相关。①脾原发性恶性淋巴瘤：原发于脾淋巴组织的恶性肿瘤，脾在受到病毒、细菌感染后，发生非特异性免疫反应，脾炎症区域内T、B淋巴细胞的积聚和增生，可能会变得不受限制而发展成肿瘤。可分为脾原发性霍奇金淋巴瘤和脾原发性非霍奇金淋巴瘤。②脾原发性血管肉瘤：由脾窦内皮细胞发生的恶性肿瘤，可由良性血管瘤恶变而来，也可能与长期接受放、化疗有关。③脾恶性纤维组织细胞瘤：又称恶性黄色纤维瘤或纤维黄色肉瘤，是由成纤维细胞、组织细胞及畸形的巨细胞组成，多发生于脾被膜或脾小梁的纤维组织。

临床表现 脾原发性恶性肿瘤早期常无特殊症状，患者就诊时已是肿瘤晚期，脾随病情进展而逐渐增大，肿大的脾多在脐水平以下，质硬，表面凹凸不平，活动度差，触痛明显，并伴有局部压迫症状，如食欲减退、腹胀、气促、肠梗阻、尿路梗阻等症状，伴脾功能亢进者可有外周血白细胞和血小板减少以及溶血性贫血。全身症状可有贫血、低热、乏力、消瘦等。部分患者可出现高热，约1/4的病例可伴有肝大，若肿瘤自发性破裂可出现腹腔内出血。

诊断与鉴别诊断 根据病史、脾不规则肿大、不明原因发热及实验室和影像学检查等，一般可以明确诊断。①X线检查：可发现脾影增大以及局部压迫征象。②B超检查：可确定脾无肿块，实性或囊性，但不能区分良恶性。③CT及MRI检查：可显示脾本身病变及肿块与邻近脏器的关系、淋巴结或肝的侵犯以及腹腔和胸腔有无其他病变。④选择性动脉造影：可见脾实质缺损等征象。

常需与伴有脾大的全身性疾病，如门脉高压性脾大、恶性淋巴瘤侵及脾；脾良性疾病和邻近器官肿瘤相鉴别，可借助病史、体检、实验室检查及影像学诊断、淋巴结穿刺活检等手段进行鉴别。

治疗 提倡早期综合治疗。以脾切除术为主，术中注意脾包膜完整及脾门淋巴结清扫，术前后辅以包括放化疗、中药、免疫治疗等在内的综合治疗。

预后 脾原发性恶性淋巴瘤预后主要与病理分期和分型有关，对化疗有一定敏感性，脾切除术后根据病理分期指导辅助化疗，脾切除后对脾床应进行放射治疗，也可治愈或缓解症状。脾原发性血管肉瘤对化疗不敏感，脾切除术是唯一可能治愈的方法，预后较差，早期手术可提高疗效，若发生肿瘤自发性破裂造成腹腔内出血则预后更差，放疗可缓解骨转移所致的疼痛。脾恶性纤维组织细胞瘤预后不佳，脾切除术是唯一有效手段，化疗可提高术后生存率。

(李宗芳)

pízhuǎnyíxìngzhǒngliú

脾转移性肿瘤 (metastatic tumor of spleen)

起源于上皮系统，而不包括起源于造血系统的恶性肿瘤在脾形成的转移灶。临床上并不多见，发生率为9%~16%，脾转移瘤作为肿瘤全身性转移的一部分，很少单独发生转移，往往是同时累及肝和淋巴结。少数情况下是乳腺癌、卵巢癌等唯一的继发转移器官。

病因及发病机制 远隔脏器的癌肿主要以血行方式转移至脾脏，也可通过淋巴途径转移，邻近脏器的癌肿可通过直接浸润的方式转移。最常见的原发灶为肺癌、乳腺癌和胃癌，其次是来源于胰腺、肝、食管、结肠等的肿瘤。脾转移瘤发生率较低可能与以下原因有关：脾是抗肿瘤免疫的重要器官，产生包括Tuftsin、γ干扰素等大量非特异性抗肿瘤物质，并含有大量的记忆性和辅助性T细胞，能抑制和杀灭肿瘤细胞；脾的节律性搏动使癌细胞难以滞留；此外，脾输入淋巴管较少，脾动脉曲折弯曲且从腹主动脉呈锐角分出，使得癌栓较难进入。

临床表现 一般不会引起巨脾，脾仅轻度肿大或正常大小，临床上常无明显症状，脾明显肿大时可出现左上腹肿块、腹痛和周围脏器受压的表现。肿瘤患者出现脾转移时，多已有全身广泛转移，可伴有发热、贫血、食欲减退、消瘦等恶病质表现。少数可继发性脾功能亢进、溶血性贫血、胸腔积液，或因自发性脾破裂导致失血性休克。

诊断 患者大多有肿瘤病史，常伴有原发病症状和恶性肿瘤的晚期表现。少数患者可有左上腹肿块及疼痛不适。体检可发现脾大。病史、症状及体征、实验室和影像学检查对明确诊断具有重要价值。①B超检查：可发现直径>1cm的病灶，区别实性还是囊性，并且能检查腹部其他脏器有无受累，如肾上腺、肾、盆腔等。②CT 检查：示脾正常大小或轻度肿大，内有低密度的占位性病变，大小和数量不等。③MRI 检查：T_1 加权像上呈不规则低信号区，可单发或多发，边缘清楚，T_2 加权像上信号强度增高，其中有部分病例由于中心坏死含水量增加出现中心性高信号。④放射性核素扫描：仅能显示直径>2cm 的占位性病变，形态显示较差，定性困难。上述方法相互结合使用可提高检出率。

鉴别诊断 脾多发性转移瘤需与淋巴瘤相鉴别，转移瘤多数有肿瘤病史，而淋巴瘤则表现为发热、全身淋巴结肿大、骨髓与血常规异常。对于囊性转移灶则需与脾囊肿鉴别，两者囊壁有明显差别。脾内单个转移结节则须与血管瘤、错构瘤及其他良性病变相鉴别，如果有肿瘤病史，应考虑为转移瘤。

治疗 脾转移性肿瘤的出现往往提示预后不良。若转移瘤局限于脾，且确认原发灶可以切除的前提下，可在原发灶根治性切除时，联合切除脾，术后给予综合治疗，效果尚可。但患者若已有全身广泛转移，已失去手术根治的机会，无须再针对脾进行手术，辅助化疗能适当改善病情。当癌肿发生自发性破裂时，应急诊行脾切除术，控制出血。

（李宗芳 李宇）

fùpí

副脾（accessory spleen） 除正常位置的脾外，还存在一个或多个与脾结构相似，具有一定功能的脾结节。多呈球形，可与正常脾有细条索相连或完全分离，具有单独的动脉和静脉。发生率为 10%～25%，最常发生于脾门

及胰尾部（70%以上），其次可见于脾胃、脾结肠韧带、大网膜、肠系膜、骶前等。副脾可随年龄的增长而逐渐退化，若主脾切除副脾可增大。

病因及发病机制 可能与胚胎期原始脾芽融合失败、异位脾芽形成，或部分脾组织发育过程中脱离主脾块有关。副脾仍由脾动脉供血，有脾门和包膜，个别副脾可位于脾内形成脾内错构瘤。

临床表现 多无明显症状，多因腹腔手术、影像学检查或尸检时偶然发现，若副脾受疾病刺激增大可出现腹部包块并产生梗阻症状，此外副脾较大者还存在自发性破裂、脾蒂扭转或脾梗死的可能。

诊断与鉴别诊断 上腹 B 超和 CT 扫描时副脾的表现与主脾相同，通过 CT 增强扫描，观察增强前后 CT 值和增强方式，与主脾进行对照，结合典型部位一般可明确诊断。若副脾位置不典型或主脾切除术后副脾增大，则诊断有一定难度。放射性核素扫描和血管造影对诊断有一定帮助，但副脾直径<3cm 者难以发现。副脾常被误认为是胃底、结肠或胰腺肿瘤以及肿大淋巴结，应结合辅助检查相鉴别。

治疗 无症状副脾无须特殊处理，若并发副脾扭转、破裂出血或引发肠梗阻时，应手术切除。对于血小板减少性紫癜、溶血性黄疸等原因引起的脾功能亢进行脾切除术时，应仔细检查有无副脾存在，一并切除，避免脾功能亢进复发，但外伤性脾破裂行切脾术后应注意保留副脾。

（李宗芳 江维）

yóuzǒupí

游走脾（wandering spleen） 脾脱离正常解剖位置到腹腔其他

部位，呈活动或游走状又能复位的疾病。游走脾的发生率低于 2%，1889 年邦德（Bond）首次报道该病。中年以上经产妇产后发病率较高，女性发病率可高于男性 13 倍，儿童期也有发生。

病因 正常脾在脾胃韧带、脾结肠韧带、脾肾韧带及脾膈韧带的支撑和腹内压的共同作用下，维持在一定的解剖部位。若胚胎期背侧胃系膜发育缺陷，会使脾蒂变长，上述韧带发育异常而松弛，则支撑能力大大减弱，导致脾在腹腔中移位。此外，腹部创伤或妊娠期妇女内分泌改变致腹壁肌肉松弛，经产妇产后腹肌软弱无力等均为游走脾的诱发因素。

临床表现 主要表现为腹部包块，患者无明显的自觉症状，重者可因牵拉或压迫周围脏器而有左上腹不适或疼痛，起立时加重，卧位时消失。症状则视其被累及器官而异：压迫牵拉胃部可有恶心、呕吐、胀闷和嗳气等，压迫肠道者可引起机械性肠梗阻症状；压迫盆腔、膀胱或子宫者可有里急后重、排便不畅、便秘、排尿困难或月经不调等症状。约 20% 的游走脾可导致脾蒂扭转，扭转发生的快慢和程度不同，产生的病变也随之各异：急性完全脾蒂扭转致脾蒂血运完全被阻断，可使脾完全坏死，渗出液的刺激会导致局限性或弥漫性的腹膜炎，可产生剧烈腹痛并伴恶心、呕吐等消化道症状，甚至出现休克。慢性不完全性脾蒂扭转多造成脾充血肿大，可以没有自觉症状或仅有轻微腹痛。游走脾还可因外伤或妊娠期腹内压升高而发生脾破裂，还可合并其他内脏下垂。

诊断 无症状的游走脾往往是患者行体检或影像学检查时意外发现，腹部查体可扪及形似脾

且有切迹的肿块，正常脾所在部位浊音区消失，肿块可复位至脾窝内。若因脱位脾已有扭转，腹膜受渗出液的刺激，腹肌呈强直状态，无法扪出脾的形状，诊断困难时，可行 B 超、CT 检查或核素扫描等影像学检查明确诊断。若脾脏位于下腹部或盆腔，发生急性完全性脾蒂扭转时，易与肠扭转、卵巢囊肿扭转、阑尾穿孔等引起的急性弥漫性腹膜炎相混淆，应注意加以鉴别。

治疗　对无任何症状的患者可试行手法复位加腹带支托，对症状不重、脾大和脾功能亢进不严重且发展缓慢者，可试行脾固定术，但以上方法效果均不佳，易复发。因此游走脾诊断明确时，一般应行脾切除术治疗，育龄期妇女为防止增大子宫诱发脾破裂或增加脾蒂扭转机会，应积极手术切脾。急性脾蒂扭转者均应行急诊脾切除术。

(李宗芳　李宇)

脾紫癜（peliosis of spleen）

发生于脾的紫癜病。特征是脾内出现多个大小不等的充血囊腔，部分或完全破坏了正常的脾组织。临床上较罕见，多与肝紫癜并发，单发于脾的紫癜病更为罕见，尸检的发现率小于 1%。

病因及发病机制　目前仍不明确，可能和一些慢性消耗性疾病如严重结核、恶性肿瘤、艾滋病等；服用某些药物（如类固醇激素、口服避孕药）；长期血液透析、器官移植后免疫抑制药的应用等有关。部分学者认为紫癜病是由先天或后天因素造成血管内压改变引起的血管畸形，好发于单核吞噬细胞系统。还有学者认为脾紫癜可能是免疫复合物引发的疾病。此外，在人类免疫缺陷

病毒阳性人群中可能发生一种肝或脾的杆菌性紫癜。

临床表现　该病没有临床症状，可引起脾大，或表现为孤立的脾肿块。一般是在手术、尸检或影像学检查时偶然发现。少数患者可因自发性脾破裂，引起致死性的腹腔内出血。

诊断　当发现无法解释的脾大时应考虑该病，表现为脾肿物时应与脾原发的血管瘤和淋巴瘤相鉴别，只能依靠组织学变化确诊。细针穿刺抽吸活检的诊断价值较高，但有引起出血的风险应慎用。

治疗　脾切除术是唯一治疗方法，该病虽为良性病变，但发生自发性脾破裂，有可能引起致死性的腹腔内出血，因此一旦考虑该病，即应实施手术。

(李宗芳)

脾切除术（splenectomy）

将脾完全移除的手术。是治疗部分脾疾病和严重脾外伤时的首选方式。正确处理脾与周围组织的粘连，充分游离脾是顺利实施脾切除术的关键。

适应证　主要适用于以下疾病。

脾自身疾病　包括扭转性游走脾、脾脓肿、脾囊肿、脾肿瘤和脾感染性病变。

脾破裂　严重的脾实质破裂、脾横断或脾门损伤，及脾粉碎性损伤或多发性损伤。

脾功能亢进　①血液病：部分先天性溶血性贫血（遗传性球形红细胞增多症、遗传性椭圆形细胞增多症、丙酮酸激酶缺乏、镰状细胞性贫血、珠蛋白生成障碍性贫血和红细胞生成性血卟啉病等）、自身免疫性溶血性贫血、特发性和血栓性血小板减少性紫

癜、原发性脾源性中性粒细胞减少症和全血细胞减少症、慢性粒细胞性、慢性淋巴细胞性毛细胞性白血病、恶性淋巴瘤和骨髓纤维化等。②门静脉高压症引起的充血性脾大。③疟疾、黑热病等传染性疾病。④戈谢病。⑤类风湿关节炎和系统性红斑狼疮。

此外，胃体癌、贲门胃底癌、胰体、尾部癌、结肠脾曲癌行根治切除术时，为清除脾门部淋巴结或肿瘤与脾有粘连时，应一并切除脾。

手术方法　一般选择连续硬膜外麻醉即可，对于巨脾或急诊脾破裂者应选择全身麻醉。患者取平卧位，左腰部垫高。对急诊脾破裂患者多采用左侧经腹直肌切口或旁正中切口，脾功能亢进或巨脾患者采用左侧经腹直肌切口，上端延伸至剑突，必要时可加做横切口使术野充分暴露。此外也可采用左肋下斜切口或上腹"屋顶形"切口。

择期手术　进入腹腔后，首先探查肝病变情况，然后了解脾大小和周围粘连情况，副脾的位置和数目，以及腹水的多少，胆道及胰腺有无病变等，并测定门静脉压力。切开胃结肠韧带和胃脾韧带，进入小网膜腔，显露出胰体、尾部。在胰腺上缘可触到搏动的脾动脉，切开后腹膜，用直角钳仔细分离出脾动脉，并绕以粗丝线双道结扎（两道相距 0.5cm 左右）。阻断脾动脉血流后，稍加按摩使脾体积缩小，然后将脾向上推开，结扎、剪断附着在脾下极的脾结肠韧带，再将脾拉向内侧，剪开、结扎脾肾韧带。此时用右手伸入脾上极的后方，抓住脾向下内方柔缓牵拉旋转，将其轻轻托出切口以外，立即向脾窝内堵塞大纱布垫，压迫

止血并防止脾重新滑回腹腔。在脾门处用 3 把大止血钳平行钳夹脾蒂，在远端两把钳间切断，在余下两把止血钳近端用粗丝线结扎，然后再在两把钳间进行缝扎。如血管较粗，则可将脾动、静脉分别结扎处理。移除脾后，去除纱布垫，仔细检查并结扎膈面和左肾上极后腹膜处的出血点。并在脾窝处常规放置引流物。切口各层用丝线间断缝合。门静脉高压症患者，行切脾和贲门周围血管断流后应再测一次门静脉压力，与术前对比，评估疗效。

急诊手术 采用左上腹正中旁切口或经腹直肌切口，与择期手术基本相同，但脾破裂腹腔内出血患者病情紧急，开腹后尽快清除腹腔内积血和血块，寻找出血来源。右手伸入左膈下，证实脾破裂后，将脾握住向内前方托出，将厚纱布垫塞入左膈下脾窝部，用三钳法处理脾蒂，但应注意检查是否误夹邻近脏器。移除脾后检查和结扎脾膈韧带或脾肾韧带处的出血点，缝合腹壁前，左膈下须放置引流。

并发症 包括腹腔内出血和体液失衡等早期并发症，膈下感染、胸腔积液、肺不张、脾及门静脉血栓形成、脾切除术后发热、上消化道出血及邻近脏器损伤引起的胰瘘、消化道瘘等远期并发症。最易发生的两种严重并发症是大出血和邻近脏器损伤。此外，脾切除术后患者发生感染性疾病的风险增加，可能发生脾切除术后凶险性感染（OPSI），特别是 4 岁以下儿童。

（李宗芳）

pí qiē chú shù hòu fā rè

脾切除术后发热（fever after splenectomy）

脾切除术后持续 2~3 周，甚至数月，体温 38℃ 以上，反复检查仍原因不明的发热。简称脾热。诊断脾热需经过系统的全身检查，排除其他系统、器官疾病以及与脾切除有关并发症，如胸、腹、膈下感染及静脉血栓等致发热的可能。可能与以下几种因素有关：①脾切除术后脾中致热原释放入血，作用于体温调节中枢，使体温调定点升高。②脾切除术后机体单核-吞噬细胞系统代偿不足，处理和清除大分子物质和抗原能力下降，导致内源性致热原不能完全灭活。③脾切除术时胰尾损伤，胰腺组织坏死形成小的胰瘘。④机体形成特异性抗体的能力下降，免疫球蛋白、补体减少，免疫力降低。

脾热的程度和持续时间与手术创伤成正比，手术越复杂，时间越长，损伤越重者，发生概率明显增加，温度也偏高，病程也相应延长。患者除发热外可表现为周身不适，精神萎靡等，但都不特异。临床上应注意与脾切除术后的感染性发热和门静脉血栓形成引起的发热相鉴别。感染性发热主要由膈下或腹腔脓肿所致，发热多表现为术后体温渐趋正常后又再升高至持续高热，常伴寒战，B 超、CT 扫描可见左膈下或腹腔液性暗区，在其引导下穿刺抽出脓汁，即可确诊。门静脉血栓引起的发热一般表现为中度发热，常伴有腹痛、腹泻、恶心呕吐等消化道症状，彩色多普勒超声可明确诊断。

脾热为自限性发热，一般不超过 39℃，多在 1 个月内自行消退，故无须特殊治疗，且应用抗生素无明显效果，如全身症状明显，可口服非甾体抗炎药对症治疗。但应首先排除感染等其他因素引起的发热，需密切观察病情，以免延误治疗。此外，中医中药对于脾热患者有时亦能取得良好疗效。

（李宗芳）

pí bù fen qiē chú shù

脾部分切除术（partial splenectomy）

为在一定程度上保留脾功能，根据脾血管分布等解剖学特点，切除部分脾组织的手术。分为规则性脾切除和非规则性脾切除，前者指按照脾叶、脾段解剖进行切除，后者指脾破裂情况下脾门血管分支难以辨认，仅凭组织血供和活力情况判断切除范围。根据切除范围，部分脾切除又可分为 1/3（脾上极或脾下极切除术）、半脾、大部（2/3）切除术，残脾应保留原脾重量的 30%~50% 为宜。

适应证 ①脾上部或下部重度破裂无法缝合修补保留者，可切除损伤部分。②脾上、下极同时损伤无法修补但可保留脾中部者。③局限在脾某一部分的良性囊肿。④脾内局限性血肿。⑤脾门处的某一叶、段血管损伤无法修补，脾已出现界线明显的部分脾供血障碍，需要切除者。⑥部分脾损伤，年龄在 60 岁以下且重要生命器官功能基本完好，允许保留性脾手术顺利进行。⑦胃、结肠脾曲、胰腺手术时损伤。

手术方法 麻醉、体位与切口见脾切除术。需要充分游离脾，但应注意保护相应的脾分支血管，如拟保留脾上极时不应切断脾胃韧带，以保留胃短血管和脾上极血管支，而保留脾下极时应保留脾胃韧带和脾结肠韧带，以保留胃网膜左血管分出的脾下极血管。在脾门处分辨清血管走向及分布范围，仔细分辨、结扎拟切除脾区域的动、静脉，等待脾显示出血供障碍及血供良好的明确界线，在离交界线有血供一侧约 1cm 处，用刀切开脾被膜，用超声刀或刀柄切入脾实质，切口由脾前后缘向内略呈 V 形，逐渐向脾门深入，切除过程中术者以左手拇指和示指应紧握脾切缘固定脾并适当压迫止血，所遇血管可用细丝线靠近健侧结扎，直至切除部分脾。在距切缘断面 1cm 处用肝针作水平褥式缝合使前后切缘闭合，如有少量渗血，可用生物材料黏合凝固止血，也可游离带血管蒂的大网膜覆盖断面，此外还可以将切下来的脾组织放入 4℃ 肝素生理盐水中将脾被膜剥离下来，覆盖在断面上，周边用丝线固定。保留脾下极的手术因血管蒂较长，应加做大网膜包裹固定术，避免术后发生脾蒂扭转。检查腹腔无出血和无其他损伤，冲洗腹腔后，于脾周放置乳胶管引流。引流管质地一定要柔软且尖端不能接触脾断面，以免损伤断面导致再次出血。术后应严密观察患者血压、脉搏，应用止血药物，并预防性应用抗生素。

(李宗芳)

脾裂伤缝合术 pílièshāng fénghéshù（splenorrhaphy）

治疗裂口小、局部物理或生物胶止血技术无效，且未伤及大血管的Ⅰ、Ⅱ级脾破裂的手术。此术式从形态和结构上保留了脾的完整性，技术较简单，在条件具备和适应证符合时应作为首选。但要视患者术中出血情况，有无其他合并伤及急诊手术条件而定。

适应证 ①胃、结肠等手术操作中所致裂口小而浅的脾撕裂伤。②裂口深度一般不超过 1.5cm，缝合修补止血可靠的外伤性脾破裂。③进行部分脾切除术时，残留脾组织较小的裂口。④同种异体脾移植时，供脾出现的小裂口。⑤脾被膜下血肿切开被膜后，浅而小的裂口。

手术方法 麻醉、体位及切口见脾切除术。开腹后吸尽腹腔积血，探查脾损伤的部位及程度，同时注意其他器官有无损伤，如未合并空腔脏器损伤，可收集腹腔内血液用于自体输血。迅速将左手探入腹腔内，示指从上方伸向脾蒂的后方，捏住脾蒂，控制出血，用右手将脾脏向前下向内搬起，同时用大纱布垫起脾，清除脾创面的血凝块、脾包膜下血肿和失活的脾组织，但不做清创术，用较粗的非吸收性丝线及肝针间断缝合缝合裂口，缝线一起打结，对于较深大的裂口，为安全起见，可先行水平褥式缝合，再行间断缝合，缝线打结前可在裂口内塞入吸收性明胶海绵或大网膜，帮助止血和结扎时减张。缝合后检查是否有其他裂口。取出大纱布，脾放回原位，检查有无新的撕裂。最后用冲洗腹腔，脾周放置引流，关闭腹腔。手术过程中要全面仔细探查，以免遗漏，如果缝合修补失败或造成新的裂口，应立即改用部分或全脾切除术。术后应严密观察患者生命体征，常规应用止血药，并预防性应用抗生素。

(李宗芳)

腹腔镜脾切除术 fùqiāngjìng píqiēchúshù（laparoscopic splenectomy）

与开腹相比，有创伤小、术后恢复快及美观等优点，但脾位于左膈下，周围韧带较多，术野显露困难，难度相对较大。是普通外科较常见的腹腔镜实质脏器手术。主要适于：①需行脾切除术治疗的血液系统疾病，脾大小正常或轻度肿大的患者，特发性血小板减少性紫癜、遗传性椭圆形红细胞增多症等。②脾良性占位病变，如错构瘤、多发性囊肿等。③脾外伤，闭合性腹部损伤脾破裂且血液循环稳定的患者，经腹腔镜探查无法保脾者。④门脉高压症脾功能亢进，脾轻度、中度肿大的患者。⑤人类免疫缺陷病毒感染者。

手术方法 分为以下四种。

完全腹腔镜下脾切除术 完全在腹腔镜下利用器械进行，用管径5、10、12mm 的套管针在腹壁上打4~5个孔，打孔部位分别为一个位于脐周，用来插入腹腔镜；两个位于左中上腹、左肋缘下（间距至少12cm），插入器械进行分离、切断血管等；另一个或两个位于剑突下及剑突与脐连线上（或稍偏左），用于器械牵拉胃和结肠，协助显露术野。自剑突下打孔处插入牵开器将胃向右牵开，分离、切断脾周韧带和血管，将脾游离，用血管夹、体内或体外打结法或内镜下切割吻合器结扎切断脾蒂血管，血管断端应双重结扎。脾切除后，彻底冲洗左上腹区，术野用电凝彻底止血，脾窝放置引流管一根。经腹壁打孔处放入标本收集袋，将脾移入袋中，将收集袋的开口经脐部打孔处提起贴近腹壁，排出腹腔内气体并撤走脐部的套管，将脐部刺孔延长至3~4cm，通过这个切口将脾搅碎后取出，若病理诊断需保证标本完整，可将腹壁切口延长至6~10cm，然后取出完整的脾，也可在左侧腹部另做切口取脾。

手助式腹腔镜脾切除术 除腹腔镜器械所需刺孔外，于上腹正中剑突和脐之间做一手助切口，术者可经手助装置将未操作器械的手伸入腹腔内直接接触脏器，对组织质地、厚度及位置毗邻关系进行较为精确的判断，使腹腔镜下的各种操作相对较为准确，并可用手进行钝性分离、协助进行牵引和显露，可使一些难显露的部位得到充分的显露，术中出血易于控制，使手术难度大大降低，安全性提高，脾切除后由手助切口取出。

免气腹装置辅助腹腔镜脾切除术 利用非气腹装置提拉或拱起前腹壁来代替气腹营造腹腔镜手术所需的空间，操作方法与完全腹腔镜下脾切除术相同，但手术空间的暴露相对较差。

机器人辅助腹腔镜脾切除术 通过手术机器人完成，通常只需一人即能完成手术，并可行远程遥控手术。但术者必须经过特殊训练，且操作系统还不够完善，设备昂贵，手术时间长。

常见并发症 常见的有术中和术后腹腔或腹壁刺孔出血、腹腔内脏器损伤，延迟性胃肠穿孔，膈下感染及左侧胸腔积液等，此外还有较少见的脾切除术后凶险性感染（OPSI）。

（李宗芳）

píshuānsèshù

脾栓塞术 (splenic embolization) 通过血管介入放射学手段，向脾动脉内注入栓塞材料，造成相应供血部位的脾实质或病变梗死，达到脾切除和肿瘤治疗目的的手术。可分为脾动脉末梢栓塞术（全脾栓塞术）、脾动脉主干栓塞术和部分脾动脉栓塞术。由于全脾栓塞术后死亡率高，部分脾栓塞术逐渐发展并完善。

适应证 ①肝硬化门静脉高压症、肝癌等各种原因所致的脾大、脾功能亢进。②门静脉高压症食管胃底曲张静脉出血。③脾破裂出血。④适于脾切除术治疗的血液病（如地中海贫血、遗传性球形红细胞增多症、血小板减少性紫癜、骨髓纤维化、再生障碍性贫血、霍奇金病以及慢性粒细胞性白血病等）和类脂质沉积病（如戈谢病）。⑤脾恶性肿瘤（栓塞加化疗）。⑥脾动脉瘤或动-静脉畸形。此外还可作为肝移植术前准备，但应严格掌握栓塞范围。

手术方法 一般在导管室数字减影血管造影（digital subtraction angiography，DSA）和电视透视下进行。选右侧腹股沟韧带下1~2cm，局部用2%利多卡因局部浸润麻醉后，采用 Seldinger 血管穿刺技术（即扪及动脉搏动，确定动脉或静脉穿刺部位。用尖角解剖刀刺开皮肤3~5mm，用血管钳进入皮肤切口对皮下组织做钝性分离。穿刺针纵轴与皮肤夹角呈30°~45°斜行进针，刺入血管前壁）穿刺右侧股动脉，插入相应血管鞘和导管，经鞘管支臂注入肝素生理盐水，防止鞘管内血栓形成。将导管管口置于脾动脉近脾门处，根据造影情况确认导管头在脾动脉主干内，注入与抗生素和造影剂混合的栓塞材料，根据动脉血液流速和栓塞前后造影显示的动脉分支数量估算栓塞面积。栓塞过程中应注意导管头位置、栓子流动方向与分布和脾动脉血流速度的改变。栓塞完成后退出导管，穿刺处压迫止血后用弹力绷带加压包扎，平卧24小时。脾栓塞术可分为：①全脾栓塞术。采用足量的小于1mm的明胶海绵或明胶海绵粉、无水酒精或碘化油等细小材料栓塞脾动脉所有分支的，达到全脾梗死的效果。②脾动脉主干栓塞术。仅用于脾破裂出血。常用微弹簧圈、球囊或组织胶等体积较大的栓塞材料于脾动脉主干近端进行栓塞。脾实质可由胃短、胃左动脉等形成的侧支循环供血，不会产生全脾梗死。③部分脾栓塞术。使用适量的1.5~3mm大小明胶海绵颗粒或碘化油乳剂或无水酒精等栓塞脾叶或脾段动脉，也可使用微导管对脾动脉分支选择性插管再进行栓塞。

常见并发症 脾栓塞术后几乎所有患者皆有一过性发热、左上腹痛、恶心呕吐、食欲减退等，可持续1~3周，肺炎和胸膜炎也较常见，经抗生素和对症治疗后多可恢复。脾脓肿和脾破裂是术后严重的并发症，一经发现应立即手术。此外还有发生脾外栓塞的可能。

（李宗芳）

fùbù sǔnshāng

腹部损伤 (abdominal injuries) 包括机械性损伤（创伤）、放射性损伤和化学性损伤。此处所讲腹部损伤也主要是指腹部机械性损伤，是普外科较为常见的急腹症，可分为开放性损伤和闭合性损伤。闭合性损伤可以仅累及腹壁，也可以累及腹腔内脏。开放性损伤又分为穿透伤和非穿透伤。穿透伤有出入口者为贯通伤，否则为盲管伤。常见穿透伤主要为刺伤、枪弹伤、爆炸伤。常见闭合伤有撞击伤、打击伤、坠落伤、挤压伤、冲击伤等。此外医源性原因可以引起腹部损伤，主要由腹腔或相邻部位手术和某些侵入性诊疗操作造成。

临床表现 症状和体征取决于致伤原因、受伤的器官及损伤的严重程度以及是否伴有合并伤等，其临床表现差异很大。轻微的腹部损伤，临床上无明显症状和体征；而严重者会出现重度休克甚至死亡。一般单纯腹壁损伤的症状较轻，可表现为受伤部位疼痛、局限性腹壁肿胀和压痛。倘若腹腔脏器破裂或穿孔时，临床表现往往非常显著。实质性器官，如肝、脾、胰、肾等或大血管损伤时，主要临床表现是腹腔内或腹膜后出血。伤者会出现面色苍白、脉搏加快、细弱、脉压变小，严重时血压不稳甚至休克等症状。空腔脏器，如胃肠道、胆道等破裂或穿孔，则以腹膜炎的症状和体征为主要表现。多发性损伤的临床表现则更为复杂，有时候其他系统的表现可能会掩盖腹部损伤的表现，应予以重视。

诊断 早期正确诊断和及时恰当的处理是降低死亡率的关键。从临床诊治的角度来看，闭合性腹部损伤具有更重要的意义。因为开放性损伤者腹壁均有伤口，一般需要剖腹手术，而闭合性损伤时，确定是否伴有内脏损伤，诊断相对困难。细致的体格检查必不可少，腹肌紧张和压痛是腹内脏器损伤的最重要体征。选择正确的辅助检查可以从定性和定位两个方面提高诊断的准确率。实验室检查，血红蛋白减少提示大量出血。血清淀粉酶或尿淀粉酶升高提示胰腺损伤或者胃肠道穿孔。血尿是泌尿系损伤的重要标志。X线检查有时能提供有价值的资料。B超主要用于肝、胆、脾、胰腺、肾损伤，CT和MRI对实质脏器损伤范围和程度有重要价值。诊断性腹腔穿刺术和诊断性腹腔灌洗术适用于腹腔内出血或空腔脏器损伤者，方法简便、快速、经济、安全且准确率超过90%。

治疗 正确和及时的治疗对腹部损伤的预后影响巨大。正确的把握手术指征很关键，并非所有腹部损伤均需手术，生命体征平稳的伤员可严密观察，选择暂时保守的患者应进行持续的严密观察。腹部损伤后出现休克、腹膜炎体征、腹腔游离气体、消化道或泌尿系出血或者腹腔穿刺发现胆汁、肠内容物或者不凝血等应急诊剖腹探查。

进腹后首先探查有无出血，有腹腔出血时，应立即吸出积血，清除凝血块，在凝血块集中处查明出血来源。如无腹腔内大出血，则应对腹腔脏器进行系统探查。应做到认真仔细，逐一探查不要遗漏。因腹部损伤往往是多处的，探查过程中必须完成系统探查，绝不能满足找到一两处损伤。手术要规范，术中应遵循"保生命第一，保器官第二的原则"，尽量采用创伤小的方法，力争最大的保存伤者机体的生理功能。

(何裕隆)

zhěnduànxìng fùqiāng chuāncìshù
诊断性腹腔穿刺术（diagnostic abdominal paracentesis） 用套管针行腹腔穿刺，并将带侧孔的导管通过套管针置入腹腔深处进行抽吸，然后根据抽吸出腹腔液的性状对疾病进行诊断的检查技术。适用于高度怀疑腹腔内脏器受伤或病变（实质器官破裂出血、空腔脏器穿孔、腹膜炎症性或肿瘤性病变等）的患者，以及多发伤伴休克、昏迷等不易表现出腹膜刺激症状、又不能排除腹腔内脏器受伤的患者。对不适宜搬动、伤情严重者尤为适用。不宜做诊断性腹腔穿刺的情况包括：严重肠胀气、中晚期妊娠、有过腹部手术史或腹腔炎症史以及因各种原因不能合作者。

穿刺时患者常取平卧位，行下腹部穿刺时可取半卧位，上述体位抽不到液体时可嘱患者向拟穿刺侧侧卧3~5分钟，这样可使腹腔内少量积液集中到穿刺侧，从而提高穿刺阳性率。理论上穿刺点可选在腹部四个象限中的任何一个，然而在临床实际工作中，脐与髂前上棘连线中外1/3处或经脐水平线与腋前线相交点使用最多，因此处不易损伤腹壁动脉。穿刺点的选择还应避开手术瘢痕、肿大的肝和脾。骨盆骨折者应尽量不要在脐平面以下进行穿刺，因为这样可能误刺入腹膜后血肿而误诊。穿刺前还应排空膀胱以免误伤（在下腹部穿刺时尤为重要）。通常选用针尖较钝且能穿过细塑料管的穿刺套管针进行穿刺。穿刺时，穿刺点皮肤常规消毒，在拟穿刺点用2%的利多卡因行局部麻醉，然后持穿刺针垂直刺入皮肤后以45°斜刺入腹肌，然后垂直刺入腹腔，当针头阻力突然消失时表示针尖已进入腹膜腔。拔出针芯，把有多个侧孔的塑料管经套管针放入腹腔深处进行抽吸。如抽不到液体，可变换针头方向、塑料管深度或改变体位再抽吸。

抽到液体后，可根据肉眼观察到的液体性状对腹腔内病变进行初步判断：如果抽到不凝血应高度怀疑腹腔内实质器官破裂出血（如脾、肝、肠系膜等）；如抽出的血液迅速凝固，多系穿刺针误刺入血管或血肿所致。抽到消化道液体应高度怀疑胃肠道受伤或穿孔（但要注意排除针头误刺入胃肠道的可能）。胆道系统受伤或穿孔可抽到胆汁；泌尿系统受伤可抽到尿液；化脓性腹膜炎患者可抽到浑浊脓液。如怀疑胰腺受伤，应检测液体中淀粉酶含量。肉眼观察不能肯定所得液体的性质时，应将穿刺液送检验室进行显微镜观察，必要时可作涂片检查，有时需要行穿刺液的生物化学检查。需要注意的是，腹腔穿刺抽不到液体时并不能完全排除腹腔内脏器受伤或病变（有时大网膜可堵塞穿刺针管，或腹腔内的液体并未流到穿刺区域导致假阴性），应严密观察，必要时可反复穿刺，或改行诊断性腹腔灌洗术。

诊断性腹腔穿刺术较少发生并发症，可能的并发症有穿刺部位感染、小肠及肠系膜血肿、膀胱穿孔、髂血管撕裂等。

（何裕隆）

zhěnduànxìng fùqiāng guànxǐshù
诊断性腹腔灌洗术 （diagnostic irrigation of abdominal cavity）

用套管针行腹腔穿刺，并将带侧孔的导管通过套管针置入腹腔深处，向腹腔注入乳酸钠林格液或等渗盐水，然后通过虹吸作用使腹腔内灌洗液经导管流出体外，根据流出液的性状来对疾病进行判断的检查技术。适用于诊断性腹腔穿刺术未能有液体穿出，又高度怀疑有腹腔器官受伤或病变的患者。不宜做诊断性腹腔灌洗术的情况同诊断性腹腔穿刺术，如严重肠胀气、中晚期妊娠、有过腹部手术史或腹腔炎症史以及因各种原因不能合作者。诊断性腹腔灌洗术通过观察灌洗液的性质，可全面了解腹腔损伤的情况，有助于腹腔出血及内脏脏器损伤的早期诊断，避免不必要的剖腹探查。

检查方法分为闭合式、半开放式、开放式。闭合式诊断性腹腔灌洗术最常用，半开放式和开放式由于损伤大，切口感染等并发症多目前使用较少。此处重点介绍闭合式诊断性腹腔灌洗术操作过程。

患者平卧位，取脐与髂前上棘连线中外 1/3 处或经脐水平线与腋前线相交点作为穿刺点。选择穿刺点的注意事项同诊断性腹腔穿刺术，如应避开手术瘢痕、肿大的肝和脾。骨盆骨折者应尽量不要在脐平面以下进行穿刺。穿刺前排空膀胱以免误伤。穿刺过程和诊断性腹腔穿刺术一样。选用针尖角度较钝且能穿过细塑料管的穿刺套管针，穿刺点皮肤常规消毒，在拟穿刺点用 2% 的利多卡因行局部麻醉，然后持穿刺针垂直刺入皮肤后以 45°斜刺入腹肌，然后垂直刺入腹腔，当针头阻力突然消失时表示针尖已进入腹腔。拔出针芯，把有多个侧孔的塑料管经套管针放入腹腔深处，然后拔出套管针，灌洗导管予以荷包包埋固定。经灌洗管向腹腔内滴入约 1000ml （按 10~20ml/kg 计算）的乳酸钠林格液或等渗盐水，然后灌洗管外接无菌空瓶倒置于床旁地面上。这样，进入腹腔灌洗液可因腹压及虹吸作用反流回瓶内。

对灌洗液行肉眼或显微镜下检查，必要时检测淀粉酶含量或行细菌涂片、培养。符合下述任何一项者，为阳性检查：①灌洗液含有肉眼可见的血液、胆汁、胃肠内容物、脓液、尿液。②镜下红细胞计数 $>100\times10^9$/L。③镜下白细胞计数 $>0.5\times10^9$/L。④淀粉酶超过 100 Somogyi 单位。⑤灌洗液中含大量细菌。⑥灌洗液从胸腔引流管、导尿管或肛门排出。

诊断性腹腔灌洗术并发症同诊断性腹腔穿刺术，较少发生，可能的并发症包括穿刺部位感染、小肠及肠系膜血肿、膀胱穿孔、髂血管撕裂等。

（何裕隆）

fùbùbāokuài
腹部包块 （abdominal mass）

腹部上起自膈肌，下达骨盆，前面及侧面为腹壁，后面是脊柱及腰肌，它包含着腹壁、腹膜腔以及腹腔脏器等内容。腹部有很多重要器官如消化道、肝、肾、胰、脾、大血管、肾上腺等，涉及消化、内分泌、血液、心血管、泌尿等多个器官系统。正常情况下，腹壁及腹腔内的某些结构可经体表触及。除了这些结构，则为异常包块，包括肿大或异位的脏器、肿瘤、炎性包块、囊肿、肿大的淋巴结、肠内粪块等。

病因 腹部由腹壁、腹腔内脏器以及腹膜后间隙构成，任何一个部位的异常增大或出现肿物都有可能表现为腹部包块。总体而言，腹部包块以腹腔内脏器来源的肿物为主。从病因而言，主要包括肿瘤、感染、梗阻、先天异常等（表）。

诊断 对于确定腹部包块本身的诊断并不难；但是要明确包块的位置、来源及性质，往往并不容易。遵循科学的诊断思路，有助于我们做出正确的判断。

判断是否为腹部包块 触及腹部包块时，首先需要与可触及的正常结构相鉴别，明确是否为异常包块。在正常人腹部可触及的正常结构主要有：①腹直肌：腹肌发达者，在腹壁中上部可触及腹直肌肌腹及腱划，易误认为腹壁包块。但腹直肌肌腹及腱划为双侧对称，做收缩腹肌动作时变得更明显、更坚硬，可与腹部包块鉴别。②乙状结肠：正常情况下，乙状结肠在左下腹可隐约触及，若其内存在粪块，则显得十分明显。乙状结肠内含干结粪块时，可触及左下腹条索状或类圆形包块，可有轻压痛，但表面光滑，可推动，排便后缩小或消失。③横结肠：通常在体瘦者有可能触及，为上腹部一横条索状物，表面光滑，可推动。④盲肠：大多数人都可在右下腹麦氏点附近触摸到盲肠，呈类圆柱状，表面光滑，无压痛，可推动。⑤腰

表 腹部包块

病因来源	肿瘤		炎症	梗阻	先天异常	损伤及其他
	良性	恶性				
腹壁软组织	硬纤维瘤、纤维瘤、神经纤维瘤、血管瘤、乳头状瘤、皮样囊肿 等	纤维肉瘤、隆突性皮肤纤维肉瘤、转移性癌等	外伤感染、腹壁脓肿、坏死性筋膜炎等		腹壁裂、脐膨出等	腹壁血肿、瘢痕组织等
脊柱	动脉瘤样骨囊肿、骨巨细胞瘤等	转移性肿瘤、软骨肉瘤、脊索瘤等	脊柱结核			
肝、胆道	肝血管瘤、肝错构瘤等	肝癌、肝转移癌、肝母细胞瘤、胆管细胞癌、胆囊癌等	肝炎、肝脓肿、肝吸虫等	肝内、肝外胆管结石、肝淤血、胰头癌、巴德-吉亚利综合征等	多囊肝、先天性胆管扩张	肝内血肿、肝周血肿
脾	脾错构瘤、淋巴管瘤、血管瘤、纤维瘤、脂肪瘤等	白血病、淋巴瘤、脾血管肉瘤等	疟疾、血吸虫病、伤寒、传染性单核细胞增多症等	门脉高压	副脾、游走脾、脾囊肿等	脾包膜下血肿
胰腺	胰囊腺瘤	胰腺癌	假性胰腺囊肿、胰腺脓肿		胰腺囊肿	
胃十二指肠	胃平滑肌瘤	胃癌、胃间质瘤、十二指肠壶腹部癌、肉瘤等	胃十二指肠穿透性溃疡	幽门梗阻	先天性幽门肥大症	
小肠	平滑肌瘤、脂肪瘤、腺瘤、血管瘤等	小肠腺癌、平滑肌肉瘤、类癌、淋巴瘤	克罗恩病等	小肠梗阻、肠套叠	小肠憩室、小肠重复畸形等	
大肠	平滑肌瘤、脂肪瘤、腺瘤、血管瘤等	直结肠癌	大肠结核、寄生虫病、阿米巴病、溃疡性结肠炎等	大肠梗阻	先天性巨结肠、结肠囊肿等	
肾上腺	嗜铬细胞瘤	恶性嗜铬细胞瘤、神经母细胞瘤、转移瘤等			肾上腺囊肿	
肾	肾错构瘤等	肾癌、肾母细胞瘤、肾盂癌	肾结核	肾盂、输尿管结石积水	肾囊肿、多囊肾、马蹄肾、游走肾、肾下垂	肾周血肿、肾周积液
腹膜、肠系膜	纤维瘤等	间质瘤、腹膜转移癌、间皮瘤	结核性腹膜炎、腹腔脓肿等		腹膜囊肿、肠系膜囊肿	
膀胱	膀胱平滑肌瘤等	膀胱癌	膀胱结核	尿潴留、结石	先天性巨大膀胱	
子宫附件	子宫肌瘤、葡萄胎	子宫内膜癌、卵巢癌、子宫肉瘤等	盆腔炎、附件结核、炎性积液等	生殖道闭锁	卵巢积液性囊肿	
腹部大血管						腹主动脉瘤、主动脉夹层
淋巴组织	淋巴管瘤、假性淋巴瘤、淋巴错构瘤	淋巴瘤、淋巴管肉瘤	淋巴结炎			
神经组织	神经鞘瘤、神经纤维瘤、节细胞神经瘤等	恶性神经鞘瘤、神经纤维肉瘤、神经母细胞瘤等				
胚胎残留组织	畸胎瘤、脊索瘤、表皮样囊肿等	恶性畸胎瘤、恶性脊索瘤、原发性绒癌等				

椎椎体及骶骨岬部：一般人不易触及，通常在体形消瘦者近中线脐部附近可触及骨样硬度的包块，易误认为腹后壁肿物。通常在其左前方可触及搏动的腹主动脉。

⑥下垂肾：当患者存在肾下垂时，在上腹部亦可触到下垂的肾。肾下垂多发生于青年女性，患者可能出现尿频、尿急、腰部酸痛等泌尿系统症状，触及肾有酸胀感。

需要注意与肾及周围肿物相鉴别。

判断腹部包块的来源 明确了腹部包块的诊断后，需判断腹部包块的来源。可从腹部层次及部位来判断它的解剖定位。①屏气起坐试验：可帮助区分腹壁包块与腹腔内包块。嘱患者仰卧并屏气，尝试不用手支撑而起坐，从而使腹肌收缩。如果包块在腹壁内，触诊时将变得更为明显；如果在腹腔内，则因腹肌的收缩变得模糊。②肘膝位检查法：与仰卧位对比可帮助区分腹腔内包块与腹膜后间隙包块。如果肿块在腹腔内，由于腹腔内脏器大多数受腹膜层完全覆盖，借系膜而固定于腹后壁，肘膝位检查时不仅肿块更为清楚，活动度增加，而且有下垂感；如果肿块位于腹膜后，大多深在而固定，不能推动，也无下垂感觉，反而不如在仰卧位清楚。但如果腹腔内肿物与周围组织广泛粘连，则不能据此与腹膜后肿物相区别。③体表投影：腹腔脏器很多，脏器间相互重叠交错，腹部脏器与异常包块间容易混淆，因此有时腹部异常包块定位、定性诊断比较困难。首先了解腹部分区法，有助于我们描述及记录腹部包块的位置。腹部分区时借助于某些体表标志将腹部划分为几个区域。正常情况下，腹内脏器在这些分区内的投影是相对固定的；由此，根据包块的位置，可初步推断病变的脏器。这有助于准确描述和记录包块的部位。

四区分法是临床上常用的腹部分区方法。通过脐分别划一水平线及垂直线，将腹部分为四个区域，分别称为右上腹、右下腹、左上腹、左下腹。各区的包含的主要脏器如下：①右上腹部：肝、胆囊、胆管、胃幽门部、胰头、十二指肠、小肠、结肠肝区、部分横结肠、右肾上腺、右肾、下腔静脉。②右下腹部：小肠、盲肠、阑尾、部分升结肠、膨胀的膀胱、增大的子宫、右侧输尿管、右侧精索（男性）、右侧卵巢及输卵管（女性）。③左上腹部：脾、胃、肝左叶、胰体尾、小肠、左肾上腺、左肾、结肠脾区、部分横结肠、腹主动脉。④左下腹部：小肠、乙状结肠、部分降结肠、膨胀的膀胱、增大的子宫、左输尿管、左侧精索（男性）、左侧卵巢及输卵管（女性）。四分区法是腹部分区法中最简单的一个，也是临床上最常用的分区法。其优点在于简单易行，但较粗略。临床上尚有九分区法，用于弥补四分法定位上的不足。借助腹部分区，对描述腹部包块的位置以及与相应器官投射的对比有重要意义，有助于初步判断肿物来源。

某些位置的包块常来源于该部的脏器，根据肿瘤的位置可初步判断腹腔内肿物的脏器起源。上腹部中部常见包块有胃癌、胰腺癌以及肝左叶癌；左上腹部常见包块主要有肿大的脾、肾和横结肠、结肠脾曲以及胰尾的肿物；右上腹部常见包块有肝、胆囊、右肾肿大及结肠肝曲的癌肿；脐周常见包块有结核粘连性包块、横结肠肿物、肠系膜淋巴结结核以及小肠梗阻；左下腹常见包块有乙状结肠扭转、乙状结肠癌、左侧卵巢或输卵管包块；右下腹常见包块有盲肠肿瘤、阑尾慢性炎症以及右侧附件包块；下腹部常见包块有膀胱肿瘤及子宫肿瘤。①病史资料：深入了解患者的病史资料，往往对肿物的来源的判断有重要的意义。肿块活动度大，在腹腔内易游走，则肿物大多在小肠、肠系膜或网膜；如果肿块伴有黄疸，则肝胆胰腺病变的可能性大；肿块伴呕吐、腹部绞痛、便血、大便性状及排便习惯改变，通常为胃肠道病变；若包块大小变异不定，甚至可以自行消失，

则可能是痉挛或扩张的肠管。包块伴肾功能减退、血尿或尿道刺激征，通常为泌尿系统疾病或周围器官压迫、侵犯所致；腹部包块伴发作性高血压，则为肾上腺嗜铬细胞瘤可能性大。②其他重要体征：伴有锁骨上淋巴结肿大、脐周淋巴结肿大者，腹腔内恶性肿瘤尤其胃癌可能大。腹部包块伴肝肿大的，则有胃肠道肿瘤并肝转移可能。炎性包块通常有明显压痛，压痛明显的右下腹包块，常为肠结核、阑尾脓肿或克罗恩病等，来源于脏器的肿瘤压痛则可轻可重。随呼吸运动的包块通常为来自肝、胆囊、胃及肾；肝和胆囊随呼吸运动的幅度比较大，不易用手固定，而胃、肠系膜、小肠及网膜的肿物则用手可推动，活动度大。巨大包块多发生于肝、肾、卵巢、胰腺和子宫等实质性脏器，以囊肿多见。如在腹部中部触到膨大的波动性包块，听诊闻及血管杂音，则需考虑腹主动脉及其分支的疾病，如真性动脉瘤、动脉夹层等。

判断腹部包块的性质　①炎症性：大部分的炎症性包块由感染引起，如脓肿、结核、淋巴结炎等，通常有感染的全身表现。急性炎症往往有体温升高、心率加快等全身反应。结核性包块患者往往有消瘦、低热、食欲减退等症状。炎症性包块往往压痛明显，右下腹压痛明显的包块通常来自于盲肠、阑尾炎症及克罗恩病。②肿瘤性：肿瘤性肿块往往质硬，表面高低不平，界限不清，进行性增大，并逐渐出现消耗、转移症状；良性肿瘤表面大多光滑，界限清楚，体积增大缓慢。③梗阻性：除外包块，还有梗阻本身所导致的症状及体征。幽门梗阻会出现胃胀、呕吐宿食、消

瘦等；胆囊淤胆扩张，扩大的胆囊于右上腹呈梨形包块，同时伴有梗阻性黄疸。④先天性：先天性的肿瘤疾病往往恶性度高，如肾母细胞瘤，进展迅速。先天性的良性疾病则往往发展缓慢。

辅助检查 ①常规化验：包括对血液、尿液、粪便 3 大标本进行的常规检查，对于包块的诊断有重要的意义。炎症性包块往往伴有白细胞的改变；泌尿系统肿物往往造成血尿，甚至肾功能的受损；粪便隐血试验阳性往往提示消化道疾病，尤其注意消化道肿瘤。②肿瘤标志物：肿瘤性疾病是腹部包块的主要构成，对于腹部包块的诊断，肿瘤志记物的检测十分必要。甲胎蛋白（AFP）升高通常与肝癌相关，癌胚抗原（CEA）升高往往预示着上皮来源的肿瘤，CA125、CA199 等对肿瘤也有一定的诊断意义。尿香草扁桃酸（VMA）在诊断嗜铬细胞瘤有重要意义，β-人绒毛膜促性腺激素（β-HCG）可用于对原发性腹膜后绒毛膜上皮细胞癌的诊断。③腹部平片及消化道造影：X 线腹部平片上能显示包块的位置，周围器官的轮廓、位置大小及受压情况，发现结石、钙化、肠道扩张等异常征象，有助于包块的定位及定性。消化道造影能显示消化道肿瘤，也可显示胃肠道受压情况。④B 超：B 超是腹部包块诊断的重要辅助手段，B 超切面声像图能从多角度、多方位对病灶进行连续显示观察，有助于了解包块的部位、与周围组织器官的关系，对包块的定位及定性治疗有重要的作用。彩色多普勒能判断肿物内血流情况，有助于对肿物性质的确定，鉴别良恶性肿瘤。⑤内镜检查与内镜超声：包括胃镜、十二指肠镜、小肠镜、大肠镜等。能进入消化道，直观的观察并通过采取标本、体液进行细胞学、组织学和病理学的检查，能发现胃肠道肿物并行定性诊断。内镜超声能应用于胃、胰腺、腹膜后、直肠肿物的诊断，对胃、直肠肿物的浸润深度能做出较正确的判断。⑥CT、MRI 及 PET-CT：CT、MRI 能对腹部包块做出很好的定位，能了解包块与周围器官组织的关系，判断包块的来源，增强 CT 还能有助于鉴别肿瘤与其他病变、鉴别良恶性肿瘤，显示重要血管与包块的关系。由于 MRI 在上腹部成像中存在的运动伪影，故在临床中较少应用。PET-CT 有助于对包块性质的诊断，鉴别是否为肿瘤性，判断良恶性，同时还能明确有无其他部位的类似病灶，如恶性肿瘤有无转移等。⑦血管造影：对于腹部包块初步诊断为大血管病变者，血管造影可明确诊断，对动脉夹层患者可以明确裂口位置、数量、撕裂范围等，有助于进一步治疗。对于蔓状血管瘤，血管造影可以了解其分布情况、血流供应及输出情况，有助于手术方案的制定。随着快速螺旋 CT 及计算机重建技术的发展，许多原来需要行血管造影的都可用 CT 血管成像来代替，成像效果令人满意。⑧病理检查：出于诊断及治疗的需要，对大部分腹部包块往往需要做病理诊断。病理诊断是对肿瘤诊断最可靠的方法之一。包括细胞学及组织学的检查方法。细胞学的检查方法主要是对相应体液，如腹水、尿液的离心、涂片，寻找肿瘤细胞。组织学主要是获取组织标本行病理切片检查。除外少数浅表肿物，B 超引导下细针穿刺活检是临床腹部包块活检的主要方法。⑨开腹探查/腹腔镜探查：位于腹腔内及腹膜后间隙的肿物，经过各种可行的方法检查后，仍不能确定病变的性质，且可能为肿瘤者，为了早期诊断以及及时治疗，可以考虑剖腹探查术，术中根据冷冻结果行相应手术切除。

治疗 腹部包块种类繁多，各类疾病治疗各不相同。

炎症性腹部包块 根据炎症的病因做针对性治疗。①非手术治疗：对于感染性的炎症，针对病原体选取相应的抗微生物、抗寄生虫药物。对于结核所致的包块，予以抗结核治疗；对于血吸虫、包虫囊肿病，予以抗寄生虫治疗。对于溃疡性结肠炎、克罗恩病，予以非甾体抗炎药、激素等治疗。②手术治疗：对于肝脓肿、胰腺脓肿、阑尾周围脓肿，予以穿刺引流或手术治疗；结核冷脓肿则需予以清除病灶。对于炎症性疾病引起肠道梗阻的，如克罗恩病合并梗阻，非手术治疗无效者，行手术治疗。

肿瘤性腹部包块 ①良性肿瘤：在患者能耐受手术、手术风险不大的情况下，腹部良性肿瘤包块均应手术切除。对于比邻重要器官血管、手术风险大的肿瘤或者不能耐受手术者，可考虑密切观察肿物变化，若肿瘤持续增大或有恶变趋势，积极手术治疗。②恶性肿瘤：恶性肿瘤的治疗，首先要明确诊断及分期。根据分期制定合理的治疗方案，强调个体化、综合治疗，即针对不同的患者制定不同的方案，根据需要采取多种治疗手段的综合治疗。对于早期癌肿，争取早期手术切除干净；对于进展期的癌肿，根据分期、对放疗、化疗的敏感度、能否手术根治等因素，决定是否行新辅助放（化）疗，待肿瘤缩小后再行手术治疗，术后根据肿瘤分期、手术切除情况、术后病理、淋巴结转移等情况，制定术后放（化）疗方案。对腹部恶性肿瘤的手术，必须依据各种肿瘤的生物学特性选择术式。上皮癌需清扫回流淋巴结，肉瘤需要切除肿瘤可能扩散的筋膜及肌组织。对于已有远处转移、局部不能切除干净或不能耐受根治手术者，若肿瘤体积非常大，压迫症状明显，甚至引起梗阻时，可考虑行减瘤手术，必要时行梗阻解除、消化道改道等，提高生活质量。

梗阻性腹部包块　对于梗阻导致的包块，治疗的关键是解除梗阻。如幽门梗阻，可行幽门切除；肝外胆管结石可行胆管切开取石；肾结石可行冲击波碎石或手术取石。对于无法解除的梗阻，可采取穿刺引流或者行改道手术。如胰头癌所致胆总管梗阻，在胰头癌无法切除时，可行经皮肝内胆管穿刺减压引流，缓解症状；直肠癌梗阻无法切除者，可行结肠造瘘术。

先天性腹部包块及其他　治疗原则与前三种包块相似。根据不同的病种、致病因素、个体因素等综合考虑，制定个体化的治疗方案。

（何裕隆）

wèichángjiānzhìliú

胃肠间质瘤（gastrointestinal stromal tumor，GIST）

源于胃肠道间叶组织的肿瘤。GIST 的总体发病率为（1~2）/10 万，男女患病比例接近。主要发生在中老年人，儿童 GIST 非常罕见。GIST 从远端食管到直肠的消化道全程均可发生。最常见于胃（约 60%），其次为空肠和回肠（约 30%）、十二指肠（5%）、直肠（3%~4%）、阑尾和结肠（1%~2%）以及食管（<1%），胃肠道外的 GIST（大网膜、肠系膜和后腹膜）比例少于 5%。

病因及发病机制　确切发病原因并不明确。呈散发性，国外有少数遗传性 GIST 家系报道，国内暂未发现类似家族聚集现象。目前认为 GIST 起源于间质卡哈尔细胞（interstitial Cajal cell）或其多能前体细胞。卡哈尔细胞在胃肠道全程肌间神经丛均有分布。这类细胞表达 c-kit 并且依赖于 c-kit，起到介导自主神经系统调节胃肠道蠕动的功能，又称胃肠道"起搏细胞"。c-kit 和 PDGFRA 均属于酪氨酸激酶跨膜受体蛋白，是正常细胞生长代谢的所需蛋白，编码两者的 c-kit 和 PDGFR-α 基因由于突变而激活是 GIST 发病的关键事件，同时也有助于 GIST 的诊断。正常情况下，c-kit 和 PDG-FRA 需要与配体蛋白结合才能被激活（干细胞因子激活 c-kit，血小板源性生长因子激活 PDGFRA），而促进细胞生长代谢。c-kit 或 PDGFR-α 基因突变导致其编码的 c-kit 或 PDGFRA 蛋白异常增高，且无需与配体结合就能持续激活，被称为功能获得性突变（gain-function mutation），通过下游通路级联反应，最终导致细胞增长不受控制，形成肿瘤性克隆。75%~85%GIST 可检测到 c-kit 基因突变，8% 左右存在 PDGFR-α 基因突变。GIST 特异性 c-kit 和 PDGFR-α 突变检测也有助于 CD117 和 DOG-1 表达阴性病例的确诊。

病理　GIST 在大体形态上，通常表现为局限膨胀性生长的类圆形肿物，有假包膜，根据与起源的空腔脏器管壁关系，可表现为腔内生长型、腔外生长型或混合型（部分呈"哑铃"型）。内生型 GIST 常表现为黏膜下结节，形成半球形的腔内突起（图 1），黏膜表面有时合并溃疡，形成凹陷，如脐样。而外生型肿物起源于浆膜下或胃肠壁肌层，有时可见一蒂部。体积较大的 GIST 由于肿瘤内部坏死可呈囊实性，有时腔内部分形成黏膜溃疡可以与囊性肿瘤内部相通而形成内瘘（图 2）。GIST 淋巴转移极为罕见，肿瘤旁和系膜结节几乎都不是淋巴转移，反而是腹膜转移。组织形态方面，GIST 一般表现为梭形细胞（60%~70%），上皮样细胞（20%~30%），和两种成分同时存在的混合细胞类型（约 10%）。此外，少数病例可含有多形性细胞，常见于上皮样 GIST 内。间质

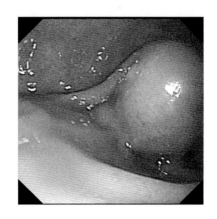

图 1　胃镜下腔内生长型胃 GIST

可见黏膜下结节，球形向胃腔内突起，黏膜完整，基底部较宽。

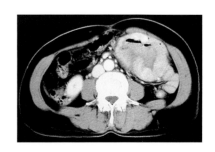

图 2　原发性空肠 GIST

增强 CT 所见左下腹肿物，内部空洞，并与肠腔相通，如憩室样。气体、口服造影剂以及液体同时出现在空洞内

可呈硬化性，尤见于伴有钙化的小肿瘤，偶可呈黏液样。肿瘤细胞通常较密集，呈栅栏状、巢状、器官样或菊形团样排列。GIST 病灶接受靶向药物（如伊马替尼）治疗后，可发生坏死和（或）囊性变：在部分病例中细胞密度明显降低，瘤细胞成分稀疏，间质伴有广泛胶原化，可伴有多少不等的炎症细胞浸润和组织细胞反应。少数病例可发生横纹肌肉瘤样分化或去分化。

临床表现　消化道出血是 GIST 的最常见症状表现。任何部位 GIST 形成溃疡均可导致消化道出血。急性出血常表现为黑便或呕血，而更为常见则表现为慢性失血性贫血。部分患者反复多次急性出血或经历长时间的贫血后才被诊断为 GIST，特别是小肠间质瘤。此外，还可表现出其他消化道的非特异性症状，如胃间质瘤可伴有溃疡样疼痛不适，体积较大的食管、小肠和直肠间质瘤可导致梗阻症状。较大的囊性肿瘤可向腹腔破溃并导致急腹症。部分体积大、有肿瘤坏死并可能继发感染的 GIST 病例，可能出现发热等感染症状，并常合并腹痛。约 20% 的原发性 GIST 没有明显症状，是体检或因其他疾病进行腹部手术时偶然发现。恶性 GIST 最常见的远处转移表现为腹膜种植和肝转移。在腹腔内，根据不同的原发部位，腹腔转移可累及多处（图 3）。转移瘤常表现为数目众多的肉瘤样 GIST，可在首诊后 1~2 年内出现，甚至常发生于完整切除术后。

诊断　由于体积较小的 GIST 一般无症状，有症状者也无明显特异性，因此临床延迟诊断或偶然发现的 GIST 并不少见。对于存在消化道出血的患者，应该考虑

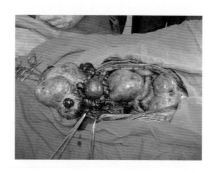

图 3　一例小肠间质瘤合并腹腔转移

可见腹腔内满布大小不等的转移瘤，部分分叶状，囊实性，多数肿瘤有假包膜

到该病，早期进行相关影像学检查。以下辅助检查中，GIST 有其特征性表现，有助诊断。①X 线钡剂造影：不是 GIST 的常规检查项目。造影检查中，GIST 主要表现为肿瘤所造成的黏膜皱襞和管腔改变；可表现为局限一侧的胃肠腔充盈缺损或狭窄，肠壁不清、黏膜皱襞推压变平或破坏。向腔外生长的间质瘤可有外压性改变。②超声检查：腹部超声可发现腹部巨大包块，常为囊实性。由于受到腹部空腔脏器的影响，体积较小的 GIST 很难通过超声诊断，另外对于判断肿瘤来源有时也较困难。该病常见肝转移，结合超声造影检查，超声对肝转移瘤的诊断和进行疗效监测有一定的价值，另外，还可在超声引导下进行肝转移瘤的介入治疗。③内镜检查：a. 普通内镜。胃间质瘤可向腔内生长或腔外生长，腔内生长的胃间质瘤有蒂或无蒂，基底较宽，黏膜多数光滑，但有部分可出现中央凹陷性溃疡；腔外生长的胃间质瘤有时在胃镜下不易发现，体积较大的可出现外压性改变，黏膜完整。怀疑胃间质瘤的患者超声胃镜优于普通胃镜。结肠镜可发现结直肠间质瘤，但同样由于多数肿物无黏膜侵犯。

电子小肠镜或胶囊内镜偶可发现小肠间质瘤并出血病例。b. 内镜超声。适用于胃十二指肠及结肠直肠部位间质瘤的检查；特别对于腔外生长型，可相对准确的测量肿物大小、包膜是否完整及和毗邻脏器的关系。对于需要明确病理诊断的病例，如需要术前辅助治疗的患者，内镜超声引导下的针吸活检术是术前诊断的最好方法，诊断准确性达 90% 以上。内镜超声下针吸活检既可直接取得组织进行病理形态鉴别及免疫组化检测，又可避免经皮穿刺活检引起腹膜种植的可能。此外，胃和食管下段的微小 GIST 常见，内镜超声是常用的监测手段。④增强 CT 检查：主要显示腔内外肿瘤的大小、形态、密度以及与周围脏器的关系，在诊断中有不可替代的地位。肿物表现多样，可能是体积小、意外发现的腔壁肿物，或是巨大的、侵犯邻近脏器并可血道转移的肿块。由于多数 GIST 累及胃肠道壁的固有肌层，它们均在横切面扫描中表现出特殊的边界清楚的腔壁肿物特征，与上皮来源肿瘤明显不同。肝和腹腔是 GIST 最常见的转移部位。GIST 淋巴转移罕见，因此淋巴结肿大并非 GIST 的影像学特征。通过血行转移的肝转移瘤，常表现为多发瘤结节，且在门脉期瘤结节密度低于正常肝组织。同时，转移瘤可呈均匀低密度或密度不均，合并结节中央密度减低。腹腔转移表现为局部肠系膜和网膜软组织肿物或系膜和网膜的低密度融合结节。另外，CT 检查是评估药物治疗效果的重要手段，服药有效的表现为肿瘤体积变小或增强扫描时肿物内部强化减弱，密度下降。需要特别指出，评价 GIST 药物治疗效果，观察肿

瘤密度的治疗前后变化十分重要，部分肿物服药后坏死囊性变，体积还可较前稍大。⑤磁共振增强扫描：对肝转移性 GIST 或盆腔病灶，尤其是中下段直肠病灶显示较 CT 更有优势。⑥正电子发射成像（PET）：通过检测肿瘤细胞对氟代脱氧葡萄糖（FDG）的吸收，对于转移病灶包括腹腔内播散转移显示有优势，并可显示靶向药物治疗早期的反应。PET 对疗效监测有重要价值，敏感度和特异度均很高，但昂贵的价格限制了其应用。

以上各种辅助检查均有助于 GIST 诊断，但只有病理组织学检查是确诊 GIST 的唯一手段。肿瘤部位、大小和临床情况决定了如何进行组织活检以获得组学诊断。能够手术切除的病例，无须常规进行术前活检，以避免不必要的损伤和并发症。对于需要明确病理诊断的病例，如首诊合并转移或需要术前辅助治疗的患者，应予活检明确诊断。GIST 形成黏膜溃疡的，通过常规内镜活检也常可获得有效肿瘤组织。黏膜完好的胃、十二指肠或结直肠间质瘤，可行内镜超声下穿刺抽吸活检（fine-needle aspiration，FNA）。直肠中下段间质瘤还可应用直肠超声引导下空心针穿刺获得足够的肿瘤组织。首诊已合并转移的 GIST，可考虑经皮超声引导或 CT 引导下空心针穿刺活检，均能获得足够组织以明确诊断并进行基因突变检测。活检或手术切除标本，送检病理，对于组织学形态上符合典型 GIST 且 CD117 和 DOG-1 弥漫阳性的病例，可以做出 GIST 的诊断。对于组织学形态考虑为 GIST，但是 CD117（＋）、DOG-1（－）或 CD117（－）、DOG（＋）的病例，在排除其他

类型肿瘤后可做出 GIST 的诊断，必要时应进一步行分子病理学检测，以确定是否存在 c-kit 或 PDGFRA 基因突变。如经分子病理学检测也无 c-kit 或 PDGFRA 基因突变，建议请病理学专家讨论后做出最终诊断，且严密随访观察。对于组织学形态符合典型 GIST，但是 CD117 和 DOG-1 均为阴性的病例，需要进行 c-kit 基因和（或）PDGFRA 基因的检测，如有 c-kit 基因或 PDGFRA 基因突变，可诊断为 GIST，如无 c-kit 基因或 PDGFRA 基因突变，需结合肿瘤原发部位和组织形态学特征，在确实可以排除其他类型肿瘤（如平滑肌肿瘤、神经鞘瘤和纤维瘤病等）后，方可慎重做出野生型 GIST 的诊断。GIST 基因突变的检测位点应包括 c-kit 基因第 11、9、13 和 17 号外显子以及 PDGFRA 基因第 12 和 18 号外显子。GIST 病理诊断的参考思路可见下图（图 4）。

治疗 应区分原发局限性 GIST 和复发和（或）转移性 GIST。由于前者可以通过手术达到根治，并且，手术是唯一治愈

手段，因此局限性 GIST 首选手术治疗。近年认为，胃和食管下段的小于 2cm 的 GIST 良性可能性大，因此，这部分 GIST 可考虑定期随访观察。其余疑诊或病理确诊的局限性 GIST 均应手术切除。而对于复发和（或）转移性 GIST，单纯手术治疗不能获益，传统放疗和化疗效果不佳，但针对 c-kit、PDGFRA（和其他激酶）肿瘤基因活化，以小分子酪氨酸激酶抑制剂进行对抗的靶向治疗获益率很高，且患者多数耐受良好，已成为复发和（或）转移性和不能切除 GIST 的标准治疗方法。

局限性 GIST 的治疗 ①手术治疗：仍是原发局限性 GIST 的主要治疗方法。手术强调无瘤原则、完整切除和阴性切缘，而无需淋巴结清扫。GIST 瘤体通常质地较脆，尤其体积大的肿瘤，往往有瘤内出血或坏死。术前或术中肿瘤破裂可造成肿瘤种植，术后复发的可能性极高。因此在完整切除肿瘤的同时，应尽可能避免肿瘤破溃造成术中肿瘤播散。肿瘤易破溃的病例，可用纱布缝合创

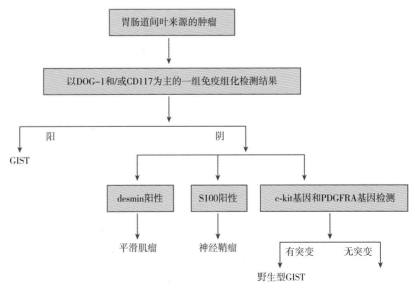

图 4　GIST 的病理诊断思路和流程

面保护，术中手术要轻柔，避免过度挤压肿瘤。GIST 罕见发生淋巴结转移，术中不必常规清扫。考虑到 GIST 质脆，遇到肿瘤与周围脏器黏附紧密时，勉强剥离容易导致肿瘤破溃，因此，必要时应连同受累脏器整块切除以保证切除的完整性。由于 GIST 的手术治疗在于完整切除，无需淋巴结清扫，已越来越多的中心应用腹腔镜手术治疗 GIST 患者。微创手术的目标同样是肿瘤的完整切除，并且保证无破溃或细胞脱落。整个操作过程中，应始终注意避免器械对肿瘤的用力抓持，以防肿瘤破裂播散。目前腹腔镜下 GIST 切除手术，应限于肿瘤体积较小，肿瘤部位利于腔镜操作的病例，并且应在具有丰富胃肠肿瘤腹腔镜手术经验的医院施行。②伊马替尼术前辅助治疗：诊断明确的原发局限性 GIST 出现以下情况，应考虑伊马替尼术前辅助治疗：a. 完整切除困难，难获阴性切缘。b. 可能需要联合脏器切除。c. 手术风险大、术后并发症发生率高。d. 切除同时牺牲脏器功能。关于 GIST 术前辅助治疗的一些回顾性研究已可看出伊马替尼的术前辅助治疗能使大多数患者获益，减少了手术切除范围，降低了手术风险。通常术前辅助治疗时间 6~12 个月，在伊马替尼治疗达到最大效应是进行手术切除。术前辅助治疗期间应密切地观察患者的治疗反应，尽可能避免患者在两次 CT 评价时间期间发生伊马替尼耐药而肿瘤进展，反而失去根治机会。术前应停用伊马替尼 3~7 天，待药物不良反应消退再行手术。③术后辅助治疗：在靶向治疗药物伊马替尼面世前，原发性 GIST 患者手术切除率约 85%，总体术后复发率大于 50%，

5 年总体生存率约为 50%。

复发和（或）转移性 GIST 的治疗 ①伊马替尼一线治疗：以伊马替尼为代表的小分子酪氨酸激酶抑制剂，由于与 KIT 或 PDGFRA 跨膜蛋白激酶结构域竞争性结合，阻止下游通路激活，而导致细胞凋亡，有效使肿瘤坏死或停止生长；治疗过程针对发病的关键位置，因此被称为"分子靶向治疗"。GIST 是靶向治疗效果最好的实体瘤类型之一。而且，伊马替尼作用靶点相对高选择，对正常细胞代谢影响较小，因此，不良反应较低，患者多数耐受较好。伊马替尼的出现，使晚期 GIST 中位生存期从 9~18 个月延长至 58 个月，成为进展期 GIST 的一线治疗方法。伊马替尼治疗 GIST 客观缓解率 65%~70%，疾病稳定 15%~20%，总获益率接近 90%（图5，图6）。②靶向治疗下 GIST 疾病进展的治疗：尽管伊马替尼疗效显著，但少数患者开始即表现为药物抵抗，而且许多开始治疗获益的患者，随服用伊马替尼时间的延长，耐药的情况逐渐出现。伊马替尼中位进展时间约为治疗后 2 年。多靶点 TKI 药物舒尼替尼，被证实对于伊马替尼不耐受或进展的 GIST 治疗有效，是治疗晚期 GIST 治疗的二线药物。接受舒尼替尼二线治疗的患者获益率约 65%，中位获益时间约 6.5 个月。综合靶向药物和包括手术、介入、放射等各种综合治疗手术对晚期 GIST 患者进行适时干预，患者生存获益可能更显著。

（何裕隆）

xiāohuàdào chūxuè

消化道出血（gastrointestinal hemorrhage） 因消化道炎症、机械性损伤、血管病变、肿瘤等

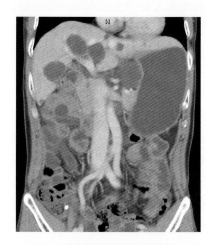

图 5　胃 GIST 术后腹腔转移并肝多发转移

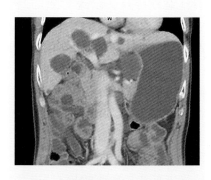

图 6　伊马替尼 400mg/d 治疗 21 个月后

可见肝胃间和肝内多发转移病灶均显著缩小，肝内转移瘤呈囊性变

因素所致，亦可由邻近器官病变或全身性疾病累及消化道造成的出血性病变。

临床表现 取决于病变的性质、部位、出血的量和速度，并与患者的年龄、心肺功能、肝肾功能、凝血功能等全身情况联系密切。上消化道出血多表现为呕血，新近出血者血液呈鲜红色；如果血液在胃肠内潴留过久，胃酸作用后则变成咖啡色。下消化道出血表现为黑便或者柏油样粪便，如果靠近肛门的结肠和直肠出血，多表现为鲜红色血便。消化道出血易导致：①失血性休克。

消化道大量出血容易导致急性周围循环衰竭，导致失血性休克。如果失血量大，出血不止或抢救不及时，最终可导致微循环障碍造成各组织器官功能不全和衰竭，形成不可逆性休克，导致死亡。尤其老年患者脏器储备功能低下，加上常合并高血压、糖尿病、冠心病、肺气肿等老年基础病，虽出血量不大，也可引起多器官功能衰竭。②氮质血症：严重消化道出血后，血液内的蛋白分解产物被肠道吸收，血液中氮质升高。由于失血致周围循环衰竭，肾血流暂时性减少，肾小球滤过率和肾排泄率降低，以致氮质潴留，在纠正低血压及休克后，氮质血症可以迅速恢复至正常。此外由于严重失血造成的持久性休克，或休克未及时处理，肾血流灌注减少，发展成急性肾小管坏死。出现急性肾衰竭，少尿，甚至无尿。③发热：大量出血后，多数患者常出现低热。发热的原因可能由于血容量减少、贫血、血分解吸收等，此外应注意寻找其他原因，如肺炎、腹膜炎等情况。

急救措施 如果大量出血又未能及时送到医院，应立即安慰患者消除其紧张情绪，静卧取头低脚高位，这样有利于下肢血液回流至心脏，首先保证大脑的血供。消化道出血的临床表现是呕血和便血，呕血可能是鲜红的，或者是咖啡色的；便血可能是鲜红的或暗红的，或者呈柏油样。呕血时，患者的头要偏向一侧，以免血液吸入气管引起窒息。患者的呕吐物或粪便要暂时保留，粗略估计其总量，并留取部分标本待就医时化验。少搬动患者，尽量制动，同时严密观察患者的意识、呼吸、脉搏，并快速通知急救中心。嘱患者禁饮食，呕血

患者要漱口。肝硬化患者一定要定期复查，必要时应进行内镜诊断，预防消化道出血的发生，并严格按照医师的提示科学治疗和保养。这些基本的急救措施，一定能最大限度地挽救患者的生命。

（何裕隆）

上消化道出血（upper gastro-intestinal hemorrhage） 上消化道呕血或便血。上消化道包括食管、胃、十二指肠、空肠上段和胆道。如果一次失血量超过全身总血量的20%（800~1200ml），并引起休克的症状和体征，称为上消化道大出血。

病因 中国仍以胃十二指肠溃疡、门静脉高压症、应激性溃疡、胃癌以及胆道出血多见。①胃十二指肠溃疡：占上消化道出血的40%~50%，其中3/4是十二指肠溃疡。出血部位一般在十二指肠球部后壁或胃小弯。幽门螺杆菌感染和非甾体抗炎药是消化道溃疡最常见的两个原因。非甾体抗炎药可促进胃酸分泌增加和导致胃黏膜黏液分泌减少，破坏黏膜屏障，加重局部血管痉挛的作用，从而导致出血。此外胃部分切除术后或者胃空肠吻合术后的吻合口溃疡，发生时间多在术后2年内，也可发生在手术后十多天，50%吻合口溃疡会发生出血，常不容易自止。②门静脉高压症：约占20%。肝硬化引起门脉高压症多有食管下段和胃底黏膜下层静脉的曲张。黏膜由于静脉曲张管壁变薄，容易被粗糙的食物损伤；胃液的反流腐蚀变薄的黏膜；同时门静脉系统内的压力升高，导致曲张的静脉破裂，因此发生的出血难以控制。肝硬化门静脉高压症失代偿期的患者，很多在1~3年有消化道出血。

③应激性溃疡或急性糜烂性胃炎：约占20%。多与休克、严重感染、烧伤、颅脑损伤或大手术有关。在这种情况下由于交感神经兴奋，肾上腺髓质分泌儿茶酚胺增多，使胃黏膜下的血管发生痉挛性收缩，组织缺血缺氧，常导致多发的表浅的溃疡。这类病变常位于胃，十二指肠较少，可导致大出血，很难自止。④胃癌：由于癌组织的缺血坏死，表面发生糜烂或者溃疡，侵蚀血管而导致大出血。胃癌引起的出血，黑便比呕血更常见。⑤胆道出血：由于损伤或感染等原因引起的肝内外血管与胆道之间形成的病理性内瘘，血液经胆道流入十二指肠，称为胆道出血。胆道感染或结石是造成胆道出血的首位原因，此外胆道损伤、肝动脉瘤或者肝癌等也可以造成胆道出血。

临床表现 包括以下几方面。

一般临床表现 ①呕血和黑便：一般说来，幽门以上的出血易致呕血，幽门以下的出血易致便血。出血后因血液刺激可引起恶心呕吐，表现为呕血。若出血后立即呕出，血液呈鲜红色；若血液在胃内停留一段时间，经胃酸作用后再呕出，则呈咖啡渣样的棕褐色。出血除呕出途径外，更多的是从肠道排出。由于血红蛋白经肠内硫化物作用形成黑色的硫化铁，所以，排出的血液一般呈柏油样。只有当出血量大，且血液在肠道内通过很快时，便血呈暗红色，偶尔呈鲜红色。②出血引起的全身症状：若出血速度慢，量又少，一般无明显全身症状，仅在长时间出血后出现贫血。若出血量多又快，患者则可出现心悸、出冷汗和面色苍白，甚至血压下降等急性失血表现。

不同部位的出血有不同的特

点 ①食管或胃底静脉曲张引起的出血：一般病情较重，出血凶猛，一次出血量达 500～1000ml，常引起休克，临床上主要表现为呕血，单纯便血的较少。在非手术治疗的同时，短期内常出现反复呕血。②消化性溃疡、糜烂性胃炎、胃癌引起的出血：一次性出血量一般不超过 500ml，并发休克的较少，临床上以呕血为主，也可以便血为主。经过积极的非手术治疗多可以止血，但日后仍可以再出血。③胆道出血：经胃肠道排血的量一般不多，一次 200～300ml，很少引起休克，临床表现以便血为主。采用积极的非手术疗法，出血可暂时停止，但具有周期性发作的特点。大量出血的临床表现一般为：消化道出血，呕血或者便血；胆绞痛；黄疸。

诊断 包括以下几方面。

病史 病史中有典型的上腹部疼痛，服用抗酸、解痉药物可以止痛，或曾经胃镜、X 线钡剂检查证实有溃疡征象，考虑胃十二指肠溃疡。对胃部分切除术的患者，应考虑吻合口溃疡的可能。有肝炎或者血吸虫病史、既往消化道造影或内镜检查证实有食管静脉曲张，考虑门静脉高压症。典型的胆道出血三联征是胆绞痛、梗阻性黄疸和消化道出血。但是部分患者出血前没有自觉症状，如胃十二指肠溃疡出血的患者没有溃疡病史，胆道出血的患者没有肝内感染等病史。因此要明确出血的原因和部位，必须依靠客观的资料。

体格检查 全面的体格检查为诊断带来很多有价值的信息。如果发现肝硬化的征象：蜘蛛痣、肝掌、腹壁浅表静脉曲张、肝大、脾大、腹水、皮肤或巩膜黄染的

情况，多可考虑食管或胃底静脉曲张破裂出血。但是在大出血后，门脉系统血流减少，脾甚至可能缩小，不能扪及，给诊断上带来困难。胆道出血，多有右上腹不同程度的压痛，甚至可以触及肿大的胆囊，胆道感染者同时伴有寒战、高热、黄疸，胆道出血比较容易诊断，如果没有黄疸、胆绞痛等表现，则与十二指肠出血很难鉴别。

实验室检查 血常规，主要是血红蛋白、红细胞计数和血细胞比容的测定来反映失血的程度。肝功能试验、血氨测定等有助于门静脉高压症与其他出血的鉴别。凝血功能的检查也是必需的。

纤维内镜检查 可迅速而正确的诊断出血的部位与病因，是首选的检查方法，并可治疗性止血（双极电凝、电灼、热探头、激光、药物局部注射等）。一般用于上消化道出血诊断不明、上消化道出血需要内镜治疗或术前治疗，但 60 岁以上的患者应先进行心电图检查，必要时在心电监护下进行，不能耐受或不能配合者不宜选用。急症内镜检查是指在上消化道出血后，立即或 48 小时内进行的内镜检查，可大大提高急性上消化道出血的诊断正确率。急症内镜的应用，大大增加急性糜烂性胃炎的检出率。急症内镜检查亦可了解肝硬化患者的上消化道出血原因，过去认为肝硬化患者出血多由于食管静脉破裂引起，应用急症内镜检查法以后，对肝硬化出血的原因进行分析，其中食管静脉曲张破裂出血只占 40%。急症内镜检查法可发现上消化道造影遗漏的浅小病变，如出血性食管炎、急性胃黏膜病变、贲门黏膜撕裂症、小息肉、胃动脉硬化血管破裂、血管瘤、遗传

性毛细血管扩张症、出血性十二指肠炎等。

选择性内脏动脉造影 经股动脉插管行选择性腹腔动脉、肠系膜上动脉以及超选择性动脉造影，可以探查到活动性出血的部位。出血的部位表现为造影剂外溢。当血液从动脉裂口溢出超过 0.5ml/min，才可显示出血的部位。明确出血部位后，可以进行血管栓塞止血。此项检查比较安全，可作为诊断方法和治疗手段。

放射性核素检查 应用放射性核素^{99m}Tc 标记红细胞的腹部扫描方法，可以观察到放射性标记的血液渗出而显示出血部位的放射性浓聚区，对确定胃肠道出血敏感。但是只能显示出血在腹部的某个区域，不能明确出血部位，也不能明确病变的性质。因此对于内镜检查不能确定出血部位，仍有活动出血者，可考虑采用此项检查。

三腔二囊管检查 三腔二囊管置入后，胃气囊和食管气囊压迫胃底和食管下段，等渗盐水经胃腔冲洗干净，如果没有出血，则可证明是食管或胃底曲张静脉破裂出血；如果吸出的胃液仍含血液，则属于门脉高压型胃病或胃十二指肠溃疡可能性较大。

消化道造影检查 可了解出血部位与病变性质。适用于出血停止、病情稳定后的病因诊断。急性出血期内进行上消化道钡剂检查多可导致再次出血或促进休克的发生，不宜施行。食管静脉曲张或者十二指肠溃疡较易发现，但是胃溃疡，特别由于胃内有残存血块，一般较难发现。胃溃疡龛影不宜用手法按压提示。应该采用气钡对比造影法比较安全，有时由于溃疡表浅或者较小，溃疡基底部被血块等填盖而无法显

示龛影。

治疗 包括以下几方面。

初步处理 对于严重上消化道出血的患者，应迅速采取复苏措施。首先要建立1~2条静脉通道，有条件者可以选择颈内静脉或者锁骨下静脉穿刺插管，保证快速输液。首先给予平衡盐溶液或复方氯化钠等渗盐水，同时进行血型鉴定、配血以及进行血常规、红细胞计数以及红细胞压积等检查。要定期测定血压、脉搏，并记录尿量，观察周围循环状况，必要时测中心静脉压，作为补液或者输血的指标。一般失血量不超过400ml，循环血容量轻度减少，可以被组织液回收和脾贮血所补充，血压和脉搏变化不明显。如果收缩压下降到90mmHg以下，同时脉搏或者心率增加，这表示失血量已经达到全身血量的20%以上，出现失血性休克。此时多伴随神经兴奋性提高，交感-肾上腺轴兴奋。表现为精神紧张、兴奋或者烦躁不安，周围血管收缩导致皮肤苍白、四肢厥冷，伴有心率加快，呼吸加快和尿量减少。此时应该大量补液、输血，提高血压和降低心率。在有条件的情况下，连续监测动脉血压、尿量和中心静脉压的基础上，结合患者的皮肤温度、末梢循环、脉率等情况，判断所要补充的液体量。补充血容量应该晶体和胶体并重。因为晶体维持扩容作用时间短，可加用血浆增量剂。要保持血细胞比容不小于30%，有利于休克的治疗。当血细胞比容小于30%，应给予浓缩红细胞。也可以应用高渗盐溶液进行休克治疗，利用其高渗的作用，将组织间隙和肿胀细胞内的水分吸收进入血管内，从而达到扩容的效果。

胃内灌洗 呕血者放置胃管后，通过胃管以冰盐水反复灌洗胃腔到清亮为止而使胃降温。一方面清除胃内血块和残渣，使胃恢复张力，间接起到止血的作用。还可以将肾上腺素或者凝血酶加入生理盐水中，分次从胃管灌洗，从而可使其血管收缩、血流减少并可使胃分泌和消化受到抑制，出血部位纤溶酶活力减弱，从而达到止血目的。

药物治疗 ①制酸剂：主要有两类，H_2受体阻断剂和质子泵抑制剂。H_2受体阻断剂如西咪替丁、雷尼替丁或者法莫替丁类药物具有强力抑制胃酸分泌的作用，每6~8小时一次，直到胃液pH达到7.0为止。质子泵抑制剂如奥美拉唑具有强效、长时间制酸的作用，从而保证胃内酸度稳定下降。当胃内酸度接近中性时，可促进血小板聚合显微蛋白凝块的形成，避免凝块过早溶解，有利于止血和预防再出血。消化性溃疡、胃肠吻合口溃疡以及应激性溃疡病变引起的出血，可采用制酸剂控制胃内酸度，降低胃蛋白酶的活力，保护胃黏膜。②血管加压素：血管加压素能促使内脏小动脉收缩，该药尚能收缩食管平滑肌，使来自冠状静脉的血流进入曲张静脉减少，还能使奇静脉血流量明显减少，从而减少门静脉回流量，降低门静脉压力，使曲张的静脉形成血栓，达到止血的目的。三甘氨酸-赖氨酸加压素为新型加压素。对高血压或有冠状动脉供血不足的患者要谨慎使用，必要时加用硝酸甘油减轻其不良反应。两者合用不仅起协同作用，而且可互相抵消各自的缺点，减少副作用。③生长抑素及其衍生物：生长抑素只引起内脏循环血流量减少和门脉压下降，无全身性血压变化，故较加压素为优。思他宁是人工合成的环状十四氨基酸肽，其与天然的生长抑素在化学结构和作用方面完全相同。静脉注射思他宁可抑制生长激素、甲状腺刺激激素、胰岛素和胰高血糖素的分泌，并抑制胃酸的分泌。它还影响胃肠道的吸收、动力、内脏血流和营养功能。生长抑素可抑制胃泌素和胃酸及胃蛋白酶以及胰腺的分泌，从而治疗消化道出血。而且生长抑素可以明显减少内脏器官的血流量，而又不引起体循环动脉血压的显著变化，因而在治疗食管静脉曲张出血方面有重要的临床价值。生长抑素对其他原因引起的上消化道大出血也有明显疗效。该药的缺点是血浆半衰期短，注射后2~3分钟作用消失，并能抑制血小板凝集。奥曲肽（善宁）是一种人工合成的天然生长抑素的八肽衍生物，它保留了与生长抑素类似的药理作用，且作用持久。④其他止血药物：维生素K、酚磺乙胺、凝血酶、氨甲苯酸等。

内镜止血 上消化道出血常规止血方法。主要包括：药物喷洒止血，内镜下局部注射止血药物，热凝方式，直接用钛夹夹闭肉眼可见的出血性血管和病灶。内镜下对食管曲张静脉破裂出血的处理主要包括内镜静脉曲张硬化剂注射术（EVS）和经内镜静脉曲张套扎术（EVL）。前者的原理是将硬化剂注射入血管内或者血管旁，产生无菌性炎症，刺激血管内膜或者血管旁组织，导致血栓形成，血管闭塞和组织纤维化，从而使静脉曲张消失；后者的基本原理是套扎局部产生缺血性坏死和形成的溃疡，急性无菌性炎症累及静脉内膜，产生血栓，导致静脉曲张闭塞。

三腔二囊管压迫止血 三腔

二囊管中其中一腔为胃减压管起胃减压的作用；二腔为胃囊管经充气后可压迫胃底，达到止血作用；三腔为食管囊管经充气后可压迫食管下段，达到止血作用。操作前，检查是否漏气，并润滑。将管经鼻腔徐徐插入，至咽部嘱患者做吞咽动作以通过三腔管。用注射器抽吸胃减压管，吸出胃内容物，表示管端确已入胃。用50ml注射器分别向胃囊管注气150~200ml。缓慢向外牵拉三腔管遇有阻力时表示胃气囊已压向胃底贲门部，用胶布将管固定于患者鼻孔外。再用50ml注射器向食囊管注气100~150ml，即可压迫食管下段。胃管囊和食管囊须分别标记。气囊压迫期间，须密切观察脉搏、呼吸、血压、心律的变化。因食管气囊压力过高或胃气囊向外牵拉过大压迫心脏，可能出现频繁性期前收缩，此时应放出囊内气体，将管向胃内送入少许后再充气。胃气囊充气不足或牵引过大，会出现双囊向外滑脱，压迫咽喉，出现呼吸困难甚至窒息，应立即放气处理。

介入治疗 选择性血管造影诊断及治疗上消化道出血，适应于各种原因引起的胃肠道大出血，尤其是原因不详经积极非手术治疗无效者。经股动脉插管，经靶动脉造影确定出血部位和靶血管后，将导管送入靶血管，行血管栓塞治疗。栓塞成功后，复查动脉造影，无造影剂外溢征象，观察再无活动性出血，即可拔管结束栓塞治疗。

手术探查 经过积极的初步处理后，出血仍然得不到控制，血压和脉搏等生命体征仍然不稳定的，以及出血后近期反复出血，应及时剖腹探查。急诊手术的目的是紧急止血，条件允许的条件下对原发病彻底的处理。剖腹探查一般采用上腹正中或者经右腹直肌切口。首先探查胃和十二指肠，进一步探查有无肝硬化和脾肿大，同时注意胆囊和胆总管的情况，必要时胆囊或者胆总管穿刺，如无异常，进一步切开胃结肠韧带，探查胃和十二指肠球部的后壁。另外注意贲门和胃底的探查。必要时提起横结肠及系膜，探查空场的上段。如果仍未发现病变，而胃和十二指肠内有积血，则纵行切开胃壁进行探查。

病因治疗 ①胃十二指肠溃疡大出血：下列情况考虑手术治疗：出血后短期内出现休克者，说明出血来自大动脉；积极的非手术治疗，休克不见好转者，说明存在持续性失血；近期曾发生过大出血或者非手术治疗期间发生的大出血，说明溃疡侵蚀性强，出血难以自止；并存幽门梗阻或者急性穿孔的患者。手术方法首选胃大部切除术，不仅切除了出血部位而且是防止出血的可靠的方法。如果十二指肠溃疡位置低或者切除有困难，可缝扎十二指肠溃疡面，同时结扎胃十二指肠动脉和胰十二指肠动脉，行十二指肠溃疡旷置，然后再行胃部分切除的方法。单纯的溃疡底部贯穿缝扎适用于重症难以耐受大手术的患者。另外吻合口溃疡出血难以自止，应早期施行手术，切除胃空肠吻合口，再次胃空肠吻合，并同时行迷走神经切断术。②门静脉高压症引起的食管或胃底静脉曲张破裂：非手术治疗适应于黄疸，腹水和肝功能严重受损的患者发生大出血，这类患者如果进行手术治疗，死亡率高达60%~70%。非手术治疗的措施主要包括输血、血管加压素、生长抑素、三腔二囊管以及纤维内镜

治疗；对于无黄疸和明显腹水的患者（肝功能A级或者B级）发生大出血，应该争取手术。手术方式一类是通过各种不同的分流术，降低门静脉压力；另外一类是阻断门奇静脉的反常血流，达到止血目的。分流手术方式很多，分流手术同时也影响了门静脉的肝脏回流，术后肝性脑病的发生率达到10%左右。经颈静脉肝内门体分流术对顽固性腹水有较好的效果，适用于肝功能差，或断流术和分流术疗效失败者。断流手术中以贲门周围血管离断术的疗效较好，手术要点是：切除脾，同时离断所有的胃短静脉，结扎切断冠状静脉，注意寻找高位食管支，特别是异位高位食管支。③应激性溃疡或者急性糜烂性胃炎：积极的非手术治疗，给予制酸和生长抑素等，多能自愈。如果经过这些措施后，仍然不能止血，可采用胃大部切除术或者选择性胃迷走神经切断术加幽门成形术。④胃癌引起的大出血：应尽早手术。根据肿瘤的局部侵犯情况，行根治性胃癌切除或者姑息性胃切除术。⑤胆道出血：一般量不大，多可非手术治疗，包括抗感染和止血药的应用而自止。反复大量出血时，选择性动脉造影，同时进行栓塞以止血。如果无效，考虑手术治疗，在确定肝内病变的性质和定位后，施行肝叶切除术等。有条件者，术中胆道镜检查，帮助明确出血部位，决定手术方式。

（何裕隆）

xiàxiāohuàdào chūxuè

下消化道出血（lower gastro-intestinal hemorrhage） 十二指肠悬韧带以下的小肠和结直肠的病变或损伤引起的出血。是下消化道疾病的常见症状，或为全身

性疾病在下消化道的表现。多为活动性出血和隐匿性出血,大出血不常见。临床表现多无特殊症状,主要表现为暗红色或黑色大便或鲜红色血便。与上消化道出血相比,下消化道出血病因繁多,诊断与鉴别诊断困难,容易误诊和漏诊。尤其老年人多有高血压、动脉硬化,出血难以自止,老年人下消化道出血占总发病的40%~50%。

病因 结直肠癌是最常见的病因,占下消化道出血病例的30%~50%,其次是肠道息肉、炎症性病变和憩室。由于内镜检的开展,医源性下消化道出血的发生有所增长,占1%~5%,多发生在息肉部位,因烧灼不完全,由息肉蒂内的中央动脉出血引起,出血量可极大,常在手术后数小时内出现,也有在息肉摘除数周后出血。尽管通过影像学检查或手术探查,仍有5%左右的下消化道出血病例未能找到确切的病因。

肠道肿瘤 ①结肠直肠癌:老年人多见,大便带血或者隐血是结肠直肠癌最早出现的表现之一,多半有黏液便或者黏液血便病史。右半结肠癌多有腹痛、腹部包块,慢性失血导致的贫血表现;左半结肠癌多有便血、黏液血便、腹痛,较易发生肠梗阻,多有便秘和腹泻交替的症状;直肠癌主要表现为直肠刺激症状、肠腔狭窄梗阻症状,以及癌肿溃破感染症状,大便表面带血及黏液,甚至脓血便。结直肠肿瘤发生大出血的较少,多为慢性失血。②小肠肿瘤:小肠出血的原因中,50%以上为小肠肿瘤。出血往往是患者就诊的主要症状,主要表现为间歇发生的柏油样便或者血便。小肠恶性淋巴瘤或肉瘤可出现阵发性或者持续性的下消化道出血,多为慢性失血,以黑便为主,如果累及大血管,表现为大失血。小肠间质瘤,也表现为间歇性血便。小肠肿瘤多合并腹痛,尤其在继发性肠套叠,肠梗阻表现而且疼痛剧烈。此外如果肿瘤腔外生长,可能表现为腹部肿块,个别小肠肿瘤合并肠穿孔形成内瘘。

息肉病变 ①结肠直肠息肉:结肠直肠黏膜上隆起性病变,包括肿瘤性和非肿瘤性。非肿瘤性主要包括炎性息肉、幼年性息肉。大便带血为肿瘤性息肉常见的症状。②结肠直肠息肉病:主要包括家族性腺瘤性息肉病和波伊茨-耶格综合征。③小肠息肉:多发生在回肠,约1/3的患者出现下消化道出血。

炎症性肠病 ①慢性溃疡性结肠炎:多见于年轻人,主要累及直肠和乙状结肠。临床上以血性腹泻为最常见的早期症状,多为脓血便,腹痛表现为轻到中度的痉挛性疼痛。②克罗恩病(Crohn diseast):该病的特征是肠壁全层受累,呈跳跃性非特异性肉芽肿性炎症。多发生于末端回肠,也可在消化道其他部位发生。粪便隐血试验阳性,30%患者可有便血,量较少,病变在结肠患者便血较多。③放射性肠炎:多见于放疗后放射性损伤,一般从放疗后几小时就发生。急性肠炎大出血不多见。④肠结核:肠结核主要引起肠腔狭窄、炎性肿块或者肠穿孔,引起出血少见。如溃疡性肠结核侵及基底部大血管,可以引发难以控制的出血。⑤急性出血性小肠炎:以急性腹痛、腹胀、呕吐、腹泻、便血以及全身中度症状为主要表现。病变主要累及空肠或者回肠,腹泻,多为血水样或者果酱样腥臭样便。

严重的患者往往入院时已经出现中毒性休克。⑥其他:如结肠阿米巴、药物性肠炎等。

血管性疾病 ①肠系膜血管缺血性疾病:多见于肠系膜动脉栓塞、肠系膜上动脉血栓形成及肠系膜上静脉血栓形成。剧烈的腹痛是最开始的症状。部分患者有腹泻,并排出暗红色血便。②肠血管畸形:是隐匿性、复发性下消化道出血常见的原因。该病常发生于老年人,病变处肠壁黏膜下层血管扩张,严重时黏膜被迂曲扩张的血管丛替代,可伴有溃疡和出血。多数病变位于距离回盲部20cm以内的升结肠和盲肠。20%存在着2个以上的血管扩张病灶,该病并不伴随其他胃肠道症状,反复出血而贫血。出血可以自止,但是反复发作,其中一部分人多伴有各种心脏病。③遗传性出血性毛细血管扩张症:又称奥斯勒-韦伯-朗迪病(Osler-Weber-Rendu disease),呈常染色体显性遗传,表现为皮肤、黏膜和内脏器官毛细血管扩张。是一种原发于黏膜和皮肤的毛细血管扩张性损害为主的疾病。2/3的有家族史,80%以上有口唇、舌及鼻腔的黏膜病变。表现为反复发生肠道出血,多在40岁以后发病,小肠多见。④其他:包括结肠静脉曲张、小肠海绵状血管瘤、毛细血管瘤,尤其小肠海绵状血管瘤出血的发生率较高。血管瘤实际上是错构瘤,位于黏膜下血管丛,其中毛细血管瘤由细小和压紧的血管所组成,内衬增生的内皮细胞层;海绵状血管瘤由充满大量血液的血窦组成,弥漫性的血管瘤常累及结肠,多见于儿童期,病灶可扩展到邻近脏器,如膀胱和后腹膜,死亡率很高,约30%。

憩室病变　梅克尔憩室多见于婴幼儿，一般无前驱症状，突然大量便血，伴或不伴有腹痛，多为暗红色全血便，可持续2~3天。严重者可出现休克。多数患者积极支持治疗后，便血可以暂时停止，但不久又可复发。结肠憩室病患者多无症状，多是在钡剂检查或者内镜检查时偶然发现。与憩室有关的症状，实际上是其并发症：急性憩室炎和出血。老年人憩室病多伴有动脉硬化以及动脉血管畸形、化学性或机械性损害等，易发生出血，出血常以右半憩室居多，巨型或者多发性憩室、憩室炎并发出血者较多。

全身性疾病　感染性疾病：败血症、流行性出血热、伤寒、钩端螺旋体病等；血液系统疾病：过敏性紫癜、血小板减少性紫癜、再生障碍性贫血、白血病、血友病、恶性网状细胞增多症等；寄生虫病：钩虫病，血吸虫病；维生素C、维生素K缺乏、食物中毒、有毒植物中毒、药物中毒等。

其他　腹外伤、腹内疝、子宫内膜异位症、肠套叠、肠扭转以及医源性出血等。

临床表现　如同上消化道出血一样，对于发生下消化道大出血的患者，若已出现休克表现，需在立即抢救的同时，短时间内有目的、有重点的询问病史、体检、实验室检查和完成相关检查，经过分析，初步确定出血的原因和部位。

病史和体征　仔细收集病史和阳性体征，对判断出血的原因很有帮助，如鲜血在排便后滴下，且与粪便不相混杂者多见于内痔、肛裂或直肠息肉；中等量以上便血多见于肠系膜及门静脉血栓形成；急性出血性坏死性肠炎、回肠结肠憩室和缺血性结肠炎，甚

至上消化道病变出血也可表现为大量便血，在诊断时加以区别。血与粪便相混杂，伴有黏液者，应考虑结肠癌、结肠息肉病、慢性溃疡性结肠炎；粪便呈脓血样或血便伴有黏液和脓液，应考虑菌痢、结肠血吸虫病、慢性结肠炎、结肠结核等；便血伴有剧烈腹痛，甚至出现休克现象，应考虑肠系膜血管栓塞、出血性坏死性肠炎、缺血性结肠炎、肠套叠等；便血伴有腹部肿块者，应考虑结肠癌、肠套叠等。便血伴有皮肤或其他器官出血征象者，要注意血液系统疾病、急性感染性疾病、重症肝病、尿毒症、维生素C缺乏症等情况。

诊断　包括以下几方面。

实验室检查　动态的检测血常规尤其是血红蛋白的变化了解出血量及指导治疗，白细胞在肠道炎性病变中均可增多；血液生化、尿、大便常规均要常规检查。血尿素氮（BUN）和血肌酐（Cr）的比值有助于确定消化道出血的位置；上消化道出血血尿素氮和血肌酐比多大于25，而下消化道出血小于此值。对老年患者要常规行肿瘤标志物检查；怀疑伤寒还要做血培养和肥达试验，怀疑结核者要做结核菌素试验，怀疑全身疾病者要做相应的检查。

辅助检查　①胃管吸引：如抽出的胃液内无血液而又有胆汁，则可肯定出血来自下消化道。②纤维内镜检查：内镜检查目前已广泛应用于肠道出血的诊断，具有直观的优点，并能在检查过程中作活检及小息肉摘除等治疗，也可发现轻微的炎性病变和浅表溃疡。在急性出血期间仍可进行该项检查，但在严重出血伴休克病例宜稍推迟待病情稳定后再进行。直肠镜或者乙状结肠镜检查，

对肠道清洁要求不是太严格，能确定结直肠肿瘤、憩室或者炎症引起的下消化道出血。纤维结肠镜或者电子结肠镜不仅可明确结直肠和回肠末端出血病变的性质和部位，而且可以通过内镜进行止血，它比血管造影更容易发现结肠黏膜表面的动脉-静脉畸形和血管病变。纤维小肠镜只是在下消化道出血经过多种检查方法未能明确诊断，才考虑使用。但小肠镜检查目前应用不普遍。③钡剂灌肠和结肠双对比造影：钡剂灌肠不能显示结肠内微小病灶，如在注入钡剂后，自肛管通过气囊注气1000ml左右，在透视下观察肠曲扩张满意后即可拔除肛管，让患者做数次360°翻转，使结肠形成良好的双对比显影，采用分段摄片的方法，包括直肠侧位、乙状结肠仰卧、俯卧及斜位片，一般摄片10~15张，除能显示病变轮廓外，还能观察结肠的功能改变，后者是内镜检无法观察的。对于急性下消化道出血的诊断，应先作纤维结肠镜检查，钡剂灌肠和结肠双对比检查仅适用于出血已停止的病例。④选择性动脉造影：已广泛应用于消化道出血的检查。肠道出血速度达0.5ml/min时通过选择性肠系膜动脉或腹腔动脉造影可以显示造影剂外溢现象。但选择性动脉造影须通过股动脉插管的操作，属于损伤性检查，是其缺点。⑤放射性核素扫描：以^{99m}Tc标记红细胞，静脉注射后，腹部扫描可判断出血部位。放射性核素显像虽对显示肠道出血的敏感性很高，但其特异性太差，其显示的出血部位常不确定，故实用价值不大。⑥CT检查：有助于肿瘤的诊断，判断肿瘤的分期，有无淋巴结转移、肝、腹膜转移等。⑦胶囊内

镜：包括一个微型彩色摄像机、电池、光源、影像捕捉系统及发送器。原理是受检者通过口服内置摄像与信号传输装置的智能胶囊，借助消化道蠕动使之在消化道内运动并拍摄图像，医师利用体外的图像记录仪和影像工作站，了解受检者的整个消化道情况，从而对其病情做出诊断。胶囊内镜具有检查方便、无创伤、无导线、无痛苦、无交叉感染、不影响患者的正常工作等优点，扩展了消化道检查的视野，可作为消化道疾病尤其是小肠疾病诊断的首选方法。

治疗　一般紧急处理可以参考上消化道出血。

非手术治疗　①纤维内镜下局部止血：主要包括局部喷洒药物止血；局部出血灶周围注射止血，出血灶周边注射肾上腺素等达到止血目的，或者局部注射硬化剂；高频电凝、激光或者微波，使组织蛋白凝固，血管闭塞止血。②血管介入治疗：选择性动脉造影不但可以确定出血的部位和明确诊断，而且可以进行治疗。尤其适用于大出血又不能耐受手术或者无法手术的患者，治疗方法主要是药物灌注和栓塞治疗。常用的灌注药物多为血管加压素、肾上腺素、去甲肾上腺素等。一般多用血管加压素。栓塞可以作为永久性治疗，适用于小肠动脉畸形、血管瘤等，消化道出血严重不能手术者，先进行栓塞治疗，待病情稳定再做进一步治疗。

手术治疗　出血部位明确，非手术疗法处理不满意，考虑急症手术或者择期手术；或者不明原因，诊断不明确，短期内大出血不能停止者，考虑探查手术。

急诊手术的指征　积极非手术治疗仍有继续出血者；或者伴有肠梗阻、肠套叠、肠穿孔或者腹膜炎等；考虑短时间内再次出血的可能性大者。手术在止血的同时，要对原发病做针对性的处理。一般在非手术治疗24~48小时，输血超过1500ml，血压仍然不稳定，或者输血超过3000ml，应考虑剖腹探查。

择期手术　经过非手术治疗已经成功止血，诊断明确，应该根据病变的性质、部位、患者的全身状况决定择期手术，尤其是对结直肠肿瘤患者。

手术探查　下列措施有利于术中定位诊断：检查积血的肠段，一般出血的位置就是积血以上肠管，向上探查可发现病变的位置；肠段隔离法，在积血以上的肠管，每隔50cm上一肠钳，若病变正在出血，钳间会有积血；灯照法，将要观察的肠段内容物挤空，在光源透照下看到肠腔内的病灶；术中纤维结肠镜检查，多用于原因不明的小肠出血，从小肠中段切开，术中将纤维结肠镜插入观察，退镜时仔细观察。急诊剖腹探查明确诊断后，根据病情做相应处理。

术中动脉造影　观察造影剂有无外溢，以确认出血部位。

（何裕隆）

xiǎo'ér fùbù wàikē jíbìng

小儿腹部外科疾病（pediatric abdominal surgical disease）　发生于小儿腹部需要外科手术治疗的各种疾病。小儿是指从出生开始到青春期。小儿腹部外科疾病涵盖的范围较广，包括：腹壁疾病如脐膨出、腹裂、脐疝、腹股沟疝等；腹膜及腹膜腔疾病如胎粪性腹膜炎、气腹、乳糜腹等；腹部肿瘤、肠系膜和大网膜疾病如肝母细胞瘤、肾母细胞瘤、神经母细胞瘤、肠系膜和大网膜囊肿等；急腹症和腹部创伤如急性阑尾炎、急性肠套叠、急性肠梗阻、急性卵巢囊肿蒂扭转、外伤性肝脾破裂等；重要腹腔脏器疾病如胆道闭锁、先天性胆管扩张症、先天性环状胰腺、脾囊肿等；消化道疾病和直肠肛门疾病如先天性肥厚性幽门狭窄、先天性肠闭锁、先天性肠旋转不良、消化道重复畸形、先天性肛门直肠畸形等。

小儿腹部外科疾病主要收治于小儿普通外科病房，中国小儿外科建立初期住院患儿多为阑尾炎、肠梗阻等疾病。随着学科发展和诊疗技术提高，阑尾炎以早期简单病例为主，肠套叠多在门诊得到灌肠复位，粘连性肠梗阻因腹部外科技术提高而很少发生，嵌顿疝因门诊疝手术的开展而大大减少，蛔虫合并症也只见于边远农村。病房收治疾病病种开始发生变化，非急腹症的腹腔内器官畸形如胆道闭锁、先天性胆管扩张症、先天性巨结肠、先天性肛门直肠畸形、腹部肿瘤等成为病房的主要典型病种。

不同年龄段的小儿其生理、解剖各有特点，疾病谱亦与成年人不同，在诊断及治疗方面独具特点，因此将小儿腹部外科疾病分离出来作为普通外科疾病或小儿外科疾病单独的一个分支具有重大意义。

（陈亚军　王增萌）

qípéngchū

脐膨出（omphalocele）　腹壁中心（脐环）缺损，腹腔内脏器膨入脐带，凸出体外为特征的先天畸形。发病率为1/5000~1/4000。男性较女性多见，其比例约为3∶2。中肠疝回纳腹腔失败导致了肠管膨出，含肝的脐膨出因胚体形成期一侧体褶发育受阻引起。

该病常与染色体异常有关，异常率35%~58%，以18三体综合征和13三体综合征最常见。几乎所有患儿生后即需手术治疗，否则局部破溃坏死、感染，患儿很难存活。个别病例囊膜的瘢痕纤维化，保护了脱出的内脏，避免了早期死亡。

病理 根据腹壁缺损的大小，分为巨型和小型脐膨出。①巨型脐膨出（胚胎型脐膨出）：胚胎第10周以前因腹壁发育停顿所致，缺损腹壁直径在5cm以上，除中肠外还有胃、肝、脾、胰腺等突出腹腔外，该型的重要标志为突出于腹腔外的肝呈球形。羊膜、胶冻样的组织（Wharton胶状物）和相当于内膜的腹膜壁层所构成的囊膜覆盖于脱出脏器的表面。厚度仅1mm的囊膜呈淡白色、透明。脐带残株一般位于膨出囊的下半部或接近下缘处。②小型脐膨出（胎儿型脐膨出）：形成腹壁的体层在孕10周以后发育停顿，此时体腔发育已有一定容积，故腹壁缺损直径小于5cm，仅有肠管等内容物膨出。脐带残株通常位于囊膜中央，这个囊为扩大的脐带基底，又称脐带疝。

可伴发其他先天性畸形，发生率20%~50%，常见有肠旋转不良、肠闭锁、梅克尔憩室、肛门直肠畸形、先天性心脏病等。若伴巨舌，且身长、体重超过正常水平，同时伴有低血糖症和内脏肥大，称为脐膨出-巨舌-巨体综合征，又称贝克威思-威德曼综合征（Beckwith-Wiedemann syndrom）。Contrell五联征为该病的另一种类型，由头襞发育停顿造成。表现为上腹脐膨出伴有胸骨远端裂、前中线膈肌缺损、心包与腹腔相通、心脏向前移位和心内发育异常（如室间隔缺损、法洛四联症等）。透过脐膨出囊膜可见到心脏跳动，偶见肠袢经膈肌缺损疝入心包。

临床表现 脐带周围肌肉、皮肤缺损大小不同，临床症状各异。

巨型脐膨出 腹壁缺损环直径超过5cm，有时可达10cm，可在腹部中央见到突出如馒头样大小的肿物（图1）。出生后通过囊膜可以见到囊内的器官，囊内容物除了小肠、结肠之外，还有肝、脾、胰腺甚至膀胱等器官。出生后6~8小时由于囊壁血液供应缺乏和暴露于空气之中，囊膜变得浑浊，水肿增厚。2~3天变得干枯脆弱，易破裂、甚至坏死。继发腹腔感染，死亡率极高。偶可见到囊膜在出生前破裂者。囊膜一旦宫内破裂，脱出脏器长时间浸泡在羊水中，因此肠壁广泛水肿，呈暗红色，表面被覆许多胎粪色纤维素。若分娩时囊膜破裂，内脏及肠管颜色大多呈鲜红色，紧急处理后，患儿多可获救。

小型脐膨出 腹壁缺损环直

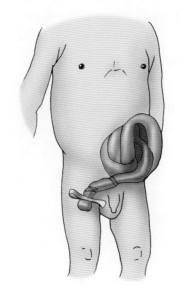

图1 巨型脐膨出

径在5cm以下，囊内大多只含小肠，有时可见部分横结肠。突出部分的直径一般较腹壁缺损环大，所以腹中央可见一带蒂样肿物。

诊断 根据患儿的临床表现及产前超生检查常可确诊。母体血清甲胎蛋白（alpha fetoprotein，AFP）升高时应警惕胎儿脐膨出的发生。

鉴别诊断 需与胎儿生理性脐疝及腹裂相鉴别。①胎儿生理性脐疝：妊娠8周时，中肠生长迅速，形成中肠袢，突入脐带根部，称生理性中肠疝。妊娠12周时肠管迅速回纳入腹腔，故12周以前不应急于诊断脐膨出，为生理性脐疝期，若此时发现脐部包块应进行随访观察。②腹裂：腹裂胎儿突出物仅为胃肠道，自脐旁突出，羊水中漂浮无包裹物，脐和脐带的形态位置正常。

治疗 依据腹壁缺损大小、小儿体重、是否合并畸形、有无囊膜破裂及感染等选择最佳治疗方案。可采用手术或非手术治疗。

手术治疗 适应证：凡脐膨出已有囊膜破裂内脏脱出者；已发现有消化道梗阻或膨出的基底呈蒂状，有引起肠嵌顿形成梗阻可能者，均需手术治疗。禁忌证：手术均需在全身麻醉下进行，手术操作也会给患儿带来不同程度的创伤及生理功能紊乱。因此，要求接受手术的患儿全身情况良好，能耐受麻醉和手术。对于那些体弱早产儿，伴发严重心血管畸形或致命性畸形儿为手术禁忌证。

术前处理 患儿出生后，应立即用无菌温湿生理盐水纱布覆盖、弹力绷带加压包扎患处，以防囊膜破裂、污染及热量和水分的丢失。包裹时注意防止脱出肠管的扭曲和绞窄。安置胃肠减压管，以减少胃肠胀气，灌肠清除结肠内胎粪。纠正水，电解质平衡失调，应用广谱抗生素。严重病例手术前后还需全胃肠外营养以提高治愈率。

手术方法 视病情采用一期、二期及分期整复修补术。切除囊膜、还纳内脏和修复腹壁为三个主要操作步骤。①一期修补术：适用于腹壁缺损直径在 5cm 以下的小型脐膨出。确诊后应尽早手术，以免吞咽空气使脱出物增大。最好在生后 6~8 小时进行，此时囊膜完整，尚未发生感染。术中沿囊膜基底部的皮肤边缘作环形切口，结扎脐动静脉，切除囊膜。麻醉下肌肉充分松弛，牵拉两侧腹壁，扩大腹腔，检查腹内脏器有无其他畸形，同时作肠道减压。解剖腹壁各层，将突出内脏还纳入腹腔，分层缝合腹壁。一期修补术常使腹压剧增、横膈抬高，引起呼吸困难、呼吸性酸中毒、心力衰竭。术中术后需密切观察病儿呼吸、脉搏、血压的变化。术后禁食、减压、保留导尿以降低腹腔压力，应用人工呼吸机，维持较长时间的全胃肠外营养。②二期修补术：适用于腹壁缺损直径在 5cm 以上的巨型脐膨出。伴肝脱出者，一期手术不易将脱出脏器还纳，强行还纳可使膈肌抬高、下腔静脉及胃肠道受压，影响呼吸、血液循环，并导致肠梗阻。可先游离两侧腹壁，做纵行减张切口，将皮肤向中线拉拢覆盖在巨型囊膜上缝合。二期手术在一期术后 1~2 年内进行。等待手术期间可用弹力绷带加压包扎，以扩大腹腔容量，促使膨出内脏回纳腹腔。估计关腹无困难，且不会造成腹腔内高压时实施二期修补术。③分期整复修补术：适用于巨型脐膨出及囊膜破裂早期肠管脱出创面清洁的患儿。采用 1967 年舒斯特（Schuster）首次提出的无菌 silo 袋法（图 2）。具体操作步骤为应用合成纤维膜或硅胶储袋（silo 袋）覆盖在巨型脐膨出的囊膜上，边缘分别缝合于两侧腹直肌内缘上或缺损边缘，将合成纤维膜或 silo 袋缝合成袋形，术后每 1~2 天紧缩袋顶一次，使脱出的脏器渐次回纳腹腔，2 周左右内脏基本能全部还纳入腹腔，此时取出合成膜或 silo 袋，逐层缝合腹壁。合成纤维膜以及 silo 袋为异物，长时间存留可引起感染，去除合成纤维膜或 silo 袋常导致手术失败。应用该术式要特别注意防止发生感染。

非手术治疗 适应证：①囊膜完整合并其他严重畸形或并发症不适宜手术的患儿。②囊膜污染可能发生感染或羊膜表面已经感染者。

应用适当结痂剂（如硝酸银、70% 乙醇等有杀菌、凝固蛋白及收敛作用的药液）每天 1~2 次涂抹于囊膜上及其周围，保持局部干燥，使囊膜结痂干燥，痂下慢慢生长肉芽组织，并从周围皮缘向肉芽组织表面生长上皮细胞，

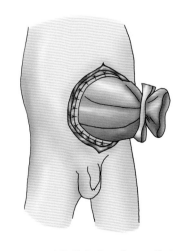

图 2 分期整复术无菌 silo 袋法

最终上皮细胞和结缔组织瘢痕覆盖囊膜。随患儿生长发育、瘢痕收缩、腹腔容积逐步扩大，脱出体外的脏器渐次回纳腹腔形成腹疝，待患儿 1~2 岁时再行腹壁修补术。

预后 胎龄大小、染色体数目和结构有无异常、有无肺发育不良及脐周腹壁缺损大小均与预后有关。单纯脐膨出未合并其他畸形、无染色体异常者，预后较好；其中仅有肠管膨出者预后最好，死亡率 10%；肝脱出者死亡率为 50%~60%。合并其他部位异常或畸形，围生期死亡率达 80%；合并染色体异常或严重心脏畸形，死亡率近 100%。

（陈亚军 刘斐）

fùliè

腹裂（gastroschisis） 腹腔内脏通过脐环的一侧腹壁缺损暴露于腹腔外的先天畸形。活产婴儿中发病率为 1∶（4000~6000），性别差异不明显。早产儿的增多和存活率的增高，使发病率有所上升。胚胎期体腔形成过程中，一侧皱襞发育不全或停滞导致了该病的发生（图 1）。脱出的脏器表面无囊膜覆盖，因胚胎期羊水浸泡，故肠壁水肿、肥厚、肠袢间严重粘连。肠管明显短缩。可伴有先天性肠旋转不良及梅克尔憩室。

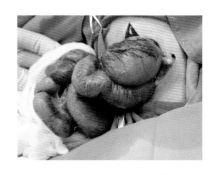

图 1 腹裂（陈亚军供图）

临床表现 腹部裂口绝大多数位于脐右侧，纵向，长度通常<4cm。胃肠经裂口突出于腹腔外，胃、小肠和结肠肠壁水肿、增厚，肠袢严重粘连，可有胶冻样物质附着，有时可见到胎粪色的纤维素假膜。肠管明显缩短，仅为正常肠管的1/4～1/3，管径粗大，为正常肠管的2～3倍。严重血循环障碍者肠管可出现坏死和穿孔。该病多为早产儿，体温调节能力较差，加之脱出肠管暴露于体外，热量散发较快，可造成低体温。肠管脱出，体液可迅速丢失，导致水、电解质平衡失调。

诊断与鉴别诊断 该病可于产前诊断，产后根据临床表现亦可明确诊断，但应注意与脐膨出鉴别。

产前诊断 ①B超产前检查：诊断腹裂阳性率达83%。妊娠初3个月B超诊断较为困难，超过12周中肠尚未回纳入腹腔可诊断腹壁缺损，显示为肠袢扩张、肠壁增厚，由于机械性肠梗阻可出现羊水过多。常伴有肠闭锁等畸形。约40%的胎儿可出现生长停滞或宫内死亡。腹裂产前B超显示突出腹腔外的脏器表面无囊膜覆盖，突出脏器不含有肝仅为消化道，而脐膨出突出脏器被完整囊膜包裹，肝亦可突出，由此鉴别。②羊水检测：不伴有脊髓脊膜膨出的腹壁缺损胎儿羊水中甲胎蛋白（alpha-fetal protein，AFP）及乙酰胆碱酯酶（AchE）数值升高，而腹裂胎儿羊水中AFP含量明显高于脐膨出，这是由于腹裂胎儿脱出肠袢没有囊膜覆盖，直接暴露于羊水之中，胎儿的AFP可经肠管壁渗透直接进入羊水。腹裂胎儿AchE阳性率达90%以上，也明显高于脐膨出胎儿。

产后诊断 产后诊断腹裂不难，但亦须与脐膨出鉴别，腹裂缺损较小，脐部位置正常，裂口紧邻脐部，多位于右侧，突出物为胃肠，没有肝脏等其他脏器突出，突出物表面没有囊膜和囊膜残余物。出生时突出肠管外观正常，20分钟以后表面形成一层纤维蛋白膜使肠管变厚难以辨认。

治疗 产前可以施行介入治疗。腹裂患儿肠管的改变是直接浸泡在羊水中化学性损伤的结果，羊水更换和羊膜腔灌注可以明显改善出生时肠管的性状。

出生后患儿应尽早手术，以减少肠管暴露时间，给一期修补术创造条件。突出肠管要注意保护，特别是转运过程中要防止肠管及系膜血管发生扭转。暴露肠管水分蒸发较多，需用温湿的生理盐水纱布覆盖，外面以纱布包裹，敷料外面再敷一层塑料膜，有条件的可用透明无菌袋包裹，可以随时观察肠管活力，及时发现肠管坏死情况。患儿应置于温箱中保温，低体温儿可放入40℃左右温水中复温。及时补液，纠正水、电解质紊乱。静脉输注抗生素，预防和控制感染。手术方式有：①一期修补术。彻底冲洗和消毒脱出肠管，清除肠管表面纤维素膜。沿缺损上端扩大切口，剪开包绕十二指肠和横结肠的浆膜，显露肠系膜上动、静脉并展开肠系膜，切除阑尾，将十二指肠与右侧肾被膜固定数针，再将盲肠固定于左侧腹壁，防止发生中肠扭转。在充分肌松麻醉下，用力牵拉两侧腹壁，扩大腹腔，依次检查是否合并其他畸形。肠道密闭减压，将肠内容物挤压至结肠排出体外。解剖腹壁各层，依次还纳肠管，分层缝合腹壁。②二期修补术。在延长腹壁裂口后，充分解剖游离两侧皮肤，将皮肤直接覆盖于肠管上面进行缝合，形成腹壁疝，待患儿腹腔容积扩大后再次手术切除多余的皮肤，分层缝合腹壁。由于肠管直接和皮肤接触，可造成严重粘连，再次手术较为困难，已很少使用。③分期硅胶袋修补术（图2）。其他步骤同一期修补术，不必解剖腹壁各层，将脱出肠管套入硅胶袋，袋口的弹簧圈直接嵌入腹部裂口边缘。术后逐渐挤压硅胶袋肠管分期复位。复位后再次手术缝合腹壁各层。

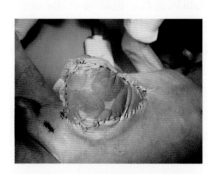

图2 腹裂分期硅胶袋修补术
（陈亚军供图）

预后 因早期合并腹膜炎和败血症，病死率曾高达50%以上；随着治疗方法的改进及完善，现发达国家的生存率可达90%左右。

（陈亚军 李乐）

tāifènxìng fùmóyán

胎粪性腹膜炎（meconium peritonitis） 胎儿肠穿孔，胎便漏入腹腔引起的无菌性腹膜炎。临床上常于生后继发化脓性腹膜炎及粘连性肠梗阻等合并症。多见于早产儿，发病率1∶35 000，但病情严重，常导致感染性休克危及生命，病死率高，约为30%。为新生儿和婴儿常见的严重急腹症之一。1761年，莫尔加尼（Morgagni）首先对该病进行了报道。

凡能引起胎儿肠梗阻的疾病都有可能使梗阻以上肠管扩张穿孔。

病因及发病机制 具体病因不明。可能的病因有：①肠壁肌层发育不良、胎儿期炎症、组织缺氧及营养缺乏引起肠穿孔。②血液循环障碍疾病，造成胎儿4个月后发生肠穿孔。③先天性胰腺纤维囊性变及胰腺功能不全所致胎粪性肠梗阻引起穿孔。④原因不明的自发穿孔。胎粪在腹膜腔内引起大量纤维素渗出，致肠管广泛性粘连。穿孔周围的胎粪因钙质沉着形成团块，部分堵塞穿孔及肠管。患儿出生后可无临床症状，但随时可能出现胎粪性肠梗阻。如穿孔在产前未愈合，产后大量细菌进入，继发细菌性炎症，更加重肠粘连，同时形成局部或游离气腹。

临床表现 根据病理改变不同，分为肠梗阻型和腹膜炎型两种。

肠梗阻型 常于婴儿期发病，也可见于幼儿期。具体表现：①呕吐、腹胀。大多于出生后数日内发病，发病时间和肠粘连的严重程度及部位高低有关。发病时呕吐频繁，腹胀明显且渐进性加重。②胎粪排出异常。生后可无或仅少量胎粪排出。可表现为完全性、不完全性或绞窄性肠梗阻，梗阻部位可呈高位或低位，以回肠远端多见。

腹膜炎型 多为早产儿，于生后数日内发病。呕吐频繁，呕吐物含有胆汁，有时可有陈旧性血液。腹胀较明显，腹壁发亮、静脉怒张、腹壁水肿，甚至波及外阴部；如肠管穿孔较大或多处，生后早期大量气体进入腹腔，致严重腹胀、膈肌明显上移和呼吸困难。腹部叩诊鼓音，有时张力较大，压痛轻，常无肌紧张。移动性浊音可呈阳性，肠鸣音多减弱或消失。

诊断 根据生后患儿的腹膜炎或肠梗阻症状，腹部X线平片及B超检查显示特有的钙化影像，基本可以确诊。

腹部B超 该病腹腔内常有钙化灶，B超检查出现高信号散在的斑点状影像，可利用此特点做产前及生后诊断。

X线检查 腹部立位X线平片发现特有的钙化影可以确诊。一般为由1~2mm直径的钙化点组成的条索或片块状阴影。多局限于右下腹，罕见于腹股沟疝囊内。根据放射学征象可分为三型：①气腹型。为消化道穿孔时的典型表现，即膈下游离气体及一或多个气液面，膈肌上升。腹腔内有大量气体时，可表现为横贯全腹大的气液平面，膈肌明显上升，肝受压呈钟形，悬垂于膈下正中。当腹腔渗液被粘连包裹或分隔成多房时，气腹常局限，膈下无游离气体，但于中腹部可见到明显的钙化灶，常呈较宽的大环状或散在的小斑块状，少数为细条状或小点状。②肠梗阻型。中上腹部见肠管扩张及阶梯状气液平面，盆腔无或较小充气肠管。腹部可见明显的钙化影。③无症状型。少数病例虽然存在肠管粘连，但在腹部平片上仅见点状钙化阴影，临床上暂无任何症状。

腹腔穿刺 腹腔穿刺液的性状可辅助该病诊断。腹腔内渗出液体的抽出也有利于缓解患儿呼吸困难及中毒等相关症状。

鉴别诊断 ①坏死性小肠结肠炎。多见于早产儿，主要症状有呕吐、腹胀、便血，一般情况差，病情进展快。X线检查可见门静脉或肠壁积气等特征，无钙化斑。②新生儿胃穿孔。多于生后2~3天发病，出现典型的新生儿腹膜炎体征，病情进展迅速，很快出现感染性休克表现，X线显示腹腔积气、积液，胃泡显示不清，无钙化影。

治疗 根据不同的临床症状和分型，采取相应的治疗措施。

非手术治疗 适用于病情较轻的不完全性肠梗阻或不伴有腹膜炎症状的患儿。首先应禁食、胃肠减压、输液及纠正酸碱失衡和静脉应用抗生素等。同时严密观察病情，必要时重复腹部X线检查，梗阻症状不见缓解或反而加重者，应及时手术治疗。

手术治疗

手术指征 ①完全性或绞窄性肠梗阻。②可扪及明确的腹部包块。③腹腔有游离气体。大量气腹时应先腹腔穿刺减压，缓解呼吸困难。④腹壁局限性或弥漫性的蜂窝织炎。⑤全身情况恶化，合并有败血症征象。

术式选择 ①腹膜炎型：应先探查腹腔，多数病例因肠管粘连成团，很难找到穿孔部位，仅行简单的腹腔引流。如能找到穿孔部位，应力争缝合修补。伴有肠闭锁、肠狭窄或肠坏死者则应行肠切除吻合术。②肠梗阻型：不能非手术或非手术治疗无效时应及早手术治疗，手术仅单纯分离和松解梗阻部位的粘连索带，解除梗阻，不宜广泛剥离。与肠梗阻无关的钙化灶不应剥除，以免损伤肠管。如患儿全身情况较差，腹腔内粘连广泛无法分离时，可采取肠侧侧吻合或肠造瘘术。

术后处理 给予抗生素及静脉营养等对症支持治疗；加强呼吸道管理，防止肺炎的发生；注意保温，防止新生儿硬肿症的发生。

预后 总体病死率 55%，随着诊治水平的提高，预后已有较大改善。但该症因病变复杂病死率仍甚高，约有 30%。后遗的肠粘连与钙化数年后可能被吸收。

(陈亚军 李乐)

xiāntiānxìng féihòuxìng yōumén xiázhǎi

先天性肥厚性幽门狭窄

（congenital hypertrophic pyloric stenosis） 环肌肥厚引起幽门管腔狭窄而导致的机械性幽门梗阻。为新生儿常见先天性病变之一。居消化道先天性畸形的第三位。发病率 2‰~5‰，男性居多，男女比例为（4~5）：1。白种人偏多，第一胎足月儿多见。部分患儿伴发其他畸形，其中食管裂孔疝和腹股沟疝最常见。确切病因不清。主要有几种理论解释病因：幽门肌间神经丛发育不全、消化道激素紊乱、遗传因素及病毒感染。病理改变主要以环肌为主的幽门壁各层组织肥厚增大，纵行肌纤维仅轻度肥厚数量增多不明显。肥厚组织在胃窦部界限不明显，但在十二指肠起始部却突然终止，且凸向十二指肠腔内，形成所谓的小穹隆（图1）。整个幽门呈橄榄状，色泽略苍白，表面光滑，质硬有弹性。幽门切面上，肥厚的肌层将幽门管黏膜压缩，形成较深的皱褶，使管腔缩小。黏膜水肿也加重了管腔的狭窄。

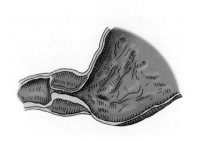

图 1 先天性肥厚性幽门狭窄的病理情况

极少数病例肥厚肌层内存在异位胰腺组织。

临床表现 主要表现为呕吐，还会伴发其他一些症状。

呕吐 早期主要的临床症状。出现的早晚与幽门肌层肥厚、幽门管腔狭窄程度有关。典型表现为出生时无症状，出生后 2~8 周出现呕吐，其中多于 2~3 周出现，呈进行性加重。起初仅为食后溢奶，间歇性发作，渐次加重到每次喂养后都呕吐。并进展到喷射性呕吐。呕吐物为奶汁或含酸味的乳酸块。少数症状严重的患儿，因反复呕吐或刺激胃窦部引起黏膜毛细血管损伤，导致呕吐物呈咖啡色。患儿呕吐后有很强的食欲，但喂奶后又出现呕吐。初期因丧失大量胃酸，可引起碱中毒，呼吸变浅而慢。随病情进展，脱水严重，酸性代谢产物潴留，可形成代谢性酸中毒而碱中毒症状不明显。长期呕吐，可以引起不同程度的营养不良、消瘦、皮肤松弛有皱纹、皮下脂肪少。由于频繁呕吐，摄入水分少而导致脱水，患儿排尿量明显减少，大便干燥呈弹丸状，称为饥饿性粪便。

黄疸 发生率为 2%~8%，主要为血清非结合胆红素升高。病因不清，可能与肝的葡萄糖醛转移酶活性低下有关。手术解除幽门梗阻后，黄疸可迅速消退。

腹部体征 查体可见上腹部较膨隆，而下腹部平坦柔软。约 95% 的患儿可见胃蠕动波，一般在喂奶时或饮食后易见，此体征非该病的特有表现。右上腹肋缘下腹直肌外缘处可触及橄榄样肿块为其特有体征。

诊断 根据患儿典型临床病史、查体和影像学检查确诊。生后 2~3 周出现非胆汁性喷射状呕

吐，呈进行性加重，应怀疑先天性肥厚性幽门狭窄，若上腹部触及橄榄样肿块即可诊断，准确率达 99%。但触诊需要患儿安静、腹部肌肉放松，通常饥饿的患儿达不到，因此触及橄榄样肿块有时较难。部分患儿临床症状不典型，且未触及橄榄样肿块，需通过辅助检查进行诊断。

腹部 B 超 首选用于诊断该病。该方法无创、安全、简便易行，且无放射线损伤，还可与其他疾病进行鉴别诊断，诊断准确率达 100%。B 超测量幽门肌层厚度 ≥4mm，幽门管内径 <3mm，幽门管长度 >15mm，单独或联合存在，均可诊断。但以测量幽门肌层厚度为重点，如幽门肌层厚度 <2mm，可基本排除此病；如幽门肌层厚度为 2~3mm，应怀疑该病，且密切随访，以免漏诊。

X 线钡剂检查 由于该检查有放射线损伤，且钡剂摄入可加剧呕吐，引起胃食管反流及吸入性肺炎，腹部 B 超检查准确性较高，因此目前已很少用 X 线钡剂检查。该病 X 线钡剂检查主要有以下特点：胃扩张、钡剂经过幽门排出时间延长、造影剂胃排空时间延长、幽门管延长达 1~3.5cm、管腔变窄、胃窦部幽门前区呈鸟喙状、十二指肠球底压迹等。但是 X 线钡剂检查可以除外肠旋转不良、胃食管反流等。

内镜检查 诊断的敏感性及特异性高，但其是一项侵入性检查、费用高，限制了在临床的应用。超声和钡剂检查能准确诊断绝大多数病例。当其他方法无法确诊时，可作为辅助诊断，可排除其他引起胃出口梗阻的原因。

鉴别诊断 该病易与一些疾病混淆，需做进一步鉴别诊断。

幽门痉挛 多生后即出现非

喷射性呕吐，呈间歇不规则性发作，呕吐量少。上腹部触不到橄榄样肿块，超声检查显示幽门肌层不肥厚，幽门管径正常。如用阿托品和氯丙嗪等解痉镇静后呕吐很快消失。

幽门前瓣膜 幽门部或窦部由黏膜和黏膜下组织构成的瓣膜，将胃和十二指肠分隔开，其临床症状和先天性肥厚性幽门狭窄相似，该病上腹部不能触及橄榄样肿块，超声检查幽门管径厚度正常，胃腔扩大，管腔内容物受阻。解痉、镇静剂治疗无效。可考虑该病。

胃扭转 胃体沿贲门、幽门线扭转，一种暂时性胃体变位扭曲，属于器官轴型扭转。生后出现溢奶或非胆汁性呕吐，移动患儿呕吐更明显，腹部无阳性体征。腹部 X 线检查发现胃大弯位于小弯之上，双胃泡，双液平。采用体位治疗。

胃食管反流 新生儿食管下端括约肌神经肌肉发育不完善即可发生生理性食管反流，表现为出生后几日内发生呕吐，平卧位时易呕吐，竖立时可防止呕吐。待食管下端括约肌抗反流机制成熟后，该病可自愈。

治疗 诊断明确后，积极完善术前准备，尽早手术治疗。术前准备非常重要，患儿入院时均有不同程度的脱水及营养不良，需尽快改善，以利于手术的安全。根据患儿的临床表现及生化检查结果，给予静脉补液，纠正水电解质紊乱、酸碱平衡失调。必要时输血或静脉营养。梗阻症状严重者术前应用温盐水缓慢冲洗胃腔，减轻胃黏膜水肿。

经腹幽门环肌切开术 右上腹切口，将肥厚的幽门肿块提出切口外，术者左手拇指、示指固定肿块，在幽门前壁无血管区纵行切开浆膜及部分肌层，然后用幽门肌分离钳，按 45°角插入切口，分开幽门肌层，至幽门黏膜向外膨出为止（彻底分开全部肌层，使黏膜膨出，否则梗阻无法缓解）。如切口渗血，可用热盐水纱布压迫止血，止血需彻底，以免术后出血。若术中发现黏膜破裂，需立即斜行切开一侧浆肌层与对侧浆肌层间断缝合覆盖穿孔。

腹腔镜幽门环肌切开术 随着内镜技术的发展，腹腔镜手术得到普遍的应用和认可。经脐上皮肤小切口，气腹针穿刺入腹，注气。然后套管针穿刺进入腹腔，套管内置入腹腔镜，镜下左右上腹各置套管一个，左上腹进入无损伤抓钳，钳夹固定胃体近幽门管处，暴露幽门管前上方并固定。右上腹进入切开刀，选择无血管区切开幽门管浆肌层，分离棒沿切口旋转分离幽门环肌。进入幽门分离器彻底分离至黏膜膨出（图 2）。单切口内镜下行幽门环肌切开术，与传统腹腔镜的不同在于，传统的腹腔镜技术需要三个切口，而这项内镜技术只需脐部一个切口，几乎没有手术瘢痕，更美观。两种手术方式的效果相似，并发症的发生率没有明显差异。相比之下经腹腔镜幽门环肌

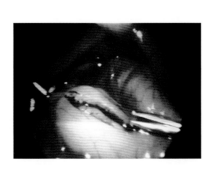

图 2 先天性肥厚性幽门狭窄手术效果（陈亚军供图）

切开术不需开腹，手术打击小；操作少，减少术后肠粘连；切口小，瘢痕不明显；恢复快，减轻患者经济负担。

预后 术后近远期效果均良好。术后应早进食，可缩短住院时间，术后 6 小时即可经口摄入少量糖水，如无呕吐可给奶喂养。进奶后营养状态很快会得到改善，体重增加，发育和同年龄患儿一样。部分患儿术后仍有呕吐，具体分析原因，对症处理。如早期呕吐，应考虑可能为幽门水肿、胃扩张或胃蠕动受抑制等原因，可自行恢复。如 3 周后仍有呕吐，可检查后确定是否为幽门环肌未完全切开，如确诊则行二次手术。如为胃食管反流，可非手术治疗，无效则行胃底折叠抗反流手术。

（陈亚军 彭春辉）

xiāntiānxìng chángbìsuǒ jí xiázhǎi
先天性肠闭锁及狭窄（congenital intestinal atresia and intestinal stenosis） 发生于十二指肠到直肠间的肠道先天性闭塞和狭窄。是新生儿常见消化道梗阻病因之一。发病率为 1/5000，男女发病率接近。

病因及发病机制 确切病因不清。主要有以下理论。

肠管空泡化学说 胚胎第 5 周时，肠管为贯通的管腔，此后肠管上皮细胞增生致管腔阻塞，后来管腔内出现很多空泡，并逐渐扩大，12 周时彼此互相融合，肠腔又贯通，即早期肠道再度空泡化过程发生障碍。这是十二指肠和空肠上段闭锁和狭窄的原因。

血管学说 胎儿期肠道发育过程中，中下段空肠、回肠或结肠局部血液循环发生障碍，导致受累肠管坏死、吸收、断裂、缺如甚至消失，引起肠管闭锁，并出现不同程度的小肠短缩。宫内

血液循环障碍原因主要有血液因素（血栓栓塞）、机械因素（肠套叠、腹内疝、肠扭转等）和胚胎期炎症因素（胎儿坏死性小肠炎、阑尾炎穿孔、胎粪性腹膜炎等）。

病理 十二指肠到直肠间任何部位均可发生肠闭锁或狭窄。

肠闭锁 最多见于回肠，其次是空肠和十二指肠，结肠闭锁相对少见，在肠闭锁发生率中所占比例不到10%，其中右半结肠闭锁相对多见。一般为单一闭锁，部分为多发闭锁。分四型（图），其中Ⅰ型及Ⅱ型最多见。①Ⅰ型：肠管连续性未中断。仅在肠腔内有一个或者多个隔膜使肠腔闭锁。②Ⅱ型：闭锁两端均为盲端。其间有一条纤维索带连接，其毗邻肠系膜有一"V"形缺损。③Ⅲ型：分两型。Ⅲa型为闭锁两盲端完全分离，无纤维索带连接，毗邻肠系膜有一"V"形缺损；Ⅲb型为闭锁两盲端系膜缺损广泛，致使远侧肠管如刀削下的苹果皮样呈螺旋状排列（apple-peel闭锁），此类闭锁小肠有明显的短缩。④Ⅳ型：多发性闭锁。闭锁间系膜可呈"V"形缺损，或由纤维索带相连酷似一串香肠。肠闭锁近端肠管因长期梗阻而扩张，直径可达3～6cm，肠壁肥厚，血运不好，并且影响了肠壁的肌纤维的弹性和张力，肠管蠕动功能差。如肠管极度膨胀，可发生穿孔。闭锁远端肠管异常细小，其直径不到4～6mm。部分病例同时有胎粪性腹膜炎，尚有广泛的肠粘连和钙化胎粪。

肠狭窄 常呈隔膜状，中央有一2～3mm的小孔，垂脱在肠腔内，形态如风帽。多见于十二指肠和空肠上段，十二指肠最多，回肠较少，结肠也偶见局限性环状狭窄。

另外，该病可伴发其他先天性畸形，如消化道畸形、泌尿系畸形、先天性心脏病和唐氏综合征等。十二指肠闭锁或狭窄伴发畸形常见，尤其唐氏综合征。

临床表现 新生儿以肠梗阻为主要症状，表现为羊水过多、呕吐、腹胀、胎粪排出异常等。若呕吐频繁，会出现脱水及中毒症状，可伴有吸入性肺炎，全身情况迅速恶化。

呕吐 出现的早晚与梗阻的部位和程度有关。①十二指肠闭锁：呕吐是其最突出的症状，患儿生后几小时内或初次喂奶后即出现，多为胆汁性呕吐，次数频繁，有时呈喷射状。如闭锁在胆总管开口以上，则为非胆汁性呕吐。十二指肠狭窄，呕吐出现相对较晚。十二指肠闭锁或狭窄以十二指肠第二段壶腹部远端最常见，故胆汁性呕吐多见。②小肠闭锁：呕吐多于生后第一天或第一次喂奶后出现。如闭锁位置高，则呕吐出现早；如闭锁位置低，则呕吐出现晚。高位小肠闭锁，多为胆汁性呕吐；低位小肠闭锁较晚时可为粪便样呕吐。呕吐呈进行性加重，呕吐量较多。小肠狭窄，可进食，反复呕吐，呕吐物为胃内容物或胆汁性呕吐。③结肠闭锁：进食后逐渐出现胆汁性呕吐，甚至粪便样呕吐。结肠狭窄，呕吐为间歇性发作。

腹胀 为该病常见体征，腹部膨隆的程度与梗阻位置和就诊时间有关。①十二指肠闭锁及狭窄：腹胀常不明显，一般腹部萎瘪，上腹部偶见胃型。②小肠闭锁：如为高位，则腹胀限于上腹部，较轻，在大量呕吐或胃肠减压后，腹胀可消失或明显减轻；低位小肠闭锁，全腹一致性膨胀，并进行性加重，呕吐或胃肠减压后，腹胀无明显缓解。高位小肠闭锁，偶可见胃型或胃蠕动波；低位小肠闭锁往往见到扩张的肠袢。小肠狭窄，腹胀程度视狭窄部位及程度而定。③结肠闭锁：腹胀为全腹膨胀，可见肠型和蠕动波。结肠狭窄，腹胀与狭窄程度有关，进食后腹胀加重，禁食时腹胀可减轻。可见肠型和蠕动波。

胎便排出异常 正常新生儿多于生后24小时内排出胎便，2天内胎便可排净。而肠闭锁的患儿出生后多无胎粪排出，有的仅排出少量灰白色或青灰色黏液

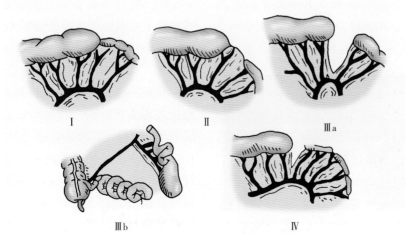

Ⅰ Ⅱ Ⅲa

Ⅲb Ⅳ

图 肠闭锁分型

样物，为闭锁远端肠管的分泌物和脱落的细胞。肠狭窄患儿出生后可有胎便排出，但其量较少。

诊断 该病病理类型多样，临床表现各异，早期易与其他先天性消化道疾病相混淆，如不能及时明确诊断，可延误手术治疗的时机。因此，如患儿母亲妊娠时有羊水过多史，患儿生后出现持续性呕吐、进行性腹胀、无正常胎便排出时，应怀疑肠闭锁或肠狭窄。根据呕吐出现的早晚、呕吐物的性质、腹胀轻重可初步确定肠闭锁或肠狭窄的位置。并需完善系列检查，以进一步明确诊断。

肛门检查 直肠指检或灌肠后仍无正常胎便排出，则可除外先天性巨结肠和胎粪性便秘。

腹部 X 线平片 对该病的诊断有重要价值。十二指肠、高位空肠闭锁和狭窄可出现典型双泡征或三泡征。另外，高位空肠闭锁还可显示上腹部一个胃的大液平和 3～4 个扩张的空肠小液平，下腹部无气体影。低位小肠闭锁和结肠闭锁显示较多的扩张肠袢及多数液平面，侧位片结肠及直肠内无气体影。

超声检查 产前超声检查对诊断有提示作用，有相对特征性的表现。胎儿腹腔内显示多个充液的肠袢回声如蜂窝状，高位肠闭锁则显示一长形液性暗区。另外，可见羊水过多。梗阻部位越高，声像图表现越早，羊水过多出现就越早，越明显。

X 线钡剂造影 消化道钡剂造影能直接显示梗阻部位，对该病的诊断有较大价值，但存在误吸的危险性。如 X 线平片诊断困难，可行钡剂造影检查。但需注意腔内压力过高，造成肠管穿孔。

治疗 挽救患儿生命只能通过手术治疗。肠闭锁部位不同、类型不同，手术方法也各异。

十二指肠闭锁和狭窄型 确诊后，应立即手术，首选十二指肠与十二指肠吻合术，该术式重建了消化道的解剖结构；也可采用十二指肠空肠侧侧吻合术。如隔膜造成十二指肠闭锁或狭窄，且肠壁组织正常，可行隔膜切除、十二指肠纵切横缝术，但此术式易损伤十二指肠乳头，术中需注意；如肠壁纤维化或伴有环状胰腺可行十二指肠十二指肠菱形吻合术，此术式不易损伤十二指肠乳头。如十二指肠近端扩张明显，肠壁肥厚，则行巨十二指肠裁剪整形吻合术。

小肠闭锁和狭窄型 手术方式的选择，基于病理分型及术中情况。如近端肠管扩张明显，导致肠管缺血和功能障碍。在肠管长度允许的情况下，可尽量切除近端膨大的盲端。①Ⅰ型肠闭锁及瓣膜型肠狭窄：行瓣膜切除肠吻合术。②Ⅱ型、Ⅲa 型肠闭锁：如肠管长度允许，尽量切除闭锁近端扩张肠管；如肠管较短，则切除部分扩张肠管后做楔形裁剪，同时远端肠管切除少许，向系膜对侧缘呈 45°斜行切除，使两端肠管管径大致接近，行端-端吻合。③Ⅲb 型肠闭锁：将闭锁远端螺旋形改变的肠管全部切除，端-端吻合。④Ⅳ型肠闭锁：切除近、远侧肠段中间的闭锁肠段，如中间有长段的多发性闭锁，可保留较长一段，做两个端-端吻合，避免发生短肠综合征。

结肠闭锁型 不同于小肠闭锁，往往诊断延迟，导致严重的脱水、电解质紊乱、酸中毒、脓毒症等。另外，由于肠管内存在黏稠的胎便、大量的细菌和吻合肠管扩张肥厚，术后易发生吻合口梗阻和吻合口漏，而有较高的死亡率。因此，产前诊断和个性化手术是结肠闭锁治疗的关键，主要为一期吻合或分期手术（先行结肠造瘘再行吻合）。脾曲近端的右半结肠闭锁，行一期吻合；脾曲远端的结肠闭锁，则先行结肠造瘘，再次手术行吻合术。许多医生建议不管闭锁部位如何，如果近端肠管和远端肠管直径比不超过 3∶1，且远端肠管没有机械或功能障碍，则均行一期吻合手术。肠闭锁和肠狭窄患儿术后应置于保温箱内，严密监护。一期吻合的患儿，因吻合口的存在和远端肠管狭小，肠功能需 7～10 天方能恢复正常，因此应维持胃肠减压通畅，并给予胃肠外营养支持。

预后 患儿就诊早晚、全身状况、出生体重、足月儿还是早产儿或小样儿、肠闭锁类型及部位、伴发畸形、并发症等与预后密切相关。早期诊断和及时手术治疗对提高新生儿存活率至关重要。随着该病病因学研究的进展、诊断水平的提高、手术前后良好的监护以及静脉营养的应用，存活率在逐步明显提高，达 90% 左右。但术后仍有危及生命的并发症，如吻合口梗阻、吻合口瘘、粘连性肠梗阻、坏死性小肠结肠炎、短肠综合征等。短肠综合征的处理比较棘手，需要长期完全胃肠外营养或小肠移植。

（陈亚军 彭春辉）

xiāntiānxìng chángxuánzhuǎn bùliáng
先天性肠旋转不良 （congenital malrotation of intestine） 胚胎发育过程中，以肠系膜上动脉为轴的肠管正常旋转运动出现障碍，导致肠管在腹腔内位置异常，肠管和肠系膜附着不全，发生异常腹膜索带，引起上消化道梗阻和肠扭转等病变的先天畸形。任何年龄均可出现症状，50%以上的患儿出生后1个月内出现症状，90%的患儿在1岁前出现症状。男性发病率略高于女性。该病可单发，也可并存其他发育畸形。腹裂、脐疝和先天性膈疝可伴发该病。该病也可伴发肠闭锁、心脏畸形、肛门直肠畸形、内脏转位、无脾综合征和多脾综合征。

病因　胚胎发育6~10周，消化管生长速度较腹腔快，腹腔内不能容纳中肠（胆总管十二指肠开口处至横结肠的右2/3），将其挤至脐带底部，形成生理性脐疝。胚胎发育第10周，腹腔生长速度又较消化管快，中肠逐渐退缩至腹腔内，生理性脐疝消失。正常的肠旋转开始。中肠末端的盲肠、升结肠和横结肠，最初处于左侧腹腔，旋转过程从左至右按逆时针方向进行。妊娠终止前，盲肠旋降至右下腹髂窝的正常解剖位置。正常旋转结束后，结肠系膜将升结肠和降结肠固定于后腹壁，小肠系膜从左上腹的十二指肠悬韧带斜向右下腹附着于后腹壁，完成肠管发育的全部过程。旋转过程中，中肠发育异常，就可导致该病的发生。此时盲肠在腹腔内右髂窝以外的位置（右上腹、中腹或左腹部），结肠系膜及小肠系膜也不附着于后腹壁。

发病机制　在胚胎期肠道旋转过程中，某个阶段出现病理改变即可引发不同的临床症状。

肠旋转不良、十二指肠受压　该病的各种病理类型几乎均有十二指肠受压。中肠从脐部退缩入腹腔后终止旋转，盲肠及升结肠停留于幽门部或上腹部胃的下方。始于盲肠及升结肠的腹膜索带（Ladd膜）横跨十二指肠降部的前方，附着于腹壁右后外侧，压迫十二指肠发生不完全性肠梗

阻（图）。部分病例盲肠刚好停留于十二指肠降部前方，被腹膜固定后，直接压迫十二指肠产生梗阻症状。

肠扭转　该病小肠系膜仅在肠系膜上动脉根部附近窄小的附着于后腹壁，小肠极易绕肠系膜根部发生扭转。约2/3的病例并发不同程度的肠扭转。若盲肠及升结肠游离，可与小肠一起沿顺时针方向扭转，即中肠扭转。扭转的程度不同，病变也有差异。轻度肠扭转，通过肠蠕动或体位改变能自行恢复，但可间断发作；重度肠扭转，由于经时过久或扭转绞窄，可造成肠系膜动脉闭塞，导致肠管梗死。肠扭转引起的肠梗阻可分为不完全性、完全性及绞窄性。

空肠近端屈曲和膜状组织压迫　一些病例的十二指肠空肠袢在肠系膜上动脉的前方终止旋转，由于腹膜系带的牵缠及膜状组织的粘连压迫，空肠近端屈曲或狭窄引起空肠近端梗阻。合并此症状的病例约占总数的1/3。

该病还可出现一些稀有的病理改变：肠反向旋转、肠不旋转、盲肠位置正常、中肠单一肠系膜、

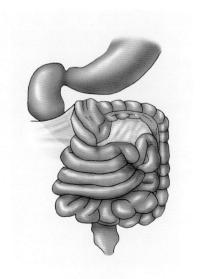

图　先天性肠旋转不良

高位盲肠、活动性盲肠、腹膜后盲肠等。

临床表现　主要有中肠突发扭转、十二指肠不全梗阻、间歇性发作的腹痛或呕吐、偶然发现无症状的病例和终生无症状的病例。按发作时期主要分两类临床表现。

新生儿期　十二指肠受压合并中肠扭转，该期病例多表现急性完全性高位肠梗阻症状。呕吐表现得最突出。约3/4的患儿生后最初吃奶、排胎粪均正常，从出生后3~5天开始出现大量胆汁性呕吐，每天3~6次，一些患儿可呈喷射样呕吐。十二指肠不全性梗阻患儿可出现短暂间歇性呕吐，伴发营养不良，体重不增或减少。合并肠扭转则导致完全性肠梗阻，呕吐重，伴完全性便秘。肠扭转程度轻，随肠蠕动及体位改变，症状可缓解，但时轻时重，间断发作；肠扭转严重，可导致绞窄性肠梗阻，频繁喷射样呕吐，呕吐咖啡样物，便血。若肠管坏死及穿孔，可有腹胀、腹肌紧张、肠鸣音消失、呼吸困难及中毒性休克等。个别患儿由于胆道受压梗阻，可并发黄疸。

婴儿和儿童期　此年龄段发病的患儿，症状不典型，时轻时重，间断发作，易误诊。一些在新生儿期曾有轻度短暂胆汁性呕吐史，婴儿或儿童期突发剧烈腹痛伴频繁胆汁性呕吐；也可在慢性腹痛或间歇呕吐的基础上，突发急性腹痛及呕吐；也可能长期无任何症状，突发急性腹痛及呕吐；前述症状均提示中肠突发扭转。一些呈慢性间歇性腹痛、恶心呕吐，伴不同程度的营养不良和生长发育障碍，常误诊为神经性呕吐和神经性腹痛等。部分有长期慢性腹泻及营养不良史，常

误诊为消化不良。对长期慢性腹泻或脂肪泻的患儿，长期内科治疗无效，应注意考虑该病。

诊断 新生儿相对较易，术前正确率达95%以上。曾经吃奶及排胎粪均正常，突发大量胆汁性呕吐，呈高位肠梗阻症状的患儿，可考虑该病，通过X线检查确诊。婴儿及儿童的临床症状不典型，需借助多项检查协诊。

腹部直立位X线平片 新生儿期，十二指肠梗阻致胃及十二指肠充气扩张，多显示"双泡征"，空回肠仅少量气体或完全无气体，结合临床可以确诊。婴儿和儿童期患儿仅少量病例显示"双泡征"，此检查只供参考，需结合其他检查再确诊。

钡剂灌肠透视及X线平片 若检查显示盲肠和升结肠置于上腹部或左腹部，结合临床症状可确诊。盲肠处于正常解剖位，也不能完全排除该病。新生儿、婴儿正常盲肠活动度大，可随体位及检查而改变位置，诊断时需考虑。该项检查尤其对新生儿期病例适用。

钡剂造影 慢性间断发作的病例，在发作间期检查，可显示钡剂通过十二指肠、空肠顺畅；发作期，十二指肠或空肠钡剂则通过缓慢，由此可明确诊断并确定手术部位。新生儿此项检查可将钡吸入肺部，发生危险，检查时应经胃管缓慢注入钡剂，结束前将胃内钡剂抽尽。有学者建议应用水溶性造影剂代替钡剂。

腹部CT扫描和超声检查 CT扫描可显示该病小肠系膜螺旋状排列。彩色超声检查可见肠系膜上静脉围绕系膜上动脉旋转，并可见到系膜旋转时形成的一个中等回声的团块，移动探头时可见其有明显的旋转感，呈"漩涡征"，此征象是中肠扭转的特征性改变。探查时可继发十二指肠降部积液扩张，也可无梗阻。十二指肠水平部随系膜根部旋转，未行至Treitz韧带处。少数病例扭转度数小，复查时或术中可见肠扭转自行复位。有学者主张对不典型病例应进行CT扫描和彩色超声检查。

鉴别诊断 新生儿有胆汁性呕吐病例，主要与先天性十二指肠闭锁、狭窄及环状胰腺进行鉴别，腹部直立位X线平片显示小肠积气，可排除先天性十二指肠闭锁；口服水溶性造影剂，若发现十二指肠、空肠呈螺旋状或小肠肠曲位于右侧腹部，即可排除十二指肠狭窄和环状胰腺。新生儿无胆汁性呕吐病例，主要与先天性肥厚性幽门狭窄相鉴别，幽门狭窄的患儿出生后2~3周才出现频繁大量呕吐奶汁，右上腹可触及肥大的幽门肿块，X线检查可见细长幽门管来进行鉴别。婴儿和儿童患者，主要应与环状胰腺、十二指肠隔膜、肠系膜上动脉压迫综合征等其他引起十二指肠梗阻的疾病鉴别，钡剂灌肠X线检查一般能确诊，否则尽早剖腹探查。

治疗 症状明显的应手术治疗。无症状或症状轻微的应严密观察。

Ladd手术 国内外普遍采用该术式对该病患儿进行治疗。手术分三个步骤：①整复肠扭转：打开腹腔后，将暗红淤血、色泽发紫的细小肠管，轻柔地拖出腹腔外，此时可看到肠系膜根部扭转的部位。肠扭转多沿顺时针，所以整复时应逆时针旋转扭转的肠管，直至肠系膜根部完全平坦，肠管血供恢复，颜色变红润，肠腔充气。如发现肠管有坏死，应一并切除。注意短肠综合征的防治。②松解压迫十二指肠的腹膜索带：肠扭转整复后，可见盲肠及升结肠停留于上腹部，腹膜索带横跨并压迫十二指肠的降段后将其连接至后腹壁。彻底剪断该腹膜索带，解除十二指肠的压迫。使完全游离的盲肠和升结肠位于左侧腹部。有学者建议术中切除阑尾，以免日后阑尾炎诊断困难；有学者认为术中探查阑尾正常，不应切除，以免增加腹腔感染机会，但术后要告诉家长阑尾的位置，一旦阑尾炎发作时可明确诊断。③松解压迫和引起空肠近端屈曲的膜状组织：先将全部结肠置于左腹部，然后把全部小肠推向右腹部。检查十二指肠空肠襻附近有无致肠管粘连扭曲及狭窄的膜状组织，彻底剪断膜状组织，解除十二指肠空肠襻梗阻，使空肠伸直，并推向脊柱右侧与十二指肠呈直线连接。

非手术疗法 适于临床症状轻者。但应严密观察，随时可能发生急性肠扭转。应严格掌握适应证。

预后 一般术后呕吐、腹痛症状消失，身体恢复良好，治愈率90%以上。术后注意防治粘连性肠梗阻及肠扭转。有无肠坏死、是否并发其他先天畸形和肺炎、就诊的早晚及是否低体重儿与预后均有关。个别患儿术后仍会有慢性腹痛、便秘、营养不良及生长发育迟缓、贫血等症状。该病死亡病例主要因肠坏死引起，病死率与肠坏死的长度相关。

（陈亚军 张现伟）

xiāohuàdào chóngfù jīxíng

消化道重复畸形（duplication of the alimentary tract） 消化道系膜侧发育成囊状或管状类似消化道结构的先天畸形。曾称肠内囊肿、肠源性囊肿、不典型梅克尔憩室、胃肠道巨大憩室等。畸形具有黏膜层和肌层，与相邻肠管多共用一侧肠壁及血管；少数可有单独的系膜和血管。多单发，少数可合并两处以上。可伴发脊柱裂、半椎体畸形、肠旋转不良、肠闭锁、肠狭窄、梅克尔憩室及泌尿生殖道异常等其他畸形。具有潜在癌变的危险性。部分病例因存在迷生的胃黏膜和胰腺组织，可引起消化道溃疡、出血或穿孔。消化道的任何部位均可以发生（图1），最多见于回肠及回盲部（50%以上），咽部和肛管少见。男性发病率略高于女性。

病因及发病机制 确切病因不明。按病理形态分两大类型。①囊肿型：约占80%，呈球形或卵圆形附着于肠系膜侧的囊肿，随囊内分泌物的增多而变大，囊内压力高而产生胀痛和压痛。多见于回盲部附近的肠壁肌层或黏膜下肠内囊肿，向腔内突出，早期即可导致肠梗阻；附于肠壁上的肠外囊肿，早期无梗阻症状，

肿块增大压迫肠管才可出现肠梗阻或肠扭转。②管状型：附着于肠系膜侧，平行于正常肠管，长度从数厘米至数十厘米不等，可延伸至大部分小肠或整个结肠。若远端与正常肠管相通，近端则为盲端；若近端与正常肠管连通，远端与肠管不通时可因分泌物潴留、肠腔积液而呈球形或椭圆形异常膨大；另有部分呈囊袋状。少数为长条憩室状，可从肠系膜内行至腹腔任何部位。个别可有独立的血管及系膜。

临床表现 任何年龄均可发病，2岁内占60%以上；少数至成年才发病。常因肠梗阻、腹痛、腹胀、消化不良、消化道出血或穿孔等各类并发症就诊。部分患者无任何症状，因其他腹部手术时意外发现。根据病变部位、形状、大小、与肠管是否相通、有无迷生胃黏膜和胰腺组织的不同，临床症状表现各异。

食管重复畸形 ①可表现呼吸道受压及食管受压症状，前者常见。②呼吸道受压可出现咳嗽、

喘息、呼吸困难和反复呼吸道感染。③食管受压可出现吞咽困难及呕吐，小儿可表现为厌食、营养不良等。

胃重复畸形 ①多发生于胃大弯，是唯一可发生在系膜对侧缘的消化道重复畸形。②左上腹部饱满，可及表面光滑，活动度大的囊性包块。③呕吐出胃内容物，吐后食欲强；并可出现营养不良症状。④畸形内迷生胃黏膜和胰腺组织，可导致上消化道出血，出现呕血或黑便。长期慢性出血可导致贫血。⑤若囊性畸形破溃与膈肌形成窦道，可引起肺炎和胸腔积液。

十二指肠重复畸形 ①体积小时，不压迫周围器官，可无任何症状。②体积较大时，压迫肠管导致十二指肠梗阻，可出现上腹部疼痛、胆汁性呕吐。③上腹部可及囊性包块；肿块压迫胆管或胰管时，会引起梗阻性黄疸和胰腺炎。

小肠重复畸形 ①囊肿型较大时，腹部可触及包块；压迫肠管，可出现腹胀、呕吐、便秘等肠梗阻症状（图2）。②管状及憩室状病变因其内存在迷生胃黏膜和胰腺组织，引起溃疡出血，可反复便血或黑便；引起肠穿孔可表现急性腹膜炎。③回盲部附近病变可诱发肠套叠。④牵拉肠系膜引起肠扭转时，可出现急性、完全性肠梗阻症状。

结肠重复畸形 ①肠梗阻最常见（图3）。部分腹部可触及囊性肿物；压迫肠管时，可出现低位不全性肠梗阻。②迷生胃黏膜或胰腺组织可引起畸形肠管或正常肠管溃疡出血，表现便血或黑便症状。慢性失血还可导致贫血。穿孔时可导致急性腹膜炎，常伴有腹痛发生。

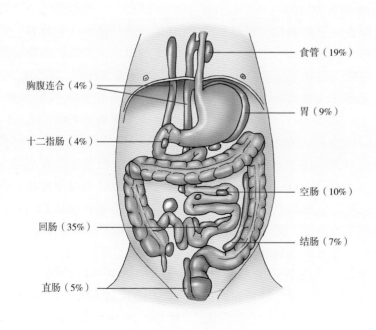

食管（19%）

胸腹连合（4%）

胃（9%）

十二指肠（4%）

空肠（10%）

回肠（35%）

结肠（7%）

直肠（5%）

图1 消化道重复畸形

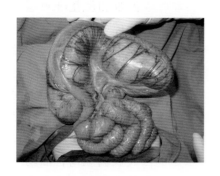

图2　小肠囊肿型重复畸形（陈亚军供图）

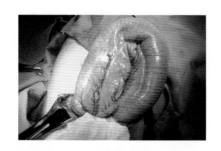

图3　全结肠型重复畸形（陈亚军供图）

直肠重复畸形　①囊性肿物增大或粪便进入重复肠管压迫直肠时，可表现排便异常、便秘及低位肠梗阻。②因迷生胃黏膜或胰腺组织引起的溃疡性出血，可导致便血或黑便；肠管穿孔时，可引起急性腹膜炎，还常伴发腹痛。③囊性肿物压迫尿道，可出现尿潴留。

诊断　间歇性腹痛、呕血、血便、腹部肿块或不明原因的肠梗阻应考虑该类疾病。影像学检查缺乏明显的特异性，选择性应用这些辅助检查可协助进一步明确诊断。

X线检查　钡剂灌肠可显示腹部肿块、肠腔内充盈缺损、肠管受压移位。如管状型与主肠管相通，可出现双管征。

B超　能判断病变的部位、大小、性质及周围的组织关系。仔细区分可了解病变部位的多层壁结构，还可动态观察肠管的蠕动情况。

CT检查　可显示非特异性囊性病变部位及结构。部分病例囊壁可显示内层低密度，外层高密度环的"晕轮征"。部分腔内液体淤积或壁层坏死导致病变囊腔或壁内可出现钙化影像。

放射性核素扫描　伴有出血病例进行同位素^{99m}Tc扫描，造影剂在含迷生胃黏膜的病变部位出现异常浓集，可协助作出诊断。

纤维内镜　对与消化道相通的管状型病变具有一定的诊断价值。

鉴别诊断　对于出血和急性肠梗阻的病例，易被误诊为肠憩室和肠套叠。部分术中探查时才能确诊。主要与这两类疾病相鉴别：①梅克尔憩室：发生于肠系膜的对侧缘，而该病侧位于肠系膜缘。②肠系膜囊肿：囊肿系先天性淋巴管畸形，囊壁菲薄无肌层，呈半透明状，囊内为淡黄色淋巴液，易与伴行的肠管分离，无共用的血管。肠重复畸形则有完整的肠壁，且与正常的肠壁贴附紧密，不易分离，常有共同的血液供应。

治疗　病变自身常有出血、穿孔、梗阻及癌变等并发症，一旦确诊即应手术治疗。已确诊的病例只有通过手术来治疗。术中需仔细检查以免遗漏多发畸形的病例。病变部位不同，手术方式也会有差异。

单纯重复畸形切除术　病变本身具有独立的壁层、系膜和血管支时，可将其完整的分离切除。

重复畸形及肠管部分切除术　靠近主肠管部分分离困难或与主肠管肠壁的肌层相连续，需将畸形连同邻近肠管一并切除。部分与主肠管有共同的血液供应，畸形肠管切除会损伤并很难保留主肠管时，常常一起切除。

重复肠管黏膜剥除术　范围广泛的管状重复畸形，主肠管切除过多，出现短肠综合征时，需采用该术式。

囊壁部分切除术　为避免胃的血管损伤，可将胃重复畸形的相邻的共用部分胃壁切除，使双腔变作单腔。

囊肿开窗内引流术　对罕有异位胃黏膜的全结肠型重复畸形，可行远端开窗内引流术。十二指肠重复畸形附近有重要的脏器，一般难以完全分离切除，常将与重复畸形相邻的十二指肠壁部分切除，作开窗引流，通畅引流并解除囊内压力。直肠后的重复畸形，为避免直肠壁损伤，也常将直肠后壁切开，使两腔相通。

常见并发症　吻合口漏、粘连性肠梗阻以及短肠综合征易见，均主要由于肠切除肠吻合术所引起。需作相应的处理。

（陈亚军　张现伟）

xiāntiānxìng jùjiécháng

先天性巨结肠（congenital megacolon）　肠壁肌层及黏膜下神经节细胞缺如引起相应病变肠管持续痉挛收缩，其近端肠管不同程度扩张，导致便秘、腹胀等肠梗阻症状的一种常见消化道发育畸形。又称希尔施普龙病（Hirschsprung disease，HD）或无神经节细胞症。生后存活新生儿发病率约为1/5000，男性较女性常见，男女比例为4∶1。有家族遗传倾向。病变肠管持续痉挛收缩失去将粪便推向消化道远端的能力，导致了肠梗阻；近端肠管虽有正常数量和质量的神经节细胞，因远端梗阻，近端肠管管壁代偿性增粗、管腔增大；在痉挛段与扩张段之间有一段移行区域，该部分肠管有神经节细胞，但较正常肠管数量少发育差。痉挛段、移行段、扩张段构成了先天性巨结肠的大体病理改变（图1）。神经节细胞的缺如系因神经嵴细胞迁徙障碍引起，神经嵴的神经母细胞沿头端到尾端的方向移行，在消化道壁内形成肌间神经丛的神经节细胞，迁徙停顿越早，无神经节细胞的肠管就越长，乙状结肠和直肠为尾端最后生成神经母细胞，成了最常见的病变部位。具体病理生理机制不完全明确。乙状结肠近端以远无神经节细胞者约占75%，称常见型；累及结肠脾区及横结肠者占17%，为长段型；涉及全部结肠甚至回肠末端者占8%，称为全结肠型巨结肠。

临床表现　先天性巨结肠的临床症状基于消化道远端的梗阻：①胎便排出延迟。90%以上的患儿有生后24小时未排胎便或48小时胎便未排尽病史；因消化道梗阻腹部可异常膨隆。部分患儿生后需肥皂水灌肠辅助缓解消化道梗阻症状。②便秘。此症状为该病患儿在婴儿及儿童期最常见的临床表现，可有腹泻与便秘交替病史，大多数需通过开塞露肛注等方法来辅助排便，严重者可在患儿的下腹壁上见到肠型。

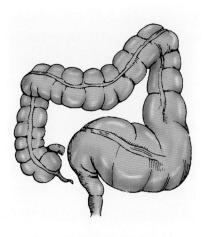

图1　先天性巨结肠大体病理

③可有呕吐、纳差。与之相应存在营养及生长发育不良。④消化道排泄物长期滞留于粗大肠管影响肠管的血运，同时伴毒素吸收增加，存在发生小肠结肠炎的可能性，可表现为高热、腹泻、血性排泄物，严重的水电解质紊乱可导致休克，常导致患儿的死亡。

诊断　对新生儿期胎便排出延迟且有长期便秘、腹胀病史的患儿需考虑该病。对疑似病例可进行相关检查以便确诊。①钡灌肠：检查前需注意不能给患儿洗肠，尤其新生儿，以免影响典型的X线表现。通常病史越长患儿的X线表现越典型，痉挛段肠管僵直、呈笔筒状，扩张段肠管异常增粗，其内可见粪石影，两者之间为呈漏斗状的移行区。钡剂灌肠不仅能协助诊断，而且能明晰病变的范围，选择合适的手术方式及客观的评判预后。②肛门直肠测压：该项检查的原理基于患儿直肠肛门抑制反射功能的缺失，直肠内压力刺激可表现为产生充盈感，反射性肛门内括约肌松弛的同时肛门外括约肌收缩。患儿直肠内注入一定量气体（新生儿10ml左右，儿童20~25ml）而没有出现直肠肛门抑制反射，基本可确诊为该病，阳性率达90%以上，可应用该项检查对超短段型巨结肠进行诊断以及顽固性便秘的鉴别诊断。③直肠黏膜活检：对于非典型病例在麻醉下取部分直肠黏膜进行活检，距肛门4cm以上的肠管作为取材部位，阳性率95%左右，被认为诊断该病的金标准。因直肠黏膜活检操作较为复杂且有肠出血及穿孔的危险，且有其他简易检查能代替，临床上应用逐渐减少。

治疗　有非手术治疗和手术治疗。

非手术治疗　适用于症状轻，一般情况较好的患儿，利用肛注开塞露、口服润滑剂或缓泻剂等方法辅助患儿排便，最好能够每天或隔天排便1次。对于便秘、腹胀症状较重暂不适合手术治疗的患儿可给予结肠灌洗治疗，该项操作也作为该病术前常规的准备工作。非手术治疗虽能在一定程度上改善患儿的排便功能，但随着时间的延长非手术治疗的疗效会有所下降。

手术治疗　是唯一有效的治疗方法。经肛门直肠黏膜剥除+鞘内结肠拖出术（改良Soave术）（图2）为得到认可的常规术式。病变范围较小的患儿可单纯经肛门操作；若病变范围较广，单纯经肛难以完成手术，可先经腹松解病变肠段，然后转至肛门手术。术后治疗包括常规给予对革兰阴性菌敏感的抗生素治疗，并注意肛周护理，保持肛门口周围皮肤干燥；术后2周开始扩肛治疗，通常需坚持扩肛6个月~1年。

预后　随着手术技术的不断提高，患儿的预后有了很大的改善。通常从肛门失禁、便秘、小肠结肠炎三个方面对术后排便功能进行评价。肛门失禁最常表现为粪污，是长期随访中最常见的并发症，发生率约为40%，但是随着患儿年龄的增长大便失禁可

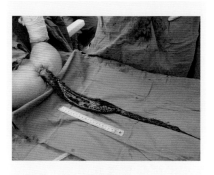

图2　先天性巨结肠根治术中图像（陈亚军供图）

以得到改善。便秘常见于扩张段没有完全切除的患儿，由于扩张的结肠肌纤维变性导致肠管蠕动功能较差，造成将大便推向远端能力降低，多表现为充盈性便失禁。小肠结肠炎是最致命的并发症，随着抗生素及营养支持类药物的进步，小肠结肠炎的发生已较为罕见。对于该病的诊断及治疗手段已较为成熟，临床治疗的重点在于改善患儿术后排便功能，恰当的治疗手段可改善患儿的预后。

（陈亚军　张　丹）

xiāntiānxìng gāngmén-zhícháng jīxíng
先天性肛门直肠畸形（congenital anorectal malformations）

肛门直肠发育过程中受各种因素影响而不能顺利完成，导致消化道末端开口位置异常的先天畸形。活产新生儿的发病率为 1/5000～1/4000，男孩较多见。基于直肠盲端与肛提肌之间的位置关系，分为高位、中位和低位畸形。因病变种类繁多，病理改变复杂，从单纯的肛门狭窄到泄殖腔畸形各不相同。最常见的畸形为无肛合并直肠尿道瘘（男孩）或无肛前庭瘘，可同时伴有肛门周围肌肉（耻骨直肠肌、外括约肌等）发育障碍，将其与伴发畸形归纳为 Vater 综合征。以伴发泌尿生殖系畸形最常见，其次为脊柱（尤其骶椎）、消化道、心脏及其他部位畸形。

病因　孕 6 周时，尿直肠隔向腹侧移动将泄殖腔分为腹侧的尿生殖窦和背侧的肛直肠窦。二者不能完全分开致肠管和尿道（男孩）或阴道（女孩）之间形成瘘管。肛管末端完全或部分不能成形则会导致肛门膜状闭锁或狭窄。会阴通过生殖结节和肛管之间的泄殖腔褶也参与肛门口及

生殖器的形成。肛膜和尿生殖膜之间的泄殖腔褶融合后形成会阴体。泄殖腔膜任何部位发育不良均导致肛门开口于外括约肌之前（即前置肛门）。

临床表现　病变种类多，临床表现各不相同。有的患儿生后即出现肠梗阻症状；多数患儿添加辅食后出现排便困难。

低位畸形　约占 40%。男婴多为直肠会阴瘘，表现为正常肛穴处无肛门，会阴部一瘘口，间断有大便排出；女婴多为肛门前庭瘘，正常肛穴处无肛门开口，前庭部位有一瘘口排便。若瘘口直径较大患儿最初无明显症状，随着饮食结构的调整，出现便秘、腹胀及呕吐症状始被家长发现。部分为正常肛门位置凹陷，肛管被一层薄膜封闭，当患儿哭闹时手触肛凹有冲击感（图 1）。

中位畸形　占 15% 左右。患儿生后即出现肠梗阻症状。有瘘者其瘘管多开口于尿道球部、阴道下段或前庭部，表现为从尿道或阴道排便，可伴有泌尿生殖系统感染。

高位畸形　约占 40%。患儿在正常肛穴处无肛门开口，哭闹

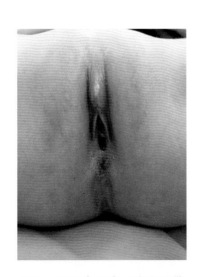

图 1　无肛会阴瘘（陈亚军供图）

时手触肛穴无冲击感。女孩伴阴道瘘者，开口多位于阴道后穹部，此类患儿外生殖器常发育不良。泌尿系瘘常见于男孩，从尿道口排气排便。膀胱瘘时全程尿液呈绿色；直肠尿道瘘时仅在排尿开始时排少量胎便，不与尿液相混。高位肛门直肠畸形常伴脊柱发育畸形，骶神经发育受累，因膀胱和肛门括约肌受骶神经支配，即使行矫治手术，仍可能出现尿便失禁症状。

诊断　传统方法将新生儿出生 12 小时后倒立儿分钟使空气到达直肠盲端，拍摄骨盆侧位片观察直肠盲端的位置。这一检查方法主观性强，已不再采用。单纯看会阴部可以判定 80% 男性及 90% 女性患儿直肠盲端的位置。临床上，如果发现男孩会阴部皮肤有肛门皮肤瘘或女孩阴道周围有瘘口，则诊断为低位畸形。其他大多为高位或中位畸形。需行超声或 MRI（核磁共振）检查确定直肠盲端的位置。还需做一些检查来判断患儿是否合并其他一些畸形：①泌尿系超声检查和排泄性膀胱尿道造影：泌尿生殖系畸形（不包括直肠尿道瘘）的发生率为 26%～59%。膀胱输尿管反流和肾积水是最常见的泌尿生殖系畸形，其他如马蹄肾、肾发育不良、肾缺如以及尿道下裂或隐睾也有可能发生。一般来说，肛门直肠畸形的位置越高，发生泌尿系畸形的概率就越大。在有泄殖腔畸形或直肠膀胱瘘的患儿，发生泌尿生殖系畸形的概率为 90%。相反，低位肛门直肠畸形（即会阴瘘）患儿发生泌尿生殖系畸形的概率为 10%。如果存在直肠尿道瘘一般需行排泄性膀胱尿道造影。②脊柱 X 线平片和脊髓超声检查：高位畸形的患儿常伴

发脊柱畸形，同时有骶神经发育异常，可影响术后排便功能。该项检查可大体了解脊柱发育情况，对术后排便功能的预后进行初步评价。③胸部 X 线平片和心脏超声：考虑存在心脏畸形，手术前应检查。此外，喂哺前插胃管若达胃内可排除食管闭锁。

治疗　几乎所有患儿都需通过手术治疗。依据畸形的类型选择有效的手术方式。

低位畸形　低位病变的新生儿无需结肠造瘘，可一期行肛门成形术。有三种基本术式：①肛门位于正常位置，仅行系统扩肛即可治愈。②肛管开口位于直肠括约肌中心前方（前置肛门），肛管开口和肛门外括约肌之间的距离较小且会阴体完整可行肛门后切成形术。③前置肛门如肛管开口和肛门外括约肌之间的距离较大，应行肛门后移成形术，将异位的肛门口移至括约肌中心的正常位置，然后重建会阴体。

高位或中位畸形　传统治疗方法为先行结肠造瘘术，分三期成形肛门。①一期手术：将乙状结肠完全游离，近端肠管造瘘，而远端肠管则成为分泌黏液的瘘管。完全离断肠管可防止粪便污染直肠尿道瘘所在的区域，而且可减少尿路感染风险。远端肠管可借助放射造影检查确定直肠尿道瘘的位置。②二期手术：一般在生后 3~6 个月进行，常用佩纳（Peña）创立的后矢状入路肛门直肠成形手术（图 2）。通过电刺激仪刺激患儿会阴部找到肛门括约肌的中心部位，然后沿后正中线自尾骨至会阴前区切开，劈开括约肌和肛提肌寻找到直肠。分离直肠与阴道或尿道之间的瘘管，固定直肠后重建会阴体肌性结构。③三期手术：关闭结肠造瘘口，

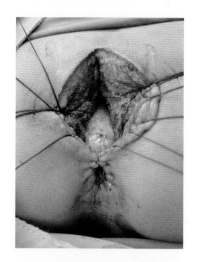

图 2　后矢状入路肛门直肠成形手术（陈亚军供图）

可在几个月之后进行。术后 2 周开始扩肛，持续至关瘘后的几个月。有报道采用腹腔镜一期手术治疗中位和高位直肠肛门畸形。这一技术具有理论上的优势，它可在直视下将新生直肠置于括约肌和肛提肌复合体的中间，无需纵行劈开这些结构。这一技术同标准后矢状入路手术长期预后之间的比较结果尚不明确。

预后　随着手术技术的不断完善，肛门直肠畸形患儿的死亡率从原来的 30% 下降至不足 2%。治疗的主要目的为控制排便。位置较高的肛门直肠畸形患儿因常伴神经系统发育障碍，其术后排便功能尚不理想。直肠盲端的位置及尾骨正常与否均和排便预后相关。75% 的患儿有自主排便，其中一半术后偶尔污裤，而另一半排便控制良好。便秘是最常见的并发症，排便训练项目包括术后每天开塞露通便，以减少污裤次数，从而提高患儿的生活质量。

（陈亚军　张　丹）

dǎndào bìsuǒ

胆道闭锁（biliary atresia）　以炎症、纤维化及肝外胆道阻塞为特征的进行性炎性胆道疾病。女婴发病率高于男婴，男女发病率约为 1：2。

病因及发病机制　病因尚不明确。1892 年汤姆森（Thomson）首次认识该病。活产儿发病率为 1/15 000，亚洲高发，日本发病率为 1/9600。分三型：①远端胆管纤维化而近端未闭型。占 5%，为可治型。②近端纤维化而远端未闭型。占 15%。③近远端胆道完全闭锁型。占 80%（图 1）。后两型为不可治型。1955 年日本人葛西（Kasai）首创了肝门空肠吻合术（hepatic portoenterostomy，HPE）而使不可治型得以治疗。

病理　胆道系统的小胆管周围可见炎性细胞和纤维细胞，这些小胆管可能是原始胆道系统的残留。肝内胆道增生、伴胆栓形成的严重淤胆以及炎性细胞浸润是该病典型的病理特征。随时间进展，这些变化导致肝纤维化直至终期肝硬化。

临床表现　常表现为新生儿结合胆红素增多为主的持续性黄疸，同时伴有白陶土样大便和深黄色小便。在西方国家，大多数患儿 2 月龄前被确诊，此时患儿未出现严重的肝纤维化及门脉高压。多数患儿表现出不同程度的

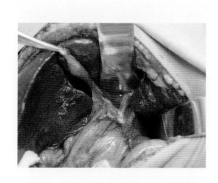

图 1　近远端胆道完全闭锁（陈亚军供图）

黄疸，有些还伴有肝脾增大。

诊断 主要根据临床表现及相应的辅助检查。

实验室检查 血清内直接胆红素水平高于 2.0mg/dl，可诊断淤胆，若明显异常，必须行进一步检查。延迟诊断将对预后造成不良影响。

B超 肝和胆囊超声对于婴儿淤胆的评估十分重要，需禁食后进行。提示胆道闭锁的征象包括：胆囊萎瘪或缺如、三角形索带征（肝门纤维块）和肝脏质地的变化。

肝活检 经皮穿刺肝活检诊断准确率可达 90%，局麻下即可进行。诊断标准为小胆管增生伴胆栓形成，以及汇管区的纤维化和（或）炎性变。诊断性的穿刺必须至少包括 5 个完整的汇管区，如果肝活检没有包括足够的汇管区，应进行重复活检。围生期型的胆道闭锁会表现出胆管增生，但可能因局部的特异性和活检标本不够而无阳性发现。巨细胞变形可能是唯一的变化。患儿足月还是早产、年龄、症状持续时间等临床相关性很重要。尽管有时肝活检会有误诊，尤其当患儿年龄较小，该病和新生儿肝炎（neonatal hepatitis，NH）有时不易区分，但肝活检仍然是诊断该病的金标准。如果针刺活检或腹部超声支持该病诊断，应尽快行开腹探查术。手术的首要目标是诊断，这要求看到纤维化的胆道残端并经胆囊行胆道造影确诊近远端胆道管腔结构消失。

其他 超声和活检后仍不能确诊的病例，用肝胆闪烁扫描及亚氨基二乙酸类似物可显示肝的摄取功能正常，但不能分泌入肠道。

有 20% 的患儿经由上述的检查方法并不能够排除胆道闭锁的可能，需行术中胆道造影检查。术中胆道造影显示胆道梗阻，在没有做肝脏活检的情况下，可能会误导临床医师。

鉴别诊断 必须与新生儿期可以引发胆汁淤积性黄疸的各种疾病进行鉴别，包括：新生儿肝炎、胆总管囊肿、胆道发育不良、α_1 抗胰蛋白酶缺乏、完全肠外营养、肝动脉发育不良及进行性家族性肝内胆汁淤积（progressive familial intrahepatic cholestasis，PFIC）Ⅲ 型。

新生儿肝炎是导致新生儿时期高结合胆红素血症的另一主要原因，组织学上巨细胞变形和肝细胞坏死是新生儿肝炎的特征。除了细致的询问病史和体检外，应收集血液和尿液行细菌和病毒培养，尿筛查排除半乳糖血症、梅毒、巨细胞病毒、风疹病毒、乙肝病毒血清 IgM 滴度测定、血清 α_1 抗胰蛋白酶水平测定及分型、血清甲状腺素水平测定、汗液排氯试验以排除囊性纤维化。

治疗 以手术治疗为主。可治型胆道闭锁可行胆管肠吻合术；不可治型胆道闭锁需行 Kasai 手术，即肝门空肠吻合术。未行正规手术治疗的患儿将出现胆汁性肝硬化、门静脉高压，大多数在 2 岁以内死亡。

Kasai 手术 术中将远端胆道切断，解剖近端纤维板至肝门水平（图 2），将肝门纤维板完整切除，充分暴露肝门，然后将空肠支同门静脉上方的纤维板吻合行 Roux-en-Y 肝门空肠吻合术，再造肝外胆道。大多数病例肝门纤维板切除后胆汁都可得以引流。Kasai 手术成功与否与手术年龄、肝硬化程度、肝门部纤维板中小胆管数量、外科医生的手术技巧

等密切相关。如果 Kasai 手术成功，大多数患儿在儿童阶段无需肝移植。

术后药物治疗 口服熊去氧胆酸之类的胆盐有助于胆汁引流；甲泼尼龙用于抗炎；抗生素用于长期预防感染。胆管炎是肝门空肠吻合术后常见的严重并发症，与胆汁引流停止相关。胆管炎发作时应住院治疗，给予补液、静脉广谱抗生素、激素治疗。

肝移植 Kasai 手术不是治疗该病的根治性手术，部分病例术后仍需行肝移植。60 天以内行肝门空肠吻合术的患儿中约 30% 可长期存活，无需肝移植。月龄较大以及术前肝活检发现桥接纤维化的患儿预后较差，一些外科医生倾向于不行肝门空肠吻合术，直接将此类患儿列入肝移植名单中。其余行肝门空肠吻合术的患儿将出现渐进性淤胆、进行性肝纤维化、门脉高压。肝移植可挽救这组患儿的生命。

预后 不行手术治疗的患儿多于 2 岁内死亡。提示预后良好的指征包括：Kasai 术后黄疸早期消退，肝脏组织活检未发现严重纤维化，不发生或不反复发生胆管炎。在日本，术后 5 年自体肝生存率为 80%，术后 12 年自体肝生存率为 70%，术后 18 年生存率接近 60% 并且患儿生活质量佳，

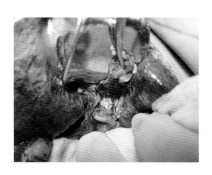

图 2　Kasai 手术肝门部解剖（陈亚军供图）

Kasai 手术和肝移植术后总的生存率为90%。

（陈亚军　庞文博）

xiāntiānxìng dǎnguǎn kuòzhāngzhèng

先天性胆管扩张症 （congenital biliary dilatation，CBD）

胆总管呈囊状或梭状扩张，伴（或不伴）肝内胆管扩张的先天性胆道畸形。又称先天性胆总管囊肿。80%~90%在儿童期发病。亚洲人发病率较西方人高，男女发病率约为1：4。

病因及分型　具体病因不明。一般认为胰胆管连接部合流异常为主要病因之一。根据肝内外胆道的解剖分五型：Ⅰ型为胆总管囊性扩张，占80%~90%；Ⅱ型为胆总管憩室；Ⅲ型为胆总管末端囊肿脱垂；Ⅳ型为肝内外胆管扩张；Ⅴ型为肝内胆管扩张，即卡罗利病（Caroli disease）。部分学者支持将卡罗利病列为独立病变（图1）。

临床表现　腹痛、黄疸和腹部肿块为基本临床症状。常表现一个或两个症状，三个同时出现概率为20%~30%。

腹痛　多发生在中上腹部，腹痛程度和性质不完全相同，大多数腹痛均能忍受，绞痛者较少，腹痛可周期性发作，常伴有发热、恶心呕吐。

黄疸　部分患儿有不同程度梗阻性黄疸，黄疸程度与胆道梗阻程度直接相关。胆道感染腹痛发作时出现黄疸，常间断发作。

腹部包块　直径超过10cm的囊性扩张型胆总管囊肿，于右上腹肋缘下，可触及一囊性肿物；巨大囊肿可占据右侧腹部，在腹痛、黄疸发作时，肿物直径可增大，好转后可略缩小。

发热和呕吐　在发作期体温可上升到38~39℃，系胆管炎所致。恶心和呕吐为反应性表现，并非囊肿压迫消化道所致。

粪便和尿　黄疸时大便颜色变淡，甚至灰白色，尿色加深。

囊肿穿孔　为该病的严重并发症，多因囊肿过大、压力过高自发破裂或受到外界撞击所致，表现出剧烈腹痛、呕吐、腹肌强直、腹腔积液和胆汁性腹膜炎的急腹症症状。

一些患儿可表现为胰腺炎。在年龄大的儿童和成年人，临床表现可能更加复杂，包括胆系结石、胆管炎和肝硬化及门脉高压症。约10%的病例成年后会发生恶变。

诊断　腹部超声检查并常规监测血清胆红素、碱性磷酸酶及淀粉酶水平。腹部B超因简便、无创、可重复检查，作为该病首选的诊断方法。B超显示肝下方界限清楚的低回声区，并可确定肝内外胆管扩张的程度、范围以及有无合并结石。CT亦可显示肝外胆道扩张的程度、范围以及有无合并结石（图2）。MRI价格较昂贵，不作为首选的检查方法，但核磁水成像技术对胆道疾病有重要的诊断价值，对含水器官显影清楚，最早应用于胰胆管合流异常的检查（图3）。在上述检查基础上可适当选用经皮肝穿刺胆管造影（percutaneous transhepatic cholangiography，PTC）、内镜逆行胰胆管造影（endoscopic retrograde cholangiopancreatography，ERCP），可显示肝内外胆管的完整影像、胰胆合流情况。

鉴别诊断　主要与慢性肝炎及肝包虫囊肿鉴别。①慢性肝炎：该病患儿年龄较大时开始出现黄疸、腹痛等症状，B超示肝慢性炎症改变，病毒血清学检查可有阳性表现，肝功转氨酶多升高。②肝包虫囊肿：该病主要表现肝区有肿块，局部轻度疼痛与不适，感染时亦可出现黄疸。该类患儿多有羊畜接触史，触诊有时有包

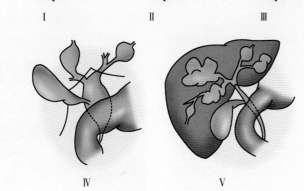

图1　先天胆管扩张分型

Ⅰ型：胆总管囊状扩张；Ⅱ型：胆总管憩室；Ⅲ型：胆总管末端囊肿；Ⅳ型：肝内、外胆管扩张；Ⅴ型：肝内胆管扩张（卡罗利病）

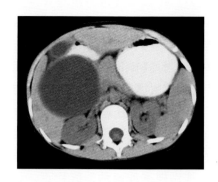

图 2　腹部 CT 显示胆总管呈囊
状扩张（陈亚军供图）

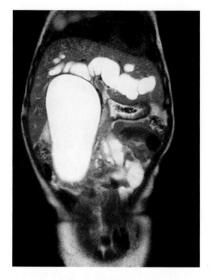

图 3　核磁水成像示胆总管呈囊
状扩张（陈亚军供图）

囊震颤，外周血嗜酸性粒细胞增多。Casoni 试验（+）。80% 患儿补体结合试验阳性。B 超、CT 检查均有助于诊断。

治疗　手术为唯一治疗手段。手术时间不受年龄限制，确诊后即应手术以消除胆胰交界部畸形引起的胰液不断反流入胆道，或胆汁流入胰管。术前需：①较彻底的控制胆管内急慢性炎症，矫正出凝血时间，改善患儿一般营养状态。②做好手术计划，尤其对再次手术的患儿，肝门部粘连严重，组织结构不清，寻找胆总管、肝管较困难。手术方法有三种。

囊肿切除胆道重建术（胆总管囊肿切除 +Roux-en-Y 肝总管空肠吻合术）　为治疗该病首选的根治性手术。将胆囊及囊肿全部切除，然后作肝总管空肠 Roux-en-Y 吻合。此种手术具有根治意义，可达到去除病灶和使胆胰液分流的目的，术后并发症少，远期疗效佳。患儿采用此术式，手术过程顺利，术后抗感染 5 天，第 3 天开始进食，第 7 天拔除腹腔引流管，无不适，第 8 天出院。

胆总管囊肿造口术　能迅速降低胆管内压力，使胆汁引流通畅，肝功能改善，胆道感染得以控制。适用于严重胆道感染、黄疸、肝功能受损严重、患儿全身营养不良、中毒症状重、囊肿穿孔或胆汁性腹膜炎不能耐受根治性手术者，可暂行囊肿造口术，1~3 个月后再二次行囊肿切除、胆道重建术。

囊肿肠道吻合术　现已少用。主要优点：囊肿、十二指肠吻合，手术简单且符合生理要求；手术时间短；近期疗效满意。缺点：病灶没有切除，没有达到胰胆分流；上行性胆管炎、胰腺炎反复发作，继发性肝硬化、门脉高压、结石等并发症多见；由于胰液反流，胆管上皮被破坏，再生乃至上皮化生，随年龄增长，癌变率日益增高；术后再手术率高。

若不实施手术治疗，随着年龄的增长，可引起系列合并症：①胆汁淤积性肝硬化。肝内广泛形成纤维化，使门静脉压力随之升高，脾大（脾功能亢进），继之产生食管下段静脉曲张，破裂出血。胆道梗阻引起肝功能损害，凝血酶原及各种凝血因子的形成发生障碍，影响脂溶性维生素的吸收，如维生素 K、维生素 A，破坏了凝血机制。临床上出现皮肤、消化道、鼻腔出血。②肝内外胆道反复感染。如胆管炎、胆囊炎，加重了肝功能的损害。因间断高热、食欲减退，影响患儿营养的吸收及正常发育，导致营养不良，抵抗力低下。③胆道内结石形成。胆管炎、胆囊炎反复发作，胆汁淤积，致使胆色素沉积形成结石。④急慢性胰腺炎的发生。胆汁反流入胰管损伤胰腺组织而产生胰腺组织的自体溶解。⑤囊肿及扩张胆道穿孔。由于反复感染，胆汁淤积，腔内压力增大，胆道局部坏死穿孔，而引起胆汁性腹膜炎。⑥长期慢性炎症。反流性胰液的刺激，使胆管上皮坏死、再生诱发癌变。

预后　大多数患儿术后恢复良好。第 V 型需进行肝移植治疗。

（陈亚军　庞文博）

huánzhuàng yíxiàn

环状胰腺（annular pancreas）

胰腺异常发育呈环状或钳状包绕压迫十二指肠降部导致高位肠梗阻的先天畸形。为小儿先天性十二指肠梗阻的病因之一，占十二指肠梗阻病例的 10%~30%。男女发病率接近，多见于早产儿或低体重儿。大部分患者在新生儿期出现症状，少数至成年才发病，极少数甚至终生无症状。1818 年蒂德曼（Tiedemann）在尸检中首先发现该病，1862 年埃克（Ecker）首先进行了文献报道。

病因及发病机制　正常胚胎第 4 周，原肠肌层发育成胰腺的背侧始基和腹侧始基。背侧始基在十二指肠的后方向左侧生长，发育成胰体、胰尾及部分胰头。腹侧始基在十二指肠的前方，分左右两叶，左叶逐渐萎缩消失；右叶在胚胎 6~7 周随十二指肠的右后旋转，与背侧始基的部分胰头会合成胰头。同时背侧始基副胰管与腹侧始基胰管融合成主胰管。胚胎期胰腺腹侧始基发育异常，与背侧始基异常融合，部分或完全包绕十二指肠形成环状胰腺，对十二指肠产生压迫、缩窄及梗阻（图）。

病理 多数位于十二指肠第2段的上部，个别处于十二指肠第3段。通常呈宽约1cm的薄片狭长带，仅部分包绕十二指肠，外观与正常胰腺组织无明显差别，光镜下可见胰岛和腺泡组织。有环状、钳状和分节状三种病理形态。可分壁外胰腺和壁内胰腺。壁内胰腺长入十二指肠壁内，甚至可达黏膜下层。当胆总管下部通过环状胰腺后面时，引起受压或弯曲变形导致梗阻，产生不同程度黄疸；若胆汁逆流入胰管，可发生胰腺炎。环状胰腺引起十二指肠梗阻并导致其近端扩张、肥厚及淤滞，胃及十二指肠液长期滞留可导致胃及十二指肠溃疡。30%~70%的环状胰腺常伴发其他畸形，消化道畸形最常见，如十二指肠闭锁或狭窄、食管闭锁、肠旋转不良、梅克尔憩室、直肠肛门畸形、先天性心脏病及21三体综合征等。

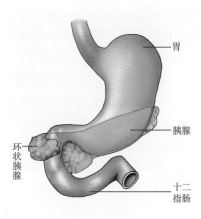

图 环状胰腺

临床表现 十二指肠受环状胰腺的环绕压迫会表现出不同程度的高位肠梗阻症状。受压程度重，新生儿即出现症状；受压程度较轻者，可在婴儿、儿童及成人中任何年龄发病；未受压迫者，可终生无症状。

十二指肠完全性肠梗阻 主要表现呕吐。出生后3天内或第1次喂奶即呕吐，几乎生后均有胎便排出，每次胎粪量少且黏稠，排出时间明显延长。十二指肠在胆总管开口远端受压，表现为持续胆汁性呕吐；若受压部位在胆总管开口近端或壶腹部，则表现为胃内容物性呕吐。查体可见上腹胀满，有时可见胃型及胃蠕动波，呕吐后，胃及十二指肠内容物排空，上述体征消失。呕吐频繁，可导致脱水、电解质紊乱、代谢性碱中毒、体重下降、消瘦；部分会导致误吸、咳呛、吸入性肺炎、呼吸困难等。

十二指肠不完全性肠梗阻 较晚出现间歇性呕吐，呕吐物为酸臭性宿食。进食后可出现上腹胀满，查体可见上腹部胃型及胃蠕动波，触及胃内振水音。患儿营养状况差，生长发育滞后。

黄疸及胰腺炎 环状胰腺压迫胆总管远端引起胆道系统胆汁淤积性梗阻，患儿表现出不同程度的黄疸。部分胆道内压力高，胆汁流入胰管，可发生胰腺炎。部分环状胰腺组织的管腔单独开口于十二指肠而与主要胰管不相通，为导致胰腺炎发生的原因之一。

胃、十二指肠溃疡或出血 十二指肠长期梗阻，胃及十二指肠液潴留，胃酸侵蚀胃及十二指肠黏膜发生溃疡性病变或出血。

诊断与鉴别诊断 出生后短时间内有胆汁性呕吐、排出正常胎粪、妊娠期母亲羊水过多、低体重出生的患儿，腹部立卧位X线检查见到典型的"双泡征"（即十二指肠球部及胃内各有一气液平面）、"三泡征"（胃、十二指肠降段及水平段各有一个气液面），提示十二指肠梗阻，应高度怀疑环状胰腺。诊断不明时可进一步作钡剂或碘油造影检查，显示胃幽门管和十二指肠球部扩张，造影剂受阻于十二指肠降部，降段呈现内陷、线形狭窄或节段性缩窄，造影剂排空延迟，钡灌肠检查显示结肠正常，此时该病基本可确诊。大部分患儿行开腹探查后才最终确诊。若为肠闭锁，不但造影剂不能通过受阻部位，且生后不排胎粪或胎粪呈油灰样，钡灌肠检查可显示异常的结肠。十二指肠第三段梗阻，多由于肠旋转不良、异常腹膜系带压迫所引起，必要时行钡灌肠检查来鉴别。

不含胆汁性呕吐，通过体格检查及钡剂胃肠X线透视，可与先天性肥厚性幽门狭窄、幽门闭锁及狭窄鉴别。如为先天性肥厚性幽门狭窄，右上腹可及橄榄状肿块。X线腹部立位片检查无"双泡征"，钡剂检查造影剂不易通过幽门，显示幽门呈鸟喙样延长。

治疗 该病确诊后只有通过手术治疗。对情况较好、无明显贫血、脱水及电解质紊乱的患儿，完善相关检查后，尽快安排手术。至少应做好积极术前准备。依据血液生化检查，尽快纠正体内水、电解质紊乱及代谢性酸中毒症状。十二指肠慢性梗阻导致的营养不良，应据情况补充氨基酸、脂肪乳及白蛋白，改善术前全身状况。

胰腺解剖位置异常基本不影

响胰腺的内、外分泌功能，且常伴发十二指肠闭锁或狭窄，采用环状胰腺分离或部分切除术，不仅解除不了梗阻，还可引起胰腺、胆管及十二指肠损伤，从而导致胰瘘、胆瘘或肠瘘，所以仅行改道手术，而不实施胰腺的分离和切除是不能根治的。

十二指肠前壁菱形侧-侧吻合术　适合环胰窄小的新生儿病例。该术式因操作简便、吻合路径短、不干扰正常生理功能，被普遍采用。分别游离环状胰腺压迫所产生的十二指肠梗阻的近远端，越过环状胰腺，在梗阻近端十二指肠壁做横切口，梗阻远端十二指肠壁做纵切口，并进行全层菱形吻合，恢复十二指肠的连贯性。如探查发现十二指肠远端部位有闭锁或狭窄，可在环状胰腺近端行十二指肠-空肠吻合术，此手术需注意防止盲袢综合征的发生。合并肠旋转不良时，应同时行Ladd手术。

结肠后十二指肠空肠Roux-en-Y吻合术　适合年龄大或环状胰腺宽厚的病例。这类患儿游离环状胰腺远近端，易损伤胰腺或出血。应用该术式可避免这些情况发生。

结肠后胃空肠吻合术　易产生十二指肠近端盲袢综合征，已基本不用。

预后　术后一般预后良好。部分患儿可能会并发吻合口狭窄、吻合口瘘及十二指肠盲端综合征，以前者常见。发生上述并发症，如不能缓解，均需再次手术治疗。

（陈亚军　张现伟）

xiǎo'ér fùbù zhǒngliú

小儿腹部肿瘤（pediatric abdominal tumor）　发生于小儿腹部的肿瘤。小儿肿瘤在其病因学、发病机制、病理特征、转归和预后等方面均与成年人有明显差异。

病因及发病机制　小儿肿瘤多与胚胎因素有关，有些肿瘤在产前检查中已经发现。相对于成年人，环境因素在发病中起的作用较小。小儿良性肿瘤远较恶性肿瘤多见，大部分为来自中胚层的血管瘤、淋巴管瘤等。恶性实体肿瘤多数为各种胚胎组织肿瘤和肉瘤，如神经母细胞瘤、肾母细胞瘤、肝母细胞瘤等。而好发于成人的上皮组织来源为主的恶性肿瘤，如胃癌、肺癌、直肠癌等在小儿罕见。发生在各系统、各器官及各组织的母细胞瘤是小儿肿瘤的胚胎性特点；另外一个胚胎性特点表现在肿瘤的多向分化和成熟分化，如肾母细胞瘤可以向上皮及各种间叶组织分化、神经母细胞瘤有可能分化成为成熟的神经节细胞瘤等。

临床表现　小儿腹部肿瘤多以无痛性肿块为主要表现。多数病例是在家长给患儿洗澡、更衣时无意发现，或因其他疾病就诊时由医师体检发现。因而诊断较晚，给治疗带来困难，影响其预后。超声、CT、MRI等影像学检查是腹部肿瘤诊断的重要手段。其中超声诊断具有对机体无损伤、可床边或术中应用等优势，但诊断的准确率与检查者的专业水平密切相关。超声诊断对于学龄前患儿，因其身体前后径小、腹壁薄等原因，观察肿瘤较成人清楚。特异性的肿瘤标志物的检测对于肿瘤的诊断、预后判断、治疗监测等均有重要意义。小儿肿瘤由于肿瘤重量和体重之比常常大于成年人，因而其肿瘤标志物更敏感，也更具临床意义。

治疗　小儿腹部肿瘤的治疗，对于良性肿瘤，如腹部大网膜囊肿、肠系膜囊肿等，手术的目的主要是去除病灶，改善功能。而恶性实体瘤的治疗目标是长期无瘤生存。治疗模式为多学科的综合治疗，包括术前化疗、手术切除、术后化疗、放射和生物免疫治疗等。术前化疗能增加肿瘤的完整切除率、减少术后复发和转移的机会。手术切除的基本要求是完整切除病灶，但要充分考虑患儿的远期生活质量。小儿肿瘤总体上对化疗敏感性高于成年人，对化疗的近期耐受优于成年人。小儿恶性实体瘤化疗方案的总体原则为：早期、足量、联合、个体化治疗。小儿处于生长发育期，自然寿命还很长，因此，肿瘤化疗在追求疗效的同时要充分考虑化疗药物对小儿机体的不良影响。神经母细胞瘤、肾母细胞瘤等多种小儿肿瘤对放疗敏感，但并非每个对放疗敏感的肿瘤均适宜放疗，只有在明确放疗能明显改善其预后的条件下才采用放疗。随着三维适形放疗、立体定向放疗和影像融合技术的临床应用，增加肿瘤控制、减少毒副作用、提高放射治疗的治疗增益比的目标将逐渐变为现实，适合进行放射治疗的小儿恶性实体瘤的患者将越来越多。此外，包括生物因子治疗、免疫治疗、基因治疗在内的肿瘤生物免疫治疗，正在逐步应用于临床，相信最终将成为小儿肿瘤治疗的重要手段。

（陈亚军）

shénjīngmǔxìbāoliú

神经母细胞瘤（neuroblastoma）　胚胎期生成交感神经节的原始神经嵴细胞在迁移和分化过程中残留后异常发育而成的恶性肿瘤。常见于肾上腺髓质以及腹膜后交感神经节，其次为后纵隔、盆腔、颈部等具有交感神经节细胞的其他部位均可发病；表

现为界限清晰血运丰富的实性包块，可呈分叶状，部分含有坏死或钙化区域；恶性程度高，初期有包膜，短期内常突破包膜侵入周围的组织和脏器，并通过淋巴或血液循环转移到远处脏器；为儿童最常见的恶性实体瘤之一。5岁前高发，10岁之后少见。男孩较女孩多见，男女比例约为1.3∶1。部分病例可自行消退，自然退化率为肿瘤之最，少数可转化为良性神经节细胞瘤。

分期 通常采用国际分期法（INSS），见表。

临床表现 因生物学特性、原发瘤部位、患者年龄和肿瘤代谢情况不同，临床症状各异。腹部包块最常见，常由家长偶然发现。包块多位于上腹季肋部的一侧，活动度较差，呈坚硬的大结节状，因生长迅速，很快即可越过中线到达对侧。肿块压迫或侵犯邻近组织脏器可造成相应的症状：①原发瘤位于腹膜后者，常有不规律腹痛、腹胀、食欲差、恶心、呕吐或便秘等消化道症状，少数患者伴有腹水，压迫输尿管可出现输尿管及肾盂积水。②原发瘤位于脊柱旁的患者，因肿瘤侵入椎管，压迫脊髓出现不同程度的感觉异常、疼痛、下肢麻痹及排尿、排便障碍。③肿瘤发生于颈部可压迫食管、气管等引起吞咽或呼吸困难，压迫交感神经节可引起同侧瞳孔缩小、眼睑下垂、面部无汗（霍纳综合征）。此外约半数以上患者会出现不规则发热、贫血、高血压、多汗等全身症状。神经母细胞瘤与中枢神经系统髓鞘之间免疫学交叉反应可引发类肿瘤综合征，包括小脑共济失调、不自主运动和眼球快相随意运动，又称眼舞蹈-足舞蹈综合征。

该病早期即可发生转移，75%患者确诊时已有转移灶。脊髓、皮肤、椎骨、肝等处为血行转移常见部位，晚期病例可转移至肺和脑。①骨髓转移最常见，约50%的初诊患者已存在骨髓转移，具体表现为贫血、血小板减少、肢体疼痛等，常与白血病等血液系统疾病相混淆。②骨转移在较大年龄儿童中多见，多发生于四肢长骨、颅骨及骨盆。表现为腰腿、关节疼痛，少数病例可出现病理性骨折。眶骨转移者会出现典型的眼球突起、眼眶周围肿胀并伴有青紫色瘀斑的"熊猫眼"征。③肝转移多见于婴儿，尤其特殊Ⅳ期（Ⅳs期）患者，转移瘤瘤体通常巨大，原发瘤却很小或根本找不到，有时易误诊为肝母细胞瘤，转移瘤造成肝脏增大明显，导致腹腔压力增高，影响正常呼吸。④皮肤转移多见于新生儿，头、躯干、四肢等部位出现质地坚硬、大小不一的青紫色结节。

诊断 结合临床表现、实验室及影像学检查基本可以诊断，通过组织病理检查最终确诊。对于疑似患者，常规进行全血细胞计数、胸部X线平片、骨髓涂片、肝肾功能、乳酸脱氢酶（LDH）、血清神经元特异性烯醇化酶（NSE）等检查。通过这些辅助检查来进行诊断和预后判断。进展期患儿LDH及NSE均会有明显升高。90%以上的患儿尿中3-甲氧-4-羟-苦杏仁酸（VMA）水平增高，测定尿VMA有助于明确诊断该病。B超及CT检查为常规项目，如腹膜后神经母细胞瘤：B超可探及类圆形或外形不规则的包块，多数边界不清，包膜不明显，内部常呈中等偏强回声，也可呈低回声，半数以上可见细颗粒或点状强回声钙化区。腹膜后大血管如腹主动脉、肠系膜上动脉、下腔静脉及双侧肾动静脉等多被瘤体推移包绕。部分肿瘤与肾脏分界不清，甚至侵入肾门或肾实质内。腹部增强CT扫描显示肿瘤为不均匀软组织密度影，常见大小不等钙化灶，呈浸润性生长，肾脏受压移位或旋转，腹部大血管受侵犯或穿行于瘤体中，腹膜后淋巴结可有增大，少数肿瘤可侵犯椎管甚至破坏椎骨（图1）。CT检查因图像清晰，定位准确，已逐渐取代静脉肾盂造影、动脉造影等检查。MRI检查对侵犯椎管肿瘤压迫脊髓程度的

表 神经母细胞瘤国际分期法（INSS）

分期	特征
Ⅰ	肿瘤局限，肉眼完全切除，伴有或不伴有显微镜下残留，代表性的同侧淋巴结阴性（连带于瘤体被一并切除的淋巴结可以阳性）
Ⅱa	肿瘤局限，肉眼下未完全切除，同侧代表性淋巴结阴性
Ⅱb	肿瘤局限，肉眼下完全/不完全切除，同侧代表性淋巴结阳性，对侧肿大淋巴结阴性
Ⅲ	不能切除的单侧肿瘤且浸润过中线，伴或不伴有区域淋巴结受累。或单侧局限性肿瘤伴有对侧区域淋巴结受累。或中线肿瘤向两侧浸润不能切除或有淋巴结受累
Ⅳ	任何原发肿瘤扩散至远方淋巴结、骨、骨髓、肝、皮肤和（或）其他脏器
Ⅳs	局限性肿瘤（即Ⅰ、Ⅱ期），只扩散至皮肤、肝和（或）骨髓，年龄小于1岁

诊断优于CT。

鉴别诊断 早期症状不典型，注意与其他疾病相鉴别。①风湿热和幼年性类风湿性关节炎：2~4岁小儿因发热、关节疼痛就诊，X线片及B超可鉴别。②粒细胞性白血病：该病可伴有发热、贫血、头颅及眼眶肿物等表现，须与神经母细胞瘤伴眼眶转移相鉴别，通过骨髓穿刺涂片进行确诊。③肝母细胞瘤：主要表现为右上腹肿物，肿块表面较光滑，硬度中等，随呼吸可上下移动，此外应注意小婴儿神经母细胞瘤常发生肝脏转移，且转移瘤体积往往较大，容易误诊。腹部B超和CT增强扫描结合血清甲胎蛋白与神经元特异性烯醇化酶检测可作出鉴别。④畸胎瘤：腹部一侧可触及类圆形肿物，表面光滑，囊性或囊实相间，活动度较大，CT显示肿物边缘较清晰，包膜完整，其内可见软组织、脂肪、骨骼及钙化等。

治疗 包括手术、化学治疗、放射治疗、骨髓移植、免疫治疗等多种手段的综合治疗模式，需要内科、外科、病理、放射、康复等多学科共同协作，其中首先需手术完整切除原发瘤。

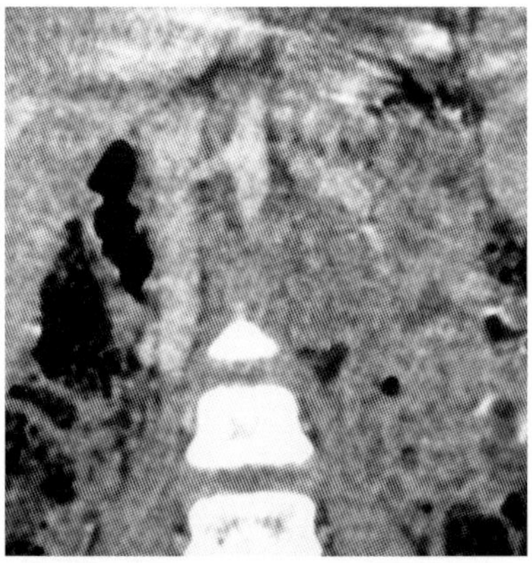

手术治疗 以争取完全切除肿瘤，尽力保护重要脏器及组织不受损伤为原则。对于Ⅰ期、Ⅱ期病例应手术完整切除肿瘤，而Ⅲ、Ⅳ进展期病例可先行新辅助化疗后再尝试手术切除。术前给予高蛋白、高热量饮食，对于贫血患者应通过成分输血将血红蛋白纠正至100g/L以上。腹膜后神经母细胞瘤采取经腹横切口手术，充分暴露手术视野，以便于操作。开腹后探查肿瘤部位、大小，与周围组织脏器及重要血管的关系，评估切除的可能性。该病多突破包膜呈浸润性生长，与周围粘连重（图2），分离须谨慎，操作应轻柔，避免周围组织尤其主要血管损伤。一般从肿瘤的上极或下极开始分离，首先分辨血管的位置及走向，将重要血管从瘤体上分离并加以保护，如血管穿行于瘤体中，必要时可将肿瘤劈开。术中应注意探查腹主动脉、下腔静脉、肠系膜血管、肠管、脾、胰腺、肾等，避免医源性损伤，尽量避免肿瘤破溃，以免造成瘤细胞扩散。术中须仔细探查腹主动脉旁、肾门及肠系膜淋巴结，如淋巴结肿大或可疑转移，均应切除行病理检查。若触及肝某部位质地较硬，应切除该处部分肝组织送病理，确定有无转移。颈部肿瘤术中须注意保护舌咽、迷走以及喉返神经等避免损伤。伸入纵隔或胸腔的肿瘤蔓延至颈部，需经胸部和锁骨上联合切口切除。对于脊柱旁经椎间孔侵入椎管内的肿瘤，应根据临床神经系统症状制定手术方案，首先需决定切除椎管外还是椎管内的肿瘤。对于无瘫痪的患者可首先开胸或开腹切除，对已发生瘫痪或有脊髓压迫症状的患者可先行椎板切开减压术，在情况允许的前提下切除肿瘤，以解除脊髓压迫。对于Ⅲ期病例应尽可能彻底切除肿瘤，如果肿瘤浸润周围脏器或大血管严重难以完整切除时，可行部分切除，瘤床放置银夹以作为术后放疗的定位标记。不能为了追求全切而强行分离，以免发生大出血等致命性危险。甚至仅切除少部分肿瘤组织活检，依据病理类型先行放疗或化疗，待肿瘤缩小后二期手术切除。有远处播散的Ⅳ期患者则以化疗为主。

化学治疗 除手术外另一重要的治疗方法。应用多种化疗药物联合治疗可获得更好的疗效。常用化疗药包括长春新碱、环磷酰胺、多柔比星、顺铂、依托泊苷等。该病对化疗敏感，瘤体巨大，侵犯重要脏器、血管，或已发生远处转移者，术前化疗可以使瘤体缩小，闭塞其滋养血管，使其表面包膜增厚，减轻瘤体对周围组织脏器浸润，降低术中出血，提高手术完整切除肿瘤的成功率，有效降低术中因瘤体破裂造成的肿瘤细胞局部或全身播散转移的机会。同时可以消除血液中存在的肿瘤细胞，抑制其转移，改善预后。化疗作为术后治疗的

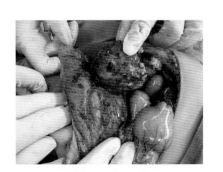

图1 神经母细胞瘤CT（杨维供图）

可见肿瘤位于脊柱旁，呈类圆形低密度团块

图2 神经母细胞瘤术中图像（杨维供图）

肿瘤黄白色，血运丰富，质地较硬，与周围粘连

一个重要组成部分，通常在术后 1~2 周开始。可持续抑制肿瘤细胞繁殖，预防其复发。

放射治疗　该病对放射治疗中度敏感。无法手术切除或对化疗不敏感的Ⅲ期、Ⅳ期病例可进行放疗。局部参考剂量为 12~40Gy，3~4 周完成。照射野包括原发灶和周围淋巴结，注意保护肝、肾、脊柱等重要部位，减少辐射损伤。

生物治疗　对提高疗效有一定作用。常用制剂包括：卡介苗、短小棒状杆菌、干扰素、白介素-2、淋巴因子等。

预后　该病恶性程度高，早期即有转移，死亡率高。预后取决于就诊年龄和临床分期。发病年龄小于 1 岁，临床分期Ⅰ期及Ⅳs 期患者预后较好。肿瘤细胞中出现 N-Myc 基因扩增，1 号染色体短臂缺失等染色体异常的患者预后不佳。但少数病例可发生肿瘤休眠乃至自然退化。

（陈亚军　杨维）

shènmǔxìbāoliú

肾母细胞瘤（nephroblastoma）

源于胚胎性肾组织的恶性肿瘤。又称肾胚胎瘤，维尔姆斯瘤（Wilms tumor，WT）。为小儿泌尿生殖系统最常见的恶性肿瘤。瘤体内含有多种成分，主要是未分化的上皮和间叶组织，如腺体、肌肉、上皮细胞等。发病率为 1/50 000~1/10 000，发病高峰为 3 岁，占 15 岁以下小儿泌尿生殖系统恶性肿瘤 80% 以上。由一个或多个基因突变造成，约 15% 患者合并其他先天畸形，约 1% 患者有家族遗传因素。1899 年德国马克斯-维尔姆斯（Max-Wilms）首先对该病进行了系统描述。

分期　美国肾母细胞瘤研究组（National Wilms' Tumor Study Group，NWTSG）制定了经典的临床分期。Ⅰ期为肿瘤限于肾被膜内，可完全切除。肾被膜完整，术前术中肿瘤未破溃，切除边缘无肿瘤残存。Ⅱ期为肿瘤已扩散到肾外，但可手术完全切除。有限局性肿瘤扩散，例如肿瘤已穿透肾被膜达周围软组织；肾外血管内有瘤栓或已被浸润；曾做过活体组织检查，或在术中曾有肿瘤溢出，仅限于腰部；切除边缘无明显肿瘤残存。Ⅲ期为腹部有非血源性肿瘤残存：①肾门或主动脉旁淋巴结链经活体组织检查有肿瘤浸润。②术前或术中腹腔内有广泛肿瘤污染，肿瘤生长已穿透腹膜面。③腹膜面有肿瘤种植。④大体或镜下切除边缘有肿瘤残存。⑤由于浸润周围重要组织，肿瘤未能完全切除。⑥超出侧后腹膜的术前、术中肿瘤破溃。Ⅳ期为血源性转移，如肺、肝、脑、骨。腹部或盆腔以外的淋巴结转移。Ⅴ期为双侧肾母细胞瘤。

临床表现　约 90% 的患者由于偶然发现腹部肿块而就诊。早期肿物较小且无其他明显症状，常不被重视而延误诊治。常呈实性肿块，活动度小，位于上腹部一侧。如增大迅速可越过中线，不能活动。其次表现为腹痛。可能由于肿瘤侵袭周围组织或瘤内出血坏死所致，巨大肿瘤可因瘤体破裂发生急性腹痛。肿瘤侵入肾盂继发出血可造成血尿，血尿程度与肿瘤大小无关。部分患者由于瘤体压迫肾血管，肾素分泌增加出现高血压症状，切除瘤体后血压多可恢复正常。肿瘤可产生促红细胞生成素，导致红细胞增多症。晚期病例可出现恶病质。多向肺、肝、对侧肾等脏器转移。

诊断　通常采用临床表现结合影像学检查来确诊。以腹部肿物为主要症状就诊的婴幼儿患者，尤其伴发血尿及高血压者一般应考虑该病。①B 超检查：因经济方便，无创伤常作为首选辅助检查。B 超下肿瘤表现为肾区中低回声实性肿物，肾脏正常结构破坏。并能测出肿瘤的大小，区分源自肾内或肾外，提示肾静脉和下腔静脉内有无瘤栓，以及肿瘤与周围脏器的关系。彩色多普勒超声能较准确判断肿瘤的血供情况。②腹部增强 CT 扫描：可显示肿瘤位置，了解肿瘤侵犯程度，与周围脏器尤其大血管的关系，腹膜后有无肿大淋巴结。该病 CT 表现为肾实质内低密度占位性病变，瘤体将残存的肾组织挤压成薄片状（图 1）。③静脉肾盂造影：常显示患侧肾盂、肾盏受压移位、拉长、扩张、变形或破坏等肾内占位性病变的特有体征，同时还可了解对侧肾功能。因其过程复杂，无法准确测定肿瘤的大小及位置，约有 10% 的病例因肿瘤侵犯肾组织及肾静脉而不显影，定位诊断不如超声及 CT。肺为该病最常见的转移部位，故常规行胸部 X 线片检查，如怀疑有转移则进一步行胸部 CT 扫描来明确诊断。

鉴别诊断　通常应与腹膜后

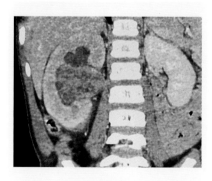

图 1　肾母细胞瘤 CT（杨维供图）
肾实质内可见低密度团块影，肾实质结构被破坏

其他常见肿物进行鉴别。①神经母细胞瘤：肿块质地较坚硬，CT片可见肿瘤质地不均匀，常越过中线，约75%可见分散的泥沙样钙化点。血神经元特异性烯醇化酶（NSE）升高，尿3-甲氧-4-羟-苦杏仁酸含量升高，骨髓穿刺常可见肿瘤细胞（骨髓转移）。②畸胎瘤：肿块常巨大，表面光滑，囊性或囊实相间性，软硬度不均，X线或CT检查约70%病例可见肿物内有钙化或骨骼、牙齿影。③肾积水：肿物光滑，大小可发生变化，B超、CT可见肿物为囊性，边界清楚，静脉肾盂造影（intravenous pyelography，IVP）显示肾盂肾盏扩张。④其他：相对少见的儿童肾肿瘤如肾癌、中胚叶肾瘤等需由病理学检查相鉴别。

治疗 以手术切除为主的综合治疗。

手术治疗 首选治疗方法，也是治疗的成功的重要标志。在临床确诊的前提下，应尽早手术切除。术前常规禁食6小时，采取气管插管全身麻醉。手术时患者仰卧位，腰部垫高，患侧上腹部横切口，经腹腔入路，充分显露手术视野，术中暴露不充分对肿瘤的挤压导致瘤体破裂，污染腹腔，影响预后。先触摸检查肾脏，排除双侧病变，继而探查肿瘤与周围组织如肾上腺、十二指肠、肝、脾、胰腺、结肠、膈肌等脏器的关系，以明确有无肿瘤侵犯，从而判断肿瘤切除的可行性。从肾周筋膜开始切除，如有可能先尝试结扎肾动脉和静脉，操作困难则不必强求。结扎肾蒂血管前先检查肾静脉及下腔静脉有无瘤栓，如存在瘤栓应先切开静脉取出瘤栓再结扎肾蒂血管，以免瘤栓脱落进入血液循环。分离肿瘤应轻柔，避免肿瘤破溃，瘤细胞播散至周围组织器官。受较大瘤体的挤压，周围组织变形移位，失去正常的解剖结构，术中尤其注意勿伤及腹主动脉、下腔静脉及对侧肾动脉和静脉。肿瘤连同肾周脂肪组织一并切除，避免瘤细胞残留。位于肾上极的肿瘤，若与肾上腺界限不清，应将肾上腺一同游离切除。同侧输尿管应注意检查有无瘤栓，尽量向低位游离，至髂血管以下部位结扎切除，连同肿瘤一并移出体外（图2）。探查肾门、腹主动脉旁、髂血管及膈肌，如发现肿大淋巴结应分别切除送病理检查。肿大淋巴结有时可能为肿瘤侵犯，有时则为反应性增生。区域淋巴结清扫不能有效提高生存率，因此无需常规进行。对于同时发生的双侧肾母细胞瘤或孤立肾的肾母细胞瘤可先行组织学检查，确诊后进行化疗，使得肿瘤体积缩小，与残存肾组织界限清晰后，进行部分肾切除术，以最大限度保留有功能的残存肾组织。

化学治疗 该病对于长春新碱（vincristine，VCR）、放线菌素D（actinomycin D）高度敏感，故将两者作为首选化疗药物。其他可选用的药物包括阿霉素、顺铂、足叶乙苷等。为了提高肿瘤的完

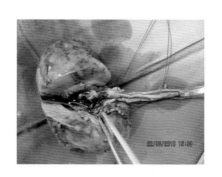

图2 肾母细胞瘤术中图像（杨维供图）

剖开输尿管其内可见白色瘤栓

全切除率，清除血液中可能存在的肿瘤细胞，提高生存率，对于Ⅱ期以上的患者应常规行术前化疗，延期行肿瘤切除。术后在患者身体状况允许的前提下应尽早开始化疗，通常在术后一周左右进行。

放射治疗 为综合治疗的一部分，肾母细胞瘤对放疗敏感。由于放疗对婴幼儿患者生长发育，特别对脊柱和性腺器官的生长发育有严重的远期影响，还能引起放射性肠炎和继发恶性肿瘤如白血病、甲状腺癌等，所以放疗的应用有严格的指征，6个月以内的患儿不适于放疗。

介入治疗 肾动脉是肾母细胞瘤唯一营养血管，术前可行介入下动脉栓塞治疗，将化疗药物直接注入肿瘤营养血管，破坏其血液供应，使肿瘤组织细胞坏死，体积缩小，达到与术前全身化疗相同的效果，同时全身毒副作用也较小。

转移瘤的治疗 该病主要经血液转移至肺、肝等脏器。对于转移瘤仍应采取手术与化疗、放疗结合的综合治疗模式，治疗后仍有相当数量的患者能够长期存活。

预后 与诊断年龄、临床分期、病理分型、治疗方法密切相关。2岁以内，病理显示预后好的组织结构通常治疗效果较好。该病为应用现代综合治疗模式效果最好的儿童恶性实体瘤之一。

（陈亚军 杨维）

gānmǔxìbāoliú

肝母细胞瘤（hepatoblastoma）

源于胚胎性肝组织的恶性肿瘤。以单发为主，肝右叶多见，占小儿肝恶性肿瘤的90%，其中90%发生于3岁以前，男性患儿多于女性患儿。

病因及发病机制 详细病因及发病机制尚不明确，一般认为与下列因素有关：①胚胎发育时期肝脏细胞的增生与分化发生异常。②氧自由基诱导肝细胞损伤所致。③怀孕时接触金属、颜料和石油产品等物质。④遗传因素所致染色体异常。一般分为胎儿型、胚胎型、混合型和未分化型四种病理类型，以胎儿型最为多见。依据肿瘤的范围和能否手术完全切除分期：Ⅰ期为手术完全切除。Ⅱ期为镜下肿瘤残留。Ⅲ期为肉眼肿瘤残留或淋巴结受累。Ⅳ期为远处转移。

临床表现 早期症状并不明显，多以偶然发现上腹部包块就诊。随病情进展可出现一系列消化道症状，如食欲减退、恶心、呕吐、腹痛、腹胀、精神不振、体重进行性下降等，小婴儿可伴有腹泻，少数病例因肿瘤压迫胆管出现梗阻性黄疸。肿块在短时间内可迅速生长，很快达到脐下或越过中线，部分病例肿块几乎占据整个腹腔。晚期患者可出现发热、明显消瘦、贫血、腹水、腹壁静脉曲张、下肢水肿等症状，部分患者因肿瘤巨大导致呼吸困难。查体于右侧季肋部可发现较大的单发肿块，表面较光滑，边界清楚，少数表面呈凹凸不平的大结节状团块。肿块中等硬度，随呼吸可轻微上下移动。晚期由于肿块巨大而固定不动。

诊断 需要通过临床表现和辅助检查综合判断，凡是临床出现右上腹部肿物的婴幼儿患者均应考虑该病。

定性诊断 90%以上的肝母细胞瘤患者的血清甲胎蛋白（alpha fetoprotein，AFP）升高。血清甲胎蛋白测定为早期诊断及判断手术效果的常规检查。正常

新生儿血清甲胎蛋白水平较高，之后逐渐降至正常水平。故对于小婴儿甲胎蛋白增高者应进行动态监测。进展期患儿甲胎蛋白水平常呈数十倍乃至上千倍升高，完全切除肿瘤后可降至正常，当出现复发或全身转移后又重新升高，故血清甲胎蛋白测定也是判断肿瘤是否彻底切除及有无复发或转移的可靠依据。此外，患者血小板及血清碱性磷酸酶常有升高，部分患者血清铁蛋白高于正常水平。

定位诊断 ①B超检查：操作简便、无创、无放射线危害，可作为首选检查。B超可见肝内不均一的增强声像图，多为孤立病灶，大部分为实性占位病变，偶见囊性区或点状不规则钙化。B超可确定肿瘤在肝内位置、大小，瘤体与肝门血管、下腔静脉等重要血管的毗邻关系，协助诊断并决定相关的治疗方案。②CT平扫、增强扫描及三维重建技术：可以显示肿瘤大小，与周围组织毗邻关系，尤其可观察肝门血管有无侵犯，给外科手术提供了直观的参考依据。CT多表现为有包膜的类圆形或分叶状单发包块，强化后呈低密度占位病灶，肝内血管及下腔静脉可因受压而移位（图1）。③PET-CT检查：可以显示肿瘤活性，主要用于肝肿瘤的鉴别诊断，以及可疑复发病灶的诊断。④活体组织检查：能够得到明确的病理分型，依据活检结果进行治疗，预后判断；方法包括开腹活检、腹腔镜下活检和穿刺活检。肝血液供应丰富，各种方法的活检均应注意确切止血。

鉴别诊断 ①肝细胞癌：常见于成年人与大年龄儿童，与肝母细胞瘤临床表现近似，术后病理诊断可鉴别。②肝错构瘤：好

发于婴幼儿，右上腹部包块较光滑，B超及CT下显示肿物为囊实相间性，血清甲胎蛋白阴性。③肝血管内皮细胞瘤：婴幼儿多见，常为单发，CT增强扫描显示肿瘤外周强化明显，甲胎蛋白多正常。④肝转移瘤：许多恶性肿瘤可通过血液循环转移至肝，如6个月内小婴儿神经母细胞瘤早期即可发生肝转移。通过测定甲胎蛋白、血清神经元特异性烯醇化酶，尿3-甲氧-4-羟-苦杏仁酸水平可鉴别。此外，转移瘤灶常为散在多发结节，同时全身其他部位影像学检查可查出原发病灶，从而做出鉴别诊断。

治疗 手术切除肿瘤为首选和最有效的治疗手段。只有肿瘤完全切除才可能治愈，所以尽可能创造机会实施手术切除。

手术治疗 指征：①患儿全身状况良好，心肺肾等脏器功能正常，估计可以耐受手术，同时无明显黄疸、腹水及下肢水肿或肝外转移者。②肝功能代偿良好，血清总蛋白在60g/L以上，白蛋白在30g/L以上。③病变局限于一肝叶或半肝而未侵及肝门区或下腔静脉。术前根据肿瘤位置及大小制定肝叶切除、半肝切除或

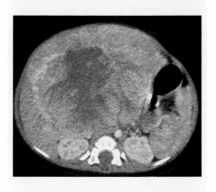

图1 肝母细胞瘤CT（杨维供图）

肝右叶可见单发巨大肿物，密度不均匀

肿瘤局部切除等手术方式。术前仔细评估儿童尤其婴幼患儿的全身状况，明确手术指征，纠正水电解质紊乱及能量-营养失衡，肝手术易出血，应常规术前备血，贫血患者应通过输血将血红蛋白提高至100g/L以上方可手术。

以暴露充分，切除彻底，出血少和避免瘤细胞医源性扩散为原则，选择手术切口。通常采用右肋缘下弧形切口或经右侧腹直肌切口。开腹后探查肿瘤部位、大小、有无周围脏器浸润以及浸润程度，以判断肿瘤能否切除。分离、切断肝周围诸韧带，游离肝，将肝能完全托出腹腔外（图2）。随后解剖分离第一肝门，将门静脉、肝总管、肝动脉暂时阻断，常温下每次阻断时间30分钟，在肝门血管阻断的情况下，按解剖结构直接切肝。30分钟内切肝手术未完毕，应松解肝门阻断，恢复肝血液供应，间歇10分钟后再次阻断肝门，继续手术。此外也可先将第一、第二肝门（肝左静脉、中静脉和右静脉出肝

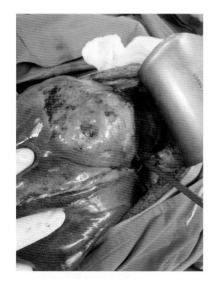

图2　肝母细胞瘤术中图像（杨维供图）

术中将肝游离后托出腹腔外，可见肿瘤位于肝右叶实质内，表面光滑，略呈分叶状

处）及下腔静脉等处解剖清楚后预置血管阻断带，但暂不阻断上述血管，以微波刀边止血边进行肝部分切除，遇小血管及肝内胆管分别切断结扎，优点在于可不中断肝血液供应，同时出血较少。由于该病主要见于儿童，患者全身基础条件较好，一般无呼吸循环系统疾病，多不伴肝硬化等合并症，腹腔相对较浅，肝脏易于托出体外及还纳，所以手术切除率较高。死亡原因主要包括肝切除过程中大出血；过度牵拉肝导致下腔静脉过分受压，回心血量急剧减少，心脏骤停；分离肿瘤过程中，下腔静脉撕裂，空气栓塞。

小儿肿瘤切除后肝功能可有不同程度的损害，其程度与患者年龄、术前状况、肝切除体积、术中出血量等有关。术后应密切观察病情变化，包括监测呼吸、脉搏、血压、尿量等指标，控制出入量，保持水电解质平衡。给予抗感染，止血，营养支持及保肝等药物治疗，有条件者可给予白蛋白或血浆等血制品。保持腹腔引流管通畅，以便观察腹腔内情况。

化学治疗　常用化疗药物包括顺铂、环磷酰胺、长春新碱、阿霉素、氟尿嘧啶等，一般在术后两周开始化疗。化疗期间，每2个月检查腹部B超及胸部X线平片一次；每3个月检查甲胎蛋白；每半年检查一次腹部CT增强扫描，以监测肿瘤有无复发或转移。一年后上述检查每半年检查一次。对于肿瘤体积巨大，浸润周围组织器官严重，伴有全身转移等不宜手术患儿，术前常规进行化疗，待肿瘤体积缩小，转移灶消失后再行手术切除。随着影像学和介入技术的发展，应用肝

动脉栓塞化疗（transcatheter arterial chemoembolization，TACE）治疗无法手术切除的肝母细胞瘤，使巨大肿瘤缩小后，再实施手术切除。尽管某些病例采用了术前化疗和（或）动脉栓塞，手术仍然无法完全切除肿瘤时，原位肝移植可以使局部肿瘤得到有效控制。

生物疗法　可提高机体免疫能力，消灭体内残留的肿瘤细胞。常用制剂有淋巴转移因子、短小棒状杆菌菌苗、卡介苗以及白介素-2等。

预后　通常肿瘤巨大、肝内多发病灶、肝外、远处转移及血清AFP正常或轻微升高及非常高提示预后不良。可切除肿瘤+术后辅助化疗患者治愈率超过90%。肿瘤复发或治疗过程中肿瘤仍然进展病例预后差，2年生存率不超过20%。Ⅰ期、Ⅱ期肝母细胞瘤患者的五年存活率为90%，Ⅲ期的存活率为67%，Ⅳ期的存活率为12%。该病预后与肿瘤细胞类型也密切相关，单纯胎儿型最好，胚胎型和混合型其次，未分化型最差。

（陈亚军　杨维）

fùmóhòu jītāiliú

腹膜后畸胎瘤（retroperitoneal teratoma）　生长在膈下，腹膜后间隙的上部，通常位于脊柱旁一侧，以左侧多见的真性肿瘤。由不同于肿瘤生长部位的组织构成，起源于残留的胚胎，多含有三个胚层。好发于身体的中线及两侧，其中骶尾部特别多见。发生率为4%~5%。儿童腹膜后常见，居腹膜后原发肿瘤的第三位，仅次于神经母细胞瘤和肾母细胞瘤。可发生于各年龄段，出生后6个月以内和成年早期为两个发病高峰，婴幼儿相对多见。大多数为良性，

恶性者很少见，良性肿瘤恶变率约为10%。随年龄增长，恶变率有增高趋势。确切病因尚不清楚。胚胎发育期，某些胚芽细胞在发育过程中残留在体腔的中线部位，就在原条、原结附近分化发育形成肿瘤，分化程度低即成胚胎性癌，分化成胚层组织即成畸胎瘤。

病理 起源于原始胚芽细胞，由2个或3个原始胚层组织演化而来，组织来源广泛。常见的有上皮组织、毛发、脑组织、神经细胞、软骨、骨组织、牙齿、腺体、消化道、呼吸道黏膜、脂肪组织、肌肉组织等。内部结构也有很大差异，分囊性、实性及混合性。囊性畸胎瘤由完全成熟的成分组成，通常为良性，皮肤及附件、皮脂腺、毛发、汗腺为主要成分。实性畸胎瘤有可能为恶性，由不成熟的胚胎组织、纤维组织、脂肪、软骨和骨组织等组成。据性质可分为良性和恶性。①良性畸胎瘤。由分化良好的成熟组织构成，囊性部分常多于实性部分。多数良性畸胎瘤由成熟组织构成，但20%~25%也有不成熟的组织，多为神经上皮。不成熟组织是正常的，对新生儿畸胎瘤的预后没有影响。若组织及细胞增生活跃，则临床上常提示良性畸胎瘤有恶变的倾向。②恶性畸胎瘤。由胚胎发生期的未成熟组织构成，实性部分常多于囊性部分。肿瘤组织的主要成分决定恶性畸胎瘤的类别。最常见的恶性畸胎瘤是卵黄囊瘤，即内胚窦瘤。大多数卵黄囊瘤和部分胚胎癌分泌甲胎蛋白（AFP）（表1）。

临床表现 肿瘤性质不同表现也各异。

良性肿瘤 主要表现为腹部肿块、腹胀，很少有其他症状。大多数因偶然发现腹部肿块就诊。

表1 畸胎瘤分类
良性畸胎瘤
成熟型畸胎瘤
0级：所有组成分化好
1级：显微镜下见分化不全，小于样本10%
未成熟型畸胎瘤，良性
2级：未成熟组织占样本的10%~15%
3级：超过样本50%为未分化组织，不确定转移可能（仍有良性肿瘤的可能）
恶性畸胎瘤
生殖细胞肿瘤
生殖细胞瘤（精原细胞瘤，恶性胚胎瘤）
胚胎癌
绒毛膜癌
卵黄囊瘤
混合
没有胚胎恶性肿瘤形式
癌
肉瘤
恶性胚胎性瘤
混合
不成熟畸胎瘤，恶性
肿瘤或被定义为良性不成熟性畸胎瘤，但是有转移可能

该病早期通常无症状，因腹膜后空间相对大，允许肿瘤自由生长。因此不易发现。肿瘤发展到一定程度，则腹部逐渐膨隆，或可触及腹部肿块。检查时可发现腹部不对称，腹围增加，于腹部一侧可触及分叶状或不规则的包块，界限清楚，表面光滑，无结节改变。有时可超过脊柱，硬度不均，无明显压痛、活动度差。如肿瘤巨大，压迫周围组织或器官，可出现压迫症状，表现为背部或腹部疼痛、生殖泌尿系症状（排尿困难、尿频、尿急等）、胃肠道症状（恶心、呕吐和便秘等）、或继发于淋巴结梗阻的下肢和生殖器水肿等。腹部肿块突然增大，提示瘤体出血的可能；也应注意恶变的可能。有时腹膜后肿瘤产前存在，出生时即诊断，这样的肿

瘤恶变率较高。另外，该病最严重的并发症是肿瘤感染，特别当化脓组织穿入腹腔或胸腔时。

恶性肿瘤 进展快，转移早，主要经淋巴或血运发生转移，常转移至肺。主要表现为腹痛、腹部肿块、呕吐、体重减轻和发热等。有时患儿全身情况很快恶化甚至死亡。

诊断 全身情况良好的婴幼儿，有上述腹部肿块体征，则应怀疑畸胎瘤。但是该病可能与多种肿瘤混淆，其中包括肉瘤，不同肿瘤治疗方案各异，因此准确的术前诊断非常重要。为了明确诊断，需完善相关检查。①X线检查：对该病的诊断很有价值，可以发现其特征性改变，肿块内有骨骼、牙齿及钙化影或斑块。钙化多集中为一、二个斑块，而神经母细胞瘤为弥散小钙化斑点。但这种特征性的改变并非所有病例都可看到，另外存在重叠影像及肠管气体伪影等因素，从而导致腹部X线检查在定位、定性方面有局限性。②CT和B超检查：有助于肿瘤的诊断，确定肿瘤的范围。B超检查可以确定肿瘤的囊实性，腹部CT可以显示肿瘤内成分，根据肿瘤组成成分比例不同预计其良恶性。并且分辨是来源于肾上腺还是肾脏，从而区别是神经母细胞瘤还是肾母细胞瘤。另外CT比B超检查对脂肪组织的分辨率高。因此，CT逐渐成为该病的首选检查方法。③MRI检查：CT与MRI检查均可精确显示肿块位置、大小、囊实性，以及肿瘤与周边组织及脏器的关系（图），应注意与胆总管囊肿区别。但是MRI检查对软组织分辨率高，对评估肿瘤包绕组织或是否侵及血管均有帮助，有助于确定是否恶性并判断能否切除。④排泄性泌

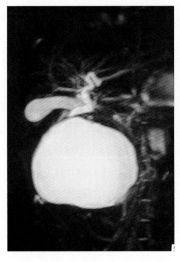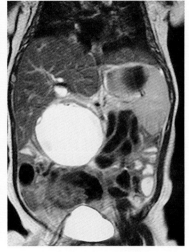

图 a   图 b

图　腹膜后囊状畸胎瘤（陈亚军供图）

尿系造影：可显示肾移位、输尿管移位、膀胱受压和尿潴留情况。⑤腹部动脉造影：可正确掌握肿瘤增生（多数是血管过少）及重要血管变位和走行情况，评估肿瘤血管，判断肿瘤能否切除，以及术中如何减少出血等。⑥甲胎蛋白（AFP）：AFP 为一种敏感度和特异性极高的肿瘤标志物。血清 AFP 测定对于诊断、疗效观察及预后判断有一定价值。腹膜后恶性畸胎瘤，可引起 AFP 显著增高。肿瘤切除术后 8~10 天，升高的 AFP 恢复正常；如果肿瘤复发，则 AFP 再度升高。胚胎期，AFP 由胎儿肝和卵黄囊分泌。AFP 水平在出生时很高，在 1 岁左右降至正常。因此生后 2 周内，AFP 水平对评估卵黄囊瘤成分无帮助。

鉴别诊断　常见的腹膜后肿瘤为神经母细胞瘤、肾母细胞瘤和畸胎瘤，因此需与前两者相鉴别（表2）。

治疗　诊断后，不管是良性还是恶性，不管肿瘤体积大小，都应手术切除。确诊需依靠标本的组织学检查，因此，手术切除肿瘤对诊断和治疗来说都是非常重要的。化疗和放疗对该病的作用相对较小。腹膜后畸胎瘤多与肾、肾上腺、胰腺、主动脉、下腔静脉等重要脏器和血管粘连，所以应有良好的显露，才能顺利剥离肿瘤，多取腹部横切口，必要时超过中线向对侧延长，获得充分的视野暴露。

良性肿瘤　有完整的包膜，分离切除肿瘤常无困难。如肿瘤与腹膜后器官无粘连，即所谓的游离腹膜后肿瘤；如肿瘤包绕腹膜后大血管，应谨慎分离，切忌强行剥离，造成血管损伤，导致术中大出血。术中需探查肿瘤与肾脏的关系，肿瘤通常包绕肾血管，如仔细分离，可将肾脏血管分出，切除肾并不是必需的。如肿瘤巨大，或与腹膜后血管关系密切，无法完整切除，则可残留部分囊壁，将囊内容物彻底清除后，用 3%~5% 的聚维酮碘（碘酒）涂抹内壁，待其自行粘连吸收。

恶性肿瘤　侵及邻近解剖结构，与周围组织广泛粘连，富于血管，以致无法剥离。因此剥离粘连的操作应细致，防止肿瘤包膜破裂，一旦破裂，可造成术后转移。另外，需谨慎操作，避免损伤周围组织和腹膜后血管，尤其是肠系膜根部的血管。如切除困难，则争取切除大部分肿瘤，术后应用放疗、化疗，争取延期二期手术。

预后　肿瘤的良恶性、是否完整切除等对预后均有影响。如果良性肿瘤完整切除，则预后好。如果恶性肿瘤，即使完整切除，预后也不佳。术后需监测肿瘤标志物 AFP，查看有无复发。对恶性疾病的发展来说，随访非常重要。

（陈亚军　彭春辉）

表 2　常见腹膜后肿瘤表现

	腹膜后畸胎瘤	肾母细胞瘤	神经母细胞瘤
发病年龄	婴儿期	1~3 岁	~2 岁
病程	长	短	短
临床表现	无症状或腹胀、腹部包块	腹部肿块、腹痛、血尿、高血压	易远处转移，常见贫血、消瘦、腹痛、发热
常见转移部位	多为良性，恶性者转移至肺	肺	骨髓、肝、骨、肾、眼眶
尿香草扁桃酸（VMA）	阴性	阴性	阳性
腹部 X 线平片	骨骼或牙齿影	罕见钙化	弥散钙化点
B 超检查	部分囊性	实性	实性
静脉肾盂造影	肾受压移位	肾内占位性病变或不显影	肾受压移位

xiǎo'ér chángxìmó nángzhǒng

小儿肠系膜囊肿 （pediatric mesenteric cyst）

胚胎期肠系膜淋巴管发育异常或腹部外伤、感染与寄生虫等所致小儿肠系膜发生的囊肿性病变。常在2~10岁儿童发病。按形态学分：①单发囊肿（图1）。②多发囊肿（图2）。按病因分：①先天性。②继发性。

临床表现 囊肿较小一般无明显临床症状；增大到一定程度，会出现一系列临床症状。腹部肿块最常见，且多无压痛，巨大囊肿可占据大半腹腔。肠系膜从左上至右下附着于腹后壁，因此囊肿可向两侧移动，上下活动则受限。当囊肿并发出血或感染时，可有压痛。由于肠系膜囊肿多呈游离状态，重力作用易引起肠扭转，表现为阵发性腹痛。巨大囊肿挤压肠管可引起慢性肠梗阻，少数肿大明显者可产生局部压迫

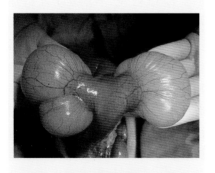

图1 小肠系膜单发囊肿（哑铃状）（陈亚军供图）

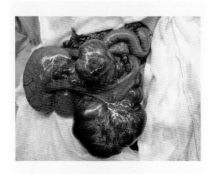

图2 小肠系膜多发囊肿（伴囊内出血）（陈亚军供图）

症状，如压迫胃肠道可引起阵发性腹痛，食欲减退、恶心及呕吐等。压迫输尿管，可产生症状明显或不明显的尿路梗阻。个别患者可因囊肿破裂而形成腹水。囊肿腐蚀或侵入肠壁可引起便血。

诊断与鉴别诊断 诊断主要依据临床表现及相应的辅助检查。需与卵巢囊肿、肠重复畸形或腹腔肿瘤等鉴别。

X线检查 ①腹部平片：可见中腹或下腹有密度增高的阴影。②钡剂灌肠造影：可见肠道受压移位等表现。如肿块邻近肠管，钡剂通过困难或缓慢；胃十二指肠及横结肠移动或弧形压迹等。

CT检查 可清晰显示囊肿大小、性质及与周围组织关系，有利于肠系膜囊肿的鉴别诊断。

腹部B超检查 不仅可以定位，而且可以定性。由于简便、无创，可作随访观察。可见圆形或半圆形肿物，因有完整包膜，囊肿图像边界清楚，肠系膜局部可见液性暗区。囊肿位置可随体位改变而移动。

腹腔镜检查 可直接观察囊肿的部位、大小等。

治疗 通常选择手术治疗。常用术式：①囊肿剔除术。最理想。不影响肠管血供的情况下，尽量采用该术式。②囊肿、肠管切除术。肠系膜囊肿可在切除囊肿时切除相应肠管。③囊肿部分切除术。当囊肿分布范围广泛或有多囊时，如行囊肿全切，会引起大段肠管血运障碍，此时可行囊肿部分切除，剩余部分囊壁可用3%碘酊涂拭，减少其分泌。④腹腔镜手术。切除囊肿具有损伤小、恢复快等诸多优点。

预后 术后恢复良好，很少复发。

（陈亚军 吴东阳）

xiǎo'ér wǎngmó nángzhǒng

小儿网膜囊肿 （pediatric omental cyst）

发生于小儿两层网膜之间的囊肿。主要为大网膜囊肿，也可发生在小网膜及脏器周围韧带。可与肠系膜囊肿并存。发病率明显低于肠系膜囊肿，两者比例约1∶5。

病因 与小儿肠系膜囊肿相似，可能与下列因素有关：淋巴管某段阻塞扩大形成囊肿；可由血肿退化而成，或因异物或手术损伤。大网膜囊肿分真性囊肿和假性囊肿。真性囊肿系先天性淋巴管发育异常所致，囊壁薄，壁内被覆单层内皮细胞，可以为单房或多房，内容物多是淡黄色浆液和乳糜样液，伴发出血、感染的病例（图1），囊内液呈血性、草绿色、橙红色或咖啡色。假性囊肿多继发于大网膜外伤性血肿、炎症、脂肪坏死或异物反应，其囊壁厚，仅为纤维组织，无内皮细胞，多为单房，内含有混浊炎性渗出液或血液。病理类型包括单发多房性囊肿、多发囊肿。

临床表现 小囊肿多无临床症状，常因其他腹部手术偶然发现。大囊肿表现为腹部肿物、胀满和疼痛。仰卧时腹部有重压感，并发肠梗阻或肠扭转时，可发生剧烈腹痛。腹部体检可触及肿块，

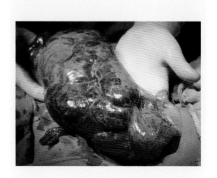

图1 大网膜囊肿（伴囊内出血）（陈亚军供图）

多位于上腹部，柔软，有囊性感，活动度较大，无压痛或深在性压痛。中、小型大网膜囊肿，界限清晰易触及，活动范围广泛。巨型囊肿多触诊不清，仰卧位时，全腹叩诊呈浊音，有振水感，但无移动性浊音。依据囊肿大小和有无并发症分为四型：①隐匿型。多为小囊肿，实施腹部其他手术偶然发现。②腹块型。明确触及腹部肿物，无压痛，较大的可伴有腹部胀痛。③假腹水型。见于巨型大网膜囊肿，腹部逐渐增大，全腹膨隆，不能明确触及肿块，液波震颤感明显，但无移动性浊音。④急腹症型。囊肿并发扭转、内出血、破裂或继发感染时，可有急性腹痛，并出现腹膜刺激征。囊内出血后囊肿迅速增大，易感染。多数囊肿为多房性，因此感染不易控制，患者会出现高热或长期低热，间歇性腹痛，精神不振、食欲不佳、消瘦、贫血等消耗中毒症状，临床上酷似结核性腹膜炎，极易误诊。囊肿破裂表现为外力打击腹部或腹内压增加时，突然出现剧烈腹痛，腹胀加重，贫血，腹膜炎表现，常以急腹症收住院。囊肿扭转发生在游离的中、小大网膜囊肿，活动范围广泛，因重力作用导致囊肿扭转，临床上表现为持续性腹痛并阵发性加重，伴恶心、呕吐，体检发现腹部肿块，术后确诊为网膜囊肿扭转。

诊断 主要依靠临床表现及相应的辅助检查。①B超检查：为首选。超声波有助于判断囊肿是单房或多房，但需与肠系膜囊肿、肠重复畸形、后腹膜肿物及卵巢囊肿鉴别。B超可见囊肿随呼吸上下移动，小肠移至腹膜后壁。静脉肾盂造影有助于与腹膜后肿物鉴别。②X线检查：胃肠造影可发现小肠移位及受压，不易和肠系膜囊肿鉴别。腹部 X 线平片可见充满液体的软组织肿块影。③其他：CT 扫描有助于判断囊肿范围（图 2），但有的亦不易明确囊肿来源。必要时行腹腔动脉造影，可显示大网膜动脉及其分支延长并包绕囊肿。常需开腹或腹腔镜手术探查后确诊。

鉴别诊断 应与结核性腹膜炎、肠系膜囊肿等鉴别。①结核性腹膜炎：多发生于儿童期和青壮年，女性多见，临床上有亚急性型及慢性型等多种表现，多数有低热、体弱、消瘦、贫血、盗汗、腹泻等中毒症状，腹水常见，移动性浊音阳性，常有轻度的压痛和肌紧张，结核菌素试验有助于诊断。②肠系膜囊肿：与网膜囊肿很难鉴别，选择性肠系膜上动脉造影有重要意义，肠系膜囊肿可使肠系膜血管被推向上。

治疗 通过手术完整切除囊肿及部分大网膜以免复发。不主张 B 超引导下穿刺、抽吸治疗。单发小囊肿，应完整切除。囊肿与胃、肠管粘连致密无法分离时，原则上应连同受累部分一并切除，但与小肠广泛粘连的巨大囊肿，为避免大量小肠切除，也可行囊肿次全切除，残留部分如有间隔，应尽量贴壁剪除，使之开放，后用 3% 碘酊涂擦残留囊壁，以破坏

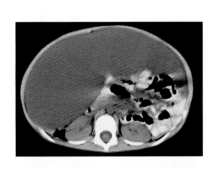

图 2　网膜囊肿 CT（陈亚军供图）

其内膜。大网膜囊肿切除后，应仔细探查小网膜、胃结肠韧带、脾胃韧带和结肠小肠系膜等处有无囊肿，以免遗漏。对巨型囊肿开腹后应先逐渐抽液减压，之后再将囊肿完整切除，如直接将囊肿托出腹腔外，会导致腹压突然明显下降，影响心、肺功能及血流动力平衡而造成生命危险。对出血、扭转等并发症应急诊手术治疗。手术切除预后良好。

（陈亚军　庞文博）

xuèguǎnwàikē jíbìng
血管外科疾病（disorders of vascular surgery）　发生在除颅内和心脏血管以外的动静脉及其一、二级分支血管的疾病。2000多年前，中国古人对血管疾病就有了初步的认识，《黄帝内经》中有一段关于血栓闭塞性脉管炎的描述：发于足趾，名脱疽，其状赤黑，死不治；不赤黑，不死；不衰，急斩之，不则死矣。这是古人最早提出用截肢术治疗脉管炎的记载。新中国成立后，中国血管外科经历了 20 世纪 50 年代早期至 80 年代后期的起步阶段，以及 20 世纪 80 年代后期至今的快速发展阶段。20 世纪 50 年代，外科届泰斗曾宪九教授，在中国率先采用脾-肾静脉分流术治疗门脉高压症，以及使用异体主动脉为移植物行腹主动脉瘤切除及置换术。1983 年，汪忠镐院士实施了中国首例颈动脉内膜剥脱术治疗颈动脉狭窄。巴德-吉利亚综合征在中国发病率较高，汪忠镐院士自 20 世纪 80 年代初开始一直致力于该综合征的研究，开创了腔-房、肠-房、肠-腔-房等多种术式。

诊疗范畴 按照累及的血管类型分为动脉性疾病和静脉性疾病，按照血管病变的类型又分为

血管扩张性疾病和血管闭塞性疾病。动脉扩张性疾病主要包括动脉瘤、动脉夹层，而动脉闭塞性疾病主要包括动脉栓塞、动脉硬化闭塞症等。静脉扩张性疾病主要为静脉曲张及各种血管瘤，静脉闭塞性疾病主要包括深静脉血栓形成、布加综合征等。此外，按照血管疾病的病因又可分为血管硬化性疾病、创伤性血管疾病、炎性血管疾病、血管相关肿瘤、淋巴系统疾病等。

自身特点　相对于其他学科疾病，在病因、诊断及治疗等方面均有其自身的特点，需引起临床医生的注意。①血管疾病为系统性、全身性疾病，在认识上，应遵循整体化、系统性的原则。一方面，大多数血管外科疾病均与动脉粥样硬化有关，而动脉粥样硬化与高血压、糖尿病、高脂血症、吸烟以及人口老龄化等因素密切相关，对上述危险因素的控制情况对血管疾病的治疗效果及预后有很大影响，比如，合并有糖尿病的慢性下肢动脉硬化闭塞症患者的 5 年截肢率为非糖尿病患者的 2~3 倍。因而，在治疗血管疾病的同时必须对并存的危险因素进行控制及治疗。另一方面，由于全身的血管系统是一个整体，患有外周血管外科疾病的患者往往存在其他重要脏器的血管疾病，如冠心病、陈旧心梗或脑梗死等病史。据统计，下肢动脉硬化闭塞的患者中有 40% ~ 60% 伴有心脑血管疾病。因此，在对血管外科患者进行诊治的过程中，应重视多学科间的合作，术前应对患者的全身血管情况及治疗风险进行全面、充分的评估，做到心中有数，严格掌握各种治疗方法的适应证和禁忌证，根据患者自身情况制定个性化的治疗方案，以免发生严重的心脑血管并发症甚至死亡。②在对血管外科疾病的诊断上，由于某些疾病临床表现不典型，容易引起误诊与漏诊而延误治疗。如急性主动脉夹层，发病初期常表现为胸背部疼痛，如对其认识不足容易误诊为急性心梗、肺栓塞、急性胆囊炎以及急性心包炎等。又如急性肠系膜动脉栓塞，早期症状重而体征轻，症状体征分离，极容易误诊为消化道穿孔、急性胰腺炎、急性肠梗阻等急腹症。另一方面，不同血管外科疾病可能表现为相同临床症状，使得对原发病的诊断困难增加。如房颤引发的急性下肢动脉栓塞、动脉硬化闭塞基础上急性下肢动脉血栓形成、腹主动脉瘤附壁血栓脱落引发远端动脉栓塞等情况均可表现为急性下肢缺血，如无一定临床经验很容易造成误诊，因此对于疾病的整体性分析极其重要。再者，由于血管疾病常见于中老年患者，对于年轻的血栓栓塞症患者，特别是反复发生血栓事件的患者，应考虑到有无并存的导致血液高凝的原发病，如高同型半胱氨酸血症、抗磷脂抗体综合征、系统性红斑狼疮等疾病等，如术前忽略对上述疾病进行筛查，仅仅针对血栓进行外科干预往往导致灾难性的后果。此外，由于血管疾病是一种全身性疾病，在检查病变血管的同时不应忽视对其他部位血管的评估，例如，对于下肢动脉硬化闭塞症患者，我们不仅仅只关注下肢动脉，而是要同时行颈动脉、肾动脉甚至冠脉的评估，以明确有无冠心病、颈动脉及肾动脉狭窄等疾病。③因血管外科急症较多，在治疗方面应遵循"快、准、全"的原则。"快"是指对于血管外科急症应尽早采取有效治疗措施。如主动脉瘤破裂或急性主动脉夹层，是血管外科最威胁生命的急症，应分秒必争的给予救治。临床上遇到突发胸背部或腹部撕裂样疼痛的中老年患者，应考虑到动脉瘤破裂或主动脉夹层的可能，立即行增强 CT 确诊，一旦诊断明确，应在控制血压及其他支持治疗的同时完善术前检查，尽早手术治疗。对于急性下肢缺血，尤其是主动脉骑跨栓的患者，越早给予治疗挽救肢体的可能性越大，如延误治疗，一方面可因肢体缺血时间过长发生组织缺血坏死，另一方面缺血组织产生的大量毒素及代谢产物进入血液循环可致心搏骤停或其他脏器功能衰竭，如急性肾衰。"准"是指应根据病情及病因选择最直接、能最快解除病痛的治疗方法，做到有的放矢、行之有效。例如，同样是急性下肢缺血，发病原因可能是房颤导致的动脉栓塞，也可能是慢性动脉硬化基础上的急性血栓形成，两者的治疗方式完全不同。又比如，同样是急性肠系膜血管性肠缺血，发病原因可能是急性肠系膜上动脉栓塞，也可为急性肠系膜静脉血栓，少数情况还可能由于低灌注或应用缩血管药物引发肠系膜血管痉挛，相应的治疗方法各不相同。因此，治疗前应首先明确病因，根据不同病因选择相应的治疗方法，否则非但达不到治疗目的，更严重的是南辕北辙、背道而驰，引起不良后果。"全"是指对患者进行全面评估的基础上选择个性化的治疗策略。在确定治疗方案前，不仅仅要了解原发病的病情及程度，而且还要综合考虑患者的年龄、一般状况、伴随疾病、预期生存时间、经济状况以及患者自身意愿等因素。比如，对于一个慢性下肢动脉硬化闭塞的患者，如患者一般情况较好，伴随疾病较少，预期生存时间长于 2 年，因旁路手术可获得较好的远期通畅率，可考虑行膝下旁路手术治疗；但对于一般情况极差，手术风险极高且预期生存时间不足 1～2 年的患者，则可选择微创介入手术，尽管其远期通畅率不高，但可短时间内恢复足部血供，提高救肢率。

治疗方式的转变 近些年，随着人口老龄化，因动脉粥样硬化导致的血管疾病的发病率逐年升高。与此同时，随着放射介入设备及材料的日益进步，尤其是近些年来血管腔内微创治疗的迅猛发展，使得血管外科在近 20 年得到飞速发展。例如，传统的胸腹主动脉瘤采用开腹动脉瘤切除及人工血管置换术，创伤大，术后并发症发生率高，患者恢复慢。如今，随着腔内技术的发展，绝大部分主动脉瘤及主动脉夹层均可采用微创的腔内修复术治疗，创伤小，患者恢复快。又如，以往下肢动脉硬化闭塞症多采用传统的血管搭桥术治疗，而近些年来经皮腔内血管成形术、支架植入术、斑块旋切成形术等腔内治疗方法占据了主导。

（刘昌伟　倪　冷）

xuèguǎn sǔnshāng

血管损伤（vascular trauma）

直接（或间接）暴力导致血管内膜（或全层）连续性受损。如处理不当会因大出血、继发血栓形成而导致器官功能障碍，甚至截肢、器官功能丧失，还可因大出血而死亡。

病因及分类 根据损伤血管的不同可分为动脉损伤和静脉损伤，引起严重临床后果的主要是动脉损伤。根据损伤发生机制的不同可分直接损伤和间接损伤。直接损伤又可分为锐器伤、钝器伤。锐器伤是由于刀片、玻璃、骨折断端等尖锐器物直接切割血管造成的血管损伤。血管穿刺、置管、手术所造成的医源性损伤也属于锐器伤。锐器伤占血管损伤的大多数，发生机制简单、损伤部位明显，易于诊断。钝器伤是由于钝性暴力所致，如挤压、钝性撞击等，可能仅造成动脉内膜损伤、翻转，继发出现动脉血栓或闭塞，损伤机制隐蔽，体表可无明显伤口或异常，容易被忽视。间接损伤包括牵拉伤、减速伤等。

病理生理 血管损伤发生后会出现一系列的病理生理变化，对机体造成近期和远期的影响。急性期变化主要有：出血、失血性休克、血肿形成、继发血栓形成等。慢性期变化主要包括假性动脉瘤形成、动-静脉瘘形成、心功能障碍等。

在损伤发生的急性期，当血管全层受损，导致血液直接进入组织间隙，如为开放性损伤，会造成大量失血，甚至失血性休克，或因急性失血而死亡。如周围组织致密，阻碍血液直接流出体外，会在血管周围形成血肿，巨大血肿会造成相应的压迫症状，主要压迫周围静脉、神经，造成静脉回流障碍或感觉、运动神经功能障碍，当血肿张力大时还会对皮肤造成压迫导致皮肤坏死，血肿张力过大可造成对动脉的压迫，甚至出现远端动脉血供障碍。钝性损伤发生时，可仅出现内膜损伤或内膜断裂，在血流冲击下会使断裂的内膜翻转，阻塞动脉管腔，造成该动脉的远端血供受阻，有时还会继发远端血栓形成，出现急性缺血症状。钝性损伤还可

能造成内膜和中膜间形成血肿，也会导致管腔狭窄或阻塞。主动脉减速伤往往发生在车祸时，当人体在高速运动时突然受到阻力而停止时，降主动脉起始部有主动脉韧带固定，但降主动脉受惯性仍有向前的运动，造成降主动脉根部动脉壁的撕裂伤或内膜损伤，出现动脉破裂、内膜下血肿或主动脉夹层。损伤发生的急性期未得以正确处理或血管损伤隐蔽而未能发现者，可能会出现假性动脉瘤形成、动静脉瘘形成等后果。动脉破裂后被周围致密组织包裹，逐渐局限，形成假性动脉瘤瘤壁，但动脉破口未封闭，使动脉血不断通过动脉破口进出假性动脉瘤。当锐性损伤同时损伤动脉和静脉时，动脉出血直接进入静脉，会造成动-静脉瘘形成，长期的动静脉分流会导致心脏负担加重，如发生在大血管的动-静脉瘘或因瘘口较大时，会出现心力衰竭。

临床表现 通常临床表现明显，但当损伤血管位置深在或仅为钝性损伤时易被忽视。①失血、血肿：无论锐性损伤或钝性损伤，如引起血管全层破裂，会出现大量失血，如有开放性伤口，损伤当时局部会有活动性出血，出血还会渗入组织间隙造成血管周围血肿。严重失血还会有休克表现。②震颤、血管杂音：当血肿形成可压迫动脉管腔，或因假性动脉瘤形成、动静脉瘘形成，均可引起血液涡流，在局部听诊到血管杂音，当动脉破口较大时还会触诊到震颤。③动脉远端缺血：当动脉受损断裂、血肿压迫或内膜翻转均可导致远端动脉血供受到影响，引起发凉、疼痛、肢体远端皮温下降、远端动脉触诊不清等临床表现。④压迫症状：血肿

或假性动脉瘤会压迫邻近静脉、神经，导致静脉回流障碍，肢体远端组织水肿，肢体感觉、运动功能异常。

诊断 详细询问病史，仔细询问受伤部位，是何种物体造成损伤，锐性物体刺入身体的方向和深度，损伤发生时出血量的大小，是否为喷射性出血，是否有其他部位同时受到损伤，均可用于初步推断是否有血管受到损伤。

体格检查 需要全面、仔细，双侧对比。首先血压、脉搏、呼吸、神志等重要生命体征有助于明确是否已存在休克表现。头颅、胸、腹、盆腔需行仔细查体，排除内脏损伤。四肢查体要双侧对比进行，远端动脉搏动、皮肤温度情况、伤部周围是否存在震颤、血管杂音均是判断有无血管损伤的重要线索。

辅助检查 主要包括：①X线平片：明确有无骨折存在，骨折部位及移位方向也对是否损伤血管有提示作用。胸片可了解纵隔有无增宽、气管移位情况、是否存在血胸等。②多普勒超声检查：为无创检查，简单易行，可尽早明确血管血供情况，大多能够明确诊断，同时还可了解近心端、远心端血管的通畅情况、血流速度。③CT和MRI检查：CT平扫及增强扫描不仅能明确血管损伤情况，还可了解与周围脏器关系，如有异物存在，还可了解异物与血管关系。现有的多排螺旋CT动脉重建或MRA对于判断血管与周围脏器之间的三维关系更有帮助。④动脉造影或数字减影动脉造影（digital subtraction angiography, DSA）：能明确损伤部位，同时可根据情况采取相应的应急或永久治疗措施，如有术中进行造影的条件最为理想。

治疗 往往患者会同时存在多脏器和功能损伤，要首先处理危及生命的损伤。维持生命体征稳定。血管损伤首先需要最简单快速的止血，然后明确损伤部位、严重程度、损伤性质，根据患者一般情况可行一期或二期手术修补损伤血管。止血可采取加压包扎、压迫止血或介入行球囊封堵、覆膜支架封堵破口的办法。如出血部位位于四肢，还可采用间断止血带加压办法止血。

手术处理的方法包括：①血管结扎。对于不重要的血管可以直接行结扎处理。②原位修复。对于损伤不严重的血管可局部缝合，补片修补。血管断裂伤可采取两端游离血管断端的端端缝合。对损伤较重、范围广泛者可取邻近静脉替代动脉，间位移植或人工血管重建。③介入治疗方法。介入治疗可用于临时应用阻断球囊阻止动脉快速出血，也可用于动脉破裂或动脉静脉瘘的治疗。采用覆膜支架自血管腔内将破口封堵，阻止动脉破口或动静脉瘘间的异常血流沟通也是治疗方法之一。

（刘昌伟 倪冷）

dòngmàiliú

动脉瘤（aneurysm） 由于动脉壁破坏或结构异常而形成的动脉扩张性病变。当病变部位直径大于正常动脉直径的1.5倍即形成动脉瘤。可发生在动脉系统任何部分，最常见于主动脉、髂动脉、腘动脉和股动脉，颈动脉、肾动脉、内脏动脉及上肢动脉也可形成动脉瘤。①真性动脉瘤：瘤壁保持正常动脉壁完整的三层结构，多呈梭形膨起形成的动脉瘤。动脉粥样硬化导致动脉中层退行性变，在血流压力冲击下，变薄的动脉壁逐渐扩张是真性动脉瘤形

成的最主要原因，其他原因包括血流动力学变化、先天性或遗传性动脉壁发育不良等。②假性动脉瘤：纤维结缔组织包裹形成瘤壁的动脉瘤。常由于外伤、医源性损伤导致动脉壁损伤破裂，在软组织内形成搏动性血肿，后期被纤维结缔组织包裹形成，多呈偏心囊状、分叶状或不规则形态。感染性动脉瘤、结缔组织病如贝赫切特综合征所致动脉瘤大多为假性动脉瘤。

临床表现 ①局部搏动性肿块：肿块呈膨胀性搏动，有时有震颤，听诊可闻及收缩期杂音，压迫动脉瘤近端搏动及震颤减弱或消失，肿块缩小。②动脉栓塞：动脉瘤内附壁血栓或斑块脱落至远端，导致远端动脉栓塞可出现远端肢体或组织缺血，产生相应症状。③局部压迫症状：增大的动脉瘤压迫邻近神经，出现神经受压症状，压迫静脉，出现远端肢体肿胀。④动脉瘤破裂：动脉瘤由于瘤腔内压力增高，或瘤体不断增大，导致动脉瘤破裂，出血，出血量大时，出现休克甚至死亡。

诊断 局部触诊到搏动性包块应考虑此诊断可能。动脉多普勒超声检查为无创检查，简单易行，可明确诊断。多排螺旋CT动脉重建、磁共振血管造影（magnetic resonance angiography, MRA）或动脉造影检查可进一步了解动脉瘤形态、累及动脉情况和邻近组织关系，有利于制定治疗方案。

治疗 消除动脉瘤瘤腔，同时不影响远端组织或肢体血运，必要时重建动脉是动脉瘤治疗的原则。可以分为开放手术和腔内治疗两种方法。开放手术包括动脉瘤切除及血管重建，动脉瘤切除及远、近端动脉结扎，动脉瘤

旷置等；腔内治疗包括动脉瘤腔内修复，动脉瘤栓塞，动脉瘤远、近端动脉栓塞等。

（刘昌伟　倪冷）

gǎnrǎnxìng dòngmàiliú

感染性动脉瘤（mycotic aneurysm）　血行感染或局部细菌直接侵袭动脉壁，导致动脉扩张或破裂形成的动脉瘤。可发生于任何动脉，常见于股总动脉，其次是主动脉。血行感染最常见的病原菌为伤寒沙门菌和链球菌。梅毒性动脉瘤20世纪初期多见，现已罕见。局部感染通常来源于动脉邻近组织感染，局部注射滥用成瘾性药物也是感染性动脉瘤的重要原因。

临床表现　常见局部疼痛和搏动性包块，通常伴有寒战、发热。主动脉感染性动脉瘤常表现为不明原因发热，有时会由于感染性栓子脱落造成皮肤淤斑、指（趾）甲开裂出血。

诊断　实验室检查可有白细胞增多，红细胞沉降率变快，不具有特异性。约50%的患者血培养阳性，多次血培养可增加阳性率。多普勒超声可清楚显示腹股沟区病变。动脉造影、多排螺旋CT动脉重建或MRI表现为囊性、分叶状、不规则形态的动脉瘤。术中取动脉瘤壁与瘤腔内组织培养可以明确诊断和指导术后治疗（图）。

治疗　一旦怀疑有感染性动脉瘤，术前即应给予广谱抗生素治疗，如有血培养药敏结果可针对性使用敏感抗生素。手术目标是在清除感染病灶的同时保证组织血流灌注。手术原则包括：①控制出血。②明确诊断，留取组织培养和细菌染色。③完整清除感染病灶。④加强手术切口管理。⑤术后继续使用抗生素治疗，并根据术中培养结果使用敏感抗生素。⑥病变位于重要动脉时，为了保证远端的血供，必须在清除感染病灶的同时重建血流，血管重建和病灶清除应同期进行，手术过程中应防止重建血管污染。可使用自体静脉原位重建动脉血供，比如取材大隐静脉重建股动脉血供，取材股浅静脉重建主动脉血供。在没有自体静脉时，可使用人工血管重建血流。经过解剖外途径行人工血管旁路手术，避开感染清创部位，是治疗感染性动脉瘤的重要原则，如股动脉感染性动脉瘤可以通过闭孔途径或经过股外侧行髂腘人工血管旁路重建血流，腹主动脉感染性动脉瘤可以通过腋-双股动脉途径重建血流。

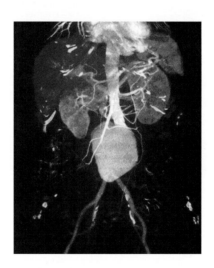

图　感染性腹主动脉瘤（北京协和医院血管外科数据库供图）

（刘昌伟　曾嵘）

fùzhǔdòngmàiliú

腹主动脉瘤（abdominal aortic aneurysm，AAA）　各种原因导致的腹主动脉扩张形成的动脉瘤。直径超过正常腹主动脉直径的50%。一般认为，腹主动脉直径达到3cm以上就可以称为腹主动脉瘤。该病主要发生在65岁以上的老年人，男性多见。绝大多数的腹主动脉瘤局限于肾动脉水平下方的腹主动脉，也有少数累及到肾动脉水平或肾上水平的腹主动脉。该病可以同时合并其他部位动脉瘤，如胸主动脉瘤、髂动脉瘤等。该病常见的形状为梭形，也可以见到囊状动脉瘤或其他偏心性动脉瘤。

病因　该病最常见的病因是动脉粥样硬化，所有与动脉瘤粥样硬化相关的危险因素，包括吸烟、高血压、糖尿病、高脂血症等都是该病的危险因素。另外，也有研究发现该病的发生与遗传因素有关，例如α_1-抗胰蛋白酶缺乏等。其他可能发生腹主动脉瘤的原因还包括某些结缔组织病，如马方综合征、埃勒斯-当洛斯综合征（Ehlers-Danlos syndrome）等。除此以外，感染、创伤、免疫性血管炎性疾病、主动脉中膜囊性坏死等，也可以导致腹主动脉瘤。

临床表现　大多数腹主动脉瘤可以是无症状的，仅于体检时发现。随动脉瘤增大，可在腹部触及搏动性包块，体型肥胖、腹壁厚或动脉瘤相对较小的患者可能腹部搏动性包块并不明确。部分患者可以出现腹部、腰背部疼痛等表现，可放射到侧腹部或腹股沟区域。这些疼痛症状往往被视为动脉瘤破裂的先兆，预示近期动脉瘤破裂的风险增高，是需要尽快医疗救治的危险情况。一旦动脉瘤破裂，患者可能出现剧烈腰腹部疼痛、面色苍白、血压下降、心率增快、休克、意识不清等表现，严重时可能猝死。腹部或腰背部疼痛、低血压、腹部搏动性包块是典型的腹主动脉瘤破裂的三联征，但仅有26%的腹主动脉瘤破裂患者真正具有如此典型的表现。腹主动脉瘤破裂症状的严重程度与动脉瘤破裂的部位、过程和出血量有关。20%的腹主动脉瘤破裂向前壁破入游离腹腔，由于缺乏组织的填塞和包裹，往往出血量大，患者短期内即出现休克甚至死亡。80%的腹主动脉瘤破裂向后壁破入后腹膜空间，在此处可被组织局限包裹，从而限制了出血量，患者持续疼痛不适的症状可持续数天至数周而没有明显低血压的表现。有些患者症状非常轻微，以致这种局限的动脉瘤破裂甚至不易被发现。

腹主动脉瘤的附壁血栓脱落导致外周动脉栓塞最常见于下肢动脉，患者可能出现肢体麻木、发凉、苍白、间歇性跛行、疼痛甚至发绀、花斑、坏疽等表现。如果并发主动脉-肠瘘，可能出现消化道出血和机体感染等表现。如果并发主动脉-下腔静脉瘘，除了可能在腹部触及震颤、闻及血管杂音外，还可能因回心血量增多出现右心衰竭等症状。腹主动脉瘤体积过大，可压迫输尿管导致肾盂积水、输尿管扩张，压迫下腔静脉或髂静脉可导致深静脉血栓形成。

诊断　有赖于细致的体格检查以及超声、CT等影像学检查等。诊断除了要明确腹主动脉瘤的部位、性质以外，还需要判断腹主动脉瘤形成的原因，是动脉粥样硬化性腹主动脉瘤，还是感染、免疫性疾病等其他原因导致的腹主动脉瘤。①超声检查：是最常使用的腹主动脉瘤的检查手段，常用于对高危人群的筛查和对腹主动脉瘤患者的随访观察。超声检查可测量腹主动脉的最大直径，观察瘤体体积的变化，了解瘤体内附壁血栓的情况，动脉瘤破裂时超声可发现腹腔内的游

离液体，但是超声检查无法对腹主动脉瘤的部位、位置和形态特点以及分支血管的受累情况进行全面评估。②CT血管造影：是另一种临床较常采用的检查手段，通过向血管内注射造影剂，并通过计算机辅助三维重建，可更清楚准确地显示腹主动脉的情况，包括瘤体的形态、大小、近端瘤颈和远端髂动脉流出道的条件，分支血管的受累情况等，是为患者设计治疗方案必不可少的影像学检查措施。但是CT血管造影由于需要向血管内注射造影剂，而造影剂对肾功能有一定影响，因此对一些已经有肾功能不全的患者，CT血管造影要慎行。③MRI检查：无须注射造影剂，尤其适用于肾功能不全的患者。④数字减影血管造影（DSA）：是一项有创的操作，能反映血管腔内的情况，但是由于受到动脉腔内附壁血栓或硬化斑块的影响，无法准确反映动脉的真实直径。

治疗　治疗包括非手术治疗和手术治疗。非手术治疗适用于瘤体较小，增长速度较慢的无症状性腹主动脉瘤患者。主要包括戒烟，严格控制高血压、糖尿病、高脂血症等危险因素。非手术治疗期间要严密随访监测动脉瘤的症状和直径的变化情况，一旦出现动脉瘤破裂或先兆破裂症状，或动脉瘤直径增大超过5.5cm，或直径年增长超过1cm，则需要考虑外科治疗。手术治疗可选择腹主动脉瘤切除血管重建术（开放手术）或腹主动脉瘤腔内修复术（腔内治疗）。

（刘昌伟　叶炜）

xiōng-fùzhǔdòngmàiliú

胸-腹主动脉瘤（thoracoabdominal aortic aneurysm, TAAA）各种原因的损伤和破坏累及胸

主动脉和腹主动脉管壁而引起的动脉瘤。约占所有主动脉瘤的2%。随着人口老龄化和检查手段的进步，发病率逐年升高。平均发病年龄为59~69岁，男女比例为（2~4）：1。

分型　按部位不同分为五型。Ⅰ型：左锁骨下动脉至肾动脉间；Ⅱ型：左锁骨下动脉至肾动脉以下；Ⅲ型：第6肋间隙至肾动脉以下；Ⅳ型：第12肋间隙至主髂分叉平面；Ⅴ型：第6肋间隙至肾动脉间。胸-腹主动脉瘤有发展、增大的趋势，瘤壁承受的压力与血压和瘤体直径成正比，故瘤体直径越大，破裂的可能性越大。如不治疗，总的破裂率为75%~80%。直径超过5cm，破裂风险明显增加。直径超过8cm，1年内破裂的风险为80%。平均破裂直径约7cm。收缩压升高可加速瘤体的增长，增加破裂的风险。

病因　①动脉壁退行性变：组织学表现为动脉中膜炎性细胞浸润，平滑肌细胞坏死和消失，弹性纤维减少，中膜变薄。除与遗传因素有关外，与环境因素如吸烟、创伤、高血压等也有一定关系。②动脉硬化。③遗传性结缔组织疾病：如马方综合征，埃勒斯-当洛斯综合征。④感染：如细菌、真菌或梅毒螺旋体等。

临床表现　大部分患者无任何临床症状。当瘤体增大逐渐压迫周围组织，才出现疼痛与压迫症状。①疼痛：最常见的主诉为慢性背部钝痛，也可表现为胸痛、腰痛或腹痛。疼痛突然变化提示瘤体急性扩张和濒临破裂。②压迫症状：随瘤体部位而异。位于上胸段压迫左侧喉返神经可出现声音嘶哑，压迫支气管可出现呼吸困难，压迫肺动脉可致肺动脉高压，位于胸段压迫食管可出现

吞咽困难，位于上腹部压迫十二指肠可出现腹胀、肠梗阻和消瘦。③破裂：10%~20%的患者以破裂为首发症状，表现为严重背痛、胸痛或腹痛伴低血压，破裂可局限于胸膜或后腹膜数小时或数天，如破裂入游离胸腔或腹腔，患者往往在就诊前已死于失血性休克。④其他少见症状：侵蚀支气管或食管可出现咯血或呕血；动脉瘤破裂、夹层或附壁血栓脱落引起栓塞，肋间动脉受累可致截瘫；肠系膜动脉受累可致急性肠缺血，肾动脉受累致急性肾梗死，下肢动脉受累致急性下肢缺血等。查体多无特异性体征。瘤体位于腹部可在腹部触及搏动性包块，瘤体所在部位如背部、胸部及腹部可闻及收缩期血管杂音。

诊断 出现上述临床表现时，实验室检查可为诊断提供客观依据。①X线检查：显示纵隔影增宽，提示进一步检查。②经食管超声：可以清楚显示胸主动脉瘤。③CT血管造影（computed tomographic angiography，CTA）：可以清楚显示瘤体的大小、部位、形态，是否存在夹层，分支动脉受累情况，瘤体与周围脏器的毗邻关系，有助于制定手术方案。④动脉造影：过去被认为是诊断TAAA的"金标准"，但动脉造影是一项有创检查，只能显示瘤体的腔内部分，与CTA相比在显示瘤体形态上存在局限。⑤磁共振血管造影（MRA）：优势在于不需要使用含碘造影增强剂，适用于肾功能不全患者。

治疗 包括非手术治疗、开放手术治疗与腔内治疗。

非手术治疗 瘤体不大，或患者高龄、合并症多，不适于手术者选择非手术治疗，主要包括严格控制高血压、应用β受体阻断剂、戒烟等。

开放手术治疗 择期手术治疗是预防破裂和降低死亡率的唯一有效方法。瘤体直径大于5cm，全身情况允许应考虑手术治疗。术前应对患者心、肺、脑、肝、肾等重要脏器功能进行评估并给予适当处理。如功能严重受损，经非手术治疗不能改善应慎重考虑手术。重视颈动脉与冠状动脉的检查，如有颈动脉或冠状动脉狭窄应先予治疗。手术治疗的原则是切除瘤体、移植人工血管、恢复正常血供。1956年，德贝基（DeBakey）最早应用涤纶人工血管行胸腹主动脉置换，将肋间动脉、腹腔干动脉、肠系膜上动脉、双肾动脉与人工血管分别端侧吻合重建，但手术耗时长，并发症发生率高。1974年，克劳福德（Crowford）使用转流管灌注重要分支血管，并将重要分支血管连同动脉瘤壁直接吻合在人工血管上，缩短了脏器缺血时间，降低了并发症发生率。此后，在克劳福德（Crowford）工作的基础上，手术技巧又有所改进，如分次阻断技术，术中自近段向远端分次阻断人工血管，依次恢复重要分支的血供，进一步缩短了脏器缺血时间。

尽管手术技术不断进步，围术期并发症总发生率仍有5%~10%。主要的并发症包括：①神经系统并发症。最为严重，术后严密观察神志、肢体活动、反射和皮肤感觉，脑脊液引流和主动脉股动脉转流对脑脊髓的功能有保护作用。②肾衰竭。是术后死亡的重要原因，术中应用冷灌注液或血灌注肾动脉对肾功能有保护作用。③其他并发症。如呼吸道并发症、心力衰竭、出血、感染等。

腔内治疗 应用腔内支架型人工血管自主动脉内对瘤体进行封闭可显著减少手术打击，但支架可能遮挡肋间动脉或重要脏器分支，盲目放置可能导致内脏缺血或截瘫。随着腔内治疗技术的发展，其应用将日益广泛。

（刘昌伟 叶炜）

zhǔdòngmài jiācéng

主动脉夹层（aortic dissection）

主动脉腔内血液从主动脉内膜裂口进入主动脉中层，使动脉中膜分离，造成主动脉真（假）腔形成的病理改变。其发病率为每年（5~10）/100万人，随着人们生活及饮食习惯的改变，其发病率呈上升趋势，男女比例约5∶1。急性主动脉夹层的危险性极大，未经治疗者6小时内死亡率超过22.7%，24小时内约50%，1周内约68%。其死亡率与受累主动脉有关：升主动脉受累者死亡率显著高于降主动脉受累者。主要致命原因为夹层破裂至胸腔、腹腔或心包腔，进行性纵隔或腹膜后出血，急性心力衰竭或肾衰竭。主动脉夹层形成之后，主动脉直径急性（或慢性）扩张形成的动脉瘤称为夹层动脉瘤（dissection aneurysm），其直径大于正常主动脉直径的1.5倍。

病因 ①动脉粥样硬化和高血压：主动脉夹层患者中合并有高血压者70%~80%。②遗传性结缔组织疾病：如马方综合征、埃勒斯－当洛斯综合征。③妊娠：40岁以下女性的主动脉夹层患者约有50%发生于妊娠期，可能与妊娠高血压综合征有关。④损伤：如车祸所致的主动脉减速伤，左心导管或体外循环插管损伤等。⑤其他：梅毒、感染性心内膜炎等。

分型 ①DeBakey分型：将

主动脉夹层分为三型。Ⅰ型：内膜裂口位于升主动脉，夹层范围累及主动脉弓、胸主动脉、腹主动脉、髂动脉；Ⅱ型：内膜裂口位于升主动脉，夹层范围仅限于升主动脉；Ⅲ型：内膜裂口和夹层范围位于胸主动脉和腹主动脉。②Stanford 分型：将主动脉夹层分为两型。A 型：相当于 DeBakey Ⅰ型和Ⅱ型，内膜裂口起始于升主动脉；B 型：相当于 DeBakey Ⅲ型。

临床表现 2 周以内为急性，2 周~2 个月为亚急性，超过 2 个月为慢性。其临床表现取决于主动脉夹层的部位、范围、程度以及主动脉分支的受累情况。①疼痛：最主要和突出的表现，约 90%患者突发性胸、背部持续性撕裂样或刀割样剧烈疼痛。疼痛的初发部位有助于判断主动脉内膜裂口部位。少数夹层患者无疼痛表现，需引起临床注意。②高血压：95%以上的患者伴有高血压。若出现主动脉破裂致大出血，或冠状动脉受累致心肌梗死，或急性心包填塞等危症时，可出现血压下降或休克表现，需警惕。③心脏表现：A 型主动脉夹层常见主动脉瓣关闭不全，严重者可出现急性左心衰表现，如呼吸困难、胸痛、咳粉红色泡沫痰。冠状动脉受累者可出现心肌缺血表现。还可出现急性心包填塞。④神经系统症状：颈动脉受累时，因颅内供血受影响，可出现偏瘫、失语、意识障碍等脑梗表现；肋间动脉或腰动脉受累，影响脊髓供血，可出现截瘫、大小便障碍；左侧喉返神经受压，可出现声音嘶哑。⑤内脏缺血表现：肠系膜上动脉受累时，可出现腹痛、腹胀等肠梗阻表现，严重时可致肠坏死，出现腹膜炎症状；肾动脉受累时，可出现少尿、无尿、血尿等表现，严重时出现急性肾衰竭；腹腔干动脉受累时，可因肝缺血而出现黄疸、转氨酶升高。⑥四肢缺血表现：夹层累及无名动脉或左锁骨下动脉时，可出现急性上肢缺血；累及腹主动脉或髂动脉时，可出现急性下肢缺血。表现为肢体疼痛、发凉、发绀，查体可发现动脉搏动减弱或消失。⑦破裂表现：破入心包，可引起急性心包填塞；破入食管，可致呕血；破入气管，可致咯血；破入胸腔，可致胸腔积血；破入腹腔，可致血性腹水。出血量大时，可致失血性休克。

诊断 出现上述临床表现时，影像学检查可为诊断提供客观依据。①胸部 X 线检查：可出现纵隔增宽、主动脉弓增宽、主动脉内膜钙化影内移等表现。②超声检查：彩色多普勒检查可以明确主动脉夹层的诊断，且有助于确定内膜破口、动脉真假腔以及假腔内是否形成血栓；经食管超声检查较前者更为可靠，诊断敏感性和特异性均很高；经胸超声心动图对于Ⅰ型、Ⅱ型较敏感，对Ⅲ型敏感性较差，可作为前两者的补充检查。③CT 血管造影（CTA）：可显示动脉真（假）腔、内脏动脉受累情况、假腔内血栓形成情况，对定位内膜裂口略差（图）。④磁共振血管造影（MRA）检查：对于肾功能不全无法行 CTA 检查者，可考虑 MRA 替代，但体内有金属物者（如心脏起搏器、人工关节等）不宜进行 MRA 检查。⑤血管造影：为有创检查，现多用于主动脉夹层腔内隔绝治疗以及了解脊髓供血，在判断内膜破口方面有优势。

治疗 治疗包括非手术治疗、开放手术治疗与腔内治疗。

非手术治疗 一旦明确为主动脉夹层，应立即首先开始药物治疗。①镇痛：可给予三级镇痛药物（如哌替啶或吗啡）治疗。②控制血压：可应用微量泵或输液泵静脉入降压药物，在保证重要脏器（心、脑、肾）血供的情况下，尽量控制血压，必要时可控制收缩压于 80~90mmHg。③降低左心收缩率：可应用 β 受体阻断剂治疗，初始可应用静脉制剂，之后可过渡至口服制剂。对于稳定性Ⅲ型夹层，可以非手术治疗控制血压为主；对于其他类型的主动脉夹层，进行药物治疗的同时，即应积极准备手术治疗。

开放手术治疗 对于 A 型主动脉夹层患者，若无明确手术禁

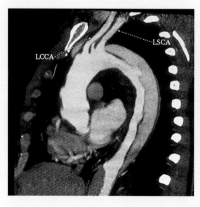
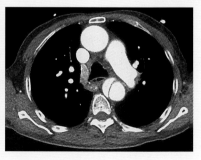

图 主动脉夹层 CTA（北京协和医院血管外科数据库供图）

忌证，应尽早选择手术治疗。对于保守治疗下病情仍有进展的 B 型患者，也需进行手术治疗。手术视情况需选择体外循环，切除内膜破裂口，重建主动脉血流。根据累及部位，进行相应的重建，如：主动脉瓣膜重建、主动脉弓重建、腰动脉/肋间动脉重建、肠系膜上动脉/肾动脉重建。手术的创伤极大，出现危重并发症（如：心梗、脑梗、截瘫、肾衰竭等）甚至死亡的概率极高。

腔内治疗 目前主要应用于 Ⅲ 型主动脉夹层。以覆膜支架封堵内膜破裂口的腔内隔绝术可以恢复动脉真腔血供，预防假腔持续增大，应用日益普及。部分患者可行夹层内膜开窗，使主动脉真、假腔相通，达到减轻假腔压力、降低破裂风险、改善远端供血的目的。

（刘昌伟 倪 冷）

zhōuwéidòngmàiliú

周围动脉瘤（peripheral artery aneurysm）

主动脉以外的动脉区域发生动脉扩张形成的动脉瘤。直径大于正常邻近动脉直径的 1.5 倍。可发生于四肢动脉、颈动脉以及锁骨下动脉等处，以股动脉和腘动脉瘤最为常见，约占周围动脉瘤的 90%，欧美国家患者中腘动脉瘤在周围动脉瘤中最多见，而中国患者以股动脉瘤好发。

病因 以动脉硬化和创伤最多见，其他包括感染、动脉炎、中层囊性变性等。根据动脉瘤类型可分为：真性动脉瘤、假性动脉瘤、夹层动脉瘤。动脉硬化性的周围动脉瘤可呈多发性，且大多与主动脉瘤并存；假性动脉瘤多继发于创伤，多单发。

临床表现 ①搏动性肿块：沿动脉走行可触及圆形或梭形肿块，压迫瘤体近端肿块缩小。②可伴有震颤和收缩期血管杂音。③压迫症状：压迫神经出现肢体感觉异常、放射痛和运动功能障碍；压迫静脉和淋巴管引起远端肢体肿胀；颈动脉瘤压迫邻近组织，可出现声音嘶哑、呛咳、呼吸困难及霍纳综合征（Horner syndrome）。④栓塞症状：瘤体远端肢体急慢性缺血，肢体疼痛、苍白、蓝指（趾）综合征或坏死；颈动脉瘤或锁骨下动脉瘤瘤腔内血栓脱落，导致永久或一过性缺血性脑卒中。⑤瘤体破裂：肿物迅速扩大，导致致命性大出血。

诊断 周围动脉瘤多有体表搏动性包块，常于无意中或体检时发现，结合患者多有动脉硬化、高血压、创伤史，诊断应不困难。①X 线平片：可显示钙化瘤壁。彩色多普勒超声方便、无创，可用作筛查。②CT、磁共振血管造影（MRA）：能客观反映动脉瘤的大小、位置以及与周围脏器的毗邻关系。③动脉造影：可确定瘤体部位、大小、范围及侧支循环情况，有助于明确诊断及制定手术方案。

治疗 该病可因血栓脱落造成瘤体远端的肢体或脑组织缺血、坏死，引起感觉、运动神经功能障碍、缺血性脑卒中，甚至破裂出血，威胁患者肢体与生命，因此推荐早期治疗。

开放手术治疗 是最主要的治疗方法，基本原则是解除压迫和重建正常动脉血流。包括：①动脉瘤切除、动脉对端吻合术。②动脉瘤腔内修补术，适用于假性动脉瘤或囊状动脉瘤。③动脉瘤切除、自体血管或人工血管间位移植，颈动脉瘤术中可予以暂时性转流，以维持脑组织的血液灌注。④动脉瘤远端和近端动脉结扎、自体静脉解剖外位旁路移植、瘤腔引流术，适用于感染性动脉瘤。

腔内治疗 该技术于近年来得到日益广泛的应用，包括：覆膜支架腔内隔绝、支架辅助弹簧栓栓塞术或弹簧圈栓塞瘤体同时旁路转流动脉栓塞术等。多用于一般情况差、合并症多，或已出现破裂出血、凝血障碍的患者。

（刘昌伟 张 锐）

jǐngdòngmàiliú

颈动脉瘤（carotid artery aneurysm）

颅外颈动脉扩张形成的动脉瘤。较为少见。好发部位依次为颈总动脉、颈内动脉和颈外动脉。

病因 常见病因包括动脉粥样硬化、颈动脉肌纤维发育不良、外伤、颈动脉夹层、医源性、感染、其他少见原因如马方综合征、多发性大动脉炎等。脑栓塞、脑神经压迫与破裂是颈动脉瘤最严重的并发症。

临床表现 ①颈部搏动性包块：30% 的患者可在下颌角下方触及搏动性包块，压迫颈总动脉时包块搏动消失。②收缩期血管杂音：大部分患者，特别是高龄患者可闻及收缩期杂音。③疼痛：可表现为颈部疼痛、眼眶痛、咽痛、耳郭痛，合并夹层时出现急性严重的头痛或眶后痛。④吞咽困难。⑤脑神经压迫症状，可表现为面部头痛（三叉神经）、动眼神经麻痹、耳聋（听神经）、霍纳综合征（颈交感干）、声音嘶哑（喉返神经）。⑥中枢神经系统症状：动脉瘤附壁血栓或斑块脱落至远端导致脑栓塞，可出现偏瘫、失语、失明、眩晕、耳鸣等。⑦出血：较为罕见，常发生于假性动脉瘤和感染性动脉瘤。

诊断与鉴别诊断 颈部搏动性包块，或不明原因的脑卒中、脑神经压迫症状等应考虑该诊断的可能性。颈部多普勒超声检查简单易行;多排螺旋 CT 动脉重建可以清晰显示颈部动脉的形态,动脉瘤与周围组织的毗邻关系;MRI 检查除了显示颈部血管的形态,还可显示颅内病灶;随着非侵入性影像检查技术的进步,动脉造影已不常用,但对一些其他方法难以鉴别的复杂病例,术前动脉造影依然是明确诊断和显示血管解剖条件的金标准,还可用于测量颈内动脉远端返搏压力。该病尚需与颈动脉体瘤、颈部淋巴结肿大、颈动脉迂曲、囊性水瘤、腮裂囊肿相鉴别。

治疗　根据颈动脉瘤病因、位置、大小和患者全身情况选择不同的治疗方式,治疗的首要目的是预防脑栓塞,解除神经压迫症状和预防破裂也是治疗的重要目的。①结扎:颈动脉结扎后 30%~60% 出现中枢神经系统症状,其中半数可能死亡,因此,结扎只用于极少数特殊情况下。②颈动脉瘤切除重建:对于颈内动脉远端可以显露的病例,可采取切除动脉瘤并应用自体静脉材料或人工血管重建颈动脉,对于适合的病例采取脑保护措施或使用内转流可以增加手术安全性。③颈动脉瘤腔内治疗:颈动脉瘤弹簧栓栓塞或颈动脉覆膜支架腔内隔绝术创伤小,尤其适于部分手术治疗困难的颈动脉瘤患者。

预后　颈动脉瘤如未经治疗,脑栓塞与死亡发生率较高,预后差。

(刘昌伟　张锐)

suǒgǔxiàdòngmàiliú

锁骨下动脉瘤（subclavian artery aneurysm）　锁骨下动脉超过正常直径 50% 形成的动脉瘤。其发生率约占所有动脉瘤的 1%。

近段和中段锁骨下动脉瘤的病因多为动脉退行性变,如动脉粥样硬化、纤维肌性发育不良等,60 岁以上男性好发,30%~50% 退行性病变患者可合并主动脉、髂动脉或其他周围动脉瘤,梅毒、囊性中层坏死、结核性淋巴结炎侵蚀等少见。远端锁骨下动脉瘤常累及腋动脉第一段,称为锁骨下动脉-腋动脉瘤,多继发于胸廓出口综合征、颈肋及其他骨、纤维发育异常导致的压迫及狭窄后扩张,青年女性好发。近年来,中心静脉穿刺、手术等医源性损伤导致的锁骨下动脉瘤呈上升趋势。

临床表现　①锁骨上窝搏动性包块。②收缩期血管杂音:远端锁骨下动脉瘤的患者常可扪及震颤。③栓塞症状:栓子脱落至椎动脉或右侧颈动脉引起短暂性脑缺血、脑卒中,脱落至远端肢体引起上肢急性和慢性缺血、蓝指（趾）综合征。④压迫症状:动脉瘤急性扩张、破裂引起胸、颈、肩部疼痛,颈交感神经受压引起同侧霍纳综合征,臂丛受压引起上肢疼痛和神经功能障碍,右侧喉返神经受压引起声音嘶哑,气管受压引起呼吸困难,偶有胸交感神经受压引起雷诺现象。⑤咯血:动脉瘤侵蚀肺尖,罕见。

诊断与鉴别诊断　锁骨上窝搏动性肿块或不明原因的上肢缺血、疼痛、短暂性脑缺血、脑卒中,尤其是后循环卒中等应考虑该诊断的可能性。①多普勒超声检查:为首选的无创筛查方法。②CT 三维重建:可以完整显示动脉瘤的形态、范围、毗邻关系,有效评估椎动脉的走行、血流和上肢动脉栓塞部位。③动脉造影:对于动脉瘤及椎动脉、侧支循环、颅内交通的评价作用仍不可替代,特别是对于同侧椎动脉受累情况

下手术方式的制定起到至关重要的作用。该病需要与锁骨下动脉、颈总动脉迂曲及与动脉关系密切的上纵隔肿瘤、淋巴囊肿、神经鞘瘤等鉴别。

治疗　锁骨下动脉瘤可发生致命性破裂出血、瘤内血栓脱落引起脑卒中和上肢急性和慢性缺血,威胁患者的生命和肢体,因此一经发现,均应积极治疗。手术方式的选择取决于动脉瘤的病因、大小、位置和患者的一般情况。手术目的在于解除压迫、恢复正常血流。①对于假性动脉瘤,可行瘤内修补。②瘤体较小的病例,可仅行动脉瘤切除、两端正常动脉对端吻合。③对于近中端的动脉瘤,切除动脉瘤并应用自体静脉或人工血管间位移植,可获得较好的远期通畅率。④对于远端动脉瘤、应同时切除颈肋、解除压迫因素。⑤腔内治疗:对于一般情况差、合并症多,或有活动性出血、凝血障碍的患者,可采取覆膜支架腔内隔绝或弹簧圈栓塞瘤体同时行颈-锁骨下转流的方法。但需要注意的是,当对侧椎动脉重度狭窄、非优势型、或完全闭塞时,需要重建同侧椎动脉血流。⑥合并远端肢体动脉栓塞可同期行上肢动脉切开取栓术。

(刘昌伟　刘新农)

gǔdòngmàiliú

股动脉瘤（femoral artery aneurysm）　发生于股动脉的动脉瘤。为最常见的外周动脉瘤,好发部位为腹股沟以下至股动脉分叉的一段股总动脉。可分为真性动脉瘤和假性动脉瘤。真性动脉瘤多因动脉硬化造成,可同时合并其他部位动脉瘤,根据动脉瘤累及范围可分为Ⅰ型、Ⅱ型。Ⅰ型病变局限于股总动脉,Ⅱ型病变累及股深动脉和股浅动脉起始

段。假性动脉瘤多为外伤、医源性损伤、免疫系统疾病造成。此外，还有因感染造成的感染性动脉瘤。

临床表现 腹股沟部位膨胀性搏动性包块为常见症状。假性动脉瘤通常有明确的外伤或腹股沟部位的医疗操作病史。当附壁血栓脱落可造成远端动脉栓塞，出现急性下肢缺血症状。动脉瘤增大可压迫静脉造成静脉回流障碍，出现下肢肿胀。假性动脉瘤局部张力过大还会出现疼痛、皮肤坏死症状，也可因压迫神经出现下肢感觉、运动功能障碍。

诊断 腹股沟区触诊到搏动性包块应考虑此诊断可能。动脉多普勒超声检查为无创检查，简单易行，可明确包块来源，大多能够明确诊断，同时还可了解近心端、远心端动脉的直径、通畅情况、血流速度、附壁血栓情况。对于假性动脉瘤可以明确动脉破口位置以及动脉破口大小。但治疗需要了解更详细的动脉情况和邻近组织关系，需行多排螺旋CT动脉重建、磁共振血管造影（MRA）或动脉造影检查。

治疗 真性动脉瘤的治疗以手术切除动脉瘤并同时重建股动脉的方法为主。可根据动脉口径采取人工血管或大隐静脉行间位移植，如动脉瘤范围累及股深动脉和股浅动脉，还需分别行股深动脉和股浅动脉开口重建。假性动脉瘤的治疗方法多样，动脉破口不大者可在超声引导下加压动脉破口，促使假性动脉瘤瘤腔内血栓形成。覆膜支架可以从血管腔内封闭动脉破口，但当破口与股动脉分叉距离较近或位于关节活动部位时，介入治疗需要慎重。当破口较大无法通过压迫方法封闭时，需要行手术切除假性动脉瘤，同时修补动脉壁破口，也可采用人工血管补片行动脉成型或人工血管间位移植重建股动脉。

（刘昌伟 刘新农）

guódòngmàiliú

腘动脉瘤（popliteal artery aneurysm） 腘动脉扩张形成的动脉瘤。动脉瘤内常合并血栓形成。多数患者为双侧同时发病，并可同时合并其他部位动脉瘤。最常见的病因为动脉粥样硬化，其他还包括感染、外伤等。

临床表现 多数患者以急性下肢缺血为首发症状，因瘤体内附壁血栓脱落阻塞腘动脉而出现急性下肢疼痛、发凉、甚至迅速出现小腿感觉与运动功能障碍。也有的患者动脉瘤本身无明显症状，但因反复多次出现远端小动脉栓塞，而以间歇性跛行或足趾坏死为首发症状。动脉瘤增大可压迫腘静脉造成静脉回流障碍，出现下肢肿胀，也可压迫神经出现下肢麻木症状，但以此症状发病者少见。因动脉瘤破裂出血发病者极少。

诊断 膝关节后方腘窝部位触诊到搏动性包块应考虑此诊断可能。此征应与腘动脉外膜囊肿、腘窝囊肿等鉴别。动脉多普勒超声检查为无创检查，简单易行，可明确包块来源，大多可明确诊断，同时还可了解近心端、远心端正常腘动脉的直径、通畅情况、血流速度、附壁血栓情况。但治疗需要了解更详细的动脉情况和邻近组织关系，需行多排螺旋CT动脉重建、磁共振血管造影（MRA）或动脉造影检查。

治疗 主要以动脉瘤切除和腘动脉血供重建术治疗为主。当动脉瘤已完全形成血栓时，也可采取动脉瘤旷置，单纯行动脉血供重建手术治疗。重建血供的方法主要包括：人工血管或自体大隐静脉间位移植或解剖旁路移植。如因急性下肢缺血起病患者，还需同时行远端动脉取栓，保证肢体远端血供恢复。

（刘昌伟 吴巍巍）

nèizàngdòngmàiliú

内脏动脉瘤（visceral artery aneurysm） 腹主动脉所属各内脏动脉及其分支扩张所形成的动脉瘤。随着影像学诊断技术的提高，其发病率呈增加趋势。最常见的部位在脾动脉，其次是肝动脉、腹腔干动脉、肠系膜上动脉、肾动脉等其他内脏动脉。常见病因包括动脉粥样硬化、动脉纤维结构异常、动脉管壁中膜变性、感染、外伤、多次妊娠等。

临床表现 一般临床症状隐匿，多在其他疾病检查过程中偶然发现。瘤体迅速增大时可伴有上腹痛，压迫胆道、胰管时可引起梗阻性黄疸和继发性胰腺炎。动脉瘤破裂时，可出现剧烈腹痛、严重低血压、胆道和胃肠道出血等症状。由于症状属非特异性，很多在破裂后经剖腹探查或内脏动脉造影才被发现。内脏动脉瘤未破裂时体征不明显，瘤体较大时可扪及搏动性肿块，听诊可闻及收缩期杂音。

诊断 由于该病多无明显临床症状，影像学检查显得尤为重要。①彩色多普勒超声：简洁、无创，可作为筛查手段。②CT、磁共振血管造影（MRA）：能客观反映动脉瘤的大小、位置及其与周围脏器的毗邻关系。③选择性腹腔动脉造影（celiac artery angiography，CAA）：是诊断该病的金标准，不仅能准确定位，明确出血来源，还可同时实施血管腔内治疗。

治疗 内脏动脉瘤破裂的风

险很大，一旦确诊，必须采取有效治疗手段。

开放手术治疗 是内脏动脉瘤的主要治疗方式，基本原则是在结扎、切除瘤体的同时保证所属重要脏器的血供。它适用于全身状况良好、手术风险小、瘤体易于解剖切除的病例。

腔内治疗 随着介入放射学的发展，血管腔内治疗技术治疗内脏动脉瘤日益广泛。其中应用较多的是经皮动脉栓塞术、支架辅助弹簧栓栓塞术和覆膜支架植入术。经皮动脉栓塞术适用于瘤体远端动脉侧支循环丰富，栓塞后不会造成器官缺血或严重后果的动脉瘤，如脾动脉瘤、肝动脉瘤等。而支架辅助弹簧栓栓塞术和覆膜支架植入术在隔绝动脉瘤腔的同时还能保证供血动脉血流通畅，因而适用于发自内脏血管主干或栓塞后可能影响器官血供的动脉瘤，如肠系膜上动脉主干动脉瘤等。

（刘昌伟 吴巍巍）

pídòngmàiliú

脾动脉瘤（splenic artery aneurysm） 脾动脉扩张形成的动脉瘤。为最常见的内脏动脉瘤，占其发病率的50%以上。常见病因包括全身性动脉纤维结构不良、动脉粥样硬化、门静脉高压、多次妊娠，其他少见原因如慢性胰腺炎、外伤、细菌感染等。破裂出血是脾动脉瘤最严重的并发症。

临床表现 动脉瘤破裂前多无明显自觉症状，偶有左上腹不适感。一旦出现明显的左上腹或左侧季肋区疼痛，则往往预示动脉瘤即将破裂。部分脾动脉瘤以破裂为首发症状，因其出血位于游离腹腔，患者很快会因大量失血导致休克甚至死亡，十分凶险。患者多无明显体征。瘤体较大时可触及搏动性包块，左上腹可闻及收缩期杂音。

诊断 该病的诊断主要依据影像学检查。选择性腹腔动脉造影（CAA）是诊断脾动脉瘤的金标准，其他一些影像学检查，如腹部X线平片、多普勒超声、CT及MRI检查也可辅助诊断。随着非侵入性影像检查技术的进步，多排螺旋CT动脉重建可清晰显示脾动脉瘤的部位、大小、范围及与周围组织的毗邻关系，临床上已逐步替代动脉造影。

治疗 脾动脉瘤出现明显临床症状，怀疑先兆破裂或已破裂出血，是绝对手术指征。瘤体直径≥2cm，由于破裂的风险很大，即使没有症状也应积极手术治疗。患有该病的孕妇或育龄期妇女也应在产前或孕前择期手术。部分直径<2cm的无症状脾动脉瘤需密切随访，如发现有增大趋势，也应予以切除。

开放手术治疗 脾动脉瘤的术式取决于瘤体的发生部位，手术尽可能保留脾，以避免脾切除后免疫功能改变。如瘤体在脾动脉的起始部并远离胰腺，可行瘤体切除、脾动脉重建术；如瘤体位于脾动脉中远段并紧邻胰腺，可单纯行瘤体近段和远段动脉结扎术；如瘤体位于脾动脉远端累及脾门或与脾门、胰体尾粘连紧密时，可考虑行动脉瘤连同胰体尾及脾的联合切除。

腔内治疗 随着介入技术的提高，经皮脾动脉栓塞术治疗脾动脉瘤甚至抢救脾动脉瘤破裂也取得了良好的治疗效果。

（刘昌伟 倪冷）

gāndòngmàiliú

肝动脉瘤（hepatic artery aneurysm） 肝动脉及其分支扩张形成的动脉瘤。其发病率在内脏动脉瘤中占第二位，多发生于肝总动脉，其次是肝右和肝左动脉。常见病因包括动脉粥样硬化、动脉中膜退行性变性、外伤、感染、结节性动脉炎、坏死性血管炎等，此外还有胆管引流、血管造影、介入化疗等医源性原因。

临床表现 大部分肝动脉瘤无明显症状，部分可出现与饮食无关的右上腹部疼痛。瘤体急性扩大时可导致腹部剧烈疼痛，并放射至背部。瘤体压迫胆道可引起梗阻性黄疸，压迫胰管可诱发胰腺炎。部分患者以动脉瘤破裂为首发症状，其临床表现依据瘤体破裂后所相通的组织器官不同而略有差异。若破入腹腔则出现剧烈腹痛、出血性休克甚至死亡；若破入胆道则出现胆绞痛、梗阻性黄疸和上消化道出血；若破入十二指肠则出现上消化道出血；若破入肝门静脉则引起门脉高压和食管胃底静脉曲张。

诊断 部分患者可在右上腹触及搏动性包块，听诊可闻及收缩期血管杂音，但大多没有明显体征，其诊断主要依据影像学检查。部分肝动脉瘤瘤壁有明显钙化，可在腹部X线平片中显示。多普勒超声由于其简单方便，可用于肝动脉瘤的筛查。选择性腹腔动脉造影（CAA）是诊断肝动脉瘤的金标准，它可明确动脉瘤的位置并全面评估肝血供以及侧支循环情况，从而指导选择手术方案。近年来CT血管造影（CTA）和磁共振血管造影（MRA）在检出率方面越来越接近数字减影血管造影（DSA）。它们可以很清晰地检查动脉瘤的毗邻关系，加之其操作的非侵入性，有逐步取代DSA的趋势。

治疗 肝动脉瘤的破裂风险较高，因此一旦诊断，如无手术禁忌，均应手术或通过介入手段治疗。

开放手术治疗　手术的基本原则是切除瘤体，重建瘤体破坏的血供。依据瘤体的位置，采用不同的手术方式。胃十二指肠动脉分支之前的肝动脉瘤，由于瘤体远端侧支循环丰富，可单纯行瘤体结扎或结扎加切除术。而胃十二指肠动脉分支以远的肝动脉瘤在瘤体切除的同时需要做血管重建。对累及肝内动脉分支的肝动脉瘤，可切除瘤体所在肝叶或肝段，部分病例在肝门处结扎供应动脉瘤的肝外血管也能达到治疗目的。

腔内治疗　随着介入放射学的发展，血管腔内治疗应用日益广泛，其治疗方式主要包括经导管栓塞术和覆膜支架植入术。由于其微创、无需开腹，尤其适用于一些高危、局部解剖困难的病例。

（刘昌伟　吴巍巍）

shèndòngmàiliú

肾动脉瘤（renal artery aneurysm）

肾动脉主干或其分支动脉扩张形成的动脉瘤。占全部内脏动脉瘤的 15% ~ 22%。60% 发生于肾动脉主干分叉处。病因较多，约 80% 是由于动脉壁中层肌纤维发育不良或中层变性所致。其他病因包括结节性多动脉炎、动脉粥样硬化、妊娠、外伤及动脉狭窄后扩张等。

临床表现与诊断　70% 以上的肾动脉瘤患者无临床症状，大多数患者由于可疑肾血管性高血压或其他原因而行 CT、MRI 或血管造影等检查时偶然发现。不足 30% 的患者发展为症状性肾动脉瘤，包括 ① 顽固性高血压：60% ~ 75% 的患者合并高血压，可能归因于并存的肾动脉狭窄、肾

动脉节段性缺血或肾实质受压。② 血尿及局灶肾梗死：18% ~ 30% 的患者有上述表现，与动脉瘤体内附壁血栓脱落至远端导致肾动脉分支栓塞有关。③ 非特异性季肋区疼痛：与动脉瘤瘤体扩张及肾梗死有关。④ 动脉瘤破裂：为最严重的并发症，可出现急性局限性疼痛及低血压，但由于其位于腹膜外，受周围解剖结构的填塞，因此肾动脉瘤破裂很少像主动脉瘤或脾动脉瘤破裂那样危及生命。瘤体破裂进入邻近的肾静脉，可导致高输出性动静脉瘘。

治疗　采用何种治疗方式取决于患者的年龄及性别、高血压严重程度、妊娠与否及动脉瘤的解剖特点。通常认为瘤体直径小于 2cm 的无症状性肾动脉瘤可继续随访观察。而对于直径超过 2cm，合并有顽固性高血压、血尿、腹痛等症状者应行手术治疗。此外，由于发生在妊娠期及育龄期女性的动脉瘤具有较高的破裂风险，一旦破裂死亡率高达 80%，对于此类患者，无论动脉直径大小如何都须行手术治疗。手术方式主要有：① 动脉瘤切除后肾动脉血流重建。依据瘤体的形态及部位可选择多种术式，包括直接或补片成形术、采用自体大隐静脉或自体动脉行主动脉-肾动脉旁路术，特殊情况下还可进行脾动脉-肾动脉、髂动脉-肾动脉等解剖外旁路术。② 介入手术。随着近年来介入材料及技术在血管外科领域中的迅猛发展，可采用弹簧钢圈栓塞或覆膜支架腔内隔绝术等腔内技术治疗肾动脉瘤。但动脉瘤栓塞有一定的发生肾实质损伤的风险。③ 肾切除术。当肾动脉血流重建不成功或尝试进行重建手术失败时，以及病变为多发或较大的肾内动脉瘤、复杂性

动脉瘤预计无法行动脉瘤切除的情况下，可行肾切除术。

（刘昌伟　曾嵘）

fùqiānggàndòngmàiliú

腹腔干动脉瘤（celiac artery aneurysm）

腹腔干动脉扩张形成的动脉瘤。临床上较为少见，占全部内脏动脉瘤的 3% ~ 4%。平均发病年龄在 40 ~ 50 岁。最常见的病因为动脉硬化，其次为动脉中层变性（包括动脉弹性纤维或平滑肌层缺失）、创伤引起的假性动脉瘤、狭窄后扩张导致的动脉瘤样改变以及感染所致的动脉瘤。可合并其他内脏动脉瘤或腹主动脉瘤。

临床表现　多数患者无临床症状，仅少数患者出现症状和体征。① 上腹部不适：严重时可放射到后背，动脉瘤扩张可导致恶心及呕吐。② 腹部可闻及收缩期杂音。③ 腹部包块。④ 肠绞痛：较少见的伴随症状，常伴有肠系膜动脉硬化闭塞性病变。⑤ 动脉瘤破裂：为最严重的临床并发症，破裂后死亡率约 40%，患者在破裂前会出现腹痛不适，动脉瘤破裂可伴有消化道出血。

诊断　以往多数腹腔干动脉瘤是通过尸检证实。如今 65% 的患者是在造影检查时无意中发现。对于临床表现为上腹部不适，同时具有明确腹部包块及腹部杂音的患者应警惕腹腔干动脉瘤的可能。影像学检查偶尔发现的腹腔干动脉邻近组织结构移位有助于提示该诊断。超声、CT 及 MRI 检查既可作为诊断及病变评估的手段，也可作为非手术治疗后续随访的依据。

治疗　手术方式主要有：① 动脉瘤切除、腹腔干动脉重建。适用于瘤体近端有足够长度的正常动脉患者，否则，应通过人工

血管或自体静脉行主动脉-腹腔干动脉吻合。②动脉结扎。在一些特定情况下，如埃勒斯-当洛斯综合征，由于血管壁较脆，不易行动脉重建，最好通过结扎治疗。由于腹腔干动脉结扎可能引起肝坏死，此类手术应该在此前诊断无肝疾病以及术中发现阻断肝总动脉后肝血流无严重受损的情况下实施。③破裂性假性动脉瘤也可通过胃十二指肠动脉进行腹腔干动脉栓塞治疗。

（刘昌伟 曾嵘）

chángxìmódòngmàiliú

肠系膜动脉瘤 （mesenteric artery aneurysm）

肠系膜上（下）动脉扩张形成的动脉瘤。占全部内脏动脉瘤的 5%~6%。病因以感染最为常见，约占所有病因的 60%，非溶血性链球菌为常见的致病菌，通常见于感染性心内膜炎的患者。其他病因包括动脉硬化、动脉夹层、动脉中层缺损、梅毒及创伤等。

临床表现 多数感染性肠系膜动脉瘤发生在 50 岁以下的青年患者，而非感染性动脉瘤通常见于 60 岁以上的患者。症状性肠系膜动脉瘤的典型表现类似于慢性肠系膜动脉缺血，起初为间断上腹部隐痛不适，此后发展为持续严重的上腹部疼痛。约 50% 患者腹部可触及柔韧的搏动性包块，按之可移动。近 40% 的患者可出现动脉瘤破裂。尤其是感染性动脉瘤，由于动脉壁内感染灶持续存在，动脉瘤短期内迅速增大，容易出现破裂。一旦发生破裂，死亡率约为 50%。对于一些无症状性肠系膜动脉瘤的患者，也可在发热待查以及为明确闭塞性病变行影像学检查时被偶然发现。

诊断 对细菌性心内膜炎的患者，如出现上腹部疼痛的症状，而且疼痛与饮食无关时，应考虑是否有肠系膜动脉瘤的可能。尤其对腹部扪及移动性搏动包块，同时可闻及血管杂音以及血培养阳性的患者，更应高度警惕该病的可能。可通过超声多普勒、CT 及动脉造影检查加以明确。

治疗 由于肠系膜动脉瘤发生破裂、肠缺血以及死亡的风险较高，无论瘤体大小，对于肠系膜动脉瘤均应积极处理。将近 1/3 的肠系膜动脉瘤可成功通过手术治疗。主要的手术方式为：①动脉瘤结扎术：结扎动脉瘤的入口和出口血管无须进行动脉重建，该手术早已作为最简单的治疗方法被多数学者接受。其依据是来自胰十二指肠下动脉及结肠中动脉形成的丰富侧支循环可有效保证肠管血供，确保手术成功。在侧支循环形成不确定时，也可通过术中暂时阻断肠系膜动脉以评估肠管活性明确是否需要行肠系膜血流重建。②动脉瘤切除、肠系膜动脉重建：对于年轻患者以及动脉瘤切除后引起肠管供血不足时，应行肠系膜动脉重建。非感染性动脉瘤及无肠管坏死时，可应用人工血管行主动脉-肠系膜动脉旁路术，合并感染的情况下则应选择自体大隐静脉。该手术由于可能影响邻近的肠系膜下静脉及胰腺，手术风险较大。③动脉瘤栓塞：通过血管腔内介入治疗行动脉瘤弹簧栓栓塞被认为是外科手术较好的替代，尤其适用于手术风险较大、动脉中层缺损以及伴有急腹症的患者。

（刘昌伟 叶炜）

jǐngdòngmàiliú qiēchúshù

颈动脉瘤切除术 （carotid artery aneurysm resection）

颈动脉瘤的常用治疗方法，通常需要与颈动脉重建术同期施行。

适应证 适于位于颈总动脉或颈内动脉近端、易于显露的动脉瘤。

手术方法 瘤颈窄的囊状动脉瘤可切线切除、采取补片或直接关闭颈动脉切口，瘤颈较宽的动脉瘤需要切除瘤体，同期重建颈动脉。手术通常选用仰卧体位，肩背部垫高，胸锁乳突肌内侧缘切口。首先需要控制颈动脉瘤的近心端及远心端正常动脉，在解剖游离动脉瘤瘤体过程中需要注意保护静脉和神经，防止损伤上述器官。通常只需要解剖动脉瘤前壁及两侧壁即可，剖开瘤体之前需要行全身肝素化，防止在动脉内形成血栓。预计阻断时间较长的，在阻断远、近端动脉后剖开动脉瘤前壁，应分别向近心端及远心端放置颈动脉转流管，以保证阻断期间脑组织灌注。剖开瘤壁后，去除附壁血栓，找到动脉瘤的入口和出口，根据动脉直径选择合适口径的人工血管行动脉重建，或取自体静脉行颈动脉重建。颈外动脉可予以结扎。重建动脉之前需要探查近心端和远心端动脉的通畅情况。放置转流管的病例，在完成全部吻合前应取出转流管，再完成最后几针吻合。开放阻断之前需充分排气，并排净管腔内的碎屑，防止脑动脉栓塞。最后可将动脉瘤瘤壁包裹于移植物之外。手术困难者，重建颈动脉血供困难，可能需结扎颈动脉。

假性动脉瘤瘤体周围纤维包裹组织粘连较重，分离正常动脉有时较困难，可通过预先放置球囊于颈总动脉，应用动脉腔内阻断的方法来阻断血流控制动脉。在剖开瘤体后找到动脉破口给予修补，但对于动脉壁水肿严重者也需行人工血管或大隐静脉间位移植重建血供。

常见并发症 神经系统并发症是最常见的手术并发症，包括颅神经损伤，如损伤面神经、迷走神经、副神经、舌下神经、舌咽神经、喉上或喉返神经，造成相应临床表现，神经损伤可能为一过性，也可能为不可逆，神经损伤发生率与动脉瘤大小、部位以及与周围组织粘连程度相关；中枢神经系统并发症包括脑卒中，导致相应功能障碍。其他并发症包括手术部位感染、出血等。围术期总体死亡率2%～10%。

（刘昌伟　倪　冷）

zhītǐdòngmàiliú qiēchúshù

肢体动脉瘤切除术（extremity artery aneurysm resection） 治疗肢体动脉瘤的最常用手术方式。

适应证 适用于绝大多数肢体动脉瘤。对于瘤体巨大、与周围组织粘连严重，或者存在感染的动脉瘤，可分别采用旷置及瘤腔内引流结合血管重建的方法。

手术方法 术前全面评估患者重要脏器功能；对于瘤体大小、周围毗邻关系、侧支循环、远端流出道的有效影像学评价。手术入路沿动脉瘤表面顺动脉长轴方向切口，便于控制动脉瘤远近端正常动脉。如腘动脉瘤切除可以选择内侧入路或后方入路，前者可以显露股浅动脉、便于游离大隐静脉，后者可以清晰显露腘动脉全程，因此内侧入路适用于瘤体较大、可能需要自体静脉转流者，而后侧入路适用于瘤体局限于腘窝的病例。手术中首先控制动脉瘤远近端正常动脉及重要侧支，套阻断带以便术中一旦瘤体破裂可以迅速控制出血，特别是假性动脉瘤瘤壁强度差、与周围组织关系密切，容易在分离过程中出现破裂出血。游离瘤体，注意保护伴行神经、血管。在瘤壁与周围组织粘连严重的情况下，不宜强行分离，可以在阻断血流后直接剖开瘤壁，于瘤腔内直接进行血管重建。对于瘤体较小的动脉瘤，可以直接切除后两端正常动脉对端吻合；对于瘤体较大的动脉瘤，可以采用自体静脉、人工血管间位移植或旁路转流；对于瘤壁粘连严重难以分离的动脉瘤，可以于瘤腔内重建血供后再以瘤壁包裹。周围动脉瘤可能存在瘤腔内血栓脱落引起远端动脉栓塞，动脉瘤切除后通过直接触诊或术中造影的方法评价流出道，必要时同期切开取栓。

常见并发症 包括淋巴瘘、血肿、神经、静脉损伤引起的远端肢体肿胀、感觉、运动功能异常。

（刘昌伟　叶　炜）

gǔdòngmàiliú qiēchúshù

股动脉瘤切除术（femoral artery aneurysm resection） 股动脉瘤的常用治疗方法。常需与股动脉重建术同期施行。

适应证 适用于股动脉及股动脉分叉部位的真性动脉瘤或假性动脉瘤。

手术方法 手术通常选用仰卧体位，腹股沟部位切口。真性动脉瘤首先需要控制股动脉瘤的近心端正常动脉，远心端分别解剖股深动脉、股浅动脉至正常动脉管壁。在解剖游离动脉瘤瘤体过程中需要注意保护静脉和神经，防止损伤上述器官。通常只需解剖动脉瘤前壁及两侧壁即可，剖开瘤体之前需要静脉应用肝素，防止在动脉内形成血栓，阻断远、近端动脉后可剖开瘤壁，去除附壁血栓，找到动脉瘤的入口和出口，根据动脉直径选择合适口径的人工血管行动脉重建，或取邻近的自体静脉行股动脉重建。重建动脉之前需要探查近心端和远心端动脉的通畅情况。如行间位移植，近、远心端可端端吻合于股动脉，再将动脉瘤瘤壁包裹于移植物之外，也可根据情况行旁路移植手术。累及股深或股浅动脉的需要分别重建股深、股浅动脉。

假性动脉瘤瘤体周围纤维包裹组织粘连较重，分离正常动脉有时较困难，可通过预先放置球囊于股总动脉，采取动脉腔内阻断的方法来阻断血流。在剖开瘤体后找到动脉破口给予修补，但对于动脉壁水肿严重者也亦需行人工血管或大隐静脉间位移植重建下肢血供。

常见并发症 损伤瘤体周围的组织如股静脉和神经。动脉瘤中的附壁血栓会被血流冲击到股动脉远端，造成远端动脉的阻塞，出现肢体疼痛或足趾疼痛症状。移植物血管的内膜增生或血栓形成是主要的手术后远期并发症。

（刘昌伟　陈跃鑫）

guódòngmàiliú qiēchúshù

腘动脉瘤切除术（popliteal artery aneurysm resection） 腘动脉瘤的手术切除方法。通常需要与腘动脉重建术同期施行。

适应证 腘动脉瘤直径大于1.5cm，或合并远端动脉栓塞、破裂或濒临破裂。

手术方法 手术通常选用俯卧体位，选取膝关节后方腘窝部位S形切口，也可选取仰卧位膝关节内侧纵切口。无论哪种手术入路，首先需要控制腘动脉瘤的近心端和远心端动脉血管，但如腘动脉瘤周围粘连严重，也可采用气压止血带阻断下肢动脉血流，剖开瘤体，沿瘤腔内找到近心端和远心端动脉，予以解剖的办法。

在解剖游离腘动脉瘤瘤体过程中需要注意保护静脉和神经，防止损伤上述器官。通常只需解剖动脉瘤前壁及两侧壁，剖开瘤体之前需行全身肝素化，防止在动脉内形成血栓，阻断远端和近端动脉后即可剖开瘤壁，去除附壁血栓，找到动脉瘤的入口和出口，根据动脉直径选择合适口径的人工血管行动脉重建，或取邻近的自体静脉行腘动脉重建。重建动脉之前需要探查近心端和远心端动脉的通畅情况。如行间位移植，近心端与远心端可端端吻合于腘动脉，再将腘动脉瘤瘤壁包裹于移植物以外，也可根据情况行旁路移植手术。

常见并发症 损伤相邻的腘静脉和神经以及前方的关节囊。在解剖瘤体过程中，动脉瘤中的附壁血栓会随血流被冲击到腘动脉远端，造成远端动脉的栓塞，出现肢体疼痛或足趾疼痛症状。

(刘昌伟 宋小军)

fùzhǔdòngmàiliú qiēchú xuèguǎn chóngjiànshù

腹主动脉瘤切除血管重建术

（open repair of abdominal aortic aneurysm） 传统的腹主动脉瘤手术切除方法。通过腹部正中切口，直视下将腹主动脉瘤剖开，并将适当长度和口径的分叉型或直筒型人工血管与相对正常的动脉壁吻合，置换薄弱扩张的病变的血管，以恢复正常的动脉形态和组织血供。

适应证 无症状性腹主动脉瘤直径超过5.5cm，或每年直径增加超过1cm，症状性腹主动脉瘤或腹主动脉瘤破裂。

手术方法 术前准备：①评估患者的重要脏器功能状况，包括心脏、肺、肾、脑、肝等，评估开放手术的围术期风险。②影像学检查明确腹主动脉瘤部位、范围、形态、分支动脉受累情况。常用的影像学检查较常选择CT血管造影、主动脉造影或磁共振检查等。③术前按照腹部外科手术要求进行肠道准备，备血，准备适当尺寸或型号的人工血管。腹主动脉瘤切除血管重建术一般需要在全身麻醉下完成。患者采用平卧体位，一般选择腹部正中切口，上界可以至剑突，下界至耻骨联合上方。从正中线进入腹腔后，将横结肠拉向上方，小肠向右上方拉开，显露后腹膜。纵行切开后腹膜，解剖腹主动脉瘤近端，注意保护左肾静脉，必要时可将左肾静脉向上牵拉，以充分显露腹主动脉瘤瘤颈。在瘤颈的合适部位套血管阻断带。主动脉的远端解剖双髂总动脉，分别套阻断带，注意保护髂静脉。全身肝素化后，依次阻断近端腹主动脉和远端双髂动脉，纵向全程切开动脉瘤前壁，取出动脉瘤内血栓，缝扎后壁返血的腰动脉。根据瘤体形态选择合适的分叉型人工血管或直型人工血管，将人工血管近段与腹主动脉近段行端端吻合，远端与双髂动脉或腹主动脉下端（具体根据瘤体形态）吻合。注意保证至少一侧的髂内动脉血供，必要时选择质地好的一侧行髂内动脉重建。根据情况决定是否需要重建肠系膜下动脉。缝合动脉瘤壁包裹人工血管后缝合，关闭后腹膜和腹壁。

常见并发症 腹主动脉瘤切除血管重建术已经是一个传统而经典的术式，大宗的病例报道已经有很多，总体而言，随着手术技术的不断熟练和现代ICU监护条件的不断完善，术后并发症和死亡率在不断降低。常见并发症包括围术期死亡、心血管事件、肺炎、肾功能不全、深静脉血栓、出血、输尿管损伤、远端肢体栓塞、肠道缺血、脊髓缺血、伤口感染、移植物感染、移植物血栓等。

(刘昌伟 宋小军)

dòngmàiliú qiāngnèi xiūfùshù

动脉瘤腔内修复术 （endovascular repair of aneurysm） 以血管腔内技术手段（如放置覆膜支架隔绝动脉瘤瘤腔）去除血流对动脉瘤瘤壁的冲击，以防止动脉瘤破裂的微创手术。最常用于治疗腹主动脉瘤，也可用于治疗内脏动脉瘤，如脾动脉瘤、肾动脉瘤、肠系膜上动脉瘤或外周动脉瘤等。瘤腔被覆膜支架隔绝后，血流不再进入动脉瘤腔，而仅从覆膜支架内通过，瘤腔内逐步血栓化，既消除了动脉瘤破裂的风险，同时又保证了动脉供血脏器的血供。

适应证 动脉瘤破裂是动脉瘤最主要的风险，其次动脉瘤内附壁血栓脱落导致远端脏器或器官的栓塞也是动脉瘤相关的并发症之一。有症状或有破裂风险的动脉瘤均是动脉瘤行腔内修复术的适应证。尤其是一般情况较差，不能耐受开放手术的患者更倾向于选择腔内修复术。

手术方法 术前行CT血管造影（CTA）或动脉造影确定动脉瘤部位，尺寸，以及分支动脉的受累情况。腔内修复的方式主要是通过覆膜支架隔绝瘤腔，近来也有一些新型的腔内治疗方式，可用于治疗一些瘤体体积相对较小的动脉瘤。如裸支架辅助的弹簧栓栓塞术（stent-supported embolization），动脉瘤栓塞术等。手术入路通常使用股总动脉，有时需使用上肢动脉，导丝导管配合达到病变部位，通过造影明确病变部位动脉瘤的形态、大小和分支动脉情况，确定所使用覆膜支架的直径、长度和放置的位置。沿导丝导入并释放覆膜支架，再次造影，明确瘤腔隔绝情况，除外有无必需处理的内漏等并发症等。

常见并发症 内漏是动脉瘤腔内修复术主要的并发症之一，是指动脉瘤腔内修复术后，仍然有血流进入到动脉瘤瘤腔内，瘤腔内仍然维持一定的压力。另外，附壁血栓脱落导致远端器官栓塞，支架移植物再狭窄再闭塞等，也是动脉瘤腔内修复术的并发症。

（刘昌伟 宋小军）

fùzhǔdòngmàiliú qiāngnèi xiūfùshù

腹主动脉瘤腔内修复术（endovascular abdominal aortic aneurysm repair）

通过血管腔内技术隔绝腹主动脉瘤瘤腔的微创手术。是近二十年来发展起来的，与腹主动脉瘤切除血管重建术同为治疗腹主动脉瘤的两大手术措施。通过腹主动脉瘤腔内修复术，使主动脉内血液在覆膜支架内流过，而不再冲击脆弱的腹主动脉瘤瘤壁，从而避免了腹主动脉瘤破裂的风险。除了传统的覆膜支架封闭腹主动脉瘤瘤腔，腹主动脉瘤腔内修复术近年来有许多新进展，如开窗技术（fenestration）、烟囱技术（chimney）、分支支架（branch）、杂交技术（hybrid）等。

应用解剖 并非所有的腹主动脉瘤的形态都适合腔内修复术。腹主动脉瘤腔内修复术理想的解剖形态应具有如下特征：①近端瘤颈和远端锚定区长度至少15mm。②近端瘤颈直径小于3cm，无严重钙化和附壁血栓，瘤颈形状非倒漏斗形。③近端瘤颈与瘤体长轴成角小于60°。④至少

可保证一侧的髂内动脉血供。⑤髂股动脉入路无严重钙化、狭窄、闭塞、迂曲等。随着腔内技术和越来越多的新型支架的发展，腹主动脉瘤腔内修复术对解剖形态的要求将会越来越低，过去不适于做腔内修复术的患者也可能在将来成为合适的患者。另外如果患者不具备理想的腔内修复术的解剖形态特征，但患者一般情况极差，不适合行腹主动脉瘤切除血管重建术，也可以考虑腔内修复术，但需要由有经验的临床医师协助权衡利弊，做出判断。

适应证 无症状性腹主动脉瘤直径超过5.5cm，或每年直径增加超过1cm，症状性腹主动脉瘤或腹主动脉瘤破裂，为腹主动脉瘤的适应证，同样可为腹主动脉瘤腔内修复术的适应证。

手术方法 CT血管造影（CTA）是腹主动脉瘤腔内修复术前必备的影像学检查之一。通过CTA，不但可以确定患者是否适合行腔内修复术，而且可以用于测量腹主动脉瘤各部位的数值，以确定所选覆膜支架的尺寸。与动脉造影相比，CTA不会受到血管腔内附壁血栓和钙化斑块的影响，能较准确地反映腹主动脉的直径。但是，在确定覆膜支架的长度时，利用标记猪尾进行的动脉造影比CTA更有优势。行双侧腹股沟切口，解剖双侧股总动脉，穿刺股总动脉，置入导丝导管鞘。通过带标记的猪尾导管造影，了解腹主动脉瘤形态，并测定相关数值，确定合适尺寸的覆膜支架。通过股动脉导入覆膜支架，在预定好的位置释放支架，隔绝动脉瘤瘤腔。再次造影，明确瘤腔隔绝情况，除外有无必需处理的内漏等并发症。缝合血管和伤口。腹主动脉瘤腔内修复术一般在全

麻下进行，近年来也有在局麻下通过双侧股动脉穿刺完成手术的成功病例。

常见并发症 腹主动脉瘤腔内修复术后仍有血流进入到动脉瘤瘤腔内，瘤腔内仍然维持一定的压力，这种情况被称为内漏。内漏是腹主动脉瘤腔内修复术最主要的并发症之一，也是导致腹主动脉瘤腔内修复术近期和远期失败的主要原因。根据血流进入瘤腔的部位，可以将内漏分为五型。Ⅰ型：血液经过近端或远端锚定区域的移植物与动脉壁之间的空隙进入到瘤腔；Ⅱ型：血液通过开口到动脉瘤瘤腔的分支动脉反流进入瘤腔；Ⅲ型：血流通过覆膜支架模块组件之间的缝隙进入瘤腔；Ⅳ型：血液通过覆膜支架织物的编织孔渗透入瘤腔；Ⅴ型：虽然未发现明确的内漏，但动脉瘤腔内压力（内张力）仍然持续存在。其中Ⅰ型和Ⅲ型内漏一旦发现是需要立即处理的，但Ⅱ型和Ⅳ型内漏则可以严密随访观察。

（刘昌伟 宋小军）

zhǔdòngmài jiācéng qiāngnèi xiūfùshù

主动脉夹层腔内修复术（endovascular aortic dissection repair）

利用覆膜支架，将主动脉真（假）腔之间的内膜破裂口封闭，阻断血流从破裂口持续进入假腔，降低动脉假腔内的压力以预防其进一步扩大、破裂，进而恢复主动脉真腔的血流和压力，恢复正常血流动力学的手术。

适应证 主要应用于DeBakeyⅢ型主动脉夹层，仅少数符合条件的DeBakeyⅠ型或Ⅲ型夹层可采用腔内修复术。

手术方法 以DeBakeyⅢ型主动脉夹层为例。手术一般于全身麻醉下进行。解剖出未受累的

股总动脉（或髂外动脉）作为导入动脉，经左肱动脉或经股动脉置入带标尺的猪尾导管，至升主动脉行胸主动脉造影，确定并标记左锁骨下动脉开口和主动脉夹层第一破裂口，测量瘤颈（破裂口至左锁骨下动脉开口）长度、瘤颈直径、夹层最大直径和长度，根据测量值选择适当直径和长度的覆膜支架。全身肝素化后，将超硬导丝自导入动脉置入动脉真腔达升主动脉，再沿该超硬导丝导入覆膜支架，将支架定位后，先予控制性降压（一般将收缩压降至 90 mmHg 以下，甚至更低），释放支架使其近端固定于左锁骨下动脉开口远端的胸主动脉，远端固定于夹层裂口以远。再经猪尾导管行主动脉造影，观察夹层破裂口是否被隔绝，左锁骨下动脉是否通畅，覆膜支架是否存在内漏，重要脏器血供是否受影响。排除异常情况后，退出导管，缝合导入动脉及切口。注意，对于慢性夹层，可以使用低压球囊适当扩张，使支架与内膜间贴附严密；而对于急性夹层，由于内膜水肿，不宜行球囊扩张以避免造成内膜再撕裂。一般地，封闭第一破裂口即能达到治疗的目的，但某些特殊情况下，主动脉夹层的远端破裂口也需进行封闭。

常见并发症 腔内修复术由于创伤小，患者恢复快，并发症较传统开放手术少。但目前仍存在瘤颈短，支架近端锚定距离不足造成修复困难。常见并发症包括支架内漏、重要内脏动脉的血供障碍、术后截瘫等。

(刘昌伟 邵 江)

zhōuwéi xuèguǎn jíbìng

周围血管疾病（peripheral vascular disease） 发生在肢体血管的疾病总称。根据病变累及血管可分为动脉疾病和静脉疾病。

病因及发病机制 ①年龄：10 岁以下儿童，静脉疾病的发生率较低。随着年龄增长，动脉硬化、静脉血栓形成等血管疾病发病率逐渐上升。②生活习惯：由生活习惯或工作性质所决定，长期站或坐更易引起下肢静脉功能不全。长期卧床或有行动障碍患者易形成下肢深静脉血栓。③动脉硬化：可发生于整个动脉系统。当动脉硬化病变累及四肢动脉时，动脉硬化斑块导致管腔狭窄，在狭窄基础上可形成血栓致血管闭塞。少数情况下动脉硬化可导致动脉壁受损薄弱，形成动脉瘤。④糖尿病：可引起微小动脉内皮细胞功能失活而导致微血管内血栓形成，另外糖尿病患者抵抗感染能力下降，炎症因子的释放可以加剧局部缺血，多见为腘动脉以远的下肢动脉。⑤吸烟：可以破坏动脉壁，促进局部炎症反应，从而激发血管内凝血机制，导致血管痉挛、血管内血栓形成。另外还可引起机体血脂异常，加速动脉硬化的发展过程。⑥高血压：高血压患者肾素 - 血管紧张素Ⅱ-醛固酮系统激活，该系统的激活与高脂血症及动脉硬化的发生密切相关。

临床表现 ①肢体肿胀：肢体静脉回流障碍性疾病可出现肢体肿胀，多以单侧为主，肢体下垂后加重，平卧或抬高患肢后肿胀可减轻。②肢体疼痛：静脉回流障碍性疾病可因血流淤滞导致肢体沉重、胀痛，活动后加重，休息后或肢体抬高后可好转；动脉缺血性疾病可导致肢体末端疼痛，静息状态即可出现，活动后加剧，休息后可缓解，肢体抬高后加重。③间歇性跛行：动脉缺血患者可出现活动后肢体乏力、疼痛。

诊断 ①根据以上典型症状及体征，可以初步建立血管疾病的诊断。②彩色多普勒超声：由于其简便性及无创性，已成为大部分周围血管疾病的初筛诊断辅助检查。③CT 血管造影（CTA）和磁共振血管造影（MRA）：通过计算机三维重建，可模拟构建肢体静脉三维模型，从而提供更直观的信息。④血管造影：为有创性检查，目前仍是大多数周围血管疾病诊断的金标准。

治疗 见动脉疾病和静脉疾病。

(舒畅 黎明)

jiànxiēxìng bǒxíng

间歇性跛行（intermittent claudication） 下肢慢性动脉缺血，患肢活动后出现肢体疼痛，患者停步休息片刻疼痛自行缓解后又可行走的临床现象。从开始行走至出现疼痛的行走距离称为跛行距离，行走时间称为跛行时间。虽然发生慢性缺血肢体的动脉血供较正常减少，但在静息状态下尚可满足基本代谢需要。当肢体活动时，肌肉收缩的耗氧量增加，此时已减少的血供无法满足肢体的需要，从而出现患肢疼痛。疼痛可表现为沉重、乏力、束缚感、痉挛痛等。疼痛部位通常在小腿，有时也可表现为臀部、大腿及足部疼痛，足部跛行较少见。间歇性跛行是慢性下肢缺血的特征性改变，一般出现于病变早期。若出现臀部或大腿跛行，提示有主动脉或髂动脉病变。在行走速度不变的情况下，跛行距离及时间越短，提示缺血越严重。应注意与神经性跛行及静脉淤滞性跛行相鉴别。骨科疾病引起的脊髓神经受压也可出现行走后臀部及大腿疼痛麻木，但其出现跛行的距离并不固定，且虽然休息后可以好转，但休息时间较缺血性跛行长。静脉淤滞性跛行多发生于下肢深静脉血栓形成时，当平卧休息时血液可通过侧支循环回流而不引起明显肿胀，而下床活动时肌肉供血增多，静脉回流也随之增多，血液淤滞于大腿静脉内导致大腿张力增高从而引起疼痛。神经性和静脉淤滞性跛行肢体动脉搏动正常，必要时可行动脉造影或 CT 或 MRI 血管成像进行鉴别。出现间歇性跛行则提示有下肢动脉缺血，应尽快行动脉相关检查以明确病变范围及程度。若在病变早期可鼓励锻炼及药物治疗，药物治疗无效或动脉闭塞较严重则应行手术治疗。

（舒 畅 黎 明）

jìngxītòng

静息痛（rest pain） 严重血管疾病所致静息状态下的肢体疼痛。临床最常引起静息痛的疾病为动脉阻塞引起的肢体缺血性疾病，其他疾病如静脉回流障碍以及肢体局部炎症也可引起不同程度的静息痛，但均不及动脉缺血所引起的疼痛剧烈。当肢体严重缺血时，患肢血供无法满足静息状态下组织需要，从而引起剧烈的疼痛。疼痛多非常剧烈，夜间尤甚，患者常无法入睡，整夜抱膝抚足，严重影响患者生活及睡眠。出现静息痛即提示肢体缺血程度严重，需尽快进行相关检查以明确诊断，及时治疗以改善患者生活质量，提高患肢保存率。静息痛常由严重的动脉缺血所引起，明确病变性质及范围后，如有手术条件应行手术治疗辅以药物治疗改善患肢血运，若无手术条件则给予药物治疗以减轻症状，改善患者生活质量。

（舒 畅 黎 明）

yóuzǒuxìng jīngmàiyán

游走性静脉炎（transmigration phlebitis） 人体不同部位反复发作的浅静脉炎。临床多表现为肢体或躯干浅静脉附近一个区域内，骤然出现多数散在红色结节，有疼痛和触痛，并与周围有炎症的皮肤粘在一起，病变静脉触之为一条坚硬索状物，可分批出现，因此有些部位病变刚出现而其他部位则已消退。结节很快消退，大多数仅持续 7~18 天，索状物逐渐不明显，最终消失，留下局部棕色色素沉着。结节不化脓，不坏死，受累肢体亦无水肿形成。全身可出现低热，白细胞增多，血沉加快等反应，每次结节消退后间歇数周或数年，身体其他部位的浅静脉又可出现同样反应，屡次反复发作，长期患病后，遗留的色素沉着和索状物可布满全身。从临床上看此病的发生与两种疾病有密切关系。①常与内脏恶性肿瘤相关，特别和胰体尾部的癌变有最密切的关系。②与血栓闭塞性脉管炎关系密切，血栓闭塞性脉管炎早期出现游走性浅静脉炎者占 30%~50%。主要以小腿和足部浅静脉炎为多见，发生于大腿和上肢者较少见，整个肢体肿胀较少见。游走性浅静脉炎本身主要以局部处理为主，但应积极排查与其密切相关的其他疾病。

（舒 畅）

Léinuò xiànxiàng

雷诺现象（Raynaud phenomenon） 当受到寒冷或紧张刺激后，患者指（趾）皮肤依次出现苍白、青紫、潮红等颜色变化过程的临床现象。可伴有短暂局部发冷、感觉异常和疼痛等。该现象在肢体的典型发作可分为三期。①早期表现苍白：由于四肢末端细小动脉痉挛，皮肤血管内血流量减少而突然发生，一般好发于手指，为对称性，自指端开始向手掌发展，但很少超过手腕。手部局部皮温降低，有麻木、针刺及僵硬感等。②几分钟后青紫：细小动脉先扩张，而细小静脉仍处于痉挛状态，毛细血管丛缺氧青紫，此时自觉症状一般较轻。③潮红：当患者处于温暖环境中，寒冷刺激消失，血管反应性充血、局部温度增高、可有肿胀及轻度搏动性疼痛。当血液灌流正常后，皮肤颜色和自觉症状均恢复正常。雷诺现象发作也会波及鼻尖、颊和耳郭，历时数分钟至数小时。该现象按病因分为原发性和继发性：①原发性雷诺现象：常双侧肢体受累，无原发疾病，是一种良性的肢端小动脉痉挛症，又称雷诺病，多见于女性。②继发性雷诺现象：继发于其他疾病，即雷诺现象在其他疾病中的表现。雷诺现象不仅累及肢端，在结缔组织疾病患者的内脏也可发生雷诺现象，主要累及肺、心脏、脑和肾。不少患者可没有典型的肤色变化，因此不能仅依靠典型的肤色改变作为雷诺现象的诊断依据。发现雷诺现象后应明确为原发性或继发性，后者应积极治疗原发病。

（舒 畅 黎 明）

Bógézhēng

勃格征（Buerger sign） 判断肢体缺血的重要体格检查。又称肢体抬高及下垂试验。患者取仰卧位，抬高肢体（下肢抬高 45°，上肢举过头顶）3 分钟后观察肢体颜色变化，正常时肢体颜色呈淡红或稍白，若呈现苍白或蜡白色，或伴有明显肢端疼痛则提示肢体供血不足。然后患者坐起，将肢体下垂后正常应在 10 秒内恢复正常皮色，若恢复时间延长，或局部潮红、发绀则进一步提示肢体缺血。正常情况下抬高肢体由于重力原因可引起肢体供血减少，但仍能满足静息状态下肢体代谢需要，因此仅引起皮色轻度改变。当肢体出现缺血性改变时，抬高患肢可使缺血加重，从而出现皮色的明显改变伴或不伴肢端疼痛，肢体缺血愈重，改变越明显。当肢体下垂后，正常动脉可迅速恢复血供，而对于狭窄或闭塞的肢体动脉，血供恢复将延迟甚至难以恢复，以至持续出现发绀等缺血症状。勃格征阳性提示患肢有缺血性疾病，但仅能提示患肢供血不足，无法确定缺血原因及程度。可作为初筛检查，当检测出阳性后应行进一步检查。明确病变性质及程度后可采取相应的治疗。

（舒畅黎明）

zúbèijìngmài chōngyíng shìyàn

足背静脉充盈试验 （engorge test of foot dorsal vein） 通过检查足部静脉充盈情况，判断下肢动脉是否缺血的临床初步筛查试验。患者取仰卧位，抬高双下肢3分钟，然后患者坐起，双足下垂，观察双侧足背静脉充盈时间。正常情况下足背静脉于10秒内充盈，若充盈时间大于10秒则提示动脉供血不全。原理为肢体抬高后静脉血液排空，由于动脉供血较平卧时减少，导致静脉空虚。肢体下垂后动脉供血恢复，静脉回流血液随之增多，足背静脉充盈。正常人这一过程可在10秒内恢复。当肢体出现缺血时，肢体下垂后动脉供血仍难以恢复或恢复延迟，从而出现静脉充盈时间延长。足背静脉充盈试验阳性提示患肢存在缺血性疾病。足背静脉充盈时间在1~3分钟提示动脉

缺血严重，充盈时间超过3分钟提示侧支循环建立不充分，患肢有缺血坏死可能。应注意的是该试验仅用以判断是否存在肢体缺血，对于病因以及缺血范围等仍需进一步检查确认，以便于采取相应的治疗措施。

（舒畅）

zhǐyā shìyàn

指压试验 （dactyl stamp test） 临床测试和训练脑动脉侧支循环开放的经典试验。又称马塔斯试验（Matas test）。1911年由美国外科教授马塔斯（Matas）提出。将拇指置于环状软骨平面、胸锁乳突肌前缘、第6颈椎横突处向后向内压迫颈总动脉以阻断颈动脉血流，以颞浅动脉搏动消失为有效。每次10~15分钟，同时观察患者的神经系统反应，若未出现剧烈头痛、头晕以及恶心等症状，可将时间逐渐延长至30分钟，每天5~6次，持续进行1~2周后，若患者意识清楚，无明显头痛、头晕、恶心或肢体活动障碍则表明脑动脉侧支循环建立。常用于颈动脉体瘤或其他累及颈动脉的颈部肿瘤，如果术中可能因瘤体巨大、与血管粘连紧密等原因需结扎颈动脉特别是颈内动脉，术前可以应用此法预测结扎颈内动脉后大脑缺血情况，据此了解大脑对阻断单侧颈内动脉的耐受性，更重要的是可促进大脑动脉及大脑动脉环（Willis环）侧支循环的建立，从而预防术中结扎或阻断颈动脉造成的脑缺血、缺氧等并发症，提高手术的安全性和成功率。注意不要压迫颈动脉窦，以免造成颈动脉窦异常反射，引起血压、心率下降、晕厥甚至心搏骤停等严重后果。此法不宜用于颈动脉多发粥样硬化斑块形成的患者，以免压迫颈

动脉导致斑块脱落至颅内造成脑梗死。

（舒畅）

huáigōngbǐ

踝肱比 （ankle-brachial index, ABI） 下肢动脉收缩压与同侧上肢动脉收缩压的比值。临床上常用于下肢缺血程度的评判。以10~12cm长袖带绑缚于踝关节上方，多普勒探头听诊胫后动脉或足背动脉搏动，量取下肢动脉收缩压。再量取同侧上肢收缩压。正常踝肱比>1.0，踝肱比<0.9则考虑下肢动脉缺血性疾病，踝肱比<0.4可出现静息痛，提示有肢体严重缺血。某些动脉闭塞性疾病可同时累及上下肢，因此踝肱比正常并不能完全排除动脉缺血性疾病。踝肱比下降提示该侧下肢动脉缺血，踝肱比越低肢体缺血越重。踝肱比下降与心脑血管事件发生相关：踝肱比<0.9，心血管事件死亡率可提高3~6倍。

（舒畅黎明）

Huòmànsīzhēng

霍曼斯征 （Homans sign） 快速急剧背屈踝关节时出现小腿肌肉深部疼痛的临床征象。提示小腿肌丛静脉内血栓形成。小腿肌肉静脉内血栓形成后，由于静脉回流未受到明显影响，可无明显肢体肿胀，也不伴有明显的炎症性症状，如疼痛等。仅当踝关节快速急剧背屈时，腓肠肌和比目鱼肌迅速伸长而引起肌肉疼痛。霍曼斯征阳性提示小腿肌肉内静脉血栓形成，但并非确诊的唯一依据，应行深静脉彩超或静脉造影以明确诊断。霍曼斯征阳性，若确诊深静脉血栓形成则应及时行抗凝溶栓治疗，错过最佳治疗时机可能导致血栓继续向近端生长，从而累及髂股静脉。

（舒畅）

5P zhēng

5P 征（5P sign）肢体动脉栓塞或血栓形成时发生急性缺血所表现出的典型症状及体征。常见于下肢。即疼痛（pain）、苍白（pallor）、无脉（pulselessness）、感觉异常（paresthesia）及运动障碍（paralysis）。①疼痛：最早出现的症状，多为急性锐痛，是由于栓塞部位动脉痉挛及远端肢体缺血所引起。疼痛部位主要取决于栓塞的部位，一般是急性动脉栓塞以远平面的患肢疼痛，活动时疼痛加剧。随着继发性血栓的形成及延伸，疼痛平面可向近端发展，但当感觉神经最终缺血坏死后，则痛觉会有所减弱。②苍白、皮温降低：由于组织缺血，皮肤乳头层下静脉丛血液排空，皮肤呈蜡样苍白。如静脉丛内尚存少量血液，则可见苍白皮肤间散在的青紫斑块。肢体严重缺血，因此皮肤厥冷，肢端尤为明显。需要指出的是通常患肢皮肤颜色、皮温发生变化的平面要比栓塞部位低一掌宽至两个关节平面。③动脉搏动减弱或消失：在急性动脉栓塞即刻，栓塞部位远端的动脉搏动就会表现为减弱或消失，而栓塞部位近端可出现弹跳状强搏动，称为水冲脉。因而通过仔细体检，触诊患肢各节段的动脉搏动的改变，即可大致了解动脉栓塞的部位。④感觉异常：由于神经组织对缺血相当敏感，因而在急性动脉栓塞早期，即出现患肢感觉及运动障碍。表现为患肢远端存在袜套形感觉丧失区，其近端有感觉减退区，再近端可有感觉过敏区，感觉减退区平面低于动脉栓塞平面。⑤运动障碍患肢有肌力减退、麻痹及不同程度的手足下垂，当最终出现肌肉坏死而表现运动功能完全丧失时，

提示患肢即将出现不可逆转的改变，即使此时通过治疗，患肢得以保存，肢体功能终会存在不同程度、无法恢复的损伤。5P 征是动脉急性缺血的典型临床症状及体征，其出现和严重程度与缺血程度及缺血时间有关系。前三项尤其有助于早期诊断。值得注意的是由于缺血时间及缺血程度的不同，并非所有动脉急性缺血都表现出完整的 5P 征。如缺血程度较轻的患者可不出现麻痹或感觉麻木；缺血时间延长后，肢体颜色可由缺血发白转为坏死后花斑色，神经缺血坏死后，疼痛症状可反而减轻。出现 5P 征即强烈提示动脉急性缺血过程。此时应尽快行相关检查明确诊断，大多数病例需要急诊手术。

（舒 畅）

dòngmài jíbìng

动脉疾病（disease of arteries）发生在动脉的疾病总称。下文主要解释发生在外周动脉，即肢体动脉及颈动脉的疾病。

分类根据发病时间多可分为急性和慢性。根据病变性质可分为狭窄闭塞性和动脉瘤。

病因及发病机制①动脉硬化：可发生于整个动脉系统。当动脉硬化病变累及四肢动脉时，动脉硬化斑块导致管腔狭窄，在狭窄基础上可形成血栓致血管闭塞。少数情况下动脉硬化可导致动脉壁受损薄弱，形成动脉瘤。②糖尿病：可引起微小动脉内皮细胞功能失活而导致微血管内血栓形成，另外糖尿病患者抵抗感染能力下降，炎症因子的释放可以加剧局部缺血，多见为腘动脉以远的下肢动脉。③吸烟：可以破坏动脉壁，促进局部炎症反应，从而激发血管内凝血机制，导致血管痉挛、血管内血栓形成。另

外还可引起机体血脂异常，加速动脉硬化的发展过程。④高血压：高血压患者肾素–血管紧张素Ⅱ-醛固酮系统激活，该系统的激活与高脂血症及动脉硬化的发生密切相关。⑤心脏疾病：心脏瓣膜疾病、心房颤动、心房肿瘤等心脏疾病患者，心脏内可以形成血栓或瘤栓，脱落后可导致周围动脉急性栓塞。

临床表现根据发病时间以及病变性质的不同可有不同临床表现。①急性动脉栓塞：为急性组织缺血表现，典型临床症状为 5P 征。②慢性动脉狭窄闭塞性病变：为组织慢性缺血表现，病程多表现为间歇性跛行—静息痛—坏疽期的发展过程。③动脉瘤：初期可无任何症状。随着病变进展，靠近体表的动脉瘤如股动脉瘤、腘动脉瘤等，可以触及搏动性肿块。由于瘤体内血液湍流易形成血栓，血栓可以脱落至远端动脉导致远端动脉急性缺血。另外瘤体可压迫周围组织如静脉、神经等，引起肢体静脉回流障碍及感觉运动功能障碍。动脉瘤破裂后可出现疼痛、肢体肿胀、皮下淤斑等症状，急性大量失血可导致休克甚至死亡。④颈动脉狭窄：可无任何症状，仅体检时发现。狭窄程度较重者可有头晕、头痛，严重时可有一过性脑缺血发作甚至脑梗死。

诊断根据临床症状与体征，可以初步建立动脉疾病的诊断。再有针对性进行实验室检查，并排除其他疾病，即可明确诊断。①临床症状与体征：对于动脉闭塞性疾病，首先根据症状判断是否存在动脉缺血。动脉缺血典型表现为皮温降低、皮色苍白，若缺血程度严重皮肤颜色可为青紫色或花斑色，可伴有肢体感觉运

动功能损害。踝肱比可协助判断是否存在动脉缺血及动脉缺血程度。根据动脉搏动丧失及皮肤温度改变的平面可大致判断动脉闭塞的平面。然后根据病程的长短判断急性栓塞还是慢性闭塞。一般病程在 7 天之内属于急性栓塞，多为其他来源血栓脱落至肢体动脉引起；病程在 3 个月以上多为慢性闭塞。病史采集需严密谨慎，不少患者虽然表现为急性缺血症状，但在急性症状之前可有长期间歇性跛行史，此多为动脉硬化基础上急性血栓形成，应与血栓脱落导致的周围动脉栓塞相鉴别。对于动脉瘤，患者自行触及或体查发现肢体搏动性肿块是最直接的检查方法。②辅助检查：彩色多普勒超声可以提供血管直径、血流速度、血管内血栓等相关信息，作为第一线辅助检查已广泛应用于临床。随着技术及水平不断提高，仅参考彩色多普勒超声结果即可对一些周围动脉疾病明确诊断及提供治疗方案。CT 血管造影（CTA）和磁共振血管造影（MRA）通过计算机三维重建，可模拟构建肢体动脉三维模型，从而提供更直观的信息。血管造影目前仍是许多动脉疾病诊断的金标准。

鉴别诊断 ①血管性跛行与神经性跛行：见间歇性跛行。②动脉缺血性疾病与下肢深静脉血栓形成：高度发展的下肢深静脉血栓形成可因肢体高度肿胀压迫动脉从而导致动脉缺血（见股青肿）。

治疗 包括非手术治疗和手术治疗。

非手术治疗 对于动脉瘤患者，除一般情况差、难以耐受手术者外，原则上均应行手术治疗。对于动脉闭塞性疾病患者，若无症状或仅轻度间歇性跛行，且踝肱比>0.9，可先采取非手术治疗。包括：①生活习惯改变：戒烟、低盐低脂饮食。②适当功能锻炼：功能锻炼以行走为主，每次行走至缺血症状出现后休息，症状好转后再恢复行走。③药物治疗：除规律服用降压、降糖、降脂药物控制血压、血糖及血脂外，还可服用抗血小板聚集药物、血管扩张药物以缓解缺血症状。

手术治疗 大部分周围动脉疾病患者均需手术治疗。手术治疗可分为开放手术及腔内手术两种。相对而言，开放手术创伤更大、手术风险较高、术后恢复更慢，而腔内手术创伤小、术后恢复快，已有逐渐取代传统开放手术的趋势。

（舒畅 黎明）

dòngmài yìnghuà bìsèzhèng

动脉硬化闭塞症（atherosclerotic obliterans）

在动脉硬化基础上发展成以动脉狭窄或闭塞性改变为特征的疾病。是一种全身性的疾病，主要累及大动脉和中动脉。最常见于下肢动脉，临床表现为慢性下肢缺血。多发于老年人，且随年龄增长发病率有增长趋势。人群发病率为 3% ~ 10%，而在大于 70 岁的老年人中发病率可上升为 15% ~ 20%。男性较女性多见，男女患者比例为 6∶1。另外发病率与人种有关，排除糖尿病、高血压等相关因素干扰，同年龄段黑人发病率是白人发病率的 2 倍以上。

病因及发病机制 具体病因及发病机制目前尚未完全明确。其主要高危因素有高胆固醇血症、吸烟、高血压、糖尿病，其他高危因素还包括高龄、男性、三酰甘油升高、同型半胱氨酸升高、缺乏运动及家族史等。当动脉壁受到机械性或毒性损伤时（如血流动力学改变；吸烟、同型半胱氨酸等毒性代谢产物、低氧血症、病原微生物的刺激等），动脉内皮细胞受到破坏因而丧失一部分功能，脂质、血浆蛋白等在受损内皮细胞处聚集形成脂质核，纤维组织及血管平滑肌细胞附着于脂质核外形成纤维帽，两者共同组成动脉斑块。动脉硬化斑块逐渐向管腔内发展，并可在此基础上局部血栓附集，导致血管不同程度的狭窄甚至闭塞，斑块破裂碎片向远端由于动脉分叉处血流动力学的改变，动脉斑块更容易形成于该处。因此临床上肾下腹主动脉、髂股动脉、颈动脉分叉、腘动脉更常见动脉斑块形成。

临床表现 根据侧支循环形成的情况，患者出现肢体缺血症状的时间及程度因人而异。在早期，患者可无任何自觉不适或仅出现肢体怕冷、苍白。随着病变的进展，缺血程度加重，患者处于静息状态下可不出现或仅出现轻微的缺血症状，但当下肢活动时肌肉代谢耗氧量增加，已经减少的肢体供血不能满足组织需要，从而出现麻木、疼痛等症状，称为间歇性跛行。跛行距离与时间与病变程度呈正相关。此时可伴有阳痿。当病变进一步发展，肢体严重缺血，静息状态下组织灌注严重不足，患者可出现剧烈疼痛，疼痛主要位于患肢肢端，夜间及卧位时更加剧烈，严重影响患者生活及睡眠。疼痛剧烈时患者多喜抱膝以减轻疼痛，部分患者可因长期屈膝导致膝关节僵直。此时患肢皮肤呈蜡样改变，皮温明显降低，足趾发绀。当病变发展至终末期可出现肢端组织缺血坏死，皮肤溃疡、感染，形成坏疽（图1）。

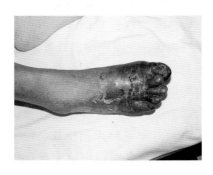

图1 下肢动脉硬化闭塞症（中南大学湘雅二医院血管外科供图）

可见患者足部溃烂感染，足趾坏死

诊断 ①一般情况评估：该病是全身性疾病，因此对于全身各器官系统评估有助于诊断。包括血压、血脂、血糖测定，有无动脉硬化家族史。②肢体体格检查：包括四肢动脉搏动的触诊及听诊，肢体皮肤温度与感觉的测定，四肢阶段性血压及踝肱比的测定，勃格征等。③无创辅助检查：主要为彩色超声多普勒检查，彩超由于其方便性与准确性，已经成为动脉硬化闭塞征最重要的初筛检查。④CT血管造影（CTA）或磁共振血管造影（MRA）：目前CTA和MRA已经广泛应用于临床检测动脉硬化闭塞症。随着影像技术的发展，CTA或MRA可以对动脉闭塞位置、范围及程度以及与周边组织结构关系提供详尽的信息，以便临床医生决定治疗策略时参考，其不足之处是相对于无创检查有一定风险，且对于体内有金属移植物、造影剂过敏、肾衰竭等患者有一定限制。⑤数字减影血管造影（DSA）：下肢动脉造影一直是诊断下肢动脉硬化闭塞症的金标准，可以提供最为详尽的下肢动脉信息。但由于是有创检查，存在一定风险，包括约0.1%的概率发生造影剂严重不良反应，可

能发生并发症，有0.7%的并发症发生后可以改变患者的治疗策略（图2）。

鉴别诊断 下肢动脉硬化闭塞症应与其他可以导致下肢动脉缺血的疾病相鉴别。①血栓闭塞性脉管炎：多见于中青年男性，有吸烟史，可伴有游走性静脉炎。多累及中小动静脉，足趾坏死的概率比动脉硬化闭塞症大。动脉造影上多表现为腘动脉以远动脉闭塞。患者多不伴有高血压、糖尿病等，血脂一般不升高。②多发性大动脉炎：好发于青年女性，是一种自身免疫性疾病，常累及主动脉及其分支。引起下肢缺血的大动脉炎多为主髂型，多累及腹主动脉远端及髂动脉起始段，静息痛、溃疡、坏疽等严重缺血症状少见。活动期血沉、免疫学检查等可见异常。③急性动脉栓塞：为急性下肢缺血性疾病。多伴有心脏疾病，如心房颤动、二

尖瓣狭窄、心房黏液瘤等，动脉内栓子多为心脏内血栓脱落所致。表现为急性发病过程，症状典型者有明显的5P征。起病即表现为静息痛，少见间歇性跛行病史。影像学检查可见下肢动脉突然中断，侧支循环形成较少。

治疗 以手术治疗为主，非手术治疗为辅的综合治疗。非手术治疗的指征包括间歇性跛行期患者，排除近端动脉病变（髂动脉和股动脉），或已失去手术机会或手术失败的患者，术后患者为防止病变再发或进展也可给予部分药物治疗及功能锻炼。

非手术治疗 ①一般治疗：由于动脉硬化闭塞症的患者常合并高脂血症、糖尿病等疾病，积极治疗这些合并疾病有助于增加患肢血流灌注。另外由于患肢血供不足，当足部受到创伤后容易感染，且创面难以愈合，因此患者应注意避免足部受伤，对于该类患者的足部创面进行处理时应小心谨慎，避免盲目清创及截肢。②锻炼疗法：在运动平板上练习锻炼，最好在专科医师指导下进行。1周3次，开始时每次30分钟，后可逐渐延长至1个小时。运动平板速度及运动量调节至3~5分钟内引起跛行为宜。当患者感到中度疼痛后可暂停运动至疼痛消失，然后重新开始运动至重新出现疼痛，如此反复。这样的活动休息循环在开始时至少应持续35分钟，当患者逐渐适应运动后可延长至50分钟。当患者10分钟或更长时间内运动量无法诱发跛行则可适当提高运动速度或运动量。建议当患者可以每小时3.2千米的速度行走后提高运动量。③药物治疗：目的是防止继发血栓形成，扩张患肢血管，增加患肢血流灌注，减轻缺血症状，

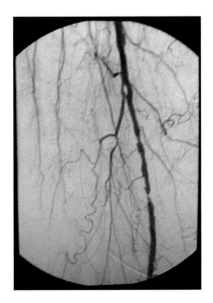

图2 动脉硬化闭塞症患者DSA图像（中南大学湘雅二医院血管外科供图）

可见下肢动脉呈虫蚀状改变，多处严重狭窄

尚无药物能治愈动脉硬化闭塞症。临床使用的药物包括抗凝剂、抗血小板聚集药物、前列腺素制剂等。

手术治疗　已被证明可以有效地改善肢体血供，增加肢体灌流量，挽救濒临坏死的肢体。但应注意的是手术并不能一劳永逸地治疗动脉硬化闭塞症，无论采取哪种术式，都存在再狭窄闭塞的可能。①经皮穿刺动脉腔内成形术及支架植入术：经皮穿刺动脉，由动脉腔内到达病变动脉段，可用球囊导管扩张狭窄、闭塞段动脉，酌情可放置血管内支架以维持动脉通畅。该种方法的优点是微创、风险较小，缺点是病例选择有局限性，仅适用于局部或多处短段狭窄病例，且导丝能通过狭窄闭塞段者。对于髂股动脉病变效果较好，腘动脉及远端动脉应用效果欠佳。②血管旁路术：对于长段闭塞或无法行腔内治疗的狭窄闭塞性病变，如果闭塞段近远端动脉管腔存在，则可行血管旁路术。该术式使用的材料分人工血管及自体静脉两种。对于主髂动脉病变的患者，可以采用腹主-股动脉或腹主-髂动脉转流，若患者全身情况不佳，可采用股-股动脉或腋-股动脉等解剖外途径转流以避免开腹手术的风险。而对于股-腘动脉段病变的患者，可采用股-腘动脉转流或股-胫前动脉或股-胫后动脉转流术以恢复小腿及足部血供。③其他术式：动脉内膜剥脱术适合于短段病变患者，手术剥除狭窄闭塞段增生的内膜，但术后可继发血栓，且易发生再狭窄及闭塞，现已少用于肢体动脉；静脉动脉化使用大隐静脉原位与闭塞远近端动脉吻合，效果欠佳，不应提倡；腰交感神经切除术适用于无法行血管

旁路转流术的病例，可切除同侧腰交感神经节及神经链以缓解血管痉挛，远期效果欠佳（图3）。

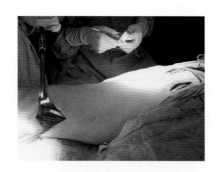

图3　股-腘动脉人工血管旁路术中情况（中南大学湘雅二医院血管外科供图）

预后　与采取的治疗手段、患者的治疗依从性等有关。无论是手术治疗还是非手术治疗都不能彻底治愈该病。手术治疗成功，术后严格随诊服药的病例可达到较理想的治疗效果。但不论采取人工血管或自体静脉转流还是腔内支架置入治疗，都可能发生再闭塞，通畅率与自体血管尤其是远端流出道血管质量、使用材料及其管径、术后患者是否严格服药以及吻合技术等密切相关。

(舒 畅 黎 明)

xuèguǎn bìsèxìng màiguǎnyán

血管闭塞性脉管炎（thrombo-angiitic obliterans）　血管节段性炎性的慢性闭塞性疾病。属于慢性动脉缺血性疾病。常累及中小动静脉，多发于下肢，也可发生于上肢，发生于内脏血管、冠状动脉、脑血管等仅有个例报道。好发于青年男性，在美国有统计发病率为0.012%，中国发病率要高于西方国家。在中国各地均有发病，但北方等寒冷地区发病率较高。

病理　病理改变具有诊断价值，主要表现为血管壁全层急性炎性改变，尤以静脉壁改变明显，并可伴有血栓形成。血栓周围可见核破裂的多形核白细胞，微胀肿及多核巨细胞。急性期过后的进展期动静脉内血栓继续形成，病理表现为血栓内炎性细胞显著浸润，而血管壁炎性表现减少。当病变进入慢性期或终末期则可见广泛侧支循环形成，中层显著血管增生，外膜及血管周围纤维化。病变后期的病理学变化没有特异性。另外该病常表现为节段性改变，病变血管之间可有正常血管存在。

病因及发病机制　具体发病机制尚不清楚。普遍认为吸烟与该病的发病及发展最为密切相关，80%~95%患者有吸烟史，持续吸烟可使病情继续恶化，停止吸烟可以缓解症状，重新吸烟又可使病情复发或加重。除吸烟外，其余发病因素还包括遗传学因素、血液高凝状态、内皮细胞功能紊乱、自身免疫功能紊乱、寒冷刺激等。

临床表现　病变可分为三期。①局部缺血期：表现为患肢皮温降低、麻木，伴间歇性跛行。查体发现主要是肢体远端皮温降低，肢体末梢动脉搏动减弱或消失。②营养障碍期：表现为静息痛，肢体出现缺血所引起的营养障碍表现，如肌肉萎缩、皮下脂肪减少等，查体发现主要是患肢萎缩、皮色变白、皮温降低，患肢动脉搏动消失。③组织坏死期：疼痛剧烈难忍，影响日常生活与睡眠，从足趾开始出现坏疽，可为干性坏疽或湿性坏疽，严重时可出现全身中毒反应。

诊断　彩色多普勒超声是检查该病的初筛手段，可以检查动静脉是否存在狭窄或闭塞。磁共振血管造影（MRA）或CT血管

造影（CTA）可以明确肢体血管病变位置、范围、程度以及侧支循环的形成情况。动脉造影可以发现肢体远端动脉节段性狭窄或闭塞，可见"螺丝样"侧支循环形成。诊断要点包括：①青年男性患者，年龄<45岁。②有吸烟史。③远端肢体缺血：间歇性跛行、静息痛、缺血性溃疡、肢体坏疽。④影像学资料显示远端动脉闭塞（腘动脉或胫动脉以远），如CTA、MRA、数字减影血管造影（DSA）等。⑤排除动脉硬化闭塞症、高凝状态、结缔组织病、近端动脉栓塞等疾病。⑥可活检取得病变血管标本以观察病理学改变。疑为该病的血管活检仅在以下情况下进行：发病年龄>45岁；病变位于近端大动脉；无吸烟史。

鉴别诊断 该病需与以下疾病相鉴别。①动脉硬化闭塞症：多为老年患者，除出现下肢缺血性改变以外多伴有全身其他多处动脉硬化，常合并冠心病、颈动脉硬化、高血压、糖尿病等。动脉硬化闭塞症多累及大中动脉，下肢多表现为髂动脉、股动脉及腘动脉狭窄闭塞，很少单独累及腘动脉以远血管。上下肢同时受累较少见。多不伴有游走性浅静脉炎。CTA或DSA可见下肢动脉多处虫蚀状改变，多处动脉硬化斑块形成。②动脉栓塞：多有心脏病史，起病急骤，病变位置可为近端大中动脉，也可为远端小动脉，影像学资料可见肢体动脉突然中断。③糖尿病足：有糖尿病史，且既往血糖控制欠佳，易合并感染。

治疗 以非手术治疗为主，必要时用手术治疗。

非手术治疗 ①戒烟：绝对戒烟是已知的控制该病继续发展，

避免截肢的唯一途径。停止吸烟可以缓解缺血症状且降低远期截肢率。每天仅吸一支烟都可以引起病变活动并继续发展。因此教育患者彻底戒烟是治疗的重要方法之一。②药物治疗：主要以血管扩张药物为主。前列腺素E_1对控制病变发展、缓解症状有较好的作用。另外也可使用抗凝药物及抑制血小板聚集的药物。对于疼痛明显的患者可使用止痛药物。

手术治疗 该病主要累及中小动静脉，少有完好的流出道，因此手术效果一般欠佳。手术方式包括以下几种。①交感神经节切除术：切除交感神经节可缓解血管痉挛、改善肢体血液循环、减轻疼痛症状等作用。适用于病变早期患者。②动脉旁路移植术：该病主要累及远端中小血管，病变广泛，通常不具备良好的流出道，难以行转流手术。当病变累及髂股动脉，或腘动脉以远病变具有通畅流出道时可以行转流术。前者可使用人工血管转流，后者多使用自体静脉转流以提高通畅率。③大网膜移植术：可以增加患肢血流，减轻疼痛，促进溃疡愈合。适用于药物治疗无效且无法行其他血管重建手术患者。④截肢：对于已发生坏疽或缺血性溃疡难以愈合并合并感染，需考虑截肢。该病的截肢率约为6%。截肢平面应根据坏疽平面及缺血平面综合考虑，尤其应考虑截肢创面的愈合能力，避免截肢伤口不愈合。

（舒畅 黎明）

dòngmài shuānsè

动脉栓塞（arterial embolism）
各种不同来源的栓子随动脉血流冲入并堵塞远端动脉，继而引起以受累动脉供血器官或肢体急性缺血为临床表现的疾病。严重

者将最终导致器官或肢体坏死。根据动脉栓塞的病因（栓子来源）、栓子大小、栓塞的部位、栓子性质的不同而有不同的分类方法。而临床工作中最常用的是根据病因学来分类，以便于帮助诊断，且在不同类别的动脉栓塞治疗中便于归类。由于心血管疾病的发病率日益增高，心脏及近端动脉壁附壁血栓或斑块脱落导致周围动脉栓塞，尤其是下肢动脉栓塞的患者数逐年增加。

病理 ①栓塞动脉的变化：由于动脉分叉处管腔突然狭窄，并且呈马鞍形，因此绝大多数栓子最终停留在动脉分叉或分支开口处。在动脉栓塞的部位中，下肢动脉的发病率明显高于上肢，以股总动脉的发病率为最高，其次是髂总动脉、腹主动脉、腘动脉。上肢动脉中，肱动脉的发病率最高，其次是腋动脉、锁骨下动脉。栓塞引起受累动脉两方面变化：首先是受累动脉痉挛，栓塞刺激动脉壁，经交感神经血管舒缩中枢反射引起远端动脉及邻近侧支的强烈痉挛，血栓内大量凝集的血小板释出的组胺和5-羟色胺更加重了动脉痉挛，从而使患肢缺血更加严重。然后是继发性血栓形成，动脉滋养血管的痉挛引起动脉壁缺血、内膜损伤，成为继发性血栓形成的诱因。栓塞近端的血流缓慢淤滞和血栓收缩时释放出凝血物质也是其诱因。栓塞动脉的伴行静脉也可继发血栓形成，进一步加重肢体血流障碍。②受累肢体的变化：神经细胞对缺氧极为敏感，所以急性动脉栓塞最初表现为疼痛和麻木。随着缺血时间延长，肌肉组织也逐渐坏死，并释出肌酸激酶、溶菌酶等加剧组织坏死的物质。此时患肢就会出现运动障碍，皮肤

显现尸斑，提示即将坏死。肢体坏死的时间平均为 6 小时，但是坏死时间与栓塞部位、动脉痉挛程度、继发性血栓的范围以及侧支循环是否建立等因素密切相关。一般说来，动脉栓塞部位距心脏愈远，愈靠近终末动脉，由于缺乏足够的侧支循环，愈容易发生坏死。此外在急性动脉栓塞重建血供后，一部分患者会表现为缺血再灌注损伤，即由于氧自由基的释放等因素，毛细血管通透性的增高，组织明显水肿，严重者甚至阻碍了原已再通的动脉供血。③全身系统性改变：随着肢体及靶器官发生大面积坏死，及继发感染，大量坏死组织及毒素吸收入血，可导致肌红蛋白尿、氮质血症、高血钾、代谢性酸中毒、肾小管受损引起的急性肾功能不全、心律失常以及休克等并发症。缺血再灌注损伤将进一步加重上述的病理生理变化。

病因及发病机制 ①心源性：动脉栓塞的栓子来源多种多样，90% 以上来源于心脏，心房颤动或在心房颤动转为窦性心律的过程中引起附壁血栓脱落是导致动脉栓塞的最常见原因，随着冠状动脉粥样硬化性心脏病（冠心病）发病率增高，心肌梗死、室壁瘤、心律不齐而形成的心脏附壁血栓脱落逐渐增多，已取代风湿性心脏瓣膜病，成为急性动脉栓塞的首要病因。此外，亚急性心内膜炎、心房黏液瘤，都可能造成形成菌栓或瘤栓并脱落引起远端动脉栓塞。②血管源性：近端动脉的动脉瘤、动脉硬化、动脉壁炎症或创伤时，近端动脉瘤内的血栓、动脉硬化斑块、胆固醇结晶等栓子脱落；少见情况是静脉栓子经过未闭的卵圆孔进入动脉而引起栓塞，可同时存在深静脉血栓、肺栓塞及动脉血栓，称为反常性栓塞；另外随着心脏瓣膜置换术、腹主动脉瘤切除人造血管移植术的普及以及新兴的腔内血管外科手术的开展，术后人工瓣膜缘血栓形成脱落，尤其是人工植入物抗凝不足、动脉瘤手术阻断动脉或者动脉造影时，近端动脉的斑块及血栓脱落等医源性因素已经比较常见。③其他来源：骨折、脂肪抽吸术等可以引起脂肪栓塞，分娩可以引起羊水栓塞，血管手术及腔内操作可导致空气栓塞，另外部分非心血管源性的肿瘤如肺癌，侵入血管，通过肺循环进入左心房、左心室而形成的癌栓脱落，也是导致急性动脉栓塞原因之一。某些侵入体内的异物也可进入动脉循环成为栓子，如有报道射入体内的子弹导致动脉栓塞者。

临床表现 因栓塞的动脉部位不同而表现出不同的供血器官缺血症状，肢体动脉栓塞的典型表现包括 5P 征及肢体皮温降低。

诊断 任何突发剧烈肢体或者腹部疼痛的患者，都要想到动脉栓塞的可能。首先必须明确患肢有无缺血，急性缺血的原因是否为急性动脉栓塞。①病史及体格检查：急性动脉栓塞多发生于下肢动脉。风湿性心脏病、冠心病等心脏疾病形成的心脏附壁血栓，在发生心房颤动或心房颤动转为窦性心律时脱落是引起急性动脉栓塞的主要诱因。患者主诉患肢剧烈疼痛、发冷、麻木、运动障碍。体格检查可发现患肢苍白、厥冷，动脉栓塞部位远端的搏动减弱或消失。因此对于既往有风湿性心脏病、冠心病伴心房颤动的患者，如果有明确的诱因和典型的临床表现，即所谓 5P 征，就应考虑急性动脉栓塞的诊断。关于栓塞平面的判断可按以下标准：患肢皮温降低的平面通常比栓塞平面低 1 掌宽至 1 个关节，患肢皮色、运动和感觉障碍的平面通常比栓塞平面低 1~2 个关节平面。若栓塞平面的判断困难，则可行多普勒超声检查或动脉造影。必须注意急性动脉栓塞可导致氮质血症、高血钾、代谢性酸中毒、肾功能不全、心律失常以及休克等危及生命的病变，不能仅仅着眼于患肢，而忽略了心血管系统和全身的变化。②影像学检查：可进行彩色多普勒超声检查、CT 血管造影（CTA）、磁共振血管造影（MRA）或动脉造影。首先必须明确患肢有无缺血，急性缺血的原因是否为急性动脉栓塞，其次可以显示动脉栓塞的准确部位或作为手术前后的比较，同时还可了解近端有无可能导致急性动脉栓塞的心血管源性疾病。一般来说，动脉造影对动脉栓塞部位的诊断比多普勒超声检查更准确，但它是有创性检查，且耗时长，如能根据病史、体查、无创性检查做出诊断，则尽量不做动脉造影。

鉴别诊断 ①急性动脉血栓形成：常在动脉硬化性闭塞的基础上发生。具有与急性动脉栓塞相似的 5P 征，但有慢性缺血伴侧支循环建立，因而患肢坏死率较低。临床上鉴别急性动脉栓塞和动脉粥样硬化继发血栓形成是非常困难的，动脉血栓形成有长期供血不足症状，如麻木感、畏寒和间歇性跛行等。检查时有皮、甲、肌肉萎缩病变，起病不如动脉栓塞那样急骤，往往有一段时间的血管功能不全的前驱症状。动脉造影见受累动脉管壁粗糙，不光整或扭曲、狭窄或节段性闭塞，周围有较多侧支循环，呈扭曲或螺旋形。注意到这些对鉴别诊断是有帮助的。CTA 及动脉造影示动脉壁粗糙、钙化，动脉扭曲狭窄、节段性闭塞，与急性动脉栓塞光滑完整的动脉壁并截断性血流中断不同。需要指出的是在动脉硬化基础上并发急性动脉栓塞，诊断时不可忽视。②主动脉夹层：主要是由于夹层分离形成的内膜瓣片堵住一侧肢体动脉的开口处，从而表现为急性缺血症状。但该病患者既往有高血压或者马方综合征（Marfan syndrome）等病史，起病突然，往往伴有腹部或胸背部剧烈疼痛及内脏动脉缺血表现。但也有患者仅表现为肢体缺血，容易误诊。此外，CTA 和 MRA 可以观察到主动脉内膜分离，真假腔形成，有助于鉴别。③股青肿：急性下肢深静脉血栓形成合并压迫动脉或者动脉痉挛时也会出现与急性动脉栓塞相似的患肢剧痛、发冷、苍白、肢体远端动脉搏动减弱消失等症状体征，但患肢缺血多在12～24 小时后改善。该病还有急性动脉栓塞所缺乏的患肢肿胀、浅静脉曲张等体征。④其他：需要鉴别的疾病还有以下几种。a. 腘动脉受压综合征。有慢性病史，多发生在年轻患者（20～40 岁）。b. 麦角中毒。可表现为急性动脉缺血，有服药史，以硝普钠治疗有效。c. 休克和低心血输出量。患者肢端可发紫、发凉，当周身病变改善后病情自然好转。d. 动脉外压性病变。如急剧增大的腘动脉假性动脉瘤引起上肢缺血和髁上骨折引起下肢缺血。e. 创伤与手术。涉及患肢的创伤和手术等因素引起的动脉痉挛等。

治疗 治疗原则是首先挽救缺血肢体及器官，强调病因治疗。

非手术治疗 主要适用于早期，肢体功能障碍较轻，栓塞不完全的患者，或者作为手术的辅助治疗。由于急性动脉栓塞基础上可继发血栓形成，因此可以使用肝素、华法林等抗凝治疗，防止血栓形成加重病情。同时，应用改善微循环，活血以及抗血小板聚集药物也有助于控制症状，促进侧支形成。还可应用尿激酶或链激酶经静脉或直接动脉内置管溶栓治疗，但由于急性动脉栓塞往往为陈旧性血栓，因此溶栓效果不佳，仅可作为辅助手段。此外高压氧治疗可增加组织血氧含量，可一定程度地改善患肢缺血。

手术治疗 是治疗急性动脉栓塞的主要手段。手术时间越早越好。否则截肢率随着动脉栓塞时间的延长而上升。手术分为动脉切开取栓术和 Fogarty 球囊导管取栓术。后者因其操作简便、手术条件要求相对较低手术创伤范围小现已经广泛使用并取代了动脉切开取栓术，扩大了取栓的区域，是理想的手术方法。若术后出现患肢肿胀、肌组织僵硬、疼痛等症状，应该及时行肌筋膜间隔切开。对于急性动脉栓塞晚期，患肢肌肉坏死，发生不可逆的病理改变，为控制感染和毒素吸收，只能截肢。随着腔内血管外科的发展，导管接触溶栓治疗（置管溶栓）及经皮机械溶栓等微创治疗方法也适用于不能耐受开放手术的患者，远期效果还有待进一步研究。

（舒 畅）

duōfā dàdòngmàiyán

多发大动脉炎（Takayasu arteritis） 全身多处动脉的慢性非特异性炎性疾病。又称 Takayasu 病。临床表现为动脉闭塞或狭窄性改变，主要累及主动脉及其主要分支（图）。1908 年，由日本高安（Takayasu，音译）系统描述。该病可发生于各类人种或年龄，以亚洲人多见，且好发于20～40 岁青年女性，男女发病比例为 1：8。美国发病率约为每年2.6/100 万人。

病理 表现为动脉壁全层节段性炎症。在炎症期可见巨噬细胞及巨细胞大量聚集，急性病损可见血管壁水肿及淋巴细胞浸润，弹力层断裂。特征性改变是病变段动脉不同程度的内膜增厚管腔狭窄，之间可夹杂正常动脉壁。到病变后期，病变血管中膜及外膜纤维瘢痕增生，中层退行性变，内膜基质沉积。最终导致血栓形成，常伴有血栓内再通。有时可发展成动脉瘤样改变。

病因及发病机制 该病确切病因尚未明确，多种因素与该病相关。目前多认为该病与自身免疫反应关系密切。可能是由于链

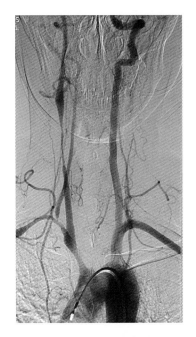

图 多发大动脉炎患者动脉造影表现（中南大学湘雅二医院血管外科供图）

可见右椎动脉起始端、右颈动脉严重狭窄

球菌、立克次体、结核杆菌等病原体感染后，主动脉及其分支动脉壁抗原性被激活，产生主动脉壁抗体，从而引起自身免疫反应的过程。另外，还认为与遗传因素、内分泌（如雌激素水平）因素等相关。

分型 目前中国广泛使用的是改进后的 Ueno 分型，即根据累及动脉不同，将该病分为四型。①头臂型：病变位于主动脉弓三大分叉，即无名动脉、左颈总动脉、左锁骨下动脉起始段，可累及一支或多支血管，最常累及左锁骨下动脉。主要表现为上肢及脑部缺血症状，如头晕、视物模糊、黑蒙、记忆力减退、嗜睡等，严重时可出现失明、晕厥、抽搐、偏瘫等。多发大动脉炎最常见表现为上肢缺血，因此该病曾被称为无脉症，多为测量血压时无意中发现上肢血压不能测得而进一步检查发现该病。上肢缺血症状可以表现为上肢无力、酸胀、疼痛、麻木等不适，尤以左侧上肢常见。当锁骨下动脉近端闭塞，椎动脉开口以远通畅时可出现锁骨下动脉窃血综合征，即上肢活动后椎动脉逆向向锁骨下动脉供血而引起的脑部缺血症状。②主动脉-肾动脉型：病变位于主动脉弓以远的降主动脉、腹主动脉及腹主动脉的主要内脏动脉分支，可为长段或局限性动脉狭窄或闭塞。降主动脉或腹主动脉发生狭窄或闭塞时，可出现上下半身血压分离。即上半身血压升高，表现为头昏、头胀、心悸等症状，下半身血供减少血压降低，严重时可出现下肢皮温降低、皮色发白、间歇性跛行等症状。病变累及腹主动脉主要内脏分支时表现为相应的内脏缺血症状，最常受累的内脏动脉为肾动脉，表现为

顽固性高血压及肾功能减退。③混合型：病变累及主动脉全程伴有或不伴有内脏动脉受累。该型兼有前两型的临床表现。④肺动脉型：病变偶可累及肺动脉。当有肺动脉受累，无论其他动脉有无病变均归为此型。当单侧或双侧肺动脉受到累及时，可表现为气促、咯血等。听诊时可在肺动脉瓣区闻及收缩期杂音。

临床表现 通常分为三期。①前驱症状期：表现为低热、盗汗、肌肉疼痛、厌食、易疲劳、体重减轻等与感染相关的非特异性症状。②动脉炎症表现期：如病变血管区域疼痛不适等。③暴发期：表现为动脉狭窄、闭塞所致缺血症状，或者动脉成瘤改变。当病变发展至第三期时，可出现受累动脉狭窄、闭塞后相应供血组织器官缺血的临床症状。

诊断 根据美国风湿病学协会 1995 年颁布的诊断标准，该病诊断应至少满足以下条件的三项：①发病年龄<40 岁。②上肢或下肢活动后肌肉疲劳感（间歇性跛行）。③单侧或双侧肱动脉搏动减弱或消失。④双上肢收缩压相差>10mmHg。⑤腹主动脉或单侧或双侧锁骨下动脉可闻及血管杂音。⑥血管影像学检查见主动脉及其主要分支，或肢体近端大动脉狭窄或闭塞，且可排除动脉硬化、肌纤维退变等其他原因所致，通常病变为局限性或节段性。2001 年对诊断标准进行了细化及修改，新标准规定诊断多发大动脉炎需要满足两项主要条件或一项主要条件及一项次要条件或四项次要条件。主要条件包括：①左锁骨下动脉中段严重狭窄或闭塞（椎动脉开口近端 1cm 至椎动脉开口远端 3cm）。②右锁骨下动脉中段严重狭窄或闭塞（椎动

脉开口至椎动脉开口远端 3cm）。③有下列症状或体征持续 1 个月以上：跛行、脉搏减弱或消失、肢体血压相差超过 10mmHg、发热、颈部疼痛、一过性黑蒙、视物模糊、昏厥、呼吸困难、心悸等。次要条件包括：①血沉（ESR）>20mm/h，且排除其他原因所致。②单侧或双侧颈总动脉行程区触痛，且有别于颈部肌肉触痛。③持续高血压，上肢血压高于 140/90mmHg 或下肢血压高于 160/90mmHg。④心脏听诊、心电图或影像学检查发现心脏瓣膜病变。⑤肺叶段动脉闭塞，肺动脉主干管腔不规则、狭窄或瘤样扩张。⑥左颈总动脉中段严重狭窄或闭塞（左颈总动脉开口 2cm 已远，长约 5cm）。⑦头臂干第三段病变。⑧降主动脉管腔不规则、狭窄或扩张成瘤。⑨腹主动脉管腔不规则、狭窄或扩张成瘤。⑩30 岁以下患者，排除高脂血症、糖尿病等高危因素，动脉造影显示冠状动脉病变。

治疗 包括药物治疗与手术治疗。手术治疗可分为开放手术治疗与腔内手术治疗，具体治疗措施应根据患者病情不同而个体化定制。

药物治疗 主要是针对急性炎症反应，包括激素及细胞毒药物的使用。激素治疗对大多数多发大动脉炎患者均能取得一定疗效，但停药后仍有多数患者病情不会完全缓解，并有可能复燃。

手术治疗 主要是通过血管旁路或腔内治疗的方法恢复受累动脉的血流，其中最重要的是恢复狭窄或闭塞段动脉远端的血流。当病变处于活跃期时，手术治疗效果较差且并发症发生率增高。目前用以判断该病活跃的指标主要是血沉升高，结合系统炎症症

状、动脉缺血症状及影像学的变化综合判断。该病好发于年轻患者，但该病通常合并心脏瓣膜病变，如主动脉瓣反流等，因此手术风险仍较其他原因引起的动脉狭窄或闭塞手术风险高。①开放手术：很长时间以来都是该病的首选外科治疗手段。是通过自体静脉移植或人工血管旁路搭桥以恢复闭塞段远端血供。搭桥的远近端都应选择正常的自体动脉。②腔内治疗：近年来关于腔内技术治疗多发大动脉炎的争议一直不断。最初球囊扩张支架植入被认为复发率很高，远期效果差。随着技术的进步及材料的改进，且腔内治疗的微创性和可反复多次应用，腔内治疗多发大动脉炎越来越多应用于临床，尤其是用于治疗肾动脉狭窄或闭塞，肾下段腹主动脉及下肢动脉的狭窄或闭塞也有报道。但腔内治疗的远期效果仍需密切关注。

（舒　畅）

Léinuò zōnghézhēng

雷诺综合征（Raynaud syndrome）

多种原因引起的肢端痉挛性缺血性疾病。通常在寒冷刺激或情绪变化情况下发病，典型表现为指（趾）颜色依次呈苍白、发绀、潮红改变（图）。1882 年，法国雷诺（Raynaud）最先发现该

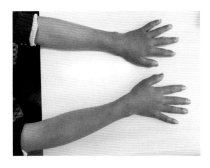

图　雷诺综合征发作时手指青紫—潮红改变（中南大学湘雅二医院血管外科供图）

病，便以发现者的名字命名该病。该病是一常见疾病，在美国发病率约为 4.6%，在寒冷国家发病率还可升高，可发生于各年龄段，男女性皆可发病，但最常见于青年女性。过去曾认为男女发病比例为 1∶4，最新研究显示此比例为 1∶1.6。起病年龄为 11～45岁。老年人发病多由其他动脉疾病所引起。

病因及发病机制　该病的确切病因尚不清楚。患者指（趾）动脉并没有明显结构异常。发病可能与激素分泌、神经调节等全身因素影响指（趾）血流供应有关。机体受到寒冷或激动情绪等刺激后交感神经兴奋，释放神经递质与 α_2 肾上腺素受体结合引起血管平滑肌收缩，从而导致血管收缩。雷诺综合征患者可能存在神经递质释放增多、α_2 肾上腺素受体敏感性增强、指（趾）动脉收缩压降低等异常，使得这一正常生理反应被放大而引起动脉过度收缩。另外，患者还可能存在内皮细胞分泌舒张血管及收缩血管因子比例失调、血小板 5-羟色胺增多、局部神经释放神经内分泌递质增多等异常。

临床表现　寒冷、情绪变化等刺激作用下指（趾）皮肤颜色及温度改变是该病典型的临床表现。指（趾）动脉急剧收缩导致指（趾）缺血而呈蜡样苍白，皮肤温度降低；随着缺血时间延长，毛细血管床血流淤滞氧合下降而使皮肤发绀；当病变逐渐消退，动脉扩张，组织恢复血流灌注后局部皮肤潮红。病变主要累及肢端小动脉，1/3 患者可同时出现指（趾）雷诺现象。但并非所有患者都会出现典型的三种颜色改变，许多患者可仅出现苍白或青紫改变。

该病可分为原发性雷诺综合征和继发性雷诺综合征。①原发性雷诺综合征：好发于青年女性，血管痉挛发作通常累及多个指（趾），无明显阳性体征，动脉搏动良好，实验室检查无异常。②继发性雷诺综合征：常继发于结缔组织病、动脉硬化闭塞症、胸出口综合征等基础上，发病无明显年龄或性别差异，可仅累及一个指（趾），查体常可见动脉搏动消失，辅助检查可发现动脉异常，自身抗体可为阳性。

诊断与鉴别诊断　诊断主要依据遇冷或情绪波动后一个或多个指（趾）典型的发作性血管痉挛表现，主要为苍白—青紫—潮红颜色改变并同时伴有疼痛症状。症状通常为自限性，通常持续时间不超过 20 分钟，局部复温后可迅速消失。原发性雷诺综合征患者常有多个指（趾）受累，但部分患者病变不累及拇指。继发性雷诺综合征患者局部复温后可出现疼痛加重，此是由于潜在动脉阻塞性疾病的存在，复温后血流量不能增加，而局部组织代谢率增加，加重组织缺血。查体应仔细检查肢体脉搏情况以鉴别原发性或继发性雷诺综合征。实验室检查包括多普勒超声、CT、MRI、动脉造影，主要用于鉴别动脉阻塞或动脉痉挛，并评估循环缺血程度。

治疗　应该根据患者的发作症状、发作频率，是否有原发病症等实行个体化治疗。治疗手段包括行为治疗、药物治疗以及手术治疗。

行为治疗　大多数原发性雷诺综合征尚无有效疗法，通过一些简单的行为治疗手段可以降低发作频率，缩短发作时间。患者应注意保暖，包括肢体局部保暖以及全身保暖，避免接触冷水或冰冷

食物。避免接触可以导致血管收缩的因素，如吸烟、吸毒、服用某些可导致血管收缩的药物等。症状发作时可以进行肢体旋转运动以通过离心力增加末梢血供。

药物治疗 大多数轻中度症状患者都可采取行为治疗，而行为治疗无效，症状严重影响日常生活的患者可以考虑药物治疗。药物治疗仅对 50%～75% 患者有效，且仅能缓解症状，但不能彻底根治血管痉挛。药物治疗主要是血管扩张药物的应用，对于原发性雷诺综合征效果较明显，而继发性雷诺综合征患者效果有限或无效。可选择的药物包括钙通道阻滞剂、α_1 受体阻断剂等，对于继发性雷诺综合征的患者还可使用抗血小板、抗凝及溶栓治疗。对于并发严重指（趾）缺血的患者还可使用前列腺素及外用硝酸甘油软膏促进末梢循环。另外，服用鱼油、针灸、经皮穿刺神经刺激对缓解症状亦有一定帮助。

手术治疗 包括颈交感神经或指（趾）交感神经切除术、闭塞血管重建术等。主要用于解决继发性雷诺综合征的原发病因。而交感神经切除术对于严重缺血症状的原发性雷诺综合征患者有一定效果。但颈胸段交感神经切除术现在已经很少用于原发性雷诺综合征的治疗，指（趾）交感神经切除对于溃疡愈合及缓解缺血性疼痛有一定效果。由原发性雷诺综合征引起的指（趾）溃疡，经药物治疗后仍无法愈合者，是目前交感神经切除术治疗原发性雷诺综合征的主要适应证。但是随着神经纤维组织的再生以及对儿茶酚胺敏感性增高，症状再发率很高，因此该术式的远期效果仍是有限。

（舒 畅）

jǐngdòngmài xiázhǎi

颈动脉狭窄（stenosis of carotid artery） 多由粥样斑块导致的颈动脉管腔狭窄。其发病率较高，在 60 岁以上人群中患颈动脉狭窄者约占 9%，多发生于颈总动脉分叉部，当狭窄性病变逐渐发展加剧或斑块脱落引起远端动脉栓塞时，可导致缺血性脑血管病变。颈动脉狭窄可以通过药物控制或手术治疗。

病理 最好发部位为颈总动脉分叉处，其次为颈总动脉起始段，此外还有颈内动脉虹吸部、大脑中动脉及大脑前动脉等部位。一般认为，颈动脉斑块主要通过以下两种途径引起脑缺血：①严重狭窄的颈动脉造成血流动力学的改变，导致大脑相应部位的低灌注。②斑块中微栓子或斑块表面的微血栓脱落引起脑栓塞。

病因及发病机制 最主要的病因为动脉粥样硬化，其他有大动脉炎及纤维肌性发育不良，外伤、动脉扭转、先天性动脉闭锁、肿瘤、动脉或动脉周围炎、放疗后纤维化等较少见。动脉粥样硬化是全身性疾病，年龄（>60 岁）、性别（男性）、吸烟、肥胖、高血压、糖尿病和高脂血症等多种心脑血管疾病危险因素，同样适用于动脉粥样硬化所致颈动脉狭窄的筛选。高危人群包括短暂性脑缺血发作（transient ischemic attack，TIA）和缺血性卒中患者，下肢动脉硬化闭塞症患者，冠心病（尤其是需要做冠状动脉搭桥或介入治疗）患者以及体检中发现颈动脉血管杂音者。

临床表现 依据颈动脉狭窄是否产生脑缺血症状，分为有症状性和无症状性两类。

有症状性颈动脉狭窄 ①脑部缺血症状：可有耳鸣、眩晕、黑蒙、视物模糊、头晕、头痛、失眠、记忆力减退、嗜睡、多梦等症状。眼部缺血表现为视力下降、偏盲、复视等。②短暂性脑缺血发作（TIA）：一侧肢体感觉或运动功能短暂障碍，一过性单眼失明或失语等，一般仅持续数分钟，发病后 24 小时内完全恢复。影像学检查无局灶性病变。③缺血性脑卒中：常见临床症状有一侧肢体感觉障碍、偏瘫、失语、脑神经损伤，严重者出现昏迷等，并具有相应的神经系统的体征和影像学特征。

无症状性颈动脉狭窄 许多颈动脉狭窄患者临床上无任何神经系统的症状和体征。有时仅在体格检查时发现颈动脉搏动减弱或消失，颈根部或颈动脉行程处闻及血管杂音。无症状性颈动脉狭窄，尤其是重度狭窄或斑块溃疡被公认为"高危病变"，越来越受到重视。

诊断 通过临床表现和无创辅助性检查多可诊断颈动脉狭窄，但数字减影血管造影（DSA）仍是不可缺少的确诊和制订方案的依据。①年龄大于 60 岁以上的男性，有长期吸烟史、肥胖、高血压、糖尿病和高血脂等多种心脑血管疾病的危险因素人群。②体检时发现颈动脉血管杂音。③通过无创性辅助检查：彩色多普勒超声，CT 血管造影（CTA），磁共振血管造影（MRA）的结果综合分析多可做出诊断。

治疗 该病治疗目的在于改善脑供血，纠正或缓解脑缺血的症状；预防 TIA 和缺血性脑卒中的发生。依据颈动脉狭窄的程度和患者的症状进行治疗，包括非手术治疗、开放手术治疗和腔内治疗。

非手术治疗 目的是减轻脑

缺血的症状，降低脑卒中的危险，很好地控制现患的疾病，如高血压、糖尿病、高脂血症及冠心病等。非手术治疗包括以下几个方面：减轻体重；戒烟；限制酒精消耗；抗血小板治疗；改善脑缺血的症状；定期的超声检查，动态监测病情的变化。

开放手术治疗 目的是预防脑卒中的发生，其次是预防和减缓 TIA 的发作。标准的手术方式为颈动脉内膜切除术（carotid endarterectomy，CEA）经大规模、多中心的临床试验证实且美国卒中协会（American Stroke Association，ASA）/美国心脏协会（American Heat Association，AHA）/美国心脏病学会（American College of Cardiology，ACC）指南推荐症状性颈动脉狭窄患者狭窄度为 70%~99% 的行 CEA，患者明显获益；狭窄度为 0%~29% 的患者 3 年内发生卒中的可能性很小，CEA 的危险性远远超过获益，不宜行 CEA；手术并发症包括围术期的脑卒中和死亡；还有脑神经损伤、伤口血肿感染、术后高血压、术后高灌注综合征等；心肌梗死、低血压的发生率很低。需要强调的是，对于完全闭塞的颈动脉病变，颈动脉血运重建术可能引起严重的再灌注损伤，导致灾难性的后果。

腔内治疗 包括颈动脉经皮腔内血管成形术及支架植入术（carotid artery stenting，CAS），随着腔内血管外科发展近年来发展迅速，其具有创伤小、手术时间短等优点，尤其适合于年龄大、身体状况较差的患者。有关 CAS 和 CEA 的比较结果，还有待于随机、大规模的临床试验进一步验证。

（舒 畅）

jìngmài jíbìng

静脉疾病（disease of veins）

发生在静脉的疾病总称。下文主要介绍发生在肢体静脉的疾病。根据发病时间多可分为急性，慢性。根据病变性质可分为静脉血栓形成、静脉功能不全、先天性畸形、巴德-吉亚利综合征等。

病因及发病机制 各种情况导致的静脉血流缓慢、静脉壁受损及血液高凝状态是形成静脉血栓的原因。静脉功能不全则多由生活习惯及工作性质所引起。先天性因素也参与某些静脉疾病的发病。①年龄：10 岁以下儿童，静脉疾病的发生率较低。随着年龄增长，静脉血栓形成发病率逐渐上升，80 岁以上老年发病率是 30 岁青年的 30 倍以上。老年人群中静脉功能不全发病率也较青年人群高。②生活习惯：由生活习惯或工作性质所决定，长期站或坐更易引起下肢静脉功能不全。长期卧床或有行动障碍患者易形成下肢深静脉血栓。③恶性肿瘤：所有深静脉血栓患者中约有 20% 存在恶性肿瘤。恶性肿瘤引起深静脉血栓形成的机制包括机械性压迫、肿瘤相关血小板增多、肿瘤所导致的行动障碍等，另外肿瘤常规治疗方案中的中心静脉置管、放疗、化疗等都可以增加深静脉血栓形成的概率。④凝血功能异常：先天性或获得性凝血因子缺乏以及凝血功能障碍可增加静脉血栓形成的概率。⑤先天性因素：先天性解剖结构发育异常、瓣膜功能不全、静脉缺如或隔膜形成等都可导致下肢静脉疾病。

临床表现 根据发病时间以及病变性质的不同可有不同临床表现。①急性深静脉血栓形成：最典型症状为单侧肢体肿胀、胀痛，左侧多见，偶有双侧同时起

病者，此多有系统性病因，如恶性肿瘤、凝血功能异常等。其他症状还包括患肢疼痛、表浅静脉显露或曲张、压痛、皮肤颜色苍白或青紫（见深静脉血栓形成）。②慢性静脉功能不全：临床表现包括毛细血管扩张、网状静脉、静脉曲张、患肢肿胀等，严重时可并发皮肤色素沉着、血栓性浅静脉炎、溃疡等。③先天性血管畸形：可为体表或皮下组织、肌肉内局限性血管瘤至累及整个肢体的广泛畸形。表现为局部或广泛散在皮肤红色、青紫色瘤体，可伴有肢体增长、增粗。④巴德-吉亚利综合征：表现为门静脉高压症及双下肢肿胀。

诊断 根据临床症状与体征，可以初步建立静脉疾病的诊断。再有针对性进行实验室检查，并排除其他疾病，即可明确诊断。①临床症状与体征：毛细血管扩张、网状静脉、静脉曲张、皮肤色素沉着、肢体肿胀及皮肤溃疡是静脉回流障碍性疾病病情由轻至重的临床表现发展过程，可见于深静脉血栓形成、慢性静脉功能不全、巴德-吉亚利综合征及血管畸形等回流障碍性疾病。通过观察症状起病急缓、严重程度及持续时间可建立初步诊断，几个特殊物理检查有助于甄别病因（见大隐静脉瓣膜功能试验、深静脉通畅试验、交通瓣膜功能试验）。②辅助检查：彩色多普勒超声可以观察静脉直径、血流速度及方向、静脉是否缺如、静脉内是否有血栓、是否有受压等，是静脉外科最基础、最重要的检查方法之一。CT 血管造影（CTA）和磁共振血管造影（MRA）通过计算机三维重建，可模拟构建肢体静脉三维模型，从而提供更直观的信息。当以上方法均无法确

诊时，顺行或逆行静脉造影仍是许多静脉疾病诊断的金标准。

治疗 包括非手术治疗和手术治疗。

非手术治疗 包括：①生活习惯改变：戒烟、避免长期坐或站立、减肥。②压迫治疗：主要是穿着带有压力梯度的弹力袜。③药物治疗：深静脉血栓患者需规律服用抗凝药物，肢体肿胀患者可配合服用促进静脉回流药物。

手术治疗 大部分静脉疾病需手术治疗。手术治疗可分为开放手术及腔内手术两种。相对而言，开放手术创伤更大、手术风险较高、术后恢复更慢，而腔内手术创伤小、术后恢复快，已有逐渐取代传统开放手术的趋势。

(舒 畅)

dānchúnxìng xiàzhī jìngmàiqūzhāng

单纯性下肢静脉曲张 (simple varicose veins in lower extremities)

隐静脉（或交通支）瓣膜功能不全引起下肢表浅静脉增粗、迂曲、成团状改变的疾病。不合并其他下肢静脉系统疾病，如深静脉血栓形成以及血管畸形等，是慢性静脉功能不全的一种表现形式。

病因及发病机制 发病与多种因素相关：如年龄、性别、体重、身高、职业、种族、饮食及排便习惯、遗传等。高危因素包括大于50岁的老年人，女性激素分泌过多，遗传，重力静水压升高，及肌肉收缩导致的流体动力学改变。家族中有静脉曲张史、从事长期站立或端坐工作、女性怀孕期等均容易出现单纯性下肢静脉曲张。大隐静脉压力升高、瓣膜功能不全是该病发病的重要原因。其发病机制与静脉壁内皮细胞、平滑肌细胞先天性缺陷，静脉伸展性增加，动静脉交通处

血流增大以及交通静脉瓣膜功能不全等有关。长期站立、慢性咳嗽、髂股静脉瓣膜功能不全等导致大隐静脉瓣膜压力增高，瓣膜逐渐松弛不能关闭。上对瓣膜出现关闭不全后压力转移至下一对瓣膜，由此自大隐静脉近端向远端出现瓣膜功能不全，直至大隐静脉属支瓣膜亦出现瓣膜功能不全。皮下大隐静脉属支因此延长、扭曲，表现出典型的静脉曲张。

临床表现 该病多累及大隐静脉，也可同时有大隐静脉及小隐静脉受累，单独小隐静脉曲张较少见。最明显症状为下肢皮下静脉增粗扩张、迂曲成团，以小腿常见。可同时伴有患肢沉重酸胀乏力感，尤以行走后明显，可出现踝部及小腿轻度肿胀。曲张静脉可并发血栓性浅静脉炎，可出现曲张静脉局部红肿硬结、疼痛明显。若下肢静脉持续高压，可出现足靴区皮肤营养障碍性改变，包括皮肤色素沉着，淤滞性皮炎、湿疹样改变，严重时可有溃疡形成。溃疡多发于内踝，难以痊愈，或可愈合后反复发作。少数患者溃疡面积大，经久不愈，可转为皮肤癌（图）。

诊断 下肢大隐静脉或小隐静脉行程区出现静脉扩张迂曲即可诊断。若出现下肢足靴区皮肤色素沉着、溃疡等，即使静脉迂曲不明显也不应排除该病，可嘱患者久站，仔细触诊静脉，即可发现潜在的曲张静脉。临床上可使用以下几种传统物理学检查以判别静脉瓣膜功能及深静脉通畅情况。①大隐静脉瓣膜功能试验。②下肢深静脉通畅试验。③交通支瓣膜功能试验。临床症状明确时，辅助检查主要是为鉴别诊断提供依据。下肢深静脉彩超或造影可以明确下肢深静脉通畅及瓣

膜功能情况，以排除其他可表现为下肢静脉曲张的疾病。

鉴别诊断 该病必须在排除其他疾病后才能诊断。需与以下疾病相鉴别：①原发性下肢深静脉瓣膜功能不全：临床症状与该病类似，部分该病患者可同时合并原发性下肢深静脉瓣膜功能不全。彩超及下肢深静脉造影可与之鉴别。②下肢深静脉血栓形成及下肢深静脉血栓形成后综合征：下肢深静脉血栓形成主要表现为患肢肿胀，肿胀范围大，程度严重。时间较长的下肢深静脉血栓可破坏下肢深静脉瓣膜，出现下肢静脉曲张症状，但皮肤色素沉着及溃疡等并发症发生时间较早，程度较重。下肢深静脉彩超及造影可鉴别。③下肢先天性血管畸形：包括克利佩尔－特脑纳综合征、先天性动－静脉瘘等，除有下肢浅静脉曲张外，尚伴有肢体其他异常。如先天性动-静脉瘘表面皮肤温度升高，可以触及血管震颤，听诊可闻血管杂音，肢体

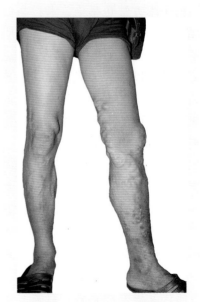

图 左下肢浅静脉迂曲成团伴有左侧足靴区皮肤色素沉着（中南大学湘雅二医院血管外科供图）

远端可出现缺血坏死改变；克利佩尔-特脑纳综合征可以出现皮肤葡萄酒色斑，患肢增粗增长等改变。动脉或静脉造影可以提供影像学鉴别诊断依据。

治疗 目的是永久消除曲张静脉及静脉高压状态，保持肢体美观，避免并发症发生。具体治疗方法包括非手术治疗及手术治疗。

非手术治疗 适用于症状较轻或不愿接受手术患者、妊娠合并静脉曲张患者及全身情况差，无法耐受手术患者。患者应注意休息，避免久坐或久站而导致下肢静脉压力升高。卧床休息时将患肢抬高以促进静脉血液回流，下床行走前应穿好循序减压弹力袜。

手术治疗 是用有创的方法消除大隐静脉静水压升高及瓣膜反流，解除交通支静脉瓣膜反流并尽可能美观地去除皮下曲张静脉团。确定有效的方法包括大隐静脉高位结扎、主干抽剥，曲张静脉点状抽剥、硬化剂注射，大隐静脉腔内射频或激光闭塞等。①大隐静脉主干的手术治疗：传统的手术方法包括大隐静脉高位结扎、大隐静脉抽剥。即于大隐静脉和股静脉汇入口处将大隐静脉结扎，以特制大隐静脉抽剥器将大隐静脉自腹股沟至内踝全程剥除。现可使用腔内技术，包括射频或激光等于大隐静脉腔内采取物理方法使大隐静脉全程闭锁，同样可以达到解除大隐静脉静水压升高及瓣膜反流。②曲张静脉团的手术治疗：大的曲张静脉团（直径大于 2mm）应使用传统点状抽剥术式，即绑扎止血带后于曲张静脉处做小切口，以钳夹的形式将曲张静脉抽出。也可腔镜下刨吸刀切除等；症状较轻的静脉曲张（直径小于 2mm）可以使用硬化注射治疗。硬化注射的适

应证包括：单独的静脉曲张，膝下静脉曲张，复发的静脉曲张，毛细血管扩张或网状静脉曲张。硬化注射的禁忌证包括：合并动脉阻塞性疾病，行走不便的患者，合并恶性肿瘤患者，药物过敏，急性血栓性静脉炎，大团静脉曲张。③交通支的处理：下肢自大腿至小腿存在数支交通支。若术前检查证实交通支瓣膜功能不全，术中应一并处理。交通支位置相对固定，可于术中分离结扎。

该病除了影响肢体美观外，可以出现自体感觉不适症状，有时症状持续发展将导致严重后果。手术治疗是治疗该病的根本方法，效果良好，一般无严重并发症发生。

（舒　畅）

大隐静脉瓣膜功能试验
（Brodie-Trendelenburg test）
判断大隐静脉及交通支瓣膜功能的临床物理学检查方法。该试验阳性说明大隐静脉瓣膜功能不全。嘱患者平卧位，患肢抬高，静脉血液流空后于大腿根部绑止血带阻断大隐静脉血流。再嘱患者直立，松开止血带，若大隐静脉迅速充盈，则说明大隐静脉瓣膜功能不全（图）。同理，于腘窝处绑

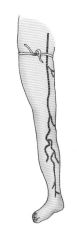

图　大隐静脉瓣膜功能试验

止血带可以检测小隐静脉瓣膜功能。若未松开止血带，小腿静脉于 30 秒内充盈，说明小腿交通支静脉瓣膜功能不全。

（舒　畅）

深静脉通畅试验（perthes test）
判断下肢深静脉通畅情况的临床物理学检查方法。该试验阳性说明深静脉不通畅，下肢静脉存在回流障碍。在患肢大腿根部绑止血带阻断大隐静脉血流，嘱患者用力踢腿或连续下蹲十余次。由于下肢肌泵的作用，活动后应促使浅静脉血液向深静脉回流，从而使静脉曲张症状减轻。若症状反而加重，则说明深静脉回流障碍（图）。

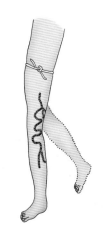

图　深静脉通畅试验

（舒　畅）

交通瓣膜功能试验（pratt test）
判断下肢交通支瓣膜功能的临床物理学检查方法。嘱患者仰卧位，抬高下肢，于大腿根部绑止血带。从足趾向上缠缚第一根弹力绷带至腘窝，再自止血带处向下，绑绕第二根弹力绷带。嘱患者站立，一边向下松解第一根弹力绷带，一边向下缠缚第二根弹力绷带（图）。由于大隐静脉近端

回流已受阻，两弹力绷带间浅静脉血液应通过交通支静脉回流至深静脉。如果于两根绷带之间间隙内出现静脉曲张，即表明该处交通静脉瓣膜功能不全，血液从深静脉反流至浅静脉。

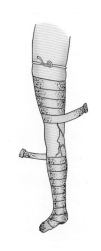

图　交通支瓣膜功能试验
可见两根驱血带之间的曲张静脉，提示交通支瓣膜功能不全

（舒　畅）

yuánfāxìng xiàzhī shēnjìngmài bànmó gōngnéng bùquán

原发性下肢深静脉瓣膜功能不全（primary lower extremity deep vein valve insufficiency）

非深静脉血栓形成因素引起的下肢深静脉瓣膜功能障碍。由于深静脉瓣膜不能合拢或关闭不全，导致下肢静脉系统压力升高，血液滞留。是慢性下肢静脉功能不全的一种表现。与继发性深静脉瓣膜功能不全不同的是，该病深静脉瓣膜结构尚存在，因此行瓣膜修复术效果良好。

病因及发病机制　下肢深静脉瓣膜功能不全可分为先天性、原发性、继发性三种。原发性指不明原因的发生深静脉瓣膜功能不全，可能与慢性咳嗽、长期站立或坐位、便秘等相关，这一点

与单纯性下肢静脉曲张相类似。松软多余的瓣叶尖可导致静脉瓣脱垂，影响瓣叶关闭。或静脉压力长期升高导致静脉被动扩张，瓣膜结构虽然正常，但相对性关闭不全。此都是原发性深静脉瓣膜功能不全的发病机制。髂股静脉瓣膜功能受损后，下肢静脉压力增高并向远端转移，远端静脉瓣膜功能逐级受到损害，出现功能不全。因此该病瓣膜功能受损的特点是由近端向远端发展，且破坏整个下肢静脉系统，包括深静脉、浅静脉及交通支静脉。长期的静脉压升高、静脉淤滞可导致末梢皮肤氧与代谢产物交换障碍，从而发展成皮肤营养障碍改变，如皮肤色素沉着、溃疡等，其发生机制本质上是慢性炎症改变。

临床表现　症状与单纯性下肢静脉曲张类似。一般表现为下肢浅静脉曲张、浮肿、下肢沉重、坠胀感，症状加重可出现皮肤营养障碍性改变，如皮肤色素沉着、皮炎、湿疹、溃疡等。①浅静脉曲张：一般多见于大隐静脉行程区域，亦可同时累及小隐静脉，单独小隐静脉曲张较为少见。②肿胀：一般发生于踝关节周围及小腿，少见大腿肿胀。患肢小腿周径较正常增粗不多于3cm。站立、行走后可加重，卧床休息、患肢抬高后肿胀可减轻。③肢体疼痛：多为行走后患肢小腿沉重、紧迫、无力、胀痛。患肢抬高休息后胀痛可明显减轻。合并血栓性静脉炎时可出现曲张静脉处刺痛。④皮肤营养障碍性改变：多为足靴区或胫前皮肤色素沉着，随时间延长，皮肤色素沉着区域可逐渐扩大。可伴有皮疹、瘙痒等改变。溃疡多位于内踝，初始为单发，严重时可为多发溃疡或溃疡面积增大。长期慢性溃疡可

诱发局部皮肤癌。

分级　根据症状轻重可分为三级。Ⅰ级：静脉曲张程度较轻，范围局限；肢体轻度肿胀，患肢周径较对侧增大小于1cm；久站后胀痛；不伴皮肤改变；Ⅱ级：静脉曲张广泛明显；肢体中度肿胀，患肢周径较对侧增粗1~2cm；久站后胀痛明显；可伴有轻度皮肤色素沉着；Ⅲ级：静脉曲张广泛明显；肢体明显肿胀，患肢周径较对侧增粗大于2cm；稍活动后即可出现下肢胀痛；伴有明显皮肤营养障碍性改变。

诊断　该病症状与单纯性下肢静脉曲张类似，单从临床症状无法确诊该病，必须实验室检查明确深静脉瓣膜情况才能确诊。实验室检查包括：①下肢活动静脉压测定：通过记录小腿肌泵活动前后足背浅静脉压力判别下肢静脉瓣膜功能。正常下肢活动静脉压为10~30mmHg，单纯性静脉曲张活动静脉压为25~40mmHg，合并交通静脉瓣膜功能不全者活动静脉压为40~70mmHg，深静脉瓣膜功能不全者活动静脉压为55~85mmHg。②彩色多普勒超声：可用于测定下肢深、浅静脉管径、管腔通畅情况及静脉血流方向及流速、Valsalva动作时静脉逆流情况。③静脉造影：下肢静脉造影可分为顺行造影及逆行造影。下肢静脉顺行造影由患肢足背静脉处推入造影剂，顺血流方向检查；逆行造影由股静脉穿刺，与髂静脉处推入造影剂逆血流方向显示静脉情况。顺行造影可以显示深静脉通常情况，并可观察深静脉与浅静脉瓣膜结构与功能。逆行造影主要观察造影剂逆流情况，根据逆流程度，可分为五级。0级：无造影剂逆流；1级：逆流不超过大腿上段，即股静脉第

1~2 对瓣膜；2 级：逆流超过大腿上段但未超过膝关节；3 级：逆流超过腘窝至小腿；4 级：造影剂严重逆流至小腿深静脉，甚至至踝关节。

鉴别诊断　该病除需行下肢深静脉瓣膜功能检查与单纯性静脉曲张鉴别外，还需与继发性瓣膜功能不全、下肢血管畸形等鉴别。①继发性下肢瓣膜功能不全：多为继发于下肢深静脉血栓形成后综合征。此时肢体肿胀较该病明显，可见大腿、腹股沟区甚至会阴部、下腹壁静脉曲张。常合并下肢皮肤营养障碍性改变。查体时下肢深静脉通畅试验阳性，彩色多普勒超声及下肢静脉造影可以显示下肢深静脉内血栓形成，可同时伴有瓣膜破坏。②下肢血管畸形：包括克利佩尔-特脑纳综合征、先天性动-静脉瘘等，除有下肢浅静脉曲张外，尚伴有肢体其他异常。如先天性动-静脉瘘表面皮肤温度升高，可以触及血管震颤，听诊可闻血管杂音，肢体远端可以出现缺血坏死改变；克利佩尔-特脑纳综合征可出现皮肤葡萄酒色斑，患肢增粗增长等改变。动脉或静脉造影可以提供影像学鉴别诊断依据。

治疗　包括非手术治疗和手术治疗。

非手术治疗　患肢抬高、穿循序减压袜等。

手术治疗　当非手术治疗无效，表浅静脉曲张已行手术治疗（见单纯性下肢静脉曲张），下肢静脉高压症状仍不能改善时，可以考虑手术治疗。手术治疗的目的是解除深静脉系统纵向反流，现在认为修补近端一对瓣膜已足够解除症状。

可以取腹股沟纵切口以暴露股静脉第一、二对瓣膜及附近的股深静脉、股浅静脉。静脉显露后应试行分别阻断瓣膜远近端血流以评判瓣膜功能，若阻断瓣膜远端血流后远端静脉仍充盈则说明瓣膜功能不全。可于术中试行评判限制股静脉扩张后瓣膜功能，若此时瓣膜功能改善，则可行瓣膜外修补术或外包裹术。另外还需仔细分离静脉外膜以辨清瓣膜附着线，若瓣膜附着线难以辨认，则说明瓣膜功能不全可能源自深静脉血栓后遗症。具体术式如下：①静脉内瓣膜成形术：控制股总、股浅及股深静脉后，辨认第一对瓣膜，纵行切开静脉壁，暴露瓣膜。以 7-0 Prolene 线将多余塌陷的静脉瓣膜缝至静脉壁上，一般约缩窄 20% 即可见瓣膜绷直，关闭完全。再关闭静脉切口，缝合伤口。②静脉外瓣膜成形术：与静脉内瓣膜成形术不同的是，在暴露控制静脉后，不打开静脉管腔，于静脉外壁辨清瓣膜附着线，以 Prolene 线于静脉腔外纵向缝合两片瓣膜附着线，缩小瓣叶之间的夹角，同样达到使瓣膜绷直合拢的目的。由于该术式不是直视下操作，虽然避免了静脉操作引起的并发症，其远期效果尚不如静脉内瓣膜成形术。③静脉瓣环缩术：该术式主要适用于分离静脉时静脉痉挛后瓣膜可恢复正常功能的患者。④静脉瓣膜移位术：该术式可应用于股浅静脉瓣膜功能不全，但股深静脉或大隐静脉近端有至少一对功能完好的瓣膜。⑤静脉瓣膜移植术：当瓣膜已被彻底损坏时可使用此术式。即取一段瓣膜功能完好的上肢深静脉置换被破坏的股浅静脉瓣膜，一般使用腋静脉。

所有瓣膜修复术都应预防性使用抗生素，阻断静脉前应用肝素预防血栓形成。术后低分子肝素与华法林重叠使用 3 天后停用低分子肝素，单独口服华法林抗凝。调整国际标准化比值于 2.0~2.5。术后应长期穿循序减压弹力袜促进下肢血液回流。

预后　该病若不经治疗可导致下肢肿胀、皮肤色素沉着、顽固性溃疡等。各种瓣膜修复术预后良好，5 年瓣膜功能完好率可达 60%~70%，下肢静脉高压及代谢产物积聚症状可得到改善。

（舒　畅）

Kèlìpèi'ěr-Tènǎonà zōnghézhēng
克利佩尔-特脑纳综合征
（Klippel-Trenaunay syndrome）

以软组织及骨骼肥大为特征的毛细淋巴管与毛细血管的先天性混合畸形。又称血管骨肥大综合征。其主要病理改变为静脉及淋巴管畸形，因此现在归属于毛细淋巴管静脉混合畸形。

病因及发病机制　该病是一种先天性疾病，其致病基因及发病原因目前尚不清楚。可能与免疫失调，尤其是抗原呈递传入通路紊乱，引起的淋巴管及血管发育异常有关。

临床表现　多累及肢体，尤其下肢多见，偶可见躯干受累。典型症状是皮肤胎记样血管印痕、肢体或躯干静脉曲张及肢体增粗增长三联征（图），但并非每位患者都出现典型的三联征。该病患者一般出生时即可见肢体散在的胎记样血管印痕改变。随着年龄增长，血管印痕可逐渐变硬，表面呈现血管或淋巴管囊泡，又称为葡萄酒色斑。由于该病通常合并下肢深静脉瓣膜缺陷或下肢深静脉缺如，可逐渐出现下肢、臀部、躯干外侧静脉曲张。这种特征性改变与原发性瓣膜功能不全或单纯性下肢静脉曲张的曲张静脉分布是有差别的。50% 的患者可合并淋巴发育不全，表现为淋巴水肿或淋巴囊肿。出生时还可见明显的肢体肥大，童年时可进行性加重。但也偶见患肢短缩发育不良的该病患者。下肢克利佩尔-特脑纳综合征患者常合并盆腔内血管畸形，可表现为尿血、便血、便秘、肠道感染等非特异性症状。上肢或躯干克利佩尔-特脑纳综合征患者血管畸形可累及至后纵隔或后腹膜，但无明显症状。20%~45%患者会发生血栓性静脉炎，4%~25%患者可并发肺梗死。

诊断与鉴别诊断 诊断主要依据临床症状，若出现典型三联征可诊断该病，但应注意并非所有患者均有典型三联征，皮肤葡萄酒色斑是特征性病变。该病需要与其他血管畸形鉴别。①先天性动-静脉瘘：也可表现出皮肤胎记样血管印痕、肢体或躯干静脉曲张及肢体增粗增长三联征。但先天性动-静脉瘘受累肢体皮温升高，局部可触及血管震颤并可闻及血管杂音，这种动-静脉瘘的特征性临床表现可以提供鉴别诊断

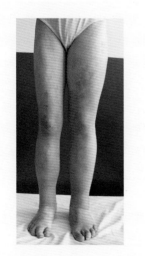

图　双下肢克利佩尔-特脑纳综合征患者（中南大学湘雅二医院血管外科供图）
可见下肢皮肤血管印痕样改变、左下肢增粗

依据。动脉造影若发现动-静脉间沟通的瘘口则可明确动-静脉瘘的诊断。但某些多个微细瘘口的先天性动-静脉瘘血管震颤、杂音等体征并不明显，动脉造影难以发现微小瘘口，同时还可合并毛细静脉和淋巴管混合畸形（Parkes Weber综合征），临床症状与该病类似，难以鉴别。此时可静脉注射标记微球后再行动脉造影，追踪标记微球移动痕迹可明确是否有动-静脉瘘存在。②单纯性下肢静脉曲张：均可表现为下肢浅静脉曲张。该病静脉曲张分布区域主要在臀部、下肢外侧，而单纯性下肢静脉曲张曲张静脉分布区域主要集中在大隐静脉行程区，且不伴有肢体长度改变。

治疗 以非手术治疗为主，手术对于纠正畸形意义不大。该病为先天性疾病，应从婴儿期开始监测观察，尤其是下肢长度变化。当患儿2岁时若X线检查显示双下肢长度差距大于1.5cm，则需穿特制鞋以预防跛行及继发性脊柱侧弯。若有必要，可于11岁左右行远端股骨骺骨干固定术。当深静脉功能正常时，可以剥除或硬化注射治疗表浅功能不全的曲张静脉。但深静脉功能不全或深静脉不存在时，不可对表浅静脉进行任何切除、结扎、栓塞等操作以免下肢回流障碍症状加重。当存在静脉回流障碍时可以穿循序减压弹力袜促进下肢静脉回流。总体来说，该病治疗效果较差，无法根治，手术治疗作用极为有限。

（舒　畅）

xiàzhī shēnjìngmài xuèshuān xíngchénghòu zōnghézhēng

下肢深静脉血栓形成后综合征（post-thrombotic syndrome）
为深静脉瓣膜功能破坏后下肢

静脉高压引起的一组以下肢肿胀、足靴区皮肤色素沉着及下肢慢性溃疡为主要表现的临床综合征。该病为下肢深静脉血栓形成最常见和最重要的并发症。该病是发生在下肢静脉血栓形成后数月至数年，下肢深静脉血栓形成后深静脉阻塞，造成肢体回流障碍，需经过机化修复才能达到再通，在该过程中，逐渐演变到血液逆流导致小腿深静脉高压淤血，不仅引起腓肠肌泵功能不全，而且引起交通支瓣膜破坏，血液逆流入浅静脉，下肢水肿；淤血组织缺氧、代谢产物堆积、组织营养不良、导致皮肤营养性改变。其表现为肢体沉重不适，久站或活动多后加重；患肢明显胀痛，伴有间歇性跛行；肢体肿胀、肌张力增高、浅静脉扩张、小腿足靴区色素沉着、皮肤增厚粗糙、瘙痒、湿疹样皮炎，形成经久不愈的或反复发作的慢性溃疡等。

该病可予患肢穿循序减压弹力袜，并口服抗凝药物，促进血管机化再通，避免久立久坐，休息时抬高患肢，必要时可行手术治疗，手术方式主要包括：①旁路转流，如大隐静脉交叉转流，原位大隐-腘静脉转流等。②暂时性动-静脉瘘。③髂-股静脉支架成形术和腘静脉外肌祥成形术，交通静脉结扎术等。

（舒　畅）

xuèshuānxìng jìngmàiyán

血栓性静脉炎（thrombophlebitis） 静脉血管腔内急性非化脓性炎症同时伴有血栓形成的血管血栓性疾病。广义血栓性静脉炎的包括血栓性浅静脉炎和血栓性深静脉炎，狭义即为血栓性浅静脉炎。下文主要介绍血栓性浅静脉炎。血栓性浅静脉炎是一个良性、自限性疾病，但经常反复发

作且长期存在，能引起显著的不适和功能受限，更重要的是，一部分浅静脉血栓蔓延可导致深静脉血栓形成甚至肺栓塞，其不良后果往往被忽视。

病因及发病机制 最常见的病因为血液淤在曲张的浅静脉内产生血栓并出现炎症改变；也可与外伤、浅静脉置管、刺激性药物、感染等造成的静脉内膜损伤有关；部分病例存在抗凝血酶Ⅲ、蛋白C和蛋白S的异常等先天性血液高凝状态；口服避孕药和妊娠也可能与血栓性浅静脉炎的发病有关。此外，某些恶性肿瘤如淋巴瘤、胆管癌等，已证明能够释放一些促凝物质，可并发血栓性浅静脉炎。需要强调的是，静脉血栓形成的Virchow三要素即内膜损伤、血液高凝及血流淤滞在诊断和研究血栓性浅静脉炎中起到核心的作用。

临床表现 ①损伤后血栓性浅静脉炎：通常发生在肢体遭受直接外伤后，沿着静脉走行的相应区域出现触痛性条索状物，因静脉损伤后皮下出血，常可见到皮下淤斑。损伤后血栓性浅静脉炎也常发生在静脉穿刺注射的部位，多数因注射刺激性或细胞毒性药物而引起，这是目前血栓性浅静脉炎最常见的类型。经静脉腔穿刺置管本身发生血栓性浅静脉炎者较少见。临床上表现为穿刺注射部位出现红肿和疼痛，通常持续数天或数周，有时需要数月才能完全缓解。②静脉曲张后血栓性浅静脉炎：常发生在下肢曲张浅静脉腔内，血栓可以沿大隐静脉向上或向下蔓延，或发生在非大隐静脉主干的曲张静脉分叉部位。除部分继发于损伤外，相当一部分常没有任何诱因。常表现为静脉曲张部位出现有触痛

的硬结，其周围常有红斑。极少数情况下，如果血栓反应蔓延至踝部静脉壁和皮肤，可能发生显著皮下出血。基于细胞周围的炎症反应和细胞因子的合成和释放，血栓性浅静脉炎多发生在静脉淤积性溃疡附近的静脉曲张部位。③感染性血栓性浅静脉炎：外科手术后、注射治疗后、损伤或放疗时，以及静脉曲张中的隐匿性感染，是发生血栓性静脉炎的重要因素。另一种感染性血栓性静脉炎的特殊类型是脓毒性静脉炎，脓毒性静脉炎通常发生在长期应用静脉内置管输液后，以静脉内化脓为其特点，常与脓毒败血症有关，这是一个严重的，甚至是致命的并发症。④游走性血栓性浅静脉炎。⑤胸壁血栓性浅静脉炎：又称蒙道尔病（Mondor disease），系指前胸壁、乳房、肋缘和上腹部的浅静脉有血栓形成，并继发炎症改变。该病罕见，多发生在乳房手术后、长期口服避孕药、遗传性蛋白质C缺乏、抗心磷脂抗体阳性等情况时。其特征为局部体检发现触痛、条索样结构，拉紧皮肤或抬高上肢时更为明显。

诊断 根据病史及体格检查一般不难诊断。需仔细询问患者近期有无外伤、静脉穿刺及输液、口服特殊药物病史及家族史等。急性期静脉局部疼痛，发红呈条状或网状，沿静脉走向有压痛性索条，1~2周后红肿消退，代之以色素沉着，及硬如绳的索条。部分患者可伴有全身不适。反复发作的静脉炎，伴皮肤色素沉着，血栓机化后变硬。辅助检查最常用的为彩色超声检查，主要为排除深静脉血栓形成，并且评估血栓累及血管的范围及程度。一般不必做静脉造影，有时为排除深

静脉血栓也可进行。急性期可行血常规，对静脉置管所致的浅静脉炎，可行血培养，2次同样菌株阳性，可作为感染证据。部分遗传性血液高凝状态患者可发现抗凝血酶Ⅲ、蛋白质C或蛋白质S的异常，另外对原因不明的游走性血栓性静脉炎，应排除恶性肿瘤的可能。

治疗 取决于不同的病因学和病理类型、浅静脉血栓的范围和症状的严重程度。

对于一般性血栓性静脉炎仅表现为表浅的、局限的、轻度触痛的静脉炎症反应，可口服轻型抗炎镇痛药物和使用循序减压弹力袜，并鼓励患者继续参加日常活动。如因静脉曲张所致血栓性浅静脉炎，且症状持续存在，行病变累及处曲张浅静脉剥脱，能加快缓解症状。

较广泛的血栓性静脉炎如出现严重程度的疼痛、发红和广泛蔓延，应卧床休息，抬高患肢，理疗湿敷等，且往往以理疗湿敷为最有效，常使用50%硫酸镁溶液患处湿敷。下床活动时，应穿用弹力袜或弹力绷带。如果合并皮肤溃疡、蜂窝织炎、淋巴感染，可应用抗感染药物。当血栓性浅静脉炎涉及大腿，可能蔓延到深静脉时，可使用抗凝治疗。为预防血栓可能向深静脉蔓延，特别是超声证明血栓累及范围比原发部位更大，并且蔓延到股部大隐静脉时，应做大隐静脉高位结扎抽剥术。

当血栓性静脉炎与静脉置管有关时，应立即拔除导管，进行细菌培养，并选用合适的抗生素。如果怀疑为脓毒性血栓性静脉炎，应立即切除全部累及的静脉段，切口完全敞开待二期缝合及植皮，同时使用抗生素治疗。脓毒性血

栓性静脉炎累及深静脉时，除使用针对性的抗生素外，抗凝治疗十分必要。

（舒 畅）

shēnjìngmài xuèshuān xíngchéng

深静脉血栓形成（deep venous thrombosis，DVT）

血液在深静脉血管腔内异常凝结，由液体转化为固体形成血栓。血栓阻塞静脉管腔，导致静脉回流障碍，引起远端静脉高压、肢体肿胀、疼痛及浅静脉扩张等临床症状，如未予及时治疗，可能导致肺栓塞及程度不一的慢性深静脉功能不全，影响生活和工作能力，致残，甚至致死，最常见于下肢。美国每年约有 50 万人患该病，中国尚无完整该病流行病学统计数据，但并不少见。

病因及发病机制 对于深静脉血栓形成病因的认识均基于 Virchow 血栓形成三要素：即血流缓慢、血管壁损伤和血液凝血功能异常。

静脉血流滞缓 长时间卧床，缺乏下肢肌肉对静脉的挤压作用使血流滞缓；脊髓麻醉或全身麻醉导致周围静脉扩张，静脉流速减慢；麻醉使下肢肌完全麻痹，失去收缩功能，术后又因切口疼痛和其他原因卧床休息，下肢肌处于松弛状态，使血流滞缓。血流滞缓是诱发下肢深静脉血栓形成最常见的原因。比目鱼肌静脉窦是血栓形成发生的起始部位。2/3 人群的左髂静脉前方被右髂总动脉跨越压迫，后方又受第 3 腰椎椎体挤压而血流不畅，容易发生血栓。大约 1/4 人群的髂外静脉有瓣膜，甚至先天性膜状闭塞，更容易血栓形成。

静脉壁损伤 ①化学性损伤：静脉内注射各种刺激性溶液和高渗溶液，如各种抗生素、有机碘溶液、高渗葡萄糖溶液等均能在不同程度上刺激静脉内膜，导致静脉炎和静脉血栓形成。②机械性损伤：静脉局部挫伤、撕裂伤或骨折碎片创伤均可产生静脉血栓形成。股骨颈骨折损伤股总静脉，骨盆骨折常能损伤髂总静脉或其分支，均可并发髂-股静脉血栓形成。③感染性损伤：化脓性血栓性静脉炎由静脉周围感染灶引起，较为少见，如感染性子宫内膜炎，可引起子宫静脉的脓毒性血栓性静脉炎。

血液高凝状态 是引起静脉血栓形成的基本因素之一。各种大型手术可引起血液高凝状态，血小板黏聚能力增强；术后血清前纤维蛋白溶酶活化剂和纤维蛋白溶酶的抑制剂水平均有升高，从而使纤维蛋白溶解减少。脾切除术后由于血小板骤然增加，可增加血液凝固性，烧伤或严重脱水使血液浓缩，也可增加血液凝固性。晚期癌肿如肺癌、胰腺癌，其他如卵巢癌、前列腺癌、胃癌或结肠癌，癌细胞破坏组织同时，常释放许多导致血液高凝的物质，如黏蛋白凝血活酶等，某些酶的活性增高，也可使血液高凝：如避孕药，可降低抗凝血酶Ⅲ的水平，从而增加血液的凝固度。大剂量应用止血药物及脱水药物，也可使血液呈高凝状态。

深静脉血栓的获得性危险因素包括手术、恶性肿瘤、创伤、静脉置管或损伤、妊娠和口服避孕药、制动、年龄、肥胖、内科疾病、抗磷脂抗体综合征等，其遗传性危险因素包括凝血因子 V-Leiden 突变、凝血因子Ⅱ G20210A 突变、天然抑制物缺陷、凝血因子增多、中等程度的同型半胱氨酸增多等。

病理 髂-股静脉血栓以左侧多见，为右侧的 2～3 倍，可能与左髂静脉行径较长，右髂动脉跨越其上，使左髂静脉受到不同程度的压迫有关。下肢静脉血栓，尤其是主干静脉血栓形成后，患侧肢体血液回流受阻。在急性期，血液无法通过主干静脉回流，使静脉内压力迅速增高，血液中的水分通过毛细血管渗入组织中，造成组织肿胀。同时，静脉压增高，迫使侧支静脉扩张、开放，淤积的血液通过侧支静脉回流，使肿胀逐渐消退。

临床表现 下肢深静脉的各个部位都可能发生血栓形成，可局限于深静脉的某一段或累及全下肢深静脉，主要表现为：①患肢肿胀。是下肢静脉血栓形成后最常见的症状，患肢组织张力高，呈非凹陷性水肿。皮色泛红，皮温较健侧高。肿胀严重时，皮肤可出现水疱。随血栓部位的不同，肿胀部位也有差异。髂-股静脉血栓形成的患者，整个患侧肢体肿胀明显；而小腿静脉丛血栓形成的患者，肿胀仅局限在小腿；下腔静脉血栓形成的患者，两下肢均出现肿胀。血栓如起始于髂-股静脉，则早期即出现大腿肿胀。如起于小腿静脉丛，则先出现小腿肿，再累及大腿。肿胀大多在起病后第 2～3 天最重，之后逐渐消退。消退时先表现为组织张力减弱，再表现为患肢周径逐步缩小，但很难转为正常，除非血栓早期被完全清除。血栓形成后期，虽然部分静脉已再通，但由于静脉瓣膜功能已被破坏，患肢静脉压仍较高，其表现类似于原发性下肢瓣膜功能不全。②疼痛和压痛。疼痛的原因主要有两方面：一为血栓在静脉内引起炎性反应，使患肢局部产生持续性疼痛；二为血栓堵塞静脉，使下肢静脉回流受阻，患侧肢体胀痛，直立时疼痛加重。压痛主要局限在静脉血栓产生炎症反应的部位，如股静脉行径或小腿处。小腿腓肠肌压痛，即直腿伸踝试验阳性，又称霍曼斯征阳性。挤压小腿有使血栓脱落的危险，故检查时用力不宜过大。③浅静脉曲张。属于代偿性反应，当主干静脉堵塞后，下肢静脉血通过浅静脉回流，浅静脉代偿性扩张。因此浅静脉曲张在急性期一般不明显，是下肢静脉血栓后遗症的一个表现。④股青肿。

诊断 急性下肢深静脉血栓形成的主要诊断依据为突发单侧下肢肿胀，可伴有疼痛，结合病史、体格检查即可做出临床诊断，而彩色多普勒超声可显示是否有血栓和血栓部位，而且能初步评估静脉阻塞，也可作为血栓是否再通的依据。血液 D-二聚体的浓度测定在临床上判断血栓形成引起纤溶系统激活有一定意义。另外，下肢静脉造影能使静脉直接显像，可以确定诊断，观察血栓的位置、范围、形态和侧支循环，在上述无创检查方法不能诊断的情况下仍可考虑。此外，放射性核素和电阻抗体积描记法检查也有一定的诊断意义。

鉴别诊断 ①下肢淋巴水肿：下肢淋巴水肿有原发性和继发性。原发性淋巴水肿往往在出生后即有下肢水肿；继发性淋巴水肿，主要因手术、感染、放射、寄生虫等损伤淋巴管后使淋巴回流受阻所致，故可有相关的病史。淋巴水肿早期表现为凹陷性水肿，足背部肿胀较明显，组织张力较静脉血栓引起的下肢肿胀小，皮温正常。中晚期淋巴水肿由于皮下组织纤维化，皮肤粗糙、变厚，组织变硬呈团块状，一般不会出

现下肢深静脉血栓形成后综合征的临床表现，如色素沉着、溃疡等。②下肢局部血肿：下肢外伤后，局部如形成血肿，也表现为下肢肿胀，由于血肿的治疗与静脉血栓的治疗相反，因此需注意鉴别。血肿大多有外伤史，肿胀局限，极少累及整个下肢，伴有疼痛，后期皮肤可见淤斑或皮肤泛黄，彩超检查有助于鉴别。③全身性疾病：下肢水肿可能由于不同系统的疾病引起，包括充血性心力衰竭、慢性肾功能不全、液体过多、贫血、低蛋白血症、盆腔恶性肿瘤等。这些疾病引起的下肢水肿通常是双侧的，对称的，但无浅静脉怒张，也无皮肤颜色改变，且合并有其他系统疾病的表现。

治疗 下肢深静脉血栓形成与外科手术、制动、血液高凝状态的关系最为密切，因此，四肢手术中，应轻柔操作避免损伤静脉，术后鼓励患者早期离床活动及主动足趾功能锻炼。治疗方法的选择，应根据病变类型和实际病期而定。①一般治疗：急性深静脉血栓患者，需卧床休息 1～2 周，使血栓紧黏附于静脉内膜，减轻局部疼痛，促使炎症反应消退。在此期间，谨防血栓脱落导致肺栓塞。患肢抬高需高于心脏水平，离床 20～30cm，膝关节处安置于稍屈曲位。开始起床活动时，需穿弹力袜或用弹力绷带，适度地压迫浅静脉，以增加静脉回流量，以及维持最低限度的静脉压，阻止下肢水肿发展。②抗凝：最主要的药物治疗方法。正确地使用抗凝药物可降低肺栓塞并发率和深静脉血栓形成后综合征。③溶栓疗法：病程不超过 72 小时的患者，可给予溶栓治疗。目前已从传统的全身静脉溶栓向导管接触

溶栓转变。④下腔静脉滤网置入：能有效地减少肺栓塞的发生率，但需严格把握手术适应证。⑤手术治疗：一般情况下不必取栓，只适合病程较短的患者（7～10 天），对出现股青肿患者，有时须急诊手术减压。

（舒　畅）

gǔqīngzhǒng

股青肿（phlegmasia cerulea dolens） 下肢深静脉血栓形成后，组织液回流严重障碍，肢体高度水肿，皮肤呈青紫色的临床现象。

临床表现 表现为疼痛剧烈，患者肢体皮肤发亮，伴有水疱或血疱，皮肤呈青紫色。严重的肢体肿胀致使血容量显著下降，导致低血容量性休克，在微循环水平血液流动停滞。当股青肿引起肢体动脉痉挛导致肢体缺血时，可出现肢体水肿，苍白，疼痛的三联征，这时称为股白肿。肢体水肿具有特征性，表现为质硬、木质感或橡胶感。病程数天后，患肢皮肤常出现疱疹或大水疱。疾病早期，仅有约 50% 患者能在足背或手腕部触及周围动脉搏动。但多数无创检查和动脉系统的影像学检均能确定动脉系统的通畅。静脉造影可用于明确静脉系统受累的范围。患肢的血液循环阻滞可导致 3～5L 的体液淤滞在患肢内，导致患者出现严重的循环系统功能障碍甚至低血容量性休克。肺动脉栓塞是其严重的并发症，约 3.4% 的死亡患者发生肺动脉栓塞。

诊断与鉴别诊断 股青肿和股白肿的诊断主要通过典型的临床表现和辅助检查。与其相鉴别的疾病主要包括：①静脉性坏疽：其是股青肿继续加重，导致肢体出现不可逆的组织坏死，是缺血性静脉血栓形成的后期表现。主

要表现为足趾、足部的缺血坏死，极其严重时，组织坏死平面可达小腿，甚至大腿。静脉性坏疽的诊断必须在具备血栓性静脉炎的同时，不存在动脉系统阻塞。因而，动脉造影有助于明确其诊断。②其他：尚需与反射性动脉痉挛，急性炎性淋巴水肿，周围动脉栓塞等鉴别。

治疗 早期发现并合理治疗股青肿非常重要，能预防其向静脉性坏疽转变。及早抬高患肢能减轻水肿。肝素能有效预防静脉血栓继续发展。当两者联合使用时，部分患者症状可完全缓解。溶栓治疗对深静脉血栓和肺动脉栓塞都有一定效果，尤其对于发病1周以内的新鲜血栓效果较好。多数股青肿患者同时合并其他疾病，如消化道肿瘤，感染性疾病或代谢性疾病，或正处于手术后。在治疗股青肿的同时，应积极治疗这些相关病变。

当非手术治疗24~72小时后疗效欠佳，或者反复发生肺动脉栓塞，或者静脉造影明确存在不稳定的髂静脉血栓，或者髂-股静脉血栓迅速发展时，可以考虑下腔静脉滤器置入并且行肢体手术取出静脉血栓。手术能预防血栓继续发展，减少肺动脉栓塞的发生，并且预防静脉血栓形成后综合征。通常24~48小时内的新鲜血栓容易通过球囊取出；而72~96小时或者时间更长的血栓，会黏附在血管壁上，不容易取出。术后需要继续使用抗凝以及溶栓治疗。骨筋膜室切开术能缓解血管压迫，重建微循环血流，减轻组织压力等。

预后 股青肿如及时得到有效的治疗，大多数患者预后较好，但仍有约17%的死亡率。

(舒 畅)

Bādé-Jíyàlì zōnghézhēng

巴德-吉亚利综合征（Budd-Chiari syndrome） 肝静脉流出道和（或）其开口以上的下腔静脉段阻塞性病变导致的肝后型门静脉高压症。又称布-加综合征。巴德（Budd）和吉亚利（Chiari）于1845年和1899年分别对此病进行描述。该病男性多见。发病年龄根据不同的病因而异。因后天原因导致疾病者，发病年龄可比较晚；由于先天发育异常所导致者，通常发病较早，多见于20~40岁。1988年中国山东地区的流行病学调查显示，其发病率为6.4/10万人。男女比例约为2∶1。

病因及发病机制 在西方国家，该综合征主要由血液高凝状态导致的肝静脉血栓形成所致，一般不累及下腔静脉。在中国和印度等东方国家，下腔静脉发育异常是最常见的病因，下腔静脉发育到一定阶段后停滞，出现隔膜呈穹隆状、筛状或蹼状。部分患者肝静脉内血栓形成也可发展到肝后段下腔静脉，出现肝静脉-下腔静脉阻塞。其他病因包括：肥大的肝尾叶压迫、妊娠、非特异性血管炎、贝赫切特综合征、口服避孕药、阵发性夜间血红蛋白尿、自身免疫性疾病、结缔组织病、感染性或真性红细胞增多症等。

病理生理 该综合征主要分为三型：Ⅰ型，下腔静脉隔膜为主的局限性狭窄或阻塞型；Ⅱ型，弥漫性狭窄或阻塞型；Ⅲ型，肝静脉阻塞型。三型所占比例分别为57%，38%和5%。

该综合征主要的病理生理过程为肝静脉回流受阻，血液向右心房回流受阻，同时肝动脉和门静脉的血液不断流向肝，从而导致肝静脉内压力逐渐升高，肝静脉窦和肝中央静脉扩张、淤血。血浆通过窦周间隙渗入肝淋巴间隙内。超负荷的肝淋巴液从肝薄膜漏入腹腔，形成难以消退的、顽固的腹水。由于肝内淤血，压力增高，导致肝大，及门静脉系统压力增高，表现为脾大、食管胃底静脉曲张等。同时，小肠淤血导致消化不良。如此时肝静脉阻塞得以缓解，病理改变可以逆转；若不能得到缓解，将逐渐出现肝纤维组织不断增生，最终可导致肝硬化，少数可发生癌变。

下腔静脉阻塞将导致血液淤滞在下半躯体，出现会阴部、双下肢肿胀，胸、腹和腰背部静脉曲张，甚至肾静脉回流障碍，引起肾功能不全。长期的回心血量减少，导致心脏缩小，心输出量减少，患者出现心悸、气短，严重时出现端坐呼吸等心力衰竭表现。

临床表现 最主要的临床表现为腹胀、肝大和腹水。单纯的肝静脉回流障碍，主要表现为肝大和门静脉高压的症状，如食管胃底静脉曲张等；同时合并有下腔静脉回流障碍者，除表现出门静脉高压的症状外，同时伴有下腔静脉阻塞综合征，表现为双侧下肢静脉回流障碍导致的静脉曲张、皮肤色素沉着、淤滞性皮炎甚至经久不愈的溃疡、长期的双侧下肢回流障碍导致双侧小腿皮肤老树皮样改变。下腔静脉回流障碍导致潜在的侧支血管开放，出现胸、腹和腰背部的静脉扩张甚至迂曲，血流方向向上，以代偿下腔静脉回流。晚期患者出现严重的、难以消退的腹水，反复的抽吸腹水能缓解症状，但同时导致大量蛋白丢失。患者最后通常死于肝衰竭、肾衰竭、食管胃底静脉曲张破裂出血或严重的营养不良。

该综合征的病程可呈暴发性进展，在数周至数月内出现严重的肝衰竭；也可呈现慢性进程，数月至数年期间，逐渐进展为肝硬化。

诊断 出现腹胀，肝大、腹水等典型的临床表现，有门静脉高压表现并伴有胸、腹和腰背部静脉曲张者，需要高度怀疑为该病。B超和多普勒超声是诊断该综合征首选的检查方法，简单、可靠而且方便，诊断准确率达90%以上。该病的最佳诊断方法为下腔静脉造影。通过股静脉穿刺，将导管置于下腔静脉内造影。同时联合使用颈静脉或贵要静脉穿刺，将导管通过上腔静脉和右心房，置于下腔静脉的近心端，与置于下腔静脉远端的导管同时高压注射造影剂，进行会师造影，能更清晰的显示梗阻的部位、病变的程度、类型以及范围，对指导治疗具有重要意义。肝静脉是否存在狭窄和阻塞，可通过经下腔静脉肝静脉造影或经皮肝静脉造影显示，其不但能明确诊断，而且在适当的病例，可同时对阻塞的肝静脉实施球囊扩张和支架置入治疗，并有助于预测手术治疗效果和预后。MRI和CT也可采用，但精确度不如上述方法。肝组织活检有助于明确肝损害的程度。

治疗 介入治疗或介入联合手术治疗是该综合征的首选治疗方法，其疗效和安全性均较高。治疗如果能同时缓解下腔静脉和门静脉高压显然最为理想，如果两者不能兼顾，原则上应该首先治疗门静脉高压以及其导致的并发症，其次再处理下腔静脉阻塞及其引起的下半躯体回流障碍导致的一系列病变。手术方法大致有六类：①间接减压术。②断流手术。③各种促进侧支循环的手术。④直接减压术。⑤病变根治性切除术。⑥肝移植术。具体手术方法见巴德-吉亚利综合征手术。

急性患者可采用溶栓治疗，有一定效果；慢性患者，需根据不同的病理类型采用不同的治疗方法。

肝移植是肝衰竭、继发严重肝硬化或肝昏迷发作患者唯一可能有效的治疗方法，主要适用于肝静脉阻塞型。

常见并发症 ①心功能不全：为术后最常见的并发症。术前血液淤滞在下半躯体，回心血量明显减少，当解除肝静脉和（或）下腔静脉的梗阻后，回心血量突然增加，加重了原本功能不全的心脏的负担，导致心功能不全。因而在术后，应迅速予以强心、利尿等治疗，并密切检测心功能，纠正心功能不全。②腹水和乳糜腹：该综合征常导致超负荷的淋巴液通过肝薄膜渗入腹腔，少数患者有扩张的淋巴管破裂，而导致乳糜腹。术后，即使纠正了下腔静脉，肝静脉梗阻，患者仍可因为继发肝硬化而导致难以消退的腹水。而且手术中难以避免损伤后腹膜上扩张的大量淋巴管，而引起术后乳糜腹。如无乳糜池损伤，且人工血管通畅，原有乳糜腹或腹水可逐渐自行消退；如乳糜池损伤，术后可通过静脉营养等非手术治疗使其自行闭合。必要时可考虑剖腹探查，缝合瘘口。③血胸：多由开胸手术止血不彻底、吻合口瘘等原因所致。④肝性脑病：常发生于肠系膜上静脉-右心房转流或肠-腔分流术后，其发病率与吻合口的大小直接相关。注意饮食可预防其发生。⑤其他：包括肺脓肿、纵隔积液、乳糜胸等。

预后 与病情轻重和病理类型有直接关系，一般隔膜型效果较好。如果就诊较晚，采用非手术治疗，半年死亡率高达87%。

（舒 畅）

dòng-jìngmàilòu

动-静脉瘘（arteriovenous fistula） 动脉和静脉之间不通过毛细血管的异常交通。常见于四肢，也可见于各内脏器官。分为先天性和后天性两种。

根据动-静脉瘘的分型不同，有不同的病因，见先天性动-静脉瘘和后天性动-静脉瘘。

动-静脉瘘的血流动力学改变主要为血液向张力低的部位流动的本质所导致。动-静脉瘘是高血压、高阻力的动脉与低血压、低阻力、高血容量的静脉之间的异常交通。由于静脉端阻力低，血液将直接通过动-静脉瘘流向静脉而不通过正常的毛细血管床。因此，动-静脉瘘以远的动脉内血压降低，同时瘘口远端的静脉压力升高。这种血流动力学的改变导致在动-静脉瘘的周围，大量动脉和静脉的侧支血管开放，使动-静脉瘘周围组织内的血管网显著增加，血流量明显增大，心输出量增加。血流量增大导致动-静脉瘘近端的动脉和静脉普遍扩张。在动-静脉瘘封堵后，增大的心输出量和扩张的静脉可以逐渐恢复，但动-静脉瘘近端动脉的扩张甚至成瘤样改变是难以恢复的。动-静脉瘘的分流量主要与动-静脉瘘的直径和类型，以及其与心脏的距离有关。

一般先天性动-静脉瘘都没有症状，或仅表现为对外观或局部的影响；外伤导致的动脉-静脉瘘会持续发展,管径逐渐增大,分流量持续增加,导致总的血容量、心率、心脏指数、心搏量、左心房和肺动脉压力都持续增加,有发生心力衰竭的可能。而股动脉穿刺导致的医源性动-静脉瘘一般比较稳定,部分能自行闭合。

当分流量较大的慢性动-静脉瘘突然闭合时,动脉收缩压突然增高,导致迷走神经兴奋,心率迅速下降。如果瘘口完全闭合,心输出量和总血容量在数天后将恢复正常。

分流量大的动-静脉瘘可引起代谢系统的显著变化。静脉压升高,平均动脉压降低,导致肾血流量减少,肾小球滤过率降低,通过肾素-醛固酮系统反射性引起醛固酮分泌增加,导致水、钠重吸收增加,血容量增加,严重时可出现少尿甚至无尿。分流量巨大的动-静脉瘘被封堵时,能达到利尿和减少醛固酮分泌的效果,使之前少尿或无尿的症状缓解,瘘口彻底封堵数天后,血容量将恢复正常。

动-静脉瘘的临床表现、诊断、治疗和预后根据动脉-静脉瘘的分型不同,有较大差异,见先天性动-静脉瘘和后天动脉-静脉瘘。

(舒 畅)

hòutiānxìng dòng-jìngmàilòu

后天性动-静脉瘘 (acquired arteriovenous fistula)

外伤、血管穿刺或其他非先天原因所致动脉-静脉之间的异常交通。

病因及发病机制 穿透性损伤导致同一血管鞘内的动脉和静脉同时损伤是最常见的病因,包括:刀刺伤、枪弹伤和铁屑伤等。少数也能由钝性损伤所致,如肾挫伤时同时出现的血管损伤。医源性损伤也是其常见的病因,最

常见于股动脉穿刺或置管时。恶性肿瘤累及血管时,也能导致受损血管发生动-静脉瘘。后天性动-静脉瘘的发生约占血管损伤的7%,此比例在战伤和平时损伤中无明显差异,其中多数发生在下肢。

分型 后天性动-静脉瘘分为四型。①洞口型:瘘位于动脉和静脉之间,两者直接交通。②管状型:动脉和静脉之间通过管道相连。③囊瘤型:瘘道本身或动脉侧或静脉侧有血管瘤样扩张。④窦状型:由组织挫伤或恶性肿瘤等导致,动-静脉之间的交通呈现多发性瘘管样,有时从形态上难以与先天性动-静脉瘘相鉴别。

后天性动-静脉瘘分为急性和慢性。急性患者比较少见,在血管受损后立即出现;多数患者在动脉、静脉损伤处之间的血块溶解后才出现瘘,称为慢性后天性动-静脉瘘。

临床表现 约2/3的后天性动-静脉瘘能在血管损伤后1周内被发现,但仍有少数患者损伤后数周甚至数年才发现动-静脉瘘。动-静脉瘘在急性期一般没有症状,需要通过体格检查或动脉影像学检查才能发现。在发病1周内,最常见的表现为瘘口周围可以闻及机械样杂音,瘘口越大,杂音越响亮,在心脏收缩期杂音增强。其他常见的表现包括:瘘口周围扪及震颤,扪及局部搏动性肿块,动-静脉瘘以远的动脉搏动减弱或消失,损伤处的活动性出血,周围神经压迫症状等。在急性期,动-静脉瘘一般不导致充血性心力衰竭,静脉高压或者瘘口以远组织缺血。

发病1周后,急性期出现的局部表现如机械样杂音,震颤,搏动性肿块会更加明显。同时部

分患者还会出现损伤部位以外的相关症状,包括:浅表静脉曲张,充血性心力衰竭,心脏扩大,搏动性的耳鸣等。心力衰竭的严重程度与瘘口大小,位置,发病时间长短密切相关。由于动脉血通过瘘口直接流入静脉,瘘口以远的肢体动脉供血减少,静脉血淤滞,因此瘘口近端的皮温升高,远端皮温降低,部分患者出现远端肢体缺血性改变,甚至并发指(趾)坏死。

医源性的动-静脉瘘一般仅有局部表现,包括局部逐渐增大的血肿,搏动性肿块,疼痛和杂音。由于得到早期发现和有效的治疗,医源性的动-静脉瘘极少出现全身性症状。

患者有外伤或肿瘤等相关病史,局部出现搏动性肿块、伴有连续性血管杂音和震颤为动-静脉瘘三联征,此时诊断不难。然而,动-静脉瘘在发病1周内一般没有症状,而随着时间延长,数周至数年后,症状和体征会逐渐明显,而且当病变位置较深,如发生在颈部、胸部或腹部时,除非发生严重的动脉损伤导致大出血,一般体检难以发现,尤其是在疾病早期。

病变周围浅静脉扩张、淤滞性皮炎甚至皮肤溃疡、皮温升高、肢端肿胀或缺血以至发生组织坏死、伴有心率增快或心脏扩大。发生在颈部的动-静脉瘘可导致患者出现难以忍受的搏动性耳鸣。压迫瘘口或动-静脉瘘的动脉端,可出现收缩压升高、心率减慢,称为 Nicoladoni-Branham 征,其机制为阻断分流血管后,周围血管阻力增加,动脉压升高,血管的压力感受器反射性引起迷走神经兴奋,使心率减慢。

病变部位的静脉压力升高,

静脉内氧含量上升。发生在肢体的动静脉瘘同时伴有踝肱比的改变。

诊断 ①动脉造影：是诊断动-静脉瘘的金标准。动-静脉瘘在动脉造影上的最典型的表现为静脉提前显影。其他表现包括：病变周围大量的侧支血管、病变以远动脉显影延迟或减弱甚至消失、瘘口近心端动脉变粗扭曲等。造影不但可以明确诊断，而且可以定位病变部位，明确瘘口数量和周围血管的病变程度。②多普勒超声：也是诊断动静脉瘘较好的方法，尤其对于动脉穿刺和置管导致的医源性动脉-静脉瘘。③CT血管造影（CTA）：较动脉造影方便，可用于动静脉瘘的快速诊断，同时能更清晰的显示其他部位的损伤，但其对动静脉瘘诊断的敏感性较动脉造影稍低。

医源性动-静脉瘘一般由于穿刺部位明显的症状和体征，包括局部疼痛、增大的血肿、搏动性肿块、新出现的杂音等，而被早期发现。多普勒超声检查是首选的无创检查，典型的表现包括多普勒超声下，动-静脉直接交通，瘘口远端动脉血流减少，静脉内在瘘口附近出现流量较大的湍流等，不但有助于其诊断，而且能准确定位瘘口，辅助压迫治疗。医源性动-静脉瘘极少需要使用动脉造影明确诊断。

治疗 后天性动-静脉瘘，除少数穿刺导致的医源性动-静脉瘘外，一般难以自行闭合，诊断明确后，应予以积极治疗，避免出现局部或全身的循环障碍。外伤后，立即行手术清创并行动静脉瘘修补，或者切除或重建受损的血管，此时病变周围侧支血管尚未开放，近远端的血管的病理改变尚不明显，术中容易找到瘘口

的位置，同时减少周围组织粘连。如果为外伤3~7天后，局部已经发生创伤后的组织反应，如血管壁脆弱、炎性水肿，手术难度增加，术后易并发感染。此时患者如无远端肢体濒临缺血坏死的表现或持续性出血，可行非手术治疗1~2个月，待组织炎性水肿消退后，再行手术治疗。手术方法主要有动-静脉瘘闭合术和血管重建术。

动-静脉瘘闭合术 主要有两种：动脉结扎术和受累的动-脉静脉两端均结扎（即四头结扎）联合瘘切除术。①动脉结扎术：将导致远端组织血液供应障碍，有发生肢体缺血坏死可能，甚至需要截肢，因此只在特殊的时候采用，如伴有严重的心内膜炎、心功能衰竭等手术高危因素；骨盆或颅底的动静脉瘘，显露远端的动脉、静脉难度高，因此只能冒险将近端的动脉结扎，减少瘘口的分流量。②四头结扎术：仅当动-静脉瘘位于膝、肘以远的部位，而且病程较长，瘘口周围形成丰富的侧支血管时才能使用。结扎部位要尽可能地靠近瘘口，可以减少对肢体远端供血的影响，减少远端缺血的风险。尽可能同时切除瘘口，减少复发的可能。肢体末端的动-静脉瘘可以直接切除病变。

血管重建术 方法较多，可切开瘘口附近的动脉或静脉，从管腔内缝合瘘口，再修复切开的血管；或者在切除动-静脉瘘后，通过血管端端吻合、自体血管或人工血管行血管重建。此外，当动-静脉瘘为窦状型，需要考虑能否切除病变，以及是否值得，当严重挫伤导致广泛的肾内动-静脉瘘时，可采用肾切除术。经导管或在手术中使用栓塞剂，对弥漫

性或窦状型病变实施栓塞治疗，也可作为治疗动-静脉瘘或手术治疗的辅助方法，但需警惕肺栓塞的发生。对于发生在直径较大的动-静脉瘘，如主动脉-下腔静脉瘘、锁骨下动-静脉瘘、颈动-静脉瘘、髂动-静脉瘘和股动-静脉瘘，可以通过股动脉、腋动脉或肱动脉穿刺，采用介入治疗的方法，在病变部位置入带膜支架，封堵动-静脉瘘，其损伤小，疗效好。动-静脉瘘的手术效果与病变的部位以及病程长短关系密切。大血管之间的动-静脉瘘，手术风险较高；慢性病变，术中容易出血，修复比较困难。在瘘口封堵后，部分动-静脉瘘导致的病理改变可逐渐恢复正常，如增大的心输出量和扩张的静脉等，但有些改变如病变近端动脉的慢性扩张甚至成瘤样改变则难以恢复。术后复发少见。术后再次出现的动-静脉瘘通常由于病变本身为多发动-静脉瘘，如弹片、榴弹或枪伤引起，术中未将动-静脉瘘彻底清除，残留的瘘口继续发展，导致术后病变部位仍然存在动-静脉瘘。

（舒 畅）

xiāntiānxìng dòng-jìngmàilòu

先天性动-静脉瘘（congenital arteriovenous fistula） 胚胎发育期，原始毛细血管网状结构发育成以两根边缘静脉和一根轴心动脉为基本结构的血管。原始网状血管若在发育过程中持续存在，在不同的部位形成数量不等和范围不同的动-静脉之间的交通或短路。先天性动-静脉瘘虽多在后期发病，但常在出生后即存在，瘘口多广泛而细小，病变可累及多种组织，包括皮肤、皮下组织、肌肉、骨骼以及内脏，其体积差异较大，小到米粒大小，大范围病变如巨肩、巨臀、巨腰、巨肢

等，导致血流动力学的明显变化，甚至导致心力衰竭。其心衰发病率较后天性动-静脉瘘低。

病因及发病机制　有先天因素所致。先天性动-静脉瘘一般位于肢体，以下肢多见，较少累及颅内和内脏。根据瘘口的位置、大小，分为三类。①干状动-静脉瘘：瘘口在小动、静脉之间。瘘口多较大，分流量较多，导致病变周围静脉压升高，静脉曲张，并伴有震颤和杂音。少数瘘口较小，无震颤和杂音。②瘤状动-静脉瘘：瘘口在细小的动脉和静脉之间，形成无数动静脉交通支，局部血管瘤样扩张，分流量小，无震颤、杂音。③混合性：兼有干状和瘤状病变特点的多发动-静脉瘘。

临床表现　一般在学龄期或青春期发病，常见的临床表现包括：搏动性肿块、连续性杂音、震颤、皮肤色素沉着、下肢肿胀、局部皮温升高、局部胀痛、患肢增长、Nicoladoni-Branham 征、静脉曲张、皮肤溃疡、肢端发凉等。较少出现的还有跛行、肿块出血、局部多汗、耳鸣、便血、发绀、咯血、心脏扩大等。

根据临床表现，主要分为三型。①弥漫性血管滋长：病变一般累及一个肢体，多为下肢。下肢的病变可延伸到腰臀部，上肢病变可延伸到肩部。广泛的浅表静脉曲张，常位于肢体外侧，动脉端增粗，局部皮温升高，由于深部组织以及骨骼内存在大量的动静脉交通，血流量大，氧饱和度高，使患肢增长、增粗，双侧肢体长度不等，甚至步态异常，骨盆倾斜，脊柱弯曲。患肢感觉沉重，肿胀伴疼痛。局部伴有葡萄酒色斑。即克利佩尔-特脑纳综合征，又称血管骨肥大综合征。

瘘口多或较大者，多伴有局部杂音和震颤。长期严重的静脉曲张可导致淤滞性皮炎、皮肤色素沉着甚至溃疡。病变远端可发生缺血性改变，出现趾（指）端发凉，严重时甚至出现溃疡和坏疽。广泛的动-静脉瘘可导致周围血管阻力降低，心排出量增加，但一般不引起心力衰竭。②局限性动脉和静脉异常扩张：可发生在任何部位，多见于前臂，手和足。局部出现肿胀，或伴有团状静脉扩张或海绵状血管瘤。局部皮温升高，有时局部可扪及搏动，听诊时闻及机械样杂音。此型属低血流动力学病变，除局部表现外，一般无全身表现。少数弥漫性病变可形成巨大肿块，称为蔓状血管瘤，临床表现为巨头、巨颊、巨手、巨腰、巨臀等。③极少数动-静脉瘘发生在胸腹腔或内脏：根据病变部位不同，临床表现各不相同。

诊断　根据病史及体格检查，诊断一般不困难。辅助检查方法包括：①静脉血气分析和测压：病变部位静脉血氧饱和度和静脉压力升高。②多普勒超声。③动脉造影，增强 CT 和 MRI 能明确病变范围和部位，表现为近端静脉早期显影，动脉扩张、扭曲等。④血管造影有助于明确伴行静脉状况。

治疗　较小的局限性动-静脉瘘可直接手术切除。较大的病变，要根据具体情况，决定治疗方法：供血动脉明确的病变可栓塞供血动脉；弥漫性病变难以根治，易复发。治疗方法主要包括：手术治疗、栓塞治疗、硬化治疗、联合疗法等。采用任何治疗都必须注意：先天性动-静脉瘘的瘘口细小，病变广泛的特点；治疗后残余的微小病灶会被激活和增大，

因此巨大病变的治疗目的应为好转而非治愈；过于积极的治疗反而会导致肢体缺血、坏死以致截肢；部分性或分期治疗能减少并发症的发生。

手术治疗　手术指征为：病变症状明显或有发展趋势；伴有皮肤、黏膜或内脏出血；伴有器官或肢体缺血、感染；伴有经久不愈的溃疡；肢体长度差异明显；并发心功能不全者。手术原则为"病变切除，节流开源"——首选切除病变；不能切除，则减少动脉端流入，增加静脉端流出，缓解病情，阻止或延缓其发展。①动-静脉瘘切除术：对浅表或比较局限的病变，应尽可能彻底切除。如病变范围广泛，累及一组肌群外，还侵犯邻近的肌腱、骨骼或软组织，可采用选择性切除。术中注意保护动脉和静脉主干以及重要的神经，以维持肢体的正常功能和血液供应。术中切除的动脉和静脉主干必须行血管重建。②瘘口周围主要分支动脉栓塞术：其能减小动脉与静脉间分流，缓解临床症状。③Klippel-Trenaunay综合征：包括动脉、静脉和淋巴病变，因遵循手术原则，增加静脉回流。可采用如扩张狭窄或阻塞的股、腘静脉；股深静脉扩张成形术或患侧向健侧的耻骨上大隐静脉转流术。④姑息性手术：可采用骨骺钉固定术，以减缓处于发育中的患肢骨骼生长或刺激骨骺使健侧生长增快，以缓解肢体长度不等。当动静脉瘘伴有反复发生的溃疡、难以控制的感染、出血、组织坏死或心力衰竭时，可考虑行截趾（指）或截肢术。

栓塞治疗　通过介入治疗的方法，将导管插入主干动脉的分支，病变的营养动脉，栓塞病变的供血动脉，从而缓解症状或为

后续的手术切除做准备。分期多次栓塞安全性较高。但当瘘口较大又需要注射大量栓塞剂时，要注意引流静脉导致的肺动脉栓塞的风险。

硬化治疗 以鱼肝油酸钠等硬化剂向病变部位做少量多次注射，通常对症状的缓解作用明显；也可用硬化治疗使范围较大的病变缩小后，再考虑手术治疗。

联合疗法 手术、栓塞和硬化治疗。

（舒 畅）

jǐngdòngmàitǐliú
颈动脉体瘤（carotid body tumor）

较少见、病因不明、源于颈动脉体的化学感受器肿瘤。又称颈动脉体副神经节瘤。其来自副神经节组织的非嗜铬副神经节瘤，多为良性肿瘤，临床上无特异性症状，常表现为生长缓慢的无痛性颈部肿块。该病于 1743 年由冯·哈勒（Von Haller）首次描述，1880 年赖格纳（Reigner）试图行颈动脉体瘤切除术，但患者未存活。1886 年迈德尔（Maydl）首次完成瘤体切除手术，但术后患者出现失语及偏瘫等症状。1903 年斯卡德（Scudder）在美国成功完成了第一例颈动脉体瘤切除术，不仅保留了颈动脉，而且术后未出现神经受损所导致的明显症状。

病因及发病机制 病因不明，可能与慢性缺氧、长期生活在高原地带以及遗传等因素相关。临床上男女发病相似，年龄一般为 30～40 岁。该病多为散发或家族遗传，有报道 10%～50% 具有家族性，是一种外显率与年龄相关联的常染色体疾病。实验研究表明家族性颈动脉体瘤的发生与琥珀酸脱氢酶（succinate dehydro-genase，SDH）基因的突变有关。

线粒体复合体 Ⅱ（即 SDH）是一种异四聚体，由 SDHD、SDHB、SDHC、SDHA 4 个亚单位组成，参与三羧酸循环和有氧电子链的传递，在氧化磷酸化和细胞内氧的感知及传导过程中起重要作用。其中，SDHD、SDHB 和 SDHC 分别定位于 11q23、1p35～36 和 1q21～23，这些基因异质性失活突变，是该病发生的重要危险因素。

病理生理 组织学上分为血管型、实质型及混合型三种，瘤细胞多由上皮样细胞组成，瘤体内间质以丰富的毛细血管包绕成巢状。瘤细胞内含肾上腺素、去甲肾上腺素以及 5-羟色胺，约 5% 可分泌儿茶酚胺并引发高血压。该病多为良性，恶性较少见，为 5%～10%，可根据核异型性、有丝分裂程度，及有无淋巴及远隔器官转移作为判断良恶性的可靠依据。恶性颈动脉体瘤以局部淋巴结转移为主，偶可经血液循环转移至肺、骨、肝等其他部位。

分型 香布林（Shamblin）根据瘤体累及颈动脉的程度将该病分为三种类型：Ⅰ型：瘤体较小，位于颈总动脉分叉的外鞘内，包膜较完整，与颈动脉粘连少，易切除。Ⅱ型：比较多见，肿瘤体积较大，位于颈总动脉分叉部，将血管包裹但不累及血管壁的中层和内膜层，与颈动脉粘连较多，术中易损伤重要血管。Ⅲ型：肿瘤生长已超出颈动脉分叉范围，瘤体将颈总动脉及其分支以及迷走神经完全包裹，使颈内和颈外动脉向外移位或受压，瘤体甚至压迫气管或食管导致呼吸或吞咽困难，手术常需要切除颈动脉部分节段合并血管移植术，术后并发症较多。

临床表现 多位于舌骨水平、胸锁乳突肌前缘深面的颈动脉分叉处，少数向咽旁局限性膨出，借动脉外膜形成的十二指肠结肠系膜（Meyer 系膜）附着于动脉壁上，表现为粉红色卵圆形肿块，表面光滑，质地中等偏软，水平方向可推动，垂直方向移动受限，可触及传导性搏动和震颤，瘤体大者可触及膨胀性搏动和连续性杂音。临床上常表现为生长缓慢的无痛性颈部肿块，当瘤体增大时可能出现疼痛、耳鸣、眩晕、视物模糊等非特异性症状。因其位置紧邻颈部血管以及第 Ⅹ～Ⅻ 脑神经（迷走神经、舌下神经、舌咽神经），肿块增大后可能出现相应压迫性症状，如吞咽困难、声音嘶哑或其他脑神经麻痹症状，若压迫颈交感神经则可能出现霍纳综合征。5% 的颈动脉体瘤具有神经内分泌活性，压迫瘤体时可能出现以心率减缓、血压下降、晕厥等为表现的颈动脉窦综合征。

诊断 主要包括以下几种。

多普勒超声检查 作为首选筛查颈动脉体瘤的无创性检查，具有较高的特异性和敏感性，可以显示瘤体受压的颈动脉分叉以及其间血供丰富的瘤体本身，明确颈动脉受压的程度。该病典型的超声特征为：颈动脉分叉处单侧或双侧低回声肿块，内部回声不均，边缘规则，边界清楚，肿块内彩色血流信号丰富，且多为搏动性动脉频谱，动脉波形呈低阻、快血流；颈内和颈外动脉间距增大，颈内动、静脉移位。其缺点是不能明确瘤体的供血动脉，无法获知更多的诊断信息。

CT、MRI 检查 ① CT 检查：可明确显示瘤体的大小、部位、血供以及与颈动脉的关系，有助于判断肿瘤侵犯颅底的情况。② MRI/MRA 检查：可显示化学感受器肿瘤的特征性"盐和胡椒征",具体表现为瘤体内迂曲点、线状流空信号伴点状高信号形成。可以更立体、直观地显示瘤体与血管的关系。

数字减影血管造影（DSA） 可在侧位像显示颈动脉分叉扩大,其间夹着富血管性的占位性病变,颈内、外动脉受压呈弧形移位,恰似核桃位于分叉上,瘤体血供多来自颈外动脉或分叉部。当颈内和（或）颈外动脉管腔受到破坏,表现为典型的肿瘤血管包裹征、血池形成、菊花征样染色时,常提示为恶性病变。当富血管病变明显超出颈动脉分叉时,常提示术中需行颈动脉重建。DSA检查不仅诊断准确率高,还可同时行选择性颈内动脉球囊阻断,了解大脑动脉环（Willis环）的通畅情况,直观反映脑血管的形态,这对于颈动脉体瘤的诊断、肿瘤累及血管的程度以及脑侧支循环建立的评估有重要价值。

核素扫描 ^{111}In闪烁法可显示颈动脉体瘤,并有助于发现其他转移灶。

鉴别诊断 ①颈动脉瘤:颈动脉分叉处同样为好发部位,肿块搏动感较强,压迫颈总动脉近心端后肿块立即消失。多普勒超声检查较易鉴别。②神经源性肿瘤:颈部多见于迷走神经鞘瘤或交感神经鞘瘤,位于颈动脉分叉内侧,将颈动脉分叉及颈内、颈外动脉推向外侧,与颈动脉无密切联系。肿瘤呈实质性,表面光滑,质地韧,无搏动感,压迫或阻断颈总动脉近端肿块不缩小。CTA及DSA检查可协助判断。③肿大淋巴结:表现为颈部无痛性肿块,多为鼻咽部、甲状腺恶性肿瘤或恶性淋巴瘤侵犯颈部淋巴结所致。体查提示肿块常多个

存在,质地硬,无搏动感,生长迅速,患者同时存在全身症状或鼻咽部、甲状腺等原发病灶。④腮裂囊肿:多见于颈动脉分叉上方,呈囊性,与颈动脉无密切联系,无搏动感。囊肿并发感染后可出现红肿、疼痛等局部炎症表现。⑤腮腺肿瘤:多位于耳垂下方,质地硬,多呈分叶状。

治疗 首选治疗方法是瘤体切除术,确诊后应早期行手术切除。手术原则是在避免损伤颈部重要血管及神经受损的同时完整切除肿瘤。放射治疗对头颈部化学感受器肿瘤的局部控制率已达95%,对无法耐受手术、术后残余病灶、术后复发或病例已证实恶性的病例可考虑行放射治疗。

手术方法 颈动脉体瘤剥离术适用于Shamblin Ⅰ型或瘤体较小、血供不丰富的患者,是最理想的手术方式。颈动脉体瘤一般具有完整的包膜,且未累及血管中层及内膜,术中应沿动脉外膜下Gordon-Tayler白线（瘤体与颈动脉有分界线,在颈动脉外膜平面下）间隙行肿瘤切除,可避免血管受损并完整切除肿瘤。充分显露颈动脉分叉以及瘤体的上、下端,将颈总动脉套带控制后,仔细分离瘤体外壁与动脉壁,切断并结扎众多微小供血动脉以减少出血,沿颈内动脉自下而上处置,再牵瘤体向颈外动脉方向,自其后方继续游离,最后与颈外动脉分离。注意分离瘤体过程中,除颈动脉分叉处取动脉外膜下平面外,均应取瘤体外膜外平面;对于部分Shamblin Ⅰ型、Ⅱ型、血供较丰富的患者,若发现瘤体与颈外动脉严重粘连无法分离,可切断颈外动脉远侧,牵瘤体向前下方向,从后方分离瘤体至颈动脉分叉处,最后切除颈外动脉

近侧及瘤体。若损伤小段颈内动脉,可采用6-0缝线缝合修复,若损伤段小于1cm且无明显张力,可行对端吻合,有张力时则应采用人工血管移植;肿瘤切除合并颈总、颈内动脉重建术适用于Shamlin Ⅱ型、Ⅲ型或瘤体较大（直径＞5cm）、血供丰富的患者,术中需切除一段颈内动脉。一般有两种方法:①先切除瘤体后重建血管:全身肝素化后,将颈动脉转流管近远端放置于颈总动脉和颈内动脉内,可避免在分离、切除瘤体及吻合血管的过程中,因血管阻断时间过长导致同侧大脑血流量减少甚至脑缺血、脑卒中等并发症的发生。切除瘤体后,可选择结扎颈外动脉近颅端,将颈外动脉近心端与颈内动脉近颅端吻合的方法,或以自体大隐静脉或人工血管施行间置血管重建术。②先重建血管后切除瘤体:分离瘤体及全身肝素化后,先使用大隐静脉或人工血管与颈总动脉做端侧吻合,松开阻断钳恢复颈动脉血流数分钟后,继续分离瘤体并显露颈内动脉,行移植血管和颈内动脉的对端吻合,最后切除瘤体并缝合颈总动脉残端。该方法相对较少应用。

手术注意事项 术中应注意充分显露颈动脉鞘,以明确各重要血管、神经的组织结构关系。香布林（Shamblin）将与颈总动脉及其分支有关的区域划分为三个区。分离第一区时可能损伤迷走神经主干和颈交感神经,术后多表现为声嘶、心率增快以及霍纳综合征。分离第二、三区,特别是当瘤体较大且贴近颅底时,可能涉及面神经下颌缘支、舌咽神经、迷走神经（咽支及喉上神经）以及舌下神经,导致术后出现患侧鼻唇沟变浅、鼓腮漏气、

吞咽困难、呛咳、声嘶等不同并发症的表现。肿瘤累及神经、颈动脉出血或创面渗血致术野不清晰、术中过度牵拉、术后水肿及瘢痕粘连等均可能引起上述神经的损伤，因此，术中应保持良好的手术显露，熟悉颈部神经的走行并注意识别保护。

若单侧颈部血管受损，颅内侧支循环无法代偿，可能造成脑组织缺血甚至脑梗死等术后严重并发症。因此围术期应采取多种措施预防脑缺血的发生：①术前行血管造影检查了解颅内 Willis 环的情况。②术前运用指压试验（Matas 试验）压迫患侧颈总动脉，促进 Willis 环的开放，亦可在术中先显露颈总动脉，分次对其间断性阻断 5 ~ 10 分钟，及减少术中出血，同样也能促进大脑 Willis 环的开放。③采用全身麻醉以及头部降温等方式以降低脑组织的代谢，提高中枢耐受缺氧的能力。④术中保持血压稳定，保证一定的脑灌注压。⑤围术期加强抗凝处理，阻断颈动脉前应给予全身肝素化，预防颈动脉及其分支血栓形成。⑥颈内动脉血流的阻断时间不超过 20 分钟，必要时可应用颈动脉转流管分流。⑦术中切除颈动脉及其分叉时应避免损伤血管内膜，防止动脉血栓形成导致脑梗死。⑧术后应用甘露醇、类固醇激素等药物减轻脑水肿，可在扩容的同时给予尼莫地平、罂粟碱等扩张脑血管、解除脑血管痉挛并增加脑血流量的药物。对于体积较大的颈动脉体瘤是否应常规行术前栓塞仍存在争议，因栓塞后急性炎症可能导致 Gordon-Tayler 白线间隙结构欠清，且栓塞物可能反流至颅内微血管中，因此应谨慎应用术前栓塞治疗。

（舒 畅）

línbā shuǐzhǒng

淋巴水肿（lymphedema） 头面、躯干、肢体等部位淋巴结（或淋巴管）结构由丝虫感染、炎症、肿瘤、创伤、放射治疗、手术等后天因素损害或先天性的发育异常，出现淋巴管回流障碍，组织器官内淋巴液淤积，导致的高蛋白性水肿。

全球约有 1.4 亿各种淋巴水肿患者，其中约 4500 万人患肢体淋巴水肿，2000 万人因乳腺癌手术后导致上肢淋巴水肿，4400 万人因丝虫感染导致淋巴水肿。中国丝虫感染导致的淋巴水肿少见，已向世界卫生组织申报，中国已消灭丝虫病。

分类及分级 分为先天性淋巴结、淋巴管发育异常导致的原发性淋巴水肿和后天因素损害导致的继发性淋巴水肿。

根据国际淋巴学会制定的标准，将肢体淋巴水肿分为三级。①轻度（1 级）：患肢抬高时，水肿大部分消失，患肢水肿仍为凹陷性，皮肤无纤维化样改变。②中度（2 级）：患肢抬高时，水肿能减轻，患肢的水肿压迫后不能凹陷，皮肤中度纤维化。③重度（3 级）：患肢出现象皮肿样皮肤改变。

临床表现 通常以下肢多见，少数患者发生在外生殖器、上肢、颜面部等，主要临床表现为：皮肤和皮下组织淋巴液淤积，组织中透明质酸和蛋白质等淤滞，继而导致纤维组织增生，病变部位发生反复感染，皮肤粗糙、增厚、变硬，患肢逐渐增粗，最终导致象皮肿。

诊断 诊断需通过病史、典型的临床表现和辅助检查，包括：淋巴核素显影，磁共振成像技术，超声检查，间接淋巴管造影，直接淋巴管造影等。具体方法见原发性淋巴水肿和继发性淋巴水肿。

治疗 尚无绝对有效的方法，随着对其病理生理机制研究的深入，新的影像诊断技术的应用和显微外科技术的发展，其治疗效果逐渐提高。分为手术治疗和非手术治疗。手术治疗方法包括：淋巴水肿病变切除，组织瓣桥接术以及显微淋巴外科手术，如淋巴管静脉吻合术，自体淋巴管移植术，静脉带淋巴管移植术等。非手术治疗包括：加压疗法，间歇性充气加压法，烘绑疗法等。具体方法见原发性淋巴水肿和继发性淋巴水肿。

（舒 畅）

yuánfāxìng línbā shuǐzhǒng

原发性淋巴水肿（primary lymphedema） 淋巴管先天发育异常，引起淋巴管压力增高，淋巴液聚集于组织间隙，导致的淋巴水肿。

病理 表现为淋巴管内膜下胶原纤维增生，淋巴管腔狭窄，平滑肌萎缩，结缔组织增生，玻璃样变，或淋巴管扩张，肌层肥厚，晚期淋巴管壁肥厚，管腔狭窄闭塞；淋巴结出现脂肪沉积和巨细胞反应，淋巴结纤维化、玻璃样变或淋巴结反应性增生。

病因及发病机制 通常是先天性淋巴系统发育异常所致。先天性肢体淋巴水肿包括遗传性肢体淋巴水肿，非遗传性肢体淋巴水肿，先天性束带压迫性肢体淋巴水肿；早发性肢体淋巴水肿；迟发性肢体淋巴水肿。由于淋巴管先天性发育异常导致淋巴液回流障碍，淋巴管压力增高，淋巴液积聚于组织间隙，导致淋巴水肿，长期大量的高蛋白淋巴液积聚刺激皮下结缔组织增生。凡初级淋巴管、毛细淋巴管网、集合淋巴管、淋巴结、胸导管等各级淋巴通路上的淋巴管和淋巴结先天性发育异常均可导致淋巴水肿。

临床表现 约10%的淋巴水肿患者为先天性淋巴系统发育缺陷所致。①遗传性肢体淋巴水肿：又称米耳罗尼病（Milroy disease）。属一种常染色体显性遗传性疾病，受多种遗传因子及环境因素的影响，其中最重要的遗传因子是血管内皮生长因子-C（vascular endothelial growth factor-C，VEGF-C）及其受体基因。该病有家族遗传史，可呈隔代遗传，症状出现在第三代或第四代。出生后即发现肢体肿胀。发病率占原发性肢体淋巴水肿的10%~25%；好发于下肢，下肢与上肢的比例约为3：1；女性多于男性；病变除累及四肢外，还可累及外生殖器、小肠和肺部；常伴发其他部位的先天性畸形。②非遗传性肢体淋巴水肿：出生后即发现肢体轻微肿胀，随患儿年龄增长症状逐渐加重，往往在患儿3~10岁时确诊。临床上表现为单侧下肢或双侧下肢肿胀，往往很少并发感染。临床特点是皮下淋巴管扩张、迂曲、增粗、增多，常常有乳糜反流。无家族遗传史，可伴有其他系统发育异常。③先天性束带压迫性肢体淋巴水肿：因胎儿在子宫内羊膜束带缠绕压迫肢体皮肤致一环状狭窄带，导致其患肢远端淋巴回流受阻，出生后即存在淋巴水肿。④早发性和迟发性肢体淋巴水肿：两者除了在发病时间上不同之外，其病变的实质无差异。早发性肢体淋巴水肿好发于女性，发病年龄在20~30岁；迟发性肢体淋巴水肿在35岁后发病，均为淋巴系统发育异常，淋巴循环失代偿的结果。此类患者约占原发性淋巴水肿发

病率的80%。水肿最初起于足背和踝关节周围，70%的患者为单侧肢体受累，肿胀由肢体远心端向近心端缓慢进行性发展，经数月或若干年逐渐累及整个小腿，但病变很少超过膝关节平面波及大腿。在原发肢体出现水肿数年后，对侧肢体约有30%的概率患同样疾病。病程通常需要数年才趋于稳定，病程中很少并发急性发作性皮炎和急性淋巴管炎。

诊断与鉴别诊断 根据病史、症状和体征，一般可以做出淋巴水肿的诊断。淋巴管造影的方法可分为直接淋巴管造影、间接淋巴管造影、核素淋巴管造影、磁共振淋巴管造影等，能显示淋巴系统形态学，是淋巴水肿的一种特异辅助检查。适用于鉴别淋巴水肿与静脉性水肿；鉴别原发性淋巴水肿与继发性淋巴水肿；拟行淋巴-静脉吻合术者。

直接淋巴管造影 将造影剂直接注入淋巴管进行淋巴管造影，在临床上有一定的实用价值。其缺点是穿刺难度大、失败的机会多。穿刺部位根据淋巴管造影的部位决定。以下肢为例，首先在足趾蹼注入活性染料-利多卡因混合液，每点注入1~3ml，局部轻柔按摩，3~5分钟后在足背皮下即可见蓝色细条状浅表淋巴管。选取染成深蓝色的集合淋巴管为拟淋巴造影穿刺用。局麻下切开皮肤分离集合淋巴管，在其近、远端各绕过一根7-0细丝线，暂时阻断近端，使淋巴液滞留，用27~30号针头穿刺淋巴管，然后注入1%普鲁卡因少许以证实确在腔内而且不漏，固定针头，通过塑料管与注射器连接，以每分钟0.1~0.2ml均匀速度注射乙碘油6~10ml。注射2ml后在踝关节及盆腔摄片，鉴定造影剂有无外渗

并排除误注入静脉内。注射完毕拔出针头，结扎淋巴管以防淋巴漏，缝合皮肤。造影摄片包括：小腿前后位，大腿前后位，从腹股沟至第一腰椎的前后位、斜位或侧位。直接淋巴管造影可能出现切口感染，淋巴漏；全身性反应如发热、恶心、呕吐，个别因对造影剂过敏可能产生周围循环衰竭；局部淋巴管反应性炎症，使淋巴水肿加重；肺栓塞等并发症。

间接淋巴管造影 又称吸收性淋巴管造影，具有操作简便的优点，是一种微创检查方法，不足之处是淋巴管显影少，造影剂很少能到达腹股沟、腋窝，不能像直接淋巴管造影显像完全、清晰。以下肢为例，在第1、第4趾蹼间以6号头皮针分别穿刺。穿刺深度严格掌握在皮内，不能过深。穿刺针与微泵连接。两穿刺点同步注入造影剂碘曲仑-300各5ml，注射速度控制在每分钟0.1~0.15ml，在X线监视下观察造影剂斑块形成，沿初级淋巴管、集合淋巴管向心移动的情况。即时摄片。

核素淋巴管造影 以下肢为例，将^{99m}Tc-Dextran0.25ml（75MBq）注射到双足第2趾蹼皮下组织。用γ照相机正对患者下腹部和腹股沟区，分别在1/2、1、2和3小时作静态图像扫描，再分别计算髂腹股沟淋巴结摄取的核素量。^{99m}Tc-Dextran作为淋巴系统显影剂应用于临床，其优点是分子量大，能被淋巴管吸收，能显示上下肢、腋窝、腹股沟、腹膜后淋巴结、淋巴管及胸导管，并能灵敏地显示显影剂滞留的部位及范围，能确定淋巴水肿的诊断及淋巴系统发育异常的部位和范围，具有安全、简便、微创、重复性好，对淋巴管无损害的优点，是目前诊

断淋巴水肿和评价淋巴管重建手术疗效优先选择的检查方法。核素标记白蛋白胃肠道显像是诊断肠淋巴管扩张症的重要辅助检查，向腹腔注射显影剂动态观察 24 小时，胸腔出现显影剂可确定乳糜胸腔积液来自腹腔。用核素显像研究慢性淋巴水肿的淋巴功能，提示患肢淋巴回流的减少程度与淋巴水肿的严重程度相关。在严重淋巴水肿，核素摄取率几乎为 0，而在静脉性水肿淋巴回流的吸收百分比显著增加。因此可用于淋巴水肿与静脉水肿的鉴别，其诊断淋巴水肿的敏感度为 97%，特异性为 100%。与淋巴管 X 线造影相比，核素显像操作简单，诊断明确。其缺点是不能将淋巴管和淋巴结解剖定位。若考虑淋巴管手术则仍以淋巴管 X 线造影为佳。

磁共振淋巴管造影 能准确判断淋巴水肿的范围和程度，图像质量好，但价格昂贵。淋巴管造影的异常表现：①原发性淋巴水肿。淋巴管瓣膜缺如或功能不全，淋巴管扩张迂曲。②继发性淋巴水肿。淋巴管中断闭塞，数目减少，远端淋巴管扩张、迂曲，数目增多且不规则，出现侧支循环。转移性淋巴结可见淋巴结肿大，数目增多或减少，其内充盈缺损、边缘呈虫蚀状。肢体淋巴水肿需下肢深静脉血栓形成后综合征、甲状腺功能低下小腿黏液性肿胀、肢体黏液性肿胀、下肢静脉瓣膜功能不全静脉性水肿等疾病进行鉴别。

特殊类型的淋巴水肿的诊断：①下肢乳糜反流性淋巴水肿，是淋巴水肿的特殊类型，是乳糜回流障碍的常见类型。其病因是胸导管、腹膜后淋巴管先天性发育异常，乳糜回流困难，倒流至下肢。临床特点是下肢淋巴水肿，表皮可见乳糜水疱，有乳白色液体溢出，多合并外生殖器乳糜反流性淋巴水肿和乳糜瘘。病情随年龄的增长而逐渐加重。②克利佩尔－特脑纳综合征合并淋巴水肿。

治疗 分为非手术治疗和手术治疗。

非手术治疗 主要有烘绑疗法、复合理疗法、加压疗法和药物疗法。

手术治疗 手术的成功与否往往取决于手术时机及手术适应证的掌握。中度淋巴水肿和轻度淋巴水肿以显微淋巴管-静脉吻合术为主要疗法，术后采用保守治疗措施。重度淋巴水肿采用分期 Servell 手术，手术方法分为三类：促进淋巴回流；重建淋巴回流通道；切除病变组织。

(舒 畅)

jìfāxìng línbā shuǐzhǒng

继发性淋巴水肿 （secondary lymphedema）

损伤、手术、放疗、感染、恶性肿瘤等后天因素导致的淋巴管压力增高，淋巴液积聚于组织间隙，淋巴液回流障碍，出现的淋巴水肿。

病因及发病机制 不同的致病因素如损伤、手术、放疗、感染、炎症、恶性肿瘤等均可造成淋巴管阻塞，机制各有差异。如经典乳腺癌根治术中行腋窝淋巴结清扫，术后辅助放疗治疗，出现早期上肢淋巴水肿，可通过残留淋巴管的扩张和淋巴管的侧支循环开放来促进患肢淋巴液回流，通过机体的代偿机制，急性淋巴水肿大多能自行消失。但随着腋窝组织中的瘢痕形成和瘢痕挛缩，扩张的淋巴管瓣膜功能不全或丧失，淋巴管壁肌纤维萎缩，内膜增厚，淋巴管腔狭窄、闭塞，收缩功能丧失，在急性水肿消失后的数月或数年再次出现水肿，逐渐成为不可逆的慢性淋巴水肿。

病理 淋巴管平滑肌肥厚，管壁增厚，管腔狭窄，晚期淋巴管玻璃样变，管壁硬化或闭塞；淋巴结纤维化增生。

临床表现 主要包括以下几个方面。

损伤或手术后并发淋巴水肿 多见于腋窝、腹股沟和腹膜后淋巴结清扫术后，阻断了上肢和下肢的淋巴回流，术后致淋巴水肿；如乳腺癌根治术后约 70% 的患者出现患侧上肢不同程度淋巴水肿，盆腔肿瘤、阴茎癌、子宫颈癌手术进行腹股沟和腹膜后淋巴结清除，阻断了下肢和盆腔的淋巴回流，约 30% 的患者出现患侧下肢不同程度淋巴水肿，但术后不久多数患者通过淋巴侧支循环代偿完全而症状消失，只有 10%~20% 的患者因淋巴侧支循环代偿不全而淋巴水肿不能自行消失。其他类型的损伤因素，包括烧伤，特别是双侧腋窝或腹股沟区大面积损伤及瘢痕形成，均可导致肢体淋巴回流受阻而诱发淋巴水肿的发生。继发性淋巴水肿的临床特点是水肿首先起于肢体近心端，然后逐渐向肢体远心端发展。淋巴显像可显示淋巴阻塞的部位，有助于临床诊断。

感染或炎症后并发淋巴水肿 感染和炎症是引起淋巴管形态和功能障碍的两大重要因素。肢体长期慢性湿疹、足癣及其并发的细菌感染容易引起皮肤破损，链球菌和葡萄球菌通过皮肤伤口侵入机体，若未得到适当治疗，可导致急性淋巴管炎反复发作，出现高热，肢体肿胀。致使淋巴管狭窄或阻塞，最后淋巴回流功能障碍，引起肢体淋巴水肿。丝虫寄生于淋巴系统致使淋巴管阻塞，周围纤维结缔组织增生。丝虫病曾在中国江南各省流行，现在虽已消灭，但丝虫感染引起的淋巴水肿依然存在。

放疗后并发淋巴水肿　腋窝、腹股沟和腹膜后淋巴结清扫术后进行局部放疗，放射线破坏淋巴管导致淋巴水肿；单纯放疗后也可导致淋巴水肿。

肿瘤并发淋巴水肿　原发性恶性肿瘤、转移癌、复发癌也可引起淋巴水肿。霍奇金淋巴瘤因淋巴肿瘤细胞侵犯淋巴管和淋巴结引起淋巴通路阻塞或破坏可出现肢体淋巴水肿。淋巴肉瘤和获得性免疫缺陷综合征（艾滋病）因其侵犯淋巴系统为主，发生淋巴水肿的病例也不少见。肿瘤导致的淋巴水肿往往有比较明确的病史和手术、放疗史，诊断容易；但容易忽视一些肿瘤早期以淋巴水肿为首发症状的外在表现，而延误肿瘤的最佳治疗时机。

诊断与鉴别诊断　根据病史、症状和体征，一般可以做出淋巴水肿的诊断。①合并单纯大隐静脉曲张的下肢淋巴水肿：单纯大隐静脉曲张多是静脉壁先天性发育薄弱所致，一般不伴有肿胀。静脉与淋巴管在胚胎发育过程中有同源因素，大隐静脉曲张和淋巴水肿可出现在同一下肢，存在静脉和淋巴同时回流困难，并互为因果。患者多以丹毒反复发作就诊，晚期可出现下肢象皮肿样改变，经超声和静脉，淋巴造影可诊断。②合并下肢深静脉瓣膜功能不全或无瓣症的淋巴水肿：下肢肿胀较严重，可有色素沉着或溃疡形成，丹毒反复发作，淋巴系反复炎症，乃静脉病变后继发淋巴回流障碍，或者同时合并淋巴管发育缺陷致淋巴水肿的存在。③下肢深静脉血栓形成后综合征：下肢深静脉血栓形成经过急性发作后进入慢性期所表现的一组综合征，包括肢体肿胀、浅静脉曲张、色素沉着和溃疡形成，是下肢静脉处于高压状态这一基本病理生理过程所致。因下肢静脉压力增高，静脉回流障碍必然加重淋巴回流的负担，一旦淋巴回流失代偿，就会导致淋巴回流障碍引起继发性淋巴水肿。淋巴水肿和静脉回流障碍互为因果。继发性淋巴水肿在这种情况下容易诱发丹毒。依据临床病史、超声检查，必要时行静脉造影，可以做出鉴别诊断。④甲状腺功能减退小腿黏液性肿胀：甲状腺功能减退小腿黏液性肿胀并不少见，表现为胫前非凹陷性水肿，象皮肿相当少见。依据临床病史、辅助检查，鉴别诊断并不困难。⑤肢体黏液性肿胀：肢体黏液性肿胀罕见，主要表现为皮下积聚黏液，经穿刺或挤压针眼挤出黏液即可诊断。⑥肢体巨大海绵状淋巴管瘤：其特点是下肢弥漫性肿胀，有明显海绵样改变，皮肤颜色正常且不增厚，如有反复感染者皮肤颜色可呈褐色，瘤体远端软组织无肿胀。依据临床病史、辅助检查，鉴别诊断并不困难。⑦先天性动-静脉瘘：可表现为肢体肿胀，患肢长度与周径均大于健侧，皮温增高、浅静脉曲张、局部区域或可闻及血管杂音，周围静脉血氧含量接近动脉血氧含量。上述均为其独有特点。

治疗　包括非手术治疗和手术治疗。

非手术治疗　①烘绑疗法：适用于各期淋巴水肿患者的治疗，能够消除患肢肿胀，缩小患肢周径，有效控制丹毒发作，具有疗效高、安全方便、价格低廉，易于操作和推广的优点。烘绑疗法主要包括远红外线或微波加热烘疗患肢、弹力袜或弹力绷带外加压包扎和皮肤护理。治疗时患者将患肢放入烘疗机烘箱内加热，治疗温度可根据自身的耐受程度使用温度调节器由低向高进行调整。有效治疗温度最低不能低于60℃，最高可达120~130℃，一般在80~100℃。每天治疗一次，每次持续治疗1~2小时，20次为1疗程。每个疗程间隔2~3个月。每次治疗后应用弹力袜或弹力绷带外加压包扎。根据临床观察，早期轻度淋巴水肿患者进行烘绑疗法治疗1~2个疗程后可以见到明显疗效。重度患者烘绑疗法治疗2~3个疗程也有疗效，以后每年进行1~2个疗程以巩固效果。②复合理疗法：复合理疗法治疗肢体淋巴水肿具有长期的临床经验，是目前在国际上被广泛接受非手术治疗淋巴水肿的方法之一，其缺点是须经过专门培训的按摩师担任，疗程长，医疗费用高。复合理疗法分两个阶段进行：第一阶段包括皮肤护理、手法按摩治疗、治疗性功能锻炼和多层弹力绷带外加压包扎。第一阶段治疗结束后即开始第二阶段的治疗，目的是巩固第一阶段的疗效。第二阶段的治疗侧重于康复治疗，必要时可重复手法按摩治疗。其要点：首先是在患肢近心端非水肿区开始，依次先近后远以离心方式按摩。整个过程由包括医生、护士、理疗师共同组成的治疗组合作完成。包扎压力应保持在患者能够耐受的最高压力（40~60mmHg）最有利于取得良好疗效。③间歇气压（或液压）疗法：通常分为两个阶段进行。第一阶段的治疗是应用循环驱动治疗仪由患肢远心端向近心端循序按压治疗；第二阶段的治疗在第一阶段治疗后即刻选择大小合适的弹力袜，或弹力袖，或弹力绷带来保持压力治疗后的水肿消退。原则上应避免将水肿驱赶到肢体近心端或外生殖器部位，使之水肿加重，因为在肢体根部形成纤维环将加重淋巴回流障碍。④药物治疗：包括苯吡喃酮类、抗生素、利尿药、免疫增强剂等。

手术治疗 ①促进淋巴回流：基于淋巴水肿主要浅层淋巴管的病变，此类手术的设计是促进浅层淋巴回流。②淋巴回流通道重建术：包括显微淋巴管-静脉吻合术、自体淋巴管移植术、自体静脉代淋巴管移植术、淋巴结-静脉吻合术、淋巴结移植术。③病变组织切除术：切除已发生严重病理改变的皮肤、皮下组织和筋膜，创面用中厚游离皮片移植覆盖。

（舒 畅）

línbāguǎnliú

淋巴管瘤 （angiolymphoma）

由淋巴管扩张及淋巴管内皮细胞和结缔组织增生所致的先天性良性肿瘤。内含淋巴液、淋巴细胞或混有血液。临床上分为毛细管淋巴管瘤、海绵状淋巴管瘤和囊状淋巴管瘤三种类型，其中以海绵状淋巴管瘤最为多见。

病因及病理 病因不明，多因素，如基因易感性、地理环境因素及内分泌因素等影响该病发生。淋巴管瘤是由淋巴管内皮细胞排列的腔隙而构成，内含有淋巴液。①毛细管淋巴管瘤：主要生长于皮肤组织的真皮上部，由衬有内皮细胞的淋巴管扩张而成。淋巴管充满淋巴液，在皮肤表面形成一个个突出的小肿物，表皮可萎缩或增生，有些腔隙可在表皮内，类似血管角化瘤，角化过度可有可无。肿瘤表面无色，柔软，压迫时可稍使之缩小。最常

见于面颈等部位。②海绵状淋巴管瘤：主要发生于皮肤、皮下组织、肌和肌间结缔组织间隙，多出现在面部、颈部、口唇及舌头口腔黏膜等部位，但躯干、四肢、外阴等部位也可发生，可在局部产生各种巨舌、巨唇、巨肢等畸形。肿瘤呈多房性囊腔，囊壁较厚，中含有大而薄壁的淋巴管，不规则的管腔，内含丰富的淋巴液，压之肿瘤有伸缩性，间有丰富的结缔组织间质。肿瘤表面皮肤无色，也可无明显改变，但有时可出现透明刺泡样改变。发生于面颊及舌唇等黏膜组织表面上的淋巴管瘤表面常常粗糙不平，时有微黄色透明小刺泡突出。部分深部淋巴管瘤常在正常皮下扪及一个较硬的结缔组织肿物，触诊类似淋巴结，容易误诊为神经纤维瘤。③囊状淋巴管瘤：俗称囊状水瘤。多见于颈部，也可发生在腋窝、腹股沟区、胸壁及腹壁等部位。肿瘤内含有大的囊腔，壁薄，被有内皮细胞，内含清澈略带淡黄色的水样液体，囊腔为多房性者居多。有时在囊肿中央可扪及较硬的由结缔组织形成的结节。往往位于真皮深部，并可延伸至下方的肌组织或其他结构。以上各型均可合并有血管瘤成分。

临床表现 大多数在出生时或1岁以之内发病，也有迟发者或老年发病。临床上虽可分为三型，但常混合存在。淋巴管瘤一般不会自行消退，通常随年龄增长瘤体继续生长而扩大。①毛细管淋巴管瘤：表现为群集、深在、张力性水疱，形成斑片状分布，好发于颈部、面部、上胸部、肢体近端等处，身体其他各个部位也可发生。单个水疱大小通常1~3mm，一般不超过1cm。内容物为无色透明黏液，有时带有血

性水疱，呈淡紫色和暗红色。水疱底部的皮下组织有轻度的弥散性水肿，严重时偶见整个肢体肿胀。有些病变顶部皮肤可呈疣状外观，如水疱破裂后流出浆液性液体。损害的范围变异很大，也可发生在海绵状淋巴管瘤之上方，特别常见于舌部。若瘤体发并蜂窝织炎，可暂时增大。如瘤体发生在舌部，则发生舌炎，容易并发上呼吸道感染。②海绵状淋巴管瘤：是淋巴管瘤中最常见的一种类型。发生在面颊部及舌部者多为单纯海绵状淋巴管瘤，而发生在颈部、腋窝、口腔底部及纵隔者以合并囊性淋巴管瘤为多见。瘤体可以很小，也可很大，甚至侵及一个肢体。病损边界不清，表现为皮下组织海绵状肿块或弥漫性肿胀，质软，硬度如脂肪瘤。除非并发有血管瘤，瘤体表面一般无颜色改变。52%的损害侵犯头颈部，30%侵犯下肢，20%侵犯躯干，16%侵犯臂部及腋窝。淋巴管瘤生长缓慢，一般来说对人体不造成明显伤害，但若瘤体生长于机体的某些特殊部位或者出现并发症。如瘤体侵及舌部，瘤体可以生长得口腔不能容纳，导致舌尖凸出口腔之外，牙齿及下颌骨水平外移，口腔不能闭合；如瘤体反复感染、溃疡、肿胀，结缔组织纤维化，可进一步使肿瘤增大。如瘤体发生于头颈部，侵犯口腔底部、气管或纵隔，可引起呼吸道阻塞和吞咽困难；特别是继发感染，极易造成上呼吸道的损害，短期内可使病损迅速增大而威胁生命。③囊状淋巴管瘤：通常为多房性、张力性皮下组织肿块，但不能压缩，大多发生于颈部，尤其是颈后三角区，偶有发生于腋窝、腹股沟区及腹膜后者。肿块通常呈进行性增大，

膨胀性扩大，但也有肿块不变大者，极少数病例可自然消退。起源于颈后三角区者瘤体向腋窝方向发展，或向纵隔方向侵犯。起源于颈前三角者，瘤体则倾向于侵犯舌部及口腔底部。如并发感染或出血，短期内可使瘤体迅速增大，导致呼吸道阻塞，发生喘鸣声，舌咽困难或死亡。继发感染后常伴发上呼吸道感染，最终引起败血症。

诊断与鉴别诊断 毛细管淋巴管瘤，临床上有一定特征，较易诊断，其他两型则需做病理检查。毛细管淋巴管瘤需与毛细血管瘤相鉴别，但有时两种病损同时存在而形成淋巴血管瘤，此时的鉴别诊断须依赖病理检查。在小儿患者中，淋巴管瘤应与脂肪瘤作鉴别，脂肪瘤在小儿较为少见，质地也较淋巴管瘤硬。

治疗 包括手术治疗和其他疗法。

手术治疗 将肿瘤整块切除是治疗淋巴管瘤最好的治疗方法。毛细管淋巴管瘤可用电干燥、冷冻或激光治疗。局限性囊性淋巴管瘤及海绵状淋巴管瘤首选手术切除，但海绵状淋巴管瘤常易复发，需要根治性手术。囊状淋巴管只有进行广泛手术切除才能得以根治，否则极易复发。弥漫性巨大淋巴管瘤如巨舌症、巨唇症、巨肢症等患者，一般只能行局部切除以改善局部功能和外观。肢体、腹股沟区、会阴等部位淋巴管瘤术后容易并发淋巴瘘，术中须谨慎处理，术后预防和控制感染等并发症。淋巴管瘤并发急性感染时不宜手术治疗。

其他疗法 如注射硬化剂、电灼、放射治疗、核素等，效果均不满意。

(舒 畅)

dàyǐnjìngmài gāowèi jiézā jí jìngmài bōtuōshù

大隐静脉高位结扎及静脉剥脱术 (great saphenous vein high ligation and stripping)

将大隐静脉自汇入股静脉前结扎并剥脱大隐静脉全程的手术。用于治疗下肢大隐静脉曲张的传统经典术式。其原理是将功能不全的大隐静脉自腹股沟处结扎，将大隐静脉远端主干全程抽剥，再于肢体曲张静脉团处做小切口将曲张的大隐静脉属支剥除。该术式适用于下肢大隐静脉曲张的治疗，术前需证实深静脉是否通畅。

适应证 ①静脉曲张程度严重，曲张静脉团巨大，易于破溃出血。②静脉曲张症状明显，有明显的沉重、坠胀感。③合并并发症，如下肢皮肤色素沉着、皮炎、皮肤溃疡等。

手术方法 主要包括三个步骤：①于腹股沟处高位结扎大隐静脉及其属支。②抽剥大隐静脉主干全程。③抽剥下肢表浅曲张静脉团，结扎功能不全的交通静脉。先在腹股沟股动脉搏动内侧1cm处做切口，暴露大隐静脉近端主干以及其五个属支。将五个属支依次结扎，有时大隐静脉属支位置以及数量可有变异，不必强求结扎全部属支。距卵圆窝0.5cm处结扎切断大隐静脉。向远端送入抽剥器，静脉曲张程度较轻患者可将抽剥器送至踝部，于踝部做切口，分离出大隐静脉，结扎并切断此处大隐静脉，抽剥出全程大隐静脉。曲张较严重的患者由于大隐静脉主干常常扭曲或膨大成瘤，无法到达踝部，需要分段抽剥大隐静脉。抽剥大隐静脉主干时宜边抽剥边压迫止血。主干抽剥完毕后将患肢抬高以驱血带向近端驱赶下肢浅静脉

血液，并于大腿上段绑缚止血带以暂时阻断血流。于术前标记的曲张静脉团处做小切口，钳夹剥除曲张静脉。若曲张静脉团较大而且合并浅静脉内血栓形成，可做延长切口做整个曲张团块挖除。分离功能不全的交通支静脉并予以结扎。手术完成后应绑缚弹力绷带止血。

常见并发症 ①下肢深静脉血栓形成：术后因患肢疼痛患者往往不愿意行走，长期卧床可导致深静脉血栓形成。因此，术后需鼓励患者早期下床活动，部分患者术后可适当祛聚治疗。②患肢血肿形成：由于下肢曲张静脉团抽剥时无法彻底止血，术后可在局部形成血肿。血肿形成后应及时引流，局部加压包扎处理。③伤口感染：下肢静脉曲张患者多有皮炎、浅静脉炎、皮肤溃疡等并发症，术后易发生伤口感染。需加强抗炎及局部换药处理。

(舒 畅 黎 明)

xiǎoyǐnjìngmài gāowèi jiézā jí jìngmài bōtuōshù

小隐静脉高位结扎及静脉剥脱术 (small saphenous vein high ligation and stripping)

将小隐静脉于汇入过静脉前结扎并剥脱小隐静脉全程的手术。是用于治疗下肢小隐静脉曲张的传统经典术式。其原理是将功能不全的小隐静脉自腘窝处结扎，将小隐静脉远端主干全程抽剥，再于肢体曲张静脉团处做小切口将曲张的小隐静脉属支剥除。该术式适用于下肢小隐静脉曲张的治疗，术前需证实深静脉通畅。

适应证 ①静脉曲张程度严重，曲张静脉团巨大，易于破溃出血。②静脉曲张症状明显，有明显的沉重、坠胀感。③合并并发症，如下肢皮肤色素沉着、皮

炎、皮肤溃疡等。④仅于小隐静脉行程区存在静脉曲张。

手术方法 主要包括三个步骤：①于腘窝处高位结扎小隐静脉及其属支。②抽剥小隐静脉全程主干。③抽剥下肢表浅曲张静脉团，结扎功能不全的交通静脉。患者取俯卧位，先在腘窝处做横切口，暴露小隐静脉近端主干，结扎并切断小隐静脉。向远端送入抽剥器至踝部，于踝部做切口，分离出小隐静脉，结扎并切断此处小隐静脉，抽剥出全程小隐静脉。与大隐静脉曲张不同，小隐静脉较细而脆，易于抽断，有时需分段抽剥。抽剥小隐静脉主干时宜边抽剥边压迫止血。主干抽剥完毕后将患肢抬高以驱血带向近端驱赶下肢浅静脉血液，并于大腿上段绑缚驱血带以阻止静脉逆流。于术前标记的曲张静脉团处做小切口，抽剥曲张静脉。若曲张静脉团较大且合并浅静脉炎，可延长切口整块挖除。分离功能不全的交通支静脉并予以结扎。手术完成后应绑缚弹力绷带止血。

常见并发症 见大隐静脉高位结扎及静脉剥脱术。

（舒　畅）

jìngmài bànmó yíwèishù

静脉瓣膜移位术 （venous valve transposition）

将瓣膜功能受损的股浅静脉移位至瓣膜完好的股深静脉或大隐静脉远端，使股浅静脉重新获得正常瓣膜功能，防止股浅静脉血液反流的手术。是修复静脉瓣膜手术一种。

适应证 可应用于股浅静脉瓣膜功能不全，但股深静脉或大隐静脉近端有至少一对功能完好的瓣膜的病例。

手术方法 具体手术步骤如下：于腹股沟处做切口，暴露股总静脉、股深静脉、股浅静脉及

大隐静脉并过带控制（使用血管阻断带于目标动脉绕圈，既可牵引动脉收紧又可阻断动脉）。分别判断各静脉瓣膜功能情况。确定股浅静脉瓣膜功能不全，股深静脉或大隐静脉近端瓣膜功能完好后，于股浅股深静脉汇入口处切断股浅静脉，结扎股浅静脉近端。再于完好瓣膜远端将股深静脉或大隐静脉切断，远端结扎。将股浅静脉远端与股深静脉或大隐静脉近端行端端吻合。若股深静脉或大隐静脉近端存在两对功能良好的瓣膜，且两对瓣膜之间有足够静脉段可行吻合，则可将股浅静脉远端与股深静脉或大隐静脉主干行端侧吻合。再次检查瓣膜功能完好后，关闭切口（图）。

常见并发症 该术式的围术期死亡率接近于 0，并发症主要包括：①下肢深静脉血栓形成，术后下肢肿胀。②切口部位血肿或血清肿。③伤口感染。

（舒　畅　黎　明）

jìngmài bànmó yízhíshù

静脉瓣膜移植术 （venous valve transplantation）

将一段瓣膜功能良好的带瓣静脉移植到瓣膜功能不全的静脉近心端，使静脉重新获得完好的瓣膜功能，防止血液反流的手术。是静脉瓣膜修复手术的一种。

适应证 当瓣膜已被彻底损坏时可使用此术式。

手术方法 一般使用一段瓣膜功能完好的上肢深静脉，如腋

静脉，置换被破坏的股浅静脉瓣膜。首先于腋窝做切口暴露腋静脉，检测腋静脉瓣膜功能，静脉使用肝素后阻断腋静脉远近端，切取 2~3cm 长一段带完好功能瓣膜的腋静脉置于肝素盐水中备用。腋静脉两端可行端端吻合。再探查股浅静脉，于股浅静脉汇入股总静脉处切断股浅静脉，切除同等长度股浅静脉。先将移植静脉远心端吻合至股浅静脉，吻合完毕后检查瓣膜功能。调整移植静脉长度及紧张度，再将移植静脉段近心端与股总静脉断端行端-端吻合（图）。移植完毕后可使用人工血管或切除的自体静脉缝合包裹于移植静脉外周，可以预防术后因移植静脉段扩张引起的相对性瓣膜功能不全。值得注意的是，约40%的下肢深静脉瓣膜功能不全患者可合并腋静脉瓣膜功能不全。若术中探查到腋静脉瓣膜功能不全，应向远近端分离寻找瓣膜功能完好的静脉段。若上肢深静脉瓣膜功能受损，可将带瓣静脉段切取后于体外行瓣膜修整。一般多采用静脉腔外瓣膜修复术进行修整，也可使用腔内瓣膜修复。该术式的围术期死亡率接近于 0。

常见并发症 见静脉瓣膜移位术。

（舒　畅　黎　明）

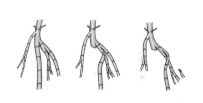

图　静脉瓣膜移位术

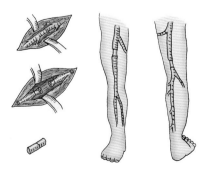

图　静脉瓣膜移植术

jìngmài bànmó huánsuōshù
静脉瓣膜环缩术 （encircling tighting of venous valve）

在股浅静脉瓣膜段外环裹一段人工血管或自体静脉，限制静脉管腔扩张，使原本功能不全的瓣膜闭合完全，恢复瓣膜功能的手术。是静脉瓣膜修复手术的一种。

适应证 主要适用于静脉瓣膜闭合不全的患者。

手术方法 取腹股沟直切口，暴露股浅静脉，测试证实瓣膜功能不全，有静脉血液反流。仔细游离股浅静脉，给予足够刺激后再测试瓣膜功能，若此时瓣膜功能改善，则可行静脉瓣环缩手术。取一段人工血管或自体大隐静脉环形包绕于瓣膜处股静脉，收紧人工血管或自体静脉直至静脉血液无反流，将包裹的移植物固定于外膜上以防移位（图）。该术式围术期死亡率接近于 0。

常见并发症 见静脉瓣膜移位术。

（舒畅 黎明）

dàyǐnjìngmài yuánwèi zhuǎnliúshù
大隐静脉原位转流术 （bypass with displaced great saphenous vein）

利用瓣膜功能尚好的患侧大腿段大隐静脉，部分代替局部阻塞或瓣膜功能不全的大腿段深静脉，改善下肢静脉高压症状的手术。

适应证 下肢深静脉瓣膜功能不全者。

手术方法 施行该术式必须满足以下条件：①股总静脉至腘静脉之间的大腿段深静脉瓣膜功能不全或阻塞，可合并小腿部交通支瓣膜功能不全，导致大隐静脉曲张、皮肤色素沉着等静脉高压，下肢静脉血液回流障碍表现。②大腿段大隐静脉的瓣膜功能必须完好。③股总静脉及近端静脉通畅，瓣膜功能良好。由于这种情况相当少见，临床上也较少施行此手术。

术前必须行静脉造影，以确定深静脉瓣膜功能不全或阻塞的部位以及大隐静脉瓣膜功能情况。手术采用硬膜外麻醉或全身麻醉。患者取仰卧位，取大腿下内侧至小腿胫骨内侧缘皮肤切口，暴露大腿段大隐静脉及腘静脉。游离一段大隐静脉并结扎切断沿途属支，使大隐静脉有足够的长度与腘静脉吻合。再游离一段腘静脉，将大隐静脉及腘静脉，分别过带控制。静脉推注肝素后，切断大隐静脉，将大隐静脉近端与腘静脉行端侧吻合。若小腿部有继发性静脉曲张，可同时将曲张静脉剥除，并同时结扎交通支。

常见并发症 ①下肢静脉高压症状改善不明显：由于仅部分血流通过功能完好的大隐静脉回流，仍有部分血液因功能不全的股静脉而滞留于小腿，术后症状可能改善不明显。②术后吻合口血栓形成：静脉血流缓慢，手术操作破坏局部内膜，吻合口内膜增生致吻合口狭窄、术后活动困难等因素均为吻合口血栓形成的易感因素。术后应坚持长期抗凝治疗。

（舒畅 黎明）

zìtǐ dàyǐnjìngmài jiāochā zhuǎnliúshù
自体大隐静脉交叉转流术 （cross-over bypass with autogenous great asphenous vein）

将对侧回流正常的大隐静脉与患侧回流障碍的股静脉吻合以治疗髂股静脉回流障碍的手术。

适应证 髂-股静脉回流障碍患者。

手术方法 将健侧回流正常大隐静脉于耻骨上方皮下隧道内交叉移至患侧腹股沟处，与患侧股静脉远端吻合，使患侧回流受阻的股静脉通过对侧大隐静脉转流。适用于一侧髂股静脉闭塞引起的下肢回流障碍，股静脉远端尚通畅，对侧大隐静脉、深静脉及下腔静脉通畅，瓣膜功能正常的患者。此类患者若表现出一侧下肢静脉高压症状，且无法腔内治疗或腔内治疗失败后可考虑该术式。

先在患侧腹股沟处做直切口，于闭塞段远端游离一段通畅的股静脉。再于健侧大腿上段做切口，自隐股交汇口向远端游离 25～30cm 长大隐静脉。游离过程中结扎所有大隐静脉属支，切断大隐静脉，向近端注射肝素盐水确认无出血。于耻骨联合上方作皮下隧道，将游离的大隐静脉经隧道内送至对侧腹股沟切口内。将健侧大隐静脉与患侧股静脉行端侧吻合。可同时行暂时性动-静脉瘘以增加移植静脉内血流量，提高早期通畅率。

常见并发症 ①大隐静脉内血栓形成：大隐静脉远期通畅率为 60%～70%。术中建立临时性股动静脉瘘有利于提高早期通畅率。②吻合口出血：与术中吻合技术有关。③下肢静脉高压症状改善不明显：早期由于临时性动-静脉瘘的存在，下肢静脉仍处于高压状态；远期可能由于静脉血栓形成或大隐静脉扭曲等原因致患肢回流障碍，静脉高压症状不能改善。

（舒畅 黎明）

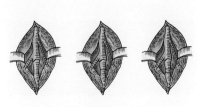

图 静脉瓣膜环缩术

后天性动-静脉瘘切除术

hòutiānxìng dòng-jìngmàilòu qiēchúshù

（resection of acquired arteriovenous fistula） 将异常的动-脉静脉通道切除，修补破损的动脉及静脉的手术。是后天性动-静脉瘘的经典外科修复手术。心衰症状不严重，全身情况估计尚可耐受。

适应证 经过局部压迫等非手术治疗后无法自行闭合，又无法行栓塞、覆膜支架封堵等腔内治疗的后天性动-静脉瘘患者可施行该术式。

手术方法 具体方式根据患者全身情况，瘘口形成原因、位置、大小，侧支循环开放程度等情况决定。原则是关闭瘘口，尽可能恢复受创的动-静脉血流。具体手术方法为根据不同瘘口位置采取相应切口暴露动-静脉瘘，控制瘘口近远端动脉和静脉。由于动-静脉瘘附近常有严重的反应性纤维化改变，且瘘口及附近动脉常被膨大成瘤的静脉所遮挡，因此在瘘口附近强行分离动脉远近端易导致动脉静脉损伤，引起大量出血。可于瘘口稍远位置分离并控制动脉远近端。控制动脉后若条件允许可试行分离静脉远近端。但由于瘘口处及附近静脉往往形成巨大静脉瘤，静脉壁变薄，分离时容易引起破裂出血。若静脉端控制有难度，可以采取指压等方式控制出血。当动脉静脉均得到控制后，可将动静脉异常沟通处打开，暴露动脉及静脉破口。动脉破口往往需要补片修复，若破口较大难以直接修复，可取一段人工血管或自体血管移植重建动脉。静脉破口常可以直接修补，若缺损较大亦可取补片修复。若静脉膨大瘤体较大，应将静脉瘤切除，以人工血管或自体血管移植重建。当直接分离瘘口有困难时可以经动脉或经静脉切开修补瘘口。原则上应尽量重建动脉和静脉，若血管重建有困难，损伤位于小动脉，且侧支循环开放良好情况下只能冒险结扎动静脉，仅在特殊情况下采用。结扎时应尽量靠近瘘口，结扎后最好将动-静脉瘘切除。

常见并发症 ①出血：施行该术式前应做好详细的术前准备及手术计划，应准备好足够的库存血。发生于大中动脉和静脉的动-静脉瘘极易在术中引起致命性出血，因此术前应准备好自体回输装置，发生于主动脉的动-静脉瘘可使用体外循环。术中需仔细操作，先将动脉和静脉远近端控制以减少出血。②心力衰竭：靠近心脏、瘘口大、时间长的后天性动-静脉瘘患者术前即可有心力衰竭，对于这部分患者应于术中检测肺动脉压以便管理。保证安全前提下尽可能缩短手术时间。③术中心输出量降低：控制动静脉后，静脉回心血量减少，可导致术中心输出量急骤减少。术中应与麻醉医生及时沟通。④复发及静脉内血栓形成：动-静脉瘘形成时间越长，术后越易复发。动-静脉瘘切除后，膨大的静脉内血流缓慢易导致血栓形成。

（舒 畅）

Fogarty 导管取栓术

Fogarty dǎoguǎn qǔshuānshù

（embolectomy by Fogarty catheter with balloon） 使用 Fogarty 取栓导管将动脉内栓子取出以恢复患肢血供的手术。1963 年，福格蒂（Fogarty）发明了这种头端带可膨胀式球囊的导管（图）。

适应证 是急性动脉栓塞最常用的手术方法。急性动脉栓塞患者，一般情况可耐受手术栓塞部位位于趾或指动脉分支以上，肢体有缺血症状但未完全坏死，或肢体已部分坏死需截肢，但因栓塞部位过高需取栓以降低截肢平面。

手术方法 根据直径大小分为 2F~7F 六种型号，用于不同管径血管内取栓。Fogarty 导管取栓术可在局部麻醉或全身麻醉下进行。在腹股沟股动脉搏动处做直切口，显露出股总动脉、股浅动脉和股深动脉，分别过带控制。注意此处分离时勿损伤周围的股静脉、大隐静脉和股神经。静脉推注肝素后分别阻断上述三支动脉。在股总动脉前壁做纵形（或横形）切口。向近端股总动脉或远端股深动脉及股浅动脉送入导管。导管穿过血栓后向球囊内注入肝素盐水膨起球囊，将血栓从动脉切口处拖出体外。送入导管时应仔细确认导管位于血管管腔内，以免误入夹层，拖出血栓时动作应轻柔，遇到阻力时适当缩小球囊以免过度损伤动脉内膜。血栓广泛时常需多次反复取栓直至近端喷血及远端回血良好。当腹主动脉栓塞需导管取栓时，应在对侧腹股沟处做同样切口控制对侧股动脉，以免取栓时栓子脱落至对侧引起术后对侧动脉栓塞。

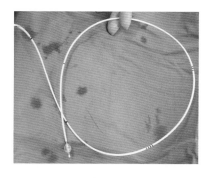

图 Fogarty 取栓导管（中南大学湘雅二医院血管外科供图）
可见尾端膨起的球囊

取栓完毕后可向栓塞段动脉注入尿激酶及肝素盐水以溶解无法取出之细小栓子以及防止血栓再次形成。当腘动脉以远动脉栓塞作此切口无法取出血栓时，可在膝下或腘窝再做切口暴露腘动脉及其分支，同样方法取栓。术毕以无创血管缝线缝合动脉切口。上肢动脉取栓术较少用，方法为在肘关节上方做纵形切口，暴露肱动脉。推注肝素后阻断肱动脉远近端血流，纵行（或横行）切开肱动脉，以同样方法取出上肢动脉内栓子。

常见并发症 包括动脉缝合口假性动脉瘤、动脉再次栓塞、缺血-再灌注损伤以及远端动脉破裂等。

（舒 畅）

dòngmài qiēkāi qǔshuānshù

动脉切开取栓术 （embolectomy by arteriotomy）

直视下将栓塞动脉切开后取出血栓治疗动脉栓塞的手术。

适应证 适用于无 Fogarty 取栓导管情况下短段动脉栓塞的治疗。

手术方法 根据栓塞动脉部位采取不同的切口，仔细分离栓塞段动脉直至全程暴露。静脉使用肝素后阻断栓塞段远近端动脉。在血栓段纵行切开动脉，将血栓由近端向远端轻轻挤出，血管镊配合夹出血栓。动作应轻柔，以免血栓断裂。若近端血栓无法挤出，可向近端延长动脉切口直至将栓塞段血栓完全取出。血栓取出完毕后松开近端阻断，检查近端喷血情况，有时血流可将近端残留血栓喷出。阻断近端后再松开远端阻断，检查远端返血情况，必要时可在远端开放的情况下由远端向近端挤压肢体，将远端继发血栓挤出。向远端注射肝素盐水，可以注射少量尿激酶以溶解残留血栓。取栓毕缝合动脉切口，检查远端肢体动脉搏动。有条件可以术中造影。

常见并发症 ①复发：可由血栓未完全取尽形成继发性血栓或心脏栓子再次脱落栓塞引起。若术后远端肢体动脉搏动恢复后再次消失则考虑多为栓子再次脱落引起。若术中已尽量取出血栓，但远端肢体动脉搏动恢复仍不满意，应采用 Fogarty 球囊导管取栓术。若无条件行 Fogarty 球囊导管取栓术，但远端肢体血供尚可维持肢体活力，可于术后行抗凝溶栓治疗。②术后动脉狭窄：长段动脉切口缝合后易引起动脉狭窄，缝合时应注意避免，必要时可以补片以预防狭窄。

（舒 畅）

yāojiāogǎnshénjīngjié qiēchúshù

腰交感神经节切除术 （lumbar sympathetic ganglionectomy）

通过切除腰段交感神经节以达到缓解动脉痉挛、改善肢体血供、促进侧支循环形成、减轻肢体缺血症状的手术。曾经是治疗下肢末梢缺血性疾病的主要手术方式，但由于远期疗效并不确切，已逐渐少用。术前应行交感神经节阻滞试验，若阻滞后症状改善方可施行该术式。

适应证 ①肢体灼痛。②动脉阻塞性疾病合并静息痛、足趾溃疡、坏疽等缺血症状，踝肱比<0.3，不伴有肢体感觉缺失，但无法施行动脉重建手术的患者。③症状性血管痉挛性疾病，如继发性雷诺综合征等。

手术方法 包括传统术式及腹腔镜下切除术。传统手术于肋弓与髂嵴中线处侧腹壁作斜切口，内侧至腹直肌外侧缘，外侧至腋后线。向内侧、头侧及尾侧钝性分离腹横筋膜与后腹膜之间的腹膜后间隙，分离过程中注意勿损伤输尿管。于腰大肌内侧，腰椎前方分离出腰交感神经链。左侧腰神经节位于腹主动脉稍外侧，右侧腰神经节位于下腔静脉下方。牵拉此处交感神经链，松手后可触及交感神经链迅速弹回，这可与其他条带状结构，如输尿管、生殖股神经等鉴别。仔细分离整条交感神经链，切除至少两个神经节完成手术。腹腔镜下腰交感神经节切除术较传统手术创伤小，疗效满意。

常见并发症 ①周围组织损伤：周围组织包括生殖股神经、腰静脉、主动脉或下腔静脉、输尿管等。需要术者熟识周围组织解剖结构，术中操作仔细。②交感神经切除术后神经痛：50%患者可在术后 5～20 天出现大腿前外侧疼痛，与活动无关，夜间明显。疼痛剧烈时可使用止痛药物，症状可于 8～12 周后自行缓解。③男性性功能紊乱：若需要切除一侧第 1 腰神经节时，应保证对侧第 1 腰神经节完整。双侧第 1 腰神经节切除后出现逆向射精等性功能紊乱的概率为 25%～50%。④系统性动脉窃血综合征：术前肠系膜动脉或对侧下肢动脉存在阻塞性疾病时，术后可出现肠系膜或对侧下肢缺血症状。

（舒 畅）

xiōngjiāogǎnshénjīngjié qiēchúshù

胸交感神经节切除术 （thorax sympathetic ganglionectomy）

通过开胸（或胸腔镜下）切除胸段交感神经节以阻滞上肢肢端交感神经兴奋的手术。主要用于治疗手掌多汗症，也可用于交感神经介导的疼痛、血管痉挛性疾病及 QT 延长综合征的治疗。

适应证 ①非手术治疗无效

的原发性或特发性多汗症，排除全身高代谢状态，胸腔内及肺部疾病。②非手术治疗无效的交感神经介导的疼痛。③排除自身免疫性疾病后，使用血管扩张药物及钙通道阻滞药等非手术治疗无效，或无法忍受非手术治疗的上肢末梢动脉缺血患者。④手部动脉严重狭窄无法行动脉旁路手术者。⑤非手术治疗无效的顽固性QT延长综合征患者。

手术方法 包括开放手术及胸腔镜下交感神经节切除术。传统开放手术入路包括锁骨上入路，椎旁入路及经胸入路。锁骨上入路易引起霍纳综合征及臂丛神经损伤；椎旁入路视野暴露较好，但手术创伤较大。经胸切口可以很好避免以上缺陷，取第3、4肋间开胸，牵开肺尖，于椎旁壁层胸膜外找到交感神经链，一般切除第2、3交感神经节可以很好地改善上肢症状。胸腔镜下手术可以减小手术创伤，降低手术风险。

常见并发症 ①神经损伤：霍纳综合征、迷走神经及膈神经损伤。②血气胸，胸腔积液。③锁骨下动静脉损伤。④节段性肺不张。⑤肋间神经痛。⑥交感神经节切除后神经痛。

（舒 畅）

zhǔ-gǔdòngmài réngōng xuèguǎn pánglù yízhíshù

主-股动脉人工血管旁路移植术（aortofemoral artificial blood vessel grafting）

使用人工血管与健康的主动脉及股动脉行搭桥的手术。用以治疗主-髂动脉闭塞性疾病。

适应证 当腹主动脉下段广泛闭塞时，应行主动脉-双侧股动脉人工血管旁路移植；若闭塞段位于一侧髂动脉，对侧髂动脉通畅时，可仅行主动脉-单侧股动脉

人工血管旁路移植术。若患者全身情况较差，无法耐受开腹手术，可行腹膜后主动脉-单侧股动脉旁路移植后股-股动脉旁路移植术。其适应证为心肺功能可耐受的泛大西洋学会联盟（Trans-Atlantic Inter-Society Consensus，TASC）D型主髂动脉闭塞性疾病患者，或腔内治疗失败的TASC A、B、C型主髂动脉闭塞性疾病患者，且远端股动脉管腔存在。

手术方法 先于患侧或双侧腹股沟处做直切口，解剖股总动脉，探查股动脉确认股动脉远端通畅后分别过带控制。再经腹腔或腹膜后暴露肾下段腹主动脉并过带控制，若肾下段腹主动脉完全闭塞，亦可使用胸主动脉。检查流入道及流出道动脉通畅情况后于腹膜后作隧道，隧道内置入分叉型或单边型人工血管。静脉推注肝素后阻断腹主动脉，将人工血管近端分别与主动脉行端侧吻合，再阻断股动脉，将人工血管远端与股动脉行端-端或端-侧吻合。吻合完毕排气后松开阻断，检查股动脉远端动脉搏动，若搏动良好，说明人工血管通畅。检查各吻合口无漏血后关闭切口。

常见并发症 分为早期并发症及远期并发症。

早期并发症 ①吻合口漏血。主要与吻合技术相关，术中吻合完毕后应仔细检查各吻合口是否有漏血。②远端动脉栓塞。可能由术中腹主动脉或髂动脉内血栓脱落所致。术中应尽量减少对闭塞段动脉的操作，若术后出现远端股腘动脉栓塞，应及时取栓。③肾衰竭及肠道缺血。多见于腹主动脉闭塞段过长，需要于肠系膜上动脉近端阻断腹主动脉导致肠道和肾缺血。术中应注意轻柔

操作，避免主动脉内血栓脱落栓塞，尽量减少肠系膜上动脉及肾动脉阻断时间。④输尿管损伤。输尿管靠近髂动脉，分离操作时应注意避免损伤。

远期并发症 ①人工血管内血栓形成。该术式5年通畅率为90%～95%，10年通畅率为70%～85%。人工血管内形成血栓后可试行人工血管内取栓，若取栓失败则需根据病情再次行旁路移植术。患者年龄越轻，二次手术的比例越高。目前没有资料表明端-端吻合可以提高通畅率。②吻合口假性动脉瘤形成。这与术中缝合技术及患者自身动脉退行性改变均有关系。一旦发现，应立即处理。③性功能紊乱。可能与髂内动脉缺血有关。④移植物感染。轻度或局部感染可以加强抗生素，局部引流、清创等，若人工血管移植物广泛感染则需将移植物取出。⑤主动脉肠瘘。表现为消化道出血，为严重远期并发症。发生后一般需取出移植物，关闭腹主动脉吻合口，修补胃肠道破口，然后于解剖外旁路恢复下肢动脉血供。

（舒 畅）

gǔ-gǔdòngmài réngōng xuèguǎn pánglù yízhíshù

股-股动脉人工血管旁路移植术（femorofemoral artificial blood vessel grafting）

使用人工血管将流入道完好的股动脉与对侧流入道闭塞的股动脉搭桥的手术。用以治疗一侧髂动脉和股动脉闭塞，但是股动脉远端流出道良好，而且对侧髂动脉以及股动脉通畅的患者。

适应证 包括：①全身情况较差的老年患者，难以耐受开腹主-股动脉人工血管旁路移植手术。②腔内治疗失败或腔内治疗

有禁忌者。③曾行主-股动脉人工血管旁路移植术或一侧髂动脉内支架置入术，移植物内血栓形成无法取出者。

手术方法 患者取仰卧位，先于患侧腹股沟处做直切口，暴露患侧股动脉。探查患侧股动脉以确认股动脉流出道通畅。再于健侧腹股沟处做直切口，暴露健侧股动脉，出于血流动力学考虑，也可使用健侧髂外动脉作为流入道。确认流入道动脉搏动良好后于下腹壁作隧道以保证两处吻合口人工血管与自体动脉处于同一纵轴上。一般做皮下隧道，特殊情况也可做筋膜下隧道甚至腹膜外隧道。分别控制两侧髂股动脉后，静脉推注肝素后，阻断健侧股动脉，将人工血管一端与该侧股动脉行端侧吻合。吻合完毕后检查人工血管喷血良好，再阻断患侧股动脉，将人工血管另一端与患侧股动脉行端侧吻合。吻合完毕排气后松开阻断，检查股动脉远端搏动。

常见的并发症 ①出血：主要为吻合口处漏血，术中吻合完毕后应仔细检查各吻合口是否有漏血。②隧道内血肿或血清肿：可能由人工血管向隧道内渗血或血清漏出引起，一般可自行停止。此期间应预防感染。③远端动脉栓塞：可能由术中血栓脱落所致。若术后出现远端股腘动脉栓塞，应及时取栓。④人工血管内血栓形成：该术式5年通畅率为75%。若人工血管内形成血栓，可先试行移植物内取栓，若取栓不能成功，则需再次行旁路手术。⑤人工血管感染：轻度或局部感染可以加强抗生素、局部引流、清创等，若移植物广泛感染则需将移植物取出。

(舒 畅)

yè-gǔdòngmài réngōng xuèguǎn pánglù yízhíshù

腋-股动脉人工血管旁路移植术（axillofemoral artificial blood vessel grafting） 使用人工血管将腋动脉与患侧（或者双侧）股动脉施行搭桥的手术。该术式人工血管的途经距离长，而且位于躯干皮下易受压迫，其通畅率较主-股动脉或者股-股动脉人工血管旁路移植术低，因此，仅用于治疗全身情况极差的下肢髂股动脉闭塞性疾病患者。目前已较少应用。

适应证 主要包括：①腹主动脉或者双侧髂动脉闭塞，股动脉远端流出道通畅，不适合腔内治疗或者腔内治疗失败，全身情况无法耐受主-股动脉人工血管旁路移植术。②自体主动脉或者前次主动脉移植物感染不宜原位再次手术。

手术方法 术前应该对腋动脉进行评判。测量双侧上肢动脉血压作为初筛，彩色多普勒或动脉造影可以提供确切的实验室证据。如果双侧上肢血压差在10mmHg以上，应该选取血压高侧的腋动脉作为流入道；如果双侧上肢血压无明显差距，应该选取与下肢病变严重同侧的腋动脉作为流入道。另外，还有一些需要考虑的因素，例如若患者睡眠时习惯侧卧，则应选取侧卧时不会受压的一侧。根据病变情况，可以行腋动脉-单侧股动脉或腋动脉-双侧股动脉人工血管旁路移植术。手术采用全身麻醉，术中先于患侧或者双侧腹股沟处做直切口，暴露一侧或双侧股动脉，检查确认股动脉通畅。如果行腋动脉-双侧股动脉人工血管旁路术，可于此时先行股-股动脉人工血管旁路术。再于锁骨下方做横行切口，暴露腋动脉并过带控制。于腋中线做皮下隧道，注意勿损伤腋静脉以及腋神经。将带外支撑环人工血管置于隧道内。静脉推注肝素后，先将人工血管近端与腋动脉行端-侧吻合。吻合口应尽量靠内侧，以免上肢活动时牵拉吻合口。近端吻合完毕后检查人工血管远端喷血，再将人工血管远端与股动脉行端-侧吻合。吻合完毕排气后松开阻断，检查股动脉远端动脉搏动。彻底止血后关闭切口。

常见并发症 主要包括以下几种。①出血：主要为吻合口处漏血，术中吻合完毕后应仔细检查各吻合口是否有漏血。远期还可见由于上肢活动频繁所致的所谓"腋动脉拉扯综合征"（axillary pullout syndrome），即上肢频繁拉扯，或长期挂拐杖行走，可引起近腋动脉吻合口处人工血管破裂出血，局部血肿形成。②隧道内血肿或血清肿：可能由人工血管向隧道内渗血或漏血清引起，一般可自行停止。此期间应预防感染。③远端动脉栓塞：可发生于腋动脉远端或股动脉远端。可能由人工血管内形成的血栓脱落所致。④人工血管内血栓形成。该术式3年通畅率为39%~85%。若人工血管内形成血栓，可先试行移植物内取栓，若取栓不能成功，则需再次行旁路手术。⑤人工血管感染：由于施行该术式的患者均为年老体弱、一般情况差，多有心血管系统、呼吸系统、糖尿病等并发疾病而易于感染。感染后患者一般难以承受再次手术，因此多为非手术治疗。若非手术治疗无法控制感染，则只能将移植血管取出并清除感染灶。⑥腋神经损伤。

(舒 畅)

gǔ-guódòngmài réngōng xuèguǎn pánglù yízhíshù

股-腘动脉人工血管旁路移植术（femoropopliteal artificial blood vessel grafting）

以人工血管将股动脉与同侧腘动脉施行搭桥的手术。主要用于治疗下肢股动脉闭塞性疾病，也可用于假性动脉瘤、动-静脉瘘等的处理。适用于股浅动脉闭塞，腘动脉及以下分支动脉尚通畅的患者。具体适应证包括：①血管性间歇性跛行患者非手术治疗无效，无法行腔内治疗者。②泛大西洋学会联盟（Trans-Atlantic Inter-Society Consensus，TASC）A、B、C 型股腘动脉病变，腔内治疗无效者。③TASC D 型股腘动脉病变患者。

适应证 该术式的患者多伴有糖尿病、慢性阻塞性肺部疾患、肾衰竭、心脑血管疾病等合并症，因此术前应对患者进行详细的评估以了解是否存在心绞痛或心肌梗死，是否有心衰或瓣膜疾病以及颈、椎动脉病变等。若心脏评估发现有严重的冠状动脉狭窄或闭塞，则应考虑先处理冠状动脉病变。对于下肢严重缺血的患者，则需在手术风险与肢体坏死间仔细评估权衡。术前还需对患肢病变仔细评估，动脉造影和 CT 血管造影（CTA）或磁共振血管造影（MRA）是金标准。只有在证实股动脉流入道及腘动脉流出道均完好情况下才能实行此术式。

手术方法 采用全身麻醉，患者取仰卧位。先于大腿下段内侧做直切口，于收肌管远侧暴露腘动脉。检查确认腘动脉管腔存在。再于腹股沟处做直切口暴露股总动脉并过带控制。静脉推注肝素后阻断并切开腘动脉，检查远端回血情况，若腘动脉以远血管通畅，回血应良好。再于大腿

内侧皮下或肌肉下作隧道，将人工血管置于隧道内。阻断股动脉，将人工血管近端与股动脉行端侧吻合。吻合完毕后检查人工血管远端喷血情况，再将人工血管远端与腘动脉行端侧吻合。吻合完毕排气后检查腘动脉远端动脉搏动。彻底止血后关闭切口。

常见并发症 见股-股动脉人工血管旁路移植术。

（舒 畅）

Bādé-Jíyàlì zōnghézhēng shǒushù

巴德-吉亚利综合征手术（operation for Budd-Chiari syndrome）

以解除肝静脉及肝后段下腔静脉闭塞为目的的一系列手术。根据病变性质、范围、位置不同，可使用腔内血管成形、支架置入术、各种转流手术以及根治矫正术等。每种手术方式预后均各有不同，但总体而言复发率较高。

适应证 对于合并或不合并肝静脉闭塞的下腔静脉膜性狭窄或闭塞、下腔静脉短段闭塞、下腔静脉狭窄患者，可尝试使用腔内血管成形、支架置入术。对于下腔静脉狭窄性病变者，可自股静脉穿刺造影明确狭窄段位置、长度，使用球囊导管扩张狭窄段，视病变情况及狭窄程度决定是否放置支架。对于下腔静脉闭塞需自股静脉与颈静脉穿刺，上下腔静脉联合造影以明确闭塞段位置及长度。

手术方法 尝试使用导丝自病变近端向远端通过闭塞段下腔静脉，若导丝无法通过时可使用穿刺导管穿破闭塞段后通过导丝。以球囊导管扩张闭塞段下腔静脉，若闭塞段距离右心房超过 2cm，可于术中放置支架。合并肝静脉闭塞可尝试开通并扩张闭塞段肝静脉。

腔内治疗目前已成为巴德-吉亚利综合征的主要治疗手段之一。若腔内治疗无法成功，各种转流手术可以创造门静脉系统及腔静脉系统血液回流通道，从而达到缓解淤血症状的目的。转流手术包括：肠系膜上静脉-右心房人工血管转流术、脾静脉-右心房人工血管转流术、下腔静脉-右心房人工血管转流术、门静脉-下腔静脉人工血管转流术、肠系膜上静脉-下腔静脉-右心房人工血管转流术等等。根据患者症状、病变范围选择不同的转流手术。转流术可暂时性解除腹腔内及下肢静脉回流障碍，但远期通畅率不尽人意，复发率较高。

对于腔内治疗失败或闭塞段较高无法放置支架的下腔静脉闭塞，若闭塞段位于肝静脉近端可施行巴德-吉亚利综合征根治矫正术。患者取左侧卧位，于第 6 肋间开胸。牵开右肺，打开心包，并向尾端拉开肝，暴露右心房至第二肝门下腔静脉段（图 1）。建立体外循环，纵行剖开下腔静脉，直视下掏出下腔静脉及肝静脉内血栓（图 2），血栓取尽后缝合下腔静脉。可于术中见肿胀淤血的肝逐渐缩小，治疗效果明显，复发率较低。

常见并发症 ①下腔静脉破裂出血：多在尝试通过闭塞段下腔静脉时发生，尤其使用穿刺针时容易穿破下腔静脉壁导致出血。若破裂段位于心包内可导致心脏压塞，应立即开胸手术。②复发：球囊扩张或放置支架后可因下腔静脉弹性回缩或血栓形成导致症状再发。③症状改善不明显：多发生于下腔静脉恢复通畅但肝静脉闭塞未解除者。此时肝门静脉高压仍然持续存在，门静脉高压症状无法解除。④心功能衰竭：

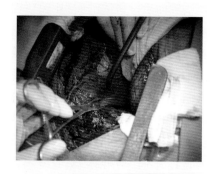

图1　根治矫正术中暴露下腔静脉（中南大学湘雅二医院血管外科供图）

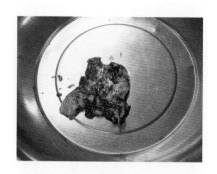

图2　自下腔静脉中取出的血栓（中南大学湘雅二医院血管外科供图）

下腔静脉恢复通畅后回心血量骤然增加易导致心功能衰竭。术后应常规使用强心药物。⑤肺动脉梗塞：下腔静脉闭塞后易在闭塞段远端继发血栓形成，恢复通畅后血栓可脱落至肺动脉导致肺动脉梗塞。⑥操作不成功：导丝无法通过闭塞段，腔内治疗失败。

（舒　畅）

jīngpí chuāncì qiāngnèi xuèguǎn chéngxíngshù

经皮穿刺腔内血管成形术

（percutaneous angioplasty）　经皮穿刺血管进入血管腔，在 X 线投射及显示屏显像监护下，注射不透射线的造影剂获得血管内血流信息，并使用导管技术通过并扩张狭窄或闭塞的血管段，以达到血管再通的手术。是一种快速发展的微创技术，现已取代一部分传统开放手术，广泛应用于动脉或静脉狭窄及闭塞性疾病的治疗。

技术要点　①入路血管：入路血管一般选择表浅易于辨识，周围组织较为致密，且易于压迫止血的中小动静脉，根据不同操作应选择相应大小的入路血管。一般多使用肱动脉、桡动脉、股动脉、股静脉、颈静脉、足背动脉等。②入路方式：一般于动脉搏动作为标志来经皮穿刺。若需要在腔内使用大直径腔内器械时，可以作小皮肤切口，分离出目标动脉于直视下穿刺。操作完毕后再缝合动脉破口。③导丝导管的选择：根据目标血管、解剖路径、用途等的不同情况，选择不同导丝导管。进入血管后应先使用光滑的软导丝在血管腔内移动以避免血管损伤。进入越细的血管选择越细的导丝及导管，硬导丝可以提供更好的支撑力，如需引入支架、球囊导管等腔内器械时可以使用。

手术方法　穿刺血管进入血管腔后置入穿刺鞘，从穿刺鞘引入导管导丝至目标血管，撤出导丝后从导管造影以了解血管病变性质、位置、长度、与周围血管关系等。再选择导丝小心通过狭窄或闭塞病变段，再次引入导管至病变段后造影，确认导管位于血管腔内及病变段血管情况。更换球囊导管扩张狭窄或闭塞段血管至恢复或接近正常形态。再次造影证实血管通畅后，撤出导丝导管，拔出穿刺鞘，压迫穿刺部位。根据穿刺血管及置入器械直径不同压迫时间不同。术后加压包扎穿刺部位，嘱患肢制动。

常见并发症　①穿刺部位出血、假性动脉瘤形成：多为术后压迫时间不够或加压包扎松弛所致。术后发现穿刺部位出血应及时压迫后重新加压包扎。若已形成假性动脉瘤，则应视假性动脉瘤及破口大小采取彩超引导下动脉破口局部加压包扎或外科治疗。②复发：复发率根据病变血管、病变部位、病变长度、病变性质等各不相同，总体而言复发率较高。③血管破裂：可能由患者病变血管老化薄弱、术中粗暴操作等原因导致。④操作不成功：有可能无法通过病变段血管而无法行腔内成形。⑤动脉栓塞：术中腔内器械经过动脉内血栓时可能导致血栓脱落致远端动脉栓塞。

（舒　畅）

qiāngnèi zhījià zhìrùshù

腔内支架置入术

（percutaneous angioplasty and stenting）　经皮穿入血管腔将腔内导丝导管通过狭窄（或闭塞）段血管，于血管腔内释放支架的手术。其还可于支架释放前（或释放后）以球囊扩张病变段血管。是一种治疗血管狭窄及闭塞性病变的微创手术方式。

适应证　与经皮穿刺腔内血管成形术相似。与经皮穿刺腔内血管成形术相比，由于支架长期置于体内撑开狭窄或闭塞的血管，远期通畅率总体而言较经皮穿刺腔内血管成形术高。

手术方法　前期操作步骤与经皮穿刺腔内血管成形术一致。经皮穿刺血管进入血管腔内后，送入导丝导管至病变部位造影，显示病变部位、程度、范围、解剖关系等。使用导丝通过病变段血管，于病变段血管内释放支架。可于支架释放前或释放后以球囊扩张病变段血管或支架。支架可分为球扩式与自膨式两种，区别在于释放方式不同。球扩式支架是将支架导送系统送至预定部位，膨起支架内自带球囊将支架释放。

其优点是释放时定位准确，移位发生率较小，且可随球囊扩张大小调整支架直径。其缺点是支架进入目标血管途径中支架可能与球囊脱节，尤其是经过高度扭曲血管时。因此多需要先输送外鞘，将支架自外鞘内送至目标血管，释放前再撤退外鞘。另外，支架释放过程中球囊膨胀过度破裂后很难撤出。自膨式支架是将导送系统输送至预定部位后退出外鞘，支架从导送系统内自动弹出。由于此种支架无法随血管大小调整支架大小，因此术前需精确评估支架大小。

常见并发症 ①穿刺部位出血、假性动脉瘤形成：多为术后压迫时间不够或加压包扎松弛所致。术后发现穿刺部位出血应及时压迫后重新加压包扎。若已形成假性动脉瘤，则应视假性动脉瘤及破口大小采取彩超引导下动脉破口局部加压包扎或外科治疗。②复发：复发率相对经皮穿刺腔内血管成形术低，但远期仍可能发生支架内血栓形成。③血管破裂：可能由患者病变血管薄弱、术中粗暴操作等原因导致。④操作不成功：有可能无法通过病变段血管而无法行腔内成形。⑤动脉栓塞：术中腔内器械经过动脉内血栓时可能导致血栓脱落致远端动脉栓塞。⑥支架感染。⑦支架移位。

（舒畅）

xiàqiāngjìngmài lǜwǎng zhìrùshù

下腔静脉滤网置入术（insertion of vena cava filter） 自静脉腔内在肾静脉平面以下的下腔静脉内放置滤网，防止下肢静脉血栓脱落致肺动脉栓塞的手术。为一种预防性手术，无论对于下肢深静脉血栓形成还是已发生的肺动脉栓塞均无治疗意义。滤网分为永久性滤网与临时性滤网两种。永久性滤网释放后终生放置于体内；临时性滤网放置后可从体内取出。

适应证 绝对适应证：①下肢深静脉血栓形成患者抗凝治疗有禁忌。②正规抗凝治疗过程中反复发作的血栓事件。③抗凝治疗出现严重并发症需被迫中止。④已有肺动脉栓塞的发生。相对适应证：①静脉造影显示髂静脉和股静脉内大块漂浮血栓。②正规抗凝后仍出现髂静脉和股静脉血栓增长。

手术方法 下腔静脉滤网可以通过股静脉途径或颈静脉途径释放。若一侧髂-股静脉及下腔静脉未受血栓累及，一般多从股静脉途径释放；若双侧下肢深静脉均有血栓形成且累及股静脉水平则从颈静脉释放，一般选取右颈静脉。穿刺静脉后经穿刺鞘送入导丝及造影导管至髂静脉汇合处造影，辨识髂静脉汇合平面及肾静脉汇入平面，并确认肾静脉平面下方下腔静脉内无附壁血栓形成。将下腔静脉滤网送至肾静脉平面下的下腔静脉内释放。应注意避免将滤网释放于肾静脉平面上方的下腔静脉，以避免远期滤网内血栓形成导致肾静脉及肝静脉回流障碍。释放完毕后再次造影确认滤网放置位置（图）。手术完成后拔出穿刺鞘，局部压迫止血后加压包扎。

常见并发症 ①下腔静脉滤网内血栓形成：下腔静脉滤网置入术后若无禁忌均应抗凝治疗。但仍有可能由于下肢静脉内血栓脱落至滤网内以及血液高凝状态滤网内原位血栓形成等。②下腔静脉滤网移位：下腔静脉滤网可移位至右心房，需手术取出。③下腔静脉破裂：可能由下腔静脉滤网金属支撑破下腔静脉壁引起，出血严重需手术取出滤网，修补下腔静脉破口。④肺动脉栓塞：放置下腔静脉滤网并不能完全防止下肢深静脉血栓脱落致肺动脉栓塞的可能性。血栓可以从滤网的缝隙中脱落至肺动脉而反复发作肺动脉栓塞。⑤穿刺部位出血、血肿形成：可能由于术中压迫止血不彻底，或术后加压包扎松弛引起。尤其滤网放置后需抗凝治疗，增加了出血的风险。

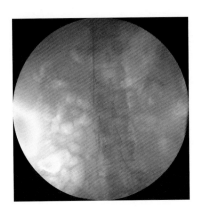

图 脊柱旁可见已放置的下腔静脉滤网（中南大学湘雅二医院血管外科供图）

（舒畅）

jǐngdòngmài nèimó bōtuōshù

颈动脉内膜剥脱术（carotid endarterectomy） 直视下剥除颈动脉增厚的内膜以解除颈动脉狭窄，恢复颈动脉供血，改善脑缺血症状，降低脑梗死发生的手术。是治疗颈动脉硬化性狭窄最常用的术式。

适应证 ①颈动脉狭窄程度超过50%且曾有脑缺血症状发作。②无症状性的颈动脉狭窄，狭窄程度超过70%。其他适应证包括：①多次局灶性短暂性脑缺血发作。②颈动脉狭窄程度超过30%，曾有轻度同侧脑梗死发生。③颈动脉狭窄程度超过70%的进展期脑梗死。颈动脉完全闭塞是该术式的禁忌证。

手术方法 可在局部麻醉、颈丛麻醉或全身麻醉下进行。于患者颈部做切口暴露颈总动脉、颈内动脉及颈外动脉并过带控制。静脉推注肝素后阻断斑块近端正常颈总动脉以及斑块远端正常颈外动脉与颈内动脉。根据情况决定是否使用颈动脉转流管。纵形剖开病变段颈动脉前壁，使用动脉内膜剥离器将内膜斑块于直视下全部剥除（图）。剥除后反复冲洗颈动脉管腔，确认管腔内无斑块碎片或细微血栓，若内膜剥脱交界部内膜有翻起，需用血管缝线将其缝合到血管壁上。可使用补片修复颈动脉切口以避免术后颈动脉再狭窄，补片材料可使用人工材料或自体静脉。松开阻断前应彻底排气，松开阻断后确认颈动脉远端，尤其是颈内动脉远端搏动。伤口内彻底止血后关闭切口。

该术式存在的几个争议点：①麻醉的选择。早期均是在局部麻醉或颈丛麻醉下完成本手术。其优点是可于术中随时监测患者大脑耐受缺血状态，以减少术中缺血性脑梗死的发生。但由于术中患者情绪容易焦躁，现在也可

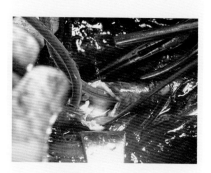

图　颈动脉内膜剥脱术（中南大学湘雅二医院血管外科供图）

术中在使用转流管的情况下剖开颈动脉，使用内膜剥离器剥离颈动脉内膜

采用全身麻醉。全身麻醉的优点在于可以更安全地管理患者通气状态；某些麻醉药物可以增加大脑血流量、减少大脑代谢，提高脑对缺血状态的耐受。②是否用颈动脉转流管。颈动脉转流管可以在颈动脉阻断情况下维持颈内动脉血流，减少颈动脉阻断时间。但使用颈动脉转流管可发生远端颈内动脉内膜断裂、气栓或血栓栓塞等并发症，且可在术中遮挡术野导致判断失误。若在局部麻醉或颈丛麻醉下进行手术，可在剖开颈动脉前预阻断颈动脉3分钟观察患者对脑缺血的耐受。若患者耐受不良则需使用颈动脉转流管；若患者耐受良好，则可不使用，并于术中密切关注患者神志、肢体活动等情况，若开始出现不耐受则立即插入转流管。若在全身麻醉下进行手术，可于术中进行脑电图监测或根据颈内动脉远端回血压力判断，若远端回血压力低于25mmHg则需要使用颈动脉转流管。此外，估计颈动脉阻断时间较长者需要使用颈动脉转流管。

常见并发症 ①术中缺血性脑梗死：最常见原因是术中脑缺血时间过长及术中术后斑块碎片或血栓脱落至颅内。②脑神经损伤：术中分离、牵拉、钳夹神经可引起脑神经暂时性功能障碍。易受累的脑神经包括舌下神经、迷走神经、喉返神经、面神经下颌缘支、喉上神经等。③脑缺血-再灌注损伤：长期脑缺血患者大脑突然恢复血供可引起脑水肿导致脑缺血-再灌注损伤，尤其有脑梗死发作病史者更易发生。④局部血肿：可能由动脉缝合口漏血或伤口止血不彻底引起，严重时可压迫器官导致窒息。

（舒　畅）

tòuxīyòng réngōngxuèguǎn
dòng-jìngmài nèilòushù

透析用人工血管动-静脉内瘘术（prosthetic arteriovenous hemodialysis access）

以人工血管在皮下制造一个动-静脉瘘以供透析使用的手术。随着社会逐渐老龄化，慢性肾功能不全需要长期透析的患者逐渐增多，使用人工血管制造动-静脉瘘已得到越来越广泛的应用。与自体动-静脉内瘘相比，使用人工血管可以提供更多血管选择、更大的血流量、更长的穿刺血管，且可以避开动脉硬化斑块。

适应证 使用人工血管进行动-静脉内瘘手术要求在足够血流量的同时提供尽量大的体表人工血管面积以供穿刺使用。术前应行血管多普勒超声评估各条可能使用的自体动脉和静脉管径及血流量以选择最合适的血管。最常使用的部位是非优势上肢的前臂进行内瘘术。

手术方法 前臂人工血管动脉-静脉瘘包括两种方式：①分别与腕关节附近的桡动脉与肘关节附近的头静脉行端侧吻合形成动-静脉瘘。这种方式的通畅率最低，现已很少采用。②人工血管两端分别与肘关节处肱动脉及头静脉或肱静脉吻合形成动-静脉瘘，人工血管中段向远端弯成袢状埋于前臂腹侧皮下。此种术式流量合适，人工血管袢足够长，目前是使用最广泛的方式之一。若前臂静脉管径较小不适合使用，可以选择上臂血管。即人工血管两端分别与上臂腋动脉或肱动脉及上臂腋静脉或肱静脉作端侧吻合，人工血管中段同样成袢埋于前臂皮下。不推荐在下肢动脉和静脉间建立动-静脉瘘，因为很容易引起远端缺血坏死造成严重后

果。只有在上肢血管不适合建立动-静脉瘘的情况下才考虑使用下肢血管。另外还有一些非常规建立方式。如在腋动脉和腋静脉间建立动-静脉瘘，人工血管埋于前胸壁皮下或在腋动脉与髂静脉间建立动-静脉瘘等。仅在所有常规方式均无条件采用情况下考虑。人工血管动-静脉瘘建立后可立即使用，但容易引起出血、血栓等并发症，因此推荐术后1~2周后再使用，此时并发症发生概率较小。

常见并发症 ①出血：早期出血主要由吻合口出血引起，后期出血则多由穿刺后针眼渗血引起。②血栓形成：早期血栓形成应与吻合技术相关，如吻合口太窄等。晚期血栓形成可能与静脉吻合口处或吻合口远端内膜增生后继发血栓有关，此时可以开放手术取出血栓后，于吻合口处补片以解除流出道狭窄，或于闭塞段两端行人工血管转流术，也可使用腔内技术扩张狭窄闭塞段。有时血栓形成并不伴有吻合口狭窄，这可能由于人工血管内血流量减少或周围压迫引起，单纯的取栓术或人工血管内溶栓即可解除血栓闭塞。偶然还可发生因全身高凝状态引起的血栓。③感染：感染是该术式失败的一个重要原因。人工血管中段感染可以局部引流换药、皮瓣覆盖等处理。吻合口处感染导致缝线断裂、皮下隧道全程感染局部处理后不能好转、感染后继发血栓等情况发生时则需取出人工血管。④其他：包括动-静脉瘘远端动脉缺血导致的肢体坏死或静脉回流障碍导致的肢体肿胀、动-静脉瘘流量过大导致的心功能衰竭等。

（舒 畅）

索　引

条目标题汉字笔画索引

说　明

一、本索引供读者按条目标题的汉字笔画查检条目。

二、条目标题按第一字的笔画由少到多的顺序排列，按画数和起笔笔形横（一）、竖（丨）、撇（丿）、点（、）、折（乛，包括丁乚く等）的顺序排列。笔画数和起笔笔形相同的字，按字形结构排列，先左右形字，再上下形字，后整体字。第一字相同的，依次按后面各字的笔画数和起笔笔形顺序排列。

三、以拉丁字母、希腊字母和阿拉伯数字、罗马数字开头的条目标题，依次排在汉字条目标题的后面。

四　画

七　画

九　画

条 目 外 文 标 题 索 引

I

S

内 容 索 引

说 明

一、本索引是本卷条目和条目内容的主题分析索引。索引款目按汉语拼音字母顺序并辅以汉字笔画、起笔笔形顺序排列。同音时，按汉字笔画由少到多的顺序排列，笔画数相同的按起笔笔形横（一）、竖（丨）、撇（丿）、点（、）、折（乛，包括丁乚ㄥ等）的顺序排列。第一字相同时，按第二字，余类推。索引标目中夹有拉丁字母、希腊字母、阿拉伯数字和罗马数字的，依次排在相应的汉字索引款目之后。标点符号不作为排序单元。

二、设有条目的款目用黑体字，未设条目的款目用宋体字。

三、不同概念（含人物）具有同一标目名称时，分别设置索引款目；未设条目的同名索引标目后括注简单说明或所属类别，以利检索。

四、索引标目之后的阿拉伯数字是标目内容所在的页码，数字之后的小写拉丁字母表示索引内容所在的版面区域。本书正文的版面区域划分如右图。

a	c	e
b	d	f

拉丁字母

阿拉伯数字

本卷主要编辑、 出版人员

执行总编　谢　阳

责任编审　陈　懿　张之生

责任编辑　于　岚

索引编辑　张　安　邓　婷　马丽平　王　莹

名词术语编辑　陈　佩

汉语拼音编辑　王　颖

外文编辑　景黎明

参见编辑　刘　婷

责任校对　李爱平

责任印制　陈　楠

装帧设计　雅昌设计中心·北京